개정판

현토·주석 유경

전국한의과대학 원전학교실 유경 편찬위원회(집필진)

◉ 편찬위원장 : 이남구 교수

- 가천대학교 한의과대학 (김도훈교수, 김종현교수)
- 경희대학교 한의과대학 (정창현교수, 백유상교수, 장우창교수)
- 대구한의대학교 한의과대학 (김은하교수, 송지청교수)
- 대전대학교 한의과대학 (윤창열교수, 김용진교수, 오재근교수)
- 동국대학교 한의과대학 (김기욱교수, 이병욱교수)
- 동신대학교 한의과대학 (이남구교수, 신영일교수, 이정태교수)
- 동의대학교 한의과대학 (김중한교수, 이상협교수)
- 부산대학교 한의학전문대학원 (김기왕교수, 백진웅교수, 류정아교수)
- 상지대학교 한의과대학 (이용범교수, 방정균교수)
- 세명대학교 한의과대학 (조학준교수, 김동율교수)
- 우석대학교 한의과대학 (육상원교수, 은석민교수)
- 원광대학교 한의과대학 (금경수교수, 엄동명교수, 정헌영교수)

개정판

懸吐·註釋 類 經

초판 발행 / 2006년 3월 27일
개정판 발행 / 2017년 2월 28일
原 著 / 明·張介賓
편 저 / 전국한의과대학 원전학교실 유경 편찬위원회
펴 낸 이 / 김 근 중
펴 낸 곳 / 법인문화사
110-100 서울특별시 종로구 경교장1길 15
전 화 / 720-8004~6
팩시밀리 / 736-2325
http://www.bubinbooks.co.kr E-mail:bubinbooks@bubinbooks.co.kr
등록번호 / 제2-459호 (1988. 1. 22.)

ISBN 978-89-7896-186-8-93510
책값은 뒷표지에 표시되어 있습니다.

이 도서의 국립중앙도서관 출판예정도서목록(CIP)은 서지정보유통지원시스템 홈페이지(http://seoji.nl.go.kr)와 국가자료공동목록시스템(http://www.nl.go.kr/kolisnet)에서 이용하실 수 있습니다.(CIP제어번호: CIP2017003404)

改訂版

懸吐註釋 類經

明 · 張介賓 著

全國韓醫科大學原典學敎室 編

法仁文化社

發刊辭

『黃帝內經』은 한의학의 가장 오래된 서적으로 道家뿐 아니라 한의학을 배우는 이들에게 필독서이다. 그처럼 중요한 서적이지만 내용이 난해하여 선대 醫家들의 注釋이 없이는 온전한 의미를 해득할 수 없다. 그리하여 역대로 많은 注釋書가 나왔는데, 대표적으로 梁代 全元起가 주석한 『內經訓解』, 隋代 楊上善이 『黃帝內經』을 분류하고 주석한 『黃帝內經太素』, 唐代 王冰이 『內經訓解』를 바탕으로 24卷 81篇으로 개편하고 주석한 『注黃帝素問』, 이를 北宋 때 校正醫書局에서 교감하여 『重廣補注黃帝內經素問』이 간행되었고, 이후부터는 이 本의 編次를 근거로 하여 明代 馬蒔의 『黃帝內經素問·靈樞注證發微』, 吳崑의 『吳注黃帝內經素問』, 淸代 張志聰의 『黃帝內經素問·靈樞集注』, 高世栻의 『素問直解』 등이 간행되었다.

그런데 明代의 張介賓은 『素問』과 『靈樞』의 原文을 歸類하여 攝生, 陰陽, 藏象, 脈色, 經絡, 標本, 氣味, 論治, 疾病, 鍼刺, 運氣, 會通 등 12類로 나누고 注釋을 가하여 1624년에 『類經』을 발간하였다. 張介賓은 풍부한 임상경험을 토대로 原文에 상세하게 주석을 달았으며, '愚按'이라는 항목을 두어 보충 설명하여 후학들이 原文을 해득하기 쉽도록 하였고, 선배 醫家들의 잘못된 견해를 규명하였는데 『內經』을 典據하여 자신의 견해를 명철하게 피력하였다. 이처럼 『內經』의 산재된 내용을 모아서 분류한 編纂 방식과 자세하고 명료한 注釋 때문에 처음 『內經』을 학습하는 사람들에게 『類經』은 필독서로 알려져 있다.

한의과대학에서 오래전부터 원전과목의 교재로 『黃帝內經』을 채택하였으나, 대학마다 교재와 강의하는 부분이 다를 뿐 아니라 최근에는 배정된 강의시간이 줄어들어서 『內經』의 전부를 교육하기 어려운 실정이다. 그리하여 대한한의학원전학회에서는 2005년에 원전을 강의하는 교수들이 공동 작업하여 『類編黃帝內經』을 출간하였고, 이후 수정 보완하여 改訂版을 간행하여 교재로 사용하고 있다. 개정판 『類編黃帝內經』이 출간된 지 10여년이 지난 최근에 각 대학마다 서로 다른 형식의 교재로 강의하고 있고, 또한 『內經』의 내용을 충분히 담은 다양한 교재의 집필이 필요하다는 의견이 대두되었다.

이 책은 동신대학교 李南九교수가 10여년에 걸친 각고의 노력으로 자상하게 注釋하고 懸吐를 가하여 2006년에 『懸吐註釋 類經』을 출간하고 최근까지 강의하면서 수정한 원고를 대한한의학원전학회에 기증하였고, 이를 토대로 그동안 몇몇 대학에서 교재로 사용하면서 교정한 내용을 추가하여 전국 한의과대학의 原典教室 교수들이 동참하여 출판하게 된 것이다. 학회를 대표해서 원고를 제공해준 李南九교수에게 깊은 감사의 뜻을 표합니다.

아직도 부족한 점이 많이 있으리라 사료되지만, 난해한『黃帝內經』을 학습하는 사람들에게『類經』의 注釋으로 根幹을 만드는 데 일조할 수 있기를 바라는 마음으로 서둘러 출판하게 되었다. 앞으로 시간을 가지고 미비한 점을 수정 보완할 계획이오니, 江湖諸賢들의 많은 가르침을 仰望합니다.

2017年 2月 大韓韓醫學原典學會 會長 陸相元 謹識

序 文

『類經』은 明代 醫家인 張介賓의 著作으로 唐代 王冰이 編次한 『黃帝內經』이 雜亂하여 體系를 세우기 어려운 데에 착안하여 『素問』과 『靈樞』를 再構成하여 만든 책이다.

張介賓은 字는 會卿, 號는 景岳, 別號는 通一子인데 明 嘉靖四十二年(1563년)에 會稽(현재의 浙江省 紹興市)에서 태어나 崇禎十三年(1640년)에 七十八歲를 일기로 사망하였다. 그의 祖上의 原籍은 四川 綿竹縣인데, 明나라 初葉에 軍功을 세워 紹興衛를 除授받았고 이후 그 자손들이 指揮使를 世襲하게 되었다. 張介賓은 어려서부터 聰明하여 讀書를 좋아하였고, 나이 十三四歲 時에는 父親인 張壽峰 公을 따라 京師(北京)로 가게 되어 奇異한 才能을 가진 人士들과 널리 사귀게 되었으며, 그 당시 京師에서 名醫로 알려진 金英(夢石)에게 醫術을 師事받게 되었다. 그는 醫術 이외에도 經史와 諸子百家의 갖가지 工夫에도 能通하여 天文, 地理, 兵法, 易理, 術數, 音律 등에 造詣가 깊었다. 中年에는 從軍하여 幽州, 燕州 등 邊方을 떠돌아 다녔으나 性品이 剛直하고 淸廉하여 머리 숙여 阿附하여 出世를 求하지 못하다가 五十八歲되던 해에 마침내 功名을 버리고 歸鄕하게 되었다. 故鄕에 돌아와서는 醫學硏究와 著述에만 邁進하여 明 天啓四年(1624年) 卽 六十二歲되던 해에 『類經』 三十二卷, 三百九十篇과 『類經圖翼』 十一卷, 『類經附翼』 四卷을 完成하였다. 이로써 『黃帝內經』이 全面的으로 體系를 갖추게 되었으며, 또한 獨創的인 見解로 註釋을 붙여 醫學의 理論이 한층 豊富해지게 되었다. 晩年에는 이전까지의 學識과 經驗을 總括하여 『景岳全書』 六十四卷을 完成하였다.

景岳은 醫學理論 方面에 있어 靑年期에는 劉河間의 '火熱論'과 朱震亨의 '陽常有餘 陰常不足'의 理論을 상당히 信奉하였으나, 中年 以後에는 『內經』의 '陰平陽秘 精神乃治' 等의 理論에 立脚하여 河間과 丹溪의 學說에 反對의 立場을 취하게 되었다. 따라서 元陰, 元陽의 補益을 重視하고 寒凉하거나 攻伐을 일삼는 藥劑를 함부로 사용해서는 안 된다고 强調하여 후세에 溫補派로 불리게 되었다.

張介賓은 『景岳全書』를 完成한 이후에 다시 『質疑錄』 一卷, 四十五篇을 撰述하였는데, 이는 先人들의 見解를 批判하여 자기 意見을 提示하기도 하고, 自身의 初期議論을 修訂補完하기도 하였으며, 아울러 溫補學說을 進一步 發展시킨 書籍이다.

『類經』은 『黃帝內經』의 『素問』과 『靈樞』를 內容別로 分類하여 十二類로 만든 書籍으로, 그 구체적인 내용은 攝生, 陰陽, 藏象, 脈色, 經絡, 標本, 氣味, 論治, 疾病, 鍼灸, 運

氣, 會通類의 順序로 되어 있다. 이러한 配列方式은 現時點의 修學順序에 비추어보아도 대단히 合理的이어서 初步者가 原典에 入門하는 데 있어 指針書가 될 만하다.

韓醫科大學에서 『黃帝內經』을 講讀하면서 王冰의 註釋本, 程士德 主編의 『素問註釋匯粹』, 山東中醫學院과 河北中醫學院에서 펴낸 『黃帝內經素問校釋』과 『黃帝內經靈樞校釋』, 郭靄春의 『黃帝內經素問校注語譯』과 『黃帝內經靈樞校注語譯』 등을 교재로 학생들을 지도하였으나, 漢文과 東洋哲學을 함께 습득하면서 『內經』의 原義를 파악해가는 데에는 張介賓의 『類經』만한 것이 없었다. 이런 취지에서 本書를 2006년에 출간하여 학생들을 지도해오다가, 이번에 전국 韓醫科大學 原典敎室 교수님들의 聲援과 도움을 받아 잘못된 부분을 바로잡아 改訂版을 내게 되었다.

本書에서는 張介賓의 解釋에 따라 『內經』 原文과 張介賓의 注釋에 懸吐를 하고, 難解한 文句에는 註解를 붙여 이해를 높이도록 하였으며, 그래도 뜻이 불분명한 경우에는 『鍼灸甲乙經』, 『黃帝內經太素』 등을 참고하여 校勘을 하였다.

『黃帝內經』은 그 자체의 分量도 尨大한 데다 張介賓의 註釋 또한 細密하고 深奧하여 初學者가 工夫하기에 어려움이 많다. 본래 學德이 미비한 본인이 함부로 懸吐를 하고 註釋을 가하여 聖經의 原義를 해치고, 아울러 張介賓의 平生勞力을 그르치지나 않았을까 걱정이 앞선다. 아무쪼록 先輩諸賢의 많은 가르침과 叱正을 바라마지 않는다.

2017年 2月 東新大學校 韓醫科大學 敎授 李南九 謹識

類經序

合天地人에 性命爲重이라 命從誰生고 生命者를 曰父曰母라 命從誰司오 司命者를 曰君曰相曰師라 司命者는 誰爲之總고 總君父師相之權者를 曰醫라 上古時에 神農黃帝는 君而醫요 岐伯諸公은 師而醫로되 而醫實首於伏羲라 羲懼天下後世하야 離天地人而二之也하고 首立一畫하야 以爲天地人之總하니 仲尼名之爲太極이라 太極者는 天地人之心也니 卽所謂性命也라 由一心而生八卦하고 復生六十四卦하며 列爲三百八十四畫하니 而世人之病이 病在於三百八十四畫中에 求活計로되 而不知一畫爲總하니 此羲之所以醫千萬世之病原也라 自是로 神農有本草經하고 軒岐有靈素經하야 兩大經出而言醫者咸宗之라 顧易卦有文王周公孔子三大聖人하야 爲之羽翼然後에 易義昭明於天地나 而靈素之後엔 無能羽翼之者라 自秦越人以下로 世稱神醫나 而實非文王周公孔子之偶니 況如王太僕之儔乎아 今略擧其大者면 如三焦胞絡이 本有形也어늘 而二十五難에 以爲無形하고 兩腎이 皆藏精也어늘 而三十六難에 以右腎爲藏精繫胞之命門하고 頭爲諸經之會也어늘 而四十七難에 以爲諸陽之會하니 此는 秦越人之與內經으로 左也라 君火以明이요 相火以位어늘 而王註에 改明爲名하야 是君火는 第有空名이요 而都無眞明也라하니 此는 王太僕之與內經으로 左也라 夫曰難曰註而失有如是하니 軒岐再起면 其謂之何리오 此吾友張景岳이 所以慨然而歎하고 毅然而起하야 直以發明內經爲己任也라 景岳은 名介賓이요 字會卿이니 爲會稽之杰士라 幼稟明慧하야 自六經[1]으로 以及諸子百家히 無不攷鏡이로되 而從其尊人[2]壽峯公之敎하야 得觀內經하고 遂確然深信하야 以爲天地人之理盡備於此하니 此卽所爲伏羲之易也라 於是出而治世之病에 一以內經爲主하니 小試[3]則小效하고 大試則大效하며 無所不試則無所不效하야 而醫林之諸子百家咸聽吾所用이로되 而不爲諸子百家用이라 如關格之脈이 本以人迎氣口로 辨陰陽之否絶이나 而仲景이 祖難經之說하야 云在尺爲關이요 在寸爲格이며 關則不得小便하고 格則吐逆이라하야 遂致後世誤傳하니 此則用仲景而不爲仲景用也라 上以候上하고 下以候下하니 此藏氣脈候之正理어늘 而脈經에 以小腸大腸으로 附配兩寸하니 藏象이 豈容顚倒乎아 人迎은 係陽明之府脈이요 氣口는 係太陰之藏脈이어늘 而脈經에 以左爲人迎 右爲氣口하야 以左候表 以右候裏라하니 表裏豈容混亂乎아 此則用叔和而不爲叔和用也라 病機十九條는 此明五藏六氣病化所屬之本이니 非皆言其太過也어늘 而原病式에 盡以有餘爲訓하니 則不足之候는 何以能堪이리오 此則用河間而不爲河間用也라 至陰虛하면 天氣絶하고 至陽盛하면 地氣不足하니 此는 明陰陽不交之敗亂也어늘 而丹溪引之하야 以證陽道實陰道虛하야 而謂陽常有餘陰常不足이라하야 斲伐生機 莫此爲甚하니 此則用丹溪而不爲丹溪用也라 脈有更代를 是名代脈이어

1) 六經: 易經·書經·詩經·禮記·春秋의 五經에 樂經(秦火때 消失됨)이나 周禮를 합하여 六經이라 함.
2) 尊人: 尊大人의 略稱으로, 다른 사람의 아버지를 높여 부르는 말.
3) 試: 試用, 試圖.

늘 自仲景으로 以中止爲代하야 而後世述之하니 是代脈之不明也러니 至今日而明矣요 傷寒은 本傳十二經이나 自劉草窓[1]으로 有傳足不傳手之說하야 而諸家宗之하야 是傳經之不明也러니 至今日而明矣라 凡皆景岳之主持內經하고 運用諸子하니 軒岐之後에 文不在玆乎아 猶恐內經이 資其自用而不能與天下共用하야 遂乃著而爲類經하니 一曰攝生이요 二曰陰陽이요 三曰藏象이요 四曰脈色이요 五曰經絡이요 六曰標本이요 七曰氣味요 八曰論治요 九曰疾病이요 十曰鍼刺요 十一曰運氣요 十二曰會通이라 共三十二卷이요 犁[2]爲三百九十條며 更益以圖翼十一卷과 附翼四卷이라 觀其運氣諸圖註하면 則天道를 可悉諸掌하고 觀其經絡諸布置하면 則藏象을 可洞其垣하며 觀其治法之玄機하면 則見之諸條詳按이라 凡其辨疑發隱과 補缺正訛와 別精氣와 析神明과 分眞假와 知先後와 察氣數[3]初中[4]之妙와 審陰陽闔闢[5]之機와 原始要終[6]과 因常知變이 靡不殫精極微하며 秋毫無漏라 此書一出에 當使靈素로 與羲易竝行하리니 其有功於軒岐大矣라 要之컨대 此書는 不但有功於軒岐요 而幷有功於羲易이라 景岳이 於內經外에 更作醫易等篇하니 余嘗觀邵子之圜圖方圖할새 多所未白을 得景岳之圖解하야 而了然無疑也니 孰知此類經者合羲易與內經하야 而兩相發明哉리오 余初與景岳交는 自癸卯歲[7]始라 余以苦心誦著로 耗脾家之思慮하고 兼耗腎家之伎巧하야 於是에 病泄瀉者二十年할새 醫家咸以爲火盛이나 而景岳이 獨以爲火衰하야 遂用參朮桂附之劑하야 培命門之火하니 而吠者競起나 余獨堅信不回하고 服之五年而不輟하야 竟使前病全瘥而脾腎還元이라 余之敢於多服者는 膽力之決斷也요 景岳之敢於多用者는 識力之明透也라 非景岳이면 不能有此識이요 非余면 不能有此膽이니 余兩人之相與[8]亦奇矣라 余旣受景岳之賜[9]하고 因問景岳何以及此오하니 則歸功於內經이라 因是로 每持內經하야 相與談論하니 余纔得其皮毛나 而景岳이 已得其精髓라 景岳謂余하되 將註內經하야 爲世人式이라하여늘 余喜之甚하야 從臾[10]成之케하니라 及余官汴梁[11]에 又迎景岳하야 治余母太安人[12]하야 延壽者八載나 時類經尙未竣也라 余自江右[13]叅藩으로 歸家十餘年하고 而景岳도 亦自長安歸家러

1) 劉草窓: 明代 長州사람으로 이름은 溥이다. 草窓은 自號이고 著書에 『草窓集』이 있음.
2) 犁: 쟁기 려. 쟁기질하여 밭을 간다는 뜻이나 여기서는 고랑을 파다, 細分하다의 뜻이다.
3) 氣數: 『六元正紀大論·類經註』에 "氣數者는 五行之化에 各有其氣하고 亦各有其數也라"했는데 節氣의 常數를 말함. 또한 運數, 氣運, 命運을 뜻하기도 한다.
4) 初中: 『素問·六微旨大論』에 "氣有初中"이라 보이는데, 『語譯』에 "初는 氣의 시작을, 中은 그것의 盛함을 말하니 氣가 始作되어 盛해 졌다가 점차 衰해짐을 뜻한다."고 하였다.
5) 陰陽闔闢: 『周易·易說綱領』에 "陰陽闔闢 便是易 一闔一闢 謂之變"이라 하였다.
6) 原始要終: 原始反終과 같은 뜻으로 시작을 根源해 보아 마침을 살필 수 있음을 말함. 『周易·繫辭上傳』程子註에 "人能原始하야 知得生理면 便能要終하야 知得死理라"하고, "原始則足以知其終이요 反終則足以知其始니 死生之說이 如是而已矣라 故로 以春爲始而原之면 其必有冬하고 以冬爲終而反之면 其必有春이니 死生者도 其與是類인저"라 하였다.
7) 癸卯歲: 明 萬曆三十一年(1603년).
8) 相與: 서로 交往(交友) 함, 서로 좋아함.
9) 賜: 恩德, 恩惠 사.
10) 從臾: 從諛. 慫慂, 勸誘.
11) 汴梁: 汴京으로 北宋의 首都인데 현재의 河南省 開封.
12) 太安人: 明淸代에 六品官 이상의 妻를 安人, 그의 母나 祖母를 太安人이라 함.

니 特從會稽過穀水하야 見余於崢嶸山下하고 曰類經成矣라하여늘 余得而讀之하니 一讀에 一踴躍하고 再讀에 再踴躍하야 即請付之梓[1]나 而景岳이 猶慮識者寡也라 余曰 太陽未出엔 爝火生明이나 太陽一出엔 孤燈失照하니 向日之內經不明하야 而諸家橫出은 燈之光也요 今類經一出은 太陽中天而燈失色矣라 人情不甚相遠하니 既能見燈이어든 豈不見日이리오 景岳은 又何慮焉고 于是意決하야 將付之梓而請余爲序라 夫景岳之妙旨는 載在類經하야 不待余序나 余所序者는 謂其註內經而幷著醫易이라 世之能註易者는 不出於程朱요 能註內經者는 不出於秦越人王太僕이나 景岳一人은 却幷程朱秦王之四人으로 合爲一人하야 而直接羲黃之脈於千古之上하니 恐非程朱秦所能駕[2]也라 今程氏易傳과 朱氏本義는 業徧天下하야 家傳戶誦이로되 而張氏之類經은 非特醫家所當傳習[3]이요 儒者尤當服膺[4]이라 自今以後로 家傳戶誦하면 景岳之造福於天下者不小리니 而造福於千萬世者를 胡可量哉아 余獲此編하고 大喜大快하야 冀速其傳하야 遂爲序之而贊其刻之하노라

旹 皇明天啓四載[5] 歲在甲子 陽月上澣[6]에 賜進士第 湖廣按察司副使 分守荊西道 前奉勅提督河南學政 江西布政使司右參政 分巡南瑞道 通家友弟葉秉敬[7]이 頓首拜撰하다

---

13) 江右: 현재의 江西省.

1) 付之梓: 付梓, 上梓. 木板에 새겨 出版함.

2) 能駕: 凌駕. 超越, 高出.

3) 傳習: 傳授 學習.

4) 服膺: 가슴에 새김, 衷心으로 믿고 따름.

5) 天啓四載: 西紀 1624년.

6) 陽月上澣: 陰曆十月 上旬. 十月은 陰이 至極한 달로 陰이 지극하면 陽이 생긴다는 뜻임.

7) 葉秉敬: 浙江省 西安(衢州市) 사람으로 字는 敬君임. 萬曆29년(1601년)에 進士가 되고 湖廣布政司參議를 지냈다. 衢州 인근에 穀水(衢江의 옛 이름)와 崢嶸山이 있음.

類經自序

內經者는 三墳[1]之一이라 蓋自軒轅帝同岐伯鬼臾區等六臣으로 互相討論하고 發明至理하야 以遺敎後世라 其文義高古淵微[2]하야 上極天文하고 下窮地紀[3]하며 中悉人事하야 大而陰陽變化와 小而草木昆蟲과 音律象數[4]之肇端과 藏府經絡之曲折[5]에 靡不縷指而臚列[6]焉하니 大哉며 至哉라 垂不朽之仁慈하고 開生民之壽域[7]하니 其爲德也 與天地同이요 與日月竝이니 豈直規規[8]治疾方術已哉아 按晋皇甫士安甲乙經叙에 曰黃帝內經十八卷은 今鍼經九卷과 素問九卷이니 卽內經也라하여늘 而或者謂素問鍼經明堂三書는 非黃帝書요 似出於戰國이라하니 夫戰國之文이 能是乎아 宋臣高保衡等叙에 業已[9]辟之라 此는 其臆度無稽니 固不足深辨이라 而又有目醫爲小道[10]하야 幷是書를 且弁髦[11]置之者하니 是豈巨慧明眼人歟아 觀坡僊[12]楞伽經跋에 云經之有難經하니 句句皆理요 字字皆法이라하나 亦豈知難經出自內經而僅得其什一이리오 難經而然하니 內經을 可知矣라 夫內經之生全民命이 豈殺於十三經之啓植[13]民心이리오 故로 玄晏先生이 曰人受先人[14]體하야 有八尺之軀나 而不知醫事면 此所謂遊魂耳라 雖有忠孝之心과 慈惠之性이나 君父危困하고 赤子塗地[15]에 無以濟之리니 此聖賢所以精思極論하야 盡其理也라 繇此言之면 儒其可不盡心是書乎[16]아 奈何今之業醫者도 亦置靈素於罔聞[17]하고 昧性命之玄要하야 盛盛虛虛[18]而遺人夭殃하고 致邪失正而絶人長命하니 所謂業擅專門者如是哉아 此其故는 正以經文奧衍[19]하야 硏閱誠難이라 其於至道未明而欲冀夫通神運微하야 仰[20]大聖上智於千古之邈하니 斷

---

1) 三墳: 伏羲易, 神農本草, 黃帝內經.『左傳·昭公十一年』條에 보임.
2) 高古淵微: 高雅하고 古風스러우며, 매우 깊고 精微함.
3) 地紀: 地理形勢.(『莊子·說劍』)
4) 象數: 사물이 가지고 있는 形象, 數字, 符號 등으로 宇宙變化를 추측하는 學說.『左傳·僖公十五年』條에 "龜는 象也요 筮는 數也니 物生而後有象하고 象而後有滋하고 滋而後有數라"고 하였다.
5) 曲折: 事物의 本末, 仔細하거나 複雜한 事情.
6) 臚列(여열): 陳列, 羅列.
7) 壽域: 太平盛世, 長壽의 境域.『漢書·禮樂志』에 "驅一世之民 躋仁壽之域"이라 함.
8) 規規: 細小, 淺陋, 拘泥也.
9) 業已: 已經, 이미.
10) 小道:『論語·子張』에 "雖小道나 必有可觀者焉이라"하고, 朱熹注에 "小道는 如農圃醫卜之屬이라"하였음.
11) 弁髦: 無用之物. 弁은 緇布冠, 髦는 童子의 머리털로 冠禮가 끝나면 모두 없애 버림.
12) 坡僊: 宋代 大文豪인 蘇軾. 蘇軾의 字는 子瞻, 號는 東坡居士인데 사람들이 坡仙이라고도 불렀음. 아버지 蘇洵, 동생 蘇轍과 더불어 三蘇라 함. 저서에『東坡全集』·『蘇沈良方』등이 있음.
13) 植: 기를 식.
14) 先人: 父母.
15) 赤子塗地: 赤子는 小兒, 塗地는 塗炭과 같다.
16) 繇此言之 儒其可不盡心是書乎:『甲乙經』序의 原文에는 "由此言之 焉可忽乎"로 되어 있다.
17) 罔聞: 聞見이 없음. 듣고 볼만한 게 없다는 뜻임.
18) 盛盛虛虛:『素問·五常政大論』에 나옴.
19) 奧衍: 속이 깊고도 넘침, 精深博大.

乎不能矣라 自唐以來로 雖賴有啓玄子之註하야 其發明玄秘[1]儘多나 而遺漏亦復不少하니 蓋有遇難而黙者하며 有於義未始合者하며 有互見深藏[2]而不便檢閱者하야 凡其闡揚未盡하고 靈樞는 未註하니 皆不能無遺憾焉이라 及乎近代諸家하여는 尤不過順文敷演하고 而難者는 仍未能明하며 精處도 仍不能發하니 其何裨之與有리오 初余究心是書에 嘗爲摘要하야 將以自資러니 繼而繹之를 久久則言言이 金石이요 字字珠璣나 竟不知孰可摘而孰可遺라 因奮然鼓念[3]하야 冀有以發隱就明하고 轉難爲易하야 盡啓其秘而公之於人하야 務俾後學으로 了然見便得趣하야 由堂入室하고 具悉本原하야 斯不致悞己悞人하야 咸臻至善이라 於是乎詳求其法하니 則唯有盡易舊制하고 顚倒一番하야 從類分門하고 然後附意闡發이라야 庶晰其韞[4]이라 然이나 懼擅動聖經하야 猶未敢也러니 粤稽往古컨대 則周有扁鵲之摘難하고 晋有玄晏先生之類分하며 唐有王太僕之補削하고 元有滑攖寧之撮鈔[5]하니 鑒此四君子而後에 意決이라 且此非十三經[6]之比니 盖彼無須類나 而此欲醒瞶指迷면 則不容不類以求便也라 由是로 徧索兩經하야 先求難易러니 反復更秋[7]에 稍得其緖라 然後에 合兩爲一하야 命曰類經이라 類之者는 以靈樞로 啓素問之微하고 素問으로 發靈樞之秘하야 相爲表裏하야 通其義也라 兩經旣合에 迺分爲十二類라 夫人之大事는 莫若死生이니 能葆其眞이면 合乎天矣라 故로 首曰攝生類요 生成之道는 兩儀主之하니 陰陽旣立이면 三才位矣라 故로 二曰陰陽類요 人之有生은 藏氣爲本이니 五內洞然[8]이면 三垣[9]治矣라 故로 三曰藏象類요 欲知其內인댄 須察其外니 脈色通神이면 吉凶判矣라 故로 四曰脈色類요 藏府治內하고 經絡治外하니 能明終始면 四大[10]安矣라 故로 五曰經絡類요 萬事萬殊나 必有本末하니 知所先後면 握其要矣라 故로 六曰標本類요 人之所賴는 藥食爲天이니 氣味得宜면 五宮强矣라 故로 七曰氣味類요 駒隙[11]百年에 誰保無恙고 治之弗失이면 危者安矣라 故로 八曰論治類요 疾之中人에 變態莫測하니 明能燭幽[12]면 二豎[13]遁矣라 故로 九曰疾病類요 藥餌不及엔 古有鍼

20) 仰: '印'으로 되어 있는 책도 있다. 仰은 仰慕, 欽慕의 뜻이고 印은 心印, 相印(相互投合, 相互一致), 印證(認證)의 뜻임.

1) 玄秘: 玄妙한 秘密.

2) 互見深藏: 內經 여러 篇에 分散하여 나타내기도 하고, 뜻을 깊이 감추어 놓기도 함.

3) 鼓念: 부추겨 용기를 돋움.

4) 韞: 감출(藏也) 온.

5) 滑攖寧之撮鈔: 滑攖寧은 元代醫家인 滑壽를 말하는 것으로 攖寧은 晩號임. 著書에 『讀素問鈔』·『難經本義』·『診家樞要』·『十四經發揮』 등이 있다. 撮鈔는 內容 中 필요한 부분만 뽑아 베끼는 것을 뜻함.

6) 十三經: 周易, 尙書, 毛詩, 周禮, 儀禮, 禮記, 春秋左氏傳, 春秋公羊傳, 春秋穀梁傳, 孝經, 爾雅, 論語, 孟子.

7) 反復更秋: 一年 餘의 시험을 經過함.

8) 洞然: 通暢, 通利無阻滯.

9) 三垣: 古代 天文學에서 天體恒星을 나누어 三垣으로 삼았는데 三垣은 上垣太微十星, 中垣紫微十五星, 下垣天市二十二星을 말함. 여기에서는 小宇宙인 人體, 혹은 上中下 三焦를 뜻함.

10) 四大: 地水火風으로 이루어진 人體.

11) 駒隙: 『莊子·知北游』에 "人生天地之間 若白駒過隙 忽然而已"라 하였는데, 흰 망아지가 틈을 지난다는 뜻으로 세월은 빨리 흘러가고 人生은 덧없음을 말함.

12) 燭幽: 事物의 幽微之處를 비추어 밝힘.

13) 二豎: 『春秋左傳·成公十年』에 나오는데, 晋나라 景公이 病으로 앓아누웠을 때 꿈에 病魔가 두 아이로 변신하여 나타나 名醫인 醫緩을 피해 膏肓에 숨었다는 故事.

砭하니 九法搜玄이면 道超凡[1]矣라 故로 十曰鍼刺類요 至若天道茫茫하여는 運行今古하야 苞無窮이나 協[2]惟一이니 推之以理면 指諸掌[3]矣라 故로 十一曰運氣類요 又若經文連屬하야 難以强分인댄 或附見於別門하야 欲求之而不得에 分條索隱하면 血脈貫矣라 故로 十二曰會通類라 彙分三十二卷이요 此外復附著圖翼十五卷하니 盖以義有深邃而言不能該者는 不拾以圖면 其精莫聚하고 圖象雖顯이나 而意有未達者는 不翼以說이면 其奧難窺라 自是而條理分하고 綱目擧하며 晦者明하고 隱者見하야 巨細通融하고 岐貳[4]畢徹하야 一展卷而重門洞開하고 秋毫在目하니 不惟廣裨乎來學이라 卽凡志切尊生者 欲求玆妙면 無不信手可拈[5]矣리라 是役[6]也는 余誠以前代諸賢이 註有未備하고 間多舛錯하야 掩質埋光하야 俾至道로 不盡明於世者 迨四千餘祀[7]矣라 因敢忘陋效矉[8]하야 勉圖蚊負[9]하니 固非敢弄斧班門[10]이나 然이나 不屑[11]沿街持鉢[12]이라 故로 凡遇駁正[13]之處에 每多不諱하니 誠知非雅라 第以人心이 積習旣久면 訛以傳訛하니 卽決長波[14]라도 猶虞難滌이요 使辨之不力이면 將終無救正日矣리니 此余之所以載思而不敢避也라 吁라 余何人斯완대 敢妄正先賢之訓고 言之未竟에 知必有闞余之謬而隨議其後者나 其是其非는 此不在余而在乎後之明哲矣라 雖然이나 他山之石도 可以攻玉하고 斷流之水[15]도 可以鑑形하며 卽壁影螢光[16]도 能資志士하고 竹頭木屑[17]도 曾利兵家라 是編者는 倘亦有千慮之一得[18]이니 將見擇於聖人矣면 何幸如之리오 獨以應策[19]多門하고 操觚[20]隻手하야 一言一字를 偸隙毫端[21]하니 凡歷歲者三旬이요 易稿者數四[22]에야 方就其業이라 所謂河海一流요 泰山一壤[23]이니 盖亦欲共掖

---

1) 超凡: 超出凡衆, 超過凡俗, 特別함.
2) 協: 合也.
3) 指諸掌: 事理를 쉽게 밝히고 알아냄.
4) 岐貳: 둘로 나뉨, 갈림길(岐路).
5) 信手可拈: 信은 隨와 같고, 拈은 取의 뜻임.
6) 役: 事의 뜻으로 類經을 편찬한 事情을 의미함.
7) 祀: 年과 같다.
8) 效矉: 效顰. 春秋時代 越나라 西施의 故事에서 유래된 말로 흉내 내다, 본뜨다의 뜻임.
9) 蚊負: 蚊蟲負山. 힘이 짐을 이기지 못함.(『莊子·秋水』)
10) 弄斧班門: 春秋時代 魯나라 工匠인 班輸의 집 앞에서 工具(斧)를 자랑함.
11) 不屑: 대수롭게 생각하지 아니하여 마음에 두지 않음.
12) 沿街持鉢: 沿街는 靠街, 持鉢은 托鉢과 같음. 길거리에서 구걸을 함.
13) 駁正: 論駁. 상대방의 說을 非難하거나 攻擊함.
14) 卽決長波: 堤防을 打開하여 큰 물길을 터놓음.
15) 斷流之水: 『莊子·德充符』에 "人莫鑑於流水而覽於止水"라 함.
16) 壁影螢光: 壁影은 西漢 時 匡衡이라는 사람이 벽을 뚫어 이웃집 불빛으로 책을 보았다는 故事(『西京雜記』)이고, 螢光은 車胤이라는 사람이 반딧불로 공부했다는 故事(『晋書』)임.
17) 竹頭木屑: 晋나라 陶侃이라는 사람이 대나무 조각과 나무 부스러기를 버리지 않고 두었다가, 나무 부스러기는 진날에 바닥에 깔아 쓰고 대나무 부스러기는 못을 만들어 兵船에 박아 썼다는 故事로 쓸모가 별로 없는 물건을 比喩한 것임.(『世說新語』)
18) 千慮之一得: 『晏子春秋·雜下』에 "聖人千慮에 必有一失하고 愚人千慮에 必有一得이라"하였는데 謙辭의 뜻임.
19) 應策: 對應方策의 뜻으로 內經 中의 疑難問題에 대하여 解答할 수 있는 方策. 問題(策問)에 대한 答案(對策)의 뜻으로 策이란 원래 懸案에 대한 해결방안을 묻는 시험과목을 말함.
20) 操觚: 觚는 木簡이니, 操觚는 책을 쓰는 것을 말함.
21) 毫端: 붓끝, 붓끝을 놀려 직접 씀.

其高深耳라 後世에 有子雲[1]하야 其憫余勞而錫之斤[2]이면 豈非幸中又幸이며 而相成[3]之德을 謂孰非後進之吾師云이리요

峕 大明天啓四年 歲次甲子 黃鍾之吉[4]에 景岳이 自序於通一齋하노라

22) 數四: 多次, 여러 번.

23) 河海一流 泰山一壤: 『荀子·勸學』에 "不積小流면 無以成江海라"하고, 李斯의 『諫逐客書』에 "泰山은 不讓土壤 故로 能成其大하고 河海는 不擇細流 故로 能就其深이라"하였는데 細小한 것을 嫌棄하지 않아 高深한 境地를 成就할 수 있음을 말함.

1) 子雲: 前漢 成都사람인 揚雄의 字로 『太玄經』·『揚子法言』·『揚子方言』을 지음.

2) 斤正: 斧斤으로 물건을 잘 깎았다는 데서 유래한 말로, 文章을 校正해 주기를 청할 때 쓰는 謙辭.(『莊子·徐無鬼』)

3) 相成: 相互補充, 相互成全, 相互輔助.

4) 黃鍾之吉: 黃鐘은 十一月, 吉은 초하루(朔)를 말함.

目次

類經四卷

類經五卷

類經六卷

類經七卷

類經八卷

類經九卷

類經十卷

類經十一卷

類經十二卷

類經十三卷

類經十四卷

類經十五卷

類經十六卷

類經十七卷

類經十八卷

類經十九卷

類經二十卷

類經二十一卷

類經二十二卷

類經二十三卷

類經二十四卷

類經二十五卷

類經二十六卷

類經二十七卷

類經二十八卷

類經二十九卷

類經三十卷

類經三十一卷

類經三十二卷

類經一卷

會稽通一子景岳張介賓類註

類經名義

類經者는 合兩經而彙其類也라 兩經者는 曰靈樞曰素問이니 總曰內經이라 內者는 性命之道요 經者는 載道之書라 平素所講問을 是謂素問이요 神靈之樞要를 是謂靈樞라

攝生類

上古之人春秋百歲 今時之人半百而衰

『素問·上古天眞論』 ○ 一

昔在黃帝하사 生而神靈하시며 弱而能言하시며 幼而徇齊하시며 長而敦敏하시며 成而登天하시다

按史記컨대 黃帝는 姓公孫이요 名軒轅이니 有熊國君少典之子라 繼神農氏而有天下하고 都軒轅之丘하야 以土德王 故로 號黃帝라 神靈은 聰明之至也니 以質言이라 徇은 順也요 齊는 中正也라 敦은 厚大也요 敏은 感而遂通이니 不疾而速也라 此節은 乃羣臣이 紀[1]聖德稟賦之異하야 發言之蚤하고 方其幼也엔 能順而正하고 及其長也엔 旣敦且敏이라 故로 其垂拱[2]致治하고 敎化大行하며 其於[3]廣制度하야 以利天下하고 垂法象[4]하야 以敎後世라 自古로 帝王은 無出其右[5]者니 成而登天은 謂治功[6]成하고 天年盡하야 在位百年에 壽百十一歲而升遐也라 凡人之死에 魂歸於天하니 今人云 死爲升天者는 蓋本諸此라 世傳에 黃帝後鑄鼎於鼎湖之山[7]하고 鼎成而白日升天者는 似涉於誕[8]이라 ○ 徇은 徐俊切이요 長은 上聲이라

---

1) 紀: 記와 通. 記錄할 기.
2) 垂拱: 옷을 드리우고 손을 마주잡는 경례로, 無爲而治를 뜻함.
3) 其於: 거기에.
4) 法象: 禮儀規範의 儀表나 行動擧止, 帝王이나 聖賢의 形象, 혹은 自然界의 一體現狀. 『周易·繫辭傳』에 "是故法象莫大乎天地 變通莫大乎四時"라고 하였음.
5) 右: 上也, 尊也. 右文左武에서 由來하였음.
6) 治功: 나라와 백성을 다스린 功績.
7) 鼎湖之山: 黃帝가 솥을 鑄造하였다는 荊山. 荊山은 현재 河南省 靈寶縣 혹은 湖北省 南漳縣에 있는 山이라는 說이 있음.
8) 誕: 속일, 虛誕할, 虛妄할 탄.

迺問於天師曰 余聞컨대 上古之人은 春秋皆度百歲로되 而動作이 不衰어늘 今時之人은 年半百而動作이 皆衰者는 時世[1]異耶아 人將失之耶아

內經一書는 迺黃帝가 與岐伯鬼臾區伯高少師少兪雷公等六臣으로 平素講求而成이라 六臣之中에 惟岐伯之功이 獨多하고 而爵位[2]隆重 故로 尊稱之謂天師라

岐伯이 對曰 上古之人其知道者는 法於陰陽하며 和於術數하며

上古는 太古也라 道는 造化[3]之名也니 老子曰 有物混成하야 先天地生이라 寂兮寥兮나 獨立而不改요 周行而不殆하니 可以爲天下母라 吾不知其名이나 字之曰道者是也라 法은 取法也요 和는 調也요 術數는 修身養性之法也라 天以陰陽으로 而化生萬物하고 人以陰陽으로 而榮養一身하니 陰陽之道는 順之則生하고 逆之則死 故로 知道者는 必法則於天地하고 和調於術數也라

食飮有節하며 起居有常하며 不妄作勞 故로 能形與神俱而盡終其天年하야 度百歲乃去니이다

節飮食하야 以養內하고 愼起居하야 以養外하며 不妄作勞하야 以保其天眞[4]이면 則形神俱全 故로 得盡其天年하니 天年者는 天畀之全이요 百歲者는 天年之槩라 去者는 五藏俱虛하고 神氣皆去하야 形骸獨居而終矣라

今時之人은 不然也라

不同於古也라

以酒爲漿하며

甘於酒也라

以妄爲常하며

肆乎行也라

醉以入房하야

酒色竝行也라

以欲竭其精하며 以耗散其眞하야

---

1) 時世: 時代, 時節.
2) 爵位: 官位, 즉 벼슬의 위치.
3) 造化: 創造化育.
4) 天眞: 生命을 維持시키는 타고난 眞氣나 元氣. 이외에 사물의 天然性質이나 本來面目 혹은 禮俗에 拘碍받지 않는 性品을 뜻하기도 한다.

欲不可縱이니 縱則精竭이요 精不可竭이니 竭則眞散이라 蓋精能生氣하고 氣能生神하니 營衛一身에 莫大乎此라 故로 善養生者는 必寶其精하니 精盈則氣盛하고 氣盛則神全하며 神全則身健하고 身健則病少라 神氣堅强하면 老而益壯하니 皆本乎精也라 廣成子曰 必靜必淸하야 無勞女形하고 無搖女精이라야 乃可以長生이라하니 正此之謂라

不知持滿하며 **不時御神**하야

持는 執持也요 御는 統御也라 不知持滿하면 滿必傾覆하고 不時御神하면 神必外馳라

務快其心하고 **逆於生樂**하야 **起居無節**이라 **故**로 **半百而衰也**니이다

快心事過하면 終必爲殃하니 是逆於生樂也요 起居無節하면 半百而衰하니 皆以斲喪精神하야 事事違道 故로 不能如上古之盡其天年也라 老子曰[1] 生之徒 十有三하고 死之徒 十有三하며 民之生動之死地도 亦十有三이라하니 其今人之謂歟인저 ○ 樂은 音洛이라

上古聖人之敎下

『素問·上古天眞論』○ 二

夫上古聖人之敎下也에 **皆謂之虛邪賊風**을 **避之有時**하고

此는 上古聖人之敎民遠害也라 虛邪는 謂風從衝後來者니 主殺主害 故로 聖人之畏虛邪를 如避矢石然이라 此는 治外之道也라 ○ 虛邪義는 詳運氣類三十五六及疾病類四라 ○ 夫는 音扶라

恬憺虛無하야 **眞氣從之**하야 **精神內守**하면 **病安從來**리오하니

恬은 安靜也요 憺은 朴素也며 虛는 湛然無物也요 無는 窅然莫測也라 恬憺者는 泊然不願乎其外요 虛無者는 漠然無所動於中也라 所以眞氣無不從하고 精神無不守하니 又何病之足慮哉리오 此는 治內之道也라 又無爲恬憺詳義는 見陰陽類二라 ○ 恬은 音甛이요 憺은 音淡이요 窅는 音杳라

是以로 **志閑而少欲**하며 **心安而不懼**하며 **形勞而不倦**하면

志閑而無貪하니 何欲之有며 心安而無慮하니 何懼之有며 形勞而神逸하니 何倦之有리오

氣從以順하야 **各從其欲**하되 **皆得所願**이라

氣得所養則必從順하니 惟其少欲이라야 乃能從欲이라 故로 無所往而不遂라

---

1) 老子曰: 『道德經』에 보이는데, 原文은 "出生入死에 生之徒十有三하고 死之徒十有三하며 人之生動之死地도 亦十有三하니 夫何故오 以其生生之厚니라"로 되어 있다. 生動은 活動이나 活力 혹은 살려고 하는 몸부림의 뜻임.

故로 美其食하며

精麤를 皆甘也라

任其服하며

美惡을 隨便也라

樂其俗하야

與天和者는 樂天之時하고 與人和者는 樂人之俗也라

高下[1]不相慕하니 其民을 故로 曰朴이라

高忘其貴하고 下安其分하야 兩無相慕하니 皆歸於朴이요 知止하니 所以不殆也라

是以로 嗜欲이 不能勞其目하고 淫邪不能惑其心하야

嗜欲은 人欲也요 目者는 精神之所注也니 心神旣朴則嗜欲이 不能勞其目하고 目視不妄則淫邪焉能惑其心이리오

愚智賢不肖 不懼於物 故로 合於道라

無論愚智賢不肖하고 但有養於中則無懼於物이라 故로 皆合養生之道矣라

所以能年皆度百歲하되 而動作이 不衰者는 以其德全不危也일새니이다

執道者는 德全하고 德全者는 形全하며 形全者는 聖人之道也니 又何危焉고

古有眞人至人聖人賢人

『素問·上古天眞論』 ○ 三

黃帝曰 余聞컨대 上古有眞人者는 提挈天地하며 把握陰陽하며

眞은 天眞也니 不假修爲[2] 故로 曰眞人이라 心同太極하고 德契兩儀 故로 能斡旋[3]造化하고 燮理[4]陰陽하니 是卽提挈把握之謂라

呼吸精氣하며 獨立守神하야 肌肉若一이라

呼接於天 故로 通乎氣하고 吸接於地 故로 通乎精이라 有道獨存 故로 能獨立이요 神不外馳 故

1) 高下: 社會的環境으로 보면 身分의 高下가 되고, 居處環境으로 보면 山川의 高下가 된다.
2) 修爲: 修行, 修鍊, 實行.
3) 斡旋(알선): 돌림.
4) 燮理: 燮은 和, 理는 治의 뜻으로 고르게 다스림을 말함.

로 曰守神이라 神守於中하고 形全於外하야 身心이 皆合於道 故로 云 肌肉若一이니 卽首篇形與神俱之義라 按컨대 此節所重者는 在精氣神三字라 惟道家言之獨詳하니 今幷先賢得理諸論을 採附於左하야 以助參悟[1]라

○ 白樂天이 曰 王喬[2]赤松[3]은 吸陰陽之氣하고 食天地之精하니 呼而出故하고 吸而入新이라하고 方揚[4]이 曰 凡亡於中者는 未有不取足[5]於外者也라 故로 善養物者는 守根하고 善養生者는 守息이라하니 此는 言養氣當從呼吸也라

○ 曹眞人이 曰 神是性兮요 炁是命이니 神不外馳면 炁自定이라하고 張虛靜이 曰 神若出이면 便收來니 神返身中이면 炁自回라하니 此는 言守神以養氣也라

○ 淮南子[6]에 曰 事其神者는 神去之하고 休其神者는 神居之라하니 此는 言靜可養神也라

○ 金丹大要[7]에 曰 炁聚則精盈하고 精盈則炁盛이라하니 此는 言精炁之互根也라

○ 契秘圖에 曰 坎은 爲水爲月이니 在人에 爲腎이라 腎藏精하니 精中에 有正陽之氣하야 炎升於上하고 離는 爲火爲日이니 在人에 爲心이라 心藏血하니 血中에 有眞一之液하야 流降於下라하니 此는 言坎離之交構也라

○ 呂純陽[8]이 曰 精養靈根[9]하고 炁養神하니 此眞之外에 更無眞이라하니 此는 言修眞之道 在於精炁神也라

○ 胎息經[10]에 曰 胎從伏氣中結하고 氣從有胎中息이라 氣入身來爲之生이요 神去離形爲之死하나니 知神氣면 可以長生이라 固守虛無하야 以養神氣라 神行卽氣行하고 神住卽氣住하니 若欲長生이어든 神氣須注하고 心不動念하야 無來無去하고 不出不入하면 自然常住하리니 勤而行之니 是眞道路라하고 胎息銘에 曰 三十六咽에 一咽爲先이니 吐唯細細하고 納唯綿綿하되 坐臥亦爾라 行立坦然하고 戒於喧雜하며 忌以腥羶이니 假名[11]胎息이요 實曰內丹이라 非只治病이요 決定延年하니 久久行之면 名列上仙이라하니 此는 言養生之道가 在乎存神養氣也라

○ 張紫陽[12]이 曰 心能役神하고 神亦役心이라 眼者는 神遊之宅이니 神遊於眼而役於心이라 心

---

1) 參悟: 領會, 領悟理解.
2) 王喬: 王子喬의 준말로 周代의 仙人. 笙簧을 불면서 鶴을 타고 구름 속을 지나 사라졌다 함.
3) 赤松: 赤松子의 준말로 傳說 上의 仙人.
4) 方揚: 明代人으로 字는 思善, 號는 初庵인데 抗州知府를 지냈다. 著書에 『方初庵集』이 있다.
5) 取足: 充分取得.
6) 淮南子: 前漢 淮南王 劉安이 幕下의 學者들에게 命하여 撰集한 冊. 道家의 傾向이 濃厚함.
7) 金丹大要: 『上陽子金丹大要』의 略稱. 元代 陳致虛의 著書로 全眞道北派 列祖의 心法을 綜合하고 金丹大還이 最上乘의 道임을 논술하였다.
8) 呂純陽: 唐代의 道士인 呂洞賓. 道號는 純陽子이고 『呂祖全書』가 전해옴.
9) 靈根: 腎의 異名으로 精房을 뜻함. 이외에 丹田, 元神, 舌, 舌根을 의미하기도 한다.
10) 胎息經: 『高上玉皇胎息經』의 略稱. 唐代에 나온 것으로 보이나 撰者는 未詳임.
11) 假名: 名義를 假借함, 虛名.
12) 張紫陽: 北宋때 道士인 張伯端(984年~1082年)으로 紫陽은 號임. 字는 平叔 혹은 用成인데, 著書에 『悟眞篇』이 있다.

欲求靜이면 必先制眼이니 抑之於眼하야 使歸於心則心靜而神亦靜矣라하니 此는 言存神在心而靜心在目也라 又曰 神有元神하고 氣有元氣하니 精得無元精乎아 蓋精依氣生하니 精實而氣融[1]이라 元精失則元氣不生하고 元陽不見하며 元神見則元氣生하고 元氣生則元精産이라하니 此는 言元精元氣元神者를 求精氣神於化生之初也라

○ 李東垣省言箴에 曰 氣乃神之祖요 精乃氣之子니 氣者는 精神之根蒂也라 大矣哉라 積氣以成精하고 積精以全神하니 必淸必靜하야 御之以道면 可以爲天人矣라 有道者는 能之로되 余何人哉아 切宜省言[2]而已라하니 此는 言養身之道는 以養氣爲本也라

○ 愚按컨대 諸論이 無非精氣神之理라 夫生化之道는 以氣爲本이니 天地萬物이 莫不由之라 故로 氣在天地之外면 則包羅天地하고 氣在天地之內면 則運行天地하야 日月星辰이 得以明하고 雷雨風雲이 得以施하며 四時萬物이 得以生長收藏하니 何非氣之所爲리오 人之有生에 全賴此氣라 故로 天元紀大論에 曰 在天爲氣하고 在地爲形하야 形氣相感而化生萬物矣라하니라 惟是氣義有二하니 曰先天氣 後天氣라 先天者는 眞一之氣니 氣化於虛하야 因氣化形하니 此氣는 自虛無中來요 後天者는 血氣之氣니 氣化於穀하야 因形化氣하니 此氣는 自調攝中來라 此一形字는 卽精字也니 蓋精爲天一所生하야 有形之祖라 龍虎經에 曰 水能生萬物하니 聖人獨知之라하고 經脈篇에 曰 人始生에 先成精하고 精成而腦髓生이라하고 陰陽應象大論에 曰 精化爲氣라하니 故로 先天之氣는 氣化爲精하고 後天之氣는 精化爲氣하니 精之與氣는 本自互生하야 精氣旣足하면 神自王矣라 雖神由精氣而生이나 然이나 所以統馭精氣而爲運用之主者는 則又在吾心之神이니 三者合一이라야 可言道矣라 今之人이 但知禁慾卽爲養生이나 殊不知心有妄動하면 氣隨心散하고 氣散不聚하면 精逐氣亡이라 釋氏有戒慾者에 曰 斷陰不如斷心이니 心爲功曹[3]라 若止功曹면 從者都息이요 邪心不止하면 斷陰이언정 何益이리오하니 此는 言深得制慾之要요 亦足爲入門之一助也라

○ 又呼吸精氣와 存三守一[4]詳按은 見運氣類四十一이요 又氣內爲寶義는 見論治類十八이라
○ 羶은 世連切이라

故로 能壽敝天地하야 無有終時하니 此其道生이요

敝는 盡也라 眞人體는 合於道 故로 後天地而生이로되 原天地之始하고 先天地而化로되 要天地之終하니 形去而心在하고 氣散而神存이라 故로 能壽敝天地而與道俱生也라

○ 中古之時에 有至人者는 淳德全道하야

至는 極也요 淳은 厚也라 至極之人은 其德厚하고 其道全也라

1) 融: 通할, 和할, 和樂할 융.
2) 省言: 말을 아껴 조심함.
3) 功曹: 漢代의 官職名稱으로 書史 等의 業務를 관장하였다. 佛敎에서는 煩惱의 根本인 無明心을 가리킨다.
4) 存三守一: 三은 精氣神, 一은 性을 말함. 體一用三, 性一命三의 뜻으로 三과 一을 합하면 心字가 됨.

和於陰陽하며 **調於四時**하며

和는 合也니 合陰陽之變化라 調는 順也니 順時令之往來라

去世離俗하야 **積精全神**하야

去世離俗은 藏形隱跡也요 積精全神은 聚精會神也라

游行天地之間하며 **視聽八遠之外**하니

至道之人은 動以天行 故로 神遊宇宙요 明察無外 故로 聞見八荒[1]이라

此蓋益其壽命而强者也니 **亦歸於眞人**이며

此雖同歸於眞人이나 然이나 但能延壽而不衰요 已異於壽敝天地者矣라 故로 曰 亦者니 有間之辭也라

○ **其次**에 **有聖人者**는 **處天地之和**하며 **從八風之理**하며

次眞人至人者를 謂之聖人이라 聖은 大而化也라 聖人之道는 與天地合德하고 日月合明하고 四時合序하고 鬼神合吉凶하니 所以能處天地之和氣하고 順八風之正理하야 而邪弗能傷也라 八風義는 見運氣類三十五하고 有圖라

適嗜欲於世俗之間하야 **無恚嗔之心**하며

適은 安便也라 恚는 怒也요 嗔은 惡也라 欲雖同俗이나 自得其宜하야 隨遇皆安이라 故로 無嗔怒라 ○ 嗜는 音示요 恚는 音畏요 嗔은 昌眞切이라

行不欲離於世하야

和其光同其塵也[2]라

被服章[3]이나

五服五章은 尊德之服이니 皐陶謨[4]에 曰 天命有德이시니 五服으로 五章哉라하니라

擧不欲觀於俗하며

聖人之心은 外化而內不化하니 外化하여 所以同人 故로 行不欲離於世요 內不化하여 所以全道

---

1) 八荒: 八方의 未開化된 거칠고 먼 地域.

2) 和其光同其塵也: 和光同塵. 자기의 智德과 才氣를 감추고 塵世(世俗)를 따름.(『老子道德經』)

3) 被服章: 文義로 보아 衍文으로 보인다.

4) 皐陶謨: 『書經』의 篇名임. 原文은 "天命有德이시니 五服으로 五章哉하소서"로 되어 있다. 五服은 다섯 가지 等級의 사람들이 그의 身分을 나타내기 위하여 입는 다섯 가지 옷을 말하고, 五章은 五服으로 身分을 나타나게 함을 말한다.

故로 擧不欲觀於俗이라 觀俗者는 效尤[1]之謂라

外不勞形於事하고 **內無思想之患**하야 **以恬愉爲務**하며 **以自得[2]爲功**하야 **形體不敝**하고 **精神不散**하니 **亦可以百數**요

恬은 靜也요 愉는 悅也라 敝는 壞也라 外不勞形則身安 故로 形體不敝하고 內無思想則心靜 故로 精神無傷하며 內外俱有養이면 則恬愉自得而無耗損之患이라 故로 壽亦可以百壽라 ○ 恬은 音甛이요 愉는 音俞라

○ 其次에 **有賢人者**는 **法則天地**하며

次聖人者를 謂之賢人이라 賢은 善也니 才德之稱이라 法은 效也요 則은 式也라 天地之道는 天圓地方하며 天高地厚하며 天覆地載하며 天動地靜이라 乾爲天이니 乾者는 健也요 坤爲地니 坤者는 順也라 君子之自强不息하고 安時處順[3]하면 能覆能載하고 能包能容하며 可方可圓하고 可動可靜하니 是皆效法天地之道라

象似日月하며

象은 放也요 似는 肖也라 日爲陽精이요 月爲陰精이니 月以夜見하고 日以晝明하며 日中則昃하고 月盈則虧하며 日去則死하고 日來則生이라 故로 賢人이 象似之라

辨列星辰하며

辨은 別也요 列은 分解也라 二十八宿[4]는 爲星之經이요 金木水火土는 爲星之緯니 經有度數之常하고 緯有進退之變이라 日月所會를 謂之辰이요 辰有十二를 謂之次라 會當朔晦之期요 次定四方之位라 故로 賢人이 辨列之라

逆從陰陽하며

逆은 反也요 從은 順也라 陽主生하고 陰主死하며 陽主長하고 陰主消하며 陽主升하고 陰主降하니 升者는 其數順하고 降者는 其數逆이라 然이나 陽中有陰하고 陰中有陽하니 盛衰를 不可不辨也라 故로 賢人이 逆從之라

---

1) 效尤: 남의 좋지 못한 일을 흉내 냄.

2) 自得: 스스로 터득함, 스스로 만족하게 여김.

3) 安時處順: 時運을 편하게 여겨 自然의 변화에 順應함.(『莊子·養生主』)

4) 二十八宿: 東方七宿는 春分날 초저녁 동쪽 지평선에 차례로 떠오르는 角·亢·氐·房·心·尾·箕宿이고, 北方七宿는 夏至날 초저녁 동쪽 지평선에 차례로 떠오르는 斗·牛·女·虛·危·室·壁宿이며, 西方七宿는 秋分날 초저녁 동쪽 지평선에 차례로 떠오르는 奎·婁·胃·昴·畢·觜·參宿이고, 南方七宿은 冬至날 초저녁 동쪽 지평선에 차례로 떠오르는 井·鬼·柳·星·張·翼·軫宿이다. 달의 운동을 기준으로 본다면 달은 角에서 시작하여 계속 동쪽으로 움직여 약 28일 동안 軫까지 이르게 된다. 土星(鎭星)의 公轉週期인 29,5일에 맞춘 것이라는 說도 있음.

分別四時하야

四時義는 見下章이라

將從上古하야 **合同於道**하니 **亦可使益壽而有極時**니이다

將은 隨也라 極은 盡也라 賢人은 從道於上古라 故로 亦可益壽나 而但有窮盡耳라 嗚呼라 人操必化之器하니 託不停之運이나 烏飛兎走[1]에 誰其免之리오 獨怪夫貪得者는 忘殆하고 自棄者는 失時하니 時其有止也엔 若之何리오 蓋不知時命耳니 彼賢人者는 則不然也라

四氣調神

『素問·四氣調神論』 ○ 四

春三月을 **此謂發陳**이니

發은 啓也요 陳은 故也라 春陽이 上升하야 發育庶物하고 啓故從新 故로 曰發陳이라

天地俱生하야 **萬物以榮**이라

萬象이 更新也라

夜臥蚤起하야 **廣步於庭**하며

廣은 大也니 所以布發生之氣也라

被髮緩形하야 **以使志生**이라

緩은 和緩也니 擧動和緩하야 以應春氣하면 則神定而志生하니 是卽所以使也라

後放此하니라

生而勿殺하며 **予而勿奪**하며 **賞而勿罰**이니

皆所以養發生之德也라 故로 君子는 於啓蟄[2]不殺하고 方長不折이라 ○ 予는 與同이라

此春氣之應이요 **養生之道也**라

四時之令에 春生夏長 秋收冬藏하니 凡此應春氣者는 正所以養生氣也라

逆之則傷肝하야 **夏爲寒變**하야 **奉長者少**하니이다

---

1) 烏飛兎走: 끊임없이 흐르는 세월. 烏兎는 日月의 別稱으로 日中에는 세발 달린 까마귀가, 月中에는 토끼가 산다는 전설에서 유래됨.

2) 啓蟄: 驚蟄. 前漢 6代 王인 景帝의 이름이 劉啓여서 驚蟄으로 바꾸었음.

逆은 不順也요 奉은 承也라 肝屬木하고 王於春하니 春失所養 故로 傷肝하고 肝傷則心火失其所生이라 故로 當夏令則火有不足하야 而寒水侮之하고 因爲寒變이니 寒變者는 變熱爲寒也라 春生旣逆하면 承生氣而夏長者少矣라

○ 夏三月을 此謂蕃秀니

蕃은 茂也라 陽王已極하야 萬物俱盛 故로 曰蕃秀라 ○ 蕃은 音煩이라

天地氣交하야 萬物華實이라

歲氣[1)]陰陽盛衰는 其交在夏 故로 曰天地氣交라 斯時也에 陽氣生長於前하고 陰氣收成於後라 故로 萬物華實이라

夜臥蚤起하야 無厭於日하고

起臥를 同於春時하야 不宜藏也니 無厭於長日하야 氣不宜惰也라

使志無怒하며 使華英成秀하며

長夏엔 火土用事하니 怒則肝氣易逆하야 脾土易傷이라 故로 欲使志無怒하면 則華英成秀하니 華英은 言神氣也라

使氣得泄하야 若所愛在外니

夏氣는 欲其疏泄하니 泄則膚腠宣通이라 故로 若所愛在外라

此夏氣之應이요 養長之道也라

凡此應夏氣者는 正所以養長氣也라 ○ 長은 上聲이라

逆之則傷心하야 秋爲痎瘧하고 奉收者少하야

心屬火하야 王於夏하니 夏失所養 故로 傷心하고 心傷則暑氣乘之하야 至秋而金氣收斂하면 暑邪內鬱이라 於是에 陰欲入而陽拒之라 故로 爲寒하고 火欲出而陰束之라 故로 爲熱하야 金火相爭이라 故로 寒熱往來而爲痎瘧이라 夏長旣逆하면 承長氣而秋收者少矣라 ○ 痎는 音皆라

冬至重病하니이다

火病者는 畏水也라

○ 秋三月을 此謂容平이니

陰升陽降하고 大火西行[2)]하야 秋容平定[3)] 故로 曰容平이라

---

1) 歲氣: 一年의 氣候.

天氣以急하고 **地氣以明**이라

風氣勁疾을 曰急이요 物色[1]清肅을 曰明이라

蚤臥蚤起하야 **與鷄俱興**하며

蚤臥하야 以避初寒하고 蚤起하야 以從新爽이라

使志安寧하야 **以緩秋刑**하며

陽和日退하고 陰寒日生 故로 欲神志安寧하야 以避肅殺之氣라

收斂神氣하야 **使秋氣平**하며 **無外其志**하야 **使肺氣清**이니

皆所以順秋氣하야 欲使肺金清淨也라

此秋氣之應이요 **養收之道也**라

凡此應秋氣者는 正所以養收氣也라

逆之則傷肺하야 **冬爲飧泄**하야 **奉藏者少**하나이다

肺屬金하야 王於秋하니 秋失所養 故로 傷肺하고 肺傷則腎水失其所生이라 故로 當冬令而爲腎虛飧泄하니 飧泄者는 水穀不分而爲寒泄也라 秋收旣逆하면 承收氣而冬藏者少矣라 ○ 飧은 音孫이라

○ **冬三月**을 **此謂閉藏**이니

陽氣藏伏하고 閉塞成冬也라

水冰地坼일새 **無擾乎陽**하고

坼은 裂也라 天地閉塞 故로 不可煩擾[2]하야 以泄陽氣라 ○ 坼은 音策이라

蚤臥晩起하야 **必待日光**하며

所以避寒也라

使志若伏若匿하며 **若有私意**하며 **若已有得**하고

皆所以法冬令하야 欲其自重하고 無妄動也라

---

2) 大火西行: 大火星(心宿)은 夏季南天의 標識로, 炎暑가 消失되고 初秋가 來臨하는 것을 말함.

3) 秋容平定: 秋容은 秋色, 平定은 安定 혹은 平穩의 뜻임.

1) 物色: 事物의 顏色, 形狀, 景色, 景狀.

2) 煩擾: 雜亂, 紛擾, 騷擾.

去寒就溫하되 無泄皮膚하야 使氣亟奪이니

去寒就溫은 所以養陽이요 無使泄奪은 所以養氣라 亟는 數也라 ○ 眞氏曰 冬氣閉藏不密하야 溫煖無霜雪이면 則來年陽氣無力하야 五穀不登이라 人身도 亦是如此하니 靜時紛擾면 則動時에 安能中節이리오 故로 周子[1]는 以主靜爲本하고 程子[2]는 以主敬爲本하니 其理一也라 ○ 亟는 棘器二音이라

此冬氣之應이요 養藏之道也라

凡此應冬氣者는 正所以養藏氣也라

逆之則傷腎하야 春爲痿厥하야 奉生者少하니이다

腎屬水하야 王於冬하니 冬失所養 故로 傷腎하고 腎傷則肝木失其所生이라 肝主筋 故로 當春令而筋病爲痿라 陽欲藏 故로 冬不能藏則陽虛爲厥이라 冬藏旣逆하면 承藏氣而春生者少矣라

天氣清靜 藏德不止 聖人從之 故無奇病

『素問·四氣調神論』 ○ 五

天氣는 淸靜光明者也라

天之氣는 至淸靜하고 至光明者也니 人稟此氣而生이라 故로 特言之하야 以明人之本質도 亦猶是也라

藏德不止 故로 不下也라

天德不露 故로 曰藏德이요 健運不息 故로 曰不止라 惟其藏德 故로 應用無窮하고 惟其健運 故로 萬古不下하고 天道無爲 故로 無不爲라 天猶若此하니 可以修身之士而不知所藏德乎아

天明則日月이 不明하야 邪害空竅하니

惟天藏德하야 不自爲用이라 故로 日往月來하며 寒往暑來하야 以成陰陽造化之道라 設使天不藏德하야 自專其明이면 是大明見則小明滅하야 日月之光이 隱矣요 晝夜寒暑之令이 廢하야 而陰陽失其和矣니 此所以大明之德은 不可不藏也라 所喩之意는 蓋謂人之本元不固하야 發越於外而空竅疎하면 則邪得乘虛而害之矣라 ○ 空은 孔同이라

---

1) 周子: 北宋의 理學家인 周敦頤. 字는 茂叔, 號는 濂溪先生이라 부른다. 著書에 『通書』·『太極圖說』 등이 있다. 濂洛關閩: 宋代 理學의 四個學派. 濂은 濂溪 周敦頤, 洛은 洛陽의 程顥와 程頤형제, 關은 關中의 張載, 閩은 福建에서 講學한 朱熹.

2) 程子: 北宋의 理學家인 程頤. 字는 正叔으로 伊川先生이라 부른다. 『論語·憲問』에 "修己以敬"이라고 보인다.

陽氣者는 閉塞하고 地氣者는 冒明이라

若天氣自用하면 必孤陽上亢하고 而閉塞乎陰氣하니 則地氣隔絶하야 而冒蔽乎光明矣라

雲霧不精하면 則上應白露不下하며

霧者는 雲之類요 露者는 雨之類라 陰陽應象大論에 曰 地氣上爲雲이요 天氣下爲雨니 雨出地氣하고 雲出天氣라하니 若上下否隔則地氣不升하야 而雲霧不得精於上하고 天氣不降하야 而白露不得應於下하니 是卽至陰虛天氣絶하고 至陽盛地氣不足[1]之謂也라 ○ 吳氏曰[2] 人身膻中之氣는 猶雲霧也니 膻中氣化則通調水道하야 下輸膀胱하고 若膻中之氣不化則不能通調水道하야 下輸膀胱而失降下之令하니 猶之白露不降矣라하니라

交通不表하야 萬物命이 故로 不施하니 不施則名木이 多死하고

獨陽不生하고 獨陰不成하니 若上下不交則陰陽乖而生道息하야 不能表見於萬物之命이라 故로 生化不施하니 不施則名木이 先應故로 多死라

惡氣不發하며 風雨不節하며 白露不下하면 則菀藁不榮하고

惡氣不發은 濁氣不散也요 風雨不節은 氣候乖亂也요 白露不下는 陰精不降也니 氣交若此면 則艸木之類 皆當抑菀枯藁而不榮矣라 ○ 菀은 鬱同이요 藁는 音稿라

賊風이 數至하며 暴雨數起하야 天地四時不相保하야 與道相失則未央[3]絶滅이라

央은 中半也라 陰陽旣失其和하면 則賊風暴雨 數爲殘害하고 天地四時 不保其常하니 是皆與道相違라 故로 凡稟化生氣數[4]者 皆不得其半而絶滅矣라 ○ 數은 音朔이라

唯聖人從之라 故로 身無奇病하고 萬物不失하야 生氣不竭이니이다

從은 順也라 唯聖人者라야 順承乎天 故로 能存神葆眞하야 以從其藏하고 純亦不已하야 以從其健하며 知乾坤不用하고 坎離代之之義하야 以從其不自明하며 察地天之交泰와 水火之旣濟하야 以從其陰陽之升降이라 是는 聖人之體를 藏乎天이라 故로 身無奇病하고 而於萬物之理에 旣無所失하니 此所以生氣不竭也라

---

1) 至陰虛天氣絶 至陽盛地氣不足: 『素問·方盛衰論』에 보이는 내용으로 至陰은 地氣·脾氣·太陰을, 至陽은 天氣·肺氣·太陽을 뜻한다.

2) 吳氏曰: 吳崐의 『黃帝內經素問吳注·四氣調神大論』에 보인다. 吳崐은 明代 醫家로 字는 山甫, 別號는 鶴皐인데 安徽省 歙縣사람이다. 著書에 『醫方考』·『脈語』·『鍼方六集』 등이 있다.

3) 央: 中半 외에 久也, 盡也의 뜻으로도 쓰인다.

4) 氣數: 天地變化의 常數, 二十四節氣의 常數. 『素問·六節臟象論』에 "氣數者 所以紀化生之用也"라고 하였는데, 日月의 運行으로 節氣가 생기고 節氣에 따라 生長化收藏의 變化가 있게 되는 節氣의 常數를 말한다. 여기에서는 運數, 命運의 뜻이다.

四時陰陽 從之則生 逆之則死

『素問·四氣調神論』 ○ 六 ○ 前篇四氣調神은 言四時相承之病이요 此는 言當時之病이라

逆春氣則少陽이 不生하야 肝氣內變하고

一歲之氣는 春夏爲陽이요 秋冬爲陰이니 春夏主生長하고 秋冬主收藏이라 春令屬木하니 肝膽應之라 藏氣法時論에 曰 肝主春하야 足厥陰少陽이 主治라하니 故로 逆春氣 則少陽之令이 不能生發하야 肝氣被鬱하야 內變爲病이라 此不言膽而止言肝者는 以藏氣爲主也니 後放此하니라

逆夏氣則太陽이 不長하야 心氣內洞하고

夏令屬火하니 心與小腸應之라 藏氣法時論에 曰 心主夏하야 手少陰太陽이 主治라하니 故로 逆夏氣則太陽之令이 不長而心虛內洞하야 諸陽之病生矣라

逆秋氣則太陰[1)]이 不收하야 肺氣焦滿하고

秋令屬金하니 肺與大腸應之라 藏氣法時論에 曰 肺主秋하야 手太陰陽明이 主治라하니 故로 逆秋氣則太陰之令이 不收而肺熱葉焦하야 爲脹滿也라

逆冬氣則少陰이 不藏하야 腎氣獨沈이라

冬令屬水하니 腎與膀胱應之라 藏氣法時論에 曰 腎主冬하야 足少陰太陽이 主治라하니 故로 逆冬氣則少陰之令이 不藏而腎氣獨沈이라 藏者는 藏於中이요 沈者는 沈於下니 腎氣不蓄藏則注泄[2)]沈寒[3)]等病이 生矣라

夫四時陰陽者는 萬物之根本也라

生成之所由也라

所以로 聖人이 春夏에 養陽하고 秋冬에 養陰하야 以從其根이라

夫陰根於陽하고 陽根於陰하야 陰以陽生하고 陽以陰長이라 所以聖人이 春夏則養陽하야 以爲秋冬之地[4)]하고 秋冬則養陰하야 以爲春夏之地하니 皆所以從其根也라 今人은 有春夏에 不能養陽者하니 每因風凉生冷하야 傷此陽氣하야 以致秋冬에 多患瘧瀉하니 此陰勝之爲病也요 有秋冬에 不能養陰者하니 每因縱慾過熱하야 傷此陰氣하야 以致春夏에 多患火證하니 此陽勝之爲病也라 善養生者는 宜切佩之라

---

1) 太陰: 經絡으로 보아 太陰이라고 했지만, 季節로 보면 가을은 少陰에 해당하므로 少陰이라고 해야 논리에 맞다. 아래 문장의 少陰도 太陰으로 보아야 한다.
2) 注泄: 水瀉. 배가 더부룩하면서 물을 쏟아 붓듯이 泄瀉가 나오는 증세.
3) 沈寒: 臟腑안에 오랫동안 머물러 있는 寒邪, 혹은 寒邪에 상하여 생긴 병이 오랫동안 낫지 않는 증세.
4) 地: 立地, 地盤, 基礎, 基盤.

故로 **與萬物**로 **沈浮**[1]**於生長之門**하나니 **逆其根則伐其本**이요 **壞其眞矣**라

能順陰陽之性하면 則能沈浮於生長之門矣라 萬物有所生而獨知守其根하고 百事有所出而獨知守其門하니 則聖人之能事[2]也라

故로 **陰陽四時者**는 **萬物之終始也**요 **死生之本也**라

陰陽之理는 陽爲始요 陰爲終이며 四時之序는 春爲始요 冬爲終이라 死生之道를 分言之則得其陽者는 生하고 得其陰者는 死하며 合言之則陰陽和者는 生하고 陰陽離者는 死라 故로 爲萬物之始終과 死生之本也라

逆之則災害生하고 **從之則苛疾**이 **不起**하니 **是謂得道**라

苛는 音呵니 殘虐也라

道者는 **聖人行之**하고 **愚者**는 **佩之**라

聖人은 與道無違 故로 能行之하고 愚者는 信道不篤 故로 但佩服而已라 夫旣佩之하야 已匪無悟라도 而尙稱爲愚어늘 今有幷陰陽不知而曰醫者하니 又何如其人哉아 老子曰 上士聞道에 勤而行之하고 中士聞道에 若存若亡[3]하고 下士聞道에 大笑之하니 不笑면 不足以爲道라하니 正此謂也라

從陰陽則生하고 **逆之則死**하며 **從之則治**하고 **逆之則亂**하나니 **反**[4]**順爲逆**을 **是謂內格**이라

陰陽卽道요 道卽陰陽이라 從道則生하니 何者不治며 逆道則死하니 何者不亂이리오 若反順爲逆하면 則陰陽內外 皆相格拒하니 內格者는 逆天者也니 世有逆天而能生者를 吾未之見也라

不治已病 治未病

『素問·四氣調神論』連前篇 ○ 七

是故로 **聖人**은 **不治已病**하고 **治未病**하며 **不治已亂**하고 **治未亂**이라하니 **此之謂也**라

此는 承前篇而言이라 聖人預防之道는 治於未形 故로 用力少而成功多하니 以見其安不忘危也라

---

1) 沈浮: 浮沈. 升降, 盛衰, 得失, 榮枯盛衰.
2) 能事: 特別히 뛰어난 재주.
3) 亡: 없을 무.
4) 反: 뒤집을, 뒤엎을 반.

夫病已成而後에 藥之하고 亂已成而後에 治之는 譬猶渴而穿井 鬪而鑄兵이니 不亦晩乎아

渴而穿井이면 無及於飮하고 鬪而鑄兵이면 無濟[1]於戰하니 誠哉晩矣요 而病不早爲之計者도 亦猶是也라 觀扁鵲[2]之初見齊桓侯컨대 曰 君有疾하야 在腠理하니 不治면 將深이라하고 後五日에 復見曰 君有疾하야 在血脈하니 不治면 將深이라하고 又五日에 復見曰 君有疾하야 在腸胃間하니 不治면 將深이라하되 而桓侯俱不能用이러니 再後五日復見하고 扁鵲望顔而退走 曰 疾之居腠理也면 湯熨[3]之所及也요 在血脈이면 鍼石之所及也요 在腸胃면 酒醪之所及也나 其在骨髓면 雖司命[4]이라도 無奈之何矣라한대 後五日에 桓侯疾作하야 使人召扁鵲이나 而扁鵲已去하고 桓侯遂死라 夫桓侯不早用扁鵲之言하고 及其病深而後召之하니 是卽渴而穿井이요 鬪而鑄兵也라 故로 在聖人則常用意於未病未亂之先하니 所以災禍不侵하야 身命[5]을 可保라 今之人은 多見病勢已成이나 猶然隱諱하야 及至於不可爲하니 則雖以扁鵲之神이라도 亦云無奈之何어늘 而醫非扁鵲인댄 又將若之何哉리오 嗟夫라 禍始於微하고 危因於易하니 能預此者를 謂之治未病이요 不能預此者를 謂之治已病이라하니 知命者는 其謹於微而已矣라

---

1) 濟: 건질, 利用할 제.

2) 扁鵲: 本名은 秦越人으로 戰國時代 渤海 鄚郡(지금의 河北省 任邱) 사람임. 一說에는 盧國(지금의 山東省 長淸縣 남쪽) 사람이라 하여 盧醫, 盧扁이라고도 함. 長桑君에게 의술을 전수받아 名醫가 되었으며 특히 진단법에 뛰어났다. 趙나라 邯鄲에 있을 때는 帶下醫로, 周나라 洛陽에 있을 때는 耳目痹醫로, 秦나라 咸陽에 가서는 小兒醫로 의명을 크게 떨쳤다. 후에 秦나라 太醫令 李醯의 猜忌를 사서 살해되었다.

3) 湯熨: 外治法의 하나로 더운물에 몸을 담가 씻거나, 藥物이나 술 등을 달여 천에 적시어 患部를 찜질하는 방법. 腠理를 소통시키고 氣血의 순환을 돕는다. 『素問·玉機眞藏論』에 "或痹不仁腫痛하니 當是之時하야 可湯熨及火灸刺而去之라"고 하였다.

4) 司命: 사람의 生命이나 命運을 管掌하는 神.

5) 身命: 生命, 命運.

類經二卷

張介賓類註

陰陽類

陰陽應象

『素問·陰陽應象大論』○ 一

黃帝曰 陰陽者는 天地之道也요

道者는 陰陽之理也라 陰陽者는 一分爲二也니 太極[1]動而生陽하고 靜而生陰하며 天生於動하고 地生於靜이라 故로 陰陽爲天地之道라

萬物之綱紀[2]요

大曰綱이요 小曰紀며 總之爲綱이요 周之爲紀[3]니 物無巨細하고 莫不由之라 故로 爲萬物之綱紀라 王氏曰 滋生[4]之用也에 陽與之正氣하야 以生하고 陰爲之主持하야 以立者라하니 亦是라

變化之父母요

天元紀大論에 曰 物生을 謂之化요 物極을 謂之變이라하고 易曰 在天成象하고 在地成形하야 變化見矣라하여늘 朱子曰 變者는 化之漸이요 化者는 變之成[5]이라하니 陰可變爲陽이요 陽可化爲陰이라 然而變化雖多나 無非陰陽之所生이라 故로 爲之父母라

生殺之本始요

生殺之道는 陰陽而已니 陽來則物生하고 陽去則物死라 凡日從冬至以後로 自南而北을 謂之來라 來則春爲陽始요 夏爲陽盛이니 陽始則溫하고 溫則生物하며 陽盛則熱하고 熱則長物이라 日從夏至以後로 自北而南을 謂之去라 去則秋爲陰始요 冬爲陰盛이니 陰始則凉하고 凉則收物하며

---

1) 太極: 가장 原始的인 混沌之氣. 性理學에서는 理를 뜻함.
2) 綱紀: 큰 벼릿줄과 작은 벼릿줄. 그물 가장자리의 벼릿줄로 그물을 던지거나 당길 때 이 줄을 잡고 던지거나 당기며 그물을 정리할 때도 사용함. 중심, 줄거리, 뼈대, 法度의 뜻으로 쓰임.
3) 總之爲綱 周之爲紀: 總은 總括(全體)을, 周는 周到綿密(細目)을 뜻함.
4) 滋生: 發生, 繁殖, 生育.
5) 變者化之漸 化者變之成: 朱子는 變을 陽化, 氣化로 보고 化를 陰化, 質化로 보았다.

陰盛則寒하고 寒則藏物하니 此陰陽生殺之道也라 然이나 如下文에 曰 陽生陰長하며 陽殺陰藏이라하니 則陽亦能殺하고 陰亦能長矣라 六節藏象論에 曰 生之本은 本於陰陽이라하니 則陰亦能生矣라 故로 生於陽者는 陰能殺之하고 生於陰者는 陽能殺之하니 萬物死生이 皆由乎此라 故로 謂之本始라 本은 根本也요 始는 終始也라

神明之府也니

神은 變化不測也요 明은 三光著象也며 府는 所以藏物也라 神明이 出於陰陽 故로 陰陽爲神明之府라 此는 自首節陰陽二字로 一貫至此하니 義當聯玩이라 天元紀大論에도 亦有以上數句하니 見運氣類第三이라

治病에 必求於本이라

本은 致病之原也라 人之疾病이 或在表하고 或在裏하며 或爲寒하고 或爲熱하며 或感於五運六氣하고 或傷於藏府經絡이나 皆不外陰陽二氣하야 必有所本이라 故로 或本於陰하고 或本於陽하야 病變雖多나 其本則一이라 知病所從生하고 知亂所由起하야 而直取之면 是爲得一之道[1]라 譬之컨대 伐木而引其柢하면 則千枝萬葉이 莫得弗從矣라 倘但知見病治病하고 而不求其致病之因하면 則流散無窮하리니 此許學士[2]所謂廣絡原野하야 以冀一人之獲이니 誠哉疎矣라

故로 積陽爲天이요 積陰爲地니

陰陽體象이 大小不同이나 形氣生成이 不積不厚 故로 必積陽至大而爲天이요 積陰至厚而爲地라

陰靜陽躁라

陰性은 柔하고 陽性은 剛也라

陽生陰長하고 陽殺陰藏하며

此卽四象之義라 陽生陰長은 言陽中之陰陽也요 陽殺陰藏은 言陰中之陰陽也라 蓋陽不獨立하고 必得陰而後成이라 如發生은 賴於陽和하고 而長養은 由乎雨露하니 是陽生陰長也라 陰不自專하고 必因陽而後行이라 如閉藏은 因於寒洌하고 而肅殺은 出乎風霜하니 是陽殺陰藏也라 此는 於對待之中에 而復有互藏之道하니 所謂獨陽不生하고 獨陰不成也라 如天元紀大論에 曰 天[3]以陽生陰長하고 地以陽殺陰藏이라하니 實同此義라 詳運氣類三하니 所當互考라 ○ 一曰 陽之

---

1) 得一之道: 『素問·脈要精微論』에 "得一之道 以知死生"이라 하였다. 一은 致病之因의 뜻이나, 天人合一의 의미로도 해석함.

2) 許學士: 宋代 醫家인 許叔微. 字는 知可로 眞州 白沙(江蘇省 儀征) 사람이다. 紹興 二年(1132年)에 科擧를 통해 集賢院 學士로 임명되어 許學士라고도 부른다. 著書에 『傷寒百證歌』·『傷寒發微論』·『傷寒九十論』·『類證普濟本事方』 等이 있다.

3) 天: 上半年. 上半年은 天氣가 主之하고, 下半年은 地氣가 主之함.

和者는 爲發生하고 陰之和者는 爲成實이라 故로 曰 陽生陰長이요 陽之亢者는 爲焦枯하고 陰之凝者는 爲固閉라 故로 曰 陽殺陰藏이라하니 此는 以陰陽之淑慝[1]으로 言이니 於義亦通이라

陽化氣하고 陰成形이라

陽動而散 故로 化氣하고 陰靜而凝 故로 成形이라

寒極生熱하고 熱極生寒하며

陰寒陽熱은 乃陰陽之正氣니 寒極生熱은 陰變爲陽也요 熱極生寒은 陽變爲陰也라 邵子曰 動之始則陽生하고 動之極則陰生하며 靜之始則柔生하고 靜之極則剛生이라하니 此는 周易老變而少不變之義라 如人傷於寒則病爲熱하니 本寒而變熱也요 內熱已極而反寒慄하니 本熱而變寒也라 故로 陰陽之理는 極則必變이라

寒氣生濁하고 熱氣生清하니

寒氣凝滯 故로 生濁陰하고 熱氣升散 故로 生清陽이라

清氣在下則生飧泄하고 濁氣在上則生䐜脹하나니

清陽은 主升하니 陽衰於下而不能升 故로 爲飧泄이요 濁陰은 主降하니 陰滯於上而不能降 故로 爲䐜脹이라 飧泄은 完穀而泄也요 䐜脹은 胸膈滿也라 ○ 飧은 音孫이요 䐜은 音嗔이라

此는 陰陽反作이요 病之逆從也라

作은 爲也라 此字는 承上文治病에 必求其本以下而言이니 如陰云長과 陽云殺과 寒生熱과 熱生寒과 清在下와 濁在上이 皆陰陽之反作이요 病之逆從也라 順則爲從이요 反則爲逆이니 逆從雖殊나 皆有其本이라 故로 必求其本而治之라

○ 故로 清陽爲天이요 濁陰爲地라 地氣上爲雲이요 天氣下爲雨니 雨出地氣하고 雲出天氣라

此下는 言陰陽精氣之升降하야 以見天人一理也라 天地者는 陰陽之形體也요 雲雨者는 天地之精氣也라 陰在下者爲精이니 精者는 水也라 精升則化爲氣하니 雲因雨而出也라 陽在上者爲氣니 氣者는 雲也라 氣降則化爲精하니 雨由雲而生也라 自下而上者는 地交於天也라 故로 地氣上爲雲이요 又曰雲出天氣라 自上而下者는 天交於地也라 故로 天氣下爲雨요 又曰雨出地氣라 六微旨大論에 曰 升已而降하니 降者는 謂天이요 降已而升하니 升者는 謂地라 天氣下降에 氣流於地하고 地氣上升에 氣騰於天이라하니 可見天地之升降者를 謂之雲雨요 人身之升降者를 謂之精氣라 天人一理는 此其爲最也라 ○ 氣水同類詳義는 有按在後第四章하니 所當參閱이라

---

1) 淑慝(숙특): 善惡. 正常 生理狀態와 非正常 病理狀態를 말함.

故로 淸陽은 出上竅하고 濁陰은 出下竅하며

本乎天者는 親上하고 本乎地者는 親下也라 上竅七이니 謂耳目口鼻요 下竅二니 謂前後二陰이라

淸陽은 發腠理하고 濁陰은 走五臟하며

腠理는 肌表也라 陽은 發散於皮膚 故로 淸陽이 歸之하고 陰은 受氣於五藏 故로 濁陰이 走之라 ○ 腠는 音湊라

淸陽은 實四支하고 濁陰은 歸六腑라

四支爲諸陽之本 故로 淸陽이 實之하고 六府는 傳化水穀 故로 濁陰이 歸之라

水爲陰이요 火爲陽이니

水는 潤下而寒 故로 爲陰이요 火는 炎上而熱 故로 爲陽이니 水火者는 卽陰陽之徵兆요 陰陽者는 卽水火之性情[1]이라 凡天地萬物之氣는 無往而非水火之運用이라 故로 天은 以日月爲水火하고 易은 以坎離爲水火하며 醫는 以心腎爲水火하고 丹은 以精炁爲水火라 夫腎者는 水也니 水中生氣는 卽眞火也요 心者는 火也니 火中生液은 卽眞水也라 水火互藏은 乃至道之所在니 醫家者는 宜肯察이라

陽爲氣요 陰爲味라

氣는 無形而升 故로 爲陽이요 味는 有質而降 故로 爲陰이니 此는 以藥食氣味로 言也라

味歸形하고 形歸氣하며

歸는 依投[2]也라 五味生精血하야 以成形 故로 味歸於形이요 形之存在는 由氣之聚散 故로 形歸於氣라

氣歸精하고

氣者는 眞氣也니 所受於天하야 與穀氣로 幷而充身者也라 人身精血이 由氣而化 故로 氣歸於精이라

精歸化하니

精者는 坎水也니 天一生水하야 爲五行之最先이라 故로 物之初生에 其形皆水라 由精以化氣하고 由氣以化神하니 是水爲萬化之原이라 故로 精歸於化라

---

1) 性情: 本性.
2) 依投: 依託, 依存.

精食氣하고 形食味하며

食은 如子食母乳之義라 氣歸精 故로 精食氣요 味歸形 故로 形食味라

化生精하고

萬物化生은 必從精始 故로 化生精이라 前言精歸化者는 言未化之前에 由精爲化也요 此言化生精者는 言旣化之後에 由化生精也라

氣生形이라

氣聚則形生하고 氣散則形死也라

味傷形하고 氣傷精하나니

味旣歸形이나 而味有不節하면 必反傷形이요 氣旣歸精이나 而氣有失調하면 必反傷精이라

精化爲氣요

精化爲氣는 謂元氣由精而化也라 珠玉集에 曰 水是三才之祖요 精爲元炁之根이라하니 其義卽此라 然이나 上文에 旣云 氣歸精이라하니 是는 氣生精也요 而此에 又曰 精化氣라하니 是는 精生氣也니 二者似乎相反이나 而不知此正精氣互根之妙로 以應上文天地雲雨之義也라 夫陽化氣는 卽雲之類요 陰成形은 卽雨之類라 雨는 乃不生於地而降於天之雲하니 氣歸精也요 雲은 乃不出於天而升於地之氣하니 精化爲氣也라 人身精氣도 全是如此라 故로 氣聚則精盈하고 精盈則氣盛하야 精氣充而形自强矣라 帝所以先擧雲雨爲言者는 正欲示人以精氣升降之如此耳라

氣傷於味라

上文에 曰 味傷形이라하니 則未有形傷而氣不傷者라 如云 味過於酸하면 肝氣以津하야 脾氣乃絶之類니 是皆味傷氣也라

陰味는 出下竅하고 陽氣는 出上竅하나니

味爲陰 故로 降이요 氣爲陽 故로 升이라

味厚者는 爲陰이요 薄爲陰之陽이며 氣厚者는 爲陽이요 薄爲陽之陰이니

此는 言氣味之陰陽이나 而陰陽之中에 復各有陰陽也라 味爲陰矣로되 而厚者爲純陰이요 薄者爲陰中之陽이며 氣爲陽矣로되 而厚者爲純陽이요 薄者爲陽中之陰이라

味厚則泄하고 薄則通하며 氣薄則發泄하고 厚則發熱이라

陰味下行 故로 味厚者는 能泄於下하고 薄者는 能通利하며 陽氣上行 故로 氣薄者는 能泄於表하

고 厚者는 能發熱也[1]라

壯火之氣는 衰하고 少火之氣는 壯하니 壯火食氣하고 氣食少火하며 壯火散氣하고 少火生氣라

火는 天地之陽氣也니 天非此火면 不能生物하고 人非此火면 不能有生이라 故로 萬物之生이 皆由陽氣로되 但陽和之火는 則生物하고 亢烈之火는 反害物이라 故로 火太過則氣反衰하고 火和平則氣乃壯이라 壯火散氣 故로 云食氣니 猶言火食此氣也요 少火生氣 故로 云食火니 猶言氣食此火也라 此雖承氣味而言이나 然이나 造化之道는 少則壯하고 壯則衰하야 自是如此하니 不特專言氣味者라

氣味辛甘은 發散하니 爲陽이요 酸苦는 涌泄하니 爲陰이라

此는 言正味之陰陽也라 辛散甘緩 故로 發肌表요 酸收苦泄 故로 爲吐瀉라 ○ 涌은 湧同이라

○ 陰勝則陽病이요 陽勝則陰病이며

此下는 言陰陽偏勝之爲病也니 陰陽不和則有勝有虧라 故로 皆能爲病이라

陽勝則熱이요 陰勝則寒이며

太過所致라

重寒則熱이요 重熱則寒이라

物極則變也니 此卽上文寒極生熱과 熱極生寒之義라 蓋陰陽之氣는 水極則似火하고 火極則似水하며 陽盛則隔陰하고 陰盛則隔陽이라 故로 有眞寒假熱과 眞熱假寒之辨하니 此而錯認則死生이 反掌이라 ○ 重은 平聲이라

寒傷形하고 熱傷氣하나니

寒爲陰이요 形亦屬陰하니 寒則形消 故로 傷形이요 熱爲陽이요 氣亦屬陽하니 熱則氣散 故로 傷氣라

氣傷에 痛하고 形傷에 腫이라

氣欲利 故로 傷之則痛이요 形有質 故로 傷之則腫이라

故로 先痛而後腫者는 氣傷形也요 先腫而後痛者는 形傷氣也라

氣先病而後及於形은 因氣傷形也요 形先病而後及於氣는 因形傷氣也라

---

1) 味厚泄下는 大黃, 味薄通利는 木通과 澤瀉, 氣薄泄表는 麻黃과 桂枝, 氣厚發熱은 乾薑과 附子 등이 여기에 해당한다.

風勝則動하고

風勝者는 爲振掉搖動之病이니 卽醫和[1]云 風淫末疾之類라

熱勝則腫하고

熱勝者는 爲丹毒癰腫之病이니 卽醫和云 陽淫熱疾之類라

燥勝則乾하고

燥勝者는 爲津液枯涸하야 內外乾澁之病이라

寒勝則浮하고

寒勝者는 陽氣不行하야 爲脹滿浮虛之病이니 卽醫和云 陰淫寒疾之類라

濕勝則濡寫라

脾惡濕而喜燥라 濕勝者는 必侵脾胃하야 爲水穀不分濡寫之病이니 卽醫和云 雨淫腹疾之類라 ○ 濡은 音如니 濕滯也라

天有四時五行하야 **以生長收藏**하며 **以生寒暑燥濕風**하고

四時者는 春夏秋冬이요 五行者는 木火土金水니 合而言之면 則春屬木而主生하고 其化以風하며 夏屬火而主長하고 其化以暑하며 長夏屬土而主化하고 其化以濕하며 秋屬金而主收하고 其化以燥하며 冬屬水而主藏하고 其化以寒이라 五行各一이나 惟火有君相之分이라 此言寒暑燥濕風者는 卽五行之化也요 五運行等論에 言寒暑燥濕風火者는 是爲六氣也라

人有五藏하야 **化五氣**하야 **以生喜怒悲憂恐**이라

五藏者는 心肺肝脾腎也요 五氣者는 五藏之氣也라 由五氣以生五志하니 如本論及五運行大論에 俱言心在志爲喜요 肝在志爲怒요 脾在志爲思요 肺在志爲憂요 腎在志爲恐이라하고 天元紀大論에도 亦以悲作思하니라

故로 **喜怒**는 **傷氣**하고 **寒暑**는 **傷形**하며

喜怒傷內 故로 傷氣요 寒暑傷外 故로 傷形이라 擧喜怒言則悲憂恐도 同矣요 擧寒暑言則燥濕風도 同矣라 上文에 言寒傷形 熱傷氣라하야 與此二句로 似乎不同하니 蓋彼以陰陽으로 分形氣요 此以內外로 分形氣也라

---

1) 醫和: 春秋時代 秦나라 醫師. 陰陽風雨晦明의 六氣致病說을 제기하여 疾病은 鬼神의 所致가 아니고 氣候의 異狀變化로 惹起됨을 지적하였다.(『春秋左氏傳』 昭公一年)

暴怒는 傷陰하고 暴喜는 傷陽하야

氣爲陽이요 形爲陰이며 肝藏血하고 心藏神이라 暴怒則肝氣逆而血亂 故로 傷陰하고 暴喜則心氣緩而神逸 故로 傷陽하니 如行鍼篇에 曰 多陽者는 多喜하고 多陰者는 多怒라하니 亦各從其類也라

厥氣上行하면 滿脈去形하나니

厥은 逆也니 言寒暑喜怒之氣가 暴逆於上하면 則陽獨實 故로 滿脈이요 陽亢則陰離 故로 去形하니 此孤陽之象也라 脈經에 曰 諸浮脈에 無根者는 死하고 有表無裏者도 死라하니 其斯之謂인저

喜怒不節하며 寒暑過度하면 生乃不固라

固는 堅也라

故로 重陰必陽이요 重陽必陰이라

重者는 重疊之義니 謂當陰時而復感寒하고 陽時而復感熱커나 或以天之熱氣로 傷人陽分하고 天之寒氣로 傷人陰分을 皆謂之重이라 蓋陰陽之道는 同氣相求하니 故로 陽傷於陽하고 陰傷於陰이라 然而重陽이면 必變爲陰證이요 重陰이면 必變爲陽證이니 如以熱水沐浴하면 身反凉하고 凉水沐浴하면 身反熱이라 因小可以喩大하니 下文八句가 卽其徵驗이라 此與上文重寒則熱과 寒極生熱로 義相上下[1]하니 所當互求라 ○ 重은 平聲이라

故로 曰 冬傷於寒하면 春必溫病하고

冬傷於寒者는 以類相求하야 其氣入腎하고 其寒侵骨이라 其卽病者는 爲直中陰經之傷寒이요 不卽病者는 至春夏則陽氣發越하고 營氣漸虛하야 所藏寒毒이 外合陽邪而變爲溫病이라 然이나 其多從足太陽始者는 正以腎與膀胱爲表裏하야 受於陰而發於陽也라 ○ 愚按컨대 傷寒溫疫은 多起於冬不藏精과 及辛苦饑餓之人하니 蓋冬不藏精하면 則邪能深入하고 而辛苦之人은 其身常煖하고 其衣常薄하야 煖時竅開하고 薄時忍寒한대 兼以饑餓勞倦으로 致傷中氣하면 則寒邪易入하야 待春而發이라 此所以大荒之後에 必有大疫은 正爲此也라 但此輩는 疫氣旣盛하면 勢必傳染하고 又必於虛者에 先受其氣하니 則有不必冬寒而病者矣라 避之之法은 必節慾節勞하고 仍[2]勿忍饑而近其氣하면 自可無慮라

春傷於風하면 夏生飧泄하고

春傷於風하면 木氣通於肝膽하니 卽病者는 乃爲外感이나 若不卽病而留連於夏하면 脾土當令에 木邪相侮하야 變爲飧泄也라 ○ 飧은 音孫이니 完穀而泄也라

---

1) 上下: 周旋, 匹敵의 뜻으로 相互補完, 補充해 준다는 말임.
2) 仍: 거듭(再也) 잉.

夏傷於暑하면 秋必痎瘧하고

夏傷於暑하면 金氣受邪하니 卽病者는 乃爲暑證이나 若不卽病而暑汗不出하고 延至於秋하야 新凉外束하면 邪鬱成熱하야 金火相拒하야 寒熱交爭이라 故로 病爲痎瘧이라 ○ 痎는 音皆라

秋傷於濕하면 冬生欬嗽라

夏秋之交엔 土金用事하니 秋傷於濕하야 其卽病者는 濕氣通脾 故로 爲濡泄等證이나 若不卽病而濕蓄金藏하야 久之變熱하야 至冬則外寒內熱이 相搏乘肺하야 病爲欬嗽라 生氣通天論에 亦云 秋傷於濕하면 上逆而欬라하니라 按此四節컨대 春夏엔 以木火傷人而病反寒하고 秋冬엔 以寒濕傷人而病反熱하니 是卽上文重陰必陽과 重陽必陰之義라

故로 曰 天地者는 萬物之上下也요

天覆物 故로 在上하고 地載物 故로 在下라 五運行大論에 曰 所謂上下者는 歲上下에 見陰陽之所在也라하니 以司天在泉으로 言이라 見運氣類四하니라

陰陽者는 血氣之男女也요

陽은 爲氣爲男이요 陰은 爲血爲女라

左右者는 陰陽之道路也요

陽左而升하고 陰右而降이라 五運行大論에 曰 左右者는 諸上에 見厥陰하면 左少陰右太陽之類니 以司天在泉左右間氣로 言이라 見同前이라

水火者는 陰陽之徵兆也요

徵은 證也요 兆는 見也라 陰陽은 不可見이나 水火卽其證이니 而可見也라

陰陽者는 萬物之能始也라

能始者는 能爲變化生成之元始니 能始則能終矣라

故로 曰 陰在內하니 陽之守也요 陽在外하니 陰之使也라

陰性靜 故로 爲陽之守요 陽性動 故로 爲陰之使라 守者는 守於中이요 使者는 運於外라 以法象[1]言하면 則地守於中하고 天運於外요 以人倫言하면 則妻守於中하고 夫運於外요 以氣血言하면 則營守於中하고 衛運於外라 故로 朱子曰 陽以陰爲基요 陰以陽爲偶라하니라

---

1) 法象: 自然界의 現象과 規律. 『周易·繫辭上』에 "法象莫大於天地 變通莫大於四時"라고 하였다.

法陰陽

『素問·陰陽應象大論』○ 二

帝曰 法陰陽은 奈何오

法은 則也니 以辨病之陰陽也라

岐伯이 曰 陽勝則身熱하며 腠理閉하며 喘麤爲之俛仰하며 汗不出爲熱하며 齒乾以煩寃하며 腹滿死하니 能冬不能夏하고

陽勝者는 火盛 故로 身熱하고 陽盛者는 表實 故로 腠理閉하고 陽實於胸則喘麤不得臥 故로 爲俛仰이라 汗閉於外則熱鬱於內 故로 齒乾하고 陽極則傷陰 故로 以煩寃腹滿死라 陰竭者는 得冬之助면 猶可支持어니와 遇夏之熱이면 不能耐受矣라 寃은 鬱而亂也라 ○ 腠는 音湊라 俛는 俯同이요 能는 耐同이라

陰勝則身寒汗出하며 身常淸하며 數慄而寒하니 寒則厥하고 厥則腹滿死하나니 能夏不能冬이라

陰勝則陽衰 故로 身寒하고 陽衰則表不固 故로 汗出而身冷이라 慄은 戰慄也요 厥은 厥逆也라 陰極者는 陽竭於中 故로 腹滿而死하고 陽衰者는 喜煖惡寒 故로 能夏不能冬也라 脈要精微論에도 亦曰 陽氣有餘하면 爲身熱無汗하고 陰氣有餘하면 爲多汗身寒이라하니 見脈色二十一이라

此는 陰陽更勝之變이며 病之形能也니이다

更勝은 迭爲勝負也니 卽陰勝陽病陽勝陰病之義라 形은 言陰陽之病形이요 能는 言氣令之耐受也라

帝曰 調此二者는 奈何오

帝以陰陽爲病에 俱能死 故로 問調和二者之道라

岐伯이 曰 能知七損八益이면 則二者를 可調어니와 不知用此면 則蚤衰之節也니이다

上文은 言陰陽之變病이요 此는 言死生之本原也라 七爲少陽之數요 八爲少陰之數니 七損者는 言陽消之漸이요 八益者는 言陰長之由也라 夫陰陽者는 生殺之本始也라 生從乎陽하니 陽不宜消也요 死從乎陰하니 陰不宜長也라 使能知七損八益之道하야 而得其消長之幾면 則陰陽之柄을 把握在我라 故로 二者를 可調요 否則未央而衰矣라 ○ 愚按컨대 陰陽二氣는 形莫大乎天地요 明莫著乎日月이라 雖天地爲對待之體나 而地在天中하야 順天之化하고 日月爲對待之象이나 而

月得日光하야 賴日以明하니 此陰陽之徵兆라 陰은 必以陽爲主也라 故로 陽長則陰消하고 陽退則陰進하며 陽來則物生하고 陽去則物死하니 所以陰邪之進退는 皆由乎陽氣之盛衰耳라 故로 生氣通天等論에 皆專重陽氣하니 其義를 可知라 又華元化曰 陽者는 生之本이요 陰者는 死之基니 陰常宜損하고 陽常宜盈하며 順陽者는 多長生하고 順陰者는 多消滅이라하고 中和集[1]에 曰 大修行人이라도 分陰未盡則不仙하고 一切常人이라도 分陽未盡則不死라하야 亦皆以陽氣爲言하니 可見死生之本이 全在陽氣라 故로 周易三百八十四爻에 皆卷卷[2]於扶陽抑陰者는 蓋恐其自消而剝하고 自剝而盡하야 而生道不幾乎息矣라 觀聖賢慮始之心이 相符若此하니 則本篇損益大義가 又安能外乎是哉리오 ○ 一曰 七損八益者는 乃互言[3]陰陽消長之理하야 欲知所預防也라 如上古天眞論에 云 女得七數하고 男得八數라하니 使能知七之所以損이면 則女可預防其損하야 而益自在也요 能知八之所以益이면 則男可常守其益하야 而損無涉也라 陰陽이 皆有損益하니 能知所預면 則二者를 何不可調哉리오하니 此說亦通이라 按컨대 啓玄子註此에 謂女爲陰이요 七可損이니 則海滿而血自下하고 男爲陽이요 八宜益이니 交會而精泄이라하야 以用字解爲房事라 然이나 經血宜調언정 非可言損이며 交會精泄을 何以言益이리오 故로 馬氏因之而註爲採取之說[4]이나 豈此論專爲男而不爲女耶며 矧褻狎[5]之訓이 亦豈神聖正大之意哉리오

年四十에 而陰氣自半也라

陰은 眞陰也라 四十之後에 精氣日衰하야 陰減其半矣라 然이나 此言常人之大較요 至若彭殤椿菌[6]하여는 稟賦不齊하야 而太極初中[7]에 則又各有其局象이라 ○ 愚按컨대 眞陰之義는 卽天一也요 卽坎水也니 丹家謂之元精이라 道書에 曰 涕唾精津汗血液 七般靈物이 總屬陰이라하고 又曰 四大一身[8]이 皆屬陰이라하니 不知何物是陽精이라 此陽精二字는 專指神氣爲言이니 謂神必由精而生也라 又鍾呂集[9]에 曰 眞氣爲陽이요 眞水爲陰이며 陽藏水中하고 陰藏氣中이라 氣主於升이나 氣中有眞水하고 水主於降이나 水中有眞氣하니 眞水乃眞陰也요 眞氣乃眞陽也라하니 凡此之說이 皆深得陰陽之精義라 試[10]以人之陽事驗之면 夫施而泄者는 陰之精也요 堅而熱者는 陽之氣也로되 精去而陽痿하니 則陰之爲陽을 尤易見也라 此卽陰氣自半之謂라 故로 本神篇에 曰 五藏은 主藏精者也니 不可傷이라 傷則失守而陰虛하고 陰虛則無氣하며 無氣則死矣라하니 由

---

1) 中和集: 元代 李道純 撰의 道家書.
2) 卷卷: 忠勤하고 정성스러운 모양.
3) 互言: 交錯使用, 相互闡發, 相互補完.
4) 採取之說: 採陰補陽之說.(七損은 採陰, 八益은 補陽)
5) 褻狎: 猥褻. 男女 間의 色情에 관하여 言語, 行動이 亂雜함.
6) 彭殤椿菌: 彭은 오래 살았다는 傳說上의 彭祖를, 殤은 二十歲 未滿의 죽음을 의미하고 椿은 오래 산다는 大椿나무를, 菌은 朝菌을 말하는 것으로서 朝露와 같은데 모두 長壽와 短命을 나타내고 있다.
7) 太極初中: 太極이 처음 分化하여 사물이 發生되고 極盛되어 가는 過程.
8) 四大一身: 地·水·火·風 네 要素로 이루어진 身體.
9) 鍾呂集: 『鍾呂傳道集』의 略稱으로, 唐代 施肩吾가 撰集하였다.
10) 試: 우선 시.

此觀之면 可見眞陰者가 卽眞陽之本也라 夫水火는 皆宅於命門하야 拆[1]之則二요 合之則一이라 造化由此而生하고 萬物이 由此而出하니 其在人身에 爲性命之根柢요 爲藏府之化原[2]이라 故로 許叔微云 補脾不若補腎이라하니 誠獨見之玄談이요 醫家之宗旨也라 後世에 有以苦寒爲補陰者는 伐陰者也니 害莫甚矣라 不可不爲深察이라

起居衰矣요

眞陰已半하야 所以衰也라

年五十에 體重하며 耳目不聰明矣요

肝受血而能視하고 足受血而能步하니 今精血漸衰 故로 體重而耳目不聰矣라

年六十에 陰痿하며 氣大衰하며 九竅不利하며 下虛上實하야 涕泣俱出矣라

陰痿는 陽不舉也라 陰氣內虧 故로 九竅不利하고 陰虛則陽無所歸하야 而氣浮於上 故로 上實下虛하야 而涕泣俱出이라

故로 曰 知之則强하고 不知則老하니

知는 謂知損益之道라

故로 同出而名[3]異耳라

同出者는 人生同此陰陽也니 而知與不知면 則智愚之名異矣라

智者는 察同하고 愚者는 察異하니

智者所見은 皆合於道 故로 察同하고 愚者는 聞道則笑하야 而各是其是 故로 察異라

愚者는 不足하고 智者는 有餘라

愚者는 失之하고 智者는 得之也라

有餘則耳目聰明하며 身體輕强하야 老者는 復壯하고 壯者는 益治라

此는 智者有餘之徵驗이라

是以로 聖人은 爲無爲之事하며 樂恬憺之能하야

無爲者는 天地之道也요 恬憺者는 自然之樂也라 老子曰 道常無爲而無不爲라하고 又曰 人法地하고 地法天하고 天法道하고 道法自然이라하니 夫自然而然者는 卽恬憺無爲之道也라 莊子曰 天

---

1) 拆: 쪼갤, 터질 탁, 척.
2) 化原: 化源, 즉 化生의 源泉.
3) 名: 『國語』에 名을 功이라 하였다.

은 無爲以之淸하고 地는 無爲以之寧이라 故로 兩無爲相合하야 萬物이 皆化라 芒乎芴乎[1]而無從出乎하고 芴乎芒乎而無有象乎나 萬物이 職職[2]하니 皆從無爲殖이라 故로 曰 天地無爲也로되 而無不爲也니 人也孰能得無爲哉아하니 二子之言이 皆本乎此라 能者는 如關尹子[3]所謂 惟有道之士라야 能爲之하고 亦能能之而不爲之之義라

從欲快志於虛無之守라 故로 壽命이 無窮하야 與天地로 終하나니 此聖人之治身也니이다

從欲은 如孔子之從心所欲也요 快志는 如莊子之樂全得志也요 虛無之守는 守無爲之道也라 故로 欲無不從하고 志無不快하야 壽命이 可以無窮하야 而與天地로 同其終矣라 ○ 愚按컨대 聖人之道는 惟聖人能之니 人非生知면 誠未能也라 然而效法聖賢이면 則在明哲[4]之所를 必不容已者니 欲得其門이면 當自養心保身으로 始라 故로 但能於動中藏靜하고 忙裏偸閑하야 致遠鉤深이면 庶乎近矣라 觀컨대 譚景昇[5]이 曰 明鏡無心이나 無物不照하고 昊天無心이나 萬象自馳하며 行師無狀이나 敵不敢欺하고 至人無慮나 元精自歸하니 能師[6]於無者는 無所不之라 故로 鏡以察物이나 物去而鏡自鏡이요 心以應事나 事去而心自心이라하니 此는 養心之道也라 南華經에 曰 知道者는 必達於理하고 達於理者는 必明於權하고 明於權者는 不以物害己라 故로 至德者는 火弗能熱하고 水弗能溺하며 寒暑不能害하고 禽獸不能賊하나니 非謂其薄之也요 言察乎安危하고 寧於禍福하며 謹於去就[7]하야 莫之能害也라하고 淮南子[8]에 曰 得道之士는 內有一定之操하고 而外能詘伸卷舒於物推移[9]라 故로 萬擧而不陷하니 所以貴聖人者는 以其能龍變[10]也라하니 此는 保身之道也라 知此二者는 則躋聖功夫니 必有能因學而至者矣라 又恬憺虛無義는 見攝生類二라

天不足西北 地不滿東南

『素問·陰陽應象大論』○ 三

岐伯이 曰 天不足西北 故로 西北方은 陰也니 而人右耳目이 不如左明也요 地

1) 芒芴: 芒은 茫然을 의미하고, 芴은 惚과 同字로서 恍惚을 뜻한다.
2) 職職: 衆多함.
3) 關尹子: 關令 尹喜를 말하는 것으로 老子에게 道를 傳受받았다 함.
4) 明哲: 事理에 밝고 똑똑함. 『詩經·蒸民』의 "明哲保身"에서 유래함.
5) 譚景昇: 五代때 道士인 譚峭. 景昇은 字인데, 福建省 泉州사람으로 崇山道士에게 師事받았으며, 著書에 『化書』 六卷이 있음.
6) 師: 본받을 사.
7) 去就: 出處, 進退와 같음.
8) 淮南子: 前漢 時 淮南王 劉安이 門客들을 시켜 編纂한 書籍.
9) 推移: 점차 변함.
10) 龍變: 『周易·乾卦』에 "龍之爲物 靈變不測"이라 하고, 『本草綱目·龍條集解』에 "旣能變水 能變火"라 하였으니, 龍變은 水火에 마음대로 적응할 수 있음을 말한다.

不滿東南 故로 東南方은 陽也니 而人左手足이 不如右强也니이다

天爲陽이요 西北은 陰方 故로 天不足西北하고 地爲陰이요 東南은 陽方 故로 地不滿東南이라 日月星辰의 天之四象은 猶人之有耳目口鼻라 故로 耳目之左明於右하니 以陽勝於東南也요 水火土石의 地之四體는 猶人之有皮肉筋骨이라 故로 手足之右强於左하니 以陰强於西北也라

帝曰 何以然고 岐伯이 曰 東方은 陽也라 陽者는 其精이 竝於上하니 竝於上則上明而下虛라 故로 使耳目聰明而手足不便也요 西方은 陰也라 陰者는 其精이 竝於下하니 竝於下則下盛而上虛라 故로 其耳目不聰明而手足便也라

幷은 聚也라 天地之道는 東升西降하니 升者爲陽이요 降者爲陰이라 陽氣는 生於子中하야 極於午中하되 從左升而幷於上이라 故로 耳目之明도 亦在左하고 而左之手足은 不便也요 陰氣는 生於午中하야 極於子中하되 從右降而幷於下라 故로 手足之强도 亦在右하고 而右之耳目은 不聰也라

故로 俱感於邪하면 其在上則右甚하고 在下則左甚하나니 此는 天地陰陽所不能全也라 故로 邪居之니이다

俱는 兼上下而言也라 夫邪之所湊엔 必因其虛라 故로 在上則右者甚하고 在下則左者甚하니 蓋以天之陽은 不全於上之右하고 地之陰은 不全於下之左라 故로 邪得居之而病獨甚也라

天精地形 氣通於人

『素問·陰陽應象大論』○ 四

故로 天有精하고 地有形하며 天有八紀하고 地有五里라

五行精氣가 成象於天則爲七政[1]二十八宿[2]하야 以定天之度하고 布位於地則爲山川河海하야 以成地之形이라 惟天有精 故로 八節[3]之紀正이요 惟地有形 故로 五方之里分이라 紀는 考記也요 里는 道里也라

故로 能爲萬物之父母라

乾知大始하고 坤作成物하며 陽以化氣하고 陰以成形하니 陰陽이 合德하면 變化見矣라 故로 天地爲萬物之父母라

清陽은 上天하고 濁陰은 歸地라

---

1) 七政: 日月과 木火土金水 五星을 합쳐 七政이라 함. 北斗七星을 指稱할 때도 있다.
2) 二十八宿: 東方七宿(角亢氐房心尾箕), 南方七宿(井鬼柳星張翼軫), 西方七宿(奎婁胃昴畢觜參), 北方七宿(斗牛女虛危室壁)을 말함.
3) 八節: 二十四節候 中 二分(春分·秋分), 二至(冬至·夏至), 四立(立春·立夏·立秋·立冬)을 말함.

陽升陰降也라

是故로 天地之動靜은 神明이 爲之綱紀라

神明者는 陰陽之情狀也니 天地動靜과 陰陽往來가 卽神明之綱紀也라 易曰[1] 神也者는 妙萬物而爲言者也니 動萬物者 莫疾乎雷하고 撓萬物者 莫疾乎風하고 燥萬物者 莫熯乎火하고 說萬物者 莫說乎澤하고 潤萬物者 莫潤乎水하고 終萬物始萬物者 莫盛乎艮하니 故로 水火相逮하며 雷風이 不相悖하며 山澤이 通氣然後에야 能變化하야 旣成萬物者라하니 是皆神明綱紀之義라

故로 能爲生長收藏하야 終而復始하나니

一陰一陽이 互爲進退 故로 消長無窮하야 終而復始라

惟賢人이라야 上配天하야 以養頭하고 下象地하야 以養足하며 中傍人事하야 以養五藏이라

淸陽在上 故로 頭配天하야 以養其淸하고 濁陰在下 故로 足象地하야 以養其靜하며 五氣運行於中 故로 五藏傍人事하야 以養其和라 此雖以頭足五藏爲言이나 而實謂上中下에 無非法於天地人也라

天氣는 通於肺하고 地氣는 通於嗌하며

天氣는 淸氣也니 謂呼吸之氣요 地氣는 濁氣也니 謂飮食之氣라 淸氣通於五藏에 由喉而先入肺하고 濁氣通於六府에 由嗌而先入胃라 嗌은 咽也라 六節藏象論에 曰 天食人以五氣하고 地食人以五味하니 五氣入鼻하야 藏於心肺하고 五味入口하야 藏於腸胃라하고 太陰陽明論에 曰 喉主天氣하고 咽主地氣라하니 其義皆同이라 ○ 嗌은 音益이라

風氣는 通於肝하고

風爲木氣요 肝爲木藏이니 同氣相求 故로 通於肝이라 上文二句는 總言天地陰陽이 通於人이요 此下四句는 分言五行氣候通於人이니 此는 詳言天氣通肺하야 以及於五藏者也라

雷氣는 通於心하며

雷爲火氣요 心爲火藏 故로 相通이라

谷氣는 通於脾하고

山谷은 土氣요 脾爲土藏 故로 相通이라

---

1) 易曰: 『周易·說卦傳』에 보인다.

雨氣는 通於腎이라

雨爲水氣요 腎爲水藏 故로 相通이라

六經爲川이요 腸胃爲海며

六經者는 三陰三陽也니 周流氣血 故로 爲人之川이요 腸胃者는 盛受水穀 故로 爲人之海라 此는 詳言地氣通於嗌也라

九竅는 爲水注之氣라

上七竅 下二竅가 是爲九竅라 水注之氣는 言水氣注也니 如目之淚와 鼻之涕와 口之津과 二陰之尿穢가 皆是也라 雖耳若無水나 而耳中津氣가 濕而成垢하니 是卽水氣所致라 氣至에 水必至하고 水至에 氣必至라 故로 言水注之氣라하니라 ○ 愚按컨대 陰陽合一之妙는 於氣水而見之矣라 夫氣者는 陽也니 氣主升하고 水者는 陰也니 水主降이라 然이나 水中藏氣하니 水卽氣也요 氣中藏水하니 氣卽水也라 升降에 雖分陰陽이나 氣水實爲同類니 何也오 請以釜觀이면 得其象矣라 夫水在釜中에 下得陽火則水乾하니 非水乾也요 水化氣而去也라 上加覆[1]固則水生하니 非水生也요 氣化水而流也라 故로 無水則氣從何來며 無氣則水從何至리오 水氣一體를 於斯見矣요 而人之精氣도 亦猶是也라 故로 言氣注之水도 亦可하고 言水注之氣도 亦可라 然이나 不曰氣注之水하고 而曰水注之氣者는 至哉며 妙哉라 此는 神聖이 發微之妙를 於顚倒中而見其眞矣라

以天地로 爲之陰陽이면

此는 重申上文하야 言賢人之養身이 皆法乎天地之陰陽이니 如天氣地氣와 風雷谷雨와 川海九竅之類가 皆是也라

陽之汗은 以天地之雨로 名之하고

汗出於陽이로되 而本於陰 故로 以天地之雨로 名之라 雨卽人之汗이요 汗卽天之雨니 皆陰精之所化라 知雨之爲義면 則可與言汗矣라

陽之氣는 以天地之疾風으로 名之하며

氣本屬陽하야 陽勝則氣急 故로 以天地之疾風으로 名之라 知陰陽之權衡[2]과 動靜之承制[3]면 則可與言氣矣라

暴氣는 象雷하고

1) 覆: 덮개, 덮을 부.
2) 權衡: 均衡.
3) 動靜之承制: 動靜이 서로 繼承하여 剋制하므로서 偏盛되는 것을 막는다는 말로, 水火의 承制도 마찬 가지임. 『素問·六微旨大論』의 亢害承制論에서 유래함.

天有雷霆은 火鬱之發也요 人有剛暴는 怒氣之逆也라 故로 語[1)]에 曰 雷霆之怒라하니라

逆氣는 象陽이라

天地之氣升降이 和則不逆矣라 天不降하고 地不升하면 則陽亢於上하니 人之氣逆도 亦猶此也라

故로 治不法天之紀하며 不用地之理면 則災害至矣니이다

上文은 言人之陰陽이 無不合乎天地라 故로 賢人者는 必法天하야 以治身이라 設不知此하야 而反天之紀하고 逆地之理면 則災害至矣라 此理字는 與前五里之里로 不同하니 蓋彼言廣輿[2)]之里요 此言理氣[3)]之理라

陰陽之中 復有陰陽

『素問·金匱眞言論』○ 五

故로 曰 陰中有陰하고 陽中有陽이라하니

故曰은 引辭也라 旣言陰矣로되 而陰中又有陰하고 旣言陽矣로되 而陽中又有陽하야 此陰陽之道가 所以無窮하야 有如下文云者라

平旦至日中은 天之陽이니 陽中之陽也요 日中至黃昏은 天之陽이니 陽中之陰也며 合夜至鷄鳴은 天之陰이니 陰中之陰也요 鷄鳴至平旦은 天之陰이니 陰中之陽也라

一日之氣는 自卯時로 日出地上爲晝하니 天之陽也요 自酉時로 日入地中爲夜하니 天之陰也라 然이나 於陰陽之中에 復有陰陽하니 如午前爲陽中之陽이요 午後則陽中之陰也며 子前爲陰中之陰이요 子後爲陰中之陽也라 故로 以一日分爲四時하면 則子午當二至之中이요 卯酉當二分之令이며 日出爲春이요 日中爲夏며 日入爲秋요 夜半爲冬也라

故로 人亦應之라

人之陰陽도 亦與一日四時之氣同이라 故로 子後則氣升하고 午後則氣降하며 子後則陽盛하고 午後則陽衰矣라

夫言人之陰陽이면 則外爲陽 內爲陰이요

以表裏로 言이라

---

1) 語: 諺語, 俚諺, 俗談.
2) 廣輿: 廣輪의 誤로 보임. 廣輪은 土地面積으로 東西의 길이를 廣, 南北의 길이를 輪이라 함.
3) 理氣: 宋代 儒學에서 提唱한 學說로 理는 宇宙의 本體, 氣는 그 現象을 말함.

言人身之陰陽이면 **則背爲陽 腹爲陰**이요

以前後로 言이라

言人身之藏府中陰陽이면 **則藏者爲陰 府者爲陽**이로되 **肝心脾肺腎五臟**은 **皆爲陰**이요 **膽胃大腸小腸膀胱三焦六腑**는 **皆爲陽**이라

五藏은 屬裏하야 藏精氣而不寫 故로 爲陰이요 六府는 屬表하야 傳化物而不藏 故로 爲陽이라

所以欲知陰中之陰과 **陽中之陽者**는 **何也**오 **爲冬病在陰**하고 **夏病在陽**하며 **春病在陰**하고 **秋病在陽**하니 **皆視其所在**하야 **爲施鍼石也**라

此는 擧一歲之候하야 以明病治之陰陽也라 冬氣伏藏 故로 在陰하고 夏氣發越 故로 在陽이라 春病在陰者는 以春陽尙微而餘陰尙盛也요 秋病在陽者는 以秋陰尙微而餘陽尙盛也라 必當體察氣宜[1]라야 庶無悞治라 此雖以四時鍼石으로 言이나 而凡藥食之類도 無不皆然하니 不可不爲詳察也라

故로 **背爲陽**이니 **陽中之陽**은 **心也**며 **背爲陽**이니 **陽中之陰**은 **肺也**요 **腹爲陰**이니 **陰中之陰**은 **腎也**며 **腹爲陰**이니 **陰中之陽**은 **肝也**요 **腹爲陰**이니 **陰中之至陰**은 **脾也**라

人身背腹陰陽은 議論不一이라 有言前陽後陰者하니 如老子所謂萬物負陰而抱陽이 是也요 有言前陰後陽者하니 如此節所謂背爲陽腹爲陰이 是也라 似乎相左나 觀컨대 邵子曰[2] 天之陽은 在南하고 陰在北하며 地之陰은 在南하고 陽在北하니 天陽在南 故로 日處之하고 地剛在北 故로 山處之하야 所以地高西北하고 天高東南이라하니라 然則老子所言은 言天之象이라 故로 人之耳目口鼻는 動於前하야 所以應天陽面南也요 本經所言은 言地之象이라 故로 人之脊膂肩背는 峙於後하야 所以應地剛居北也라 矧以形體로 言之면 本爲地象이라 故로 背爲陽腹爲陰하야 而陽經이 行於背하고 陰經이 行於腹也라 天地陰陽之道는 當考伏羲六十四卦方圓圖하니 圓圖는 象天하야 陽在東南하고 方圖는 象地하야 陽在西北하니 其義最精하야 燎然可見이라 又如人之五藏은 何以心肺爲背之陽하고 肝脾腎爲腹之陰고 蓋心肺는 居於膈上하야 連近於背라 故로 爲背之二陽藏이요 肝脾腎은 居於膈下하야 藏載於腹이라 故로 爲腹之三陰藏이라 然이나 陽中에 又分陰陽하면 則心象人之日 故로 曰牡藏이며 爲陽中之陽이요 肺象人之天하니 天象玄而不自明이라 朱

---

1) 氣宜: 六氣의 淫勝에 따른 적절한 治療調治, 혹은 氣의 所在를 따져 적절히 대처함.

2) 邵子曰: 邵子는 四象을 區分하여 天陽은 陰陽으로 표현하여 太陽(1) 少陰(2) 少陽(3) 太陰(4)으로, 地陰은 剛柔로 표현하여 太剛(9) 小柔(8) 小剛(7) 太柔(6)라 하였는데 地의 南方은 柔하여 陰이 되고 北方은 剛하므로 陽이 된다. 『周易·說卦』에 "是以立天之道를 曰陰曰陽이요 立地之道를 曰柔曰剛이요 立人之道를 曰仁與義니 兼三才而兩之 故로 易六畫而成卦라"고 하였다.

子曰 天之無星空處를 謂之辰이라하니 故로 天體雖陽이나 而實包藏陰德하야 較乎日之純陽者하야 似爲有間이라 故로 肺曰牝藏이며 爲陽中之陰이라 若陰中에 又分陰陽하면 則腎屬人之水 故로 曰牝藏이며 陰中之陰也요 肝屬人之木하니 木火同氣 故로 曰牡藏이며 陰中之陽也요 脾屬人之土하고 其體象地 故로 曰牝藏이며 爲陰中之至陰也라

此皆陰陽表裏內外雌雄이 相輸應也라 故로 以應天之陰陽也니이다

雌雄은 卽牝牡之謂요 輸應은 轉輸相應也라 此는 總結上文以人應天之義라 地는 卽天中之物이니 言天則地在其中矣라 ○ 牝牡義는 見鍼刺類十七이라

類經三卷

張介賓類註

藏象類

十二官

『素問·靈蘭秘典論』全 ○ 一

黃帝問曰 願聞十二藏之相使[1]貴賤은 何如오

藏은 藏也라 六藏六府는 總爲十二니 分言之면 則陽爲府요 陰爲藏이며 合言之면 則皆可稱藏이라 猶言庫藏之藏하야 所以藏物者니 如宣明五氣篇에 曰 心藏神肺藏魄之類是也라 相使者는 輔相[2]臣使之謂요 貴賤者는 君臣上下之分이라 ○ 藏은 去聲이라

岐伯이 對曰 悉乎哉라 問也시여 請遂言之하리이다 心者는 君主之官也니 神明이 出焉하고

心爲一身之君主니 稟虛靈而含造化하고 具一理하야 以應萬幾하니 藏府百骸가 惟所是命이요 聰明智慧도 莫不由之라 故로 曰 神明出焉이라

肺者는 相傅[3]之官이니 治節이 出焉하고

肺는 與心으로 皆居膈上하야 位高近君하야 猶之宰輔[4]라 故로 稱相傅之官이요 肺主氣하니 氣調則營衛藏府無所不治라 故로 曰 治節出焉이라 節은 制也라 ○ 相은 去聲이라

肝者는 將軍之官이니 謀慮出焉하고

肝屬風木하야 性動而急이라 故로 爲將軍之官이요 木主發生이라 故로 爲謀慮所出이라

---

1) 相使: 보통 相互使役, 相互關係의 뜻으로 해석하나 景岳은 輔相臣使로 해석하였다.
2) 輔相: ① 大臣, 宰相. ② 서로 도와 줌.
3) 相傅: 古代의 官名으로 相國·宰相과 太傅·小傅 等을 말함.
4) 宰輔: 宰相과 같은 뜻으로 임금을 돕고 百僚를 指揮監督하는 최고의 직책이다. 周公이 冢宰가 되어 成王을 도운 데서 유래하였다.

膽者는 中正[1])之官이니 決斷이 出焉하고

膽은 稟剛果之氣 故로 爲中正之官而決斷所出이라 膽附於肝하야 相爲表裏니 肝氣雖强이나 非膽不斷하니 肝膽相濟라야 勇敢乃成이라 故로 奇病論에 曰 肝者는 中之將也니 取決於膽이라하니라

膻中者는 臣使之官이니 喜樂이 出焉하고

膻中은 在上焦하니 亦名上氣海요 爲宗氣所積之處하야 主奉行君相之令而布施氣化라 故로 爲臣使之官이라 行鍼篇에 曰 多陽者는 多喜하고 多陰者는 多怒라하니 膻中이 爲二陽藏所居 故로 喜樂出焉이라 按컨대 十二經表裏에 有心包絡而無膻中하고 心包之位는 正居膈上하야 爲心之護衛라 脹論에 曰 膻中者는 心主之宮城也라하야 正合心包臣使之義하니 意者其卽指此歟인저 ○ 膻은 唐坦切이라

脾胃者는 倉廩之官이니 五味出焉하고

脾主運化하고 胃司受納하야 通主水穀 故로 皆爲倉廩之官이요 五味入胃에 由脾布散 故로 曰 五味出焉이라 ○ 刺法論에 曰 脾爲諫議之官이니 知周出焉이라하니 見運氣類四十三이라

大腸者는 傳道之官이니 變化出焉하고

大腸은 居小腸之下하야 主出糟粕이라 故로 爲腸胃變化之傳道라

小腸者는 受盛之官이니 化物이 出焉하고

小腸은 居胃之下하야 受盛胃中水穀而分淸濁하니 水液이 由此而滲於前하고 糟粕이 由此而歸於後하며 脾氣化而上升하고 小腸化而下降이라 故로 曰 化物出焉이라

腎者는 作强之官이니 伎巧出焉하고

伎는 技同이라 腎屬水而藏精하고 精爲有形之本이니 精盛하야 形成則作用이 强故로 爲作强之官이요 水能化生萬物하야 精妙莫測 故로 曰 伎巧出焉이라

三焦者는 決瀆之官이니 水道出焉하고

決은 通也요 瀆은 水道也라 上焦不治則水泛高原하고 中焦不治則水留中脘하고 下焦不治則水亂二便이요 三焦氣治則脈絡通而水道利 故로 曰 決瀆之官이라

膀胱者는 州都[2])之官이니 津液藏焉이라가 氣化則能出矣라

膀胱은 位居最下하야 三焦水液이 所歸하니 是同都會之地라 故로 曰 州都之官이니 津液藏焉이

---

1) 中正: 古代의 벼슬이름으로 秦나라 末葉에 陳勝이 楚王이 되어 이 벼슬을 두었음.
2) 州都: 마을과 都會地의 뜻으로 사람이 모이는 곳을 뜻한다. 學者에 따라서는 州를 洲, 都는 渚로 보아 물가 또는 蓄水之處로 해석하기도 함.

라 膀胱은 有下口而無上口하야 津液之入者爲水로되 水之化者由氣하야 有化而入하고 而後有出하니 是謂氣化則能出矣라 營衛生會篇에 曰 水穀俱下而成下焦하고 濟泌別汁하야 循下焦而滲入膀胱이라하니 正此謂也라 然이나 氣化之原이 居丹田之間하니 是名下氣海요 天一[1]元氣가 化生於此라 元氣足則運化有常하야 水道自利하니 所以氣爲水母라 知氣化能出之旨면 則治水之道는 思過半矣라 氣化大義는 又見三焦胞絡命門辨과 及膀胱圖註中이라

凡此十二官者는 不得相失也라

失則氣不相使而災害至矣라

故로 主明則下安하니 以此養生則壽하야 歿世不殆하고 以爲天下則大昌이라

心主明則十二官이 皆安하니 所以不殆요 能推養生之道하야 以及齊家治國平天下면 未有不大昌者矣라

主不明則十二官危하야 使道閉塞而不通하야 形乃大傷하나니 以此養生則殃하고 以爲天下者는 其宗大危하니 戒之戒之하소서

心不明則神無所主하야 而藏府相使之道가 閉塞不通이라 故로 自君主而下로 無不失職하니 所以十二藏이 皆危而不免於殃也라 身且不免이온 況於天下乎아 重言戒之者는 甚言[2]心君之不可不明也라

至道在微하고 變化無窮하니 孰知其原이리오

至道之大나 其原甚微하고 及其變化하여는 則有莫測하야 人能見其多로되 而不能見其少하니 安得知原者하야 相與談是哉아

窘乎哉라 消者瞿瞿하니 孰知其要며 閔閔[3]之當에 孰者爲良고

窘은 窮也요 瞿瞿는 不審貌[4]요 閔閔은 憂恤也라 消者瞿瞿 孰知其要는 謂十二官이 相失則精神日消하야 瞿瞿然莫審其故니 誠哉窘矣라 然이나 所致之由를 果孰得而知其要也리오 閔閔之當 孰者爲良은 謂能憂人之憂而恤人之危者나 又孰足以當其明哲之良哉아 蓋甚言知道之少也라 氣交變大論에 作肖者瞿瞿[5]하니 其義稍異라 見運氣類十一이라 ○ 瞿는 音劬라

恍惚之數는 生於毫氂[6]하고

---

1) 天一: 太一, 太乙. 宇宙萬物의 本源, 本體.
2) 甚言: 極言, 極力表明.
3) 閔閔: 답답하고 답답함, 또는 불쌍함.
4) 不審貌: 어찌할 줄 모르고 당황하는 모양.
5) 肖者瞿瞿: 肖者는 優良한 사람, 瞿瞿는 勤勤(근심)으로 해석함
6) 毫氂: 數의 이름으로 十絲를 毫라 하고 十毫를 氂라 함. 아주 적은 分量을 뜻함.

恍惚者는 無形之始요 毫氂者는 有象之初니 卽至道在微之徵也라

毫氂之數는 **起於度量**하니 **千之萬之**에 **可以益大**요 **推之大之**에 **其形乃制**니이다

毫氂者는 度量之所起也[1]요 千之萬之者는 積而不已하야 而形制益多也니 喩言大必由於小하고 著必始於微라 是以로 變化雖多나 原則一耳라 故로 但能知一이면 則無一之不知也요 不能知一이면 則無一之能知也니 正以見人之安危休咎[2]도 亦惟心君爲之原耳라

黃帝曰 善哉라 **余聞精光之道**와 **大聖之業**하야 **而宣明大道**하니 **非齋戒擇吉日**이면 **不敢受也**라하시고 **黃帝乃擇吉日良兆**하사 **而藏靈蘭之室**하야 **以傳保焉**하시다

洗心曰齋요 遠慾曰戒라 蓋深敬大道하야 而示人以珍重之甚也라

藏象

『素問·六節藏象論』○ 二

帝曰 藏象은 **何如**오

象은 形象也라 藏居於內하고 形見於外라 故로 曰藏象이라

岐伯이 **曰 心者**는 **生之本**이요 **神之變也**라 **其華在面**하고 **其充在血脈**하야 **爲陽中之太陽**이니 **通於夏氣**요

心爲君主而屬陽하고 陽主生하야 萬物이 係之以存亡 故로 曰生之本이요 心藏神하야 神明이 由之以變化 故로 曰神之變이라 心主血脈하야 血足則面容光彩하고 脈絡滿盈 故로 曰其華在面 其充在血脈이요 心屬火하야 以陽藏而通於夏氣 故로 爲陽中之太陽이라

肺者는 **氣之本**이요 **魄之處也**라 **其華在毛**하고 **其充在皮**하야 **爲陽中之太陰**이니 **通於秋氣**요

諸氣는 皆主於肺 故로 曰氣之本이요 肺藏魄 故로 曰魄之處라 肺主身之皮毛 故로 其華在毛 其充在皮요 肺金은 以太陰之氣而居陽分 故로 爲陽中之太陰하야 通於秋氣라

腎者는 **主蟄封藏之本**이요 **精之處也**라 **其華在髮**하고 **其充在骨**하야 **爲陰中之少陰**이니 **通於冬氣**요

---

1) 毫氂者 度量之所起也: 셈할 수 있는 基本單位를 말함.
2) 休咎: 吉凶, 禍福.

腎者는 胃之關也니 位居亥子하고 開竅二陰而司約束 故로 爲主蟄封藏之本이요 腎主水하야 受五藏六府之精而藏之라 故로 曰精之處也라 髮爲血之餘니 精足則血足而髮盛 故로 其華在髮이요 腎之合骨也라 故로 其充在骨이며 腎爲陰藏 故로 爲陰中之少陰하야 通於冬氣라 ○ 愚按컨대 新校正에 言全元起本及甲乙經太素에 俱以肺作陽中之少陰하고 腎作陰中之太陰하니 蓋謂肺는 在十二經에 雖屬太陰이나 然이나 陰在陽中하니 當爲少陰也요 腎은 在十二經에 雖屬少陰이나 然이나 陰在陰中하니 當爲太陰也라하니 此說이 雖亦理也나 然이나 考之刺禁論에 云 隔肓之上에 中有父母라하니 乃指心火肺金爲父母也라 父曰太陽이요 母曰太陰이 自無不可라 腎雖屬水나 而陽生於子하니 卽曰少陰이 於義亦當이라 此는 當仍以本經爲正이라

肝者는 罷極[1]之本이요 魂之居也라 其華在爪하고 其充在筋하야 以生血氣하며 其味酸其色蒼하니 此爲陽中之少陽이니 通於春氣요

人之運動이 由乎筋力하니 運動過勞하면 筋必罷極이라 肝藏魂 故로 爲魂之居라 爪者는 筋之餘 故로 其華在爪요 其充在筋이라 肝屬木하고 位居東方하야 爲發生之始 故로 以生血氣라 酸者는 木之味요 蒼者는 木之色이라 木王於春이나 陽猶未盛 故로 爲陽中之少陽하야 通於春氣라 ○ 按컨대 上文三藏이 皆不言色味而肝脾二藏에 獨言之하니 意必脫簡也라 五藏色味는 詳載五運行大論과 及陰陽應象大論等篇하니 見後五六이라 ○ 罷는 音皮라

脾胃大腸小腸三焦膀胱者는 倉廩之本이요 營之居也라 名曰器니 能化糟粕轉味而入出者也라

此六者는 皆主盛受水穀 故로 同稱倉廩之本이라 營者는 水穀之精氣也요 水穀은 貯於六府 故로 爲營之所居而皆名曰器라 凡所以化糟粕轉五味者는 皆由乎此也라 ○ 粕은 音朴이라

其華在脣四白하고 其充在肌하며 其味甘其色黃하니 此至陰之類니 通於土氣라

四白은 脣之四際白肉也라 脣者는 脾之榮이요 肌肉者는 脾之合이라 甘者는 土之味요 黃者는 土之色也라 脾는 以陰中之至陰而分王四季 故로 通於土氣라 此雖若指脾爲言이나 而實總結六府者니 皆倉廩之本이 無非統於脾氣也라 故로 曰 此至陰之類라

凡十一藏이 取決於膽也니이다

五藏六府는 共爲十一이니 禀賦不同하고 情志亦異나 必資膽氣라야 庶得各成其用이라 故로 皆取決於膽也라 ○ 愚按컨대 五藏者는 主藏精而不寫 故로 五藏은 皆內實하고 六府者는 主化物而不藏 故로 六府는 皆中虛라 惟膽以中虛 故로 屬於府나 然이나 藏而不寫하니 又類乎藏이라 故로

---

1) 罷極: 보통 疲勞가 極甚한 것으로 해석하나, 能極(耐勞)이나 四極(四肢)으로 해석하기도 함. 罷는 마칠, 파할(休了), 내칠(廢黜) 파. 느른할, 고달플(困極勞弊) 피.

足少陽은 爲半表半裏之經이요 亦曰中正之官이며 又曰奇恒之府라 所以能通達陰陽하야 而十一藏이 皆取決乎此也라 然이나 東垣이 曰 膽者는 少陽春升之氣니 春氣升則萬化安이라 故로 膽氣春升則餘藏이 從之하니 所以十一藏이 皆取決於膽이라하니 其說亦通이라

藏府有相合 三焦曰孤府

『靈樞·本輸篇』○ 三

肺合大腸하니 大腸者는 傳道之府요

此는 言藏府各有所合하야 是爲一表一裏니 肺與大腸爲表裏 故로 相合也라 傳道之官義는 見前一이라

心合小腸하니 小腸者는 受盛之府요

心與小腸爲表裏故로 相合也라 受盛之義는 亦見前이라

肝合膽하니 膽者는 中精之府요

肝與膽爲表裏故로 相合也라 膽은 爲中正之官이요 藏淸淨之液이라 故로 曰中精之府니 蓋以他府所盛者皆濁이나 而此獨淸也라

脾合胃하니 胃者는 五穀之府요

脾與胃爲表裏而胃司受納이라 故로 爲五穀之府라

腎合膀胱하니 膀胱者는 津液之府也요

腎與膀胱爲表裏而津液藏焉이라 故로 爲津液之府라

少陽屬腎[1]하니 腎上連肺라 故로 將兩藏이요

少陽은 三焦也라 三焦之正脈이 指天하야 散於胸中하고 而腎脈亦上하야 連於肺 하며 三焦之下腧는 屬於膀胱하고 而膀胱은 爲腎之合이라 故로 三焦亦屬乎腎也라 然이나 三焦는 爲中瀆之府요 膀胱은 爲津液之府로되 腎以水藏而領水府[2]가 理之當然이라 故로 腎得兼將兩藏이라 將은 領也라 兩藏은 府亦可以言藏也라 本藏篇에 曰 腎合三焦膀胱이라하니 其義卽此라

三焦者는 中瀆之府也라 水道出焉하고 屬膀胱하니 是孤之府也요 是六府之所與合者라

---

1) 少陽屬腎: 『甲乙』·『太素』에는 '少陰屬腎'으로 되어 있다.
2) 水府: 人體의 水液을 거두어 모으고 관장하는 기관, 즉 膀胱.

中瀆者는 謂如川如瀆이니 源流皆出其中也라 卽水穀之入於口하면 出於便하니 自上而下에 必歷三焦라 故로 曰中瀆之府요 水道出焉이라 膀胱은 受三焦之水하야 而當其疏泄之道하니 氣本相依하고 體同一類라 故로 三焦下腧는 出於委陽하야 竝太陽之正으로 入絡膀胱하야 約下焦也라 然이나 於十二藏之中에 惟三焦獨大하야 諸藏無與匹者라 故로 名曰是孤之府也라 三焦下腧義는 見經絡類十六이라 ○ 愚按컨대 本篇之表裏相配者는 肺合大腸하야 皆金也요 心合小腸하야 皆火也요 肝合膽하야 皆木也요 脾合胃하야 皆土也요 腎合膀胱하야 皆水也로되 惟三焦者는 雖爲水瀆之府나 而實總護諸陽하니 亦稱相火요 是又水中之火府라 故로 在本篇에 曰 三焦屬膀胱이라하고 在血氣形志篇에 曰 少陽은 與心主로 爲表裏라하니 蓋其在下者는 爲陰하야 屬膀胱而合腎水하고 在上者는 爲陽하야 合包絡而通心火하니 此三焦之所以際上極下에 象同六合하야 而無所不包也라 觀本篇컨대 六府之別이 極爲明顯하야 以其皆有盛貯하야 因名爲府하고 而三焦者를 曰 中瀆之府요 是孤之府라하니 分明確有一府라 蓋卽藏府之外와 軀體之內에 包羅諸藏하야 一腔之大府也라 故로 有中瀆是孤之名하고 而亦有大府之形이어늘 難經에 謂其有名無形이라하니 誠一失也라 是는 蓋譬之探囊以計物에 而忘其囊之爲物耳라 遂致後世紛紛하여는 無所憑據하니 有分爲前後三焦者하며 有言爲腎傍之脂者하며 卽如東垣之明으로도 亦以手三焦足三焦로 分而爲二라 夫以一三焦로 尚云其無形이라하야 而諸論不一하니 又何三焦之多也리오 畵蛇添足이니 愈多愈失矣라 後世之疑를 將焉釋哉리오 余因著有三焦包絡命門辨하야 以求正於後之君子焉하노니 詳見附翼第三卷이라

五藏之應 各有收受

『素問·金匱眞言論』○ 四

帝曰 五藏應四時에 各有收受[1)]乎아

收受者는 言同氣相求하야 各有所歸也라

岐伯이 曰 有하노이다 東方靑色은 入通於肝하며 開竅於目하며 藏精於肝하니

東爲木王之方이요 肝爲屬木之藏이라 故로 相通也라 靑者는 木之色이요 目者는 肝之竅요 木之精氣는 藏於肝하니 曰魂이라

其病에 發驚駭라

風木之氣는 多振動 故로 病爲驚駭라

其味酸이요 其類草木이요

---

1) 收受: 收는 集, 受는 納의 의미로 "以類相集而分別歸納"의 뜻이다.

酸者는 木之味라

其畜雞요

易曰 巽爲雞라하니 東方木畜也라

其穀麥이요

麥成最蚤 故로 應東方春氣라 五常政大論에 曰 其畜犬其穀麻[1]라하니라

其應四時에 **上爲歲星**이니

木之精氣는 上爲歲星이라

是以로 **春氣在頭也**요

木王春하니 春氣上升也라

其音角이요

木音曰角이니 其應春이요 其化丁壬巳亥라

其數八이라

河圖數에 天三生木하고 地八成之라

是以로 **知病之在筋也**요

肝主筋也라

其臭臊라

臭는 氣之總名也이라 臊爲木氣所化니 禮月令에 曰 其臭羶이라하니 羶은 與臊類라 ○ 臭는 許救尺救二切이요 臊는 音騷라

○ **南方赤色**은 **入通於心**하며 **開竅於耳**하며 **藏精於心**이라

南爲火王之方이요 心爲屬火之藏이니 其氣相通이라 赤者는 火之色이요 耳者는 心之竅라 火之精氣藏於心을 曰神이라 陰陽應象大論에 曰 心在竅爲舌이요 腎在竅爲耳라하니 可見舌本屬心이나 耳則兼乎心腎也라

故로 **病在五藏**이라

心爲五藏之君主니 心病則五藏應之라

---

1) 麻: 참깨 마.

其味苦요 **其類火**요

火之味苦라

其畜羊이요

五常政大論에 曰 其畜馬라하되 而此曰羊者는 意謂午未俱屬南方耳라

其穀黍요

黍之色赤이니 糯小米也라 五常政大論에 曰 其穀麥이라하니라

其應四時에 **上爲熒惑星**이니

火之精氣는 上爲熒惑星이라

是以로 **知病之在脈也**요

心主血脈也라

其音徵요

火音曰徵요 其應夏요 其化戊癸子午라

其數七이요

地二生火하고 天七成之라

其臭焦라

焦爲火氣所化라

○ 中央黃色은 **入通於脾**하며 **開竅於口**하며 **藏精於脾**라

土王四季하고 位居中央하며 脾爲屬土之藏이니 其氣相通이라 黃者는 土之色이요 口者는 脾之竅라 土之精氣藏於脾를 曰意라

故로 **病在舌本**이라

脾之脈이 連舌本하고 散舌下라

其味甘이요 **其類土**요

土之味甘이라

其畜牛요

牛屬丑而色黃也라 易에 曰 坤爲牛라하니라

其穀稷이요

稷은 小米也라 粳者爲稷이요 糯者爲黍니 爲五穀之長이며 色黃하며 屬土라

其應四時에 **上爲鎭星**이니

土之精氣는 上爲鎭星이라

是以로 **知病在肉也**요

脾主肌肉也라

其音宮이요

土音曰宮이니 其應長夏요 其化甲己丑未라

其數五요 **其臭香**이라

香爲土氣所化라

○ **西方白色**은 **入通於肺**하며 **開竅於鼻**하며 **藏精於肺**라

西爲金王之方이요 肺爲屬金之藏이니 其氣相通이라 白者는 金之色이요 鼻者는 肺之竅라 金之精氣藏於肺를 曰魄이라

故로 **病在背**요

肺在胸中하고 附於背也라

其味辛이요 **其類金**이요

金之味辛이라

其畜馬요

肺爲乾象이니 易에 曰 乾爲馬라하니라

其穀稻요

稻堅而白故로 屬金이라

其應四時에 **上爲太白星**이니

金之精氣는 上爲太白星이라

是以로 知病之在皮毛也요

肺主皮毛也라

其音商이요

金音曰商이니 其應秋요 其化乙庚卯酉라

其數九요

地四生金하고 天九成之라

其臭腥이라

腥爲金氣所化라

○ 北方黑色은 入通於腎하며 開竅於二陰하며 藏精於腎이라

北爲水王之方이요 腎爲屬水之藏이니 其氣相通이라 黑者는 水之色이요 二便者는 腎之竅라 水之精氣藏於腎을 曰志라

故로 病在谿요

氣穴論에 曰 肉之大會爲谷이요 肉之小會爲谿라하니 谿者는 水所流注也라 故로 病在谿라 ○ 谿는 溪同이라

其味鹹이요 其類水요

水之味鹹이라

其畜彘요

彘는 猪也니 易에 曰 坎爲豕라하니라 ○ 彘는 音治라

其穀豆요

菽也니 黑者屬水라

其應四時에 上爲辰星이니

水之精氣는 上爲辰星이라

是以로 知病之在骨也요

腎主骨也라

其音羽요

水音曰羽니 其應冬이요 其化丙辛辰戌이라

其數六이요

天一生水하고 地六成之라

其臭腐라

腐爲水氣所化니 禮月令에 云 其臭朽라하니 朽는 與腐類라

故로 **善爲脈者**는 **謹察五藏六府 一逆一從**과 **陰陽表裏**와 **雌雄之紀**하야 **藏之心意**하고 **合心於精**이라

善診者는 必能察此陰陽藏象之精微하야 而合於吾心이라야 庶神理明而逆從變化無遁情矣라

非其人이어든 **勿教**하고 **非其眞**이어든 **勿授**니 **是謂得道**니이다

不得賢智而教之면 適足以害道하고 不得眞人而授之면 適足以亂眞이라 氣交變大論에 曰 得其人不教면 是謂失道요 傳非其人이면 慢泄天寶라하니 此之謂也라 義詳運氣類十이라

四時陰陽 外內之應

『素問·陰陽應象大論』○ 五

帝曰 余聞컨대 **上古聖人**이 **論理人形**에 **列別藏府**하고 **端絡經脈**하며 **會通六合**하야 **各從其經**하며 **氣穴所發**이 **各有處名**하며 **谿谷屬骨**이 **皆有所起**하며 **分部逆從**이 **各有條理**[1]하며 **四時陰陽**이 **盡有經紀**하며 **外內之應**이 **皆有表裏**라하니 **其信然乎**아

論理는 講求也요 列別은 分辨也라 端은 言經脈之發端이요 絡은 言支脈之橫絡이라 兩經交至를 謂之會요 他經相貫을 謂之通이라 十二經之表裏를 謂之六合이라 氣穴谿谷과 分部逆從等義는 如經脈篇及氣穴氣府皮部骨空等論에 各有詳載로되 而此篇所答은 則惟四時五行藏象氣味之化요 其他는 則散見各篇也라 ○ 别은 必列切이라

岐伯이 **對曰 東方生風**하니

風者는 天地之陽氣요 東者는 日升之陽方이라 故로 陽生於春하고 春王於東而東方生風이라

---

1) 分部逆從 各有條理: 分部는 皮之分部를 말하는 것으로, 皮膚 中의 浮絡이 三陰三陽에 分屬되어 氣血運行의 順逆에 일정한 조리가 있음을 뜻한다.

風生木하고

風動則木榮也라

木生酸하고

洪範에 曰 木曰曲直이니 曲直作酸이라하니 故로 凡物之味酸者는 皆木氣之所化라

酸生肝하고

酸先入肝也라

肝生筋하고

肝主筋也라

筋生心하고

木生火也라

肝主目이라

目者는 肝之官也라

其在天爲玄이요

玄은 深微也니 天道無窮에 東爲陽升之方이요 春爲發生之始 故로 曰玄이라

在人爲道요

道者는 天地之生意也라 人以道爲生하니 而知其所生之本則可與言道矣라

在地爲化라

化는 生化也니 有生化而後에 有萬物하고 有萬物而後에 有終始라 凡自無而有하고 自有而無하니 總稱曰化라 化化生生하야 道歸一氣 故로 於東方에 首言之라

化生五味하고

萬物化生에 五味具矣라

道生智하고

生意日新에 智慧出矣라

玄生神이라

玄冥之中에 無有而無不有也니 神神奇奇所從生矣라 ○ 按컨대 在天爲玄으로 至此六句는 他方에 皆無而東獨有之하니 蓋東方爲生物之始하야 而元貫四德하고 春貫四時하니 言東方之化면 則四氣盡乎其中矣라 此蓋通擧五行六氣之大法이요 非獨指東方爲言也라 觀컨대 天元紀大論에도 有此數句하야 亦總貫五行而言하니 其義를 可見이라 詳運氣類三이라

神在天爲風이요

飛揚散動이 風之用也니 鼓之以雷霆하고 潤之以雨露가 無非天地之神이로되 而風則神之一者요 又風爲六氣之首라 故로 應東方이라

在地爲木이요

五行在地에 東方屬木이라

在體爲筋이요

筋屬衆體之木이라

在藏爲肝이요

肝屬五藏之木이라

在色爲蒼이요

蒼屬五色之木이라

在音爲角이요

角屬五音之木이라

在聲爲呼요

怒則叫呼라

在變動爲握이요

握同搐搦이니 筋之病也라

在竅爲目이요

肝之竅也라

在味爲酸이요

木之味也라

在志爲怒라
强則好怒하니 肝之志也라 宣明五氣篇에 曰 幷於肝則憂라하니라

怒傷肝하니
怒出於肝하니 過則傷肝이라

悲勝怒하고
悲憂爲肺金之志라 故로 勝肝木之怒하니 悲則不怒是其徵也라

風傷筋하니
同氣相求 故로 風傷筋이라

燥勝風하고
燥爲金氣 故로 勝風木이라

酸傷筋하니
酸走筋하니 過則傷筋而拘攣이라

辛勝酸이라
辛爲金味 故로 勝木之酸이라

○ **南方生熱**하니
陽極於夏하고 夏王於南 故로 南方生熱이라

熱生火하고
熱極則生火也라

火生苦하고
洪範에 曰 火曰炎上이니 炎上作苦라하니 故로 物之味苦者는 由火氣之所化라

苦生心하고
苦先入心也라

心生血하고
心主血脈也라

血生脾하고

火生土也라

心主舌이라

舌爲心之官也라

其在天爲熱이요

六氣在天者爲熱이라

在地爲火요

五行在地者爲火라

在體爲脈이요

脈屬衆體之火라

在藏爲心이요

心屬五藏之火라

在色爲赤이요

赤屬五色之火라

在音爲徵요

徵屬五音之火라

在聲爲笑요

喜則發笑하니 心之聲也라

在變動爲憂요

心藏神하야 神有餘則笑하니 不足故로 憂라

在竅爲舌이요

心之竅也라

在味爲苦요

火之味也라

在志爲喜라

心之志也라

喜傷心하니

喜出於心하니 過則傷心이라

恐勝喜하고

恐爲腎水之志라 故로 勝心火之喜하니 恐則不喜是其徵也라

熱傷氣하니

壯火食氣也라

寒勝熱하고

水勝火也라

苦傷氣하니

苦從火化 故로 傷肺氣하니 火剋金也라 又如陽氣性升하고 苦味性降하니 氣爲苦遏則不能舒伸 故로 苦傷氣라

鹹勝苦라

鹹爲水味 故로 勝火之苦라 ○ 愚按컨대 氣爲苦傷而用鹹勝之는 此自五行相制之理나 若以辛助金而以甘泄苦[1]도 亦是捷法이라 蓋氣味以辛甘爲陽이요 酸苦鹹爲陰이니 陰勝者는 制之以陽하고 陽勝者는 制之以陰하니 何非勝復之妙리오 而其中宜否는 則在乎用之權變[2]耳라

○ 中央生濕하니

土王中央하고 其氣化濕이라

濕生土하고

濕潤則土氣王而萬物生이라

土生甘하고

洪範에 曰 土爰稼穡이니 稼穡作甘이라하니 凡物之味甘者는 皆土氣之所化라

---

1) 以甘泄苦: 土生金의 원리로 火克金을 예방함.
2) 權變: 權略. 어떤 경우에 적합한 계책을 세우는 것, 임기응변의 계책.

甘生脾하고

甘先入脾也라

脾生肉하고

脾主肌肉也라

肉生肺하고

土生金也라

脾主口라

口脣者는 脾之官也라

其在天爲濕이요

氣化於天에 中央爲濕이라

在地爲土요

形成於地에 中央屬土라

在體爲肉이요

肉屬衆體之土라

在藏爲脾요

脾屬五藏之土라

在色爲黃이요

黃屬五色之土라

在音爲宮이요

宮屬五音之土라

在聲爲歌요

得意則歌하니 脾之聲也라

在變動爲噦이요

噦은 於決切이니 呃逆[1]也라

在竅爲口요

脾之竅也라

在味爲甘이요

土之味也라

在志爲思라

脾之志也라 宣明五氣篇에 曰 幷於脾則畏라하니라

思傷脾하니

脾志爲思로되 過則傷脾라

怒勝思하고

怒爲肝木之志라 故로 勝脾土之思하니 怒則不思가 是其徵也라

濕傷肉하니

脾主肉而惡濕 故로 濕勝則傷肉이라

風勝濕하고

木勝土也라

甘傷肉하니

過於甘也라

酸勝甘이라

酸爲木味 故로 勝土之甘이라

○ 西方生燥하니

金王西方하고 其氣化燥라

燥生金하고

燥則剛勁하니 金氣所生也라

金生辛하고

---

1) 呃逆: 딸꾹질.

洪範에 曰 金曰從革이니 從革作辛이라하니 故로 味辛者는 皆金氣之所化라

辛生肺하고

辛先入肺也라

肺生皮毛하고

肺主皮毛也라

皮毛生腎하고

金生水也라

肺主鼻라

鼻者는 肺之官也라

其在天爲燥요

氣化於天에 在西爲燥라

在地爲金이요

形成於地에 在西屬金이라

在體爲皮毛요

皮毛屬衆體之金이라

在藏爲肺요

肺屬五藏之金이라

在色爲白이요

白屬五色之金이라

在音爲商이요

商屬五音之金이라

在聲爲哭이요

悲哀則哭하니 肺之聲也라

在變動爲欬요

邪傷於肺하면 其病爲欬라

在竅爲鼻요

肺之竅也라

在味爲辛이요

金之味也라

在志爲憂라

肺之志也니 金氣慘悽 故로 令人憂라 宣明五氣篇에 曰 幷於肺則悲라하니라

憂傷肺하니

憂則氣消 故로 傷肺也라

喜勝憂하고

喜爲心火之志니 能勝肺金之憂요 喜則神暢 故로 勝憂也라

熱傷皮毛하니

熱勝則津液耗而傷皮毛하니 火剋金也라

寒勝熱하고

水制火也라

辛傷皮毛하니

辛能散氣 故로 傷皮毛라

苦勝辛이라

苦爲火味 故로 勝金之辛이라

○ 北方生寒하니

水王北方하고 其氣化寒이라

寒生水하고

寒氣陰潤하니 其化爲水라

水生鹹하고

洪範에 曰 水曰潤下니 潤下作鹹이라하니 故로 物之味鹹者는 皆水氣之所化라

鹹生腎하고

鹹先入腎也라

腎生骨髓하고

腎主骨髓也라

髓生肝하고

水生木也라

腎主耳라

耳者는 腎之官也라

其在天爲寒이요

氣化於天에 在北爲寒이라

在地爲水요

形成於地에 在北屬水라

在體爲骨이요

骨屬衆體之水라

在藏爲腎이요

腎屬五藏之水라

在色爲黑이요

黑屬五色之水라

在音爲羽요

羽屬五音之水라

在聲爲呻이요

氣鬱則呻吟하니 腎之聲也라

在變動爲慄이요

戰慄也니 大寒甚恐則有之라 故로 屬水라

在竅爲耳요

腎之竅也라 按컨대 前篇金匱眞言論에 云 南方赤色은 開竅於耳하고 北方黑色은 開竅於二陰이라하니 則耳又爲心之竅라 如本藏篇에 以耳之高下堅脆로 而驗腎하니 則耳信爲腎之竅요 而又屬於心也라

在味爲鹹이요

水之味也라

在志爲恐이라

腎之志也라

恐傷腎하니

恐則精却 故로 傷腎이라 凡猝然恐者는 多遺尿하고 甚則陽痿가 是其徵也라

思勝恐하고

思爲脾土之志 故로 勝腎水之恐하니 深思見理면 恐可却也라

寒傷血하니

寒則血凝澁 故로 寒傷血이라 陰陽應象大論에 云 寒傷形이라하니 蓋形卽血也라

燥勝寒하고

燥則水涸 故로 勝寒이라

鹹傷血하니

鹹從水化 故로 傷心血하니 水勝火也라 食鹹則渴하니 傷血을 可知라

甘勝鹹이라

甘爲土味 故로 勝水之鹹이라 ○ 按新校正에 云 詳此篇論所傷之旨하면 其例有三하니 東方云風傷筋酸傷筋과 中央云濕傷肉甘傷肉은 是自傷者也요 南方云熱傷氣苦傷氣와 北方云寒傷血鹹傷血은 是傷己所勝也요 西方云熱傷皮毛는 是被勝傷己也요 辛傷皮毛는 是自傷者也라 凡此五方所傷이 有此三例不同이라 愚按컨대 北方云燥勝寒은 若以五行正序론 當云濕勝寒이로되 但寒濕同類니 不能相勝이라 故로 曰燥勝寒也라하니라 諸所不同如此하니 蓋因其切要者로 爲言也라

故로 曰 天地者는 萬物之上下也요 陰陽者는 血氣之男女也요 左右者는 陰陽之道路也요 水火者는 陰陽之徵兆也요 陰陽者는 萬物之能始[1]也라 故로 曰 陰在內하니 陽之守也요 陽在外하니 陰之使也라

此節은 重出하니 註見陰陽類一이요 又天元紀大論에도 亦稍同하니 詳運氣類三이라

五氣之合人 萬物之生化

『素問·五運行大論』 ○ 六

帝曰 寒暑燥濕風火 在人合之는 奈何며 其於萬物에 何以生化요

此는 明人身之表裏와 萬物之化生이 皆合乎天地之氣也라

岐伯이 曰 東方生風하니 風生木하고 木生酸하고 酸生肝하고 肝生筋하고 筋生心이라

此는 東方之生化也니 明此者면 可以治肝補心이라

其在天爲玄이요 在人爲道요 在地爲化라

化生五味하고 道生智하며 玄生神하고 化生氣라

氣由化生하고 物因氣化也라 ○ 此下二節은 與天元紀大論으로 同하니 見運氣類三이라

神在天爲風이요 在地爲木이요

凡此篇文義는 與前篇陰陽應象大論으로 相同者니 註皆見前이라 後準此하니라

在體爲筋이요 在氣爲柔요

得木化者는 其氣柔耎하니 筋之類也라

在藏爲肝이니 其性爲暄이요

暄은 溫煖也라 肝爲陰中之陽이요 應春之氣 故로 其性暄이라 ○ 暄은 音萱이라

其德爲和요

春陽布和는 木之德也라

其用爲動이요

1) 能始: 能은 胎의 假借字가 아닌가 생각되는데, 胎始는 本始의 뜻이다.

春風動搖는 木之用也라

其色爲蒼이요

淺青色也라

其化爲榮이요

物色榮美는 木之化也라

其蟲毛요

毛蟲叢植은 得木氣也라

其政爲散이요

陽散於物은 木之政也라 按散義有二하니 一曰升散이니 木氣之生也요 一曰散落이니 金氣之殺也라

其令宣發이요

宣揚升發은 春木令也라

其變摧拉이요

摧拉은 損折敗壞也니 風氣剛強은 木之變也라 ○ 摧는 坐陪切이요 拉은 音臘이라

其眚爲隕이요

眚은 災也요 隕은 墜落也라 木兼金化하면 隕爲災也라 ○ 眚은 詩梗切이요 隕은 音允이라

其味爲酸이요 **其志爲怒**라 **怒傷肝**하니 **悲勝怒**하고 **風傷肝**하니

前篇曰風傷筋者로 其義同이라

燥勝風하고 **酸傷筋**하니 **辛勝酸**이라

此東方之性用德化政令은 皆本乎木而內合人之肝氣者也라 故로 肝主於左라

○ **南方生熱**하니 **熱生火**하고 **火生苦**하고 **苦生心**하고 **心生血**하고 **血生脾**라

此는 南方之生化也니 明此者면 可以治心補脾라

其在天爲熱이요 **在地爲火**요 **在體爲脈**이요 **在氣爲息**이요

經絡流行은 脈之體也요 血氣和平은 息之調也니 心主血脈 故로 皆屬火라

在藏爲心이니 **其性爲暑**요

南方暑熱은 火之性也요 心爲火藏이니 其氣應之라

其德爲顯이요

陽象明顯은 火之德也라

其用爲躁요

陽用躁動은 火之性也라

其色爲赤이요 **其化爲茂**요

萬物茂盛은 火之化也라

其蟲羽요

羽蟲飛揚은 得火氣也라

其政爲明이요

陽明普照는 火之政也라

其令鬱蒸이요

暑熱鬱蒸은 夏火令也라

其變炎爍이요

炎爍焦枯는 火之變也라 ○ 爍은 收勺切이라

其眚燔焫이요

燔焫焚燒는 火之災也라 ○ 燔은 音煩이요 焫은 如歲切이라

其味爲苦요 **其志爲喜**라 **喜傷心**하니 **恐勝喜**하고 **熱傷氣**하니 **寒勝熱**하고 **苦傷氣**하니 **鹹勝苦**라

此南方之性用德化政令은 皆本乎火而內合人之心氣者也라 故로 心主於前이라

○ **中央生濕**하니 **濕生土**하고 **土生甘**하고 **甘生脾**하고 **脾生肉**하고 **肉生肺**라

此는 中央之生化也니 明此者면 可以治脾補肺라

其在天爲濕이요 **在地爲土**요 **在體爲肉**이요 **在氣爲充**이요

土之施化에 其氣充盈이라 故로 曰充氣니 脾健則肉豊이 此其徵也라

在藏爲脾요 其性靜兼이요

脾屬至陰 故로 其性靜이요 土養萬物 故로 其性兼이라

其德爲濡요

濡潤澤物은 土之德也라

其用爲化요

萬化所歸는 土之用也라

其色爲黃이요 其化爲盈이요

萬物充盈은 土之化也라

其蟲倮요

赤體曰倮니 土應肉也라 ○ 倮는 郎果切이라

其政爲謐이요

謐은 靜也니 安靜寧謐은 土之政也라 ○ 謐은 音密이라

其令雲雨요

雲雨濕蒸은 土之令也라

其變動注요

風雨動注는 土之變也라

其眚淫潰요

霖淫崩潰는 土之災也라

其味爲甘이요 其志爲思라 思傷脾하니 怒勝思하고 濕傷肉하니 風勝濕하고 甘傷脾하니 酸勝甘이라

此中央之性用德化政令은 皆本乎土而內合人之脾氣者也라 故로 脾主乎中이라

○ 西方生燥하니 燥生金하고 金生辛하고 辛生肺하고 肺生皮毛하고 皮毛生腎이라

此는 西方之生化也니 明此者면 可以治肺補腎이라

其在天爲燥요 在地爲金이요 在體爲皮毛요 在氣爲成이요

庚桑子曰[1] 春氣發而百草生이라가 正得秋而萬寶成이라하니 蓋物得金氣而後堅이라 故로 金曰堅成이라

在藏爲肺요 其性爲凉이요

西方凉爽은 金之氣也요 肺爲金藏 故로 應之라

其德爲清이요

秋氣清肅은 金之德也라

其用爲固요

堅而能固는 金之用也라

其色爲白이요 其化爲斂이요

萬物收斂은 金之化也라

其蟲介요

皮甲堅固는 得金氣也라

其政爲勁이요

風氣剛勁은 金之政也라

其令霧露요

凉生霧露하니 秋金令也라

其變肅殺이요

凋殘肅殺은 金之變也라

其眚蒼落이요

青蒼毁敗는 金之災也라

其味爲辛이요 其志爲憂라 憂傷肺하니 喜勝憂하고 熱傷皮毛하니 寒勝熱하고

---

1) 庚桑子曰: 『莊子·庚桑楚』에 보인다.

辛傷皮毛하니 **苦勝辛**이라

此西方之性用德化政令은 皆本乎金而內合人之肺氣也라 故로 肺主乎右라

○ **北方生寒**하니 **寒生水**하고 **水生鹹**하고 **鹹生腎**하고 **腎生骨髓**하고 **髓生肝**이라

此는 北方之生化也니 明此者면 可以治腎補肝이라

其在天爲寒이요 **在地爲水**요 **在體爲骨**이요 **在氣爲堅**이요

物之熱者는 遇寒則堅하니 此其徵也라

在藏爲腎이요 **其性爲凜**이요

凜烈[1]戰慄은 水之性也라

其德爲寒이요

冬氣寒冷은 水之德也라

其用爲藏이요

藏字原闕하야 脫簡也니 今補之라 閉藏生氣는 水之用也라

其色爲黑이요 **其化爲肅**이요

肅然靜定이 水之化也라

其蟲鱗이요

鱗潛就下는 得水氣也라

其政爲靜이요

淸靜澄徹[2]이 水之政也라

其令閉塞이요

閉塞二字는 原闕하니 今補足之라 天地閉塞은 冬水令也라

其變凝冽이요

寒凝嚴冽은 水之變也라

其眚冰雹이요

---

1) 凜烈: 凜冽. 매우 차갑고 추움.
2) 徹: 澈의 假借字로 물 맑을 철.

非時冰雹은 水之災也라 ○ 雹은 音泊이라

其味爲鹹이요 **其志爲恐**이라 **恐傷腎**하니 **思勝恐**하고 **寒傷血**하니 **燥勝寒**하고 **鹹傷血**하니 **甘勝鹹**이라

此北方之性用德化政令은 皆本乎水而內合人之腎氣者也라 故로 腎主于下라

五氣更立에 **各有所先**하니

五行之氣는 化有不同하니 天干所臨이 是爲五運이요 地支所司 是爲六氣라 五運六氣 皆有主客之分이라 故로 歲時[1]變遷에 五氣更立이 各有所先하야 以主歲氣[2]也라

非其位則邪요 **當其位則正**이니이다

運氣旣立이면 則位之當與不當으로 氣之或邪或正을 可得而察矣라 此는 與六微旨大論으로 同하니 見運氣類七이라

帝曰 病之生變은 **何如**오 **岐伯**이 **曰 氣相得[3]則微**하고 **不相得則甚**이니이다

主客相遇하고 上下相臨하야 氣有相得不相得則病變이 由而生矣라 相得者는 如彼此相生이니 則氣和而病微하고 不相得者는 如彼此相剋이니 則氣乖而病甚也라

帝曰 主歲[4]는 **何如**오 **岐伯**이 **曰 氣有餘則制己所勝**하고 **而侮所不勝**하며 **氣不及則己所不勝**이 **侮而乘之**하고 **己所勝**이 **輕而侮之**라

主歲는 謂五運六氣各有所主之歲也라 己所勝은 我勝彼也요 所不勝은 彼勝我也니 假令木氣有餘하면 則制己所勝而土受其剋하야 濕化乃衰하고 侮所不勝하면 則金反受木之侮하야 而風化大行也요 木氣不足하면 則己所不勝者가 乘虛來侮而金令大行하고 己所勝者가 因弱相輕而土邪反甚也라 六節藏象論에 曰 未至而至를 此謂太過니 則薄所不勝而乘所勝也라 命曰氣淫이요 至而不至를 此謂不及이니 則所勝妄行而所生受病하고 所不勝薄之也라 命曰氣迫이라하니 運氣相同하야 擧此면 可類推矣라

侮反受邪하니

若恃己之强하야 肆行暴侮하면 有勝必復하니 反受其邪라 五常政大論에 曰 乘危而行하야 不速而至하니 暴虐無德하면 災反及之라하니 正此謂也라

---

1) 歲時: 때, 시간, 세월을 뜻함.

2) 歲氣: 그해 그해의 氣運.

3) 氣相得: 客主加臨에서 客氣와 主氣가 相同하거나, 客氣와 主氣가 相生하거나, 客氣가 主氣를 克하는 경우에 해당함.

4) 主歲: 司天在泉之氣를 뜻하는데 上半年은 司天, 下半年은 在泉으로 紀歲함.

侮而受邪는 **寡於畏也**일새니이다

五行之氣는 各有相制하야 畏其所制라야 乃能守位로되 寡於畏則肆無忌憚而勢極必衰하니 所以反受其邪라 此天道之盈虛는 自毫髮無容爽[1]者라 ○ 上文自五氣更立으로 至此詳義는 見五運太少齊兼化逆順圖解 及主氣客氣主運客運司天在泉各圖說中하니 在圖翼二卷이라

帝曰 善하노이다

脾不主時

『素問·太陰陽明論』○ 七

帝曰 脾不主時는 **何也**오

此는 言時惟四而藏有五하니 如肝心肺腎이 分主四時而脾爲五藏之一이어늘 獨無所主者는 何也오하니라

岐伯이 **曰 脾者**는 **土也**니 **治中央**하고 **常以四時**로 **長四藏**하되 **各十八日寄治**하야 **不得獨主於時也**라

五藏所主는 如肝木主春而王於東하고 心火主夏而王於南하고 肺金主秋而王於西하고 腎水主冬而王於北이나 惟脾屬土而蓄養萬物이라 故로 位居中央하야 寄王四時에 各一十八日하야 爲四藏之長而不得獨主於時也라 考之曆法컨대 凡於辰戌丑未四季月은 當立春立夏立秋立冬之前하야 各土王用事十八日하야 一歲共計七十二日이라 凡每季三月은 各得九十日이나 於九十日中에 除去十八日이면 則每季亦止七十二日하야 而爲五行分王之數라 總之하면 五七三十五와 二五一十이니 共得三百六十日하야 以成一歲之常數也라

脾藏者는 **常著**[2]**胃土之精也**요 **土者**는 **生萬物而法天地**라 **故**로 **上下至頭足**하고 **不得主時也**니이다

脾胃는 相爲表裏로되 脾常依附於胃하야 以膜連著而爲之行其精液이라 然이나 脾胃는 皆屬乎土하야 所以生成萬物이라 故로 曰 法天地也라 土爲萬物之本이요 脾胃爲藏府之本이라 故로 上至頭하고 下至足하야 無所不及하니 又豈得獨主一時而已哉리오 平人氣象論에 曰 人無胃氣曰逆이니 逆者는 死하고 脈無胃氣도 亦死라하니 此所以四時五藏이 皆不可一日無土氣也라

---

1) 爽: 틀릴, 어길(差) 상.
2) 著: 景岳은 依附, 附着의 의미로 해석했으나, 明의 뜻으로 해석하기도 함.

五藏所合所榮所主 五味所宜所傷之病

『素問·五藏生成篇』○ 八

心之合은 脈也요 其榮은 色也요 其主는 腎也라

心生血하고 血行脈中 故로 合於脈이요 血華在貌 故로 榮於色이요 心屬火하야 受水之制 故로 以腎爲主라

肺之合은 皮也요 其榮은 毛也요 其主는 心也라

肺屬金하고 皮得金之堅 故로 合於皮요 毛得皮之養 故로 榮於毛요 五藏之應天者는 肺故로 肺主皮毛라 凡萬物之體는 其表必堅하야 正合乾金之象하니 所謂物物一太極也라 金受火之制 故로 肺以心爲主라

肝之合은 筋也요 其榮은 爪也요 其主는 肺也라

肝屬木하고 木은 曲直而柔하야 筋體象之라 故로 合於筋이요 爪者는 筋之餘 故로 榮於爪요 木受金之制 故로 肝以肺爲主라

脾之合은 肉也요 其榮은 脣也요 其主는 肝也라

脾屬土하고 肉象地之體 故로 合肉也요 脾氣通於脣 故로 榮脣也요 土受木之制 故로 脾以肝爲主라

腎之合은 骨也요 其榮은 髮也요 其主는 脾也라

腎屬水하고 腎藏精하며 骨藏髓하니 精髓同類 故로 腎合骨이요 髮爲精血之餘니 精髓充滿하면 其髮必榮 故로 榮在髮이요 水受土之制 故로 腎以脾爲主라

是故로 多食鹹則脈凝泣而變色하고

鹹從水化하고 水能剋火 故로 病在心之脈與色也라 五味篇에 曰 心病에 禁鹹이라하니라 ○ 泣은 澁으로 同이라

多食苦則皮槁而毛拔하고

苦從火化하고 火能剋金 故로 病在肺之皮毛也라 五味篇에 曰 肺病에 禁苦라하니라

多食辛則筋急而爪枯하고

辛從金化하고 金能剋木 故로 病在肝之筋爪也라 五味篇에 曰 肝病에 禁辛이라하니라

多食酸則肉胝腸而脣揭하고

胝는 皮厚也니 手足騈胝之謂라 酸從木化하고 木能剋土 故로 病在脾之肉與脣也라 五味篇에 曰 脾病에 禁酸이라하니라 ○ 胝는 音支요 腸는 音縐라

多食甘則骨痛而髮落하니 **此**는 **五味之所傷也**라

甘從土化하고 土能剋水 故로 病在腎之骨與髮也라 五味篇에 曰 腎病에 禁甘이라하니라

故로 **心欲苦**하고

合於火也라

肺欲辛하고

合於金也라

肝欲酸하고

合於木也라

脾欲甘하고

合於土也라

腎欲鹹하니

合於水也라

此는 **五味之所合五藏之氣也**라

凡此는 皆五味之合於五藏者라 舊本에 也字在合字之下나 於義不通이라 按全元起本及太素에 俱云此五味之所合五藏之氣也라하니 今改從之라

本神

『靈樞·本神篇』○ 九

黃帝問於岐伯曰 凡刺之法은 **必先本於神**하니 **血脈營氣精神**은 **此五藏之所藏也**라 **至其淫泆離藏則精失**하고 **魂魄**이 **飛揚**하며 **志意恍亂**하니 **智慮去身者**는 **何因而然乎**잇가 **天之罪與**아 **人之過乎**아 **何謂德氣生精神魂魄心意志思智慮**오 **請問其故**하노이다

泆은 淫放也요 恍은 恍惚也니 詳如下文이라 ○ 泆은 音逸이라

岐伯이 答曰 天之在我者는 德也요 地之在我는 氣也니 德流氣薄而生者也라

人稟天地之氣以生하니 天地者는 陰陽之道也라 自太極而生兩儀면 則淸陽爲天하고 濁陰爲地하며 自兩儀而生萬物이면 則乾知大始하고 坤作成物이라 故로 易曰[1] 天地之大德을 曰生이라하니라 寶命全形論에 曰 人生於地나 懸命於天이라하니 然則陽先陰後요 陽施陰受하니 肇生之德은 本乎天하고 成形之氣는 本乎地라 故로 天之在我者德也요 地之在我者氣也라 德流氣薄而生者는 言理賦形全而生成之道斯備矣라

故로 生之來를 謂之精이요

太極動而生陽하고 靜而生陰하야 陰陽二氣 各有其精하니 所謂精者는 天之一地之六也라 天이 以一生水하고 地以六成之하야 而爲五行之最先이라 故로 萬物初生에 其來皆水니 如果核未實이 猶水也요 胎卵未成도 猶水也라 卽凡人之有生과 以及昆蟲草木하여도 無不皆然이라 易曰 男女構精에 萬物化生이라하니 此之謂也라

兩精相搏을 謂之神이요

兩精者는 陰陽之精也라 搏은 交結也라 易에 曰 天數五요 地數五니 五位相得하며 而各有合[2]이라하고 周子曰 二五之精이 妙合而凝이라하니 是皆兩精相搏之謂라 凡萬物生成之道는 莫不陰陽交而後神明見이라 故로 人之生也에 必合陰陽之氣니 構父母之精하야 兩精相搏이라야 形神乃成하니 所謂天地合氣를 命之曰人也라 又決氣篇에 曰 兩神이 相搏하야 合而成形하니 常先身生을 是謂精이라하니 見本類後二十五라 ○ 愚按컨대 神者는 靈明之化也니 無非理氣而已라 理依氣行하고 氣從形見하니 凡理氣所至 卽陰陽之所居요 陰陽所居 卽神明之所在라 故로 曰 陰陽者는 神明之府也라하니라 天元紀大論에 曰 陰陽不測之謂神이라하고 氣交變大論에 曰 善言化言變者는 通神明之理라하고 易에 曰 知變化之道者는 其知神之所爲乎인저하니 是皆神之爲義라 然이나 萬物之神은 隨象而應하고 人身之神은 惟心所主라 故로 本經에 曰 心藏神이라하고 又曰 心者는 君主之官이니 神明이 出焉이라하니 此卽吾身之元神也요 外如魂魄志意五神五志之類도 孰匪元神所化而統乎一心이리오 是以로 心正則萬神俱正하고 心邪則萬神俱邪하니 迨其變態하여는 莫可名狀[3]이라 如八正神明論에 曰 神乎라 神은 耳不聞이나 目明心開而志先이면 慧然獨悟로되 口弗能言하고 俱視獨見하야 適若昏이나 昭然獨明하야 若風吹雲이라 故로 曰神이라하고 淮南子

---

1) 易曰: 『周易·繫辭傳』에 보인다.

2) 天數五地數五 五位相得而各有合: 『周易』繫辭上傳九章과 易本義圖에 보임. 五位相得은 天數(1,3,5,7,9)와 地數(2,4,6,8,10)가 각각 같은 무리끼리 서로 구하는 것을, 各有合은 天數五와 地數五가 서로 배합되어 五行을 이룸을 말함.

3) 名狀: 形容, 描述. 혹 名稱과 形狀.

曰[1]에 或問神한대 曰心이라하고 請聞之[2]한대 曰 潛天而天이요 潛地而地니 天地는 神明하야 而不測者也라하고 黃庭經曰[3] 至道는 不煩하야 訣存眞하니 泥丸百節에 皆有神이라하고 金丹大要[4]에 曰 心爲一身君主니 萬神爲之聽命하야 以故[5]虛靈知覺이 作生作滅하고 隨機應境[6]하야 千變萬化하고 瞬息千里하며 夢寐百般하고 又能逆料未來하야 推測禍福하며 大而天下國家와 小而僻陋罅隙에 無所不至라 然則神至心必至하고 心住神亦住라하고 邪客篇에 曰 心者는 五藏六府之大主也요 精神之所舍也라 心傷則神去하고 神去則死矣라하니 故로 曰 事其神者는 神去之하고 休其神者는 神居之라하니 則凡治身者는 太上養神하고 其次養形也니라 ○ 諸神詳義는 見藏象會通이라 ○ 搏은 音慱이라

隨神往來者를 謂之魂이요 竝精而出入者를 謂之魄이라

精對神而言이면 則神爲陽而精爲陰이요 魄對魂而言이면 則魂爲陽而魄爲陰이라 故로 魂則隨神而往來하고 魄則竝精而出入이라 ○ 愚按컨대 精神魂魄이 雖有陰陽之別이나 而陰陽之中에 復有陰陽之別焉이라 如神之與魂이 皆陽也어늘 何謂魂隨神而往來오 蓋神之爲德은 如光明爽朗과 聰慧靈通之類皆是也요 魂之爲言은 如夢寐恍惚과 變幻遊行之境이 皆是也라 神藏於心 故로 心靜則神淸하고 魂隨乎神 故로 神昏則魂蕩하니 此則神魂之義니 可想象而悟矣라 精之與魄이 皆陰也어늘 何謂魄竝精而出入고 蓋精之爲物은 重濁有質하야 形體因之而成也요 魄之爲用은 能動能作하야 痛癢이 由之而覺也라 精生於氣 故로 氣聚則精盈하고 魄竝於精 故로 形强則魄壯하니 此則精魄之狀이니 亦可默會而知也라 然則神爲陽中之陽而魂則陽中之陰也요 精爲陰中之陰而魄則陰中之陽者乎인저 雖然이나 此는 特其陰陽之別耳요 至若魂魄眞境하여는 猶有顯然可鞫[7]者니 則在夢寐之際에 如夢有作爲而身不應者는 乃魂魄之動靜이니 動在魂而靜在魄也요 夢能變化而寤不能者는 乃陰陽之離合이니 離從虛而合從實也라 此雖皆魂魄之證이나 而實卽死生之幾니 苟能致心如太虛하야 而必淸必靜이면 則夢覺死生之關이니 知必有洞達者矣리라 又神氣魂魄詳義는 見後十四하니 所當互考라

所以任物者를 謂之心이요

---

1) 淮南子曰: 本 句節은 『淮南子』에 없고 揚雄의 『法言·問神篇』에 보이는데, 原文은 "或問神한대 曰心이라 請聞之한대 曰 潛天而天이요 潛地而地니 天地神明而不測者也나 心之潛也에 猶將測之하니 況於人乎며 況於事倫乎리오 敢問潛心于聖하노이다 曰 仲尼潛心於文王矣達之하고 顔淵亦潛心於仲尼矣나 未達閒耳니 神在所潛而已矣라"로 되어 있다.

2) 請聞之: '請問心'의 誤植으로 보기도 함.

3) 黃庭經曰: 『黃庭經醫疏·內景經·至道章』에 보이는데, 醫疏에서 "訣存眞"의 眞은 "天一所生의 天眞之氣와 精誠之至"로, 泥丸은 "腦形"으로 解釋하였다.

4) 金丹大要: 『上陽子金丹大要』의 略稱. 元代 陳致虛의 著書로 全眞道 北派 列祖의 心法을 綜合하고 金丹大還이 最上乘의 道임을 논술하였다.

5) 以故: 因此, 所以.

6) 境: '變'의 誤字로 보인다. 隨機應變은 時機나 情況에 따라 적절히 變化함.

7) 鞫: 訊問할, 告할 국

心爲君主之官이니 統神靈而參天地라 故로 萬物을 皆其所任이라

心有所憶을 謂之意요

憶은 思憶也니 謂一念之生이요 心有所嚮而未定者를 曰意라

意之所存을 謂之志요

意之所存은 謂意已決而卓有所立者니 曰志라

因志而存變을 謂之思요

因志而存變은 謂意志雖定이나 而復有反覆計度者니 曰思라

因思而遠慕를 謂之慮요

深思遠慕면 必生憂疑라 故로 曰慮라

因慮而處物을 謂之智라

疑慮旣生而處得其善者를 曰智라 按此數者는 各有所主之藏이로되 今皆生之於心하니 此正諸藏爲之相使而心則爲之主宰耳라

故로 智者之養生也는 必順四時而適寒暑하며 和喜怒而安居處하며 節陰陽而調剛柔하니 如是則僻邪不至하야 長生久視라

此에 言四時也寒暑也喜怒也居處也는 皆明顯易曉나 惟節陰陽調剛柔二句는 其義最精하고 其用最博이라 凡食息[1]起居와 病治脈藥이 皆有最切於此而不可忽者니 欲明是理면 當求易義而漸悟之니라

○ 是故로 怵惕思慮者는 則傷神하니 神傷則恐懼하야 流淫而不止하고

此下는 言情志所傷之爲害也라 怵은 恐也요 惕은 驚也라 流淫은 謂流泄淫溢이니 如下文所云恐懼而不解則傷精하야 精時自下者是也라 思慮而兼怵惕이면 則神傷而心怯하고 心怯則恐懼하고 恐懼則傷腎하고 腎傷則精不固라 蓋以心腎不交 故로 不能收攝如此라 ○ 怵은 出恤二音이라

因悲哀動中者는 竭絶而失生하고

悲則氣消하니 悲哀太甚則胞絡絶이라 故로 致失生이라 竭者는 絶之漸이요 絶은 則盡絶無餘矣라

喜樂者는 神憚[2]散而不藏하고

---

1) 食息: 飮食과 呼吸, 吃飯休息(休息), 每時每刻.
2) 憚: 嘽(기쁠 탄)의 假借字.

喜發於心하고 樂散在外하니 暴喜傷陽 故로 神氣憚散而不藏이라 憚은 驚惕也라

愁憂者는 氣閉塞而不行하고

愁憂則氣不能舒 故로 脈道爲之閉塞이라

盛怒者는 迷惑而不治하고

怒則氣逆하고 甚者는 必亂이라 故로 致昏迷皇[1]惑而不治라 不治는 亂也라

恐懼者는 神蕩憚而不收라

恐懼則神志驚散 故로 蕩憚而不收라 上文에 言喜樂者神憚散而不藏이 與此로 稍同이나 但彼云不藏者는 神不能持而流蕩也요 此云不收者는 神爲恐懼而散失也니 所當詳辨이라

○ 心이 怵惕思慮則傷神하니 神傷則恐懼自失하며 破䐃脫肉하며 毛悴色夭하야 死於冬하고

此下는 言情志所傷之病而死各有時也라 心藏神하니 神傷則心怯 故로 恐懼自失이라 䐃者는 筋肉結聚之處라 心虛則脾弱 故로 破䐃脫肉이라 毛悴者는 皮毛憔悴也니 下文準此라 色夭者는 心之色이 赤欲白裹朱요 不欲如赭也라 火衰畏水 故로 死於冬이라 ○ 䐃은 劬允切이라

脾愁憂而不解則傷意하니 意傷則悗亂하며 四肢不擧하며 毛悴色夭하야 死於春하고

憂本肺之志로되 而亦傷脾者는 母子氣通也라 憂則脾氣不舒하고 不舒則不能運行 故로 悗[2]悶而亂이라 四肢는 皆稟氣於胃而不得至經이니 必因於脾라야 乃得稟也라 故로 脾傷則四肢不擧라 脾色之夭者는 黃欲如羅裹雄黃이요 不欲如黃土也라 土衰畏木 故로 死於春이라 ○ 悗은 美本切이라

肝이 悲哀動中則傷魂하니 魂傷則狂忘不精하고 不精則不正하며 當人陰縮而攣筋하며 兩脅骨不擧하며 毛悴色夭하야 死於秋하고

肝藏魂하니 悲哀過甚則傷魂하고 魂傷則爲狂爲忘而不精明하며 精明失則邪妄不正하야 其人當陰縮攣筋이라 兩脅骨不擧者는 皆肝經之敗也라 肝色之夭者는 靑欲如蒼璧之澤이요 不欲如藍也라 木衰畏金 故로 死於秋라

肺喜樂無極則傷魄하고 魄傷則狂하니 狂者는 意不存人하고 皮革焦하며 毛悴

---

1) 皇: 惶과 同.
2) 悗: 의혹할 만이나, 여기서는 답답할 悶의 뜻임.

色夭하야 **死於夏**하고

喜本心之志로되 而亦傷肺者는 暴喜傷陽하야 火邪乘金也라 肺藏魄하니 魄傷則神亂而爲狂이라 意不存人者는 傍若無人也라 五藏之傷에 無不毛悴로되 而此獨云皮革焦者는 以皮毛爲肺之合而更甚於他也라 肺色之夭者는 白欲如鵞羽요 不欲如鹽也라 金衰畏火 故로 死於夏라

腎이 **盛怒而不止則傷志**하니 **志傷則喜忘其前言**하며 **腰脊不可以俛仰屈伸**하며 **毛悴色夭**하야 **死於季夏**하고

怒本肝之志로되 而亦傷腎者는 肝腎爲子母하야 其氣相通也라 腎藏志하니 志傷則意失而善忘其前言也라 腰脊不可俛仰屈伸者는 腰爲腎之府也라 腎色之夭者는 黑欲如重漆色이요 不欲如地蒼也라 水衰畏土 故로 死於季夏라

恐懼而不解則傷精하니 **精傷則骨痠痿厥**하며 **精時自下**라

此는 亦言心腎之受傷也라 蓋盛怒雖云傷腎이라하나 而恐懼則腎藏之本志니 恐則氣下而陷 故로 能傷精이요 腎主骨 故로 精傷則骨痠이라 痿者는 陽之痿요 厥者는 陽之衰니 命門이 不守則精時自下라 是雖腎藏受傷之爲病이나 然이나 邪氣藏府病形篇에 曰 愁憂恐懼則傷心이라하고 上文에 曰 神傷則恐懼流淫而不止라하니 義與此로 通이라 ○ 痠은 酸同이라

是故로 **五藏**은 **主藏精者也**라 **不可傷**이니 **傷則失守而陰虛**하고 **陰虛則無氣**하고 **無氣則死矣**라

此는 總結上文而言五藏이 各有其精하야 傷之則陰虛하니 以五藏之精이 皆陰也요 陰虛則無氣하니 以精能化氣也라 氣聚則生하고 氣散則死하니 然則死生在氣而氣本於精이라 故로 陰陽應象大論에 曰 年四十而陰氣自半者는 正指此陰字爲言也라 詳陰陽類二하니 當互求之라

是故로 **用鍼者**는 **察觀病人之態**하야 **以知精神魂魄之存亡**과 **得失之意**니 **五者以傷**이면 **鍼不可以治之也**니이다

此는 承篇首之問而言이라 凡用鍼者는 必當察病者之形態하야 以酌其可刺不可刺也라 設或五藏精神이 已損이면 必不可妄用鍼矣라 故로 五閱五使篇에 曰 血氣有餘하고 肌肉堅緻라 故로 可苦[1]以鍼이라하고 邪氣藏府病形篇에 曰 諸小者는 陰陽形氣俱不足이니 勿取以鍼而調以甘藥也라하고 根結篇에 曰 形氣不足에 病氣不足하면 此는 陰陽氣俱不足也니 不可刺之라하니 觀此諸篇之訓하면 可見鍼能治有餘요 而不可治虛損이 明矣니 凡用鍼者는 當知所愼也니라

1) 苦:『語譯』에는 急으로 해석하고,『校釋』에는 '取'의 誤字로 보았다.

五藏異藏 虛實異病

『靈樞·本神篇』連前章 ○ 十

肝藏血하고 血舍魂하니 肝氣虛則恐하고 實則怒라

宣明五氣篇에 曰 肝藏魂이라하고 五藏生成篇에 曰 人臥則血歸於肝이라하고 調經論에 曰 肝藏血하니 血有餘則怒하고 不足則恐이라하니라

脾藏營하고 營舍意하니 脾氣虛則四肢不用하며 五藏이 不安하고 實則腹脹하야 經溲不利라

營出中焦하야 受氣取汁하야 變化而赤하니 是謂血이라 故로 曰 脾藏營이라 營舍意는 卽脾藏意也라 脾虛則四肢不用五藏不安은 以脾主四肢而脾爲五藏之原也라 太陰脈이 入腹絡胃 故로 脾實則腹脹經溲不利라 調經論에 曰 形有餘則腹脹涇溲不利라하니라 經은 當作涇이라 ○ 溲는 音搜라

心藏脈하고 脈舍神하니 心氣虛則悲하고 實則笑不休라

宣明五氣篇에 曰 心主脈이라하고 調經論에 曰 心藏神하니 神有餘則笑不休하고 神不足則悲라하니라

肺藏氣하고 氣舍魄하니 肺氣虛則鼻塞不利하며 少氣하고 實則喘喝胸盈仰息이라

喘喝者는 氣促聲麤也요 胸盈은 脹滿也요 仰息은 仰面而喘也라 宣明五氣篇에 曰 肺藏魄이라하고 調經論에 曰 氣有餘則喘欬上氣하고 不足則息利少氣라하니라

腎藏精하고 精舍志하니 腎氣虛則厥하고 實則脹이라

九鍼論에 曰 腎藏精志也라하고 調經論에 曰 腎藏志하니 志有餘則腹脹飱泄하고 不足則厥이라하니라

五藏이 不安하면 必審五藏之病形하야 以知其氣之虛實하야 謹而調之也니이다

此는 與前本神으로 原屬同篇이나 彼는 言情志損傷이요 此는 分五藏虛實이라 故로 凡五藏有不安者는 必審其病形虛實情志所屬이라야 乃可隨其藏以調之라 此는 總結前章而言其治法也라

氣口獨爲五藏主

『素問·五藏別論』○ 十一

帝曰 氣口 何以獨爲五藏主오

氣口之義에 其名有三이라 手太陰은 肺經脈也니 肺主諸氣하야 氣之盛衰見於此라 故로 曰氣口요 肺朝百脈하야 脈之大會聚於此라 故로 曰脈口요 脈出太淵하야 其長一寸九分이라 故로 曰寸口라 是名雖三而實則一耳라 五藏六府之氣味는 皆出於胃하야 變見於氣口라 故로 爲五藏之主니 義見下文이라 ○ 愚按컨대 氣口寸口脈口之義는 乃統兩手而言이요 非獨指右手爲氣口也라 如經脈篇에 曰 手太陰之脈이 入寸口하야 上循魚際라하고 又曰 經脈者는 常不可見也나 其虛實也는 以氣口知之라하며 經筋篇에 曰 手太陰之筋은 結於魚後하야 行寸口外側이라하고 經脈別論에 曰 權衡以平하면 氣口成寸하야 以決死生이라하고 平人氣象論에 曰 欲知寸口太過與不及이라하고 小鍼解에 曰 氣口虛而當補요 盛而當寫라하고 本篇에 曰 氣口何以獨爲五藏主오하고 難經에 曰 十二經에 皆有動脈이어늘 獨取寸口하야 以決五藏六府死生吉凶之法은 何謂也오 曰 寸口者는 脈之大會요 五藏六府之所終始라 故로 取法於寸口也라하니 諸如此者어늘 豈獨指右手爲言耶리오 而王叔和未詳經旨하고 突謂左爲人迎 右爲氣口라하야 左手寸口人迎以前과 右手寸口氣口以前等說[1]이 自晋及今에 以訛傳訛하야 莫可解救라 甚至以左候表하고 以右候裏라하야 無稽之言이 其謬爲甚이라 夫肝心居左하니 豈不可以爲裏며 腸胃在右하니 豈不可以言表리오 如仲景爲傷寒之祖로되 但曰大浮數滑動者는 此名陽也요 沈濇弱紘微者는 此名陰也라하고 又曰 表有病者는 脈當浮而大하고 裏有病者는 脈當沈而細라하고 又如其上取寸口하니 太陰脈也요 下取趺陽하니 陽明脈也라하니 是皆陰陽表裏之謂라 初未聞以左爲人迎而候表하고 右爲氣口而候裏라 卽余初年에 亦嘗爲左表右裏之說所惑이나 及今見多識定하야 乃知脈體自有陰陽하고 諸經에 皆具表裏라 凡今之習訛者는 但見左强이면 便曰外感而攻其表하고 但見右盛이면 便曰內傷而攻其裏하니 亦焉知藏氣有不齊하고 脈候有稟賦하야 或左脈이 素大於右하고 或右脈이 素大於左하니 孰者爲常이며 孰者爲變이리오 或於偏弱中에 略見有力이면 已隱虛中之實이요 或於偏盛中에 稍覺無神이면 便是實中之虛라 設不知此而執欲以左右分表裏면 豈左無裏而右無表乎아 故로 每致攻伐無過에 顚倒陰陽이면 非惟大失經旨요 而遺害於人不小리니 無怪乎脈之日難也니 此不得不爲辨正이라 ○ 再按人迎氣口之脈이 本皆經訓이로되 但人迎은 爲足陽明之脈이니 不可以言於手요 氣口는 總手太陰而言이니 不可以分左右라 如動輸本輸經脈等篇에 明指人迎爲結喉[2]旁胃經動脈이라 愚嘗考之컨대 四時氣篇에 曰 氣口는 候陰하고 人迎은 候陽이라하고 五色篇에 曰 人迎盛堅者는 傷於寒이요 氣口盛堅者는 傷於食이라하고 禁服篇에 曰 寸口는 主中하고 人迎은 主外라하고 經脈終始等篇에 曰 人迎一盛二盛三盛과 脈口一盛二盛三盛等義는 皆言人迎은 爲陽明之府脈 故로 主乎表하고 脈口는 爲太陰之藏脈 故로 主乎裏라 如太陰陽明論에 曰 太陰은 爲之行氣於三陰하고 陽明은 爲之行氣於三陽이라한대 陰陽別論에 曰 三陽在頭라하니 正言

---

1) 左手寸口人迎以前 右手寸口氣口以前等說: 『脈經·平人迎神氣口前後脈篇』에 보이는데 "左手寸口人迎以前"은 寸口脈을 寸口, 關上, 尺中으로 분류한 것 중에 左手의 寸口부위를, "右手寸口氣口以前"은 右手의 寸口부위를 指稱한 것임.

2) 結喉: 목 앞에 돌기한 울대로 嗅結이라고도 함.

人迎行氣於三陽也요 三陰在手라하니 正言脈口行氣於三陰也라 蓋上古診法에 有三하니 一은 取三部九候하야 以診通身之脈이요 一은 取太陰陽明하야 以診陰陽之本이요 一은 取左右氣口하야 以診藏府之氣라 然則人迎自有其位어늘 脈經에 乃扯人迎於左手하고 而分氣口於右手하니 不知何據何見而云然이라 愚初惑之하야 未敢遽辯이러니 及見綱目[1]之釋人迎氣口者한대 亦云人迎은 在結喉兩旁이니 足陽明之脈也라하고 又見龐安常[2]論脈한대 曰 何謂人迎고 喉旁取之라하고 近見徐東皐[3]한대 曰 脈經에 謂左手關前一分爲人迎은 誤也라하니 若此數君者가 已覺吾之先覺矣니 玆에 特引而正之하노라 嗚呼라 夫一言之謬 遺誤千古하니 成心[4]授受 何時復正哉리오 立言者 可不知所愼乎아

岐伯이 曰 胃者는 水穀之海요 六府之大源也라 五味入口에 藏於胃하야 以養五藏氣하니 氣口亦太陰也라 是以로 五藏六府之氣味 皆出於胃하야 變見於氣口라

人有四海[5]而胃居其一이니 是爲水穀之海라 藏府之屬은 陽爲府요 陰爲藏이니 胃屬陽而爲六府之本이라 故로 云六府之大源이라 然이나 五味入口하면 藏於胃하야 以養五藏氣라 故로 又曰胃爲五藏六府之海라 氣口本屬太陰이로되 而曰亦太陰者는 何也오 蓋氣口屬肺는 手太陰也요 布行胃氣는 則在於脾니 足太陰也라 按營衛生會篇에 曰 穀入於胃하야 以傳於肺하면 五藏六府 皆以受氣라하고 厥論에 曰 脾主爲胃行其津液者也라하고 經脈別論에 曰 飮入於胃하야 游溢[6]精氣하면 上輸於脾하고 脾氣散精하야 上歸於肺라하니 然則胃氣必歸於脾하고 脾氣必歸於肺而後에 行於藏府營衛하니 所以氣口雖爲手太陰이나 而實卽足太陰之所歸라 故로 曰氣口亦太陰也라 是以로 五藏六府之氣味는 皆出於胃而變見於氣口 故로 胃爲藏府之大源이라 然이나 無不由脾達肺也라 ○ 見은 音現이라

故로 五氣는 入鼻하야 藏於心肺하니 心肺有病이면 而鼻爲之不利也라

氣味之化는 在天爲氣요 在地爲味라 上文에 言五味入口藏於胃者는 味爲陰也요 此言五氣入鼻藏於心肺者는 氣爲陽也라 鼻爲肺之竅 故로 心肺有病이면 而鼻爲之不利라 觀此兩節曰味曰氣는 皆出於胃而達於肺하니 旣達於肺면 亦必變見於氣口라 故로 氣口獨爲五藏主라

---

1) 綱目: 明代 樓英(1320~1389年)의 『醫學綱目』의 略稱.
2) 龐安常: 北宋代 醫家인 龐安時. 安常은 字인데 蘄州 蘄水(현재의 湖北省 浠水) 사람임. 著書에 『傷寒總病論』이 있다.
3) 徐東皐: 明代 醫家인 徐春甫. 東皐는 號이고 字는 汝元으로 安徽 祁門사람임. 著書에 『古今醫統大全』·『內經要旨』·『婦科心鏡』·『幼幼滙集』·『痘疹泄秘』가 있다.
4) 成心: 偏見, 成見.
5) 四海: 水穀之海, 血海, 氣海, 髓海를 말함.
6) 游溢: 浮現, 洋溢.

凡治病에 必察其下하고 適其脈하며 觀其志意와 與其病也니

此는 治病之四要也라 下는 言二陰이니 二陰者는 腎之竅요 胃之關也라 脈要精微論에 曰 倉廩不藏者는 是門戶不要也니 得守者는 生하고 失守者는 死라하니 故로 二便爲胃氣之關鎖[1]요 而係一身元氣之安危니 此下之不可不察也라 適은 測也라 脈爲氣血之先 故로 獨取寸口하야 以決吉凶之兆라 如平人氣象論에 曰 人無胃氣曰逆이니 逆者는 死요 脈無胃氣도 亦死라하니 此脈之不可不察也라 志意者는 如本藏篇에 曰 志意和則精神專直하며 魂魄不散하며 悔怒不起하며 五藏不受邪矣라하니 是志意는 關乎神氣而存亡係之니 此志意之不可不察也라 病有標本하니 不知求本이면 則失其要矣요 病有眞假하니 不知逆從이면 則及於禍矣니 此病因之不可不察也라 合是四者而會觀之면 則治病之妙 無遺[2]法矣리라

拘於鬼神者는 不可與言至德이요

陽之靈을 曰神이요 陰之靈을 曰鬼라 張子[3]曰 鬼神者는 二氣之良能也라하고 程子曰 鬼神은 只是一箇造化니 天尊地卑에 乾坤이 定矣라 鼓之以雷霆하고 潤之以風雨是也라하니 然則鬼神者는 卽天地之靈耳라 禍福有因하니 惟人自作이요 天地無私하니 鬼神이 焉得而蔽之리오 彼昧理者는 不知鬼神不可媚하고 而崇尙虛無하야 不求實濟[4]하니 何益之有리오 若此者는 卽與論天人至德에 必不見信이니 又何足與道哉리오 故로 曰信巫不信醫가 一不治也[5]라하니 卽此之謂라

惡於鍼石者는 不可與言至巧라

鍼石之道는 法三才而調陰陽하고 和氣血而通經絡이라 故로 曰 知機之道者는 不可挂以髮이라하니 蓋言其至精至微也로되 而或有惡於鍼石者는 誠不可與言至巧矣라

病不許治者는 病必不治니 治之無功矣니이다

不治已病 治未病이 聖人之道也어늘 其有已病而尙不許治者는 特以偏見不明하야 信理不篤이니 如拘於鬼神과 惡於鍼石之類皆是也라 旣不相信이면 不無掣肘[6]하니 強爲之治라도 焉得成功이리오 卽有因治而愈者도 彼亦猶謂不然이라하리니 總亦屬之無功也니라

---

1) 關鎖: 關은 문빗장, 鎖는 자물쇠를 말함.
2) 遺: 失也.
3) 張子: 北宋의 理學家인 張載. 字는 子厚이고 橫渠先生이라 불리었음. 陝西省 郿縣사람으로 著書에 『東銘』·『西銘』·『正蒙』·『易說』 등이 있음. 濂洛關閩: 宋代 理學의 四個學派. 濂은 濂溪 周敦頤, 洛은 洛陽의 程顥와 程頤형제, 關은 關中의 張載, 閩은 福建에서 講學한 朱熹.
4) 實濟: 實際成效.
5) 一不治也: 『史記·扁鵲列傳』에 "病有六不治하니 驕恣不論於理一不治也요 輕身重財二不治也요 衣食不能適이 三不治也요 陰陽並하야 藏氣不定이 四不治也요 形羸不能服藥이 五不治也요 信巫不信醫六不治也라"고 보인다.
6) 掣肘: 옆에서 妨害하거나 牽制함.

食飮之氣 歸輸藏府

『素問·經脈別論』○ 十二

食氣入胃하야 **散精於肝**하면 **淫氣於筋**하고

精은 食氣之精華也라 肝主筋 故로 胃散穀氣於肝하면 則浸淫滋養於筋也라

食氣入胃하야 **濁氣歸心**하면 **淫精於脈**하니

濁은 言食氣之厚者也니 如陰陽淸濁篇에 曰 受穀者濁이요 受氣者淸이 是也라 心主血脈 故로 食氣歸心하면 則精氣浸淫於脈也라

脈氣流經하고 **經氣歸於肺**하면 **肺朝百脈**하야 **輸精於皮毛**하고

精淫於脈하고 脈流於經이로되 經脈流通에 必由於氣하고 氣主於肺라 故로 爲百脈之朝會요 皮毛爲肺之合이라 故로 肺精輸焉이라

毛脈合精하야 **行氣於府**하면

肺主毛하고 心主脈하며 肺藏氣하고 心生血하니 一氣一血을 稱爲父母라 二藏獨居胸中 故로 曰 毛脈合精이라 行氣於府의 府者는 氣聚之府也니 是謂氣海요 亦曰膻中이라

府精神明하고 **留於四藏**하야 **氣歸於權衡**하나니

宗氣積於肺하고 神明出於心하니 氣盛則神王 故로 氣府之精爲神明이라 神王則藏安 故로 肺肝脾腎四藏이 無不賴神明之留하야 以爲主宰然後에 藏氣咸得其平하야 而歸於權衡矣라 權衡은 平也라 故로 曰 主明則下安하고 主不明則十二官危라하니라

權衡以平에 **氣口成寸**하야 **以決死生**이라

藏府之氣가 旣得其平하면 則必變見於氣口하야 而成寸尺也라 氣口者는 脈之大會니 百脈이 俱朝於此라 故로 可以決生死라 凡如上文所言者는 皆食氣之所化요 而食氣之化는 又必由於胃氣라 故로 上文에 言食氣入胃라하고 下文에 言飮入於胃也라하니라

飮入於胃하면 **游溢精氣**하야 **上輸於脾**하고 **脾氣散精**하야 **上歸於肺**하면

游는 浮遊也요 溢은 湧溢也라 水飮入胃하면 則其氣化精微하야 必先輸運於脾하니 是謂中焦如漚也요 脾乃散氣하야 上如雲霧而歸於肺하니 是謂上焦如霧也라

通調水道하야 **下輸膀胱**하니

肺氣運行하면 水隨而注라 故로 肺能通調水道하야 下輸膀胱하니 是謂水出高原에 下焦如瀆也라

水精四布에 **五經竝行**하야

水因氣生하니 氣爲水母라 凡肺氣所及하면 則水精布焉이라 然이나 水名雖一이나 而淸濁有分이라 淸者爲精이니 精如雨露요 濁者爲水니 水如江河라 故로 精歸五藏하고 水歸膀胱하야 而五經竝行矣라 五經은 五藏之經絡也라

合於四時五藏의 **陰陽揆度**[1]하야 **以爲常也**라

若是則食飮精氣가 既得其滋養升降之宜라 故로 四時五藏이 皆合於陰陽揆度하야 以爲常也라

有子無子 女盡七七 男盡八八

『素問·上古天眞論』 ○ 十三 附種子說

帝曰 人年老而無子는 **材力盡邪**아 **將天數然也**아

材力은 精力也요 天數는 天賦之限數也라

岐伯이 **曰 女子七歲**에 **腎氣盛**하야 **齒更髮長**하고

七爲少陽之數니 女本陰體而得陽數者는 陰中有陽也라 人之初生에 先從腎始하니 女至七歲면 腎氣稍盛이라 腎主骨하고 齒者는 骨之餘라 故로 齒更이라 腎爲精血之藏이요 髮者는 血之餘라 故로 髮長이라 ○ 愚按컨대 男子는 屬陽하니 當合陽數하고 女子는 屬陰하니 當合陰數어늘 而今女反合七하고 男反合八은 何也오 蓋天地萬物之道는 惟陰陽二氣而已라 陰陽作合하야 原不相離하니 所以陽中必有陰하고 陰中必有陽이라 儒家謂之互根과 道家謂之顚倒 皆所以發明此理也라 如離火는 屬陽하야 居南而其中則偶니 是外陽而內陰也요 坎水는 屬陰하야 居北而其中則奇니 是外陰而內陽也라 震坎艮은 是爲三男而陰多於陽하고 巽離兌는 是爲三女而陽多於陰이라 悟眞篇[2]에 曰 日居離位나 反爲女요 坎配蟾宮[3]이나 却是男[4]이라하니 是皆陰陽顚倒之義라 故로 女子는 外爲陰體而內合陽數하고 男子는 外爲陽體而內合陰數라 如左傳昭公元年에 醫和云 女陽物而晦時[5]라하니 乃亦以女爲陽矣니 此皆醫家當察也라 ○ 更은 平聲이요 長은 上聲이니

---

1) 揆度: 診脈으로 病勢와 病所를 추측하고 四季節의 氣候變化를 종합하여 질병의 順逆을 파악하는 일을 말함. 『素問·病能論』에 "所謂揆者는 方切求之也니 言切求其脈理也요 度者는 得其病處하야 以四時度之也라"고 하였고, 『素問·玉版論要』에 "揆度者는 度病之淺深也요 奇恒者는 言奇病也라"고 하였다.

2) 悟眞篇: 北宋時 道士인 張伯端(984~1082年)이 撰集한 道家 書籍. 張伯端은 字가 平叔 혹은 用成이며 號는 紫陽임.

3) 蟾宮: 玉蟾宮이라고도 하는데, 月宮을 指稱함.

4) 日居離位反爲女 坎配蟾宮却是男: 『悟眞篇·中卷』에 보인다. "日居離位反爲女"는 離卦 中의 陰爻를, "坎配蟾宮却是男"은 坎卦 中의 陽爻를 의미하는데, 注에 "心爲日爲離爲陽 但內煉時取用者爲其陽中之陰(眞陰) 腎爲月爲坎爲陰 但內煉時取用者其陰中之陽(眞陽)"이라 하였고, 『周易·說卦』에는 "坎再索而得男 故謂之中男 離再索而得女 故謂之中女"라고 하였다.

5) 女陽物而晦時: 『春秋左氏傳』의 原文은 "女陽物而晦時로 淫이면 則生內熱蠱惑之疾이니이다"로 되어 있는데,

下同이라

二七而天癸至하야 任脈通하고 太衝脈이 盛하야 月事以時下 故로 有子하고

天癸者는 天一之氣也라 任衝者는 奇經之二也니 任主胎胞하고 衝爲血海하야 氣盛脈通 故로 月事下而有子라 月事者는 言女子經水가 按月而至하야 其盈虛消長이 應於月象이라 經以應月者는 陰之所生也라 ○ 愚按컨대 天癸之義는 諸家俱卽以精血爲解나 然이나 詳玩本篇에 謂女子二七에 天癸至하야 月事以時下하고 男子二八에 天癸至하야 精氣溢寫라하니 是皆天癸在先而後에 精血繼之니 分明先至後至하야 各有其義어늘 焉得謂天癸卽精血이요 精血이 卽天癸리오 本末이 混淆하야 殊失之矣라 夫癸者는 天之水로 干名也요 干者는 支之陽이니 陽은 所以言氣며 癸者는 壬之偶요 偶는 所以言陰이라 故로 天癸者는 言天一之陰氣耳라 氣化爲水하니 因名天癸니 此는 先聖命名之精이어늘 而諸賢이 所未察者라 其在人身에 是謂元陰이요 亦曰元氣라 人之未生엔 則此氣蘊於父母하니 是爲先天之元氣요 人之旣生엔 則此氣化於吾身하니 是爲後天之元氣라 第氣之初生에 眞陰甚微라가 及其旣盛하야 精血乃王이라 故로 女必二七 男必二八而後에 天癸至라 天癸旣至에 在女子則月事以時下하고 在男子則精氣溢寫하니 蓋必陰氣足而後에 精血化耳라 陰氣陰精을 譬之雲雨하면 雲者는 陰精之氣也요 雨者는 陰氣之精也니 未有雲霧不布而雨雪至者요 亦未有雲霧不濃而雨雪足者라 然則精生於氣하니 而天癸者 其卽天一之氣乎인저 可無疑矣로다 列子曰[1] 有生者는 有生生者하고 有形者는 有形形者라하니 其斯之謂인저

三七에 腎氣平均 故로 眞牙生而長極하고

腎氣는 卽天癸也요 平均은 充滿之謂라 眞牙는 謂牙之最後生者라 腎主骨 故로 腎氣平則眞牙生而長極矣라

四七에 筋骨堅하며 髮長極하며 身體盛壯하고

女子天癸之數는 七七而止하니 年當四七에 正及材力之中이라 故로 身體盛壯하고 髮長極矣라

五七에 陽明脈이 衰하야 面始焦하며 髮始墮하고

女爲陰體니 不足於陽이라 故로 其衰也에 自陽明始라 陽明之脈이 行於面하고 循髮際故로 面焦髮墮라

六七에 三陽脈이 衰於上하야 面皆焦하며 髮始白하고

三陽脈이 皆盛於面也라

晉侯가 近女室에 의해 病이 발생했음을 說明하고 있는 내용이다.

1) 列子曰:『列子·天序』에 "有生者는 有生生者하고 有形者는 有形形者하고 有聲者는 有聲聲者하고 有色者는 有色色者하고 有味者는 有味味者라"고 하였다.

七七에 任脈이 虛하며 太衝脈이 衰少하야 天癸竭하며 地道不通 故로 形壞而無子也라

至是則衝任血少하고 陰氣竭 故로 經水止絶而坤道不通也요 天癸竭絶 故로 形體衰壞而不能有子矣라

丈夫는 八歲에 腎氣實하야 髮長齒更하고

八爲少陰之數니 男本陽體而得陰數者는 陽中有陰也라 髮長齒更義는 同前이라

二八에 腎氣盛하야 天癸至하고 精氣溢寫하야 陰陽和 故로 能有子하고

男女眞陰을 皆稱天癸라 天癸旣充하면 精乃溢寫하고 陰陽和合 故로 能生子라 子者는 統男女而言이니 男曰男子요 女曰女子라 ○ 愚按컨대 有子之道는 必陰陽合而後에 胎孕成이라 故로 天一生水而成於地之六하고 地二生火而成於天之七하니 所以萬物之生이 未有不因陰陽相感하야 而能成其形者니 此一陰一陽之謂道也라 至於成男成女之說하여는 按北齊褚澄[1]이 曰 男女之合에 二情交暢하야 陰血先至하고 陽精後衝이면 血開裹精하야 精入爲骨而男形成矣요 陽精先入하고 女血後參이면 精開裹血하야 血入爲本而女形成矣라하고 啓玄子曰 男女에 有陰陽之質이 不同하니 天癸는 則精血之形이 亦異라하니 故로 自後醫家가 皆宗其說이로되 而近者에 玄臺馬氏[2]駁之曰 男女之精을 皆可以天癸로 稱이니 今王註에 以女子之天癸爲血이면 則男子之天癸도 亦爲血耶아 易曰 男女構精에 萬物化生이라하니 故로 交構之時엔 各有其精하고 而行經之時엔 方有其血이요 未聞交構之時에 可以血言이라 廣嗣[3]諸書에 皆言精裹血 血裹精者도 亦非라하니 此는 馬氏之說이 誠是也라 又按李東垣이 曰 經水斷後一二日엔 血海始淨하야 精勝其血하니 感者成男하고 四五日後엔 血脈已王하야 精不勝血하니 感者成女라하고 朱丹溪曰[4] 夫乾坤은 陰陽之情性[5]也요 左右는 陰陽之道路也요 男女는 陰陽之儀象[6]也라 陰陽交構에 胎孕乃凝하니 所藏之處를 名曰子宮이라 一系在下하고 上有兩岐하며 中分爲二니 形如合鉢이라 一達於左하고 一達於右하니 精勝其血이면 則陽爲之主하야 受氣於左子宮而男形成하고 精不勝血이면 則陰爲之主하야 受氣於右子宮而女形成이라하니 若此諸說이 不同하야 未必皆爲確論이라 然이나 以愚見으로 亦有謂焉이면 如王氏以精血爲天癸는 蓋以經文에 言女子之血과 男子之精이 皆隨天癸而至故也니 此雖未得其眞이나 而其義猶不相遠이라 至於褚氏之說하여는 則必所不然이라 蓋男女相合하야

1) 褚澄: 南北朝時代의 醫家로 字는 彦道이며, 河南省 陽翟사람임. 著書에 『褚氏遺書』가 있음.
2) 玄臺馬氏: 明代 醫家인 馬蒔. 玄臺는 字이다. 會稽(浙江省 紹興) 사람으로 『黃帝內經素問注證發微』와 『黃帝內經靈樞注證發微』를 編纂하였다.
3) 廣嗣: 『廣嗣要語』의 略稱. 明代 兪橋가 편찬한 의서. 책머리에 種子法에 대하여 기술하였고 다음에 五子衍宗丸 등의 諸方에 대하여 기술하였다. 廣嗣란 多生子息의 뜻임.
4) 朱丹溪曰: 『格致餘論·受胎論』에 보인다.
5) 情性: 『荀子·性惡』에 本性이라 했음.
6) 儀象: 形象.

兩精和暢에 本無血至之事요 惟是結胎之後에 男以精而肇其元하고 女以血而成其體하니 此는 以男精女血而謂之構니 自是正理요 若以交會之際에 而言其精裹血 血裹精者는 誠然謬矣라 此는 不若丹家以陽精爲天壬이요 陰精爲地癸者爲妥니 其說에 曰 天壬先至하고 地癸隨至하야 癸裹壬則成男子요 地癸先至하고 天壬隨至하야 壬裹癸則成女子며 壬癸齊至則成雙胎요 一遲一速이면 俱不成胎하니 天壬地癸者는 乃天地元精元氣也라하니라 雖然이나 此固一說也니 但亦涉於渺茫[1]耳라 若東垣之說은 則以數日之後로 感必成女라하나 第以近驗求男者컨대 每用三十時辰兩日半之法而有必不免於女者하고 有在二十日以外而得男者하니 此皆與東垣으로 相反矣라 若丹溪以左右者陰陽之道路一句로 爲論은 乃指旣受之後爲言이요 而亦未明其所以然이라 且左右者는 言陰陽升降之理니 豈此兩岐之謂리오 尤屬太奇라 若必欲得其實理면 則乾道成男하고 坤道成女하니 陽勝陰者爲男이요 陰勝陽者爲女니 此爲不易之至論이라 然이나 陰陽盛衰之說이 固如此로되 而亦何以見其詳고 如老陽少陰으로 强弱을 判矣요 羸陽壯陰으로 盛衰를 分矣나 壯而不畜이면 同乎弱矣요 老而知養이면 同於少矣라 期候[2]에 有陰陽하니 忽之者는 其氣衰하고 起居에 有消長하니 得之者는 其氣盛이라 兩軍相對에 氣可奪於先聲이니 一靜自持하야 機待時而後動이면 以寡擊衆하리니 孰謂無方이리오 轉弱爲强이 果由妙用이라 受與不受는 在闔闢이요 不在淺深이니 言遲疾者는 殊謬라 男與不男은 在盈虛요 不在衝裹니 道先後者는 尤差라 凡寡慾而得之男女면 貴而壽하고 多慾而得之男女면 濁而夭하니 何莫非乾坤之道乎리오 知之者 豈惟擅璋瓦[3]之權가 而藍田[4]에 久無烟焰[5]者 不外此也요 子女生而夭弱者도 不外此也니 有子女之念者는 其留意於是焉이라

三八에 腎氣平均하야 筋骨勁强 故로 眞牙生而長極하고

腎水生肝血 故로 筋亦勁强也라 餘註는 同前女子라

四八에 筋骨隆盛하야 肌肉滿壯하고

男子氣數[6]至此에 盛之極也라

五八에 腎氣衰하야 髮墮齒槁하고

男爲陽體니 不足於陰 故로 其衰也에 自腎始요 而髮齒其徵也라

六八에 陽氣衰竭於上하야 面焦하며 髮鬢頒白하고

1) 渺茫: 模糊不淸, 虛妄無憑, 空虛.
2) 期候: 時期.
3) 璋瓦: "生子曰弄璋 生女曰弄瓦"의 준말로 璋은 구슬, 瓦는 실감개(실패 즉 紡甎)를 말함.(『詩經』)
4) 藍田: 藍田生玉의 준말로 "古藍田生美玉 因用以比喩父生佳子"의 뜻임. 藍田은 陝西省 藍田縣.
5) 烟焰: 연기와 불꽃, 즉 불의 기운. 사람 살아가는 모습이나 낌새.
6) 氣數: 天地變化의 常數, 二十四節氣의 常數. 日月의 運行으로 節氣가 생기고 節氣에 따라 生長化收藏의 變化가 있게 되는 節氣의 日數. 여기에서는 運數의 뜻임.

陽氣는 亦三陽氣也라 頒은 班同이라

七八에 肝氣衰하야 筋不能動하며 天癸竭하야 精少하며 腎藏衰하야 形體皆極하고

肝主筋하니 肝衰 故로 筋不能動이요 腎主骨하니 腎衰 故로 形體疲極이라

八八에 則齒髮去라

衰之甚也라

腎者는 主水하야 受五藏六府之精而藏之라 故로 五藏盛이라야 乃能寫어늘

腎爲水藏이요 精卽水也라 五藏六府之精이 皆藏於腎이나 非腎藏獨有精也라 故로 五藏盛則腎乃能寫라

今五藏皆衰하야 筋骨解惰하고 天癸盡矣라 故로 髮鬢白하며 身體重하며 行步不正而無子耳니이다

凡物壯則老하니 此上文이 所謂天數也라 ○ 解는 懈同이라

帝曰 有其年已老而有子者는 何也오

岐伯이 曰 此는 其天壽過度하야 氣脈常通하고 而腎氣有餘也라

此는 天稟有餘니 卽所謂材力也라

此雖有子나 男不過盡八八하고 女不過盡七七하야 而天地之精氣皆竭矣니이다

天癸大數는 女已盡於七七하고 男已盡於八八하야 精氣旣竭하니 此外多難於子矣라

帝曰 夫道者는 年皆百數로되 能有子乎아

岐伯이 曰 夫道者는 能卻老而全形하야 身年雖壽나 能生子也니이다

道者는 言合道之人也라 旣能道合天地면 則其材力天數自是非常하야 却老全形하고 壽而生子하니 固有出人之表[1]하야 而不可以常數限者矣라 此篇大意는 帝以材力天數爲問에 而岐伯之答이 如天癸盛衰者는 言材力也요 七七八八者는 言天數也라 雖材力之强者는 若出於數限之外나 而其所以能出者도 又何莫非天稟之數乎아 其有積精全神하야 而能以人力勝天者는 惟法則天地而合同於道者라야 爲能及之也라

---

1) 表: 儀表, 즉 容貌나 姿態.

天年常度

『靈樞·天年篇』全 ○ 十四

黃帝問於岐伯曰 願聞人之始生에 何氣築爲基며 何立而爲楯[1]이며 何失而死며 何得而生고

基는 址也요 楯은 材具[2]也라 ○ 楯은 音巡이라

岐伯이 曰 以母爲基요 以父爲楯이며 失神者는 死하고 得神者는 生也니이다

人之生也 合父母之精而有其身하니 父得乾之陽하고 母得坤之陰하야 陽一而施하고 陰兩而承이라 故로 以母爲基요 以父爲楯이니 譬之稼穡者컨대 必得其地라야 乃施以種이라 種劣地優면 肖由乎父요 種優地劣이면 變成乎母라 地種皆得이나 而陰陽失序者는 雖育이나 無成也라 故로 三者相合이라야 而象變이 斯無窮矣라 夫地者는 基也요 種者는 楯也며 陰陽精氣者는 神也니 知乎此면 則知人生之所以然矣라

黃帝曰 何者爲神고

岐伯이 曰 血氣已和하며 榮衛已通하며 五藏已成하야 神氣舍心하며 魂魄畢具라야 乃成爲人이니이다

神者는 陰陽合德之靈也라 二氣合而生人이면 則血氣營衛五藏이 以次相成하고 神明이 從而見矣라 惟是神之爲義有二하니 分言之則陽神曰魂이요 陰神曰魄이며 以及意志思慮之類도 皆神也라 合言之則神藏於心하야 而凡情志之屬이 惟心所統하니 是爲吾身之全神也라 夫精全則氣全하고 氣全則神全하니 未有形氣衰而神能王者요 亦未有神旣散而形獨存者라 故로 曰 失神者死요 得神者生이라하니라 至於魂魄之義하여는 如前本神篇에 曰 隨神往來者를 謂之魂이요 竝精而出入者를 謂之魄이라하니 及諸家得理之論을 再附於左하야 以詳其義하노라 ○ 唐孔氏[3]曰 人之生也에 始變化爲形하니 形之靈曰魄이요 魄內自有陽氣하니 氣之神曰魂이라 魂魄은 神靈之名이니 初生時에 耳目心識[4]과 手足運動이 此魄之靈也요 及其精神性識[5]이 漸有知覺하니 此則氣之神也라하니라 ○ 樂祁曰[6] 心之精爽[7]을 是謂魂魄이라하니 魄屬形體요 魂屬精神이라 精又是魄

---

1) 楯: 欄干, 울타리의 뜻이나 景岳은 種子(男精)의 의미로 해석하였다.
2) 材具: 그릇(器具)을 만드는 材料, 혹은 才能이나 機能.
3) 唐孔氏: 唐의 大儒인 孔穎達. 太宗의 命을 받아『五經正義』를 지었다.
4) 心識: 意識.
5) 性識: 天分, 悟性(事物을 理解하고 分析하는 能力).
6) 樂祁曰:『春秋左氏傳』昭公二十五年에 보인다. 樂祁는 宋나라 사람으로 字는 子梁이고 司城(司空)벼슬을 지냈다.
7) 精爽: 精靈.

이니 魄是精之神이요 神又是魂이니 魂是氣之神이라 ○ 邵子曰 氣形盛則魂魄盛하고 氣形衰則魂魄亦從而衰로되 魂隨氣而變하고 魄隨形而化라 故로 形存則魄存하고 形化則魄散이라하니라 ○ 朱子曰 魂神而魄靈이요 魂陽而魄陰이니 魂動而魄靜이라 生則魂載於魄而魄檢其魂이라가 死則魂遊散而歸於天하고 魄淪墜而歸於地라 運用動作底是魂이요 不運用動作底是魄이라 魄盛則耳目聰明하야 能記憶하니 老人이 目昏耳聵[1]하야 記事不得者는 魄衰也라하고 又曰 人生則魂魄相交하고 死則各相離去라 月之黑暈[2]是魄이요 其光是魂이니 魂是魄之光燄이요 魄是魂之根柢라 火是魂이요 鏡是魄[3]이니 燈有光燄이나 物來便燒하고 鏡雖照見이나 却在裏面이라 火日外景이요 金水內景이니 火日是魂이요 金水是魄이라 陰主藏受 故로 魄能記憶在內요 陽主運用 故로 魂能發用[4]出來라 二物은 本不相離하야 精聚則魄聚하고 氣聚則魂聚하니 是爲人物之體라 至於精竭魄降이면 則氣散魂遊而無所知矣라하니라

黃帝曰 人之壽夭各不同하야 **或夭壽**하며 **或卒死**하며 **或病久**하니 **願聞其道**하노이다

岐伯이 **曰 五藏堅固**하며 **血脈和調**하며 **肌肉解利**[5]하며 **皮膚緻密**하야 **營衛之行**이 **不失其常**하고 **呼吸微徐**[6]하야 **氣以度行**하며 **六府化穀**하야 **津液布揚**하야 **各如其常**이라 **故**로 **能長久**니이다

堅固者는 不易損하고 和調者는 不易亂이라 解利者는 可無留滯요 緻密者는 可免中傷이라 營衛之行이 不失其常者는 經脈和也요 呼吸微徐하야 氣以度行者는 三焦治也라 六府化穀하야 津液布揚이면 則藏府和平하고 精神充暢이라 故로 能長久而多壽也라

黃帝曰 人之壽百歲而死는 **何以致之**오 **岐伯**이 **曰 使道**[7]**隧以長**하고 **基墻**[8]이 **高以方**하야 **通調營衛**하며 **三部三里**[9]**起**하야 **骨高肉滿**이면 **百歲乃得終**이니이다

禮記에 百歲를 謂之期頤라하니라 使道는 指七竅而言이니 謂五藏所使之道路라 如肺氣通於鼻하고 肝氣通於目하고 脾氣通於口하고 心氣通於舌하고 腎氣通於耳하니 是卽五官之道路也라 隧는

1) 聵: 배내귀머거리(生而聾) 외.
2) 月之黑暈: 月暈, 달무리. 달언저리에 둥그렇게 생기는 구름과 같은 허연 테로 비가 올 징조라고 함.
3) 火是魂 鏡是魄: 火鏡은 陽燧라고도 하는데, 햇빛을 모아 불을 일으키는 도구로 볼록렌즈나 돋보기에 해당함.
4) 發用: 使用, 運用, 奮發用力.
5) 解利: 和緩滑利. 解는 緩의 뜻임.
6) 呼吸微徐: 呼吸이 和緩하고 깊어 거칠거나 빠르지 않음.(微微不粗 徐徐不疾)
7) 使道: ① 鼻孔. ② 人中溝. ③ 七竅.
8) 基墻: ① 面部(地閣爲基 蕃蔽爲墻). ② 鼻孔.(『太素』)
9) 三部三里: 面部의 上中下 三部(相法에서의 三停)를 三里라 함.(馬蒔)

深邃[1]貌요 基墻은 指面部而言이니 骨骼爲基요 蕃蔽[2]爲墻이라 義見脈色類三十一二等篇이라 凡營衛部里와 及骨高肉滿이 若此者는 卽致壽之道라 故로 得百歲而終이라

黃帝曰 其氣之盛衰하야 以至其死를 可得聞乎아 岐伯이 曰 人生十歲에 五藏始定하며 血氣已通하며 其氣在下 故로 好走하고

天地之氣는 陽主乎升하니 升則向生하고 陰主乎降하니 降則向死라 故로 幼年之氣在下者는 亦自下而升也라

二十歲에 血氣始盛하며 肌肉方長 故로 好趨하고

三十歲에 五藏大定하며 肌肉堅固하며 血脈盛滿 故로 好步하고

盛滿則不輕捷 故로 好步矣라

四十歲에 五藏六府와 十二經脈이 皆大盛以平定하야 腠理始疎하며 榮華頹落하며 髮頗班白하며 平盛不搖 故로 好坐하고

天地消長之道는 物極必變하고 盛極必衰하며 日中則昃하고 月盈則虧하니 人當四十에 陰氣已半이라 故로 髮頗班白而平盛不搖好坐者는 衰之漸也라

五十歲에 肝氣始衰하며 肝葉始薄하며 膽汁始滅하며 目始不明하고 六十歲에 心氣始衰하야 苦憂悲하고 血氣懈惰 故로 好臥하고 七十歲에 脾氣虛하야 皮膚枯하고 八十歲에 肺氣衰하야 魄離 故로 言善悞하고 九十歲에 腎氣焦하며 四藏經脈이 空虛하고 百歲에 五藏皆虛하며 神氣皆去하야 形骸獨居而終矣니이다

魄離者는 形體衰敗也요 腎氣焦者는 眞陰虧竭也라 此는 與前篇上古天眞論女盡七七男盡八八로 互相發明하니 彼以七八로 言者는 言陰陽之限數요 此以十으로 言者는 言人生之全數라 然則人之氣數는 固有定期而長短不齊者니 有出於稟受커나 有因於人爲라 故로 惟智者는 不以人欲으로 害其天眞[3]하고 以自然之道로 養自然之壽하야 而善終其天年하니 此는 聖智之所同也라 今之人은 非惟不能守其所有요 而且欲出塵逃數하고 解脫飛升하야 因人惑己하고 因己惑人하니 是焉知無則無極이요 有則有盡이리오마는 而固竊竊然[4]自以爲覺하니 亦何異夢中占夢[5]이리오 其不覺也 亦甚矣로다

---

1) 邃: 깊고 그윽할 수.
2) 蕃蔽: 蕃(藩)은 頰側, 蔽는 耳門을 말함.
3) 天眞: 사람의 생명을 유지시키는 先天 眞氣나 元氣. 이 외에 事物의 天然性質이나 本來面目 혹은 禮俗에 拘碍받지 않는 性品을 뜻하기도 한다.
4) 竊竊然: ① 조잘조잘하면서 아는 척 함. ② 소곤소곤 말하는 모양.
5) 夢中占夢: 虛幻境. 『莊子·齊物論』에 "方其夢也 不知其夢也 夢之中又占其夢焉 覺而後知其夢也"라고 하였다.

黃帝曰 其不能終壽而死者는 何如오

謂不及天數而蚤歿者也라

岐伯이 曰 其五藏이 皆不堅하고 使道不長하야

使道는 如上文이요 不長은 短促也라

空外以張[1])하며

九竅張露也라

喘息暴疾하고

喘息者는 氣促하고 暴疾者는 易傷하니 皆非延壽之徵也라

又卑基墻하며 薄脈少血하며 其肉不石하야

石은 堅也라

數中風寒하며 血氣虛하며 脈不通하면 眞邪相攻하야 亂而相引이라

數中風寒하면 表易犯也요 血氣虛하면 中不足也요 脈不通하면 經絡多滯也라 故로 致眞邪易於相攻이라 然이나 正本拒邪나 正氣不足하면 邪反隨之而入이라 故로 曰相引이라 ○ 數은 音朔이라

故로 中壽而盡也니이다

凡此形體血氣가 旣已異於上壽면 則其中壽而盡하니 固有所由라 此는 先天之稟受然也니 夫人生器局[2])이 旣稟於有生之初면 則其一定之數는 似不可以人力强者라 第稟得其全而養能合道면 必將更壽하고 稟失其全而養復違和면 能無更夭라 故로 知之者는 下可以希中하고 中可以希上하며 不知者는 上僅得其次하고 次僅得其下矣니 所謂天定則能勝人이요 人定도 亦能勝天也라 夫稟受者는 先天也요 修養者는 後天也니 先天은 責在父母요 後天은 責在吾心이라

壽夭

『靈樞·壽夭剛柔篇』○ 十五

黃帝問於伯高曰 余聞컨대 形有緩急하며 氣有盛衰하며 骨有大少하며 肉有堅脆하며 皮有厚薄이라하니 其以立壽夭는 奈何오

此는 欲因人之形體氣質하야 而知其壽夭也라

---

1) 張: 開也.
2) 器局: 器量과 局面(形便, 形勢).

伯高答曰 形與氣相任則壽하고 不相任則夭하며

任은 相當也라 蓋形以寓氣하고 氣以充形하니 有是形이면 當有是氣하고 有是氣면 當有是形이라 故로 表裏相稱者는 壽하고 一强一弱하야 而不相勝[1]者는 夭라

皮與肉相果[2]則壽하고 不相果則夭하며

肉居皮之裏하고 皮爲肉之表라 肉堅皮固者 是爲相果요 肉脆皮疎者 是爲不相果니 相果者는 氣必畜 故로 壽하고 不相果者는 氣易失 故로 夭라

血氣經絡이 勝形則壽하고 不勝形則夭하니이다

血氣經絡者는 內之根本也요 形體者는 外之枝葉也니 根本勝者는 壽하고 枝葉勝者는 夭也라

黃帝曰 何謂形之緩急고 伯高答曰 形充而皮膚緩者는 則壽하고 形充而皮膚急者는 則夭하며

形充而皮膚和緩者는 氣脈[3]從容[4] 故로 當壽요 形充而皮膚緊急者는 氣脈促迫 故로 當夭라

形充而脈堅大者는 順也요 形充而脈少以弱者는 氣衰하니 衰則危矣라

形充脈大者는 表裏如一 故로 曰順이요 形充脈弱者는 外實內虛 故로 曰危라

若形充而顴不起者는 骨小하니 骨小則夭矣요

人之形體는 骨爲君이요 肉爲臣이니 君勝臣者는 順이요 臣勝君者는 逆이라 顴者는 骨之本也라 故로 形充而顴不起者는 其骨必小하니 骨小肉充하면 臣勝君者也라 故로 當夭라

形充而大肉䐃堅而有分者는 肉堅하니 肉堅則壽矣며 形充而大肉無分理不堅者는 肉脆하니 肉脆則夭矣라

大肉은 臀肉也요 䐃者는 筋肉結聚之處니 堅而厚者是也라 有分者는 肉中分理[5]明顯也라 此는 言形體雖充이라도 又必以肉之堅脆로 分壽夭니 其必驗於大肉者는 以大肉爲諸肉之宗也라 故로 凡形充而臀削者는 必非福壽之兆라 ○ 䐃은 劬允切이요 臀은 音豚이라

此는 天之生命이 所以立形定氣而視壽夭者니 必明乎此立形定氣而後에 以臨病人이라야 決死生하니이다

---

1) 勝: 견딜(堪) 승.
2) 果: 裹와 通. 裹는 서로 감싸주다의 뜻임.
3) 氣脈: 血氣와 脈息, 氣勢나 氣運.
4) 從容: 자연스럽고 태연한 모양, 調和를 이루어 安穩한 모양.
5) 分理: 紋理나 脈絡 或은 事物 間의 聯系.

黃帝曰 余聞壽夭는 無以度之라하더이다

度은 入聲이라

伯高答曰 墻基卑하야 高不及其地者는 不滿三十而死하고 其有因加疾者는 不及二十而死也니이다

墻基者는 面部四旁骨骼也요 地者는 面部之肉也라 基墻不及其地者는 骨衰肉勝也니 所以不壽요 再加不愼而致疾이면 其夭更速이라 故로 不及二十而死也라 ○ 按五色篇에 曰 明堂者는 鼻也요 闕者는 眉間也요 庭者는 顏也요 蕃者는 頰側也요 蔽者는 耳門也라 其間欲方大니 去之十步에 皆見於外하면 如是者는 壽必中百歲라하니 詳脈色類三十二라

黃帝曰 形氣之相勝으로 以立壽夭는 奈何오

伯高答曰 平人而氣勝形者는 壽로되

人之生死는 由乎氣하니 氣勝則神全이라 故로 平人이 以氣勝形者는 壽요 設外貌雖充이나 而中氣不足者는 必非壽器라

病而形肉脫에 氣勝形者는 死하고 形勝氣者는 危矣니이다

若病而至於形肉脫이면 雖其氣尚勝形이라도 亦所必死라 蓋氣爲陽이요 形爲陰이라 陰以配陽하고 形以寓氣하니 陰脫則陽無所附하고 形脫則氣難獨留라 故로 不免於死라 或形肉未脫而元氣衰竭者는 形雖勝氣라도 不過陰多於陽이니 病必危矣라 ○ 按本篇大義는 乃自天稟爲言이요 又如五常政大論에 以陰陽高下로 言人壽夭는 則地勢使然이니 又不可不知也라 詳運氣類十六이라

人身應天地

『靈樞·邪客篇』○ 十六

黃帝問於伯高曰 願聞컨대 人之肢節이 以應天地는 奈何오

四肢骨節也라

伯高答曰 天圓地方하니 人頭圓足方하야 以應之하고

圓者는 徑一圍三이니 陽奇之數요 方者는 徑一圍四니 陰偶之數라 人首는 屬陽居上 故로 圓而應天하고 人足은 屬陰居下 故로 方而應地라

天有日月하니 人有兩目하고

天有日月而照臨萬方하니 人有眼目而明見萬象이라

地有九州하니 人有九竅하고

九州者는 荊梁雍豫徐揚靑兗冀也요 九竅者는 上有七竅하고 下有二陰하니 淸陽은 出上竅而有陽中之陰陽하고 濁陰은 出下竅而有陰中之淸濁[1]이라

天有風雨하니 人有喜怒하고

和風甘雨는 天之喜요 摧拉霖潰는 天之怒라

天有雷電하니 人有音聲하고

陰陽相搏하야 天地發爲雷電이요 情志所見하야 人物發爲音聲이라

天有四時하니 人有四肢하고

四肢者는 兩手兩足也라

天有五音하니 人有五藏하고

五音者는 宮商角徵羽요 五藏者는 心肺脾肝腎이라

天有六律[2]하니 人有六府하고

六律者는 黃鍾太簇姑洗[3]蕤賓夷則無射[4]이 爲六陽律이요 大呂夾鍾仲呂林鍾南呂應鍾이 爲六陰律이며 六府者는 胃膽大腸小腸三焦膀胱也라

天有冬夏하니 人有寒熱하고

寒應冬이요 熱應夏也라

天有十日하니 人有手十指하고

十日者는 甲乙丙丁戊己庚辛壬癸니 是謂天干이라 故로 應人之手指라

辰有十二하니 人有足十指莖垂하야 以應之하고 女子는 不足二節하야 以抱人形하며

十二辰者는 子丑寅卯辰巳午未申酉戌亥니 是謂地支라 故로 應人之足指라 足指惟十이나 并莖

1) 淸陽(空氣)은 上升하므로 注於肺하고 肺中濁氣는 下注於經하여 血脈을 營衛하며, 濁陰(穀氣)은 下降하므로 注於胃하고 胃中淸氣는 上出於口하여 呼吸津液을 通하게 한다.

2) 六律: 六律은 律呂(音樂의 가락)의 長短, 高低, 大小에 의하여 六陽律과 六陰呂로 나누는데 六陽律은 黃鍾(十一) 太簇(正) 姑洗(三) 蕤賓(五) 夷則(七) 無射(九)이고, 六陰呂는 大呂(十二) 夾鍾(二) 仲呂(四) 林鍾(六) 南呂(八) 應鍾(十)이다.

3) 洗: 조촐할(潔), 音律이름 선.

4) 射: 싫을(厭), 音律이름 역.

垂爲十二니 莖者는 宗筋也요 垂者는 睾丸也라 女子는 少此二節 故로 能以抱人形이라 抱者는 懷胎之義니 如西北을 稱伏雞[1]하야 爲抱者是也라 ○ 睾는 音高라

天有陰陽하니 人有夫妻하고

天爲陽地爲陰이요 夫爲陽妻爲陰이라 故로 曰夫乃婦之天이라

歲有三百六十五日하니 人有三百六十節하고

節은 骨節也라

地有高山하니 人有肩膝하고

肩膝은 骨大而高 故로 以應山이라

地有深谷하니 人有腋膕하고

腋膕深陷 故로 以應谷이라 ○ 膕은 音國이라

地有十二經水하니 人有十二經脈하고

詳見經絡類三十二라

地有泉脈하니 人有衛氣하고

泉脈[2]은 出於地下하고 衛氣는 行於肉中이라

地有草蓂하니 人有毫毛하고

蓂莢[3]은 瑞草也니 堯時에 生於庭하야 隨月彫榮이라 朔後一日에 莢生하고 望後一日에 莢落하니 歷得其分度[4]는 則蓂莢生이라

天有晝夜하니 人有臥起하고

晝爲陽이니 人應陽而動하고 夜爲陰이니 人應陰而靜이라

天有列星하니 人有牙齒하고

齒牙疏朗[5] 故로 象似列星이라 說文에 云 牙는 牡齒也라하고 一曰 銳者爲牙요 齊者爲齒라하니라 上古天眞論에 以女子三七男子三八이면 則眞牙生而長極이라하니 是以로 後生之大者爲牙也

---

1) 伏雞: 孵卵的母鷄.(『辭源』) 伏는 새알 안을 부.
2) 泉脈: 地下로 흐르는 泉水, 즉 水脈. 人體의 脈絡과 類似하여 泉脈이라 한다.
3) 蓂莢: 中國 堯帝 時에 났었다는 풀의 이름으로, 초하루부터 날마다 한 잎씩 낳다가 열엿새부터 그믐까지 한 잎씩 떨어졌다하여 冊曆풀이라고도 한다.(『十八史略·堯帝』)
4) 分度: 日月星辰의 運行度數를 나눔.
5) 疏郎: 疏는 分也니, 明朗의 뜻이다.

요 女子七歲男子八歲면 齒更이라하니 是以로 前生之小者爲齒也라 故로 男子는 八月에 生齒하야 八歲而齔[1]하고 女子는 七月에 生齒하야 七歲而齔이라 齔은 毁齒也라 ○ 齔은 抄近切이라

地有小山하니 人有小節하고

小節者는 小骨指節之類라

地有山石하니 人有高骨하고

高骨者는 顴肩膝踝之類라

地有林木하니 人有募筋하고

募者는 筋脈聚畜之處라 ○ 募는 音暮라

地有聚邑하니 人有䐃肉하고

䐃肉者는 脂肉之聚處也라 ○ 䐃은 劬允切이라

歲有十二月하니 人有十二節하고

四肢에 各三節이니 是爲十二節이라

地有四時不生草하니 人有無子라

地有不毛之地하고 人有不育之人이라

此人與天地相應者也니이다

人身小天地가 即此之謂라

婦人無鬚 氣血多少

『靈樞·五音五味篇』○ 十七

黃帝曰 婦人無鬚者는 無血氣乎아 岐伯이 曰 衝脈任脈은 皆起於胞中하야 上循背裏하야 爲經絡之海하고

凡男婦之有鬚無鬚者는 皆由於衝任二脈之血에 有盛衰也라 衝任爲經絡之海니 其起脈之處는 則在胞中而上行於背裏라 所謂胞者는 子宮이 是也라 此男女藏精之所를 皆得稱爲子宮이나 惟女子於此에 受孕하니 因名曰胞라 然이나 衝任督脈이 皆起於此하니 所謂一原而三岐也라 ○ 胞義는 詳氣味類三이요 子宮命門詳義는 具附翼三卷三焦包絡命門辨中이라

---

1) 齔: 이갈 츤.

其浮而外者는 **循腹右上行**하야 **會於咽喉**하고 **別而絡脣口**라 **血氣盛則充膚熱肉**하고 **血獨盛則澹**[1]**滲皮膚**하야 **生毫毛**라

衝任은 陰脈也라 故로 循腹右上行이라 然左乳之下엔 則有胃之大絡하니 此正左陽右陰이 相配之妙也라 詳脈色十一이라

今婦人之生[2]이 **有餘於氣**하고 **不足於血**은 **以其數脫血也**니 **衝任之脈**이 **不榮口脣 故**로 **鬚不生焉**이니이다

數脫血은 謂血不留而月事以時下也라 衝任爲血之海요 鬚爲血之餘니 血不足則衝任之脈이 不榮於口하야 而鬚不生矣라 ○ 數은 音朔이라

黃帝曰 士人有傷於陰이면 **陰氣絶而不起**하야 **陰不用**이라 **然**이나 **其鬚不去**하니 **其故**는 **何也**며 **宦者獨去**는 **何也**오 **願聞其故**하노이다

陰不用者는 陽痿不擧也라 此는 言士人之陰傷而絶者는 鬚尙不去로되 何宦官之血不常脫而鬚獨無也오하니라

岐伯이 **曰 宦者**는 **去其宗筋**이라 **傷其衝脈**하야 **血寫不復**하며 **皮膚內結**하야 **脣口不榮**이라 **故**로 **鬚不生**이니이다

士人者는 陰氣雖傷이나 而宗筋未壞하고 彼宦官者는 去其宗筋이니 則傷其衝脈矣라 血一寫而不能復하고 皮膚內結而經道不行 故로 衝脈不榮於口하야 而鬚不生也라

黃帝曰 其有天宦者는 **未嘗被傷**하고 **不脫於血**이나 **然**이나 **其鬚不生**하니 **其故**는 **何也**오

謂身爲男子而終身無鬚하야 若天生之宦官然이라 故로 曰天宦이라

岐伯이 **曰 此**는 **天之所不足也**라 **其任衝不盛**하고 **宗筋不成**하며 **有氣無血**하야 **脣口不榮**이라 **故**로 **鬚不生**이니이다

天之所不足은 言先天所稟에 有任衝之不足者라 故로 亦不生鬚也라

黃帝曰 善乎哉라 **聖人之通萬物也**는 **若日月之光影**과 **音聲鼓響**[3]하야 **聞其**

---

1) 澹: 물결 출렁이는 모양(水搖貌), 움직일(動).
2) 生: 여기서는 誕生의 意味보다는 日常生活(經度生理)을 뜻하는 것으로 보인다.
3) 音聲鼓響: 『太素』에는 '音聲之鼓響'으로 되어 있다. 日月의 光輝와 소리의 울림처럼 原因에 따른 結果를 확실히 파악할 수 있다는 뜻이다.

聲而知其形하나니 **其非夫子**면 **孰能明萬物之精**이리오

日月有光하니 見影可識이요 音聲有應하니 聞響可知라 惟聖人者라야 能明物理之精이라 故로 因此可以知彼하고 因外可以知內也라

是故로 **聖人**이 **視其顏色**하사 **黃赤者**는 **多熱氣**요 **青白者**는 **少熱氣**요 **黑色者**는 **多血少氣**며

黃赤者는 爲陽이요 青白黑者는 爲陰也라

美眉者는 **太陽多血**이요 **通髯極鬚者**는 **少陽多血**이요 **美鬚者**는 **陽明多血**이라하시니 **此其時**[1]**然也**라

在頰曰髯이요 在口下及兩頤者曰鬚요 在口上曰髭라 凡此所言者는 卽其經行之地라

夫人之常數는 **太陽**은 **常多血少氣**하고 **少陽**은 **常多氣少血**하고 **陽明**은 **常多血多氣**하며 **厥陰**은 **常多氣少血**하고 **少陰**은 **常多血少氣**하고 **太陰**은 **常多血少氣**하니 **此天之常數也**니이다

十二經之血氣多少는 各有不同하니 兩經所言之數凡三에 皆有互異라 意者氣血多少四字가 極易混亂하니 此는 必傳錄之誤也라 當以素問血氣形志篇者로 爲是니 詳見經絡二十이라

參考: 經脈의 氣血多少

1. 『素問·血氣形志篇』
   太陽常多血少氣 少陽常少血多氣 陽明常多氣多血
   厥陰常多血少氣 少陰常少血多氣 太陰常多氣少血
2. 『靈樞·九鍼論』
   陽明多血多氣 太陽多血少氣 少陽多氣少血
   太陰多血少氣 厥陰多氣少血 少陰多氣少血

* 『太素·任脈篇』

表	裏	表	裏	表	裏
太陽	少陰	少陽	厥陰	陽明	太陰
多血少氣		多氣少血		多血多氣	
陰多陽少		陽多陰少		陰陽俱多	

1) 時: 常時也.

類經四卷

張介賓類註

藏象類

老壯少小 脂膏肉瘦之別

『靈樞·衛氣失常篇』○ 十八

黃帝問於伯高曰 人之肥瘦大小寒溫과 有老壯少小[1]를 別之는 奈何오

寒溫者는 言稟有陰陽也라

伯高對曰 人年五十已上爲老요 二十已上爲壯이요 十八已上爲少요 六歲已上爲小니이다

黃帝曰 何以度知其肥瘦오 伯高曰 人有肥[2]有膏有肉이니이다

肥者는 卽下文所謂脂也라

黃帝曰 別此는 奈何오 伯高曰 膕肉堅하고 皮滿者肥요 膕肉不堅하고 皮緩者膏요 皮肉不相離者肉이니이다

膕肉은 肉之聚處也라 此는 言偉壯之人에 而有脂膏肉三者之異라 脂者는 緊而滿 故로 下文에 曰肉堅身小라하고 膏者는 澤而大 故로 下文에 曰 肉淖垂腴[3]라하고 皮肉連實而上下相應者를 曰肉이라 故로 下文에 曰身體容大라하니라 ○ 膕은 劬允切이라

黃帝曰 身之寒溫은 何如오 伯高曰 膏者는 其肉淖로되 而麤理者는 身寒하고 細理者는 身熱하며 脂者는 其肉堅이로되 細理者는 熱하고 麤理者는 寒하니이다

淖는 柔而潤也라 膏者는 肉淖하고 脂者는 肉堅이나 若其寒熱은 則麤理者는 皆寒하고 細理者는 皆熱이라 ○ 淖는 音鬧라

---

1) 人之肥瘦大小寒溫 有老壯少小: 體型의 肥瘦大小와 體質의 寒溫, 나이의 老壯少小의 區分.
2) 肥: 『甲乙』에 '脂'로 되어 있고, 아래 문장에도 脂로 되어 있는 것으로 보아 '脂'가 맞다.
3) 垂腴: 腹部肥肉이 下垂된 形態.(腴는 腹下肥)

黃帝曰 其肥瘦大小는 奈何오 伯高曰 膏者는 多氣而皮縱緩 故로 能縱腹垂腴하고 肉者는 身體容大하고 脂者는 其身收[1]小니이다

縱은 寬縱也요 腴는 脂肥也라 膏者는 縱腹垂腴하고 脂者는 其身收小하니 是膏肥於脂也라 肉은 爲皮肉連實이니 自與脂膏者로 有間이라 ○ 縱은 去聲이요 腴는 音兪라

黃帝曰 三者之氣血多少는 何如오

伯高曰 膏者는 多氣하니 多氣者는 熱하고 熱者는 耐寒하며 肉者는 多血則充形[2]하고 充形則平하며 脂者는 其血淸하고 氣滑少라 故로 不能大하니 此別於衆人者也니이다

膏者는 多氣하니 氣爲陽 故로 質熱而耐寒也요 肉者는 多血하니 血養形 故로 形充而氣質平也요 脂者는 血淸而氣滑少 故로 不能大라 若此三者雖肥盛하야 皆別於衆人이나 而脂者之氣血은 似不及乎膏肉也라 ○ 愚按컨대 世傳에 肥白之人은 多氣虛라하여늘 而此云膏者多氣라하니 不無相左라 若據余聞見之驗이면 則蒼瘦之氣虛者도 固不減於肥白하니 是以로 不宜膠柱也라

黃帝曰 衆人은 奈何오 伯高曰 衆人은 皮肉脂膏不能相加也요 血與氣不能相多라 故로 其形不小不大하야 各自稱其身이니 命曰衆人이니이다

衆人者는 言三者之外에 衆多之常人也라 其皮肉脂膏와 血氣各有品格이라 故로 不能相加요 亦不能相多하야 而形體大小 皆相稱而已라

黃帝曰 善하노이다 治之는 奈何오 伯高曰 必先別其三形과 血之多少와 氣之淸濁하고 而後調之면 治無失常經이니이다

三形旣定하고 血氣旣明이면 則宜補宜寫에 自可勿失常經矣라

是故로 膏人은 縱腹垂腴하고 肉人者는 上下容大하고 脂人者는 雖脂나 不能大也니이다

此는 重言其詳也라

血氣陰陽淸濁

『靈樞·陰陽淸濁篇』全 ○ 十九

黃帝曰 余聞十二經脈은 以應十二經水者하야 其五色各異하고 淸濁不同이로

---

1) 收: 縮也.
2) 多血則充形: 『甲乙』에는 '多血 多血者則充形'으로 되어 있다.

되 **人之血氣**는 **若一**하니 **應之**는 **奈何**오

十二經水義는 詳經絡類三十三이라 此는 言經脈經水가 各有淸濁之異로되 而人之血氣는 如一하니 其何以分別應之오하니라

岐伯이 **曰 人之血氣苟能若一**이면 **則天下爲一矣**리니 **惡有亂者乎**아

人之血氣 若果如一이면 則天下皆同하야 當無雜亂矣리니 蓋言其必不能同也라 ○ 惡는 音烏라

黃帝曰 余問一人이요 **非問天下之衆**이로소이다

岐伯이 **曰 夫一人者**도 **亦有亂氣**하고 **天下之衆**도 **亦有亂人**하니 **其合爲一耳**니이다

察之一人에 亦有亂氣하니 況於天下乎아 故로 推於一人이면 卽可以知天下라 然則人己血氣本不一이요 而不一之理則一也라

黃帝曰 願聞人氣之淸濁하노이다

岐伯이 **曰 受穀者**는 **濁**하고 **受氣者**는 **淸**하니

人身之氣有二하니 曰淸氣 曰濁氣라 濁氣者는 穀氣也라 故로 曰 受穀者濁이요 淸氣者는 天氣也라 故로 曰 受氣者淸이라 二者는 總稱眞氣니 刺節眞邪篇에 曰 眞氣者는 所受於天하야 與穀氣로 幷而充身也라하고 五味篇에 曰 天地之精氣는 其大數常出三入一[1]이라 故로 穀不入이 半日則氣衰하고 一日則氣少矣라하니 是指入者爲天氣요 出者爲穀氣라

淸者는 **注陰**하고 **濁者**는 **注陽**하며

喉主天氣 故로 天之淸氣는 自喉而注陰하니 陰者는 五藏也라 咽主地氣 故로 穀之濁氣는 自咽而注陽하니 陽者는 六府也라

濁而淸者는 **上出於咽**하고 **淸而濁者**는 **則下行**하니 **淸濁相干**을 **命曰亂氣**니이다

濁之淸者는 自內而出 故로 上行하고 淸之濁者는 自外而入 故로 下行이라 一上一下하야 氣必交幷하니 二者相合而一有不正이면 則亂氣出乎其中矣라

黃帝曰 夫陰淸而陽濁하되 **濁者有淸**하고 **淸者有濁**하니 **淸濁別之**는 **奈何**오

岐伯이 **曰 氣之大別**은 **淸者**는 **上注於肺**하고 **濁者**는 **下走於胃**하며 **胃之淸氣**는 **上出於口**하고 **肺之濁氣**는 **下注於經**하야 **內積於海**하니이다

大別은 言大槩之分別也라 上文은 以天氣穀氣로 分淸濁而此는 言淸中之濁과 濁中之淸하니 其

---

1) 出三入一: 들어가는 것은 穀氣 하나, 나가는 것은 衛氣·營血·糟粕 혹은 津液·宗氣·糟粕의 세 가지.

所行이 復有不同也라 淸者는 上升 故로 注於肺하고 濁者는 下降 故로 注於胃라 然而濁中有淸 故로 胃之淸氣는 上出於口하야 以通呼吸津液하고 淸中有濁 故로 肺之濁氣는 下注於經하야 以爲血脈營衛而其積氣之所는 乃在氣海間也라 上氣海는 在膻中이요 下氣海는 在丹田이라

黃帝曰 諸陽이 皆濁이나 何陽이 濁甚乎아 岐伯이 曰 手太陽이 獨受陽之濁하고 手太陰이 獨受陰之淸하며

手太陽은 小腸也요 小腸은 居胃之下하야 承受胃中水穀하야 淸濁未分에 穢汚所出하니 雖諸陽이 皆濁이나 而此其濁之濁者也라 故로 曰 獨受陽之濁이라 手太陰은 肺也요 肺者는 五藏六府之蓋也라 爲淸氣之所注니 雖諸陰이 皆淸이나 而此其淸之淸者也라 故로 曰獨受陰之淸이라

其淸者는 上走空竅하고 其濁者는 下行諸經하니

此는 卽上文胃之淸氣上出於口하고 肺之濁氣下注於經之義라 ○ 空은 孔同이라

諸陰이 皆淸이나 足太陰이 獨受其濁이니이다

足太陰은 脾也요 胃司受納水穀而脾受其氣하야 以爲運化하니 所以獨受其濁而爲淸中之濁也라

黃帝曰 治之는 奈何오 岐伯이 曰 淸者는 其氣滑하고 濁者는 其氣濇하니 此氣之常也라 故로 刺陰者는 深而留之하고 刺陽者는 淺而疾之하며 淸濁相干者는 以數[1]調之也니이다

此는 又以鍼下之氣로 言淸濁陰陽也라 淸者는 氣滑하니 鍼利於速이요 濁者는 氣濇하니 鍼利於遲며 陰者는 在裏 故로 宜深而留之요 陽者는 在表 故로 宜淺而疾之라 其或淸中有濁하고 濁中有淸이면 乃爲淸濁相干이니 當察其孰微孰甚하야 而酌其數以調之也라

首面耐寒 因於氣聚

『靈樞·邪氣藏府病形篇』○ 二十

黃帝問於岐伯曰 首面은 與身形也로 屬骨連筋하고 同血合於氣耳라 天寒則裂地淩[2]冰하니 其卒寒에 或手足懈惰나 然而其面不衣는 何也오

人之頭面身形은 本同一氣나 至於猝暴嚴寒하여는 則地裂水冰하야 肢體爲之凜慄이로되 而面獨不懼라 故로 以爲問이라

---

1) 數: 程度를 나타냄.
2) 淩: 甚也, 酷毒也.

岐伯이 答曰 十二經脈과 三百六十五絡은 其血氣皆上於面而走空竅하니

頭面은 爲人之首니 凡周身陰陽經絡이 無所不聚 故로 其血氣가 皆上行於面而走諸竅라 ○ 空은 孔同이라

其精陽氣는 上走於目而爲睛하고

精陽氣者는 陽氣之精華也라 故로 曰 五藏六府之精氣가 皆上注於目而爲之睛이라

其別氣는 走於耳而爲聽하고

別氣者는 旁行之氣也라 氣自兩側으로 上行於耳하야 氣達則竅聰하니 所以能聽이라

其宗氣는 上出於鼻而爲臭하고

宗氣는 大氣也라 宗氣積於胸中이면 上通於鼻而行呼吸하니 所以能臭라

其濁氣는 出於胃하야 走脣舌而爲味하야

濁氣는 穀氣也라 穀入於胃하면 氣達於脣舌하니 所以知味라

其氣之津液이 皆上燻於面하고

凡諸氣之津液이 皆上燻於面하니 如脈度篇에 曰 五藏은 常內閱[1]於上七竅也라 故로 肺氣通於鼻하고 心氣通於舌하고 肝氣通於目하고 脾氣通於口하고 腎氣通於耳라하니 此五藏之氣가 皆上通乎七竅요 不獨諸陽經絡이 乃得上頭也라

而皮又厚하며 其肉堅이라 故로 天氣甚寒이라도 不能勝之也니이다

一身血氣가 旣皆聚於頭面 故로 其皮厚肉堅하야 異於他處하야 而寒氣不能勝之也라 ○ 愚按컨대 本篇所言首面耐寒之義는 原無陰陽之分이라 考之四十七難컨대 曰 人面이 獨耐寒者는 何也오 然이라 人頭者는 諸陽之會也니 諸陰脈은 皆至頸胸中而還이나 獨諸陽脈은 皆上至頭耳라 故로 令面耐寒也라하니 此說殊有不然이라 夫頭爲諸陽之會則是요 曰 陰不上頭則非라 蓋陰陽升降之道가 亦焉有地不交天하고 藏不上頭之理리오 卽如本篇에 有曰 諸陽之會皆在於面은 蓋言面爲陽聚之處요 而非曰無陰也니 義見疾病類三이라 又如陰陽別論에 曰 三陽在頭하고 三陰在手라하니 蓋一言陽明主表로 指人迎也요 一言太陰主裏로 指脈口也니 亦非云陰不上頭也라 又如本輸篇所列頸項諸經行次에 止言六陽而不言陰者는 蓋單言諸陽之次序요 如傷寒에 止言足經而手在其中之意니 亦非無陰之謂也라 難經之意는 本據此數者而實未究其詳이라 觀太陰陽明論에 曰 陰氣는 從足上行하야 至頭하고 而下行循臂하야 至指端하며 陽氣는 從手上行하야 至

---

1) 閱: 經歷, 通過의 뜻임.

頭하고 而下行至足이라하고 及本篇에 所謂十二經脈과 三百六十五絡은 其血氣가 皆上於面而走空竅라하니 豈陰經이 獨不上頭耶리오 第近代所傳經穴諸圖에 亦但云陽穴上頭而陰穴止於胸腋者는 蓋陽穴之見於肌表者若此로되 而陰脈之內行者는 不能悉也라 矧陰陽表裏는 俱有所會라 故로 但取陽穴則可爲陰經之帥하야 而陰亦在其中矣라 及詳考經脈等篇이면 則手足六陰이 無不上頭者니 今列諸脈於左하야 以便明者로 考校[1]케하노라 ○ 手少陰은 上挾咽하야 走喉嚨[2]하고 繫舌本하야 出於面하며 繫目系하야 合目內眥라 ○ 手厥陰은 循喉嚨하고 出耳後하야 合少陽完骨之下라 ○ 手足少陰太陰은 皆會於耳中하고 上絡左角이라 ○ 手太陰은 循喉嚨이라 ○ 足少陰은 循喉嚨하야 繫舌本하고 上至項하야 結於枕骨하야 與足太陽之筋으로 合이라 ○ 足太陰은 合於陽明하니 上行結於咽하야 連舌本하고 支者는 結舌本하야 貫舌中하야 散舌下라 ○ 足厥陰은 循喉嚨之後하야 上入頏顙[3]하고 絡於舌本하며 連目系하야 上出額하고 與督脈으로 會於巓하며 其支者는 從目系로 下頰裏하야 環脣內라

堅弱勇怯 受病忍痛不同 ○ 附酒悖

『靈樞·論勇篇』全 ○ 二十一

黃帝問於少兪曰 有人於此하니 竝[4]行竝立에 其年之長少等也며 衣之厚薄均也라도 卒然遇烈風暴雨에 或病하고 或不病하며 或皆病하고 或皆不病하니 其故는 何也오

卒은 音猝이라

少兪曰 帝問何急이니잇고 黃帝曰 願盡聞之니이다

急者는 先也라

少兪曰 春은 青風이요 夏는 陽風이요 秋는 涼風이요 冬은 寒風이니 凡此四時之風者는 其所病이 各不同形이니이다

春之青風은 得木氣하고 夏之陽風은 得火氣하고 秋之涼風은 得金氣하고 冬之寒風은 得水氣라 凡此四時之風은 各有所王하니 有所王則有所制라 故로 其所病이 各不同形也라

黃帝曰 四時之風이 病人은 如何잇가 少兪曰 黃色薄皮弱肉者는 不勝春之虛

1) 考校: 詳考하여 調査함.
2) 喉嚨: 氣管支.
3) 頏顙: 鼻咽部.
4) 竝: 同一也.

風[1]하고

黃者는 土之色이니 黃色薄皮弱肉者는 脾氣不足也라 故로 不勝春木之虛風이라 虛風義는 見運氣類三十五라

白色薄皮弱肉者는 不勝夏之虛風하고

白者는 金之色이니 白色薄皮弱肉者는 肺氣不足也라 故로 不勝夏火之虛風而爲病이라

青色薄皮弱肉이면 不勝秋之虛風하고

青者는 木之色이니 青色薄皮弱肉者는 肝氣不足也라 故로 不勝秋金之虛風而爲病이라

赤色薄皮弱肉이면 不勝冬之虛風也니이다

赤者는 火之色이니 赤色薄皮弱肉者는 心氣不足也라 故로 不勝冬水之虛風而爲病이라

黃帝曰 黑色은 不病乎아

少兪曰 黑色而皮厚肉堅이면 固不傷於四時之風이나 其皮薄而肉不堅하고 色不一者는 長夏至而有虛風者면 病矣요

黑者는 水之色이니 黑色而皮薄肉不堅하고 及色時變而不一者는 腎氣不足也라 故로 不勝長夏土令之虛風而爲病이라

其皮厚而其肉堅者는 長夏至而有虛風이나 不病矣며 其皮厚而肌肉堅者라도 必重感於寒하야 外內皆然이면 乃病하니이다

黃帝曰 善하노이다

若黑色而皮厚肉堅者는 雖遇長夏之虛風이라도 亦不能病이라 但旣感於風하고 又感於寒이면 是爲重感이요 旣傷於內하고 又傷於外면 是爲外內俱傷이니 乃不免於病也라 然則黑色而皮肉堅者는 誠有異於他色之易病者矣라

○ 黃帝曰 夫人之忍痛與不忍痛者는 非勇怯之分也라 夫勇士之不忍痛者는 見難則前하고 見痛則止하며 夫怯士之忍痛者는 聞難則恐하고 遇痛不動이요 夫勇士之忍痛者는 見難不恐하고 遇痛不動하며 夫怯士之不忍痛者는 見難與痛에 目轉面盻[2]하며 恐不能言하며 失氣驚悸하며

1) 虛風: 虛鄕不正之邪風也.(景岳)
2) 面盻: 盻는 원래 '눈을 흘겨보다'의 뜻이나, 여기서는 '不敢正視也'로 해석하였다. 또한 面은 而의 誤字, 盻는 眄의 誤字로 보기도 한다. 眄은 곁눈질할 면.

一本에 無悸字라

顔色變更하야
一本에 作變化라

乍死乍生하니 **余見其然也**나 **不知其何由**니 **願聞其故**하노이다
此는 問能忍痛與不能忍痛者가 非由勇怯而然也라 夫勇士之氣는 剛而有不能忍痛者는 見難雖不恐이나 而見痛則退矣요 怯士之氣는 餒而有能忍痛者는 聞難則恐而遇痛不動也라 又若勇而忍痛者는 見難與痛에 皆不懼하고 怯而不忍痛者는 見難與痛則目轉眩旋하며 面盻驚顧하고 甚至失言變色하야 莫知死生이라 此四者之異는 各有所由然也라

少兪曰 夫忍痛與不忍痛者는 **皮膚之薄厚**와 **肌肉之堅脆緩急之分也**요 **非勇怯之謂也**니이다
此性質之當辨也라

黃帝曰 願聞勇怯之所由然하노이다 **少兪曰 勇士者**는 **目深以固**하며 **長衡**[1]**直揚**하며 **三焦理橫**하며 **其心端直**하며 **其肝大以堅**하며 **其膽滿以傍**[2]하야 **怒則氣盛而胸張**하며 **肝擧而膽橫**하며 **眥裂而目揚**하며 **毛起而面蒼**하니 **此勇士之由然者也**니이다
目者는 五藏六府之精也니 目深以固면 藏氣之堅也라 長衡은 濶大也니 卽從衡[3]之意요 直揚은 視直而光露也라 三焦理橫은 凡剛急者는 肉必橫이요 柔緩者는 肉必從也[4]라 其心端直者는 剛勇之氣也라 大以堅과 滿以傍者는 傍卽傍開之謂니 過於人之常度也라 怒則氣盛而胸張과 眥裂而目揚者는 勇者之肝膽이 强하야 肝氣上衝也라 毛起者는 肝血外溢也요 面蒼者는 肝色外見也라 此皆勇士之由然이라 然則勇怯之異는 其由於肝膽者爲多라 故로 肝曰將軍之官而取決於膽이라하니라

黃帝曰 願聞怯士之所由然하노이다 **少兪曰 怯士者**는 **目大而不減**하고 **陰陽相失**하며 **其焦理縱**하며 **䯏骬短而小**하며 **肝系緩**하며 **其膽不滿而縱**하며 **腸胃挺**[5]하며 **脇下空**하야 **雖方大怒**나 **氣不能滿其胸**하고 **肝肺雖擧**나 **氣衰復下**라 **故**로

---

1) 長衡直揚: 『文選·魏都賦劉注』에 "眉上曰衡"이라 했으니, 眉毛가 長大하고 竪起한 것으로 봄.
2) 傍: 旁과 通. 旁은 盛의 뜻임.
3) 從衡: 從橫, 縱橫. 가로와 세로, 상하좌우.
4) 凡剛急者肉必橫 柔緩者肉必從也: 橫은 橫暴(사나울, 억셀), 從은 從順의 뜻임.
5) 挺: 縱緩.

不能久怒하니 **此怯士之所由然者也**니이다

減은 當作緘[1])이니 封藏之謂라 目大不緘者는 神氣不堅也요 陰陽相失者는 血氣易亂也니 卽轉盻驚顧之意라 其焦理縱者는 肉理不橫也라 䯏骬短小者는 其心卑小而甘出人下也라 肝系緩者는 不急也라 膽不滿而縱者는 汁少形長也라 腸胃挺者는 曲折少也라 脇下空者는 肝氣不實也라 此는 其肝膽不充하고 氣不能滿하야 以故로 旋[2])怒旋衰하니 是皆怯士之由然이라 ○ 愚按컨대 勇者는 剛之氣요 怯者는 懦之質이라 然이나 勇有二하니 曰血氣之勇이요 曰禮義之勇이라 若臨難不恐하고 遇痛不動이면 此는 其資稟過人이나 然이나 隨觸而發에 未必皆能中節也요 若夫禮義之勇은 固亦不恐不動而其從容[3])有度하야 自非血氣之勇으로 所可竝言者라 蓋血氣之勇은 出乎肝하고 禮義之勇은 出乎心하니 苟能守之以禮하고 制之以義면 則血氣之勇을 可自有而無요 充之以學하고 擴之以見이면 則禮義之勇을 可自無而有리라 昔人이 謂勇可學者는 在明理養性而已라하니 然則勇與不勇이 雖由肝膽이나 而其爲之主者는 則仍在乎心耳니라 ○ 縱은 平聲이요 骬는 音結於라

黃帝曰 怯士之得酒에 **怒不避勇士者**는 **何藏使然**이니잇고

少兪曰 酒者는 **水穀之精**이요 **熟穀之液也**라 **其氣慓悍**하야 **其入於胃中則胃脹**하고 **氣上逆**하야 **滿於胸中**하며 **肝浮膽橫**하니 **當是之時**엔 **固比於勇士**나 **氣衰則悔**라 **與勇士同類**하야 **不知避之**하니 **名曰酒悖也**니이다

慓는 急也요 悍은 猛也라 酒之性熱氣悍 故로 能脹胃浮肝하고 上氣壯膽하니 方其醉也엔 則神爲之惑하고 性爲之亂하야 自比於勇而不知避요 及其氣散肝平엔 乃知自悔하니 是因酒之所使而作爲悖逆이라 故로 曰酒悖라 ○ 愚按컨대 酒爲水穀之液이요 血爲水穀之精이니 酒入中焦면 必求同類라 故로 先歸血分이라 凡飮酒者는 身面皆赤이 卽其徵也라 然이나 血屬陰而性和하고 酒屬陽而氣悍하며 血欲靜而酒動之하고 血欲藏而酒亂之하니 血無氣不行이라 故로 血亂이면 氣亦亂하고 氣散이면 血亦散하니 擾亂一番에 而血氣能無耗損者는 未之有也라 又若人之稟賦는 藏有陰陽하고 而酒之氣質도 亦有陰陽이라 蓋酒成於釀하니 其性則熱하고 汁化於水하니 其質則寒이라 故로 陽藏者得之면 則愈熱하고 陰藏者得之면 則愈寒하니 所以縱酒不節者는 無論陰陽하고 均能害라 凡熱盛而過飮者는 陽日勝則陰日消하야 每成風癉[4])腫脹이요 寒盛而過飮者는 熱性去而寒質留하야 多至傷腎敗脾라 當其少壯하여는 則旋耗旋生하야 固無所覺이나 及乎中衰而力有不勝이면 則宿孽爲殃하야 莫能禦矣라 然則酒悖之爲害也에 所關於壽元[5])者非細하니 其可不知

---

1) 緘: 封할, 꿰맬 함.
2) 旋: 곧, 급히.(俄頃之間)
3) 從容: 자연스럽고 태연한 모양, 安穩하게 調和되어 있는 모양.
4) 風癉: 風疸. 黃疸의 하나로, 소변이 누렇거나 희고 추웠다 더웠다하며 눕기를 좋아하고 움직이려 하지 않는 등의 증세가 생긴다.

節乎아 ○ 慓는 音飄요 悍은 音旱이라

耐痛耐毒 强弱不同

『靈樞·論痛篇』○ 二十二

黃帝問於少兪曰 筋骨之强弱과 肌肉之堅脆와 皮膚之厚薄과 腠理之疏密이 各不同하니 其於鍼石火焫之痛에 何如며 腸胃之厚薄堅脆도 亦不等하니 其於毒藥에 何如오 願盡聞之하노이다

焫은 火焫也니 灸灼之類라 毒藥은 謂藥之峻利者라 人有能勝毒者하고 有不能勝毒者하니 義見末節이라 ○ 焫은 如稅切이라

少兪曰 人之骨强筋弱[1]肉緩皮膚厚者는 耐痛하니 其於鍼石之痛과 火焫에도 亦然이니이다

黃帝曰 其耐火焫者를 何以知之오

少兪答曰 加以黑色而美骨者는 耐火焫하니이다

黃帝曰 其不耐鍼石之痛者를 何以知之오 少兪曰 堅肉薄皮者는 不耐鍼石之痛하니 於火焫에도 亦然이니이다

美骨者는 骨强之謂라 ○ 砭은 音邊이니 石鍼也라

黃帝曰 人之病이 或同時而傷이나 或易已하고 或難已하니 其故는 何如오 少兪曰 同時而傷이라도 其身多熱者는 易已하고 多寒者는 難已니이다

此는 皆指外邪致病爲言也라 多熱者는 病在陽分故로 易已요 多寒者는 病在陰分故로 難已라

黃帝曰 人之勝毒을 何以知之오 少兪曰 胃厚色黑하며 大骨及肥者는 皆勝毒이라 故로 其瘦而薄胃者는 皆不勝毒也니이다

胃厚者는 藏堅하고 色黑者는 表固하며 骨大者는 體强하고 肉肥者는 血盛이라 故로 能勝峻毒之物이요 若肉瘦而胃薄者는 氣血이 本屬不足이니 安能勝毒藥也리오 ○ 勝은 平聲이라

---

5) 壽元: 壽命.

1) 筋弱: 『甲乙』에는 '筋勁'으로 되어 있다.

奇恒藏府 藏寫不同

『素問·五藏別論』○ 二十三

黃帝問曰 余聞호니 方士 或以腦髓로 爲藏하고 或以腸胃로 爲藏커나 或以爲府하야 敢謂更[1]相反하되 皆自謂是라하니 不知其道라 願聞其說하노이다

方士는 謂明悟方術之士라 藏府之稱이 異同不一故로 欲辨正之也니 卽在本經에 亦有之矣요 如靈蘭秘典論에 曰 願聞十二藏之相使라하고 六節藏象論에 曰 凡十一藏이 取決於膽也라하니 是亦此類라

岐伯이 對曰 腦髓骨脈膽女子胞此六者는 地氣之所生也니 皆藏於陰而象於地 故로 藏而不寫하니 名曰奇恒之府요

凡此六者는 原非六府之數나 以其藏畜陰精 故로 曰 地氣所生이라하야 皆稱爲府라 然이나 膽居六府之一이로되 獨其藏而不寫하야 與他府之傳化者로 爲異요 女子之胞는 子宮이 是也니 亦以出納精氣而成胎孕者로 爲奇라 故로 此六者를 均稱爲奇恒之府라 奇는 異也요 恒은 常也라 ○ 胞는 音包라

夫胃大腸小腸三焦膀胱此五者는 天氣之所生也니 其氣象天 故로 寫而不藏하니 此受五藏濁氣라 名曰傳化之府니 此는 不能久留하고 輸寫者也요

凡此五者는 是名六府나 膽稱奇恒이니 則此惟五矣라 若此五府는 包藏諸物而屬陽 故로 曰 天氣所生이요 傳化濁氣而不留 故로 曰 寫而不藏이요 因其轉輸運動 故로 曰 象天之氣라

魄門도 亦爲五藏使니 水穀이 不得久藏이라

魄門은 肛門也라 大腸은 與肺로 爲表裏니 肺藏魄而主氣로되 肛門失守則氣陷而神去라 故로 曰 魄門이라 不獨是也라 雖諸府糟粕이 固由其寫[2]나 而藏氣升降도 亦賴以調라 故로 亦爲五藏使[3]라

所謂五藏者는 藏精氣而不寫也라 故로 滿而不能實하고 六府者는 傳化物而不藏이라 故로 實而不能滿也라

五藏은 主藏精氣하고 六府는 主傳化物이라 精氣는 質淸하야 藏而不寫 故로 但有充滿而無所積實하고 水穀은 質濁하야 傳化不藏 故로 雖有積實이나 而不能充滿이라

---

1) 更: 變更.
2) 其寫: 其는 魄門을, 寫는 排出을 뜻함.
3) 五藏使: ① 五藏을 부려 조절함. ② 五藏의 臣下.

所以然者는 **水穀**이 **入口則胃實而腸虛**하고

食未下也라

食下則腸實而胃虛라

水穀下也라

故로 **曰 實而不滿**이요 **滿而不實也**라하니이다

逆順相傳 至困而死

『素問·玉機眞藏論』○ 二十四

五藏은 **受氣於其所生**하며 **傳之於其所勝**하며 **氣舍於其所生**하며 **死於其所不勝**하니 **病之且死**는 **必先傳行**하야 **至其所不勝**하야 **病乃死**라

凡五藏病氣는 有所受하며 有所傳하며 有所舍하며 有所死라 舍는 留止也라 受氣所生者는 受於己之所生者也요 傳所勝者는 傳於己之所克者也요 氣舍所生者는 舍於生己者也요 死所不勝者는 死於克己者也라

此는 **言氣之逆行也**니 **故**로 **死**라

不勝則逆 故로 曰逆行이요 逆則當死라

肝이 **受氣於心**하면 **傳之於脾**하고 **氣舍於腎**하며 **至肺而死**하고

此는 詳言一藏之氣 皆能偏及諸藏也라 肝이 受氣於心이면 心者는 肝之子니 受氣於其所生也요 脾者는 肝之克이니 傳其所勝也요 腎者는 肝之母니 氣舍所生也요 肺者는 肝之畏니 死所不勝也라

心이 **受氣於脾**하면 **傳之於肺**하고 **氣舍於肝**하며 **至腎而死**하고 **脾受氣於肺**하면 **傳之於腎**하고 **氣舍於心**하며 **至肝而死**하고 **肺受氣於腎**하면 **傳之於肝**하고 **氣舍於脾**하며 **至心而死**하고 **腎**이 **受氣於肝**하면 **傳之於心**하고 **氣舍於肺**하며 **至脾而死**하니 **此**는 **皆逆**이니 **死也**라

逆死之義는 如上文이요 下는 言順傳之序也라

一日一夜를 **五分之**면 **此所以占死生之蚤暮**[1]**也**니이다

五分者는 朝主甲乙하고 晝主丙丁하고 四季土主戊己하고 晡主庚辛하고 夜主壬癸하니 此一日五

---

1) 蚤暮: 時期.

行之次요 而藏有不勝이면 卽其死生之期也라

黃帝曰 五藏은 相通하야 移皆有次하니 五藏이 有病則各傳其所勝하야

傳其所勝者는 如本篇下文에 云 風入於肺면 爲肺痹니 弗治면 則肺傳之肝하야 爲肝痹요 弗治면 則肝傳之脾하야 爲脾風이요 弗治면 則脾傳之腎하니 曰疝瘕요 弗治면 則腎傳之心하니 曰瘛요 弗治면 則心復反傳而行之肺하니 法當死者是也라 見疾病類二十九하니 原與此同篇이니 所當幷考라

不治면 法三月若六月이어나 若三日若六日에 傳五藏而當死하니

病不早治면 必至相傳하니 遠則三月六月이요 近則三日六日에 五藏傳徧하야 於法에 當死라 所謂三六者는 蓋天地之氣는 以六爲節이니 如三陰三陽이 是爲六氣요 六陰六陽이 是爲十二月이라 故로 五藏相傳之數도 亦以三六爲盡이라 若三月而傳徧이면 一氣[1]一藏也요 六月而傳徧이면 一月一藏也며 三日者는 晝夜各一藏也요 六日者는 一日一藏也라 藏惟五而傳徧以六者는 假令病始於肺一也요 肺傳肝이 二也요 肝傳脾三也요 脾傳腎이 四也요 腎傳心이 五也요 心復傳肺六也니 是謂六傳이라 六傳已盡이면 不可再傳이라 故로 五十三難에 曰 一藏不再傷이니 七傳者는 死也라하고 又如以三陰三陽으로 言三六之數면 則三者는 陰陽之合數요 六者는 陰陽之拆數니 合者는 奇偶交其氣요 拆者는 牝牡異其象也라 觀熱論에 云 傷寒一日엔 巨陽受之하고 二日陽明하고 三日少陽하고 四日太陰하고 五日少陰하고 六日厥陰이라하니 亦六數也라 至若日傳二經이면 病名兩感者니 則三數也라 啓玄子曰 三月者는 謂一藏氣之遷移[2]요 六月者는 謂至其所勝之位며 三日者는 三陽之數[3]以合日也요 六日者는 謂兼三陰以數之爾라하니 是亦三六之義也라 故로 有七日而病退得生者는 以眞元未至大傷이라 故로 六傳畢而經[4]盡氣復이라야 乃得生也라 易曰 七日에 來復[5]은 天行也라하니 義無二焉이라

是는 順傳所勝之次[6]라

上文에 言逆者는 言藏之氣니 蓋五藏受克하면 其氣必逆이라 故로 曰逆行이요 此言順者는 言病之傳이니 凡傳所勝이면 必循次序라 故로 曰順傳이라 是順傳者는 卽氣之逆也라 故로 五藏傳徧者는 當死라

故로 曰 別於陽者는 知病從來하고 別於陰者는 知死生之期라하니

---

1) 一氣: 『素問·六節藏象論』에 "五日을 謂之候요 三候를 謂之氣요 六氣를 謂之時요 四時를 謂之歲라"고 하였음.
2) 一藏氣之遷移: 白話本에는 '一歲之遷移'로 되어 있다.
3) 三陽之數: 三陽病이 轉移되는 날수, 즉 『素問·熱論』의 "傷寒一日巨陽受之 二日陽明受之 三日少陽受之"의 뜻임.
4) 經: 經過也.
5) 七日來復: 『周易·地雷復卦』에 보이는데 七日이라 한 것은 天風姤卦에서 陽이 처음 消滅되었다가 일곱 번 변해 復卦가 되어서야 陽이 비로소 회복되기 때문에 七日이라 하였음.
6) 是順傳所勝之次: 『全元起本』과 『甲乙』에는 이 일곱 자가 없다.

陽者는 言表니 謂外候也요 陰者는 言裏니 謂藏氣也라 凡邪中於身이면 必證形於外하니 察其外證이면 卽可知病在何經이라 故로 別於陽者면 知病從來요 病傷藏氣면 必敗眞陰하니 察其根本이면 卽可知危在何日이라 故로 別於陰者면 知死生之期라 此는 以表裏로 言陰陽也라 如陰陽別論에 曰 所謂陰者는 眞藏也니 見則爲敗하고 敗必死也요 所謂陽者는 胃脘之陽也라 別於陽者면 知病處也요 別於陰者면 知死生之期라하니 乃以脈으로 言陰陽也라 詳脈色類二十六이라

言知至其所困而死니이다

至其所困而死는 死於其所不勝也니 凡年月日時에 其候皆然이라

精氣津液血脈脫則爲病

『靈樞·決氣篇』全 ○ 二十五

黃帝曰 余聞人有精氣津液血脈하니 余意以爲一氣耳로되 今乃辨爲六名하니 余不知其所以然하노이다

六者之分은 總由氣化 故로 曰一氣나 而下文에 云 六氣者는 亦以形不同하야 而名則異耳라 故로 當辨之라

岐伯이 曰 兩神이 相搏하야 合而成形하되 常先身生을 是謂精이니이다

兩神은 陰陽也라 搏은 交也라 精은 天一之水也라 凡陰陽合而萬形成에 無不先從精始라 故로 曰常先身生을 是謂精이라 ○ 按本神篇에 曰 兩精相搏을 謂之神이라하고 而此曰 兩神이 相搏하야 合而成形하되 常先身生을 是謂精이라하니 蓋彼는 言由精以化神이요 此는 言由神以化精이라 二者若乎不同이나 正以明陰陽之互用者니 卽其合一之道也라 詳見本類前九라

何謂氣오 岐伯이 曰 上焦開發하야 宣五穀味하고 熏膚充身澤毛하야 若霧露之漑를 是謂氣니이다

上焦는 胸中也요 開發은 通達也요 宣은 布散也라 氣者는 人身之大氣니 名爲宗氣요 亦名爲眞氣라 邪客篇에 曰 宗氣積於胸中하야 出於喉嚨하야 以貫心脈而行呼吸焉이라하고 刺節眞邪論에 曰 眞氣者는 所受於天하야 與穀氣로 幷而充身也라하고 營衛生會篇에 曰 人受氣於穀하니 穀入於胃하야 以傳於肺하야 五藏六府皆以受氣라하니 故로 能熏膚充身澤毛하야 若霧露之溫潤而漑養萬物者爲氣也라

何謂津고 岐伯이 曰 腠理發泄하야 汗出溱溱을 是謂津이니이다

津者는 陽之液이요 汗者는 津之泄也라 腠理者는 皮膚之隙이라 溱溱은 滋澤貌라 ○ 溱은 音臻이라

何謂液고 **岐伯**이 **曰 穀入氣滿**하면 **淖澤注於骨**하고 **骨屬屈伸洩澤**[1)]하야 **補益腦髓**하고 **皮膚潤澤**을 **是謂液**이니이다

淖澤은 濡潤也라 液者는 陰之津이라 穀入於胃하면 其氣滿而化液이라 故로 淖澤而注於骨이라 凡骨屬이 擧動屈伸則經脈流行而洩其澤이라 故로 內而補益腦髓하고 外而潤澤皮膚를 皆謂之液이라 ○ 愚按컨대 津液이 本爲同類나 然이나 亦有陰陽之分이라 蓋津者는 液之淸者也요 液者는 津之濁者也며 津爲汗而走腠理라 故로 屬陽이요 液注骨而補腦髓라 故로 屬陰이라 觀五癃津液別篇에 曰 三焦出氣하야 以溫肌肉充皮膚爲其津이요 其留而不行者爲液이라하니 其義正與此合이라 詳疾病類五十八이라 ○ 淖는 音鬧[2)]요 洩은 泄同이라

何謂血고 **岐伯**이 **曰 中焦受氣取汁**하야 **變化而赤**을 **是謂血**이니이다

中焦者는 竝[3)]胃中하야 出上焦之下라 凡水穀之入에 必先歸胃라 故로 中焦受穀之氣하야 取穀之味하고 輸脾達藏이면 由黃白而漸變爲赤하야 以奉生身者를 是謂之血이라

何謂脈고 **岐伯**이 **曰 壅遏營氣**하야 **令無所避**를 **是謂脈**이니이다

壅遏者는 隄防之謂니 猶道路之有封疆[4)]과 江河之有涯岸이라 俾營氣로 無所廻避而必行其中者를 是謂之脈이니 然則脈者는 非氣非血이요 而所以通乎氣血者也라

黃帝曰 六氣者有餘不足과 **氣之多少**와 **腦髓之虛實**과 **血脈之淸濁**을 **何以知之**오

前言一氣는 總言之也요 此言六氣는 分言之也니 蓋精氣津液血脈이 無非氣之所化也라

岐伯이 **曰 精脫者**는 **耳聾**하고

腎藏精하고 耳者는 腎之竅 故로 精脫則耳聾이라

氣脫者는 **目不明**하고

五藏六府精陽之氣는 皆上注於目而爲睛이라 故로 陽氣脫則目不明이라

津脫者는 **腠理開**하야 **汗大泄**하고

汗은 陽津也니 汗大泄者는 津必脫 故로 曰亡陽이라

液脫者는 **骨屬屈伸不利**하며 **色夭**하며 **腦髓消**하며 **脛痠**하며 **耳數鳴**하고

---

1) 骨屬屈伸洩澤: 骨 等屬이 屈伸하므로서 潤澤한 液을 泄出함.
2) 鬧: 시끄러울, 지껄일 요.
3) 竝: 이을(連) 병.
4) 封疆: 길가에 흙더미가 쌓여 있는 부분. 封은 북돋을 봉, 疆은 지경, 한계, 밭두둑 강.

液은 所以注骨益腦而澤皮膚者니 液脫이면 則骨髓無以充 故로 屈伸不利而腦消脛痠하고 皮膚無以滋 故로 色枯而夭하며 液脫則陰虛 故로 耳鳴也라

血脫者는 色白하야 夭然不澤하니

血之榮이 在色 故로 血濁者는 色白如鹽이요 夭然不澤은 謂枯澁無神也라

其脈空虛 此其候也니이다

脈貴有神이니 其脈空虛가 卽六脫之候라

黃帝曰 六氣者貴賤은 何如오 岐伯이 曰 六氣者는 各有部主也라 其貴賤善惡이 可爲常主[1]나 然이나 五穀與胃爲大海也니이다

部主는 謂各部所主也니 如腎主精肺主氣脾主津液肝主血心主脈也라 貴賤善惡은 以衰旺邪正으로 言이니 如春夏則木火爲貴요 秋冬則金水爲貴로되 而失時者爲賤也며 六氣之得正者爲善이요 而太過不及者爲惡也라 貴賤善惡이 主各有時라 故로 皆可爲常主라 然이나 六氣資於五穀하고 五穀이 運化於胃하니 是爲水穀之海라 故로 胃氣爲藏府之本이라

腸胃小大之數

『靈樞·腸胃篇』全 ○ 二十六

黃帝問於伯高曰 余願聞호니 六府傳穀者와 腸胃之小大長短과 受穀之多少는 奈何오

此는 以水穀之自口而入하야 以至廣腸에 所出之處를 而統問其詳也라

伯高曰 請盡言之하리이다 穀所從出入의 淺深遠近長短之度는 脣至齒히 長은 九分이요 口廣은 二寸半이며

長은 深也요 廣은 濶也라

齒以後至會厭[2]이 深三寸半이요 大容이 五合이며

會厭은 在咽喉之上이니 乃所以分水穀하고 司呼吸而不容其相混者也라

---

1) 常主: 固定的으로 主管함.

2) 會厭: 七衝門의 하나로 울대 덮개를 말한다. 吸門, 遮護라고도 한다. 울대 위 앞쪽에 있는데 나뭇잎처럼 생겼으며, 자루가 아래에 있어 폈다 오므렸다 할 수 있어서 호흡하고 발음할 때에는 열리고 음식을 삼키거나 토할 때에는 닫혀서 이물질이 氣道로 들어가는 것을 막아 준다. 그러므로 회염은 곧 소리가 나오는 문이 된다.

舌은 重十兩이요 長七寸이요 廣二寸半이며 咽門은 重十兩이요 廣二寸半이요 至胃는 長一尺六寸이며

咽門은 卽食喉也니 其名曰咽이라 至胃長一尺六寸은 乃竝胃脘而言이라

胃紆[1]曲을 屈伸之하면 長二尺六寸이요 大一尺五寸이요 徑五寸이요 大容三斗五升이며

紆曲은 曲折也라 大는 言周圍之數요 徑은 言直過之數니 餘準此라 平人絶穀篇에 曰 其中之穀이 常留二斗하고 水一斗五升而滿이라 ○ 紆는 音于라

小腸은 後附脊하야 左環迴周疊積하고 其注於迴腸者는 外附於臍上하며 迴運環十六曲이니 大二寸半이요 徑八分分之少半이요 長三丈二尺이며

小腸은 居胃之下하니 在臍上二寸所하고 後附於脊하야 左旋而環이라 其下口注於迴腸者는 外附近於臍上一寸이니 當水分穴處是也라 八分分之少半은 言八分之外에 尙有如一分之少半也니 餘放此라

迴腸은 當臍左[2]環하야 迴周葉積[3]而下하야 迴運環反十六曲이니 大四寸이요 徑一寸寸之少半이요 長二丈一尺이며

迴腸은 大腸也라 葉積은 如葉之積이니 亦疊積之義라 大腸上口는 卽小腸下口니 當臍左旋而下接廣腸也라

廣腸은 傳脊하야 以受迴腸하고 左環葉脊[4]上下니 辟大八寸이요 徑二寸寸之太半이요 長二尺八寸이라

廣腸은 大腸下節也니 亦名直腸이라 直腸은 居後하야 繞脊而下 故로 曰傳脊이니 傳는 布也라 葉脊上下는 言疊於脊之上下而至尾骶也라 辟은 闢同하니 以其最廣 故로 云 辟大八寸이라

腸胃初入至所出이 長은 六丈四寸四分이요 迴曲環反은 三十二曲也니이다

此는 總結上文의 自口而入과 自便而出之全數라 三十二曲은 合小腸大腸而言也라

1) 紆: 굽을 우.
2) 左: 『難經』과 『千金方』에는 '右'로 되어 있다.
3) 葉積: 앞 문장에 疊積으로 되어 있는 것으로 보아 '疊積'의 傳寫之誤가 아닌가 한다.
4) 脊: 『甲乙』과 『太素』에는 '積'으로 되어 있다.

平人絶穀 七日而死

『靈樞·平人絶穀篇』全 ○ 二十七

黃帝曰 願聞人之不食에 七日而死는 何也오 伯高曰 臣請言其故하리이다

○ 胃는 大一尺五寸이요 徑五寸이요 長二尺六寸이니 橫屈[1]하야 受水穀三斗五升하되 其中之穀이 常留二斗하고 水一斗五升而滿이라가 上焦泄氣에 出其精微하야 慓悍滑疾하고 下焦는 下漑諸腸이라

精微慓悍滑疾은 言水穀之精氣也요 下漑諸腸은 言水穀之質粕也라

○ 小腸은 大二寸半이요 徑八分分之少半이요 長三丈二尺이니 受穀二斗四升과 水六升三合合之大半이라

○ 廻腸은 大四寸이요 徑一寸寸之少半이요 長二丈一尺이니 受穀一斗와 水七升半이라

○ 廣腸은 大八寸이요 徑二寸寸之大半이요 長二尺八寸이니 受穀九升三合과 八分合之一[2]이라

○ 腸胃之長이 凡五丈八尺四寸이라 受水穀九斗二升一合과 合之大半하니 此腸胃所受水穀之數也라

五丈八尺四寸은 乃止合腸胃之數요 非若前篇總計脣口咽門而言也라

平人則不然하니 胃滿則腸虛하고 腸滿則胃虛하야 更虛更滿이라 故로 氣得上下하야 五藏이 安定하고 血脈이 和利하야 精神乃居라 故로 神者는 水穀之精氣也라

上文에 云受水穀九斗二升一合과 合之大半者는 乃言腸胃能容之總數也요 若平人常數엔 則不皆然이라 蓋胃中滿則腸中虛하고 腸中滿則胃中虛하야 有滿有虛면 則上下之氣得以通達하고 五藏血脈이 得以和調而精神乃生이라 故로 神爲水穀之精氣也라

故로 腸胃之中에 當留穀二斗와 水一斗五升이라 故로 平人이 日再後에 後二

---

1) 橫屈: 位置橫列, 形狀彎曲을 뜻함.
2) 八分合之一: 八分之一合.

升半하야 一日中五升하니 七日에 五七三斗五升而留水穀이 盡矣라 故로 平人이 不食飮에 七日而死者는 水穀精氣津液이 皆盡故也니이다

平人은 腸胃之中에 所存水穀이 惟三斗五升而已나 然이나 人之二便은 大約日去五升하니 當七日而盡이라 故로 平人은 不食飮七日而死也라 ○ 古今量數不同하니 詳見附翼二卷이라

本藏二十五變

『靈樞·本藏篇』全 ○ 二十八

黃帝問於岐伯曰 人之血氣精神者는 所以奉生而周[1)]於性命者也요

奉은 養也요 周는 給也라 人身은 以血氣爲本이요 精神爲用이니 合是四者하야 以奉生而性命周全矣라

經脈者는 所以行血氣而營陰陽하고 濡筋骨利關節者也요

經脈者는 卽營氣之道라 營은 運也요 濡는 潤也라 營行脈中 故로 主於裏而利筋骨이라

衛氣者는 所以溫分肉하며 充皮膚하며 肥腠理하며 司關闔[2)]者也요

肉有分理[3)] 故로 云分肉이요 衛行脈外 故로 主表而司皮毛之關闔이라

志意者는 所以御精神하며 收魂魄하며 適寒溫하며 和喜怒者也라

御는 統御也요 適은 調爕也라

是故로 血和則經脈이 流行하야 營覆陰陽하며 筋骨이 勁强하며 關節이 淸利矣요

覆는 包藏也라

衛氣和則分肉이 解利하며 皮膚調柔하며 腠理緻密矣요

緻는 音致라

志意和則精神이 專直하며 魂魄이 不散하며 悔怒不起하며 五藏이 不受邪矣요

專直은 如易繫所謂[4)]其靜也專하고 其動也直이니 言其專一而正也라

1) 周: 구휼할 주.
2) 關闔: 문빗장을 말함.
3) 分理: 分脈. 나누어진 줄거리, 결(紋理).
4) 易繫所謂: 『周易·繫辭上』에 "夫乾은 其靜也專하고 其動也直이라 是以大生焉하며 夫坤은 其靜也翕하고 其動也闢이라 是以廣이 生焉이라"고 보인다.

寒溫이 和則六府化穀하며 風痺不作하며 經脈通利하며 肢節이 得安矣니 此人之常平也라

凡此者는 是皆常人之平者也라

五藏者는 所以藏精神血氣魂魄者也요

如疾病類宣明五氣所謂라

六府者는 所以化水穀而行津液者也라 此는 人之所以具受於天也니 無[1]愚智賢不肖하고 無以相倚也라

倚는 偏也요 一曰 當作異라하니라

然이나 有其獨盡天壽而無邪僻之病하야 百年不衰하야 雖犯風雨卒(猝로 同이라)寒大暑나 猶有弗能害也하고

此는 言天稟에 有出常之强者라

有其不離屛蔽室內하고 無怵惕之恐이나 然이나 猶不免於病은 何也오 願聞其故하노이다

此는 言天稟에 有出常之弱者라

岐伯이 對曰 窘乎哉라 問也시여 五藏者는 所以參天地하고 副陰陽하며 而連四時하야 化五節者也라

窘은 言難也요 參은 叅[2]同이요 副는 配也요 連은 通也라 化五節者는 應五行之節序而爲之變化也라

五藏者는 固有小大高下와 堅脆端正偏傾者요 六府亦有小大長短과 厚薄結直緩急하니 凡此二十五者는 各不同하야 或善或惡하고 或吉或凶하니 請言其方하리이다

言所以爲强弱者는 皆由藏府之氣致然也라

○ 心小則安하야 邪弗能傷하고 易傷以憂하며 心大則憂不能傷하고 易傷於邪하며 心高則滿於肺中하야 悗[3]而善忘하고 難開以言하며 心下則藏外하야 易傷

---

1) 無: 『太素』에는 '無'字가 없다.
2) 叅: 參의 俗字.

於寒하고 易恐以言하며 心堅則藏安하야 守固하며 心脆則善病消癉熱中하며 心端正則和利難傷하며 心偏傾則操持不一[1]하야 無守司也요

心小則怯 故로 必多憂하고 大則不固 故로 邪易傷之하고 高則滿於肺而竅多不利하고 下則陽氣抑而神必不揚하며 心脆者는 火必易動하고 偏傾者는 不得其中이니 此其所以各有病也라 悗은 悶也라 消癉은 內熱病也라 ○ 悗은 美本切이라 癉은 音丹이요 又上去二聲이라

○ 肺小則少飮하야 不病喘喝하며 肺大則多飮하야 善病胸痹喉痹逆氣하며 肺高則上氣하야 肩息欬하며 肺下則居賁迫[2]肺하야 善脇下痛하며 肺堅則不病欬上氣하며 肺脆則苦病消癉易傷하며 肺端正則和利難傷하며 肺偏傾則胸偏痛也요

喘喝은 氣喘聲急也라 肩息咳는 聳肩喘息而欬也라 居는 當作苦니 肺下則氣道不利 故로 苦於賁迫而脇下痛也라 ○ 賁은 奔秘二音이라

○ 肝小則藏安하야 無脇下之病하며 肝大則逼胃迫咽하니 迫咽則苦膈中하고 且脇下痛하며 肝高則上支賁切하야 脇悗爲息賁하며 肝下則逼胃하야 脇下空하고 脇下空則易受邪하며 肝堅則藏安하야 難傷하며 肝脆則善病消癉易傷하며 肝端正則和利難傷하며 肝偏傾則脇下痛也요

上支賁切은 謂肝經上行之支脈이 賁壅迫切이라 故로 脇爲悗悶하야 爲息賁喘急也라 左右兩脇은 皆肝膽之經이니 所以肝病者多見於脇이라

○ 脾小則藏安하야 難傷於邪也하며 脾大則苦湊[3]䏚而痛하야 不能疾行하며 脾高則䏚引季脇而痛하며 脾下則下加於大腸하니 下加於大腸則藏苦受邪하며 脾堅則藏安하야 難傷하며 脾脆則善病消癉易傷하며 脾端正則和利難傷하며 脾偏傾則善滿善脹也요

湊는 塞也라 䏚는 脇下軟肉處也요 季脇은 小肋也라 ○ 䏚는 音秒라

○ 腎小則藏安하야 難傷하며 腎大則善病腰痛하야 不可以俛仰하고 易傷以邪하며 腎高則苦背膂痛하야 不可以俯仰하며 腎下則腰尻痛하야 不可以俛仰하고

---

3) 悗: 잊어버릴(廢忘也) 문, 의혹할 만, 煩悶 혹은 속 답답할 민.
1) 操持不一: 定見, 主見이 없음.
2) 賁迫: 賁은 크다, 끓어 오르다의 뜻이니, 賁迫은 매우 逼迫함을 말함.
3) 湊: 모일, 나갈, 살결 주.

爲狐疝하며 腎堅則不病腰背痛하며 腎脆則善病消癉易傷하며 腎端正則和利難傷하며 腎偏傾則苦腰尻痛也라

膂는 音呂니 夾脊肉也라 俛는 俯同이라 尻는 開高切이니 尾骶骨也라

凡此二十五變者는 人之所苦常病이니이다

五變者는 曰小大 曰高下 曰堅脆 曰端正 曰偏傾也라 人有五藏하고 藏有五變하니 是爲二十五變하야 人所苦於常病也라

○ 黃帝曰 何以知其然也요

岐伯이 曰 赤色小理者는 心小하고 麤理者는 心大하며 無𩩲骬者는 心高하니 𩩲骬小短擧者는 心下하고 𩩲骬長者는 心下堅하며 𩩲骬弱小以薄者는 心脆하고 𩩲骬直下不擧者는 心端正하며 𩩲骬倚一方者는 心偏傾也요

理는 肉理也라 𩩲骬는 音結於니 鳩尾骨也라

○ 白色小理者는 肺小하고 麤理者는 肺大하며 巨肩反膺陷喉者는 肺高하고 合[1]腋張脇者는 肺下하며 好肩背厚者는 肺堅하고 肩背薄者는 肺脆하며 背膺厚者는 肺端正하고 脇偏疎者는 肺偏傾也요

胸前兩旁이 爲膺이요 胸突而向外者是爲反膺이라 肩高胸突이면 其喉必縮이니 是爲陷喉라 合腋張脇者는 腋斂脇開也라 脇偏疎者는 脇骨欹斜而不密也라

○ 靑色小理者는 肝小하고 麤理者는 肝大하며 廣胸反骹[2]者는 肝高하고 合脇兎骹[3]者는 肝下하며 胸脇好者는 肝堅하고 脇骨弱者는 肝脆하며 膺腹好相得者는 肝端正하고 脇骨偏擧者는 肝偏傾也요

脛骨近足之細處를 曰骹나 今詳此反骹兎骹以候肝이면 似以脇下之骨爲骹也라 反骹者는 脇骨高而張也요 兎骹者는 脇骨低合如兎也라 ○ 骹는 音敲라

○ 黃色小理者는 脾小하고 麤理者는 脾大하며 揭脣者는 脾高하고 脣下縱者는 脾下하며 脣堅者는 脾堅하고 脣大而不堅者는 脾脆하며 脣上下好者는 脾端正하고 脣偏擧者는 脾偏傾也요

1) 合: 縮의 뜻임.
2) 反骹: 脇骨隆起也. 骹는 발 회목뼈를 가리키나 여기서는 脇骨을 지칭하는 것으로 보인다.
3) 兎骹: 脇骨伏藏不見如兎者.

脾氣通於口하고 其榮在脣 故로 脾之善惡을 驗於脣而可知也라

○ 黑色小理者는 腎小하고 麤理者는 腎大하며 高耳者는 腎高하고 耳後陷者는 腎下하며 耳堅者는 腎堅하고 耳薄不堅者는 腎脆하며 耳好하야 前居牙車[1]者는 腎端正하고 耳偏高者는 腎偏傾也라

腎氣通於耳 故로 腎之善惡을 驗於耳而可知也라

凡此諸變者는 持則安하고 減則病也니이다

凡以上諸變을 使能因其偏而善爲持守면 則可獲安이요 若少有損減이면 則不免於病矣라

帝曰善하노이다 然이나 非余之所問也라 願聞人之有不可病者하야 至盡天壽하고 雖有深憂大恐怵惕之志나 猶不能減也하며 甚寒大熱이나 不能傷也요 其有不離屛蔽室內하고 又無怵惕之恐이나 然이나 不免於病者는 何也오 願聞其故하노이다

減은 損也라 不可病者는 病不能入也요 不免於病者는 常多病也니 二者相遠 故로 以爲問이라

岐伯이 曰 五藏六府는 邪之舍也니 請言其故하리이다 五藏이 皆小者는 少病이나 苦燋心하고 大愁憂하며 五藏이 皆大者는 緩於事하야 難使以憂하며 五藏이 皆高者는 好高擧措하며 五藏이 皆下者는 好出人下하며 五藏이 皆堅者는 無病하고 五藏이 皆脆者는 不離於病하며 五藏이 皆端正者는 和利하야 得人心하고 五藏이 皆偏傾者는 邪心而善盜하야 不可以爲人平[2]하고 反覆言語也니이다

五藏六府는 所以藏精神水穀者也니 一有不和면 邪乃居之라 故로 曰邪之舍也라 不可以爲人平은 謂其心邪多昧하야 便佞[3]을 不可化也라

○ 黃帝曰 願聞六府之應하노이다 岐伯이 答曰 肺合大腸하니 大腸者는 皮其應이요 心合小腸하니 小腸者는 脈이 其應이요 肝合膽하니 膽者는 筋이 其應이요 脾合胃하니 胃者는 肉이 其應이요 腎合三焦膀胱하니 三焦膀胱者는 腠理毫毛其應이니이다

肺本合皮而大腸亦應之요 心本合脈而小腸亦應之니 膽胃皆然이라 故로 表裏之氣 相同也라 惟

1) 牙車: 頰車.
2) 平: 公平.
3) 便佞(편영): 아첨을 잘함.

是腎本合骨이어늘 而此云三焦膀胱者腠理毫毛라하니 其應이 何也오 如五癃津液別篇에 曰 三焦出氣하야 以溫肌肉하고 充皮毛라하니 此其所以應腠理毫毛也라 腎合三焦膀胱義는 見本類前三이라

○ **黃帝曰 應之奈何오 岐伯이 曰 肺應皮하니 皮厚者는 大腸厚하고 皮薄者는 大腸薄하며 皮緩腹裏[1]大者는 大腸大[2]而長하고 皮急者는 大腸急而短하며 皮滑者는 大腸直[3]하고 皮肉不相離者는 大腸結[4]이요**

此下는 皆言六府之應이니 肺與大腸爲表裏요 肺應皮 故로 大腸府狀을 亦可因皮而知也라 不相離者는 堅實之謂라

○ **心應脈하니 皮厚者는 脈厚하고 脈厚者는 小腸厚하며 皮薄者는 脈薄하고 脈薄者는 小腸薄하며 皮緩者는 脈緩하고 脈緩者는 小腸이 大而長하며 皮薄而脈沖小者는 小腸小而短하며 諸陽經脈이 皆多紆屈者는 小腸結이요**

心與小腸爲表裏요 心應脈 故로 小腸府狀을 亦可因脈而知也라 然이나 脈行皮肉之中하니 何以知其厚薄고 但察其皮肉이면 卽可知也라 沖은 虛也라 諸陽經脈은 言脈之浮淺而外見者也라 紆屈은 盤曲[5]不舒之謂라 ○ 紆는 音於라

○ **脾應肉하니 肉䐃이 堅大者는 胃厚하고 肉䐃이 麽[6]者는 胃薄하며 肉䐃이 小而麽者는 胃不堅하고 肉䐃이 不稱身者는 胃下하고 胃下者는 下管約不利하며 肉䐃이 不堅者는 胃緩하고 肉䐃이 無小裏[7]累者는 胃急하며 肉䐃이 多少裏累[8]者는 胃結하고 胃結者는 上管約不利也요**

脾與胃爲表裏요 脾應肉 故로 胃府之狀을 亦可因肉而知也라 䐃은 肉之聚處也라 麽는 細薄也라 約은 不舒也라 少裏累之義는 未詳이라 高志齋[9]는 謂揣其䐃肉而少有累然하야 結實者之謂라하니라 ○ 䐃은 劬允切이요 稱은 去聲이라

---

1) 裏: 『甲乙』에는 '裹'로 되어 있다.
2) 大: 『甲乙』에는 '緩'으로 되어 있다.
3) 直: 順과 通.(『校釋』)
4) 結: 結澁, 結滯.
5) 盤曲: 꼬불꼬불함.
6) 麽: 잘(細少) 마.
7) 裏: 『太素』에는 果로 되어 있는데, 『校釋』에 "小果累는 '小顆粒累累無數'의 뜻이다."고 하였다.
8) 少裏累: 『甲乙』·『太素』·『千金』에는 '小果累'로 되어 있다.
9) 高志齋: 志齋는 明代 醫家인 高士의 字이다. 高士는 醫理에 있어서는 朱震亨을 추종했고, 著書로는 『志齋醫論』·『素問捷徑』 等이 있었는데 모두 佚失되었다.

○ 肝應爪하니 爪厚色黃者는 膽厚하고 爪薄色紅者는 膽薄하며 爪堅色青者는 膽急하고 爪濡色赤者는 膽緩하고 爪直色白無約[1])者는 膽直하고 爪惡色黑多紋者는 膽結也요

肝與膽爲表裏요 肝應爪 故로 膽府之狀을 亦可因爪而知也라 結者는 膽氣不舒之謂라

○ 腎應骨하니 密理厚皮者는 三焦膀胱이 厚하고 麤理薄皮者는 三焦膀胱이 薄하며 疎腠理者는 三焦膀胱이 緩하고 皮急而無毫毛者는 三焦膀胱이 急하며 毫毛美而麤者는 三焦膀胱이 直하고 稀毫毛者는 三焦膀胱이 結也니이다

腎與膀胱爲表裏而三焦도 亦合於腎 故로 上文에 曰 腎合三焦膀胱하고 腠理毫毛其應이라하니 所以三焦膀胱之狀을 可因腠理毫毛而知也라

黃帝曰 厚薄美惡에 皆有形하니 願聞其所病하노이다 岐伯이 答曰 視其外應하야 以知其內藏이면 則知所病矣니이다

外形旣明이면 內藏可察이니 病亦因而可知矣라 所謂病者는 如上文二十五變之類皆是也라

身形候藏府

『靈樞·師傳篇』○ 二十九

黃帝曰 本藏에 以身形支節䐃肉으로 候五藏六府之小大焉이나 今夫王公大人과 臨朝卽位之君而問焉이면 誰可捫循之而後에 答乎리잇고

本藏은 卽前本經篇名이라 捫은 摸也요 循은 摩也라 言王公之尊貴를 誰可得而摩摸며 將何所據而相答也오 ○ 捫은 音門이요 䐃은 劬允切이라

岐伯이 曰 身形支節者는 藏府之蓋也요 非面部之閱也니이다 黃帝曰 五藏之氣를 閱於面者는 余已知之矣어니와 以支節로 知而閱之는 奈何오

身形支節이 與面不同하니 此는 欲以體貌之形으로 察其藏府之候也라

岐伯이 曰 五藏六府者는 肺爲之蓋니 巨肩陷咽으로 候見其外니이다 黃帝曰 善하노이다

五藏之應天者는 肺故로 肺爲五藏六府之蓋라 觀巨肩陷咽者면 卽其外候니 而肺之大小高下堅

1) 無約: 無紋.

脆偏正을 可知矣라 大義見前篇하니 餘放此라

岐伯이 **曰 五藏六府**는 **心爲之主**요 **缺盆爲之道**니 **骷**[1]**骨有餘**로 **以候髑骬**[2]니이다 **黃帝曰 善**하노이다

缺盆은 居肩之前과 骨之上이라 五藏六府는 皆稟命於心 故로 爲之主요 而脈이 皆上出於缺盆 故로 爲之道라 骷는 廣雅에 曰餔骬[3]也라하니 餔骬는 卽膝骨之名이라 髑骬는 蔽心之骨이니 亦名鳩尾라 觀乎此而心之小大高下堅脆偏正을 可知矣라 ○ 骷는 音枯요 髑은 音結이요 骬는 音於라

岐伯이 **曰 肝者**는 **主爲將**하야 **使之候外**하니 **欲知堅固**인댄 **視目小大**니이다 **黃帝曰 善**하노이다

肝者는 將軍之官이니 其氣剛强 故로 能捍禦而使之候外라 目者는 肝之外候 故로 察於目則可知肝之狀矣라

岐伯이 **曰 脾者**는 **主爲衛**하야 **使之迎糧**하니 **視脣舌好惡**하야 **以知吉凶**이니이다 **黃帝曰 善**하노이다

脾主運化水穀하야 以長肌肉하니 五藏六府 皆賴其養이라 故로 脾主爲衛라 衛者는 藏府之護衛也니 五癃津液別篇에 亦曰脾爲之衛라하니라 脾爲倉廩之官하야 職在轉輸 故로 曰 使之迎糧이라 謂察其飮食과 及脣舌之善惡이면 則脾之吉凶을 可知也라

岐伯이 **曰 腎者**는 **主爲外**하야 **使之遠聽**하니 **視耳好惡**하야 **以知其性**이니이다 **黃帝曰 善**하노니 **願聞六府之候**하노이다

腎爲作强之官하야 伎巧所出 故로 主成形而發露於外라 其竅爲耳 故로 試使遠聽하고 及耳之善惡이면 則腎藏之象을 可因而知之矣라

岐伯이 **曰 六府者**는 **胃爲之海**니 **廣骸大頸張胸**이면 **五穀**을 **乃容**하고

骸는 骸骨也니 廣骸者는 言骨骼之大요 又脛骨을 曰骸라 ○ 骸는 音鞋라

鼻隧以長으로 **以候大腸**하고 **脣厚人中長**으로 **以候小腸**이라 **目下果大**면 **其膽乃橫**이요 **鼻孔在外**면 **膀胱漏泄**이며 **鼻柱中央**이 **起**면 **三焦乃約**[4]이니 **此所以候六府者也**라 **上下三等**이면 **藏安且良矣**니이다

---

1) 骷: 『甲乙』에는 '骺'(肩骨端)로 되어 있다.
2) 髑骬: '缺盆'의 錯誤로 보인다.
3) 餔骬(보가): 膝骨.
4) 約: 好也.(『廣雅』)

果는 裹同이니 目下囊裹也라 橫은 剛强也라 在外는 掀露也라 約은 固密也라 藏居於中하고 形見於外 故로 擧身面之外狀하야 而可以候內之六府라 然이나 或身或面에 又必上中下三停이 相等이라야 庶藏府相安而得其善矣라 前本藏篇은 以五藏之皮脈肉爪骨로 而候六府하야 其義與此로 稍異하니 所當互求라

人有陰陽 治分五態

『靈樞·通天篇』全 ○ 三十

黃帝問於少師曰 余嘗聞컨대 人有陰陽이라하니 何謂陰人이며 何謂陽人고 少師曰 天地之間과 六合之內에 不離於五하니 人亦應之라 非徒一陰一陽而已也요 而略言耳니 口弗能徧明也니이다

黃帝曰 願略聞其意니 有賢人聖人이아 心[1]能備而行之乎아

少師曰 蓋有太陰之人 少陰之人 太陽之人 少陽之人 陰陽和平之人하니 凡五人者는 其態不同하고 其筋骨氣血이 各不等하니이다

黃帝曰 其不等者를 可得聞乎아

六合之內에 數不離五는 義見下章이라 心能備而行之乎는 謂賢聖之心이 本異於人하야 其有能兼備陰陽者否也오하니라 太陰少陰太陽少陽者는 非如經絡之三陰三陽也니 蓋以天禀之純陰者를 曰太陰이요 多陰少陽者를 曰少陰이요 純陽者는 爲太陽이요 多陽少陰者는 爲少陽이니 幷陰陽和平之人하야 而分爲五態也라 此雖以禀賦爲言이나 至於血氣疾病之變하여는 則亦有純陰純陽과 寒熱微甚과 及陰陽和平之異也라 故로 陽藏者는 偏宜[2]於寒하고 陰藏者는 偏宜於熱하며 或先陽而後變爲陰者하고 或先陰而後變爲陽者하니 皆醫家不可不察也니라

○ 少師曰 太陰之人은 貪而不仁하고 下齊湛湛하며

此下는 言五人之情性[3]也라 下齊는 謙下整齊也요 湛湛은 水澄貌니 亦卑下自明之意라

好內而惡出하고 心和[4]而不發하며

心和者는 陰性柔也요 不發者는 陰多藏也라 ○ 內은 納同이라

---

1) 心: '必'의 誤字로 보인다.(『校釋』)
2) 偏宜: 最宜, 特別適合.
3) 情性: 本性, 性格.
4) 和: 『甲乙』에는 '抑'으로 되어 있다.

不務於時하고

知有己也라

動而後之하니

不先發也라

此太陰之人也요

此는 其深情厚貌하야 奸狡不露者니 是爲太陰之人이라

○ 少陰之人은 **小貪而賊心**하야

貪小利而心殘賊也라

見人有亡이면 **常若有得**하고

見他人之有失이면 爲自己之得志하니 卽幸災樂禍之謂라

好傷好害하야

陰性殘忍也라

見人有榮이면 **乃反慍怒**하고

心多忌刻[1]하야 憂人富貴也라 ○ 慍은 音縕이라

心疾[2]而無恩하니

心存嫉妬 故로 無恩也라

此少陰之人也요

陰險貪殘이 小人之品이니 此少陰之人也라

○ 太陽之人은 **居處于于**하며

于于는 自足貌라

好言大事하야 **無能而虛說**하야

喜誇張而無實濟[3]也라

---

1) 忌刻: 妬忌刻薄.
2) 疾: 嫉과 通.
3) 實濟: 實際成效.

志發於四野하고

心妄好强也라

擧措[1]**不顧是非**하며

麤疎不精也라

爲事如常[2] **自用**[3]하야 **事雖敗而常無悔**하니

爲事에 庸常而喜自用하야 雖至於敗나 而自是不移 故로 無反悔之心이라

此太陽之人也요

有始無終하야 虎皮羊質[4]이니 此太陽之人也라

○ 少陽之人은 **諟諦**에 **好自貴**하야

諟諦는 審而又審也라 小有聰明하야 因而自貴라 ○ 諟는 音是요 諦는 音帝라

有小小官則高自宜[5]하며

局量[6]이 褊淺하야 易盈滿也라

好爲外交而不內附하니

務虛文也라

此少陽之人也요

妄自尊貴하야 不知大體[7]하니 此少陽之人也라

○ 陰陽和平之人은 **居處安靜**하야

安靜處順하야 無妄動也라

無爲懼懼하고

心有所主하면 乃能不動하야 貧賤不能移하고 威武不能屈하니 是無懼懼也라

---

1) 擧措: 擧動, 行動, 行爲.
2) 如常: 平常, 恒常, 庸常, 日常, 通常.
3) 自用: 제 멋대로 함, 자기의 행동이 옳다고 여겨 타인의 意思를 받아들이지 않음.
4) 虎皮羊質: 漢代 揚雄의 『法言·吾子』에서 유래한 말로, 外强內弱이나 外華內貧을 비유함.
5) 宜: 『甲乙』에는 '宣'으로 되어 있다. 自宜는 自尊妄大, 自宣은 自我宣傳의 뜻이다.
6) 局量: 器量, 氣度.
7) 大體: 全體, 大道理, 基本.

無爲欣欣하며

利欲不能入하고 富貴不能淫하니 是無欣欣也라

婉然[1]從物하야

君子之接人也에 言忠信하며 行篤敬이면 雖蠻貊之邦이라도 行矣니 是婉然從物也라 ○ 婉은 音苑이라

或與不爭하고

聖人之道는 爲而不爭이라 老子曰 以其不爭 故로 天下莫能與爭之라하니라

與時變化하며

時移則事變하고 世更則俗易하니 惟聖人이 隨世[2]以爲法하야 因時而致宜라 故로 能陰能陽하고 能弱能强하야 隨機動靜하고 而與化推移也라 夫冰炭鉤繩[3]이 何時能合이리오 若以聖人爲之中이면 則兼覆[4]而幷之하야 未有可是非者也리라

尊則謙謙하고

位尊而志謙也라 狐丘丈人이 曰 人有三怨하니 爵高者는 人妬之하고 官大者는 主惡之하며 祿厚者는 怨逮之라한대 孫叔敖曰 吾爵益高면 吾志益下하고 吾官益大면 吾心益小하며 吾祿益厚면 吾施益博이라 以是免於三怨可乎[5]아하고 易曰 天道는 虧盈而益謙[6]하고 地道는 變盈而流謙하고 鬼神은 害盈而福謙하고 人道는 惡盈而好謙하나니 謙은 尊而光하고 卑而不可踰[7]니 君子之終也라하니라

譚而不治[8]하니 是謂至治라

譚而不治는 無爲而治也요 無爲而治는 治之至也라 子思子曰 中也者는 天下之大本也요 和也者는 天下之達道也라 致中和면 天地位焉하며 萬物育焉이라하니 其陰陽和平之人之謂乎인저

---

1) 婉然: 順하고 아름다운 모양, 自然과 어울려 보기 좋은 모양.
2) 隨世: 세상에 順應하여 자신을 내세움이 없음.
3) 鉤繩: 曲尺과 먹줄.(굽은 것과 바른 것)
4) 兼覆: 『管子·版法解』에 "天覆而無外也其德無所不在"라 하였는데, 후세에 恩澤이 廣覆하여 遺漏가 없음을 비유하게 되었음.
5) 狐丘는 地名, 丈人은 長老의 뜻이고, 孫叔敖는 春秋時代 楚나라의 賢明한 大夫임. 『列子·說符』에 "狐丘丈人이 謂孫叔敖 曰 人有三怨하니 子知之乎아 孫叔敖曰 何謂也오 對曰 爵高者는 人妬之하고 官大者는 主惡之하며 祿厚者는 怨逮之라한대 孫叔敖曰 吾爵益高면 吾志益下하고 吾官益大면 吾心益小하며 吾祿益厚면 吾施益博이라 以是免於三怨可乎아"라고 하였다.
6) 謙: 虛也.(『周易·地山謙卦』)
7) 踰: 넘볼, 업신여길 유.
8) 譚而不治: 『甲乙』에는 '卑而不諂'으로 되어 있다.

○ 古之善用鍼艾者는 視人五態하야 乃治之하되 盛者는 寫之하고 虛者는 補之니이다

此下는 言五治也라

黃帝曰 治人之五態는 奈何오 少師曰 太陰之人은 多陰而無陽하야 其陰血이 濁하고 其衛氣澁하며 陰陽이 不和하야 緩筋而厚皮하니 不之疾寫면 不能移之요

無陽則氣少 故로 血濁不淸而衛氣澁滯也라 曰陰陽不和者는 四態之人이 無不然이어늘 於此而首言之하니 他可槩見矣라 氣少不行 故로 其筋이 緩이요 陰體重濁 故로 其皮厚라 皮厚血濁하니 非疾寫之면 不能移易也라

少陰之人은 多陰少陽하야 小胃而大腸하며 六府不調하야 其陽明脈小而太陽脈이 大하니 必審調之하되 其血易脫하고 其氣易敗也요

小胃故로 足陽明之胃脈도 亦小하고 大腸故로 手太陽之小腸脈도 亦大라 此其多陰少陽者는 以陽明爲五藏六府之海요 小腸爲傳送之府니 胃小則藏貯小而氣必微하고 小腸大則傳送速而氣不畜하니 陽氣旣少而又不畜이면 則多陰少陽矣라 必當審察而善調之나 然이나 其氣少하야 不能攝血 故로 多致血易脫而氣易敗也라

太陽之人은 多陽而少陰하니 必謹調之하되 無脫其陰而寫其陽이니 陽重脫者는 易狂하고 陰陽皆脫者는 暴死하야 不知人也요

太陽之人은 少陰者也니 陰氣旣少而復寫之면 其陰必脫이라 故로 曰 無脫其陰而但可寫其陽耳라 然이나 陰不足者는 陽亦無根하니 若寫之太過면 則陽氣重脫하야 而脫陽者狂이요 甚至陰陽俱脫이면 則暴死不知人也라

少陽之人은 多陽少陰하야 經小而絡大하며 血在中而氣外하니 實陰而虛陽하야 獨寫其絡脈則强이나 氣脫而疾하면 中氣不足하야 病不起也요

經脈은 深而屬陰하고 絡脈은 淺而屬陽이라 故로 少陽之人은 多陽而絡大하고 少陰而經小也라 血脈在中하고 氣絡在外하니 所當實其陰經而寫其陽絡이면 則身强矣라 惟是少陽之人은 尤以氣爲主니 若寫之太過하야 以致氣脫而疾이면 則中氣乏而難於起矣라

陰陽和平之人은 其陰陽之氣和하고 血脈調하니 謹診其陰陽하며 視其邪正하며 安容儀[1]하야 審有餘不足하야 盛則寫之하고 虛則補之하되 不盛不虛면 以

1) 容儀: 容貌擧止.

經取之라 **此所以調陰陽**하고 **別五態之人者也**니이다

不盛不虛以經取之者는 言本無盛虛之可據로되 而或有邪正之不調者면 但求所在之經하야 以取其病也라

○ 黃帝曰 夫五態之人者는 **相與毋故**라 **卒然新會**면 **未知其行也**니 **何以別之**오

此下는 言五人之態度也라 ○ 毋는 音無요 卒은 音猝이라

少師答曰 衆人之屬은 **不知**[1]**五態之人者**라 **故**로 **五五二十五人**이요 **而五態之人**으로 **不與焉**하니 **五態之人**은 **尤不合於衆者也**니이다

衆人者는 卽下章陰陽二十五人之謂니 與五態之人으로 不同 故로 不合於衆也라

黃帝曰 別五態之人은 **奈何**오 **少師曰 太陰之人**은 **其狀**이 **黮黮然**[2]**黑色**하고 **念然**[3]**下意**하며 **臨臨然長大**하고 **膕然**[4]**未僂**하니 **此太陰之人也**요

黮黮은 色黑不明也요 念然下意는 意念不揚也니 卽上文下齊之謂라 臨臨然은 臨下貌라 膕然未僂는 言膝膕若屈而實非傴僂之疾也라 蓋以太陰之人은 稟質陰濁 故로 其形色志意有如此者라 ○ 黮은 萏[5]探二音이요 僂는 音呂라

少陰之人은 **其狀**이 **淸然竊然**하고 **固以陰賊**하며 **立而躁嶮**하고 **行而似伏**하니 **此少陰之人也**요

淸然者는 言似淸也요 竊然者는 行如鼠雀也라 固以陰賊者는 殘賊之心이 堅不可破也요 立而躁嶮者는 陰險之性이 時多躁暴也라 出沒無常하야 行而似伏하니 此則少陰人之態度라 ○ 嶮은 險同이라

太陽之人은 **其狀**이 **軒軒儲儲**하고 **反身折膕**하니 **此太陽之人也**요

軒軒은 高大貌니 猶俗謂軒昻也요 儲儲는 畜積貌니 盈盈自得也라 反身折膕은 言仰腰挺腹하야 其膕似折也니 是皆妄自尊大之態度라 ○ 儲는 音除라

少陽之人은 **其狀**이 **立則好仰**하고 **行則好搖**하며 **其兩臂兩肘**는 **則常出於背**하

---

1) 知: '如'의 誤字로 보인다.
2) 黮黮然: 面色陰沈. 黮은 검을 담.
3) 念然: 意圖的 姿態나 사려가 깊고 신중함을 말하나, 『語譯』에는 '念'을 '嚴'으로 보았다.
4) 膕然: 『甲乙』에는 '腘然'으로 되어 있다. 腘然은 목덜미 근육이 隆起하여 낙타 등처럼 생긴 것을 말함.
5) 萏: 연꽃 봉오리 담.

니 此少陽之人也요

立則好仰은 志務高也요 行則好搖는 性多動也요 兩臂兩肘出於背는 喜露而不喜藏也니 此則少陽人之態度라

陰陽和平之人은 其狀이 委委然하고 隨隨然[1]하며 顒顒然[2]하고 愉愉然하며 暶暶然[3]하고 豆豆然[4]하야 衆人이 皆曰君子라하니 此陰陽和平之人也니이다

委委는 雍容[5]自得也요 隨隨는 和光同塵也요 顒顒은 尊嚴敬愼也요 愉愉는 悅樂也요 暶暶은 周旋[6]也요 豆豆는 磊落[7]不亂也라 若人者는 人人得而敬愛之라 故로 衆人이 皆曰君子라 君子者는 賢聖之通稱이니 如詩에 指文王爲豈弟[8]君子하고 禮運에 曰 禹湯文武成王周公이 由此[9]其選也시니 此六君子者未有不謹於禮者之謂니 卽陰陽和平之人은 其得天地之正氣者歟인저 ○ 顒은 魚容切이요 愉는 音余요 暶은 音旋이라

陰陽二十五人

『靈樞·陰陽二十五人篇』全 ○ 三十一

黃帝曰 余聞陰陽之人은 何如오 伯高曰 天地之間과 六合之內에 不離於五하니 人亦應之라

由陰陽而化五行하니 所以天地萬物之理는 總不離五而人身之相應者도 亦惟此耳라 ○ 按本節에 引前通天篇少師之答이어늘 而此云伯高者하니 豈[10]少師卽伯高之別稱耶아 無考矣로다

故로 五五二十五人之政[11]에 而陰陽之人이 不與焉하고 其態又不合於衆者五는 余已知之矣어니와 願聞二十五人之形과 血氣之所生을 別而以候하야 從外知內는 何如오

五行之中에 又各有五하니 如下文에 以五形之人而又分左之上下와 右之上下하니 是爲五矣요

1) 隨隨然: 順從의 뜻으로 주위환경에 적응을 잘함.
2) 顒顒然: 태도가 엄중하면서도 온화한 모양.
3) 暶暶然: 눈매가 仁慈하고 선한 모양.(『校釋』)
4) 豆豆然: 행동에 절도가 있고 處事가 분명함.
5) 雍容: 온화한 모습.
6) 周旋: 美好.
7) 磊落: 수가 많은 모양, 公明正大한 모양.
8) 豈弟: 愷悌와 同一하며 外貌와 心性이 온화하고 端正한 것을 말함.
9) 此: 禮를 말함.
10) 豈: 어쩌면, 혹시.
11) 政: 『甲乙』에는 '形'으로 되어 있다.

五而五之면 計有二十五人也라 然이나 此는 言五行之詳이니 非若前通天篇所謂太陽少陽太陰少陰和平五態而已라 故로 曰 陰陽之人不與焉이라하고 又不合於衆者五也라하니라 別而以候는 欲別其外而知其內也라 ○ 與는 去聲이요 別은 入聲이라

岐伯이 **曰 悉乎哉**라 **問也**시여 **此**는 **先師之秘也**니 **雖伯高**라도 **猶不能明之也**니이다 **黃帝避席遵循**[1]**而却曰 余聞之**하되 **得其人弗教**면 **是謂重失**이요 **得而洩之**면 **天將厭之**라하니 **余願得而明之**면 **金櫃藏之**하야 **不敢揚之**하리이다 **岐伯**이 **曰 先立五形金木水火土**하고 **別其五色**하야 **異其五形之人**이면 **而二十五人**이 **具矣**니이다 **黃帝曰 願卒聞之**하노이다

卒은 盡也라

岐伯이 **曰 愼之愼之**니 **臣請言之**하리이다 **木形之人**은 **比於上角**하고 **似於蒼帝**니

比는 屬也니 下同이라 角爲木音이요 蒼爲木色이라 木形之人은 言稟木氣之全者也니 音比上角而象類東方之蒼帝라

其爲人이 **蒼色小頭**하며

象木之巓也라

長面하며

木形長也라

大肩背하며

木身大也라

直身하며

木體直也라

小手足하며

木枝細也라 此上은 以體象而言이라

好[2]**有才**하며

隨斲成材木之用也라

1) 遵循: 逡巡, 즉 退却貌.
2) 好: 多의 뜻임.

勞心하고

發生無窮이 木之化也라

少力하야

木性柔也라

多憂勞於事하며

木不能靜也라

能春夏不能秋冬하야

木은 得陽而生長하고 得陰而凋落하니 此는 以性而言也라 ○ 能는 耐同하니 下放此하니라

感而病生하야 **足厥陰**이 **佗[1]佗然**하고

足厥陰은 肝木之經也라 肝主筋하야 爲罷極之本 故로 曰佗佗然이라 佗佗는 筋柔遲重之貌라 足厥陰爲木之藏이요 足少陽爲木之府니 此에 言藏而下言府者는 蓋以厥陰少陽爲表裏로되 而藏爲府之主耳라 故로 首云上角厥陰者는 總言木形之全也요 後云大角左角釱角判角少陽者는 分言木形之詳也라 玆於上角에 而分左右하고 左右에 而又分上下는 正以明陰陽之中에 復有陰陽也니 餘準此라 佗는 音駝라

大角之人은 **比於左足少陽**이니 **少陽之上**이 **遺遺然**하고

稟五形之偏者各四니 曰 左之上下와 右之上下요 而此言木形之左上者는 是謂大角之人也라 其形之見於外者는 屬於左足少陽之經하니 如下文所謂足少陽之上에 氣血盛則通髥美長이라하야 以及血氣多少等辨이 正合此大角之人也라 遺遺는 柔退貌라 ○ 愚按컨대 通天篇에 有云太陰之人少陰之人太陽之人少陽之人陰陽和平之人이라하니 凡五人者는 其態不同하되 是는 統言大體而分其陰陽五態也요 此는 以木火土金水五形之人으로 而復各分其左右上下니 是於各形之中에 而又悉其太少之義耳라 總皆發明稟賦之異하야 而示人以變化之不同也라 ○ 大는 太同이라

左角之人은 **比於右足少陽**이니 **少陽之下隨隨然**하고

左角은 一曰少角이라 隨隨는 從順貌라 下文에 云 足少陽之下에 血氣盛則脛毛美長者라하니 正合此少角之人而此는 言其右之下也니 餘放此라

釱[2]角之人은 **比於右足少陽**이니 **少陽之上**이 **推推然**하고

---

1) 佗: 질, 짊어질 타.
2) 釱: 차고 체, 대. 古音은 태.

一曰右角이라 角形而竝於右足少陽之上者를 是謂右角之人이니 此卽言其右之上也라 推推는 前進貌라 ○ 釱는 音代라

判角之人은 比於左足少陽이니 少陽之下栝栝然이라

判은 半也라 應在大角之下者를 是謂判角之人而屬於左足少陽之下니 卽言其左之下也라 栝栝은 方正貌라 凡此遺遺隨隨推推栝栝者는 皆所以表木形之象이라

○ 火形之人은 比於上徵하고 似於赤帝니

徵爲火音이라 火形之人은 總言火氣之全者也니 音屬上徵而象類南方之赤帝라

其爲人이 赤色이며

火之色也라

廣朋하며

朋은 音引이니 當脊肉也라

銳面小頭하며

火上尖也라

好肩背髀腹하며

火熱炎上而盛於中也라

小手足하며

火勢之旁者는 小也라

行安地[1]하고

火體下重也라

疾心하야

火性速也라

行搖하며

火象動也라

---

1) 行安地: '行不安地'의 잘못으로 보인다.

肩背肉滿하며

卽上文廣朋好肩背之意라

有氣하며

火屬陽而多氣也라

輕財하며

火性多散也라

少信하며

火性易變也라

多慮하고 **見事明**하며

火明而善燭也라

好顔하고

火色光明也라

急心하며

火性急也라

不壽暴死하며

急速之性은 不耐久也라

能春夏不能秋冬하야

陽王春夏而畏水也라

秋冬에 **感而病生**하야 **手少陰**이 **核核然**하고

手少陰은 心火經也니 火不耐於秋冬 故로 秋冬生病이라 核核然은 火不得散而結聚爲形也라 此言手少陰하고 下言手太陽者는 以少陰太陽爲表裏而皆屬於火也라

質徵之人은 **比於左手太陽**이니 **太陽之上**이 **肌肌然**하고

一曰質之人이요 一曰大徵라 以徵形而應於左之上을 是謂大徵之人而屬於左手太陽之上也라 肌肌는 膚淺貌라 此下詳義는 同前木形註中이라

少徵之人은 **比於右手太陽**이니 **太陽之下慆**[1]**慆然**하고

應右徵之下者를 是謂少徵之人而屬於右手太陽之下也라 慆慆는 不反貌요 又多疑也라 ○ 慆는 音叨[2]라

右徵之人은 **比於右手太陽**이니 **太陽之上**이 **鮫鮫然**하고

一曰熊熊然이라 以徵形而屬於右手太陽之上을 是謂右徵之人이라 鮫鮫는 踴躍貌라 ○ 鮫는 音交라

質判之人은 **比於左手太陽**이니 **太陽之下支支頤頤然**이라

一曰質徵라 此居質徵之下 故로 曰質判而屬於左手太陽之下라 判은 亦半之義也라 支支는 枝離貌요 頤頤는 自得貌라 凡此肌肌之類者는 皆所以表火形之象이라

○ **土形之人**은 **比於上宮**하고 **似於上古黃帝**니

宮爲土音이라 土形之人은 總言土氣之全者也니 音屬上宮而象類中央之黃帝라

其爲人이 **黃色**이며

土色黃也라

圓面하며

土形圓也라

大頭하며

土形廣而平也라

美肩背하며

土體厚也라

大腹하며

土廣載也라

美股脛하며

土主四支也라

---

1) 慆: 기쁠, 거만할, 의심할 도.
2) 叨: 탐할, 욕될, 외람할 도.

小手足하며

盛在中也라

多肉하며

土之合也라

上下相稱하야

土體盛也라

行安地하고

土安重也라

擧足浮[1)]하며

大氣擧之也라

安心하고

土性靜也라

好利人하며

土成物也라

不喜權勢하고

土自尊也라

善附人[2)]**也**하며

藏垢納汚也라

能秋冬不能春夏하야

畏風濕也라

春夏에 **感而病生**하야 **足太陰**이 **敦敦然**하고

足太陰은 脾土經也라 敦敦은 重實貌라 此言太陰하고 下言足陽明者는 以太陰陽明爲表裏而皆

1) 擧足浮: 浮는 孚와 通하고 孚는 信의 뜻이므로 "擧動이 足히 사람들에 믿음을 주다"의 의미로 해석이 되는데, 이렇게 해석해야 下文 水形之人條의 '善欺紿人'과도 對句를 이루어 語法에 맞는다.

2) 善附人: 사람들과 어울리기를 잘함.

屬於土也라

大宮之人은 **比於左足陽明**이니 **陽明之上**이 **婉婉然**하고

以宮形而應於左之上을 是謂大宮之人而屬於左足陽明之上也라 婉婉은 委順貌라 此下詳義는 同前木形註中이라

加宮之人은 **比於足陽明**이니 **陽明之下坎坎然**하고

一曰衆之人이라 應在大宮之下者를 是謂加宮之人而屬於左足陽明之下也라 坎坎은 深固貌라

少宮之人은 **比於右足陽明**이니 **陽明之上**이 **樞樞然**하고

應在大宮之右 故로 曰少宮之人而屬於右足陽明之上也라 樞樞는 圓轉貌라

左宮之人은 **比於右足陽明**이니 **陽明之下兀兀然**이라

一曰衆之人이요 一曰陽明之上이라 詳此義컨대 當是右宮之人이라 故로 屬於右足陽明之下也라 兀兀은 獨立不動貌라 凡此婉婉之類者는 皆所以表土形之象也라

○ **金形之人**은 **比於上商**하고 **似於白帝**니

商爲金音이라 金形之人은 總言金氣之全者也니 音屬上商而象類西方之白帝라

其爲人이 **方面**에

金形方也라

白色이며

金色白也라

小頭小肩背小腹小手足하며

金形堅小也라

如骨이 **發踵外**하고

足跟外堅이 如有骨發踵外者라

骨輕하며

金體皆重而金無骨 故로 骨不能獨重也라

身淸廉하며

金性潔也라

急心하야

金性剛也라

靜悍하며

金性靜이나 動則悍也라

善爲吏[1]하며

肅而威也라

能秋冬不能春夏하야

金喜寒而畏火也라

春夏에 **感而病生**하야 **手太陰**이 **敦敦然**하고

手太陰은 肺金經也라 敦敦은 堅實貌라 手足太陰을 皆曰敦敦이나 而義稍不同 하니 金堅土重也라 此言手太陰하고 下言手陽明者는 以太陰陽明爲表裏而皆屬於金耳라

釱[2]**商之人**은 **比於左手陽明**이니 **陽明之上**이 **廉廉然**하고

釱는 亦大也라 左右之上을 俱可言釱라 故로 上文에 云釱角者는 比於右足少陽之上하고 此釱商者는 比於左手陽明之上也라 廉廉은 稜角貌라 此下詳義는 同前木形註中이라

右商之人은 **比於左手陽明**이니 **陽明之下脫脫然**하고

詳此컨대 當是右手陽明이니 庶與右商之人으로 相屬일새라 脫脫은 蕭洒貌라

大商之人은 **比於右手陽明**이니 **陽明之上**이 **監監然**하고

詳此컨대 當是左手陽明이니 庶與左商之人으로 相屬일새라 監監은 多察貌라

少商之人은 **比於右手陽明**이니 **陽明之下嚴嚴然**이라

應在右之下者를 是謂少商之人而屬於右手陽明之下也라 嚴嚴은 莊重貌라 凡此廉廉之類者는 皆所以表金形之象也라

○ 水形之人은 **比於上羽**하고 **似於黑帝**니

羽爲水音이라 水形之人은 總言水氣之全者也니 音屬上羽而象類北方之黑帝라

---

1) 吏: 治也.
2) 釱: 『甲乙』에는 '太'로 되어 있다.

其爲人이 **黑色**에
水色黑也라

面不平하며
水有波也라

大頭하고
水面廣也라

廉[1]**頤**하며
高流急也라

小肩하고
支流細也라

大腹하며
容物如海也라

動手足하고 **發行**에 **搖身**하며
水流動也라

下尻長하고
水流長也라

背延延然하며
亦長意也라

不敬畏하고
任性趨下하야 不向上也라

善欺紿[2]**人**하야
水無實也라

---

1) 廉: 『甲乙』과 『千金』에는 '廣'으로 되어 있다.
2) 紿: 속일, 실 엉킬 태.

戮死하며

水無恒情 故로 多厄也라

能秋冬不能春夏하야

水王秋冬하고 衰於春夏也라

春夏에 **感而病生**하야 **足少陰**이 **汗汗然**하고

足少陰은 腎水經也라 汗汗은 濡潤貌라 此言足少陰하고 下言足太陽者는 以少陰太陽爲表裏而皆屬於水也라

大羽之人은 **比於右足太陽**이니 **太陽之上**이 **頰頰然**하고

以水形而應於右之上者를 是謂大羽之人而屬於右足太陽之上也라 頰頰은 得色貌라 此下詳義는 同前木形註中이라

少羽之人은 **比於左足太陽**이니 **太陽之下紆紆然**하고

應在左之下者를 是謂少羽之人而屬於左足太陽之下也라 紆紆는 曲折貌라

衆之爲人은 **比於右足太陽**이니 **太陽之下潔潔然**하고

衆은 常也요 一曰加之人이라 應在右之下者를 曰衆之爲人而屬於右足太陽之下也라 潔潔은 淸淨貌라 諸形을 皆言大少而此獨曰衆은 意者水形多變而此獨潔潔이라 故로 可同於衆也라

桎之爲人은 **比於左足太陽**이니 **太陽之上**이 **安安然**이라

桎은 窒同하니 局窒不通之義라 居左之上者를 曰桎之爲人而屬於左足太陽之上也라 安安은 安靜貌라 諸不言桎而此獨言者는 皆以水性雖流나 而爲器所局이면 則安然不動 故로 云桎也라 凡此頰頰之類者 皆所以表水形之象也라

是故로 **五形之人**이 **二十五變者**는 **衆之所以相欺**[1]**者是也**니이다

形分爲五而又分爲二十五하야 稟賦旣偏이면 則不免强弱勝負之相欺라 故로 惟不偏不易而鍾天地之正氣者라야 斯爲陰陽和平之人이니 是以로 有聖跖[2]賢愚之別也라

○ **黃帝曰 得其形**이나 **不得其色**은 **何如**오 **岐伯**이 **曰 形勝色**하고 **色勝形者**는 **至其勝時年加**[3]에 **感卽病行**하고 **失則憂矣**요

---

1) 欺: '異'의 誤字로 보인다.
2) 跖: 盜跖을 말함.
3) 年加: 年忌의 誤植으로 보인다. 年忌는 사람한테 不利하거나 禁忌가 있는 年齡.

此는 言形色當相合이나 否則爲病矣라 得其形者는 如上文之所謂二十五形也라 形勝色者는 如以木形人而色見黃也요 色勝形者는 如以木形人而色見白也라 勝時年者는 如木王土衰而又逢丁壬之木運커나 或東方之干支커나 或厥陰氣候之類라 値其王氣相加하야 而感之則病矣요 旣病而再有疎失이면 乃可憂也라

形色相得者는 富貴大樂하니이다

氣質調和也라

黃帝曰 其形色相勝之時年加[1)]를 可知乎아

此는 言形色之相勝者에 復有年忌之當知也라

岐伯이 曰 凡年忌에 下上之人[2)]大忌는 常加七歲하야

年忌者는 忌有常數하니 所以示人之避患也라 下上之人은 如上文五形과 或上或下之人이요 其年忌는 常以七歲爲始라

十六歲 二十五歲 三十四歲 四十三歲 五十二歲 六十一歲 皆人之大忌니 不可不自安也라

此는 言年忌始於七歲하야 以至六十一歲에 皆遞加九年者는 蓋以七爲陽之少요 九爲陽之老니 陽數는 極於九而極必變 故로 自七歲以後에 凡遇九年이 皆爲年忌라

感則病行하고 失則憂矣라 當此之時하얀 無爲姦事니 是謂年忌니이다

當年忌之年하면 易於感病하고 失則爲憂라 故로 尤宜知愼也라

○ 黃帝曰 夫子之言에 脈之上下와 血氣之候로 以知形氣는 奈何오 岐伯이 曰 足陽明之上에 血氣盛則髥이 美長하고 血少氣多則髥短이라 故로 氣少血多則髥少하고 血氣皆少則無髥하며 兩吻에 多畫이요

此下는 言手足三陽之外候也라 足陽明胃經之脈이 行於上體者는 循鼻外挾口環脣라 故로 此經氣血之盛衰皆形見於口傍之髥也라 吻은 口角也요 畫은 紋也라 陽明血氣不充兩吻 故로 多紋畫이라

足陽明之下에 血氣盛則下毛美長至胸하며 血多氣少則下毛美短至臍하야 行則善高擧足하며 足指少肉足善寒하고

---

1) 年加: 年忌之誤, 혹은 年忌之加로 봄.
2) 凡年忌下上之人: 『甲乙』에는 '凡人之'로 되어 있다.

足陽明之脈이 行於下體者는 由歸來至氣街하니 陰陽總宗筋之會가 會於氣街而陽明爲之長이라 故로 形見於下毛而或有至胸至臍也라 行則善高擧足者는 因其血多니 蓋四支皆稟氣於胃하야 足受血而能步也라 足指少肉足善寒者는 因其氣少니 蓋四支者는 諸陽之本이라 陽氣不足이면 則指少肉而善寒也라

血少氣多則肉而善瘃[1]**하며**

瘃은 寒腫也라 血少氣多면 則浮見於外 故로 下體肉分에 多爲腫也라 ○ 瘃은 音竹이라

血氣皆少則無毛하고 有則稀枯悴하며 善痿厥足痹라

悴는 憔悴也라 足陽明은 爲五藏六府之海하야 主潤宗筋하고 束骨而利機關也나 今氣血俱少於下라 故로 爲痿厥足痹等病이라

○ 足少陽之上에 氣血盛則通髥美長하며 血多氣少則通髥美短하고 血少氣多則少鬚하며 血氣皆少則無鬚하고

足少陽膽經之脈이 行於上體者는 抵於頔[2]하야 下頰車라 故로 其氣血之盛衰 必形見於鬚髥也라 在頤曰鬚요 在頰曰髥이라

感於寒濕則善痹하야 骨痛爪枯也요

此는 皆筋骨之病이니 以少陽厥陰爲表裏而肝主筋也라

足少陽之下에 血氣盛則脛毛美長하고 外踝肥하며 血多氣少則脛毛美短하고 外踝皮堅而厚하며 血少氣多則胻毛少하고 外踝皮薄而軟하며 血氣皆少則無毛하고 外踝瘦無肉이라

足少陽之脈이 行於下體者는 出膝外廉하야 下外輔骨外踝之前이라 故로 其形見者皆在足之外側이라 ○ 踝는 胡寡切이요 胻은 音抗이라

○ 足太陽之上에 血氣盛則美眉하고 眉有毫毛[3]**하며 血多氣少則惡眉하고 面多少理하며 血少氣多則面多肉하며 血氣和則美色이요**

足太陽膀胱之脈이 行於上體者는 起於目內眥하고 其筋之支者는 下顔結於鼻라 故로 其氣血之盛衰皆形見於眉面之間也라

---

1) 瘃: 손발 얼어터질 촉, 착.
2) 頔: 콧마루 졸.
3) 眉有毫毛: 眉中長毛.(張隱庵)

足太陽之下에 **血氣盛則跟肉滿**하고 **踵堅**하며 **氣少血多則瘦**하고 **跟空**하며 **血氣皆少則善轉筋**하고 **踵下痛**이라

足太陽經之行於下體者는 從後廉으로 下合膕中하고 貫腨內하야 出外踝之後하고 結於踵이라 故로 其形見爲病이 皆在足之跟踵也라

○ **手陽明之上**에 **血氣盛則髭美**하며 **血少氣多則髭惡**하며 **血氣皆少則無髭**요

手陽明大腸之脈이 行於上體者는 挾口交人中하야 上挾鼻孔이라 故로 其氣血之盛衰必形見於髭也라 在口上曰髭요 在口下曰鬚라

手陽明之下에 **血氣盛則腋下毛美**하고 **手魚肉以溫**하며 **氣血**이 **皆少則手瘦以寒**이라

手陽明之行於下體者는 上臑外前廉하야 下近於腋하고 且陽明太陰爲表裏而太陰之脈이 出腋下이라 故로 腋下毛美라 手魚肉者는 大指本節後厚肉也라 本經之脈이 起次指하야 出合谷 故로 形見於此라

○ **手少陽之上**에 **血氣盛則眉美以長**하고 **耳色美**하며 **血氣皆少則耳焦惡色**이요

手少陽三焦之脈이 行於上體者는 出耳前後하야 至目銳眥라 故로 其血氣之盛衰皆見於眉耳之間이라

手少陽之下에 **血氣盛則手捲**[1]**多肉以溫**하며 **血氣皆少則寒以瘦**하며 **氣少血多則瘦以多脈**이라

手少陽之脈이 行於下體者는 起名指端하야 循手腕하고 出臂外上肘라 故로 其形見이 若此라

○ **手太陽之上**에 **血氣盛則有多鬚**하고 **面多肉以平**하며 **血氣皆少則面瘦惡色**이요

手太陽小腸之脈이 行於上體者는 循頰上頗하야 斜絡於顴이라 故로 其血氣之盛衰皆形見於鬚面之間也라

手太陽之下에 **血氣盛則掌肉充滿**하며 **血氣皆少則掌瘦以寒**이라

手太陽之脈이 行於下體者는 循手外側上腕이라 故로 其形見者如此라 ○ 按本篇에 首言五形者는 以藏爲主而言其稟이요 此言六陽者는 以府爲表而言其形이라 稟質[2]이 相合하야 象變斯具矣

---

1) 捲: 拳과 同.
2) 稟質: 稟賦와 形質. 五形의 稟受와 그로 인해 나타나는 六陽의 形態를 말함.

니 此所以有左右上下之分也라

○ 黃帝曰 二十五人者를 刺之有約乎아

約은 度也라

岐伯이 曰 美眉者는 足太陽之脈에 氣血多하고 惡眉者는 血氣少하며 其肥而澤者는 血氣有餘하고 肥而不澤者는 氣有餘血不足하며 瘦而無澤者는 氣血俱不足이니 審察其形氣有餘不足而調之면 可以知逆順矣니이다

此는 言足太陽一經之盛衰로되 而他經之有餘不足도 亦由是也라 審察旣明而後調之면 則不失其逆順矣라

黃帝曰 刺其諸陰陽은 奈何오 岐伯이 曰 按其寸口人迎하야 以調陰陽하고

寸口는 在手하니 太陰脈也요 人迎은 在頭하니 陽明脈也라 太陰은 行氣於三陰하고 陽明은 行氣於三陽이라 故로 按其寸口人迎而可以調陰陽也니 如禁服終始經脈等篇에 所謂人迎脈口一盛二盛三盛等義皆是也라 詳具脈色會通라

切循其經絡之凝濇과 結而不通者니 此는 於身에 皆爲痛痹하고 甚則不行故로 凝濇이요

切은 深也요 循은 察也라 經絡爲病에 身必痛痹하고 甚則血氣不行 故로 脈道凝濇也라 ○ 循은 音巡이라

凝濇者는 致氣以溫之하야 血和乃止하고 其結絡者는 脈結血不行이니 決之乃行이라

血脈凝濇은 氣不至也라 故로 當留鍼以補而致其氣以溫之라 致는 使之至也라 決者는 開泄之謂라

故로 曰 氣有餘於上者는 導而下之하고

氣有餘於上者는 病必在上 故로 當刺其穴之在下者하야 以導而下之라 導는 引也라

氣不足於上者는 推而休之[1]하며

氣不足於上者는 卽刺其在上之穴하되 仍推其鍼而休息之니 休者는 留鍼以待氣也라

其稽不至者는 因而迎之라하니

稽留不至는 言氣至之遲滯者니 接之引之而使其必來也라 ○ 迎[2]은 去聲이라 凡物來而接之則

1) 推而休之: 『靈樞·官能』에는 '上氣不足 推而揚之'로, 『甲乙』에는 '休'가 '往'으로 되어 있다.

平聲이요 物未來而迓之使來則去聲이라

必明於經隧라야 乃能持之니 寒與熱爭者는 導而行之하고 其宛陳血不結者는 則而予之[1)]라

隧는 道也라 必明經脈之道路而後에 能執持之也니 其有寒熱不化者는 因其偏而導去之하고 脈道雖有鬱陳而血不結者는 則其勢而予治之라 則은 度也요 予는 與同이라 ○ 隧는 音遂라

必先明知二十五人이면 則[2)]血氣之所在와 左右上下에 刺約畢也니이다

凡刺之道는 須明血氣라 故로 必知此二十五人之脈理라야 而刺之大約을 可以盡矣라

五音五味分配藏府

『靈樞·五音五味篇』 ○ 三十二

右徵與少徵는 調右手太陽上이요

此下十二條와 幷後九條는 皆所以言六陽之表也라

左商與左徵는 調左手陽明上이요

少徵與大宮은 調左手陽明上이요

義似不合이라

右角與大角은 調右足少陽下요

大徵與少徵는 調左手太陽上이요

衆羽與少羽는 調右足太陽下요

少商與右商은 調右手太陽下요

義似不合이라

桎羽與衆羽는 調右足太陽下요

少宮與大宮은 調右足陽明下요

---

2) 迎: 去聲일 때는 '만나다'의 뜻이고, 平聲일 때는 '미리 豫測하여 맞이하다'의 뜻임.

1) 其宛陳血不結者 則而予之: '不'字는 衍文으로 보이고, 『甲乙』에는 '則而予之'가 '卽而取之'로 되어 있다.

2) 則: 『甲乙』에는 '別'로 되어 있다.

判角與少角은 調右足少陽下요

釱商與上商은 調右足陽明下라

義似不合이라

釱商與上角은 調左足太陽下요

上徵與右徵는 同穀麥畜羊果杏이요 手少陰藏心色赤味苦時夏며

此下五條는 言五藏之裏以合四時五色五味也라

上羽與大羽는 同穀大豆畜彘果栗이요 足少陰藏腎色黑味鹹時冬며

上宮與大宮은 同穀稷畜牛果棗이요 足太陰藏脾色黃味甘時季夏며

上商與右商은 同穀黍畜雞果桃요 手太陰藏肺色白味辛時秋며

上角與大角은 同穀麻畜犬果李요 足厥陰藏肝色青味酸時春이라

大宮與上角은 同右足陽明上이요

左角與大角은 同左足陽明上이요

義似不合이라

少羽與大羽는 同右足太陽下요

左商與右商은 同左手陽明上이요

加宮與大宮은 同左足少陽上이요

義似不合이라

質判與大宮은 同左手太陽下요

判角與大角은 同左足少陽下요

大羽與大角은 同右足太陽上이요

大角與大宮은 同右足少陽上이라

按此篇은 乃承前篇陰陽二十五人而詳明其五行相屬之義로되 但前節에 言調者十二條요 後節에 言同者九條니 總計言角者十二요 徵者六이요 宮者八이요 商者八이요 羽者七이며 有重者는 如左手陽明上 右足太陽下 右足陽明下 右足少陽下요 有缺者는 如左手陽明下 右手陽明上 右手

陽明下 左足太陽上 左足陽明下이라 且有以別音互入而復不合於表裏左右五行之序者하니 此는 或以古文深諱하고 向無明註하며 讀者不明하고 錄者不愼하야 而左右上下大少五音之間에 極易差錯하야 愈傳愈謬라 是以로 義多難曉니 不敢强解나 姑存其文하야 以俟後之君子再正하노라

右徵 少徵 桎徵 上徵 判徵

右角 釱角 上角 大角 判角

右商 少商 釱商 上商 左商

少宮 上宮 大宮 加宮 左角宮

衆羽 桎羽 上羽 大羽 少羽

此上五條는 結上文而總記五音之目也요 五音各五하니 是爲二十五人之數라

類經五卷

張介賓類註

脈色類

診法常以平旦

『素問·脈要精微論』○ 一

黃帝問曰 診法은 **何如**오

診은 視也며 察也니 候脈也라 凡切脈望色과 審問病因을 皆可言診이로되 而此節은 以診脈爲言이라

岐伯이 **對曰 診法**은 **常以平旦**[1]이니 **陰氣未動**하고 **陽氣未散**하며 **飮食未進**하야 **經脈未盛**하고 **絡脈調勻**하야 **氣血未亂**이라 **故**로 **乃可診有過之脈**이라

平旦者는 陰陽之交也라 陽主晝하고 陰主夜하며 陽主表하고 陰主裏라 凡人身營衛之氣는 一晝一夜에 五十周於身하되 晝則行於陽分하고 夜則行於陰分하야 迨至平旦하여는 復皆會於寸口라 故로 難經에 曰 寸口者는 脈之大會요 五藏六府之所終始也라하고 營衛生會篇에 曰 平旦에 陰盡而陽受氣矣요 日中而陽隴하고 日西而陽衰하며 日入에 陽盡而陰受氣矣라하고 口問篇에 曰 陽氣盡하고 陰氣盛하면 則目瞑하고 陰氣盡而陽氣盛하면 則寤矣라하니 故로 診法은 當於平旦初寤之時에 陰氣正平而未動하고 陽氣將盛而未散하며 飮食未進而穀氣未行이라 故로 經脈未盛하고 絡脈調勻하야 氣血未至擾亂하고 脈體未及變更이라야 乃可以診有過之脈이라 有過는 言脈不得中而有過矣也라 夫脈者는 氣血之先也니 氣血이 盛則脈盛하고 氣血이 衰則脈衰하며 氣血이 熱則脈數하고 氣血이 寒則脈遲하며 氣血이 微則脈弱하고 氣血이 平則脈和라 又如長人은 脈長하고 短人은 脈短하며 性急人은 脈急하고 性緩人은 脈緩하니 此皆其常也요 反者爲逆이니 凡此之類 是皆有過之謂라

切脈動靜而視精明하며 **察五色**하야 **觀五藏有餘不足**과 **六府强弱**과 **形之盛衰**

---

1) 平旦: 새벽 寅時(3~5시). 十二時: 夜半, 雞鳴, 平旦, 日出, 食時, 隅中, 日中, 日昳, 晡時, 日入, 黃昏, 人定.

하야 以此參伍[1]면 決死生之分하니이다

切者는 以指로 按索之謂라 切脈之動靜은 診陰陽也요 視目之精明은 診神氣也며 察五色之變見은 診生克邪正也니 觀藏府虛實하야 以診其內하고 別形容盛衰하야 以診其外라 故로 凡診病者必合脈色內外하야 參伍以求면 則陰陽表裏와 虛實寒熱之情이 無所遁이요 而先後緩急과 眞假逆從之治가 必無差라 故로 可以決死生之分이니 而況於疾病乎아 此最是醫家妙用이니 不可視爲泛常이라 夫參伍之義는 以三相較를 謂之參이요 以伍相類를 謂之伍니 蓋彼此反觀하고 異同互證하야 而必欲搜其隱微之謂라 如易曰[2] 參伍以變하며 錯綜其數하야 通其變하야 遂成天地之文하며 極其數하야 遂定天下之象하니 非天下之至變이면 其孰能與於此리오하니 卽此謂也라

部位

『素問·脈要精微論』○ 二

尺內兩傍은 則季脇也라

尺內者는 關前曰寸이요 關後曰尺이니 故로 曰 尺內라 季脇下兩傍은 爲腎所近 故로 自季脇之下는 皆尺內主之라 ○ 愚按컨대 尺者는 對寸而言이니 人身動脈이 雖多나 惟此氣口三部에 獨長一寸九分이라 故로 總曰寸口[3]니 分言之則外爲寸部요 內爲尺部라 外爲陽 故로 寸內得九分하니 陽之數也요 內爲陰 故로 尺內得一寸하니 陰之數也라 二難에 曰 從關至尺이 是尺內니 陰之所治也요 從關至魚際 是寸口內니 陽之所治也라하니 然則關之前曰寸이요 關之後曰尺而所謂關者는 乃間於尺寸之間而爲陰陽界限이니 正當掌後高骨處是也라 滑伯仁이 曰 手太陰之脈은由中焦出行하야 一路直至兩手大指之端하니 其魚際後一寸九分을 通謂之寸口요 於一寸九分之中에 曰寸曰尺而關在其中矣라하니 其所以云尺寸者는 以內外本末對待로 爲言而分其名也라 如蔡氏[4] 云 自肘中至魚際에 得同身寸之一尺一寸이니 自肘前一尺은 爲陰之位요 魚際後一寸은 爲陽之位라 太陰動脈은 前不及魚際橫紋一分이요 後不及肘中橫紋九寸이라 故로 古人이 於寸內에 取九分하야 爲寸하고 尺內取一寸하야 爲尺하야 以契陽九陰十之數라하니 其說似通이라 但考之骨度篇하면 則自肘至腕에 長이 一尺二寸五分이니 而與此數로 不合이나 蓋亦言其意耳라

尺外以候腎하고 尺裏以候腹하며

尺外는 尺脈前半部也요 尺裏는 尺脈後半部也라 前以候陽하고 後以候陰하니 人身은 以背爲陽하고 腎附於背 故로 外以候腎하고 腹爲陰 故로 裏以候腹하니 所謂腹者는 凡大小腸膀胱命門이

---

1) 參伍: 比較하여 分類함.
2) 易曰: 『周易·繫辭上傳』 十章에 보임.
3) 寸口: 尺寸 中의 氣口를 말함.
4) 蔡氏: 宋代 理學家인 蔡元定(1135~1198). 福建 建陽人으로 字는 季通이며 著書에 『律呂新書』 등이 있다.

皆在其中矣라 諸部皆言左右어늘 而此獨不分者는 以兩尺皆主乎腎也라 藏府左右義는 詳附翼三卷脈候部位論과 及三焦包絡命門辨中이라

中附上에 左外以候肝하고 內以候鬲하며

中附上은 言附尺之上而居乎中者니 卽關脈也라 左外는 言左關之前半部요 內는 言左關之後半部니 餘放此하니라 肝爲陰中之陽藏而亦附近於背 故로 外以候肝하고 內以候鬲하니 擧鬲而言이면 則中焦之鬲膜膽府 皆在其中矣라

右外以候胃하고 內以候脾하며

右關之前은 所以候胃요 右關之後는 所以候脾라 脾胃는 皆中州之官而以表裏로 言之면 則胃爲陽이요 脾爲陰 故로 外以候胃하고 內以候脾라 ○ 愚按컨대 寸口者는 手太陰也요 太陰은 行氣於三陰 故로 曰 三陰在手而主五藏이라 所以本篇止言五藏而不及六府는 卽終始禁服等篇에 亦皆以寸口로 候三陰하고 人迎으로 候三陽也라 然이나 胃亦府也而此獨言之는 何也오 觀玉機眞藏論에 曰 五藏者는 皆稟氣於胃하니 胃者는 五藏之本也요 藏氣者는 不能自致於手太陰이라 必因於胃氣라야 乃至於手太陰也라하니 故로 胃氣를 當察於此라 又如五藏別論에 曰 五味入口하면 藏於胃하야 以養五藏氣하니 氣口亦太陰也라 是以로 五藏六府之氣味는 皆出於胃하고 變見於氣口라하니 然則此篇雖止言胃나 而六府之氣도 亦無不見乎此矣라

上附上에 右外以候肺하고 內以候胸中하며

上附上은 言上而又上이니 則寸脈也라 五藏之位는 惟肺最高 故로 右寸之前으로 以候肺하고 右寸之後로 以候胸中이라 胸中者는 鬲膜之上이 皆是也라

左外以候心하고 內以候膻中이니

心肺皆居膈上 故로 左寸之前으로 以候心하고 左寸之後로 以候膻中이라 膻中者는 兩乳之間이니 謂之氣海요 當心包所居之分也라 ○ 愚按컨대 本論五藏應見之位는 如火王於南 故로 心見左寸하고 木王於東 故로 肝見左關하며 金王於西 故로 肺見右寸하고 土王於中而寄位西南 故로 脾胃見右關하니 此卽河圖五行之序也라

前以候前하고 後以候後하며

此는 重申上下內外之義而詳明之也라 統而言之면 寸爲前이요 尺爲後며 分而言之면 上半部爲前이요 下半部爲後니 蓋言上以候上하고 下以候下也라

上竟上者는 胸喉中事也요 下竟下者는 少腹腰股膝脛足中事也라

竟은 盡也니 言上而盡於上은 在脈則盡於魚際하고 在體則應於胸喉하며 下而盡於下는 在脈則

盡於尺部하고 在體則應於少腹足中하니 此脈候上下之事也라 ○ 愚按컨대 本篇에 首言尺內하고 次言中附上而爲關하며 又次言上附上而爲寸하야 皆自內以及外者는 蓋以太陰之脈이 從胸走手하야 以尺爲根本이요 寸爲枝葉也라 故로 凡人之脈이 寧可有根而無葉이요 不可有葉而無根이라 如論疾診尺篇에 曰 審其尺之緩急浮大滑濇과 肉之堅脆하야 而病形定矣라하니 是蓋所重在本耳라 ○ 又按컨대 本篇外內二字를 諸家之註에 皆云內側外側이라하니 夫曰內外側者는 必脈形이 扁濶하야 而或有兩條者라야 乃可라 若謂診者之指側이면 則本篇文義는 乃擧脈體而言이요 且診者之左外는 則病者之右手也니 當言候胃요 不當言候肝矣니 於義不通이라 如下文에 前以候前後以候後와 上竟上下竟下者 是皆內外之謂라 觀易卦六爻컨대 凡畫卦者는 自下而上하야 上三爻爲外卦요 下三爻爲內卦니 則其上下內外之義明矣라 又有以浮取爲外하고 沈取爲內者하니 於義亦通이니 均俟明者辨正하노라 ○ 又按컨대 本篇에 上竟上者는 言胸喉中事요 下竟下者는 言少腹足膝中事라하야 分明上以候上下以候下하니 此自本經不易之理어늘 而王氏脈經에 乃謂心部는 在左手關前寸口是也니 與手太陽爲表裏하야 以小腸合爲府하야 合於上焦하고 肺部는 在右手關前寸口是也니 與手陽明爲表裏하야 以大腸合爲府하야 合於上焦라하야 以致後人이 遂有左心小腸右肺大腸之配하야 下反居上하니 其謬甚矣라 據其所云컨대 不過以藏府之配合如此하니 抑豈知經分表裏하야 脈自不同이리오 如脾經은 自足而上行走腹하고 胃經은 自頭而下行走足하야 升降交通하야 以成陰陽之用하니 又豈必上則皆上하고 下則皆下어늘 而謂其盡歸一處耶아 且自秦漢而下로 未聞有以大小腸取於兩寸者하고 扁鵲仲景諸君心傳에도 可考어늘 自晋及今에 乃有此謬하야 訛以傳訛하고 愈久愈遠하니 誤者를 可勝言哉리오 無怪乎醫之日拙也로다 此之不經이 雖出於脈訣之編次[1]나 而創言者謂非叔和而誰리오

呼吸至數

『素問·平人氣象論』○ 三

黃帝問曰 平人은 何如오

謂氣候[2]平和之常人也라

岐伯이 對曰人一呼에 脈再動하고 一吸에 脈亦再動하며 呼吸定息에 脈五動이요 閏以太息을 命曰平人이니 平人者는 不病也라

出氣曰呼요 入氣曰吸이니 一呼一吸을 總名一息이라 動은 至也니 再動은 兩至也라 常人之脈이 一呼에 兩至하고 一吸에 亦兩至하며 呼吸定息은 謂一息旣盡而換息未起之際也니 脈又一至라 故로 曰 五動이라 閏은 餘也니 猶閏月之謂라 言平人이 常息之外에 間有一息甚長者하야 是爲閏

1) 編次: 編輯整理, 編輯體例, 編纂次序.
2) 氣候: 氣의 徵候.

以太息이니 而又不止五至也라 此卽平人不病之常度니 然則總計定息太息之數하면 大約一息脈當六至라 故로 五十營篇에 曰 呼吸定息에 脈行六寸이라하니 乃合一至一寸也라 呼吸脈行丈尺은 見經絡類二十六이라

常以不病으로 調病人하나니 醫不病 故로 爲病人平息하야 以調之爲法하니이다

不病者는 其息匀하고 病者는 其息亂이라 醫者는 不病 故로 能爲病人平息하야 以調者는 以其息匀也니 是爲調診之法이라

人一呼에 脈一動하고 一吸에 脈一動을 曰少氣요

脈爲血氣之道路나 而脈之運行은 在乎氣라 若一呼一吸에 脈各一動이면 則一息二至하야 減於常人之半矣니 以正氣之衰竭也라 故로 曰少氣니 十四難에 謂之離經[1]이라하니라

人一呼에 脈三動하고 一吸에 脈三動而躁하며 尺熱을 曰病溫이요 尺不熱하고 脈滑을 曰病風이요 脈澁을 曰痹라

若不因定息太息而呼吸에 各三動이면 是一息六至矣니 難經謂之離經이라 躁者는 急疾之謂요 尺熱은 言尺中近臂之處에 有熱者니 必其通身皆熱也라 脈數躁而身有熱 故로 知爲病溫이요 數滑而尺不熱者는 陽邪盛也라 故로 當病風이라 然風之傷人에 其變不一하야 不獨在於肌表 故로 尺不熱也라 澁爲血不調 故로 當病痹라 風痹二證之詳은 見疾病類本條라 脈法에 曰 滑은 不澁也니 往來流利하고 澁은 不滑也니 如雨霑沙라하니 滑爲血實氣壅이요 澁爲氣滯血少라

人一呼에 脈四動以上을 曰死요 脈絶不至도 曰死요 乍踈乍數도 曰死니이다

一呼四動이면 則一息八至矣니 況以上乎아 難經謂之奪精이라 四至曰脫精이요 五至曰死요 六至曰命盡이니 是皆一呼四至以上也라 故로 死라 脈絶不至는 則元氣已竭이요 乍踈乍數은 則陰陽敗亂無主니 均爲死脈이라 ○ 數은 音朔이라

五藏之氣 脈有常數

『靈樞·根結篇』 ○ 四

一日一夜에 五十營하야 以營五藏之精하니 不應數者를 名曰狂生이라

營은 運也라 人之經脈이 運行於身者는 一日一夜에 凡五十周하야 以營五藏之精氣하니 如五十營篇者 卽此之義라 其數는 則周身上下左右前後에 凡二十八脈이 共長十六丈二尺[2]이요 人之

---

1) 十四難謂之離經: 『難經』 原文은 "脈有損至라하니 何謂也오 然한가 至之脈이 一呼에 再至曰平이요 三至曰離經이요 四至曰奪精이요 五至曰死요 六至曰命絶이니 此死之脈也라 何謂損고 一呼에 一至曰離經이요 二呼에 一至曰奪精이요 三呼에 一至曰死요 四呼에 一至曰命絶이니 此損之脈也라"로 되어 있다.

宗氣는 積於胸中하야 主呼吸而行經隧하되 一呼에 氣行三寸하고 一吸에 氣行三寸하야 呼吸定息에 脈行六寸하니 以一息六寸으로 推之면 則一晝一夜에 凡一萬三千五百息이니 通計五十周於身이면 則脈行은 八百一十丈이라 其有太過不及하야 而不應此數者를 名曰狂生이라 狂은 猶妄也니 言雖生이나 未可必也라

所謂五十營者는 五藏이 皆受氣하니 持其脈口하야 數其至也라

凡此五十營者는 卽五藏所受之氣也니 但診持脈口而數其至면 則藏氣之衰王을 可知矣라 脈口義는 詳藏象類十一이라 ○ 數는 上聲이라

五十動而不一代者는 五藏이 皆受氣요

代는 更代之義니 謂於平脈之中에 而忽見耎弱하고 或乍數乍疎하며 或斷而復起라 蓋其藏이 有所損則氣有所虧 故로 變易若此하니 均名爲代라 若五十動而不一代者는 五藏受氣皆足이니 乃爲和平之脈이라

四十動一代者는 一藏無氣요

四十動一代者는 是五藏中에 一藏虧損也라 ○ 愚按컨대 十一難에 曰 經에 言脈不滿五十動而一止면 一藏無氣者라하니 何藏也오 然한가 人吸者는 隨陰入이요 呼者는 因陽出이니 今吸不能至腎至肝而還 故로 知一藏無氣者는 腎氣先盡也라하니 然則五藏和者는 氣脈[1]이 長하고 五藏病者는 氣脈短이라 觀此컨대 一藏無氣는 必先乎腎하니 如下文所謂二藏三藏四藏五藏者는 當自遠而近하야 以次而短則由腎及肝하고 由肝及脾하고 由脾及心하고 由心及肺라 故로 凡病將危者는 必氣促似喘하야 僅呼吸於胸中數寸之間이라 蓋其眞陰이 絶於下하고 孤陽이 浮於上하면 此는 氣短之極也라 醫於此際而尙欲平之散之면 未有不隨撲而滅者니 良可哀也로다 夫人之生死는 由乎氣하고 氣之聚散은 由乎陰이로되 而殘喘[2]이 得以尙延者는 賴一線之氣未絶耳니 此藏氣之不可不察也라

三十動一代者는 二藏無氣요 二十動一代者는 三藏無氣요 十動一代者는 四藏無氣요 不滿十動一代者는 五藏無氣니 予之短期요 要在終始라

予는 與同이요 短期는 死期也니 言五藏無氣면 可與之定死期矣라 終始는 本經篇名이니 具十二經終之義라

---

2) 凡二十八脈 共長十六丈二尺: 二十八脈은 左右十二經脈과 督脈, 任脈, 陽蹻脈, 陰蹻脈을 말한다. 하루 중 呼吸數는 13,500息, 脈行은 一息에 6寸 운행하므로 脈行의 길이는 13,500息에 6寸을 곱한 값, 즉 81,000寸(810丈)이 된다. 1周의 길이는 하루에 人氣는 50周하므로 810丈을 50으로 나누면 16丈2尺이 된다.

1) 氣脈: 血氣와 脈息, 氣勢, 氣運.

2) 殘喘: 殘息. 衰老한 사람이나 죽음에 임박한 환자의 喘息.

所謂五十動而不一代者는 以爲常也라 以知五藏之期요 予之短期者는 乍數乍踈也라

以爲常者는 言人之常脈當如是也라 故로 可因此以察五藏之氣라 若欲知其短期면 則在乎乍踈乍數이니 此其時相變代는 乃與常代者로 不同이라 蓋以藏氣衰敗하야 無所主持而失常이 如此라 故로 三部九候等論에 皆云乍踈乍數者死라하니라 ○ 愚按컨대 代脈之義는 自仲景叔和로 俱云動而中止하야 不能自還하고 因而復動하니 脈代者死라하고 又曰 脈五來一止하야 不復增減者는 死하니 經名曰代요 脈七來에 是人一息하야 半時不復增減도 亦名曰代니 正死不疑라하니 故로 王太僕之釋에 代脈을 亦云動而中止하야 不能自還也라하니라 自後로 滑伯仁이 因而述之曰 動而中止하야 不能自還하고 因而復動이라가 由是復止하며 尋之良久[1]에 乃復強起爲代라하니 故로 後世에 以結促代로 並言하야 均目之爲止脈하니 豈足以盡其義哉아 夫緩而一止爲結이요 數而一止爲促이니 其至則或三或五하고 或七八至不等이라 然이나 皆至數分明하고 起止[2]有力하며 所主之病이 有因氣逆痰壅而爲間阻者하며 有因血氣虛脫而爲斷續者하며 有因生平[3]稟賦多滯而脈道不流利者하니 此自結促之謂也라 至於代脈之辨하여는 則有不同하니 如宣明五氣篇에 曰 脾脈代라하고 邪氣藏府病形篇에 曰 黃者는 其脈代라하니 皆言藏氣之常候요 非謂代爲止也라 又平人氣象論에 曰 長夏에 胃微耎弱曰平이요 但代無胃曰死者는 乃言胃氣去而眞藏見者死요 亦非謂代爲止也라 由此觀之면 則代本不一하야 各有深義라 如五十動而不一代者는 乃至數之代니 卽本篇之所云者是也요 若脈本平勻而忽强忽弱者는 乃形體之代니 卽平人氣象論所云者是也며 又若脾主四季而隨時更代者는 乃氣候之代니 卽宣明五氣等篇所云者是也라 凡脈無定候하야 更變不常이면 則均謂之代나 但當各因其變而察其情이라야 庶得其妙니 設不明此면 非惟失經旨之大義라 卽於脈象之吉凶에도 皆茫然莫知所辨矣리니 又烏足以言診哉리오 二篇詳義는 見後十一과 及疾病類二十五라 ○ 又按컨대 本篇에 但言動止之數하야 以診五藏無氣之候요 未嘗鑿言[4]死期어늘 而王氏脈經에 乃添出死期歲數하야 曰 脈來四十投[5]而一止者는 一藏無氣니 却[6]後四歲春草生而死하고 脈來三十投而一止者는 二藏無氣니 却後三歲麥熟而死하며 脈來二十投而一止者는 三藏無氣니 却後二歲桑椹赤而死하고 脈來十投而一止者는 四藏無氣니 歲中死하며 脈來五動而一止者는 五藏無氣니 却後五日而死라하니 自後로 諸家言脈者가 皆宗此說이나 恐未有一藏無氣而尙活四歲하고 二藏無氣而尙活三歲之理하니 診者辨之라

---

1) 良久: 한참 있다가, 얼마 동안.
2) 起止: 擧動, 즉 脈搏이 뛰는 모양.
3) 生平: 平生, 平常時.
4) 鑿言: 穿鑿附會의 말. 鑿은 우길, 고집할 착.
5) 投: 나아갈(進也) 투.
6) 却: 다시, 또 각.

三部九候

『素問·三部九候論』○ 五

黃帝問曰 余聞九鍼[1]於夫子하니 衆多博大하야 不可勝數라 余願聞要道하야 以屬子孫하고 傳之後世하며 著之骨髓하고 藏之肝肺하며 歃血而受하야 不敢妄泄하리이다

屬은 付也요 著는 紀也요 歃血은 飮血而誓也라 ○ 數는 上聲이요 歃은 所甲切이라

令合天道하야 必有終始하되 上應天光星辰의 歷紀[2]하고 下副四時五行의 貴賤更立과 冬陰夏陽하노니 以人應之는 奈何오 願聞其方하노이다

岐伯이 對曰 妙乎哉라 問也시여 此는 天地之至數니이다

天地雖大하고 萬物雖多나 莫有能出乎數者니 數道大矣라 故로 曰至數라

帝曰 願聞컨대 天地之至數 合於人形血氣하야 通決死生하니 爲之奈何오 岐伯이 曰 天地之至數는 始於一하야 終於九焉하나니

數始於一而終於九는 天地自然之數也라 如易有太極하니 是生兩儀하고 兩儀生四象하고 四象生八卦而太極이 運行乎其中하니 陽九之數也라 又如四象之位는 則老陽一少陰二少陽三老陰四요 四象之數는 則老陽九少陰八少陽七老陰六[3]이라 以一二三四로 連九八七六[4]而五居乎中하니 亦陽九之數也라 故로 以天而言歲면 則一歲統四季하고 一季統九十日하니 是天數之九也요 以地而言位면 則戴九履一에 左三右七이요 二四爲肩에 六八爲足이요 五位中宮하니 是洛書之九也요 以人而言事면 則黃鍾之數[5]는 起於九하니 九而九之면 則九九八十一分하야 以爲萬事之本하니 是人事之九也라 九數之外에 是爲十이니 十則復變爲一矣라 故로 曰 天地之至數 始於一하야 終於九焉이라하니라

---

1) 九鍼: 『太平聖惠方』에는 '九候'로 되어 있다.

2) 歷紀: 曆紀와 같다. 邵子는 曆法에 있어 1에서 10까지의 數 가운데 1과 2를 二始(1은 奇로서 剛, 2는 偶이므로 柔)라 하여 剛柔를 정하고, 5와 6을 二中(5는 十干을 6은 十二支를 상징)이라 하여 律曆을 정하고, 9와 10을 二終(閏餘의 法은 19歲로 1章을 삼는데 19는 9와 10을 합한 數)이라 하여 閏餘를 기록하고 이를 曆紀라 하였다.(『易本義圖』)

3) 四象之位와 四象之數는 河圖의 生成順序를 뜻하는데 老陽位一이 老陰數六과 配하여 水, 少陰位二가 少陽數七과 配하여 火, 少陽位三이 少陰數八과 配하여 木, 太陰位四가 老陽數九와 配하여 金이 된다.

4) 以一二三四 連九八七六: 太陽居一連九 少陰居二連八 太陰居四連六 少陽居三連七.(洛書의 待對關係를 說明)

5) 黃鍾之數: 黃鐘尺(樂器에 쓰는 자의 한 가지)으로 九寸쯤 된다. 黃鐘이란 六律의 하나로 古代에 音律을 矯正하던 一種의 樂器로서 대나무로 만들어 졌으며 길이가 九寸(一尺)이다.

一者는 天이요 二者는 地며 三者는 人이니 因而三之하면 三三者九니 以應九野라

一者는 奇也라 故로 應天하고 二者는 偶也라 故로 應地하며 三者는 參也라 故로 應人이라 故로 曰 天開於子하고 地闢於丑하며 人生於寅이라하니 所謂三才也라 三而三之하야 以應九野하니 九野者는 卽洛書九宮과 禹貢[1]九州之義니 詳見九宮星野等圖라

故로 人有三部하고 部有三候하야 以決死生하고 以處百病하며 以調虛實하야 而除邪疾하니이다

以天地人으로 言上中下를 謂之三才요 以人身而言上中下를 謂之三部라 於三部中에 而各分其三을 謂之三候요 三而三之를 是謂三部九候니 其通身經隧由此出入이라 故로 可以決死生하고 處百病하며 調虛實而除邪疾也라 ○ 愚按컨대 三部九候는 本經에 明指人身上中下動脈이니 如下文所云者라 蓋上古診法은 於人身三部九候之脈에 各有所候하야 以診諸藏之氣하고 而鍼除邪疾이요 非獨以寸口爲言也라 如仲景脈法에 上取寸口하고 下取趺陽하니 是亦此意라 觀컨대 十八難에 曰 三部者는 寸關尺也요 九候者는 浮中沈也라하야 乃單以寸口而分三部九候之診하니 後世言脈者가 皆宗之라 雖亦診家捷法이나 然이나 非軒岐本旨니 學者當並詳其義라

帝曰 何謂三部요

岐伯이 曰 有下部하며 有中部하며 有上部하야 部各有三候하니 三候者는 有天有地有人也니 必指而導之라야 乃以爲眞이라

指而導之는 言必受師之指授라야 庶得其眞也라

上部天은 兩額之動脈이요

額傍動脈은 當頷厭之分이니 足少陽脈氣所行也라

上部地는 兩頰之動脈이요

兩頰動脈은 卽地倉大迎之分이니 足陽明脈氣所行也라

上部人은 耳前之動脈이며

耳前動脈은 卽和髎之分이니 手少陽脈氣所行也라

中部天은 手太陰也요

掌後寸口動脈으로 經渠之次니 肺經脈氣所行也라

---

1) 禹貢: 『書經』의 篇名.

中部地는 手陽明也요

手大指次指岐骨間動脈으로 合谷之次니 大腸經脈氣所行也라

中部人은 手少陰也며

掌後銳骨下動脈으로 神門之次니 心經脈氣所行也라

下部天은 足厥陰也요

氣衝下三寸動脈으로 五里之分이니 肝經脈氣所行也라 臥而取之하되 女子는 取太衝하니 在足大指本節[1]後二寸陷中이라

下部地는 足少陰也요

內踝後跟骨傍動脈으로 太谿之分이니 腎經脈氣所行也라

下部人은 足太陰也라

魚腹上越筋間動脈으로 直五里下箕門之分이니 沈取乃得之니 脾經脈氣所行也라 若候胃氣者면 當取足跗上之衝陽이라

故로 下部之天으로 以候肝하고

足厥陰脈也라 故로 以候肝이라

地로 以候腎하고

足少陰脈也라 故로 以候腎이라

人으로 以候脾胃之氣니이다

足太陰脈也니 脾胃는 以膜相連 故로 可以候脾胃之氣라

帝曰 中部之候는 奈何오

岐伯이 曰 亦有天하며 亦有地하며 亦有人하니 天으로 以候肺하고

手太陰脈也라 故로 以候肺라

地로 以候胸中之氣하고

手陽明大腸脈也니 大腸小腸은 皆屬於胃하고 胃脘은 通於胸中 故로 以候胸中이라

---

1) 本節: 손가락 혹은 발가락의 둥글게 튀어 나온 밑 뼈마디로, 손가락은 中手關節 발가락은 中足關節을 가리킨다.

人으로 **以候心**하니이다

手少陰脈也라 故로 以候心이라

帝曰 上部론 **以何候之**오

岐伯이 **曰 亦有天**하며 **亦有地**하며 **亦有人**하니 **天**으로 **以候頭角之氣**하고

兩額動脈 故로 以候頭角이라

地로 **以候口齒之氣**하고

兩頰動脈 故로 以候口齒라

人으로 **以候耳目之氣**라

耳前動脈 故로 以候耳目이라

三部者는 **各有天**하며 **各有地**하며 **各有人**하야 **三而成天**하며 **三而成地**하며 **三而成人**하니

上部中部下部에 各有天地人하니 是爲三部九候라

三而三之하야 **合則爲九**요 **九分爲九野**요 **九野爲九藏 故**로 **神藏五形藏四**니 **合爲九藏**이라

九野義는 見前이라 九藏은 卽上文九候之謂로되 神藏五는 以肝藏魂心藏神肺藏魄脾藏意腎藏志也요 形藏四는 卽頭角耳目口齒胸中이니 共爲九藏이라 此는 言人之九藏이 正應地之九野라야 乃合於天地之至數라

五藏已敗면 **其色必夭**하나니 **夭必死矣**니이다

色者는 神之幟[1]요 藏者는 神之舍니 其色夭者는 其神去하고 其神去者는 其藏敗 故로 必死矣라 夭者는 枯暗不澤而色異常也라

帝曰 以候는 **奈何**오

岐伯이 **曰 必先度其形之肥瘦**하야 **以調其氣之虛實**하나니 **實則寫之**하고 **虛則補之**하되

候는 謂診候其病情이요 度은 謂度量其虛實이라 形之肥瘦者는 鍼有淺深之異하니 如逆順肥瘦

---

1) 幟: 깃대, 標識 치.

篇之謂者是也요 病之虛實者는 治有補寫之殊하니 如終始篇九鍼鍼解等篇者是也라 此雖以鍼法爲言이나 而用藥者도 亦可以類推矣라 ○ 愚按컨대 上古鍼治之法은 必察三部九候之脈證하야 以調九藏之盛衰로되 今之人은 但知按穴以求病하고 而於諸經虛實之理에 茫然不知하니 曰神曰聖之罕聞者는 其在失其本耳라 ○ 寫는 去聲이라

必先去其血脈而後調之요

凡有瘀血在脈而爲壅塞者는 必先刺去壅滯而後에야 可調虛實也라

無問其病하고 以平爲期니이다

凡病甚者는 奏功[1]非易라 故로 不必問其效之遲速이요 但當以血氣平和로 爲期則耳라 ○ 此與後二十五章은 同篇이니 所當互究라

七診

『素問·三部九候論』○ 六

帝曰 何以知病之所在오 岐伯이 曰 察九候에 獨小者는 病이요 獨大者도 病이요 獨疾者도 病이요 獨遲者도 病이요 獨熱者도 病이요 獨寒者도 病이요 獨陷下者도 病이니이다

此는 言九候之中에 而復有七診之法이라 謂脈失其常而獨小者獨疾者獨遲者獨寒者獨熱者獨陷下者는 皆病之所在也로되 獨寒獨熱은 謂其或在上或在下或在表或在裏也요 陷下는 沈伏不起也라 此雖以三部九候爲言이나 而於氣口部位에도 類推爲用하니 亦惟此法이라 ○ 此與後二十五章은 同篇이니 七診之義를 所當並考라 ○ 愚按컨대 七診之法이 本出此篇이어늘 而勿聽子[2]謬謂七診者는 診宜平旦이 一也요 陰氣未動이 二也요 陽氣未散이 三也요 飮食未進이 四也요 經脈未盛이 五也요 絡脈調勻이 六也요 氣血未亂이 七也라하니 夫此七者를 焉得皆謂之診이리오 總之컨대 一平旦診法耳라 後世에 遂爾謬傳하야 竟致失其本原하니 是는 眞可以勿聽矣라

診有十度 診有陰陽

『素問·方盛衰論』○ 七

診有十度하니 度人[3]에 脈度藏度肉度筋度兪度라

---

1) 奏功: 奏效의 뜻으로 보람이 나타나거나 일이 성취됨을 말함.

2) 勿聽子: 明代 醫家인 熊宗立의 自號로 字는 道軒이며 福建省 建陽사람이다. 著書에 『醫書大全』·『黃帝內經素問靈樞運氣音釋補遺』·『勿聽子俗解八十一難經』·『傷寒運氣全書』 等이 있다. 勿聽이란 말은 『論語·顏淵』의 "非禮勿視 非禮勿聽 非禮勿言 非禮勿動"에서 유래하였다.

診法이 雖有十度나 而總不外乎陰陽也라 十度는 謂脈藏肉筋兪니 是爲五度요 左右相同하야 各有其二하니 二五爲十也라 脈度者는 如經脈脈度等篇이 是也요 藏度는 如本藏腸胃平人絶穀等篇이 是也요 肉度는 如衛氣失常等篇이 是也요 筋度는 如經筋篇이 是也요 兪度는 如氣府氣穴本輸等篇이 是也라 度은 數也라 ○ 度人之度은 音鐸이요 餘音은 杜라

陰陽氣盡하니 人病自具라

凡此十度者는 人身陰陽之理盡之矣라 故로 人之疾病도 亦無不具見於此라

脈動無常하야 散陰頗[1]陽하면 脈脫不具니 診無常行이니라

脈動無常은 言脈無常體也라 散陰頗陽은 言陰氣散失者 脈頗類陽也니 何也오 如仲景曰 若脈浮大者는 氣實血虛也라하고 叔和曰 諸浮脈無根者는 皆死라하고 又曰 有表無裏者는 死라하니 謂眞陰散而孤陽在하야 脈頗似陽而無根者는 非眞陽之脈也니 此는 其脈에 有所脫而陰陽不全具矣라 診此者는 有不可以陰陽之常法行也니 蓋謂其當愼耳라

診必上下하야 度民君卿이라

貴賤尊卑에 勞逸有異하고 膏粱藜藿에 氣質不同이라 故로 當度民君卿하고 分別上下하야 以爲診이라 ○ 度은 入聲이라

受師不卒하야 使術不明하야 不察逆從이 是爲妄行이라 持雌失雄하고 棄陰附陽하야 不知幷合하니 診故不明이요

卒은 盡也라 雌雄은 卽陰陽之義라 生氣通天論에 曰 陰陽이 離決하면 精神乃絶이라하니 故로 凡善診者는 見其陰에 必察其陽하고 見其陽에 必察其陰이라 使不知陰陽逆從之理와 幷合之妙면 是眞庸庸者耳니 診焉得明이리오

傳之後世에 反論[2]自章이라

理旣不明而妄傳後世면 則其謬言反論이 終必自章露也라

至陰이 虛하면 天氣絶하고 至陽이 盛하면 地氣不足하나니

至陰至陽은 卽天地之道也니 設有乖離면 敗亂乃至라 六微旨大論에 曰 氣之升降은 天地之更用也라 升已而降하니 降者는 謂天이요 降已而升하니 升者는 謂地라 天氣下降하야 氣流於地하고 地氣上升하야 氣騰於天이라하니 故로 易에 以地在天上而爲泰하야 言其交也하고 天在地上而爲

---

3) 度人: 『素問釋義』에 "度人二字는 衍文이다."고 하였다.
1) 頗: 偏頗.
2) 反論: 正論에 違反되는 醫論.

否하야 言其不交也라 此云至陰虛者는 言地氣若衰而不升이니 不升則無以降 故로 天氣絶하고 至陽盛者는 言天氣若亢而不降이니 不降則無以升 故로 地氣不足이라 蓋陰陽二氣는 互藏其根하야 更相爲用하니 不可偏廢라 此는 借天地自然之道하야 以喩人之陰陽貴和也어늘 丹溪引此虛盛二字하야 以證陽常有餘陰常不足하니 其說左矣라

陰陽並交는 至人之所行이니

並交者는 陰陽不相失而得其和平也라 此其調攝之妙는 惟至人者라야 乃能行之라

陰陽並交者는 陽氣先至하고 陰氣後至라 是以로 聖人持診之道는 先後陰陽而持之라

凡陰陽之道는 陽動陰靜하며 陽剛陰柔하며 陽倡陰隨하며 陽施陰受하며 陽升陰降하며 陽前陰後하며 陽上陰下하며 陽左陰右하며 數者爲陽이요 遲者爲陰이며 表者爲陽이요 裏者爲陰이며 至者爲陽이요 去者爲陰이며 進者爲陽이요 退者爲陰이며 發生者爲陽이요 收藏者爲陰이니 陽之行은 速하고 陰之行은 遲라 故로 陰陽並交者는 必陽先至而陰後至하니 是以로 聖人之持診者는 在察陰陽先後하야 以測其精要也라

奇恒之勢乃六十首니 診合微之事며 追陰陽之變이며 章五中之情이라 其中之論은 取虛實之要며 定五度之事니 知此라야 乃足以診이라

奇는 異也요 恒은 常也라 六十首는 卽禁服篇에 所謂通於九鍼六十篇之義나 今失其傳矣라 診合微之事者는 參諸診之法而合其精微也요 追陰陽之變者는 求陰陽盛衰之變也라 章은 明也요 五中은 五藏也요 五度는 卽前十度也라 必能會此數者而參伍其妙라야 斯足以言診矣라

是以로 切陰不得陽하면 診消亡하고 得陽不得陰하면 守學不湛이니 知左不知右하고 知右不知左하며 知上不知下하고 知先不知後 故로 治不久요

切陰不得陽 診消亡者는 言人生이 以陽爲主니 不得其陽이면 焉得不亡이리오 如陰陽別論에 曰 所謂陰者는 眞藏也니 見則爲敗하고 敗必死矣요 所謂陽者는 胃脘之陽也라하고 平人氣象論에 曰 人無胃氣死하고 脈無胃氣도 死라하니 是皆言此陽字라 湛은 明也라 若但知得陽而不知陽中有陰과 及陰平陽秘之道者는 是爲偏守其學이니 亦屬不明이라 如左右上下先後者는 皆陰陽之道也니 使不知左右면 則不明升降之理하고 不知上下면 則不明淸濁之宜하고 不知先後면 則不明緩急之用하리니 安望其久安長治而萬世不殆哉아

知醜知善하며 知病知不病하며 知高知下하며 知坐知起하며 知行知止하야 用之有紀면 診道乃具하야 萬世不殆니라

凡此數者는 皆有對待之理니 若差之毫釐면 則謬以千里라 故로 凡病之善惡과 形之動靜을 皆所當辨이니 能明此義而用之有紀면 診道斯備라 故로 可萬世無殆矣라 紀는 條理也요 殆는 危也라

起所有餘라도 知所不足하고

起는 興起也니 言將治其有餘에 當察其不足이라 蓋邪氣는 多有餘하고 正氣는 多不足하니 若只知有餘而忘其不足이면 則取敗之道也라 此는 示人以根本當愼之意라

度事上下면 脈事因格[1]이라

能度形情之高下[2]면 則脈事因之하야 可格至而知也라

是以로 形弱氣虛하면 死하고

中外俱敗也라

形氣有餘하나 脈氣不足하면 死하고

外貌無恙이나 藏氣已壞也라

脈氣有餘하나 形氣不足하면 生하나니라

藏氣未傷者는 形衰無害하니 蓋以根本爲主也라 又如三部九候論에 曰 形肉已脫이면 九候雖調라도 猶死라하니 蓋脫與不足이 本自不同而形肉旣脫은 脾元絶矣라 故로 脈氣雖調라도 亦所不治니 當與此節로 互求其義라

診有大方

『素問·方盛衰論』連前篇 ○ 八

是以로 診有大方하니 坐起有常하고

大方者는 醫家之大法也라 坐起有常은 則擧動不苟하고 而先正其身이니 身正於外면 心必隨之라 故로 診之大方이 必先乎此라

出入有行하야 以轉神明하며

行은 德行也라 醫以活人爲心하야 其於出入之時에 念念皆眞하야 無一不敬이면 則德能動天하고 誠能格[3]心이라 故로 可以轉運周旋[4]而無往弗神矣라 ○ 行은 去聲이라

---

1) 格: 이를(至), 헤아릴(究) 격.
2) 形情之高下: 形情(情形, 情況, 狀況)의 정도, 즉 先後輕重, 虛實, 因果를 말함.
3) 格: 감동할, 바르게 할 격.
4) 轉運周旋: (마음의) 循環運行이 周全함.

必淸必淨하야 上觀下觀하며

必淸必淨이면 則心專志一而神明見하니 然後에 上觀之하야 以察其神色聲音하고 下觀之하야 以察其形體逆順이라

司八正邪하며 別五中部하며

司는 候也요 別은 審也라 候八節八風之正邪하야 以察其表하고 審五藏五行之部位하야 以察其裏라

按脈動靜하며 循尺滑濇寒溫之意하며

按脈動靜하야 可別陰陽하고 滑濇寒溫으로 可知虛實이라 凡脈滑則尺之皮膚亦滑하고 脈濇則尺之皮膚亦濇하며 脈寒則尺之皮膚亦寒하고 脈溫則尺之皮膚亦溫이라 故로 循尺卽可以知之라 循은 揣摩也라

視其大小하야 合之病能면

大小는 二便也요 二便은 爲約束之門戶라 門戶不要면 則倉廩不藏하니 得守者는 生하고 失守者는 死라 故로 視其大小하야 以合病能이라 能는 情狀之謂라

逆從以得이요 復知病名이면

反者爲逆이요 順者爲從이니 必得逆從하고 必知病名이라야 庶有定見而無差謬라

診可十全하고 不失人情이라

診如上法이면 庶可十全이로되 其於人情에 尤不可失也라 ○ 愚按컨대 不失人情은 爲醫家最一難事로되 而人情之說에 有三하니 一曰病人之情이요 二曰傍人之情이요 三曰同道人之情이라 所謂病人之情者엔 有素禀之情하니 如五藏에 各有所偏하고 七情에 各有所勝하야 陽藏者는 偏宜於凉하고 陰藏者는 偏宜於熱하며 耐毒者는 緩之無功하고 不耐毒者는 峻之爲害니 此藏氣之有不同也라 有好惡之情者하니 不惟飮食有憎愛요 抑且擧動도 皆關心하야 性好吉者는 危言을 見非하고 意多憂者는 慰安을 云僞하며 未信者는 忠告를 難行하고 善疑者는 深言을 則忌하니 此情性之有不同也라 有富貴之情者하니 富多任性하고 貴多自尊하야 任性者는 自是면 其是하야 眞是者를 反成非是하고 自尊者는 遇士或慢하니 自重者가 安肯自輕이리오 此交際之有不同也라 有貧賤之情者하니 貧者는 衣食도 不能周온 況乎藥餌며 賤者는 焦勞不能釋하니 懷抱를 可知니 此調攝之有不同也라 又若有良言에 甫[1)]信타가 謬說에 更新하야 多岐亡羊하야 終成畵餠하니 此는 中無主而易亂者之爲害也라 有最畏出奇[2)]하고 惟求穩當하야 車薪杯水하고 寧甘敗亡하니 此는 內

1) 甫: 막, 방금, 아까 보.

2) 出奇: 特出奇拔(奇異)의 뜻임.

多懼而過愼者之爲害也라 有以富貴而貧賤하고 或深情而挂牽하야 戚戚[1]於心하니 心病에 焉能心藥[2]이리오 此는 得失[3]之情爲害也라 有以急性而遭遲病하야 以更醫而致雜投하야 皇皇[4]求速이나 速變은 所以速亡하니 此緩急之情爲害也라 有偏執者하야 曰吾鄕은 不宜補라하면 則虛者受其禍하고 曰吾鄕은 不宜寫라하면 則實者被其傷하리니 夫十室에도 且有忠信[5]하니 一鄕이 焉得皆符리오 此는 習俗之情爲害也라 有參朮入脣에 懼補하야 心先否塞하고 硝黃沾[6]口에 畏攻하야 神卽飄揚하니 夫杯影[7]도 亦能爲祟어늘 多疑豈法之良이리오 此는 成心[8]之情爲害也라 有諱疾而不肯言者하니 終當自誤하고 有隱情而不敢露者하니 安得其詳이리오 然이나 尙有故隱病情하고 試醫以脈者하야 使其言而偶中이면 則信爲明良이어니와 言有弗合이면 則目爲庸劣하니 抑[9]孰知脈之常體僅二十四나 病之變象이 何啻百千이리오 是以로 一脈所主非一病이요 一病所見이 非一脈이니 脈病相應者는 如某病에 得某脈則吉하고 脈病相逆者는 某脈에 値某病則凶이라 然則理之吉凶을 雖融會[10]在心이나 而病之變態를 又安能以脈盡言哉리오 故로 知一知二知三이라하야 神聖도 諄諄[11]於參伍하야 曰工曰神曰明[12]이어늘 精詳을 豈獨於指端이리오 彼俗人之淺見은 固無足怪어니와 而士夫[13]之明慧로도 亦每有蹈此獘者라 故로 忌望聞者는 診無聲色之可辨하고 惡詳問者는 醫避多言之自慙이라 是於望聞問切에 已舍三而取一하고 且多有幷一未明而欲得夫病情者하니 吾知其必不能也로라 所以志意未通이면 醫不免爲病困하고 而朦朧[14]猜摸[15]면 病不多爲醫困乎아 凡此皆病人之情이니 不可不察也라 ○ 所謂傍人之情者는 如浮言[16]이 爲利害所關이나 而人多不知檢이라 故로 或爲自負[17]之狂言하니 則醫中有神理를 豈其能測이리오 或執有據之鑿論이나 而病情은 多亥豕[18]하야 最所難知라 或操是非之柄이면 則同於我者는 是之라하고

---

1) 戚戚: 근심, 걱정, 두려움.
2) 心藥: 마음을 滿足시키는 藥, 혹은 근심걱정이나 苦悶을 해결해 주는 藥.
3) 得失: 보통 利害得失의 뜻으로 쓰이나, 여기에서는 過失에 무게가 있다.
4) 皇皇: 遑遑과 通. 바쁘고 허둥거리는 모양, 몹시 서두르는 모양.
5) 夫十室且有忠信: 곳곳에 賢人이 있음을 말함. 『論語·公冶長』에 "子曰 十室之邑에 必有忠信如丘者焉이어니와 不如丘之好學也니라"고 보인다.
6) 沾: 젖을, 더할(添) 첨.
7) 杯影: 杯中蛇影의 준말. 『晋書·樂廣』에 樂廣이라는 사람의 친구가 벽에 걸린 활의 그림자가 술잔에 비친 것을 뱀으로 잘못 알고 뱀을 삼켰다고 생각하여 병이 났다가 樂廣의 설명을 듣고서야 병이 나았다는 故事로, 신경질이 많아 자기 스스로 의혹하는 마음이 생겨 고민하는 일을 말함.
8) 成心: 成見, 偏見.
9) 抑: 또한, 어쩌면, 아마, 아니면, 억.
10) 融會: 融會貫通. 各 方面의 知識이나 道理를 하나로 綜合하여 全面的으로 透徹하게 理解함.
11) 諄諄(순순): 성실하고 삼가는 모양, 거듭 일러 친절히 가르치는 모양.
12) 曰工曰神曰明: 『靈樞·邪氣藏府病形』에 "知一卽爲工 知二卽爲神 知三卽神且明矣"라 하였음.
13) 士夫: 士大夫, 知識人.
14) 朦朧(몽롱): 청맹과니, 눈이 어두움.
15) 猜摸(시모): 의심하여 더듬거림.
16) 浮言: 根據가 없는 말.
17) 自負: 스스로 자기의 가치나 능력을 믿음.
18) 亥豕: 겉모양은 비슷하나 속 내용은 다름. 亥字와 豕字는 篆文으로는 유사하여 잘못 쓰는 경우가 많았음. 魯魚亥豕라고도 함.

異於我者는 非之라하되 而眞是眞非는 不是眞人이면 不識이라 或執見在之見이면 則頭疼者는 云救頭라하고 脚疼者는 云救脚이라하야 而本標綱目[1]이 反爲迂遠庸談이라 或議論於貴賤之間에 而尊貴執言하면 孰堪違抗이리오 故로 明哲保身之士는 寧爲好好先生[2]이라 或辯析[3]於親疎之際에 而親者主持하야 牢不可拔이면 雖眞才實學之師라도 亦當唯唯[4]而退라 又若薦醫는 爲死生之攸係어늘 而人多不知愼하고 有或見輕淺之偶中而爲之薦者하며 有意氣之私厚[5]而爲之薦者하며 有信其便便[6]之談而爲之薦者하며 有見其外飾之貌而爲之薦者하니 皆非知之眞者也라 又或有貪得[7]而薦者하니 陰利[8]其酬요 關情[9]而薦者하니 別圖冀望이라 甚有斗筲[10]之輩者하니 妄自驕矜하며 好人趨奉하며 薰蕕[11]不辨하며 擅肆品評하야 譽之則盜跖도 可爲堯舜이요 毁之則鸞鳳도 可爲鴟鴞하야 洗垢索瘢[12]이 無所不至로되 而懷眞抱德之士는 必其不侔[13]리라 若此流者는 雖其發言容易하야 欣戚無關이나 其於淆亂人情에 莫此爲甚하야 多致明醫는 有掣肘之去하고 病家는 起刻骨之疑하니 此所以千古是非之不明이니 總爲庸人擾之耳라 故로 竭力爲人任事者가 豈不岌岌[14]其危哉아 凡此皆傍人之情이니 不可不察也라 ○ 所謂同道人之情者는 尤爲閃灼[15]하고 更多隱微하니 如管窺蠡測[16]하야 醯雞[17]笑天者는 固不足道어니와 而見偏性拗하야 必不可移者는 又安足論이리오 有專恃口給[18]者하니 牽合[19]支吾[20]하고 無稽信口[21]하야 或爲套語[22]以誑人하며 或爲甘言以悅人하며 或爲強辯[23]以欺人하며 或爲危詞以嚇人하되 儼然[24]格物君子하니 此는

---

1) 本標綱目: 事物의 本末이나 主從의 道理.
2) 好好先生: 是非와 曲直을 不問하고 상대방의 비위를 맞추어 無事安逸만을 구하는 사람.
3) 辯析: 事理를 辯論하여 분석함.
4) 唯唯: 공손히 대답하는 말, 남의 뜻을 거역 않는 유순한 모양.
5) 私厚: 偏愛하여 厚待함.
6) 便便: 明確하게 말하는 모양.
7) 貪得: 財物이나 權益을 貪求함.
8) 利: 탐할 리.
9) 關情: 感情을 감추고 꾸며댐.
10) 斗筲: 一斗와 한 말 두되가 들어가는 竹器로 局量이 작은 것을 比喩함.
11) 薰蕕(훈유): 薰은 향내 나는 풀, 蕕는 구린내 나는 풀로 善惡을 比喩한 것임.
12) 洗垢索瘢: 때를 씻고 헌데를 찾음, 타인의 허물을 헐뜯음.(『後漢書』)
13) 侔: 취할(取也), 가지런할 모.
14) 岌岌: 위태롭고 불안한 모양. 여기에서는 汲汲(간절하고 절박한 모양)의 뜻에 가까움.
15) 閃灼: 閃電과 같이 빠르고 灼熱하는 불같이 猛烈함.
16) 管窺蠡測: "以管窺天 以蠡測海"의 준말. 대롱으로 하늘을 보고 표주박으로 바닷물을 헤아리려 한다는 뜻으로, 모두 識見이 좁음을 말함.
17) 醯雞(혜계): 술독에 생기는 작은 벌레나 초파리, 즉 識見이 천박함을 뜻함. 『莊子·田子方』에 "丘之於道也 其猶醯雞與"라고 하였음.
18) 口給: 말솜씨가 풍부하고 민첩함.
19) 牽合: 牽合附會, 牽強附會. 자기에게 편리하도록 말을 억지로 끌어다 붙임.
20) 支吾: 겨우 버티어 감, 서로 어긋남.
21) 無稽信口: 荒唐無稽하게 되는대로 말함.
22) 套語: 常套語, 陳腐한 말.
23) 強辯: 무리한 변명, 자기의 주장을 끝까지 굽히지 않는 변론.
24) 儼然: 謹嚴한 모양.

便佞[1]之流也라 有專務人事者하니 典籍經書不知何物하고 道聽途說하며 拾人唾餘[2]나 然而終日營營[3]하고 綽風求售[4]하야 不邀自赴하고 儇媚取容[5]하야 偏投好者之心하니 此阿諂之流也라 有專務奇異者하니 腹無藏墨[6]하고 眼不識丁하야 乃詭言神授하며 僞托秘傳하며 或假脈以言禍福하며 或弄巧以亂經常하며 最覺新奇라하야 動人甚易하니 此는 欺詐之流也라 有務飾外觀者하니 誇張侈口[7]하야 羊質虎皮[8]하며 不望色不聞聲不詳問하고 一診而藥하며 若謂人淺我深하고 人愚我明이라하니 此는 麤疎孟浪[9]之流也라 有專務排擠[10]者하니 陽若同心이나 陰爲浸潤[11]이라 夫是曰是요 非曰非면 猶避隱惡之嫌이나 第以死生之際에 有不得不辨者면 固未失爲眞誠之君子라 若以非爲是하고 以是爲非하야 顚倒陰陽하고 掀翻[12]禍福하되 不知而然이면 庸庸不免이요 知而故言이면 此는 其良心已喪이니 讒妬之小人也라 有貪得無知하야 藐[13]人性命者하니 如事已疑難하야 死生反掌이면 斯時也엔 雖在神良이라도 未必其活이라 故로 一藥不敢苟하고 一着不敢亂하야 而僅僅冀於挽回라가 忽遭若輩에 求速貪功하야 謬妄一投하면 中流失楫하야 以致必不可救하니 因而嫁謗自文하고 極口反噬[14]리니 雖朱紫[15]或被混淆나 而蒼赤[16]이 何辜受害아 此는 貪倖無知之流也라 有道不同하야 不相爲謀者하니 意見各持하야 異同不決하면 夫輕者는 不妨少謬로되 重者는 難以略差라 故로 凡非常之病에 非非常之醫면 不能察이니 用非常之治에 又豈常人之所知리오 故로 獨聞者는 不侔於衆하고 獨見者는 不合於人이라 大都行高者는 謗多하고 曲高者는 和寡하니 所以一齊之傅가 何當衆楚之咻[17]리오 直至於敗而後에 羣然退散하고 付之一人則事已無及矣리니 此庸庸不揣之流也라 又有久習成風하야 苟且應命[18]者하니 病不關心하고 此須[19]惟利라 蓋病家旣不識醫면 則倏趙倏錢하고 醫家莫肯任怨이면 則惟苓惟梗이요 或延醫務

---

1) 便佞: 말솜씨가 좋고 아첨을 잘함, 말치레만 좋고 실속은 없음.
2) 拾人唾餘: 拾人涕唾, 拾涕唾. 남의 하찮은 것을 가치 있는 것으로 받아들인 다는 뜻으로, 踏襲과 같은 뜻임.
3) 營營: 이익을 추구하기에 바쁜 모양.
4) 綽風求售: 泰然綽約한 風貌로 팔리기를(쓰여 지기를) 구함.
5) 儇媚取容: 偸媚取容. 약삭빠르게 아첨을 잘하여 다른 사람에게 예쁨을 받음. 儇은 영리할, 빠를 현. 媚는 아첨할, 아양 부릴 미.
6) 藏墨: 所藏墨迹. 墨迹은 書冊이나 學問의 뜻임.
7) 侈口: 饒舌, 誇口, 大口, 大言. 큰소리를 침.
8) 羊質虎皮: 거죽은 훌륭하나 실속이 없음.
9) 孟浪: 虛無孟浪, 즉 생각보다 허망함. 생각과 달리 깜찍하고 똘똘함.
10) 排擠: 排斥과 같음.
11) 浸潤: 浸潤之讒. 조금씩 오래두고 하는 참소의 말.
12) 掀翻(흔번): 치켜들어 뒤집어 놓음.
13) 藐: 작고 가볍게 볼 묘, 멀 막.
14) 反噬: 길러준 주인을 묾.
15) 朱紫: 朱는 正色, 紫는 間色을 말하는 것으로 正邪, 是非, 眞僞, 善惡 등을 비유한 것임.(『論語·陽貨』)
16) 蒼赤: 蒼生赤子의 뜻으로 下層民을 말함.
17) 一齊之傅 何當衆楚之咻: 『孟子·藤文公下』에서 引用한 말로, 한 명의 齊나라 사람이 제나라 말을 가르쳐 봐야 여러 楚나라 사람이 떠들고 지껄이면 교육효과가 없다는 뜻이다.
18) 應命: 從命, 遵命. 運命, 運數에 順應함.
19) 須: 기다릴, 필요로 할 수.

多[1]면 則互爲觀望하고 或利害攸係면 則彼此避嫌이라 故로 爬之不癢하고 撾之不痛하되 醫稱穩當이라하니 誠然得矣[2]리라 其於坐失機宜[3]하니 奚堪耽誤[4]乎아 此는 無他라 亦惟知醫者不眞이요 而任醫者不專耳라 詩云[5] 發言盈庭하니 誰執其咎오 築室於道라 不潰於成이라하니 此는 病家醫家近日之通弊也라 凡若此者 孰非人情이리오마는 而人情之詳은 尙多難盡이라 故로 孔子曰[6] 惡紫之奪朱也며 惡鄭聲之亂雅樂也며 惡利口之覆邦家者라하시니 然則人情之可畏는 匪今若是요 振古如玆矣라 故로 聖人이 以不失人情爲戒로되 而不失二字가 最難措力이라 必期不失이면 未免遷就[7]로되 但遷就則碍於病情하고 不遷就則碍於人情이라 有必不可遷就之病情하고 而復有不得不遷就之人情하니 其將奈之何哉아 甚矣라 人情之難言也여 故로 余發此하야 以爲當局者詳察之備라 設彼三人者라도 儻亦有因余言而各爲儆省이면 非惟人情不難於不失이라 而相與共保天年하야 同登壽域[8]之地로되 端從此始하니 惟明者는 鑒之어다

故로 診之에 或視息視意 故로 不失條理요

視息者는 察呼吸하야 以觀其氣요 視意者는 察形色하야 以觀其情이라 凡此諸法이 皆診有大方이요 診可十全之道니 知之者는 故로 能不失條理라 條者는 猶幹之有枝요 理者는 猶物之有脈이니 即脈絡綱紀之謂라

道甚明察 故로 能長久라 不知此道면 失經絶理하야 亡言妄期하리니 此謂失道니라

不知此道면 則亡言妄期하야 未有不殆者矣라

脈合四時 陰陽規矩

『素問·脈要精微論』 ○ 九

帝曰 脈其四時動은 奈何며 知病之所在는 奈何며 知病之所變은 奈何며 知病乍在內는 奈何며 知病乍在外는 奈何오 請問此五者하노니 可得聞乎아 岐伯이 曰 請言其與天運轉大[9]也니이다

---

1) 務多: 李中梓의 『醫宗必讀』에는 '衆多'로 되어 있다.
2) 誠然得矣: "진실로 그럴 수밖에 없으리라"의 뜻임.
3) 機宜: 事理, 時宜, 機密, 機會.
4) 耽誤: 耽溺錯誤.
5) 詩云: 『詩經·小雅小旻』의 內容으로 原文은 "發言盈庭하니 誰敢執其咎오", "如彼築室于道謀라 是用不潰於成이로다"로 되어 있다. 執은 책임질, 是用은 이 때문에, 潰는 이루다의 뜻이다.
6) 孔子曰: 『論語·陽貨』에 나옴.
7) 遷就: 俯就, 牽就라고도 함. 妥協, 迎合, 順應하다의 뜻임.
8) 壽域: 모든 사람이 다 天年(天壽)을 누릴 수 있는 太平盛世, 혹은 長壽.

凡此五者는 卽陰陽五行之理요 而陰陽五行은 卽天地之道라 故로 伯以天運轉大로 爲對하니 則五者之變動이 盡乎其中矣라

萬物之外와 六合之內에 天地之變은 陰陽之應이니 彼春之暖이 爲夏之暑하고 彼秋之忿이 爲冬之怒라 四變之動에 脈與之上下하야

物在天中하고 天包物外하니 天地萬物이 本同一氣라 凡天地之變은 卽陰陽之應이라 故로 春之暖者는 爲夏暑之漸也요 秋之忿者는 爲冬怒之漸也라 春生夏長과 秋收冬藏이 是卽陰陽四變之動이니 而脈亦隨之以上下也라

以春應中規하고

規者는 所以爲圓之器라 春氣發生에 圓滑而動 故로 應中規요 而人脈應之하니 所以圓滑也라

夏應中矩하고

矩者는 所以爲方之器라 夏氣茂盛에 盛極而止 故로 應中矩요 而人脈應之하니 所以洪大方正也라

秋應中衡하고

衡은 平也니 秤橫[1]也라 秋氣는 萬寶를 俱成하고 平於地面 故로 應中衡이요 而人脈應之하니 所以浮毛而見於外也라

冬應中權이라

權은 秤錘也라 冬氣閉藏 故로 應中權이요 而人脈應之하니 所以沈石而伏於內也라 凡玆規矩權衡者는 皆發明陰陽升降之理하야 以合乎四時脈氣之變象也라

是故로 冬至四十五日에 陽氣微上하고 陰氣微下하며 夏至四十五日에 陰氣微上하고 陽氣微下하나니 陰陽有時하야 與脈爲期라 期而相失하면 如脈所分[2]하고 分之有期 故로 知死時라

冬至에 一陽이 生故로 冬至後四十五日에 以至立春하야 陽氣以漸而微上하고 陽微上則陰微下矣요 夏至에 一陰이 生故로 夏至後四十五日에 以至立秋하야 陰氣以漸而微上하고 陰微上則陽微下矣니 此所謂陰陽有時也라 與脈爲期者는 脈隨時而變遷也요 期而相失者는 謂春規夏矩秋衡冬權이 不合於度也라 如脈所分者는 謂五藏之脈이 各有所屬也요 分之有期者는 謂衰王이 各有其時也니 知此者면 則知死生之時矣라

---

9) 與天運轉大: 『太素』와 王冰本에는 '大'字가 없다.

1) 秤橫: 저울대.

2) 如脈所分: 『素問吳註』와 『類經』에만 '如'로 되어 있고 나머지는 다 '知'로 되어 있으며, 分을 本文에서는 分屬, 分司의 뜻으로 해석하고 있으나 보통 分離, 分裂의 의미로 많이 해석한다.

微妙在脈하니 **不可不察**이요 **察之有紀**하니 **從陰陽始**요 **始之有經**하니 **從五行生**이요 **生之有度**하니 **四時爲宜**라

脈之微妙는 亦惟陰陽五行이 爲之經紀요 而陰陽五行之生이 各有其度라 如陽生於冬至하고 陰生於夏至하며 木生於亥하고 火生於寅하며 金生於巳하고 水土生於申[1)]하니 此四時生王이 各有其宜也라 紀는 綱紀也요 經은 經常也니 卽大綱小紀之義라

補寫勿失하야 **與天地如一**하고

天地之道는 損有餘而補不足이니 易에 曰 天道는 虧盈而益謙하고 地道는 變盈而流謙이라하니 故로 不足則當補하고 有餘則當寫하야 補寫不失其宜면 則與天地之道로 如一矣라

得一之精[2)]하야 **以知死生**이라

一之精者는 天人一理之精微也라 天地之道는 陽主乎動하고 陰主乎靜하며 陽來則生하고 陽去則死하니 知天道之所以不息者면 則知人之所以死生矣라

是故로 **聲合五音**하고 **色合五行**하며 **脈合陰陽**이라

聲合宮商角徵羽하고 色合金木水火土하며 脈合四時陰陽하야 雖三者若乎有分이나 而理則一也라

是故로 **持脈有道**하니 **虛靜爲保**니이다

凡持脈之道는 一念精誠이요 最嫌擾亂이라 故로 必虛其心靜其志하야 纖微無間이라야 而診道斯爲全矣라 保는 不失也라

春日엔 **浮**하니 **如魚之遊在波**하고

脈得春氣면 雖浮動이나 而未全出 故로 如魚之遊在波也라

夏日엔 **在膚**하니 **泛泛**[3)]**乎萬物有餘**요

脈得夏氣면 則洪盛於外 故로 泛泛乎하야 如萬物之有餘也라

秋日엔 **下膚**하니 **蟄蟲將去**요

脈得秋氣면 則洪盛漸斂 故로 如欲蟄之蟲將去也라

冬日엔 **在骨**하니 **蟄蟲周密**하고 **君子居室**이라

---

1) 木生於亥 火生於寅 金生於巳 水土生於申: 三合五行에서 由來함. (亥卯未木局, 寅午戌火局, 巳酉丑金局, 申子辰水局)

2) 精: '情'으로 되어 있는 版本도 있다.

3) 泛泛: 가득 찬 모양, 떠 흔들리는 모양.

脈得冬氣면 沈伏在骨' 故로 如蟄蟲之周密이요 君子之於斯時에 亦當體天地閉藏之道하야 而居於室也라

故로 曰 知內者는 按而紀之[1]하고 知外者는 終而始之[2]라하니 此六者 持脈之大法이니이다

內는 言藏氣니 藏象有位 故로 可按而紀之요 外는 言經氣니 經脈有序 故로 可終而始之라 然이나 必知此四時內外六者之法이라야 則脈之時動과 病之所在와 及病變之或內或外를 皆可得而知也라 故로 爲持脈之大法이라

四時藏脈 病有太過不及

『素問·玉機眞藏論』○ 十

黃帝問曰 春脈如弦은 何如而弦고 岐伯이 曰 春脈者는 肝也요 東方은 木也니 萬物之所以始生也라 故로 其氣來에 耎弱輕虛而滑하며 端直以長이라 故로 曰 弦이니 反此者는 病이니이다

弦者는 端直以長하야 狀如弓弦有力也라 然이나 耎弱輕虛而滑하니 則弦中自有和意하야 肝藏主之라 扁鵲이 曰 春脈弦者는 肝은 東方木也니 萬物始生에 未有枝葉이라 故로 其脈之來에 濡弱而長 故로 曰弦이라하니라 ○ 耎은 軟同이라

帝曰 何如而反고 岐伯이 曰 其氣來에 實而強을 此謂太過니 病在外하고 其氣來에 不實而微를 此謂不及이니 病在中이니이다

其氣來實而强은 弦之過也요 其氣來不實而微는 弦之不及也니 皆爲弦脈之反이라 太過者는 病在外하고 不及者는 病在中하니 蓋外病은 多有餘하고 內病은 多不足이 此其常也라 下準此하니라

帝曰 春脈太過與不及에 其病은 皆何如오 岐伯이 曰 太過則令人善忘하며 忽忽眩冒而巓疾하고 其不及則令人胸痛引背하고 下則兩脇胠滿하니이다

忘은 當作怒니 本神篇에 曰 肝氣虛則恐하고 實則怒라하고 氣交變大論에 曰 歲木太過하야 甚則忽忽善怒하며 眩冒巓疾이라하니 皆同此義라 忽忽은 恍忽不爽也요 冒는 悶昧也요 巓疾은 疾在頂巓也라 足厥陰之脈이 會於巓上하고 貫膈布脇肋 故로 其爲病이 如此라 ○ 胠는 音區니 腋下脇也라

---

1) 按而紀之: 按은 脈을 切按(重按)하는 것을, 紀는 知를 뜻함.

2) 終而始之: 보통 經脈終始의 흐름을 파악해야 한다는 뜻으로 해석하나, 吳崑은 終은 沈取, 始는 浮取하는 것으로 보았다.

○ 帝曰 善하노이다 夏脈如鉤는 何如而鉤오 岐伯이 曰 夏脈者는 心也요 南方은 火也니 萬物之所以盛長也라 故로 其氣來盛去衰 故로 曰 鉤니 反此者는 病이니이다

鉤者는 擧指來盛이나 去勢似衰라 蓋脈盛於外而去則無力은 陽之盛也니 心藏主之라 扁鵲이 曰 夏脈鉤者는 心은 南方火也니 萬物之所茂에 垂枝布葉이 皆下曲如鉤라 故로 其脈之來疾去遲 故로 曰鉤라하니라 ○ 長은 上聲이라

帝曰 何如而反고 岐伯이 曰 其氣來盛去亦盛을 此謂太過니 病在外하고 其氣來不盛去反盛을 此謂不及이니 病在中이니이다

其氣來盛去亦盛은 鉤之過也요 其來不盛去反盛은 鉤之不及也니 皆爲鉤脈之反이라 去反盛者는 非强盛之謂라 凡脈이 自骨肉之分으로 出於皮膚之際를 謂之來요 自皮膚之際로 還於骨肉之分을 謂之去니 來不盛去反盛者는 言來則不足하고 去則有餘니 卽消多長少之意라 故로 扁鵲이 於春肝夏心秋肺冬腎에 皆以實强爲太過하야 病在外하고 虛微爲不及하야 病在內하니 辭雖異나 而意則同也라

帝曰 夏脈太過與不及에 其病은 皆何如오 岐伯이 曰 太過則令人身熱而膚痛하야 爲浸淫[1]하고 其不及則令人煩心하며 上見欬唾하고 下爲氣泄하니이다

夏脈이 太過則陽有餘而病在外라 故로 令人身熱膚痛而浸淫流布於形體하고 不及則君火衰而病在內라 故로 上爲心氣不足而煩心하고 虛陽侵肺而欬唾하며 下爲不固而氣泄하니 以本經脈이 起心中하야 出屬心系[2]하고 下膈絡小腸하며 又從心系로 却上肺故也라

○ 帝曰 善하노이다 秋脈如浮는 何如而浮오 岐伯이 曰 秋脈者는 肺也요 西方은 金也니 萬物之所以收成也라 故로 其氣來輕虛以浮하며 來急去散 故로 曰 浮니 反此者는 病이니이다

浮者는 輕虛之謂요 來急去散者는 以秋時에 陽氣尙在皮毛也니 肺藏主之라 扁鵲이 曰 秋脈毛者는 肺는 西方金也니 萬物之所終에 草木華葉이 皆秋而落하고 其枝獨在하야 若毫毛也라 故로 其脈之來輕虛以浮 故로 曰毛라하니라

帝曰 何如而反고 岐伯이 曰 其氣來에 毛而中央堅하고 兩傍虛를 此謂太過니 病在外하고 其氣來에 毛而微를 此謂不及이니 病在中이니이다

---

1) 浸淫: 『類經』에는 점점 스며든다는 뜻으로 보았으나, 張隱庵은 瘡名으로 해석하였다.
2) 心系: 심장과 기타 臟器가 서로 연계되어 있는 脈絡.

中央堅은 浮而中堅也라 凡浮而太過와 浮而不及이 皆浮之反而病之在內在外는 義與前同이라

帝曰 秋脈太過與不及에 其病은 皆何如오 岐伯이 曰 太過則令人逆氣而背痛하며 慍慍然하고 其不及則令人喘하며 呼吸少氣而欬하며 上氣見血하고 下聞病音하나이다

肺脈이 起中焦하야 下絡大腸하고 還循胃口하야 上膈屬肺하고 其藏附背 故로 太過則逆氣爲壅而背痛이 見於外라 慍慍은 悲鬱貌라 其不及則喘欬短氣하야 氣不歸原하니 所以上氣요 陰虛內損하니 所以見血이라 下聞病音은 謂喘息則喉下有聲也라

○ 帝曰 善하노이다 冬脈如營은 何如而營고 岐伯이 曰 冬脈者는 腎也요 北方은 水也니 萬物之所以合藏也라 故로 其氣來沈以搏 故로 曰營이니 反此者는 病이니이다

營者는 營壘[1]之謂니 如士卒之團聚不散이요 亦沈石之義也니 腎藏主之라 扁鵲이 曰 冬脈石者는 腎은 北方水也니 萬物之所藏也라 盛冬[2]之時에 水凝如石이라 故로 其脈之來沈濡而滑 故로 曰石이라 甲乙經에도 亦作沈以濡라

帝曰 何如而反고 岐伯이 曰 其氣來에 如彈石者를 此謂太過니 病在外하고 其去如數者를 此謂不及이니 病在中이니이다

來如彈石者는 其至堅强이니 營之太過也요 其去如數者는 動止疾促이니 營之不及也라 蓋數本屬熱이로되 而此眞陰虧損之脈도 亦必緊數이라 然이나 愈虛則愈數이로되 原非陽强實熱之數이라 故로 云如數이니 則辨析之意深矣로다 此而一差면 禍如反掌也라 太過하면 病在外하고 不及하면 病在中하니 義俱同前이라 ○ 數은 音朔이라

帝曰 冬脈太過與不及에 其病은 皆何如오 岐伯이 曰 太過則令人解㑊하며 脊脈痛而少氣不欲言하고 其不及則令人心懸하야 如病饑하며 眇中淸하며 脊中痛하며 少腹滿하며 小便變하나이다

帝曰 善하노이다

冬脈太過는 陰邪勝也니 陰邪勝則腎氣傷하고 眞陽虛 故로 令人四體懈怠하며 擧動不精하니 是謂解㑊이라 脊痛者는 腎脈之所至也일새요 腎藏精하니 精傷則無氣 故로 少氣不欲言하니 皆病之在外也라 其不及則眞陰이 虛하고 虛則心腎不交 故로 令人心懸而怯하야 如病饑也라 季脇下空

---

1) 營壘: 陣營堡壘.

2) 盛冬: 嚴冬, 隆冬.

軟之處를 曰 眇中이니 腎之旁也라 腎脈이 貫脊하야 屬腎絡膀胱 故로 爲脊痛腹滿小便變等證이라 變者는 謂或黃或赤或爲遺淋或爲癃閉之類니 由腎水不足而然이니 是皆病之在中也라 解㑊義는 詳疾病類五十이라 ○ 㑊은 音跡이요 眇는 音秒라

○ 帝曰 四時之序에 逆從之變이 異也나 然이나 脾脈은 獨何主오

上文에 言肝心肺腎之脈이 旣分四時하야 而逆從之變이 自皆有異라하나 然이나 脾亦一藏이니 當有所主也라

岐伯이 曰 脾脈者는 土也니 孤藏으로 以灌四傍者也니이다

脾屬土하고 土爲萬物之本 故로 運行水穀하고 化津液하야 以灌漑於肝心肺腎之四藏者也라 土無定位하고 分王四季 故로 稱爲孤藏이니 詳見藏象類七이라

帝曰 然則脾善惡을 可得見之乎아 岐伯이 曰 善者는 不可得見이요 惡者는 可見이니이다

脾無病則灌漑周而四藏安하야 不知脾力之何有라 故로 善者는 不可得見이요 脾病則四藏이 亦隨而病이라 故로 惡候見矣라

帝曰 惡者는 何如可見고 岐伯이 曰 其來如水之流者를 此謂太過니 病在外하고 如鳥之喙者를 此謂不及이니 病在中이니이다

如水之流者는 滑而動也요 如鳥之喙者는 銳而短也라 太過病在外와 不及病在中은 義俱同前이라 喙는 一本作啄이라 ○ 喙는 音誨니 咮[1]也라

帝曰 夫子言脾爲孤藏이며 中央土로 以灌四傍이라하니 其太過與不及에 其病은 皆何如오 岐伯이 曰 太過則令人四支不擧하고 其不及則令人九竅不通하니 名曰重强이니이다

脾土太過면 病在外 故로 令人四支不擧하니 以脾主四支而濕勝之也요 不及이면 病在中 故로 令人九竅不通하니 以脾氣弱則四藏皆弱하야 而氣不行也라 重强은 不柔和貌니 沈重拘强也라 ○ 愚按컨대 本篇脾脈一條에 云 其來如水之流者는 此爲太過라하고 平人氣象論에 曰 如水之流를 曰脾死라하야 此其一엔 言太過하고 一엔 言危亡하야 詞同意異하니 豈無所辨이리오 蓋水流之狀이 滔滔[2]洪盛者는 其太過也요 濺濺[3]不返者는 其將竭也라 凡此均謂之流로되 而一盛一危하야 迥然[4]有異라 故로 當詳別其狀하야 而勿因詞害意也라 又如太過則令人四支不擧라하니

---

1) 咮: 새부리 주.
2) 滔滔: 큰물이 져 흘러넘치는 모양.
3) 濺濺: 물이 빨리 흐르는 모양.

此는 以在外之標而槩言之라 故로 曰太過요 若脾虛不能勝濕者면 豈亦同太過之謂耶아 ○ 濺은 音箋이니 淺而疾也라

帝瞿然而起하야 **再拜而稽首**하고 **曰善**하노이다 **吾得脈之大要**와 **天下至數**하니 **五色脈變**과 **揆度奇恒**이 **道在於一**이라

瞿然은 敬肅貌라 道在於一은 言至數니 脈變雖多나 而理則一而已矣라

神轉不廻하나니 **廻則不轉**하야 **乃失其機**라

神은 卽生化[1]之理니 不息之機也라 五氣循環하야 不愆其序가 是爲神轉不廻요 若却而廻返則 逆其常候하야 而不能運轉하니 乃失生氣之機矣라

至數之要는 **迫近以微**하니

至數之要는 卽道在於一이니 是誠切近人身하야 而最稱精微者也라

著之玉版하고 **藏之藏府**하야 **每旦讀之**하고 **名曰玉機**라하시다

著之玉版하야 以傳不朽하고 藏之藏府하야 以志不忘이니 名曰玉機라 以琁璣玉衡[2]으로 可窺天道하고 而此篇神理로 可窺人道라 故로 以並言이나 而實則珍重之辭也라 上文自至數로 以至玉機는 又見玉版論要篇하니 詳論治類十四라

脈分四時 無胃曰死

『素問·平人氣象論』○ 十一

平人之常氣는 **稟於胃**하니 **胃者**는 **平人之常氣也**라 **人無胃氣曰逆**이니 **逆者**는 **死**라

土得天地中和之氣하야 長養萬物하고 分王四時而人胃應之라 凡平人之常은 受氣於穀하니 穀入於胃면 五藏六府가 皆以受氣 故로 胃爲藏府之本이라 此胃氣者가 實平人之常氣니 有不可以一刻[3]無者요 無則爲逆이니 逆則死矣라 胃氣之見於脈者는 如玉機眞藏論에 曰 脈弱以滑하면 是有胃氣라하고 終始篇에 曰 邪氣來也에 緊而疾하고 穀氣來也에 徐而和라하니 是皆胃氣之謂라 大都脈代時宜하야 無太過無不及이면 自有一種雍容[4]和緩之狀者하니 便是胃氣之脈이라

---

4) 逈然: 멀리.

1) 生化: 生息化育.

2) 琁璣玉衡: 渾天儀.(圓球의 表面에 天象을 그려 해, 달 같은 天體의 運行을 재는데 쓰는 機械)

3) 一刻: 약 15分에 해당하는 시간으로, 짧은 시간을 의미함.

4) 雍容: 온화한 모양.

○ 春에 胃微弦曰平이니

春令은 木王하야 其脈當弦이나 但宜微弦而不至太過라야 是得春胃之充和也라 故로 曰平이라 弦義는 見前章이라 ○ 按此前後諸篇컨대 皆以春弦夏鉤秋毛冬石으로 分四季所屬者는 在欲明時令之脈이 不得不然也라 然이나 脈之迭見에 有隨時者하고 有不隨時者라 故로 或春而見鉤면 便是夏脈이요 春而見毛면 便是秋脈이요 春而見石이면 便是冬脈이니 因變知病하되 圓活[1]在人 故로 有二十五變之妙라 若謂春必弦夏必鉤면 則殊失胃氣之精義矣라

弦多胃少曰肝病이요

弦多者는 過於弦也요 胃少者는 少和緩也니 是肝邪之勝이요 胃氣之衰라 故로 爲肝病이라

但弦無胃曰死요

但有弦急而無充和之氣者는 是春時에 胃氣已絶而肝之眞藏이 見也라 故로 曰死라

胃而有毛曰秋病이요

毛爲秋脈屬金이니 春時得之면 是爲賊邪나 以胃氣尙存 故로 至秋而後病이라

毛甚曰今病이라

春脈에 毛甚則木被金傷 故로 不必至秋하고 今卽病矣라

藏眞이 散於肝하니 肝藏筋膜之氣也라

春木用事[2]에 其氣升散 故로 藏眞之氣가 散於肝而肝之所藏은 則筋膜之氣也라 金匱眞言論에 曰 東方靑色은 入通於肝하니 是以로 知病之在筋也라하니라 ○ 藏은 上去聲이요 下平聲이니 後皆同하니라

○ 夏에 胃微鉤曰平이니

夏令은 火王하야 其脈當鉤나 但宜微鉤而不至太過라야 是得夏胃之和也라 故로 曰平이라 鉤義는 見前章이라

鉤多胃少曰心病이요

鉤多者는 過於鉤也요 胃少者는 少充和也니 是心火偏勝이요 胃氣偏衰라 故로 爲心病이라

但鉤無胃曰死요

---

1) 圓活: 處世나 變通이 靈活함, 임기응변에 뛰어남.
2) 用事: 일을 맡아 처리함.

但有鉤盛而無平和之氣者는 是夏時에 胃氣已絶而心之眞藏이 見也라 故로 死라

胃而有石曰冬病이요

石은 爲冬脈屬水니 夏時得之면 是爲賊邪나 以胃氣尙存 故로 至冬而後病이라

石甚曰今病이라

夏脈에 石甚則無胃氣하고 火被水傷이 已深 故로 不必至冬하고 今卽病矣라

藏眞이 通於心하니 心藏血脈之氣也라

夏火用事에 其氣炎上 故로 藏眞之氣가 通於心而心之所藏은 則血脈之氣也라 金匱眞言論에 曰 南方赤色은 入通於心하니 是以로 知病之在脈也라하니라

○ 長夏에 胃微耎弱曰平이니

長夏는 屬土하야 雖主建未之六月이나 然이나 實兼辰戌丑未四季之月爲言也라 四季土王之時엔 脈當耎弱이나 但宜微有耎弱而不至太過라야 是得長夏胃氣之和緩也라 故로 曰平이라 ○ 耎은 軟同이라

弱多胃少曰脾病이요

弱多胃少는 則過於弱而胃氣不足이니 以土王之時而得之라 故로 爲脾病이라

但代無胃曰死요

代는 更代也라 脾主四季하야 脈當隨時而更이나 然이나 必欲皆兼和耎이라야 方得脾脈之平이요 若四季相代而但弦但鉤但毛但石이면 是但代無胃니 見眞藏也라 故로 曰死라 代脈詳義는 見本類前第四章과 及疾病類二十五하니라

耎弱有石曰冬病이요

石爲冬脈屬水니 長夏에 陽氣正盛이어늘 而見沈石之脈은 以火土氣衰而水反乘也라 故로 至冬而病이라

弱甚曰今病이라

弱은 當作石이라 長夏에 石甚者는 火土大衰 故로 不必至冬하고 今卽病矣라

藏眞이 濡於脾하니 脾藏肌肉之氣也라

長夏濕土用事에 其氣濡潤 故로 藏眞之氣가 濡於脾而脾之所藏은 則肌肉之氣也라 金匱眞言論에 曰 中央黃色은 入通於脾하니 是以로 知病之在肉也라하니라

○ 秋에 胃微毛曰平이니

秋令은 金王하야 其脈當毛나 但宜微毛而不至太過라야 是得秋胃之和也라 故로 曰平이라 毛者는 脈來浮濇이니 類羽毛之輕虛也라

毛多胃少曰肺病이요

毛多胃少는 是金氣偏勝而少和緩之氣也라 故로 爲肺病이라

但毛無胃曰死요

但毛無胃는 是秋時에 胃氣已絶而肺之眞藏이 見也라 故로 死라

毛而有弦曰春病이요

弦은 爲春脈屬木이니 秋時得之는 以金氣衰而木反乘也라 故로 至春木王時而病이라

弦甚曰今病이라

秋脈에 弦甚이면 是金氣大衰而木寡於畏라 故로 不必至春하고 今卽病矣라

藏眞이 高於肺하야 以行榮衛陰陽也라

秋金用事에 其氣淸肅하고 肺處上焦 故로 藏眞之氣가 高於肺요 肺主乎氣하야 而榮行脈中하고 衛行脈外者가 皆自肺宣布라 故로 以行榮衛陰陽也라

○ 冬에 胃微石曰平이니

冬令은 水王하야 脈當沈石이나 但宜微石而不至太過라야 是得冬胃之和也라 故로 曰平이라 石者는 脈來沈實하야 如石沈水之謂라

石多胃少曰腎病이요

石多胃少는 是水氣偏勝하야 反乘土也라 故로 爲腎病이라

但石無胃曰死요

但石無胃는 是冬時에 胃氣已絶而腎之眞藏이 見也라 故로 死라

石而有鉤曰夏病이요

鉤爲夏脈屬火니 冬時得之는 以水氣衰而火反侮也라 故로 至夏火王時而病이라

鉤甚曰今病이라

冬脈에 鉤甚이면 是水氣大衰而火寡於畏라 故로 不必至夏하고 今卽病矣라

藏眞이 **下於腎**하니 **腎藏骨髓之氣也**라

冬水用事에 其氣閉藏 故로 藏眞之氣가 下於腎而腎之所藏은 則骨髓之氣也라 金匱眞言論에 曰 北方黑色은 入通於腎하니 是以로 知病之在骨也라하니라

○ **胃之大絡**을 **名曰虛里**니 **貫鬲絡肺**하야 **出於左乳下**하니 **其動**이 **應衣**는 **脈宗氣也**라

土爲萬物之母라 故로 上文에 四時之脈이 皆以胃氣爲主라하고 此에 言胃氣所出之大絡을 名曰虛里라하니 其脈이 從胃貫鬲하야 上絡於肺하고 而出左乳之下하야 其動이 應於衣하니 是爲十二經脈之宗 故로 曰 脈宗氣也라 宗은 主也며 本也라 蓋宗氣는 積於膻中이나 化於水穀而出於胃也라 經脈篇所載十五絡을 幷此하면 共十六絡이니 詳具十六絡穴圖中이라 ○ 又脾爲陰土義는 詳疾病類五十二라

盛喘數絶者는 **則病在中**이요

若虛里動甚而如喘커나 或數急而兼斷絶者는 由中氣不守而然이라 故로 曰 病在中이라하니라 ○ 數은 音朔이라

結而橫은 **有積矣**요

胃氣之出은 必由左乳之下하니 若有停阻則結橫爲積이라 故로 凡患癥者는 多在左肋之下하니 因胃氣積滯而然이라 如五十六難에 曰 肝之積을 名曰肥氣니 在左脇下者라하니 蓋以左右上下로 分配五行而言耳요 而此는 實胃氣所主也라

絶不至를 **曰死**요

虛里脈絶者는 宗氣絶也라 故로 必死라

乳之下에 **其動**이 **應衣**하면 **宗氣泄也**라

前言應衣者는 言其微動하야 似乎應衣니 可驗虛里之胃氣요 此言應衣者는 言其大動하야 眞有若與衣俱振者라 是는 宗氣不固而大泄於外니 中虛之候也라 ○ 愚按컨대 虛里跳動은 最爲虛損病本이라 故로 凡患陰虛勞怯이면 則心下有跳動하고 及爲驚悸慌張[1]者니 是卽此證이어늘 人止知其心跳하고 而不知爲虛里之動也라 但動之微者는 病尙微하고 動之甚者는 病則甚하니 亦可因此以察病之輕重이라 凡患此者를 余常以純甘壯水之劑로 塡補眞陰하야 活者多矣라 然이나 經에 言宗氣之泄이어늘 而余謂眞陰之虛라하야 其說似左하야 不知者必謂謬誕하리니 愚請竟[2]其

1) 慌張: 荒廢, 흐리멍덩함.
2) 竟: 窮究也.

義焉하노라 夫穀入於胃하야 以傳於肺면 五藏六府가 皆以受氣하니 是는 由胃氣而上爲宗氣也요 氣爲水母라 氣聚則水生하니 是는 由肺氣而下生腎水也라 今胃氣傳之肺而腎虛不能納 故로 宗氣泄於上則腎水竭於下하니 腎愈虛則氣愈無所歸하고 氣不歸則陰愈虛矣라 氣水同類니 當求相濟라 故로 凡欲納氣歸原者면 惟有補陰以配陽一法이라

逆從四時 無胃亦死

十二

岐伯이 曰 脈從陰陽하면 病易已하고 脈逆陰陽하면 病難已며

『素問·平人氣象論』 ○ 陰病得陰脈하고 陽病得陽脈을 謂之從이니 從者는 易已요 脈病相反者는 爲逆이니 逆者는 難已라

脈得四時之順을 曰病無他요 脈反四時와 及不間藏을 曰難已라

春得弦 夏得鉤 秋得毛 冬得石을 謂之順四時니 雖曰有病이나 無他虞也라 脈反四時는 義如下文이요 及不間藏은 皆爲難已라 不間藏者는 如木必乘土則肝病傳脾하고 土必乘水則脾病傳腎之類니 是皆傳其所勝하야 不相假借[1]라 脈證得此면 均名鬼賊이니 其氣相殘하야 爲病必甚이라 若間其所勝之藏而傳其所生이면 是謂間藏이니 如肝不傳脾而傳心하고 心不傳肺而傳脾니 其氣相生하야 雖病이나 亦微 故로 標本病傳論에 曰 間者幷行은 指間藏而言也요 甚者獨行은 指不間藏而言也라 五十三難에 曰 七傳者는 死하고 間藏者는 生하며 七傳者는 傳其所勝也요 間藏者는 傳其所生也라하니 皆此之謂라 考之呂氏[2]註五十三難컨대 曰 間藏者는 間其所勝之藏而相傳也니 心勝肺에 脾間之하고 脾勝腎에 肺間之하고 肺勝肝에 腎間之하고 腎勝心에 肝間之하고 肝勝脾에 心間之하니 此謂傳其所生也라하니 其說亦通이라 ○ 又玉機眞藏論에 曰 五藏有病則各傳其所勝하니 不治면 法三月若六月이어나 若三日若六日에 傳五藏而當死하니 是는 順傳所勝之次라하니 卽此不間藏之義也라 詳藏象類二十四라 ○ 間은 去聲이라

脈有逆從四時에 未有藏形이니 春夏而脈瘦하고 秋冬而脈浮大면 命曰逆四時也라

逆은 反也요 從은 順也라 凡脈之逆從四時者에 雖未有眞藏之形見이나 若春夏는 以木火之令이니 脈當浮大어늘 而反見瘦少하고 秋冬은 以金水之令이니 脈當沈細어늘 而反見浮大者는 是皆逆四時也라

---

1) 假借: 용서함. 못 본척함.
2) 呂氏: 三國時代 吳나라 太醫令인 呂博을 말하는데 一名 呂廣이라고도 함. 『黃帝八十一難經』을 주석하였는데, 原本은 전해오지 않고 唐代에 楊玄操가 呂廣의 註釋本을 더욱 상세히 註解하여 『黃帝八十一難經注』를 찬집하였다.

風熱而脈靜하고 **泄而脫血**에 **脈實**하고 **病在中**에 **脈虛**하고 **病在外**에 **脈濇堅者**는 **皆難治**니 **命曰反四時也**라

風熱者는 陽邪也니 脈宜大而反靜하고 泄而脫血은 傷其陰也니 脈宜虛而反實하며 病在藏中이면 脈當有力而反虛하고 病在肌表면 脈當浮滑而反濇堅者는 皆爲相反이니 難治之證이요 亦猶脈之反四時也라

人以水穀爲本 故로 **人絶水穀則死**하고 **脈無胃氣**면 **亦死**하니 **所謂無胃氣者**는 **但得眞藏脈**하고 **不得胃氣也**요 **所謂脈不得胃氣者**는 **肝不弦**하며 **腎不石也**니이다

人生所賴者는 水穀이라 故로 胃氣는 以水穀爲本이로되 而五藏이 又以胃氣爲本이라 若脈無胃氣而眞藏之脈이 獨見者는 死하니 卽前篇所謂 但弦無胃와 但石無胃之類가 是也라 然이나 但弦但石이 雖爲眞藏이나 若肝無氣則不弦하고 腎無氣則不石하니 亦由五藏이 不得胃氣而然이니 與眞藏無胃者로 等耳라

○ 黃帝曰

『素問·玉機眞藏論』

凡治病에 **察其形氣色澤**과 **脈之盛衰**와 **病之新故**하야 **乃治之**하고 **無後其時**라

察其形氣色澤과 脈之盛衰와 病之新故者는 是卽六十一難 所謂望聞問切之法也라 旣得病情이면 便當速治요 若後其時면 病必日深하리니 此는 切戒之詞也라

形氣相得을 **謂之可治**요

形盛氣盛하고 形虛氣虛 是相得也라

色澤以浮를 **謂之易已**요

澤은 潤也요 浮는 明也니 顏色明潤者는 病必易已也라

脈從四時를 **謂之可治**요

脈順四時者는 其氣和 故로 可治라

脈弱以滑하면 **是有胃氣**니 **命曰易治**라 **取之以時**요

穀氣來也에 徐而和 故로 脈弱以滑者는 是得胃氣니 命曰易治也라

形氣相失을 **謂之難治**요

形盛氣虛하고 氣盛形虛 皆爲相失이라 此下四節은 皆言難治也라

色夭不澤을 謂之難已요

夭는 晦惡也요 不澤은 枯焦也라

脈實以堅을 謂之益甚이요

邪氣來也에 緊而疾 故로 實以堅者는 病必益甚이라

脈逆四時하면 爲不可治니

脈逆四時는 義如下文이라

必察四難하야 而明告之라

形氣色脈이 如上四節之難治者를 謂之四難이니 必察其詳而明告病家하야 欲其預知吉凶이면 庶無後怨이라

所謂逆四時者는 春得肺脈하며 夏得腎脈하며 秋得心脈하며 冬得脾脈하야 其至에 皆懸絶沈濇者를 命曰逆四時요

春得肺脈은 金剋木也요 夏得腎脈은 水剋火也요 秋得心脈은 火剋金也요 冬得脾脈은 土剋水也니 加之懸絶沈濇이면 則陰陽이 偏絶하야 無復充和之胃氣矣니 是逆四時之脈也라

未有藏形이나 於春夏而脈沈濇하고 秋冬而脈浮大를 名曰逆四時也요 病熱脈靜하며 泄而脈大하며 脫血而脈實하며 病在中에 脈實堅하며 病在外에 脈不實堅者는 皆難治라

此節은 與上文平人氣象論으로 畧同하니 蓋言脈與時逆者는 爲難治요 脈與證逆者도 亦難治也라 如病熱脈靜者는 陽證得陰脈也요 泄而脈大와 脫血而脈實者는 正衰而邪進也니 此義與前大同이로되 惟病在中脈實堅과 病在外脈不實堅者가 皆難治는 與上文平人氣象論者로 似乎相反이라 但上文에 云病在中脈虛는 言內積之實者는 脈不宜虛也며 此에 云病在中脈實堅은 言內傷之虛者는 脈不宜實堅也요 前에 云病在外脈濇堅은 言外邪之盛者는 不宜濇堅이니 以濇堅爲沈陰也며 此에 言病在外脈不實堅은 言外邪方熾者는 不宜無力이니 以不實堅爲無陽也라 四者之分이 總皆正不勝邪之脈이라 故로 曰難治니 詞若相反이나 理則實然이라 新校正에 以謂經誤는 特未達其妙耳라

五藏平病死脈 胃氣爲本

『素問·平人氣象論』○ 十三

夫平心脈來에 累累如連珠하야 如循琅玕을 曰心平이니

琅玕은 按符瑞圖에 曰 玉而有光者라하고 說文에 曰 琅玕은 似珠라하니라 脈來에 中手如連珠하야 如琅玕者는 言其盛滿滑利니 卽微鉤之義也요 是爲心之平脈이라 前篇脈分四時에 已悉五藏平病死脈이로되 而此則詳言其形也라 ○ 琅玕은 音郎干이라

夏以胃氣爲本이라

鉤而和也라

病心脈來에 喘喘連屬하며 其中微曲을 曰心病이요

喘喘連屬은 急促相仍也요 其中微曲은 卽鉤多胃少之義라 故로 曰心病이라

死心脈來에 前曲後居[1)]하야 如操帶鉤를 曰心死라

操는 持也라 前曲者는 謂輕取則堅强而不柔요 後居者는 謂重取則牢實而不動하야 如持革帶之鉤而全失充和之氣니 是但鉤無胃也라 故로 曰心死라

○ 平肺脈來에 厭厭聶聶하야 如落楡莢을 曰肺平이니

厭厭聶聶은 衆苗齊秀貌요 如落楡莢은 輕浮和緩貌니 卽微毛之義也라 是爲肺之平脈이라 ○ 聶은 鳥結切이라

秋以胃氣爲本이라

毛而和也라

病肺脈來에 不上不下하며 如循鷄羽를 曰肺病이요

不上不下는 往來濇滯也요 如循雞羽는 輕浮而虛也니 亦毛多胃少之義라 故로 曰肺病이라

死肺脈來에 如物之浮하며 如風吹毛를 曰肺死라

如物之浮는 空虛無根也요 如風吹毛는 散亂無緒也니 亦但毛無胃之義라 故로 曰肺死라

○ 平肝脈來에 耎弱招招하야 如揭長竿末梢를 曰肝平이니

招招는 猶迢迢[2)]也요 揭는 高擧也라 高揭長竿이면 梢必柔耎하니 卽和緩弦長之義라 是爲肝之

---

1) 居: 居는 倨와 通하는데, 倨는 걸터앉는다는 뜻임.

平脈이라 ○ 耎은 音軟이라

春以胃氣爲本이라

弦而和也라

病肝脈來에 **盈實而滑**하야 **如循長竿**을 **曰肝病**이요

盈實而滑은 弦之甚過也요 如循長竿은 無末梢之和耎也니 亦弦多胃少之義라 故로 曰肝病이라

死肝脈來에 **急益勁**하야 **如新張弓弦**을 **曰肝死**라

勁은 强急也요 如新張弓弦은 弦之甚也니 亦但弦無胃之義라 故로 曰肝死라

○ **平脾脈來**에 **和柔相離**하야 **如鷄踐地**를 **曰脾平**이니

和柔는 雍容[1]不迫也요 相離는 匀淨分明也라 如雞踐地는 從容[2]輕緩也니 此卽充和之氣요 亦微耎弱之義니 是爲脾之平脈이라

長夏以胃氣爲本이라

耎而和也라

病脾脈來에 **實而盈數**커나 **如鷄擧足**을 **曰脾病**이요

實而盈數은 强急不和也요 如雞擧足은 輕疾不緩也라 前篇에 言弱多胃少이라하고 此에 言實而盈數이라하니 皆失中和之氣라 故로 曰脾病이라

死脾脈來에 **銳堅如烏之喙**커나 **如鳥之距**하며 **如屋之漏**하며 **如水之流**를 **曰脾死**라

如烏之喙와 如鳥之距는 言堅銳不柔也요 如屋之漏는 點滴無倫也요 如水之流는 去而不反也니 是皆脾氣絶而怪脈見이요 亦但代無胃之義라 故로 曰脾死라 ○ 喙는 音誨니 嘴也요 距는 權與切이니 雞足鉤距也라

○ **平腎脈來**에 **喘喘累累如鉤**하야 **按之而堅**을 **曰腎平**이니

冬脈은 沈石 故로 按之而堅이요 若過於石則沈伏不振矣라 故로 必喘喘累累하야 如心之鉤니 陰中藏陽하야 而得微石之義라 是爲腎之平脈이라

---

2) 迢迢: 높은 모양, 먼 모양.

1) 雍容: 온화한 모양.

2) 從容: 자연스럽고 태연한 모양.

冬以胃氣爲本이라

石而和也라

病腎脈來에 **如引葛**하야 **按之益堅**을 **曰腎病**이요

脈如引葛은 堅搏牽連也요 按之益堅은 石甚不和也니 亦石多胃少之義라 故로 曰腎病이라

死腎脈來에 **發如奪索**하며 **辟辟如彈石**을 **曰腎死**니이다

索如相奪하야 其勁必甚하고 辟辟如彈石하야 其堅必甚하니 卽但石無胃之義라 故로 曰腎死라 ○ 愚按컨대 十五難所載平病死脈은 與本經으로 互有異同하니 如以厭厭聶聶하야 如循楡葉이 爲春平이요 如雞擧足이 爲夏病이요 藹藹[1]如車蓋하야 按之而益大를 曰秋平이요 按之蕭索[2]하야 如風吹毛를 曰秋死요 上大下兌[3]하고 濡滑如雀之啄을 曰冬平이요 啄啄連屬하고 其中微曲을 曰冬病이요 來如解索하고 去如彈石을 曰冬死라하니 此皆與本經之不同者也라 至於如引葛 如奪索 如鳥之啄 如鳥之距 耎弱招招 如揭長竿末梢 喘喘累累如鉤而堅之類하여는 又皆不載하니 不知何故로 異同顚倒若此라 意者其必有誤커나 或別有所謂耶인저 且難經之義는 原出本論하니 學者는 當以本經爲主라

三陽脈體

『素問·平人氣象論』○ 十四

太陽脈至에 **洪大以長**하고

此는 言人之脈氣가 必隨天地陰陽之化하야 而爲之卷舒[4]也라 太陽之氣는 王於穀雨後六十日하니 是時에 陽氣太盛 故로 其脈洪大而長也라

少陽脈至에 **乍數乍疎**하며 **乍短乍長**하고

少陽之氣는 王於冬至後六十日하니 是時에 陽氣尙微하고 陰氣未退 故로 長數爲陽이요 疎短爲陰而進退未定也라

陽明脈至에 **浮大而短**이라

陽明之氣는 王於雨水後六十日하니 是時에 陽氣未盛하고 陰氣尙存 故로 脈雖浮大나 而仍兼短也라 ○ 愚按컨대 此論에 但言三陽而不及三陰하니 諸家疑爲古文脫簡者가 是也라 及閱七難所

---

1) 藹藹(애애): 樹木이 우거지고 旺盛한 모양.
2) 蕭索(소삭): 蕭條. 쓸쓸한 모양.
3) 兌: 銳와 通.
4) 卷舒: 進退.

載면 則陰陽이 俱全하니 其言에 少陽之至에 乍大乍少하며 乍短乍長하고 陽明之至에 浮大而短하고 太陽之至에 洪大而長이라하야 與此로 皆同이라 至[1]謂太陰之至에 緊而大長하고 少陰之至에 緊細而微하고 厥陰之至에 沈短而敦이라하니 此는 三陰三陽之辨이요 乃氣令必然之理니 蓋陰陽有更變하면 脈必隨乎時也라 又曰 其氣는 以何月로 各王幾日이니잇고 然이라 冬至之後得甲子에 少陽王하고 復得甲子에 陽明王하고 復得甲子에 太陽王하며 復得甲子에 太陰王하고 復得甲子에 少陰王하고 復得甲子에 厥陰王하니 王各六十日하야 六六三百六十日이 以成一歲라 此는 三陽三陰之時日大要也라하니 據此二說하야 則逐節推之면 可知矣라 ○ 又按컨대 至眞要大論에 曰 厥陰之至에 其脈弦하고 少陰之至에 其脈鉤하고 太陰之至에 其脈沈하고 少陽之至에 大而浮하고 陽明之至에 短而濇하고 太陽之至에 大而長이라하야 義若與此로 有不同者는 何也오 蓋此篇은 以寒暑로 分陰陽하고 彼는 以六氣로 分陰陽也니 觀者宜各解其義라 詳運氣類三十一이라

六經獨至 病脈分治

『素問·經脈別論』○ 十五

太陽藏이 獨至하면 厥喘虛氣逆하니 是는 陰不足하고 陽有餘也라 表裏當俱寫니 取之下兪하고

此는 言藏氣不和而有一藏太過者면 氣必獨至하야 諸證不同하고 鍼治亦異也라 太陽者는 膀胱經也니 太陽獨至則爲厥逆하며 爲喘氣하며 爲虛氣衝逆於上이라 蓋膀胱與腎은 爲表裏하야 皆水藏也니 以水藏而陽氣獨至則陽有餘하고 陰不足矣라 當於二經에 取其下兪니 膀胱下兪는 名束骨이요 腎經之兪는 名太谿라 腎陰不足而亦寫之는 以陽邪俱盛也라 故로 必表裏兼寫而後에야 可遏其勢라

陽明藏이 獨至하면 是陽氣重幷也라 當寫陽補陰하니 取之下兪하고

陽明者는 足陽明胃經也라 陽明爲十二經脈之海而行氣於三陽하니 若其獨至하면 則陽氣因邪而重幷於本藏이라 故로 當寫胃之陽하고 補脾之陰而取之下兪也라 陽明之兪는 名陷谷이요 太陰之兪는 名太白이라

少陽藏이 獨至하면 是厥氣也라 蹻前卒大하니 取之下兪니

少陽者는 足少陽膽經也라 膽經之病은 連於肝하고 其氣善逆 故로 少陽獨至者是厥氣也라 然이나 厥氣必始於足下 故로 於蹻前에 察之라 蹻는 陽蹻也니 屬足太陽經之申脈이요 陽蹻之前은 乃少陽之經이니 少陽氣盛則蹻前卒大라 故로 當取少陽之下兪니 穴名은 臨泣이라 ○ 卒은 猝同

1) 至: 이어.

이라 蹻有五音하니 蹺皎喬脚이요 又極虐切이라

少陽獨至者는 一陽之過也라

此는 釋獨至之義니 爲一藏之太過를 擧少陽而言이면 則太陽陽明之獨至者는 其爲三陽二陽之太過를 可知矣라 一陽은 少陽也라 ○ 六經次序는 詳疾病類七이라

太陰藏이 搏者는 用心省眞이니 五脈氣少하고 胃氣不平하면 三陰也라 宜治其下兪하되 補陽瀉陰이라

太陰者는 足太陰脾經也라 搏은 堅强之謂니 卽下文所謂伏鼓也라 太陰脾脈은 本貴和緩이어늘 今見鼓搏하니 類乎眞藏이라 若眞藏果見이면 不可治也라 故로 當用心省察其眞이라 今太陰藏搏은 卽太陰之獨至니 太陰獨至則五藏之脈氣 俱少而胃氣도 亦不平矣라 是爲三陰之太過也라 故로 宜治其下兪니 補足陽明之陷谷하고 寫足太陰之太白이라

一陽獨嘯[1]는 少陽厥也라 陽幷於上하면 四脈爭張[2]하야 氣歸於腎하니 宜治其經絡하되 寫陽補陰이라

一陽은 當作二陰이요 少陽은 當作少陰이라 詳此컨대 上明三陽하고 下明三陰이로되 今此復言少陽而不及少陰이라 新校正에 疑其誤者하니 是라 蓋此前言太陰하고 後言厥陰하며 本節에 言氣歸於腎이라하고 末節에 復有二陰搏至之文이라 又按컨대 全元起本에도 亦云爲少陰厥이라하니 以四者合之면 則其爲二陰少陰之誤를 無疑라 ○ 二陰者는 足少陰腎經也요 獨嘯는 獨熾之謂라 蓋嘯爲陽氣所發이요 陽出陰中하니 相火上炎則爲少陰熱厥하야 而陽幷於上이라 故로 心肝脾肺四脈이 爲之爭張하야 而其氣則歸於腎이라 故로 曰獨嘯라 宜治其表裏之經絡이로되 而寫足太陽하고 補足少陰也라 太陽經穴은 名崑崙이요 絡穴은 名飛陽이며 少陰經穴은 名復溜요 絡穴은 名大鍾이라

一陰至는 厥陰之治也라 眞虛痟心하며 厥氣留薄하야 發爲白汗이니 調食和藥하고 治在下兪니이다

一陰者는 足厥陰肝經也요 至는 卽獨至之義라 治는 主也라 肝邪獨至하면 眞氣必虛하야 木火相干이라 故로 心爲痟痛이라 厥氣는 逆氣也니 逆氣不散則留薄於經 하고 氣虛不固則表爲白汗이라 調和藥食은 欲其得宜라 用鍼治之는 乃在下兪니 厥陰之兪를 名曰太衝이라 ○ 愚按컨대 此篇에 何以知其皆言足經고 蓋以下兪二字로 爲可知也요 亦如熱論篇傷寒에 言足不言手之義라 又如諸經에 皆言補寫而惟少陽一陰不言者는 以少陽承三陽而言하고 一陰承三陰而言이니 因前貫後

---

1) 嘯: 휘파람, 길게 소리 낼, 꾸짖을 소.
2) 張: 擴而大之.

하면 義實相同 하야 虛補實寫를 皆可理會也라 至若一陰하야 調食和藥一句는 蓋亦總結上文而言이요 不獨一經爲然이라 古經에 多略하니 當會其意라 ○ 痟은 音淵이니 酸疼也라

帝曰 太陽藏은 何象이니잇고 岐伯이 曰 象三陽而浮也니이다

帝曰 少陽藏은 何象이니잇고

岐伯이 曰 象一陽也니 一陽藏者는 滑而不實也니이다

帝曰 陽明藏은 何象이니잇고 岐伯이 曰 象大浮也니이다

此下는 復明六經獨至之脈象也라 太陽之象三陽者는 陽行於表니 陽之極也라 故로 脈浮於外요 少陽之象一陽者는 少陽爲陽之裏陰之表하야 所謂半表半裏니 陽之微也라 故로 雖滑不實이요 陽明이 雖太陽之裏나 而實少陽之表니 比之滑而不實者가 則大而浮矣라 仲景이 曰 尺寸俱浮者는 太陽受病也요 尺寸俱長者는 陽明受病也요 尺寸俱弦者는 少陽受病也라하니 義當參會라

太陰藏搏은 言伏鼓也요

此는 卽釋上文太陰藏搏之義라 伏鼓者는 沈伏而鼓擊이니 卽堅搏之謂라 仲景이 曰 尺寸俱沈細者는 太陰受病也라하니라

二陰搏至는 腎沈不浮也니이다

二陰은 少陰腎經也라 二陰搏而獨至者는 言腎但沈而不浮也라 詳此에 明言二陰之脈而前無二陰之至하고 前有一陰之至而此無陰之脈은 信爲古經之脫簡이니 而上文一陽少陽之誤卽此節也라 仲景이 曰 尺寸俱沈者는 少陰受病也요 尺寸俱微緩者는 厥陰受病也라하니라

寸口尺脈診諸病

『素問·平人氣象論』○ 十六

欲知寸口太過與不及인댄 寸口之脈이 中手短者를 曰頭痛이요

寸口는 氣口也니 詳見藏象類十一이라 短爲陽不及이요 陽不及則陰湊之라 故로 頭痛이라 一曰 短者는 短於下也니 脈短於下則邪幷於上 故로 頭痛이라하니라 ○ 中은 去聲이니 下同이라

寸口脈이 中手長者를 曰足脛痛이요

長爲陰不足이요 陰不足則陽湊之라 故로 足脛痛이라

寸口脈이 中手促上擊者를 曰肩背痛이요

脈來急促而上部擊手者는 陽邪盛於上也라 故로 爲肩背痛이라

寸口脈이 沈而堅者를 曰病在中이요

沈爲在裏요 堅爲陰實 故로 病在中이라

寸口脈이 浮而盛者를 曰病在外요

浮爲在表요 盛爲陽强 故로 病在外라

寸口脈이 沈而弱을 曰寒熱及疝瘕少腹痛이요

沈爲陽虛요 弱爲陰虛니 陽虛則外寒하고 陰虛則內熱이라 故로 爲寒熱也라 然이나 沈弱之脈은 多陰少陽하야 陰寒在下 故로 爲疝爲瘕爲少腹痛이라 下文에 曰 脈急者를 曰 疝瘕少腹痛이라하니 當與此參看이라 瘕는 積聚也라 ○ 疝은 音山이요 又去聲이며 瘕는 音加요 又去聲이라

寸口脈이 沈而橫을 曰 脇下有積이니 腹中有橫積痛이요

橫은 急數也라 沈主在內하고 橫主有積 故로 脇腹有積而痛이라 ○ 仲景이 曰 積者는 藏病也니 終不移하고 聚者는 府病也니 發作有時하야 展轉痛移하니 爲可治라 諸積大法은 脈來細而附骨者 乃積也니 寸口면 積在胸中이요 微出寸口면 積在喉中이요 關上이면 積在臍旁이요 上關上이면 積在心下요 微下關이면 積在少腹이요 尺中이면 積在氣衝이며 脈出左하면 積在左요 脈出右하면 積在右요 脈兩出이면 積在中央이니 各以其部로 處之라하니라

寸口脈이 沈而喘을 曰寒熱이라

喘은 急促也라 脈沈而喘은 熱在內也요 熱在內而爲寒熱은 卽諸禁鼓慄이 皆屬於火之謂라

脈盛滑堅者를 曰病在外요

陽脈而堅 故로 病在外라

脈小實而堅者를 病在內요

陰脈而堅 故로 病在內라

脈小弱以濇을 謂之久病이요

小弱者는 氣虛요 濇者는 血少니 氣虛血少는 病久而然이라

脈滑浮而疾者를 謂之新病이요

滑而浮者는 脈之陽也요 陽脈而疾은 邪之盛也라 邪盛勢長하니 是爲新病이라

脈急者를 曰疝瘕少腹痛이요

弦急者는 陰邪盛 故로 爲疝瘕少腹痛이라

脈滑을 曰風이요

滑脈流利하니 陽也요 風性動하니 亦陽也라 故로 脈滑을 曰風이라

脈濇을 曰痹요

濇爲陰脈이니 血不足也라 故로 當病痹라

緩而滑을 曰熱中이요

緩因胃熱이요 滑以陽强 故로 病熱中이라 啓玄子曰 緩은 謂縱緩[1]之狀이요 非動之遲緩也라하니라

盛而緊을 曰脹이라

盛則中氣滯요 緊則邪有餘 故로 爲脹也라

臂多青脈을 曰脫血이요

血脫則氣去하고 氣去則寒凝하며 凝泣則青黑 故로 臂見青色이라 言臂則他可知矣니 卽診尺之義라

尺脈緩濇을 謂之解㑊이요

尺主陰分이니 緩爲氣衰요 濇爲血少 故로 當病解㑊이라 解㑊者는 困倦難狀之名也라 ○ 㑊은 音跡이라

安臥脈盛을 謂之脫血이요

凡脈盛者는 邪必盛하고 邪盛者는 臥必不安이어늘 今脈盛而臥安하니 知非氣分陽邪而爲陰虛脫血也라 此亦承上文尺脈而言이니 凡尺脈盛者는 多陰虛 故로 當脫血이라

尺濇脈滑을 謂之多汗이요

謂尺膚濇而尺脈滑也라 尺膚濇者는 營血少也요 尺脈滑者는 陰火盛也니 陽盛陰虛 故로 爲多汗이라 陰陽別論에 曰 陽加於陰을 謂之汗이라하니라

尺寒脈細를 謂之後泄이요

尺膚寒者는 脾之陽衰니 以脾主肌肉四支也요 尺脈細者는 腎之陽衰니 以腎主二陰下部也라 脾腎虛寒 故로 爲後泄이라

脈尺麤常熱者를 謂之熱中이라

尺麤爲眞陰不足이요 常熱爲陰火有餘 故로 謂之熱中也라

---

1) 縱緩: 어지러이 멋대로 늘어짐.

三診六變 與尺相應

『靈樞·邪氣藏府病形篇』○ 十七

黃帝問於岐伯曰 余聞之컨대 見其色하야 知其病을 命曰明이요 按其脈하야 知其病을 命曰神이요 問其病하야 知其處를 命曰工이라하니 余願聞見而知之와 按而得之와 問而極之하노니 爲之奈何오

見色者는 望其容貌之五色也요 按脈者는 切其寸口之陰陽也요 問病者는 問其所病之緣因也니 知是三者면 則曰明曰神曰工이니 而診法盡矣라 六十一難에 曰 望而知之를 謂之神이요 聞而知之를 謂之聖이요 問而知之를 謂之工이요 切脈而知之를 謂之巧라하니 是謂神聖工巧는 蓋本諸此라

岐伯이 答曰 夫色脈與尺之相應也는 如桴鼓影響之相應也라 不得相失也니 此亦本末根葉之出候也라 故로 根死則葉枯矣라 色脈形肉은 不得相失也라 故로 知一則爲工이요 知二則爲神이요 知三則神且明矣니이다

此는 言色脈形肉을 皆當詳察이라 在色可望이요 在脈可按이나 其於形肉則當驗於尺之皮膚니 蓋以尺之皮膚를 診時必見하야 驗於此면 而形肉之盛衰를 槩可知矣라 夫有諸中이면 必形諸外 故로 色之與脈과 脈之與形肉은 亦猶桴鼓影響之相應하야 本末根葉之候를 不相失也니 三者를 皆當參合이라 故로 知三則神且明矣라 桴는 擊鼓搥也 ○ 桴는 孚浮二音이라

黃帝曰 願卒聞之하노이다 岐伯이 答曰 色靑者는 其脈弦也요 赤者는 其脈鉤也요 黃者는 其脈代也요 白者는 其脈毛요 黑者는 其脈石이니

肝主木하니 其色靑其脈弦하고 心主火하니 其色赤其脈鉤하고 脾主土하니 其色黃其脈代하고 肺主金하니 其色白其脈毛하고 腎主水하니 其色黑其脈石이라 五脈義는 見前十一이라

見其色而不得其脈하고 反得其相勝之脈則死矣요 得其相生之脈則病已矣니이다

不得其脈은 言不得其合色之正脈也라 相勝之脈은 如靑色得毛脈하야 以金剋木之類是也요 相生之脈은 如靑色得石脈하야 以水生木之類是也라

黃帝問於岐伯曰 五藏之所生과 變化之病形은 何如오 岐伯이 答曰 先定其五色五脈之應이라야 其病을 乃可別也니이다 黃帝曰 色脈已定에 別之奈何오 岐伯이 曰 調其脈之緩急小大滑濇하야 而病變을 定矣니이다

緩急은 以至數言이요 小大滑濇은 以形體言이라 滑은 不濇也니 往來流利하야 如盤走珠요 濇은 不滑也니 虛細而遲하고 往來覺難하야 如雨霑沙 如刀刮竹[1]이라 六者는 相爲對待하니 調此六者면 則病變을 可以定矣라 ○ 愚按컨대 此節에 以緩急大小滑濇으로 而定病變은 謂可總諸脈之綱領也라 然이나 五藏生成論엔 則曰小大滑濇浮沈이라하고 及後世之有不同者하니 如難經엔 則曰浮沈長短滑濇이라하고 仲景은 則曰脈有弦緊浮沈滑濇하니 此六者를 名爲殘賊이니 能爲諸脈作病也라하고 滑伯仁이 曰 大抵提綱之要는 不出浮沈遲數滑濇之六脈也니 所謂不出乎六者는 以其足統夫表裏陰陽虛實冷熱風寒濕燥藏府血氣之病也라 浮는 爲陽爲表니 診爲風爲虛요 沈은 爲陰爲裏니 診爲濕爲實이며 遲爲在藏이니 爲寒爲冷이요 數爲在府니 爲熱爲燥며 滑爲血有餘요 濇爲氣獨滯라하니 此諸說者는 詞雖稍異나 義實相通이라 若以愚見言之면 蓋總不出乎表裏寒熱虛實六者之辨而已라 如其浮爲在表니 則散大而芤를 可類也요 沈爲在裏니 則細小而伏을 可類也며 遲者爲寒이니 則徐緩濇結之屬을 可類也요 數者爲熱이니 則洪滑疾促之屬을 可類也며 虛者爲不足이니 則短濡微弱之屬을 可類也요 實者爲有餘니 則弦緊動革之屬을 可類也라 此其大槩는 皆亦人所易知者나 然이나 卽此六者之中에 而復有大相懸絶之要하니 則人多不能識也라 夫浮爲表矣로되 而凡陰虛者도 脈必浮而無力하니 是浮를 不可以槩言表니 可升散乎아 沈爲裏矣로되 而凡表邪初感之甚者는 陰寒이 束於皮毛하야 陽氣不能外達則脈必先見沈緊하니 是沈을 不可以槩言裏니 可攻內乎아 遲爲寒矣로되 而傷寒初退에 餘熱未淸이면 脈多遲滑하니 是遲를 不可以槩言寒이니 可溫中乎아 數爲熱矣로되 而凡虛損之候에 陰陽俱虧하고 氣血敗亂者는 脈必急數하야 愈數者는 愈虛하고 愈虛者는 愈數하니 是數을 不可以槩言熱이니 可寒凉乎아 微細는 類虛矣로되 而痛極壅閉者는 脈多伏匿하니 是伏을 不可以槩言虛니 可驟補乎아 洪弦은 類實矣로되 而眞陰大虧者는 必關格倍[2]常하니 是强을 不可以槩言實이니 可消伐乎아 夫如是者는 是於綱領之中에 而復有大綱領者存焉이라 設不能以四診相參하고 而欲孟浪任意면 則未有不覆人於反掌間者니 此脈道之所以難言이요 毫釐不可不辨也라

黃帝曰 調之奈何오 岐伯이 答曰 脈急者는 尺之皮膚亦急하고 脈緩者는 尺之皮膚亦緩하며 脈小者는 尺之皮膚亦減而少氣하고 脈大者는 尺之皮膚亦賁[3]而起하며 脈滑者는 尺之皮膚亦滑하고 脈濇者는 尺之皮膚亦濇하야 凡此變者에 有微有甚이라

調는 察也라 此는 正言脈之與尺이 若桴鼓影響之相應이나 而其爲變則有微有甚하니 蓋甚則病深하고 微則病淺也라 論疾診尺篇에 曰 審其尺之緩急小大滑濇과 肉之堅脆하야 而病形을 定矣

1) 如雨霑沙 如刀刮竹: 如雨霑沙는 비가 모래위에 뿌려진 듯 脈이 容易하게 흩어지는 것을 말하고, 如刀刮竹은 칼로 가볍게 竹皮를 긁듯 脈의 往來가 짧고 어려운 것을 말함.
2) 倍: 背와 通.
3) 賁: 高, 大의 뜻임.

라하니 義與此로 同하니 見下章이라 ○ 賁은 忿奔二音이니 大也며 沸起也라

故로 善調尺者는 不待於寸하고 善調脈者는 不待於色하나니 能參合而行之者라야 可以爲上工이니 上工은 十全九요 行二者는 爲中工이니 中工은 十全七이요 行一者는 爲下工이니 下工은 十全六이니이다

此는 正本末根葉之義也니 以尺寸으로 言則尺爲根本이요 寸爲枝葉이며 以脈色으로 言則脈爲根本이요 色爲枝葉이라 故로 善調尺者는 不待於寸하고 善調脈者는 不待於色也라 然이나 必能參合三者而兼行之라야 更爲本末皆得하야 而萬無一失이라 斯足稱爲上工而十可全其九요 若知二知一者는 不過中下之材라 故로 所全[1]者도 亦惟六七而已라 然이나 曰六曰七者라도 輕易者在前也요 曰八曰九者라도 最難者在後也니 易者에 何難之有며 難者에 豈易言哉리오 此其等差를 雖分上下나 而成敗之賢不肖는 其相去也 天壤[2]矣라

診尺論疾

『靈樞·論疾診尺篇』○ 十八

黄帝問於岐伯曰 余欲無視色持脈하고 獨調其尺하야 以言其病하야 從外知內하노니 爲之奈何오

欲診尺하야 以知藏府 故로 曰 從外知內라

岐伯이 曰 審其尺之緩急小大滑濇과 肉之堅脆하야 而病形을 定矣라

寸口之脈이 由尺達寸이라 故로 但診尺部之脈하면 其內를 可知요 通身形體는 難以盡見이나 然이나 肉之盛衰는 必形於腕後라 故로 但察尺部之肉하면 其外를 可知라 是以로 獨調其尺而病形定矣라

視人之目窠[3]上에 微癰이 如新臥起狀하며 其頸脈動하며 時欬하며 按其手足上에 窅[4]而不起者는 風水膚脹也요

目窠는 目下臥蠶處也라 癰은 壅[5]也니 卽新起微腫狀이라 頸脈은 人迎脈也라 窅而不起는 按之有窩[6]也니 是卽風水膚脹之外候라 風水義는 見疾病類三十一하고 膚脹義는 見疾病類五十七이

---

1) 全: 完全, 完治의 뜻임.
2) 天壤: 天地를 말함.
3) 窠: 빌(空), 구멍에 만든 보금자리 과.
4) 窅: 움펑눈(深目) 요.
5) 壅: 막을, 막힐, 북돋을(培也) 옹
6) 窩: 움집(穴居), 벌집, 움푹한 곳 와.

라 ○ 窠는 音科요 癰은 去聲이요 窅는 音夭라

尺膚滑하야 其淖澤者는 風也요

陽受風氣 故로 病風者는 尺膚滑而淖澤也라

尺肉弱者는 解㑊安臥요 脫肉者는 寒熱不治요

尺肉弱者는 肌必消瘦하고 肉瘦陰虛하면 當爲解㑊이라 解㑊者는 身體困倦이라 故로 欲安臥요 無邪而脫肉寒熱者는 眞陰敗也 故로 不治라

尺膚滑而澤脂者는 風也요

澤脂는 卽前淖澤之謂라 風者는 陽氣요 陽在肌膚 故로 滑而澤脂라

尺膚濇者는 風痹也요

尺膚濇者는 血少니 血不能營 故로 爲風痹라

尺膚麤如枯魚之鱗者는 水泆飮[1)]也요

如枯魚之鱗은 乾濇이 甚也니 以脾土衰而肌肉消한대 水得乘之가 是爲泆飮이라 又下篇에 肝脈이 濇甚하면 爲溢飮이라하니라 ○ 泆은 溢同이라

尺膚熱甚하고 脈盛躁者는 病溫也며 其脈盛而滑者는 病且出也요

尺膚熱者는 其身必熱하고 脈盛躁者는 陽邪有餘라 故로 當爲溫病이요 若脈雖盛而兼滑者는 是脈已不躁而正氣將復이라 故로 不久當愈라 出은 漸愈之謂라

尺膚寒하고 其脈小者는 泄少氣요

膚寒脈小는 陽氣衰也라 故로 爲泄爲少氣라

尺膚炬然하야 先熱後寒者는 寒熱也며 尺膚先寒하고 久大[2)]之而熱者도 亦寒熱也요

炬然은 火熱貌라 或先熱而後寒하고 或先寒而後熱은 皆寒熱往來之候라

肘所獨熱者는 腰以上熱이며 手所獨熱者는 腰以下熱이요

肘는 臂髆之節也라 一曰 曲池以上爲肘라하니 肘在上하고 手在下 故로 肘應腰上하고 手應腰下也라

---

1) 泆飮: 痰飮의 하나로 水飮이 皮下組織에 몰려 생기는 病證.
2) 大: 『太素』에는 '持'로 되어 있다.

肘前獨熱者는 **膺前熱**이며 **肘後獨熱者**는 **肩背熱**이요

肘前은 內廉也니 手三陰之所行 故로 應於膺前이요 肘後는 外廉也니 手太陽之所行 故로 應於肩背라

臂中獨熱者는 **腰腹熱**이요

肘下爲臂요 臂在下 故로 應腰腹이라

肘後麤[1]以下三四寸熱者는 **腸中有蟲**이요

肘後麤以下三四寸은 謂三里以下內關以上之所니 此陰分也라 陰分有熱 故로 應腸中有蟲이라

掌中熱者는 **腹中熱**이며 **掌中寒者**는 **腹中寒**이요

掌中者는 三陰之所聚 故로 或熱或寒에 皆應於腹中이라

魚上白肉有青血脈者는 **胃中有寒**이요

魚上脈青은 胃之寒也니 經脈篇에 亦曰 胃中寒하면 手魚之脈이 多青矣라하니라 魚義는 見經絡類二라

尺炬然熱하고 **人迎大者**는 **當奪血**이요 **尺堅大**하며 **脈小甚**은 **少氣**며 **悗有加**면 **立死**니이다

尺炬然熱은 火在陰也요 人迎大者는 陽之勝也라 故로 當失血이라 若尺膚堅大而脈則小甚은 形有餘而氣衰少也요 陰虛旣極而煩悗再加 故로 當立死라 ○ 悗은 美本切이라

1) 麤: 『甲乙』에는 '廉'으로 되어 있다.

類經六卷

張介賓類註

脈色類

藏脈六變 刺不同

『靈樞·邪氣藏脈病形篇』○ 十九

黃帝曰 請問컨대 脈之緩急小大滑濇之病形은 何如오 岐伯이 曰 臣請言五藏之病變也리이다

六者는 爲脈之提綱이라 故로 帝特擧而問之라

○ 心脈이 急甚者는 爲瘛瘲이요 微急은 爲心痛引背食不下며

急者는 弦之類라 急主風寒하고 心主血脈 故로 心脈이 急甚則爲瘛瘲이라 筋脈引急을 曰瘛요 弛長을 曰瘲이라 弦急之脈은 多主痛 故로 微急爲心痛引背요 心胸有邪하니 食當不下也라 大抵弦急之脈은 當爲此等病이라 故로 急甚亦可爲心痛이요 微急亦可爲瘛瘲이니 學者當因理活變이 可也라 餘同此意라 ○ 瘛는 熾寄係三音이요 瘲은 音縱이라

緩甚은 爲狂笑요 微緩은 爲伏梁이 在心下하야 上下行에 時唾血하며

心氣熱則脈縱緩 故로 神散而爲狂笑니 心在聲爲笑也라 若微緩則爲伏梁이 在心下而能升能降하고 及時爲唾血하니 皆心藏之不淸也라 ○ 伏梁義는 詳疾病類七十三이라

大甚은 爲喉吤요 微大는 爲心痹引背善淚出이며

心脈大甚하면 心火上炎也라 故로 喉中吤然有聲하고 若其微大而爲心痹引背善淚出者는 以手少陰之脈이 挾咽喉連目系也라 心痹義는 詳疾病類六十七이라 ○ 吤는 音介요 痹는 音秘라

小甚은 爲善噦이요 微小는 爲消癉이며

心脈이 小甚則陽氣虛而胃土寒 故로 善噦이요 若其微小하면 亦爲血脈枯少 故로 病消癉이라 消癉者는 肌膚消瘦也라 ○ 噦은 於決切이요 癉은 音丹이요 又上去二聲이라

滑甚은 爲善渴이요 微滑은 爲心疝引臍小腹鳴이며

心脈이 滑甚則血熱하고 血熱則燥 故로 當爲渴이요 若其微滑則熱在於下하야 當病心疝而引臍腹이라 脈要精微論에 曰 病名心疝은 心爲牡藏이요 小腸爲之使 故로 曰 少腹當有形也라하니라

濇甚은 爲瘖이요 微濇은 爲血溢維厥耳鳴癲疾이라

心脈이 濇甚則血氣滯於上하고 聲由陽發하니 滯則爲瘖也라 微濇爲血溢은 濇當傷血也라 維厥者는 四維厥逆也니 以四支爲諸陽之本而血衰氣滯也라 爲耳鳴爲癲疾者는 心亦開竅於耳而心虛則神亂也라 ○ 瘖은 音音이니 聲瘂也라

○ 肺脈이 急甚은 爲癲疾이요 微急은 爲肺寒熱이니 怠惰欬唾血引腰背胸하고 若鼻息肉不通하며

肺脈急甚은 風邪勝也니 木反乘金 故로 主癲疾이라 若其微急은 亦以風寒有餘에 因而致熱 故로 爲寒熱怠惰等病이라

緩甚은 爲多汗이요 微緩은 爲痿瘻偏風頭以下汗出不可止하며

肺脈이 緩甚者는 皮毛不固 故로 表虛而多汗이요 若其微緩하야 而爲痿瘻偏風頭下汗出은 亦以陽邪在陰也라

大甚은 爲脛腫이요 微大는 爲肺痹니 引胸背하고 起惡日光하며

肺脈大甚者는 心火爍肺하야 眞陰必涸 故로 爲脛腫이요 若其微大하면 亦由肺熱 故로 爲肺痹引胸背라 肺痹者는 煩滿喘而嘔也요 起畏日光은 以氣分火盛而陰精衰也라

小甚은 爲泄이요 微小는 爲消癉이며

肺脈이 小甚則陽氣虛而府不固하니 病當爲泄이요 若其微小하면 亦以金衰니 金衰則水弱 故로 爲消癉이라

滑甚은 爲息賁上氣요 微滑은 爲上下出血이며

肺脈이 滑甚者는 氣血이 皆實熱 故로 爲息賁上氣니 息賁은 喘急也라 若其微滑하면 亦爲上下出血이니 上言口鼻요 下言二陰也라 ○ 賁은 音奔이라

濇甚은 爲嘔血이요 微濇은 爲鼠瘻니 在頸支腋之間하야 下不勝其上하니 其應善痠矣라

濇脈은 因於傷血하고 肺在上焦 故로 濇甚이면 當爲嘔血이라 若其微濇하면 氣當有滯 故로 爲鼠瘻在頸腋間이라 氣滯則陽病이요 血傷則陰虛 故로 下不勝其上하야 而足膝當痠軟也라 ○ 痠은

音酸이라

○ 肝脈이 急甚者는 爲惡言하고 微急은 爲肥氣在脇下若覆杯하며

肝脈急甚은 肝氣强也요 肝强者는 多怒少喜 故로 言多嗔惡也라 若其微急하면 亦以木邪傷土 故로 爲肥氣在脇下니 脇下者는 肝之經也라 ○ 愚按五十六難에 曰 肝之積을 名曰肥氣니 在左脇下라하니 其義本此라 然이나 難經以木王東方 故로 言左脇이나 而此節엔 本無左字라

緩甚은 爲善嘔요 微緩은 爲水瘕痹也며

緩爲脾脈이어늘 以肝脈而緩甚은 木土相克也 故로 善嘔요 若微緩而爲水瘕爲痹者는 皆土爲木制하야 不能運行而然이니 水瘕는 水積也라 ○ 瘕는 加駕二音이라

大甚은 爲內癰이니 善嘔衄하고 微大는 爲肝痹陰縮欬引小腹하며

肝脈大甚은 肝火盛也니 木火交熾 故로 爲內癰이요 血熱不藏 故로 爲嘔衄이라 若其微大而爲肝痹爲陰縮爲欬引小腹은 皆以火在陰分也라 肝痹義는 見疾病類六十七이라 ○ 衄은 泥六切이니 鼻血也라

小甚은 爲多飮이요 微小는 爲消癉이며

肝藏血하니 肝脈이 小甚則血少而渴 故로 多飮하고 若其微小하면 亦以陰虛血燥而爲消癉也라

滑甚은 爲㿗疝이요 微滑은 爲遺溺며

肝脈이 滑甚者는 熱壅於經 故로 爲㿗疝이요 若其微滑而爲遺溺는 以肝火在下而疏泄不禁也라 ○ 㿗는 癩同하고 溺는 尿同이라

濇甚은 爲溢飮[1]이요 微濇은 爲瘈攣筋痹라

肝脈이 濇甚은 氣血衰滯也니 肝木不足에 土反乘之 故로 濕溢支體하야 是爲溢飮이라 若其微濇而爲瘈攣爲筋痹는 皆血不足以養筋也라 ○ 瘈는 翅係二音이라 攣은 音戀이니 筋急縮也라

○ 脾脈急甚은 爲瘈瘲이요 微急은 爲膈中이니 食飮入而還出하고 後沃沫[2]하며

脾脈急甚은 木乘土也니 脾主支體而風氣客之 故로 爲瘈瘲이라 若其微急은 亦爲肝邪侮脾니 則脾不能運而膈食還出하고 土不制水而復多涎沫也라 ○ 沃은 音屋이니 水汪然[3]貌라

緩甚은 爲痿厥이요 微緩은 爲風痿니 四肢不用이나 心慧然若無病하며

---

1) 溢飮: 痰飮의 하나로 水飮이 皮下組織에 몰려 생긴 病證.
2) 後沃沫: 『太素』에는 "大便沃冷沫也"로 해석하고 있다.
3) 汪然: 넓고 조용한 모양, 깊숙한 모양.

脾脈宜緩而緩甚則熱이요 脾主肌肉四支 故로 脾熱則爲肉痿及爲厥逆이라 若微緩而爲風痿四支不用者는 以土弱則生風也라 痿弱在經而藏無恙 故로 心慧然若無病이라

大甚은 爲擊仆요 微大는 爲疝氣니 腹裏大膿血하야 在腸胃之外하며

脾主中氣하니 脾脈이 大甚하면 爲陽極하고 陽極則陰脫 故로 如擊而仆地라 若其微大爲疝氣는 以濕熱在經而前陰爲太陰陽明之所合也라 腹裏大者는 以膿血이 在腸胃之外니 亦脾氣壅滯所致라

小甚은 爲寒熱이요 微小는 爲消癉이며

脾脈小者는 以中焦之陽氣不足이라 故로 甚則爲寒熱이요 而微則爲消癉이라

滑甚은 爲㿗癃이요 微滑은 爲蟲毒蛕蝎[1)]이니 腹熱하며

脾脈滑甚은 太陰實熱也요 太陰은 合宗筋 故로 爲㿗癃疝이라 若其微滑하면 濕熱在脾하야 濕熱薰蒸 故로 生諸蟲하고 及爲腹熱이라 ○ 㿗는 癩同하고 癃은 閭中切이라 蛕는 蚘同하니 音回요 蝎은 音歇이라

濇甚은 爲腸㿗요 微濇은 爲內㿗니 多下膿血이라

脾脈이 濇甚而爲腸㿗하고 微濇而爲內㿗及多下膿血者는 以濇爲氣滯血傷이요 而足太陰之別이 入絡腸胃也라 腸㿗內㿗는 遠近之分耳요 一曰下腫病이니 蓋卽疝漏之屬이라

○ 腎脈急甚은 爲骨癲疾이요 微急은 爲沈厥奔豚이니 足不收하고 不得前後하며

腎脈이 急甚者는 風寒在腎하니 腎主骨 故로 爲骨癲疾이라 若微急而爲沈厥足不收者는 寒邪在經也요 爲奔豚者는 寒邪在藏也며 爲不得前後者는 寒邪在陰也라 ○ 按五十六難에 曰 腎之積을 名曰奔豚이니 發於少腹하야 上至心下하야 若豚狀하고 或上或下하야 無時라하니 其義本此라 ○ 骨癲疾義는 詳鍼刺類三十七이라

緩甚은 爲折脊이요 微緩은 爲洞이니 洞者는 食不化하야 下嗌還出하며

腎脈이 緩甚者는 陰不足 故로 爲折脊이니 以足少陰脈이 貫脊循脊內也라 若其微緩하면 腎氣亦虧하고 腎虧則命門氣衰하야 下焦不化하고 下不化則復而上出이라 故로 病爲洞而食入還出也라

大甚은 爲陰痿요 微大는 爲石水니 起臍已下하야 至小腹히 腄腄然하고 上至胃脘하니 死不治하며

腎脈大甚은 水虧火王也 故로 爲陰痿요 若其微大하면 腎陰亦虛하고 陰虛則不化 하고 不化則氣停水積하야 而爲石水라 若至胃脘則水邪盛極하야 反乘土藏하야 泛濫無制 故로 死不治라 石水

---

1) 蛕蝎: 蛕는 蛔와 同, 蝎은 좀 갈.

義는 見後二十四라 ○ 腄는 音垂니 重墜也요 腕은 當作脘이라

小甚은 爲洞泄이요 微小는 爲消癉이며

腎脈이 小甚則元陽下衰 故로 爲洞泄이요 若其微小하면 眞氣亦虧 故로 爲消癉이라

滑甚은 爲癃㿗요 微滑은 爲骨痿니 坐不能起하고 起則目無所見하며

腎脈滑甚은 陰火盛也 故로 爲癃㿗라 癃은 膀胱不利也요 㿗는 疝也라 若其微滑하면 亦由火王하고 火王則陰虛 故로 骨痿不能起하고 起則目暗無所見이라

濇甚은 爲大癰이요 微濇은 爲不月沈痔니이다

腎脈이 濇者는 爲精傷爲血少爲氣滯라 故로 甚則爲大癰이요 微則爲不月爲沈痔라

○ 黃帝曰 病之六變者는 刺之奈何오 岐伯이 答曰 諸急者는 多寒하고

急者는 弦緊之謂니 仲景이 曰 脈浮而緊者를 名曰弦也요 緊則爲寒이라하고 成無己曰 緊則陰氣勝이라하니 故로 凡緊急之脈은 多風寒而氣化從乎肝也라

緩者는 多熱하며

緩者는 縱緩之狀이니 非後世遲緩之謂라 仲景이 曰 緩則陽氣長이라하고 又曰緩者는 胃氣有餘라하니 故로 凡縱緩之脈은 多中熱而氣化從乎脾胃也라

大者는 多氣少血하고

大爲陽有餘요 陽盛則陰衰 故로 多氣少血이라 仲景이 曰 若脈浮大者는 氣實血虛也라하니 故로 脈之大者는 多浮陽而氣化從乎心也라

小者는 血氣皆少하며

小者는 近於微細하니 在陽爲陽虛하고 在陰爲陰弱하야 脈體屬陰而化從乎腎也라

滑者는 陽氣盛하야 微有熱하고

滑脈爲陽이니 氣血實也 故로 爲陽氣盛而微有熱이라 仲景이 曰 滑者는 胃氣實 이라하고 玉機眞藏論에 曰 脈弱以滑하면 是有胃氣라하니 故로 滑脈은 從乎胃也라

濇者는 多血少氣하야 微有寒하니

濇爲氣滯爲血少하야 氣血이 俱虛則陽氣不足 故로 微有寒也라 仲景이 曰 濇者는 榮氣不足이라하니 亦血少之謂어늘 而此曰多血하니 似乎有誤라 觀下文에 刺濇者는 無令其血出이라하니 少可知矣라 濇脈은 近毛 故로 氣化從乎肺也라

是故로 刺急者는 深內而久留之하고

急者는 多寒하니 寒從陰而難去也라 ○ 內은 納同이라

刺緩者는 淺內而疾發鍼하야 以去其熱하며

緩者는 多熱하니 熱從陽而易散也라

刺大者는 微寫其氣하고 無出其血하며

大者는 多陰虛 故로 無出其血이라

刺滑者는 疾發鍼而淺內之하야 以寫其陽氣而去其熱하고

與刺緩者로 略同이라

刺濇者는 必中其脈하야 隨其逆順而久留之하되 必先按而循之하고 已發鍼에 疾按其痏하야 無令其血出하야 以和其脈하며

脈濇者는 氣血俱少하야 難於得氣 故로 宜必中其脈而察其逆順하야 久留疾按而無出其血이니 較之諸刺에 更宜詳愼者는 以脈濇本虛而恐傷其眞氣耳라 ○ 循은 音巡이니 摩按也요 痏는 委偉二音이니 刺瘢也라

諸小者는 陰陽形氣俱不足이니 勿取以鍼이요 而調以甘藥也니이다

脈小者는 爲不足이니 勿取以鍼이라하니 可見氣血俱虛者는 必不宜刺而當調以甘藥也라 ○ 愚按컨대 此節에 陰陽形氣俱不足者는 調以甘藥이라하니 甘之一字는 聖人用意深矣로다 蓋藥食之入에 必先脾胃而後에 五藏得稟其氣하니 胃氣强則五藏俱盛하고 胃氣弱則五藏俱衰라 胃屬土而喜甘 故로 中氣不足者는 非甘溫이면 不可라 土强則金王하고 金王則水充하니 此所以土爲萬物之母而陰陽俱虛者는 必調以甘藥也라 雖至眞要等論에 所列五味가 各有補寫나 但彼는 以五行生克之理로 推衍而言이라 然이나 用之者는 但當微兼五味하고 而以甘爲主라야 庶足補中이라 如四季無土氣면 不可요 五藏無胃氣면 不可니 而春但微弦하고 夏但微鉤之義皆是也라 觀陰陽應象大論에 曰 形不足者는 溫之以氣하고 精不足者는 補之以味라하니 故로 氣味之相宜於人者를 謂之爲補則可어니와 若用苦劣難堪之味하고 而求其能補면 無是理也라 氣味攻補之學은 大有妙處로되 倘不善於調和則開手便錯하리니 此醫家第一著要義라

摶堅耎散爲病不同

『素問·脈要精微論』○ 二十

心脈이 摶堅而長하면 當病舌卷不能言하고

搏은 謂弦强搏擊於手也라 心脈이 搏堅而長者는 肝邪乘心하야 藏氣虧甚而失和平之氣也라 手少陰脈이 從心系로 上挾咽 故로 令舌卷不能言이라 ○ 愚按컨대 搏擊之脈은 皆肝邪盛也요 肝本屬木이어늘 而何五藏이 皆畏之오 蓋五藏이 皆以胃氣爲本이니 脈無胃氣則死라 凡木强者는 土必衰하고 脈搏者는 胃多敗라 故로 堅搏은 爲諸藏所忌라 玆心脈搏堅而長者는 以心藏之胃氣不足而邪有餘也라 搏之微則邪亦微하고 搏之甚則幾於眞藏矣라 故로 當以搏之微甚으로 而察病之淺深이라 後四藏者도 放此하니라

其耎而散者는 當消니 環自已하고

若證如前而脈則耎散者는 心氣將和也라 消는 盡也요 環은 周也니 謂期盡一周而病自已矣라 ○ 耎은 音軟이라

肺脈이 搏堅而長하면 當病唾血하고 其耎而散者는 當病灌汗이니 至令不復散發也[1]**하고**

肺脈이 搏堅而長은 邪乘肺也요 肺系連喉 故로 爲唾血이라 若耎而散則肺虛不斂하야 汗出如水 故로 云灌汗이요 汗多亡陽 故로 不可更爲發散也라

肝脈이 搏堅而長하며 色不青하면 當病墜若搏하야 因血在脇下하야 令人喘逆하고 其耎而散하며 色澤者는 當病溢飮이니 溢飮者는 渴暴多飮하야 而易入肌皮腸胃之外也라

肝脈이 搏堅而長은 肝自病也라 藏病於中이면 色必外見하니 其色當青而不青者는 以病不在藏而在經也라 必有墜傷커나 若由搏擊이면 則血停脇下而氣不利라 故로 令人喘逆이라 若其耎散則肝木이 不足하야 脾濕勝之니 濕在肌膚 故로 顔色光澤하고 病爲溢飮이라 又肝脈濇甚爲溢飮義는 見前章이라

胃脈이 搏堅而長하며 其色이 赤하면 當病折髀하고 其耎而散者는 當病食痺라

胃脈搏堅은 木乘土也요 加之色赤則陽明火盛이니 木火交熾하면 胃經必傷이로되 陽明下行者는 從氣衝으로 下髀抵伏免라 故로 病髀如折也라 若耎而散者는 胃氣本虛니 陽明支別上行者 由大迎人迎으로 循喉嚨하고 入缺盆下鬲하야 屬胃絡脾라 故로 食卽氣逆하고 滯悶不行而爲食痺라 又食痺義는 詳運氣類二十八이라

脾脈이 搏堅而長하며 其色이 黃하면 當病少氣하고 其耎而散하며 色不澤者는 當病足胻腫하야 若水狀也라

---

1) 至令不復散發也: 令은 今의 誤字, 散發也는 衍文으로 보인다.

邪脈乘脾하면 脾氣必衰하고 脾虛하면 無以生血 故로 本藏之色이 見於外하고 脾弱不能生肺 故로 爲少氣라 若其耎散而色不澤者는 尤屬脾虛하니 脾經之脈이 從拇指로 上內踝前廉하고 循胻骨後하야 交出厥陰之前이라 故로 病足胻腫이요 若水狀者는 以脾虛不能制水也라

腎脈이 搏堅而長하며 其色이 黃而赤者는 當病折腰하고 其耎而散者는 當病少血이니 至令不復也라

邪脈干腎하면 腎氣必衰로되 其色黃赤은 爲火土有餘而腎水不足이라 故로 病腰如折也라 若其耎散하면 腎氣本虛니 腎主水하야 以生化津液이로되 今腎氣不化 故로 病少血이요 本原氣衰 故로 令不能遽復이라 ○ 愚按컨대 本篇五藏脈病에 一曰 搏堅而長하고 一曰耎而散이로되 而其爲病이 多皆不足은 何也오 蓋搏堅而長者는 邪勝乎正이니 是謂邪之所湊에 其氣必虛也요 耎而散者는 本原不足이니 是謂正氣奪則虛也라 一以有邪而致虛요 一以無邪本虛니 虛雖若一이나 而病本不同하니 所當辨也라

帝曰 診得心脈而急하면 此爲何病이며 病形은 何如오 岐伯이 曰 病名心疝이니 少腹에 當有形也니이다

心爲牡藏이요 氣本屬陽이로되 今脈緊急은 陰寒勝也라 以陽藏而爲陰勝 故로 病心疝이니 心疝者는 形在少腹而實以寒乘少陰所致라

帝曰 何以言之오 岐伯이 曰 心爲牡藏이요 小腸爲之使라 故로 曰 少腹에 當有形也니이다

牡는 陽也니 心屬火而居於鬲上 故로 曰 牡藏이라 心與小腸은 爲表裏 故로 脈絡相通而爲之使요 小腸居於少腹 故로 少腹에 當有形也라 ○ 使는 上聲이라

帝曰 診得胃脈하면 病形이 何如오 岐伯이 曰 胃脈實則脹하고 虛則泄이니이다

實爲邪有餘 故로 脹滿이요 虛爲正不足 故로 泄利라

諸脈證診法

『素問·脈要精微論』○ 二十一

夫脈者는 血之府也니

府는 聚也니 府庫之謂也라 血必聚於經脈之中이라 故로 刺志論에 曰 脈實血實하고 脈虛血虛也라하나 然이나 此血字는 實兼氣爲言이요 非獨指在血也라 故로 下文에 曰 長則氣治하고 短則氣病이라하고 又如逆順篇에 曰 脈之盛衰者는 所以候血氣之虛實有餘不足也라하니 義可知矣라

長則氣治하고

氣充和也라

短則氣病하며

氣不足也라

數則煩心하고

火熱盛也라

大則病進하며

邪方張也라

上盛則氣高하고

寸爲上이니 上盛者는 邪壅於上也요 氣高者는 喘滿之謂라

下盛則氣脹하며

關尺爲下니 下盛者는 邪滯於下 故로 腹爲脹滿이라

代則氣衰하고

脈多變更不常者를 曰代니 氣虛無主也라

細則氣少하며

脈來微細는 正氣不足也라

濇則心痛하며

濇爲血少氣滯 故로 爲心痛이라

渾渾革至如涌泉하며 **病進而色弊**하고 **綿綿其去如弦絶**하면 **死**라

渾渾은 濁亂不明也요 革至는 如皮革之堅鞕也요 湧泉은 其來汩汩無序하야 但出不返也라 若得此脈而病加日進하고 色加憔獘하며 甚至綿綿如寫漆하고 及如弓弦之斷絶者는 皆眞氣已竭 故로 死라 ○ 綿은 音眠이요 鞕은 硬同이라

○ 麤大者는 **陰不足陽有餘**니 **爲熱中也**요

麤大者는 浮洪之類니 陽實陰虛 故로 爲內熱이라

來疾去徐하며 **上實下虛**는 **爲厥巓疾**이요

來疾者는 其來急也요 去徐者는 其去緩也며 上實者는 寸盛也요 下虛者는 尺弱也니 皆陽强之脈이라 故로 爲陽厥頂巓之疾이라 ○ 滑伯仁이 曰 察脈엔 須識上下來去止至六字니 不明此六字면 則陰陽虛實을 不別也라 上者爲陽이요 來者爲陽이며 至者爲陽이요 下者爲陰이며 去者爲陰이요 止者爲陰이라 上者는 自尺部로 上於寸口니 陽生於陰也요 下者는 自寸口로 下於尺部니 陰生於陽也며 來者는 自骨肉之分으로 而出於皮膚之際니 氣之升也요 去者는 自皮膚之際而還於骨肉之分이니 氣之降也라 應曰至요 息曰止也라하니라

來徐去疾하며 **上虛下實**은 **爲惡風也**니 **故**로 **中惡風者**는 **陽氣受也**라

來之徐와 上之虛者는 皆陽不足也라 陽受風氣 故로 陽虛者는 必惡風하고 而惡風之中人에 亦必陽氣受之也라 ○ 惡는 上去聲이요 下入聲이라

有脈이 **俱沈細數者**는 **少陰厥也**요

沈細者는 腎之脈體也요 兼數則熱이니 陰中有火也라 故로 爲少陰之陽厥이라

沈細數散者는 **寒熱也**요

沈細爲陰이요 數散爲陽이니 陰脈이 數散하면 陰不固也라 故로 或入之陰하고 或出之陽하야 而爲往來寒熱이라

浮而散者는 **爲眴仆**라

浮者는 陰不足이요 散者는 神不守니 浮而散者는 陰氣脫 故로 爲眴仆也라 ○ 眴은 雄絹切이니 眩運也라

諸浮不躁者는 **皆在陽**이니 **則爲熱**이요 **其有躁者**는 **在手**하고

脈浮爲陽而躁면 則陽中之陽이라 故로 但浮不躁者는 皆屬陽脈이니 未免爲熱이요 若浮而兼躁하면 乃爲陽極이라 故로 當在手라 在手者는 陽中之陽이니 謂手三陽經也라 此는 與終始篇人迎一盛하면 病在足少陽이요 一盛而躁면 病在手少陽으로 義同하니 詳見鍼刺類二十九라

諸細而沈者는 **皆在陰**이니 **則爲骨痛**이요 **其有靜者**는 **在足**이라

沈細爲陰而靜이면 則陰中之陰이라 故로 脈이 但沈細者는 病在陰分이니 當爲骨痛이요 若沈細而靜하면 乃爲陰極이라 故로 當在足이라 在足者는 陰中之陰이니 謂足三陰經也라

數動一代者는 **病在陽之脈也**니 **洩及便膿血**이라

數動者는 陽脈也요 數動一代者는 陽邪傷其血氣也라 故로 爲洩及便膿血이라 ○ 洩은 泄同이라

諸過者를 切之에 濇者는 陽氣有餘也요 滑者는 陰氣有餘也니

脈失其常을 曰過니 可因切而知也라 陽有餘則血少 故로 脈濇하고 陰有餘則血多 故로 脈滑이라

陽氣有餘하면 爲身熱無汗이요 陰氣有餘하면 爲多汗身寒이며

陽有餘者는 陰不足也라 故로 身熱無汗이요 陰有餘者는 陽不足也라 故로 多汗身寒하니 以汗本屬陰也라

陰陽有餘則無汗而寒이라

陽餘無汗은 以表實也요 陰餘身寒은 以陰盛也며 陰陽有餘는 陰邪實表之謂也라

推[1]而外之하되 內而不外면 有心腹積也요

此下는 言察病之法이니 當推求於脈하야 以決其疑似也라 凡病이 若在表而欲求之於外矣라 然이나 脈則沈遲不浮하면 是在內而非外라 故로 知其心腹之有積也라 ○ 推는 音次니 諸釋에 作推動之推者는 非라

推而內之하되 外而不內면 身有熱也요

凡病이 若在裏而欲推求於內矣라 然이나 脈則浮數不沈하면 是在外而非內라 故로 知其身之有熱也라

推而上之에 上而不下면 腰足淸也요

凡推求於上部나 然이나 脈止見於上하고 而下部則弱하면 此는 以有升無降하야 上實下虛라 故로 腰足爲之淸冷也라

推而下之에 下而不上이면 頭項痛也요

凡推求於下部나 然이나 脈止見於下하고 而上部則虧하면 此는 以有降無升하야 淸陽不能上達이라 故로 爲頭項痛也요 或以陽虛而陰湊之하면 亦爲頭項痛也라 ○ 按此二節컨대 甲乙經엔 以上而不下로 作下而不上하고 下而不上으로 作上而不下하야 似與上文으로 相類而順이나 但旣曰下而不上이면 則氣脈在下어늘 何以腰足反淸이리오 且本經前二節은 反言之하고 後二節은 順言之也라 一反一順하야 兩得其義하니 仍當以本經爲正이라

按之至骨에 脈氣少者는 腰脊痛而身有痹也니이다

按之至骨은 沈이니 陰勝也요 脈氣少者는 血氣衰也니 正氣衰而陰氣盛 故로 爲是病이라 痹義는 見疾病類六十七이라

---

1) 推: 찾을(求也) 추.

關格

二十二

故로 **人迎一盛**하면 **病在少陽**이요 **二盛**하면 **病在太陽**이요 **三盛**하면 **病在陽明**이요 **四盛已上**하면 **爲格陽**이라

『素問·六節藏象論』 ○ 人迎은 足陽明胃脈也니 在頸下夾結喉旁一寸五分이라 一盛二盛은 猶言一倍二倍니 謂以人迎寸口로 相較하야 或此大於彼하고 或彼大於此하야 而有三倍四倍之殊也라 禁服篇에 曰 寸口는 主中하고 人迎은 主外하니 兩者相應하야 俱往俱來 若引繩에 大小齊等하되 春夏엔 人迎이 微大하고 秋冬엔 寸口微大하면 如是者를 命曰平人이라하니 故로 人迎寸口而至於盛衰相倍者는 乃不免於病矣라 然이나 人迎은 候陽故로 一盛하면 在少陽이니 膽與三焦也요 二盛하면 在太陽이니 膀胱小腸也요 三盛하면 在陽明이니 胃與大腸也요 四盛已上者는 以陽脈盛極而陰無以通 故로 曰格陽이라 ○ 此義는 終始禁服二篇의 分別이 尤詳하니 見鍼刺類二十八九요 又經脈篇所載亦明하니 見疾病類十이라

寸口一盛하면 **病在厥陰**이요 **二盛**하면 **病在少陰**이요 **三盛**하면 **病在太陰**이요 **四盛已上**하면 **爲關陰**이라

寸口는 手太陰肺脈也라 寸口는 候陰故로 一盛하면 在厥陰이니 肝與心主也요 二盛하면 在少陰이니 心與腎也요 三盛하면 在太陰이니 脾與肺也요 四盛已上者는 以陰脈盛極而陽無以交 故로 曰關陰이라 終始禁服二篇에 詳義同前이라

人迎與寸口俱盛하야 **四倍已上**하면 **爲關格**이니 **關格之脈**이 **羸**하야 **不能極於天地之精氣則死矣**니이다

俱盛四倍已上은 謂盛於平常之脈四倍也라 物不可以過盛이니 盛極則敗라 凡脈盛而至於關格者는 以陰陽이 離絶하야 不能相營이라 故로 至羸敗라 極은 盡也요 精氣는 天稟也니 言不能盡其天年而夭折也라 脈度篇에 曰 邪在府則陽脈不和하고 陽脈不和則氣留之하고 氣留之則陽氣盛矣라 陽氣太盛則陰不利하고 陰脈不利則血留之하고 血留之則陰氣盛矣라 陰氣太盛則陽氣不能榮也라 故로 曰關이요 陽氣太盛則陰氣弗能榮也라 故로 曰格이며 陰陽俱盛하야 不得相榮이라 故로 曰關格이니 關格者는 不得盡期而死也라하니라 ○ 愚按컨대 關格脈證은 本經垂訓이 極明하고 世人病此不少로되 而歷代醫師 每各立名目하야 以相傳訓하고 甚至幷其大義而失之하니 其謬甚矣로다 夫所謂關格者는 陰陽이 否絶하야 不相榮運하야 乖羸離敗之候也라 故로 人迎獨盛者는 病在三陽之府也요 寸口獨盛者는 病在三陰之藏也라 蓋太陰은 行氣於三陰而氣口之脈도 亦太陰也요 陽明은 行氣於三陽而人迎之脈이 在結喉之傍也라 故로 古法에 診三陽之氣於人迎

하고 診三陰之氣於寸口하니 如四時氣篇에 曰 氣口候陰하고 人迎候陽이라하니 正此謂也라 其於關格之證은 則以陰陽偏盛之極으로 而或見於人迎하고 或見於氣口하야 皆孤陽之逆候나 實眞陰之敗竭也라 故로 六府之陰脫者를 曰格陽이니 格陽者는 陽格於陰也요 五藏之陰脫者를 曰關陰이니 關陰者는 陰拒乎陽也며 藏府之陰이 俱脫故로 云關格이라 然이나 旣曰陰陽關格이면 必其彼此否絶하야 似當陰陽對言이어늘 而余皆謂之陰脫者는 何也오 正以脈盛之極은 爲無陰하고 無陰則無根하야 而孤陽이 浮露於外耳니 凡犯此者는 必死無疑라 余嘗於蒯司馬 田宗伯[1]輩에 見之니 其脈則堅盛至極하고 其證則喘息日增하며 甚至手頸通身之脈이 俱爲振動不已하니 是皆酒色傷精所致니 終至不救라 故로 本神篇에 曰 五藏은 主藏精者也라 不可傷이니 傷則失守而陰虛하고 陰虛則無氣하며 無氣則死矣라하니 其卽關陰格陽之謂歟인저 ○ 又按關格之脈은 如六節藏象脈度終始禁服經脈等篇에 言之再四하니 蓋恐其難明 故로 宣而又宣하야 誠重之也어늘 而後世諸賢이 鮮有得其旨者하니 豈皆未之察耶아 夫人迎은 在頭하야 係陽明表脈이라 故로 人迎倍大者를 曰格陽이요 寸口는 在手하야 係太陰裏脈이라 故로 寸口倍大者를 曰關陰이라 此는 以陰陽이 否絶하야 氣不相營 故로 名關格이니 不可易也어늘 而三難에 曰 脈有太過하고 有不及하며 有陰陽相乘하며 有覆有溢하며 有關有格하니 何謂也오 然한가 關之前者는 陽之動也라 脈當見九分而浮하니 過者는 法曰太過요 減者는 法曰不及이며 遂[2]上魚爲溢이요 爲外關內格[3]이니 此陰乘之脈也라 關以後者는 陰之動也라 脈當見一寸而沈하니 過者는 法曰太過요 減者는 法曰不及이며 遂入尺爲覆이요 爲內關外格[4]이니 此陽乘之脈也라하니 故로 仲景宗之 曰 在尺爲關이요 在寸爲格이니 關則不得小便하고 格則吐逆이라하니라 夫人迎四倍와 寸口四倍 旣非尺寸之謂로되 而曰吐逆者는 特隔食一證耳요 曰不得小便者도 特癃閉一證耳니 二證未必至死어늘 何兩經에 諄諄[5]特重之若是耶아 繼自王叔和以後로 俱莫能辨하야 悉以尺寸으로 言關格하고 而且云左爲人迎이요 右爲氣口라하야 以致後世惑亂하야 遂幷陰陽表裏大義를 盡皆失之라 迨及東垣之宗脈經者하여는 則亦以左爲人迎이요 右爲氣口라하야 曰 氣口之脈이 大四倍於人迎이면 此淸氣反行濁道也라 故로 曰格이요 人迎之脈이 大四倍於氣口면 此濁氣反行淸道也라 故로 曰關이라하니라 其宗仲景者는 則亦曰格則吐逆이요 關則不便이라하고 甚至丹溪는 則特立關格一門하야 曰 此證은 多死하니 寒在上하고 熱在下하야 脈兩寸이 俱盛四倍以上이라하니 夫兩寸俱盛四倍면 又安得爲寒在上熱在下耶리오 其說愈乖하고 其義愈失하야 致使後學으로 茫然莫知所辨하니 欲求無悞나 其可得乎아 獨近代馬玄臺知諸子之非하고 而謂關格之義는 非隔食癃閉之證이라하야 曰 嗚呼痛哉라 軒岐之旨乎여 秦張王李朱後世業醫者所宗이 尙與內經으로 渺然如此하니 況能使

1) 蒯司馬 田宗伯: 蒯와 田은 姓, 司馬와 宗伯은 벼슬 이름 임.
2) 遂: 徑行直前也.(滑伯仁)
3) 外關內格: 魚際에 上溢하는 脈狀으로 陽氣가 外에 關閉되고 陰氣가 內에서 拒否되기 때문에 붙여진 명칭이다.
4) 內關外格: 脈이 尺下部位를 超過하는 것으로 陽氣가 안에서 關閉되고 陰氣가 밖에서 格拒되기 때문에 붙여진 名稱이다.
5) 諄諄(순순): 거듭 일러 친절히 가리키는 모양.

後世下工으로 復知關格爲脈體而非病名也며 又焉能決關格脈之死生하고 治關格脈之病證하며 及治隔證閉癃證而無謬也哉리오하니 此馬子之言이 誠是矣라 然이나 觀其諸篇之註하면 則亦未詳經義하고 謬宗叔和하야 仍以左爲人迎右爲氣口로 竟置陽明胃脈於烏有[1]하야 而仍失本經表裏陰陽根本對待之義하니 此其復爲誤也라 故로 於陰陽別論中에 三陽在頭 三陰在手之義를 竟皆謬註라 嗚呼라 玄臺哀前人之誤하고 而余復哀其誤하니 所謂後人而復哀後人也라 使余之後人이 又復有哀余之誤者라도 余誠不自知其非니 而今日之言은 乃又不如無矣리라

○ 岐伯이 曰 反四時者는 有餘爲精[2]이요 不足爲消[3]며

『素問·脈要精微論』 ○ 此는 言四時陰陽에 脈之相反者도 亦爲關格也라 禁服篇에 曰 春夏엔 人迎微大하고 秋冬엔 寸口微大하니 如是者를 命曰平人이라하니 以人迎爲陽脈而主春夏하고 寸口爲陰脈而主秋冬也라 若其反者는 春夏에 氣口當不足而反有餘하고 秋冬에 人迎當不足而反有餘하니 此는 邪氣之有餘니 有餘者는 反爲精也요 春夏에 人迎當有餘而反不足하고 秋冬에 寸口當有餘而反不足하니 此는 血氣之不足이니 不足者는 日爲消也라

應太過에 不足爲精이요 應不足에 有餘爲消며 陰陽不相應을 病名曰關格이니이다

如春夏에 人迎은 應太過나 而寸口之應不足者 反有餘而爲精이요 秋冬에 寸口는 應太過나 而人迎之應不足者 反有餘而爲精이니 是不足者爲精也라 春夏에 寸口는 應不足이나 而人迎應有餘者 反不足而爲消요 秋冬에 人迎應不足이나 而寸口應有餘者 反不足而爲消니 是有餘者爲消也라 應不足而有餘者는 邪之日盛이요 應有餘而不足者는 正必日消라 若此者는 是爲陰陽이 相反하야 氣不相營이니 皆名關格이라 ○ 前二應字는 平聲이요 後一應字는 去聲이라

孕脈

二十三

婦人手少陰脈이 動甚者는 任子也라

『素問·平人氣象論』 ○ 手少陰은 心脈也라 脈要精微論에 曰 上附上에 左外以候心이라하니 故로 心脈은 當診於左寸이라 動甚者는 流利滑動也라 心生血하니 血王乃能胎라 婦人心脈이 動甚者는 血王而然이라 故로 當妊子라 啓玄子云 手少陰脈은 謂掌後陷者中이니 當小指動而應手者也라하니 蓋指心經之脈은 卽神門穴也라 其說甚善이나 然이나 以余之驗으론 左寸亦應이라 ○ 任

1) 烏有: 烏有先生의 준말로 假想의 인물이나 虛言 또한 根據가 없고 실재하지 않음을 뜻함.(『史記·司馬相如傳』)
2) 精: 積의 誤字로 보이는데 "邪甚"의 뜻으로 해석한다.
3) 有餘, 不足은 脈狀을, 精과 消는 邪氣와 正氣의 虛實을 뜻함.

은 妊同하니 孕也라

○ 陰搏陽別을 謂之有子라

『素問·陰陽別論』○ 陰은 如前手少陰也어나 或兼足少陰而言도 亦可니 蓋心主血하고 腎主子宮하야 皆胎孕之所主也라 搏은 搏擊於手也라 陽別者는 言陰脈搏手하야 似乎陽邪나 然이나 其鼓動이 滑利하야 本非邪脈이니 蓋以陰中見陽而別有和調之象을 是謂陰搏陽別也라 腹中論에 曰 何以知懷子之且生也오 曰 身有病而無邪脈也라하니 亦此之義라 王氏脈經에 曰 尺中之脈을 按之不絶하면 法妊娠也라하고 滑伯仁이 曰 三部脈이 浮沈正等하고 無他病而不月者는 妊也라하니라 ○ 愚按컨대 妊子有子之義는 乃男子女子之通稱이니 蓋本經에 以孕育爲言하야 而於男女에 皆稱子요 非男曰子而女則否也니 後世에 以此爲男子者는 非라 然이나 本經未分男女하니 而男女之別은 將何如오 考之叔和脈經에 曰 左疾爲男이요 右疾爲女라하고 又曰 左手沈實爲男이요 右手浮大爲女라하고 又曰 尺脈左偏大爲男이요 右偏大爲女라하고 又曰 得太陰脈爲男이요 得太陽脈爲女니 太陰脈은 沈하고 太陽脈은 浮라하니 自後로 凡言妊脈者는 總不出此라 及滑伯仁則曰 左手尺脈이 洪大하면 爲男이요 右手沈實하면 爲女라하고 近代徐東皐曰 男女之別은 須審陰陽이니 右肺盛하야 陰狀多하면 俱主弄瓦하고 左尺盛하야 陽狀多하면 俱主弄璋이라하니 備察諸義하면 固已詳盡이라 然이나 多彼此矛盾하야 難以憑據라 若其不易之理는 則在陰陽二字하니 以左右로 分陰陽則左爲陽右爲陰이며 以寸尺으로 分陰陽則寸爲陽尺爲陰이며 以脈體로 分陰陽則鼓搏沈實爲陽이요 虛弱浮澁爲陰이니 諸陽實者는 爲男이요 諸陰虛者는 爲女라 庶爲一定之論이나 然이나 猶當察孕婦之强弱老少와 及平日之偏左偏右와 尺寸之素强素弱이라야 斯足以盡其妙也라

諸經脈證死期

『素問·大奇論篇』全 ○ 二十四

肝滿腎滿肺滿이 皆實하면 卽爲腫이니

滿은 邪氣壅滯而爲脹滿也라 此는 言肝腎肺經이 皆能爲滿이로되 若其脈實하면 當爲浮腫而辨如下文也라

肺之雍은 喘而兩胠滿하고

肺居膈上하고 其系橫出腋下 故로 肺雍則喘而兩胠滿이라 ○ 雍은 壅同하고 胠는 音區니 腋下脇也라

肝雍은 兩胠滿하고 臥則驚하며 不得小便하고

肝經之脈이 環陰器하고 布脇肋 故로 肝雍則兩胠滿而不得小便이요 肝主驚駭하고 臥則氣愈雍

故로 多驚也라

腎雍은 胠下至小腹滿하고 脛有大小하고 髀胻大跛하니 易偏枯라

腎脈이 循內踝之後하야 上腨하고 出膕內廉하야 上股內하야 屬腎絡膀胱而上行이라 故로 腎經이 雍則胠下至少腹히 脹滿也라 足脛이 或腫或消를 是謂大小요 自髀至胻히 或爲大하고 或爲跛하며 或掉易無力하고 或偏枯不用은 是皆腎經이 雍滯하야 不能運行所致라 ○ 胠下는 諸本이 皆作脚下나 甲乙經에 作胠下者是니 今從之라 ○ 髀는 音皮요 胻은 音杭이라

心脈滿大하면 癎瘛筋攣하고

心脈滿大는 火有餘也라 心主血脈하니 火盛則血涸 故로 癎瘛而筋攣이라 ○ 癎은 音閑이니 癲癎也요 瘛는 音熾니 抽搐也요 攣은 音戀이니 拘攣也니 下同이라

肝脈小急하면 癎瘛筋攣하고

肝藏血하니 小爲血不足이요 急爲邪有餘라 故로 爲是病이라 夫癎瘛筋攣은 病一也로되 而心肝二經에 皆有之하니 一以內熱이요 一以風寒으로 寒熱不同이나 血衰一也라 故로 同有是病이라

肝脈騖暴하면 有所驚駭요 脈不至하고 若瘖하면 不治自已라

騖는 馳驟也요 暴는 急疾也라 驚駭者는 肝之病 故로 肝脈急亂者는 因驚駭而然이라 甚有脈不至而聲瘖者는 以猝驚則氣逆하고 逆則脈不通이로되 而肝經之脈이 循喉嚨 故로 聲瘖而不出也라 然이나 此特一時之氣逆耳니 氣通則愈矣라 故로 不治自已라 ○ 騖는 音務요 瘖은 音音이니 聲不出也라

腎脈小急하며 肝脈小急하며 心脈小急하야 不鼓면 皆爲瘕라

三脈이 細小而急은 陰邪聚於陰分也라 故로 當隨三經之位而爲瘕라 ○ 瘕는 音加요 又去聲이니 癥瘕也라

腎肝이 幷沈하면 爲石水요 幷浮爲風水요

此는 言水病之有陰陽也라 腎肝在下하야 肝主風하고 腎主水하니 肝腎俱沈者는 陰中陰病也라 當病石水니 石水者는 凝結少腹하야 沈堅在下也요 肝腎俱浮者는 陰中陽病也라 當病風水니 風水者는 游行四體하야 浮泛於上也라 諸篇水證詳義는 當考會通類水脹證이라

幷虛爲死요

腎爲五藏之根이요 肝爲發生之主니 根本空虛하면 有表無裏也라 故로 當死라

幷小弦하면 欲驚이라

肝腎幷小는 眞陰虛也요 小而兼弦은 木邪勝也니 氣虛膽怯 故로 爲欲驚이라

腎脈이 大急沈하고 肝脈도 大急沈하면 皆爲疝이라

疝者는 寒氣結聚所爲라 脈急者는 挾肝邪요 脈沈者는 在陰分이요 沈急而大는 陰邪盛也라 肝腎之脈이 絡小腹하고 結於陰器하니 寒邪居之라 故로 當病疝이라 ○ 愚按컨대 疝病은 乃寒挾肝邪之證이니 或結於少腹하고 或結於睾丸하며 或結於睾丸之左右上下로되 而筋急絞痛하고 脈必急搏者는 多以寒邪結聚陰分而挾風木之氣也라 如四時刺逆從論에 曰 肺風疝脾風疝之類 皆兼一風字하니 其必挾肝邪를 可知라 ○ 疝은 音訕이요 睾는 音高니 陰丸也라

心脈이 搏滑急하면 爲心疝이요 肺脈이 沈搏하면 爲肺疝이라

病疝而心脈搏滑急者는 寒挾肝邪乘心也요 肺脈沈搏者는 寒挾肝邪乘肺也라

三陽이 急하면 爲瘕요 三陰이 急하면 爲疝이며

三陽은 手足太陽經也요 三陰은 手足太陰經也라 邪聚三陽爲瘕聚요 邪聚三陰爲疝氣니 凡脈急者는 皆邪盛也라 前言肝腎心肺而此言脾經하니 所以五藏皆有疝이라

二陰이 急하면 爲癎厥이요 二陽이 急하면 爲驚이라

二陰은 少陰也요 二陽은 陽明也라 脈急者는 爲風寒이니 邪乘心腎 故로 爲癎爲厥이요 木邪乘胃故로 發爲驚이라 陽明脈解篇에 曰 胃者는 土也라 故로 聞木音而驚者는 土惡木也라하니 是亦此義라

脾脈이 外鼓沈하면 爲陽澼이나 久自已하고

沈爲在裏而兼外鼓者는 邪不甚深이니 雖爲腸澼이나 久當自已라 腸澼은 下痢也라 凡心肝脾腎이 皆主陰分하니 或寒濕或熱에 各有所傷하면 乃自大腸下血하니 均謂爲腸澼이라 ○ 澼은 音劈이라

肝脈이 小緩하면 爲陽澼이니 易治요

肝脈이 急大則邪盛難愈나 今脈小緩은 爲邪輕易治也라

腎脈이 小搏沈하면 爲腸澼下血이니 血溫身熱者는 死하고

腎居下部하야 其脈本沈이나 若小而搏하면 爲陰氣不足而陽邪乘之라 故로 爲腸澼下血이요 若其血溫身熱者는 邪火有餘하야 眞陰喪敗也라 故로 當死라

心肝澼도 亦下血이나 二藏同病者는 可治요

心生血하고 肝藏血 故로 二藏之澼도 亦下血하니 而不獨腎也라 然이나 心肝二藏은 木火同氣 故

로 同病者는 爲順而可治어니와 若肝脾同病이면 是爲土敗木賊이니 其難治也明矣라

其脈이 小沈濇하면 爲腸澼이로되 其身熱者는 死하니 熱見七日에 死라

心肝之脈이 小沈而濇은 以陰不足而血傷也라 故로 爲腸澼이라 然이나 脈沈細者는 不當熱이어늘 今脈小身熱하면 是爲逆이라 故로 當死而死於熱見七日者는 六陰敗盡也일새라

胃脈이 沈鼓濇커나 胃外鼓大하고 心脈이 小堅急하면 皆鬲偏枯니

沈鼓濇은 陽不足也요 外鼓大는 陰受傷也며 小堅而急은 陰邪勝也라 胃爲水穀之海요 心爲血脈之主니 胃氣旣傷하고 血脈又病 故로 致上下否鬲하야 半身偏枯也라

男子發左하고 女子發右하되 不瘖舌轉하면 可治니 三十日에 起하고

男子는 左爲逆右爲從이며 女子는 右爲逆左爲從이로되 今以偏枯而男子發左하고 女子發右하니 是逆證也라 若聲不瘖하고 舌可轉이면 則雖逆於經이나 未甚於藏이니 乃爲可治而一月當起요 若偏枯而瘖者는 腎氣內竭而然이니 其病必甚이라 如脈解篇에 曰 內奪而厥則爲瘖俳[1]는 此腎虛也라하니 正以腎脈이 循喉嚨하야 挾舌本故耳라 左右逆從義는 見論治類十四라

其從者라도 瘖하면 三歲에 起하고

若男發於右而不發於左하고 女發於左而不發於右하면 皆謂之從이니 從은 順也라 然이나 證雖從而聲則瘖하면 是外輕而內重也라 故로 必三歲而後起라

年不滿二十者는 三歲에 死라

以氣血方剛之年으로 輒見偏枯廢疾하면 此는 稟賦不足이니 早凋之兆也라 不出三年에 死矣라

脈至而搏에 血衄身熱者는 死하니 脈來懸鉤浮爲常脈이라

搏은 脈弦強이니 陰虛者最忌之라 凡諸失血鼻衄之疾에 其脈搏而身熱하면 眞陰脫敗也라 故로 當死라 然이나 失血之證은 多陰虛하고 陰虛之脈은 多浮大 故로 懸鉤而浮 乃其常脈이니 無足慮也라 懸者는 不高不下하고 不浮不沈하야 如物懸空之義니 謂脈이 雖浮鉤나 而未失中和之氣也라

脈至如喘하면 名曰暴厥이니 暴厥者는 不知與人言하고

喘者는 如氣之喘이니 言急促也요 暴厥은 謂猝然厥逆而不知人也라

脈至如數하면 使人暴驚이나 三四日에 自已라

數脈主熱而如數者는 實非眞數之脈이라 蓋以猝動肝心之火라 故로 令人暴驚이나 然이나 脈非眞數 故로 俟三四日而氣衰自愈矣라

---

1) 俳: 景岳은 俳를 '痱'의 誤植으로 보고 "體廢於下"로 해석하였다.

○ 脈至浮合하면 **浮合**은 **如數**이니 **一息十至以上**이면 **是經氣予不足也**니 **微見九十日**에 **死**라

此下는 皆言死期也라 浮合은 如浮波之合이니 後以催前하야 泛泛無常也라 一息十至以上은 其狀如數而實非數熱之脈이니 是經氣之衰極也라 微見은 始見也니 言初見此脈이면 便可期九十日而死하고 若見之已久면 則不必九十日矣라 所以在九十日者는 以時更季易이니 天道變而人氣從之也라 ○ 予는 與同하니 黨與[1]之義라 下同이라

脈至如火薪然하면 **是**는 **心精之予奪也**니 **草乾而死**하고

如火薪然者는 來如熖[2]之銳하고 去如滅之速이니 此火藏無根之脈이요 而心經之精氣與奪也라 夏令火王이면 猶爲可支나 草乾而死는 陽盡時也일새라

脈至如散葉하면 **是**는 **肝氣予虛也**니 **木葉落而死**하고

如散葉者는 浮泛無根也니 此는 以肝氣大虛하야 全無收斂이라 木葉落者는 金勝木敗하야 肝死時也라

脈至如省客하면 **省客者**는 **脈塞而鼓**니 **是**는 **腎氣予不足也**니 **懸去棗華而死**라

省客은 如省問之客이니 或去或來也라 塞者는 或無而止요 鼓者는 或有而搏이니 是腎原不固而無所主持也라 棗華之候는 初夏時也라 懸者는 華之開요 去者는 華之落이니 言於棗華開落之時에 火王而水敗하면 腎虛者는 死也라

脈至如丸泥하면 **是**는 **胃精予不足也**니 **楡莢落而死**하고

丸泥者는 泥彈之狀으로 堅强短濇之謂니 此胃精中氣之不足也라 楡莢[3]은 楡錢也라 春深而落하니 木王之時에 土敗者는 死라

脈至如橫格하면 **是**는 **膽氣予不足也**니 **禾熟而死**하고

橫格은 如橫木之格於指下하야 長而且堅하니 是爲木之眞藏이요 而膽氣之不足也라 禾熟於秋하니 金令王也라 故로 木敗而死라

脈至如弦縷하면 **是**는 **胞精予不足也**니 **病善言**하면 **下霜而死**하고 **不言**하면 **可治**라

弦縷者는 如弦之急하고 如縷之細니 眞元虧損之脈也라 胞는 子宮也니 命門元陽之所聚也라 胞

1) 黨與: 한편이 되는 黨類로 徒黨과 같다.
2) 熖: 焰(燄)의 俗字.
3) 楡莢: 楡錢. 느릅나무 열매로 엽전모양으로 생겼음.

之脈은 繫於腎하고 腎之脈은 繫舌本하니 胞氣不足하면 當靜而無言이어늘 今反善言은 是陰氣不藏而虛陽外見이니 時及下霜하야 虛陽消敗而死矣라 故로 與其善言者론 不若無言者니 爲腎氣猶靜而尙可治也라

脈至如交漆하면 交漆者는 左右傍至也니 微見三十日에 死하고

交漆者는 如寫漆之交요 左右傍至는 纏綿[1]不淸也라 微見은 初見也라 三十日爲月建之易이니 而陰陽偏敗者는 不過一月之期也라

脈至如湧泉하야 浮鼓肌中하면 太陽氣予不足也니 少氣라가 味韭英而死하고

湧泉者는 如泉之湧이라 有升無降하야 而浮鼓於肌肉之中하니 是足太陽膀胱之氣不足也라 膀胱은 爲三陽而主外로되 今其外實內虛하야 陰精不足 故로 爲少氣요 當至味韭英之時而死者는 以冬盡春初하야 水漸衰也라

脈至如頹土之狀하야 按之不得하면 是는 肌氣予不足也니 五色에 先見黑하면 白壘發에 死하고

頹土之狀은 虛大無力하야 而按之卽不可得이라 肌氣는 卽脾氣니 脾主肌肉也라 黑爲水之色이니 土敗極而水反乘之 故로 當死라 壘는 藟同하니 卽蓬藟[2]之屬이라 藟有五種而白者는 發於春하니 木王之時에 土當敗也라

脈至如懸雍하면 懸雍者는 浮揣[3]하고 切之益大하니 是는 十二兪之予不足也니 水凝而死라

懸雍은 喉間下垂肉乳也요 如懸雍浮揣切之益大者는 浮短孤懸하야 有上無下也라 兪는 皆在背하야 爲十二經藏氣之所繫요 水凝而死는 陰氣盛而孤陽絶也라 ○ 揣는 杵水切이요 兪는 輸同이라

脈至如偃刀하면 偃刀者는 浮之小急하고 按之堅大急하니 五藏菀熟에 寒熱이 獨幷於腎也라 如此면 其人不得坐하니 立春而死라

偃刀는 臥刀也니 浮之小急은 如刀口也요 按之堅大急은 如刀背也라 此는 以五藏菀熱而發爲寒熱이니 陽王則陰消 故로 獨幷於腎也라 腰者는 腎之府니 腎陰旣虧則不能起坐하고 立春엔 陽盛하야 陰日以衰하니 所以當死라 ○ 菀은 鬱同이라

脈至如丸하야 滑不直手하면 不直手者는 按之不可得也니 是는 太腸氣予不足

---

1) 纏綿: 얽힘.
2) 蓬藟: 멍덕딸기의 열매.
3) 揣: 動也.(廣雅)

也니 棗葉生而死하고

如丸은 短而小也요 直는 當也니 言滑小無根而不勝按也라 大腸은 應庚金하고 棗葉은 生初夏하니 火王則金衰 故로 死라

脈至如華者는 令人善恐하야 不欲坐臥하고 行立常聽[1)]하니 是는 小腸氣予不足也니 季秋而死라

如華는 如草木之華하야 而輕浮柔弱也라 小腸은 屬丙火하야 與心爲表裏니 小腸이 不足則氣通於心이라 善恐不欲坐臥者는 心氣怯而不寧也요 行立常聽者는 恐懼多而生疑也라 丙火는 墓於戌 故로 當季秋에 死라

決死生

『素問·三部九候論』○ 二十五

帝曰 決死生은 奈何오

謂因其形證脈息하야 而欲預知其死生也라

岐伯이 曰 形盛脈細하며 少氣不足以息者는 危하고

形盛脈細而少氣不足以息者는 外有餘而中不足이요 枝葉盛而根本虛也라 故로 危亡이 近矣라

形瘦脈大하며 胸中多氣者는 死하고

形體消瘦而脈反大하며 胸中反多氣者는 陰不足而陽有餘也니 陰形旣敗면 孤陽無獨留之理라 故로 死라

形氣相得者는 生하고

體貌爲形하니 陰也요 運行屬氣하니 陽也라 陰主靜하니 陽無陰이면 不成하고 陽主動하니 陰無陽이면 不生이라 故로 形以寓氣하고 氣以運形하니 陰陽當和요 不得相失이라 如形盛脈大와 形瘦脈細는 皆爲相得이니 相得者는 生하고 反此者는 危也라

參伍[2)]不調者는 病이요

三은 以相參이요 伍는 以相類니 謂之不調라 凡或大或小하며 或遲或疾하며 往來出入而無常度者는 皆病脈也라

---

1) 聽: 景岳은 엿듣는다는 뜻으로 해석했으나 張隱庵은 蟬鳴, 鐘聲으로 해석하였다.
2) 參伍(참오): 뒤섞임.(錯雜也) 參伍(삼오): 錯綜比較 以爲驗證. (參校類伍: 三部九候를 상호 비교함.)

三部九候皆相失者는 死하고

三部九候義는 見前第五라 皆相失者는 謂失其常이니 如下文乍踈乍數과 失時와 眞藏과 脫肉과 七診之類皆是也라 故로 死라

上下左右之脈이 相應如參[1]舂者는 病甚하고 上下左右相失하야 不可數者는 死하고

上下左右는 卽三部九候而各有左右也라 參舂은 謂大數而鼓하야 如杵之舂이니 陽極之脈也라 故로 曰病甚이라 甚至息數相失하야 而不可以數計者는 死하니 脈法에 曰 人一呼에 脈再至하고 一吸에 脈亦再至를 曰平이요 三至를 曰離經이요 四至를 曰脫精이요 五至를 曰死요 六至를 曰命盡이라하니 今相失而不可數는 蓋不止於五六至矣니 必死를 可知라 ○ 舂은 書容切이요 數는 上聲이라

中部之候 雖獨調나 與衆藏相失者는 死하고 中部之候 相減者도 死하며

三部之脈은 上部在頭하고 中部在手하며 下部在足이라 此는 言中部之脈이 雖獨調나 而頭足衆藏之脈이 已失其常者는 當死하고 若中部之脈이 減於上下二部者는 中氣大衰也니 亦死라

目內陷者도 死하니이다

五藏六府之精氣는 皆上注於目而爲之精이니 內陷者는 陽精脫矣라 故로 必死라

以左手로 足上의 上去踝五寸을 按之하고 庶右手로 足當踝而彈之하야

手足之絡을 皆可取而驗之니 手踝之上은 手太陰肺絡也요 足踝之上은 足太陰脾絡也라 肺藏氣而主治節하고 脾屬土而主灌漑라 故로 可取之以察吉凶이라 ○ 踝는 胡寡切이라

其應이 過五寸以上하야 蠕蠕然者는 不病하고 其應이 疾中手渾渾然者는 病이요 中手徐徐然者도 病이요 其應이 上不能至五寸하야 彈之不應者는 死라

應은 動也니 應過五寸以上은 氣脈充也라 蠕蠕은 蟲行貌로 謂其耎滑而匀和也니 是爲不病之脈이라 疾은 急疾也요 渾渾은 濁亂也요 徐徐는 遲緩也라 不能至五寸者는 氣脈이 衰요 彈之不應者는 氣脈絶이라 故로 微則爲病而甚則爲死也라 ○ 蠕은 音如라

是以로 脫肉身不去者는 死하고

脾胃竭則肌肉이 消하고 肝腎이 敗則筋骨이 憊하며 肉脫身重하면 死期至矣라 不去者는 不能動搖來去也라

---

1) 參: 參差(참치) 혹은 參差不齊의 뜻으로 들쭉날쭉하여 가지런하지 않음.

中部乍踈乍數者도 **死**하며

中部는 兩手脈也라 乍踈乍數者는 氣脈이 敗亂之兆也라 故로 死라

其脈이 **代而鉤者**는 **病在絡脈**이라

代而鉤者는 俱應夏氣하고 而夏氣는 在絡也라

九候之相應也는 **上下若一**하야 **不得相失**이니

上下若一은 言其大小遲疾이 皆貴乎和平也라

一候後則病이요 **二候後則病甚**이요 **三候後則病危**하나니

所謂後者는 **應不俱**[1]**也**라

應不俱者는 脈失常度하고 逆順無倫也라

察其府藏하야 **以知死生之期**니

死生之期는 察其克賊生王而可知也라

必先知經脈然後에 **知病脈**이라

經者는 常脈이요 病者는 變脈이니 不知其常이면 不足以知變也라

眞藏脈이 **見者**는 **勝**에 **死**하고

眞藏脈義는 見後라 勝死는 謂遇其勝已之時而死니 如肝見庚辛하고 脾見甲乙之類是也라

足太陽氣絶者는 **其足不可屈伸**하며 **死必戴眼**하나이다

足太陽之脈이 下者는 合膕中하야 貫腨內하고 出外踝之後하며 上者는 起目內眥하되 其脈有通項入於腦者하야 正屬目本하니 名曰眼系라 故로 太陽氣絶者는 血枯筋急하야 足不可屈伸하고 而死必戴眼이라 戴眼者는 睛上視而瞪[2]也라 ○ 腨은 音篆이요 瞪은 曹庚切이라

帝曰 冬陰夏陽은 **奈何**오

言死時也라

岐伯이 **曰 九候之脈**이 **皆沈細懸絶者**는 **爲陰主冬 故**로 **以夜半死**하고 **盛躁喘數者**는 **爲陽主夏 故**로 **以日中死**하나니

---

1) 俱: 同也.
2) 瞪: 눈 똑바로 뜨고 볼 징.

夜半者는 一日之冬也니 陰盡陽生 故로 陰極者死하고 日中者는 一日之夏也니 陽盡陰生 故로 陽極者死라

是故로 寒熱病者는 以平旦死하고

平旦者는 一日之春이니 陰陽之半也라 故로 寒熱病者는 亦於陰陽出入之時而死라

熱中及熱病者는 以日中死하고

以陽助陽하야 眞陰竭也라

病風者는 以日夕死하고

日夕者는 一日之秋也요 風木은 同氣니 遇金而死라

病水者는 以夜半死하고

亥子生王하니 邪盛極也라

其脈乍疎乍數하며 乍遲乍疾者는 日乘四季에 死하고

脈變不常者는 中虛無主也요 日之四季는 辰戌丑未也라 四季爲五行之墓地라 故로 敗竭之藏이 遇之而死라

形肉이 已脫하면 九候雖調라도 猶死라

脾主肌肉하야 爲五藏之本이니 未有脾氣脫而能生者 故로 九候雖調라도 亦死라

七診이 雖見이나 九候皆從者는 不死하나니

七診義는 見前章第六이라 從은 順也니 謂脈順四時之令하고 及得諸經之體者는 雖有獨大獨小等脈이라도 不至死也라

所言不死者는 風氣之病과 及經月之病이 似七診之病而非也라 故로 言不死요

風者는 陽病也라 故로 偶感於風則陽分之脈이 或大或疾하고 經月者는 常期也라 故로 適値去血則陰分之脈이 或小或遲하고 或爲陷下라 此皆似七診之脈이나 而實非也니 皆不可以言死라 然則非外感及經月之病에 而得七診之脈者는 非吉兆也라

若有七診之病하고 其脈候亦敗者는 死矣니 必發噦噫라

此는 承上文而言風氣經月之病이 本非七診之類나 若其果係脈息證候之敗者는 又非不死之比라 然이나 其死也 必發噦噫라 蓋噦出於胃하니 土氣敗也요 噫出於心하니 陰邪勝也라 ○ 噦은 於決切이니 呃逆也요 噫는 伊隘二音이니 噯氣也라

必審問其所始病과 **與今之所方病而後**에 **各切循其脈**하고 **視其經絡浮沈**하되 **以上下逆從**으로 **循之**하야

凡診病之道는 必問其始病者하야 察致病之由也하고 求今之方病者하야 察見在之證也라 本末旣明而後에 切按其脈하야 以參合[1]其在經在絡과 或浮或沈과 上下逆從하야 各因其次以治之也라

其脈이 **疾者**는 **不病**[2]이나 **其脈**이 **遲者**는 **病**이요 **脈不往來者**는 **死**하고 **皮膚著者**도 **死**하나이다

疾은 言力强有神이요 遲는 言氣衰不足이라 若脈不往來者는 陰陽俱脫이요 皮膚著者는 血液已盡이니 謂皮膚枯槁着骨也라

帝曰 其可治者는 **奈何**오 **岐伯**이 **曰 經病者**는 **治其經**하고

經脈爲裏요 支而橫者爲絡이니 治其經은 謂卽其經而刺之也라

孫絡病者는 **治其孫絡血**하며

絡之小者爲孫이니 卽絡脈之別而浮於肌膚者也라 經脈篇에 曰 諸刺絡脈者는 急取之하야 以寫其邪而出其血이니 留之면 發爲痹也라하니 故로 曰治其血이라

血病에 **身有痛者**는 **治其經絡**이라

血病而身痛者는 不止於孫絡而經亦有滯也니 當隨其經絡而刺之라

其病者에 **在奇邪**어든 **奇邪之脈**을 **則繆刺之**하고

奇邪者는 不入於經而病於絡也라 邪客大絡則左注右하고 右注左하야 其氣無常處 故로 當繆刺之니 詳鍼刺類三十이라

留瘦不移어든 **節而刺之**하며

留는 病留滯也요 瘦는 形消瘦也며 不移는 不遷動也라 凡病邪久留不移者는 必於四支八谿之間에 有所結聚라 故로 當於節之會處에 索而刺之라야 斯可平也라

上實下虛어든 **切而從之**하고 **索其結絡脈**하야 **刺出其血**하야 **以見通之**라

上實不虛는 有所隔也라 故로 當切其脈以求之하고 從其經以取之하며 索其絡脈之有結滯者는 刺出其血하면 結滯去而通達見矣라

1) 參合: 본래 調和, 相稱의 뜻이나 여기서는 參考合一을 의미하는 것으로 보임 .
2) 不病: 病의 誤植으로 보인다.

瞳子高者는 **太陽不足**이요 **戴眼者**는 **太陽已絶**이라 **此**는 **決死生之要**니 **不可不察也**니이다

瞳子高者는 目上視也요 戴眼者는 上視之甚而定直不動也라 此는 重明上文足太陽之證而分其輕重以決死生也라

手指及手外踝 五指留鍼

本節은 義不相屬하고 及前節에 單言太陽而不及他經하니 必皆古文之脫簡이라

脈有陰陽眞藏

『素問·陰陽別論』○ 二十六

黃帝問曰 人有四經十二從이라하니 **何謂**오 **岐伯**이 **對曰 四經**은 **應四時**하고 **十二從**은 **應十二月**하니 **十二月**이 **應十二脈**이라

四經應四時는 肝木應春心火應夏肺金應秋腎水應冬이요 不言脾者는 脾主四經而土王四季也라 十二從應十二月은 手有三陰三陽하고 足有三陰三陽하야 以應十二月之氣而在人則應十二經之脈也라 所謂從者는 卽手之三陰從藏走手等義라

脈有陰陽하니 **知陽者**는 **知陰**하고 **知陰者**는 **知陽**하나니

脈有陰陽하니 最當詳辨이라 必知陽脈之體而後에 能察陰脈하고 必知陰脈之體而後에 能察陽脈이라 陽中有陰하니 似陽非陽也요 陰中有陽하니 似陰非陰也라 辨陰陽未必難이요 辨眞假爲難耳니 誤認者는 殺人反掌이라

凡陽이 **有五**하니 **五五二十五陽**이라

陽者는 如下文所謂胃脘之陽이니 卽胃氣也라 五者는 卽五藏之脈이니 如肝弦心鉤脾耎肺毛腎石也라 以一藏而兼五脈이면 則五藏互見하니 是爲五五二十五脈也라 然이나 五藏之脈이 皆不可以無胃氣라 故로 曰 凡陽有五而二十五脈도 亦皆不可無胃氣라 故로 又曰五五二十五陽也라

所謂陰者는 **眞臟也**니 **見則爲敗**하고 **敗必死也**요

陰者는 無陽之謂요 無陽者는 卽無陽明之胃氣而本藏之陰脈이 獨見이니 如但弦但鉤之類라 是爲眞藏이요 胃氣敗也라 故로 必死라

所謂陽者는 **胃脘之陽也**라

胃屬陽明이라 胃脘之陽은 言胃中陽和之氣니 卽胃氣也라 五藏賴之하야 以爲根本者也라 故로

人無胃氣曰逆이니 逆者는 死하고 脈無胃氣도 亦死라하니 卽此之謂라 ○ 脘은 音營이라

別於陽者는 知病處也요 別於陰者는 知死生之期라

能別陽和之胃氣면 則一有不和리니 便可知疾病之所하고 能別純陰之眞藏이면 則凡遇生克이리니 便可知死生之期也라 ○ 按玉機眞藏論에 曰 別於陽者는 知病從來요 別於陰者는 知死生之期라하니 其義與此로 互有發明이라 所當拜[1]考니 見藏象類二十四라 ○ 別은 音鱉이라

三陽在頭하고 三陰在手하니 所謂一也라

三陽在頭는 指人迎也요 三陰在手는 指氣口也라 太陰陽明論에 曰 陽明者는 表也라 爲之行氣於三陽이라하니 蓋三陽之氣는 以陽明胃氣爲本이요 而陽明動脈을 曰人迎이니 在結喉兩傍一寸五分이라 故로 曰 三陽在頭라 又曰足太陰者는 三陰也라 爲之行氣於三陰이라하니 蓋三陰之氣는 以太陰脾氣爲本이라 然이나 脾脈이 本非氣口어늘 何云在手오 如五藏別論에 曰 五味入口에 藏於胃하야 以養五藏氣而變見於氣口라하니 氣口亦太陰也라 故로 曰 三陰在手라 上文은 以眞藏胃氣로 言陰陽하고 此節은 以人迎氣口로 言陰陽하니 蓋彼言脈體요 此言脈位라 二者相依하니 所謂一也라 氣口義는 見藏象類十一이라

別於陽者는 知病忌時요 別於陰者는 知死生之期니

此與前節은 稍同이어늘 而復言之者는 蓋前은 以眞藏胃氣로 言이요 而此는 以陰陽表裏로 言이니 是正與玉機眞藏論者로 同이라 二義相關하야 皆不可缺이니 觀者當會通其意可也라 忌時는 言氣有衰王하고 病有時忌也라

謹熟陰陽하야 無與衆謀라

陰陽之理는 不可不熟 故로 曰謹이요 獨聞獨見은 非衆所知 故로 無與謀라

所謂陰陽者는 去者爲陰이요 至者爲陽이며 靜者爲陰이요 動者爲陽이며 遲者爲陰이요 數者爲陽이니이다

脈之陰陽이 其槪如此라 得陽者는 生하고 得陰者는 死하니 此其要也라

骨枯肉陷 眞藏脈見者死

『素問·玉機眞藏論』 ○ 二十七

大骨枯槀하며 大肉陷下하며 胸中氣滿하야 喘息不便하며 其氣動形하면 期六

1) 拜: '삼가'의 뜻이다.

月에 **死**하나 **眞藏脈**이 **見**하면 **乃予之期日**이라

大骨大肉은 皆以通身而言이니 如肩脊腰膝이 皆大骨也요 尺膚臀肉이 皆大肉也라 肩垂項傾하고 腰重膝敗者 大骨之枯槀也요 尺膚旣削에 臀肉必枯 大肉之陷下也라 腎主骨하니 骨枯則腎敗矣요 脾主肉하니 肉陷則脾敗矣요 肺主氣하니 氣滿喘息則肺敗矣라 氣不歸原하고 形體振動하면 孤陽外浮而眞陰虧矣라 三陰虧損하면 死期不出六月하니 六月者는 一歲陰陽之更變也요 若其眞藏脈이 已見則不在六月之例하니 可因克賊之日而定其期矣라

大骨枯槀하며 **大肉陷下**하며 **胸中氣滿**하야 **喘息不便**하며 **內痛引肩項**하면 **期一月**에 **死**하나 **眞藏**이 **見**하면 **乃予之期日**이라

內痛引肩項은 病及心經矣라 較前已甚하야 期一月에 死하니 一月者는 斗建移而氣易也라

大骨枯槀하며 **大肉陷下**하며 **胸中氣滿**하야 **喘息不便**하며 **內痛引肩項**하며 **身熱**하며 **脫肉破䐃**하며 **眞藏**이 **見**하면 **十月之內**에 **死**라

身熱者는 陰氣去也요 脫肉者는 肌肉消盡也요 破䐃者는 臥久骨露而筋肉敗也라 是爲五藏俱傷而眞藏又見하면 當十日內死하니 十日者는 天干盡而旬氣易也라 月字는 誤니 當作日이라 ○ 䐃은 劬允切이니 筋肉結聚之處也라 啓玄子曰 肘膝後肉如塊者라하니라

大骨枯槀하며 **大肉陷下**하며 **肩髓內消**하며 **動作益衰**면 **眞藏**이 **來見**이나 **期一歲**에 **死**하고 **見其眞藏**하면 **乃予之期日**이라

骨枯肉陷은 脾腎已虧요 兼之肩髓內消하며 動作益衰하면 雖諸證未全하고 眞藏未見이나 然이나 敗竭已兆하야 僅支一年이니 歲易氣新이라도 不能再振矣라 若一見眞藏하면 乃可必其死期也라 來見은 誤니 當作未見이라

大骨枯槀하며 **大肉陷下**하며 **胸中氣滿**하며 **腹內痛**하며 **心中不便**하며 **肩項身熱**하며 **破䐃脫肉**하며 **目匡陷**하며 **眞藏**이 **見**하야 **目不見人**이면 **立死**하고 **其見人者**는 **至其所不勝之時**하야 **則死**라

五藏敗證이 俱見而目匡陷하고 眞藏見하야 目不見人者는 神氣已脫 故로 當立死하고 若其見人者는 神氣猶在 故로 必待克賊之時而死也라

急虛身中하야 **卒至五藏絶閉**하며 **脈道不通**하며 **氣不往來**하면 **譬於墮溺**하니 **不可爲期**요 **其脈絶不來**커나 **若人一息五六至**하면 **其形肉**이 **不脫**하고 **眞藏**이 **雖不見**이나 **猶死也**라

急虛者는 言元氣暴傷而忽甚也라 故로 其邪中於身에 必猝然而至하니 譬之墮者溺者는 旦時[1]

莫測하야 有不可以常期論也라 若脈絶不至커나 或一呼에 五六至者는 皆藏氣竭而命當盡也라 故로 不必其形肉脫而眞藏見이라도 如上文以漸衰憊而死有期也라 ○ 中은 去聲이요 卒은 猝同이라 息字는 誤니 當作呼라

眞肝脈이 至하면 中外急하야 如循刀刃責責然하며 如按琴瑟弦하며 色靑白不澤하며 毛折乃死하고

此下는 皆言眞藏脈也라 肝之眞藏을 如刀刃如琴瑟弦者는 言細急堅搏而非微弦之本體也라 靑本木色而兼白不澤者는 金剋木也라 五藏이 率以毛折死者는 皮毛得血氣而充이로되 毛折則精氣敗矣라 故로 皆死하니 下同이라

眞心脈이 至하면 堅而搏하야 如循薏苡子累累然하며 色赤黑不澤하며 毛折乃死하고

堅而搏하야 如循薏苡子者는 短實堅强而非微鉤之本體니 心脈之眞藏也라 赤本火色而兼黑不澤者는 水克火也라 故로 死라 毛折義는 如前이라

眞肺脈이 至하면 大而虛하야 如以毛羽로 中人膚하며 色白赤不澤하며 毛折乃死하고

大而虛하야 如以毛羽中人膚는 浮虛無力之甚而非微毛之本體니 肺脈之眞藏也라 白本金色而兼赤不澤者는 火剋金也라 故로 死라

眞腎脈이 至하면 搏而絶하야 如指彈石辟辟然하며 色黑黃不澤하며 毛折乃死하고

搏而絶은 搏之甚也요 如指彈石辟辟然은 沈而堅也니 皆非微石之本體而爲腎脈之眞藏也라 黑本水色이로되 兼黃不澤者는 土克水也라 故로 死라

眞脾脈이 至하면 弱而乍數乍踈하며 色黃靑不澤하며 毛折乃死하나니

弱而乍數乍踈는 則和緩全無而非微耎弱之本體니 脾脈之眞藏也라 黃本土色而兼靑不澤者는 木克土也라 故로 死라

諸眞藏脈이 見者는 皆死不治也니이다

無胃氣者를 卽名眞藏이니 皆爲不治之脈이라

黃帝曰 見眞藏을 曰死는 何也오 岐伯이 曰 五臟者는 皆稟氣於胃하니 胃者는

1) 旦時: 短時.

五藏之本也라

胃爲水穀之海하야 以養五藏 故로 爲之本이라

藏氣者는 **不能自致於手太陰**하고 **必因於胃氣**라야 **乃至於手太陰也**라

穀入於胃하야 以傳於肺하면 五藏六府 皆以受氣라 故로 藏氣는 必因於胃氣라야 乃得至於手太陰하고 而脈則見於氣口하니 此所以五藏之脈이 必賴胃氣하야 以爲之主也라

故로 **五藏**이 **各以其時**로 **自爲而至於手太陰也**라

以時自爲는 如春而但弦夏而但鉤之類니 皆五藏이 不因於胃氣卽眞藏之見也라

故로 **邪氣勝者**는 **精氣衰也**니 **故**로 **病甚者**는 **胃氣不能與之俱至於手太陰**이라 **故**로 **眞藏之氣獨見**하니 **獨見者**는 **病勝藏也**라 **故**로 **曰死**라하니이다 **帝曰善**하노이다

凡邪氣盛而正氣竭者는 是病勝藏也라 故로 眞藏之邪獨見이라 眞藏獨用者는 胃氣必敗 故로 不能與之俱至於手太陰이면 則胃氣不見於脈하니 此所以爲危兆也라

眞藏脈死期

二十八

凡持眞脈之藏脈者는 **肝至懸絶急**하면 **十八日**에 **死**하고

『素問·陰陽別論』 ○ 眞脈之藏脈은 卽眞藏也라 懸絶急者는 全失和平而弦搏異常也라 十八日者는 爲木金成數之餘니 金勝木而死也라 ○ 此下死期는 悉遵王氏之意하야 以河圖計數하니 誠爲得理라 然이나 或言生數하고 或言成數하야 若不歸一하니 弗能無疑라 別有愚按在鍼刺六十四하니 亦當參正이라

心至懸絶하면 **九日**에 **死**하고

九日者는 爲火水生成數之餘니 水勝火也라

肺至懸絶하면 **十二日**에 **死**하고

十二日者는 爲金火生成數之餘니 火勝金也라

腎至懸絶하면 **七日**에 **死**하고

七日者는 爲水土生數之餘니 土勝水也라

脾至懸絶하면 **四日**에 **死**하고

四日者는 爲木生數之餘니 木勝土也라 凡此者는 皆不勝克賊之氣라 故로 眞藏獨見者는 氣敗而危矣라

○ 肝見庚辛하면 **死**하고

『素問·平人氣象論』○ 此는 言眞藏脈見者 遇克賊之日而死라 庚辛爲金이니 伐肝木也라

心見壬癸하면 **死**하고

壬癸屬水하니 滅心火也라

脾見甲乙하면 **死**하고

甲乙屬木하니 克脾土也라

肺見丙丁하면 **死**하고

丙丁屬火하니 爍肺金也라

腎見戊己하면 **死**하나니

戊己屬土하니 傷腎水也라

是謂眞藏見은 **皆死**라

此卽三部九候論에 所謂眞藏脈見者는 勝死之義라

陰陽虛搏 病候死期

『素問·陰陽別論』○ 二十九

陰搏陽別을 **謂之有子**요

註見前二十三이라

陰陽虛하며 **腸辟**하면 **死**하고

陰陽虛者는 尺寸俱虛也라 腸辟은 利膿血也라 胃氣不留하고 魄門不禁하야 而陰陽虛者는 藏氣竭也라 故로 死라 通評虛實論에 曰 滑大者를 曰生이라하고 懸濇者를 曰死라하니라

陽加於陰을 **謂之汗**이요

陽言脈體요 陰言脈位라 汗液屬陰而陽加於陰이면 陰氣泄矣라 故로 陰脈多陽者는 多汗이라

陰虛陽搏을 謂之崩이라

陰虛者는 沈取不足이요 陽搏者는 浮取有餘니 陽實陰虛 故로 爲內崩失血之證이라

三陰이 俱搏하면 二十日夜半에 死하고

三陰은 手太陰肺足太陰脾也요 搏은 卽眞藏之擊搏也라 二十日者는 脾肺成數之餘也라 夜半은 陰極이니 氣盡故로 死라

二陰이 俱搏하면 十三日夕時에 死하고

二陰은 手少陰心足少陰腎也라 十三日者는 心腎之成數也요 夕時者는 陰陽相半하야 水火分爭之會也라

一陰이 俱搏하면 十日平旦에 死하고

一陰은 手厥陰心主足厥陰肝也라 十日者는 肝心生成之數也요 平旦者는 木火王極而邪更甚 故로 死라

三陽이 俱搏且鼓하면 三日에 死하고

三陽은 手太陽小腸足太陽膀胱也라 水一火二 故로 死在三日이요 其死之速者는 以旣搏且鼓하야 陽邪之盛極也라

三陰三陽이 俱搏하면 心腹滿發盡하고 不得隱曲하야 五日에 死하고

三陰三陽은 脾肺小腸膀胱也라 四藏이 俱搏則上下俱病이라 故로 在上則心腹脹滿하야 至於發盡하니 發盡者는 脹之極也요 在下則不得隱曲하니 陰道不利也라 四藏俱病에 惟以胃氣爲主하고 土數는 五니 五數盡而死矣라

二陽이 俱搏하면 其病溫하야 死不治니 不過十日에 死하니이다

二陽은 手陽明大腸足陽明胃也라 十日者는 腸胃生數之餘也라 ○ 此篇에 獨缺一陽搏者하니 必脫簡也라 六經次序義는 詳疾病類七이라

精明五色

『素問·脈要精微論』○ 三十

夫精明五色者는 氣之華也니

精明은 見於目하고 五色은 顯於面하니 皆五氣之精華也라 六節藏象論에 曰 天食人以五氣하니 五氣入鼻하야 藏於心肺하면 上使五色修明이라하고 本類首章에 曰 切脈動靜而視精明하며 察五

色하야 以此參伍면 決死生之分이라하니 皆此之謂也라

赤欲如白裹朱요 不欲如赭하며

白裹朱는 隱然紅潤而不露也요 赭는 代赭也니 色赤而紫라 此火色之善惡也라 ○ 赭는 音者라

白欲如鵝羽요 不欲如鹽하며

鵞羽는 白而明하고 鹽色은 白而暗하니 此金色之善惡也라

青欲如蒼壁之澤이요 不欲如藍하며

蒼璧之澤은 靑而明潤하고 藍色은 靑而沈晦하니 此木色之善惡也라

黃欲如羅裹雄黃이요 不欲如黃土하며

羅裹雄黃은 光澤而隱하고 黃土之色은 沈滯無神하니 此土色之善惡也라

黑欲如重漆色이요 不欲如地蒼이니

重漆之色은 光彩而潤하고 地之蒼黑은 枯暗如塵하니 此水色之善惡也라

五色精微象見矣[1)]면 其壽不久也라

此皆五色精微之象也니 凶兆旣見이면 壽不遠矣라

夫精明者는 所以視萬物하며 別白黑하며 審短長이니 以長爲短하며 以白爲黑하면 如是則精衰矣니이다

五藏六府之精氣는 皆上注於目而爲之精이라 故로 精聚則神全이나 若其顚倒錯亂하면 是精衰而神散矣니 豈久安之兆哉리오

五官五閱

『靈樞·五閱五使篇』全 ○ 三十一

黃帝問於岐伯曰 余聞刺有五官五閱하야 以觀五氣라하니 五氣者는 五臟之使也요 五時之副也라 願聞其五使當安出하노이다

刺法에 當知藏氣요 欲知藏氣면 當於五官五閱而察之라 五官은 如下文鼻者肺之官也라 閱은 外候也요 使는 所使也요 副는 配合也라

1) 五色精微象見矣: "眞藏色이 現露하면"으로 解釋하기도 하고, "五色의 精氣가 衰微한 象을 보이면"으로 解釋하기도 한다.

岐伯이 曰 五官者는 五臟之閱也니이다

五藏은 藏於中하고 五官은 見於外하야 內外相應 故로 爲五藏之閱이라

黃帝曰 願聞其所出하야 令可爲常이니이다 岐伯이 曰 脈出於氣口하고 色見於明堂하니 五色更出하야 以應五時하면 各如其常이나 經氣入藏하면 必當治裏니이다

可爲常者는 常行之法이라 五藏之脈은 察於氣口하고 五藏之色은 察於明堂하니 明堂者는 鼻也라 色應其時하면 乃其常也라 然이나 色見於外而病在內면 是爲經氣入藏 故로 當治裏라

帝曰善하노이다 五色은 獨決於明堂乎아 岐伯이 曰 五官已辨하고 闕庭必張이라야 乃立明堂하니 明堂이 廣大하며 蕃蔽見外하며 方壁高基하며 引垂居外하며

此는 言五官諸部를 皆當詳辨이니 不惟察色於明堂也라 闕은 眉間也요 庭은 顏也요 張은 布列也라 蕃은 頰側也요 蔽는 耳門也라 壁은 墻壁也요 基는 骨骼也라 引垂居外는 謂明顯開豁也라 此는 於五色之外에 而言其部位之隆厚也라

五色乃治하야 平博廣大하면 壽中百歲라

形色皆佳하면 乃爲壽具 故로 中百歲라 治는 不亂也요 中은 宜也며 堪也라

見此者는 刺之必已니 如是之人者는 血氣有餘하며 肌肉堅緻 故로 可苦以鍼이니이다

若此之人은 是爲血氣充實하고 形色堅固라 故로 刺之則病已하니 而可苦以鍼也라 然則血氣內虛하고 形色外弱者는 其不宜用鍼을 可知라 ○ 緻는 音致니 密也라

黃帝曰 願聞五官하노이다 岐伯이 曰 鼻者는 肺之官也요 目者는 肝之官也요 口脣者는 脾之官也요 舌者는 心之官也요 耳者는 腎之官也니이다

鼻爲肺之竅요 目爲肝之竅요 口脣爲脾之竅요 舌爲心之竅요 耳爲腎之竅라 官者는 職守之謂니 所以司呼吸辨顏色納水穀別滋味聽聲音者也라

黃帝曰 以官何候오 岐伯이 曰 以候五藏이라 故로 肺病者는 喘息鼻張하고 肝病者는 眥青하고 脾病者는 脣黃하고 心病者는 舌卷短顴赤하고 腎病者는 顴與顏黑하니이다

此는 雖以五藏之色이 見於五藏之官으로 爲言이나 然이나 各部有互見者하니 又當因其理而變通之라 ○ 卷은 上聲이라

黃帝曰 五脈安出하고 五色安見이어늘 其常色殆者는 如何잇가
安出安見은 言脈色安然無恙也라 常色殆者는 謂色本如常而身亦危也니 此又何如其故오하니라

岐伯이 曰 五官不辨하고 闕庭不張하며 小其明堂하고 蕃蔽不見하며 又埤其墻하고 墻下無基하며 垂角去外하면 如是者는 雖平이라도 常殆온 況加疾哉리오
若此者는 部位骨骼이 旣無所善하니 則脈色雖平이라도 不免於殆온 尙何疾之能堪哉리오 是以로 人之壽夭는 尤當以骨骼爲主라 ○ 埤는 卑同이라

黃帝曰 五色之見於明堂하야 以觀五藏之氣하니 左右高下에 各有形乎아
五色은 見於明堂하고 而明堂은 居面之中 故로 五藏之氣는 亦仍當有各部之辨이라

岐伯이 曰 府藏之在中也에 各以次舍하니 左右上下에 各如其度也니이다
府藏은 居於腹中하야 各有左右上下之次舍하고 而面部所應之色도 亦如其度하니 如後篇에 所謂庭者首面과 闕者咽喉之類皆是也라 詳具藏府肢節面部圖하니라

色藏部位 脈病易難

『靈樞·五色篇』全 ○ 三十二

雷公이 問於黃帝曰 五色은 獨決於明堂乎아 小子未知其所謂也니이다
諸臣之中에 惟雷公獨少라 故로 自稱小子라

黃帝曰 明堂者는 鼻也요 闕者는 眉間也요 庭者는 顔也요 蕃者는 俠側也요 蔽者는 耳門也라 其間은 欲方大니 去之十步에 皆見於外하면 如是者는 壽必中百歲하니라
顔爲額角이니 卽天庭也요 蕃蔽者는 屛蔽四旁이니 卽藩籬之義라 十步之外而骨骼明顯하면 其方大豊隆을 可知라 故로 能壽終百歲라 蓋五色之決은 不獨於明堂也라 ○ 蕃은 音煩이라

雷公이 曰 五官之辨은 奈何오 黃帝曰 明堂骨이 高以起하며 平以直하면 五藏이 次於中央하고 六府挾其兩側하며 首面이 上於闕庭하고 王宮이 在於下極하니 五藏安於胸中하면 眞色以致하고 病色不見하며 明堂이 潤澤以淸하리니 五官을 惡得無辨乎아
肺心肝脾之候는 皆在鼻中하고 六府之候는 皆在四旁이라 故로 一曰次於中央하고 一曰挾其兩

側이라 下極은 居兩目之中하니 心之部也라 心爲君主 故로 曰王宮이라 惟五藏和平而安於胸中하면 則其正色自致하고 病色不見하며 明堂必然淸潤하니 此五官之所以有辨也라 部次諸義는 詳如下文이라 ○ 惡는 音烏라

雷公이 曰 其不辨者를 可得聞乎아 黃帝曰 五色之見也에 各出其色部하니 部骨陷者는 必不免於病矣요 其色部乘襲[1]者는 雖病甚이나 不死矣니라

不辨者는 色失常度而變易難辨也라 五色之見이 各有其部나 惟其部骨에 弱陷之處然後에 易於受邪하야 而不免於病矣라 若其色部雖有變見이나 但得彼此生王하고 互相乘襲하야 而無克賊之見者는 雖病甚이나 不死라

雷公이 曰 官[2]五色은 奈何오 黃帝曰 靑黑爲痛이요 黃赤爲熱이요 白爲寒이니 是謂五官이니라

官五色은 言五色之所主也라

雷公이 曰 病之益甚과 與其方衰는 如何잇가

黃帝曰 外內皆在焉하니 切其脈口하야 滑小緊以沈者는 病益甚하되 在中하고 人迎氣大緊以浮者는 其病益甚하되 在外하며

益甚은 言進이요 方衰는 言退也라 外內皆在는 表裏俱當察也라 脈口者는 太陰藏脈也라 故로 曰在中이니 而主五藏하고 人迎者는 陽明府脈也라 故로 曰在外니 而主六府라 脈口滑小緊沈者는 陰分之邪盛也요 人迎이 大緊以浮者는 陽分之邪盛也라 故로 病皆益甚이라

其脈口浮滑者는 病日進하고 人迎이 沈而滑者는 病日損하며

脈口爲陰이로되 浮滑者는 以陽加陰 故로 病日進이요 人迎爲陽이로되 沈滑者는 陽邪漸退 故로 病日損이라 損은 減也라

其脈口滑以沈者는 病日進하되 在內하고 其人迎脈이 滑盛以浮者는 其病日進하되 在外하며

脈口人迎은 經分表裏 故로 其沈滑浮滑而病日進者는 有在內在外之辨也라

脈之浮沈이 及人迎與寸口氣 小大等者는 病難已며

人迎寸口之脈이 其浮沈大小相等者는 非偏於陰이면 則偏於陽이라 故로 病難已라 按禁服篇에

1) 乘襲: 承襲과 同. 이어 받음. 母位에 해당되는 곳에 子色이 나타남을 말함.
2) 官: 主也.

曰 春夏엔 人迎微大하고 秋冬엔 寸口微大하니 如是者를 命曰平人이라하니 則義有可知矣라

病之在藏에 沈而大者는 易已요 小爲逆이며 病在府에 浮而大者는 其病易已라

病在藏者는 在六陰也니 陰本當沈而大爲有神이요 有神者는 陰氣充也라 故로 易已나 若沈而細小하면 則眞陰衰而爲逆矣라 病在府者는 在六陽也니 陽病得陽脈者는 爲順이라 故로 浮而大者는 病易已나 若或浮小하면 亦逆候也라

人迎盛堅者는 傷於寒이요 氣口盛堅者는 傷於食이니라

人迎主表하니 脈盛而堅者는 寒傷三陽也라 是爲外感이요 氣口主裏하니 脈盛而堅者는 食傷三陰也라 是爲內傷이니 此古有之法也라 今則止用寸口診法하니 不爲不妙나 然이나 本無以左右分內外之說이러니 自王叔和以來로 謬以左爲人迎右爲氣口하니 其失表裏之義久矣라 詳見藏象類十一이라

雷公이 曰 以色으로 言病之間甚은 奈何오 黃帝曰 其色이 麤以明[1]이어늘 沈夭者는 爲甚이요 其色上行者는 病益甚하고 其色下行하야 如雲徹散者는 病方已라

間甚은 輕重也라 麤는 顯也라 言色有顯而明이어늘 若沈夭者는 其病必甚也라 上行者는 濁氣方升而色日增이니 日增者는 病日重하고 下行者는 滯氣將散而色漸退니 漸退者는 病將已라

五色各有藏部로되 有外部하고 有內部也라 色從外部로 走內部者는 其病이 從外走內하고 其色이 從內走外者는 其病도 從內走外라 病生於內者는 先治其陰하고 後治其陽이니 反者는 益甚하고 其病生於陽者는 先治其外하고 後治其內니 反者는 益甚이라

各有藏部는 統言色藏所屬에 各有分部也라 外部는 言六府之表니 六府는 挾其兩側也요 內部는 言五藏之裏니 五藏은 次於中央也라 故로 凡病色이 先起外部而後에 及內部者는 其病이 自表入裏니 是外爲本而內爲表라 故로 當先治其外하고 後治其內요 若先起內部而後에 及外部者는 其病이 自裏出表니 是陰爲本而陽爲表라 故로 當先治其陰하고 後治其陽이라 若反之者는 皆爲誤治니 病必益甚矣라 此는 與標本病傳論으로 文異義同하니 所當互考라 詳標本類四五라

其脈이 滑大以代而長者는 病從外來니 目有所見하며 志有所惡라 此는 陽氣之幷也니 可變[2]而已니라

---

1) 麤以明: 『甲乙』에는 '麤以明'아래에 '者爲間'의 3字가 더 있는데, 이 세 글자가 더 있어야 아래 문장의 '沈夭者爲甚'과 對句를 이루어 뜻이 明確해지므로 『甲乙』의 記載가 옳다.

滑大以代而長者는 陽邪之脈也니 陽邪는 自外傳裏 故로 令人目有妄見하며 志有所惡하니 此는 陽幷於陰而然이라 治之之法은 或陰或陽하고 或先或後하야 擇其要者先之니 可變易而已也라

雷公이 曰 小子聞風者는 百病之始也요 厥逆者는 寒濕之起也라하니 別之奈何오 黃帝曰 常候闕中하야 薄澤爲風이요 冲濁爲痺며 在地爲厥이니 此其常也라 各以其色으로 言其病이니라

闕中은 眉間也라 風病在陽하니 皮毛受之라 故로 色薄而澤하고 痺病在陰하니 肉骨受之라 故로 色冲而濁이라 冲은 深也라 至如厥逆病起四支하여는 則病在下而色亦見於地하니 地者는 面之下部也라 此其常候 故로 可因其色하야 以言其病이라

雷公이 曰 人不病한대 卒死는 何以知之오

黃帝曰 大氣入於藏府者는 不病이라도 以卒死矣니라

大氣는 大邪之氣也라 大邪之入者는 未有不由元氣大虛而後에 邪得襲之라 故로 致卒死라 ○ 卒은 猝同이라

雷公이 曰 病小愈以卒死者는 何以知之오

黃帝曰 赤色이 出兩顴하되 大如母指者는 病雖小愈나 必卒死하고 黑色이 出於庭하되 大如母指면 必不病而卒死니라

如母指者는 成塊成條하야 聚而不散也라 此爲最凶之色이니 赤者도 固不佳로되 而黑者爲尤甚하니 皆卒死之色也라

雷公이 再拜曰 善哉라 其死有期乎잇가 黃帝曰 察色以言其時니라

察色以言時는 謂五色有衰王하고 部位有克賊하니 色藏部位를 辨察明이면 而時可知也라

雷公이 曰 善乎라 願卒聞之하노이다

黃帝曰 庭者는 首面也요

庭者는 顔也니 相家謂之天庭이라 天庭最高하니 色見於此者는 上應首面之疾이라

闕上者는 咽喉也요

闕在眉心하니 闕上者는 眉心之上也니 其位亦高 故로 應咽喉之疾이라

闕中者는 肺也요

---

2) 可變: 病이 陽盛으로 왔기 때문에 抑陽益陰하야 病勢를 改變시키는 것을 말한다.

闕中은 眉心也니 中部之最高者라 故로 應肺라

下極者는 心也요

下極者는 兩目之間이니 相家謂之山根이라 心居肺之下 故로 下極應心이라

直下者는 肝也요

下極之下爲鼻柱니 相家謂之年壽라 肝在心之下 故로 直下應肝이라

肝左者는 膽也요

膽附於肝之短葉 故로 肝左應膽而在年壽之左右也라

下者는 脾也요

年壽之下者를 相家謂之準頭니 是爲面王이요 亦曰明堂이라 準頭屬土하고 居面之中央 故로 以應脾라

方上者는 胃也요

準頭兩旁爲方上이니 卽迎香之上으로 鼻隧是也요 相家謂之蘭臺廷尉라 脾與胃爲表裏로되 脾居中而胃居外 故로 方上應胃라

中央者는 大腸也요

中央者는 面之中央으로 謂迎香之外와 顴骨之下니 大腸之應也라

挾大腸者는 腎也요

挾大腸者는 頰之上也라 四藏이 皆一이로되 惟腎有兩하고 四藏居腹이로되 惟腎附脊이라 故로 四藏이 次於中央而腎獨應於兩頰이라

當腎者는 臍也요

腎與臍對 故로 當腎之下應臍라

面王以上者는 小腸也요

面王은 鼻準也라 小腸爲府니 應挾兩側 故로 面王之上과 兩顴之內는 小腸之應也라

面王以下者는 膀胱子處也요

面王以下者는 人中也니 是爲膀胱子處之應이라 子處는 子宮也라 凡人이 人中平淺而無髭者는 多無子하니 是正子處之應이라 以上은 五藏六府之應也라

顴者는 **肩也**요

此下는 復言肢節之應也라 顴爲骨之本而居中部之上 故로 以應肩이라

顴後者는 **臂也**요

臂接乎肩 故로 顴後는 以應臂라

臂下者는 **手也**요

手接乎臂也라

目內眥上者는 **膺乳也**요

目內眥上者는 闕下兩旁也라 胸兩旁高處爲膺이니 膺乳者는 應胸前也라

挾繩而上者는 **背也**요

頰之外를 曰繩이요 身之後爲背라 故로 背應於挾繩之上이라

循牙車以下者는 **股也**요

牙車는 牙床也요 牙車以下는 主下部 故로 以應股라

中央者는 **膝也**요

中央은 兩牙車之中央也라

膝以下者는 **脛也**요 **當脛以下者**는 **足也**요

脛接於膝하고 足接於脛하야 以次而下也라

巨分者는 **股裏也**요

巨分者는 口旁大紋處也요 股裏者는 股之內側也라

巨屈者는 **膝臏也**라

巨屈은 頰下曲骨也요 膝臏은 膝蓋骨也니 此는 蓋統指膝部而言이라 ○ 臏은 音牝이라

此五藏六府肢節之部也니

以上藏府肢節部位는 有色見面部三圖하니 在圖翼四卷이라

各有部分이라 **有部分**[1]하야 **用陰和陽**하고 **用陽和陰**하니 **當明部分**이면 **萬擧萬**

1) 有部分: 앞에 똑같은 문구가 있는 것으로 보아 衍文으로 보인다.

當하고

部分旣定에 陰陽乃明이라 陽勝者는 陰必衰하니 當助其陰以和之요 陰勝者는 陽必衰하니 當助其陽以和之라 陰陽之用이 無往不在하니 知其盛衰면 萬擧萬當矣라

能別左右면 是謂大道요 男女異位 故로 曰陰陽이니 審察澤夭이면 謂之良工이라

陽從左하고 陰從右하니 左右者는 陰陽之道路也라 故로 能別左右면 是謂大道라 男女異位者는 男子는 左爲逆右爲從이요 女子는 右爲逆左爲從이라 故로 曰陰陽이라 陰陽旣辨에 又必能察其潤澤枯夭하야 以決善惡之幾라야 庶足謂之良工也라

沈濁爲內요 浮澤爲外며

內主在裏在藏하고 外主在表在府하니 皆言色也라

黃赤爲風이요 靑黑爲痛이요 白爲寒이요 黃而膏潤爲膿이요 赤甚者는 爲血이며 痛甚爲攣이요 寒甚爲皮不仁이라

凡五色之見於面部者는 皆可因此而知其病矣라 不仁은 痲痹無知也라

五色이 各見其部하니 察其浮沈하야 以知淺深하고 察其澤夭하야 以觀成敗하며 察其散摶하야 以知遠近하고 視色上下하야 以知病處하며

浮者는 病淺하고 沈者는 病深하며 澤者는 無傷하고 夭者는 必敗하며 散者는 病近하고 摶者는 病遠이라 摶은 聚也라 上者는 病在上하고 下者는 病在下라 ○ 摶은 音團이라

積神於心하야 以知往今이라 故로 相[1]氣不微하야 不知是非[2]하니 屬意[3]勿去라야 乃知新故니라

神이 積於心則明 故로 能知已往來今之事라 相氣不微는 氣不能隱也요 不知是非는 無是非之感也라 屬意勿去는 專而無貳也라 新故는 卽往今之義라 ○ 相은 去聲이라

色明不麤요 沈夭爲甚이며 不明不澤은 其病不甚이라

色明不麤는 言色之明澤不顯이요 而但見沈夭者는 其病必甚이라 若其雖不明澤이나 而亦無沈夭之色者는 病必不甚也라

---

1) 相: 볼, 점칠 상.

2) 相氣不微 不知是非: 景岳은 "五色의 氣運이 숨을 수 없어 是非의 感이 없으니"로 해석하고 있으나, 보통 "氣를 살핌이 精微롭지 못하면 是非를 알지 못하게 되니"로 해석한다.

3) 屬意: 關心, 마음을 붙임.

其色散하야 駒駒然未有聚하면 其病散而氣痛이요 聚未成也니

稚馬曰駒라 駒駒然者는 如駒無定하야 散而不聚之謂라 故로 其爲病尙散이라 若有痛處면 因於氣耳요 非積聚成形之病也라

腎乘心에 心先病하고 腎爲應하야 色皆如是라

水邪克火가 腎乘心也라 腎邪乘心하면 心先病於中이로되 而腎色則應於外하니 如以下極而見黑色者是也라 不惟心腎이요 諸藏이 皆然하니 凡肝部見肺色하며 肺部見心色하며 腎部見脾色하며 脾部見肝色하고 及六府之相克者도 其色이 皆如是也라

男子色在於面王은 爲小腹痛이요 下爲卯痛이며 其圜直은 爲莖痛이로되 高爲本이요 下爲首니 狐疝㿉陰[1]之屬也라

面王上下는 爲小腸膀胱子處之部라 故로 主小腹痛하고 下及卵痛이라 圜直者는 色垂繞於面王之下也라 莖은 陰莖也라 高爲本下爲首는 因色之上下하야 而分莖之本末也라 凡此者는 總皆狐疝㿉陰之屬이라 ○ 㿉는 癩同이라

女子在於面王은 爲膀胱子處之病이니 散爲痛이요 搏爲聚로되 方圓左右하야 各如其色形이라 其隨而下하야 至胝[2]는 爲淫[3]이니 有潤如膏狀하고 爲暴食하면 不潔[4]이라

面王之部는 與男子同이로되 而病이 與男子異者는 以其有血海也라 色散爲痛은 氣滯無形也요 色搏爲聚는 血凝有積也라 然이나 其積聚之或方或圓하고 或左或右하야 各如其外色之形見이라 若其色이 從下行하야 當應至尾骶하면 而爲浸淫帶濁하야 有潤如膏之物하고 或暴因飮食하면 卽下見不潔하니 蓋兼前後而言也라 ○ 胝는 當作骶요 音底니 尻臀之間也라

左爲左요 右爲右니 其色有邪하야 聚散而不端하면 面色所指者也라

色見左者는 病在左하고 色見右者는 病在右라 凡色有邪而聚散不端者가 病之所在也라 故로 但察面色所指之處하면 而病을 可知矣라

色者는 青黑赤白黄이 皆端滿이요 有別鄕[5]이니 別鄕이 赤者는 其色赤大如楡

---

1) 㿉陰: 陰癩. 陰囊이 腫大되는 癩疝病을 말함.
2) 胝: 『甲乙』에는 '骶'로 되어 있다.
3) 淫: 白淫.
4) 其隨而下至胝爲淫 有潤如膏狀爲暴食不潔: "其隨而下하야 至胝는 爲淫이요 有潤如膏狀은 爲暴食不潔이라"로 해석할 수도 있다.
5) 別鄕: 他鄕, 卽 다른 部位를 말함.

莢하니 **在面王**이면 **爲不日**이라

色者는 言正色也라 正色凡五하니 皆宜端滿이라 端은 謂無邪요 滿은 謂充足이라 有別鄕者는 言方位時日에 各有所主之正向也라 別鄕이 赤者는 又言正向之外에 而有邪色之見也라 赤如榆莢이 見於面王은 非其位也요 不當見而見者는 非其時也니 是爲不日이니 不日者는 失其常度之謂라 此는 單擧赤色爲喩나 而五色之謬見者를 皆可類推矣라 ○ 鄕은 向同이라

其色上銳는 **首空**하야 **上向**이요 **下銳**는 **下向**이니 **在左右**에도 **如法**이라

凡邪隨色見하야 各有所向이로되 而尖銳之處가 卽其乘虛所進之方이라 故로 上銳者는 以首面正氣之空虛而邪則乘之上向也요 下銳亦然하니 其在左在右에도 皆同此法이라

以五色으로 **命藏**하면 **青爲肝**이요 **赤爲心**이요 **白爲肺**요 **黄爲脾**요 **黑爲腎**이니 **肝合筋**하고 **心合脈**하고 **肺合皮**하고 **脾合肉**하고 **腎合骨也**니라

此는 總結上文하야 而言五色五藏之配合이니 如青屬肝肝合筋이라 凡色青筋病者는 卽爲肝邪니 而察其所見之部하야 以參酌其病情이라 諸藏之吉凶은 可放此而類推矣라

色脈諸診

『靈樞·論疾診尺篇』○ 三十三

目赤色者는 **病在心**하고 **白在肺**하고 **青在肝**하고 **黃在脾**하고 **黑在腎**하며 **黃色不可名者**는 **病在胸中**이라

五藏六府는 目爲之候 故로 目之五色이 各以其氣而見本藏之病이라 脾應中州하니 胸中者는 脾肺之部也라

診目痛에 **赤脈**이 **從上下者**는 **太陽病**이요 **從下上者**는 **陽明病**이요 **從外走內者**는 **少陽病**이라

足太陽經이 爲目上網 故로 赤脈이 從上下者는 爲太陽病이라 足陽明經이 爲目下網 故로 赤脈이 從下上者는 爲陽明病이라 足少陽經이 外行於銳眥之後 故로 從外走內者는 爲少陽病也라

診寒熱에 **赤脈**이 **上下至瞳子**하되 **見一脈**이면 **一歲**에 **死**하고 **見一脈半**이면 **一歲半**에 **死**하고 **見二脈**이면 **二歲**에 **死**하고 **見二脈半**이면 **二歲半**에 **死**하고 **見三脈**이면 **三歲**에 **死**라

此는 邪入陰分而病爲寒熱者니 當反其目以視之라 中有赤脈이 形如紅線하야 下貫瞳子면 因其

多少로 以知其死之遠近也라 寒熱篇文이 與此同이나 但彼는 專言瘰癧之毒이 發爲寒熱이요 此節은 單以寒熱爲言이니 理則同也라 詳見疾病類九十이라

診齲齒痛에 按其陽之來[1]하야 有過者는 獨熱이로되 在左하면 左熱이요 在右하면 右熱이며 在上하면 上熱이요 在下하면 下熱이라

齲齒는 齒痛也라 足陽明은 入上齒中하고 手陽明은 入下齒中 故로 按其陽脈之來하야 其脈太過者는 其經必獨熱하니 而其左右上下도 亦因其部而可察也라 ○ 齲는 丘雨切이라

診血脈者에 多赤多熱하고 多青多痛하며 多黑爲久痹요 多赤多黑多青이 皆見者는 寒熱이라

血脈者는 言各部之脈絡也라 赤黑青이 皆見者는 陰陽互勝之色 故로 或寒或熱이라

身痛而色微黃하고 齒垢黃하며 爪甲上이 黃하면 黃疸也요 安臥小便黃赤하고 脈小而濇者는 不嗜食이라

黃疸은 黃病也라 疸有陰陽하니 脈小而濇者는 爲陰疸이라 陰疸者는 脾土弱也 故로 不嗜食이니 詳疾病類五十九라

人病에 其寸口之脈이 與人迎之脈으로 小大等하고 及其浮沈도 等者는 病難已也요

氣口는 候陰하고 人迎는 候陽 故로 春夏엔 人迎微大하고 秋冬엔 寸口微大하니 此陰陽表裏之分也라 若寸口人迎大小浮沈이 相等者는 非偏於陰則偏於陽이니 此病之所以難已라 五色篇이 與此로 稍同하니 見前三十二라

女子手少陰脈이 動甚者는 妊子라

手少陰은 左寸心脈也라 此는 與平人氣象論所云으로 相同하니 詳見前三十三이라

嬰兒病에 其頭毛皆逆上者는 必死하고

嬰兒漸成에 水爲之本이요 髮者는 腎水之榮이니 頭毛逆上者는 水不足則髮乾焦하야 如草之枯者 必勁直而堅也라 老子曰 人之生也에 柔弱이나 其死也에 堅强하고 萬物草木之生也에 柔脆나 其死也에 枯槁라 故로 堅强者는 死之徒요 柔弱者는 生之徒라하니 亦此理也라 然이나 此는 以旣病爲言이요 若無病而頭毛逆上者는 卽非吉兆라

耳間에 青脈起者는 掣痛하며

---

1) 按其陽之來: 『甲乙』·『脈經』에는 '按其陽明之脈來'로 되어 있다.

耳者는 少陽膽之經이요 青者는 厥陰肝之色이라 肝膽은 本爲表裏니 青主痛하고 肝主筋 故로 爲掣痛이라 ○ 掣은 音徹이라

大便이 赤辦하고 飧泄하며 脈小者는 手足寒하니 難已요 飧泄에 脈小하나 手足溫하면 泄易已니이다

赤辦者는 血穢成條成片也라 赤辦飧泄은 火居血分이어늘 若脈小而手足寒하면 是爲相反이니 所以難已라 若止於飧泄而無赤辦이면 非火證也요 脈雖小而手足溫은 以脾主四肢而脾氣尙和니 所以易已라 ○ 辦[1]은 當作瓣이니 瓜瓤之類也라 飧은 音孫이라

四時之變에 寒暑之勝은 重陰必陽하고 重陽必陰 故로 陰主寒하고 陽主熱이라 故로 寒甚則熱하고 熱甚則寒하니 故로 曰 寒生熱하고 熱生寒이라하니 此陰陽之變也라 故로 曰 冬傷於寒하면 春生癉熱하고 春傷於風하면 夏生後泄腸澼하고 夏傷於暑하면 秋生痎瘧하고 秋傷於濕하면 冬生咳嗽라하니 是謂四時之序也니이다

陰陽之氣는 極則必變이라 故로 寒極則生熱하고 熱極則生寒하니 此天地四時消長更勝之道也라 本節義는 與陰陽應象論으로 大同하니 詳見陰陽類一이라 ○ 癉은 音丹이니 卽溫熱之病이라 澼은 音劈이요 痎는 音皆라

能合脈色 可以萬全

『素問·五藏生成論』○ 三十四

夫脈之小大滑濇浮沈을 可以指別이요

小者는 細小니 陰陽俱不足也요 大者는 豁大니 陽强陰弱也라 滑者는 往來流利니 血實氣壅也요 濇者는 往來艱難이니 氣滯血少也라 浮者는 輕取니 所以候表요 沈者는 重按이니 所以候裏라 夫如是者를 得之於手하면 應之於心 故로 可以指而分別也라

五藏之象을 可以類推요

象은 氣象也니 肝象木之曲直而應在筋하고 心象火之炎上而應在脈하고 脾象土之安靜而應在肉하고 肺象金之堅斂而應在皮毛하고 腎象水之潤下而應在髓骨이라 凡若此者 藏象之辨이니 各有所主하야 皆可以類而推也라

---

1) 辦: 힘쓸 판. 瓣은 오이씨 판, 瓤은 박속 양.

五藏相音을 可以意識이요

相은 形相也요 音은 五音也라 相音은 如陰陽二十五人篇에 所謂木形之人은 比於上角之類요 又如肝音角心音徵脾音宮肺音商腎音羽라 若以勝負相參과 臧否自見으로 五而五之면 二十五變이니 凡耳聰心敏者는 皆可意會而識也라 ○ 相은 去聲이라

五色微診을 可以目察이니

五色者는 肝靑心赤脾黃肺白腎黑이니 此其常色也라 至於互爲生克하여는 診有精微하니 凡目明智圓者라야 可以視察而知也라

能合脈色이라야 可以萬全이라

因脈以知其內하고 因色以察於外하니 脈色明則參合無遺하고 內外明則表裏具見하야 斯可萬全無失矣라

赤에 脈之至也 喘而堅하면 診曰 有積氣在中하야 時害於食하니 名曰心痹라하니 得之外疾이나 思慮而心虛 故로 邪從之요

此下는 卽所以合脈色也라 赤者는 心之色이요 脈이 喘而堅者는 謂急盛如喘而堅强也라 心藏居高하니 病則脈爲喘狀이라 故로 於心肺二藏에 獨有之라 喘은 爲心氣不足이요 堅은 爲病氣有餘라 心脈이 起於心胸之中 故로 積氣在中하야 時害於食이라 積은 爲病氣積聚요 痹는 爲藏氣不行이라 外疾은 外邪也니 思慮心虛 故로 外邪從而居之矣라

白에 脈之至也 喘而浮하면 上虛下實하야 驚하고 有積氣在胸中하야 喘而虛하니 名曰肺痹寒熱이니 得之醉而使內也요

白者는 肺色이 見也요 脈이 喘而浮者는 火乘金而病在肺也라 喘은 爲氣不足이요 浮는 爲肺陰虛라 肺虛於上則氣不行而積於下라 故로 上虛則爲驚하고 下實則爲積이라 氣在胸中하야 喘而且虛하면 病爲肺痹者니 肺氣不行而失其治節也라 寒熱者는 金火相爭하야 金勝則寒하고 火勝則熱也라 其因醉以入房則火必更熾하고 水必更虧하니 腎虛하야 盜及母氣 故로 肺病이 若是矣라

靑에 脈之至也 長而左右彈하면 有積氣在心下支胠하니 名曰肝痹니 得之寒濕이라 與疝同法하니 腰痛足淸頭痛하고

靑者는 肝色이 見也요 長而左右彈은 言兩手俱長而弦强也라 彈은 搏擊之義라 此는 以肝邪有餘 故로 氣積心下하야 及於支胠하야 因成肝痹라 然이나 得之寒濕而積於心下支胠者는 則爲肝痹요 積於小腹前陰者는 則爲疝氣니 總屬厥陰之寒邪라 故로 云與疝同法이라 肝脈이 起於足大指하야 與督脈으로 會於巓 故로 病必腰痛足冷頭痛也라 ○ 胠는 音區니 腋下脇也라

黃에 脈之至也 大而虛하면 有積氣在腹中이요 有厥氣하면 名曰厥疝이라 女子同法하니 得之疾使四支하야 汗出當風이요

黃者는 脾色이 見也라 脈大는 爲邪氣盛이요 虛는 爲中氣虛니 中虛則脾不能運 故로 有積氣在腹中이라 脾虛則木乘其弱하고 水無所畏하야 而肝腎之氣上逆하니 是爲厥氣요 且脾肝腎三經이 皆結於陰器 故로 名曰厥疝而男女無異也라 四支는 皆稟氣於脾하니 疾使之則勞傷脾氣하야 而汗易泄하고 汗泄則表虛而風邪客之 故로 爲是病이라

黑에 脈之至也 上堅而大하면 有積氣在小腹與陰하니 名曰腎痺니 得之沐浴淸水而臥라

黑者는 腎色이 見也라 上은 言尺之上이니 卽尺外以候腎也라 腎主下焦하니 脈堅而且大者는 腎邪有餘 故로 主積氣在小腹與陰處하야 因成腎痺라 其得於沐浴淸水而臥者는 以寒濕內侵而氣歸同類라 故로 病在下焦而邪居於腎이라

凡相五色之奇脈에 面黃目靑하며 面黃目赤하며 面黃目白하며 面黃目黑者는 皆不死也요

凡此色脈之不死者는 皆兼面黃이라 蓋五行은 以土爲本하니 而胃氣之猶在也라 ○ 相은 去聲이라

面靑目赤하며 面赤目白하며 面靑目黑하며 面黑目白하며 面赤目靑하면 皆死也라

此脈色之皆死者는 以無黃色이라 無黃色則胃氣已絶 故로 死라 上文은 言合脈色以圖萬全하고 此二節은 則單言五色도 亦可以決死生也라

經有常色 絡無常變

『素問·經絡論』全 ○ 三十五

黃帝問曰 夫絡脈之見也에 其五色各異하야 靑黃赤白黑이 不同하니 其故는 何也오 岐伯이 對曰 經有常色하고 而絡無常變也니이다

經有五行之分 故로 有常色하고 絡兼陰陽之應 故로 無常變이라

帝曰 經之常色은 何如오 岐伯이 曰 心赤肺白肝靑脾黃腎黑하니 皆亦應其經脈之色也니이다

五藏이 合於五行 故로 五色에 各有所主하고 而經脈之色도 亦與本藏相應하니 是爲經之常色이

라 ○ 按此節에 但言五藏而不及六府者는 大都經文이 皆以五藏爲主하니 言五藏則六府在其中矣라 凡三陰三陽十二經之常色은 皆當以此類推라

帝曰 絡之陰陽이 亦應其經乎아 岐伯이 曰 陰絡之色은 應其經하고 陽絡之色은 變無常하야 隨四時而行也라

此는 言絡有陰陽하야 而色與經應도 亦有同異也라 脈度篇에 曰 經脈爲裏요 支而橫者爲絡이며 絡之別者爲孫이라하니 故로 合經絡而言이면 則經在裏爲陰이요 絡在外爲陽이며 若單以絡脈爲言이면 則又有大絡孫絡과 在內在外之別이라 深而在內者는 是爲陰絡이니 陰絡은 近經하야 色則應之 故로 分五行하야 以配五藏而色有常也요 淺而在外者는 是爲陽絡이니 陽絡은 浮顯하야 色不應經 故로 隨四時之氣하야 以爲進退而變無常也라 觀百病始生篇에 曰 陽絡傷則血外溢하고 陰絡傷則血內溢이라하니 其義를 可知라 何近代諸家之註에 皆以六陰爲陰絡이요 六陽爲陽絡이라하니 豈陽經之絡은 必無常하고 陰經之絡은 必無變乎아 皆誤也라

寒多則凝泣하니 凝泣則靑黑하고 熱多則淖澤하니 淖澤則黃赤하나니

此는 卽言陽絡之變色也라 ○ 泣은 澁同이요 淖는 音鬧니 濡潤也라

此皆常色이라 謂之無病이요 五色具見者는 謂之寒熱이니이다

如前五色之應五藏者는 皆常色也니 常色者는 無病之色也라 若五色具見하면 則陰陽變亂하야 失其常矣라 故로 爲往來寒熱之病이라

帝曰 善하노이다

新病久病 毁傷脈色

『素問·脈要精微論』○ 三十六

帝曰 有故病에 五藏이 發動하야 因傷脈色하면 各何以知其久暴至之病乎아

有故病은 舊有宿病也요 五藏發動은 觸感而發也니 脈色을 可辨如下文이라

岐伯이 曰 悉乎哉라 問也시여 徵에 其脈小色不奪者는 新病也요

徵은 驗也라 脈小者는 邪氣不盛하고 色不奪者는 形神未傷 故로 爲新病이라

徵에 其脈不奪하고 其色奪者는 此久病也요

病久而經氣不奪者는 有之어니와 未有病久而形色不變者라 故로 脈不奪而色奪者는 爲久病이라

徵에 其脈與五色이 俱奪者는 此久病也요

表裏俱傷也라

徵에 其脈與五色이 俱不奪者는 新病也라

表裏俱無恙也라

肝與腎脈이 並至에 其色이 蒼赤하면 當病毁傷不見血이니 已見血이면 濕若中水也라

肝脈은 弦하니 肝主筋하고 腎脈은 沈하니 腎主骨이라 蒼者는 肝腎之色이니 靑而黑也요 赤者는 心火之色이니 心主血也라 脈見弦沈而色蒼赤者는 筋骨血脈이 俱病 故로 必當爲毁傷也라 凡毁傷筋骨者는 無論不見血已見血하고 其血必凝하고 其經必滯하니 氣血凝滯면 形必腫滿 故로 如濕氣在經而同於中水之狀이라 ○ 中은 去聲이라

五藏五色死生

『素問·五藏生成篇』○ 三十七

故로 色見靑如草茲[1]者는 死하고

茲는 滋同하니 如草滋者는 純於靑而色深也라 此는 以土敗木賊하야 全失紅黃之氣 故로 死라

黃如枳實者도 死하고

黃黑不澤也라

黑如炱者도 死하고

炱는 煙煤也라 ○ 炱는 音臺라

赤如衃血者도 死하고

衃血은 死血也니 赤紫而黑이라 ○ 衃는 鋪杯切이라

白如枯骨者도 死하나니

枯槁無神也라

此는 五色之見死也요

藏氣敗於中하면 則神色이 夭於外라 三部九候論에 曰 五藏已敗에 其色必夭하고 夭必死矣라하니

---

1) 草茲: 張隱庵과 高世栻은 "茲는 蓐席也라 草茲者는 死草之色이니 靑而帶白也라"하였다.

此之謂也라

青如翠羽者는 **生**하고 **赤如鷄冠者**도 **生**하고 **黃如蟹腹者**도 **生**하고 **白如豕膏者**도 **生**하고 **黑如烏羽者**도 **生**하나니 **此**는 **五色之見生也**라

此는 皆五色之明潤光彩者라 故로 見之者生이라

生於心하면 **如以縞裹朱**하고 **生於肺**하면 **如以縞裹紅**하고 **生於肝**하면 **如以縞裹紺**[1]하고 **生於脾**하면 **如以縞裹栝樓實**하고 **生於腎**하면 **如以縞裹紫**하나니 **此**는 **五藏所生之外榮也**라

生은 生氣也니 言五藏所生之正色也라 縞는 素帛也니 以縞裹五物者는 謂外皆白淨而五色이 隱然內見也라 朱與紅이 皆赤이나 朱言其深하고 紅言其淺也라 紺은 青而含赤也라 凡此는 皆五藏所生之正色이니 蓋以氣足於中而後에 色榮於外者若此라 前第三十章精明五色은 當與此篇으로 互閱이라 ○ 紺은 高暗切이라

色味當五藏하니 **白當肺辛**하고 **赤當心苦**하고 **青當肝酸**하고 **黃當脾甘**하고 **黑當腎鹹**이라

當은 合也라 此五色五味之合於五藏者는 皆五行之一理也라

故로 **白當皮**하고 **赤當脈**하고 **青當筋**하고 **黃當肉**하고 **黑當骨**이라

肺主皮毛 故로 白當皮하고 心主血脈 故로 赤當脈하고 肝主筋 故로 青當筋하고 脾主肉 故로 黃當肉하고 腎主骨 故로 黑當骨也라

---

1) 紺: 鴉靑, 즉 쪽빛.

類經七卷

張介賓類註

經絡類

人始生先成精 脈道通血氣行

『靈樞·經脈篇』○ 一

雷公이 問於黃帝曰 禁脈之言에

脈은 當作服이니 卽本經禁服篇也라

凡刺之理는 經脈爲始니 營其所行하고 制[1]其度量하야 內次五藏하고 外別六府라하니 願盡聞其道하노이다

營其所行은 言經絡之營行也요 制其度量은 言裁度其分數也라 五藏屬裏 故로 言內次요 六府屬表 故로 言外別이라 此數語는 卽禁服篇之言이나 但彼次別二字 俱作刺字하니 詳鍼刺類二十九라

黃帝曰 人始生에 先成精하고

精者는 人之水也니 萬物之生에 其初皆水라 故로 易曰 天一生水라하고 道家曰 水是三才之母요 精爲元氣之根이라하고 本神篇에 曰 故로 生之來謂之精이라하고 決氣篇에 曰 兩神이 相搏하야 合而成形에 常先身生을 是謂精이라하니 故로 人始生에 先成精也라

精成而腦髓生이라

精藏於腎하고 腎通於腦하며 腦者는 陰也요 髓者는 骨之充也니 諸髓皆屬於腦라 故로 精成而後에 腦髓生이라

骨爲幹이요

猶木之有幹하고 土之有石 故로 能立其身이라

1) 制: 『靈樞·禁服』과 『太素』楊注에는 '知'로 되어 있다.

脈爲營이요

脈絡은 經營一身 故로 血氣周流不息이라

筋爲剛[1]이요

筋力剛勁 故로 能約束骨骼하야 動作强健이라

肉爲牆이라

肉象墻垣 故로 能蓄藏血氣라

皮膚堅而毛髮長하고

皮膚不堅則氣不聚 故로 萬物皮殼이 無弗堅者니 所以固其外也라

穀入於胃에 **脈道以通**하야 **血氣乃行**하나니라

前은 言成形이 始於精하고 此는 言養形이 在於穀이니 如營衛生會篇에 曰 人受氣於穀하니 穀入於胃하야 以傳於肺하면 五藏六府 皆以受氣라 其淸者爲營이요 濁者爲衛라하니 故로 脈道通하야 血氣行은 此經脈之謂라 明經脈之道면 則可以決死生하며 處百病하며 調虛實하며 施治療矣라 經脈義는 連後篇이라

十二經脈

『靈樞·經脈篇』○ 二

雷公이 **曰 願卒聞經脈之始生**하노이다 **黃帝曰 經脈者**는 **所以能決死生**하며 **處百病**하며 **調虛實**하니 **不可不通**이라

卒은 盡也라

○ **肺手太陰之脈**은 **起於中焦**하야

十二經脈所屬은 肺爲手太陰經也라 中焦는 當胃中脘이니 在臍上四寸之分이라 手之三陰은 從藏走手 故로 手太陰脈이 發於此라 凡後手三陰經은 皆自內而出也라 ○ 愚按此十二經者는 卽營氣也니 營行脈中而序必始於肺經者는 以脈氣流經하야 經氣歸於肺하면 肺朝百脈하야 以行陰陽而五藏六府 皆以受氣라 故로 十二經이 以肺經爲首하야 循序相傳하야 盡於足厥陰肝經하고 而又傳於肺하야 終而復始하니 是爲一周라

---

1) 剛: 綱의 誤記로 보인다.

下絡大腸하고

絡은 聯絡也니 當任脈水分穴之分하야 肺脈이 絡於大腸하야 以肺與大腸爲表裏也라 ○ 按十二經相通에 各有表裏하니 凡在本經者를 皆曰屬이요 以此通彼者를 皆曰絡이라 故로 在手太陰에 則曰屬肺絡大腸이라하고 在手陽明에 則曰屬大腸絡肺라하니 彼此互更하되 皆以本經爲主也니 下文十二經도 皆放此하니라

還循胃口하야

還은 復也요 循은 巡繞[1]也라 自大腸而上하야 復循胃口라

上膈屬肺하고

膈은 膈膜也라 人有膈膜하니 居心肺之下하야 前齊鳩尾하고 後齊十一椎하야 周圍相着하니 所以遮隔濁氣하야 不使上薰心肺也라 屬者는 所部[2]之謂라

從肺系로 **橫出腋下**하야

肺系는 喉嚨也니 喉以通氣하야 下連於肺라 膊之下脇之上을 曰腋이요 腋下는 卽中府之旁이라 ○ 系는 音係라

下循臑內하야

膊之內側에 上至腋하고 下至肘하야 嫩耎白肉을 曰臑니 天府俠白之次也라 ○ 臑는 儒軟二音이요 又奴刀와 奴到二切이라

行少陰心主之前하고

少陰은 心經也요 心主는 手厥陰經也라 手之三陰은 太陰在前하고 厥陰在中하며 少陰在後也라

下肘中하야 **循臂內**하야

膊臂之交를 曰肘中이니 穴名은 尺澤이라 肘以下爲臂요 內는 內側也니 行孔最列缺經渠之次라

上骨下廉하야 **入寸口**하고

骨은 掌後高骨也요 下廉은 骨下側也라 寸口는 關前動脈也니 卽太淵穴處라

上魚循魚際하야

手腕之前과 大指本節之間에 其肥肉隆起하야 形如魚者를 統謂之魚요 寸口之前 魚之後를 曰魚

---

1) 繞: 동일(纏), 둘릴(圍) 요.
2) 部: 통솔할, 거느릴 부.

際穴이라

出大指之端하며

端은 指尖也니 卽少商穴이요 手太陰肺經이 止於此라

其支者는 **從腕後**로 **直出次指內廉**하야 **出其端**이라

支者는 如木之有枝니 此는 以正經之外而復有旁通之絡也라 臂掌之交를 曰腕이니 此本經別絡이 從腕後上側列缺穴로 直出次指之端하야 交商陽穴而接乎手陽明經也라 ○ 此下十二經爲病은 見疾病類第十하야 與此로 本出同篇이니 所當互考라

○ **大腸手陽明之脈**은 **起於大指次指之端**하야

大腸爲手陽明經也라 大指次指는 卽食指之端也니 穴名商陽이라 手之三陽은 從手走頭 故로 手陽明脈이 發於此요 凡後手三陽經도 皆然이라

循指上廉하야 **出合谷兩骨之間**하고

循義는 見前이라 凡前已註明者는 後不再註하니 餘放此라 上廉은 上側也라 凡經脈은 陽行於外하고 陰行於內하니 後諸經도 皆同이라 循指上廉은 二間三間也요 合谷은 穴名이요 兩骨은 卽大指次指後岐骨間也니 俗名虎口라

上入兩筋之中하야

腕中上側 兩筋陷中의 陽谿穴也라

循臂上廉하야 **入肘外廉**하고

循陽谿等穴하야 以上曲池也라

上臑外前廉하야 **上肩**하야 **出髃骨之前廉**하고

上臑外前廉은 行肘髎五里臂臑也라 肩端骨罅이 爲髃骨이니 以上肩髃巨骨也라 ○ 髃는 隅同이라

上出於柱骨之會上하고

肩背之上 頸項之根이 爲天柱骨[1]이라 六陽이 皆會於督脈之大椎하니 是爲會上이라

下入缺盆하야 **絡肺**하고 **下膈屬大腸**하며

自大椎而前하야 入足陽明之缺盆하야 絡於肺中하고 復下膈하야 當臍旁天樞之分하야 屬於大腸하야 與肺로 相爲表裏也라

---

1) 天柱骨: 大椎穴위의 頸椎를 말함.

經絡類

其支者는 從缺盆으로 上頸貫頰하야 入下齒中하고

頭莖爲頸이요 耳下曲處爲頰이라 頸中之穴은 天鼎扶突也라

還出挾口하야 交人中하되 左之右하고 右之左하야 上挾鼻孔이라

人中은 卽督脈之水溝穴이니 由人中而左右互交라 上挾鼻孔者는 自禾髎以交於迎香穴也라 手陽明經이 止於此하니 乃自山根으로 交承泣穴而接乎足陽明經也라

○ 胃足陽明之脈은 起於鼻之[1]交頞中하야

胃爲足陽明經也라 頞은 鼻莖也니 亦曰山根이라 交頞은 其脈이 左右互交也라 足之三陽은 從頭走足 故로 足陽明脈이 發於此요 凡後足三陽經도 皆然이라 ○ 頞은 音遏이라

旁納太陽之脈하고

納은 入也라 足太陽은 起於目內眥睛明穴하야 與頞相近하고 陽明이 由此下行 故로 入之也라

下循鼻外하야 入上齒中하고

鼻外는 卽承泣四白巨髎之分이라

還出挾口하야 環脣下交承漿하고

環은 繞也라 承漿은 任脈穴이라

却循頤後下廉하야 出大迎하고

腮[2]下爲頷이요 頷中爲頤라 由地倉으로 以下大迎也라

循頰車하야 上耳前하고 過客主人하야 循髮際하야 至額顱하며

頰車는 本經穴이니 在耳下라 上耳前은 下關也라 客主人은 足少陽經穴이니 在耳前이라 循髮際하야 以上頭維하고 至額顱하야 會於督脈之神庭이라 額顱는 髮際前也라

其支者는 從大迎前으로 下人迎하고 循喉嚨하야 入缺盆하고 下膈하야 屬胃絡脾하며

人迎缺盆은 俱本經穴이라 屬胃는 謂本經之所屬也요 絡脾는 胃與脾爲表裏也라 此支는 自缺盆으로 入內下膈하고 當上脘中脘之分하야 屬胃絡脾라

其直者는 從缺盆으로 下乳內廉하고

---

1) 起於鼻之交頞中: 『甲乙』·『太素』·『脈經』 등에는 '起於鼻 交頞中'으로 되어 있다.
2) 腮: 顋의 俗字로 볼(頰) 시.

直者는 直下而外行也라 從缺盆으로 下行氣戶等穴하야 以至乳中乳根也라

下挾臍하야

天樞等穴也라

入氣街中하며

自外陵等穴로 下入氣街하니 卽氣衝也니 在毛際兩旁鼠鼷上一寸이라

其支者는 起於胃口하야 下循腹裏하고 下至氣街中而合하야

胃口는 胃之下口로 當下脘之分이니 難經謂之幽門者是也라 循腹裏하야 過足少陰肓腧之外하니 此卽上文支者之脈이 由胃下行하야 而與直者로 復合於氣街之中也라

以下髀關하야 抵伏兎하고 下膝臏中하야 下循脛外廉하야 下足跗하야 入中指內間하며

髀는 股也라 抵는 至也라 髀關伏兎는 皆膝上穴名이니 自此로 由陰市諸穴以下라 膝蓋를 曰臏이요 骭骨을 曰脛이요 足面을 曰跗니 此三者卽犢鼻巨虛衝陽等穴之次라 乃循內庭하야 入中指內間而出厲兌하니 足陽明經이 止於此라 厲兌義는 詳本穴條下라 ○ 髀는 並米切이요 又音比며 臏은 頻牝二音이라 脛은 形敬切이요 跗는 附孚二音이라

其支者는 下廉[1]三寸而別하야 下入中指外間하며 其支者는 別跗上하야 入大指間하야 出其端이라

廉은 上廉也라 下廉三寸은 卽豐隆穴이니 是爲陽明別絡 故로 下入中指外間이라 又其支者는 自跗上衝陽穴次로 別行入大指間하야 斜出足厥陰行間之次하야 循大指出其端而接乎足太陰經也라

○ 脾足太陰之脈은 起於大指之端하야

脾爲足太陰經也니 起於足大指端隱白穴이라 足之三陰은 從足走腹 故로 足太陰脈이 發於此요 凡後足三陰經도 皆然이라

循指內側白肉際하야 過核骨[2]後하야 上內踝前廉하고

循指內側白肉際는 行大都太白等穴이라 核骨은 卽大指本節後內側圓骨也니 滑氏言[3]爲孤拐骨者는 非라 蓋孤拐[4]는 卽名踝骨이요 古有擊踝之說하니 卽今北人所謂打孤拐也라 核骨은 惟

---

1) 廉: 『甲乙』·『太素』에는 '膝'로 되어 있다.
2) 核骨: 第一蹠骨頭突起로 形狀이 半個의 果核과 같음.
3) 滑氏言: 滑壽의 『十四經發揮』 原文은 "足太陰之脈 起於大指之端 循指內側白肉際 過覈骨後 上內踝前廉"으로 되어 있고, 原注는 "覈骨은 一作核骨이니 俗云孤拐骨是也라 足跟後兩旁起骨이 爲踝骨이라"로 되어 있다.

一하고 踝骨則有內外之分하니 滑氏以足跟骨爲踝者도 亦非라 蓋彼曰跟踵이요 非踝也라 ○ 踝는 胡寡切이라

上踹[1)]內하야 循脛骨後하야 交出厥陰之前하고

踹은 足肚也니 亦名腓腸이라 本經은 自漏谷上行하야 交出厥陰之前하니 卽地機陰陵泉也라 ○ 踹은 本經에 與腨通用하니 音篆이라 蓋踹은 本音煅니 玉篇에 以足跟爲踹이라

上膝股內前廉하야

股는 大腿也요 一曰髀內爲股라 前廉은 上側也니 當血海箕門之次라

入腹하야 屬脾絡胃하며

自衝門穴로 入腹內行이라 脾與胃爲表裏 故로 於中脘下脘之分에 屬脾絡胃也라

上膈挾咽하고 連舌本하야 散舌下하며

咽은 以嚥物이니 居喉之後라 自胃脘으로 上行至此하야 連舌本하고 散舌下而終이라 本은 根也라

其支者는 復從胃로 別上膈하야 注心中이라

足太陰外行者는 由腹之四行하야 上府舍腹結等穴하야 散於胸中而止於大包하고 其內行而支者는 自胃脘으로 別上膈하야 注心中而接乎手少陰經也라

○ 心手少陰之脈은 起於心中하야

心爲手少陰經이라 故로 脈發於心中이라

出屬心系하고

心當五椎之下하야 其系有五하니 上系連肺하고 肺下系心하며 心下三系는 連脾肝腎이라 故로 心通五藏之氣而爲之主也라 ○ 系는 音係라

下膈하야 絡小腸하며

心與小腸爲表裏라 故로 下膈하야 當臍上二寸하야 下脘之分에 絡小腸也라

其支者는 從心系로 上挾咽하고 繫目系하며

支者는 從心系로 出任脈之外하야 上行挾咽하고 繫目系하야 以合於內眥라

---

4) 孤拐: 脚孤拐 卽踝骨. 『西遊記』十五에 "伸過孤拐來 各打五棍見面 與老孫散散心!"이라 하였다.(『辭源』)

1) 踹: 『甲乙』·『太素』에는 '腨'으로 되어 있다. 발꿈치(足跟) 단.

其直者는 復從心系로 却上肺하야 下出腋下하고

直者는 經之正脈也라 此는 自前心系로 復上肺하고 由足少陰淵腋之次로 出腋下하야 上行極泉穴하니 手少陰經行於外者는 始此라

下循臑內後廉하야 行太陰心主之後하야

臑內後廉은 靑靈穴也라 手之三陰은 少陰이 居太陰厥陰之後라

下肘內하고 循臂內後廉하야

少海靈道等穴也라

抵掌後銳骨之端하야

手腕下踝爲銳骨이니 神門穴也라

入掌內後廉하고 循小指之內하야 出其端이라

少府少衝也라 手少陰經이 止於此하야 乃交小指外側而接乎手太陽經也라 ○ 滑氏曰 心爲君主之官이니 尊於他藏이라 故로 其交經授受에 不假支別云이라하니라

○ 小腸手太陽之脈은 起於小指之端하야

小腸爲手太陽經也니 起於小指外側端少澤穴이라

循手外側하야 上腕하야 出踝中하고

前谷後谿腕骨等穴也라

直上하야 循臂骨下廉하야 出肘內側 兩筋[1)]之間하고

循臂骨下廉陽谷等穴하야 出肘內側兩骨尖陷中小海穴也니 此處捺之면 應於小指之上이라

上循臑外後廉하야

行手陽明少陽之外라

出肩解[2)]하야 繞肩胛하야 交肩上하고

肩後骨縫을 曰肩解니 卽肩貞穴也라 肩胛은 臑腧天宗等處也요 肩上은 秉風曲垣等穴也니 左右交於兩肩之上하야 會於督脈之大椎라 ○ 滑氏曰 脊兩旁爲膂요 膂上兩角爲肩解며 肩解下成片骨爲肩胛이니 卽肩髆也라하니라 ○ 胛은 音甲이라

---

1) 筋: 『甲乙』·『太素』에는 '骨'로 되어 있다.
2) 肩解: 肩關節을 말함.

入缺盆하야 **絡心**하고

自缺盆으로 由胸下行하야 入膻中絡心하니 心與小腸爲表裏也라

循咽하야 **下膈**하야 **抵胃**하고 **屬小腸**하며

自缺盆之下로 循咽下膈抵胃下行하야 當臍上二寸之分하야 屬小腸하니 此는 本經之行於內者라

其支者는 **從缺盆**으로 **循頸上頰**하야 **至目銳眥**하고 **却入耳中**하며

其支行於外者는 出缺盆하야 循頸中之天窓하야 上頰後之天容하고 由顴髎以入耳中聽宮穴也니 手太陽經이 止於此라 ○ 眥는 音資라

其支者는 **別頰上䪼**[1]**抵鼻**하야 **至目內眥**하야 **斜絡於顴**이라

目下爲䪼이요 目內角爲內眥라 顴은 卽顴骨下顴髎穴이니 手太陽이 自此로 交目內眥하야 而接乎足太陽經也라 ○ 䪼은 音拙이요 顴은 音權이라

○ 膀胱足太陽之脈은 **起於目內眥**하야

膀胱爲足太陽經也니 起於目內眥睛明穴라

上額交巓하며

由攢竹上額하야 歷曲差五處等穴하고 自絡却穴左右斜行하야 而交於頂巓之百會라

其支者는 **從巓至耳上角**하며

其支者는 由百會旁行하야 至耳上角하되 過足少陽之曲鬢率谷天衝浮白竅陰完骨이라 故로 此六穴者는 皆爲足太陽少陽之會라

其直者는 **從巓入絡腦**하고

自百會로 行通天絡却玉枕하야 入絡於腦中也라

還出別下項하야 **循肩髆內**하야 **挾脊抵腰中**하고

自腦로 復出別下項하야 由天柱而下會於督脈之大椎陶道하고 却循肩髆內하야 分作四行而下라 此節은 言內兩行者가 夾脊兩旁 各相去一寸半에 自大杼로 行風門及藏府諸腧하야 而抵腰中等穴也라 中行椎骨을 曰脊이요 臀骨上을 曰腰라 ○ 髆은 音博이라

入循膂하야 **絡腎屬膀胱**하며

---

1) 䪼: 眼窩下緣.

自腰中入膂하야 絡腎하고 前屬膀胱하니 腎與膀胱爲表裏也라 夾脊兩旁之肉을 曰膂라 ○ 膂는 音旅라

其支者는 從腰中下挾脊하야 貫臀入膕中하며

從腰中으로 循髖骨下夾脊하야 歷四髎穴하고 貫臀之會陽하야 下行承扶殷門浮郄委陽하고 入膕之委中也라 尻旁大肉을 曰臀이요 膝後曲處를 曰膕이라 ○ 臀은 音屯이요 膕은 音國이요 髎는 音遼라

其支者는 從髆內左右로 別下하야 貫胛하야 挾脊內하고

此支는 言肩髆內大杼下에 外兩行也니 左右貫胛하야 去脊各三寸別行하야 歷附分魄戶膏肓等穴하야 挾脊下行하야 由秩邊而過髀樞也라

過髀樞[1])하야 循髀外하야 從後廉下合膕中하고

過髀樞하야 會於足少陽之環跳하고 循髀外後廉하야 去承扶一寸五分之間下行하야 復與前之入膕中者로 相合이라

以下貫踹內하야 出外踝之後하고 循京骨하야 至小指外側이라

貫踹內者는 由合陽[2])으로 以下承筋承山等穴也라 出外踝之後는 崑崙僕叅等穴也라 小指本節後大骨을 曰京骨이요 小指外側端을 曰至陰이니 足太陽經穴이 止此하야 乃交於小指之下而接乎足少陰經也라 ○ 踹은 腨同이라

○ 腎足少陰之脈은 起於小指之下하야 邪走足心하고

腎爲足少陰經也니 起於小指下하야 斜走足心之湧泉穴이라 ○ 邪는 斜同이라

出於然谷之下하야 循內踝之後하야 別入跟中하고

然谷은 在內踝前大骨下하고 內踝之後 別入跟中은 即太谿大鍾等穴이라

以上踹內하야 出膕內廉하고

自復溜交信으로 過足太陰之三陰交하야 以上踹內之築賓하야 出膕內廉之陰谷이라

上股內後廉하야 貫脊하야 屬腎絡膀胱하며

上股內後廉하야 結於督脈之長强하야 以貫脊中而後屬於腎하고 前當關元中極之分하야 而絡於膀胱하니 以其相爲表裏也라 ○ 滑氏曰 由陰谷으로 上股內後廉하야 貫脊하야 會於脊之長强穴

---

1) 髀樞: 股關節上端의 關節部位(環跳穴處)로 髀骨이 轉樞作用을 하는 것을 형상하여 생긴 이름임.
2) 合陽: 足太陽膀胱經으로 委中 下 2寸.

하고 還出於前하야 循橫骨大赫氣穴四滿中注肓兪하고 當肓兪之所하야 臍之左右屬腎하고 下臍하야 過關元中極而絡膀胱也라하니라

其直者는 從腎으로 上貫肝膈하야 入肺中하고 循喉嚨하야 挾舌本하며

滑氏曰 其直行者는 從肓兪로 屬腎處上行하야 循商曲石關陰都通谷諸穴하야 貫肝하고 上循幽門上膈하야 歷步廊入肺中하고 循神封靈墟神藏彧中兪府而上循喉嚨하야 並人迎하야 挾舌本而終也라하니라 ○ 愚按컨대 足少陰一經은 考之本篇及經別經筋等篇하면 皆言由脊裏로 上注心肺而散於胸中이라하여늘 惟骨空論에 曰 衝脈者는 起於氣街하야 並少陰之經으로 俠齊上行하야 至胸中而散이라하니라 故로 甲乙經엔 於兪府彧中神藏靈墟神封步廊等穴에 皆云足少陰脈氣所發이라하고 幽門通谷陰都石關商曲肓兪中注四滿氣穴大赫橫骨十一穴에 皆云衝脈足少陰之會라하니 故로 滑氏之註如此나 實本於甲乙銅人諸書요 而甲乙等書는 實本之骨空論也라

其支者는 從肺出하야 絡心하고 注胸中이라

其支者는 自神藏之際로 從肺絡心注胸中하야 以上兪府諸穴하니 足少陰經이 止於此하야 而接乎手厥陰經也라 胸中은 當兩乳之間이니 亦曰膻中이라

○ 心主手厥陰心包絡之脈은 起於胸中하야

心主者는 心之所主也라 心本手少陰而復有手厥陰者하니 心包絡之經也라 如邪客篇에 曰 心者는 五藏六府之大主也니 諸邪之在心者는 皆在心之包絡이라 包絡者는 心主之脈也니 其脈之出入屈折과 行之疾徐가 皆如手少陰心主之脈行也라 故로 曰 心主를 手厥陰心包絡之脈이라 胸中義는 見上文이라 ○ 滑氏曰 或問手厥陰經을 曰心主라하고 又曰心包絡이라하니 何也오 曰 君火以明이요 相火以位니 手厥陰이 代君火行事하야 以用而言이라 故로 曰 手心主요 以經而言이면 則曰心包絡이니 一經而二名이나 實相火也라하니라

出屬心包絡하고 下膈하야 歷絡三膲하며

心包絡은 包心之膜絡也라 包絡爲心主之外衛요 三膲爲藏府之外衛라 故로 爲表裏而相絡이라 諸經에 皆無歷字로되 獨此有之는 蓋指上中下而言이니 上卽膻中이요 中卽中脘이요 下卽臍下라 故로 任脈之陰交穴이 爲三膲募也라 ○ 膲는 焦로 通用이라

其支者는 循胸出脇하야 下腋三寸하야

脇上際爲腋이요 腋下三寸은 天池也니 手厥陰經穴이 始此라

上抵腋下하고 循臑內하야 行太陰少陰之間하야

上抵腋下之天泉하고 循臑內하야 行太陰少陰之間하니 以手之三陰은 厥陰在中也라

入肘中하고 **下臂**하야 **行兩筋之間**하야

入肘中은 曲澤也요 下臂行兩筋之間은 郄門間使內關大陵也라

入掌中하고 **循中指**하야 **出其端**하며

入掌中은 勞宮也요 中指端은 中衝也니 手厥陰經이 止於此라

其支者는 **別掌中**하야 **循小指次指**하야 **出其端**이라

小指次指는 謂小指之次指니 卽無名指也라 其支者는 自勞宮으로 別行名指端하야 而接乎手少陽經也라

○ 三焦手少陽之脈은 **起於少指次指之端**하야

三焦는 手少陽經也니 起於無名指端關衝穴이라

上出兩指之間하고

卽小指次指之間이니 液門中渚穴也라

循手表腕하야 **出臂外兩骨之間**하고

手表之腕은 陽池也요 臂外兩骨間은 外關支溝等穴也라

上貫肘하야 **循臑外**하야 **上肩而交出足少陽之後**하야

上貫肘之天井하고 循臑外하야 行手太陽之前과 手陽明之後하야 歷淸冷淵消濼臑會하야 上肩髎하고 過足少陽之肩井하야 自天髎而交出足少陽之後也라

入缺盆하고 **布膻中**하야 **散絡心包**하고 **下膈**하야 **循**[1]**屬三焦**하며

其內行者는 入缺盆하고 復由足陽明之外하야 下布膻中하고 散絡心包하야 相爲表裏하야 乃自上焦下膈하고 循中焦下行하야 並足太陽之正으로 入絡膀胱하야 以約下焦라 故로 足太陽經委陽穴이 爲三焦下輔腧也니 詳見後十六이라

其支者는 **從膻中**으로 **上出缺盆**하고 **上項繫耳後**하며 **直上出耳上角**하야 **以屈下頰至䪼**하며

其支行於外者는 自膻中上行하야 出缺盆하고 循天髎上項하야 會於督脈之大椎하고 循天牖하야 繫耳後之翳風瘈脈顱息하고 出耳上角之角孫하야 過足少陽之懸釐頷厭하야 下行耳頰至䪼하야 會於手太陽顴髎之分이라 ○ 䪼은 音拙이니 目下也라

---

1) 循: 『太素』에는 '遍'으로 되어 있다.

其支者는 從耳後入耳中하야 出走耳前하고 過客主人前하야 交頰하야 至目銳眥라

此支는 從耳後翳風으로 入耳中하야 過手太陽之聽宮하야 出走耳前之耳門하고 過足少陽之客主人하야 交頰循和髎하야 上絲竹空하야 至目銳眥하야 會於瞳子髎穴하니 手少陽經이 止於此而接乎足少陽經也라

○ 膽足少陽之脈은 起於目銳眥하야

膽爲足少陽經也니 起於目銳眥瞳子髎穴이라 目之外角를 曰銳眥라

上抵頭角하고 下耳後하야

自目銳眥로 由聽會客主人하야 上抵頭角하고 循頷厭하야 下懸顱懸釐하야 從耳上髮際入曲鬢率谷하고 歷手少陽之角孫하야 外折下耳後하야 行天衝浮白竅陰完骨하고 又自完骨外折上行하야 循本神하야 前至陽白하고 復內折上行하야 循臨泣目窓正營承靈腦空하야 由風池而下行也라

循頸行手少陽之前하야 至肩上하고 却交出手少陽之後하야 入缺盆하며

自風池로 循頸하야 過手少陽之天牖하야 行少陽之前하야 下至肩上하고 循肩井하야 復交出手少陽之後하고 過督脈之大椎하야 會於手太陽之秉風하고 而前入於足陽明缺盆之外라

其支者는 從耳後로 入耳中하고 出走耳前하야 至目銳眥後하며

其支者는 從耳後顳顬[1]間으로 過手少陽之翳風하야 入耳中하고 過手太陽之聽宮하야 出走耳前하고 復自聽會로 至目銳眥後瞳子髎之分이라

其支者는 別銳眥하야 下大迎하야 合於手少陽하고 抵於䪼하며

其支者는 別自目外眥瞳子髎로 下足陽明大迎之次하고 由手少陽之絲竹和髎而下抵於䪼也라

下加頰車하야 下頸合缺盆하고

其下於足陽明者는 合於下關하야 乃自頰車下頸하고 循本經之前하야 與前之入缺盆者로 相合하야 以下胸中이라

以下胸中하야 貫膈하야 絡肝屬膽하며 循脇裏하야 出氣街하고 繞毛際하야 橫入髀厭[2]中하며

其內行者는 由缺盆下胸하야 當手厥陰天池之分貫膈하고 足厥陰期門之分絡肝하며 本經日月之

1) 顳顬(섭유): 足少陽經穴인 腦空穴의 別名.(『甲乙經』)
2) 髀厭: 髀樞.

分屬膽하야 而相爲表裏하야 乃循脇裏하야 由足厥陰之章門下行하야 出足陽明之氣街하고 繞毛際하야 合於足厥陰하야 以橫入髀厭中之環跳穴也라

其直者는 從缺盆下腋하야 循胸過季脇하야 下合髀厭中하고

其直下而行於外者는 從缺盆下腋循胸하야 歷淵腋輒筋日月하야 過季脇하야 循京門帶脈等穴下行하야 由居髎로 入足太陽之上髎中髎下髎하야 下行하고 復與前之入髀厭者로 相合이라

以下循髀陽[1]하야 出膝外廉하고 下外輔骨之前[2]하야

髀陽은 髀之外側也요 輔骨은 膝下兩旁高骨也라 由髀陽으로 行太陽陽明之中하야 歷中瀆陽關하야 出膝外廉하고 下外輔骨之前하야 自陽陵泉으로 以下陽交等穴也라

直下하야 抵絶骨之端하고 下出外踝之前하야 循足跗上하야 入小指次指之間하며

外踝上骨際를 曰絶骨이요 絶骨之端은 陽輔穴也라 下行懸鍾하야 循足面上之丘墟臨泣等穴하야 乃入小指次指之間하야 至竅陰穴하니 足少陽經이 止於此라

其支者는 別跗上하야 入大指之間하고 循大指岐骨內하야 出其端하고 還貫爪甲하야 出三毛라

足大指次指本節後骨縫이 爲岐骨이요 大指爪甲後二節間이 爲三毛라 其支者는 自足跗上으로 別行入大指하되 循岐骨內하야 出大指端하고 還貫入爪甲하야 出三毛而接乎足厥陰經也라

○ 肝足厥陰之脈은 起於大指 叢毛之際하야

肝爲足厥陰經也니 起於足大指 去爪甲橫紋後 叢毛際大敦穴이라 叢毛는 卽上文所謂三毛也라

上循足跗上廉하되 去內踝一寸이요

足跗上廉은 行間太衝也요 內踝前一寸은 中封也라

上踝八寸하야 交出太陰之後하고 上膕內廉하야

上踝過足太陰之三陰交하야 歷蠡溝中都하야 復上一寸하야 交出太陰之後하고 上膕內廉하야 至膝關曲泉也라

循股陰[3]하야 入毛中하고 過陰器하야

---

1) 髀陽: 大腿外側.
2) 輔骨之前: 腓骨小頭.
3) 股陰: 大腿內側.

股陰은 內側也니 循股內之陰包五里陰廉하야 上會於足太陰之衝門府舍하야 入陰毛中之急脈하고 遂左右相交하야 環遶陰器而會於任脈之曲骨이라

抵小腹하고 挾胃하야 屬肝絡膽하며

自陰上入小腹하야 會於任脈之中極關元하고 循章門至期門之所하야 挾胃屬肝하고 下足少陽日月之所하야 絡膽하니 而肝膽이 相爲表裏也라

上貫膈하야 布脇肋하고

自期門上貫膈하야 行足太陰食竇之外와 大包之裏하야 散布脇肋하고 上足少陽淵腋과 手太陰雲門之下하니 足厥陰經穴이 止於此라

循喉嚨之後하야 上入頏顙[1]하야 連目系하고 上出額하야 與督脈會於巓하며

頏顙은 咽顙也요 目內深處爲目系라 其內行而上者는 自脇肋間으로 由足陽明人迎之外하야 循喉嚨之後入頏顙하고 行足陽明大迎地倉四白之外하야 內連目系하고 上出足少陽陽白之外와 臨泣之裏하야 與督脈으로 相會於頂巓之百會라

其支者는 從目系下頰裏하야 環脣內하며

此支者는 從前目系之分으로 下行任脈之外와 本經之裏하야 下頰裏하야 交環於口脣之內라

其支者는 復從肝으로 別貫膈하야 上注肺하니이다

又其支者는 從前期門屬肝하야 所行足太陰食竇之外와 本經之裏로 別貫膈하야 上注於肺하고 下行至中焦하야 挾中脘之分하고 復接於手太陰肺經하니 以盡十二經之一週하야 終而復始也라

十二經離合

『靈樞·經別篇』全 ○ 三

黃帝問於岐伯曰 余聞人之合於天道也에 內有五藏하야 以應五音五色五時五味五位也요 外有六府하야 以應六律하니 六律은 建陰陽諸經하야 而合之十二月十二辰十二節[2]十二經水十二時[3]十二經脈者니 此五藏六府之所以應天道라

此는 言人身藏府經脈이 無非合於天道者라 五音五色等義는 見藏象類하고 六律義는 見附翼律

1) 頏顙: 喉嚨上孔 鼻咽部.
2) 十二節: 二十四節候 中 立春, 驚蟄, 淸明, 立夏, 亡種, 小暑, 立秋, 白露, 寒露, 立冬, 大雪, 小寒을 말함.
3) 十二時: 夜半(子時), 鷄鳴(丑時), 平旦(寅時), 日出(卯時), 食時(辰時), 隅中(巳時), 日中(午時), 日昳(未時), 晡時(申時), 日入(酉時), 黃昏(戌時), 人定(亥時).

原하며 十二月等義는 俱詳載圖翼中이라

夫十二經脈者는 人之所以生이요 病之所以成이요 人之所以治요 病之所以起요 學之所始요 工之所止也요 麤之所易요 上之所難也니 請問컨대 其離合出入은 奈何오

經脈者는 藏府之枝葉이요 藏府者는 經脈之根本이니 知十二經脈之道면 則陰陽明하며 表裏悉하며 氣血分하며 虛實見하며 天道之逆從을 可察이며 邪正之安危를 可辨이니 凡人之生과 病之成과 人之所以治와 病之所以起 莫不由之라 故로 初學者 必始於此요 工之良者도 亦止於此而已라 第麤工은 忽之하야 謂其尋常易知耳요 上工은 難之하야 謂其應變無窮也라 十二經脈은 已具前經脈篇이나 但其上下離合內外出入之道는 猶有未備라 故로 此復明其詳이라 然이나 經脈篇은 以首尾循環으로 言故로 上下起止有別이요 此는 以離合으로 言故로 但從四末始라 雖此略彼詳이나 然이나 義有不同하니 所當參閱이라

岐伯이 稽首再拜曰 明乎哉라 問也시여 此는 麤之所過요 上[1]之所息也니 請卒言之하리이다

過는 猶經過니 謂忽略不察也라 息은 如止息이니 謂必所留心也라

○ 足太陽之正[2]은 別[3]入於膕中하야 其一道[4]는 下尻五寸에 別入於肛하야 屬於膀胱하고 散之腎하야 循膂하야 當心入散하며 直者는 從膂上出於項하야 復屬於太陽하니 此爲一經也라 ○ 足少陰之正은 至膕中하야 別走太陽而合하고 上至腎하야 當十四顀[5]하야 出屬帶脈하며 直者는 繫舌本하고 復出於項하야 合於太陽[6]하니 此爲一合이라 成[7]以諸陰之別하니 皆爲正也[8]라

---

1) 上: 『太素』에는 '工'으로 되어 있다.

2) 正: 正과 別은 모두 十二經脈循行路線外에 別道로 運行하는 부분을 가리킨다. 別出正經이 비록 本經脈의 運行路線과는 다르지만 다 다시 正經에 所屬되므로 支絡은 아닌 것이다. 「經脈」에서의 別은 本經所屬의 陰陽經을 貫通하여 相互灌注하는 絡脈을 가리키고, 「經別」에서의 別은 本經에서 隣經으로 別走했다가 다시 本經이나 表裏經으로 합쳐지는 것을 가리킨다. 『太素』에 "十二大經에 別有正別하니 正은 謂六陽大經이 別行하야 還合府經이요 別은 謂六陰大經이 別行하야 合於府經하고 不還本經 故로 名爲別이라"고 하였다.

3) 別: 離也. 正經에서 別離, 走行하여 臟腑로 進入함.

4) 一道: 經別에서 또 양 갈래로 나뉘어짐을 말함.

5) 顀: 『甲乙』·『太素』에는 '椎'로 되어 있다.

6) 屬, 合: 『太素』에 "足三陽大經은 從頭至足하고 其正別則從足向頭하야 其別이 皆從足指大經絡處로 別而上行하야 幷至其出處하니 而論屬合也요 足三陰大經은 從足至胸하고 其正別則從足上行向頭하야 亦至其出處하니 而言屬合이라"고 하였다.

7) 成: 『甲乙』·『太素』에는 '或'으로 되어 있다.

8) 成以諸陰之別 皆爲正也: 正은 別出正經의 뜻이다. 모든 陽經의 正經과 陰經의 經別은 相互配合이 되므로 모두 別出正經이라 칭한다.

此膀胱與腎爲表裏라 故로 其經脈이 相爲一合也라 足太陽之正은 入膕中하야 與少陰合而上行하고 其別一道는 下尻五寸에 當承扶之次하야 上入肛門하고 內行腹中하야 屬於膀胱하고 散於腎하며 循膂當心入散하고 上出於項하야 而復屬於本經太陽하니 此內外同爲一經也라 ○ 足少陰之正은 自膕中으로 合於太陽하고 內行上至腎하야 當十四椎旁腎兪之次하야 出屬帶脈하며 其直者는 上繫舌本하고 復出於項하야 合於太陽하니 是爲六合之一也라 然이나 有表면 必有裏하고 有陽이면 必有陰이라 故로 諸陽之正은 必成於諸陰之別하니 此皆正脈相爲離合이요 非旁通交會之謂也라 餘放此하니라 ○ 尻는 開高切이라 肛은 音工이요 又好剛切이라 頹는 椎同하니 音槌라

○ 足少陽之正은 繞髀入毛際하야 合於厥陰하며 別者는 入季脇之間하야 循胸裏屬膽하고 散之上肝貫心[1]하야 以上挾咽하고 出頤頷中하야 散於面하고 繫目系하야 合少陽於外眥也라 ○ 足厥陰之正은 別跗上하야 上至毛際하야 合於少陽[2]하야 與別[3]俱行하니 此爲二合也라

此膽肝二經은 爲表裏니 經脈이 相爲一合也라 足少陽은 繞髀陽入毛際하야 與足厥陰合이라 其內行而別者는 乃自季脇으로 入胸屬膽하고 散之上肝하며 由肝之上系로 貫心하야 上挾咽하고 自頤頷中出하야 散於面하고 上繫目系하야 復合少陽本經於目外眥瞳子髎也라 ○ 足厥陰之正은 別足跗內行하야 上至陰毛之際하야 合於足少陽하야 與別者俱行하야 上布脇肋하니 是爲六合之二也라 ○ 頤는 音移요 頷은 何敢切이라

○ 足陽明之正은 上至髀하야 入於腹裏屬胃하고 散之脾하며 上通於心하야 上循咽하야 出於口하고 上頞䪼[4]하야 還繫目系하야 合於陽明也라 ○ 足太陰之正은 上至髀하야 合於陽明하야 與別俱行하야 上結於咽하고 貫舌中하니 此爲三合也라

此胃脾二經은 表裏니 相爲一合也라 足陽明은 上至髀關하고 其內行者는 由氣街入腹裏하야 屬於胃하고 散於脾하며 上通於心하야 循咽出於口하고 上頞䪼하야 入承泣之次하고 繫目系爲目下網하야 以合於陽明本經也라 ○ 足太陰之正은 上股內하야 合於足陽明하야 與別者俱行하야 上咽貫舌하니 是爲六合之三也라 ○ 頞은 音遏이요 䪼은 音拙이라

○ 手太陽之正은 指地하니 別於肩解하야 入腋走心하고 繫小腸也라 ○ 手少陰之正은 別入於淵腋兩筋之間하야 屬於心하고 上走喉嚨[5]하야 出於面하고

---

1) 散之上肝貫心: '散之肝 上貫心'의 誤記로 보인다.
2) 少陽: 少陽之別을 가리킴.
3) 別: 少陽之別을 말함.
4) 頞䪼(알절): 頞은 鼻根, 즉 콧마루. 䪼은 眼眶下部를 말한다.

合目內眥하니 **此爲四合也**라

此小腸與心은 表裏니 經脈이 相爲一合也라 指地者는 地屬陰하야 居天之內한대 手太陽內行之脈이 別於肩解하야 入腋走心하고 繫於小腸하니 皆自上而下하고 自外而內라 故로 曰指地라 經脈篇엔 言交肩上하야 入缺盆하야 絡心이라하고 此엔 言別於肩解하야 入腋走心이라하니 蓋前後에 皆有入心之脈이라 ○ 手少陰之正은 自腋下三寸足少陽淵腋之次로 行兩筋之間하야 內屬於心하야 與手太陽入腋走心者로 合하야 乃上行挾於咽하고 出於面하야 合於目內眥하니 是當與足太陽睛明으로 相會矣라 此六合之四也라

○ **手少陽之正**은 **指天**하니 **別於巔**하야 **入缺盆**하고 **下走三焦**하야 **散於胸中也**라 ○ **手心主之正**은 **別下淵腋三寸**하야 **入胸中**하고 **別屬三焦**하며 **出循喉嚨**하야 **出耳後**하야 **合少陽完骨之下**하니 **此爲五合也**라

此三焦心主는 表裏니 經脈이 相爲一合也라 指天者는 天屬陽하야 運於地之外한대 手少陽之正이 上別於巔하야 入缺盆하고 下走三焦하야 散於胸中하야 包羅藏府之外라 故로 曰指天이라 ○ 手厥陰之正의 其別而內行者는 與少陰之脈으로 同自腋下三寸足少陽淵腋之次하야 入胸中하고 屬於三焦하야 乃出循喉嚨하야 行耳後하야 合手足少陽於完骨之下하니 此六合之五也라

○ **手陽明之正**은 **從手循膺乳**하야 **別於肩髃**하야 **入柱骨**하고 **下走大腸**하고 **屬於肺**하며 **上循喉嚨**하야 **出缺盆**하야 **合於陽明也**라 ○ **手太陰之正**은 **別入淵腋少陰之前**하야 **入走肺**하고 **散之大腸**하며 **上出缺盆**하야 **循喉嚨**하야 **復合陽明**하니 **此六合也**니이다

此大腸與肺爲表裏니 經脈이 相爲一合也라 手陽明之正은 循胸前膺乳之間하야 其內行者는 別於肩髃하야 入柱骨하고 由缺盆으로 下走大腸하고 屬於肺하며 其上者는 循喉嚨하야 復出缺盆하고 而合於陽明本經也라 ○ 手太陰之正의 其內行者는 自天府로 別入淵腋하고 由手少陰心經之前으로 入內走肺하고 散之大腸하며 其上行者는 出缺盆하야 循喉嚨하야 復合於手陽明經하니 以上共十二經이 是爲六合也라

十二經筋 結支別

『靈樞·經筋篇』○ 四

足太陽之筋은 **起於足小指**하야 **上結於踝**하고 **邪上結於膝**하며

足太陽之筋은 起於足小指爪甲之側하니 卽足太陽經脈所止之處 至陰穴次也라 循足跗外側하야

5) 喉嚨: 氣管 및 喉頭의 總稱.

上結於外踝崑崙之分하야 乃邪上附陽而結於膝膕之分이라 結은 聚也라 ○ 凡後十二經筋의 所起所行之次는 與十二經脈으로 多相合이나 其中有小異者 乃其支別이니 亦互相發明耳요 獨足之三陰은 則始同而終不同也니 所當並考라 ○ 愚按컨대 十二經脈之外而復有所謂經筋者는 何也오 蓋經脈은 營行表裏 故로 出入藏府하야 以次相傳하고 經筋은 聯綴百骸 故로 維絡周身하야 各有定位라 雖經筋所行之部 多與經脈相同이나 然이나 其所結所盛之處는 則惟四肢谿谷之間爲最하니 以筋會於節也라 筋屬木하고 其華在爪 故로 十二經筋이 皆起於四肢指爪之間하야 而後盛於輔骨하야 結於肘腕하고 繫於膝關하며 聯於肌肉하야 上於頸項하야 終於頭面하니 此人身經筋之大略也라 筋有剛柔하니 剛者는 所以束骨하고 柔者는 所以相維하니 亦猶經之有絡하고 綱之有紀[1]라 故로 手足項背直行附骨之筋은 皆堅大而胸腹頭面支別橫絡之筋은 皆柔細也라 但手足十二經之筋이 又各有不同者하니 如手足三陽은 行於外하야 其筋多剛하고 手足三陰은 行於內하야 其筋多柔而足三陰陽明之筋은 皆聚於陰器 故로 曰 前陰者는 宗筋之所聚라하니 此又筋之大會也라 然이나 一身之筋은 又皆肝之所生 故로 惟足厥陰之筋이 絡諸筋하야 而肝曰罷極之本이라하니 此經脈經筋之所以異也라

其下는 循足外踝하야 結於踵하고 上循跟하야 結於膕하며

其下는 足跗之下也라 踵은 即足跟之突出者요 跟은 卽踵上之鞕筋處也니 乃僕參申脈之分이라 結於膕은 委中也라 ○ 膕은 音國이요 鞕은 硬同이라

其別者는 結於踹外하야 上膕中內廉하야 與膕中幷하야

此는 卽大筋之旁出者니 別爲柔耎短筋하야 亦猶木之有枝也라 後凡言別者支者도 皆放此하니라 此支는 自外踝別行하야 由足腨肚之下尖處로 行少陽之後하야 結於腨之外側絡穴飛陽之分하야 乃上膕內廉하야 合大筋於委中而一之也라

上結於臀하고

尾骶骨旁의 會陽之分也라 ○ 臀은 音屯이라

上挾脊上項하며

夾脊背하고 分左右上項하야 會於督脈之陶道大椎하니 此皆附脊之剛筋也라

其支者는 別入結於舌本하며

其支者는 自項別入內行하야 與手少陽之筋으로 結於舌本하고 散於舌下라 自此以上은 皆柔耎之筋而散於頭面이라

---

1) 綱紀: 큰 줄과 작은 줄, 法度.

其直者는 結於枕骨하야 上頭下顔하야 結於鼻하며

其直者는 自項而上하야 與足少陰之筋으로 合於腦後枕骨間하니 由是而上過於頭하고 前下於顔하야 以結於鼻下之兩旁也라 額上을 曰顔이라

其支者는 爲目上網하고 下結於頄[1]하며

網은 綱維也니 所以約束目睫[2]하야 司開闔者也라 目下를 曰頄니 即顴也라 此支는 自通頂入腦者가 下屬目本하고 散於目上하야 爲目上網하며 下行者는 結於頄하야 與足少陽之筋으로 合이라 ○ 頄는 音求라

其支者는 從腋後外廉하야 結於肩髃하며

又其支者는 從挾脊으로 循腋後外廉하야 行足少陽之後하야 上至肩하야 會手陽明之筋하야 結於肩髃라

其支者는 入腋下하야 上出缺盆하야 上結於完骨하며

此支後行者는 從腋後走腋下하야 向前邪出陽明之缺盆하야 乃從耳後直上하야 會手太陽足少陽之筋하야 結於完骨이라 完骨은 耳後高骨也라

其支者는 出缺盆하야 邪上出於頄라

此支前行者는 同前缺盆之筋岐出하야 別上頤頷하야 邪行出於頄하야 與前之下結於頄者로 相合也라 ○ 此下에 仍有十二經筋病刺法하니 見疾病類六十九요 與此本出同篇이니 所當互考라

○ 足少陽之筋은 起於小指次指하야 上結外踝하고 上循脛外廉하야 結於膝外廉하며

小指次指는 即第四指竅陰之次也요 外踝는 丘墟之次요 脛外廉은 外丘陽交之次요 膝外廉은 陽陵泉陽關之次니 此皆剛筋也라 ○ 脛은 奚敬切이라

其支者는 別起外輔骨하야 上走髀하되 前者는 結於伏兎之上하고 後者는 結於尻[3]하며

膝下兩旁突出之骨을 曰輔骨이요 膝上六寸起肉을 曰伏兎요 尾骶骨을 曰尻라 此支는 自外輔骨로 上走於髀하되 分爲二岐하야 前은 結於陽明之伏兎하고 後는 結於督脈之尻하야 至此에 剛柔相制하니 所以聯臀膝而運樞機也라 ○ 髀는 並米切이요 又音比라 尻는 開高切이라

---

1) 頄: 광대뼈(顴骨) 구, 규.
2) 睫: 속눈썹 첩.
3) 尻: 꽁무니 고.

其直者는 上乘眇季脇하야 上走腋前廉하야 繫於膺乳하고 結於缺盆하며

季脇下兩旁耎處를 曰眇요 胸上兩旁高處를 曰膺이라 此直者는 自外輔骨로 走髀하고 由髀樞로 上行乘眇하야 循季脇上走腋하고 當手太陰之下하야 出腋前廉하야 橫繫於胸乳之分하고 上結於缺盆하야 與手太陰之筋으로 相合하니 皆剛筋也라 ○ 眇는 音秒요 一作眇며 五音篇에 曰少也라하니 蓋其處少骨之義라

直者는 上出腋하야 貫缺盆하야 出太陽之前하고 循耳後하야 上額角하고 交巓上하야 下走頷하고 上結於頄하며

此直者는 自上走腋處로 直上出腋하야 貫於缺盆하야 與上之結於缺盆者로 相合하야 乃行足太陽經筋之前하고 循耳上額角하야 交太陽之筋於巓上하고 復從足陽明頭維之分으로 走耳前하야 下顋頷하고 復上結於頄라 ○ 頷은 何敢切이니 顋下也요 云燕頷[1]者卽此라

支者는 結於目眥하야 爲外維라

此支者는 從顴上斜趨하야 結於目外眥하야 而爲目之外維하니 凡人能左右盼視者는 正以此筋爲之伸縮也라 ○ 按컨대 本篇에 有曰 從左之右하면 右目不開하며 上過右角하야 並蹻脈而行하고 左絡於右等義는 詳疾病類六十九라

○ 足陽明之筋은 起於中三指하야 結於跗上하고 邪外上加於輔骨하야 上結於膝外廉하고 直上結於髀樞하야 上循脇屬脊하며

中三指는 卽足之中指니 厲兌之旁也라 結於跗上衝陽之次하야 乃從足面邪行하야 出太陰少陽兩筋之間하고 上輔骨하야 結於膝之外廉하며 直上髀樞하야 行少陽之前하고 循脇向後하야 內屬於脊이라

其直者는 上循骭[2]하야 結於膝하며 其支者는 結於外輔骨하야 合少陽하며

骭은 足脛骨也라 其直者는 自跗循骭하야 結於膝下外廉三里之次하야 以上膝臏中하며 其支者는 自前跗上으로 邪外上行하야 結於外輔骨陽陵泉之分하야 與少陽으로 相合이라 ○ 骭은 音幹이라

其直者는 上循伏兎하야 上結於髀하고 聚於陰器하야 上腹而布하고

此直者는 由膝臏으로 直上하야 循伏兎髀關之分하야 結於髀中하고 乃上行聚於陰器하니 陰陽은 總宗筋之會로 會於氣街而陽明爲之長也일새라 乃自橫骨之分으로 左右夾行하야 循天樞關門等穴하야 而上布於腹하니 此上至頸은 皆剛筋也라

---

1) 燕頷: 제비턱. * 燕頷虎頭: 貴相을 뜻함.

2) 骭: 정강이뼈(脛) 한, 간.

至缺盆而結하고 **上頸**하야 **上挾口**하야 **合於頄**하되 **下結於鼻**하고 **上合於太陽**이라 **太陽**은 **爲目上網**이요 **陽明**은 **爲目下網**이라

自缺盆으로 上頸中人迎穴하야 乃循頤頰上挾口吻하야 與陽蹻로 會於地倉하야 上合於觀髎하고 下結於鼻旁하며 復上睛明穴하야 合於足太陽이라 太陽細筋이 散於目上 故로 爲目上網이요 陽明細筋이 散於目下 故로 爲目下網이라

其支者는 **從頰**하야 **結於耳前**이라

其支者는 自頤頰間으로 上結耳前하야 會於足少陽之上關頷厭하고 上至頭維而終也라

○ 足太陰之筋은 **起於大指之端內側**하야 **上結於內踝**하며

大指之端內側은 隱白也니 循覈骨[1]而上하야 結於內踝下商丘之次라

其直者는 **絡於膝內輔骨**하야 **上循陰股**하고 **結於髀**하야 **聚於陰器**하고

絡은 當作結이라 此는 自內踝直上하야 結於膝內輔骨陰陵泉之次라 股之內側을 曰陰股라 結於髀는 箕門之次也라 乃上橫骨兩端하야 與足厥陰으로 會於衝門하고 橫繞曲骨하야 並足少陰陽明之筋으로 而聚於陰器하니 皆剛筋也라

上腹하야 **結於臍**하고 **循腹裏**하야 **結於肋**하고 **散於胸中**하며 **其內者**는 **著於脊**이라

其前行者는 自陰器上腹하야 會手少陰之筋하고 結於臍하며 循腹裏하야 由大橫腹哀之次로 結於肋하야 乃散爲柔細之筋하고 上行하야 布於胸中胸鄉大包之次라 其內行者는 由陰器宗筋之間하야 並陽明少陰之筋而上著於脊이라

○ 足少陰之筋은 **起於小指之下**하야 **並足太陰之筋**으로 **邪走內踝之下**하야 **結於踵**하고 **與太陽之筋**으로 **合而上結於內輔之下**하고

足少陰之筋은 起小指下하야 邪趨足心하고 又邪趨內側하야 上然谷하야 並足太陰商丘之次로 走內踝之下하야 結於根踵之間하야 與太陽之筋으로 合하고 由踵內側上行하야 結於內輔骨下陰谷之次라

並太陰之筋으로 **而上循陰股**하야 **結於陰器**하고

自內輔로 並太陰之筋하야 上循陰股하야 上橫骨하야 與太陰厥陰陽明之筋으로 合而結於陰器하니 皆剛筋也라

---

1) 覈骨: 核骨.

循脊內하야 **挾膂上至項**하고 **結於枕骨**하야 **與足太陽之筋合**이라

自陰器內行하고 由子宮으로 上系腎間하며 並衝脈으로 循脊兩旁하야 挾膂上至項하야 與足太陽之筋으로 合하야 結於枕骨하고 內屬髓海라 ○ 膂는 音旅라

○ 足厥陰之筋은 **起於大指之上**하야 **上結於內踝之前**하고

大指上三毛際의 大敦次也라 行跗上하야 與足太陰之筋으로 並行하야 結於內踝前中封之次라

上循脛하야 **上結內輔之下**하고 **上循陰股**하야 **結於陰器**하고 **絡諸筋**이라

由內踝上足脛하야 循三陰交之分上行하야 並足少陰之筋으로 上結於內輔骨下曲泉之次하고 復並太陰之筋으로 上循陰股中五里陰廉之分하야 上急脈而結於陰器라 陰器者는 合太陰厥陰陽明少陰之筋하야 以及衝任督之脈이니 皆聚於此 故로 曰宗筋이라 厥陰屬肝하고 肝主筋 故로 絡諸筋而一之하야 以成健運之用이라

○ 手太陽之筋은 **起於小指之上**하야 **結於腕**하고 **上循臂內廉**하야 **結於肘內銳骨**[1]**之後**하되 **彈之應小指之上**이요 **入結於腋下**하며

手小指之上外側은 少澤穴也라 上行結於手腕外側腕骨陽谷之次하고 上循臂內側하야 結於肘下銳骨之後 小海之次라 但於肘尖下兩骨罅中에 以指捺其筋하면 則痠痳應於小指之上하니 是其驗也라 又由肘上臑外廉하야 入結於後腋之下하니 此皆剛筋也라

其支者는 **後走腋後廉**하야 **上繞肩胛**하고 **循頸出走太陽之前**하야 **結於耳後完骨**하며

其支者는 自腋下로 與足太陽之筋合하고 走腋後廉하야 上繞肩胛하고 行肩外腧肩中腧하야 循頸中天窗之分하야 出走太陽經筋이 自缺盆出者之前하야 同上結於耳後完骨之次也라

其支者는 **入耳中**하며 **直者**는 **出耳上**하야 **下結於頷**하고 **上屬目外眥**라

此支者는 自頸上曲牙[2]로 入耳中聽宮之分하며 其直者는 上行出耳上하야 會於手少陽角孫之次하되 其前而下者는 循頤結於頷하야 與手陽明之筋으로 合하고 其前而上者는 屬目外眥瞳子髎之次하야 與手足少陽之筋으로 合也라

○ 手少陽之筋은 **起於小指次指之端**하야 **結於腕中**하고 **循臂**하야 **結於肘**하고 **上繞臑外廉**하야 **上肩走頸**하야 **合手太陽**하며

---

1) 肘內銳骨: 肘內骨突之處로 上腕骨內側 上顆.

2) 曲牙: ① 曲頰.(아래턱 모서리부분) ② 足陽明胃經穴인 頰車의 異名.

小指次指之端은 無名指關衝之次也라 上結於手腕之陽池하고 循臂外關支溝之次하야 出臂上兩骨間하야 結於肘하고 自肘上臑外廉으로 由臑會하야 行太陽之裏와 陽明之外하야 上肩髎하야 走頸中天牖之分하야 與手太陽之筋으로 合하니 此皆剛筋也라

其支者는 當曲頰入繫舌本하며

其支者는 自頸中當曲頰下하야 入繫舌本하야 與足太陽之筋으로 合이라

其支者는 上曲牙하야 循耳前하야 屬目外眥하고 上乘頷하야 結於角이라

又支者는 自頰行曲牙하야 會足陽明之筋하고 循耳前上行하야 與手太陽足少陽之筋으로 屈曲交綰[1]而會於耳上之角孫하야 乃屬目外眥而復會於瞳子髎之次라 頷은 當作額이니 蓋此筋이 自耳前行外眥하야 與三陽交會하고 上出兩額之左右하야 以結於額之上角也라

○ 手陽明之筋은 起於大指次指之端하야 結於腕하고 上循臂上하야 結於肘外하고 上臑하야 結於髃하며

大指次指之端은 食指尖商陽之次也라 歷合谷하야 結於腕上陽谿之次하고 循臂上廉하야 又結於肘外肘髎之次하며 乃上臑會하야 與足太陽之筋으로 合하야 結於肩髃하니 此皆剛筋也라

其支者는 繞肩胛하야 挾脊하며

此支는 自肩髃로 屈曲後行하야 遶[2]肩胛하야 與手足太陽之筋으로 合而挾於脊이라

直者는 從肩髃上頸하며

此直者는 自肩髃로 行巨骨하야 上頸中天鼎扶突之次라

其支者는 上頰結於頄하며

此支者는 自頸上頰하야 入下齒中하고 上結於手太陽顴髎之分이라

直者는 上出手太陽之前하야 上左角하야 絡頭하고 下右頷이라

此直者는 自頸으로 出手太陽天窓天容之前하고 行耳前하야 上額左角하야 絡頭하야 以下右頷이라 此擧左而言이면 則右在其中이니 亦如經脈之左之右 右之左也라 故로 右行者는 亦上額右角하야 交結於頭하고 下左頷하야 以合於太陽少陽之筋이라

○ 手太陰之筋은 起於大指之上하야 循指上行하야 結於魚後하고 行寸口外側하야

---

1) 綰: 꿸(貫也), 맬 얽을(繫) 관.
2) 遶: 繞와 通. 둘릴(圍也) 요.

手大指上은 少商之次也라 魚後는 魚際也라 寸口外側은 卽列缺之次라

上循臂하야 結肘中하고 上臑內廉하야 入腋下하고

上循臂하야 結於肘中尺澤之次하고 上臑內廉天府之次하야 乃橫入腋下하야 與手少陰之筋으로 合하니 此上은 皆剛筋也라

出缺盆하야 結肩前髃[1)]하야

此는 自腋下로 上出缺盆하야 行肩上三陽之前하야 而結於肩之前髃也라

上結缺盆하고 下結胸裏하며 散貫賁하야 合賁하고 下抵季脇이라

此上行者는 自腋而上하야 並足三陽之筋으로 上結於缺盆하고 下行者는 自腋入胸하야 結於胸裏하고 散貫於胃上口賁門之分하야 與手厥陰之筋으로 合하고 下行抵季脇하야 與足少陽厥陰之筋으로 合也라 ○ 愚按컨대 四十四難七衝門[2)]者에 胃爲賁門이라하야늘 楊玄操[3)]云 賁者는 膈也니 胃氣之所出이라 胃出穀氣하야 以傳於肺하되 肺在膈上 故로 胃爲賁門이라하니 詳此則經絡之行於三焦와 藏府之列於五內에 其脈絡相貫之處가 在上焦則聯於咽喉하고 中焦則聯於賁膈하며 下焦則聯於二陰하니 舍此三處면 無所連屬矣라 ○ 賁은 音秘요 又音奔이라

○ 手心主之筋은 起於中指하야 與太陰之筋並行하야 結於肘內廉하고

中指端은 中衝之次也라 循指入掌中하고 至掌後大陵之次하야 並手太陰之筋으로 上結於肘內廉曲澤之次라

上臂陰하야 結腋下하고 下散前後挾脇하며

上臂陰天泉之次하야 由曲腋[4)]間으로 並太陰之筋하야 結於腋下하고 當天池之次下行하야 前後布散挾脇하고 聯於手太陰足少陽之筋이라 此經은 自掌至腋히 皆剛筋也라

其支者는 入腋하야 散胸中하고 結於臂[5)]라

此支者는 自天池之分으로 入腋內하야 散於胸中이라 臂는 當作賁이니 蓋此支는 並太陰之筋으로 入散胸中 故로 同結於賁也라

○ 手少陰之筋은 起於小指之內側하야 結於銳骨[6)]하고 上結肘內廉하야 上入

---

1) 髃: 어깨죽지뼈(膊前骨), 양 가슴뼈(肩前兩間骨) 우.
2) 七衝門: 消化器系 中 일곱 개의 重要부분을 指稱하는 것으로 脣爲飛(扉)門, 齒爲戶門, 會厭爲吸門, 胃爲賁門, 太倉下口爲幽門, 大腸小腸會爲蘭門, 下極爲魄門이다.
3) 楊玄操: 唐初의 醫家로 저서에 『難經註釋』이 있음.
4) 曲腋: 腋窩部位, 어깨아래 겨드랑이 뒤의 접히는 곳.
5) 臂: 『太素』에는 '賁'으로 되어 있다.

腋하고 **交太陰**하야 **挾乳裏**하고

小指內側은 少衝次也요 結於銳骨은 神門次也요 肘內廉은 少海次也라 上入腋極泉之次하야 交手太陰之筋하고 邪絡挾乳內行이라 此經은 自指至腋히 皆剛筋也라

結於胸中하야 **循臂**하야 **下繫於臍**라

自乳裏內行하야 結於胸中하야 與三陰之筋으로 合이라 臂字는 亦當作賁이니 蓋心主와 少陰之筋이 皆與太陰으로 合於賁而下行也라

十五別絡病刺

『靈樞·經脈篇』○ 五

手太陰之別을 **名曰列缺**이니 **起於腕上分間**하야 **並太陰之經**으로 **直入掌中**하고 **散入於魚際**라

此下는 卽十五絡穴也라 不曰絡而曰別者는 以本經이 由此穴而別走隣經也라 手太陰之絡은 名列缺이니 在腕後一寸五分에 上側分肉間이니 太陰이 自此別走陽明者라 其太陰本經之脈이 由此直入掌中하야 散於魚際也라 人或有寸關尺三部脈不見하고 自列缺至陽谿가 見者하니 俗謂之反關脈이니 此는 經脈虛而絡脈滿이라 千金翼에 謂陽脈이 逆하야 反大於氣口三培者是也라

其病이 **實則手銳掌**[1]**熱**하고 **虛則欠㰦**[2]**小便遺數**하니 **取之去腕半寸**이요 **別走陽明也**라

掌後高骨이 爲手銳骨이라 實爲邪熱有餘라 故로 手銳掌熱이라 欠㰦는 張口伸腰也라 虛因肺氣不足 故로 爲欠㰦及小便遺而且數이라 通俗文[3]에 曰 體倦則伸하고 志倦則㰦也라하니 治此者는 取列缺하되 謂實可寫之하고 虛可補之니 後諸經도 皆準此라 半寸은 當作寸半이라 此太陰之絡이 別走陽明而陽明之絡을 曰偏歷이니 亦入太陰하야 以其相爲表裏 故로 互爲注絡以相通也니 他經도 皆然이라 ○ 㰦는 音去라

○ **手少陰之別**을 **名曰通里**니 **去腕一寸半**하야 **別而上行**하고 **循經入於心中**하야 **繫舌本**하고 **屬目系**라 **其實則支膈**하고 **虛則不能言**하니 **取之掌後一寸**이요 **別走太陽也**라

---

6) 銳骨: 掌後小指尖骨.(豆狀骨)

1) 手銳掌: 腕後高骨과 手掌.

2) 㰦: 呿와 통. 하품할 거.

3) 通俗文: 漢나라 服虔의 撰으로 經史에 쓰여 진 글자를 訓釋하였음.(『辭源』)

手少陰之絡은 名通里니 在腕後一寸陷中하야 別走手太陽者也라 此經이 入心下膈 故로 邪實則支膈하니 謂膈間에 若有所支而不暢也요 其支者 上繫舌本 故로 虛則不能言하니 當取通里하야 或補或寫以治之也라

○ 手心主之別을 名曰內關이니 去腕二寸하야 出於兩筋之間하고 循經以上하야 繫於心包하고 絡心系라 實則心痛하고 虛則爲頭强하니 取之兩筋之間也라

手厥陰之絡은 名內關이니 在掌後去腕二寸兩筋間하야 別走手少陽者也라 此經이 繫心包하고 絡心系하며 又出耳後하야 合少陽完骨之下라 故로 邪實則心痛하고 虛則頭强不利也니 皆取內關以治之라

○ 手太陽之別을 名曰支正이니 上[1]腕五寸하야 內注少陰하며 其別者[2]는 上走肘하야 絡肩髃라 實則節弛肘廢하고 虛則生肬[3]하야 小者如指痂疥하니 取之所別也라

手太陽之絡은 名支正이니 在腕後五寸하야 走臂內側하야 注手少陰者也라 此經이 走肘絡肩 故로 邪實則脈絡이 壅滯而節弛肘廢하고 正虛則血氣不行하야 大則爲肬하고 小則爲指間痂[4]疥之類라 取之所別은 卽支正也라 ○ 肬는 音尤니 贅也며 瘤也라

○ 手陽明之別을 名曰偏歷이니 去腕三寸하야 別入太陰하며 其別者는 上循臂하야 乘肩髃하고 上曲頰하야 偏[5]齒하며 其別者는 入耳하야 合於宗脈이라 實則齲聾하고 虛則齒寒痹隔하니 取之所別也라

手陽明之絡은 名偏歷이니 在腕後三寸上側間하야 別走手太陰者也라 按本經筋脈이 皆無入耳上目之文이나 惟此別絡有之라 宗脈者는 脈聚於耳目之間者也라 齲는 齒蠹病也라 此經이 上曲頰偏齒入耳하야 絡肺下膈 故로 實則爲齒齲耳聾하고 虛則爲齒寒內痹而隔하니 治此者는 當取所別之偏歷이라 ○ 齲는 丘雨切이라

○ 手少陽之別을 名曰外關이니 去腕二寸하야 外遶臂하고 注胸中하야 合心主라 病이 實則肘攣하고 虛則不收하니 取之所別也라

手少陽之絡은 名外關이니 在腕後二寸兩筋間하야 別走手厥陰心主者也라 此經이 遶臂 故로 爲肘攣及不收之病하니 治此者는 當取所別之外關이라

---

1) 上: 『太素』에는 '去'로 되어 있다.
2) 其別者: 絡脈이 分出하는 支線으로 本經路線을 따라 淺部로 운행한다.
3) 肬: 疣와 동. 군살, 혹(贅肉) 우.
4) 痂: 쇠딱지(乾瘍) 가.
5) 偏: 絡의 뜻임.

○ 足太陽之別을 名曰飛陽이니 去踝七寸하야 別走少陰이라 實則鼽窒頭背痛하고 虛則鼽衄하니 取之所別也라

足太陽之絡은 名飛陽이니 在足外踝上七寸하야 別走足少陰者也라 此經이 起於目內眥하야 絡腦行頭背라 故로 其爲病이 如此하니 治此者는 當取所別之飛陽이라 ○ 鼽는 音求니 鼻塞也요 窒은 音質이라 衄은 女六切이니 鼻出血也라

○ 足少陽之別을 名曰光明이니 去踝五寸하야 別走厥陰하고 下絡足跗라 實則厥하고 虛則痿躄하야 坐不能起하니 取之所別也라

足少陽之絡은 名光明이니 在外踝上五寸하야 別走足厥陰者也라 此經이 下絡足跗 故로 爲厥爲痿躄하니 治此者는 當取所別之光明이라 ○ 躄은 音璧이니 足不能行也라

○ 足陽明之別을 名曰豐隆이니 去踝八寸하야 別走太陰하며 其別者는 循脛骨外廉하야 上絡頭項하고 合諸經之氣하야 下絡喉嗌이라 其病이 氣逆則喉痺瘁[1)]瘖하고 實則狂巓하며 虛則足不收脛枯하니 取之所別也라

足陽明之絡은 名豐隆이니 在外踝上八寸하야 別走足太陰者也라 此經이 循喉嚨하야 入缺盆하되 胃爲五藏六府之海요 而喉嗌缺盆은 爲諸經之孔道라 故로 合諸經之氣하야 下絡喉嗌而爲病如此하니 治之者는 當取所別之豐隆也라 ○ 脛은 奚敬切이요 嗌은 音益이라 瘁는 悴同하니 病乏也라 瘖은 音音이요 巓은 癲同이라

○ 足太陰之別을 名曰公孫이니 去本節之後一寸하야 別走陽明하며 其別者는 入絡腸胃라 厥氣上逆則霍亂하고 實則腸中切痛하며 虛則鼓脹하니 取之所別也라

足太陰之絡은 名公孫이니 在足大指本節後一寸하야 別走足陽明者也라 厥氣者는 脾氣失調하야 而或寒或熱이 皆爲厥氣요 逆而上行則爲霍亂이라 本經이 入腹屬脾絡胃 故로 其爲病如此하니 治此者는 當取所別之公孫也라

○ 足少陰之別을 名曰大鍾이니 當踝後繞跟하야 別走太陽하며 其別者는 幷經으로 上走於心包하고 下外貫腰脊이라 其病이 氣逆則煩悶하고 實則閉癃하며 虛則腰痛하니 取之所別也라

足少陰之絡은 名大鍾이니 在足跟後骨上兩筋間하야 別走足太陽者也라 前十二經脈에 言本經이 從肺出絡心이라하고 此에 言上走心包하고 下外貫腰脊이라하니 故로 其爲病이 如此而治此者는

---

1) 瘁: 병들(悴), 고달플 췌.

當取所別之大鍾也라

○ 足厥陰之別을 名曰蠡溝니 去內踝五寸하야 別走少陽하며 其別者는 循脛上睾하야 結於莖이라 其病이 氣逆則睾腫卒疝하고 實則挺長[1)]하며 虛則暴癢하니 取之所別也라

足厥陰之絡은 名蠡溝니 在足內踝上五寸하야 別走足少陽者也라 本經이 絡陰器하야 上睾하야 結於莖이라 故로 其所病이 如此而治此者는 當取所別之蠡溝라 ○ 蠡는 音里라 睾는 音高니 陰丸也요 莖은 英行二音이니 陰莖也라

○ 任脈之別을 名曰尾翳[2)]니 下鳩尾하야 散於腹이라 實則腹皮痛하고 虛則癢搔하니 取之所別也라

尾翳는 誤也라 任脈之絡은 名屏翳니 卽會陰穴이니 在大便前小便後兩陰之間하야 任督衝三脈所起之處라 此經이 由鳩尾下行하야 散於腹 故로 其爲病이 若此而治之者는 當取所別之會陰이라 ○ 搔는 思高切이니 爬也라

○ 督脈之別을 名曰長强이니 挾膂上項하야 散頭上하고 下當肩胛左右하야 別走太陽하고 入貫膂라 實則脊强하고 虛則頭重하야 高搖之하니 挾脊之有過者는 取之所別也라

督脈之絡은 名長强이니 在尾骶骨端하야 別走任脈足少陰者也라 此經이 上頭項走肩背 故로 其所病이 如此라 頭重高搖之는 謂力弱不勝而顫掉也라 治此者는 當取所別之長强이라 ○ 膂는 音呂라

○ 脾之大絡을 名曰大包니 出淵腋下三寸하야 布胸脇이라 實則身盡痛하고 虛則百節盡皆縱하되 此脈이 若羅絡之血者니 皆取之脾之大絡脈也라

脾之大絡은 名大包니 在淵腋下三寸하야 布胸脇하고 出九肋間하야 總統陰陽諸絡하니 由脾灌漑五藏者也라 故로 其爲病이 如此라 羅絡之血者는 言此大絡이 包羅諸絡之血이라 故로 皆取脾之大絡하야 以去之라 大絡은 卽大包也라

○ 凡此十五絡者는 實則必見이어니와 虛則必下[3)]하야 視之不見하니 求之上下니 人經不同하고 絡脈異所別也일새라

---

1) 挺長: 陰莖의 挺長不收 卽陰莖勃起.
2) 尾翳: 『甲乙』·『太素』에는 '鳩尾'로, 『類經』에는 '屛翳'의 誤記로, 張志聰은 '鳩尾之上'으로 보았다.
3) 下: 沈下也.

十二經에 共十二絡而外有任督之絡과 及脾之大絡하니 是爲十五絡也라 凡人之十二經脈은 伏行分肉之間하야 深不可見이어니와 其脈之浮而可見者는 皆絡脈也라 然이나 又必邪氣盛者는 脈乃壅盛이라 故로 實則必見하고 正氣虛者는 脈乃陷下하야 而視之不見矣라 故로 當求上下諸穴하야 以相印證而察之니 何也오 蓋以人經有肥瘦長短之不同하고 絡脈도 亦異其所別이라 故로 不可執一而求也라 ○ 愚按本篇에 以督脈之長强과 任脈之尾翳로 合爲十五絡은 蓋督脈이 統絡諸陽하고 任脈이 統絡諸陰하야 以爲十二經絡陰陽之綱領故也요 而二十六難에 以陽蹻陰蹻로 合爲十五絡者는 不知陽蹻爲足太陽之別이요 陰蹻爲足少陰之別이니 不得另[1]以爲言也라 學者當以本經爲正이라 ○ 又按本篇에 足太陰之別을 名曰公孫而復有脾之大絡을 名曰大包라하고 足陽明之別을 名曰豊隆而平人氣象論에 復有胃之大絡을 名曰虛里라하니 然則諸經之絡은 惟一而脾胃之絡은 各二라 蓋以脾胃爲藏府之本이니 而十二經이 皆以受氣者也라 共爲十六絡이니 有圖하니라

經絡之辨 刺診之法

六

黃帝曰 經脈十二者는 伏行分肉之間하야 深而不見하고 其常見者는 足太陰이니 過於外踝之上하야 無所隱故也요 諸脈之浮而常見者는 皆絡脈也라

『靈樞·經脈篇』 ○ 足太陰은 當作手太陰이라 經脈은 深而直行 故로 手足十二經脈이 皆伏行分肉之間하야 不可得見이나 其有見者는 惟手太陰一經이 過於手外踝之上하야 因其骨露皮淺 故로 不能隱이라 下文에 云經脈者는 常不可見也니 其虛實也는 以氣口知之라하니 正謂此耳라 此外諸脈에 凡浮露於外而可見者는 皆絡脈也라 分肉은 言肉中之分理也라

六經絡의 手陽明少陽之大絡은 起於五指間하야 上合肘中이라

此는 擧手絡之最大者하야 以明視絡之法也라 手足에 各有六經而手六經之絡은 則惟陽明少陽之絡이 爲最大라 手陽明之絡은 名偏歷이니 在腕後三寸上側間하야 別走太陰하고 手少陽之絡은 名外關이니 在臂表腕後二寸兩筋間하야 邪行向內하야 歷陽明太陰하야 別走厥陰이라 二絡之下行者는 陽明이 出合谷之次하야 分絡於大食二指하고 少陽이 出陽池之次하야 散絡於中名小三指라 故로 起於五指間이요 其上行者는 總合於肘中內廉厥陰曲澤之次라 凡人手背之露筋者는 皆顯然可察이니 俗謂之靑筋이라 此本非筋非脈이니 卽畜血之大絡也라 凡浮絡之在外者는 皆可推此而知耳라

---

1) 另: 쪼갤, 나눌 영.

飮酒者는 衛氣先行皮膚하고 先充絡脈하야 絡脈先盛 故로 衛氣已平하면 營氣乃滿而經脈大盛이라

衛氣者는 水穀之悍氣也니 其氣慓疾滑利하야 不入於經하고 酒亦水穀之悍氣니 其慓疾之性亦然이라 故로 飮酒者는 必隨衛氣하야 先達皮膚하고 先充絡脈하야 絡脈先盛則衛氣已平하고 而後營氣滿하야 經脈乃盛矣라 平은 猶潮平也니 卽盛滿之謂라 ○ 愚按脈有經絡하니 經在內하고 絡在外하며 氣有營衛하니 營在內하고 衛在外라 今飮酒者는 其氣自內達外하니 似宜先經而後絡이어늘 玆에 乃先絡而後經者는 何也오 蓋營氣者는 猶原泉之混混[1]이니 循行地中하야 周流不息者也라 故로 曰 營行脈中이라하고 衛氣者는 猶雨霧之鬱蒸이니 透徹上下하야 徧及萬物者也라 故로 曰 衛行脈外라하니 是以로 雨霧之出於地엔 必先入百川하고 而後歸河海하며 衛氣之出於胃엔 必先充絡脈하고 而後達諸經이라 故로 經水篇에 以十二經으로 分配十二水하니 然則經卽大地之江河요 絡猶原野之百川也니 此經絡營衛之辨이라

脈之卒然動者는 皆邪氣居之하야 留於本末이니 不動則熱하고 不堅則陷且空하야 不與衆同하니 是以知其何脈之動[2]也[3]라

上文은 言飮酒者는 能致經脈之盛이라 故로 脈之平素不甚動而卒然動者는 皆邪氣居之하야 留於經脈之本末而然耳라 邪氣者는 卽指酒氣爲言이니 酒邪在脈하면 則浮絡者는 雖不動이나 亦必熱也요 雖大而不堅이라 故로 陷且空也라 此浮絡與經脈之不同이라 故로 可因之以知其動者爲何經之脈也라 此特擧飮酒爲言者는 正欲見其動與不動과 空與不空으로 而經脈絡脈爲可辨矣라

雷公이 曰 何以知經脈之與絡脈異也잇가 黃帝曰 經脈者는 常不可見也니 其虛實也는 以氣口知之요 脈之見者는 皆絡脈也니라

氣口者는 手太陰肺經也라 肺朝百脈하고 氣口爲脈之大會니 凡十二經脈이 深不可見이나 而其虛實은 惟於氣口에 可知之니 因其無所隱也라 若其他浮露在外而可見者는 皆絡脈이요 而非經也라

雷公이 曰 細子[4]는 無以明其然也로소이다 黃帝曰 諸絡脈은 皆不能經大節

---

1) 混混: 물이 솟아 흐르는 모양.

2) 動: 『太素』에는 '病'으로 되어 있다.

3) 脈之卒然動者 皆邪氣居之 留於本末 不動則熱 不堅則陷且空 不與衆同 是以知其何脈之動也: 『太素』와 『類經』에서는 邪氣를 酒氣로 해석했으나 原文 그대로 해석해도 된다. "不動則熱"은 邪氣가 經脈에 모여 鬱而成熱한 것이고 邪氣가 침범하면 맥이 堅硬해야 하나 寒邪가 깊이 침범하면 邪氣가 陷下하여 經氣가 空虛해지게 되는 것이다.

4) 細子: 小子.

之間하니 **必行絶道而出入**하야 **復合於皮中**하야 **其會皆見於外**라

大節은 大關節也요 絶道는 間道也라 凡經脈所行은 必由谿谷大節之間하고 絡脈所行은 乃不經大節이로되 而於經脈不到之處에 出入聯絡하야 以爲流通之用이라 然이나 絡有大小하니 大者를 曰大絡이요 小者를 曰孫絡이라 大絡은 猶木之幹하야 行有出入하고 孫絡은 猶木之枝하야 散於膚腠 故로 其會皆見於外라

故로 **諸刺絡脈者**는 **必刺其結上**하고 **甚血者**는 **雖無結**이라도 **急取之**하야 **以寫其邪而出其血**이니 **留之發爲痺也**라

凡刺絡脈者는 必刺其結上이니 此는 以血之所聚로 其結麤突이 倍常이라 是爲結上이니 卽當刺處也라 若血聚已甚하면 雖無結絡이라도 亦必急取之하야 以去其邪血이요 否則發爲痺痛之病이라 今西北之俗에 但遇風寒痛痺等疾이면 卽以繩帶로 緊束上臂하야 令手肘靑筋脹突하고 乃用磁[1]鋒하야 於肘中曲澤穴次合絡結上에 砭[2]取其血을 謂之放寒이라하니 卽此節之遺法이니 勿謂其無所據也라

凡診絡脈에 **脈色靑則寒且痛**이요 **赤則有熱**이며 **胃中寒**이면 **手魚之絡**이 **多靑矣**요 **胃中有熱**이면 **魚際絡**이 **赤**이라 **其暴[3]黑者**는 **留久痺也**요 **其有赤有黑有靑者**는 **寒熱氣也**요 **其靑短者**는 **少氣也**라

診은 視也라 此는 診絡脈之色하야 可以察病而手魚之絡이 尤爲顯淺易見也라 寒則氣血凝濇하고 凝濇則靑黑 故로 靑則寒且痛이요 熱則氣血淖澤하고 淖澤則黃赤 故로 赤則有熱이라 手魚者는 大指本節間之豐肉也라 魚雖手太陰之部나 而胃氣至於手太陰이라 故로 可以候胃氣라 五色之病에 惟黑爲甚하니 其暴黑者는 以痺之留久而致也라 其赤黑靑色이 不常者는 寒熱氣之往來也라 其靑而短者는 靑爲陰勝이요 短爲陽不足 故로 爲少氣也라

凡刺寒熱者는 **皆多血絡**하니 **必間日而一取之**하야 **血盡而止**하고 **乃調其虛實**이라

凡邪氣客於皮毛하야 未入於經而爲寒熱者는 其病在血絡이라 故로 當間日一取하야 以去其血이니 血盡則邪盡하고 邪盡則止鍼하고 而後因其虛實하야 以調治之也라 邪自皮毛而入하면 極於五藏之次하니 義詳鍼刺類三十이라

其小而短者는 **少氣**니 **甚者**를 **寫之則悶**하고 **悶甚則仆**하야 **不得言**하니 **悶則急**

---

1) 磁: 瓷와 通用.
2) 砭: 침놓을 폄.
3) 暴: 『太素』에는 '魚'로 되어 있다.

坐之也니라

視에 其絡脈之小而短者는 氣少故也니 不可刺之라 虛甚而寫하면 其氣重虛하야 必致昏悶하고 甚則運仆暴脫하야 不能出言하니 急扶坐之하야 使得氣轉以漸而甦이요 若偃臥則氣滯하야 恐致不救也라

○ 經脈爲裏요 **支而橫者爲絡**이며 **絡之別者爲孫**이니 **盛而血者**는 **疾誅之**하되 **盛者**는 **寫之**하고 **虛者**는 **飮藥以補之**니이다

『靈樞·脈度篇』○ 經脈은 直行深伏 故로 爲裏而難見이요 絡脈은 支橫而淺 故로 在表而易見이라 絡之別者는 爲孫이니 孫者는 言其小也요 愈小愈多矣라 凡人遍體細脈이 卽皆膚腠之孫絡也라 絡脈有血而盛者를 不去之則壅而爲患이라 故로 當疾誅之니 誅는 除也라 然이나 必盛者而後에 可寫요 虛則不宜用鍼이라 故로 邪氣藏府病形篇에 曰 陰陽形氣俱不足이면 勿取以鍼하고 而調以甘藥이라하니 卽虛者飮藥以補之之謂라

氣穴三百六十五

『素問·氣穴論』○ 七

黃帝問曰 余聞호니 **氣穴**은 **三百六十五**로 **以應一歲**라하니 **未知其所**라 **願卒聞之**하노이다

人身孔穴이 皆氣所居하고 本篇에 言穴不言經하니 故로 曰氣穴이라 周身은 三百六十五氣穴이요 周歲[1]는 三百六十五日 故로 以應一歲라 卒은 盡也라

岐伯이 **稽首再拜**하고 **對曰 窘乎哉**라 **問也**시여 **其非聖帝**면 **孰能窮其道焉**이리오 **因請溢意**하야 **盡言其處**하리이다

窘은 窮而難也라 孰은 誰也라 溢은 暢達也라

帝捧手[2]하고 **逡巡**[3]**而却曰 夫子之開余道也**에 **目未見其處**하고 **耳未聞其數**[4]나 **而目以明**하고 **耳以聰矣**니이다 **岐伯**이 **曰 此所謂聖人**은 **易語**[5]요 **良馬**는 **易御也**니이다

---

1) 周歲: 周年, 期年. ① 滿 一年. ② 生後 滿 一年.

2) 捧手: 拱手. ① 두 손을 겹쳐 모아 행하는 절. 吉事에는 남자는 왼손, 여자는 오른손을 앞으로 하고 凶事에는 반대로 한다.(『禮記·曲禮』) ② 손을 마주 잡고 아무런 일도 하지 않음.

3) 逡巡: 逡遁. 뒤로 물러남, 단행하지 못하고 우물쭈물함.

4) 目未見其處 耳未聞其數: 處는 經穴部位, 數는 經穴數字를 말함.

5) 語: 가르칠(敎), 깨우칠(諭).

聖人者는 聞聲知情하야 無所不達이라 故로 聖人易語요 良馬者는 不稱其力하고 稱其德也라 故로 良馬는 易御라

帝曰 余非聖人之易語也라 世言眞數[1]는 開人意라하니 今余所訪[2]問者는 眞數니 發蒙解惑은 未足以論也라 然이나 余願聞컨대 夫子溢志하야 盡言其處하야 令解其意하면 請藏之金匱하야 不敢復出하리이다

眞數는 格物窮理之數也라 發蒙解惑未足以論은 蓋帝自謙非聖人이라 故로 不有眞數하야 不足以論也라

岐伯이 再拜而起曰 臣請言之하리이다

此下에 舊本에 有云 背與心이 相控而痛하면 所治는 天突與十椎와 及上紀니 上紀者는 胃脘也요 下紀者는 關元也라 背胸은 邪繫陰陽左右하야 如此其病이 前後痛澁하며 胸脇痛而不得息不得臥하며 上氣短氣하며 偏痛脈滿起하니 斜出尻脈하야 絡胸脇하고 支心貫鬲하야 上肩하야 加天突하고 斜下肩하야 交十椎下일새라하니 以上共計八十七字는 按컨대 其文義與上下文으로 不相流貫이라 新校正에 疑其爲骨空論文이 脫誤於此者라하니 是라 今移入鍼刺類四十七하니라

藏俞五十穴이요

藏은 五藏也요 俞는 井滎俞經合也라 五藏之俞는 五五二十五穴이니 左右合之면 共五十穴이라 ○ 肝之井은 大敦也요 滎은 行間也요 俞는 太衝也요 經은 中封也요 合은 曲泉也라 ○ 心主之井은 中衝也요 滎은 勞宮也요 俞는 大陵也요 經은 間使也요 合은 曲澤也라 ○ 脾之井은 隱白也요 滎은 大都也요 俞는 太白也요 經은 商丘也요 合은 陰陵泉也라 ○ 肺之井은 少商也요 滎은 魚際也요 俞는 太淵也요 經은 經渠也요 合은 尺澤也라 ○ 腎之井은 湧泉也요 滎은 然谷也요 俞는 太谿也요 經은 復溜也요 合은 陰谷也라 ○ 右五藏에 言心主而不言心은 以邪客篇에 云 手少陰之脈은 獨無腧라 諸邪之在於心者는 皆在於心之包絡하니 包絡者는 心主之脈也라 故로 獨無腧焉이라하니 義詳鍼刺類二十三하니라

府俞七十二穴이요

府는 六府也라 藏俞惟五요 府俞有六하니 曰井滎俞原經合也라 六府之俞는 六六三十六穴이니 左右合之면 共七十二穴이라 ○ 膽之井은 竅陰也요 滎은 俠谿也요 俞는 臨泣也요 原은 丘墟也요 經은 陽輔也요 合은 陽陵泉也라 ○ 胃之井은 厲兌也요 滎은 內庭也요 俞는 陷谷也요 原은 衝陽也요 經은 解谿也요 合은 三里也라 ○ 大腸之井은 商陽也요 滎은 二間也요 俞는 三間也요

---

1) 眞數: 氣穴之數理.
2) 訪: 널리 물을(汎謀), 뵈올, 찾을(覓) 방.

原은 合谷也요 經은 陽谿也요 合은 曲池也라 ○ 小腸之井은 少澤也요 滎은 前谷也요 兪는 後谿也요 原은 腕骨也요 經은 陽谷也요 合은 小海也라 ○ 三焦之井은 關衝也요 滎은 液門也요 兪는 中渚也요 原은 陽池也요 經은 支溝也요 合은 天井也라 ○ 膀胱之井은 至陰也요 滎은 通谷也요 兪는 束骨也요 原은 京骨也요 經은 崑崙也요 合은 委中也라

熱兪五十九穴이요

具水熱穴論註中하니 詳鍼刺類三十九라

水兪五十七穴이요

詳鍼刺類三十六하고 並出水熱穴論王氏註中이라

頭上五行에 行五[1)]니 五五二十五穴이요

此는 卽前熱兪五十九穴中之數而重言之也라

中脜兩傍에 各五니 凡十穴이요

此는 五藏之背兪니 謂肺兪心兪肝兪脾兪腎兪也라 皆足太陽經夾脊之兩旁者니 共十穴이라 ○ 脜는 膂同이라

大椎[2)]上兩傍에 各一이니 凡二穴이요

大椎는 督脈穴이니 連上兩傍者共三穴이라 其兩傍二穴은 按컨대 王氏云 甲乙經과 經脈流注孔穴圖經에 並不載하니 未詳何兪也라하고 新校正에 云 大椎上傍엔 無穴이라하나 今於大椎上傍에 按之면 甚痠하니 必當有穴이라 意者甲乙等經이 猶有未盡이라

目瞳子浮白이 二穴이요

瞳子髎 浮白各二穴은 皆足少陽經也니 共四穴이라

兩髀厭分中에 二穴이요

髀厭分中은 謂髀樞骨[3)]分縫[4)]中이니 卽足少陽環跳穴也라

犢鼻二穴이요

---

1) 頭上有五行 行五: 가운데로 督脈인 上星, 顖會, 前頂, 百會, 後頂의 五穴이 있고 이 노선 양측으로 膀胱經인 五處, 承光, 通天, 絡却, 玉枕의 五穴이 두 줄로 지나가며 다시 이 노선 양측으로 少陽經인 臨泣, 目窗, 正營, 承靈, 腦空의 五穴이 역시 두 줄로 지나가므로 總 二十五穴이 된다.

2) 大椎: 『太素』에는 '大杼'로 되어 있다.

3) 髀骨: ① 넓적다리 뼈. ② 骨盤을 이루는 큰 뼈. 腸骨, 恥骨, 坐骨이 癒着된 것. 無名骨, 髖骨.(엉덩이 뼈)

4) 分縫: 分離縫合.

犢鼻는 足陽明穴也라

耳中多所聞에 二穴이요

手太陽聽宮也라

眉本에 二穴이요

足太陽攢竹也라

完骨에 二穴이요

足少陽經也라

項中央에 一穴이요

督脈風府也라

枕骨에 二穴이요

足少陽上竅陰也라

上關이 二穴이요

足少陽客主人也라

大迎이 二穴이요

足陽明穴也라

下關이 二穴이요

足陽明穴也라

天柱二穴이요

足太陽經穴也라

巨虛上下廉이 四穴이요

巨虛上廉과 巨虛下廉은 皆足陽明經穴이라

曲牙二穴이요

足陽明頰車也라

天突이 一穴이요

任脈穴也라

天府二穴이요
手太陰穴也라

天牖二穴이요
手少陽穴也라

扶突이 **二穴**이요
手陽明穴也라

天窓이 **二穴**이요
手太陽穴也라

肩解二穴이요
足少陽肩井也라

關元이 **一穴**이요
任脈穴也라

委陽이 **二穴**이요
足太陽穴也라

肩貞이 **二穴**이요
手太陽穴也라

瘖門이 **一穴**이요
督脈瘂門也라

齊一穴이요
任脈神闕也라

胸兪十二穴이요
謂兪府彧中神藏靈墟神封步廊이니 左右共十二穴로 俱足少陰經穴이라

背兪二穴이요

足太陽大杼也라

膺兪十二穴이요

胸之兩旁을 曰膺이라 膺兪者는 手太陰之雲門中府와 足太陰之周榮胸鄕天谿食竇니 左右共十二穴也라

分肉이 二穴이요

足少陽陽輔也니 重出이라

踝上橫에 二穴이요

內踝上은 交信也니 足少陽經穴이요 外踝上은 附陽也니 足太陽經穴이라 左右共四穴이라

陰陽蹻四穴이라

陰蹻穴은 足少陰照海也요 陽蹻穴은 足太陽申脈也니 左右共四穴이라 ○ 蹻有五音하니 蹺皎[1] 喬脚이요 又極虐切이라

水兪는 在諸分하고

水屬陰하니 多在肉理諸分之間이라 故로 治水者는 當取諸陰分이니 如水兪五十七穴者是也라

熱兪는 在氣穴하며

熱爲陽이니 多在氣聚之穴이라 故로 治熱者는 當取諸陽分이니 如熱兪五十九穴者是也라

寒熱兪는 在兩骸厭中하니 二穴이요

兩骸厭中은 謂膝下外側骨厭中이니 足少陽陽關穴也라 ○ 骸는 音鞋니 說文에 脛骨이라하니라

大禁이 二十五로 在天府下五寸하니

大禁者는 禁刺之穴이니 謂手陽明五里也요 在手太陰天府穴下五寸하니 左右共二穴이라 玉版篇에 曰 迎之五里면 中道而止하니 五至而已요 五往而藏之氣盡矣라 故로 五五二十五而竭其輸矣[2]라하니 正此謂也라 詳鍼刺類六十一이라

凡三百六十五穴이 鍼之所由行也니이다

1) 蹺皎: 蹺는 발돋움할 교. 皎는 흴, 밝을 교.
2) 迎之五里 中道而止 五至而已 五往而藏之氣盡矣 故五五二十五而竭其輸矣: 『類經·鍼刺類』에는 "一臟之氣는 大約五至而已라 鍼凡五往以迎之면 則一臟之氣已盡하고 若奪至二十五至면 則五臟之輸氣皆竭하야 乃殺生人하니 此所謂奪其天眞之氣也라"고 하고, 張志聰注에는 "至者는 迎其氣之至也요 往者는 追其氣之行也라 故로 五至而迎其五藏之氣則已니 若五往而追之則五藏之氣盡泄於外矣라"고 하여 '至'를 '迎'의 뜻으로 해석하였다.

自藏兪五十穴至此히 共三百六十五穴이요 若連前移附鍼刺類原文所列天突十椎胃脘關元四穴이면 則總計三百六十九穴이나 內除天突關元과 及頭上二十五穴하니 俱係重複이라 外하면 實止三百四十二穴이라 蓋去古旣遠하고 相傳多失하야 必欲考其詳數나 不能也라

孫絡谿谷之應

『素問·氣穴論』連前篇 ○ 八

帝曰 余已知氣穴之處와 遊鍼之居로니 願聞컨대 孫絡谿谷도 亦有所應乎아

遊鍼之居는 鍼所遊行之處也라 孫絡은 支別之小絡也라 谿谷義는 見後하니라

岐伯이 曰 孫絡三百六十五穴會도 亦以應一歲하니

孫絡之云穴會는 以絡與穴爲會也니 穴深在內하고 絡淺在外하야 內外爲會라 故로 曰穴會요 非謂氣穴之外에 別有三百六十五絡穴也라

以溢奇邪[1)]하며 以通榮衛라

溢은 注也며 滿也요 奇는 異也라 邪自皮毛而溢於絡者는 以左注右하고 以右注左하야 其氣無常處而不入於經하니 是爲奇邪라 表裏之氣는 由絡以通 故로 以通營衛라 ○ 榮은 營으로 通用하니 下同하니라

榮衛稽留하면 衛散榮溢하고 氣竭血著하야 外爲發熱하고 內爲少氣라

邪氣留於榮衛 故로 衛氣散하고 榮氣溢이라 氣竭於內 故로 爲少氣요 血著於經 故로 爲發熱이라 ○ 著은 直略切이니 留滯也라

疾寫無怠하야 以通榮衛니 見而寫之요 無問所會니이다

邪客於絡則病及榮衛라 故로 疾寫之則榮衛通矣니 疾은 速也라 然이나 寫絡者는 但見其結卽可刺之요 不必問其經穴之所會라

帝曰 願聞谿谷之會也니이다 岐伯이 曰 肉之大會爲谷이요 肉之小會爲谿니 肉分之間과 谿谷之會에 以行榮衛하며 以會大氣라

肉之會는 依乎骨하고 骨之會는 在乎節 故로 大節小節之間이 卽大會小會之所而谿谷이 出乎其中이라 凡分肉之間과 谿谷之會 皆所以行榮衛之大氣者也라 ○ 愚按谿谷之義는 說文에 泉出通川爲谷이라하고 又詩有谷風한대 詩詁에 風自谷出也라하고 宋均이 曰 無水曰谷이요 有水曰谿

1) 奇邪: 絡脈의 邪氣를 말함.

라하니 故로 谿谷之在天地엔 則所以通風水하고 在人身엔 則所以通血氣라 凡諸經兪穴에 有曰天曰星者는 皆所以應天也요 有曰地曰山陵谿谷淵海泉澤都里者는 皆所以應地也라 又如穴名이 府者는 爲神之所集이요 穴名이 門戶者는 爲神之所出入이요 穴名이 宅舍者는 爲神之所安이요 穴名이 臺者는 爲神之所遊行이니 此先聖之取義命名은 皆有所因하니 用以類推면 則庶事可見이라

邪溢氣壅하면 脈熱肉敗하고 榮衛不行하야 必將爲膿하야 內銷[1]骨髓하고 外破大膕[2]하며

膕은 當作䐃이니 誤也라 蓋䐃은 可稱大나 膕은 不必稱大也라

留於節湊[3]하면 必將爲敗하며

若邪氣溢壅於谿谷하야 鬱而成熱하면 則榮衛不行하야 必爲癰膿破䐃等疾하고 設或留於節湊하면 則必更[4]甚而爲敗矣라

積寒이 留舍하면 榮衛不居하야 卷肉縮筋하야 肋肘不得伸하야 內爲骨痺요 外爲不仁이라 命曰不足이니 大寒이 留於谿谷也니이다

若積寒留舍於谿谷하야 陰凝而滯하면 則榮衛之氣不能居하야 卷肉縮筋 故로 肋肘不得伸하야 乃爲骨痺不仁等疾하니 皆陽氣不足而寒邪得留也라 ○ 卷은 捲同이라

谿谷三百六十五穴會도 亦應一歲하니

有骨節而後有谿谷하고 有谿谷而後有穴兪하니 人身骨節三百六十五에 而谿谷穴兪應之라 故로 曰穴會요 亦應一歲之數라

其小痺淫溢[5]하야 循脈往來하면 微鍼所及이니 與法[6]相同하니이다

邪在孫絡하면 邪未深也니 是爲小痺라 故로 可微鍼以治로되 而用法則同也라

帝乃辟左右而起하사 再拜曰 今日에 發蒙解惑이라 藏之金匱하야 不敢復出이라하시고 乃藏之金蘭之室하고 署曰氣穴所在라하시다

署는 表識也라

---

1) 銷: 쇠 녹일, 다할(盡), 깎을(削), 풀어질(釋) 소.
2) 膕:『太素』에는 '䐃'으로 되어 있다.
3) 湊: 腠와 通.
4) 更: 더욱(愈甚之意) 갱.
5) 淫溢: 漫然의 뜻임.
6) 法: 孫絡을 刺鍼하는 方法.

岐伯이 曰 孫絡之脈은 別經者라 其血이 盛而當寫者도 亦三百六十五脈이 並注於絡하야 傳注十二絡脈이요 非獨十四絡脈也니

三百六十五脈은 卽首節三百六十五穴會之義라 孫絡之多는 皆傳注於十二經之大絡이요 非獨十四絡穴也라 絡有十五而此言十四는 內大包卽脾經者일새라

內解寫於中者는 十脈이니이다

解는 解散也니 卽刺節眞邪篇의 解結之謂요 寫는 寫去其實也라 中者는 五藏也라 此는 言絡雖十二나 而分屬於五藏이라 故로 可解寫於中은 左右各五 故로 云十脈이라

氣府三百六十五

『素問·氣府論』全 ○ 九

足太陽脈氣所發者는 七十八穴이니

詳考本經下文컨대 共得九十三穴이니 內除督脈少陽二經의 其浮氣相通於本經하면 而重見者凡十五穴이니 則本經은 止七十八穴이라 近世經絡相傳에 足太陽은 左右共一百二十六穴이요 卽下文各經之數도 亦多하야 與今時者로 不同이라 蓋本篇所載者는 特擧諸經脈氣所發과 及別經所會而言이라 故로 曰氣府요 至於兪穴之詳하여는 仍散見各篇하니 此猶未盡이라

兩眉頭各一이요

本經攢竹二穴也라

入髮至項[1]三寸半에 傍五요 相去三寸에

項은 當作頂이라 自眉上入髮은 曲差穴也요 自曲差上行至頂中은 通天穴이니 則三寸半也라 並通天而居中者는 督脈之百會也요 百會는 爲太陽督脈之會라 故로 此以爲言이라 百會居中而前後共五穴이요 左右凡五行이라 故로 曰傍五라 自百會로 前至顖會하고 後至强間하며 左右至少陽經穴하야 相去各三寸하니 共五五二十五穴이니 如下文者是也라

其浮氣在皮中者는 凡五行에 行五니 五五二十五요

浮氣者는 言脈氣之浮於頂也니 共五行이요 行五穴하되 五行之中에 而太陽惟二라 其中行者는 督脈也니 顖會前頂百會後頂强間으로 共五穴이요 次兩行者는 本經也니 五處承光通天絡却玉枕으로 左右各五穴이요 又次兩行者는 少陽經也니 臨泣目窓正營承靈腦空으로 左右各五穴이니

---

1) 入髮至項: '入髮至頂'의 誤記. 高世栻注에 "頂은 前頂穴也라 自攢竹入髮際至前頂에 其中有神庭上星顖會라 故로 上三寸半이라 前頂在中行하고 次兩行하며 外兩行이라 故로 旁五니 言自中及旁有五行也라"고 하였다.

共二十五穴也라 ○ 行은 音杭이라

項中大筋兩傍에 各一이요

天柱二穴也라

風府兩傍에 各一이요

風府는 督脈穴이요 兩傍各一은 足少陽風池二穴也라 ○ 按此穴은 與太陽無涉이로되 今此言之하니 必其脈氣之所會者라 後放此하니라

俠脊以下로 至尻尾 二十一節이니 十五間에 各一이요

脊骨二十一節은 自大椎穴爲第一節하야 以下至尻尾而言이니 除項骨三節不在內也라 間은 骨節之間也니 十五間에 各一이나 今考之甲乙等經하면 惟十四穴하니 乃大杼附分魄戶神堂譩譆鬲關魂門陽綱意舍胃倉肓門志室胞肓秩邊也요 近世復有膏肓一穴하니 亦合十五穴이라 然이나 此穴은 自晋以前엔 所未言이니 而原數則左右共二十八穴也라

五藏之兪各五요 六府之兪各六이요

五藏兪는 謂肺兪心兪肝兪脾兪腎兪也요 六府兪는 謂膽兪胃兪三焦兪大腸兪小腸兪膀胱兪니 合藏府之兪면 左右共二十二穴이라

委中以下로 至足小指傍이 各六兪라

謂委中崑崙京骨束骨通谷至陰也니 左右共十二穴이라

○ 足少陽脈氣所發者는 六十二穴[1)]이니

此足少陽脈氣所發과 及別經有關於本經脈氣者 共六十二穴이라

兩角上에 各二요

角은 耳角也라 角上各二는 天衝曲鬢也니 共四穴이라

直目上髮際內[2)]에 各五요

謂臨泣目窓正營承靈腦空也니 左右共十穴이로되 重見前足太陽下라

耳前角上에 各一이요

耳前角은 曲角也라 角上各一은 頷厭二穴也라

---

1) 六十二穴: 『太素』에는 '五十二穴'로 되어 있다.
2) 直目上髮際內: 瞳孔直上의 髮際內를 말함.

耳前角下에 各一이요

懸釐二穴也라

銳髮[1]下에 各一이요

手少陽和髎也니 手足少陽之會라

客主人이 各一이요

上關二穴也라

耳後陷中에 各一이요

手少陽翳風二穴也니 手足少陽之會라

下關이 各一이요

足陽明穴也니 足少陽陽明之會라

耳下牙車之後에 各一이요

足陽明頰車二穴也라 經別篇에 曰 足少陽은 出頤頷中 故로 會於此라하니라

缺盆이 各一이요

足陽明經穴이니 手足六陽이 俱出於此라

掖下三寸과 脇下至胠八間[2]에 各一이요

掖下三寸은 淵腋也라 自淵腋下脇하야 至胠八間에 各一者는 謂輒筋天池日月章門帶脈五樞維道居髎니 連淵腋하야 共九穴이요 左右合十八穴이라 內天池는 屬手厥陰하고 章門은 屬足厥陰이나 皆足少陽之會라 ○ 掖은 腋同하고 胠는 區去二音이라

髀樞中傍에 各一이요

環跳二穴也라

膝以下로 至足小指次指 各六俞라

謂陽陵泉陽輔丘墟臨泣俠谿竅陰이니 左右共十二穴也라

○ 足陽明脈氣所發者는 六十八穴이니 額顱髮際傍에 各三[3]이요

---

1) 銳髮: 耳前鬢髮이니 俗稱 鬢角이라고도 한다.

2) 八間: 腋下三寸으로 부터 季肋에 이르기까지의 8개 肋骨을 말함.

謂懸顱陽白頭維也니 左右共六穴이라 內懸顱陽白은 俱足少陽穴이나 王氏曰 懸顱爲足陽明脈氣所發이요 陽白爲足陽明陰維之會[1]라하니라

面鼽骨空에 各一이요

四白二穴也라 ○ 鼽는 頄同하니 音求라

大迎之骨空에 各一이요

卽大迎二穴也라

人迎이 各一이요

人迎脈卽此也니 左右二穴이라

缺盆外骨空에 各一이요

手少陽天髎二穴也라

膺中骨間에 各一이요

謂氣戶庫房屋翳膺窓乳中乳根이니 左右共十二穴也라

俠鳩尾之外 當乳下三寸에 俠胃脘이 各五요

謂不容承滿梁門關門太乙이니 左右共十穴也라

俠臍廣三寸에 各三이요

謂滑肉門天樞外陵이니 左右共六穴也라 ○ 齊는 臍同이라

下齊二寸俠之에 各三이요

謂大巨水道歸來니 左右共六穴也라

氣街動脈에 各一이요

卽氣衝也니 左右二穴이라

伏兎上에 各一이요

髀關二穴也라

三里以下로 至足中指 各八兪니 分之所在穴空이라

---

3) 各三: 高世栻注에 "本神頭維懸顱니 兩傍各三이요 凡六穴이라"고 하였다.
1) 陽白爲足陽明陰維之會: 『甲乙』에는 '陽白足少陽陽維之會'로 되어 있는데 이것이 맞다.

謂三里上廉下廉解谿衝陽陷谷內庭厲兌니 左右共十六穴이라 足陽明支者는 一은 出下廉三寸하야 而別下入中指하고 一은 自跗上으로 別入大指端이라 故로 曰 分之所在穴空이라 之는 走也라

○ 手太陽脈氣所發者는 三十六穴이니 目內眥에 各一이요

足太陽睛明二穴也니 爲手太陽之會라

目外에 各一이요

足少陽瞳子髎二穴也니 手太陽之會라

鼽骨下에 各一이요

鼽는 當作頄니 顴髎二穴也라

耳郭上에 各一이요

手少陽角孫二穴也니 手太陽之會라

耳中에 各一이요

聽宮二穴也라

巨骨穴이 各一이요

手陽明經二穴也라

曲掖[1)]上骨穴에 各一이요

臑兪二穴也라

柱骨上陷者 各一이요

足少陽肩井二穴也라

上天窓四寸에 各一이요

謂天窓竅陰四穴이니 竅陰은 足少陽穴也라

肩解에 各一이요

秉風二穴也라

肩解下三寸에 各一이요

1) 曲掖: 腋窩部位.

天宗二穴也라

肘以下至手小指本에 各六兪라

脈이 起於指端 故로 曰 本六兪라 謂小海陽谷腕骨後谿前谷少澤이니 左右共十二兪也라

○ 手陽明脈氣所發者는 二十二穴이니 鼻空外廉과 項上에 各二요

謂迎香扶突이니 左右共四穴也라

大迎骨空에 各一이요

大迎二穴이니 足陽明經也라 重出이라

柱骨之會[1]에 各一이요

天鼎二穴也라

髃骨之會[2]에 各一이요

肩髃二穴也라

肘以下로 至手大指次指本에 各六兪라

謂三里陽谿合谷三間二間商陽이니 左右共十二穴이라

○ 手少陽脈氣所發者는 三十二穴이니 鼽骨下에 各一이요

手太陽顴髎二穴也니 手少陽之會라 重出이라

眉後에 各一이요

絲竹空二穴也라

角上에 各一이요

足少陽頷厭二穴也니 手少陽之會라 重出이라

下完骨後에 各一이요

天牖二穴也라

項中足太陽之前에 各一이요

足少陽風池二穴也라 重出이라

---

1) 柱骨之會: 高世栻注에 "柱骨은 項骨也요 柱骨之會는 謂項肩相會之處니 兩天鼎穴이라"고 하였다.
2) 髃骨之會: 肩臂相會之處.

俠扶突에 各一이요

手太陽天窓二穴也라 重出이라

肩貞이 各一이요

手太陽二穴也라

肩貞下三寸分間에 各一이요

謂肩髎臑會消濼이니 左右各六穴也라

肘以下로 至手小指次指本에 各六兪라

謂天井支溝陽池中渚液門關衝이니 左右共十二穴也라

○ 督脈氣所發者는 二十八穴이니

今多一穴이라

項中央에 二요

風府瘂門二穴也라

髮際後中에 八이요

前髮際로 以至於後에 中行凡八穴이니 謂神庭上星顖會前頂百會後頂强間腦戶也라 內顖會等五穴은 重見前足太陽下이라

面中에 三이요

素髎水溝兌端三穴也라

大椎以下로 至尻尾及傍에 十五穴이라

謂大椎陶道身柱神道靈臺至陽筋縮中樞脊中懸樞命門陽關腰兪長强會陽也나 內會陽二穴은 屬足太陽經하니 在尻尾兩傍이라 故로 曰及傍이니 共十六穴이요 本經連會陽則二十九穴也라

至骶下 凡二十一節이니 脊椎法[1]也라

此는 除項骨而言이라 若連項骨三節이면 則共二十四節이라 ○ 骶는 音底니 尾骶也라 椎는 音槌니 脊骨也라

○ 任脈之氣所發者는 二十八穴이니

1) 法: 計算方法.

今少一穴이라

喉中央에 二요

廉泉天突也라

膺中骨陷中에 各一이요

謂璇璣華蓋紫宮玉堂膻中中庭이니 共六穴也라

鳩尾下三寸胃脘과 五寸胃脘과 以下至橫骨六寸半에 一[1]이니 腹脈法[2]也라

鳩尾는 心前蔽骨也요 胃脘은 言上脘也라 自蔽骨下至上脘이 三寸故로 曰 鳩尾下三寸胃脘이요 自臍上至上脘이 五寸故로 又曰五寸胃脘이니 此는 古經顚倒文法也라 又自臍以下至橫骨은 長六寸半이라 骨度篇에 曰 髑骬以下至天樞는 長八寸이요 天樞以下至橫骨은 長六寸半이라하니 正合此數라 一은 謂一寸에 當有一穴이라 此上下는 共十四寸半 故로 亦有十四穴하니 卽鳩尾巨闕上脘中脘建里下脘水分臍中陰交氣海丹田關元中極曲骨이 是也요 此爲腹脈之法이라

下陰別에 一이요

自曲骨之下로 別絡兩陰之間하야 爲衝督之會라 故로 曰陰別이요 一은 謂會陰穴也라

目下에 各一이요

足陽明承泣二穴이니 任脈之會라

下脣에 一이요

承漿穴也라

齗交 一이라

督脈穴이니 任脈之會라

○ 衝脈氣所發者는 二十二穴이니 俠鳩尾外各半寸하야 至齊히 寸一이요

齊는 臍同이라 寸一은 謂每寸一穴이니 卽幽門通谷陰都石關商曲肓兪요 左右共十二穴也라

俠齊下傍各五分하야 至橫骨이 寸一이니 腹脈法也라

謂中注髓府胞門陰闕橫骨이니 左右共十穴이라 上俱腹二行脈法也라 按此는 皆足少陰穴이니 蓋衝脈이 並足少陰之經으로 而上行也라

---

1) 一: 新校正에는 '詳一字疑誤'라 하였고, 『素問釋義』에는 '一字上 脫各字'라 하였다.

2) 腹脈法: 腹脈取穴方法.

○ 足少陰舌下와

刺瘧論에 曰 舌下兩脈者는 廉泉也라하니 指此而言이라 故로 廉泉이 雖任脈之穴이나 而實爲腎經脈氣所發이라 重出이라

○ 厥陰毛中急脈에 各一이요

急脈은 在陰毛之中이라 凡疝氣急痛者는 上引小腹하고 下引陰丸하니 卽急脈之驗이요 厥陰脈氣所發也나 今甲乙鍼灸等書엔 俱失此穴이라

○ 手少陰에 各一이요

陰郄二穴也라

○ 陰陽蹻에 各一이요

陰蹻之郄은 足少陰交信也요 陽蹻之郄은 足太陽附陽也라

手足諸魚際도 脈氣所發者[1)]니 凡三百六十五穴也라

手足諸魚際는 言手足魚際非一也라 然則手足掌兩旁豊肉處를 皆謂之魚라 此擧諸魚際爲言者는 蓋四肢는 爲十二經發脈之本이라 故로 言此以明諸經氣府之綱領也라 總計前數하면 共三百八十六穴이요 除重複十二穴이라도 仍多九穴하니 此則本篇之數라 ○ 愚按컨대 氣穴論에 氣穴三百六十五以應一歲라하고 而氣府論에 復言三百六十五라하니 其數旣多어늘 又將何所應乎아 余嘗求之天道하니 此正所以應人也라 夫天象은 有豎有橫하야 有經有緯하니 經分南北이요 緯分東西[2)]라 如歲數之應天者는 特以緯度言之耳요 而天之四正四隅[3)]는 蓋無往而非此數라 其在人者는 故[4)]有氣穴氣府와 及孫絡溪谷骨度之分하야 亦無往而不相應하니 此正天人氣數之合也라 今考之氣穴之數컨대 則三百四十二요 氣府之數는 則三百八十六이니 共七百二十八穴이로되 內除氣府重複十二穴하고 又除氣穴氣府相重者면 二百一十三穴이라 實存五百零三穴하니 是爲二篇之數라 及詳考近代所傳十四經兪穴圖經總數면 通共六百六十穴이니 則古今之數 已不能全合矣라 此其中에 雖後世不無發明이나 而遺漏古法者는 恐亦不能免也라

---

1) 足少陰舌下 厥陰毛中急脈各一 手少陰各一 陰陽蹻各一 手足諸魚際 脈氣所發者: 이 句節은 윗 文章과 서로 연결되지 않는데, 아마도 古經의 殘文이 잘못 補入된 것 같다.

2) 夫天象有豎有橫 有經有緯 經分南北 緯分東西: 「攝生類」 賢人條에 "二十八宿는 爲星之經이요 金木水火土는 爲星之緯니 經有度數之常하고 緯有進退之變이라 日月所會를 謂之辰이요 辰有十二를 謂之次라 會當朔晦之期요 次定四方之位라"고 하였다.

3) 四正四隅: 『靈樞·歲露』에 '八正'이란 말이 나오는데, 『類經』注에 "四正四隅를 謂之八正이니 卽八宮也라"고 하였다.

4) 故: 옛(舊), 짐짓(固爲之) 고.

項腋頭面諸經之次

『靈樞·本輸篇』○ 十

缺盆之中은 任脈也니 名曰天突이요

此下는 言頸項中諸經之次也라 缺盆은 足陽明經穴이니 居橫骨[1]之上하야 左右各一이요 缺盆之中은 卽任脈之天突穴이니 是爲頸前居中第一行脈也라

一次任脈側之動脈은 足陽明也니 名曰人迎이요

一次者는 次於中脈一行이니 足陽明也라 其動脈名을 曰人迎이니 卽頸中第二行脈也라

二次脈은 手陽明也니 名曰扶突이요

二次於足陽明之外者는 手陽明也니 穴名扶突이요 在頸에 當曲頰下一寸 人迎後一寸五分이니 卽第三行脈也라

三次脈은 手太陽也니 名曰天窓이요

三次於手陽明之外者는 手太陽也니 穴名天窓이요 在頸에 大筋前曲頰下扶突後이니 卽第四行脈也라

四次脈은 足少陽也니 名曰天容이요

四次於手太陽之後者는 足少陽也로되 上出天窓之外에 而頸中無穴하니 是第五行脈也라 此云天容者는 係手太陽經穴이니 疑誤라

五次脈은 手少陽也니 名曰天牖요

五次於足少陽之後者는 手少陽也니 穴名天牖요 在頸에 大筋外天容後天柱前完骨後髮際上이니 是第六行脈也라 ○ 牖는 音有라

六次脈은 足太陽也니 名曰天柱요

六次於手少陽之後者는 足太陽也니 穴名天柱요 在俠項後에 大筋外廉 髮際陷中이니 是第七行脈也라

七次脈은 頸中央之脈이니 督脈也니 名曰風府요

七次於足太陽之後하야 而去頸之中央者는 督脈也니 穴名風府요 在項後入髮際一寸이로되 自前

---

1) 橫骨: 鎖骨.

中行任脈으로 至此에 是爲第八行이요 而頸脈이 止於此也라

腋內動脈은 手太陰也니 名曰天府요 腋下三寸은 手心主也니 名曰天池라

此는 言腋下二經之脈也라 手太陰之穴은 名天府요 手厥陰之脈은 名天池니 二穴이 俱在腋下三寸이나 然이나 天府則在臂臑內廉하고 天池則在肋間乳後一寸也라

刺上關者는 呿不能欠하며 刺下關者는 欠不能呿하고 刺犢鼻者는 屈不能伸하며 刺兩關者는 伸不能屈이라

此는 言取穴之法에 有所驗也라 呿는 張口也요 欠은 張而復合也라 上關은 足少陽客主人也니 在耳前에 開口有空하니 張口取之 故로 刺上關則呿不能欠이요 下關은 足陽明穴也니 在客主人下에 合口有空하고 開口則閉 故로 刺下關則欠不能呿也라 犢鼻는 足陽明穴也니 屈足取之 故로 刺犢鼻則屈不能伸이요 兩關은 內關外關也니 內者는 手厥陰이요 外者는 手少陽이로되 俱伸手取之 故로 刺兩關則伸不能屈也라

足陽明은 挾喉之動脈也니 其腧在膺中이요

此下는 乃重言上文六陽經脈하야 以明其詳也라 挾喉動脈은 即足陽明人迎也라 陽明之脈은 自挾喉而下行於胸膺하니 凡氣戶庫房之類 皆陽明之腧라 故로 曰 其腧在膺中이라

手陽明은 次在其腧外하니 不至曲頰一寸이요

此는 復言扶突穴이 在足陽明動腧之外에 當曲頰下一寸也라

手太陽은 當曲頰이요

此는 復言天窗穴也라

足少陽은 在耳下曲頰之後요

耳下曲頰後는 仍如上文言手太陽之天容也라 此非足少陽之穴而本篇重言在此하니 意者古以此穴屬足少陽經也라

手少陽은 出耳後하야 上加完骨之上이요

此는 復言天牖穴也라

足太陽은 挾項大筋之中髮際라

此는 復言天柱穴이 挾後項大筋中髮際也라

五藏背腧篇

十一

黃帝問於岐伯曰 願聞五藏之腧 出於背者니이다

『靈樞·背輸篇』全 ○ 五藏은 居於腹中하고 其脈氣 俱出於背之足太陽經하니 是爲五藏之腧라 故로 唐太宗이 讀明堂鍼灸書하고 云 人五藏之繫는 咸附於背라하고 詔[1]自今毋得笞[2]囚背하니 蓋恐傷其藏氣則傷其命也라 太宗之仁恩被天下를 於此에 可想見矣라 其有故笞人背하야 以害人者는 嗚呼라 又何心哉아 ○ 腧는 音恕라 本經腧는 輸俞로 三字俱通用이라

岐伯이 **曰 背中大腧**는 **在杼骨[3]之端**하며

大腧는 大杼穴也니 在項後第一椎兩旁이라 故로 云 杼骨之端이라

肺腧는 **在三焦[4]之間**하며 **心腧**는 **在五焦之間**하며 **膈腧**는 **在七焦之間**하며 **肝腧**는 **在九焦之間**하며 **脾腧**는 **在十一焦之間**하며 **腎腧**는 **在十四焦之間**하야 **皆挾脊相去三寸所**니

焦는 卽椎之義니 指脊骨之節間也라 古謂之焦요 亦謂之顀며 後世作椎라 此는 自大腧로 至腎腧左右에 各相去脊中一寸五分 故로 云 挾脊相去三寸所也라 ○ 愚按諸焦字義는 非專指骨節爲言이요 蓋謂藏氣自節間而出하야 以行於肉理脈絡之分이니 凡自上至下히 皆可言焦라 所以三焦之義는 本以上中下通體爲言이니 固可因此而知彼也라

則欲得而驗之인댄 **按其處**하야 **應在中而痛解**하면 **乃其腧也**라

此는 所以驗取穴之法也니 但按其腧穴之處하면 必痛而且解하니 卽其所也라 解는 痿軟解散之謂라 ○ 解는 音械라

灸之則可어니와 **刺之則不可**니 **氣盛則寫之**하고 **虛則補之**로되 **以火補者**는 **毋吹其火**하고 **須[5]自滅也**요 **以火寫者**는 **疾吹其火**하고 **傳[6]其艾**하야 **須其火滅也**니이다

---

1) 詔: 임금이 명령을 내려 깨우침.
2) 笞: 罪囚의 볼기를 치는 笞刑으로 唐律과 明律에 의하면 五刑 中의 하나였다.
3) 杼骨: 第1胸椎棘上突起. 杼는 북(織具)을 말함.
4) 焦: 『甲乙』·『太素』에는 '椎'로 되어 있는데 以下도 같다.
5) 須: 等待也.
6) 傳: 『太素』에는 '傅'로, 『甲乙』에는 '拊'로 되어 있다. 傳과 傅는 모두 옛날에는 通用되었다. 拊는 어루만질(撫), 두드릴(拍, 擊) 부.

此는 言五藏之腧는 但可灸而不可刺也라 不惟鍼有補寫요 而灸亦有補寫하니 凡欲以火補者는 勿吹其火하야 致令疾速하고 必待其從容하야 自滅이 可也요 凡欲以火寫者는 必疾吹其火하야 欲其迅速이니 卽傳易其艾[1]하야 須其火之速滅이 可也니 此用火補寫之法이라

○ 欲知背兪어든 先度其兩乳間하야 中折之하고 更以他草로 度하야 去半已[2]하고 卽以兩隅相拄也하고 乃[3]擧以度其背하되 令其一隅居上하야 齊脊大椎하고 兩隅는 在下하니 當其下隅者 肺之兪也요

『素問·血氣形志篇』 ○ 此는 亦取五藏之兪而量之有法也라 背兪는 卽五藏之兪니 以其在足太陽經하야 而出於背 故로 總稱爲背兪라 其度量之法은 先以草로 橫量兩乳之間하야 中半摺[4]折之하고 又另以一草로 比前草而去其半하야 取齊中折之數하고 及竪立長草하고 橫置短草於下하야 兩頭相拄하면 象△三隅하니 乃擧此草하야 以量其背하되 令一隅居上하야 齊脊中之大椎하면 其在下兩隅가 當三椎之間하니 卽肺兪穴也라 ○ 度은 陰鐸이요 拄는 音主요 令은 平聲이라

復下一度하면 心之兪也요

復下一度는 謂以上隅齊三椎니 卽肺兪之中央이요 其下兩隅는 卽五椎之間의 心之兪也라 ○ 度은 如字니 下同이라

復下一度하면 左角은 肝之兪也며 右角은 脾之兪也요 復下一度하면 腎之兪也니 是謂五藏之兪며 灸刺之度也라

復下一度는 皆如前法이니 遞[5]相降也라 按肝兪脾兪腎兪를 以此法折量하면 乃與前背腧篇과 及甲乙經銅人等書로 皆不相合하니 其中未必無誤라 或古時亦有此別一家法也로되 仍當以前背腧篇과 及甲乙等書者로 爲是라

諸經標本氣街

『靈樞·衛氣篇』全 ○ 十二

黃帝曰 五藏者는 所以藏精神魂魄者也요 六府者는 所以受水穀而行化物者也니 其氣內干[6]五藏하고 而外絡肢節하되 其浮氣之不循經者爲衛氣요 其精

---

1) 傳易其艾: 艾炎의 불길이 옮겨가기 쉽도록 함.
2) 去半已: 반절을 除去하여 버림.
3) 乃: 然後.
4) 摺: 접을, 꺾을 접.
5) 遞: 갈마들일(更迭), 순차로, 차례로 체.
6) 干:『太素』에는 '入于'로 되어 있다.

氣之行於經者爲營氣라 陰陽相隨하고 外內相貫하야 如環之無端하야 亭亭淳淳乎니 孰能窮之리오

人之精神魂魄은 賴五藏以藏하고 食飮水穀은 賴六府以化라 其表裏運行之氣는 內則爲藏府요 外則爲經絡이라 其浮氣之不循經者爲衛氣니 衛行脈外也요 其精氣之行於經者爲營氣니 營行脈中也라 此陰陽外內相貫之無窮也라 亭은 釋名[1]에 曰停也라하고 淳은 廣韻[2]에 曰淸也라하니 亭亭淳淳乎는 言停集雖多나 而不亂也라 然이나 孰能窮之哉리오

然이나 其分別陰陽은 皆有標本虛實所離之處하니 能別陰陽十二經者는 知病之所生하며 候虛實之所在者는 能得病之高下하며 知六府之氣街者는 能知解結하야 契紹於門戶[3]하며 能知虛石[4]之堅軟者는 知補寫之所在하며 能知六經標本者는 可以無惑於天下리이다

陰陽標本이 各有所在하니 卽虛實所離之處也라 街는 猶道也라 契는 合也요 紹는 繼也며 門戶는 出入要地也라 六府主表하야 皆屬陽經하니 知六府往來之氣街者는 可以解其結聚라 凡脈絡之相合相繼는 自表自內로 皆得其要라 故로 曰契紹於門戶라 石은 猶實也라 標本은 本末也니 知本知末이면 則雖天下之廣이나 何所不知리오 故로 可無惑於天下라 ○ 解結義는 詳鍼刺類三十五라

岐伯이 曰 博哉라 聖帝之論이여 臣請盡意悉言之하리이다 足太陽之本은 在跟以上五寸中하고 標는 在兩絡命門하니 命門者는 目也요

足太陽之本은 在跟上五寸中卽外踝上三寸하니 當是附陽穴也라 標는 在兩絡命門하니 卽睛明穴이요 睛明은 左右各一 故로 云兩絡이라 此下諸經標本은 與後三十章으로 稍有互異나 然이나 亦不甚相遠이라

足少陽之本은 在竅陰之間하고 標는 在窓籠之前하니 窓籠者는 耳也요

竅陰은 在小指次指端이라 窓籠者耳也는 卽手太陽聽宮穴이라

足少陰之本은 在內踝下上三寸中하고 標는 在背腧與舌下兩脈也요

內踝下上三寸中은 踝下一寸의 照海也요 踝上二寸의 復溜交信也니 皆足少陰之本이라 背腧는

---

1) 釋名: 書名. 後漢 劉熙의 作으로 문자를 27類로 나누어 訓詁를 싣고 그 풀이를 한 辭典인데 古音 및 옛 制度를 살펴보는 데 좋다.

2) 廣韻: 書名. 隋의 陸法言이 지은 切韻을 唐의 孫愐가 增補하여 『廣韻』이라 하였고, 宋의 陳彭年이 廣韻을 增補하여 『大宋重修廣韻』이라 하였다. 文字를 206韻에 나누어 排錄하고 글자마다 音訓을 註解하였는데 收錄字數는 약 2만 6천여 자이다.

3) 能知解結契紹於門戶: 『語譯』에 "能解其結聚 達于輸穴也"라 하였다.

4) 石: 『甲乙』·『太素』에는 '實'로 되어 있다.

腎腧也요 舌下兩脈은 廉泉也니 皆足少陰之標라

足厥陰之本은 在行間上五寸所하고 標는 在背腧也요

行間上五寸所는 當是中封穴이요 背腧는 卽肝腧라

足陽明之本은 在厲兌하고 標는 在人迎頰挾頏顙也[1)]요

厲兌는 在足次指端하고 人迎은 在頰下하니 挾結喉旁也라 ○ 頏은 音杭이요 又上去二聲이라 顙은 思黨切이라

足太陰之本은 在中封前上四寸之中하고 標는 在背腧與舌本也요

中街은 足厥陰經穴이요 前上四寸之中은 當是三陰交也라 背腧는 卽脾腧也요 舌本은 舌根也라

手太陽之本은 在外踝之後하고 標는 在命門之上一寸也요

手外踝之後는 當是養老穴也요 命門之上一寸은 當是睛明穴上一寸이니 蓋睛明爲手足太陽之會也라

手少陽之本은 在小指次指之間上二寸하고 標는 在耳後上角과 下外眥也요

手小指次指之間上二寸은 當是液門穴也라 耳後上角은 當是角孫穴이요 下外眥는 當是絲竹空也라

手陽明之本은 在肘骨中하되 上至別陽[2)]하고 標는 在顔下合鉗[3)]上也요

肘骨中은 當是曲池穴也요 別陽義는 未詳이라 手陽明은 上挾鼻孔 故로 標在顔下라 顔은 額庭也요 鉗上은 卽根結篇鉗耳[4)]之義니 謂脈이 由足陽明大迎之次하야 夾耳之兩旁也라

手太陰之本은 在寸口之中하고 標는 在腋內動也요

寸口之中은 太淵穴也요 腋內動脈은 天府穴也라

手少陰之本은 在銳骨之端하고 標는 在背腧也요

銳骨之端은 神門穴也요 背腧는 心腧也라

手心主之本은 在掌後兩筋之間二寸中하고 標는 在腋下下三寸也[5)]라

---

1) 頰挾頏顙也: 『太素』에는 '頰下上挾頏顙也'로 되어 있다.
2) 別陽: 『太素』에 "背臑라 背臑는 手陽明絡이니 名曰別陽이라"고 하였다.
3) 鉗: 부젓가락, 집게, 항쇄 겸.
4) 鉗耳: 頭維穴을 말함.(『語譯』)
5) 在腋下下三寸也: 『甲乙』·『太素』에는 '在腋下三寸也'로 되어 있다.

掌後兩筋間二寸中은 內關也요 腋下三寸은 天池也라

凡候此者는 下虛則厥하고 下盛則熱하며 上虛則眩하고 上盛則熱痛이라

此諸經之標本은 上下各有所候라 在下爲本이로되 本虛則厥하니 元陽下衰也요 下盛則熱하니 邪熱在下也라 在上爲標로되 上虛則眩하니 淸陽不升也요 上盛則熱痛하니 邪火上熾也라

故로 石者는 絶而止之요 虛者는 引而起之니이다

石은 實也라 絶而止之는 謂實者可寫니 當決絶其根而止其病也라 引而起之는 謂虛者宜補니 當導助其氣而振其衰也라

請言氣街하리이다 胸氣有街하며 腹氣有街하며 頭氣有街하며 脛氣有街하니

此四街者는 乃胸腹頭脛之氣 所聚所行之道路라 故로 謂之氣街라 上文은 言各經有標本하고 此下는 言諸部有氣聚之所也라

故로 氣在頭者는 止之於腦하며

諸髓者는 皆屬於腦하야 乃至高之氣所聚니 此頭之氣街也라

氣在胸者는 止之膺與背腧하며

胸之兩旁爲膺이라 氣在胸之前者는 止之膺하니 謂陽明少陰經分也요 胸之後者는 在背腧하니 謂自十一椎膈膜之上으로 足太陽經諸藏之腧가 皆爲胸之氣街也라

氣在腹者는 止之背腧與衝脈의 於臍左右之動脈者하며

腹之背腧는 謂自十一椎膈膜以下로 太陽經諸藏之腧 皆是也라 其行於前者는 則衝脈이 並少陰之經으로 行於腹與臍之左右動脈이니 卽肓腧天樞等穴이 皆爲腹之氣街也라

氣在脛者는 止之於氣街與承山과 踝上以下라

此云氣街는 謂足陽明經穴이니 卽氣衝也라 承山은 足太陽經穴이요 以及踝之上下도 亦皆足之氣街也라

取此者는 用毫鍼하되 必先按而在久에 應於手하면 乃刺而予之요

毫鍼은 卽第七鍼也라 凡取此四街者는 先按所鍼之處하야 久之에 俟其氣應於手하야 乃納鍼而刺之라

所治者는 頭痛眩仆와 腹痛中滿暴脹과 及有新積이니 痛可移者는 易已也어니와 積不痛이면 難已也니이다

凡此者는 皆四街所治之病이라 又若以新感之積으로 知痛而可移者는 乃血氣所及하야 無固結之形也라 故로 治之易已어니와 若其不痛하고 及堅硬如石하야 不動者는 其積結已深이니 此非毫鍼能治矣라

類經八卷

張介賓類註

經絡類

三經獨動

『靈樞·動輸篇』全 ○ 十三

黃帝曰 經脈十二而手太陰足少陰陽明이 獨動不休는 何也오

手足之脈이 共十二經이나 然이나 惟手太陰足少陰足陽明三經이 獨多動脈이로되 而三經之脈은 則手太陰之太淵과 足少陰之太谿와 足陽明上則人迎과 下則衝陽이 皆動之尤甚者也라

岐伯이 曰 是明胃脈也[1]일새니 胃爲五藏六府之海라 其清氣上注於肺하면 肺氣從太陰而行之하되 其行也 以息往來 故로 人一呼에 脈再動하고 一吸에 脈亦再動하야 呼吸不已라 故로 動而不止니이다

是明胃脈者는 言三經之動이 皆因於胃氣也라 胃爲五藏六府之海니 其盛氣所及故로 動則獨甚이라 此手太陰之脈動者는 以胃受水穀而清氣上注於肺하면 肺氣從手太陰經而行之하되 其行也 以息往來하니 息行則脈動 故로 呼吸不已에 而寸口之脈도 亦動而不止也라

黃帝曰 氣之過於寸口也에 上十은 焉息하고 下八은 焉伏하며 何道從還하니잇고 不知其極하노이다

寸口는 手太陰脈也라 上下는 言進退之勢也요 十八은 喩盛衰之形也라 焉은 何也라 息은 生長也라 上十焉息은 言脈之進也에 其氣盛하니 何所來而生也오 下八焉伏은 言脈之退也에 其氣衰하니 何所去而伏也오 此其往還之道는 眞若有難窮其極者라

岐伯이 曰 氣之離藏也에 卒然이 如弓弩之發하고 如水之下岸이나 上於魚以反衰하니 其餘氣衰散以逆上 故로 其行이 微하니이다

凡脈氣之內發於藏하고 外達於經에 其卒然이 如弓弩之發하고 如水之下岸은 言其勁銳之氣를

1) 是明胃脈也: 『甲乙』·『太素』에는 '足陽明胃脈也'로 되어 있다.

不可遏也라 然이나 强弩之末은 其力必柔하고 急流之末은 其勢必緩이라 故로 脈由寸口하야 以上魚際에 盛而反衰하니 其餘氣가 以衰散之勢而逆上이라 故로 其行이 微하니 此脈氣之盛衰가 所以不等也라

○ 黃帝曰 足之陽明은 何因而動하니잇고

胃經脈也라

岐伯이 曰 胃氣上注於肺로되 其悍氣上衝頭者는 循咽上走空竅하고 循眼系入絡腦하고 出顑[1]下客主人하야 循牙車合陽明하고 幷下人迎하니 此는 胃氣別走於陽明者也라

胃氣上注於肺而其悍氣之上頭者는 循咽喉上行하야 從眼系入絡腦하고 出顑하야 下會於足少陽之客主人하야 以及牙車하야 乃合於陽明之本經하고 幷下人迎之動脈하니 此內爲胃氣之所發이요 而外爲陽明之動也라 ○ 按牙車는 卽曲牙니 當是頰車也라 顑之釋義에 云 饑而面黃色이라하니 乃與經旨不相合이라 今據本經所言하면 如雜病篇에 曰 顑痛이어든 刺足陽明曲周[2]動脈하야 見血하면 立已라하고 癲狂篇治狂者에 取頭兩顑이라하니 蓋皆言頭面之部位也라 此節에 言自腦出顑하야 下客主人이라하니 則此는 當在腦之下와 鬢之前과 客主人之上이니 其卽鬢骨[3]之上의 兩太陽之間이 爲顑也라 ○ 顑은 音坎이요 又海敢切이라

故로 陰陽上下[4]는 其動也 若一 故로 陽病而陽脈小者는 爲逆이요 陰病而陰脈大者도 爲逆이라 故로 陰陽이 俱靜俱動하야 若引繩相傾者는 病이니이다

此에 云陰陽上下者는 統上文手太陰而言也라 蓋胃氣는 上注於肺하야 本出一原하니 雖胃爲陽明하야 脈上出於人迎하고 肺爲太陰하야 脈下出於寸口나 而其氣本相貫 故로 彼此之動이 其應若一也라 然이나 人迎은 屬府爲陽하니 陽病則陽脈宜大로되 而反小者爲逆이요 寸口는 屬藏爲陰하야 陰病則陰脈宜小로되 而反大者爲逆이라 故로 四時氣篇에 曰 氣口는 候陰하고 人迎은 候陽也라하니 是以로 陰陽大小에 脈各有體라 設陰陽이 不分하야 而或爲俱靜커나 或爲俱動하야 若引繩之匀者는 則其陰陽之氣가 非此則彼하야 必有偏傾而致病者矣라 人迎氣口陰陽詳義는 見藏象類十一이라

○ 黃帝曰 足少陰은 何因而動하니잇고

腎經脈也라

---

1) 顑: 『甲乙』·『太素』에는 '頷'으로 되어 있는데 顑, 頷 모두 뜻이 통하지 않으므로 '額'의 誤記가 아닌가 한다. 顑은 浮黃들 함.
2) 曲周: 足陽明胃經 頰車穴 周圍.
3) 鬢骨: 부상골, 나비뼈의 큰 날개부위, 眉棱骨뒤 쪽 顴骨弓의 위쪽 부위.
4) 陰陽上下: 陰은 手太陰肺脈, 陽은 足陽明胃脈을 上은 人迎, 下는 寸口를 가리킨다.

岐伯이 曰 衝脈者는 十二經之海也니 與少陰之大絡으로 起於腎下하야 出於氣街하고 循陰股內廉하야 邪入膕中하고 循脛骨內廉하야 並少陰之經으로 下入內踝之後하고 入足下하며 其別者는 邪入踝하야 出屬跗上하고 入大指之間하야 注諸絡以溫足脛하니 此脈之常動者也니이다

足少陰之脈動者는 以衝脈與之並行也라 衝脈도 亦十二經之海니 與少陰之絡으로 同起於腎下하야 出於足陽明之氣衝하고 循陰股膕中內踝等處하야 以入足下하며 其別者는 邪出屬跗上하고 注諸絡하야 以溫足脛하니 此太谿等脈이 所以常動不已也라 ○ 此節은 與逆順肥瘦篇으로 大同하니 詳鍼刺類二十이라

黃帝曰 營衛之行也 上下相貫하야 如環之無端하니 今有其卒然遇邪氣하고 及逢大寒하야 手足懈惰하야 其脈陰陽之道와 相輸之會에 行相失也면 氣何由還하니잇고

營衛之行은 陰陽有度하니 若邪氣居之면 則其運行之道 宜相失也리니 又何能往還不絶이리오 因問其故라

岐伯이 曰 夫四末은 陰陽之會者니 此氣之大絡也요 四街[1]者는 氣之徑路也라 故로 絡絶則徑[2]通하고 四末이 解則氣從[3]合하야 相輸如環하니이다 黃帝曰 善하노이다 此所謂如環無端이니 莫知其紀나 終而復始 此之謂也니이다

四末은 四支也니 十二經이 皆終始於四支라 故로 曰陰陽之會而爲氣之大絡也라 然이나 大絡이 雖會於四支나 復有氣行之徑路하니 謂之四街니 如前篇所謂氣街者是也라 凡邪之中人에 多在大絡 故로 絡絶則徑通하고 及邪已行而四末解하여는 彼絶此通하고 氣從而合하야 廻還轉輸하니 何能相失이리오 此所以如環無端이나 莫知其紀也라

井滎腧經合數

『靈樞·九鍼十二原篇』○ 十四

黃帝曰 願聞五藏六府 所出之處하노이다

言脈氣所出之處也라

1) 四街: 頭, 胸, 腹, 脛을 말함.(『靈樞·衛氣』)
2) 徑: 『甲乙』·『太素』에는 '經'으로 되어 있다.
3) 從: 隨也.(『語譯』)

岐伯이 曰 五藏은 五腧니 五五二十五腧요 六府는 六腧니 六六三十六腧라

五腧는 卽各經井滎腧經合穴이니 皆謂之腧요 六府復多一原穴 故로 各有六腧라

經脈十二요 絡脈十五니 凡二十七氣 以上下라

藏有五하고 府有六而復有手厥陰心主一經하니 是爲十二經이라 十二經이 各有絡脈하니 如手太陰別絡在列缺之類是也라 此外에 又有任脈之絡하니 曰屛翳요 督脈之絡하니 曰長强이요 脾之大絡하니 曰大包니 共爲十五絡이라 十二와 十五 總二十七氣가 以通周身上下也라

所出爲井이요

脈氣由此而出하야 如井泉之發하니 其氣正深也라

所溜爲滎이요

急流曰溜요 小水曰滎이라 脈出於井而溜於滎하니 其氣尙微也라 ○ 溜는 力救切이요 滎은 盈榮二音이라

所注爲腧요

注는 灌注也요 腧는 輸運也라 脈注於此而輸於彼하니 其氣漸盛也라

所行爲經이요

脈氣大行하야 經營於此하니 其氣正盛也라

所入爲合이니

脈氣至此하야 漸爲收藏而入合於內也라

二十七氣所行이 皆在五腧也라

二十七經絡所行之氣 皆在五腧之間也라

節之交는 三百六十五會니 知其要者는 一言而終하고 不知其要면 流散無窮이라

人身氣節之交 雖有三百六十五會나 而其要則在乎五腧而已라 故로 知其要則可一言而終이어니와 否則流散無窮하야 而莫得其緖矣라

所言節者는 神氣之所遊行出入也요 非皮肉筋骨也니이다

神氣之所遊行出入者는 以穴兪爲言也라 故로 非皮肉筋骨之謂라 知邪正之虛實하야 而取之弗失이 卽所謂知要也라 ○ 小鍼解에 曰 節之交 三百六十五會者는 絡脈之滲灌諸節者也라하니 卽此神氣之義라

十二原

『靈樞·九鍼十二原篇』○ 十五

五藏有六府하고 六府有十二原하니 十二原은 出於四關하고 四關은 主治五藏하니 五藏有疾이면 當取之十二原이라

藏府之氣는 表裏相通 故로 五藏之表에 有六府하고 六府之外에 有十二原하니 十二原은 出於四關이라 四關者는 卽兩肘兩膝이니 乃周身骨節之大關也라 故로 凡井滎腧原經合穴은 皆手不過肘하고 足不過膝하니 而此十二原者가 故로 可以治五藏之疾이라

十二原者는 五藏之所以稟三百六十五節氣味也라 五藏有疾也엔 應出十二原이로되 十二原이 各有所出하니 明知其原하고 覩其應하면 而知五藏之害矣라

此十二原者는 乃五藏之氣所注요 三百六十五節氣味之所出也라 故로 五藏有疾者는 其氣必應於十二原하야 而各有所出하니 知其原하고 覩其應하면 則可知五藏之疾爲害矣라

陽中之少陰은 肺也며 其原이 出於太淵하니 太淵二요

心肺는 居於膈上하야 皆爲陽藏이로되 而肺則陽中之陰 故로 曰少陰이요 其原이 出於太淵二穴하니 卽寸口也라

陽中之太陽은 心也며 其原이 出於大陵하니 大陵二요

心爲陽中之陽 故로 曰太陽이요 其原이 出於大陵하니 按컨대 大陵은 係手厥陰心主腧穴也라 邪客篇에 帝曰 手少陰之脈이 獨無腧는 何也오 岐伯이 曰 少陰은 心脈也라 心者는 五藏六府之大主也요 精神之所舍也니 其藏堅固하야 邪弗能容也이라 容之則心傷하고 心傷則神去하고 神去則死矣라 故로 諸邪之在於心者는 皆在於心之包絡하니 包絡者는 心主之脈이라하니 故로 此에 言大陵也라 大陵二穴은 在掌後骨下兩筋間이라

陰中之少陽은 肝也며 其原이 出於太衝하니 太衝二요

肝脾腎은 居於膈下하야 皆爲陰藏이로되 而肝則陰中之陽 故로 曰少陽이요 其原이 出於太衝二穴하니 在足大指本節後二寸 動脈陷中이라

陰中之至陰은 脾也며 其原이 出於太白하니 太白二요

脾屬土而象地 故로 爲陰中之至陰이요 其原이 出於太白二穴하니 在足大指後內側核骨下陷中이라

陰中之太陰은 **腎也**며 **其原**이 **出於太谿**하니 **太谿二**요

腎在下而屬水 故로 爲陰中之太陰이요 其原이 出於太谿二穴하니 在足內踝後跟骨上 動脈陷中이라 ○ 此上五藏陰陽詳義는 又見陰陽類五라

膏之原은 **出於鳩尾**하니 **鳩尾一**이요

鳩尾는 任脈穴이니 在臆前蔽骨下五分이라

肓之原은 **出於脖胦**하니 **脖胦一**이라

脖胦은 卽下氣海요 一名下肓이라 在臍下一寸半하니 任脈穴이라 ○ 脖은 音孛이요 胦은 音英이라

凡此十二原者는 **主治五藏六府之有疾者也**라

上文五藏之原各二와 幷膏肓之原이 共爲十二로되 而藏府表裏之氣 皆通於此라 故로 可以治五藏六府之有疾者也라

五藏五腧 六府六腧

『靈樞·本輸篇』○ 十六

黃帝問於岐伯曰 凡刺之道는 **必通十二經絡之所終始**와

謂如十二經脈之起止有序也라

絡脈之所別處와

如十五絡脈이 各有所別也라

五輸之所留와

如下文井滎腧經合穴이 各有所留止也라

六府之所與合과

如藏象類에 藏府有相合也라

四時之所出入과

如鍼刺類四時之刺也라

五藏之所溜處와

言藏氣所流之處는 卽前篇所出爲井과 所溜爲滎也라

闊數之度와 **淺深之狀**과 **高下所至**하니 **願聞其解**하노이다

闊數는 以察巨細요 淺深은 以分表裏요 高下는 以辨本末이라 凡此者는 皆刺家之要道니 不可不通者也라

岐伯이 **曰 請言其次也**하리이다

○ **肺**는 **出於少商**하니 **少商者**는 **手大指端內側也**니 **爲井木**이요

少商穴은 乃肺經脈氣所出爲井也니 其氣屬木이라 此下凡五藏之井은 皆屬陰木 故로 六十四難에 謂之陰井木也라하니라

溜於魚際하니 **魚際者**는 **手魚也**니 **爲滎**이요

此肺之所溜爲滎也니 屬陰火라 手魚義는 詳前二肺經條下라 ○ 按컨대 本篇에 五藏은 止言井木하고 六府는 止言井金하며 其他는 皆無五行之分이라 考之六十四難컨대 分析陰陽十變[1]이로되 而滑氏詳注하야 謂陰井木은 生陰滎火하고 陰滎火는 生陰兪土하고 陰兪土는 生陰經金하고 陰經金은 生陰合水라하니 此는 言五藏之兪也요 六府는 則陽井屬金하니 陽井金은 生陽滎水하고 陽滎水는 生陽兪木하고 陽兪木은 生陽經火하고 陽經火는 生陽合土하야 而五行始備矣라하니 下放此하니라

注於太淵하니 **太淵**은 **魚後一寸 陷者中也**니 **爲腧**요

此肺經之所注爲腧也니 屬陰土라

行於經渠하니 **經渠**는 **寸口中也**라 **動而不居**니 **爲經**이요

此肺經之所行爲經也니 屬陰金이라 經渠는 當寸口陷中하야 動而不止 故로 曰不居니 居는 止也라

入於尺澤하니 **尺澤**은 **肘中之動脈也**니 **爲合**이요

此肺經所入爲合也니 屬陰水라

手太陰經也라

以上肺之五腧는 皆手太陰經也라

○ **心出於中衝**하니 **中衝**은 **手中指之端也**니 **爲井木**이요

此心主之所出爲井也니 屬陰木이라 ○ 按此下五腧는 皆屬手厥陰之穴이로되 而本經直指爲心腧者는 正以心은 與心胞로 本同一藏하야 其氣相通하니 皆心所主라 故로 諸邪之在於心者는 皆

1) 陰陽十變: 『難經』六十四難에 五兪穴의 陰陽을 分析說明하고 있는데 이를 말함. 十變은 古經 篇名임.

在於心之包絡하니 包絡者는 心主之脈也라 邪客篇에 曰 手少陰之脈은 獨無腧라하니 正此之謂라 詳義는 見前章과 及圖翼四卷十二原解中이라

溜於勞宮하니 **勞宮**은 **掌中 中指本節之內間也**니 **爲滎**이요

此心主之所溜爲滎也니 屬陰火라

注於大陵하니 **大陵**은 **掌後兩骨之間 方下者也**니 **爲腧**요

此心主之所注爲腧也니 屬陰土라 方下는 謂正當兩骨之下也라

行於間使하니 **間使之道**는 **兩筋之間 三寸之中也**라 **有過則至**하고 **無過則上**하니 **爲經**이요

此心主之所行爲經也니 屬陰金이라 有過는 有病也니 此脈에 有病則至하고 無病則止也라

入於曲澤하니 **曲澤**은 **肘內廉下 陷者之中也**라 **屈而得之**니 **爲合**이요

此心主之所入爲合也니 屬陰水라

手少陰也라

以上心主五腧는 皆心所主 故로 曰手少陰也라

○ **肝**은 **出於大敦**하니 **大敦者**는 **足大指之端 及三毛之中也**니 **爲井木**이요

此肝經之所出爲井也니 屬陰木이라

溜於行間하니 **行間**은 **足大指間也**니 **爲滎**이요

此肝經之所溜爲滎也니 屬陰火라

注於太衝하니 **太衝**은 **行間上二寸 陷者之中也**니 **爲腧**요

此肝經之所注爲腧也니 屬陰土라

行於中封하니 **中封**은 **內踝之前一寸半 陷者之中**이라 **使逆則宛**하고 **使和則通**하며 **搖足而得之**니 **爲經**이요

此肝經之所行爲經也니 屬陰金이라 使逆則宛하고 使和則通은 言用鍼治此者 逆其氣則鬱하고 和其氣則通也라 ○ 宛은 鬱同이라

入於曲泉하니 **曲泉**은 **輔骨之下 大筋之上也**라 **屈膝而得之**니 **爲合**이요

此肝經之所入爲合也니 屬陰水라

足厥陰也라

以上肝之五腧는 皆足厥陰經也라

○ 脾는 **出於隱白**하니 **隱白者**는 **足大指之端內側也**니 **爲井木**이요

此脾經之所出爲井也니 屬陰木이라

溜於大都하니 **大都**는 **本節之後下 陷者之中也**니 **爲滎**이요

此脾經之所溜爲滎也니 屬陰火라

注於太白하니 **太白**은 **腕骨之下也**니 **爲腧**요

此脾經之所注爲腧也니 屬陰土라

行於商丘하니 **商丘**는 **內踝之下 陷者之中也**니 **爲經**이요

此脾經之素行爲經也니 屬陰金이라

入於陰之陵泉하니 **陰之陵泉**은 **輔骨之下 陷者之中也**라 **伸而得之**니 **爲合**이요

此脾經之所入爲合也니 屬陰水라

足太陰也라

以上脾之五腧는 皆足太陰經也라

○ 腎은 **出於湧泉**하니 **湧泉者**는 **足心也**니 **爲井木**이요

此腎經之所出爲井也니 屬陰木이라

溜於然谷하니 **然谷**은 **然骨之下者也**니 **爲滎**이요

此腎經之所溜爲滎也니 屬陰火라

注於太谿하니 **太谿**는 **內踝之後跟骨之上 陷中者也**니 **爲腧**요

此腎經之所注爲腧也니 屬陰土라

行於復留하니 **復留**는 **上內踝二寸**이라 **動而不休**니 **爲經**이요

此腎經之所行爲經也니 屬陰金이라

入於陰谷하니 **陰谷**은 **輔骨之後**에 **大筋之下小筋之上也**라 **按之應手**하고 **屈膝而得之**니 **爲合**이요

此腎經之所入爲合也니 屬陰水라

足少陰經也라

以上腎之五腧는 皆足少陰經也라

○ 膀胱은 出於至陰하니 至陰者는 足小指之端也니 爲井金이요

此膀胱經所出爲井也라 以下凡六府之井은 皆屬陽金 故로 六十四難에 謂之陽井金也라하니라

溜於通谷하니 通谷은 本節之前外側也니 爲滎이요

此膀胱經所溜爲滎也니 屬陽水라

注於束骨하니 束骨은 本節之後 陷者中也니 爲腧요

此膀胱經所注爲腧也니 屬陽木이라

過於京骨하니 京骨은 足外側大骨之下니 爲原이며

本篇에 惟六府有原而五藏則無로되 前十二原篇所言五藏之原이 卽本篇五藏之腧니 然則陰經之腧는 卽原也요 陽經之原은 自腧而過하야 本爲同氣하니 亦當屬陽木이라 下放此하니 詳義는 見圖翼四卷十二原解中이라

行於崑崙하니 崑崙은 在外踝之後跟骨之上이니 爲經이요

此膀胱經所行爲經也니 屬陽火라

入於委中하니 委中은 膕中央이니 爲合이며 委而取之요

此膀胱經所入爲合也니 屬陽土라

足太陽也라

以上膀胱六腧는 皆足太陽經也라

○ 膽은 出於竅陰하니 竅陰者는 足小指次指之端也니 爲井金이요

此膽經之所出爲井也니 屬陽金이라

溜於俠谿하니 俠谿는 足小指次指之間也니 爲滎이요

此膽經之所溜爲滎也니 屬陽水라

注於臨泣하니 臨泣은 上行一寸半 陷者中也니 爲腧요

此膽經之所注爲腧也니 屬陽木이라

過於丘墟하니 丘墟는 外踝之前 下陷者中也니 爲原이요

此膽經之所過爲原也니 亦屬陽木이라

行於陽輔하니 陽輔는 外踝之上輔骨之前 及絶骨之端也니 爲經이요

此膽經之所行爲經也니 屬陽火라

入於陽之陵泉하니 陽之陵泉은 在膝外 陷者中也니 爲合이며 伸而得之요

此痰經之所入爲合也니 屬陽土라

足少陽也라

以上膽之六腧는 皆足少陽經也라

○ 胃는 出於厲兌하니 厲兌者는 足大指內次指之端也니 爲井金이요

此胃經之所出爲井也니 屬陽金이라

溜於內庭하니 內庭은 次指外間也니 爲滎이요

此胃經之所溜爲滎也니 屬陽水라

注於陷谷하니 陷谷者는 上中指內間하야 上行二寸 陷者中也니 爲腧요

此胃經之所注爲腧也니 屬陽木이라

過於衝陽하니 衝陽은 足跗上五寸 陷者中也니 爲原이며 搖足而得之요

此胃經之所過爲原也니 亦當屬木이라

行於解谿하니 解谿는 上衝陽一寸半 陷者中也니 爲經이요

此胃經之所行爲經也니 屬陽火라

入於下陵하니 下陵은 膝下三寸 胻骨外三里也니 爲合이요

此胃經之所入爲合也니 屬陽土라

復下三里三寸은 爲巨虛上廉이요 復下上廉三寸은 爲巨虛下廉也니 大腸은 屬上하고 小腸은 屬下하되 足陽明胃脈也라 大腸小腸은 皆屬於胃하니

三里下三寸이 爲上廉이요 上廉下三寸이 爲下廉이니 大腸은 屬上廉하고 小腸은 屬下廉이라 蓋胃爲六府之長이니 而大腸小腸이 皆與胃連하고 居胃之下하야 氣本一貫 故로 皆屬於胃요 而其下腧도 亦合於陽明經也라

是足陽明也라

以上皆胃之腧는 卽足陽明經也라

○ 三焦者는 上合手少陽하야 出於關衝하니 關衝者는 手小指次指之端也니 爲井金이요

此三焦之所出爲井也니 屬陽金이라 ○ 按諸經에 皆不言上合이로되 而此下三經에 獨言之者는 蓋以三焦는 幷中下而言이요 小腸大腸은 俱在下로되 而經則屬手 故로 皆言上合某經也라

溜於液門하니 液門은 小指次指之間也니 爲滎이요

此三焦之所溜爲滎也니 屬陽水라

注於中渚하니 中渚는 本節之後 陷者中也니 爲腧요

此三焦之所注爲腧也니 屬陽木이라

過於陽池하니 陽池는 在腕上 陷者之中也니 爲原이요

此三焦之所過爲原也니 亦屬陽木이라

行於支溝하니 支溝는 上腕三寸 兩骨之間 陷者中也니 爲經이요

此三焦之所行爲經也니 屬陽火라

入於天井하니 天井은 在肘外大骨之上 陷者中也니 爲合이며 屈肘乃得之라

此三焦之所入爲合也니 屬陽土라

三焦下腧는 在於足大指之前 少陽之後하야 出於膕中外廉하니 名曰委陽이니 是太陽絡也요

足大指는 當作足小指라 蓋小指는 乃足太陽脈氣所行이요 而三焦下腧는 則並足太陽經으로 出小指之前하고 上行足少陽經之後하야 上出膕中外廉委陽穴하니 是足太陽之絡也라 按邪氣藏府病形篇에 曰 三焦病者는 候在足太陽之大絡하고 大絡은 在太陽少陽之間이라하니 則此爲小指無疑니 詳鍼刺類二十四라 ○ 愚按三焦者는 雖經屬手少陽이나 而下腧仍在足하니 可見三焦는 上中下之分하야 而通身脈絡이 無所不在也라 詳注는 見藏象類第三과 及本類後二十三하니 俱當互考라

手少陽經也라

以上三焦之腧는 皆手少陽經也라

三焦者는 足少陽太陰之所將이니

陽陰二字는 互謬也니 當作少陰太陽이라 蓋三焦는 屬腎與膀胱也니 義詳藏象類三이라

太陽之別也라 上踝五寸하야 別入貫腨腸하야 出於委陽하고 幷太陽之正으로 入絡膀胱하야 約下焦하되 實則閉癃하고 虛則遺溺하니 遺溺則補之요 閉癃則寫之라

此는 復言三焦下腧之所行과 及其所主之病也라 將은 領也라 三焦下腧는 卽足太陽之別絡이라 故로 自踝上五寸間으로 別入腨腸하야 以出於委陽穴하고 及並太陽之正脈으로 入絡膀胱하야 以約束下焦하니 而其爲病이 如此라 ○ 癃은 良中切이요 溺은 娘吊切이라

○ 手太陽小腸者는 上合於太陽하야 出於少澤하니 少澤은 小指之端也니 爲井金이요

此小腸經所出爲井也니 屬陽金이라

溜於前谷하니 前谷은 在手外廉本節前 陷者中也니 爲滎이요

此小腸經所溜爲滎也니 屬陽水라

注於後谿하니 後谿者는 在手外側本節之後也니 爲腧요

此小腸經所主爲腧也니 屬陽木이라

過於腕骨하니 腕骨은 在手外側腕骨之前이니 爲原이요

此小腸經所過爲原也니 亦屬陽木이라

行於陽谷하니 陽谷은 在銳骨之下 陷者中也니 爲經이요

此小腸經所行爲經也니 屬陽火라

入於小海하니 小海는 在肘內大骨之外 去端半寸 陷者中也라 伸臂而得之니 爲合이요

此小腸經所入爲合也니 屬陽土라

手太陽經也라

以上小腸之六腧는 皆手太陽經也라

○ 大腸은 上合手陽明하야 出於商陽하니 商陽은 大指之次指之端也니 爲井

金이요

此太陽經所出爲井也니 屬陽金이라

溜於本節之前하니 二間이 爲滎이요

此大腸經所溜爲滎也니 屬陽水라

注於本節之後하니 三間이 爲腧요

此大腸經所注爲腧也니 屬陽木이라

過於合谷하니 合谷은 在大指岐骨之間이니 爲原이요

此大腸經所過爲原也니 亦屬陽木이라

行於陽谿하니 陽谿는 在兩筋間 陷者中也니 爲經이라

此大腸經所過爲經也니 屬陽火라

入於曲池하니 在肘外輔骨陷者中이며 屈臂而得之니 爲合이요

此大腸經所入爲合也니 屬陽土라

手陽明也라

以上大腸之六腧는 皆手陽明經也라

是謂五藏六府之腧니 五五二十五腧요 六六三十六腧也라

五藏에 各有井滎腧經合五穴하니 共計二十五腧요 六府엔 復多一原穴 故로 共計三十六腧也라

六府는 皆出足之三陽하야 上合於手者也니이다

凡五藏六府之經에 藏은 皆屬陰하고 府는 皆屬陽이라 雖六府皆屬三陽이나 然이나 各有手足之分 故로 足有太陽膀胱經則手有太陽小腸經하고 足有陽明胃經則手有陽明大腸經하고 足有少陽膽經則手有少陽三焦經하니 此所謂上合於手者也라 不惟六府요 六藏亦然하니 如足有太陰脾經則手有太陰肺經하고 足有少陰腎經則手有少陰心經하고 足有厥陰肝經則手有厥陰心主하니 此藏府陰陽은 手足에 皆相半也라 然이나 其所以分手足者는 以經行有上下라 故로 手經之腧在手하고 足經之腧在足也라

脈度

『靈樞·脈度篇』○ 十七

黃帝曰 願聞脈度하노이다 岐伯이 答曰 手之六陽은 從手至頭에 長五尺이니

五六三丈이요

手有三陽하니 以左右로 言之則爲六陽이라 凡後六陰과 及足之六陰六陽이 皆放此라 手太陽은 起小指少澤하야 至頭之聽宮하고 手陽明은 起次指商陽하야 至頭之迎香하고 手少陽은 起四指關衝하야 至頭之絲竹空이라 六經은 各長五尺이니 五六하면 共長三丈이라

手之六陰은 **從手至胸中**에 **三尺五寸**이니 **三六一丈八尺**과 **五六三尺**이라 **合二丈一尺**이요

手太陰은 起大指少商하야 至胸中中府하고 手少陰은 起小指少衝하야 至胸中極泉하고 手厥陰은 起中指中衝하야 至胸中天池라 各長三尺五寸이니 六陰經은 共長二丈一尺이라 ○ 按手足十二經脈에 手之三陰은 從藏走手하고 手之三陽은 從手走頭하며 足之三陽은 從頭走足하고 足之三陰은 從足走腹하니 此其起止之度라 今云手之六陰이 從手至胸中은 蓋但計其丈尺之數니 俱以四末爲始而言이요 非謂其行度如此也라 後放此하니라

足之六陽은 **從足上至頭**에 **八尺**이니 **六八四丈八尺**이요

足太陽은 起小指至陰하야 至頭之睛明하고 足陽明은 起次指厲兌하야 至頭之頭維하고 足少陽은 起四指竅陰하야 至頭之瞳子髎하니 各長八尺이요 六八하면 共長四丈八尺이라

足之六陰은 **從足至胸中**에 **六尺五寸**이니 **六六三丈六尺**과 **五六三尺**이라 **合三丈九尺**이요

足太陰은 起大指隱白하야 至胸中大包하고 足少陰은 起足心湧泉하야 至胸中兪府하고 足厥陰은 起大指大敦하야 至胸中期門이라 各長六尺五寸이니 六陰經은 共長三丈九尺이라

蹻脈은 **從足至目**에 **七尺五寸**이니 **二七一丈四尺**과 **二五一尺**이라 **合一丈五尺**이요

蹻脈者는 足少陰太陽之別이니 從足至目內眥에 各長七尺五寸이니 左右共長一丈五尺이라 ○ 玄臺馬氏曰 按컨대 蹻脈에 有陰蹻陽蹻하니 陽蹻는 自足申脈으로 行於目하고 陰蹻는 自足照海로 行於目이라 然이나 陽蹻는 左右相同하고 陰蹻亦左右相同하니 則蹻脈宜乎有四어늘 今曰二七一丈四尺과 二五一尺이라하야 則止於二脈者는 何也오 觀本篇末에 云 蹻脈有陰陽하니 何脈이 當其數오 岐伯이 答曰 男子는 數其陽하고 女子는 數其陰하니 則知男子之所數者는 左右陽蹻요 女子之所數者는 左右陰蹻也라하니 詳見後二十八하니라

督脈任脈은 **各四尺五寸**이니 **二四八尺**과 **二五一尺**이라 **合九尺**이요 **凡都合一十六丈二尺**이니 **此氣之大經隧也**니이다

督行於背하고 任行於腹하야 各長四尺五寸이니 共長九尺이라 右는 連前共二十八脈[1]하야 通長

一十六丈二尺이니 此周身經隧之總數也라 ○ 愚按컨대 人身經脈之行은 始於水下一刻하야 晝夜로 五十周於身하되 總計每日氣候면 凡百刻이니 則二刻에 當行一周라 故로 衛氣行篇에 曰 日行一舍[1]에 人氣行一周與十分身之八이라하고 五十營篇에 曰 二百七十息에 氣行十六丈二尺하야 一周於身이라하니 此經脈之常度也라 而後世子午流注鍼灸等書에 因水下一刻之紀하야 遂以寅時定爲肺經하야 以十二時挨配[2]十二經하고 而爲之歌曰 肺寅大卯胃辰宮이요 脾巳心午小未中이라 膀申腎酉心包戌이요 亥三子膽丑肝通이라하니 繼後로 張世賢[3] 熊宗立[4]이 復爲分時註釋하야 遂致歷代相傳하야 用爲模範이나 殊不知紀漏者 以寅初一刻爲始이요 而經脈運行之度는 起於肺經하니 亦以寅初一刻爲紀라 故로 首言水下一刻하니 而一刻之中에 氣脈은 凡半周於身矣라 焉得有大腸屬卯時하고 胃屬辰時等次也리오 且如手三陰脈은 長三尺五寸이요 足三陽脈은 長八尺이며 手少陰厥陰은 左右俱止十八穴이요 足太陽은 左右凡一百二十六穴이라 此其長短多寡가 大相懸絶하니 安得以十二經均配十二時리오 其失經旨也遠矣니 觀者須知辨察이라

骨度

『靈樞·骨度篇』全 ○ 十八

黃帝問於伯高曰 脈度에 言經脈之長短하니 何以立之오 伯高曰 先度其骨節之大小廣狹長短하야 而脈度定矣니이다 黃帝曰 願聞衆人之度하노니 人長七尺五寸者는 其骨節之大小長短이 各幾何잇고

此는 言欲知脈度者면 必先求骨度하야 以察其詳也라 衆人者는 衆人之常度也니 常人之長은 多以七尺五寸爲率[5]이라 如經水篇에 岐伯이 云 八尺之士라하고 周禮考工記에 亦曰 人長八尺이라하니 乃指偉人之度而言이니 皆古黍尺數也라 黍尺一尺은 得今曲尺八寸이라 詳義는 見附翼律原黃鍾生度條中이라

伯高曰 頭之大骨은 圍二尺六寸이요

此下는 言頭圍胸圍腰圍之總數也라 圍는 周圍也라 二尺六寸은 皆古黍尺之數니 後放此하니라 人身之骨은 頭爲最巨하니 頭骨을 謂之髑髏[6]라 男子는 自頂及耳히 幷腦後하야 共八片이나 惟

---

1) 二十八脈: 十二經脈 左右 二十四脈과 陰蹻, 陽蹻, 任, 督脈 각 하나씩을 보탠 것임.

1) 日行一舍: 衛氣는 하루 낮 하룻밤 동안에 人身을 50周하고 하늘에는 28宿가 있으므로 해가 一宿를 지나는 동안 衛氣의 行身周數는 50÷28=1.7857周정도 되고 이를 四捨五入하면 1.8周가 된다.

2) 挨配: 依次配列. 挨는 밀칠, 떼밀 애.

3) 張世賢: 明代의 醫家로 字는 天成, 號는 靜庵이며 寧波人이다. 著書에 『圖注八十一難經』·『圖注王叔和脈訣』이 있다.

4) 熊宗立: 明代의 醫家로 字는 道軒, 自號는 勿聽子이며 福建 建陽人이다. 著書에 『醫書大全』·『黃帝內經素問靈樞運氣音釋補遺』·『勿聽子俗解八十一難經』·『傷寒運氣全書』·『類證注釋錢氏小兒方訣』이 있다.

5) 率: 比率, 制限, 限度 율.

蔡州[1]人은 多一하야 共九片이니 腦後橫一縫이 當正直下하야 至髮際에 別有一直縫이라 女人頭骨은 止六片이요 亦腦後一橫縫이 當正直下則無縫也니 此男女頭骨之別이라 ○ 髑은 音獨이요 髏는 音婁라

胸圍는 四尺五寸이요

此는 兼胸脇而言也라 缺盆之下와 兩乳之間이 爲胸이니 胸前橫骨이 三條요 左右肋骨이 各十二條로되 八長四短이요 女人은 多檠[2]夫骨兩條하니 左右各十四條也라

腰圍는 四尺二寸이라

平臍周圍를 曰腰라 人之肥瘦不同하고 腰之大小亦異로되 四尺二寸은 以中人之大略言也이라

髮所覆者顱 至項은 尺二寸이요

此下는 言仰人[3]之縱度也라 髮所覆者는 謂髮際也니 前髮際爲額顱요 後髮際以下爲項이라 前自顱後至項이 長一尺二寸이라

髮以下 至頤는 長一尺이니

顋下爲頷이요 頷中爲頤니 前髮際下至頤는 長一尺이라

君子終[4]折이라

終은 終始也요 折은 折衷也니 言上文之約數 雖如此나 然이나 人有大小不同이라 故로 君子當約[5]其終始나 而因人以折衷之라 此雖指頭胸爲言이나 則下部도 亦然矣라

結喉以下 至缺盆中은 長四寸이요

舌根之下와 肺之上系에 屈曲外凸者爲結喉라 膺上橫骨爲巨骨이요 巨骨上陷中爲缺盆이라

缺盆以下 至髑骬는 長九寸이로되 過則肺大하고 不滿則肺小요

髑骬는 一名鳩尾요 一名尾翳니 蔽心骨也라 缺盆之下와 鳩尾之上이 是爲之胸이니 肺藏所居故로 胸大則肺亦大하고 胸小則肺亦小也라 ○ 髑骬는 音結於라

髑骬以下 至天樞는 長八寸이로되 過則胃大하고 不及則胃小요

---

6) 髑髏: 骸骨. 뼈만 앙상하게 남은 죽은 사람의 머리뼈.(『莊子』)
1) 蔡州: 州名으로 지금의 河南省 汝南縣에 해당함.(『辭源』)
2) 檠: 등잔대, 활 도지개 경.
3) 仰人: 人體 前面部. 後面은 伏人이라 함.
4) 終: 『甲乙』·『太素』에는 '參'으로 되어 있다.
5) 約: 定也.

天樞는 在臍旁二寸하니 足陽明經穴이라 自髑骬之下로 臍之上이 是爲中焦니 胃之所居 故로 上腹長大者는 胃亦大하고 上腹短小者는 胃亦小也라

天樞以下 至橫骨은 長六寸半이로되 過則廻腸廣長하고 不滿則狹短이요

橫骨은 陰毛中曲骨也라 自天樞下至橫骨이 是爲下焦니 廻腸所居也 故로 小腹長大者는 廻腸亦大하고 小腹短狹者는 廻腸亦小也라

橫骨은 長六寸半이요 橫骨上廉以下 至內輔之上廉은 長一尺八寸이요

橫骨은 橫長이 六寸半이요 一曰七寸半이라 廉은 隅際也라 內輔는 膝間內側大骨也니 亦曰輔骨이라

內輔之上廉以下 至下廉은 長三寸半이요

此는 言輔骨之上下隅也라

內輔下廉下 至內踝는 長一尺三寸이요 內踝以下 至地는 長三寸이요

足跟前兩旁高骨爲踝骨이니 內曰內踝요 外曰外踝라 ○ 踝는 胡寡切이라

膝膕以下 至跗屬은 長一尺六寸이요 跗屬以下 至地는 長三寸이라

膝後曲處를 曰膕이라 足面을 曰跗니 跗屬은 言足面前後를 皆跗之屬也라 ○ 膕은 音國이요 跗는 附敷二音이라

故로 骨圍大則太過하고 小則不及이라

凡上文所言은 皆中人之度니 其有大者는 過之하고 小者는 不及也라 下文同法하니라

角[1]以下 至柱骨[2]은 長一尺이요

此下는 言側人之縱度也라 角은 頭側大骨이니 耳上高角也요 柱骨은 肩骨之上과 頸項之根也라

行腋中不見者는 長四寸이요

此는 自柱骨로 下通腋中하야 隱伏不見之處라

腋以下 至季脇은 長一尺二寸이요

脇下盡處短小之肋이 是爲季脇이니 季는 小也라

季脇以下 至髀樞는 長六寸이요

足股를 曰髀요 髀上外側骨縫을 曰樞니 此運動之機也라 ○ 髀는 並米切이요 又音比라

---

1) 角: 額角.
2) 柱骨: 肩胛上頸骨隆起處.

髀樞以下 至膝中은 長一尺九寸이요

膝中은 言膝外側骨縫之次라

膝以下 至外踝는 長一尺六寸이요 外踝以下 至京骨은 長三寸이요 京骨以下 至地는 長一寸이라

京骨은 足太陽穴名이니 在足小指本節後大骨下 赤白肉際陷中이라

耳後當完骨者는 廣九寸이요

此는 言耳後之橫度也라 耳後高骨을 曰完骨이니 足少陽穴名이요 入髮際四分이니 左右相去廣九寸이라

耳前當耳門者는 廣一尺三寸이요 兩顴之間은 相去七寸이요 兩乳之間은 廣九寸半이요 兩髀之間은 廣六寸半이요

此는 言仰人之橫度也라 耳門者는 卽手太陽聽宮之分이라 目下高骨爲顴이라 兩髀之間은 言兩股之中이니 橫骨兩頭盡處也라

足은 長一尺二寸이며 廣四寸半이요

此下는 言手足之度也라 足掌은 長一尺二寸이라 廣은 闊也라

肩至肘는 長一尺七寸이요

肩은 肩端也요 臂之中節을 曰肘라

肘至腕은 長一尺二寸半이요

臂掌之節을 曰腕이라

腕至中指本節은 長四寸이요 本節至其末은 長四寸半이요

本節은 指之後節根也요 末은 指端也라

項髮以下 至背骨은 長二寸半이요

項髮은 項後髮際也요 背骨은 除項骨之外하고 以第一節大椎骨爲言也라

膂骨[1]以下 至尾骶二十一節은 長三尺이요 上節[2]은 長一寸四分分之一이요

---

1) 膂骨: 본래 脊骨을 말하나 여기서는 大椎穴을 뜻함.
2) 上節: 二十一椎中 上部七椎.

奇分[1]在下[2] 故로 上七節至於膂骨이 九寸八分分之七이라

膂骨은 脊骨也라 項脊骨은 共二十四椎나 內除項骨三節하면 膂骨은 自大椎而下至尾骶히 計二十一節이요 共長三尺이라 上節은 各長一寸四分分之一이니 卽一寸四分一釐也라 故로 上之七節은 共長九寸八分七釐라 其有餘不盡之奇分은 皆在下部諸節也라 ○ 脊骨은 外小而內大하니 人之能負重者는 以是骨之巨也라 尾骶骨이 男子者는 尖하고 女子者는 圓而平이라 ○ 骶는 音底라

此衆人骨之度也니 所以立經脈之長短也라 是故로 視其經脈之在於身也에 其見浮而堅커나 其見明而大者는 多血하고 細而沈者는 多氣[3]也니이다

此는 結首節而言이라 因骨度以辨經絡이라야 乃可察其血氣之盛衰也라

骨空

『素問·骨空[4]論』○ 十九

輔骨上 橫骨下爲楗이요

輔骨은 膝輔骨이요 橫骨은 前陰橫骨이니 是楗爲股骨也라 ○ 楗[5]은 音健이니 剛木이라

俠髖이 爲機요

髖은 尻也니 卽脽[6]臀也요 一曰兩股間也라 機는 樞機也라 俠臀之外는 卽楗骨上이니 運動之機故로 曰 俠髖爲機니 當環跳穴處是也라 ○ 髖은 音寬이요 脽는 音誰라

膝解爲骸關이요

骸는 說文에 云脛骨也라하니 脛骨之上의 膝之節解也니 是爲骸關이라 ○ 骸는 音鞋라

俠膝之骨이 爲連骸요

膝上兩側에 皆有俠膝高骨하야 與骸骨로 相爲接連 故로 曰連骸라

骸下爲輔요

連骸下高骨이니 是爲內外輔骨이라

---

1) 奇分: 有餘不盡的分數.(『校釋』)
2) 下: 七椎以下.
3) 多氣: 『太素』에는 '少氣'로 되어 있다.
4) 骨空: 兪穴所在之處.
5) 楗: 빗장, 둑 건.
6) 脽: 꽁무니(尻), 엉덩이뼈(尻骨) 수.

輔上爲膕이요

輔骨上에 向膝後曲處爲膕이니 卽委中穴也라 ○ 膕은 音國이라

膕上이 **爲關**이요

膕上의 骨節動處니 卽所謂骸關也라

頭橫骨[1]이 **爲枕**이라

腦後橫骨이 爲枕骨이라

水兪五十七穴者는 **尻上五行**[2]에 **行五**요 **伏菟上兩行**에 **行五**요 **左右各一行**에 **行五**요 **踝上各一行**에 **行六穴**이라

此는 與水熱穴論으로 同하니 亦骨空也라 故로 並及之니 詳鍼刺類三十八이라 ○ 菟는 兎徒二音이라

髓空[3]은 **在腦後五分**하니 **在顱際銳骨之下**로되

髓는 腦髓也라 髓空은 卽風府也니 在腦後入髮際一寸이요 督脈穴이라

一은 **在齗基下**하고

脣內上齒縫中을 曰齗交니 則下齒縫中이 當爲齗基요 今曰 齗基下者는 乃頤下正中骨罅也라 王氏曰 當頤下骨陷中하야 有穴容豆하니 中誥圖經에 名下頤[4]라하니라 ○ 齗은 音銀이라

一은 **在項後中 復骨下**[5]하고

卽大椎上骨節空也라 復은 當作伏이니 蓋項骨三節이 不甚顯 故로 云伏骨下也라

一은 **在脊骨上空**하니 **在風府上**하고

風府上은 腦戶也니 督脈穴이라

脊骨下空은 **在尻骨下空**이라

脊骨之末爲尻骨이요 尻骨下空은 長强也니 督脈穴이라

數髓空은 **在面俠鼻**하고

---

1) 頭橫骨: 『太素』에는 '項橫骨'로 되어 있다.
2) 行: 줄(列也) 항.
3) 髓空: 骨空中 腦로 通하는 곳으로 精髓氣血이 이곳을 통하여 出入한다.
4) 中誥圖經: 王冰註釋本에는 圖經이라는 말이 없다.
5) 一在項後中 復骨下: 王冰은 瘂門穴이라 하였다.

數는 數處也라 在面者는 如足陽明之承泣巨髎와 手太陽之顴髎와 足太陽之睛明과 手少陽之絲竹空과 足少陽之瞳子髎聽會요 俠鼻者는 如手陽明之迎香等處니 皆在面之骨空也라

或骨空은 在口下하니 當兩肩하고

足陽明大迎分也니 亦名髓空이라

兩髆骨空은 在髆中之陽하고

髆은 肩髆也라 中之陽은 肩中之上髃也니 卽手陽明肩髃之次라

臂骨空은 在臂陽하니 去踝四寸兩骨空之間하고

臂陽은 臂外也라 去踝四寸兩骨之間은 手少陽通間[1]之次也니 亦名三陽絡이라

股骨上空은 在股陽하니 出上膝四寸이요

股陽은 股面也라 出上膝四寸은 當足陽明伏兎陰市之間이라

胻骨空은 在輔骨之上端하고

胻은 足脛骨也라 胻骨之上爲輔骨이요 輔骨之上端은 卽足陽明犢鼻之次라 ○ 胻은 形敬切이요 又音杭이라

股際骨空은 在毛中動下하고

毛中動下는 謂曲骨兩旁股際니 足太陰衝門動脈之下也라

尻骨空은 在髀骨之後하니 相去四寸이요

卽尻上兩旁이니 足太陽八髎穴也라

扁骨은 有滲理湊[2]하고 無髓孔하니 易髓無空[3]이라

扁骨者는 對圓骨而言이라 凡圓骨內에 皆有髓하고 有髓則有髓孔이나 若扁骨則但有血脈滲灌之理湊而內無髓라 故로 凡諸扁骨은 以滲灌으로 易髓[4]者니 則無髓면 亦無空矣라 此는 脇肋諸骨之類是也라

---

1) 通間: 通門의 誤記로 보인다. 『針灸聚英』에 "三陽絡의 異名은 通門이라"고 하였고, 『鍼灸大成』에는 '過門'이라고 하였다.
2) 湊: 腠와 通.
3) 易髓無空: 易은 代의 뜻으로 扁骨에는 髓孔이 없고 腠理의 滲灌作用이 이를 代身한다는 뜻임.
4) 髓: 髓孔의 뜻임.

十二經血氣表裏

『素問·血氣形志篇』○ 二十

夫人之常數는 太陽은 常多血少氣하고 少陽은 常少血多氣하고 陽明은 常多氣多血하고 少陰은 常少血多氣하고 厥陰은 常多血少氣하고 太陰은 常多氣少血하니 此天之常數라

十二經血氣는 各有多少不同하니 乃天稟之常數라 故로 凡用鍼者는 但可寫其多요 不可寫其少니 當詳察血氣하야 而爲之補寫也라 ○ 按兩經에 言血氣之數者 凡三이로되 各有不同하니 如五音五味篇에 三陽經은 與此皆相同이나 三陰經은 與此皆相反하니 詳見藏象類十七이요 又如九鍼論에 諸經은 與此皆同이나 惟太陰一經은 云多血少氣라하야 與此相反이라 須知靈樞多誤하야 當以此篇爲正이니 觀末節出氣出血之文하면 與此正合하야 無差를 可知矣라 外靈樞九鍼論文이 與此로 同者는 俱不重載라

足太陽이 與少陰으로 爲表裏요 少陽이 與厥陰으로 爲表裏요 陽明이 與太陰으로 爲表裏니 是爲足陰陽也며

足太陽은 膀胱也요 足少陰은 腎也니 是爲一合이라 足少陽은 膽也요 足厥陰은 肝也니 是爲二合이라 足陽明은 胃也요 足太陽은 脾也니 是爲三合이라 陽爲府니 經이 行於足之外側하고 陰爲藏이니 經이 行於足之內側하니 此足之表裏也라

手太陽이 與少陰으로 爲表裏요 少陽이 與心主로 爲表裏요 陽明이 與太陰으로 爲表裏니 是爲手之陰陽也라

手太陽은 小腸也요 手少陰은 心也니 是爲四合이라 手少陽은 三焦也요 手心主는 厥陰也니 是爲五合이라 手陽明은 大腸也요 手太陰은 肺也니 是爲六合이라 陽爲府니 經이 行於手之外하고 陰爲藏이니 經이 行於手之內側하니 此手之表裏也라

今知手足陰陽所苦니 凡治病에 必先去其血하야 乃去其所苦요 伺之所欲然後에 寫有餘하고 補不足이라

知手足之陰陽이면 則病在何經하야 其苦可知라 治之者는 於血脈壅盛에 爲病異常之處하야 先去其血이니 血去則去其所苦矣요 非謂凡刺者는 必先去血也라 滯血旣去하고 然後伺察藏氣之所欲이니 如肝欲散과 心欲耎과 肺欲收와 脾欲燥와 腎欲堅之類니 以寫有餘補不足而調治之也라

刺陽明엔 出血氣하고 刺太陽엔 出血惡氣하고 刺少陽엔 出氣惡血하고 刺太陰

엔 **出氣惡血**하고 **刺少陰**엔 **出氣惡血**하고 **刺厥陰**엔 **出血惡氣也**라

此는 明三陰三陽血氣에 各有多少하니 而刺者之出血出氣도 當知其約也라 手足陽明은 多血多氣 故로 刺之者는 出其血氣하고 手足太陽은 多血少氣 故로 刺之者는 但可出其血而惡出其氣라 總而計之면 則太陽厥陰은 均當出血惡氣하고 少陽少陰太陰은 均當出氣惡血하며 唯陽明은 可出氣出血이니 正與首節로 義相合이라 ○ 惡는 去聲이라

諸脈髓筋血氣 谿谷所屬

『素問·五藏生成篇』○ 二十一

諸脈者는 **皆屬於目**하고

大惑論에 曰 五藏六府之精氣는 皆上注於目而爲之精이라하고 口問篇에 曰 目者는 宗脈之所聚也 故로 諸脈者는 皆屬於目이라하니라

諸髓者는 **皆屬於腦**하고

腦爲髓海 故로 諸髓皆屬之라

諸筋者는 **皆屬於節**하고

筋力堅强은 所以連屬骨節이니 如宣明五氣篇에 曰 久行傷筋이라하니 以諸筋이 皆屬於節故也라

諸血者는 **皆屬於心**하고

陰陽應象大論에 曰 心生血이라하고 痿論에 曰 心主身之血脈이라하니 故로 諸血은 皆屬於心이라

諸氣者는 **皆屬於肺**하니

調經論과 本神篇에 皆曰肺藏氣라하고 五味篇에 曰 其大氣之摶[1]而不行者는 積於胸中하니 命曰氣海요 出於肺하야 循喉咽 故로 呼則出하고 吸則入이라하니 此諸氣之皆屬於肺也

此四支八谿之朝夕也라

四支者는 兩手兩足也요 八谿者는 手有肘與腋하고 足有髂與膕也니 此四支之關節 故로 稱爲谿라 朝夕者는 言人之諸脈髓筋血氣가 無不由此出入하야 而朝夕運行不離也라 邪客篇에 曰 人有八虛[2]하니 皆機關之室이요 眞氣之所過며 血絡之所遊라하니 卽此之謂라 一曰 朝夕은 卽潮汐之義니 言人身氣血往來가 如海潮之消長이니 早曰潮요 晩曰汐者라하니 亦通이라 ○ 谿는 溪同이라

---

1) 其大氣之摶: 大氣는 宗氣를, 摶은 聚의 意味이다.

2) 八虛: 兩肘, 兩腋, 兩髀, 兩膕를 말하는데 各各 "肺心有邪하면 其氣留於兩肘하고 肝有邪하면 其氣留於兩腋하고 脾有邪하면 其氣留於兩髀하고 腎有邪하면 其氣留於兩膕이라"고 하였다.

故로 人臥하면 血歸於肝하니

人寤則動하고 動則血隨氣行陽分하야 而運於諸經하고 人臥則靜하니 靜則血隨氣行陰分하야 而歸於肝하니 以肝爲藏血之藏也라 故로 人凡寐者는 其面色이 多白하니 以血藏故耳라

肝受血而能視하고

肝은 開竅於目하니 肝得血則神聚於目 故로 能視라

足受血而能步하고

足得之則神在足 故로 步履健矣라

掌受血而能握하고

掌得之則神在手 故로 把握이 固矣라

指受血而能攝이라

指得之則神在指 故로 攝持强矣라 ○ 愚按血氣者는 人之神也로되 而此數節에 皆但言血而不言氣는 何也오 蓋氣屬陽而無形하고 血屬陰而有形이로되 而人之形體는 以陰而成이라 如九鍼篇에 曰 人之所以生成者는 血脈也라하고 營衛生會篇에 曰 血者는 神氣也라하고 平人絶穀篇에 曰 血脈이 和則精神乃居라하니 故로 此皆言血者는 謂神依形生하고 用自體出也라

臥出而風吹之하야 血凝於膚者爲痺요

臥出之際에 若玄府未閉하야 魄汗未藏者가 爲風所吹면 則血凝於膚하야 或致痲木하고 或生疼痛而病爲痺라

凝於脈者爲泣이요

風寒外襲하야 血凝於脈則脈道泣滯而爲病矣라 ○ 泣은 澁同이라

凝於足者爲厥이니

四支爲諸陽之本이니 風寒客之而血凝於足하면 則陽衰陰勝하야 而氣逆爲厥也라

此三者는 血行而不得反其空 故로 爲痺厥也라

血은 得熱則行하고 得寒則凝이라 凡此上文三節者는 以風寒所客則血脈凝濇하야 不能運行而反其空이라 故로 爲痺厥之病也라 ○ 空은 孔同하니 謂血行之道라

人有大谷十二分과

大谷者는 言關節之最大者也라 節之大者는 無如四支하니 在手者는 肩肘腕이요 在足者는 髁膝

腕이라 四支에 各有三節하니 是爲十二分이라 分은 處也라 ○ 按컨대 此則上文八谿之義라 夫旣曰谿어늘 何又曰谷이오 如氣穴論에 曰 肉之大會爲谷이요 小會爲谿니 肉分之間과 谿谷之會에 以行榮衛하며 以會大氣라하니 是谿谷이 雖以小大言이나 而爲氣血之會則一이라 故로 可以互言也라 上文엔 單言之 故로 止云八谿요 此節은 與下文小谿三百五十四名으로 相對爲言 故로 云大谷也라 諸註에 以大谷十二分爲十二經脈之部分者는 皆非라

小谿三百五十四名[1)]과 少十二兪[2)]하니

小谿者는 言通身骨節之交也라 小鍼解에 曰 節之交三百六十五會者는 絡脈之滲灌[3)]諸節者也라하니 十二兪는 謂十二藏之兪니 如肺兪心兪之類是也라 此除十二兪는 皆通於藏氣者니 不在小谿之列이면 則當爲三百五十三名이어늘 玆云五十四者는 傳寫之誤也라

此는 皆衛氣所留止요 邪氣之所客也니 鍼石緣而去之니라

凡此谿谷之會는 本皆衛氣留止之所나 若其爲病則亦邪氣所客之處也라 邪客於經이면 治以鍼石하되 必緣其所在하야 取而去之라 緣은 因也라

五藏之氣上通七竅 陰陽不和乃成關格

『靈樞·脈度篇』○ 二十二

五藏은 常內閱於上七竅也라

閱은 歷也라 五藏位次於內而氣達於外라 故로 閱於上之七竅如下文者라 人身共有九竅로되 在上者七이니 耳目口鼻也요 在下者二니 前陰後陰也라

故로 肺氣는 通於鼻하니 肺和則鼻能知臭香矣요 心氣는 通於舌하니 心和則舌能知五味矣요 肝氣는 通於目하니 肝和則目能辨五色矣요 脾氣는 通於口하니 脾和則口能知五穀矣요 腎氣는 通於耳하니 腎和則耳能聞五音矣라

陰陽應象大論에 曰 肺在竅爲鼻요 心在竅爲舌이요 肝在竅爲目이요 脾在竅爲口요 腎在竅爲耳라하니 故로 其氣各有所通하고 亦各有所用이라 然이나 必五藏氣和而後에 各稱其職이요 否則藏有所病하니 則竅有所應矣라

五藏이 不和則七竅不通하고 六府不和則留爲癰이라

---

1) 小谿三百五十四名: 王冰은 "然以三百六十五小絡言之者를 除十二兪外면 則當三百五十三名이어늘 經言三百五十四者는 傳寫行書에 誤以三爲四也라"고 하였다.

2) 少十二兪: 『太素』에는 '少十二關'으로 되어 있는데, 楊注에 "手足十二大節 名十二關"이라고 하였다.

3) 滲灌: 灌輸滲透.

五藏은 屬陰主裏 故로 其不和則七竅爲之不利하고 六府는 屬陽主表 故로 其不利則肌腠留爲癰瘍이라

故로 邪在府則陽脈이 不和하고 陽脈이 不和則氣留之하고 氣留之則陽氣盛矣라 陽氣太盛則陰不利하고 陰脈不利則血留之하고 血留之則陰氣盛矣요 陰氣太盛則陽氣不能榮也라 故로 曰關이요 陽氣太盛則陰氣弗能榮也라 故로 曰格이며 陰陽俱盛하면 不得相榮하니 故로 曰關格이니 關格者는 不得盡期而死也니이다

陰陽之氣는 貴乎和平하니 邪氣居之에 不在於陰이면 必在於陽이라 故로 邪氣在府則氣留之而陽勝하고 陽勝則陰病矣요 陰病則血留之而陰勝하고 陰勝則陽病矣라 故로 陰氣太盛則陽氣不榮而爲關하고 陽氣太盛則陰氣不榮而爲格하며 陰陽俱盛하야 不得相榮則陰自陰하고 陽自陽하야 不相浹洽[1]而爲關格이라 故로 不得盡天年之期而死矣라 本經榮은 營으로 通用하니 不能榮은 謂陰陽乖亂하야 不能營行하야 彼此格拒不相通也라 人迎盛者爲格陽이요 寸口盛者爲關陰이니 義詳脈色類二十二라

營衛三焦

『靈樞·營衛生會篇』○ 二十三

黃帝問於岐伯曰 人焉受氣며 陰陽焉會며 何氣爲營이며 何氣爲衛며 營安從生이며 衛於焉會오 老壯不同氣하고 陰陽異位하니 願聞其會하노이다

焉은 何也요 會는 合也라 五十已上爲老요 二十已上爲壯이라 此는 帝問人身之氣는 受必有由하고 會必有處하니 陰陽何所分하며 營衛何所辨하야 而欲得其詳也라

岐伯이 答曰 人受氣於穀하니 穀入於胃하야 以傳於肺하면 五藏六府 皆以受氣라

人之生은 由乎氣하니 氣者는 所受於天하야 與穀氣로 幷而充身者也라 故로 穀食入胃하면 化而爲氣하니 是爲穀氣요 亦曰胃氣라 此氣는 出自中焦하야 傳化於脾하고 上歸於肺하야 積於胸中氣海之間하니 乃爲宗氣요 宗氣之行은 以息往來하야 通達三焦하니 而五藏六府가 皆以受氣라 是以로 胃爲水穀血氣之海니 而人所受氣者는 亦唯穀而已라 故로 穀不入半日則氣衰하고 一日則氣少矣라

---

1) 浹洽: ① 모두 和合함.(浹和) ② 두루 미침.

其清者爲營이요 濁者爲衛니

穀氣出於胃而氣有淸濁之分하니 淸者는 水穀之精氣也요 濁者는 水穀之悍氣也니 諸家以上下焦로 言淸濁者는 皆非라 淸者는 屬陰하야 其性精專 故로 化生血脈而周行於經隧之中하니 是爲營氣요 濁者는 屬陽하야 其性慓疾滑利 故로 不循經絡而直達肌表하야 充實於皮毛分肉之間하니 是爲衛氣라 然이나 營氣衛氣는 無非資藉於宗氣라 故로 宗氣盛則營衛和하고 宗氣衰則營衛弱矣라

營在脈中하고 衛在脈外하야

營은 營運於中也요 衛는 護衛於外也라 脈者는 非氣非血이니 其猶氣血之槖籥也라 營屬陰而主裏하고 衛屬陽而主表라 故로 營在脈中하고 衛在脈外라 衛氣篇에 曰 其浮氣之不循經者爲衛氣요 其精氣之行於經者爲營氣라하니 正此之謂라

營周不休하야 五十而復大會하니 陰陽相貫이 如環無端이라

營氣之行은 周流不休하니 凡一晝一夜에 五十周於身而復爲大會라 其十二經脈之次는 則一陰一陽과 一表一裏에 迭行相貫하야 終而復始 故로 曰 如環無端也라 五十周義는 見下章과 及二十六이라

衛氣는 行於陰二十五度하고 行於陽二十五度하야 分爲晝夜라 故로 氣至陽而起하고 至陰而止라

衛氣之行은 夜則行陰分二十五度하고 晝則行陽分二十五度하야 凡一晝一夜에 亦五十周於身하니 義詳後二十五하니라 氣至陽而起하고 至陰而止는 謂晝興夜息이니 卽下文의 萬民皆臥之義라

故로 曰 日中而陽隴하야 爲重陽이요 夜半而陰隴하야 爲重陰이라하니

此는 分晝夜之陰陽하야 以明營衛之行也라 隴은 盛也니 生氣通天論에 作隆이라 晝爲陽이로되 日中爲陽中之陽 故로 曰重陽이요 夜爲陰이로되 夜半爲陰中之陰 故로 曰重陰이라 ○ 隴은 音籠이라

故로 太陰은 主內하고 太陽은 主外하야 各行二十五度하야 分爲晝夜하니

太陰은 手太陰也요 太陽은 足太陽也라 內言營氣요 外言衛氣라 營氣는 始於手太陰하야 而復會於太陰 故로 太陰主內요 衛氣는 始於足太陽하야 而復會於太陽 故로 太陽主外라 營氣는 周流十二經하야 晝夜로 各二十五度하고 衛氣는 晝則行陽하고 夜則行陰하야 亦各二十五度하니 營衛各爲五十度하야 以分晝夜也라

夜半爲陰隴이요 夜半後而爲陰衰며 平旦은 陰盡而陽受氣矣라 日中而陽隴하

고 日西而陽衰하며 日入은 陽盡而陰受氣矣라

夜半後爲陰衰니 陽生於子也요 日西而陽衰하니 陰生於午也라 如金匱眞言論에 曰 平旦至日中은 天之陽이니 陽中之陽也요 日中至黃昏은 天之陽이니 陽中之陰也라 合夜至鷄鳴은 天之陰이니 陰中之陰也요 鷄鳴至平旦은 天之陰이니 陰中之陽也라 故로 人亦應之라하니 卽此節之義라

夜半而大會에 萬民皆臥하니 命曰合陰이요 平旦에 陰盡而陽受氣하니 如是無已하야 與天地로 同紀하니이다

大會는 言營衛陰陽之會也라 營衛之行은 表裏異度라 故로 嘗不相値하나 惟於夜半子時에 陰氣已極하면 陽氣將生하고 營氣在陰하면 衛氣亦在陰이라 故로 萬民皆瞑而臥하니 命曰合陰이라 合陰者는 營衛皆歸於藏하야 而會於天一之中也라 平旦은 陰盡而陽受氣 故로 民皆張目而起라 此陰陽消息之道는 常如是無已而與天地로 同其紀라 所謂天地之紀者는 如天地日月에 各有所會之紀也니 天은 以二十八舍爲紀하고 地는 以十二辰次爲紀하며 日月은 以行之遲速爲紀라 故로 天與地는 一歲一會하니 如玄枵[1]加於子宮[2]이 是也요 天與日도 亦一歲一會하니 如冬至日纏[3]星紀[4]是也요 日與月은 則一月一會하니 如晦朔之同宮[5]이 是也요 人之營衛는 以晝夜爲紀라 故로 一日에 凡行五十周하야 而復爲大會焉이라

黃帝曰 老人之不夜瞑者는 何氣使然이며 少壯之人이 不晝瞑者는 何氣使然고

此는 帝因上文에 言夜則萬民이 皆臥라 故로 特擧老人之不夜瞑者하야 以求其詳也라

岐伯이 答曰 壯者之氣血은 盛하니 其肌肉滑하고 氣道通하야 營衛之行이 不失其常이라 故로 晝精而夜瞑하고 老者之氣血은 衰하니 其肌肉枯하고 氣道澁하야 五藏之氣相搏하고 其營氣衰少而衛氣內伐이라 故로 晝不精하고 夜不瞑하니이다

老者之氣血은 衰라 故로 肌肉枯하고 氣道澁하야 五藏之氣搏聚不行하고 而營氣衰少矣라 營氣衰少라 故로 衛氣乘虛內伐하니 衛失其常 故로 晝不精이요 營失其常 故로 夜不瞑也라

---

1) 玄枵: 十二星次의 하나로 天黿이라고도 한다. 『漢書·律曆志·歲術』에 "玄枵 初婺女人度 小寒 中危初 大寒 終於危十五度"라 하였다.(『辭源』) 枵는 빌(空), 주릴 효.

2) 宮: 古代曆法에서 周天三百六十度 中의 十二分의 一, 卽 三十度를 一宮으로 삼았다. 古代에 星空의 區域을 劃分하여 또 宮이라 하였는데, 예를 들면 中宮, 東宮, 南宮, 西宮, 北宮 등이다. 宋 沈括의 『夢溪筆談七』이나 『史記·天官書』에 보인다.(『辭源』)

3) 纏: 躔과 同. 日月星辰 等 天體의 運行을 말한다.

4) 星紀: 十二星次의 하나로 十二支 中에는 丑이 되고 二十八宿 中에는 斗宿와 牛宿가 된다. 『左傳』襄公二八年에 보임. 星次란 古代天文學에서 日月所會之處를 次라 하였는데 一年이면 十二次가 있게 된다.

5) 晦朔之同宮: 合朔을 말한다. 이때는 해와 지구가 달을 중간에 두고 一直線으로 되어 달이 전혀 안 보이는데 이때를 초하루로 잡는다.

黃帝曰 願聞컨대 營衛之所行이 皆何道從來오 岐伯이 答曰 營出於中焦하고 衛出於下焦하니이다

何道從來는 言營衛所由之道路也라 營氣者는 由穀入於胃하야 中焦受氣取汁하면 化其精微而上注於肺하야 乃自手太陰으로 始하야 周行於經隧之中이라 故로 營氣出於中焦라 衛氣者는 出其悍氣之慓疾하야 而先行於四末分肉皮膚之間하고 不入於脈이라 故로 於平旦陰盡에 陽氣出於目하야 循頭項下行하되 始於足太陽膀胱經하야 而行於陽分하고 日西陽盡이면 則始於足少陰腎經하야 而行於陰分하니 其氣自膀胱與腎으로 由下而出이라 故로 衛氣出於下焦라 詳義는 見後營氣衛氣二章하니라 ○ 愚按人身은 不過表裏하고 表裏는 不過陰陽하니 陰陽卽營衛요 營衛卽血氣라 藏府筋骨은 居於內하야 必賴營氣以資之하고 經脈以疏之하며 皮毛分肉은 居於外하야 經之所不通하고 營之所不及이라 故로 賴衛氣以呴[1]之하고 孫絡以濡之而後에 內而精髓와 外而髮膚가 無弗得其養者니 皆營衛之化也라 然이나 營氣者는 猶天之有宿度하며 地之有經水하야 出入有期하며 運行有序者也요 衛氣者는 猶天之有淸陽하며 地之有鬱蒸하야 陰陽晝夜에 隨時而變者也라 衛氣는 屬陽하야 乃出於下焦하고 下者는 必升故로 其氣自下而上하니 亦猶地氣上爲雲也라 營本屬陰하야 乃自中焦而出於上焦하고 上者는 必降故로 營氣自上而下하니 亦猶天氣降爲雨也라 雖衛主氣而在外나 然이나 亦何嘗無血이며 營主血而在內나 然이나 亦何嘗無氣리오 故로 營中未必無衛하고 衛中未必無營이로되 但行於內者를 便謂之營이요 行於外者를 便謂之衛니 此人身陰陽交感之道는 分之則二요 合之則一而已라 ○ 前第六章有按하니 當與此互閱이라

○ 黃帝曰 願聞三焦之所出하노이다 岐伯이 答曰 上焦는 出於胃上口하야 並咽以上貫膈而布胸中하고 走腋循太陰之分而行하며 還至陽明하야 上至舌하고 下足陽明하야

胃上口는 卽上脘也라 咽爲胃系니 水穀之道路也라 膈上曰胸中이니 卽膻中也라 其旁行者는 走兩腋하야 出天池之次하고 循手太陰肺經之分하야 而還於手陽明하며 其上行者는 至於舌하고 其下行者는 交於足陽明하야 以行於中下二焦하니 凡此皆上焦之部分也라

常與榮으로 俱行於陽二十五度하고 行於陰亦二十五度하야 一周也라 故로 五十度而復大會於手太陰矣니이다

上焦者는 肺之所居요 宗氣之所聚라 營氣者는 隨宗氣以行於十四經脈之中이라 故로 上焦之氣는 常與營氣로 俱行於陽二十五度하고 陰亦二十五度라 陰陽者는 言晝夜也라 晝夜로 周行五十度하고 至次日寅時에 復會於手太陰肺經하니 是爲一周라 然則營氣雖出於中焦나 而施化則由於上焦也라

---

1) 呴: 숨 내쉴 구.

○ 黃帝曰 願聞中焦之所出하노이다 岐伯이 答曰 中焦도 亦並胃中으로 出上焦之後하니 此所受氣者 泌糟粕하고 蒸津液하며 化其精微하야 上注於肺脈하면 乃化而爲血하야 以奉生身하니 莫貴於此라 故로 獨得行於經隧[1]하니 命曰營氣니이다

胃中은 中脘之分也요 後는 下也라 受氣者는 受穀食之氣也라 五穀入胃하면 其糟粕津液宗氣分爲三隧하야 以注於三焦로되 而中焦者는 泌糟粕하고 蒸津液하며 受氣取汁하야 變化爲赤하니 是謂血이요 以奉生身而行於精隧하니 是爲營氣라 故로 曰營出中焦라 按下文에 云 下焦者는 別廻腸하야 注膀胱이라하니 然則自膈膜之下로 至臍上一寸水分穴之上이 皆中焦之部分也라 ○ 泌는 秘弼二音이요 粕은 音朴이요 隧는 音遂니 伏道也라

黃帝曰 夫血之與氣는 異名同類라하니 何謂也오 岐伯이 答曰 營衛者는 精氣也요 血者는 神氣也라 故로 血之與氣는 異名同類焉이라 故로 奪血者는 無[2]汗하고 奪汗者는 無血이라 故로 人生有兩死而無兩生이니이다

營衛之氣 雖分淸濁이나 然이나 皆水穀之精華라 故로 曰 營衛者精氣也요 血由化而赤하니 莫測其妙라 故로 曰 血者神氣也라 然이나 血化於液하고 液化於氣하니 是血之與氣는 本爲同類요 而血之與汗도 亦非兩種이라 但血主營하야 爲陰爲裏하고 汗屬衛하야 爲陽爲表하니 一表一裏를 無可並攻이라 故로 奪血者는 無取其汗하고 奪汗者는 無取其血이니 若表裏俱奪則不脫於陰이면 必脫於陽하니 脫陽亦死하고 脫陰도 亦死라 故로 曰 人生有兩死요 然而人之生也에 陰陽之氣 皆不可無니 未有孤陽能生者하며 亦未有孤陰能生者라 故로 曰 無兩生也라

○ 黃帝曰 願聞下焦之所出하노이다 岐伯이 答曰 下焦者는 別廻腸하야 注於膀胱而滲入焉이라 故로 水穀者 常幷居於胃中하야 成糟粕하고 而俱下於大腸하야 而成下焦하야 滲而俱下하면 濟泌別汁하야 循下焦而滲入膀胱焉이니이다

廻腸은 大腸也라 濟는 泲[3]同하니 猶釃濾[4]也요 泌는 如狹流也라 別汁은 分別淸濁也라 別廻腸者는 謂水穀이 幷居於胃中하야 傳化於小腸하니 當臍上一寸水分穴處하야 糟粕이 由此로 別行廻腸하야 從後而出하고 津液이 由此로 別滲膀胱하야 從前而出이라 膀胱은 無上口 故로 云滲入이라 凡自水分穴而下가 皆下焦之部分也라 按三十一難에 曰 下焦者는 當膀胱上口하야 主分別淸濁이라하니 其言上口者는 以滲入之處爲言이요 非眞謂有口也라 如果有口면 則不言滲入矣리

1) 經隧: 經脈과 같다. 隧는 길(路), 굴(暗道)의 뜻임.
2) 無: 禁止辭로 毋의 뜻임.
3) 泲: 맑은 술(醴之淸者) 제.
4) 釃濾(시려): 거름. 釃는 묽은 술(醨) 리. 거를, 나눌 시.

니 何後世不解其意하고 而爭言膀胱有上口라하니 其謬爲甚이라 ○ 三焦下腧義는 詳前十六이라 ○ 釃는 音篩요 濾는 音慮라

黃帝曰 人飮酒에 酒亦入胃하니 穀未熟而小便獨先下는 何也오 岐伯이 答曰 酒者는 熟穀之液也니 其氣悍以淸이라 故로 後穀而入이나 先穀而液出焉하니이다

此는 因上文에 言水穀入胃必濟泌別汁而後出이어늘 而何以飮酒者는 獨先下也오 蓋以酒之氣悍하니 則直連下焦하고 酒之質은 淸하니 則速行無滯 故로 後穀而入이라도 先穀而出也라

黃帝 曰善하노이다 余聞上焦如霧하고 中焦如漚하고 下焦如瀆이라하니 此之謂也니이다

如霧者는 氣浮於上也니 言宗氣積於胸中하면 司呼吸而布濩[1]於經隧之間하야 如天之霧 故로 曰 上焦如霧也라 漚者는 水上之泡로 水得氣而不沈者也니 言營血이 化於中焦하면 隨氣流行以奉生身하야 如漚處浮沈之間 故로 曰 中焦如漚也라 瀆者는 水所注泄이니 言下焦는 主出而不納하야 逝而不反 故로 曰 下焦如瀆也라 然則肺는 象天而居上 故로 司霧之化하고 脾는 象地而在中 故로 司漚之化하며 大腸膀胱은 象江河淮泗而在下 故로 司川瀆之化也라 ○ 愚按三焦者는 本全體之大藏이니 統上中下而言也라 本經發明이 不啻再四하니 如本輸本藏論勇決氣營衛生會五藏別論六節藏象論邪客背輸等篇에 皆有詳義어늘 而二十五難經에 獨言三焦包絡은 皆有名而無形이라하야 遂起後世之疑하야 莫能辨正이라 第觀本經所言컨대 凡上中下三焦之義가 旣明且悉하니 烏得謂其以無爲有며 以虛爲實哉아 余因徧考諸篇하야 著有三焦包絡命門辨하고 及藏象類第三章에 俱有詳按하니 所當互考라

營氣運行之次

『靈樞·營氣篇』全 ○ 二十四

黃帝曰 營氣之道는 內穀爲寶니 穀入於胃하야 乃傳之肺하면 流溢於中하고 布散於外하되 精專者는 行於經隧하야 常營無已하야 終而復始하나니 是謂天地之紀라

營氣之行은 由於穀氣之化하니 穀不入則營氣衰 故로 云內穀爲寶라 穀入於胃하야 以傳於肺에 淸者爲營이요 營行脈中 故로 其精專者는 行於經隧하야 常營無已하야 終而復始하야 以周流於十二經也라 天地之紀는 義見前章이라 ○ 內은 納同이라

---

1) 濩: 퍼질 호. 삶을 확.

故로 氣從太陰出하야 注手陽明하니

此下는 言營氣運行之次니 卽前十二經脈之序也라 營氣는 出於中焦하야 上行於肺 故로 於寅時에 始於手太陰肺經하야 出注中府雲門하고 下少商하야 以交於手陽明商陽也라

上行注足陽明하고 下行至跗上하야 注大指間하야 與太陰合하며

手陽明大腸經은 循臂上行하야 至鼻旁迎香穴하고 交於目下承泣穴하야 注足陽明胃經하며 下行하야 至足跗하고 出次指之厲兌하며 其交者는 別跗上하야 入大指하고 出其端하야 以交於足太陰隱白也라

上行抵髀하야 從脾注心中하고

足太陰脾經은 自足上行抵髀하야 入腹屬脾하고 上膈注於心中하야 以交於手少陰經也라

循手少陰出腋下臂하야 注小指하야 合手太陽하며

心脈은 發自心中하야 循手少陰經하야 出腋下極泉穴하고 下臂하야 注小指內側少衝穴하고 出外側하야 以交於手太陽少澤也라

上行乘腋하야 出䪼內하고 注目內眥하야 上巓下項하야 合足太陽하며

手太陽小腸經은 自小指上行하야 乘腋外하야 上出於䪼內顴髎之次하고 注目內眥하야 以交於足太陽睛明穴라 ○ 䪼은 音拙이라

循脊下尻하야 下行注小指之端하고 循足心注足少陰하야 上行注腎하며

足太陽膀胱經은 過巓下項하야 循脊下尻하야 注小指端之至陰하고 循小指入足心하야 以交於足少陰之湧泉而上行注腎也라

從腎注心外하야 散於胸中하고 循心主脈出腋下臂하야 出兩筋之間하고 入掌中하야 出中指之端하며

足少陰腎經은 從足心으로 上行入腎하야 注於心하고 外散於胸中하야 以交於手心主하고 其脈이 出腋下之天池하야 下臂하야 出兩筋之間하고 入掌中하야 出中指端之中衝也라

還注小指次指之端하야 合手少陽하고 上行注膻中하야 散於三焦하며

手厥陰心主之支者는 別掌中하야 還注無名指端하야 以交於手少陽之關衝하고 循臂上行注膻中하야 下膈하야 散於三焦也라

從三焦注膽하야 出脅하고 注足少陽하야 下行至跗上하며

手少陽經은 自三焦로 注於膽하야 出脇肋間하야 以交於足少陽經하고 上者는 行於頭하야 起於目銳眥瞳子髎穴하고 下者는 至足跗하야 出小指次指端之竅陰穴也라

復從跗注大趾間하야 合足厥陰하며 上行至肝하야 從肝上注肺하고 上循喉嚨하야 入頏顙之竅하고 究於畜門[1]하며 其支別者는 上額循巓下項中하야 循脊入骶하니 是督脈也며

足少陽膽經支者는 別跗上하야 注大指間하야 以交於足厥陰之大敦穴하야 乃上行至肝上肺하고 上循喉嚨之上하야 入頏顙之竅라 究는 深也요 畜門은 卽喉屋上通鼻之竅門也니 如評熱病論에 啓玄子有云 氣衝突於蓄門而出於鼻라하니 卽此謂也라 其支別者는 自頏顙으로 上出額하야 循巓以交於督脈하고 循脊下行하야 入尾骶也라 ○ 畜은 臭同하니 許救切이라

絡陰器하고 上過毛中하야 入臍中하고 上循腹裏하야 入缺盆하고 下注肺中하야 復出太陰하니 此營氣之所行也요 逆順之常也니이다

督脈은 自尾骶로 前絡陰器하니 卽名任脈이요 上過陰毛中하야 入臍上腹入缺盆하고 下肺中하야 復出於手太陰經이라 前經脈篇에 未及任督이어늘 而此始全備하니 是十四經營氣之序라

衛氣運行之次

『靈樞·衛氣行篇』全 ○ 二十五

黃帝問於岐伯曰 願聞衛氣之行과 出入之合은 何如잇가 岐伯이 曰 歲有十二月하고 日有十二辰하며

十二辰은 卽十二支也니 在月爲建[2]이요 在日爲時라

子午爲經이요 卯酉爲緯[3]며

天象은 定者爲經이요 動者爲緯라 子午는 當南北二極하야 居其所而不移 故로 爲經이요 卯酉는 常東升西降하야 列宿周旋無已 故로 爲緯라

天周二十八宿而一面七星이니 四七二十八星이라

天分四面을 曰東西南北이니 一面은 七星이라 如角亢氐房心尾箕는 東方七宿也요 斗牛女虛危

---

1) 究於畜門: 『校釋』에 "究는 終也요 畜은 嗅로 同하니 畜門은 指鼻的外孔道라"고 하였다.

2) 月建: 달의 干支.

3) 子午爲經 卯酉爲緯: 「攝生類」 賢人條의 注에 "二十八宿는 爲星之經이요 金木水火土는 爲星之緯니 經有度數之常하고 緯有進退之變이라 日月所會를 謂之辰이요 辰有十二를 謂之次라 會當朔晦之期요 次定四方之位라"고 하였다.

室壁은 北方七宿也요 奎婁胃昴畢觜參은 西方七宿也요 井鬼柳星張翼軫은 南方七宿也니 是爲四七二十八星이라

房昴爲緯요 虛張爲經이니

房在卯中하고 昴在酉中 故로 爲緯요 虛在子中하고 張在午中 故로 爲經이라

是故로 房至畢爲陽이요 昴至心爲陰이니 陽主晝하고 陰主夜라

自房至畢은 其位在卯辰巳午未申 故로 屬陽而主晝하고 自昴至尾는 其位在酉戌亥子丑寅 故로 屬陰而主夜라

故로 衛氣之行이 一日一夜에 五十周於身하되 晝日行於陽二十五周하고 夜行於陰二十五周하야 周於五歲라

衛氣之行於身者는 一日一夜에 凡五十周於身이라 天之陽主晝하고 陰主夜하며 人之陽主府하고 陰主藏이라 故로 衛氣가 晝則行於陽分二十五周하고 夜則行於陰分二十五周라 陽分者는 言表言府요 陰分者는 言裏言藏也라 故로 夜則周於五藏이라 ○ 歲는 當作藏이니 誤也라

○ 是故로 平旦陰盡[1]에 陽氣出於目하야 目張則氣上行於頭하고 循項下足太陽하야 循背下至小指之端하며

此下는 言衛氣晝行陽分이니 始於足太陽經하야 以周六府而及於腎經하니 是爲一周라 太陽은 始於睛明 故로 出於目이라 然이나 目者는 宗脈之所聚니 凡五藏六府之精陽氣 皆上走於目而爲睛이라 故로 平旦陰盡則陽氣至目而目張하고 目張則衛氣由睛明穴上頭하야 循項下足太陽經之分하야 循背下行하야 以至足小指端之至陰穴也라

其散者는 別於目銳眥하야 下手太陽하야 下至手小指之間外側하며

散者는 散行者也라 衛氣之行은 不循經相傳이라 故로 始自目內眥而下於足太陽하고 其散者는 自目銳眥而行於手太陽也라 下至手小指間外側은 少澤穴也라

其散者는 別於目銳眥하야 下足少陽하야 注小指次指之間하고

此는 自太陽으로 行於足手少陽也라 目銳眥는 足少陽瞳子髎也요 足小指次指之間은 竅陰穴也라

以上循手少陽之分側하야 下至小指之間하며

分側은 當作外側이라 小指下에 當有次指二字하니 謂手少陽關衝穴也라

---

1) 平旦陰盡: 『甲乙』·『太素』에는 '平旦陰氣盡'으로 되어 있다.

別者는 以上至耳前하야 合於頷脈하고 注足陽明하야 以下行至跗上하야 入五指之間하며

此는 自少陽而行於手足陽明也라 合於頷脈은 謂由承泣頰車之分하야 下注足陽明經이라 五指는 當作中指니 謂厲兌穴也라 ○ 頷은 何敢切이라

其散者는 從耳下로 下手陽明하야 入大指之間하야 入掌中하며

手陽明之別者는 入耳故로 從耳下行本經이라 大指下에 當有次指二字니 謂商陽穴也라

其至於足也엔 入足心하야 出內踝下하야 行陰分하야 復合於目이라 故로 爲一周라

此自陽明入足心出內踝者는 由足少陰腎經으로 以下行陰分也라 少陰之別爲蹻脈이요 蹻脈은 屬於目內眥 故로 復合於目하야 交於足太陽之睛明穴이라 此衛氣晝行之序는 自足手六陽으로 而終於足少陰經하야 乃爲一周之數也라 ○ 愚按衛氣之行은 晝在陽分이나 然이나 又兼足少陰腎經이라야 方爲一周라 考之邪客篇컨대 亦曰 衛氣者는 晝日行於陽하고 夜行於陰하되 嘗從足少陰之分間으로 行於五藏六府라하니 然則無論晝夜하고 皆不離於腎經者는 何也오 蓋人之所本은 惟精與氣라 氣爲陽也나 陽必生於陰하고 精爲陰也나 陰必生於陽이라 故로 營本屬陰이나 必從肺[1]而下行하고 衛本屬陽이나 必從腎而上行하니 此卽衛出下焦之義요 而腎屬水하고 水爲氣之本也라 故로 上氣海는 在膻中하고 下氣海는 在丹田하야 而人之肺腎兩藏이 所以爲陰陽生息之根本이라

○ 是故로 日行一舍에 人氣는 行一周與十分身之八[2]하고

此下는 言衛氣運行之數也라 天周二十八舍而一日一周하고 人之衛氣는 晝夜로 凡行五十周라 以五十周爲實[3]而用二十八歸除之면 則日行一舍에 衛氣는 當行一周 與十分身之七分八釐五毫有奇하야 爲正數라 此言一周與十分身之八者는 亦如天行過日一度에 而猶有奇分也니 奇分義는 見後하니라 ○ 舍는 卽宿也라 按컨대 太史公律書와 及天官等書에 俱以二十八宿로 作二十八舍하니 曰舍者는 爲七政之所舍也라

日行二舍에 人氣는 行三周於身與十分身之六하고

日行二舍에 人氣는 當行三周於身與十分身之五分七釐一毫有奇하야 爲正數라 云十分身之六者는 有奇分也니 後放此하니라

---

1) 肺: 手太陰을 뜻하는 것이 아니라 肺氣를 말함.
2) 衛氣는 陽이므로 身體表面으로 循行하고 營氣는 陰이므로 身體內面(藏)으로 순행한다.
3) 實: 찰(充), 넉넉할(富).

日行三舍에 人氣는 行於身五周與十分身之四하고

人氣는 當行五周與十分身之三分五釐七毫有奇하야 爲正數니 餘者는 爲奇分이라

日行四舍에 人氣는 行於身七周與十分身之二하고

人氣는 當行七周與十分身之一分四釐二毫有奇하야 爲正數니 餘者는 爲奇分이라

日行五舍에 人氣는 行於身九周하고

人氣는 當行八周與十分身之九分二釐八毫하야 爲正數니 餘者는 爲奇分이라

日行六舍에 人氣는 行於身十周與十分身之八하고

人氣는 當行十周與十分身之七分一釐四毫有奇하야 爲正數니 餘者는 爲奇分이라

日行七舍에 人氣는 行於身十二周在身與十分身之六하고

人氣는 當行十二周與十分身之四分九釐有奇하야 爲正數니 餘者는 爲奇分이라 此는 一面七星之數也라

日行十四舍에 人氣는 二十五周於身有奇分與十分身之二하야 陽盡於陰하고 陰受氣矣라

日行七舍爲半日이요 行十四舍면 則自房至畢하야 爲一晝니 人氣는 當行二十五周爲正數라 今凡日行一舍에 人氣는 行一周與十分身之八하니 則每舍에 當餘一釐四毫有奇하야 爲奇分이라 合十四舍而計之면 共得十分身之二니 是爲一晝之奇分也라 晝盡則陽盡하고 陽盡則陰受氣而爲夜矣라

○ 其始入於陰에 常從足少陰으로 注於腎하고 腎注於心하고 心注於肺하고 肺注於肝하고 肝注於脾하고 脾復注於腎하야 爲周라

此는 言衛氣夜行陰分이니 始於足少陰腎經하야 以周五藏하되 其行也 以相剋爲序라 故로 腎心肺肝脾相傳爲一周하고 而復注於腎也라

是故로 夜行一舍에 人氣는 行於陰藏一周與十分藏之八하야

其正數奇分은 俱如前이라

亦如陽行之二十五周하야 而復合於目이라

衛氣가 行於陰分二十五周則夜盡하고 夜盡則陰盡하고 陰盡則人氣復出於目之睛明穴而行於陽分하니 是爲晝夜五十周之度라

陰陽一日一夜에 **合有奇分十分身之四 與十分藏之二**하니 **是故**로 **人之所以臥起之時有蚤晏者**는 **奇分**[1]**不盡故也**니이다

前日行十四舍에 人氣는 行二十五周爲半日하니 凡得奇分者十分身之二라 故로 此一晝一夜日行二十八舍에 人氣는 行五十周하되 合[2]有奇分者하니 在身엔 得十分身之四요 在藏엔 得十分藏之二라 所謂奇分者는 言氣有過度不盡也라 故로 人之起臥에 亦有蚤晏不同耳라

○ **黃帝曰 衛氣之在於身也**에 **上下往來**를 **不以期**하니 **候氣而刺之**는 **奈何**잇가

不以期는 謂或上或下하고 或陰或陽하야 而期有不同也라

伯高曰 分有多少[3]하고 **日有長短**하며 **春秋冬夏**에 **各有分理**[4]하니 **然後**에 **常以平旦爲紀**하고 **以夜盡爲始**라

四時分至晝夜에 雖各有長短不同이나 然이나 候氣之法은 必以平旦爲紀니 蓋陰陽所交之候也라

是故로 **一日一夜**는 **水下百刻**이니 **二十五刻者**는 **半日之度也**라 **常如是毋已**하야 **日入而止**[5]하니 **隨日之長短**하야 **各以爲紀而刺之**라

一晝一夜는 凡百刻이니 司天[6]者紀以漏水라 故로 曰 水下百刻이요 二十五刻者는 得百刻四分之一이니 是爲半日之度라 分一日爲二則爲晝夜요 分一日爲四時則朝爲春이요 日中爲夏요 日入爲秋요 夜半爲冬이라 故로 當以平旦爲陽始하고 日入爲陽止하야 各隨日之長短하야 以察其陰陽之紀而刺之也라

謹候其時하면 **病可與期**어니와 **失時反候者**는 **百病不治**라

失時反候는 謂不知四時之氣候와 陰陽之盛衰하야 而誤施其治也라

故로 **曰 刺實者**는 **刺其來也**요 **刺虛者**는 **刺其去也**라하니

邪盛者爲實이요 氣衰者爲虛라 刺實者刺其來는 謂迎其氣至而奪之요 刺虛者刺其去는 謂隨其氣去而補之也라

此는 **言氣存亡之時**로 **以候虛實而刺之**라 **是故**로 **謹候氣之所在而刺之**니 **是謂逢時**라 **在於三陽**이면 **必候其氣在於陽而刺之**요 **病在於三陰**이면 **必候其氣**

---

1) 奇分: 有餘하거나 不足한 奇零數. 奇零數는 끝수, 소수점이하의 수, 우수리를 말함.
2) 合: 都合.
3) 分有多少: 晝夜의 길이 정도.
4) 分理: 節氣劃分의 理致나 規律.
5) 常如是毋已 日入而止: 衛氣의 運行이 時間에 따라 一定한 規律을 나타냄을 말함.
6) 司天: 天象觀測을 主管하던 벼슬 이름.

在陰分而刺之라

病在三陽이면 必候其氣在陽分而刺之요 病在三陰이면 必候其氣在陰分而刺之니 此刺衛氣之道니 是謂逢時라 逢時者는 逢合陰陽之氣候也라

水下一刻에 **人氣在太陽**하고 **水下二刻**에 **人氣在少陽**하고 **水下三刻**에 **人氣在陽明**하고 **水下四刻**에 **人氣在陰分**하며

此는 以平旦爲始也라 太陽少陽陽明은 俱兼手足兩經爲言이요 陰分則單以足少陰經爲言이니 此衛氣行於陽分之一周也라

水下五刻에 **人氣在太陽**하고 **水下六刻**에 **人氣在少陽**하고 **水下七刻**에 **人氣在陽明**하고 **水下八刻**에 **人氣在陰分**하며

此는 衛氣行於陽分二周也라

水下九刻에 **人氣在太陽**하고 **水下十刻**에 **人氣在少陽**하고 **水下十一刻**에 **人氣在陽明**하고 **水下十二刻**에 **人氣在陰分**하며

此는 衛氣行於陽分三周也라

水下十三刻에 **人氣在太陽**하고 **水下十四刻**에 **人氣在少陽**하고 **水下十五刻**에 **人氣在陽明**하고 **水下十六刻**에 **人氣在陰分**하며

此는 衛氣行於陽分四周也라

水下十七刻에 **人氣在太陽**하고 **水下十八刻**에 **人氣在少陽**하고 **水下十九刻**에 **人氣在陽明**하고 **水下二十刻**에 **人氣在陰分**하며

此는 衛氣行於陽分五周也라

水下二十一刻에 **人氣在太陽**하고 **水下二十二刻**에 **人氣在少陽**하고 **水下二十三刻**에 **人氣在陽明**하고 **水下二十四刻**에 **人氣在陰分**하며

此는 衛氣行於陽分이니 六周也라

水下二十五刻에 **人氣在太陽**하니 **此半日之度也**라

水下二十五刻에 計前數凡六周於身이요 而又兼足手太陽二經하면 此日行七舍니 則半日之度也라 ○ 按前數二十五刻에 得周日四分之一而衛氣之行은 止六周有奇라 然則總計周日之數면 惟二十五周於身이니 乃與五十周之義로 未合이라 意者水下一刻에 人氣在太陽者二周커나 或以一

刻作半刻이면 則正合全數라 此中에 或有別解하니 惟後之君子는 再正하라

從房至畢이 一十四舍니 水下五十刻이며 日行半度[1)]요

從房至畢十四舍爲陽이니 主一晝之度하야 水下當五十刻이요 從昴至心十四舍爲陰이니 主一夜之度하야 亦水下五十刻이라 晝夜百刻에 日行은 共少天一度[2)]라 故로 此一晝五十刻에 日行於天者는 半度也라

廻行一舍에 水下三刻 與七分刻之四[3)]이라

此는 言日度를 廻行一舍니 則漏水는 當下三刻與七分刻之四라 若以二十八로 歸除分百刻之數면 則每舍는 當得三刻與十分刻之五分七釐一毫四絲有奇니 亦正與七分刻之四로 毫忽[4)]無差也라 此節은 乃約言二十八舍之總數라 故로 不論宿度之有多寡也라

大要[5)]에 曰 常以日之加於宿上也에 人氣在太陽하니 是故로 日行一舍에 人氣는 行三陽行與陰分하니 常如是無已하야 天與地同紀하야

以日行之數로 加於宿度之上이면 則天運人氣를 皆可知矣라 此는 總結上文하야 而言人與天地同其紀也라

紛紛盼盼[6)]하며 終而復始하야 一日一夜와 水下百刻에 而盡矣니이다

紛紛盼盼는 言於紛紜叢雜之中에 而條理不亂也라 故로 終而復始하고 晝夜循環하야 無窮盡矣라 ○ 盼는 普巴切이라

一萬三千五百息 五十營氣脈之數

『靈樞·五十營篇』全 ○ 二十六

黃帝曰 余願聞호니 五十營은 奈何오 岐伯이 答曰 天周[7)]二十八宿[8)]하되 宿三十六分이니 人氣行一周[9)]에 千八分이라

---

1) 日行半度: 『甲乙』에는 '半日之度也'로 되어 있고 이 文句 아래에 다시 '從昴至心 亦十四舍 水下五十刻 終日之度也'의 18字가 더 있다.

2) 晝夜百刻 日行共少天一度: 하늘을 周行하는 것에는 天, 日, 月, 星辰의 네 가지가 있다. 이 중 天은 地球의 공전 궤도상에 있어 지구의 위치를 말하고 日은 지구의 自轉週期를 말하는데, 日은 하루 百刻에 一周하고 天은 日보다 一度씩 더 運行하여 日과 天이 다시 만나게 되는 때가 一年이 된다.

3) 廻行一舍는 해가 一宿를 운행하는 시각을 의미한다. 따라서 一日 100刻을 28舍로 나누면 三刻과 七分의 四刻이 된다.

4) 毫忽: 모두 數의 單位인데 毫는 十絲, 忽은 毛의 百分의 一로서 전체적으로 아주 적은 數를 意味한다.

5) 大要: 古經 篇名으로 「九鍼十二原」·「六元正紀大論」·「至眞要大論」에서 引用하고 있다.

6) 盼: 어지러울(亂也) 파.

7) 天周: 『甲乙』에는 '周天'으로 되어 있다.

8) 天周二十八宿: 天體가 二十八宿 사이를 環周함을 말함.

五十營者는 卽營氣運行之數니 晝夜에 凡五十度也라 以周天二十八宿로 宿三十六分을 相因[1]하면 共得一千零八分이요 人之脈氣가 晝夜로 運行一周하니 亦合此數라

日行[2]二十八宿에 人經脈은 上下左右前後로 二十八脈이 周身十六丈二尺하야 以應二十八宿하니 漏水下百刻이 以分晝夜라

二十八宿義는 見前章이라 人之經脈十二는 左右相同하니 則爲二十四脈하고 加以蹻脈二와 任督脈二하면 共爲二十八脈하야 以應周天二十八宿하야 以分晝夜之百刻也라 二十八脈과 及十六丈二尺詳義는 見前十七하니라

故로 人一呼에 脈再動하고 氣行三寸하며 一吸에 脈亦再動하고 氣行三寸하야 呼吸定息에 氣行六寸하며 十息에 氣行六尺하고 日行二分[3]하며

人之宗氣는 積於胸中하야 以行呼吸而通經脈하되 凡一呼一吸이 是爲一息이니 脈氣는 行六寸하고 十息에 氣行六尺이라 其日行之數는 當以每日千八分之數爲實하니 以一萬三千五百息爲法除之면 則每十息에 日行은 止七釐四毫六絲六忽不盡하니 此云日行二分者는 傳久之誤也라 下放此하니라 呼吸에 脈再動은 詳脈色類三하니 所當互考라

二百七十息에 氣行十六丈二尺하고 氣行交通於中하야 一周於身하니 下水二刻이며 日行二十五分[4]하고

凡一百三十五息[5]은 水下一刻之度也니 人氣는 當半周於身하고 脈行은 八丈一尺이라 故로 二百七十息에 氣行於身一周하고 水下當二刻이며 日行은 當得二十分一裏六毫爲正이라

五百四十息에 氣行再周於身하니 下水四刻이며 日行四十分[6]하고

氣行二周에 脈行은 三十二丈四尺이요 日行은 當得四十分三釐二毫爲正이라 上文에 言二十五分者는 太多하고 本節에 言四十分者는 太少하니 此其所以有誤也라

---

9) 人氣行一周: 經脈의 氣가 人體를 一晝夜에 50周次 함을 말함.

1) 相因: 相乘.(곱셈)

2) 日行: 古人들은 太陽이 地球를 싸고돈다고 생각하였다.

3) 하루의 日行之數는 1,008分이고, 하루 중 사람의 呼吸數는 13,500息이므로 10息동안의 日行之數는 1,008÷1,350=0.74666…이 나오므로 張景岳의 注에 “傳久之誤”라 하였다. 그러나 바로 뒤 문장에 270息이라는 글이 나오므로 日行二分은 27息, 즉 0.2刻 中의 日行을 말하는 것으로 보인다. (하루 100刻에 日行之數는 1,008分이므로 0.2刻에는 2,016分이다)

4) 日行二十五分: 『太素』에는 ‘日行二十分’, 『甲乙』에는 ‘二十分有奇’으로 되어 있는데 이것이 옳다.

5) 一呼에 脈行三寸하고 一吸에 또 脈行三寸하므로 呼吸定息에는 六寸, 하루의 호흡수는 一萬三千五百息, 脈行은 八百一十丈(13,500息×6寸=81,000寸=810丈), 一刻 中에는 一百三十五息(13,500息÷100刻=135息)이므로 脈行은 八丈一尺(135息×6寸=810寸=8丈1尺), 水下二刻에는 二百七十息이 되고 脈行은 十六丈二尺이 된다. 一丈은 十尺, 一尺은 十寸이므로 二十八脈의 脈長은 十六丈二尺이다.

6) 日行四十分: 『甲乙』에는 ‘日行四十分有奇’로 되어 있다.

二千七百息에 **氣行十周於身**하니 **下水二十刻**이며 **日行五宿二十分**[1)]하고

氣行十周에 脈行은 一百六十二丈이요 日行은 當得五宿二十一分六釐爲正이라

一萬三千五百息에 **氣行五十營於身**하니 **水下百刻**이며 **日行二十八宿**하야 **漏水皆盡**하고 **脈終矣**라

此는 一晝夜百刻之總數니 人氣亦盡而復起矣라

所謂交通者는 **并行一數也**[2)]라

此는 釋上文交通二字之義니 并行一數는 謂并二十八脈하야 通行一周之數也라

故로 **五十營**이 **備**하면 **得盡天地之壽**[3)]**矣**라 **凡行八百一十丈也**니이다

使五十營之數가 常周備無失이면 則壽亦無窮이라 故로 得盡天地之壽矣라 八百一寸丈은 脈氣周行晝夜五十營之總數也라

---

1) 日行五宿二十分: 『甲乙』에는 '日行五宿二十分有奇'로 되어 있다. 하루 100刻에 日行之數는 1008分이므로 20刻, 卽 氣行 10周동안에는 201.6분이 되고 每 宿는 36分이므로 201.6分은 5宿와 21분 6釐가 된다. 따라서 『甲乙』의 기재가 정확하다.

2) 并行一數: 『太素』에 "謂二手足脈氣并行而以一數之면 則氣行三寸하니 兩氣各三寸이라 而二氣之行이 相交於中 故로 曰交通이요 上有交通之文 故로 云所謂也라"하였다.

3) 壽: '壽'는 '籌'와 通하고, '籌'는 '算'의 뜻으로 '數'의 의미를 가지고 있다.(『語譯』)

類經九卷

張介賓類註

經絡類

任衝督脈爲病

『素問·骨空論』 ○ 二十七

任脈者는 起於中極之下하야 以上毛際하고 循腹裏하야 上關元하야 至咽喉하고 上頤循面入目하며

以下任衝督脈은 皆奇經也라 中極은 任脈穴名이니 在曲骨上一寸이요 中極之下는 卽胞宮之所니 任衝督三脈이 皆起於胞宮하야 而出於會陰之間하되 任由會陰而行於腹하고 督由會陰而行於背하며 衝由會陰出하야 並少陰而散於胸中 故로 此自毛際로 行腹裏關元하야 上至咽喉面目者니 皆任脈之道也라

衝脈者는 起於氣街하야 竝少陰之經으로 俠臍上行하야 至胸中而散이라

起는 言外脈之所起요 非發源之謂也니 下放此하니라 氣街는 卽氣衝으로 足陽明經穴이니 在毛際兩旁이라 衝脈이 起於氣街하야 並足少陰之經으로 會於橫骨大赫等十一穴하야 俠臍上行하야 至胸中而散하니 此는 言衝脈之前行者也라 然이나 少陰之脈이 上股內後廉하야 貫脊屬腎하고 衝脈도 亦入脊內하야 爲伏衝之脈하니 然則衝脈之後行者도 當亦並少陰을 無疑也라 ○ 痿論에 曰 衝脈者는 經脈之海也니 主滲灌溪谷하고 與陽明으로 合於宗筋하니 陰陽[1]이 總宗筋之會하야 會於氣街而陽明爲之長하고 皆屬於帶脈而絡於督脈이라하고 ○ 五音五味篇에 曰 衝脈任脈은 皆起於胞中하야 上循背裏하야 爲經絡之海니 其浮而外者는 循腹右上行하야 會於咽喉하고 別而絡脣口라하고 ○ 逆順肥瘦篇에 曰 衝脈者는 五藏六府之海也니 五藏六府皆稟焉이라 其上者는 出於頏顙하야 滲諸陽하고 灌諸精하며 其下者는 注少陰之大絡하야 出於氣街하야 循陰股內廉하야 入膕中하야 伏行骭骨內하야 下至內髁之後屬[2]而別하며 其下者는 並於少陰之經하야 滲三陰하고 其前者는 伏行하야 出跗屬하고 下循跗하야 入大指間하야 滲諸絡而溫肌肉 故로 別絡이 結則跗

---

1) 陰陽: 陰經, 陽經을 말함.

2) 後屬: 『太素』에는 '後'字가 없다.

上이 不動하고 不動則厥하고 厥則寒矣라하고 ○ 動輸篇에 曰 衝脈者는 十二經之海也니 與少陰之大絡으로 起於腎下하야 出於氣街하고 並足少陰之經으로 入足下하며 其別者는 邪入踝하야 出屬跗上하고 入大指間하야 注諸絡以溫足脛이라하고 ○ 海論에 曰 衝脈者는 爲十二經之海니 其輸는 上在於大杼하고 下出於巨虛之上下廉이라하니라 ○ 按컨대 此諸篇之義는 則衝脈之下行者 雖會於陽明之氣街나 而實並於足少陰之經이라 且其上自頭 下自足 後自背 前自腹 內自溪谷 外自肌肉으로 陰陽表裏 無所不涉이라 又按컨대 歲露篇에 曰 入脊內하야 注於伏衝之脈[1]이라하고 百病始生篇에 曰 傳舍於伏衝之脈이라하니 所謂伏衝者는 以其最深也라 故로 凡十二經之氣血이 此皆受之以榮養周身하니 所以爲五藏六府之海也라 又衝爲血海는 義詳後三十二라

任脈爲病은 男子는 內結七疝[2]하고 女子는 帶下瘕聚요

任脈이 自前陰으로 上毛際하야 行腹裏 故로 男女之爲病이 如此라 七疝義는 詳疾病類七十이라 帶下는 赤白帶下也요 瘕는 癥瘕也요 聚는 積聚也라 ○ 瘕는 加駕二音이라

衝脈爲病은 逆氣裏急하고

衝脈이 俠臍上行하야 至於胸中 故로 其氣不順則隔塞逆氣하고 血不和則胸腹裏急也라

督脈爲病은 脊强反折이라

督脈이 貫於脊中 故로 令脊强反折而屈身不利라

督脈者는 起於少腹하야 以下骨中央하되 女子는 入繫廷孔[3]하니

此下는 皆言督脈也라 少腹은 小腹也니 胞宮之所居라 骨中央은 橫骨下近外之中央也라 廷은 正也며 直也라 廷孔은 言正中之直孔이니 卽溺孔也라

其孔은 溺孔之端也라

此는 釋廷孔이니 卽溺孔之義라 女人溺孔은 在前陰中橫骨之下라 孔之上際를 謂之端이니 乃督脈外起之所라 此雖以女子爲言이나 然이나 男子溺孔도 亦在橫骨下中央이로되 第爲宗筋所函 故로 不見耳라 ○ 溺는 娘弔切이라

其絡이 循陰器하야 合篡[4]間하야 繞篡後하고

督脈別絡은 自溺孔之端으로 循陰器하고 分行向後하야 復合於篡間하고 乃又自篡間分으로 而爲

---

1) 伏衝之脈: 『類經』十三卷의 注에 "伏衝之脈은 則衝脈之在脊者니 以其最深 故로 曰伏衝이라"고 하였다.
2) 七疝: 『東醫寶鑑』에는 "寒疝, 水疝, 筋疝, 血疝, 氣疝, 狐疝, 㿗疝", 『鄕藥集成方』에는 "厥疝, 癥疝, 寒疝, 氣疝, 盤疝, 胕疝, 狼疝"으로 分類하였다.
3) 廷孔: 張志聰은 "陰戶"로 보았다.
4) 篡: 『甲乙』·『太素』에는 '纂'으로 되어 있다. 篡은 빼앗을 찬. 纂은 책 편찬할, 모을(集), 이을(繼) 찬. 여기에서의 篡은 會陰部, 卽 下極, 屛翳를 가리킨다.

二하야 繞行於簒之後라 簒은 交簒之義니 謂兩便爭行之所요 卽前後二陰之間也라 ○ 簒은 初患切이라

別은 繞臀하야 至少陰하야 與巨陽中絡者로 合少陰하야 上股內後廉하야 貫脊屬腎하고

足少陰之脈은 上股內後廉하고 足太陽之脈의 外行者는 過髀樞하고 中行者는 挾脊貫臀 故로 此督脈之別絡이 自簒後로 遶臀하고 至股內後廉少陰之分하야 與巨陽中絡者로 合少陰之脈하야 並行而貫脊屬腎也라 ○ 臀은 音屯이라

與太陽으로 起於目內眥하야 上額交巓上하야 入絡腦하고 還出하야 別下項하야 循肩髆內하야 俠脊抵腰中하야 入循膂絡腎하니

此亦督脈之別絡이니 並足太陽之經으로 上頭下項하야 俠脊抵腰中하고 復絡於腎하고 若其直行者는 自尻上으로 循脊裏上頭하야 由鼻而至於人中也라 ○ 眥는 音資요 髆은 音搏이요 膂는 呂同이라

其男子는 循莖下至簒히 與女子로 等이라

莖은 英行二音이니 陰莖也라

其少腹直上者는 貫臍中央하야 上貫心하고 入喉하야 上頤環脣하야 上繫兩目之下中央이라

按컨대 此自少腹直上者는 皆任脈之道나 而本節에 列爲督脈이라 五音五味篇에 曰 任脈衝脈은 皆起於胞中하야 上循背裏하야 爲經絡之海라하니 然則前亦督也요 後亦任也라 故로 啓玄子引古經하야 云 任脈循背를 謂之督脈이요 自少腹直上者를 謂之任脈이며 亦謂之督脈이라하니 由此言之면 則是는 以背腹分陰陽하야 而言任督이요 若三脈者는 則名雖異而體則一耳라 故로 曰 任脈衝脈督脈은 一源而三岐也라하니라

此生病이 從少腹上으로 衝心而痛하야 不得前後하면 爲衝疝이요

此督脈이 自臍로 上貫於心 故로 其爲病이 如此라 名爲衝疝은 皆兼衝任而爲病者라

其女子는 不孕癃痔하며 遺溺嗌乾이라

此는 在女子에 爲不孕癃痔遺溺嗌乾等證이 雖皆由此督脈所生이나 而實亦任衝之病이라 王氏曰 任脈者는 女子得之以任養也요 衝脈者은 以其氣上衝也요 督脈者는 以其督領經脈之海也라하니라 且此三脈이 皆由陰中而上行 故로 其爲病이 如此라 ○ 癃은 良中切이요 痔는 音雉요 嗌은 音益이라

督脈生病하면 治督脈이니 治在骨上이요 甚者는 在臍下營이라

骨上은 謂橫骨上毛際中曲骨穴也요 齊下營은 謂臍下一寸陰交穴也니 皆任脈之穴而治此督脈之病하니 正以本篇所發明者가 雖分三脈이나 其所言治엔 則但云督脈而不云任衝이라 故로 所用之穴도 亦以任爲督하니 可見三脈이 本同一體라 督卽任衝之綱領이요 任衝卽督之別名耳라

蹻脈分男女

『靈樞·脈度篇』○ 二十八

黃帝曰 蹻脈은 安起安止며 何氣榮水[1]오

蹻脈有二하니 曰陰蹻曰陽蹻니 皆奇經也라 何氣榮水는 言蹻脈이 爲何經之氣니 乃亦如經水之營行也라 ○ 蹻有五音하니 蹺皎喬脚이요 又極虐切이라

岐伯이 答曰 蹻脈者는 少陰之別이니 起於然骨之後하야

少陰之別은 足少陰腎經之別絡也라 然骨之後는 照海也니 足少陰穴이 卽陰蹻之所生이라 ○ 按本篇에 止言陰蹻之起하고 而未及陽蹻로되 惟繆刺論에 曰 邪客於足陽蹻之脈하면 刺外踝之下半寸所라하니 蓋陽蹻爲太陽之別이라 故로 二十八難에 曰 陽蹻脈者는 起於跟中하야 循外踝上行하야 入風池하고 陰蹻者도 亦起於跟中하야 循內踝上行하야 至咽喉하야 交貫衝脈이라하니 故로 陰蹻는 爲足少陰之別이니 起於照海하고 陽蹻는 爲足太陽之別이니 起於申脈이라야 庶得其詳也라

上內踝之上하야 直上循陰股入陰하고 上循胸裏하야 入缺盆하고 上出人迎之前하야 入頄屬目內眥하고 合於太陽陽蹻而上行하되 氣幷相還則爲濡目하고 氣不榮則目不合하니이다

蹻脈이 自內踝로 直上陰股하야 循胸裏者는 皆並足少陰而上行也라 然이나 足少陰之直者는 循喉嚨而挾舌本하되 此則入缺盆하야 上出人迎之前하야 入頄屬目內眥하야 以合於足太陽之陽蹻하니 是는 蹻脈有陰陽之異也일새라 陰蹻陽蹻之氣는 幷行廻還하야 而濡潤於目하니 若蹻氣不榮則目不能合이라 故로 寒熱病篇에 曰 陰蹻陽蹻는 陰陽이 相交하니 陽入陰하고 陰出陽하야 交於目銳眥라 陽氣盛則瞋[2]目하고 陰氣盛則瞑目이라하니 此所以目之瞑與不瞑이 皆蹻脈爲之主也라

黃帝曰 氣獨行五藏하고 不榮六府는 何也오

帝以蹻脈爲少陰之別이니 因疑其氣獨行五藏하고 不榮六府也라 故로 有此問이라

---

1) 何氣榮水: 『甲乙』에는 '何氣榮也'로, 『太素』에는 '何氣榮此'로 되어 있다.
2) 瞋: 눈 부릅뜰, 성낼 진.

岐伯이 **答曰 氣之不得無行也**는 **如水之流**하고 **如日月之行**하야 **不休 故**로 **陰脈榮其藏**하고 **陽脈榮其府**하야 **如環之無端**하니 **莫知其紀**나 **終而復始**하야 **其流溢之氣 內漑藏府**하고 **外濡腠理**하니이다

如水之流와 如日月之行은 皆言不得無行也라 陰榮其藏은 指陰蹻也요 陽榮其府는 指陽蹻也니 言無分藏府하고 蹻脈이 皆所必至也라 流者는 流於內요 溢者는 溢於外라 故로 曰流溢之氣라 內漑藏府와 外濡腠理는 謂其不獨在藏也라 ○ 按此蹻脈之義컨대 陰出陽則交於足太陽하고 陽入陰則交於足少陰하야 陽盛則目張하고 陰盛則目瞑하니 似皆隨衛氣爲言者라 故로 陰脈榮其藏하고 陽脈榮其府也라

黃帝曰 蹻脈有陰陽하니 **何脈**이 **當其數**[1])오 **岐伯**이 **答曰 男子**는 **數**[2])**其陽**하고 **女子**는 **數其陰**하니 **當數者爲經**이요 **其不當數者爲絡也**니이다

蹻脈陰陽之數는 男女各有所屬이라 男屬陽하니 當數其陽하고 女屬陰하니 當數其陰 故로 男子는 以陽蹻爲經이요 陰蹻爲絡이며 女子는 以陰蹻爲經이요 陽蹻爲絡也라

陰陽離合

『素問·陰陽離合論』全 ○ 二十九

黃帝問曰 余聞호니 **天爲陽**이요 **地爲陰**이며 **日爲陽**이요 **月爲陰**이라 **大小月三百六十日**이 **成一歲**하니 **人亦應之**라하여늘 **今三陰三陽**이 **不應陰陽**[3])하니 **其故**는 **何也**오

此는 言天地之陰陽이 無不合於人者니 如上爲陽下爲陰과 前爲陽後爲陰이 皆其理也라 然而三陰三陽이 其亦有不相應者라 故로 疑以爲問이라

岐伯이 **對曰 陰陽者**는 **數之可十**에 **推之可百**이요 **數之可千**에 **推之可萬**이니 **萬之大**를 **不可勝數**나 **然**이나 **其要一也**라

謂陰陽之道는 合之則一이요 散之則十百千萬이나 亦無非陰陽之變化라 故로 於顯微大小에 象體[4])無窮이로되 無不有理存焉이라 然이나 變化雖多라도 其要則一이니 一卽理而已라 是以人之

---

1) 數: 脈長 總數를 뜻한다. 二十八脈의 길이는 十六丈二尺인데, 이 중 蹻脈은 陽蹻, 陰蹻가 있고 좌우로 두 줄씩 있으므로 總四條가 된다. 그러나 脈長 總數를 계산할 때 남자는 陽蹻가 經, 陰蹻가 絡이 되고 여자는 陰蹻가 經, 陽蹻가 絡이 되므로 經의 길이인 一丈五尺만을 계산에 넣는다.

2) 數: 셈함.(計算)

3) 應, 不應: 自然界의 陰陽周期規律과 人體의 陰陽周期規律의 一致와 不一致를 말함. 사람은 神機의 존재로서 一定部分 自律調整할 수 있는 能力을 가지고 있기 때문에 自然界의 變化規律에 꼭 符合하지는 않는 것이다.

三陰三陽이 亦豈有不應乎天地者哉아 ○ 此上二節義는 又出五運行大論하니 詳運氣類四라

天覆地載에 萬物이 方生하나니 未出地者를 命曰陰處니 名曰陰中之陰이요

天覆地載는 卽陰陽之上下也라 凡萬物方生者가 未出乎地하고 處陰之中 故로 曰陰處요 以陰形而居陰分 故로 又曰陰中之陰也라

則出地者를 名曰陰中之陽이니

形成於陰而出於陽 故로 曰陰中之陽이라

陽予之正하고 陰爲之主[1]라

陽正其氣하면 萬化乃生하고 陰主其質하면 萬形乃成이라 易에 曰 乾知大始하고 坤作成物이라하니 大抵陽先陰後하고 陽施陰受하며 陽之輕淸은 未形하고 陰之重濁은 有質하니 卽此之謂라 ○ 予는 與同이라

故로 生因春하고 長因夏하고 收因秋하고 藏因冬이니 失常則天地四塞하나니

四時陰陽이 先後有序하니 若失其常則天地四塞矣라 四塞者는 陰陽否隔하야 不相通也라 ○ 長은 上聲이요 塞은 入聲이라

陰陽之變이 其在人者도 亦數之可數니이다

凡如上文者가 皆天地陰陽之變也요 其在於人하여는 則亦有陰中之陽하고 陽中之陰하야 上下表裏에 氣數皆然하니 知其數則無不可數矣라 數는 推測也라 ○ 數字는 上者去聲이요 下者上聲이라

帝曰 願聞三陰三陽之離合也니이다

分而言之를 謂之離니 陰陽이 各有其經也요 幷而言之를 謂之合이니 表裏가 同歸一氣也라

岐伯이 曰 聖人이 南面而立에 前曰廣明이요 後曰太衝이니

云聖人者는 崇人道之大宗也라 南面而立者는 正陰陽之向背也라 廣은 大也요 南方者는 丙丁之位니 天陽在南 故로 日處之하고 人陽亦在南 故로 七竅處之라 易에 曰 相見乎離라하니 卽廣明之謂라 且人身前後經脈이 任脈은 循腹裏하야 至咽喉하야 上頤循面入目하고 衝脈은 循背裏하야 出頏顙하야 其輸上在於大杼라 分言之則任은 行乎前而會於陽明하고 衝은 行乎後而爲十二經脈之海라 故로 前曰廣明이요 後曰太衝이며 合言之則任衝이 名位雖異나 而同出一原하야 通乎表裏하니 此腹背陰陽之離合也라

---

4) 象體: 事物의 現象과 本體.

1) 陽予之正 陰爲之主: 陽化氣, 陰成形의 意味이니 萬物의 發生과 形成이 陰陽作用에 依함을 이야기하고 있다.

太衝之地를 名曰少陰이요 少陰之上을 名曰太陽이라 太陽은 根起於至陰하야 結於命門하니 名曰陰中之陽이라

衝脈은 並少陰而行 故로 太衝之地爲少陰이니 地者는 次也라 有少陰之裏면 則有太陽之表하야 陰氣在下하고 陽氣在上 故로 少陰經이 起於小指之下하면 太陽經이 止於小指之側하니 故로 曰 少陰之上을 名太陽也라 太陽之脈은 起於目하야 止於足하니 下者爲根이요 上者爲結이라 故로 曰 根於至陰하야 結於命門이니 命門者는 目也라 此는 以太陽而合於少陰 故로 爲陰中之陽이라 然이나 離則陰陽이 各其經이요 合則表裏가 同其氣하니 是爲水藏陰陽之離合也라 下放此하니라

中身而上을 名曰廣明이요 廣明之下를 名曰太陰이요 太陰之前을 名曰陽明이요 陽明은 根起於厲兌하니 名曰陰中之陽이라

中身은 身之中半也라 中身而上은 心之所居니 心屬火而通神明 故로 亦曰廣明이라 心藏之下는 太陰脾也라 故로 廣明之下를 名曰太陰이요 太陰之表는 陽明胃也라 故로 太陰之前을 名曰陽明이요 陽明脈이 止於足之次指하야 與太陰爲表裏라 故로 曰 根起於厲兌하야 爲陰中之陽이니 此는 土藏陰陽之離合也라

厥陰之表를 名曰少陽이요 少陽은 根起於竅陰하니 名曰陰中之少陽이라

少陽與厥陰은 爲表裏而少陽이 止於足之小指次指端 故로 厥陰之表爲陰中之少陽也라 所謂少者는 以厥陰氣盡이니 陰盡而陽始 故로 曰少陽이니 此는 木藏陰陽之離合也라

是故로 三陽之離合也는 太陽爲開요 陽明이 爲闔이요 少陽爲樞라

此는 總三陽爲言也라 太陽爲開는 謂陽氣發於外하야 爲三陽之表也요 陽明爲闔은 謂陽氣畜於內하야 爲三陽之裏也요 少陽爲樞는 謂陽氣在表裏之間하야 可出可入하야 如樞機也라 然이나 開闔樞者는 有上下中之分하니 亦如上文出地未出地之義하야 而合乎天地之氣也라

三經者는 不得相失也니 搏而勿浮를 命曰一陽이니이다

三經者는 言陽經也니 陽從陽類하야 不得相失也라 其爲脈也에 雖三陽이 各有其體나 然이나 陽脈多浮로되 若純於浮則爲病矣라 故로 但欲搏手有力하야 得其陽和之象而勿至過浮니 是爲三陽合一之道라 故로 命曰一陽이니 此는 三陽脈之離合也라

帝曰 願聞三陰하노이다 岐伯이 曰 外者爲陽이요 內者爲陰이니 然則中爲陰이라

外者爲陽은 言表也요 內者爲陰은 言裏也니 然則中爲陰은 總言屬裏者爲三陰如下文也라

其衝在下를 名曰太陰이라 太陰은 根起於隱白하니 名曰陰中之陰이요

其衝在下를 名曰太陰은 以太陰이 居衝脈之上也라 上文에 曰 廣明之下를 名曰太陰이라하니 廣明은 以心爲言이요 衝脈은 並腎爲言이니 蓋心脾腎三藏은 心在南하고 脾在中하고 腎在北也라 凡此三陽三陰에 皆首言衝脈者는 以衝爲十二經脈之海 故로 先及之하야 以擧其綱領也라 太陰은 起於足大指 故로 根於隱白하야 以太陰而居陰分하니 故로 曰 陰中之陰이라 此下三陰表裏離合之義는 俱如前三陽經下니 後準此하니라

太陰之後를 名曰少陰이라 少陰은 根起於涌泉하니 名曰陰中之少陰이요

脾下之後는 腎之位也라 故로 太陰之後를 名曰少陰이라 少陰脈이 起小指之下하야 斜趨足心 故로 根於涌泉穴이라 腎本少陰而居陰分 故로 爲陰中之少陰이라

少陰之前을 名曰厥陰이라 厥陰은 根起於大敦하니 陰之絶陽일새 名曰陰之絶陰[1)]이라

腎前之上은 肝之位也라 故로 曰 少陰之前을 名曰厥陰이라 厥陰이 起於足大指 故로 根於大敦이라 厥은 盡也요 絶亦盡也니 此는 陰極之經 故로 曰陰之絶陽이요 又曰陰之絶陰이라

是故로 三陰之離合也는 太陰爲開요 厥陰爲闔이요 少陰爲樞라

此는 總三陰爲言이니 亦有內外之分也라 太陰爲開는 居陰分之表也요 厥陰爲闔은 居陰分之裏也요 少陰爲樞는 居陰分之中也라 開者는 主出하고 闔者는 主入하며 樞者는 主出入之間하니 亦與三陽之義同이라

三經者는 不得相失也니 搏而勿沈을 名曰一陰이라

三經皆陰이요 陰脈皆沈하야 不得相失也나 若過於沈則爲病矣라 故로 但宜沈搏有神하야 各得其陰脈中和之體니 是爲三陰合一之道라 故로 名曰一陰이니 此는 三陰脈之離合也라

陰陽䨏䨏하야 積傳爲一周[2)]하니 氣裏形表[3)]하야 而爲相成也니이다

䨏䨏은 一作衝衝이니 言陰陽之氣運動無已也라 積傳爲一周는 言諸經이 流傳相積하되 晝夜로 五十營而爲一周[4)]也라 然이나 形은 以氣而成하고 氣는 以形而聚 故로 氣는 運於裏하고 形은 立於表하야 交相爲用이니 此則陰陽表裏離合相成之道也라 ○ 愚按本篇所言이 惟足經陰陽而不及手經者는 何也오 觀上文에 云 天覆地載에 萬物方生하니 未出地者를 命曰陰處니 名曰陰中之陰이요 則出地者를 名曰陰中之陽은 蓋言萬物之氣는 皆自地而升也라 而人之腰以上爲天이요 腰以下爲地니 言足則通身上下經氣皆盡하야 而手在其中矣라 故로 不必言手也라 然이나 足爲

---

1) 絶陰: 純陰과 같다.
2) 積傳爲一周: 陰陽運動이 쌓이고 流傳하여 온몸을 한번 두루 循環함을 말한다.
3) 氣裏形表: 體로 보면 氣裏形表이고 用으로 보면 形裏氣表가 된다.
4) 一周: 하루의 周期.

陰 故로 於三陽也에 言陰中之陽하고 三陰也에 言陰中之陰이라 然則手經도 亦有離合하니 其在陽經에 當爲陽中之陽이요 其在陰經에 當爲陽中之陰이니 可類推矣라 言足不言手는 義詳疾病類三十九하니 所當互考라

諸經根結開闔病刺

『靈樞·根結篇』○ 三十

岐伯이 曰 天地相感에 寒暖相移하니 陰陽之道 孰少孰多오 陰道는 偶하고 陽道는 奇하니

天地陰陽之道는 有相感則有相移하고 有相移則有相勝하야 而孰多孰少하야 斯不齊矣라 欲求其道면 則陰陽有奇偶之分이라 奇者는 數之單이니 如一三五七九是也요 偶者는 數之拆이니 如二四六八十是也라 奇得其淸하고 偶得其濁하니 所以成陰陽之象數[1]라

發於春夏면 陰氣少하고 陽氣多하야 陰陽不調하니 何補何寫며 發於秋冬이면 陽氣少하고 陰氣多하야 陰氣盛而陽氣衰라 故로 莖葉은 枯槁하고 濕雨는 下歸하야 陰陽相移하니 何寫何補오

四時之氣는 陰陽이 各有盛衰하니 人氣隨之라 故로 治法에 當分補寫라

奇邪離經[2]은 不可勝數니 不知根結하야 五藏六府가 折關敗樞하야 開闔而走하야 陰陽大失이면 不可復取라

奇邪는 弗常之邪也요 離經은 流傳無定也라 下者爲根이요 上者爲結이라 疾之中人이 不可勝數로되 而治之者는 當審根結之本末하고 察藏府之陰陽하며 明開闔樞之淺深出入이라야 斯得其要요 否則敗折其關樞하야 走失其陰陽하니 不可復取矣라

九鍼之玄은 要在終始하니 故로 能知終始면 一言而畢이어니와 不知終始면 鍼道咸絶이라

終始는 本末也니 卽下文根結開闔之義라 又本經有終始篇하야 所載者皆鍼道 故로 不知終始면 鍼道咸絶이니 見鍼刺類諸章이라

太陽은 根於至陰하야 結於命門하니 命門者는 目也요

---

1) 象數: 易卦에 나타난 形象과 變化.
2) 奇邪離經: 奇邪는 不正之邪氣를 가리키고, 離는 罹와 通하니 侵入의 뜻이며, 經은 經脈을 말하므로 전체의 뜻은 不正之邪氣가 인체 經脈을 侵犯하여 流傳無定함을 의미한다.

足太陽下者는 根於至陰穴하고 上者는 結於睛明穴이라 故로 曰命門者目也라 王氏曰 命門者는 藏精光照之所니 則兩目也라하니라

陽明은 根於厲兌하야 結於顙大하니 顙大者는 鉗耳也[1)]요

足陽明下者는 根於厲兌하고 上者는 結於承泣이로되 今曰顙大者는 意謂項顙之上 大迎穴也니 大迎은 在頰下兩耳之旁 故로 曰鉗耳라 ○ 鉗은 音鈐[2)]이라

少陽은 根於竅陰하야 結於窓籠하니 窓籠者는 耳中也라

足少陽下者는 根於竅陰하고 上者는 結於窓籠이라 耳中者는 乃手太陽聽官穴也니 爲手足少陽手太陽之會 故로 足少陽이 結於此라

太陽爲開요 陽明爲闔이요 少陽爲樞라

開闔樞義는 見前章하니 所謂開闔樞者는 不過欲明內外하야 而分其辨治之法也라

故로 開折則肉節이 瀆[3)]而暴病이 起矣라 故로 暴病者는 取之太陽하되 視有餘不足이요 瀆者는 皮肉이 宛膲而弱也라

折은 損傷也니 下同이라 開屬太陽하야 爲陽中之表 故로 氣在肌肉하야 爲肉節瀆也라 表主在外하야 邪易入之 故로 多新暴病也라 凡治開折之爲病者는 當取太陽之經하되 因其虛實而補寫之라 所謂瀆者는 其皮肉이 宛膲而弱이니 卽消瘦乾枯之謂라

闔折則氣無所止息而萎疾이 起矣라 故로 萎疾者는 取之陽明하되 視有餘不足이요 無所止息者는 眞氣稽留하야 邪氣居之也라

闔屬陽明하야 爲陽中之裏니 其氣在內 故로 闔折則氣無所止息也라 陽明은 主潤宗筋束骨而利機關이라 故로 爲痿疾이라 凡治闔折之爲病者는 當取陽明之虛實하야 而補寫之라 眞氣稽留는 謂胃氣不行也라 故로 邪居之則氣上逆而痿生於下矣라

樞折卽骨繇[4)]而不安於地라 故로 骨繇者는 取之少陽하되 視有餘不足이요 骨繇者는 節緩而不收也니 所謂骨繇者는 搖故也일새 當窮其本也라

樞屬少陽하야 爲三陽之半表半裏 故로 其氣在筋骨間이라 骨繇者는 骨節이 縱緩不收하야 搖動不安於地也라 凡治樞折之爲病者는 當取少陽經之虛實而補寫之라 窮其本者는 窮此三陽所在

---

1) 結於顙大 顙大者 鉗耳也: 『甲乙』에는 '結於頏顙 顙大者 鉗大 鉗大者 鉗耳也'로 되어 있다.
2) 鉗: 집게, 부젓가락 겸. 鈐은 자물쇠 검.
3) 瀆: 도랑, 거만할, 더럽힐(汚) 독.
4) 繇: 『甲乙』과 『太素』楊注에는 '搖'로 되어 있다. 繇는 따를(隨), 성할(茂) 요. 좇을(從), 말미암을(由) 유. 占辭 주.

之本하야 或開或闔或樞以治之也라 ○ 繇는 搖同이라

太陰은 根於隱白하야 結於太倉하고

足太陰[1]下者는 根於隱白하고 上者는 結於太倉이라 太倉은 卽中脘이니 任脈穴也라

少陰은 根於湧泉하야 結於廉泉하고

足少陰下者는 根於涌泉하고 上者는 結於廉泉하니 任脈穴也라

厥陰은 根於大敦하야 結於玉英하고 絡於膻中하니

足厥陰下者는 根於大敦하고 上者는 結於玉英이라 玉英은 卽玉堂이니 任脈穴也라

太陰爲開요 厥陰爲闔이며 少陰爲樞라

此三陰開闔之義는 詳如前章이라

故로 開折則倉廩無所輸하야 膈洞하니 膈洞者는 取之太陰하되 視有餘不足이라 故로 開折者는 氣不足而生病也요

開屬太陰하니 主於脾也라 輸는 運行也라 膈은 隔塞也요 洞은 如邪氣藏府病形篇에 曰 洞者는 食不化하야 下嗌還出也라하니 脾傷則運行失職하야 而爲是病이라 故로 當取之太陰하되 視其有餘不足以治之라 然이나 脾雖陰經이나 而開折者는 則亦陰中之陽氣不足而生病也라

闔折卽氣絶而喜悲하니 悲者는 取之厥陰하되 視有餘不足이요

闔屬厥陰하니 主於肝也라 肝傷卽氣絶於裏하고 而肺氣乘之則爲悲라 故로 闔折者는 當取足厥陰하되 視其有餘不足而治之라

樞折則脈有所結而不通하니 不通者는 取之少陰하되 視有餘不足하야 有結者는 皆取之不足[2]이라

樞屬少陰하니 主於腎也라 腎傷則脈有所結하고 而下焦有所不通이라 故로 樞折者는 當取足少陰하되 視其有餘不足而治之라 然이나 脈有結者는 皆不足之所致라

○ 足太陽은 根於至陰하야 溜於京骨하고 注於崑崙하며 入於天柱飛揚也요

此下는 言手足三陽之盛絡이니 凡治病者는 所當取也라 足太陽之至陰은 井也요 京骨은 原也요 崑崙은 經也며 天柱는 在頭하고 飛揚은 在足하니 皆本經之當取者라 後放此하니라 ○ 溜는 良救切이라

---

1) 足太陰: 原文에는 足太陽으로 되어 있으나 文義上 맞지 않으므로 足太陰으로 바꾼다.
2) 皆取之不足: 『甲乙』·『太素』에는 '皆取之'로 되어 있다.

足少陽은 根於竅陰하야 溜於丘墟하고 注於陽輔하며 入於天容光明也요

足少陽之竅陰은 井也요 丘墟는 原也요 陽輔는 經也며 天容은 乃手太陽經穴니 此在頭者는 當爲天衝이요 在足者는 爲光明也라

足陽明은 根於厲兌하야 溜於衝陽하고 注於下陵하며 入於人迎豊隆也요

足陽明之厲兌는 井也요 衝陽은 原也요 下陵은 當作解谿니 經也며 人迎은 在頭하고 豊隆은 在足이라

手太陽은 根於少澤하야 溜於陽谷하고 注於少海하며 入於天窓支正也요

手太陽之少澤은 井也요 陽谷은 經也요 小海는 合也며 天窓은 在頭하고 支正은 在手라

手少陽은 根於關衝하야 溜於陽池하고 注於支溝하며 入於天牖外關也요

手少陽之關衝은 井也요 陽池는 原也요 地溝는 經也며 天牖는 在頸하고 外關은 在手라

手陽明은 根於商陽하야 溜於合谷하고 注於陽谿하며 入於扶突偏歷也라

手陽明之商陽은 井也요 合谷은 原也요 陽谿는 經也며 扶突은 在頸하고 偏歷은 在手라

此所謂十二經者니 盛絡이어든 皆當取之라

此六陽盛絡之當取也요 所謂十二經者는 以手足左右共言之라

陰陽內外 病生有紀

『素問·皮部論』全 ○ 三十一

黃帝問曰 余聞호니 皮有分部하며 脈有經紀하며 筋有結絡하며 骨有度量하야 其所生病이 各異라하니 別其分部와 左右上下와 陰陽所在와 病之始終을 願聞其道하노이다

皮有分部는 言人身皮膚之外에 上下前後로 各有其位하고 而經絡筋骨도 亦各有其次하니 如經脈經筋骨度脈度骨空等篇이 皆詳明其道요 而凡生病者도 亦各因其部而證有異也라

岐伯이 對曰 欲知皮部에 以經脈爲紀者는 諸經이 皆然이라

皮之有部로되 紀以經脈이라 故로 當因經以察部也라

陽明之陽을 名曰害蜚니

害는 損也요 蜚는 古飛字라 陽明之陽은 釋陽明之義也니 下準此하니라 害蜚者는 當與後心主之

陰名曰害肩者로 相對하니 叅看이라 按至眞要等論에 曰 陽明은 何謂也오 曰兩陽合明也라하고 厥陰은 何也오 曰兩陰交盡也라하니 蓋三陽之陽은 惟陽明爲盛이라 故로 曰合明이요 三陰之陰은 惟厥陰爲盛이라 故로 曰交盡이라 此云蜚者는 飛揚也니 言陽盛而浮也라 凡盛極者는 必損 故로 陽之盛也 在陽明하고 陽之損也도 亦在陽明하니 是以로 陽明之陽을 名曰害蜚라 如陰陽別論에 曰 所謂陰者는 眞藏也니 見則爲敗하고 敗必死也라 所謂陽者는 胃脘之陽也라하고 又如平人氣象論에 曰 人無胃氣曰逆이니 逆者는 死하고 脈無胃氣도 亦死라하니 總以陽衰爲言이니 是卽害蜚之類라

上下同法이라 視其部中에 有浮絡者는 皆陽明之絡也니

上者는 言手大腸經也요 下者는 言足胃經也니 二經이 皆屬陽明이라 故로 視察之法이 相同이라 凡其上下部中에 有浮絡之見者는 皆陽明之絡也라

其色이 多靑則痛하고 多黑則痹하고 黃赤則熱하고 多白則寒하고 五色이 皆見則寒熱也며 絡盛則入客於經하니 陽主外하고 陰主內라

此는 因陽明浮絡之色하야 而察陽明經病之異也라 凡病之始生에 必自淺而後深이라 故로 絡脈之邪盛而後에 入於經脈이라 絡爲陽 故로 主外요 經爲陰 故로 主內라 如壽夭剛柔篇에 曰 內有陰陽하고 外亦有陰陽하니 在內者는 五藏爲陰이요 六府爲陽이며 在外者는 筋骨爲陰이요 皮膚爲陽也라하니 凡後六經之上下와 五色之爲病은 其陰陽內外皆同此라

○ 少陽之陽을 名曰樞持니

樞는 樞機也요 持는 主持也라 少陽이 居三陽表裏之間하야 如樞之運而持其出入之機라 故로 曰樞持라

上下同法이라 視其部中에 有浮絡者는 皆少陽之絡也니 絡盛則入客於經 故로 在陽者는 主內하고 在陰者는 主出하야 以滲於內하니 諸經이 皆然이라

上者는 手少陽三焦經也요 下者는 足少陽膽經也라 凡二經部中에 有浮絡之見於外者는 皆少陽之絡也라 其五色爲病은 皆與陽明者同이라 然이나 邪必由絡入經 故로 其有陽者主內는 言自陽分而入於內也요 在陰者主出以滲於內는 言出於經而滲入於藏也니 此邪氣之序는 諸經之皆然者라 ○ 按出字義는 非外出之謂라 說文에 曰 出은 進也니 象草木益滋하야 上出達也라하고 觀下文少陰經에 云 其出者는 從陰內注於骨이라하니 與此出字로 皆同이라

○ 太陽之陽을 名曰關樞니

關은 衛固也라 少陽은 爲三陽之樞니 展布陽氣於中하고 太陽은 則衛固其氣하야 而約束於外라 故로 曰關樞라 陰陽離合論에 曰 太陽爲開라하니 辭異而義同也라

上下同法이라 視其部中에 有浮絡者는 皆太陽之絡也니 絡盛則入客於經이라

上者는 手太陽小腸經이요 下者는 足太陽膀胱經이니 二經色病이 皆如前이라

○ 少陰之陰을 名曰樞儒[1)]니

儒는 說文에 柔也라하고 王氏曰 順也라하니 少陰이 爲三陰開闔之樞而陰氣柔順 故로 名曰樞儒라

上下同法이라 視其部中에 有浮絡者는 皆少陰之絡也니 絡盛則入客於經이요 其入經也는 從陽部注於經하고 其出者는 從陰內注於骨이라

上者는 手少陰心經이요 下者는 足少陰腎經이니 二經色病은 俱如前이라 其入也從陽部注於經은 卽自絡入經之謂요 其出者從陰內注於骨은 謂出於經而入於骨이니 卽前少陽經에 云 在陰者主出以滲於內之義라

○ 心主之陰을 名曰害肩이니

心主之陰은 手厥陰之陰也라 厥陰者는 兩陰交盡이니 陰之極也라 肩은 任也며 載也니 陽主乎運하고 陰主乎載라 陰盛之極에 其氣必傷하니 是陰之盛也 在厥陰하고 陰之傷也도 亦在厥陰이라 故로 曰害肩이라 然則陽明曰害蜚와 此曰害肩者는 卽陰極陽極之義라

上下同法이라 視其部中에 有浮絡者는 皆心主之絡也니 絡盛則入客於經이라

上者는 手厥陰心主也요 下者는 足厥陰肝經也니 二經色病이 皆如前이라 此에 但言心主나 而又曰上下同法이라하니 則肝經在所遺耳라

○ 太陰之陰을 名曰關蟄이니

關者는 固於外하고 蟄者는 伏於中하니 陰主藏而太陰衛之 故로 曰關蟄이요 此亦太陰爲開之義라

上下同法이라 視其部中에 有浮絡者는 皆太陰之絡也니 絡盛則入客於經하나니

上者는 手太陰肺經이요 下者는 足太陰脾經이니 二經色病이 皆如前이라

凡十二經絡脈者 皮之部也라

浮絡이 見於皮 故로 曰皮之部라

○ 是故로 百病之始生也에 必先於皮毛하나니 邪中之則腠理開하고 開則入客於絡脈하며 留而不去면 傳入於經하고 留而不去면 傳入於府하야 廩於腸胃라

---

1) 樞儒: 『太素』에는 '樞檽'로 되어 있고, 新校正에도 "按甲乙經에 儒作檽라"고 하였다. 그러나 現在 전해오는 『甲乙經』에는 '樞儒'로 되어 있다. 檽는 나무이름 누.

廩은 積也며 聚也라 ○ 中은 去聲이라

邪之始入於皮也에 泝[1]然起毫毛하며 開腠理하고

泝然은 竪起也니 寒慄貌라 腠理는 皮膚之文理也라 ○ 泝는 音素니 逆流를 曰泝라

其入於絡也엔 則絡脈이 盛하야 色變하고

絡脈盛은 色變異於常也니 卽上文五色爲病之義라

其入客於經也엔 則感虛乃陷下하야

感虛乃陷下는 言邪所客者 必因虛乃深也라

其留於筋骨之間하되 寒多則筋攣骨痛하고 熱多則筋弛骨消하며 肉爍䐃破하며 毛直而敗니이다

攣은 急也요 弛는 縱緩也요 消는 枯竭也요 爍은 銷爍也라 寒多則血脈凝澁 故로 爲筋攣骨痛이요 熱多則眞陰散亡 故로 爲筋弛骨消等證이라 䐃破者는 反側[2]多而熱潰肌肉也요 毛直而敗者는 液不足而皮毛枯槁也라 ○ 攣은 閭員切이요 又去聲이라 弛는 音矢요 爍은 收勺切이요 䐃은 劬允切이라

帝曰 夫子言皮之十二部하니 其生病은 皆何如오 岐伯이 曰 皮者는 脈之部也니

十二經脈이 各有其部하니 察之於皮면 其脈을 可知라 故로 曰皮者脈之部라

邪客於皮則腠理開하고 開則邪入客於絡脈하고 絡脈滿則注於經脈하고 經脈滿則入舍於府藏也라 故로 皮者는 有分部하니 不與[3]而生大病也니이다 帝曰 善하노이다

經脈에 旣有分部則邪之中人을 可視而知니 當速去之요 若不預爲之治면 則邪將日深하야 而變生大病也라 與는 預同이라

人之四海

『靈樞·海論』全 ○ 三十二

黃帝問於岐伯曰 余聞刺法於夫子하니 夫子之所言이 不離於營衛血氣라 夫

1) 泝: 거슬러 올라갈 소(溯).
2) 反側: 누운 자리가 편안하지 못하여 몸을 뒤척거림.
3) 與: 『甲乙』에는 '癒'로 되어 있다.

十二經脈者는 內屬於府藏하고 外絡於肢節하니 夫子乃合之於四海乎아 岐伯이 答曰 人亦有四海十二經水라 經水者는 皆注於海하고 海有東西南北하니 命曰四海니이다 黃帝曰 以人應之는 奈何오 岐伯이 曰 人有髓海하며 有血海하며 有氣海하며 有水穀之海하니 凡此四者 以應四海也니이다

十二經水는 義見後하니라 四海者는 百川之宗이라 人亦有四海하니 則髓血氣水穀之海也니 詳如下文이라

黃帝曰 遠乎哉라 夫子之合人天地四海也여 願聞컨대 應之奈何오 岐伯이 答曰 必先明知陰陽表裏榮輸所在라야 四海定矣니이다

陰陽者는 經脈之陰陽也요 表裏者는 藏府之內外也라 榮輸義는 詳前十四라 知此數者면 則經絡之道明而四海可定矣라 ○ 輸腧兪는 本經에 皆通用이라

黃帝曰 定之奈何오 岐伯이 曰 胃者는 水穀之海니 其輸上在氣街하고 下至三里요

人受氣於水穀하니 水穀入口하면 藏於胃하야 以養五藏氣라 故로 五藏六府之氣味 皆出於胃하야 而胃爲水穀之海也라 其胃氣運行之輸는 上者는 在氣街하니 卽氣衝穴이요 下者는 至三里하니 在膝下三寸이라

衝脈者는 爲十二經之海니 其輸上在於大杼하고 下出於巨虛之上下廉이요

此卽血海也라 衝脈은 起於胞中하야 其前行者는 並足少陰之經으로 俠臍上行至胸中而散하고 其後行者는 上循背裏하야 爲經絡之海하며 其上行者는 出於頏顙하고 下行者는 出於足이라 故로 其輸上在於足太陽之大杼하고 下在於足陽明之巨虛上下廉이라 ○ 愚按動輸篇에 曰 胃爲五藏六府之海라하고 太陰陽明論에 曰 陽明者는 表[1]也니 五藏六府之海也라하고 逆順肥瘦篇에 曰 夫衝脈者는 五藏六府之海也니 五藏六府皆稟焉이라하고 此篇에 言衝脈者는 爲十二經之海라하니 若此諸論이면 則胃與衝脈은 皆爲十二經之海요 亦皆爲五藏六府之海니 又將何以辨之아 故로 本篇에 有水穀之海와 血海之分이라 水穀之海者는 言水穀이 盛貯於此하야 營衛由之而化生也요 血海者는 言受納諸經之灌注하야 精血이 於此而畜藏也니 此固其辨矣라 及考之痿論컨대 曰 陽明者는 五藏六府之海니 主潤宗筋하고 宗筋은 主束骨而利機關也요 衝脈者는 經脈之海也니 主滲灌溪谷하야 與陽明으로 合於宗筋하니 陰陽이 總宗筋之會하고 會於氣街而陽明爲之長이라하니 蓋陽明은 爲多血多氣之府 故로 主潤宗筋而利機關하고 衝脈은 爲精血所聚之經 故로 主滲灌溪谷하며 且衝脈은 起於胞中하야 並少陰之大絡而下行하고 陽明은 爲諸經之長이니 亦會於

1) 表: 足太陰의 表가 됨을 말함.

前陰이라 故로 男女精血이 皆由前陰而降者는 以二經血氣總聚於此라 故로 均稱爲五藏六府十二經之海니 誠有非他經之可比也라 又衝脈義는 詳前二十七이니 所當互考라

膻中者는 爲氣之海니 其輸上在於柱骨之上下하고 前在於人迎이요

膻中은 胸中也니 肺之所居라 諸氣者는 皆屬於肺하니 是爲眞氣요 亦曰宗氣라 宗氣는 積於胸中하야 出於喉嚨하야 以貫心脈而行呼吸이라 故로 胸中爲之氣海라 柱骨은 項後天柱骨也라 憂恚無言論에 曰 頏顙者는 分氣之所泄也[1]라하니 故로 氣海運行之輸가 一은 在頏顙之後하니 卽柱骨之上下니 謂督脈之瘖門大椎也요 一은 在頏顙之前하니 謂足陽明之人迎也라

腦爲髓之海니 其輸上在於其蓋하고 下在風府하니이다

凡骨之有髓나 惟腦爲最巨 故로 諸髓皆屬於腦而腦爲髓之海라 蓋는 腦蓋骨也니 卽督脈之顖會라 風府도 亦督脈穴이니 此皆髓海之上下前後輸也라

黃帝曰 凡此四海者는 何利何害며 何生何敗오 岐伯이 曰 得順者는 生하고 得逆者는 敗하며 知調者는 和하고 不知調者는 害하니이다

凡此四海는 俱有順逆하니 得順者는 知所養者也라 故로 生하고 不知所養則逆矣라 故로 敗라

黃帝曰 四海之逆順은 奈何오 岐伯이 曰 氣海有餘者는 氣滿胸中悗息[2]하며 面赤하고 氣海不足則氣少하야 不足以言이라

氣有餘者는 邪氣實也요 氣不足者는 正氣虛也니 下放此하니라 氣海는 在胸中而屬陽 故로 氣實則胸中悗悶喘息하며 面熱而赤이라 聲由氣發하니 氣不足則語言輕怯하야 不能出聲이라 脈要精微論에 曰 言而微하야 終日乃復言者는 此奪氣也라하니라 ○ 悗은 母本切이요 又音瞞이라

血海有餘則常想其身大하며 怫然[3]不知其所病하고 血海不足에도 亦常想其身小하며 狹然不知其所病이라

形以血充 故로 血有餘則常想其身大라 怫은 怫鬱[4]也니 重滯不舒之貌라 血不足則常想其身小라 狹은 隘狹也니 索然[5]不廣之貌라 此皆血海不調之爲病이니 病在血者는 徐而不顯 故로 茫然不覺其所病이라 ○ 怫은 音佛이라

---

1) 頏顙者 分氣之所泄也: 張隱庵注에 "頏顙者는 顎之上竅니 口鼻之氣及涕唾가 從此相通이라 故로 分氣之所泄이니 謂氣之從此而分出於口鼻者也라"고 하였다.
2) 悗息: 『甲乙』·『太素』에는 '急息'으로 되어 있다.
3) 怫然: 발끈 화를 내는 모양.
4) 怫鬱: 마음이 답답함. 울적함.
5) 索然(삭연): 흩어져 없어지는 모양.

水穀之海有餘則腹滿하고 **水穀之海不足則饑不受穀食**하며

有餘者는 水穀이 留滯於中 故로 腹爲脹滿이요 不足者는 脾虛則不能運하고 胃虛則不能納 故로 雖饑나 不受穀食이라

髓海有餘則輕勁多力하야 **自過其度**하고 **髓海不足則腦轉耳鳴**하며 **脛痠眩冒**하며 **目無所見**하며 **懈怠安臥**하니이다

髓海充足이 卽有餘也라 故로 身輕而勁하야 便利多力하고 自有過人之度而無病也라 若其不足則在上者는 爲腦轉하니 以腦空而運하야 似旋轉也라 爲耳鳴은 以髓虛者는 精必衰하고 陰虛則耳鳴也라 爲脛痠은 髓空無力也라 爲眩冒忽不知人과 爲目無所見과 怠惰安臥는 皆以髓爲精類니 精衰則氣去하야 而諸證以見矣라

黃帝曰 余已聞逆順이어니와 **調之**는 **奈何**오 **岐伯**이 **曰 審守其輸**하야 **而調其虛實**하되 **無犯其害**니 **順者**는 **得復**하고 **逆者**는 **必敗**니이다 **黃帝曰 善**하노이다

審守其輸는 謂審察其輸穴如上文也라 無犯其害는 無盛盛 無虛虛也라 順者得復과 逆者必敗는 切戒夫天時人事를 皆宜愼而不可忽也라

十二經水 陰陽刺灸之度

『靈樞·經水篇』全 ○ 三十三

黃帝問於岐伯曰 經脈十二者는 **外合於十二經水**하고 **而內屬於五藏六府**라 **夫十二經水者**는 **其有大小深淺**과 **廣狹近遠**이 **各不同**하고 **五藏六府之高下小大**와 **受穀之多少**도 **亦不等**하니 **相應**은 **奈何**오

人有經脈十二하니 手足之三陰三陽也요 天地有經水十二하니 淸渭海湖汝澠[1]淮漯[2]江河濟漳也라 經脈有高下小大不同하고 經水有廣狹遠近不同이라 故로 人與天地가 皆相應也라

夫經水者는 **受水而行之**하고 **五藏者**는 **合神氣魂魄而藏之**하며 **六府者**는 **受穀而行之**하고 **受氣而揚之**하며 **經脈者**는 **受血而營之**하니 **合而以治**는 **奈何**오 **刺之深淺**과 **灸之壯數**를 **可得聞乎**아

經水者는 受水而行於地也라 人之五藏者는 所以藏精神魂魄者也요 六府者는 所以受水穀하야 化其精微之氣하야 而布揚於內外者也라 經脈은 猶江河也요 血은 猶水也니 江河는 受水而經營

---

1) 澠: 물 이름 승.(山東省에 있음) 고을이름 민.(澠池)
2) 漯: 물 이름 탑. 山東省 茌平縣에서 發源하여 東北으로 흐르는 徒駭河의 支流.

於天下하고 經脈은 受血而運行於周身이라 合經水之道하야 以施治엔 則其源流遠近이 固自不同하니 而刺之淺深과 灸之壯數도 亦當有所辨也라

岐伯이 答曰 善哉라 問也시여 天은 至高하야 不可度이요 地는 至廣하야 不可量이라하니 此之謂也라 且夫人生於天地之間과 六合之內하니 此天之高와 地之廣也는 非人力之所能度量而至也어니와 若夫八尺之士[1]는 皮肉在此하야 外可度量切循而得之요 其死에 可解剖而視之니 其藏之堅脆와 府之大小와 穀之多少와 脈之長短과 血之淸濁과 氣之多少와 十二經之多血少氣와 與其少血多氣와 與其皆多血氣와 與其皆少血氣 皆有大數라 其治는 以鍼艾로 各調其經氣니 固其常有合乎인저

天至高하고 地至廣하니 難以測度이라 人生天地六合之間에 雖氣數亦與天地相合하야 似難測識이나 然而八尺之士는 有形可據니 其生也에 可度量其外하고 其死也에 可剖視其內라 故로 如藏之堅脆는 則見於本藏篇하고 府之大小와 穀之多少는 則見於平人絶穀篇하고 脈之長短은 則見於脈度篇하고 血之淸濁은 則見於根結篇하고 十二經血氣多少에 各有大數는 則見於血氣形志等篇하니 此其鍼艾淺深多寡라 故로 各有所宜如下文也라

黃帝曰 余聞之에 快於耳나 不解於心하니 願卒聞之하노이다 岐伯이 答曰 此는 人之所以參天地而應陰陽也니 不可不察이라

人與天地相參하니 所以爲三也요 應陰陽義는 如下文이라

○ 足太陽은 外合於淸水하고 內屬於膀胱하야 而通水道焉하며

此下는 以經脈配經水니 蓋欲因其象하야 以辨血氣之盛衰也라 足太陽經은 內屬膀胱하고 是經이 多血少氣 故로 外合於淸水라 按淸水는 卽大小淸河니 輿地圖志에 曰 大淸河는 卽濟水之故道니 自兗州府[2]東北으로 流出長淸[3]等縣하야 由利津[4]等界로 入海하고 小淸河는 一名濼水니 源發濟南府趵突泉[5]하야 經章丘[6]하야 受漯河之水하고 由新城[7]으로 入海라하고 禹貢[8]에 曰 浮於濟漯하야 達於河者라하니 必此河也라 今俱屬山東省濟南府라

---

1) 八尺之士: 普通사람의 身長을 意味한다.
2) 兗州府(연주부): 九州의 하나로 지금의 河北省 및 山東省의 一部이다.
3) 長淸: 縣名으로 山東省에 所屬되어 있다.
4) 利津: 地名으로 지금의 山東省 沾化縣 境界이다.
5) 趵突泉: 『齊乘』에 "濟南有趵突泉"이라고 하였다. 趵는 뛸 표, 찰 박.
6) 章丘: 縣名으로 지금의 山東省에 屬한다.
7) 新城: 地名.
8) 禹貢: 『書經』의 篇名임.

○ 足少陽은 外合於渭水하고 內屬於膽하며

足少陽經은 內屬於膽하고 常少血氣多 故로 外合於渭水라 按地志에 渭水는 出隴西郡渭源縣西南鳥鼠山하야 至同州入河하니 今俱隸陝西省이로되 渭源은 屬臨洮[1]府하고 同州는 屬西安府라

○ 足陽明은 外合於海水하고 內屬於胃하며

足陽明經은 內屬於胃하고 常多氣多血하야 爲五藏六府之海 故로 外合於海水라 按컨대 海包地外하고 地在海中하야 海水周流나 實一而已라 今云四海者는 以東西南北而分言之也라 故로 東曰渤海요 南曰漲海[2]요 西曰青海[3]요 北曰瀚海[4]라

○ 足太陰은 外合於湖水하고 內屬於脾하며

足太陰經은 內屬於脾하고 常多氣少血이나 九鍼論에 云多血少氣라하니 故로 外合於湖水라 湖는 卽五湖니 謂彭蠡洞庭巢湖太湖鑑湖也라 五湖는 皆在東南하니 周禮[5] 職方氏 揚州澤藪에 曰具區[6]라하니라

○ 足少陰은 外合於汝水하고 內屬於腎하며

足少陰經은 內屬於腎하고 常少血多氣 故로 外合於汝水라 按汝水는 源出汝州天息山하야 由西平上蔡汝陽等縣으로 入淮하니 今屬河南省汝寧府라

○ 足厥陰은 外合於澠水하고 內屬於肝하며

足厥陰經은 內屬於肝하고 常多血少氣 故로 外合於澠水라 按澠水는 卽澗水니 源出新安縣東北白石山하야 由澠池新安之間으로 入洛而洛入於河也니 今屬河南省河南府라 ○ 澠은 音免이라

○ 手太陽은 外合於淮水하고 內屬於小腸하야 而水道出焉하며

手太陽經은 內屬小腸하고 常多血少氣 故로 外合於淮水라 按淮水는 出唐州桐栢山하야 繞徐揚之界하고 東入於海하니 今屬河南省南陽府요 改名唐縣이라

○ 手少陽은 外合於漯水하고 內屬於三焦하며

手少陽經은 內屬三焦하고 常少血多氣 故로 外合於漯水라 按漯水는 源出章丘長白山하야 入小

---

1) 洮: 물 이름 조.
2) 漲海(창해): 南海의 別稱.
3) 青海: 青海省 北東部에 있는 中國 最大의 鹹水湖.
4) 瀚海: 고비 사막.
5) 周禮: 書名으로 周公 旦이 지었다고 하는데, 官制와 職掌을 天官, 地官, 春官, 夏官, 秋官, 冬官의 六象으로 나누어 기록하여 놓았다. 本文은 『周禮·夏官·職方氏』에 보인다.
6) 具區: 湖水 이름으로 지금의 太湖이다. 다른 이름으로 震澤, 笠澤이라고도 부른다. 『漢書地理志上』에도 "東南曰揚州요 其山曰會稽요 藪曰具區라"고 하였다. 藪는 큰 못(大澤) 수.

淸河하고 歸海라 今屬山東省濟南府니 詳見前足太陽經條下라 ○ 漯은 音磊[1]요 又太合切이라

○ 手陽明은 外合於江水하고 內屬於大腸하며

手陽明經은 內屬大腸하고 常多血多氣 故로 外合於江水라 按江은 源出西蜀之岷山하니 今屬四川省成都府茂州니 其長萬里에 至吳地入海하니 此卽所以限南北也라

○ 手太陰은 外合於河水하고 內屬於肺하며

手太陰經은 內屬於肺하고 常多氣少血이로되 肺爲藏府之蓋니 其經이 最高而朝百脈 故로 外合於河水라 按컨대 河有兩源하니 一은 出葱嶺[2]하고 一은 出於闐[3]하야 合流東注蒲昌海[4]하야 潛行地中이라가 南出積石[5]하야 以入中國이라 一說에 黃河는 源出星宿海[6]니 在中國西南에 直四川馬湖府之正西三千餘里요 雲南麗江府之西北一千五百餘里니 合諸流하야 自西而東하야 行二十日에 至崑崙하고 繞崑崙之西南하야 折而東北하고 又折而西北하며 又轉而東北하고 又行二十餘日에 歷雲中九原[7]하야 至大寧[8]하야 始入中國이라하니 是爲四瀆[9]之宗이라

○ 手少陰은 外合於濟水하고 內屬於心하며

手少陰經은 內屬於心하고 常少血多氣 故로 外合於濟水라 按江은 源初發王屋山下하니 曰沇水[10]요 旣見而伏이라가 復出爲濟라 濟截河而流나 不混其淸이라 故로 又曰淸濟라 流雖微而獨尊故로 居四瀆之一이라 今屬河南省懷慶府濟源縣이라

○ 手心主는 外合於漳水하고 內屬於心包하니

手厥陰經은 內屬心主하고 常多血少氣 故로 外合於漳水라 按漳水는 有二하니 一은 出上黨沾縣大黽[11]谷하니 曰淸漳이요 一은 出上黨長子縣發鳩山하니 曰濁漳이라 皆入於河하니 今俱隷山西省이라 沾縣은 卽樂平縣이니 屬太原府하고 長子縣은 屬潞安府라 ○ 以上經水經脈은 俱有圖하니라

---

1) 磊: 돌 쌓일, 뜻 클 뢰.
2) 葱嶺: 古代에 파미르 高原과 崑崙山, 天山을 總稱하여 부르던 이름.
3) 闐: 蒙古의 闐顔山. 闐은 가득할, 성할 전.
4) 蒲昌海: 浦陽江(錢塘江의 支流)과 昌江(一名 大河, 安徽省 祁門縣에서 發源함).
5) 積石: 山名으로 大積, 小積山이 있다. 大積山은 지금의 大雪山으로 青海 南部에 있고, 小積山은 지금의 甘肅臨夏西北에 있다.
6) 星宿海: 靑海省 鄂陵湖以西에 있는데 黃河의 源流가 地面으로 흘러 형성된 얇은 湖水群을 말한다. 작은 湖水들이 마치 별처럼 나열되어 있다고 하여 命名되었다.
7) 雲中 九原: 모두 옛 郡의 이름으로 雲中은 湖北省에 있고, 九原은 현재의 內蒙古 五原縣이다.
8) 大寧: 縣名으로 山西省이나 四川 巫溪縣을 말함.
9) 四瀆: 中國의 四大江. 岷山에서 根源하는 長江, 崑崙山에서 根源하는 黃河, 桐栢山에서 發源하는 淮水, 王屋山에서 發源하는 濟水를 말한다.
10) 沇水(연수): 濟水의 上流.
11) 黽: 漢代의 縣名으로 지금의 河南省 信陽縣의 東南. 黽은 맹꽁이 맹. 고을이름(黽池) 면.

凡此五藏六府와 **十二經水者**는 **外有源泉**하고 **而內有所稟**하며 **此皆內外相貫**하야 **如環無端**하니 **人經亦然**이라 **故**로 **天爲陽**이요 **地爲陰**이니 **腰以上爲天**이요 **腰以下爲地**라 **故**로 **海以北者爲陰**이요 **湖以北者爲陰中之陰**이며 **漳以南者爲陽**이요 **河以北至漳者爲陽中之陰**이며 **漯以南至江者爲陽中之太陽**이라 **此一隅**[1]**之陰陽也**니 **所以人與天地相參也**니이다

此는 以經水經脈이 相參하야 而合乎天地之陰陽也라 夫經水者는 河海行於外而源泉이 出於地하고 經脈者는 脈絡이 行於表而藏府主於中이라 故로 內外相貫하야 如環無端也라 然이나 經水經脈이 各有陰陽之分하니 如天은 以輕淸在上 故로 天爲陽이요 地는 以重濁在下 故로 地爲陰이라 六微旨大論에 曰 天樞[2]之上은 天氣主之하고 天樞之下는 地氣主之라하니라 人身이 應天地 故로 腰以上은 爲天屬陽하고 腰以下는 爲地屬陰이요 而經脈藏府之應於經水者도 亦然하니 如海合於胃요 湖合於脾로되 脾胃居於中州하니 腰之分也라 海以北者爲陰은 就胃府言이니 自胃而下면 則小腸膽與膀胱이 皆屬府하야 居胃之北而爲陰也요 湖以北者爲陰中之陰은 就脾藏言이니 自脾而下면 則肝腎이 皆屬藏하야 居脾之北而爲陰中之陰也라 腰以上者는 如漳合於心主니 心主之上엔 惟心與肺라 故로 漳以南者爲陽也요 河合於肺하니 肺之下엔 亦惟心與心主라 故로 河而北至漳者爲陽中之陰也니 凡此는 皆以上南下北으로 言陰陽耳라 然이나 更有其陽者하니 則藏府之外爲三焦요 三焦之外爲皮毛라 本藏篇에 曰 肺合大腸하고 大腸者는 皮其應이라하여늘 今三焦合於漯水하고 大腸이 合於江水 故로 曰漯以南至江者爲陽中之太陽也라 此天地人相合之道니 天地至廣而玆所言合者는 特擧中國之水耳라 故로 曰此一隅之陰陽也니 所以人與天地相參也라

黃帝曰 夫經水之應經脈也는 **其遠近淺深**과 **水血之多少 各不同**하니 **合而以刺之奈何**오 **岐伯**이 **答曰 足陽明**은 **五藏六府之海也**라 **其脈大血多**하고 **氣盛熱壯**하니 **刺此者**는 **不深弗散**하고 **不留不瀉也**라

用鍼之法은 諸經이 不同 故로 入有淺深하니 分寸可察이요 留有遲速하니 呼吸可紀[3]니 各隨經脈之淺深遠近하야 而施其宜也라 十二經中에 惟足陽明之脈이 最大而多氣多血하야 其邪盛者는 熱必壯하니 凡刺此者 不深入則邪弗能散하고 不久留則邪不能寫리니 數詳下文이라

足陽明은 **刺**에 **深六分 留十呼**요 **足太陽**은 **深五分 留七呼**요 **足少陽**은 **深四分 留五呼**요 **足太陰**은 **深三分 留四呼**요 **足少陰**은 **深二分 留三呼**요 **足厥陰**

---

1) 一隅: 『甲乙』·『太素』에는 '一州'로 되어 있다.
2) 天樞: 天氣와 地氣가 升降하는데 있어서의 樞機(中心點)를 의미한다.
3) 紀: 理也.

은 **深一分 留二呼**라

此는 足六經之刺度也라 出氣曰呼요 入氣曰吸이며 曰十呼七呼之類는 則吸在其中矣니 蓋一呼卽一息也라 但刺有補寫之異하고 呼吸有先後之分이라 故로 凡用寫者는 必候病者之吸而入鍼하고 再吸轉鍼하며 候呼出鍼이요 凡用補者는 必因其呼而入鍼하고 再呼轉鍼하며 候吸出鍼이라 故로 鍼賦[1]에 曰 補者는 先呼後吸하고 寫者는 先吸後呼라하니 正此義也라 後世에 令病人咳嗽以代呼하고 收氣以代吸하니 氣有出入이 亦與呼吸相同耳라

手之陰陽은 **其受氣之道近**하고 **其氣之來疾**하니 **其刺深者**는 **皆無過二分**하고 **其留**는 **皆無過一呼**라

水之六經은 皆在於上하야 肌肉薄而溪谷淺 故로 刺不宜深이요 經脈短而氣易泄 故로 留不宜久라

其少長大小肥瘦以心撩[2]之를 **命曰法天之常**이라하니

刺法大槩 雖如上文所云이나 然이나 人有不同하니 如少者는 盛하고 長者는 衰하며 大者는 廣하고 小者는 狹하며 肥者는 深하고 瘦者는 淺하야 有不可以一例論者라 故로 當以心撩之라 蓋以天道는 無窮하고 造化는 莫測하니 醫當效之면 則妙用無方하니 命曰法天之常也라 故로 梅孤[3]高氏曰 鍼之留幾呼라 雖有是言이나 然이나 病有淺深하니 病淺者는 如經言이 可也요 病甚則邪盛하야 邪氣吸鍼하면 轉鍼도 尙難이온 況强出乎아 必俟其正氣之來하야 徐而虛然後에 出鍼하면 病氣斯去하니 固不可以經言爲執也라하니 是卽心撩之法이라 少長大小肥瘦義는 詳鍼刺類二十이라 ○ 撩는 音遼요 又上去二聲이라 通俗文에 理亂을 謂之撩理라하니라

灸之亦然이라 **灸而過此者**는 **得惡火**하니 **則骨枯脈濇**하고 **刺而過此者**는 **則脫氣**하니이다

刺有淺深遲速之度하고 灸有壯數大小之度하며 刺有補寫하고 灸亦有補寫라 凡以火補者는 毋吹其火하고 以火寫者는 疾吹其火하며 血實氣壅하야 病深肉厚者는 宜寫하고 陽衰氣怯하야 元虛體弱者는 宜補하며 背腹股髀로 道遠勢緩者는 宜大而多하고 頭面臂臑로 羸弱幼小者는 宜小而少하니 此其大法也라 設不知此而灸過其度하면 非惟無益이라 反以害之니 是惡火也라 故로 灸失其宜則骨枯脈濇하고 刺失其宜則脫泄元氣하야 均致人之夭殃矣라

黃帝曰 夫經脈之小大와 **血之多少**와 **膚之厚薄**과 **肉之堅脆**와 **及膕之大小**를 **可爲量度乎**아

---

1) 鍼賦: 鍼灸歌賦. 鍼灸理論을 暗誦하기 쉽도록 詩처럼 韻文形式으로 엮은 것으로, 賦는 古詩의 한 形式을 말한다.

2) 撩: 다스릴, 어지러울 료. 『校釋』에 "撩는 料와 通하니 料度의 意味이다"고 하였다.

3) 梅孤: 明代 醫家인 高武의 字. 著書에 『鍼灸切要』·『針灸聚英』이 있다.

言其可測否也라

岐伯이 **答曰 其可爲度量者**는 **取其中度也**니 **不甚脫肉而血氣不衰也**요 **若夫**[1]**度之人**이 **痟瘦而形肉脫者**면 **惡可以度量刺乎**아 **審切循捫按**[2]하고 **視氣寒溫盛衰而調之**니 **是謂因適而爲之眞也**니이다

中度는 言中人之常度也라 其肌肉不至脫하고 氣血不甚衰者는 乃可爲常法之準則이어니와 若肌體痟而形肉脫이면 不得以程度拘泥[3]也라 故로 必當審切循摸하야 隨其盛衰而善調之라 然則上文所云者는 特爲後學設規矩耳요 而因其情하고 適其宜하되 必出於心하야 應於手라야 斯得病治之眞訣矣라 ○ 痟는 通作消라

手足陰陽繫日月

『靈樞·陰陽繫日月篇』全 ○ 三十四

黃帝曰 余聞天爲陽이요 **地爲陰**이며 **日爲陽**이요 **月爲陰**이라하니 **其合之於人**은 **奈何**오 **岐伯**이 **曰 腰以上爲天**이요 **腰以下爲地**라 **故**로 **天爲陽**이요 **地爲陰**이라 **故**[4]로 **足之十二經脈**은 **以應十二月**하니 **月生於水 故**로 **在下者爲陰**이요 **手之十指**는 **以應十日**하니 **日主火**[5] **故**로 **在上者爲陽**이니이다

日爲陽精 故로 日主火하고 月爲陰精 故로 月生於水라 日爲陽이요 陽數五며 五者는 中數[6]之奇也니 二五爲十 故로 旬有十日而紀日者所以作十干也라 月爲陰이요 陰數六이며 六者는 中數之偶也니 二六一十二 故로 歲有十二月而紀月者所以作十二支也라 其合於人則腰以上爲天이요 腰以下爲地라 手在腰之上 故로 屬陽而左右共十指 所以應十日也요 足在腰之下 故로 屬陰而左右共十二經이 所以應十二月也라

黃帝曰 合之於脈은 **奈何**오 **岐伯**이 **曰 寅者**는 **正月之生陽也**니 **主左足之少陽**하고 **未者**는 **六月**이니 **主右足之少陽**하며 **卯者**는 **二月**이니 **主左足之太陽**하고 **午者**는 **五月**이니 **主右足之太陽**하며 **辰者**는 **三月**이니 **主左足之陽明**하고 **巳者**

1) 夫: 『甲乙』·『太素』에는 '失'로 되어 있다.
2) 切循捫按: 『靈樞識』에 "切은 謂診寸口요 循은 謂循尺膚라 蓋經脈之大小와 膚之厚薄은 當寸尺度之요 如肉之堅脆와 膕之大小를 非一一捫按이면 不能知之라 故로 擧此四字하야 以見其義라"고 하였다.
3) 程度拘泥: 程度는 限度나 標準, 拘泥는 拘碍의 뜻임.
4) 故: 『太素』에는 '故'字가 없다.
5) 日主火: 『太素』에는 '日生於火'로 되어 있다.
6) 中數: 十數 中 五와 六을 意味한다.

는 四月이니 主右足之陽明하되 此는 兩陽이 合於前 故로 曰陽明이요 申者는 七月之生陰也니 主右足之少陰하고 丑者는 十二月이니 主左足之少陰하며 酉者는 八月이니 主右足之太陰하고 子者는 十一月이니 主左足之太陰하며 戌者는 九月이니 主右足之厥陰하고 亥者는 十月이니 主左足之厥陰하되 此는 兩陰이 交盡 故로 曰厥陰이니이다

此는 言十二支爲陰이요 足亦爲陰 故로 足經이 以應十二月也라 然이나 一歲之中에 又以上半年爲陽 故로 合於足之六陽하고 下半年爲陰 故로 合於足之六陰이라 人之兩足에 亦有陰陽之分하니 則左爲陽이요 右爲陰이며 以上下半年之陰陽으로 而合於人之兩足이면 則正二三은 爲陽中之陽이니 陽之進也라 故로 正月謂之生陽이요 陽先於左而後於右 故로 正月이 主左足之少陽하고 二月이 主左足之太陽하고 三月이 主左足之陽明하며 四五六爲陽中之陰이니 陽漸退하고 陰漸生也라 故로 四月이 主右足之陽明하고 五月이 主右足之太陽하고 六月이 主右足之少陽이라 然則一歲之陽은 會於上半年之辰巳兩月하니 是爲兩陽合於前이라 故로 曰陽明이니 陽明者는 言陽盛之極也라 七八九는 爲陰中之陰이니 陰之進也라 故로 七月謂之生陰이요 陰先於右而後於左 故로 七月이 主右足之少陰하고 八月이 主右足之太陰하고 九月이 主右足之厥陰하며 十月十一十二月은 爲陰中之陽이니 陰漸退하고 陽漸生也라 故로 十月이 主左足之厥陰하고 十一月이 主左足之太陰하고 十二月이 主左足之少陰이라 然則一歲之陰은 會於下半年之戌亥兩月하니 是爲兩陰交盡이라 故로 曰厥陰이라 厥者는 盡也니 陰極於是也라 此는 總計一歲陰陽之盛衰라 故로 正與六이 合하고 二與五合하고 三與四合而陽明이 合於前也요 七與十二合하고 八與十一이 合하고 九與十이 合而厥陰이 合於後也니 非如六氣에 厥陰主風木하고 陽明主燥金者之謂라

甲主左手之少陽하고 己主右手之少陽하며 乙主左手之太陽하고 戊主右手之太陽하며 丙主左手之陽明하고 丁主右手之陽明하니 此는 兩火幷合 故로 爲陽明이요 庚主右手之少陰하고 癸主左手之少陰하며 辛主右手之太陰하고 壬主左手之太陰이라

此는 言十干爲陽이요 手亦爲陽 故로 手經이 以應十日也라 十日之中에 居前者는 木火土니 爲陽이요 居後者는 金水니 爲陰이며 陽은 以應陽經하고 陰은 以應陰經하니 亦如足之與月也라 故로 甲이 主左手之少陽하고 乙이 主左手之太陽하고 丙이 主左手之陽明하며 己主右手之少陽하고 戊主右手之太陽하고 丁이 主右手之陽明이요 十干之火在於丙丁하니 此는 兩火幷合 故로 爲陽明也라 自己以後는 則庚辛壬癸니 俱金水爲陰이라 故로 庚이 主右手之少陰하고 辛이 主右手之太陰하고 癸主左手之少陰하고 壬이 主左手之太陰이라 第足言厥陰而手不言者는 蓋足은 以歲言이니 歲氣有六하고 手는 以旬言이니 旬惟五行而已요 且手厥陰者는 心包絡也니 其藏附心 故

로 不言耳라 ○ 足手陰陽은 俱有圖하니라

故로 足之陽者는 陰中之少陽也요 足之陰者는 陰中之太陰也며 手之陽者는 陽中之太陽也요 手之陰者는 陽中之少陰也며 腰以上者는 爲陽이요 腰以下者는 爲陰이라

此는 卽兩儀四象之道니 陰中無太陽하고 陽中無太陰이라 故로 足爲陰而陰中之陽은 惟少陽耳요 陰中之陰則太陰也며 手爲陽이로되 陽中之陰은 惟少陰耳요 陽中之陽則太陽也라 故로 以腰之上下로 分陰陽하야 而手配十干하고 足配十二支하야 而三陰三陽이 各有所屬焉이나 可見腰以上者라도 陽中亦有陰하고 腰以下者라도 陰中亦有陽也라

其於五藏也에 心爲陽中之太陽이요 肺爲陽中之少陰이요 肝爲陰中之少陽이요 脾爲陰中之至陰이요 腎爲陰中之太陰이니이다

五藏은 以心肺爲陽 故로 居膈上而屬手經하고 肝脾腎은 爲陰 故로 居膈下而屬足經이라 然이나 陰陽之中에 又有陰陽之分하니 亦如上節足手之義라 故로 金匱眞言論에 曰 陽中之陽은 心也요 陽中之陰은 肺也며 陰中之陰은 腎也요 陰中之陽은 肝也며 陰中之至陰은 脾也라하니 義與此同하니 詳陰陽類五라

黃帝曰 以治之奈何오 岐伯이 曰 正月二月三月은 人氣在左하니 無刺左足之陽하고

人氣所在는 不可以刺니 恐傷其王氣也라 正月은 在左足之少陽하고 二月은 在左足之太陽하고 三月은 在左足之陽明하니 刺所當忌也라

四月五月六月은 人氣在右하니 無刺右足之陽하며

四月은 在右足之陽明하고 五月은 在右足之太陽하고 六月은 在右足之少陽하니 刺所當忌라

七月八月九月은 人氣在右하니 無刺右足之陰하고

七月은 在右足之少陰하고 八月은 在右足之太陰하고 九月은 在右足之厥陰하니 皆當忌刺라

十月十一月十二月은 人氣在左하니 無刺左足之陰하니이다

十月은 在左足之厥陰하고 十一月은 在左足之太陰하고 十二月은 在左足之少陰하니 皆當忌刺라 ○ 愚按本篇에 但言人氣在足之刺忌而不言手者는 蓋言足之十二支면 則手之十干을 可類推矣라 故로 甲乙丙은 在左手之少陽太陽陽明하고 己戊丁은 在右手之少陽太陽陽明하며 庚辛은 在右手之少陰太陰하고 癸壬은 在左手之少陰太陰하니 皆不可以刺也라

黃帝曰 五行에 以東方爲甲乙木하야 王春하니 春者는 蒼色으로 主肝하고 肝者는 足厥陰也어늘 今乃以甲爲左手之少陽하야 不合於數하니 何也오

五行에 以東方甲乙爲木而王於春하야 在色爲蒼하며 在藏爲肝하며 在經爲足厥陰이어늘 今上文에 以爲左手之少陽하니 是不合於數也라 故로 有此問이라

岐伯이 曰 此는 天地之陰陽也요 非四時五行之以次行也라 且夫陰陽者는 有名而無形 故로 數之可十하고 離之可百하며 散之可千하고 推之可萬이라하니 此之謂也니이다

天地之陰陽은 言變化之多也라 夫干支手足者는 分上下也요 左右少太者는 辨盛衰也니 今甲爲天干之首라 故로 當主左手之少陽이니 非四時五行之次와 厥陰風木之列也라 且夫陰陽之道는 有名無形하야 可以十이요 可以百이요 可以千이요 可以萬이니 左右逢原[1]에 無非其道라 故로 不可以執一論之니라 ○ 數之可十四句는 又見前二十九와 及運氣類四하니라

手足陰陽應十二月圖

寅	卯	辰	巳	午	未	申	酉	戌	亥	子	丑
前半年(春夏爲陽)						後半年(秋冬爲陰)					
陽中之陽(陽氣漸盛)			陽中之陰(陽氣漸衰)			陰中之陰(陰氣漸盛)			陰中之陽(陰氣漸衰)		
左足陽經			右足陽經			右足陰經			左足陰經		
少陽	太陽	陽明	陽明	太陽	少陽	少陰	太陰	厥陰	厥陰	太陰	少陰

手十指應十日圖

甲	乙	丙	丁	戊	己	庚	辛	壬	癸
左少陽	左太陽	左陽明	右陽明	右太陽	右少陽	右少陰	右太陰	左太陰	左少陰
居前者木火土爲陽(陽經)						居後者金水爲陰(陰經)			

身形應九野 ○ 天忌

『靈樞·九鍼論』○ 三十五

黃帝曰 願聞컨대 身形이 應九野는 奈何오

九野는 卽八卦九宮之位也라

岐伯이 曰 請言身形之應九野也하리이다 左足은 應立春하니 其日은 戊寅己丑이요

1) 逢原: 道의 根源을 철저히 알아냄.

此左足은 應艮宮하니 東北方也요 立春後는 東北節氣也라 寅丑二日은 東北日辰也라 故로 其氣皆應於艮宮이라 然이나 乾坤艮巽은 四隅之宮也요 震兌坎離는 四正之宮也로되 土王於四季 故로 四隅之宮이 皆應戊己하고 而四正之宮이 各有所王이라 後放此하니라

左脇은 應春分하니 其日은 乙卯요

此左脇은 應震宮也니 左脇은 正東方也요 春分後는 正東節氣也라 乙卯日은 東方之正也라 故로 其氣皆相應이라

左手는 應立夏하니 其日은 戊辰己巳요

此左手는 應巽宮하니 東南方也요 立夏後는 東南節氣也라 戊辰己巳는 東南日辰也라 故로 其氣皆相應이라

膺喉首頭는 應夏至하니 其日은 丙午요

胸前曰膺이라 膺喉首頭는 應離宮하니 正南方也요 夏至後는 正南節氣也라 丙午日은 南方之正也라 故로 其氣皆相應이라

右手는 應立秋하니 其日은 戊申己未요

此右手는 應坤宮하니 西南方也요 立秋後는 西南節氣也라 戊申己酉는 西南日辰也라 故로 其氣皆相應이라

右脇은 應秋分하니 其日은 辛酉요

此右脇은 應兌宮하니 正西方也요 秋分後는 正西節氣也라 辛酉日은 西方之正也라 故로 其氣皆相應이라

右足은 應立冬하니 其日은 戊戌己亥요

此右足은 應乾宮하니 西北方也요 立冬後는 西北節氣也라 戊戌己亥는 西北日辰也라 故로 其氣皆相應이라

腰尻下竅는 應冬至하니 其日은 壬子요

此腰尻下竅는 應坎宮하니 正北方也요 冬至後는 正北節氣也라 壬子日은 北方之正也라 故로 其氣皆相應이라

六府와 隔下三藏은 應中州하니 其大禁이요 大禁은 太一所在之日[1)]과 及諸戊己라

1) 太一所在之日: 太一이 各 宮으로 移居하는 일자를 말함.

此膈下는 應中宮也니 膈下는 腹中也라 三藏은 肝脾腎也라 六府三藏이 俱在膈下腹中 故로 應中州라 其大禁者가 在太一所在之日과 及諸戊己日은 蓋戊己屬土하야 雖寄王於四季나 而實爲中宮之辰이라 故로 其氣應亦如太一이라 ○ 按太一義는 出九宮八風篇하니 詳運氣類三十五라 如冬至에 居叶[1]蟄宮四十六日하고 立春에 居天留宮四十六日之類是也라 但彼止言八宮而不及中宮하고 此節은 乃言中宮太一所在之日하니 意者於八宮太一數中에 凡値四季土王用事之日이 卽中宮太一之期也니 惟博者正之라

凡此九者는 善候八正所在之處라

九는 九宮也요 正은 正風也라 八正은 卽八方王氣之所在니 太一之謂也라 九宮이 定則八正之氣를 可候矣라

所主左右上下에 身體有癰腫者를 欲治之어든 無以其所直[2]之日潰治之니 是謂天忌日也니이다

天地八正之方은 卽人身氣王之所라 故로 所主左右上下에 凡身體有癰腫之處를 勿以所直之日潰治之니 恐其走泄元氣하야 以犯天忌不吉也라 ○ 此는 當與九宮八風과 及賊風邪氣乘虛傷人二章으로 參閱이니 詳運氣類三十五六이요 仍有圖在圖翼二卷이라

---

1) 叶: 協과 동. 화합할 협.
2) 直: 値也.(太一이 所在하는 날과 戊己日을 뜻함)

類經十卷

張介賓類註

標本類

六氣標本 所從不同

『素問·至眞要大論』○ 一

帝曰 六氣標本이 所從不同은 奈何오

六氣者는 風寒暑濕火燥니 天之令也라 標는 末也요 本은 原也니 猶樹木之有根枝也라 分言之면 則根枝異形이요 合言之면 則標出乎本이라 ○ 此篇은 當與六微旨大論의 少陽之上火氣治之 中見厥陰之義로 參看이니 詳運氣類第六이라

岐伯이 曰 氣有從本者하며 有從標本者하며 有不從標本者也니이다

帝曰 願卒聞之하노이다

不從標本者는 從中氣也라

岐伯이 曰 少陽太陰은 從本하고

六氣는 少陽爲相火니 是少陽이 從火而化 故로 火爲本이요 少陽爲標라 太陰爲濕土니 是太陰이 從濕而化 故로 濕爲本이요 太陰爲標라 二氣之標本이 同故로 經病之化가 皆從乎本이라

少陰太陽은 從本從標하고

少陰爲君火니 從熱而化 故로 熱爲本이요 少陰爲標니 是는 陰從乎陽也라 太陽爲寒水니 從寒而化 故로 寒爲本이요 太陽爲標니 是는 陽從乎陰也라 二氣之標本이 異故로 經病之化가 或從乎標하고 或從乎本이라

陽明厥陰은 不從標本하고 從乎中也라

陽明爲燥金이니 從燥而化 故로 燥爲本이요 陽明爲標라 厥陰爲風木이니 從風而化 故로 風爲本이요 厥陰爲標라 但陽明與太陰爲表裏라 故로 以太陰爲中氣하야 而金從濕土之化하고 厥陰與少陽爲表裏라 故로 以少陽爲中氣하야 而木從相火之化하니 是皆從乎中也라 ○ 詳義는 見圖翼

三卷[1]의 上中下標本中氣圖解라

故로 從本者는 化生於本하고 從標本者는 有標本之化하고 從中者는 以中氣로 爲化也니이다

六氣之太過不及은 皆能爲病하야 病之化生이 必有所因이라 故로 或從乎本하고 或從乎標하며 或從乎中氣하니 知其所從이면 則治無失矣리라

帝曰 脈從而病反者는 其診이 何如오

謂脈之陰陽은 必從乎病이로되 其有脈病不應而相反者는 診當何如也오하니라

岐伯이 曰 脈至而從이나 按之不鼓하니 諸陽이 皆然하니이다

陽病에 見陽脈이 脈至而從也라 若浮洪滑大之類는 本皆陽脈이나 但按之不鼓하야 指下無力이면 便非眞陽之候니 不可誤認爲陽이라 凡諸陽證에 得此者는 似陽非陽이니 皆然也라 故로 有爲假熱하고 有爲格陽等證하니 此脈病之爲反也라

帝曰 諸陰之反은 其脈이 何如오 岐伯이 曰 脈至而從이나 按之鼓甚而盛也니이다

陰病에 見陰脈이 脈至而從矣라 若雖細小나 而按之鼓甚有力者는 此則似陰非陰也라 凡諸陰病而得此면 有爲假寒하고 有爲格陰하야 表裏異形하니 所以爲反이라 凡此相反者는 皆標本不同也니 如陰脈而陽證은 本陰標陽也요 陽脈而陰證은 本陽標陰也라 故로 治病에 當必求其本이라

參考: 標本中氣從化規律表

本氣	風	熱	濕	火	燥	寒
中見	少陽火	太陽寒	陽明燥	厥陰風	太陰濕	少陰熱
標	厥陰	少陰	太陰	少陽	陽明	太陽

病有標本 取有逆順

『素問·至眞要大論』○ 隨前篇 ○ 二

是故로 百病之起에 有生於本者하며 有生於標者하며 有生於中氣者라 有取本而得者하며 有取標而得者하며 有取中氣而得者하며 有取標本而得者하고 有逆取而得者하며 有從取而得者하니

百病之生於標本中氣者는 義見前篇이라 中氣는 中見之氣也니 如少陽厥陰이 互爲中氣요 陽明

1) 三卷: '四卷'의 誤記이다.

太陰이 互爲中氣요 太陽少陰이 互爲中氣하야 以其相爲表裏라 故로 其氣互通也라 取는 求也니 病生於本者는 必求其本而治之하고 病生於標者는 必求其標而治之하고 病生於中氣者는 必求中氣而治之하며 或生於標커나 或生於本者는 必或標或本而治之라 取有標本하고 治有逆從하니 以寒治熱은 治眞熱也요 以熱治寒은 治眞寒也니 是爲逆取며 以熱治熱은 治假熱也요 以寒治寒은 治假寒也니 是爲從取라 逆從義는 詳論治類第四라

逆은 正順也요 若順이나 逆也라

病熱而治以寒과 病寒而治以熱은 於病似逆이나 於治爲順이라 故로 曰逆이니 正順也요 病熱而治以熱과 病寒而治以寒은 於病若順이나 於治爲反이라 故로 曰若順이니 逆也라 本論에 曰 逆者는 正治요 從者는 反治라하니 是亦此意라

故로 曰 知標與本이면 用之不殆하고 明知逆順이면 正行無問이라하니 此之謂也라 不知是者는 不足以言診이요 足以亂經이라

用은 運用也요 殆는 危也라 正行은 執中而行하야 不偏不倚也요 無問은 無所疑問以資惑亂也니 不有眞見이면 烏能及此리오 錯亂經常이 在不知其本耳라

故로 大要에 曰 麤工은 嘻嘻[1]하야 以爲可知나 言熱未已에 寒病復始하고 同氣異形[2]에 迷診亂經이라하니 此之謂也라

麤工은 淺輩也라 嘻嘻는 自得[3]貌라 妄謂道之易知 故로 見標之陽이면 輒從火治하야 假熱未除에 眞寒復起라 雖陰陽之氣若同이나 而變見之形則異하니 卽如甲乙同爲木化로되 而甲陽乙陰이요 一六同爲水數로되 而一陽六陰이니 何非同氣異形者아 麤工은 昧此하야 未有不迷亂者矣라

夫標本之道는 要[4]而博하며 小而大하야 可以言一而知百病之害라 言標與本이면 易而勿損이요 察本與標이면 氣可令調라 明知勝復하야 爲萬民式이면 天之道畢矣니이다

要而博 小而大者는 謂天地之運氣와 人身之疾病이 變化無窮이나 無不有標本在也라 如三陰三陽은 皆由六氣所化라 故로 六氣爲本이요 三陰三陽爲標라 知標本勝復之化면 則氣可令調하야 而天之道畢矣라 然이나 疾病之或生於本하고 或生於標하며 或生於中氣하니 凡病所從生이 卽皆本也라 夫本者는 一而已矣라 故로 知其要則一言而終이어니와 不知其要則流散無窮也라

---

1) 嘻嘻: 歡呼하며 웃는 모양, 좋아 하는 모양.
2) 同氣異形: 同一 邪氣에 感觸되었을지라도 侵犯部位나 體質에 따라 病의 形症이 다르게 나타남.
3) 自得: 스스로 만족하게 여김, 스스로 뽐내어 우쭐거림.
4) 要: 簡要.

病反其本 得標之病 治反其本 得標之方

『素問·至眞要大論』○ 三

帝曰 病生於本은 余知之矣어니와 生於標者는 治之奈何오

病之先受者爲本이요 病之後變者爲標니 生於本者는 言受病之原根이요 生於標者는 言目前之多變也라

岐伯이 曰 病反其本하면 得標之病하고 治反其本하면 得標之方이니이다

謂病有標本하니 但反求其所致之本이면 則見在之標病을 可得其陰陽表裏之的矣요 治有本末하니 但反求其拔本之道면 則治標之運用을 可得其七方[1]十劑[2]之妙矣라 此無他니 亦必求於本之意라

病有標本 刺有逆從

『素問·標本病傳論』○ 四

黃帝問曰 病有標本하고 刺有逆從하니 奈何오

逆者는 謂病在本而刺其標하고 病在標而刺其本이요 從者는 病在本而刺其本하고 病在標而刺其標也라

岐伯이 對曰 凡刺之方은 必別陰陽하고

陰陽二字는 所包者廣하니 如經絡時令氣血疾病이 無所不在라

前後相應하야 逆從得施하면 標本相移하니

取其前則後應하고 取其後則前應이라 故로 或逆或從하야 得施其法이로되 而在標在本에 可相移易矣라

故로 曰 有其在標而求之於標하며 有其在本而求之於本하며

當從取者若此라

有其在本而求之於標하며 有其在標而求之於本이라하니

當逆取者若此라

---

1) 七方: 處方의 組成形態를 일곱 가지로 나눈 것으로 大方, 小方, 急方, 緩方, 奇方, 偶方, 複方을 말한다. 『素問·至眞要大論』에서 유래하여 金代 成無己의 『傷寒明理論』에 이르러 七方으로 총괄되었다.

2) 十劑: 方劑의 效用에 따른 분류법으로 宣劑, 通劑, 補劑, 泄劑, 輕劑, 重劑, 滑劑, 澁劑, 燥劑, 濕劑를 말한다. 唐代 陳藏器의 『本草拾遺』에서 처음 유래하였다.

故로 治有取標而得者하며 有取本而得者하며 有逆取而得者하며 有從取而得者라

各有所宜也라

故로 知逆與從이면 正行無問이니 知標本者는 萬擧萬當하고 不知標本이면 是謂妄行이니이다

旣知標本逆從之道면 尙何疑問이며 又何不當이리오 此는 甚言[1]標本之不可不知也라 ○ 當은 去聲이라

參考: 病有標本 刺有逆從에 대하여

1. 病有標本: 標本의 意味는 多樣한데 이를 정리하면 다음과 같다.

① 疾病發生의 先後나 新舊로 標本을 구분하는 경우인데, 先病(原發性疾患)을 本, 後病(續發性疾患)을 標로 보거나 舊病(慢性病)을 本, 新病(急性病)을 標로 보는 견해이다. 대개 先病이나 舊病은 病程이 慢性的이고 氣血의 紊亂으로 인해 虛證性으로 나타나는 경우가 많아 治療가 쉽지 않기 때문에 이를 本으로 보고, 後病이나 新病은 先病이나 舊病이 發端이 되어 생기는 경우가 많으므로 이를 標로 본다.

② 內外로 標本을 구분하는 경우인데, 일반적으로 臟腑의 病을 本으로 보고 經絡이나 肢節 혹은 五官의 病을 標로 보는 견해이다. 經絡이나 肢節, 五官은 臟腑로부터 氣를 받으므로 臟腑의 氣血에 紊亂이 오면 이들 部位로 反應이 나타나므로 臟腑의 病을 本, 經絡과 肢節 그리고 五官의 病을 標로 본다. 그러나 病이 外(陽)에서 먼저 생겼을 때는 外를 本, 內(陰)를 標로 보기도 한다.

③ 正氣와 邪氣로 標本을 구분하는 경우인데, 일반적으로 正氣는 邪氣를 이겨낼 수 있는 抗病能力으로 正氣의 充實與否가 疾病罹患의 關鍵이 되므로 正氣를 本, 邪氣를 標로 본다. 그러나 新病이나 實證性 疾病일 때에는 邪氣를 本, 正氣를 標로 보고 治療하기도 한다.

이렇게 標本은 그 조건에 따라 相對的으로 나타나므로, 그 때 그 때의 상황이나 條件을 살펴 能動的으로 標本을 구분해야지 膠柱鼓瑟해서는 안 되는 것이다.

이외에 病因을 本, 病症을 標로 보는 경우도 있고 病證을 本, 病症을 標로 보는 경우도 있으며 患者를 本, 醫師를 標로 보는 경우도 있다.

2. 刺有逆從: 疾病의 標本을 결정하고 난 다음에는 治法을 모색해야 하는데 그 治法을 逆從이라고 하였다. 여기에서의 逆從은 「至眞要大論」에서 논하고 있는 逆治와 從治 즉 反治와 正治와는 내용이 다르다. 「至眞要大論」에서 논하고 있는 逆治와 從治는 病情의 眞假에 따른

1) 甚言: 極言, 極力表明.

治療法이고 本篇의 逆從은 病情의 標本에 따른 治療法을 말하는 것으로 用語는 같으나 내용은 다르다. 그러나 그 脈絡을 자세히 살펴보면 疾病을 치료하고자 할 때에는 根本을 다스려야 한다고 한 精神은 같다고 할 것이다.

標本에 따른 逆從의 治療法은 세 가지로 구분할 수 있다.

① 從法인데 病이 標에 있으면 標를 치료하고 病이 本에 있으면 本을 치료하는 方法이다. 여기에서의 標는 病의 侵犯部位를 말하는 것으로 병이 標에서 發生하였으로 標를 치료하는 것이 根本治療法(根治法)이지, 標를 치료한다고 해서 이를 標治法이라고 해서는 안 된다.

② 逆法인데 病이 標에 있는데 本을 다스리고 病이 本에 있는데 標를 다스리는 방법이다. 이는 病勢의 緩急에 따른 治療法으로 病勢가 가벼워 급하지 않으면 從法을 쓰면 되지만 病勢가 重하고 急하면 우선 무겁고 급한 症勢부터 다스리라는 뜻이다. 또한 臟器 그 중에서도 脾胃는 後天之本으로 생명력을 이어 나가는 根本이므로 脾胃에 病이 있을 때에는 어떤 病을 막론하고라도 脾胃之氣를 우선적으로 고려해야 한다는 思想을 또한 逆法이라고 할 수 있고, 병의 發生原因이나 現在의 病症이 여하하던지 간에 體內精氣가 부족해 있을 때에는 體內精氣의 부족이 병의 원인은 아닐지라도 이를 먼저 치료하는 것을 逆法이라고 하고 있다.

③ 逆從兼施法인데 「至眞要大論」에 "謹詳察間甚 以意調之 間者幷行 甚爲獨行"이라 하여 "間者幷行"이라는 문구가 나온다. 이는 標病과 本病이 섞여 있고 또한 病情이 심하지 않을 때에는 標病과 本病을 겸하여 치료하라는 내용이다. (『黃帝內經類析』)

標本逆從 治有先後

『素問·標本病傳論』『靈樞·病本篇』이 與此篇으로 同者는 不重載라 ○ 五

夫陰陽逆從과 標本之爲道也 小而大하니 言一而知百病之害라 少而多하며 淺而博하야 可以言一而知百也라

一者는 本也요 百者는 標也라

以淺而知深하며 察近而知遠이나 言標與本은 易而勿及이라

此標本逆從陰陽之道는 似乎淺近하야 言之雖易나 而實無能及者라

治反爲逆이요 治得爲從이니

此는 釋逆從爲治之義라 得은 相得也니 猶言順也라

先病而後逆者는 治其本하고 先逆而後病者도 治其本하고 先寒而後生病者는 治其本하고 先病而後生寒者도 治其本하고 先熱而後生病者는 治其本하고

有因病而致血氣之逆者하며 有因逆而致變生之病者하며 有因寒熱而生爲病者하며 有因病而生

爲寒熱者나 但治其所因之本原이면 則後生之標病은 可不治而自愈矣라

先熱而後生中滿者는 治其標하고 先病而後泄者는 治其本하고 先泄而後生他病者도 治其本이니 必且[1]調之하고 乃治其他病이라 先病而後生中滿者는 治其標하고 先中滿而後煩心者는 治其本이라

諸病에 皆先治本이로되 而惟中滿者는 先治其標니 蓋以中滿爲病은 其邪在胃하고 胃者는 藏府之本也라 胃滿則藥食之氣不能行하야 而藏府皆失其所稟이라 故로 先治此者하니 亦所以治本也라

人有客氣하며 有同氣하니

客氣者는 流行之運氣也니 往來不常 故로 曰客氣요 同氣者는 四時之主氣也니 歲歲相同 故로 曰同氣라 氣有不和하면 則客氣同氣가 皆令人病矣라

小大不利어든 治其標하고 小大利어든 治其本하며

無論客氣同氣之爲病하고 卽先有他病而後에 爲小大不利者는 亦先治其標라 諸皆治本이어늘 此獨治標는 蓋二便不通은 乃危急之候니 雖爲標病이나 必先治之니 此所謂急則治其標也라 凡諸病而小大利者는 皆當治本이 無疑矣라 ○ 愚按컨대 此篇標本之義에 凡治本者十之八九요 治標者는 惟中滿及小大不利二者而已나 蓋此二者도 亦不過因其急而不得不先之也라 又如陰陽應象大論에 曰 治病에 必求於本이라하니 觀此必字면 卽中滿及小大不利二證도 亦有急與不急之分하야 而先後乎其間者니 此則聖人治本治標大義를 可洞悉[2]矣라 奈何今之醫家는 多不知求本求標와 孰緩孰急之道하야 以故로 治標者는 常八九요 治本者는 無二三이며 且動稱急則治其標하고 緩則治其本이라하야 尙不知孰爲可緩 孰爲最急하야 顚倒錯認하고 擧手悞人하니 是는 未明此篇標本之眞義耳라

病發而有餘어든 本而標之니 先治其本하고 後治其標하며 病發而不足이어든 標而本之니 先治其標하고 後治其本이라

此는 以病氣强弱而言標本也라 如病發之氣有餘면 則必侮及他藏他氣하니 而因本以傳標라 故로 必先治其本하고 病發之氣不足이면 則必受他藏他氣之侮하니 而因標以傳本이라 故로 必先治其標니 蓋亦治所從生也라

謹察間甚하야 以意調之니 間者는 幷行하고 甚者는 獨行이라

間者는 言病之淺이요 甚者는 言病之重也라 病淺者는 可以兼治 故로 曰幷行이요 病甚者는 難容

---

1) 且: 『甲乙』에는 '先'으로 되어 있다.
2) 洞悉: 환히 앎.

雜亂 故로 曰獨行이라 蓋治不精專이 爲法之大忌라 故로 當加意以調之也라 ○ 一曰 病輕者는 邪氣與元氣가 互爲出入 故로 曰并行이요 病甚者는 邪專王而肆虐 故로 曰獨行이라하니 於義亦通이라 ○ 間은 去聲이라

先小大不利而後生病者는 治其本이니이다

二便不利는 皆爲急證이라 故로 無論標本하고 卽當先治라 此一句는 當在前小大不利之後하니 必古文脫簡하야 悞入於此라 ○ 愚按컨대 二便之治에 小便尤難이나 但知氣化則能出矣之意면 則大腸之血燥者가 不在硝黃하리니 而膀胱之氣閉者도 又豈在五苓之類리오

類經十一卷

張介賓類註

氣味類

天食人以五氣 地食人以五味

『素問·六節藏象論』○ 一 附草根樹皮說

帝曰 余聞컨대 氣合而有形하고 因變以正名이라하니 天地之運과 陰陽之化가 其於萬物에 孰少孰多를 可得聞乎아

因氣之合而有萬物之形하고 因形之變而有萬物之名하니 皆天地之運과 陰陽之化也라 然이나 萬物之廣이 孰少孰多하야 無不有數하니 欲詳知之라 故로 以爲問이라

岐伯이 曰 悉哉라 問也시여 天至廣하야 不可度이요 地至大하야 不可量이라 大神靈問이시니 請陳其方하리이다

天地廣大하야 不可度量하고 萬物衆多하야 亦難盡悉이라 請陳其方은 謂擧其要者하야 言之耳라

草生五色하니 五色之變을 不可勝視요 草生五味하니 五味之美를 不可勝極이로되

此는 以草言者나 木亦在其中矣라 靑黃赤白黑이 五色之正也라 然이나 色有淺深間雜之異 故로 五色之變을 不可勝視요 酸辛甘苦鹹이 五味之正也라 然이나 味有厚薄優劣之殊 故로 五味之美를 不可勝極이니 卽此五色五味之變도 已不可窮이어늘 而天地萬物之化를 又烏得而量哉리오

嗜欲不同에 各有所通이라

物性不齊하야 各有嗜欲하고 聲色臭味가 各有相宜 故로 各有所通也라

天食人以五氣하고 地食人以五味하나니

天以五氣로 食人者는 臊氣入肝하고 焦氣入心하고 香氣入脾하고 腥氣入肺하고 腐氣入腎也요 地以五味로 食人者는 酸先入肝하고 苦先入心하고 甘先入脾하고 辛先入肺하고 鹹先入腎也라 淸陽化氣하야 出乎天하고 濁陰成味하야 出乎地라 故로 天食人以氣하고 地食人以味하니 此卽天地之運이요 陰陽之化니 而人形之所以成也라

五氣는 入鼻하야 藏於心肺하야 上使五色으로 修明하며 音聲能彰하고

五氣는 入鼻하야 由喉而藏於心肺하야 以達五藏하니 心氣充則五色修明하고 肺氣充則聲音彰著라 蓋心主血 故로 華於面하고 肺主氣 故로 發於聲이라

五味는 入口하야 藏於腸胃하니 味有所藏하야 以養五氣하고 氣和而生에 津液相成하야 神乃自生하니이다

五味入口하야 由咽而藏於腸胃하니 胃藏五味하야 以養五藏之氣하고 而化生津液하야 以成精하야 精氣充而神自生이라 人生之道止於是耳로되 而其所以成之者는 則在於天之氣地之味요 氣味之切於用者는 則在乎藥食之間而已라 ○ 愚按컨대 本篇은 帝以天地陰陽之化爲問에 而伯獨以草爲對하야 因發明五氣五味之理라 觀者但謂其言草하고 而不知人生所賴者惟此라 故로 特明其義하노니 誠切重之也라 余居京邸에 嘗治一薦紳[1]之疾할새 愈已七八하야 勢在將安이러니 忽其契者가 薦一僞誕庸流하야 以導引栽接[2]으로 稱長技하고 極口[3]眇醫[4]라하야 冀要其功이라 且云彼醫藥者는 雖爲古法이나 然이나 但可除輕淺之疾하고 療不死之病耳요 至於存眞接氣와 固本回天하여는 豈果草根樹皮之力이 所能及哉리오한대 病者忻服하야 信爲神仙이라 自後로 凡見相候[5]者면 輒云近得神仙之術하야 幸脫沈疴하니 今賴爲主而以藥副之라하여늘 余聞是言하고 殊爲不平이라 然이나 竊計之則又安忍以先聖之道로 爲人之副리오 由是謝絶하고 不爲加意라 居無何[6]에 舊疾大作하야 遣人相延[7]者再四且急이라 余不得已勉效馮婦之擧[8]하야 旣至에 察其藥缺已久하야 更劇於前하고 復爲殫竭心力하야 僅獲保全이라 乃相問曰 向[9]聞得導引之功이어늘 今則何以至此오한대 彼赧顔答曰 此固一說이나 然이나 亦無可憑據니 及病作而用之면 則無濟於事라 以今觀之컨대 似不可與斯道爭先也라하여늘 余因告之曰 醫祖三皇[10]은 其來尙[11]矣라 豈易言者哉리오 雖軒岐之敎가 初未嘗廢恬憺虛無와 呼吸精氣之說이나 然而緩急之宜는 各有所用하니 若於無事之時에 因其固有而存之養之면 亦足爲却病延年之助라 此는 於修養之道에 而

---

1) 薦紳: 薦은 縉과 通用하고 縉은 搢과 同字임. 笏을 큰 띠인 紳에 꽂는다는 뜻으로 轉하여 公卿이나 高官을 말한다. 縉은 꽂을 진.

2) 栽接: 房中採補. 陰陽을 雙修하는 丹法으로 목숨을 잇게 하는 術法을 가리킨다.

3) 極口: 온갖 말.

4) 眇醫: (養生術)에 비해 가치나 등급이 낮은 醫藥. 眇는 작을 묘.

5) 相候: 等候, 等待. 같은 자격으로 마주 대함.

6) 居無何: 不久也, 無幾何時.

7) 延: 맞이할(迎也), 이끌, 인도할 연.

8) 馮婦之擧: 節制를 잘 못하여 옛날 버릇이나 습관을 버리지 못하는 사람의 거동. 馮婦는 옛 男子의 이름으로 호랑이를 잘 잡았다 함. 『孟子·盡心下』에 "晉人有馮婦者善搏虎라가 卒爲善士러니 則之野할새 有衆逐虎한대 虎負嵎어늘 莫之敢攖하야 望見馮婦하고 趨而迎之한대 馮婦攘臂下車하니 衆皆悅之하고 其爲士者는 笑之하니라" 고 보인다.

9) 向: 접때 향.

10) 三皇: 伏羲, 神農, 黃帝.

11) 尙: 오랠(久也) 상.

有能及其妙者니 固不可不知也라 至於疾病旣成하야 營衛旣亂에 欲舍醫藥而望其邪可除元可復이면 則無是理也라 亦猶亂世之甲兵이요 饑餒之糧餉이니 所必不容已者가 卽此藥也라 孰謂草根樹皮를 果可輕視之哉아 然余猶有說焉이라 按史氏曰 人生於寅이라하고 朱子曰 寅爲人統이라하니 夫寅屬三陽[1]하야 木王之鄕也요 而人生應之니 其爲屬木을 可知矣라 至察養生之用하여는 則瓊漿玉粒[2]이 何所生也며 肥鮮甘脆[3]가 何所成也며 高堂廣廈에 安其居는 何所建也며 布帛衣裘로 溫其體는 何所製也아 然則草木之於人也에 服食居處가 皆不可以頃刻無也니 無則無生矣라 而人之屬木也가 果信然否아 第以穀食之氣味는 得草木之正하고 藥餌之氣味는 得草木之偏이니 得其正者는 每有所虧하고 鍾[4]其偏者는 常有所勝하야 以所勝而治所虧면 則致其中和而萬物育矣라 此藥餌之功用이니 正所以應同聲求同氣[5]라 又孰有更切於是而謂其可忽者哉아 是以로 至聖如神農이 不僤[6]其毒而徧嘗하야 以救蒸民者는 卽此草根樹皮也라 何物[7]狂生[8]이 敢妄肆口吻[9]하야 以眇聖人之道乎아 病者聞之에 曰 至哉라 言也여 謹奉教矣라하고 言者聞之에 乃縮頸流汗而不敢面者許久焉이라 余觀本篇之言하고 知岐伯之意가 正亦在此하니 因幷附之하야 用以彰其義云하노라

五穀五味 其走其宜其禁

『靈樞·五味』全 ○ 二

黃帝曰 願聞穀氣有五味하니 其入五藏에 分別은 奈何오

伯高曰 胃者는 五藏六府之海也라

玉版篇에 曰 胃者는 水穀氣血之海也라하니라

水穀은 皆入於胃하고 五藏六府는 皆稟氣於胃라

氣味之正者는 莫如水穀이니 水穀入胃하야 以養五藏 故로 藏府者는 皆稟氣於胃하야 而胃爲五藏六府之本이라

五味는 各走其所喜하니 穀味酸은 先走肝하고 穀味苦는 先走心하고 穀味甘은

---

1) 寅屬三陽: 十二辟卦說에 의하면 子月(十二月)은 地雷復卦에 해당되어 一陽, 丑月(十二月)은 地澤臨卦에 해당되어 二陽, 寅月(正月)은 地天泰卦에 해당되어 三陽이 된다.
2) 瓊漿玉粒: 道家의 仙藥. 여기에서는 마실 것과 먹을 것, 즉 과일과 곡식.
3) 肥鮮甘脆: 기름지고 맛있는 음식, 즉 肉類.
4) 鍾: 모을(聚) 종.
5) 應同聲求同氣: 同聲相應 同氣相求.(『周易·乾卦』)
6) 僤: 憚의 誤字임. 꺼릴 탄.
7) 何物: 何勿, 怎麽.
8) 狂生: 미친 사람, 無知莫知한 사람.
9) 口吻: 입 가짐, 입버릇, 말버릇.

先走脾하고 **穀味辛**은 **先走肺**하고 **穀味鹹**은 **先走腎**이라

五藏嗜欲不同하야 各有所喜 故로 五味之走에 亦各有先이라 然이나 旣有所先이면 必有所後하야 而生克佐使에 五藏이 皆有相涉矣라 至眞要大論에 言五味各有先入이라하니 義與此同이라 見論治類第七이라

穀氣津液已行하야 **營衛大通**하면 **乃化糟粕**하야 **以次傳下**니이다

人受氣於穀 故로 穀氣入於營衛하고 其糟粕之質은 降爲便溺하야 以次下傳而出於大腸膀胱之竅라

黃帝曰 營衛之行은 **奈何**오

伯高曰 穀始入於胃하면 **其精微者**는 **先出於胃**하야 **之兩焦**하야 **以漑五藏**하고 **別出**하야 **兩行營衛之道**하며

穀之精氣는 先出於胃하니 卽中焦也요 而後至上下兩焦하야 以漑五藏이라 之는 至也요 漑는 灌注也라 兩行은 言淸者入營하야 營行脈中하고 濁者入衛하야 衛行脈外라 故로 營主血而濡於內하고 衛主氣而布於外하야 以分營衛之道라

其大氣之摶而不行者는 **積於胸中**하니 **命曰氣海**라 **出於肺**하야 **循喉咽 故**로 **呼則出**하고 **吸則入**이라

大氣는 宗氣也라 摶은 聚也요 循은 由也라 氣海는 卽上氣海요 一名膻中이니 居於膈上이라 蓋人有三氣하니 營氣는 出於中焦하고 衛氣는 出於下焦하며 宗氣는 積於上焦하야 出於肺하야 由喉嚨[1]而爲呼吸出入이라 故로 曰氣海라 ○ 摶은 音團이요 咽은 音烟이며 循은 音巡이라

天地之精氣는 **其大數常出三[2]入一**이라 **故**로 **穀不入半日則氣衰**하고 **一日則氣少矣**니이다

人之呼吸은 通天地之精氣하야 以爲吾身之眞氣라 故로 眞氣者는 所受於天하야 與穀氣로 幷而充身也라 然이나 天地之氣는 從吸而入하고 穀食之氣는 從呼而出하니 總計出入大數면 則出者三分이요 入止一分이니 惟其出多入少라 故로 半日不食이면 則穀化之氣衰하고 一日不食이면 則穀化之氣少矣라 知氣爲吾身之寶하야 而得養氣之玄者라야 可以語道矣라

黃帝曰 穀之五味를 **可得聞乎**아 **伯高曰 請盡言之**하리이다 **五穀**은 **秔[3]米甘 麻酸 大豆鹹 麥苦 黃黍辛**하고

---

1) 喉嚨: 咽喉, 氣管支.
2) 出三: 津液, 宗氣, 糟粕 혹은 衛氣, 營血, 糟粕.
3) 秔米: 粳米. 秔은 메벼 갱.

秔은 俗作粳이요 麻는 芝麻[1]也라 大豆는 黃黑靑白等豆를 均稱大豆라 黍는 糯小米也니 可以釀酒라 北人呼爲黃米요 又曰黍子라 此는 五穀之味合五行者라 ○ 秔은 音庚이라

五果는 棗甘 李酸 栗鹹 杏苦 桃辛하고

此는 五果之味合五行者라

五畜은 牛甘 犬酸 猪鹹 羊苦 雞辛하고

此는 五畜之味合五行者라

五菜는 葵甘 韭酸 藿鹹 薤苦 葱辛하고

藿은 大豆葉也라 薤는 野蒜也니 爾雅[2]翼에 曰 薤似韭而無實이라하니라 此는 五菜之味合五行者라 ○ 薤는 音械라

五色은 黃色宜甘 靑色宜酸 黑色宜鹹 赤色宜苦 白色宜辛이라 凡此五者는 各有所宜하니 五宜는 所言五色者라

此는 五色之合於五味者라

○ 脾病者는 宜食秔米飯牛肉棗葵하고

此下는 言藏病所宜之味也라 脾屬土하고 甘入脾 故로 宜用此甘物이라

心病者는 宜食麥羊肉杏薤하고

心屬火하고 苦入心 故로 宜用此苦物이라

腎病者는 宜食大豆黃卷猪肉栗藿하고

大豆黃卷은 大豆芽也라 腎屬水하고 鹹入腎 故로 宜用此鹹物이라

肝病者는 宜食麻犬肉李韭하고

肝屬木하고 酸入肝 故로 宜用此酸物이라

肺病者는 宜食黃黍雞肉桃葱이라

肺屬金하고 辛入肺 故로 宜用此辛物이라 此上五節은 與五藏生成論之五合과 宣明五氣篇之五入者로 意同하니 皆用本藏之味하야 以治本藏之病也라

---

1) 芝麻: 胡麻, 즉 참깨.
2) 爾雅: 十三經의 하나로 中國 古代의 辭典이며 魯의 周公이 지었다 함.

○ 五禁은 肝病禁辛하고

辛味屬金하야 能克肝木이라 此下五節은 當與宣明五氣篇의 辛走氣氣病無多食辛等義로 參看이라

心病禁鹹하고

鹹味屬水하야 能克心火라

脾病禁酸하고

酸味屬木하야 能克脾土라

腎病禁甘하고

甘味屬土하야 能克腎水라

肺病禁苦라

苦味屬火하야 能克肺金이라

○ 肝色青하니 宜食甘이라 秔米飯牛肉棗葵皆甘이요

此下는 言藏氣所宜之味也라 藏氣法時論에 曰 肝苦急하니 急食甘以緩之라하니 即此意也라 此下五節은 仍與藏氣法時論後文으로 相同하니 見疾病類二十四하니라

心色赤하니 宜食酸이라 犬肉麻李韭皆酸이요

藏氣法時論에 曰 心苦緩하니 急食酸以收之라하니라

脾色黃하니 宜食鹹이라 大豆豕肉栗藿이 皆鹹이요

啓玄子云 究斯宜食하면 乃調利機關之義也라 腎爲胃關이요 脾與胃合 故로 假鹹柔耎하야 以利其關이라 關利而胃氣乃行하고 胃行而脾氣方化 故로 脾之宜味는 與他藏不同이라하니라 藏氣法時論에 曰 脾苦濕하니 急食苦以燥之라하니라

肺色白하니 宜食苦라 麥羊肉杏薤皆苦요

藏氣法時論에 曰 肺苦氣上逆하니 急食苦以泄之라하니라

腎色黑하니 宜食辛이라 黃黍雞肉桃葱이 皆辛이니이다

藏氣法時論에 曰 腎苦燥하니 急食辛以潤之니 開腠理하고 致津液하야 通氣也라하니라

五味之走 各有所病

『靈樞·五味論』全 ○ 三

黃帝問於少兪曰 五味入於口也에 各有所走하며 各有所病이라 酸走筋하니 多食之면 令人癃하고 鹹走血하니 多食之면 令人渴하고 辛走氣하니 多食之면 令人洞心하고 苦走骨하니 多食之면 令人變嘔하고 甘走肉하니 多食之면 令人悗心이라 余知其然也어니와 不知其何由니 願聞其故하노이다

癃은 良中切이요 悗은 美本切이라

少兪答曰 酸入於胃하면 其氣澁以收하야 上之兩焦하야 弗能出入也라

謂上中二焦가 澁結不舒也라

不出卽留於胃中하고 胃中和溫則下注膀胱이로되 膀胱之胞薄以懦일새 得酸則縮하고 綣約而不通하야 水道不行 故로 癃이라

綣은 不分也요 約은 束也라 癃은 小水不利也라 味過於酸하면 則上之兩焦하야 弗能出入이라 若留於胃中하면 則爲呑酸等疾이요 若胃中溫和하야 不留則下注膀胱하니 膀胱得酸則縮이라 故로 爲癃也라 ○ 愚按컨대 陰陽別論에 有云女子胞者라하고 氣厥論에 有云胞移熱於膀胱者라하고 五音五味篇에 有云衝脈任脈이 皆起於胞中者라하니 凡此胞者는 皆音包니 乃以子宮爲言也요 此節에 云膀胱之胞者는 其音拋니 以溲脬爲言也라 蓋胞音有二로되 而字則根同하야 恐人難辨이라 故로 在本篇에 特加膀胱二字하야 以明此非子宮하니 正欲辨其疑似耳라 奈何後人이 不解其意하고 俱讀爲包하야 反因經語하야 遂認膀胱與胞爲二物이라 故로 在類纂[1]엔 則曰膀胱者는 胞之室이라하고 王安道[2]는 則曰膀胱爲津液之府라하고 又有胞居膀胱之室之說하니 甚屬不經이라 夫脬卽膀胱이요 膀胱卽脬也니 焉得復有一物耶리오 致資後學之疑하야 莫知所辨은 皆見之不眞耳니 知者는 當詳察之라

陰者는 積筋之所終也라 故로 酸入而走筋矣니이다

陰者는 陰器也요 積筋者는 宗筋之所聚也라 肝主筋하고 其味酸 故로 內爲膀胱之癃하고 而外走肝經之筋也라 又宣明五氣篇에 曰 酸走筋하니 筋病에 無多食酸이라하니라

黃帝曰 鹹走血하니 多食之에 令人渴은 何也오

少兪曰 鹹入於胃하면 其氣上走中焦하야 注於脈則血氣走之하되 血與鹹相得

---

1) 類纂: 未詳.
2) 王安道: 元末明初의 醫家로 이름은 履, 著書에 『醫經溯回集』이 있음.

則凝하고 凝則胃中汁이 注之하고 注之則胃中竭하고 竭則咽路焦 故로 舌本乾而善渴이라 血脈者는 中焦之道也라 故로 鹹入而走血矣니이다

血爲水化하고 鹹亦屬水하니 鹹與血相得이라 故로 走注血脈이라 若味過於鹹하면 則血凝而結하고 水液注之면 則津竭而渴이라 然血脈은 必化於中焦라 故로 鹹入中焦而走血이라 又宣明五氣篇에 曰 鹹走血하니 血病에 無多食鹹이라하니라

黃帝曰 辛走氣하니 多食之에 令人洞心은 何也오

少兪曰 辛入於胃하면 其氣走於上焦로되 上焦者는 受氣而營諸陽者也니 薑韭之氣熏之면 營衛之氣不時受之하야 久留心下 故로 洞心이라 辛與氣俱行이라 故로 辛入而與汗俱出하니이다

洞心은 透心若空也라 營諸陽은 營養陽分也라 辛味屬陽 故로 走上焦之氣分이라 過於辛하면 則開竅而散 故로 爲洞心爲汗出이라 又宣明五氣篇에 曰 辛走氣하니 氣病에 無多食辛이라하니라

黃帝曰 苦走骨하니 多食之에 令人變嘔는 何也오

少兪曰 苦入於胃하면 五穀之氣가 皆不能勝苦하고 苦入下脘하면 三焦之道가 皆閉而不通이라 故로 變嘔라 齒者는 骨之所終也라 故로 苦入而走骨이라 故로 入而復出하니 知其走骨也니이다

苦味는 性堅而沈 故로 走骨이라 味過於苦하면 則抑遏胃中陽氣하야 不能運化라 故로 五穀之氣가 不能勝之하고 三焦之道가 閉而不通하니 所以入而復出하야 其變爲嘔라 又如齒爲骨之所終이요 苦通於骨이로되 內不能受면 其氣復從口齒而出하니 正因其走骨也라 又宣明五氣篇에 曰 苦走骨하니 骨病에 無多食苦라하니라

黃帝曰 甘走肉하니 多食之에 令人悗心은 何也오

少兪曰 甘入於胃하면 其氣弱小하야 不能上至於上焦하고 而與穀으로 留於胃中者라 令人柔潤者也니 胃柔則緩하고 緩則蟲動하고 蟲動則令人悗心이라 其氣外通於肉 故로 甘走肉하니이다

甘性은 柔緩 故로 其氣弱小하야 不能至於上焦라 味過於甘하면 則與穀氣로 留於胃中하야 令人柔潤而緩이라 久則甘從濕化하야 致生諸蟲하니 蟲動於胃하고 甘緩於中하면 心當悗矣라 悗은 悶也라 甘入脾하고 脾主肉 故로 甘走肉이라 宣明五氣篇에 曰 甘走肉하니 肉病에 無多食甘이라하니라

類經十二卷

張介賓類註

論治類

治病必求於本

『素問·陰陽應象大論』○ 一

黃帝曰 陰陽者는 天地之道也요 萬物之綱紀요 變化之父母요 生殺之本始요 神明之府也니

凡天地萬物에 變化生殺과 神明之道가 總不外乎陰陽之理라 故로 陰陽爲萬事之本이라

治病에 必求於本이라

萬事萬變이 旣皆本於陰陽이로되 而病機藥性脈息論治가 則最切於此라 故로 凡治病者는 在必求於本이니 或本於陰하고 或本於陽하야 求得其本然後에 可以施治라 ○ 此篇上下詳義는 已見陰陽類第一章이어늘 本類復列首篇者는 蓋以治病之道가 所重在本이라 故로 特表而冠[1]之니 觀者는 當彼此互閱이라 ○ 愚按컨대 本者는 原也며 始也니 萬事萬物之所以然也라 世未有無源之流와 無根之木하야 澄其源而流自淸하고 灌其根而枝乃茂하니 無非求本之道라 故로 黃帝曰 治病에 必求於本이라하고 孔子曰 其本亂而末治者否矣라하시니 此神聖心傳이 出乎一貫하야 可見隨幾應變하니 必不可忽於根本이요 而於疾病에 尤所當先이니 察得其本이면 無餘義矣라 惟是本之一字는 合之則惟一이요 分之則無窮이라 所謂合之惟一者는 卽本篇所謂陰陽也니 未有不明陰陽하고 而能知事理者요 亦未有不明陰陽하고 而能知疾病者라 此天地萬物之大本이니 必不可不知也라 所謂分之無窮者는 有變이면 必有象하고 有象이면 必有本하니 凡事有必不可不顧者가 卽本之所在也라 姑擧其略曰 死以生爲本하니 欲救其死면 勿傷其生이요 邪以正爲本하니 欲攻其邪면 必顧其正이며 陰以陽爲本하니 陽存則生하고 陽盡則死하며 靜以動爲本하니 有動則活하고 無動則止하며 血以氣爲本하니 氣來則行하고 氣去則凝하며 證以脈爲本하니 脈吉則吉하고 脈凶則凶하며 先者는 後之本이니 從此來者는 須從此去하고 急者는 緩之本이니 孰急可憂며 孰緩無慮아 內者는 外之本이니 外實者何傷이며 中敗者는 堪[2]畏요 下者는 上之本이니 滋苗者는 先

1) 冠: 으뜸, 우두머리 관.

固其根하고 伐下者는 必枯其上이요 虛者는 實之本이니 有餘者는 拔之無難하고 不足者는 攻之何忍이리오 眞者는 假之本이니 淺陋者는 只知見在하고 精妙者는 疑似獨明이라 至若醫家之本在學力하여는 學力不到면 安能格物致知리오 而尤忌者는 不畏難而自足이라 病家之本은 在知醫하니 遇士無禮면 不可以得賢이로되 而尤忌者는 好雜用而自專[1]이라 凡此者가 雖未足以盡求本之妙나 而一隅三反[2]이면 從可類推라 總之컨대 求本之道는 無他也니 求勿傷其生而已라 列子曰 聖人은 不察存亡而察其所以然이라하고 淮南子에 曰 所以貴扁鵲者는 知病之所從生也요 所以貴聖人者는 知亂之所由起也라하고 王應震이 曰 見痰에 休[3]治痰이요 見血에 休治血이며 無汗에 不發汗이요 有熱에 莫攻熱이며 喘生에 休耗氣요 精遺에 不濇泄이니 明得箇中[4]趣라야 方是醫中傑이라 行醫不識氣면 治法은 從何據리오 堪笑道中人이 未到知音處라하니 此眞知本之言也니 學者當知省之라 ○ 標本類第五章에 義有所關하니 當與此篇으로 互閱이라

爲治之道 順而已矣

『靈樞·師傳篇』○ 二

黃帝曰 余聞先師컨대 有所心藏이나 弗著於方[5]이라하니 余願聞而藏之하고 則而行之하야 上以治民하고 下以治身하야 使百姓無病하고 上下和親하며 德澤下流하야 子孫無憂하고 傳於後世하야 無有終時케하리니 可得聞乎잇가 岐伯이 曰 遠乎哉라 問也시여 夫治民與自治와 治彼與治此와 治小與治大와 治國與治家에 未有逆而能治之也니 夫惟順而已矣라 順者는 非獨陰陽脈論과 氣之逆順也라 百姓人民이 皆順其志也니이다

順之爲用은 最是醫家肯綮[6]이라 言不順則道不行하고 志不順則功不成하니 其有必不可順者나 亦未有不因順以相成也라 嗚呼라 能卷舒[7]於順不順之間者는 非通變之士면 有未足以與道也라

黃帝曰 順之는 奈何오 岐伯이 曰 入國問俗하고 入家問諱하며 上堂問禮하고 臨病人에 問所便이니이다

---

2) 堪: ~할 만하다, ~족하다.
1) 自專: 獨斷的으로 行動함.
2) 一隅三反: "擧一隅 證三反"의 뜻으로, 『論語·述而』에 "擧一隅 不以三隅反則不復也"라 하였음.
3) 休: 그만둘, 말(莫) 휴.
4) 箇中: 그 가운데.
5) 方: 版牘(木板).
6) 肯綮: 肯은 뼈에 붙어 있는 고기, 綮은 힘줄이 얽혀 있는 곳을 말하는데 고기를 벨 때 肯綮를 잘 알아야 짐승을 잡을 수 있다는 뜻으로 事物의 急所 또는 要所를 말함.
7) 卷舒: 進退, 屈伸, 隱顯과 同.

禮云 入國問禁이라하여늘 而此云問俗者는 以五方風氣有殊하고 崇尙有異하니 聖人이 必因其所宜而爲之治라 故로 不曰禁而曰俗也라 諱者는 忌也라 人情有好惡之偏하며 詞色[1]有嫌疑之避하니 犯之者는 取憎하고 取憎則不相合이라 故로 入家에 當問諱라 禮者는 儀文[2]也라 交接[3]有體[4]하며 進止有度하니 失之者는 取輕하고 取輕則道不重이라 故로 上堂에 當問禮라 便者는 相宜也라 有居處之宜否하며 有動靜之宜否하며 有陰陽之宜否하며 有寒熱之宜否하며 有情性之宜否하며 有氣味之宜否하니 臨病人에 而失其宜면 施治에 必相左矣라 故로 必問病人之所便이니 是皆取順之道也라

黃帝曰 便病人은 奈何오 岐伯이 曰 夫中熱消癉則便寒하고 寒中之屬則便熱하며

此下는 皆言治病之所便也라 中熱者는 中有熱也요 消癉者는 內熱爲癉하야 善饑渴而日消瘦也라 凡熱在中則治便於寒하고 寒在中則治便於熱하니 是皆所以順病情也라 ○ 癉은 音丹이요 又上去二聲이라

胃中熱則消穀하야 令人懸心善饑하고

消穀者는 穀食易消也라 懸心者는 胃火上炎하야 心血被爍而懸懸[5]不寧也라 胃熱消穀 故로 令人善饑라

臍以上皮熱하며 腸中熱則出黃如糜하고

臍以上者는 胃與小腸之分也라 故로 臍以上皮熱者는 腸中亦熱也라 出黃如糜者는 以胃中濕熱之氣가 傳於小腸所致也라 糜는 腐爛也라 上二節은 皆熱證便寒之類라

臍以下皮寒하며 胃中寒則腹脹하고 腸中寒則腸鳴飧泄하며

臍以下皮寒者는 以腸胃中寒也라 胃中寒則不能運化하야 而爲腹脹하고 腸中寒則陰氣留滯하야 不能泌別淸濁하야 而爲腸鳴飧泄하니 是皆寒證便熱之類라 ○ 飧은 音孫이라 水穀不化를 曰飧泄이라

胃中寒하고 腸中熱則脹而且泄하며

上文은 言腸中寒者泄이요 而此는 言腸中熱者泄이니 所以有熱泄寒泄之不同하야 而熱泄謂之腸垢요 寒泄謂之鶩溏也라

---

1) 詞色: 言語와 神態.
2) 儀文: 훌륭한 몸가짐의 모양.
3) 交接: 交際와 同.
4) 體: 體制, 體統.
5) 懸懸: 心情이 不安한 모양.

胃中熱하고 **腸中寒則疾饑**하고 **小腹痛脹**하나니이다

胃中熱則善消穀 故로 疾饑요 腸中寒則陰氣聚結不行 故로 小腹切痛而脹이라 上二節은 皆當因其寒熱하야 而隨所宜以調之者也라

黃帝曰 胃欲寒飮하고 **腸欲熱飮**하야 **兩者相逆**하면 **便之奈何**오 **且夫王公大人**[1]과 **血食**[2]**之君**은 **驕恣從欲**하고 **輕人而無能禁之**하야 **禁之則逆其志**하고 **順之則加其病**하리니 **便之奈何**며 **治之何先**이니잇고

胃中熱者는 欲寒飮하고 腸中寒者는 欲熱飮하니 緩急之治에 當有先後로되 而喜惡之欲은 難於兩從이라 且以貴人은 多任性하니 此順之所以難이로되 而治之에 當有法也라 ○ 從은 縱同이라

岐伯이 **曰 人之情**은 **莫不惡死而樂生**하니 **告之以其敗**하고 **語之以其善**하며 **導之以其所便**하고 **開之以其所苦**면 **雖有無道之人**이나 **惡有不聽者乎**리잇가

惡死樂生은 人所同也라 故로 以死生之情으로 動之則好惡之性을 未有不可移者니 是卽前註所謂處順不順之間에 而因順相成之意라 ○ 前惡字는 去聲이요 後惡字는 平聲이라

黃帝曰 治之는 **奈何**오 **岐伯**이 **曰 春夏**엔 **先治其標**하고 **後治其本**하며 **秋冬**엔 **先治其本**하고 **後治其標**하나니이다

此는 言治有一定之法이나 有難이면 以順其私欲하야 而可爲假借者라 故로 特擧標本之治하야 以言其槩耳라 如春夏之氣가 達於外면 則病亦在外하니 外者는 內之標 故로 先治其標하고 後治其本하며 秋冬之氣가 斂於內면 則病亦在內하니 內者는 外之本 故로 先治其本하고 後治其標라 一曰 春夏엔 發生하니 宜先養氣以治標하고 秋冬엔 收藏하니 宜先固精以治本이라하니 亦通이라

黃帝曰 便其相逆者는 **奈何**오

便其相逆者는 謂於不可順之中에 而復有不得不委曲[3]以便其情者也라

岐伯이 **曰 便此者**는 **飮食衣服**도 **亦欲適寒溫**하야 **寒無凄愴**하고 **暑無出汗**이요 **食飮者**는 **熱無灼灼**하고 **寒無滄滄**[4]이니 **寒溫中適**이라 **故**로 **氣將持**하야 **乃不致邪僻也**니이다

適은 當也라 此는 言必不得已而欲便病人之情者라도 於便之之中에 而但欲得其當也니 卽如飮

---

1) 王公大人: 天子와 諸侯 및 貴族.
2) 血食: 祭祀 飮食, 고기 음식.
3) 委曲: 몸을 굽혀 좇음(隨從), 자세한 사정(詳細).
4) 滄滄: 寒冷한 모양. 滄은 푸를, 찰 창.

食衣服之類가 法不宜寒이나 而彼欲寒이어든 但可令其微寒하야 而勿使至於凄愴이요 法不宜熱이나 而彼欲熱者어든 但可令其微熱하야 而勿使至於汗出이며 又如飮食之欲熱者라도 亦不宜灼灼之過요 欲寒者라도 亦不滄滄之甚이라 寒熱이 適其中和면 則元氣得以執持하고 邪僻이 無由而致하니 是卽用順之道也요 否則治民與自治와 治彼與治此와 治小與治大와 治國與治家에 未有逆而能治之也라 故로 曰 夫惟順而已矣라하니라 ○ 愴은 音創이라 悽愴은 寒甚凄涼之貌라 滄은 音倉이니 寒也라 僻은 音匹이니 不正之謂라

治有緩急 方有奇偶

『素問·至眞要大論』○ 三

帝曰 氣有多少하며 病有盛衰하며 治有緩急하며 方有大小하니 願聞其約하노니 奈何오

五運六氣는 各有太過不及이라 故로 曰 氣有多少요 人之疾病은 必隨氣而爲盛衰라 故로 治之緩急이요 方之大小도 亦必隨其輕重而有要約[1]也라

岐伯이 曰 氣有高下하며 病有遠近하며 證有中外하며 治有輕重하니 適其至所爲故也라

歲有司天在泉하니 則氣有高下하고 經有藏府上下하니 則病有遠近이라 在裏曰中이요 在表曰外라 緩者는 治宜輕하고 急者는 治宜重也라 適其至所爲故는 言必及於病至之所하야 而務得其以然之故也라

大要에 曰 君一臣二는 奇之制也요 君二臣四는 偶之制也요 君二臣三은 奇之制也요 君三臣六은 偶之制也라

君三之三은 當作二니 誤也라 大要는 古法也라 主病之謂君이니 君當倍用이요 佐君之謂臣이니 臣以助之라 奇者는 陽數니 卽古所謂單方也요 偶者는 陰數니 卽古所謂複方也라 故로 君一臣二면 其數三이요 君二臣三이면 其數五니 皆奇之制也며 君二臣四면 其數六이요 君二臣六이면 其數八이니 皆偶之制也라 奇方은 屬陽而輕하고 偶方은 屬陰而重이라

故로 曰 近者는 奇之하고 遠者는 偶之하며 汗者는 不以偶하고 下者는 不以奇하며

近者는 爲上爲陽 故로 用奇方이니 用其輕而緩也요 遠者는 爲下爲陰 故로 用偶方이니 用其重

1) 要約: 주요한 대목을 추려냄, 標準.

而急也라 汗者不以偶는 陰沈不能達表也요 下者不以奇는 陽升不能降下也라 ○ 舊本에 云汗者는 不以奇하고 下者는 不以偶라하여늘 而王太僕註에 云汗藥은 不以偶方하고 泄下藥은 不以奇制라하야 是註與本文相反矣라 然이나 王註得理요 而本文似誤하니 今改從之라 ○ 按本節컨대 特擧奇偶陰陽하야 以分汗下之槩하니 則氣味之陰陽이 又豈後於奇偶哉리오 故로 下文에 復言之하니 此其微意는 正不止於品數[1]之奇偶요 而實以發明方制之義耳라 學者는 當因之以深悟라 ○ 奇는 音箕라

補上治上엔 制以緩하고 補下治下엔 制以急이니 急則氣味厚하고 緩則氣味薄하야 適其至所라하니 此之謂也라

補上治上制以緩은 欲其留布上部也요 補下治下制以急은 欲其直達下焦也라 故로 欲急者는 須氣味之厚하고 欲緩者는 須氣味之薄이라 若制緩方而氣味厚하면 則峻而去速하고 用急方而氣味薄하면 則柔而不前하니 惟緩急厚薄이 得其宜면 則適其病至之所하야 而治得其要矣리라

病所遠而中道氣味之者는 食而過之하야 無越其制度也라

言病所有深遠而藥必由於胃하니 設用之無法이면 則藥未及病而中道先受其氣味矣라 故로 當以食爲節하야 而使其遠近으로 皆達하니 是過之也라 如欲其遠者는 藥在食前이면 則食催藥而致遠矣요 欲其近者는 藥在食後면 則食隔藥而留止矣라 由此類推면 則服食之疾徐와 根稍之升降과 以及湯膏丸散이 各有所宜라 故로 云無越其制度也라

是故로 平氣之道는 近而奇偶에 制小其服也요 遠而奇偶에 制大其服也라 大則數少하고 小則數多하니 多則九之요 少則二之라

平氣之道는 平其不平之謂也라 如在上爲近이요 在下爲遠이니 遠者近者에 各有陰陽表裏之分이라 故로 遠方近方에 亦各有奇偶相兼之法이라 如方奇而分兩偶하고 方偶而分兩奇는 皆互用之妙也라 故로 近而奇偶에 制小其服하니 小則數多而盡於九라 蓋數多則分兩輕하고 分兩輕則性力薄하야 而僅及近處也라 遠而奇偶에 制大其服하니 大則數少而止於二라 蓋少則分兩重하고 分兩重則性力專하야 而直達深遠也라 是皆奇偶兼用之法이라 若病近而大其制면 則藥勝於病하니 是謂誅伐無過요 病遠而小其制면 則藥不及病하니 亦猶風馬牛不相及[2]耳라 上文에 云近者奇之 遠者偶之는 言法之常也요 此에 云近而奇偶 遠而奇偶는 言用之變也니 知變知常이면 則應變이 可以無方矣라

奇之不去則偶之니 是謂重方이요 偶之不去則反佐以取之니 所謂寒熱溫凉을

1) 品數: 品類의 가짓수.
2) 風馬牛不相及: 放逸한 소나 말의 암컷과 수컷이 서로 찾아도 이를 수 없다는 뜻으로 서로 멀리 떨어져 있음을 이름.

反從其病也니이다

此는 示人以圓融通變[1]也라 如始也에 用奇하야 奇之而病不去면 此는 其必有未合이니 乃當變而爲偶라 奇偶迭用을 是曰重方이니 卽後世所謂複方也라 若偶之而又不去면 則當求其微甚眞假하야 而反佐以取之니 反佐者는 謂藥同於病而順其性也라 如以熱治寒而寒拒熱이면 則反佐以寒而入之하고 以寒治熱而熱格寒이면 則反佐以熱而入之하며 又如寒藥熱用은 借熱以行寒이요 熱藥寒用은 借寒以行熱이라 是皆反佐變通之妙用이니 蓋欲因其勢而利導之耳라 ○ 王太僕이 曰 夫熱與寒背하고 寒與熱違하니 微小之熱은 爲寒所折하고 微小之冷은 爲熱所消로되 甚大寒熱則必能與違性者로 爭雄하고 能與異氣者로 相格하야 聲不同이면 不相應하고 氣不同이면 不相合하니 如是則且憚而不敢攻之요 攻之則病氣與藥氣로 抗衡[2]而自爲寒熱하야 以開閉固守矣라 是以로 聖人이 反其佐以同其氣하야 令聲氣應合하고 復令寒熱參合하야 使其始同終異하니 凌潤而敗堅하야 剛强必折하고 柔脆同消爾[3]라

氣味方制 治法逆從

『素問·至眞要大論』○ 四 附病有眞假辨

帝曰 五味陰陽之用은 **何如**오 **岐伯**이 **曰 辛甘**은 **發散**하니 **爲陽**이요 **酸苦**는 **涌泄**하니 **爲陰**이며 **鹹味**는 **涌泄**하니 **爲陰**이요 **淡味**는 **滲泄**하니 **爲陽**이라 **六者**는 **或收或散**하며 **或緩或急**하며 **或燥或潤**하며 **或耎或堅**하니 **以所利而行之**하야 **調其氣**하야 **使其平也**니이다

涌은 吐也요 泄은 瀉也며 滲泄은 利小便及通竅也라 辛甘酸苦鹹淡六者之性은 辛主散主潤하며 甘主緩하며 酸主收主急하며 苦主燥主堅하며 鹹主耎하며 淡主滲泄이라 藏氣法時論에 曰 辛散酸收甘緩苦堅鹹耎이라하니 故로 五味之用은 升而輕者爲陽이요 降而重者爲陰이니 各因其利而行之면 則氣可調而平矣라 ○ 涌은 音湧이니 如泉涌也라 耎은 軟同이라

帝曰 非調氣而得者는 **治之奈何**며 **有毒無毒**을 **何先何後**오 **願聞其道**하노이다

非調氣는 謂病有不因於氣而得者也라 ○ 王太僕이 曰 病生之類有四하니 一者는 始因氣動而內有所成이니 謂積聚癥瘕와 瘤氣癭氣와 結核癲癇之類也요 二者는 因氣動而外有所成이니 謂癰腫瘡瘍과 疣疥疽痔와 掉瘛浮腫과 目赤熛疹[4]과 胕腫痛痒之類也요 三者는 不因氣動而病生

---

1) 圓融通變: 거침없이 融通하여 變化의 理致에 通達함.

2) 抗衡: 다툼, 대항함.

3) 凌潤而敗堅剛强必折柔脆同消爾: 成輔社에서 影印한 『張氏類經』에는 "浸潤而敗면 堅剛도 必折하고 柔脆도 同消爾니라"의 誤植으로 보았다.

4) 熛疹: 痲疹, 丹毒, 風疹 등의 피부병. 熛는 불똥 퇼, 붉을 표.

於內니 謂留飮癖食과 饑飽勞損과 宿食霍亂과 悲恐喜怒와 想慕憂結之類也요 四者는 不因氣動而病生於外니 謂瘴氣[1]賊魅와 蟲蛇蠱毒과 蜚尸鬼擊과 衝薄墜墮와 風寒暑濕所射과 刺割捶朴之類也라 凡此四類는 有獨治內而愈者하고 有兼治內而愈者하며 有獨治外而愈者하고 有兼治外而愈者하며 有先治內後에 治外而愈者하고 有先治外後에 治內而愈者하며 有須齊毒而攻擊者하고 有須無毒而調引者라 其於或重或輕하며 或緩或急하며 或收或散하며 或潤或燥하며 或耎或堅하니 用各有所宜也라하니라

岐伯이 曰 有毒無毒은 所治爲主니 適大小爲制也니이다

治之之道는 有宜毒者하고 有不宜毒者나 但以所治爲主하야 求當於病而已라 故로 其方之大小輕重을 皆宜因病而爲之制也라

帝曰 請言其制하노이다 岐伯이 曰 君一臣二는 制之小也요 君一臣三佐五는 制之中也요 君一臣三佐九는 制之大也라

君臣佐義는 見下章이라

寒者는 熱之하고 熱者는 寒之하며

治寒以熱하고 治熱以寒은 此正治法也라

微者는 逆之하고 甚者는 從之라

病之微者는 如陽病則熱하고 陰病則寒하야 眞形易見하니 其病則微 故로 可逆之요 逆卽上文之正治也라 病之甚者는 如熱極反寒하고 寒極反熱하야 假證難辨하니 其病則甚 故로 當從之요 從卽下文之反治也라 ○ 王太僕이 曰 夫病之微小者는 猶人火也니 遇草而焫하고 得木而燔이나 可以濕伏하고 可以水滅이라 故로 逆其性氣하야 以折之攻之요 病之大甚者는 猶龍火也니 得濕而焰하고 遇水而燔하니 不知其性하야 以水折之면 適足以光焰詣天하야 物窮方止矣라 識其性者는 反常之理로 以火逐之면 則燔灼自消하고 焰火撲滅이라 然逆之는 謂以寒攻熱하고 以熱攻寒이요 從之는 謂攻以寒熱하되 須從其性用이니 不必皆同이라 是以로 下文에 曰 逆者는 正治요 從者는 反治니 從少從多는 觀其事也라하니 此之謂乎인저

堅者는 削之하고 客者는 除之하며 勞者는 溫之하고 結者는 散之하며 留者는 攻之하고 燥者는 濡之하며 急者는 緩之하고 散者는 收之하며 損者는 益之하고 逸者는 行之하며 驚者는 平之하고 上之下之하며 摩之浴之하고 薄之劫之하며 開之發之하야 適事爲故니이다

---

1) 瘴氣: 濕熱雜毒에 感受되어 발병하는 疫癘의 일종.

溫之는 溫養之也요 逸者는 奔逸[1]潰亂也요 行之는 行其逆滯也요 平之는 安之也요 上之는 吐之也요 摩之는 按摩之也요 薄之는 迫其隱藏也요 劫之는 奪其强盛也라 適事爲故는 適當其所事之故也라

帝曰 何謂逆從고 岐伯이 曰 逆者는 正治요 從者는 反治니 從少從多는 觀其事也니이다

以寒治熱하고 以熱治寒하야 逆其病者를 謂之正治요 以寒治寒하고 以熱治熱하야 從其病者를 謂之反治라 從少는 謂一同而二異요 從多는 謂二同而一異니 必觀其事之輕重하야 而爲之增損이라 然則宜於全反者는 自當盡同이 無疑矣라 ○ 愚按컨대 治有逆從者는 以病有微甚이요 病有微甚者는 以證有眞假也라 寒熱有眞假하고 虛實도 亦有眞假하니 眞者正治는 知之無難이어니와 假者反治는 乃爲難耳라 如寒熱之眞假者는 眞寒則脈沈而細커나 或弱而遲하며 爲厥逆하며 爲嘔吐하며 爲腹痛하며 爲飧泄下利하며 爲小便淸頻하며 卽有發熱이나 必欲得衣하니 此는 浮熱在外而沈寒在內也요 眞熱則脈數有力커나 滑大而實하며 爲煩躁喘滿하며 爲聲音壯厲하며 或大便秘結하며 或小水赤澁하며 或發熱掀衣하며 或脹疼熱渴하니 此皆眞病이라 眞寒者는 宜溫其寒하고 眞熱者는 直解其熱이니 是當正治者也라 至若假寒者하여는 陽證似陰하고 火極似水也니 外雖寒이나 而內則熱하며 脈數而有力커나 或沈而鼓擊하며 或身寒惡衣하며 或便熱秘結하며 或煩渴引飮하며 或腸垢臭穢하니 此則惡寒非寒이라 明是熱證이니 所謂熱極反兼寒化요 亦曰陽盛隔陰也라 假熱者는 陰證似陽하고 水極似火也니 外雖熱이나 而內則寒하며 脈微而弱커나 或數而虛하며 或浮大無根하며 或弦芤斷續하며 身雖熾熱이나 而神則靜하며 語雖譫妄이나 而聲則微하며 或虛狂起倒而禁之卽止하며 或蚊迹假斑[2]而淺紅細碎하며 或喜冷水而所用不多하며 或舌胎面赤而衣被不撤하며 或小水多利하며 或大便不結하니 此則惡熱非熱이라 明是寒證이니 所謂寒極反兼熱化요 亦曰陰盛隔陽也라 此皆假病이니 假寒者는 淸其內熱하야 內淸則浮陰退舍矣요 假熱者는 溫其眞陽하야 中溫則虛火歸原矣니 是當從治者也라 又如虛實之治에 實則寫之하고 虛則補之는 此不易之法也라 然이나 至虛有盛候면 則有假實矣요 大實有羸狀이면 則有假虛矣라 總之컨대 虛者는 正氣虛也니 爲色慘形疲하며 爲神衰氣怯하며 或自汗不收하며 或二便失禁하며 或夢遺精滑하며 或嘔吐隔塞[3]하며 或病久攻多하며 或氣短似喘하며 或勞傷過度하며 或暴困失志니 雖外證似實이나 而脈弱無神者는 皆虛證之當補也라 實者는 邪氣實也니 或外閉於經絡하며 或內結於藏府하며 或氣壅而不行하며 或血留而凝滯니 必脈病俱盛者라야 乃實證之當攻也라 然而虛實之間에 最多疑似하야 有不可不辨其眞耳라 如通評虛實論에 曰 邪氣盛則實이요 精氣奪則

---

1) 奔逸: 뛰어 달아남, 迅速히 前進함.
2) 假斑: 斑과 유사하나 형태가 뚜렷하지 않은 것을 말함. 斑보다 질척거리면서 약간 불그스레하다.
3) 隔塞: 膈中, 鬲咽, 噎膈이라고도 함. 배가 고파 음식을 먹으려 하지만 목구멍과 胸膈의 사이가 막혀 胃에 들어가기도 전에 飮食이 痰涎과 함께 도로 나오는 병증.

虛라하니 此虛實之大法也라 設有人焉하야 正已奪而邪方盛者는 將顧其正而補之乎아 抑先其邪而攻之乎아 見有不的이면 則死生係之니 此其所以宜愼也라 夫正者는 本也요 邪者는 標也니 若正氣旣虛면 則邪氣雖盛이라도 亦不可攻이니 蓋恐邪未去而正先脫하야 呼吸變生則措手[1]無及이라 故로 治虛邪者는 當先顧正氣니 正氣存則不致於害라 且補中에 自有攻意하니 蓋補陰이 卽所以攻熱이요 補陽이 卽所以攻寒이라 世未有正氣復而邪不退者하고 亦未有正氣竭而命不傾者라 如必不得已면 亦當酌量緩急하야 暫從權宜하고 從少從多하야 寓戰於守는 斯可矣니 此治虛之道也라 若正氣無損者는 邪氣雖微나 自不宜補니 蓋補之則正無與而邪反盛하야 適足以藉寇兵而資盜糧이라 故로 治實證者는 當直去其邪니 邪去則身安이로되 但法貴精專이라야 便臻速效니 此治實之道也라 要之컨대 能勝攻者는 方是實證이니 實者를 可攻이면 何慮之有며 不能勝攻者는 便是虛證이니 氣去不返이면 可不寒心[2]아 此邪正之本末을 有不可不知也라 惟是假虛之證은 不多見而假實之證은 最多也요 假寒之證은 不難治而假熱之治는 多誤也라 然이나 實者는 多熱하고 虛者는 多寒하니 如丹溪曰 氣有餘 便是火라 故로 實能受寒이라하되 而余續之曰 氣不足이 便是寒이라 故로 虛能受熱이라하리니 世有不明眞假本末而曰知醫者는 余則未敢許也로라

帝曰 反治는 何謂오 岐伯이 曰 熱因寒用하고 寒因熱用하며 塞因塞用하고 通因通用하야 必伏其所主하되 而先其所因이니 其始則同이나 其終則異하야 可使破積하며 可使潰堅하며 可使氣和하며 可使必已니이다

此節은 從王氏及新校正等註컨대 云 熱因寒用者는 如大寒內結을 當治以熱이나 然이나 寒甚格熱하야 熱不得前할새 則以熱藥冷服하면 下嗌之後에 冷體旣消하고 熱性便發하며 情且不違하야 而致大益하니 此熱因寒用之法也라 寒因熱用者는 如大熱在中에 以寒攻治則不入하고 以熱攻治則病增하니 乃以寒藥熱服하면 入服之後에 熱氣旣消하고 寒性遂行하며 情且協和하야 而病以減하니 此寒因熱用之法也라하고 如五常政大論에 云 治熱以寒에 溫而行之하고 治寒以熱에 凉而行之라하니 亦寒因熱用과 熱因寒用之義라 塞因塞用者는 如下氣虛乏하고 中焦氣壅에 欲散滿則更虛其下하고 欲補下則滿甚於中하니 治不知本而先攻其滿하면 藥入或減이나 藥過依然[3]하야 氣必更虛하고 病必漸甚하니 乃不知少服則資壅이요 多服則宣通이라 峻補其下하야 以疎啓其中則下虛自實하고 中滿自除리니 此塞因塞用之法也라 通因通用者는 如大熱內蓄커나 或大寒內凝하야 積聚留滯하야 瀉利不止에 寒滯者는 以熱下之요 熱滯者는 以寒下之니 此通因通用之法也라 以上四治가 必伏其所主者니 制病之本也라 先其所因者는 求病之由也라 旣得其本하야 而以眞治眞하고 以假治假하면 其始也에 類治[4]似同이나 其終也에 病變則異矣니 是爲反治之法

1) 措手: 着手處理.
2) 寒心: 몹시 두려움, 기가 막힘.
3) 依然: 전과 다름이 없음.
4) 類治: 무리별로 나누어 치료함.

이라 故로 可使破積潰堅하며 氣和而病必已也라 ○ 塞은 入聲이라

帝曰 善하노이다 氣調而得者는 何如오 岐伯이 曰 逆之從之니 逆而從之하고 從而逆之하야 疎氣令調 則其道也니이다

氣調而得者는 言氣本調和而偶感於病이니 則或因天時하고 或因意料之外者也라 若其治法은 亦無過逆從而已니 或可逆者하고 或可從者하며 或先逆而後從者하고 或先從而後逆者하니 但疎其邪氣하야 而使之調和면 則治道盡矣라

方制君臣 上下三品

『素問·至眞要大論』 ○ 五

帝曰 方制君臣은 何謂也오 岐伯이 曰 主病之謂君이요 佐君之謂臣이요 應臣之謂使니 非上下三品之謂也니이다

主病者는 對證之要藥也라 故로 謂之君이니 君者는 味數少而分兩重하야 賴之以爲主也라 佐君者를 謂之臣이니 味數稍多而分兩稍輕하야 所以匡君之不迨也라 應臣者를 謂之使니 數可出入而分兩更輕하야 所以備通行向導之使也라 此則君臣佐使之義요 非上下三品이니 如下文善惡殊貫[1]之謂라 ○ 使는 去聲이라

帝曰 三品은 何謂오 岐伯이 曰 所以明善惡之殊貫也니이다

前言方制는 言處方之制라 故로 有君臣佐使하고 此言三品은 言藥性善惡이라 故로 有上中下之殊라 神農云 上藥은 爲君이니 主養命以應天하고 中藥은 爲臣이니 主養性以應人하며 下藥은 爲佐使니 主治病以應地라하니 故로 在本草經에 有上中下三品之分하니 此所謂善惡之殊貫也라

病之中外 治有先後

六

帝曰 病之中外는 何如오 岐伯이 曰 從內之外者는 調其內하고 從外之內者는 治其外하며

『素問·至眞要大論』 ○ 從內之外者는 內爲本이요 從外之內者는 外爲本이니 但治其本이면 無不愈矣라

---

1) 殊貫: 異等, 差等의 뜻임.

從內之外而盛於外者는 先調其內而後治其外하고 從外之內而盛於內者는 先治其外而後調其內하며

病雖盛於標나 治必先其本而後可愈니 此治病之大法也라 故로 曰 治病에 必求於本이라하니라

中外不相及則治主病하니이다

中外不相及은 謂旣不從內요 又不從外니 則但求其見在所主之病而治之라 ○ 愚按컨대 此篇은 卽三因之義也라 如金匱玉函要略에 曰 千般疢[1]難이 不越三條하니 一者는 經絡受邪하야 入藏府하야 爲內所因也요 二者는 四肢九竅에 血脈相傳이 壅塞不通하야 爲外皮膚所中也요 三者는 房室金刃과 蟲獸所傷也라하니 故로 陳無擇著三因方에 曰 有內因 有外因 有不內外因이라하니 蓋本於仲景之三條요 而仲景之論도 實本諸此耳라 ○ 疢은 昌震切이니 病也라

○ 帝曰 善하노이다 病之中外는 何如오

此下는 與前으로 本出同篇이나 但前篇問病之中外에 伯答以標本之義라 故로 此復問者니 蓋欲明陰陽治法之詳也라

岐伯이 曰 調氣之方은 必別陰陽하야 定其中外하고 各守其鄕하야 內者는 內治하고 外者는 外治하며 微者는 調之하고 其次는 平之하며 盛者는 奪之하되 汗之下之하야 寒熱溫凉을 衰[2]之以屬하니 隨其攸利라

方은 法也라 陰陽之道는 凡病治脈藥에 皆有關係라 故로 必當詳別之라 中外는 表裏也라 微者調之는 謂小寒之氣는 和之以溫하고 小熱之氣는 和之以凉也라 其次平之는 謂大寒之氣는 平之以熱하고 大熱之氣는 平之以寒也라 盛者奪之는 謂邪之甚者는 當直攻而取之니 如甚於外者는 汗之하고 甚於內者는 下之라 凡宜寒宜熱宜溫宜凉에 當各求其屬하야 以衰去之니 惟隨其攸利而已라 攸는 所也라 ○ 別은 必列切이라

謹道如法하면 萬擧萬全하야 氣血正平하야 長有天命하리이다

能謹於道而如其法이면 則擧無不當하야 而天命을 可以永昌矣리라

帝曰 善하노이다

○ 帝曰 病在中而不實不堅하며 且聚且散은 奈何오 岐伯이 曰 悉乎哉라 問也시여 無積者는 求其藏하야 虛則補之하고

『素問·五常政大論』 ○ 積者는 有形之病이니 有積在中則堅實不散矣라 今其不實不堅하며 且

---

1) 疢: 病 진.
2) 衰: 줄일 최. 일정한 비율로 줄거나 줄임.

聚且散者는 無積可知也라 無積而病在中者는 藏之虛也라 故로 當隨病所在하야 求其藏而補之니 藏氣充則病自安矣라

藥以祛之하고 **食以隨之**하고 **行水漬之**[1]하야 **和其中外**하면 **可使畢已**니이다

藥以祛之는 去其病也요 食以隨之는 養其氣也요 行水漬之는 通其經也니 若是則中外和調而病可已矣라 祛者는 非攻擊之謂니 凡去病者를 皆可言祛라 ○ 漬는 資四切이니 浸洗也라

寒之而熱 取之陰 熱之而寒 取之陽

『素問·至眞要大論』○ 七

帝曰 論에 **言治寒以熱**하고 **治熱以寒**이라하니 **而方士不能廢繩墨而更其道也**하야 **有病熱者**를 **寒之而熱**하고 **有病寒者**를 **熱之而寒**이어늘 **二者皆在**하고 **新病復起**하면 **奈何治**오

寒之而熱은 言治熱以寒而熱如故요 熱之而寒은 言治寒以熱而寒如故라 及有以寒治熱者어늘 舊熱尙在而新寒生하고 以熱攻寒者어늘 舊寒未除而新熱起하니 皆不得不求其詳也라

岐伯이 **曰 諸寒之而熱者**는 **取之陰**하고 **熱之而寒者**는 **取之陽**하니 **所謂求其屬也**니이다

諸寒之而熱者는 謂以苦寒治熱而熱反增이니 非火之有餘요 乃眞陰之不足也라 陰不足則陽有餘而爲熱이라 故로 當取之於陰이니 謂不宜治火也라 只補陰以配其陽이면 則陰氣復而熱自退矣라 熱之而寒者는 謂以辛熱治寒而寒反甚이니 非寒之有餘요 乃眞陽之不足也라 陽不足則陰有餘而爲寒이라 故로 當取之於陽이니 謂不宜攻寒也라 但補水中之火면 則陽氣復而寒自消也라 故로 啓玄子註에 曰 益火之源하야 以消陰翳하고 壯水之主하야 以制陽光이라하고 又曰 藏府之原에 有寒熱溫凉之主하니 取心者는 不必齊以熱이요 取腎者는 不必齊以寒이라 但益心之陽이면 寒亦通行하고 强腎之陰이면 熱之猶可라 故로 或治熱以熱하고 治寒以寒하면 萬擧萬全하니 孰知其意리오하니 此王氏之心得也라 然이나 求其所謂益與壯者는 卽溫養陽氣하고 塡補眞陰也요 求其所謂源與主者는 卽所謂求其屬也라 屬者는 根本之謂니 水火之本은 則皆在命門之中耳라

帝曰 善하노이다 **服寒而反熱**하고 **服熱而反寒**은 **其故何也**오 **岐伯**이 **曰 治其王氣**라 **是以**로 **反也**니이다

此는 承上文而詳求其服寒反熱과 服熱反寒之所以然也라 治其王氣者는 謂病有陰陽하고 氣有

---

1) 行水漬之: 長流水를 使用하여 湯洗하므로서 血脈을 通하게 하는 방법.

衰王하니 不明衰王이면 則治之反甚이라 如陽盛陰衰者는 陰虛火王也어늘 治之者 不知補陰以配陽하고 而專用苦寒하야 治火之王하니 豈知苦寒은 皆沈降하고 沈降則亡陰하고 陰愈亡則火愈盛이리오 故로 服寒反熱者는 陰虛니 不宜降也라 又如陽衰陰盛者는 氣弱生寒也어늘 治之者 不知補陽以消陰하고 而專用辛溫하야 治陰之王하니 豈知辛溫은 多耗散하고 耗散則亡陽하고 陽愈亡則寒愈甚이리오 故로 服熱反寒者는 陽虛니 不宜耗也라 此는 無他라 皆以專治王氣 故로 其病反如此라 ○ 又如夏令은 本熱而伏陰在內라 故로 每多中寒하고 冬令은 本寒而伏陽在內라 故로 每多內熱하니 設不知此하고 而必欲用寒於夏하야 治火之王하고 用熱於冬하야 治寒之王하면 則有中寒隔陽者는 服寒反熱하고 中熱隔陰者는 服熱反寒矣라 是皆治王之謂요 而病之所以反也니 春秋同法이라

帝曰 不治王而然者는 何也오 岐伯이 曰 悉乎哉라 問也시여 不治五味屬也니이다 夫五味入胃하야 各歸所喜攻하니 酸先入肝하고 苦先入心하고 甘先入脾하고 辛先入肺하고 鹹先入腎이라

此는 言不因治王而病不愈者는 以五味之屬으로 治有不當也라 凡五味는 必先入胃하고 而後各歸所喜攻之藏하니 喜攻者는 謂五味五藏에 各有所屬也라 如九鍼論에 曰 病在筋이면 無食酸하고 病在氣면 無食辛하고 病在骨이면 無食鹹하고 病在血이면 無食苦하고 病在肉이면 無食甘이라하니 犯之者卽所謂不治五味屬也라

久而增氣는 物化之常也요 氣增而久는 夭之由也니이다

凡五味之性은 各有所入하니 若味有偏用하면 則其有偏病하고 偏用旣久면 其氣必增하니 此物化之常也라 氣增而久면 則藏有偏勝하고 藏有偏勝하면 則必有偏絶矣니 此致夭之由也라 如生氣通天論에 曰 味過於酸하면 肝氣以津하야 脾氣乃絶하고 味過於鹹하면 大骨氣勞하고 短肌心氣抑之類是也라 此篇前言寒熱者는 言病機也요 後言五味者는 言藥餌也라 藥餌病機는 必審其眞이니 設有謬誤하면 鮮不害矣라

邪風之至 治之宜早 諸變不同 治法亦異

『素問·陰陽應象大論』○ 八

故로 邪風之至 疾如風雨하니

邪風中人에 疾速如此라

故로 善治者는 治皮毛하고

皮毛尙淺하니 用力少而成功易也라

其次는 治肌膚하고

深於皮毛矣라

其次는 治筋脈하고

深於肌膚矣라

其次는 治六府하고

深於筋脈矣라

其次는 治五藏하나니 治五藏者는 半生半死也라

深於六府矣라 邪愈深則治愈難하니 邪及五藏而後治之면 必難爲力이라 故로 曰上工은 救其萌芽하고 下工은 救其已成이라하니 救其已成者는 用力多而成功少하야 吉凶이 相半矣라 ○ 繆刺論에 曰 邪之客於形也에 必先舍於皮毛하나니 留而不去면 入舍於經脈하야 內連五藏하고 散於腸胃하야 陰陽이 相感하면 五藏乃傷이라하니 亦言邪自皮毛而至府藏 이니 與此義로 同이라

故로 天之邪氣에 感則害人五藏하고 水穀之寒熱에 感則害於六府하며

天之邪氣는 卽風寒暑濕火燥니 受於無形者也요 喉主天氣而通於藏 故로 感則害人五藏이라 水穀之寒熱은 卽穀食之氣味니 受於有形者也요 咽主地氣而通於府 故로 感則害於六府라

地之濕氣에 感則害皮肉筋脈이라

人之應土者는 肉也니 濕勝則營衛不行 故로 感則害於皮肉筋脈이라

故로 善用鍼者는 從陰引陽하고 從陽引陰하며 以右治左하고 以左治右하며 以我知彼하고 以表知裏하야 以觀過與不及之理하야 見微則[1]過하니 用之不殆요

善用鍼者는 必察陰陽하니 陰陽之義는 不止一端이라 如表裏也요 氣血也요 經絡也요 藏府也요 上下左右有分也요 時日衰王有辨也라 從陰引陽者는 病在陽而治其陰也요 從陽引陰者는 病在陰而治其陽也라 以右治左와 以左治右者는 繆刺之法也라 以我知彼者는 推己及人也요 以表知裏者는 有無相求也라 能因此以觀過與不及之理면 則幾微를 可見하고 過失을 可則이니 用之可不殆矣라 則은 度也라

善診者는 察色按脈하야 先別陰陽하고

此下는 皆言診法也라 診之一字는 所該者廣하니 如下文審淸濁과 知部分과 視喘息과 聽聲音과 觀權衡規矩 總皆診法이요 非獨指診脈爲言也라 然이나 無非欲辨陰陽耳라 前節은 言鍼治之陰

---

1) 則: 『王冰本』에는 '得'으로 되어 있다.

陽이요 此는 言脈色之陰陽이니 皆醫家之最要者라 故로 曰 先別陰陽이라하야 以見其不可緩也니 義詳脈色類諸篇이라

審淸濁而知部分하고

色者는 神之華 故로 可望顏察色하야 審淸濁而知部分이니 如五色篇所言者是也라 ○ 又仲景金匱要略에 曰 病人有氣色하야 見於面部하니 鼻頭色靑하고 腹中痛苦冷者는 死요 鼻頭色微黑者는 有水氣요 色黃者는 胸上有寒이요 色白者는 亡血也요 設微赤非時者는 死라하고 又色靑爲痛이요 色黑爲勞요 色赤爲風이요 色黃者는 便難이요 色鮮明者는 有留飮이라하니 亦此之謂라

視喘息하며 聽音聲而知所苦하고

病苦於中이면 聲發於外 故로 可視喘息聽音聲하야 而知其苦也라 如陰陽應象大論에 曰 肝在音爲角이요 聲爲呼며 心在音爲徵요 聲爲笑며 脾在音爲宮이요 聲爲歌며 肺在音爲商이요 聲爲哭이며 腎在音爲羽요 聲爲呻이라하니 此는 五藏之音聲也라 聲有不和하면 必有所病矣라 ○ 仲景이 曰 病人이 語聲寂然이라가 喜驚呼者는 骨節間病이요 語聲이 喑喑[1]然不徹者는 心隔間病이요 語聲이 啾啾[2]然細而長者는 頭中病이라하고 又曰 息搖肩者는 心中堅이요 息引胸中上氣者는 欬요 息張口短氣者는 肺痿唾沫이라하고 又曰 吸而微數은 其病在中焦하야 實也니 當下之卽愈하고 虛者는 不治라 在上焦者는 其吸이 促하고 在下焦者는 其吸이 遠하니 此皆難治요 呼吸이 動搖振振[3]者는 不治라하고 又曰 設令病人向壁臥에 聞師[4]到어늘 不驚起而盻視[5]하고 若三言三止[6]하며 脈之嚥唾者는 此詐病也니 設令脈自和處어든 但言此病大重하니 須服吐下藥하고 及鍼灸數十百處라하면 當自愈라 師持脈에 病人欠者는 無病也요 脈之呻者는 痛也요 言遲者는 風也요 搖頭言者는 裏痛也요 行遲者는 表强[7]也요 坐而伏者는 短氣也요 坐而下一脚者는 腰痛也요 裏實護腹[8]하야 如懷卵者는 心痛也라하고 又曰 人病恐怖者는 其脈何狀이니잇고 師曰 脈形이 如循絲纍纍然하고 其面白脫色也라하고 又曰 人愧者는 其脈何類오 師曰 脈浮而面色이 乍白乍赤也라하니 此皆疾病之聲色이라 總之하면 聲由氣發하니 氣充則聲壯하고 氣衰則聲怯이라 故로 華元化曰 陽候는 多語하고 陰證은 無聲하니 多語者는 易濟하고 無聲者는 難榮이라하니 然則音聲은 不惟知所苦요 而且可知死生矣라

觀權衡規矩而知病所主라

---

1) 喑喑(음음): 말을 못하는 모양.
2) 啾啾: 두런거릴, 찍찍거릴.
3) 振振: 떼를 지어 나는 모양, 仁厚한 모양, 威容이 있는 모양.
4) 師: 醫生을 말함.
5) 盻視: 怒視也.(『傷寒論譯釋』)
6) 三言三止: ① 呑吐支吾(欲言又止 呑吐支吾). ② 言止有次序.
7) 表强: 筋絡引急而行步不利也.
8) 裏實護腹: 裏實證으로 痛處를 다른 사람이 만질까 손으로 保護함.(拒按)

權衡規矩는 義詳脈色類九로되 但彼以脈言也라 然이나 此四者는 所包者多하야 不獨在脈이라 蓋權은 言其重이요 衡은 言其輕이며 規는 言其圓이요 矩는 言其方이니 能明方圓輕重之理면 則知變通之道矣라

按尺寸하야 觀浮沈滑濇而知病所生하야 以治에

義詳脈色類諸篇이라

無過以診則不失矣라

此診字는 應[1]前善診之診으로 至此라 過는 失也니 言無失以前諸法이면 則治亦可以無失矣라

故로 曰 病之始起也엔 可刺而已요 其盛엔 可待衰而已라

此下는 皆言治法也라 凡病之始起者는 邪必在經絡이라 故로 可刺之而已요 及其旣盛하여는 則必待其盛勢衰退而後에 已라 已者는 止鍼止藥之謂니 卽五常政大論所謂[2]十去其八과 十去其九之意라

故로 因其輕而揚之하고 因其重而減之하며 因其衰而彰之하니

輕者는 浮於表 故로 宜揚之니 揚者는 散也라 重者는 實於內 故로 宜減之니 減者는 寫也라 衰者는 氣血虛 故로 宜彰之니 彰者는 補之益之하야 而使氣血復彰也라 於此三者에 而表裏虛實之治盡之矣라

形不足者는 溫之以氣하고 精不足者는 補之以味하며

此는 正言彰之之法이 而在於藥食之氣味也라 以形精으로 言則形爲陽이요 精爲陰이며 以氣味로 言則氣爲陽이요 味爲陰이니 陽者는 衛外而爲固也요 陰者는 藏精而起亟也라 故로 形不足者는 陽之衰也니 非氣면 不足以達表而溫之하고 精不足者는 陰之衰也니 非味면 不足以實中而補之라 陽性煖 故로 曰溫이요 陰性靜 故로 曰補라 ○ 愚按本論에 有云 味歸形하니 形食味하고 氣歸精하니 精食氣라하되 而此曰 形不足者는 溫之以氣하고 精不足者는 補之以味라하야 義似相反이나 不知形以精而成하고 精以氣而化하며 氣以味而生하고 味以氣而行이라 故로 以陰陽으로 言則形與氣皆陽也라 故로 可以溫이요 味與精이 皆陰也라 故로 可以補라 以淸濁으로 言則味與形이 皆濁也라 故로 味歸形이요 氣與精이 皆淸也라 故로 氣歸精이라 然則氣不能外乎味하고 味亦不能外乎氣하니 雖氣味有陰陽淸濁之分이나 而實則相須爲用者也라

其高者는 因而越之하고

---

1) 應: 該當也.

2) 五常政大論所謂: 原文은 "大毒治病에 十去其六하고 常毒治病에 十去其七하고 小毒治病에 十去其八하고 無毒治病에 十去其九라"로 되어 있다.

越은 發揚也니 謂升散之하고 吐湧之하야 可以治其上之表裏也라

其下者는 引而竭之하며

竭은 祛除也니 謂滌蕩之하고 疏利之하야 可以治其下之前後也라

中滿者는 瀉之於內하고

中滿二字는 最宜詳察이니 卽痞滿大實堅之謂라 故로 當寫之於內요 若外見浮腫而脹不在內者는 非中滿也니 妄行攻寫면 必至爲害라 此節之要는 最在一中字라

其有邪者는 漬形以爲汗하고

邪在肌表 故로 當漬形以爲汗이라 漬는 浸也니 言令其汗出如漬也라 如許胤宗[1]이 用黃芪防風湯數十斛[2]하야 置於床下하야 以蒸汗하고 張苗[3]燒地하고 加桃葉於上하야 以蒸汗하며 或用藥煎湯하야 浴洗之니 皆漬形之法也라 ○ 漬는 資四切이라

其在皮者는 汗而發之하고

前言有邪者는 兼經絡而言이니 言其深也요 此言在皮者는 言其淺也로되 均爲表證이라 故로 皆宜汗이라

其慓悍者는 按而收之하고

慓는 急也요 悍은 猛利也라 按은 察也라 此는 兼表裏而言이니 凡邪氣之急利者는 按得其狀이면 則可收而制之矣라 ○ 慓는 飄票二音이요 悍은 音汗이라

其實者는 散而瀉之라

陽實者는 宜散之하고 陰實者는 宜寫之라

審其陰陽하야 以別柔剛하며

形證有柔剛하고 脈色有柔剛이로되 氣味尤有柔剛하니 柔者는 屬陰하고 剛者는 屬陽이라 知柔剛之化者는 知陰陽之妙用矣라 故로 必審而別之라

陽病治陰하고 陰病治陽하며

陽勝者는 陰必病하고 陰勝者는 陽必病이라 如至眞要大論에 曰 諸寒之而熱者는 取之陰하고 熱之而寒者는 取之陽이라하고 啓玄子曰 壯水之主하야 以制陽光하고 益火之源하야 以消陰翳이라하

1) 許胤宗: 隋, 唐代 醫家로 常州 義興(江蘇省 宜興) 사람이다. 骨蒸病 治療에 능통하였고 診脈을 重視하였으며 熏蒸療法을 써서 질병을 치료하였다 함.(『醫學入門·歷代醫學姓氏』)

2) 斛: 十斗(열 말) 곡.

3) 張苗: 晋代의 醫生으로, 脈診에 정통하여 어려운 질병을 잘 치료하였다 함.

니 皆陽病治陰 陰病治陽之道也요 亦上文從陰引陽 從陽引陰之義라

定其血氣하야 **各守其鄕**하야

病之或在血分하고 或在氣分하니 當各察其處而不可亂也라

血實宜決之하고

決은 謂泄去其血이니 如決水之義라

氣虛宜掣引之니이다

掣는 甲乙經에 作掣[1]하니 挽也라 氣虛者는 無氣之漸이니 無氣則死矣라 故로 當挽回其氣而引之使復也라 如上氣虛者는 升而擧之하고 下氣虛者는 納而歸之하고 中氣虛者는 溫而補之니 是皆掣引之義라

五方病治不同

『素問·異法方宜論』全 ○ 九

黃帝問曰 醫之治病也에 **一病而治各不同**하되 **皆愈**는 **何也**오

治各不同은 如下文砭石毒藥灸焫九鍼導引按蹻之類라

岐伯이 **對曰 地勢使然也**라

地勢不同하면 則氣習有異 故로 治法도 亦隨而不一也라

○ 故로 **東方之域**은 **天地之所始生也**라

天地之氣는 自東而升하야 爲陽生之始라 故로 發生之氣는 始於東方이요 而在時則爲春이라

魚鹽之地요 **海濱傍水**하야

地不滿東南 故로 東南은 低下而多水요 魚鹽海濱이 皆傍水之地利也라

其民이 **食魚而嗜鹹**하야 **皆安其處**하며 **美其食**하나니

得魚鹽之利 故로 居安食美라

魚者는 **使人熱中**하고

魚는 鱗蟲也라 魚生水中하고 水體는 外陰而內陽 故로 能熱中이라 然이나 水從寒化하니 亦脾寒

---

1) 掣: 끄을(曳) 체, 당길(挽) 철.

者는 所忌라

鹽者는 勝血이라

食鹹者는 渴하니 勝血之徵也라 義詳氣味類三과 及疾病類二十五라

故로 其民이 皆黑色疎理요 其病이 皆爲癰瘍이니

血弱 故로 黑色疎理요 熱多 故로 爲癰瘍이라

其治는 宜砭石이라 故로 砭石者는 亦從東方來요

砭石은 石鍼也니 卽磁鋒[1]之屬이라 山海經에 曰 高氏之山에 有石如玉하야 可以爲鍼이라하니 亦此類也라 東方之民은 疎理而癰瘍하야 其病在肌表라 故로 用砭石이니 砭石者는 其治在淺이라 凡後世所用砭石之法은 亦自東方來也라 ○ 砭은 音邊이라

○ 西方者는 金玉之域이요 沙石之處니 天地之所收引也라

地之剛은 在西方 故로 多金玉沙石이라 然이나 天地之氣는 自西而降 故로 爲天地之收引이요 而在時則應秋라

其民이 陵居而多風하고 水土剛强하야

陵居는 高處也라 故로 多風하고 金氣는 肅殺 故로 水土剛强이라

其民이 不衣而褐薦하며 其民이 華食而脂肥라

不衣는 不事服飾也라 褐은 毛布也요 薦은 草茵[2]也라 華는 濃厚也니 謂酥酪膏肉之類라 飮食華厚 故로 人多脂肥라

故로 邪不能傷其形體하고 其病이 生於內하니

水土剛强하며 飮食肥厚하며 肌肉充實하며 膚腠閉密이라 故로 邪不能傷其外요 而惟飮食男女七情으로 病多生於內也라

其治는 宜毒藥이라 故로 毒藥者는 亦從西方來요

病生於內 故로 非鍼灸按導所能治요 而宜用毒藥也라 毒藥者는 總括藥餌而言이니 凡能除病者를 皆可稱爲毒藥이라 如五常政大論에 曰 大毒治病에 十去其六하고 常毒治病에 十去其七하며 小毒治病에 十去其九之類是也라 凡後世所用毒藥之法은 亦自西方來也라

---

1) 磁鋒: 磁는 瓷(瓷器나 사기그릇)와 같고 鋒은 칼날을 말함.
2) 茵: 깔개 인.

○ 北方者는 天地所閉藏之域也라

天之陰은 在北 故로 其氣閉藏이요 而在時則應冬이라

其地高하야 陵居하며 風寒冰冽일새

地高陵居는 西北之勢也요 風寒氷冽은 陰氣勝也라

其民이 樂野處而乳食하야 藏寒生滿病하니

野處乳食이 北人之性이니 胡地至今猶然이라 地氣寒하고 乳性亦寒이라 故로 令人藏寒하고 藏寒하면 多滯 故로 生脹滿等病이라

其治는 宜灸焫이라 故로 灸焫者는 亦從北方來요

灸焫은 艾灸火灼也요 亦火鍼之屬이라 今北人多用之라 故로 後世所用灸焫之法은 亦自北方來也라 ○ 焫은 如瑞切이라

○ 南方者는 天地所長養이요 陽之所盛處也라

天之陽은 在南 故로 萬物長養이요 而在時則應夏라

其地下하고 水土弱하야 霧露之所聚也니

南方은 低下而濕 故로 水土弱而多霧露라

其民이 嗜酸而食胕라

胕는 腐也니 物之腐者는 如豉鮓[1]麯醬之屬이 是也라 ○ 嗜는 音示요 胕는 音父라

故로 其民이 皆緻理而赤色이요 其病이 攣痺니

嗜酸者는 收하고 食胕者는 濕이라 故로 其民이 緻理而攣痺하니 攣痺者는 濕熱盛而病在筋骨也라 南方은 屬火 故로 其色赤緻密也라 ○ 緻는 音致라 攣은 閭員切이요 又去聲이라 痺는 音秘라

其治는 宜微鍼이라 故로 九鍼者는 亦從南方來요

病在經絡 故로 宜用九鍼이라 凡後世所用鍼法은 亦自南方來也라

○ 中央者는 其地平以濕하야 天地所以生萬物也衆하니

土體平하고 土性濕하며 土王于四方之中하야 而爲萬物之母라 故로 其生物也 衆이라

其民이 食雜而不勞라

---

1) 鮓: 젓갈 자.

四方輻輳[1]하고 萬物所歸 故로 民食雜이요 土性和緩 故로 不勤勞也라

故로 其病이 多痿厥寒熱하니

土氣는 通脾而主四肢 故로 濕滯則爲痿요 寒熱則爲厥이라 中央者는 四方之氣 交相集 故로 或寒或熱也라

其治는 宜導引按蹻라 故로 導引按蹻者는 亦從中央出也라

導引은 謂搖筋骨하고 動肢節하야 以行氣血也라 按은 捏[2]按也요 蹻는 卽陽蹻陰蹻之義니 蓋謂推拏谿谷蹻穴하야 以除疾病也라 病在肢節 故로 用此法이라 凡後世所用導引按摩之法은 亦自中州[3]出也라 ○ 蹻는 音喬요 又極虐切이라

故로 聖人이 雜合以治에 各得其所宜 故로 治所以異로되 而病皆愈者는 得病之情하고 知治之大體也일새니이다

雜合五方之治로되 而隨機應變이면 則各得其宜矣라 故로 治法雖異나 而病無不愈하니 知通變之道者는 卽聖人之能事也라

形志苦藥 病治不同

『素問·血氣形志篇』○ 十

形樂志苦하면 病生於脈하니 治之以灸刺하고

形樂者는 身無勞也요 志苦者는 心多慮也라 心主脈하니 深思過慮則脈病矣요 脈病者는 當治經絡이라 故로 當隨其宜而灸刺之라

形樂志樂하면 病生於肉하니 治之以鍼石하고

形樂者는 逸하고 志樂者는 閑하니 飽食終日하고 無所運用이면 多傷於脾로되 脾主肌肉 故로 病生焉이라 肉病者는 或爲衛氣留하고 或爲膿血聚라 故로 當用鍼石以取之라 石은 砭石也라

形苦志樂하면 病生於筋하니 治之以熨引하고

形苦者는 身多勞하고 志樂者는 心無慮하니 勞則傷筋 故로 病生於筋이라 熨은 以藥熨이요 引은 謂導引이라 ○ 熨은 音鬱이라

---

1) 輻輳: 여러 물건이 한데 모여 듦.
2) 捏: 꼭 찍을, 꼭 누를 날.
3) 中州: 中原. 廣義로는 黃河流域, 狹義로는 豫州(河南省 一帶)를 指稱함.

形苦志苦하면 病生於咽嗌하니 治之以甘藥하고

形苦志苦하면 必多憂思하니 憂則傷肺하고 思則傷脾하야 脾肺氣傷則虛而不行하고 氣必滯矣라 脾肺之脈이 上循咽嗌 故로 病生於咽嗌하니 如人之悲憂過度則喉嚨哽咽[1]하야 食飮難進하고 思慮過度則上焦否隔하야 咽中核塞하니 卽其徵也라 通評虛實論에 曰 隔則閉絶하야 上下不通하니 則暴憂之病也라하니 亦此之謂라 病在嗌者는 因損於藏 故로 當以甘藥調補之라 ○ 甘은 舊作百이로되 靈樞九鍼論에 作甘藥者是니 今改從之라 ○ 嗌은 音益이라

形數驚恐하야 經絡不通하면 病生於不仁하니 治之以按摩醪藥이니

驚者는 氣亂하고 恐者는 氣下하니 數有驚恐하면 則氣血散亂而經絡不通 故로 病不仁이라 不仁者는 頑痺耎弱也라 故로 治宜按摩以導氣行血하고 醪藥以養正除邪라 醪藥은 藥酒也라 經絡二字는 九鍼論에 作筋脈하니 義亦同이라 ○ 醪는 音勞라

是謂五形志也라

結上文이라 ○ 按靈樞九鍼論에 文有與此同者하니 俱不重載라

有毒無毒 制方有約 必先歲氣 無伐天和

『素問·五常政大論』○ 十一

帝曰 有毒無毒을 服有約[2]乎아

約은 度也라 禁服篇에 曰 夫約方[3]者는 猶約囊也니 囊滿而弗約則輸泄하고 方成弗約則神與弗俱라하니라

岐伯이 曰 病有久新하고 方有大小하니 有毒無毒이 固宜常制矣라

病重者는 宜大하고 病輕者는 宜小하며 無毒者는 宜多하고 有毒者는 宜少하니 皆常制之約也라

大毒治病에 十去其六하고 常毒治病에 十去其七하고 小毒治病에 十去其八하고 無毒治病에 十去其九라

藥性에 有大毒常毒小毒無毒之分하고 去病에 有六分七分八分九分之約者는 蓋以治病之法이 藥不及病이면 則無濟於事하고 藥過於病이면 則反傷其正而生他患矣라 故로 當知約制하야 而進止有度也라 ○ 王氏曰 大毒之性은 烈하야 其爲傷也多하고 小毒之性은 和하야 其爲傷也少하며

---

1) 咽: 목멜 열.
2) 約: 總括綜合하고 歸納하여 規則을 세우는 것을 뜻함.
3) 約方: 法度, 方法.

常毒之性은 減大毒之性一等하고 加小毒之性一等하니 所傷을 可知也라 故로 至約이면 必止之하야 以待來證爾라 然이나 無毒之藥도 性雖平和나 久而多之則氣有偏勝하야 必有偏絶하고 久攻之則藏氣偏弱하야 旣弱且困하니 不可長也라 故로 十去其九而止라하니라

穀肉果菜로 食養盡之하되 無使過之하야 傷其正也라

病已去其八九而有餘未盡者는 則當以穀肉果菜飮食之類로 培養正氣而餘邪自盡矣라 如藏氣法時論에 曰 毒藥攻邪에 五穀爲養하고 五果爲助하고 五畜爲益하고 五菜爲充者라하니 是也라 然이나 毒藥에 雖有約制나 而飮食도 亦貴得宜니 皆不可使之太過요 過則反傷其正也라

不盡이어든 行復如法하되

如此而猶有未盡則再行前法하야 以漸除之니 寧從乎愼也라

必先歲氣하야 無伐天和하고

五運有紀하고 六氣有序하며 四時有令하고 陰陽有節하니 皆歲氣也요 人氣應之하야 以生長收藏하니 卽天和也라 設不知歲氣變遷하고 而妄呼寒熱則邪正盛衰를 無所辨하야 未免於犯歲氣伐天和矣리니 夭枉之由 此其爲甚이라 ○ 又治其王氣義는 詳本類前七이라

無盛盛하며 無虛虛니 而遺人夭殃하고

邪氣實者를 復助之가 盛其盛矣요 正氣奪者를 復攻之가 虛其虛矣라 不知虛實하고 妄施攻補하야 以致盛者愈盛하고 虛者愈虛하야 眞氣日消하면 則病氣日甚하야 遺人夭殃하리니 醫之咎也라

無致邪하며 無失正이니 絶人長命이니이다

盛其盛이 是致邪也요 虛其虛가 是失正也라 重言之者는 所以深戒夫伐天和而絶人長命하야 以見歲氣不可不愼也라

久病而瘠 必養必和

『素問·五常政大論』○ 十二

帝曰 其久病者는 有氣從하되 不康하며 病去而瘠하니 奈何오

謂氣已順而身猶不康하고 病已去而形則瘠瘦也라 ○ 瘠은 音寂이라

岐伯이 曰 昭乎哉라 聖人之問也시여 化不可代요 時不可違라

化는 造化也라 凡造化之道는 衰王이 各有不同하니 如木從春化하고 火從夏化하고 金從秋化하고 水從冬化하고 土從四季之化하야 以及五運六氣하야 各有所主하니 皆不可以相代也라 故로 曰

化不可代요 人之藏氣도 亦必隨時以爲衰王하니 欲復藏氣之虧라도 不因時氣면 不可也라 故로 曰 時不可違라 不違時者는 如金水根於春夏하고 木火基於秋冬하야 藏氣皆有化原하니 設不預爲之地면 則臨時不易於復元이니 或邪氣乘虛再至면 雖有神手라도 無如之何矣리라 ○ 愚按컨대 此節諸註에 皆謂天地有自然之化하니 人力不足以代之라 故로 曰 化不可代라하니 然則當聽之矣어늘 而下文曰養之和之者는 又將何所爲乎아 謂非以人力而贊天工[1]者乎아 其說不然也로다

夫經絡以通하고 **血氣以從**하면 **復其不足**하야 **與衆齊同**이니

疾病旣去而不求其復이면 則元氣由衰而瘠矣라

養之和之하야 **靜以待時**하고 **謹守其氣**하야 **無使傾移**하면 **其形迺彰**하고 **生氣以長**하니 **命曰聖王**이라

養者는 養以氣味요 和者는 和以性情이라 靜以待時者는 預有脩爲而待時以復也니 如陽虛者는 喜春夏하고 陰虛者는 喜秋冬하며 病在肝者는 愈於夏하고 病在心者는 愈於長夏하고 病在脾者는 愈於秋하고 病在肺者는 愈於冬하고 病在腎者는 愈於春하니 皆其義也라 謹守其氣하야 無使傾移면 則固有弗失하야 日新을 可期니 是卽復原之道요 而生氣可漸長矣라

故로 **大要**에 **曰 無代化**요 **無違時**니 **必養必和**하야 **待其來復**이라하니 **此之謂也**니이다 **帝曰 善**하노이다

大要는 上古書名이라 此는 引古語以明化不可代요 時不可失이니 不可不養하고 不可不和하야 以待其來復이면 未有不復者矣라 來復之義는 卽易之復卦에 一陽이 生於五陰之下하야 陽氣漸回則生意漸長이라하니 同此理也라

婦人重身 毒之何如

『素問·六元正紀大論』○ 十三

黃帝問曰 婦人重身에 **毒之**는 **何如**오 **岐伯**이 **曰 有故無殞**이요 **亦無殞也**니이다

重身은 孕婦也요 毒之는 謂峻利藥也라 故는 如下文大積大聚之故라 有是故而用是藥이니 所謂有病則病受之라 故로 孕婦可以無殞이요 而胎氣亦無殞也라 殞은 傷也라 ○ 重은 平聲이요 殞은 音允이라

帝曰 願聞其故는 **何謂也**오

岐伯이 **曰 大積大聚**는 **其可犯也**나 **衰其太半而止**니 **過者**는 **死**니이다

---

1) 天工: 하느님이 하는 일, 自然의 技巧.

身雖孕이나 而有大積大聚엔 非用毒藥이면 不能攻하고 攻亦無害 故로 可犯也라 然이나 但宜衰其大半이면 便當止藥이니 如上篇에 云大毒治病에 十去其六者是也요 若或過用하면 則病未必盡而胎已受傷하야 多致死矣라

揆度奇恒 脈色主治

『素問·玉版論要篇』全 ○ 十四

黃帝問曰 余聞컨대 揆度奇恒이 所指不同이라하니 用之奈何오

揆度는 揣度也요 奇恒은 異常也라 所指不同은 有言疾病者하며 有言脈色者하며 有言藏府者하며 有言陰陽者하니 詳見奇恒會通이라 ○ 度는 入聲이라

岐伯이 對曰 揆度者는 度病之淺深也요 奇恒者는 言奇病也니

奇病은 異常之病也라 病而異常은 非揣度淺深之詳이면 不易知也라

請言道之至數하리이다 五色脈變에 揆度奇恒은 道在於一이라

至數之義는 所包者廣하니 如六節藏象天元紀至眞要六微旨五運行六元正紀等論이 皆言其義라 蓋天人之道는 有氣則有至하고 有至則有數하니 人之五色五脈이 無非隨氣以至라 故로 其太過不及도 亦皆有至數存焉하니 能知天地之至數면 卽可知人之至數라 色脈奇恒이 其變雖多나 其道則一이니 一者는 如下文所謂神而已矣라

神轉不回어늘 回則不轉하면 乃失其機하니

神者는 陰陽之變化也니 易曰 知變化之道者는 其知神之所爲乎인저하니라 轉은 運行不息也요 回는 逆而邪也라 神機之用은 循環無窮 故로 在天在人에 無不賴之以成化育之功者 皆神轉不回也라 設其回而不轉하면 則至數逆하고 生機失矣라 故로 曰 神去則機息이라하고 又曰 失神者는 亡也라하니라

至數之要는 迫近以微라

至數는 卽神之機也라 要在乎機하고 機在乎神하니 神機之道는 纖毫無間하야 至精至微하야 無往不切이라 故로 曰 迫近以微라

著之玉版하야 命曰合玉機라하니이다

玉機眞藏論에도 有此數句하니 詳脈色類十이라

容色見上下左右에 各在其要하니

天之神機는 見於氣候하고 人之神機는 見於脈色이라 凡此上下左右와 及下文淺深逆從日數之類 皆色脈至數之要니 不可不察也라 色脈之義는 仍當與脈色類三十二三等章으로 互考라

其色이 見淺者는 湯液主治니 十日에 已하고

色淺則病微 故로 可以湯液主治而愈亦速也라 湯液者는 五穀之湯液이니 蓋調養之道요 非後世湯藥之謂니 義見下章이라

其見深者는 必齊主治니 二十一日에 已하고

色深則病深 故로 當以齊主治而愈稍遲라 齊는 劑同하니 藥劑也라 湯液醪醴論에 曰 必齊毒藥하야 攻其中이라하니 義見後하니라

其見大深者는 醪酒主治니 百日에 已라

色夭深者는 病尤甚 故로 必以醪酒主治라 醪酒는 藥酒也니 如腹中論雞矢醴之類라

色夭面脫하면 不治니 百日에 盡已하고

色夭面脫者는 神氣已去 故로 不可治라 百日盡은 則時更氣易하야 至數盡而已라 上節은 言病已요 此는 言命已也니 不可混看이라

脈短氣絶하면 死하고

脈短氣絶者는 中虛陽脫也라 故로 死라

病溫에 虛甚하면 死라

病溫은 邪有餘요 虛甚은 正不足이니 正不勝邪 故로 死라

色見上下左右에 各在其要하니 上爲逆이요 下爲從이며

要는 卽逆從之要也라 五色篇에 曰 其色上行者는 病益甚하고 其色下行하야 如雲徹散者는 病方已라하니 故로 上爲逆이요 下爲從이라 義詳脈色類三十二라

女子는 右爲逆 左爲從이요 男子는 左爲逆 右爲從이니

女爲陰이요 右亦爲陰이니 色在右則陰病甚矣라 故로 女以右爲逆이라 男爲陽이요 左亦爲陽이니 色在左則陽病甚矣라 故로 男以左爲逆이라 此雖以色爲言이나 而病之逆從도 亦猶是也라

易하야 重陽하면 死하고 重陰하여도 死라

易은 變易也라 男은 以右爲從而易於左면 則陽人陽病이니 是重陽也요 女는 以左爲從而易於右면 則陰人陰病이니 是重陰也라 重陽重陰者는 陰陽偏勝也니 有偏勝則有偏絶이라 故로 不免於

死矣라

陰陽反作엔 治在權衡相奪이니

反作은 如四氣調神論所謂反順爲逆也니 逆則病生矣라 治在權衡相奪은 謂度其輕重하야 而奪之使平이 猶權衡也라 ○ 作은 舊作他하니 誤也라 陰陽應象大論에 曰 陰陽反作者是하니 今改從之라

奇恒은 事也요 揆度도 事也라

此는 承上文而言陰陽反作者는 卽奇恒事也요 權衡相奪者는 卽揆度事也라

搏脈은 痹躄과 寒熱之交요

上文은 言奇恒之色이요 此下는 言奇恒之脈이라 搏脈者는 搏擊於手也니 爲邪盛正衰하야 陰陽乖亂之脈이라 故로 爲痹爲躄爲或寒或熱之交也라 痹는 頑痹也요 躄은 足不能行也라 ○ 躄은 音碧이라

脈孤爲消氣요 虛泄爲奪血이니

脈孤者는 孤陰孤陽也라 孤陽者는 洪大之極이니 陰氣必消하고 孤陰者는 微弱之甚이니 陽氣必消 故로 脈孤爲消氣也라 脈虛兼泄者는 必亡其陰하니 陰亡則血虛 故로 虛泄爲奪血也라

孤爲逆이요 虛爲從이라

孤者는 偏絶之謂요 絶者는 不可復生이라 故로 爲逆이라 虛者는 不足之稱이요 不足者는 猶可補 故로 曰從이라

行奇恒之法은 以太陰으로 始하니

肺爲百脈之朝會 故로 脈變奇恒之辨은 當以太陰으로 始하니 太陰者는 手太陰之氣口也라

行所不勝曰逆이니 逆則死하고

行所不勝은 剋我者也니 如以木見金과 以金見火之類是也라

行所勝曰從이니 從則活이라

行所勝은 我剋者也니 如以木見土와 以土見水之類是也라

八風四時之勝이 終而復始하나니

八風之至 隨四時之勝하야 至數有常이면 則終而復始하니 此順常之令也라

逆行一過하면 不復可數니 論要畢矣니이다

設或氣令失常하야 逆行一過하면 是爲回則不轉而至數紊亂이니 無復可以數計矣라 過는 失也니 喩言人之色脈이 一有失調하면 則奇恒反作하야 變態百出하니 亦不可以常數計也라 此則天人至數之論要니 在逆從之間에 察其神而畢矣라

湯液醪醴 病爲本 工爲標

『素問·湯液醪醴論』全 ○ 十五

黃帝問曰 爲五穀湯液과 及醪醴는 奈何오

湯液醪醴는 皆酒之屬이라 韻義에 云 醅[1]酒濁酒를 曰醪라하고 詩詁에 云 酒之甘濁而不泲[2]者를 曰醴라하니 然則湯液者는 其卽清酒之類歟인저 ○ 醪는 音勞요 醴는 音禮요 泲는 音濟라

岐伯이 對曰 必以稻米요 炊之稻薪이니 稻米者는 完하고 稻薪者는 堅일새니이다

完者는 其味全하고 堅者는 其氣銳라

帝曰 何以然고 岐伯이 曰 此는 得天地之和와 高下之宜 故로 能至完하고 伐取得時 故로 能至堅也니이다

穀之性味中正하고 功用周全하야 以其得天地之和와 高下之宜라 故로 能至完이라 完은 全也라

帝曰 上古聖人이 作湯液醪醴하야 爲而不用은 何也오 岐伯이 曰 自古聖人之作湯液醪醴者는 以爲備耳라 夫上古作湯液 故로 爲而弗服也요

聖人之作湯液者는 先事預防이니 所以備不虞[3]耳라 蓋上古之世엔 道全德盛하고 性不嗜酒하야 邪亦弗能害라 故로 但爲而弗服也라

中古之世엔 道德稍衰하야 邪氣時至하니 服之萬全이니이다

道德稍衰하야 天眞或損이면 則邪能侵之라 然이나 猶不失於道 故로 但服湯液醪醴而可萬全矣라

帝曰 今之世엔 不必已하니 何也오

謂治以湯液醪醴로되 而不能必其病之已也라

岐伯이 曰 當今之世엔 必齊毒藥하야 攻其中하고 鑱石鍼艾로 治其外也니이다

---

1) 醅: 거르지 않은 술 배.
2) 泲: 맑은 술 제.
3) 不虞: 미리 헤아리지 못함.

齊毒藥은 以毒藥爲劑也라 鑱은 鍼也니 九鍼論에 一曰 鑱鍼이라하니라 今世엔 道德已衰하야 疾病已甚 故로 非毒藥이면 不能攻其中하고 非鍼艾면 不能治其外라 ○ 齊는 劑同이요 鑱은 音慙이니 銳也라

帝曰 形弊血盡而功不立者는 何오

此는 承上文而言治之如法하야 以至於形弊血盡而病猶不愈者는 何也오하니라

岐伯이 曰 神不使也니이다

凡治病之道에 攻邪는 在乎鍼藥하고 行藥은 在乎神氣라 故로 治施於外면 則神應於中하야 使之升則升하고 使之降則降하니 是其神之可使也요 若以藥劑治其內而藏氣不應하고 鍼艾治其外而經氣不應하면 此는 其神氣已去하야 而無可使矣라 雖竭力治之라도 終成虛廢已爾니 是卽所謂不使也라

帝曰 何謂神不使오 岐伯이 曰 鍼石은 道也니 精神不進하고 志意不治 故로 病不可愈니이다

道는 治病之道也라 不進不治者는 欲其進而不進하고 欲其治而不治也라 故로 病不可愈라

今精壞神去하야 榮衛不可復收는 何者오 嗜欲이 無窮하고 而憂患이 不止하야 精氣弛壞하고 榮泣衛除 故로 神去之而病不愈也니이다

腎藏精하니 精爲陰이요 心藏神하니 神爲陽이라 精壞神去면 則陰陽俱敗하고 表裏俱傷하야 榮衛不可收拾矣라 此其故는 以今人嗜欲憂患不節하야 失其所養이라 故로 致精氣弛壞하고 榮泣衛除하야 而無能爲力也라 ○ 榮은 營同하고 泣은 澀同이라

帝曰 夫病之始生也에 極微極精하야 必先入結於皮膚어늘 今良工이 皆稱曰病成하야 名曰逆이라하니 則鍼石이라도 不能治하고 良藥이라도 不能及也라 今良工이 皆得其法하고 守其數하며 親戚兄弟遠近[1]에 音聲을 日聞於耳하고 五色을 日見於目하되 而病不愈者는 亦何暇不蚤乎아

極微者는 言輕淺未深이요 極精者는 言專一未亂이라 斯時也에 治之極易나 及其病成하여는 則良工도 稱爲逆矣라 然이나 良工之治에 旣云得法而至數弗失하고 親戚之聞見이 極熟而聲色無差면 宜乎無不速愈者나 而顧使其直至於精壞神去而病不能愈는 亦何暇治之不蚤乎아 暇는 言慢事也라

---

1) 遠近: 附近. 매우 가까움.

岐伯이 曰 病爲本이요 工爲標니 標本不得하면 邪氣不服이 此之謂也니이다

病은 必得醫而後愈라 故로 病爲本이요 工爲標라 然이나 必病與醫相得하면 則情能相浹하고 才能勝任하야 庶乎得濟而病無不愈나 惟是用者未必良이요 良者未必用이니 是爲標本不相得이라 不相得則邪氣不能平服하야 而病之不愈者는 以此也라 又如五藏別論에 曰 拘於鬼神者는 不可與言至德이요 惡於鍼石者는 不可與言至巧요 病不許治者는 病不必治하니 治之無功矣라하고 又如脈色類不失人情詳按이 皆標本不得之謂라

帝曰 其有不從毫毛生하니 而五藏陽이 已竭也에 津液이 充郭하고 其魄이 獨居하야 孤精於內하고 氣耗於外하야 形不可與衣相保라 此는 四極急而動中이니 是氣拒於內하야 而形施於外라 治之奈何오

不從毫毛生은 病生於內也라 五藏陽已竭은 有陰無陽也라 津液은 水也라 郭은 形體胸腹也니 脹論에 曰 夫胸腹은 藏府之郭也라하니라 凡陰陽之要는 陰無陽不行하고 水無氣不化라 故로 靈蘭秘典論에 曰 氣化則能出矣라하니라 今陽氣既竭하야 不能通調水道 故로 津液妄行하야 充於郭也라 魄者는 陰之屬이니 形雖充이나 而氣則去라 故로 其魄獨居也라 精中無氣則孤精於內하고 陰內無陽則氣耗於外라 三焦閉塞하면 水道不通하고 皮膚脹滿하며 身體羸敗라 故로 形不可與衣相保也라 四支者는 諸陽之本이니 陽氣不行 故로 四極多陰而脹急也라 脹由陰滯니 以胃中陽氣 不能制水하야 而肺腎俱病하면 喘欬繼之라 故로 動中也라 此는 以陰氣格拒於內라 故로 水脹이 形施於外하야 而爲是病이라

岐伯이 曰 平治於權衡[1]이니

平治之法은 當如權衡者니 欲得其平也라 且水脹一證은 其本在腎하고 其標在肺하니 如五藏陽已竭 魄獨居者는 其主在肺하고 肺主氣하니 氣須何法以化之며 津液充郭과 孤精於內는 其主在腎하고 腎主水하니 水須何法以平之리오 然이나 肺金은 生於脾하고 腎水는 制於土 故로 治腫脹者는 必求脾肺腎三藏하야 隨盛衰而治得其平이니 是爲權衡之道也라

去宛陳하야 莝[2]라 是以[3]로 微動四極하며 溫衣하며 繆刺其處하야 以復其形하고 開鬼門하며 潔淨府하면 精以時服하고 五陽已布하야 疎滌五藏 故로 精自生하고 形自盛하야 骨肉相保하야 巨氣乃平하니이다 帝曰 善하노이다

宛은 積也요 陳은 久也요 莝는 斬草也라 謂去其水氣之陳積하야 欲如斬草而漸除之也라 四極은 四支也요 微動之는 欲其流通而氣易行也라 溫衣는 欲助其肌表之陽而陰凝易散也라 然後에 繆

1) 權衡: 事物을 재는 道具로 저울추와 저울대. 轉하여 사물의 均衡, 平衡이나 事物의 評定을 말함.
2) 莝: 여물이나 꼴(斬芻), 풀 벨(斬草) 좌.
3) 是以: '是以' 두 글자가 없는 版本도 있다.

刺之하야 以左取右하고 以右取左하야 而去其大絡之留滯也라 鬼門은 汗空也니 肺主皮毛하고 其藏魄하야 陰之屬也라 故로 曰鬼門이라 淨府는 膀胱也니 上無入孔而下有出竅하야 滓穢所不能入이라 故로 曰淨府라 邪在表者는 散之하고 在裏者는 化之라 故로 曰開鬼門 潔淨府也라 水氣去則眞精服하니 服은 行也요 陰邪除則五陽布하니 五陽은 五藏之胃氣也라 由是로 精生形盛하며 骨肉相保하야 而巨氣可平矣라 ○ 宛은 鬱同이요 莝는 音剉라

祝由

『素問·移精變氣論』○ 十六 附祝由鬼神二說

黃帝問曰 余聞컨대 **古之治病**엔 **惟其移精變氣**하야 **可祝由而已**어늘 **今世治病**엔 **毒藥治其內**하고 **鍼石治其外**하되 **或愈或不愈**하니 **何也**오

上古는 以全德之世로 邪不能侵이라 故로 凡有疾病이나 惟用祝由而已니 以其病不甚而治亦易也라 ○ 王氏曰 移는 謂移易이요 變은 謂變改니 皆使邪不傷正하고 精神復强而內守也라하니라 ○ 按國朝醫術十三科에 曰大方脈 曰小方脈 曰婦人 曰傷寒 曰瘡疾 曰鍼灸 曰眼 曰口齒 曰咽喉 曰接骨 曰金鏃 曰按摩 曰祝由나 今按摩祝由二科는 失其傳하고 惟民間尙有之라 ○ 祝는 之救切이라

岐伯이 **對曰 往古**에 **人居禽獸之間**하야 **動作以避寒**하고 **陰居以避暑**하야 **內無眷慕之累**하고 **外無伸宦之形**하니 **此恬憺之世**라 **邪不能深入也**니 **故**로 **毒藥不能治其內**하고 **鍼石**이 **不能治其外**라 **故**로 **可移精祝由而已**요

古人은 巢居穴處 故로 居禽獸之間이라 動作者는 陽生而煖 故로 可避寒하고 陰居者는 就凉遠熱 故로 可避暑라 伸은 屈伸之情이요 宦은 利名之累라 內無眷慕하고 外無趨求라 故로 曰 恬憺之世라 恬憺則天眞完固하고 氣血堅實하야 邪不能入이라 故로 無事於毒藥鍼石이니 但以祝由로 即可移易精氣而愈其病也라 祝는 呪同이요 由는 病所從生也니 故로 曰祝由라 ○ 王氏曰 祝說病由하고 不勞鍼石而已라하니라

今之世엔 **不然**하야 **憂患**이 **緣其內**하고 **苦形**이 **傷其外**하며 **又失四時之從**하고 **逆寒暑之宜**하야 **賊風數至**하고 **虛邪朝夕**하야 **內至五藏骨髓**하고 **外傷空竅肌膚**하니 **所以小病必甚**하고 **大病必死**라 **故**로 **祝由不能已也**니이다 **帝曰 善**하노이다

內傷五藏하고 外逆四時면 則表裏俱傷하야 爲病必甚이라 故로 不能以祝由治之也라 ○ 數은 音朔이요 空은 孔同이라 ○ 愚按祝由者는 即符呪禁禳之法이라 用符呪하야 以治病이니 謂非鬼神

而何리오 故로 賊風篇에 帝曰 其毋所遇邪氣하고 又毋怵惕之所[1]志어늘 卒然而病者는 其故何也오 唯有因鬼神之事乎아 岐伯이 曰 此亦有故邪가 留而未發한대 因而志有所惡하고 及有所慕하야 血氣內亂하고 兩氣相搏하니 其所從來者微[2]하야 視之不見하고 聽而不聞 故로 似鬼神이니이다 帝又問曰 其祝而已者는 其故何也오 岐伯이 曰 先巫는 因知百病之勝하고 先知其病所從生者니 可祝而已也라하니 只此數語나 而祝由鬼神之道盡之矣니 愚請竟其義焉하노라 夫曰似鬼神者는 言似是而實非也요 曰所惡所慕者는 言鬼生於心也요 曰知其勝하고 知其所從生하야 可祝而已者는 言求其致病之由하야 而釋去其心中之鬼也라 何也오 凡人之七情은 生於好惡하니 好惡偏用則氣有偏幷하고 有偏幷則有勝負而神志易亂하고 神志旣有所偏而邪復居之면 則鬼生於心이라 故로 有素惡之者는 則惡者見하며 素慕之者는 則慕者見하며 素疑之者는 則疑者見하며 素畏忌之者는 則畏忌者見하니 不惟疾病이요 夢寐亦然이라 是所謂志有所惡하고 及有所慕하야 血氣內亂 故로 似鬼神也라 又若神氣失守하면 因而致邪하니 如補遺刺法等論에 曰 人虛卽神遊失守하야 邪鬼外干이라 故로 人病肝虛에 又遇厥陰歲氣不及이면 則白尸鬼犯之하고 人病心虛에 又遇二火歲氣不及則黑尸鬼犯之하고 人病脾虛에 又遇太陰歲氣不及이면 則靑尸鬼犯之하고 人病肺虛에 又遇陽明歲氣不及이면 則赤尸鬼犯之하고 人病腎虛에 又遇太陽歲氣不及이면 則黃尸鬼犯之하니 非但尸鬼요 凡一切邪犯者도 皆是神失守位故也라하니 此는 言正氣虛而邪勝之라 故로 五鬼生焉하니 是所謂故邪也요 亦所謂而知百病之勝也라 又如關尹子曰 心蔽吉凶者는 靈鬼攝[3]之하고 心蔽男女者는 淫鬼攝之하고 心蔽幽憂者는 沈鬼攝之하고 心蔽放逸者는 狂鬼攝之하고 心蔽盟詛[4]者는 奇鬼攝之하고 心蔽藥餌者는 物鬼攝之라하니 此는 言心有所注면 則神有所依하고 依而不正이면 則邪鬼生矣니 是所謂知其病所從生也라 旣得其本이면 則治有其法 故로 察其惡하며 察其慕하며 察其勝하며 察其所從生이면 則祝無不效矣라 如王中陽이 治一婦疑其夫有外好하야 因病失心狂惑할새 雖投藥稍愈나 終不脫然이라 乃陰令人으로 佯言某婦暴死하니 殊爲可憐이라한대 患者忻然하야 由是遂愈하니 此雖非巫나 然이나 亦以法而去其所惡之謂也라 又如韓世良이 治一女할새 母子甚是相愛러니 旣嫁而母死하야 遂思念成疾하야 諸藥罔效어늘 韓曰 此病은 得之於思하야 藥不易愈하니 當以術治之라하고 乃賄[5]一巫婦하야 授以秘語라 一日夫謂其妻曰 汝之念母如此나 不識彼在地下하니 亦念汝否아 吾當他往하니 汝盍求巫婦卜之아 妻忻諾하고 遂召巫至하야 焚香禮拜而母靈降矣라 一言一默이 宛然[6]其母之生前也라 女遂大泣한대 母叱之曰勿泣하라 汝之生命剋我하야 我遂蚤亡하니 我之死는 皆汝之故라 今在陰[7]司하야 欲報

1) 所: 『甲乙』·『太素』에는 '所'字가 없다.
2) 微: 隱微也.
3) 攝: 끌어당길, 대리할, 가질, 겸할 섭.
4) 盟詛: 詛盟. 盟誓, 誓約.
5) 賄: 賂物줄, 선사할 회.
6) 宛然: 恰似, 서로 비슷함.
7) 陰: 陰府, 冥府, 저승.

汝讐하니 汝病懨懨[1]은 實我所爲라 我生則與爾母子나 死則與爾寇讐矣라 言訖에 女改容大怒曰 我因母病이어늘 母反害我하니 我何樂而思之리오 自是而病愈矣하니 此去其所慕之謂也라 又如陰陽應象大論에 曰 怒傷肝하면 悲勝怒하고 喜傷心하면 恐勝喜하고 思傷脾하면 怒勝思하고 憂傷肺하면 喜勝憂하고 恐傷腎하면 思勝恐이라하니 此는 因其情志之勝으로 而更求其勝하야 以制之之法也라 又如外臺秘要에 載祝由一科한대 丹溪謂[2]符水는 惟膈上熱痰에 一呷[3]凉水면 胃熱得之리니 豈不淸快아 亦可取效라 若內傷涉虛之人과 及嚴冬天寒之時에 符水下咽하면 胃氣受傷하야 反致害者多矣라하니 此는 因其熱而勝以寒也라 又如近有患瘧者하니 厭[4]以符物하야 每多取效는 何也오 蓋以瘧之輕者는 日發一次하고 多在半表半裏少陽膽經하니 當其邪正相爭하야 迭爲勝負之際에 但得一厭則膽氣若有所恃라 故로 正勝邪而病退矣니 此는 藉其相勝之氣하야 以移易其邪正也라 又余嘗治一少年姻婦할새 以熱邪乘胃하야 依附鬼神하야 毆[5]詈驚狂이러니 擧家恐怖하야 欲召巫以治하야 謀之於余한대 余曰不必이니 余能治之라하고 因令人高聲先導하야 首懾[6]其氣하고 余卽整容하야 隨而突入하니 病者褻衣[7]不恭하고 瞠[8]視相向이라 余施怒目勝之하야 面對良久에 見其赧生神怯하야 忽爾潛遁이러니 余益令人索之하니 懼不敢出이라 乃進以白虎湯一劑하야 諸邪悉退하니 此는 以威儀勝其褻瀆하고 寒凉勝其邪火也라 又治一儒生할새 以傷寒後에 金水二藏不足이러니 忽一日正午에 對余嘆曰 生平業儒에 無所欺害어늘 何有白鬚老者가 素服持扇하고 守余不去者三日矣라 意必宿寃所致也니 奈之何哉아 余笑曰 所持者가 非白紙扇耶아 生이 驚曰 公亦見乎아 余曰非也라 因對以刺法論의 人神失守에 五鬼外干之義하고 且解之曰 君은 以肺氣不足으로 眼多白花라 故로 見白鬼요 若腎水不足者면 眼多黑花하니 當見黑鬼矣리라 此는 皆正氣不足하야 神魂이 不附於體하고 而外見本藏之色也니 亦何寃之有哉리오 生이 大喜曰 有是哉妙理也로다 余之床側에 尙有一黑鬼在하니 余心雖不懼나 而甚惡之로되 但不堪言耳라 今得敎可釋然矣라하고 遂連進金水兩藏之藥而愈하니 此는 知其病所從生하야 而微言以釋之也라 諸如此類는 皆鬼從心生而實非鬼神所爲라 故로 曰 似鬼神也라 然이나 鬼旣在心이면 則誠有難以藥石奏效而非祝由不可者矣라 使祝由家 能因岐伯之言하야 而推廣其妙면 則功無不奏하고 術無不神하리니 無怪其列於十三科之一이라 又豈近代惑世誣民者流로 所可同日[9]語哉아 賊風篇義는 見疾病類三十一하니 所當互考라 ○ 又按컨대 鬼神之謂雖屬眇茫이나 然이나 易曰[10] 精氣爲物하며 遊魂爲變하니 是故로 知鬼神之情狀이라하고 孔子曰 鬼神之爲德 其盛矣

---

1) 懨懨: 앓는 모양, 편안한 모양.
2) 丹溪謂: 『格致餘論·虛病痰病有似邪祟論』에 보인다.
3) 呷: 마실 합.
4) 厭: 呪文월 엽. 기도나 주문으로 禍가 일어나지 않도록 함.
5) 毆: 칠, 때릴 구.
6) 懾: 두려워할, 으를 섭.
7) 褻衣: 속옷, 平常服.
8) 瞠: 똑바로 볼, 눈 휘둥그렇게 뜨고 똑바로 볼 당.
9) 同日: 同一時期, '岐伯의 時代와 同一하게'의 뜻임.

乎인저하니 然則鬼神之道를 其可忽哉아 故로 周官之有大祝[1]者하니 掌六祝之辭[2]하야 以事鬼神示[3]하야 祈福祥하며 求永貞也어늘 註에 曰 告神之辭를 曰祝이니 號者는 尊其名爲美稱也라하고 又有男巫[4]者하니 春招弭[5]以除疾病이어늘 註에 曰 招吉祥하고 弭禍崇하야 而疾病可除矣라하고 又有女祝[6]者하니 掌王后之內祭祀하야 以時招梗禬禳[7]之事어늘 註에 曰 招는 以召祥이요 梗은 以禦癘요 禬는 以除災害요 禳은 以弭變異니 四者는 所以除疾殃也라하니 以此觀之면 則巫祝之用을 雖先王大聖이 未始或廢나 盖藉以宣誠悃[8]하야 通鬼神而消災害하니 實亦先巫祝由之意也라 故로 其法이 至今流傳[9]하니 如時瘟骨鯁邪崇神志等疾에 間或取效라 然이나 必其輕淺小疾에 乃可用之요 設果內有虛邪하고 外有實邪에 苟舍正大之法하고 而崇尙虛無하면 鮮不誤事리니 奈何末世奸徒는 借神鬼爲妖祥[10]하고 假符祝爲欺誑고 今之人은 旣不知祝由之法이 自有一種當用之處하고 乃欲動輒賴之하야 信爲實然하야 致有妄言禍福而惑亂人心者하며 有禁止醫藥而坐失幾宜者하며 有當忌寒凉而誤吞符水者하며 有作爲怪誕而蕩人神氣者하고 本以治病而適以誤病하며 本以去鬼而適以致鬼하야 此之爲害 未可枚擧하니 其不爲奸巫所竊笑者 幾希[11]矣리라 故로 曰 拘於鬼神者는 不可與言至德이라하고 又曰 信巫不信醫가 一不治也라하니라 吁라 人生於地하고 懸命於天하니 彼鬼神者는 以天地之至德이요 二氣之良能이라 旣不得逆天命以禍福私人이어니 又焉得樂諂媚하야 以祝禳으로 免患이리오 尼父曰 獲罪於天이면 無所禱也라하고 又曰 敬鬼神而遠之라하니 此則吾心之所謂祝由也라 苟有事於斯者면 幸鑒余之迂論[12]이라
○ 運氣類四十四章에 有按하니 當考라

治之要極 無失色脈 治之極於一

『素問·移精變氣論』○ 十七

帝曰 余欲臨病人하야 **觀死生**하며 **決嫌疑**하되 **欲知其要**를 **如日月光**하노니 **可得聞乎**아

---

10) 易曰: 『周易·繫辭上』第四章에 보인다.
1) 大祝: 『周禮注疏·卷二十五·春官』에 보인다.
2) 辭: 辭說也.
3) 鬼神示: 人鬼, 天神, 地祇를 말함.(示는 祇와 同)
4) 男巫: 『周禮注疏·卷二十六·春官』에 보인다.
5) 弭: 彌와 同. 쉴(息), 그칠(止) 미.
6) 女祝: 『周禮注疏·卷八·天官』에 보인다.
7) 禬禳: 빎, 푸닥거리.
8) 悃: 정성, 지성스러울 곤.
9) 流傳: 세상에 널리 퍼지어 전함.
10) 妖祥: 吉凶, 禍福.
11) 幾希: 無幾, 甚小.
12) 迂論: 迂闊한 論說.

如日月光은 欲其明顯易見也라

岐伯이 曰 色脈者는 上帝之所貴也요 先師之所傳也라

言明如日月者도 無過色脈而已라 上帝는 上古之帝也요 先師는 卽下文所謂僦貸季也라

上古에 使僦貸季로 理色脈而通神明하야 合之金木水火土와 四時八風六合하야 不離其常이라

理色脈은 察內外之精微也요 通神明은 色脈辨而神明見也라 色脈之應은 無往不合하니 如五行之衰王과 四時之往來와 八風之變과 六合之廣이 消長相依하야 無不有常度也라

變化相移에 以觀其妙하며 以知其要하니 欲知其要則色脈이 是矣라

五行四時八風之氣가 迭有盛衰則變化相移하고 色脈隨之而應이라 故로 可以觀其妙知其要라 凡人之五藏六府와 百骸九竅에 脈必由乎氣하고 氣必合乎天하니 雖其深微難測이나 而惟於色脈에 足以察之라 故로 曰 欲知其要則色脈이 是矣라하니라

色以應日하고 脈以應月하야 常求其要則其要也라

色分五行而明晦是其變이요 日有十干而陰晴이 是其變이라 故로 色以應日이라 脈有十二經而虛實이 是其變이요 月有十二建而盈縮이 是其變이라 故로 脈以應月이라 常求色脈之要면 則明如日月而得其變化之要矣라

夫色之變化는 以應四時之脈하니 此上帝之所貴니 以合於神明也라 所以遠死而近生하야 生道以長하니 命曰聖王이요

上帝貴色脈之應이라 故로 能見幾察微하야 合於神明하야 常遠於死하고 常近於生하야 生道永昌하니 此聖王之治身如此라

中古之治病은 至而治之하야 湯液十日에 以去八風五痺之病하나니 十日不已어든 治以草蘇草荄之枝하야 本末爲助하고 標本已得하면 邪氣乃服이요

中古之治病은 必病至而後治之요 其治也 先以湯液이니 湯液者는 五穀所制而非藥也라 服之十日에 而八風五痺之病을 可以去矣요 使十日不已면 則治以草蘇草荄之枝니 蘇는 葉也요 荄는 根也며 枝는 莖也라 根枝相佐 故로 云本末爲助니 卽後世之煎劑也라 病原爲本이요 病變爲標니 得其標本이면 邪無不服이라 此中古之治가 雖不若上古之見於未然이나 而猶未若後世之誤也라 ○ 湯液義는 見前十五요 八風義는 見運氣類三十五요 五痺義는 見疾病類六十七이라 ○ 荄는 音該라

暮世之治病也엔 則不然하야 治不本四時하며 不知日月하며 不審逆從하야

王氏曰 四時之氣는 各有所在하니 不本其處而卽妄攻이 是反古也라하고 四時刺逆從論에 曰 春氣在經脈하고 夏氣在孫絡하고 長夏氣在肌肉하고 秋氣在皮膚하고 冬氣在骨髓하니 工當各隨所在而辟伏其邪爾라하니라 不知日月者는 謂日有寒溫明暗하고 月有空滿虧盈也니 八正神明論에 曰 凡刺之法은 必候日月星辰과 四時八正[1]之氣하야 氣定乃刺之라 是故로 天溫日明則人血淖溢而衛氣浮라 故로 血易寫하며 氣易行하고 天寒日陰則人血凝泣而衛氣沈이라 月始生則血氣始精하며 衛氣始行하고 月郭滿則血氣盛하며 肌肉堅하고 月郭空則肌肉減하며 經絡虛하며 衛氣去하야 形獨居하니 是以로 因天時而調血氣也라 是故로 天寒無刺요 天溫無凝이며 月生無寫요 月滿無補며 月郭空無治니 是謂得時而調之라하니 此之謂也라 不審逆從者는 謂不審量其病可治與不可治也라 ○ 愚按컨대 王太僕引經註此에 其說雖是나 而殊有未盡者하니 如不本四時면 則有不知運氣之盛衰와 陰陽之消長이라 故로 好用溫熱者는 忘天地之赫曦[2]요 專用寒凉者는 昧主客之流衍[3]이라 五音皆有宜忌하니 胡可視爲泛常이리오 故로 五常政大論에 曰 必先歲氣하야 無伐天和라하니라 設不知此而犯之면 如抱薪救火요 因雪加霜하야 誤人誤己而終身不悟者니 良可慨矣로다 如不知日月을 王註에 卽以日月爲解나 然이나 本篇所言者는 原在色脈이라 故로 不知色脈則心無參伍之妙하고 診無表裏之明하니 色脈不合者면 孰當舍證以從脈이며 緩急相碍者면 孰當先此而後彼리오 理趣不明하면 其妄孰甚하니 此色脈之參合은 必不可少라 故로 云日月也라 又若不審逆從엔 則有氣色之逆從하니 如玉版論要에 曰 色見上下左右에 各在其要하니 上爲逆이요 下爲從이며 女子는 右爲逆이요 左爲從이며 男子는 左爲逆이요 右爲從이라하고 衛氣失常篇[4]에 曰 審察其有餘不足而調之라야 可以知逆順矣라하고 有四時脈息之逆從하니 如平人氣象論에 曰 脈有逆從四時하니 未有藏形[5]이나 春夏而脈瘦하고 秋冬而脈浮大하면 命曰逆四時也라하고 玉機眞藏論에 曰 所謂逆四時者는 春得肺脈하고 夏得腎脈하고 秋得心脈하고 冬得脾脈하야 其至皆懸絶沈濇者를 命曰逆四時也라하고 有脈證之逆從하니 如平人氣象論에 曰 風熱而脈靜하고 泄而脫血에 脈實하며 病在中에 脈虛하고 病在外에 脈濇堅者는 皆難治니 命曰反四時也라하고 玉機眞藏論에 曰 病熱脈靜하며 泄而脈大하며 脫血而脈實하며 病在中에 脈實堅하고 病在外에 脈不實堅者는 皆難治也라하고 有治法之逆從하니 如至眞要大論에 曰 有逆取而得者하며 有從取而得者하니 逆은 正順也요 若順이나 逆也라하고 又曰 微者는 逆之하고 甚者는 從之라하고 又曰逆者는 正治요 從者는 反治니 從少從多는 觀其事也라하고 五常政大論에 曰 强其內守요 必同其氣하야 可使平也니 假者는 反之[6]라하니 是皆逆從之道니 醫所最當潛心者라 若不明四時脈

---

1) 八正: ① 八節之正氣. ② 天地八方之定位也: 天之八方은 日月星辰이요 地之八方은 四方四偶也라(高世栻)
2) 爀曦: 五行의 三五分紀에서 火의 太過를 말함.
3) 流衍: 水의 太過를 뜻함.
4) 衛氣失常篇에는 이런 文句가 없다.
5) 藏形: 本藏의 脈形.(眞藏脈)
6) 强其內守 必同其氣 可使平也 假者反之: 强其內守는 精氣(陽氣)를 內守하여 外泄시키지 말고 强하게 하라는

證之逆從이면 則不識死生之理하야 而病必多失하고 不明論治之逆從이면 則必至妄投하야 而絶人長命하리니 是乃所謂醫殺之耳라 此暮世之通弊也니 宜詳察之라

病形已成에야 乃欲微鍼으로 治其外하고 湯液으로 治其內로되

旣不能防於未然하고 又不能察其見在하야 心麤見淺이면 鍼藥亂施也라

麤工이 兇兇하야 以爲可攻하나니 故病未已에 新病復起니이다

麤工은 學不精而庸淺也요 兇兇은 好自用而孟浪也라 若輩者 意其爲實而攻之면 則假實未去而眞虛至하고 意其爲熱而寒之면 則故熱未除而新寒起하니 是는 不足以治人이요 而適足以害人耳라

帝曰 願聞要道하노이다 岐伯이 曰 治之要極은 無失色脈하야 用之不惑이 治之大則이어늘

色脈之與疾病은 猶形之與影과 聲之與應也라 故로 察病之要道는 在深明色脈之精微而不至惑亂이니 即明如日月之大法也라

逆從到行하야 標本不得하면 亡神失國하나니

逆從到行은 反順爲逆也요 標本不得은 舍本趨末也라 故로 致亡神失國이니 而身命을 又可知也라 ○ 到는 倒同이라

去故就新이라야 乃得眞人이니이다

此는 戒人以進德修業하야 無蹈暮世之轍而因循[1]自棄也라 去故者는 去其舊習之陋요 就新者는 進其日新之功이니 新而又新則聖賢을 可以學至而得眞人之道矣라

帝曰 余聞其要於夫子矣로니 夫子言不離色脈이라하니 此는 余之所知也로소이다 岐伯이 曰 治之極於一이니이다 帝曰 何謂一고 岐伯이 曰 一者는 因得之니이다

一之爲道大矣니 萬事萬物之原也라 易曰 天一生水라하고 堯曰 惟精惟一이라야 允執厥中이라하고 老子曰 道生一하고 一生二하고 二生三하고 三生萬物이라하고 又曰 天得一以淸하고 地得一以寧하고 神得一以靈하고 谷得一以盈하고 萬物得一以生하고 侯王得一以爲天下貞이라하고 孔子曰 吾道는 一以貫之라하고 釋氏曰 萬法歸一이라하고 莊子曰 通於一而萬事畢이라하고 邵子曰 天向一中에 分造化라하고 至眞要等論에 曰 知其要者는 一言而終하고 不知其要면 流散無窮이라하니 此曰治之極於一이 其道皆同也라 故로 人能得一이면 則宇宙在乎手하고 人能知一이면 則萬化

말이고, 必同其氣는 地理氣候에 同一하게 치료하라는 뜻이며, 假者反之는 反治를 의미함.

1) 因循: 舊習에 따라 행함, 無氣力하여 姑息的임.

歸乎心이라 一者는 本也요 因者는 所因也니 得其所因이면 又何所而不得哉아

帝曰 奈何오 岐伯이 曰 閉戶塞牖하고 繫之病者하야 數問其情하야 以從其意니

閉戶塞牖하고 繫之病者는 欲其靜而無擾也라 然後에 從容詢其情하고 委曲順其意하야 蓋必欲得其歡心이면 則問者不覺煩하고 病者不知厭하야 庶可悉其本末之因而治無誤也라 ○ 愚按컨대 本篇前엔 言治之要極無失色脈하고 此엔 言數問其情以從其意라 是亦邪氣藏府病形篇에 所謂見其色하야 知其病을 命曰明이요 按其脈하야 知其病을 命曰神이요 問其病하야 知其處를 命曰工이라 故로 知一則爲工이요 知二則爲神이요 知三則神且明矣라하니 與此意同이라 若必欲得其致病之本인댄 非於三者而參合求之면 終不能無失也라

得神者는 昌하고 失神者는 亡하니이다 帝曰 善하노이다

此는 總結上文而言死生之大本也라 天年篇에 曰 失神者는 死하고 得神者는 生이라하고 又本病論에 亦有此二句하니 見運氣類四十四니 俱當互考라

五過四德

『素問·疏五過論』全 ○ 十八

黃帝曰 嗚呼遠哉라 閔閔乎若視深淵하며 若迎浮雲이로다 視深淵엔 尚可測이나 迎浮雲엔 莫知其際라

閔閔은 玄遠無窮之謂라 深淵은 有底 故로 可測이나 浮雲은 無定 故로 莫知其際라 六微旨大論에 亦有此數句하니 蓋此는 言醫道요 彼는 言天道也니 見運氣類六이라

聖人之術은 爲萬民式이니 論裁志意에 必有法則하야 循經守數하고 按循醫事하야 爲萬民副 故로 事有五過四德하니 汝知之乎아

裁는 度也라 循經之循은 因也요 按循之循은 察也라 副는 助也라 醫辨賢愚하니 愚者는 誤多 故로 有五過하고 賢者는 道全 故로 有四德이라 王氏曰 德者는 道之用이요 生之本이라 故로 不可不敬愼也라하니라

雷公이 避席再拜曰 臣年幼小하고 蒙愚以惑하야 不聞五過與四德하고 比類形名을 虛引其經하야 心無所對니이다

比類形名은 公自言이니 雖能比類形證名目이나 然이나 亦皆虛引經義하야 而心則未明其深遠이라 故로 無以對也라

帝曰 凡未診病者는 必問하야 嘗貴後賤이면 雖不中邪나 病從內生하니 名曰脫營이요

嘗貴後賤者는 其心屈辱하고 神氣不伸하야 雖不中邪나 而病生於內라 營者는 陰氣也라 營行脈中하되 心之所主니 心志不舒면 則血無以生하야 脈日以竭이라 故로 爲脫營이라 ○ 中은 去聲이라

嘗富後貧이면 名曰失精이니 五氣留連하야 病有所并이라

嘗富後貧者는 憂煎日切하고 奉養日廉이라 故로 其五藏之精이 日加消敗하니 是爲失精이라 精失則氣衰하고 氣衰則不運 故로 爲留聚而病有所并矣라

醫工診之에 不在藏府하고 不變軀形하니 診之而疑하야 不知病名이니라

如前二病者를 求之內證則藏府無可憑하고 求之外證則形軀無所據하야 診者不明其故면 則未有不疑而莫識其爲何病也라

身體日減하며 氣虛無精하야

其病漸深則體爲瘦減하고 其氣日虛則精無以生하니 陰陽應象大論에 曰 氣歸精하고 精食氣故也라

病深하면 無氣하고 洒洒然時驚하니

及其病深하여는 則眞氣消索 故로 曰 無氣요 無氣則陽虛 故로 洒然畏寒也요 陽虛則神不足 故로 心怯而驚也라

病深者는 以其外耗於衛하고 內奪於榮이라

精氣俱損則表裏俱困이라 故로 外耗於衛하고 內奪於榮하니 此其所以爲深也라

良工所失은 不知病情이니 此亦治之一過也라

雖曰良工이나 而不能察此則不得其情하니 焉知其本이리오 此過誤之一也라

○ 凡欲診病者는 必問飮食居處와

飮食有膏粱藜藿之殊하고 居處有寒溫燥濕之異하야 因常知變이니 必詳問而察之라

暴樂暴苦와 始樂後苦니 皆傷精氣하야 精氣竭絶하면 形體毁沮라

樂則喜하고 喜則氣緩하며 苦則悲하고 悲則氣消라 故로 苦樂失常에 皆傷精氣요 甚至竭絶則形體毁沮라 沮는 壞也라 ○ 樂은 音洛이요 沮는 將魚切이라

暴怒傷陰하고 **暴喜傷陽**하야

怒傷肝하되 肝藏血 故로 傷陰이요 喜傷心하되 心藏神 故로 傷陽이라

厥氣上行하면 **滿脈去形**이라

厥氣는 逆氣也라 凡喜怒過度而傷其精氣者는 皆能令人氣厥逆而上行이라 氣逆於脈 故로 滿脈이요 精脫於中 故로 去形이라 ○ 陰陽應象大論에도 有此四句하니 見陰陽類一이라

愚醫治之에 **不知補寫**하고 **不知病情**하야 **精華日脫**하고 **邪氣迺幷**하니 **此治之二過也**라

不明虛實 故로 不知補寫하고 不察所因 故로 不知病情이라 以致陰陽敗竭 故로 精華日脫이니 陽脫者는 邪幷於陰하고 陰脫者는 邪幷於陽 故로 曰 邪氣迺幷이라 此愚醫之所誤니 過之二也라

○ **善爲脈者**는 **必以比類奇恒從容**으로 **知之**하나니 **爲工而不知道**면 **此診之不足貴**니 **此治之三過也**라

比類는 比別例類也라 奇恒은 異常也라 從容은 古經篇名이니 蓋法在安詳[1]靜察也라 凡善診者는 必比類相求 故로 能因陰察陽하며 因表察裏하며 因正察邪하며 因此察彼하니 是以로 奇恒異常之脈證을 皆自從容之法而知之矣라 易曰 引而伸之하며 觸類而長之면 天下之能事畢矣[2]라하니 其卽比類之謂歟인저 工不知此면 何診之有리오 此過誤之三也라 又示從容論에 曰 脾虛浮는 似肺하고 腎小浮는 似脾하고 肝急沈散은 似腎하니 此皆工之所時亂也라 然이나 從容得之라하니 詳疾病類九라

○ **診有三常**하니 **必問貴賤**과 **封君敗傷**과 **及欲侯王**이라

三常은 卽常貴賤常貧富常苦樂之義요 封君敗傷者는 追悔已往이요 及欲侯王者는 妄想將來니 皆致病之因이라

故貴脫勢하면 **雖不中邪**나 **精神內傷**하야 **身必敗亡**하고

抑鬱不伸 故로 精神內傷하야 迷而不達하니 不亡이면 不已也라

始富後貧하면 **雖不傷邪**나 **皮焦筋屈**하야 **痿躄爲攣**하니

憂愁思慮則心肺俱傷하야 氣血俱損 故로 爲是病이라 ○ 躄은 音壁이니 足不能行也라

---

1) 安詳: 性質이 安存하고 자세함.

2) 引而伸之 觸類而長之 天下之能事畢矣: "이끌어 거듭 펴며 부류끼리 접촉해 커나가면 천하의 능한 일을 다 할 것이다"의 뜻임. 『周易·繫辭上』 九章에 보인다.

醫不能嚴하야 不能動神하고 外爲柔弱하야 亂至失常하야 病不能移면 則醫事不行하니 此治之四過也라

戒不嚴이면 則無以禁其欲하고 言不切이면 則無以動其神이라 又其詞色이 外爲柔弱하야 而委隨[1]從順[2]하야 任[3]其好惡면 則未有不亂而至失其常者라 如是則病不能移하니 其於醫也何有리오 此過誤之四也라

○ 凡診者는 必知終始하고 有知餘緖[4]하며 切脈問名하야 當合男女라

必知終始는 謂原其始하야 要其終也라 有知餘緖는 謂察其本하야 知其末也라 切其脈에 必問其名은 欲得其素履[5]之詳也라 男女有陰陽之殊하고 脈色有逆順之別이라 故로 必辨男女而察其所合也라

離絶菀結과 憂恐喜怒에 五藏이 空虛하고 血氣離守하니 工不能知면 何術之語리오

離者는 失其親愛요 絶者는 斷其所懷며 菀은 謂思慮抑鬱이요 結은 謂深情難解라 憂則氣沈하고 恐則氣怯하며 喜則氣緩하고 恚則氣逆이라 凡此는 皆傷其內라 故로 令五藏空虛하고 血氣離守하니 醫不知此면 何術之有리오 ○ 菀은 鬱同이라

嘗富[6]大傷하면 斬筋絶脈하야 身體復行이나 令澤不息하고

大傷은 謂甚勞甚苦也라 故로 其筋如斬하고 脈如絶하니 以耗傷之過也라 雖身體猶能復舊而行이나 然이나 令澤不息矣라 澤은 精液也요 息은 生長也라

故傷敗結하야 留薄歸陽하면 膿積하야 寒炅이라

故는 舊也니 言舊之所傷이 有所敗結하야 血氣留薄不散하면 則鬱而成熱하야 歸於陽分이라 故로 膿血蓄積하야 令人寒炅交作也라 ○ 炅은 居永切이니 熱也라

麤工治之에 亟刺陰陽하야 身體解散하고 四支轉筋하면 死日有期어늘

麤工이 不知寒熱爲膿積所生이라 膿積은 以勞傷所致어늘 乃治以常法하야 急刺陰陽하야 奪而又奪하야 以致血氣復傷 故로 身體解散하고 四支轉筋하면 則死日有期하니 謂非麤工之誤之者耶아 ○ 亟은 音棘이라

---

1) 委隨: 점잖고 유순함.
2) 從順: 순순히 복종함. (順從)
3) 任: 放任, 제멋대로 함.
4) 餘緖: 餘는 末, 緖는 本을 말함.
5) 素履: 素行.
6) 富: 當의 誤字로 보인다.

醫不能明하야 不問所發하고 唯言死日하니 亦爲麤工이니 此治之五過也라

但知死日하고 而不知致死[1]者는 由於施治之不當이니 此過誤之五也라

凡此五者는 皆受術不通하야 人事不明也라

不通者는 不通於理也니 物理不通하고 焉知人事리오 以上五條는 所不可不知也라

○ 故로 曰 聖人之治病也에 必知天地陰陽과 四時經紀와

陰陽氣候之變에 人身應之하야 以爲消長하니 此天道之不可不知也라

五藏六府와 雌雄表裏와 刺灸砭石과 毒藥所主하고

藏府有雌雄하고 經絡有表裏하고 刺灸石藥에 各有所宜하니 此藏象之不可不知也라

從容[2]人事하야 以明經道하고 貴賤貧富에 各異品理[3]하고 問年少長과 勇怯之理하고

經道는 常道也라 不從容於人事면 則不知常道하니 不能知常이면 焉能知變이리오 人事有不齊하고 品類有同異하니 知之則隨方就圓하야 因變而施[4]니 此人事之不可不知也라

審於部分하야 知病本始와 八正九候라야 診必副矣니라

八正은 八節之正氣也라 副는 稱也라 能察形色於分部면 則病之本始를 可知요 能察邪正於九候면 則脈之順逆을 可據라 明斯二者라야 診必稱矣니 此色脈之不可不知也라 ○ 按컨대 本篇詳言五過하고 未明四德이로되 而此四節에 一言天道요 一言藏象이요 一言人事요 一言脈色이니 卽四德也라 明此四者면 醫道全矣리니 誠缺一不可也라

治病之道는 氣內爲寶니 循求其理하되 求之不得하면 過在表裏라

氣內者는 氣之在內者也니 卽元氣也라 凡治病者는 當先求元氣之强弱이니 元氣旣明이면 大意見矣라 求元氣之病而無所得然後에 察其過之在表在裏以治之라야 斯無誤也라 此下五節도 亦皆四德內事라 ○ 愚按컨대 氣有外氣하니 天地之六氣也요 有內氣하니 人身之元氣也라 氣失其和則爲邪氣요 氣得其和則爲正氣며 亦曰眞氣라 但眞氣所在에 其義有三하니 曰 上中下也라 上者는 所受於天하야 以通呼吸者也요 中者는 生於水穀하야 以養榮衛者也요 下者는 氣化於精하야 藏於命門하야 以爲三焦之根本者也라 故로 上有氣海하니 曰膻中也니 其治在肺하고 中有水穀

---

1) 致死: 죽게 함.
2) 從容: 周詳, 卽 周到綿密하게 詳察함.
3) 品理: 品類의 理致.
4) 隨方就圓 因變而施: "方圓可施"와 같은데 무슨 일이든 제대로 처리한다는 뜻이다.

氣血之海하니 曰中氣也니 其治在脾胃하며 下有氣海하니 曰丹田也니 其治在腎이라 人之所賴惟此氣耳니 氣聚則生하고 氣散則死라 故로 帝曰 氣內爲寶라하니 此誠最重之辭요 醫家最切之旨也라 卽如本篇始末所言과 及終始等篇에 皆惓惓以精氣重虛爲念하니 先聖惜人元氣至意를 於此可見이라 奈何今之醫家는 但知見病治病하고 初不識人根本하니 凡天下之理가 亦焉有根本受傷而能無敗者며 伐絶生機는 其誰之咎아 所以余之治人에 旣察其邪라도 必觀其正하니 因而百不失一하야 存活無算이라 故로 於諸章之注에 亦必以元氣爲首務는 實本諸此篇이니 非億見也라 凡心存仁愛者는 其毋忽於是焉이라 ○ 又眞氣義는 見疾病類四라

守數據治하야 **無失兪理**니 **能行此術**이면 **終身不殆**하고

此는 承上文而言表裏陰陽과 經絡藏府 皆有其數하야 不可失也라 兪理는 周身兪穴之理也라 殆는 危也라

不知兪理면 **五藏菀熱**하야 **癰發六府**라

菀은 積也라 不知兪穴之理하고 妄施刺灸하면 則五藏菀積하야 其熱癰이 乃發於六府矣라 是亦上文故傷敗結과 留薄歸陽之義라

診病不審을 **是謂失常**이니 **謹守此治**라야 **與經相明**이라

若不詳加審察이면 必失經常中正之道라 故로 欲謹守治法者는 在求經旨하야 以相明也라 經은 卽下文上經下經之謂라

上經下經으로 **揆度陰陽**하고 **奇恒五中**을 **決以明堂**하며 **審於終始**하면 **可以橫行**하리라

上經下經은 古經名也니 病能論에 曰 上經者는 言氣之通天이요 下經者는 言病之變化也라하니라 揆度은 切度之也라 奇恒은 言奇病也요 五中은 五內也라 明堂은 面鼻部位也요 終始는 靈樞篇名也라 凡診病者는 能明上經下經之理하야 以揆度陰陽하고 能察奇恒五中之色而決於明堂하며 能審脈候鍼刺之法於終始等篇之義하니 夫如是則心通一貫하며 應用不窮하며 目牛無全[1]하야 萬擧萬當하리니 斯則高明無敵於天下라 故로 可橫行矣라

四失

『素問·徵四失論』 ○ 十九

黃帝在明堂하신대 **雷公**이 **侍坐**어늘 **黃帝曰 夫子所通書**와 **受事衆多矣**리니 **試**

1) 目牛無全: "庖丁解牛"와 같다. 庖丁이라는 요리사가 쇠고기를 바르는 데 지극히 巧妙하였다는 故事에서 유래하였다.

言得失之意의 **所以得之**와 **所以失之**하라

明堂은 王者南面以朝諸侯하야 布政令之所요 非前篇明堂之謂라 得失之意는 言學力功用之何如也라 ○ 夫는 音扶라

雷公이 **對曰 循經受業**에 **皆言十全**이로되 **其時有過失者**하니 **願聞其事解也**로이다

言依經受學은 謂已十全이나 而用以診治엔 則時有過失하여도 莫知所以하니 願聞其事之解說也라

帝曰 子年少하야 **智未及邪**아 **將言以雜合邪**아

智未及은 謂計慮之未周也요 言以雜合은 謂已無定見이라 故로 雜合衆說而不能獨斷也라 然則皆言十全者는 正以其未全耳라 ○ 邪는 耶同이라

夫經脈이 **十二**요 **絡脈**이 **三百六十五**니 **此**는 **皆人之所明知**요 **工之所循用也**라

循은 依順也라 此는 言經絡之略이니 誰不能知리오 卽循經受業之謂耳라

所以不十全者는 **精神不專**하고 **志意不理**[1]하야 **外內**[2]**相失 故**로 **時疑殆**라

既已循經受業而猶不能十全者는 何也오 蓋道統之傳은 載由經籍하고 圓通運用은 妙出吾心이라 使必欲按圖索驥[3]면 則後先易轍[4]하야 未有不失者矣라 故로 精神不能專一者는 以中無主而雜合也요 志意不分條理者는 以心不明而紛亂也요 外內相失者는 以彼我之神不交하야 心手之用不應也라 故로 時有疑惑하야 致乎危殆라 孟子曰[5] 梓匠輪輿[6] 能與人規矩언정 不能使人巧라하니 然則循經受業에 徒讀父書면 奚益哉아 此過失之解[7]也라

診不知陰陽逆從之理하니 **此治之一失也**요

陰陽逆從之理는 脈色證治에 無不賴之니 不知此者면 惡足言診이리오 此一失也라

受師不卒하고 **妄作離**[8]**術**하며 **謬言爲道**하야 **更名自功**[9]하고 **妄用砭石**하야 **後遺身咎**하니 **此治之二失也**요

---

1) 不理: 不分條理也.
2) 外內: 病情과 神志.
3) 按圖索驥: 按圖索駿. 그림속의 준마를 찾기는 어렵다는 뜻임.
4) 轍: 원래 수레바퀴자국을 뜻하나 轉하여 흔적, 행적을 의미함.
5) 孟子曰: 「盡心章句下」에 보인다.
6) 梓匠輪輿: 梓匠은 목수, 輪輿는 바퀴 만드는 기술자.
7) 解: 解說, 解答.
8) 離: 別也.
9) 更名自功: 變易其說(變更名目) 自以爲功.

受師不卒者는 學業未精하고 苟且自是也요 妄作離術者는 不明正道하고 假借異端也라 謬言爲道하야 更名自功者는 侈口[1]妄譚하고 巧立名色[2]하야 以欺人也요 及有不宜砭石而妄用者는 是不明鍼灸之理니 安得免於災咎리오 此二失也라

不適貧富貴賤之居와 坐[3]之薄厚와 形之寒溫하며 不適飮食之宜하며 不別人之勇怯하며 不知比類하면 足以自亂이요 不足以自明하니 此治之三失也요

適은 察其所便也라 坐는 處也라 察貧富貴賤之常이면 則情志勞佚을 可知요 察處之薄厚면 則奉養豊儉을 可知요 察形之寒溫이면 則强弱堅脆와 受邪微甚을 可知요 察飮食之宜否면 則五味之損益과 用藥之寒熱을 可知라 凡此者를 使不能比別例類以求其詳이면 則未免自亂矣니 明者固如是乎아 此三失也라

診病에 不問其始하야 憂患飮食之失節과 起居之過度와 或傷於毒을 不先言此하고 卒持寸口하면 何病能中이리오 妄言作名타가 爲麤所窮하니 此治之四失也라

凡診病之道에 必先察其致病之因하고 而後參合以脈하면 則其陰陽虛實이 顯然自明이요 使不問其始하면 是不求其本也라 又若憂患飮食之失節은 內因也요 起居之過度는 外因也요 或傷於毒은 不內外因也니 不先察其因하고 而卒持寸口하야 自謂脈神하고 無待於問하면 亦焉知眞假逆從이며 脈證이 原有不合이어늘 倉卒一診하면 安能盡中病情이리오 心無定見 故로 妄言作名이라 誤治傷生하고 損德孰甚하야 人己皆爲所窮은 蓋麤疎不正所致니 此四失也라

是以로 世人之語者는 馳[4]千里之外하니

工之得失[5]은 則毁譽[6]之遠聞也라

不明尺寸之論하야 診無人事治數之道와 從容之葆하고 坐持寸口하면 診不中五脈하고 百病所起하리니 始以自怨이라가 遺師其咎라

人事治數之道는 卽前篇貴賤貧富와 守數據治之謂라 從容은 周詳也요 葆는 韜藏也니 知周學富가 卽從容之葆也라 若理數未明而徒持寸口면 則五藏之脈이 且不能中하니 又焉知百病之所起리오 是以로 動多過失이면 乃始知自怨其無術而歸咎於師傅之未盡하니 豈其然哉아 語[7]云 學到知

1) 侈口: 큰 입(大口), 말을 잘하는 혀(饒舌).
2) 名色: 名目, 구실, 이유.
3) 坐: 張琦는 '生'의 誤字로, 高士宗은 '土'의 誤字로 보았다.
4) 馳: 달릴, 퍼질(傳播).
5) 得失: 長點과 短點, 成功과 失敗.
6) 毁譽: 誹謗과 稱讚, 非難과 名譽.
7) 語: 俗談. (俚語)

羞處라야 方知藝不精이라하니 今之人이 多有終身不知羞者는 果何如其人也아 ○ 葆는 音保라

是故로 治不能循理하면 棄術於市하고 妄治時愈하면 愚心自得하니

市는 多人處也라 不能循理면 焉能濟人이리오 人不相信하면 如棄術於市하야 言見棄於衆人也라 然이나 亦有妄施治療하야 偶或一愈에 愚者不知爲僥倖하고 而忻然信爲心得이면 則未免以非爲是하야 而後人踵[1]其害矣라

嗚呼라 窈窈冥冥에 熟知其道아 道之大者는 擬於天地하고 配於四海하니

窈窈冥冥은 道深玄也라 熟은 當作孰이라 擬於天地는 言高厚之無窮이요 配於四海는 言深廣之難測이니 見不可以易言也라

汝不知道之諭[2]하면 受以明爲晦하리라

不知道之諭는 不得其旨也라 失其旨則未免因辭害意하고 反因明訓而爲晦니 此醫家之大戒也라 晦는 不明之謂라

辟療五疫

『素問·遺篇刺法論』○ 二十

黃帝曰 余聞五疫之至에 皆相染易하야 無問大小[3]하고 病狀相似라하니 不施救療하면 如何可得不相移易者아

五疫은 卽五運疫癘之氣니 詳見運氣類四十一이요 與此로 原出同篇이니 所當互考라 如何可得不相移易者는 謂欲禁止其傳染也라

岐伯이 曰 不相染者는 正氣存內하야 邪不可干이라 避其毒氣는 天牝從來에 復得其往하니 氣出於腦면 卽不邪干이라

疫癘는 乃天之邪氣니 若吾身正氣乃固하면 則邪不可干이라 故로 不相染也라 天牝은 鼻也니 鼻受天之氣 故로 曰天牝이니 老子謂之玄牝이 是亦此義라 氣自空虛而來하고 亦欲其自空虛而去라 故로 曰避其毒氣는 天牝從來에 復得其往也라 蓋以其通於鼻하고 鼻連於腦中하야 流布諸經하야 令人相染矣라 氣出於腦는 謂嚏或張鼻泄之면 則邪從鼻出하야 毒氣를 可令散也라

氣出於腦는 卽先想心如日이라가

1) 踵: 이를, 이을 종.
2) 諭: 敎訓, 趣旨.
3) 大小: 大人과 小兒.

日은 爲太陽之氣요 應人之心하니 想心如日이면 卽所以存吾之氣하고 壯吾之神하야 使邪氣不能犯也라

欲將入於疫室이어든 先想青氣自肝而出하야 左行於東하야 化作林木하고

心之所至에 氣必至焉이라 故로 存想[1]之則神有所注而氣可王矣라 左行於東하야 化作林木之狀은 所以壯肝氣也라

次想白氣自肺而出하야 右行於西하야 化作戈甲하고

所以壯肺氣也라

次想赤氣自心而出하야 南行於上하야 化作焰明하고

所以壯心氣也라

次想黑氣自腎而出하야 北行於下하야 化作水하고

所以壯腎氣也라

次想黃氣自脾而出하야 存於中央하야 化作土하야

所以壯脾氣也라

五氣護身之畢에 以想頭上如北斗之煌煌하고 然後可入於疫室이라

煌煌은 煇耀貌라 天行疫癘傳染은 最速 故로 當謹避之如此라

○ 又一法은 於春分之日에 日未出而吐之하고

舊註에 曰 用遠志去心이니 以水煎之하야 飮二盞하야 吐之면 不疫이라하니라

○ 又一法은 於雨水日後에 三浴하야 以藥泄汗하고

謂以祛邪散毒之藥으로 煎湯三浴하야 以泄其汗也라

○ 又一法은 小金丹方이니 辰砂二兩 水磨雄黃一兩 葉子雌黃[2]一兩 紫金半兩을

以金箔同研之하야 可爲細末이라

同入合中하야 外固하고 了地[3]一尺하야 築地實[4]하고 不用爐하며 不須藥制하

---

1) 存想: 깊이 생각하고 精神을 集中하는 內視內觀의 修鍊法.
2) 葉子雌黃: 上品의 雄黃을 말함.
3) 了地: 高士宗은 '入地也'로 해석하였다.

고 用火[1]二十斤煅之也하야 七日에 終하고

常令火不斷이라

候冷하야 七日에 取하야 次日出合子하고 埋藥地中七日에 取出하야 順日[2]研之三日에 煉白沙蜜爲丸하야 如梧桐子大하야 每日望東吸日華氣一口하고 冰水下一丸하야 和氣嚥之하야 服十粒하면 無疫干也니이다

合子는 卽磁礶[3]之屬이요 順日研之는 謂左旋也라 ○ 按컨대 此遺篇之言은 乃出後人增附하야 法非由古하니 未足深信이라 愚有避疫法在陰陽類首章하니 所當幷察이라

---

4) 地實: 『素問注證發微』·『素問直解』에는 '地賓'으로 되어 있는데 高士宗은 地賓을 '地穴'로 보았다.

1) 火: 燃料의 뜻임.

2) 順日: 逐日.

3) 礶: 푸른 숫돌 구.

類經十三卷

張介賓類註

疾病類

病機

『素問·至眞要大論』○ 一

帝曰 夫百病之生也 皆生於風寒暑濕燥火하야 **以之化之變也**라

風寒暑濕燥火는 天之六氣也라 氣之正者爲化요 氣之邪者爲變이라 故로 曰之化之變也라

經에 **言 盛者**는 **瀉之**하고 **虛者**는 **補之**라하니 **余錫以方士**로되 **而方士用之**에 **尚未能十全**이라 **余欲令要道必行**하야 **桴鼓相應**하며 **由拔刺雪汚**하야 **工巧神聖**케하리니 **可得聞乎**아

錫은 賜也라 十全은 無一失也라 桴는 鼓槌也라 由는 猶同이라 拔刺雪汚는 去病如拾也니 又詳義가 見鍼刺類五十二라 難經에 曰 問而知之를 謂之工이요 切脈而知之를 謂之巧요 望而知之를 謂之神이요 聞而知之를 謂之聖이라하고 又曰 以外知之를 曰聖이요 以內知之를 曰神이라하니라 ○ 桴는 音孚라

岐伯이 **曰 審察病機**하야 **無失氣宜**라하니 **此之謂也**니이다

病隨氣動하니 必察其機하야 治之得其要면 是無失氣宜也라 ○ 愚按컨대 氣交變五常政至眞要等論에 皆詳言五運六氣에 各有太過不及而天時民病이 變必因之 故로 有淫勝反勝客勝主勝之異라 蓋氣太過則亢極而實하고 氣不及則被侮而虛하니 此陰陽盛衰自然之理也라 本篇은 隨至眞要大論之末하야 以統言病機 故로 藏五氣六에 各有所主하야 或實或虛가 則亦無不隨氣之變而病有不同也라 卽如諸風掉眩皆屬於肝矣니 若木勝則四支強直而爲掉하고 風動於上而爲眩이니 脾土受邪하야 肝之實也요 木衰則血不養筋而爲掉하고 氣虛於上而爲眩이니 金邪乘木하야 肝之虛也라 又如諸痛痒瘡皆屬於心矣니 若火盛則熾熱爲癰이니 心之實也요 陽衰則陰勝爲疽니 心之虛也라 五藏六氣는 虛實皆然 故로 本篇에 首言盛者寫之하고 虛者輔之라하고 末言有者求之하고 無者求之하며 盛者責之하고 虛者責之라하니 蓋旣以氣宜로 言病機矣라 又特以盛虛有無

四字로 貫一篇之首尾하야 以盡其義하니 此正先聖心傳이요 精妙所在하야 最爲喫緊綱領이어늘 奈何劉完素未之詳審하고 略其顚末[1]하야 獨取其中一十九條하야 演爲原病式하니 皆偏言盛氣實邪라 且於十九條中에 凡歸重[2]於火者十之七八이요 至於不及虛邪하여는 則全不相顧라 又曰 其爲治者는 但當寫其過甚之氣하야 以爲病本이요 不可反誤治其兼化也라하니 立言若此면 虛者何堪이리오 故로 樓氏指其治法之偏하니 誠非過也라 夫病機는 爲入道之門이요 爲跬步[3]之法이니 法有未善하야 而局[4]人心目이면 初學得之에 多致終身不能超脫[5]하고 習染[6]旣久에 流弊日深하리니 所以近代醫家擧動은 皆河間遺風이라 其於寫假熱하고 伐眞虛하야 覆人於反掌間者는 比比[7]皆然하니 不忍見也라 或諱之曰 河間은 當胡元[8]之世하야 其風聲[9]氣習[10]이 本有不同하야 因時制宜라 故로 爲是論이라하니 卽或有之라도 則世變風移하야 今非昔比하니 設欲率由[11]其舊면 恐氷炭鉤繩이 不相符也라 心切憫之하야 不容不辨이라

帝曰 願聞病機는 何如오 岐伯이 曰 諸風掉眩은 皆屬於肝하고

風類不一 故로 曰諸風이라 掉는 搖也요 眩은 運也라 風主動搖하니 木之化也라 故로 屬於肝이라 其虛其實에 皆能致此하니 如發生之紀에 其動掉眩巓疾하고 厥陰之復에 筋骨掉眩之類者는 肝之實也라 又如陽明司天에 掉振鼓慄하야 筋痿不能久立者는 燥金之盛이니 肝受邪也요 太陰之復에 頭頂痛重而掉瘛尤甚者는 木不制土하야 濕氣反勝이니 皆肝之虛也라 故로 衛氣篇에 曰 下虛則厥하고 上虛則眩이라하니 亦此之謂라 凡實者는 宜凉宜寫하고 虛則宜補宜溫이니 反而爲之면 禍不旋踵[12]矣라 餘治放此하니라 ○ 掉는 提料切이라

諸寒收引은 皆屬於腎하고

收는 歛也요 引은 急也라 腎屬水하고 其化寒이라 凡陽氣不達則營衛凝聚하고 形體拘攣하니 皆收引之謂라 如太陽之勝爲筋肉拘苛血脈凝泣과 歲水太過爲陰厥爲上下中寒은 水之實也요 歲水不及爲足痿淸厥과 涸流之紀其癃閉는 水之虛也로되 水之虛實은 皆本於腎이라

---

1) 顚末: 일의 처음부터 마지막까지. 顚은 머리, 이마, 꼭대기 전.
2) 歸重: 推重, 借重. 중요한 곳을 좇음, 중요한 대목으로 돌림.
3) 跬步(규보): 반걸음, 暫時, 一時. 여기에서는 "跬步不可離"의 뜻으로 쓰임. 『荀子·勸學篇』에 "跬步不休 跛鼈千里"라 하였음.
4) 局: 局限, 制限의 뜻임.
5) 超脫: 拘束에서 벗어 남.
6) 習染: 習慣.
7) 比比: 到處, 하나같이, 자주, 빈번히.
8) 胡元: 元朝의 낮춤말. 북쪽의 오랑캐라는 뜻임.
9) 風聲: 風俗, 風潮, 風氣.
10) 氣習: 氣質과 習慣, 性味와 버릇.
11) 率由: 率循. 따르다, 좇다의 뜻임.
12) 旋踵: 발걸음을 돌려 돌아섬, 畏避退縮.

諸氣膹鬱은 皆屬於肺하고

膹은 喘急也요 鬱은 否悶也라 肺屬金하고 其化燥라 燥金이 盛則淸邪在肺而肺病有餘하니 如歲金太過甚則喘欬逆氣之類가 是也요 金氣衰則火邪勝之而肺病不足하니 如從革之紀其發喘欬之類가 是也라 肺主氣 故로 諸氣膹鬱者는 其虛其實에 皆屬於肺라 ○ 膹은 音憤이라

諸濕腫滿은 皆屬於脾라

脾屬土하고 其化濕이라 土氣實則濕邪盛行하니 如歲土太過則飮發中滿食減四支不擧之類가 是也요 土氣虛則風木乘之하고 寒水侮之하니 如歲木太過에 脾土受邪하면 民病이 腸鳴腹支滿하고 卑監之紀에 其病이 留滿否塞하며 歲水太過甚則腹大脛腫之類가 是也라 脾主肌肉 故로 諸濕腫滿等證虛實이 皆屬於脾라

諸熱瞀瘛는 皆屬於火하고

瞀는 昏悶也요 瘛는 抽掣也라 邪熱傷神則瞀요 亢陽傷血則瘛 故로 皆屬於火라 然이나 歲火不及則民病이 兩臂內痛하며 鬱冒朦昧하고 歲水太過則民病이 身熱煩心하며 躁悸하며 渴而妄冒하니 此又火之所以有虛實也라 ○ 瞀는 茂務二音이요 瘛는 音翅라

諸痛痒瘡은 皆屬於心하고

熱甚則瘡痛하고 熱微則瘡痒이라 心屬火하고 其化熱 故로 瘡瘍은 皆屬於心也라 然이나 赫曦之紀에 其病瘡瘍은 心邪盛也요 太陽司天에 亦發爲癰瘍은 寒水勝也니 火盛則心實하고 水勝則心虛를 於此可見이라

諸厥固泄은 皆屬於下하고

厥은 逆也라 厥有陰陽二證하니 陽衰於下則爲寒厥이요 陰衰於下則爲熱厥이라 固는 前後不通也라 陰虛則無氣하고 無氣則淸濁不化하니 寒閉也요 火盛則水虧하고 水虧則精液乾涸하니 熱結也라 泄은 二陰不固也라 命門火衰則陽虛失禁하니 寒泄也요 命門水衰則火迫注遺하니 熱泄也라 下는 言腎氣니 蓋腎居五藏之下하야 爲水火陰陽之宅이요 開竅於二陰 故로 諸厥固泄이 皆屬於下라

諸痿喘嘔는 皆屬於上하고

痿有筋痿肉痿脈痿骨痿之辨 故로 曰諸痿라 凡支體痿弱이 多在下部而曰屬於上者는 如痿論에 云 五藏使人痿者는 因肺熱葉焦하야 發爲痿躄也라하니 肺居上焦 故로 屬於上이라 氣急을 曰喘이니 病在肺也요 吐而有物有聲을 曰嘔니 病在胃口也로되 逆而不降하니 是皆上焦之病이라

諸禁鼓慄과 如喪神守는 皆屬於火하고

禁은 噤也니 寒厥咬牙를 曰噤이라 鼓는 鼓頷也요 慄은 戰也라 凡病寒戰而精神不能主持하야 如喪失神守者는 皆火之病也라 然이나 火有虛實之辨하니 若表裏熱甚而外生寒慄者는 如陰陽應象大論所謂熱極生寒과 重陽必陰也라 河間이 曰 心火熱甚하야 亢極而戰하면 反兼水化制之라 故로 爲寒慄者라하니 皆言火之實也라 若陰盛陽虛而生寒慄者는 如調經論에 曰 陽虛畏外寒이라하고 刺節眞邪論에 曰 陰勝則爲寒하고 寒則眞氣去하니 去則虛하고 虛則寒搏於皮膚之間者라하니 皆言火之虛也라 有傷寒將解而爲戰汗者하니 如仲景이 曰 其人本虛하니 是以作戰이라하고 成無已曰 戰慄者는 皆陰陽之爭也라 傷寒欲解將汗之時에 正氣內實하야 邪不能與之爭則便汗出而不發戰하고 邪氣欲出에 其人本虛하면 邪與正爭하되 微者爲振이요 甚者則戰이라하니 皆言傷寒之戰汗이 必因於虛也라 有痎瘧之爲寒慄者하니 如瘧論에 曰 瘧之始發也에 陽氣幷於陰하니 當是之時하여는 陽虛而陰盛하야 外無氣라 故로 先寒慄也라 夫瘧氣者는 幷於陽則陽勝하고 幷於陰則陰勝하니 陰勝則寒하고 陽勝則熱이라하고 又曰 陽幷於陰則陰實而陽虛하니 陽明이 虛則寒慄鼓頷也라하니 由此觀之면 可見諸禁鼓慄이 雖皆屬火나 但火實者는 少하고 火虛者는 多耳라

諸痓項强은 皆屬於濕하고

痓은 風强病也라 項爲足之太陽이니 濕兼風化而侵寒水之經은 濕之極也라 然이나 太陽所至爲屈伸不利와 太陽之復爲腰脽反痛屈伸不便者는 是又爲寒水反勝之虛邪矣라 ○ 痓은 音敬이라

諸逆衝上은 皆屬於火하고

火性炎上 故로 諸逆衝上者는 皆屬於火라 然이나 諸藏諸經에 皆有逆氣면 則其陰陽虛實에 有不同矣라 其在心脾胃者는 如脈解篇에 曰 太陰所謂上走心爲噫者는 陰盛而上走於陽明하고 陽明이 絡屬心 故로 曰上走心爲噫也라하고 有在肺者는 如藏氣法時論에 曰 肺苦氣上逆也라하고 有在脾者는 如經脈篇에 曰 足太陰厥氣上逆則霍亂也라하고 有在肝者는 如脈要精微論에 曰 肝脈若搏이면 令人喘逆也라하고 有在腎者는 如脈解篇에 曰 少陰所謂嘔欬上氣喘者는 陰氣在下하고 陽氣在上이니 諸陽氣浮하야 無所依從也라하고 又繆刺篇에 曰 邪客於足少陰之絡하면 令人無故善怒하야 氣上走賁上也라하고 又示從容論에 曰 欬喘煩寃者는 是腎氣之逆也라하고 又邪氣藏府病形篇에 曰 腎脈微緩爲洞이니 洞者는 食不化하야 下咽還出也라하고 有在胃者는 如宣明五氣篇에 曰 胃爲氣逆爲噦也라하고 又陰陽別論에 曰 二陽之病은 發心脾니 其傳爲息奔也라하고 有在膽胃者는 如四時氣篇에 曰 善嘔하고 嘔有苦하며 長太息하며 心中憺憺하야 恐人將捕之하면 邪在膽하고 逆在胃也라하고 有在小腸者는 曰少腹控睾하며 引腰脊하고 上衝心也라하고 有在大腸者는 曰腹中常鳴하며 氣上衝胸하야 喘不能久立也라하고 又繆刺篇에 曰 邪客於手陽明之絡하면 令人氣滿胸中喘息也라하고 有在膀胱者는 如經脈別論에 曰 太陽藏이 獨至면 厥喘虛氣逆하니 是陰不足陽有餘也라하고 有在衝督者는 如骨空論에 曰 衝脈爲病하면 逆氣裏急하고 督脈生病하면 從少腹으로 上衝心而痛하고 不得前後하야 爲衝疝也라하니 凡此者가 皆諸逆衝上之

病이라 雖諸衝上이 皆屬於火나 但陽盛者는 火之實이요 陽衰者는 火之虛니 治分補寫어든 當於此에 詳察之矣라

諸脹腹大는 皆屬於熱하고

熱氣內盛者는 在肺則脹於上하고 在脾胃則脹於中하며 在肝腎則脹於下하니 此는 以火邪所至하야 乃爲煩滿 故로 曰諸脹腹大가 皆屬於熱이라 如歲火太過에 民病이 脇支滿하고 少陰司天에 肺䐜腹大滿하야 膨膨而喘欬하고 少陽司天에 身面胕腫하며 腹滿仰息之類는 皆實熱也라 然이나 歲水太過에 民病이 腹大脛腫하고 歲火不及에 民病이 脇支滿하며 胸腹大하고 流衍之紀에 其病脹하고 水鬱之發에 善厥逆痞堅腹脹하고 太陽之勝에 腹滿食減하고 陽明之復에 爲腹脹而泄하고 又如五常政大論에 曰 適寒凉者는 脹이라하고 異法方宜論에 曰 藏寒生滿病이라하고 經脈篇에 曰 胃中寒則脹滿이라하니 是皆言熱不足寒有餘也라 仲景이 曰 腹滿不減하야 減不足言이면 須當下之니 宜與大承氣湯이라하니 言實脹也요 腹脹時減復如故는 此爲寒이니 當與溫藥이라하니 言虛脹也라 東垣이 曰 大抵寒脹多하고 熱脹少라하니 豈虛語哉아 故로 治此者는 不可以諸脹腹大로 悉認爲實熱하야 而不察其盛衰之義라

諸躁狂越은 皆屬於火하고

躁는 煩躁不寧也요 狂은 狂亂也며 越은 失常度也라 熱盛於外則支體躁擾하고 熱盛於內則神志躁煩하니 蓋火入於肺則煩하고 火入於腎則躁라 煩爲熱之輕이요 躁爲熱之甚耳니 如少陰之勝에 心下熱하면 嘔逆躁煩하고 少陽之復에 心熱煩躁便數憎風之類는 是皆火盛之躁也라 然이나 有所謂陰躁者하니 如歲水太過에 寒氣流行하야 邪害心火하야 民病이 心熱煩心躁悸陰厥譫妄之類는 陰之勝也니 是爲陰盛發躁니 名曰陰躁라 成無已曰 雖躁欲坐井中이나 但欲水不得入口가 是也라하고 東垣이 曰 陰躁之極에 欲坐井中은 陽已先亡이어늘 醫猶不悟하고 復指爲熱하야 重以寒藥投之하니 其死也何疑焉이리오 況寒凉之劑入腹하야 周身之火得水則升走矣라하니라 且凡內熱而躁者는 有邪之熱也니 病多屬火하고 外熱而躁者는 無根之火也니 病多屬寒하니 此所以熱躁宜寒이요 陰躁宜熱也라 狂은 陽病也니 宣明五氣篇에 曰 邪入於陽則狂이라하고 難經에 曰 重陽者狂이라하니 如赫曦之紀에 血流狂妄之類가 陽狂也라 然이나 復有虛狂者하니 如本神篇에 曰 肝悲哀動中則傷魂하고 魂傷則狂妄不精하며 肺喜樂無極則傷魄하고 魄傷則狂하니 狂者는 意不存人이라하고 通天篇에 曰 陽重脫者陽狂이라하고 腹中論에 曰 石之則陽氣虛하고 虛則狂이라하니 是又狂之有虛實이니 補寫를 不可誤用也라

諸暴强直은 皆屬於風하고

暴는 猝也요 强直은 筋病이니 强勁不柔和也라 肝主筋하고 其化風이라 風氣有餘는 如木鬱之發에 善暴僵仆之類는 肝邪實也요 風氣不足은 如委和之紀에 其動緛戾拘緩之類는 肝氣虛也니 此

皆肝木本氣之化라 故로 曰屬風이니 非外來虛風八風之謂라 凡諸病風而筋爲强急者는 正以風位之下에 金氣乘之하야 燥逐風生하면 其燥益甚이라 治宜補陰以制陽하고 養營以潤燥 故로 曰治風엔 先治血이니 血行에 風自滅이라하니 此最善之法也라 設誤認爲外感之邪하야 而用踈風愈風等劑면 則益燥其燥하야 非惟不能去風이요 而適所以致風矣라

諸病有聲과 鼓之如鼓는 皆屬於熱하고

鼓之如鼓는 脹而有聲也요 爲陽氣所逆 故로 屬於熱이라 然이나 師傳篇에 曰 胃中寒則腹脹하고 腸中寒則腸鳴飱泄이라하고 口問篇에 曰 中氣不足하면 腸爲之苦鳴이라하니 此又皆寒脹之有聲者也라

諸病胕腫과 疼酸驚駭는 皆屬於火하고

胕腫은 浮腫也라 胕腫疼酸者는 陽實於外니 火在經也요 驚駭不寧者는 熱乘陰分이니 火在藏也라 故로 如少陰少陽司天에 皆爲瘡瘍胕腫之類는 是火之實也라 然이나 伏明之紀에 其發痛하고 太陽司天에 爲胕腫身後癰하고 太陰所至에 爲重胕腫하고 太陽在泉에 寒復內餘則腰尻股脛足膝中痛之類는 皆以寒濕之勝而爲腫爲痛이니 是又火之不足也라 至於驚駭하야는 虛實亦然하니 如少陰所至에 爲驚駭는 君火盛也나 若委和之紀에 其發驚駭와 陽明之復에 亦爲驚駭는 此又以木衰金勝하야 肝膽受傷하야 火無生氣니 陽虛所致를 當知也라 ○ 胕는 音附라

諸轉反戾와 水液渾濁은 皆屬於熱하고

諸轉反戾는 轉筋拘攣也요 水液은 小便也라 河間이 曰 熱氣燥爍於筋則攣瘛爲痛하니 火主燔灼燥動故也요 小便渾濁者는 天氣熱則水渾濁하고 寒則淸潔하니 水體淸而火體濁故也라하고 又如淸水爲湯則自然濁也니 此所謂皆屬於熱이니 宜從寒者가 是也라하니라 然이나 其中에 亦各有虛實之不同者하니 如傷暑霍亂而爲轉筋之類에 宜用甘凉調和等劑하야 淸其亢烈之火者는 熱之屬也요 如感冒非時風寒과 或因暴雨之後에 濕毒中藏而爲轉筋霍亂에 宜用辛溫等劑하야 理中氣以逐陰邪者는 寒之屬也라 大抵熱勝者는 必多煩燥焦渴하고 寒勝者는 必多厥逆畏寒 故로 太陽之至에 爲痓하고 太陽之復에 爲腰脽反痛하야 屈伸不便하며 水鬱之發에 爲大關節不利는 是皆陽衰陰勝之病也라 水液之濁은 雖爲屬火나 然이나 思慮傷心과 勞倦傷脾와 色慾傷腎의 三陰虧損者도 多有是病하니 治宜愼起居하고 節勞慾하되 陰虛者는 壯其水하고 陽虛者는 益其氣하야 金水旣足하면 便當自淸이요 若用寒凉하면 病必益甚이라 故로 玉機眞藏論에 曰 冬脈不及則令人少腹滿하고 小便變이라하고 口問篇에 曰 中氣不足하면 溲便爲之變이라하니 陰陽盛衰가 義有如此하니 又豈可盡以前證爲實熱이리오

諸病水液과 澄澈淸冷은 皆屬於寒하고

水液者는 上下所出이 皆是也라 水體淸하고 其氣寒 故로 凡或吐或利에 水穀不化而澄澈淸冷者

는 皆得寒水之化니 如秋冬寒冷에 水必澄淸也라

諸嘔吐酸과 暴注下迫은 皆屬於熱이라

河間이 曰 胃膈熱甚則爲嘔는 火氣炎上之象也요 酸者는 肝木之味也니 由火盛制金하야 不能平木則肝木自甚 故로 爲酸也라 暴注는 卒暴注泄也니 腸胃熱甚而傳化失常이니 火性疾速 故로 如是也요 下迫은 後重裏急迫痛也니 火性急速而能燥物故也라하니 是皆就熱爲言耳라 不知此云皆屬於熱者는 言熱化之本也요 至於陰陽盛衰하여는 則變如氷炭이니 胡可偏執爲論이리오 如擧痛論에 曰 寒氣客於腸胃하야 厥逆上出 故로 痛而嘔也라하고 至眞要等論에 曰 太陽司天에 民病이 嘔血善噫하고 太陽之復에 心胃生寒하야 胸中不和하면 唾出淸水하고 及爲噦噫하며 太陽之勝에 寒入下焦하면 傳爲濡泄之類는 是皆寒勝之爲病也요 又如歲木太過에 民病이 飧泄腸鳴하며 反脇痛而吐甚하고 發生之紀에 其病吐利之類는 是皆木邪乘土니 脾虛病也요 又如歲土不及에 民病이 飧泄霍亂하고 土鬱之發에 爲嘔吐注下하며 太陰所至에 爲霍亂吐下之類는 是皆濕勝爲邪니 脾家本病이로되 有濕多成熱者하고 有寒濕同氣者하니 濕熱宜淸하고 寒濕宜溫하야 無失氣宜가 此之謂也라 至於吐酸一證하여는 在本節則明言屬熱이요 又如少陽之勝爲嘔酸은 亦相火證也니 此外別無因寒之說이라 惟東垣이 曰 嘔吐酸水者는 甚則酸水浸其心하고 其次則吐出酸水하야 令上下牙로 酸澁不能相對하니 以大辛熱劑로 療之必減이라 酸味者는 收氣也요 西方은 肺金이 旺也며 寒水는 乃金之子니 子能令母實 故로 用大鹹熱之劑하야 瀉其子하고 以辛熱爲之佐하야 以瀉肺之實이니 若以河間病機之法으로 作熱攻之者는 誤矣라 蓋雜病酸心에 濁氣不降하야 欲爲中滿이면 寒藥이 豈能治之乎아하니 此東垣之說이 獨得前人之未發也라 又丹溪曰 或問呑酸素問明以爲熱이어늘 東垣이 又以爲寒은 何也오 曰 素問言熱者는 言其本也요 東垣言寒者는 言其末也라 但東垣不言外得風寒而作收氣立說하야 欲瀉肺金之實하고 又謂寒藥不可治酸이라하고 而用安胃湯加減二陳湯하되 俱犯丁香하야 且無治熱濕鬱積之法하니 爲未合經意라 余嘗治呑酸할새 用黃連茱萸各製炒하야 隨時令迭爲佐使하고 蒼朮茯苓爲輔하야 湯浸蒸餠하야 爲小丸呑之하고 仍敎以糲食[1]蔬果로 自養則病亦安이라하니 此又二公之說有不一也라 若以愚見評之則呑酸이 雖有寒熱이나 但屬寒者多하고 屬熱者少 故로 在東垣則全用溫藥하고 在丹溪엔 雖用黃連이나 而亦不免茱萸蒼朮之類하니 其義를 可知라 蓋凡飮留中焦하야 鬱久成積하야 濕多生熱則木從火化하야 因而作酸者는 酸之熱也니 當用丹溪之法이요 若客寒犯胃하야 頃刻成酸이면 本非鬱熱之謂니 明是寒氣라 若用淸凉이면 豈其所宜리오 又若飮食或有失節커나 及無故而爲呑酸噯腐等證은 此以木味爲邪하야 肝乘脾也니 脾之不化요 火之衰也라 得熱則行하니 非寒而何며 欲不溫中이면 其可得乎아 故로 余願爲東垣之左袒[2]而特表出之니 欲人之視此者가 不可謂槩由乎實熱이라

---

1) 糲食: 현미밥, 거친 음식.
2) 左袒: 편을 듦, 加勢함.

故로 大要에 曰 謹守病機하야 各司其屬하야 有者求之하고 無者求之하며 盛者責之하고 虛者責之하되 必先五勝으로 疎其血氣하야 令其調達而致和平이라하니 此之謂也니이다

上文一十九條가 卽病機也라 機者는 要也며 變也니 病變所由出也라 凡或有或無를 皆謂之機니 有者는 言其實이요 無者는 言其虛라 求之者는 求有無之本也니 譬猶尋物一般에 必得其所하야 取之則易하니 如太陰雨化는 施於太陽하고 太陽寒化는 施於少陰하고 少陰熱化는 施於陽明하고 陽明燥化는 施於厥陰하고 厥陰風化는 施於太陰[1]이라 凡淫勝在我者는 我之實也요 實者는 眞邪也며 反勝在彼者는 我之虛也요 虛者는 假邪也니 此六氣之虛實이 卽所謂有無也라 然이나 天地運氣가 雖分五六이나 而陰陽之用은 水火而已라 故로 陽勝則陰病하고 陰勝則陽病이라 寫其盛氣가 責其有也요 培其衰氣가 責其無也라 求得所本而直探其賾[2]이면 則排難解紛이 如拾芥[3]也요 設不明逆順盈虛之道와 立言之意하고 而鑿執不移면 所謂面東者不見西墻이며 面南者不覩北方이며 察一曲者不可與言化며 察一時者不可與言大니 未免實實虛虛하야 遺人害矣라 故로 余於本篇에 但引經釋經하야 冀以明夫大義耳요 非謂病機之變이 止於是也라 夫規矩準繩이 匠氏之法이나 一隅三反하야 巧則在人이니 知此義者는 惟王太僕乎인저 究其所註컨대 最妙而人多忽者는 何也오 余深佩[4]之하야 謹附於後하노라 ○ 王氏曰 深乎聖人之言이여 理宜然也로다 有無求之와 虛盛責之는 言悉由也라 夫如大寒而甚에 熱之不熱이면 是無火也니 當助其心하고 又如大熱而甚에 寒之不寒이면 是無水也요 熱動復止하고 倏忽往來하야 時動時止면 是無水也니 當助其腎이라 內格嘔逆하야 食不得入이면 是有火也요 病嘔而吐하야 食入反出이면 是無火也라 暴速注下하야 食不及化면 是無水也요 溏泄而久하야 止發無恒이면 是無水也라 故로 心盛則生熱하고 腎盛則生寒하며 腎虛則寒動於中하고 心虛則熱收於內라하고 又熱不得寒이면 是無水也요 寒不得熱이면 是無火也라 夫寒之不寒이면 責其無水하고 熱之不熱이면 責其無火하며 熱之不久면 責心之虛하고 寒之不久면 責腎之少하며 有者는 寫之하고 無者는 補之하며 虛者는 補之하고 盛者는 寫之라 適其中外하고 疎其壅塞하야 令上下無礙하야 氣血通調則寒熱自和하고 陰陽調達矣라 是以로 方有治熱以寒에 寒之而火食[5]不入하고 攻寒以熱에 熱之而昏躁以生하니 此則氣不疎通하야 壅而爲是也라 紀於水火면 餘氣可知 故로 曰 有者求之하고 無者求之하며 盛者責之하고 虛者責之하야 令氣通調가 妙之道也라 五勝은 謂五行更勝也니 先以五行寒暑溫凉濕과 酸鹹甘辛苦로 相勝爲法也라하니라

---

1) 太陰雨化施於太陽 太陽寒化施於少陰 少陰熱化施於陽明 陽明燥化施於厥陰 厥陰風化施於太陰: 運氣七篇 中「六元正紀大論」에 보인다.
2) 賾: 깊은 이치 색.
3) 拾芥: 拾地芥와 같은데 땅위의 티끌을 줍는다는 뜻으로 무엇을 얻기 쉬움을 비유한 것임.
4) 佩: 마음먹을, 깊이 마음속에 느낄, 깊이 感服할 패.
5) 火食: 王冰註 原文에는 '水食'으로 되어 있다.

百病始生 邪分三部

『靈樞·百病始生篇』全 ○ 二

黃帝問於岐伯曰 夫百病之始生也 皆生於風雨寒暑와 淸濕喜怒하니 喜怒不節則傷藏이요 風雨則傷上하고 淸濕則傷下하야 三部之氣所傷이 異類하니 願聞其會하노이다 岐伯이 曰 三部之氣各不同하야 或起於陰하고 或起於陽하니 請言其方하리이다 喜怒不節則傷藏하니 藏傷則病起於陰也요 淸濕襲虛則病起於下하고 風雨襲虛則病起於上하니 是謂三部요 至於其淫泆하여는 不可勝數니이다

百病始生이 無非外感內傷이로되 而復有上中下之分也라 喜怒不節은 五志病也니 內傷於藏 故로 起於陰이요 淸濕襲虛는 陰邪之在表也라 故로 起於下하고 風雨襲虛는 陽邪之在表也라 故로 起於上이라 受病之始가 只此三部나 至其浸淫流泆하여는 則變有不可勝數矣라 ○ 泆은 音逸이라

黃帝曰 余固不能數라 故로 問先師니 願卒聞其道하노이다

先師는 先進之稱也라

岐伯이 曰 風雨寒熱이 不得虛면 邪不能獨傷人하니 卒然逢疾風暴雨而不病者는 蓋無虛 故로 邪不能獨傷人이라 此는 必因虛邪之風이 與其身形으로 兩虛相得이라야 乃客其形이요 兩實相逢하면 衆人肉堅[1]이라 其中於虛邪也는 因於天時與其身形하니 參以虛實이라야 大病乃成이라 氣有定舍하니 因處爲名이요 上下中外 分爲三員이라

從衝後來者爲虛風이니 傷人者也요 從所居之鄕來者爲實風이니 主生長養萬物者也라 若人氣不虛면 雖遇虛風이나 不能傷人 故로 必以身之虛而逢天之虛하야 兩虛相得이라야 乃客其形也요 若天有實風하고 人有實氣하야 兩實相逢而衆人肉堅하면 邪不能入矣라 三員은 如下文虛邪之中人은 病因表也요 積聚之已成은 病因內也며 情慾之傷藏은 病在陰也니 卽內外三部之謂라 虛風義는 詳運氣類三十五六이라

○ 是故로 虛邪之中人也 始於皮膚하니 皮膚緩則腠理開하고 開則邪從毛髮入하고 入則抵深하고 深則毛髮立하고 毛髮立則淅然 故로 皮膚痛이라

此下는 言陽邪傳舍之次也라 邪之中人엔 必由表入裏하니 始於皮膚에 表虛則皮膚緩 故로 邪得

1) 衆人肉堅: 『甲乙』에는 '中人肉間'으로 되어 있다.

乘之라 邪在表則毛髮竪立하고 因而淅然하며 寒邪傷衛則血氣凝滯 故로 皮膚爲痛이라 凡寒邪所襲之處는 必多酸痛하니 察係何經則在陰在陽과 或深或淺을 從可知矣라 診表證者는 當先乎此也라 ○ 此下百病始生之義는 與皮部論으로 大同하니 詳經絡類三十一이라

留而不去則傳舍於絡脈하니 在絡之時엔 痛於肌肉이나 其痛之時息[1)]이면 大經乃代라

邪在皮毛면 當治於外요 留而不去하야 其入漸深則傳舍於絡脈하니 絡淺於經 故로 痛於肌肉之間이요 若肌肉之痛이 時漸止息이면 是邪將去絡而深하야 大經代受之矣라

留而不去면 傳舍於經하니 在經之時엔 洒淅喜驚하고

絡은 浮而淺하고 經은 隱而深하니 邪氣自絡入經이나 猶爲在表 故로 洒淅惡寒이라 然이나 經氣連藏 故로 又喜驚也라

留而不去면 傳舍於輸하니 在輸之時엔 六經不通하야 四肢則肢節痛[2)]하며 腰脊乃强하고

凡諸輸穴은 皆經氣聚會之處요 其所留止는 必在關節谿谷之間이라 故로 邪氣自經傳舍於輸則六經이 爲之不通而肢節腰脊이 爲痛爲强也라

留而不去면 傳舍於伏衝之脈하니 在伏衝之時엔 體重身痛하고

伏衝之脈은 卽衝脈之在脊者니 以其最深 故로 曰伏衝이라 歲露篇에 曰 入脊內注於伏衝之脈이라하니 是也니 詳本類後四十九라 邪自經輸로 留而不去면 深入於此 故로 爲體重身痛等病이라

留而不去면 傳舍於腸胃하니 在腸胃之時엔 賁嚮腹脹하되 多寒則腸鳴飧泄食不化하고 多熱則溏出麋하며

邪氣自經入藏하면 則傳舍於腸胃而爲奔嚮腹脹之病이로되 寒則澄澈淸冷하야 水穀不分 故로 爲腸鳴飧泄食不化요 熱則濁垢下注 故로 爲溏爲麋니 以麋穢는 如泥也라

留而不去면 傳舍於腸胃之外와 募原之間하니 留着於脈하야 稽留而不去면 息而成積이라

腸胃之外와 募原之間은 謂皮裏膜外也니 是皆隱蔽曲折之所로 氣血不易流通이요 若邪氣留著於中則止息成積하니 如瘧痞之屬也라 ○ 募는 音暮라

---

1) 其痛之時息: 『甲乙』에는 '其病時痛時息'으로, 『太素』에는 '其痛之時'로 되어 있다.
2) 四肢則肢節痛: 『太素』에는 '四肢節痛'으로 되어 있다.

○ 或著孫脈하고 或著絡脈하고 或著經脈하고 或著輸脈하고 或著於伏衝之脈하고 或著於膂筋하고 或著於腸胃之募原하야 上連於緩筋하니 邪氣淫泆을 不可勝論이니이다

此下는 言邪氣所著과 淫泆之變也라 膂筋은 詳下文이라 募原은 如手太陰中府爲募요 太淵爲原之類也라 緩筋은 支別之柔筋也라 邪之所著則留而爲病하니 無處不到 故로 淫泆不可勝數라 ○ 膂는 音呂요 泆은 音逸이라

黃帝曰 願盡聞其所由然하노이다 岐伯이 曰 其著孫絡之脈而成積者는 其積이 往來上下하야 臂手孫絡之居也에 浮而緩하야 不能句積而止之라 故로 往來移行腸胃之間하니 水湊滲注灌이면 濯濯有音하고 有寒則䐜脹滿雷引 故로 時切痛이라

凡絡脈之細小者는 皆孫絡也라 句는 拘也라 邪著孫絡하야 成積者는 其積이 能往來上下라 蓋積在大腸小腸之絡이면 皆屬手經이니 其絡이 浮而淺하고 緩而不急하야 不能句積而留止之라 故로 移行於藏胃之間하니 若有水則湊滲注灌하야 濯濯有聲하고 若有寒則爲脹滿及雷鳴相引하야 時爲切痛이라 ○ 句는 音垢요 䐜은 音嗔이라

其著於陽明之經則挾臍而居하니 飽食則益大하고 饑則益小하며

足陽明經이 挾臍下行 故로 其爲積則挾臍而居也요 陽明屬胃하야 受水穀之氣 故로 飽則大하고 饑則小라

其著於緩筋也면 似陽明之積하니 飽食則痛하고 饑則安하며

緩筋이 在肌肉之間 故로 似陽明之積이요 飽則肉壅 故로 痛하고 饑則氣退 故로 安이라

其著於腸胃之募原也면 痛而外連於緩筋하니 飽食則安하고 饑則痛하며

腸胃募原痛이 連緩筋이라 飽則內充外舒 故로 安하고 饑則反是 故로 痛이라

其著於伏衝之脈者는 揣之에 應手而動이라가 發手則熱氣下於兩股 如湯沃之狀하고

伏衝義는 如前이라 其上行者는 循背裏하야 絡於督脈하고 其下行者는 注少陰之大絡하야 出於氣街하고 循陰股內廉하야 入膕中 故로 揣按於股則應手而動하고 若起其手則熱氣下行於兩股間하니 此邪著伏衝之驗也라 ○ 沃은 音屋이라

其著於膂筋在腸後者는 饑則積見이나 飽則積不見하고 按之不得하며

膂는 呂同하니 脊骨也라 脊內之筋을 曰膂筋 故로 在腸胃之後라 饑則腸空 故로 積可見이요 飽則腸滿蔽之라 故로 積不可見하고 按之에도 亦不可得也라

其著於輸之脈者는 閉塞不通하고 津液不下하야 孔竅乾壅하니

輸脈者는 所以通血氣니 若閉塞不通則津液乾壅이 如此라

此邪氣之從外入內요 從上下也니이다

此는 總結上文邪氣之起於陽者가 必自外而內하고 從上而下也라

○ 黃帝曰 積之始生과 至其已成은 奈何오 岐伯이 曰 積之始生은 得寒乃生하고 厥乃成積也니이다

此下는 言積之所以成也라

黃帝曰 其成積은 奈何오 岐伯이 曰 厥氣生足悗하고 悗生脛寒하니 脛寒則血脈凝澀하고 血脈凝澀則寒氣上入於腸胃하고 入於腸胃則䐜脹하고 䐜脹則腸外之汁沫이 迫聚不得散하야 日以成積이라

此는 言寒氣下逆之成積者也라 厥氣는 逆氣也라 寒逆於下 故로 生足悗이니 謂肢節痛滯不便利也라 由脛寒而血氣凝濇則寒氣自下而上하야 漸入腸胃하고 腸胃寒則陽氣不化 故로 爲䐜脹이요 而腸外汁沫이 迫聚不散則日以成積矣라 ○ 悗은 美本切이요 脛은 形景과 形敬二切이라

卒然多食飮則腸滿하고 起居不節하며 用力過度則絡脈傷하니 陽絡傷則血外溢하고 血外溢則衄血하며 陰絡傷則血內溢하고 血內溢則後血하며 腸胃之絡이 傷則血溢於腸外하고 腸外有寒하야 汁沫이 與血相摶則幷合凝聚하야 不得散而積成矣라

此는 言食飮起居失節之成積者也라 卒然多食飮은 謂食不從緩하야 多而暴也라 腸胃運化不及則汁溢膜外하야 與血相搏하야 乃成食積이니 如嬰童痞疾之類가 是也요 又或起居用力過度면 致傷陰陽之絡以動其血하고 瘀血得寒이면 汁沫이 相聚於腸外하야 乃成血積하니 此는 必縱肆口腹과 及擧動不愼者多有之라

卒然外中於寒하고 若內傷於憂怒면 則氣上逆하고 氣上逆則六輸不通하고 溫氣不行하야 凝血이 蘊裹而不散하고 津液濇滲[1]하야 著而不去而積皆成矣니이다

此는 言情志內傷而挾寒하야 成積者也라 寒邪旣中於外하고 憂怒復傷其內하야 氣因寒逆則六經

---

1) 津液濇滲: 『甲乙』에는 '津液凝澁'으로 되어 있다.

之輸不通하고 煖氣不行則陰血凝聚하야 血因氣逆而成積하니 此는 必情性乖戾者多有之也라

○ 黃帝曰 其生於陰者는 奈何오

此는 言情慾傷藏하야 病起於陰也라

岐伯이 曰 憂思傷心하며 重寒傷肺하며 忿怒傷肝하며 醉以入房커나 汗出當風하야 傷脾하며 用力過度커나 若入房汗出에 浴則傷腎하니

傷心者는 病在陽이요 傷肺者는 病在氣요 傷肝者는 病在血이요 傷脾者는 病在營衛요 傷腎者는 病在眞陰이니 凡傷藏者는 皆病生於陰也라 此節은 與下篇邪氣藏府病形論者로 大同이라

此內外三部之所生病者也니이다

總結上文也라

黃帝曰 善하노이다 治之는 奈何오 岐伯이 答曰 察其所痛하야 以知其應이니 有餘不足에 當補則補하고 當寫則寫하되 毋逆天時를 是謂至治니이다

此는 總言內外三部之治法也라 察其所痛之處則陰陽表裏에 病應을 可知요 虛補實寫하되 毋逆天時는 如春氣在肝과 及月郭空滿之類가 皆是也라

邪氣之中人 陰陽有異

『靈樞·邪氣藏府病形篇』○ 三

黃帝問於岐伯曰 邪氣之中人也 奈何오 岐伯이 答曰 邪氣之中人은 高也니이다

風寒中人에 上先受之也라

黃帝曰 高下有度乎아 岐伯이 曰 身半已上者는 邪中之也요 身半已下者는 濕中之也라

陽受風氣하고 陰受濕氣也라

故로 曰 邪之中人也 無有常하니 中於陰則溜於府하고 中於陽則溜於經하니이다

詳如下文이라

黃帝曰 陰之與陽也는 異名同類일새 上下相會하야 經絡之相貫이 如環無端이어늘 邪之中人이 或中於陰하고 或中於陽하야 上下左右에 無有恒常하니 其何故也오

經脈相貫하야 合一이니 本同類也라 然이나 上下左右部位에 各有所屬則陰陽之名異矣라

岐伯이 曰 諸陽之會는 皆在於面이라 中人也 方乘虛時하니 及新用力커나 若飮食汗出하고 腠理開하야 而中於邪하되 中於面則下陽明하고 中於項則下太陽하며 中於頰則下少陽하고

此는 言邪之中於陽經也니 手足六陽이 俱會於頭面 故로 爲諸陽之會라 凡足之三陽은 從頭走足 故로 中於面則自胸腹으로 下行於陽明經也요 中於項則自脊背로 下行於太陽經也며 中於頰則自脇肋으로 下行於少陽經也라 脈徧周身者는 惟足六經耳 故로 但言足也라

其中於膺背兩脇에도 亦中其經하니이다

膺在前하니 陽明經也요 背在後하니 太陽經也며 兩脇在側하니 少陽經也라 中此三陽이면 經與上同이라

○ 黃帝曰 其中於陰이면 奈何오 岐伯이 答曰 中於陰者는 常從臂胻始하니 夫臂與胻은 其陰皮薄하고 其肉淖澤 故로 俱受於風이라도 獨傷其陰하니이다

此는 言邪之中於陰經也라 胻은 足脛也라 淖澤은 柔潤也라 臂胻內廉을 曰陰이니 手足三陰之所行也라 其皮薄하고 其肉柔 故로 邪中於此則傷其陰經이라 ○ 胻은 音杭이요 又形敬切이라 淖는 音鬧라

黃帝曰 此는 故傷其藏乎아 岐白이 答曰 身之中於風也에 不必動藏 故로 邪入於陰經則其藏氣實하야 邪氣入而不能客하니 故로 還之於府라 故로 中陽則溜於經하고 中陰則溜於府하니이다

邪中陰經이면 當內連五臟하니 因問故傷其藏也라 然이나 邪入於陰而藏氣固者는 邪不能客하야 未必動藏이면 則還之於府하야 仍在表也라 故로 邪中陽者는 溜於三陽之經하고 邪中陰者는 溜於三陰之府하니 如心之及小腸하고 脾之及胃하고 肝之及膽하고 包絡之及三焦하고 腎之及膀胱이라 此는 以邪中三陰이나 亦有表證하니 明者所當察也라 ○ 溜는 力救切이라

○ 黃帝曰 邪之中人藏은 奈何오 岐白이 曰 愁憂恐懼則傷心하고 形寒寒飮則傷肺하니 以其兩寒相感하야 中外皆傷 故로 氣逆而上行하고

此下는 言邪之中於五臟也라 然이나 必其內有所傷而後에 外邪得以入之라 心藏神하니 憂愁恐懼則神怯 故로 傷心也요 肺合皮毛하야 其藏畏寒하니 形寒飮冷 故로 傷肺也라 若內有所傷而外復有感이면 則中外皆傷 故로 氣逆而上行하야 在表則爲寒熱疼痛하고 在裏則爲喘欬嘔噦等病이라 ○ 本病論에 曰 憂愁思慮卽傷心하고 飮食勞倦卽傷脾하고 人坐濕地커나 强力入水卽傷

腎하고 恚怒氣逆하야 上而不下卽傷肝이라하니 詳運氣類四十四라

有所墮墜하야 惡血留內커나 若有所大怒하야 氣上而不下하야 積於脇下則傷肝하고

肝藏血하고 其志爲怒며 其經이 行脇下也라

有所擊仆커나 若醉入房하고 汗出當風則傷脾하고

脾主肌肉하니 飮食擊仆者는 傷其肌肉이요 醉後入房하고 汗出當風者는 因於酒食 故로 所傷이 皆在脾라

有所用力擧重커나 若入房過度하고 汗出浴水則傷腎하니이다

腎主精與骨하니 用力擧重則傷骨하고 入房過度則傷精하며 汗出浴水則水邪犯其本藏 故로 所傷在腎이라

黃帝曰 五藏之中風은 奈何오 岐伯이 曰 陰陽俱感하면 邪乃得往하니이다 黃帝曰 善哉라

此는 承上文而言五藏之中風者는 必由中外俱感而後에 邪乃得往하니 往은 言進也라

○ 黃帝曰 邪之中人에 其病形은 何如오

同前篇이라

岐伯이 曰 虛邪之中身也에 灑淅動形하고 正邪之中人也에 微先見於色하되 不知於身하야 若有若無하며 若亡若存하며 有形無形하니 莫知其情하니이다 黃帝曰 善哉라

此節은 與官能篇으로 大同하니 詳鍼刺類十이요 又八正神明論에 詳言虛邪正邪之義하니 見鍼刺十三이라

邪變無窮

『靈樞·刺節眞邪論』○ 四

黃帝曰 有一脈에 生數十病者하야 或痛或癰하며 或熱或寒하며 或痒或痺或不仁하야 變化無窮하니 其故는 何也오 岐伯이 曰 此皆邪氣之所生也니이다

一脈은 猶言一經也라 邪氣는 卽下文之虛風也라 虛邪賊風은 善行數變 故로 其爲病則變化無

窮이라

黃帝曰 余聞호니 氣者엔 有眞氣하며 有正氣하며 有邪氣라하니 何謂眞氣오 岐伯이 曰 眞氣者는 所受於天하야 與穀氣로 幷而充身也요

眞氣는 卽元氣也라 氣在天者는 受於鼻而喉主之하고 在水穀者는 入於口而咽主之라 然이나 鍾於未生之初者를 曰先天之氣요 成於已生之後者를 曰後天之氣라 氣在陽分卽陽氣요 在陰卽陰氣며 在表를 曰衛氣요 在裏를 曰營氣며 在脾를 曰充氣요 在胃를 曰胃氣며 在上焦를 曰宗氣요 在中焦를 曰中氣며 在下焦를 曰元陰元陽之氣니 皆無非其別名耳라

正氣者는 正風也라 從一方來하니 非實風이요 又非虛風也며

從一方來는 謂太一所居之方也요 風得時之正者는 是爲正風이라 然이나 正風實風이 本同一方이어늘 而此曰非實風者는 以正風之來徐而和 故로 又曰正氣요 實風之來暴而烈 故로 與虛風으로 對言也라 按歲露論에 曰 諸所謂風者는 皆發屋折樹木揚沙石하니 此虛風實風之謂也라하니 詳運氣類三十五六이라

邪氣者는 虛風之賊傷人也니 其中人也深하야 不能自去하고

從衝後來者爲虛風이니 其中人也甚 故로 深入不能自去라

正風者는 其中人也淺하야 合而自去하니 其氣來柔弱하야 不能勝眞氣 故로 自去라

合而自去는 謂邪與正合而正勝之라 故로 自去也라

虛邪之中人也엔 洒淅動形하며 起毫毛而發腠理하니 其入深하야 內搏於骨則爲骨痹요 搏於筋則爲筋攣이요 搏於脈中則爲血閉요 不通則爲癰이며 搏於肉하야 與衛氣로 相搏하면 陽勝者는 則爲熱하고 陰勝者는 則爲寒하니 寒則眞氣去하고 去則虛하고 虛則寒하야 搏於皮膚之間이라

洒淅은 寒慄也라 邪之中人이 變不可測 故로 無分皮肉筋骨하고 著則爲病也라 若與衛氣相搏하야 陽勝則熱하고 陰勝則寒하니 皆邪氣也어늘 何獨曰寒則眞氣去하고 去則虛오 蓋氣屬陽하고 人以氣爲主로되 寒勝則陽虛하니 所重在氣也요 陽氣旣虛則陰寒이 搏聚於皮膚之間矣라

其氣外發에 腠理開하고 毫毛搖하되 氣往來行[1]則爲痒이요 留而不去則痹요 衛氣不行則爲不仁이라

---

1) 氣往來行: 『甲乙』에는 '氣往來微行'으로 되어 있다.

邪之在表者는 其氣外發하니 或腠理開則汗爲不斂하고 或毫毛動搖則毛悴而敗하고 或氣往來行則流而爲痒하고 或邪留不去則痛而爲痹하고 若衛氣受傷하야 虛而不行則不知痛痒하니 是謂不仁이라

虛邪偏容[1)]於身半에 其入深하야 內居營衛하야 營衛稍衰則眞氣去하고 邪氣獨留하야 發爲偏枯요 其邪氣淺者는 脈偏痛이라

虛邪若中於半身에 其入深而重者는 則營衛衰하고 眞氣去하야 乃發爲偏枯요 若邪之淺者는 亦當爲半身偏痛也라

虛邪之入於身也 深하야 寒與熱相搏이라가 久留而內著하되 寒勝其熱則骨疼肉枯요 熱勝其寒則爛肉腐肌爲膿하고 內傷骨[2)]하니 內傷骨하면 爲骨蝕이라

邪中於外者는 必寒하고 氣畜於內者는 必熱하며 寒邪深入하야 與熱相搏하야 久留不去면 必內有所著 故로 寒勝則傷陽而爲痛爲枯하고 熱勝則傷陰而爲膿爲腐하며 其最深者는 內傷於骨하니 是爲骨蝕이니 謂侵蝕及骨也라 ○ 蝕은 音食이라

有所疾前筋하야 筋屈不得伸하고 邪氣居其間而不反이면 發爲筋溜요

有所疾前筋은 謂疾有始於筋也라 筋之初著於邪則筋屈不得伸하고 若久居其間而不退則發爲筋溜니 筋溜者는 有所流注而結聚於筋也니 卽贅瘤之屬이라 下放此하니라 ○ 溜는 力救切이라

有所結하면 氣歸之하니 衛氣留之하야 不得反하야 津液久留하면 合而爲腸溜요

邪有脈結하면 氣必歸之라 故로 致衛氣失常이요 留而不反則搐[3)]積於中하야 流注於腸胃之間하야 乃結爲腸溜라 ○ 衛氣失常爲病은 詳鍼刺類二十六이라

久者는 數歲乃成하니 以手按之柔나 已有所結하야 氣歸之하고 津液留之한대 邪氣中之면 凝結이 日以易甚하고 連以聚居하야 爲昔瘤요

其有久者는 必數歲而後成也라 然이나 其始也에 按之雖柔하야 或上或下나 已有所結이요 及其久也에 氣漸歸之하고 津液留之한대 復中邪氣則易於日甚하야 乃結爲昔瘤니 昔瘤者는 非一朝夕之謂라 ○ 瘤는 音溜라

以手按之堅하고 有所結하야 深中骨하면 氣因於骨이니 骨與氣幷하야 日以益大면 則爲骨疽요

---

1) 容: 『甲乙』에는 '客'으로 되어 있다.
2) 內傷骨: 『甲乙』에는 이 3字가 없는데 이것이 文義上 옳다.
3) 搐: 땅길 축.

又有按之而堅者는 其深中骨이니 是氣因於骨而然이라 骨與氣幷하야 其結日大면 名爲附骨疽也라

有所結에 中於肉하면 宗氣歸之하고 邪留而不去하니 有熱則化而爲膿이요 無熱則爲肉疽라

又有結於肉中者는 則宗氣歸之라 宗은 大也니 以陽明之氣爲言이라 邪留爲熱則潰腐肌肉 故로 爲膿이요 無熱則結爲粉漿之屬하야 聚而不散하니 是爲肉疽라

凡此數氣者는 其發無常處而有常名也니이다

雖有常名이나 而發無常處요 無常處則形證도 亦無常矣니 此所以變化無常也라

生氣邪氣 皆本於陰陽

『素問·生氣通天論』全 ○ 五

黃帝曰 夫自古로 通天者는 生之本이니 本於陰陽이요 天地之間과 六合之內에 其氣九州九竅 五藏十二節이 皆通乎天氣라

大哉라 乾元이여 萬物資始하야 生生不息하니 天之德也라 凡自古之有生者는 皆通天元之氣하야 以爲生也라 天元者는 陰陽而已 故로 陰陽爲有生之本이라 如至大爲六合이니 則上下四方也요 至廣爲九州니 則冀兗靑徐揚荊梁雍豫也라 人之外有九竅하니 陽竅七陰竅二也요 內有五藏하니 心肺肝脾腎也라 天有四時十二節하니 氣候之所行也요 人有四肢十二經하니 營衛之所通也라 凡物之形而外者는 爲儀象之流行이요 藏而內者는 爲精神之升降이니 幽明動靜이 孰匪由天이리오 故로 曰皆通於天氣라

其生은 五요 其氣는 三이니 數犯此者는 則邪氣傷人하나니 此壽命之本也라

人生이 雖本乎陰陽이나 而稟分五行하니 其生五也요 陰陽衰盛에 少太有三하니 其氣三也라 有五有三則生克强弱이 變出其間矣라 得其和則爲正氣而生物하고 犯其變則爲邪氣而傷物하니 其生其死가 皆此三五耳라 故로 爲壽命之本이라 ○ 上二節大義는 與六節藏象論으로 同하니 詳運氣類第一章이니 所當互考라

蒼天之氣 淸淨則志意治하고 順之則陽氣固하야

天色深玄 故로 曰蒼天이라 天氣者는 陽氣也니 蒼天之氣는 淸淨光明者也요 藏德不止 故로 不下也라 人能法天道之淸淨이면 則志意治而不亂하고 陽氣固而不衰하며 弗失天和하야 長有天命矣라 ○ 按上文에 云 生之本은 本於陰陽이라하여늘 而自此以下에 凡專言陽氣者七은 何也오 蓋生氣通天은 以陽爲本이니 陽氣旣固면 陰必從之라 故로 聖人諄諄[1]於此하니 其示人之深意를

可知矣라

雖有賊邪라도 弗能害也니 此因時之序라

陽氣固者는 其天全也요 天全則神全하니 雖有賊風邪氣나 不能犯之라 蓋在乎因時之序니 如四氣調神之謂是也라

故로 聖人이 傳精神하며 服天氣而通神明하니

傳은 受也요 服은 佩也라 惟聖人者라야 能得天之精神하고 服天之元氣하니 所以與天爲一하야 而神明이 可與天通矣라

失之則內閉九竅하고 外壅肌肉하야 衛氣散解하니

九竅는 通於內하고 肌肉은 衛於外하니 其行其固가 皆陽氣爲之主也라 失之則失其淸陽之化 故로 九竅肌肉이 皆爲閉壅矣라 人之衛氣는 本於天之陽氣하니 陽虛則衛虛하고 衛氣散解則天眞失守 故로 本篇所重者 特在衛氣니 正所以重陽氣也라

此謂自傷이니 氣之削也라

眞陽受傷과 元氣如削은 非由天降이요 自作之耳라

○ 陽氣者는 若天與日이니 失其所則折壽而不彰이라

此는 發明陽氣之本也라 日不明則天爲陰晦하고 陽不固則人爲夭折하니 皆陽氣之失所也라

故로 天運은 當以日光明이라

天不自明하고 明在日月이라 月體本黑이나 得日乃明하니 此天運은 必以日光明也라 日卽陽也요 陽卽明也니 陽之所在에 明必隨之하고 明之所及에 陽之至耳라 陽明은 一體니 本無二也라 然이나 陽在午則爲晝而日麗中天하야 著有象之神明하니 離之陽在外也요 陽在子則爲夜而火伏水中하야 化無形之元氣하니 坎之陽在內也라 如天元紀大論에 曰 君火以明이라하니 正此明也요 相火以位라하니 亦此位也라 蓋明而在上則爲君火요 伏明而在下則爲相火니 曰君曰相이 無非陽氣之所在耳라 然則天之陽氣는 惟日爲本이니 天無此日則晝夜無分하고 四時失序하야 萬物不彰矣라 其在於人則自表自裏와 自上自下에 亦惟此陽氣而已니 人而無陽이면 猶天之無日이니 欲保天年이나 其可得乎아 內經一百六十二篇天人大義는 此其最要者也니 不可不詳察之라 ○ 君火以明詳義는 見運氣類三이라

是故로 陽因而上하야 衛外者也니

---

1) 諄諄(순순): 曲盡하게 타이르는 모양, 忠誠스럽고 勤實한 모양.

淸陽爲天하야 包覆萬物 故로 因於上而衛於外하니 人之衛風도 亦猶是也요 苟不知重이면 則邪從而入 故로 禁服篇에 曰 審察衛氣爲百病母라하니라

因於寒하면 欲如運樞하며 起居如驚하야 神氣乃浮하고

此下는 言陽氣不固者니 四時之邪가 皆得以傷之也라 運樞는 如天樞之獨運於中也요 如驚은 謂擧動卒暴하야 不愼重也라 凡因於寒者는 得冬之氣니 冬宜閉藏하야 當使精神으로 常運於中而身無妄動이요 若起居不節則神氣外浮하야 無復中存하고 邪乃易入矣라 脈要精微論에 曰 冬日在骨하니 蟄蟲周密하고 君子居室이라하고 四氣調神論에 曰 冬三月을 此謂閉藏이니 水冰地坼일새 無擾乎陽이라하고 又曰 去寒就溫하되 無泄皮膚하야 使氣亟奪이라하니 皆此謂也라

因於暑하야 汗煩則喘喝하고 靜則多言하며

暑有陰陽二證하니 陽證은 因於中熱하고 陰證은 因於中寒이나 但感在夏至之後者를 皆謂之暑耳라 按熱論篇에 曰 凡病傷寒而成溫者는 先夏至日者는 爲病溫이요 後夏至日者는 爲病暑라하니 義可知也라 此節所言은 言暑之陽者也라 故로 爲汗出煩躁爲喘爲大聲呼喝이요 若其靜者도 亦不免於多言하니 蓋邪熱傷陰하야 精神內亂 故로 言無倫次也라

體若燔炭이라가 汗出而散하고

此는 言暑之陰者也라 故로 體熱若燔炭은 必須汗出이라야 邪乃得散이라 如熱病篇에 曰 暑當與汗하야 皆出勿止라하니 此之謂也라 但感而卽病은 則傷寒也요 若不卽病하고 至秋而發은 則如陰陽應象大論에 曰 夏傷於暑하면 秋必痎瘧이라하고 金匱眞言論에 曰 夏暑汗不出者는 秋成風瘧이라하니 皆由此耳라 ○ 愚按컨대 潔古曰 靜而得之爲中暑요 動而得之爲中熱이니 中暑者는 陰證이요 中熱者는 陽證이라하고 東垣이 曰 避暑熱於深堂大廈하야 得之者를 名曰中暑니 其病이 必頭痛惡寒하며 身形拘急하며 肢節疼痛而煩心하며 肌膚火熱無汗하니 此爲房室之陰寒所遏하야 使周身陽氣不得伸越也요 若行人或農夫於日中勞役에 得之者를 名曰中熱이니 其病이 必苦頭痛發躁熱惡熱하야 捫之肌膚에 大熱하며 必大渴引飮하며 汗大泄하며 無氣以動하니 乃爲天熱外傷肺氣也라하니 觀此二證이면 一은 中於熱이요 一은 中於寒이나 皆謂之暑라 但治寒宜散이니 必汗出而解요 治熱宜凉이니 必熱淸而愈라 然이나 夏月은 浮陽在外하고 伏陰在內하니 若人以飮食情慾으로 傷其內하고 或冒暑貪凉勞役過度로 傷其外하면 及元氣素虛之輩하야 最易患此하니 如刺志論에 曰 氣虛身熱은 得之傷暑者가 是也라 治此者는 又當以調補元氣爲主하고 然後에 察其寒熱而佐以解暑之劑요 若果爲陰寒所中則附子薑桂를 先哲이 每多用之하니 不可因炎熱在外而忽舍時從證之良法也라

因於濕하면 首如裹하고 濕熱不攘하야 大筋은 緛短하고 小筋은 弛[1]長하니 緛

短爲拘요 弛長爲痿며

濕土用事가 雖屬長夏之氣나 然이나 土王四季하니 則感發無時라 但濕之中人에 有內外上下之辨하니 濕傷外者는 雨霧陰濕之屬也요 濕傷內者는 酒漿乳酪之屬也라 濕在上則首如裹하니 謂若以物蒙裹然者니 凡人行瘴霧之中커나 及酒多之後에 覺脹壅頭面이 卽其狀也라 濕熱은 濕鬱成熱也요 攘은 退也니 濕熱不退而下及肢體하야 大筋受之則血傷이라 故로 爲緛短이요 小筋受之則柔弱이라 故로 爲弛長이라 緛短故로 拘攣不伸하고 弛長故로 痿弱無力이라 ○ 攘은 如羊切이라 緛은 音軟이니 縮也요 弛는 音矢니 廢弛也라

因於氣하면 爲腫하야 四維相代하니 陽氣乃竭이라

因於氣者는 凡衛氣營氣藏府之氣가 皆氣也니 一有不調면 均能致疾이라 四維는 四支也요 相代는 更迭而病也라 因氣爲腫은 氣道不行也라 四支爲諸陽之本이니 胃氣所在에 病甚而至於四維相代는 卽上文內閉九竅하고 外壅肌肉하며 衛氣解散之謂니 其爲陽氣之竭也를 可知라

○ 陽氣者는 煩勞則張하야 精絶하고 辟積於夏하면 使人煎厥하니

此下는 言起居不節하야 致傷陽氣也라 辟은 病也라 人以陽氣爲生하야 惟恐散失하니 若煩勞過度則形氣施張於外하고 精神이 竭絶於中하야 陽擾陰虧면 不勝炎熱이라 故로 病積至夏에 日以益甚하야 令人五心煩熱이 如煎如熬하니 孤陽外浮하고 眞陰內奪하야 氣逆而厥이라 故로 名煎厥이라 ○ 脈解篇에 曰 陽氣不得出하야 肝氣當治而未得이라 故로 善怒하니 善怒者를 名曰煎厥이라하니 詳本類後十一이라 ○ 辟은 音壁이라

目盲不可以視하고 耳閉不可以聽하야 潰潰乎若壞都하며 汨汨乎不可止라

目盲耳閉는 九竅廢也라 潰潰는 壞貌요 都는 城郭之謂며 汨汨은 逝而不返也라 陰以陽虧하고 精因氣竭하니 精神日銷하야 漸至衰敗면 眞潰潰乎若都邑之壞하고 汨汨乎其去不可綰[1]也라 ○ 汨은 音骨이라

○ 陽氣者는 大怒則形氣絶而血菀於上하야 使人薄厥하고

此下는 言怒氣傷肝과 及汗濕肥甘과 風寒之類니 皆足以傷陽氣也라 人之陽氣는 惟貴充和니 若大怒傷肝則氣血皆逆하고 甚至形氣俱絶則經脈不通 故로 血逆妄行하야 菀積於上焦也라 相迫을 曰薄이요 氣逆을 曰厥이니 氣血俱亂 故로 爲薄厥이라 擧痛論에 曰 怒則氣逆하고 甚則嘔血이라하고 邪氣藏府病形篇에 曰 有所大怒하야 氣上而不下하야 積於脇下則傷肝이라하니 皆此謂也라 ○ 菀은 音鬱이라

---

1) 弛: 弛와 同. 늦출 이.
1) 綰: 맬(잡아 맬), 統括할 관.

有傷於筋하면 **縱其若不容**하고

怒傷形氣면 必及於筋하니 肝主筋也일새요 筋傷則縱緩不收하야 手足無措하야 其若不能容者라

汗出偏沮하면 **使人偏枯**하고

沮는 傷也며 壞也라 有病偏汗者는 或左或右에 浸潤不止하야 氣血有所偏沮하니 久之則衛氣不固於外하고 營氣失守於中 故로 當爲半身不隨偏枯之患이라 ○ 沮는 將魚切이라

汗出見濕하면 **乃生痤疿**하고

汗方出則玄府開하니 若見濕氣면 必留膚腠하야 甚者爲痤요 微者爲疿라 痤는 小癤也요 疿는 暑疹也라 ○ 痤는 才何切이요 疿는 音沸라

高梁之變은 **足生大丁**하야 **受如持虛**하고

高梁은 卽膏粱이니 肥甘也라 足은 多也라 厚味太過하면 蓄爲內熱하야 其變多生大疔이라 熱侵陽分이면 感發最易하니 如持空虛之器하야 以受物 故로 曰受如持虛라

勞汗當風하면 **寒薄爲皶**요 **鬱乃痤**라

形勞汗出에 坐臥當風하야 寒氣薄之면 液凝爲皶하니 卽粉刺也요 若鬱而稍大하면 乃成小癤하니 是名曰痤라 凡若此者는 皆陽氣不固之使然이라 ○ 皶는 支加切이니 中原雅音에 云 酒皶鼻라하니라

○ **陽氣者**는 **精則養神**하고 **柔則養筋**하니

此下는 言陽氣之運用이니 若有不固則爲僂爲瘻爲畏爲驚爲癰爲瘧爲隔等證也라 神之靈通變化는 陽氣之精明也요 筋之運動便利는 陽氣之柔和也라 故로 精則養神하고 柔則養筋하며 陽氣去則神明亂하고 筋骨廢하야 爲病爲危하니 如下文矣라

開闔不得하야 **寒氣從之**면 **乃生大僂**하고

開는 謂皮腠發泄이요 闔은 謂玄府閉封이니 皆衛氣爲之主也라 若衛氣失所則當開不開하고 當閉不閉하야 不得其宜하니 爲寒所襲에 結於筋絡之間하야 緛急不伸則形爲僂俯矣라 經筋篇에 曰 陽急則反折하고 陰急則俛不伸이라하니 卽此之謂라 ○ 僂는 音呂라

陷脈爲瘻하야 **留連肉腠**라

陷脈은 寒氣自筋絡而陷入脈中也라 瘻는 鼠瘻之屬이라 邪結不散則留連肉腠하야 曼延日甚矣라 ○ 瘻는 音陋요 又音閭니 痀瘻也라

兪氣化薄하면 **傳爲善畏**하고 **及爲驚駭**하며

寒氣自脈漸深하야 流於經兪하야 氣化內薄則侵及藏府 故로 傳爲恐畏爲驚駭하니 以陽氣受傷於內也라 ○ 兪는 音庶라

營氣不從하면 **逆於肉理**하야 **乃生癰腫**하고

邪氣陷脈則營氣不從이라 營行脈中也니 不從則不順 故로 逆於肉理하야 聚爲壅腫也라

魄汗未盡에 **形弱而氣爍**하면 **穴兪以閉**하야 **發爲風瘧**이라

魄은 陰也니 汗由陰液 故로 曰魄汗이라 汗出未止는 衛氣未固니 其時에 形氣正在消弱而風寒薄之면 兪穴隨閉하고 邪氣留止하야 鬱而爲瘧하니 以所病在風 故로 名風瘧이라 金匱眞言論에 曰 夏暑汗不出者는 秋成風瘧이라하니 亦言兪穴之閉也니 其義卽此라

故로 **風者**는 **百病之始也**라 **淸靜則肉腠閉拒**하야 **雖有大風苛毒**이라도 **弗之能害**하니 **此因時之序也**라

凡邪傷衛氣에 如上文寒暑濕氣風者가 莫不緣風氣以入 故로 風爲百病之始라 然이나 衛氣者는 陽氣也니 人惟淸靜하야 無過勞擾면 則腠理閉而陽氣固하야 雖有大苛毒이나 弗之能害也니 所謂淸靜者는 無他요 在因四時之氣序耳라 如四氣調神論에 曰 應春氣以養生하고 應夏氣以養長하고 應秋氣以養收하고 應冬氣以養藏이니 逆之則災害生하고 從之則苛疾不起라하니 順其自然이 是得四時淸靜之道라 ○ 又風爲百病之始義는 詳鍼刺類三十六이라

故로 **病久則傳化**하야 **上下不幷**하면 **良醫**도 **弗爲**라

幷은 陰陽交通也라 病始因風에 久必傳化하야 及至上下不幷이면 則陰陽相離하고 水火不相濟矣라 雖有良醫라도 弗可爲也라

故로 **陽畜積**하면 **病死**하니 **而陽氣當隔**이라 **隔者**는 **當寫**니 **不亟正治**하면 **麤乃敗之**라

若邪畜陽分하야 積而不行하면 陽亢無陰하야 其病當死니 蓋卽上下不幷之謂也라 何以驗之오 隔塞不通이 則其證耳라 當寫不寫가 正以麤工誤之라 故로 致敗亡이라 陰陽別論에 曰 剛與剛이면 陽氣破散하고 陰氣乃消亡하며 淖則剛柔不和하야 經氣乃絶이라하니 亦此之謂라

○ **故**로 **陽氣者**는 **一日而主外**하니 **平旦**에 **人氣生**하고 **日中而陽氣隆**하고 **日西而陽氣已虛**하야 **氣門乃閉**라

此下는 言陽氣之盛衰가 由於日之升降이니 正以明上文若天與日之義也라 一日而主外는 晝則

陽氣在外也요 平旦人氣生은 以日初升也요 日中陽氣隆은 以日當午也요 日西陽氣虛는 以日漸降也니 人氣應之라 故로 晝則衛氣行於陽分二十五度하고 至日暮則陽氣之門閉而行於陰分二十五度矣라 氣門은 玄府也니 所以通行營衛之氣 故로 曰氣門이라

是故로 暮而收拒하야 無擾筋骨하며 無見霧露니 反此三時면 形乃困薄하리이다

此는 所以順陽氣也니 陽出而出하고 陽藏而藏이라 暮時에 陽氣藏於陰分 故로 動宜收斂하야 以拒虛邪라 無擾筋骨則陽不耗於內하고 無見霧露則邪不侵於外하니 若勞擾不分朝暮하야 反此三時면 則陽氣失養하야 形體勞困衰薄矣라 上二節은 言不但因時之序요 雖以一日之間이라도 亦當知所調養如此也라

○ 岐伯이 曰 陰者는 藏精而起亟也요 陽者는 衛外而爲固也라

此以下는 伯因帝專言陽氣하고 未及於陰 故로 特明陰氣도 亦所當重이라 謂人有陰陽하니 陽雖主外而爲衛니 所以固氣也요 陰則主內而藏精이니 所以起亟也라 陰內陽外에 氣欲和平이니 不和則病如下文矣라 亟는 卽氣也니 觀陰陽應象大論에 曰 精化爲氣라하니 卽此藏精起氣之謂요 又本神篇에 曰 陰虛則無氣라하니 亦其義也라 故로 此當以氣字爲解하야 以見陽能生陰하고 陰亦能生陽이라야 庶爲得理요 若諸書釋爲數字면 則全無意義라 ○ 亟는 音氣라

陰不勝其陽則脈流薄疾하야 幷乃狂하고

薄은 氣相迫也요 疾은 急數也라 幷者는 陽邪入於陽分이니 謂重陽也라 陰不勝陽則陽邪盛 故로 當爲陽脈陽證之外見者如此라

陽不勝其陰則五藏氣爭하야 九竅不通이라

邪在陰分則藏氣不和 故로 有所爭이라 上七竅는 五官也요 下二竅는 二陰也니 九竅之氣는 皆屬於藏이라 陽不勝陰則陰邪盛 故로 當爲陰病之內見者如此라

是以로 聖人이 陳陰陽하야 筋脈和同하며 骨髓堅固하며 氣血皆從이라

陳陰陽은 猶言鋪設得所하야 不使偏勝也라 故로 於筋脈骨髓에 無不和調하야 氣血皆從하니 從則順矣라

如是則內外調和하야 邪不能害하고 耳目聰明하야 氣立如故라

耳目聰明은 以九竅之要者로 言이니 神氣之全을 可知也라 人受天地之氣하야 以立命 故로 曰氣立이라 然이나 必陰陽調和而後에 氣立如故라 首節所謂生之本이 本於陰陽者는 正此兩節之謂라

風客淫氣하면 精乃亡하니 邪傷肝也요

此下四節은 皆失調和之道니 所以爲筋骨氣血之病也라 淫氣者는 陰陽之亂氣也라 表不和則風邪客之하고 風木生火하야 淫氣化熱하고 熱則傷陰하야 精乃消亡이요 風邪通於肝 故로 必先傷肝也라 然이나 風爲百病之始 故로 凡病因於外而內連五藏者는 皆由乎風也라

因而飽食하면 筋脈橫解하야 腸澼爲痔요

此下三節은 皆兼上文風客淫氣而言也라 風氣旣淫於外에 因而飽食則隨客陽明하야 必腸胃橫滿하고 橫滿則有損傷 故로 筋脈弛解하야 病爲腸澼爲痔而下痢膿血也라 痹論에 曰 飮食自倍하면 腸胃乃傷이라하니 此卽其類라 ○ 澼은 音劈이요 痔는 音雉라

因而大飮則氣逆하고

酒挾風邪則因辛走肺 故로 肺布葉擧而氣逆上奔也라

因而强力하면 腎氣乃傷하야 高骨乃壞라

高骨은 腰之高骨也라 凡因風强力者는 其傷在骨하고 骨傷則腎氣亦傷하니 腎主骨也일새요 若强力入房하면 尤傷精髓하되 髓者는 骨之充이요 骨者는 髓之府니 精髓耗傷 故로 高骨壞而不爲用이라

凡陰陽之要는 陽密乃固니

陽爲陰之衛요 陰爲陽之宅이니 必陽氣閉密於外하야 無所妄耗則邪不能害하야 而陰氣完固於內하니 此培養陰陽之要니 卽生氣通天之道也라

兩者不和하면 若春無秋하며 若冬無夏니 因而和之를 是謂聖度라

兩은 陰陽也니 不但偏病也라 若春無秋와 若冬無夏는 猶言歲氣乖則生道廢也라 故로 聖人之法天者는 在乎和陰陽而已라

故로 陽强不能密하면 陰氣乃絶하고

强은 亢也니 孤陽獨用하야 不能固密則陰氣耗而竭絶矣라 痹論에 曰 陰氣者는 靜則神藏하고 躁則消亡이라하니 躁卽陽强不密之謂라

陰平陽秘하면 精神乃治하고

平은 卽靜也요 秘는 卽固也라 人生所賴는 惟精與神이니 精以陰生하고 神從陽化 故로 陰平陽秘則精神治矣라

陰陽離決하면 精氣乃絶이라

決은 絶也니 有陽無陰則精絶하고 有陰無陽則氣絶이라 兩相離決하면 非病則亡하니 正以見陰陽

不可偏廢也라

因於露風하면 乃生寒熱이라

上文에 言風瘧風客淫氣나 皆未悉風之爲義라 故로 此復言之요 而幷及四時之邪也라 因露於風者는 寒邪外侵에 陽氣內拒하야 陰陽相薄 故로 生寒熱이라

是以로 春傷於風하면 邪氣留連하야 乃爲洞泄하고

春傷於風은 木邪勝也니 留連旣久則剋制脾土 故로 爲洞泄이라

夏傷於暑하면 秋爲痎瘧하고

暑義는 見前이라 夏傷暑邪하야 若不卽病而留延至秋하면 寒鬱爲熱 故로 寒熱交爭而爲痎瘧이라 ○ 痎는 音皆니 義見後四十八이라

秋傷於濕하면 上逆而欬하야 發爲痿厥하고

濕土用事於長夏之末 故로 秋傷於濕也라 秋氣는 通於肺하니 濕鬱成熱則上乘肺金 故로 氣逆而爲欬嗽라 然이나 太陰陽明論에 曰 傷於濕者는 下先受之라하고 上文에 言因於濕者는 大筋緛短하고 小筋弛長하야 緛短爲拘하고 弛長爲痿라하니 所以濕氣在下則爲痿爲厥이로되 痿多屬熱하고 厥則因寒也라

冬傷於寒하면 春必溫病하니

冬傷寒邪則寒毒이 藏於陰分하야 至春夏陽氣上升에 新邪外應하면 乃變而爲溫病이라 ○ 上四節은 與陰陽應象大論으로 同하니 詳義見陰陽類一이라

四時之氣 更傷五藏이니이다

風暑寒濕이 迭相勝負 故로 四時之氣가 更傷五藏이라 然이나 時氣는 外傷陽邪也요 五藏은 內應陰氣也니 惟內不守而後에 外邪得以犯之라 上文五節은 卽所以明陰氣不守之爲病이라

○ 陰之所生은 本在五味하고 陰之五宮이 傷在五味라

此下는 言陰之所以生者在五味而所以傷者도 亦在五味也라 五宮은 五藏也라 六節藏象論에 曰 地食人以五味라하니 夫味得地氣 故로 能生五藏之陰이요 若五味不節則各有所剋하야 反傷其陰矣라 義如下文하니라

是故로 味過於酸하면 肝氣以津하야 脾氣乃絶하고

津은 溢也라 酸入肝하니 過於酸則肝氣溢하야 酸從木化하고 木實則剋土 故로 脾氣乃絶이라

味過於鹹하면 **大骨氣勞**하며 **短肌心氣抑**하고

鹹入腎하고 腎主骨하니 過於鹹則傷腎 故로 大骨氣勞라 勞는 困劇也라 鹹走血하니 血傷 故로 肌肉短縮하고 鹹從水化하니 水勝則剋火 故로 心氣抑이라

味過於甘하면 **心氣喘滿**하며 **色黑**하며 **腎氣不衡**하고

甘入脾하니 過於甘則滯緩上焦 故로 心氣喘滿하고 甘從土化하니 土勝則水病 故로 黑色見於外而腎氣不衡於內라 衡은 平也라

味過於苦하면 **脾氣不濡**하야 **胃氣乃厚**하고

苦入心하니 過於苦則心陽受傷而脾失所養하야 氣乃不濡라 濡者는 潤也라 脾氣不濡則胃氣留滯 故로 曰乃厚니 厚者는 脹滿之謂라 五味論에 曰 苦入於胃하면 五穀之氣가 皆不能勝苦하고 苦入下脘하면 三焦之道가 皆閉而不通이라 故로 變嘔者라하니 其義亦此라 ○ 濡는 音儒라

味過於辛하면 **筋脈沮弛**하며 **精神乃央**이라

沮는 壞也요 弛는 縱也며 央은 殃同이라 辛入肺하니 過於辛則肺氣乘肝하되 肝主筋 故로 筋脈沮弛요 辛散氣則精神耗傷 故로 曰乃央이라 ○ 沮는 音苴니 將魚와 將御二切이요 弛는 施始二音이라

是故로 **謹和五味**하면 **骨正筋柔**하며 **氣血以流**하며 **湊理以密**이라 **如是則氣骨以精**하니 **謹道如法**이라야 **長有天命**하리이다

五味入口면 藏於胃以養五藏氣라 故로 當謹和五味則骨正筋柔하며 氣血以流라 蓋凡在內者는 皆陰氣爲之主也라 然이나 陰氣在裏하고 湊理在外하야 若不相及이어늘 而此曰湊理以密者는 緣陰陽表裏가 原自相依하니 不惟陽密足以固陰이요 而陰强도 乃能壯陽也라 故로 如上文之邪因於外而爲喘喝爲痿厥爲精亡爲洞泄欬嗽等證은 此陽病之及於陰也요 又如煩勞大怒와 飮食起居之不節而爲煎厥爲形氣絶爲筋脈腸痔氣逆骨壞等證은 是傷於陰者나 亦能病及外體陽分이니 此陰之所以不可忽也라 大都本篇之意는 在帝則首言陽氣하야 以發通天之大本하고 在伯則續言陰氣하야 以備陰陽之全義라 故로 在前則言氣니 氣本於天하야 以養陽也요 在後則言味니 味本於地하야 以養陰也라 其所以詳言陰陽者는 蓋欲分表裏하고 明精氣하야 辨邪正之本末耳라 然이나 本篇에 首曰通天하고 中曰服天氣하며 末曰長有天命하니 所重在天則其重在陽氣를 可知矣라 故로 言地者無非天也요 言陰者無非陽也라 通篇大義는 在陽氣者若天與日하야 失其所則折壽而不彰하니 一言이 可以蔽之矣라

陰陽發病

『素問·陰陽別論』○ 六

岐伯이 曰 二陽之病이 發心脾하면 有不得隱曲하며 女子不月하니

二陽은 陽明也니 爲胃與大腸二經이라 然이나 大腸小腸이 皆屬於胃 故로 此節所言은 則獨重在胃耳라 蓋胃與心은 母子也요 人之情慾은 本以傷心하니 母傷則害及其子하고 胃與脾는 表裏也요 人之勞倦은 本以傷脾하니 藏傷則病連於府라 故로 凡內而傷精하고 外而傷形하면 皆能病及於胃하야 此二陽之病이 所以發於心脾也라 不得隱曲은 陽道病也라 夫胃는 爲水穀氣血之海하야 主化營衛而潤宗筋이라 如厥論에 曰 前陰者는 宗筋之所聚니 太陰陽明之所合也라하고 痿論에 曰 陰陽이 總宗筋之會하야 會於氣街而陽明爲之長이라하니 然則精血下行과 生化之本이 惟陽明爲最하니 今化原旣病則陽道外衰 故로 爲不得隱曲이요 其在女子엔 當爲不月이 亦其候也라 胃爲水穀血氣之海는 義詳經絡類三十二라 ○ 按王氏註에 曰 夫腸胃發病에 心脾受之하니 心受之則血不流하고 脾受之則味不化라하나 然이나 心脾何以受腸胃之病이리오 未免牽强이니 不可不察이라 隱曲二字는 本經見者凡五니 皆指陽道爲言이라 以類察之면 可得其義니 詳會通奇恒類라

其傳爲風消요 其傳爲息賁者는 死不治라

風은 木氣也요 消는 枯瘦也라 賁은 急迫也라 陽明受病에 久而傳變則木邪勝土 故로 肌體風消하고 胃病則肺失所養 故로 氣息奔急이라 氣竭於上은 由精虧於下하야 敗及五藏 故로 死不治라

曰 三陽爲病하면 發寒熱하며 下爲癰腫하고 及爲痿厥腨痟이니

三陽은 太陽也니 爲膀胱小腸二經이라 三陽爲表 故로 病發寒熱과 及爲癰腫이라 足太陽之脈이 從頭下背하야 貫臀入膕하고 循腨抵足 故로 其爲病이니 則足膝無力을 曰痿요 逆冷을 曰厥이요 足肚酸疼을 曰腨痟也라 ○ 腨은 音篆이요 痟은 音淵이라

其傳爲索澤이요 其傳爲頽疝이라

陽邪在表爲熱이면 則皮膚潤澤之氣가 必皆消散하니 是爲索澤也라 頽疝者는 小腹控睾而痛也니 按邪氣藏府病形篇에 曰 膀胱病者는 小腹偏腫而痛하고 小腸病者는 小腹痛하며 腰脊控睾而痛이라하니 是太陽之傳爲頽疝也라 ○ 頽는 癩同이라

曰 一陽發病하면 少氣하며 善咳하며 善泄하니

一陽은 少陽也니 爲膽與三焦二經이라 膽屬風木하고 三焦屬相火하니 其爲病也 壯火則食氣傷肺 故로 爲少氣爲欬요 木强則侮土 故로 善泄也라

其傳爲心掣이요 其傳爲隔이라

心爲君火로되 而相火上炎則同氣相求하야 邪歸於心하니 心動不寧하야 若有所引을 名曰心掣이라 又其傳者는 以木乘土하야 脾胃受傷하면 乃爲隔證이니 如邪氣藏府病形篇에 曰 脾脈微急이爲隔中이라하고 風論에 曰 胃風之狀은 飮食不下하야 鬲塞不通이라하고 上膈篇에 曰 飮食入而還出者를 皆隔之謂라 ○ 掣은 撤翅二音이라

二陽一陰이 發病하면 主驚駭하며 背痛하며 善噫하며 善欠하니 名曰風厥이라

二陽은 胃與大腸也요 一陰은 肝與心主也라 肝胃二經이 皆主驚駭하니 如金匱眞言論에 曰 東方은 通於肝하고 其病은 發驚駭라하고 經脈篇에 曰 足陽明病은 聞木聲則惕然而驚者라하니 是也라 背痛者는 手足陽明之筋이 皆夾脊也일새라 噫는 噯氣也니 其主在心이라 然이나 邪客篇에 曰 諸邪之在於心者는 皆在於心之包絡也라하고 又脈解篇에 曰 所謂上走心爲噫者는 陰盛而上走於陽明하고 陽明絡이 屬心 故로 曰上走心爲噫也라하고 欠은 呵欠也니 欠이 雖主於腎이나 而經脈篇에 曰 足陽明病爲數欠이라하니 此又噫欠之在心包胃經也라 肝主風하고 心包主火하니 風熱爲邪而陽明受之라 故로 病名風厥이라 ○ 又風厥義는 詳評熱病論하니 見後三十이라

二陰一陽이 發病하면 善脹하며 心滿하며 善氣하고

二陰은 心與腎也요 一陽은 膽與三焦也라 膽經邪勝則侮脾 故로 善脹이요 腎經邪勝則乘心 故로 心滿이요 三焦病則上下不行 故로 善氣也라

三陽三陰이 發病하면 爲偏枯痿易하야 四肢不擧라

三陽은 膀胱小腸也요 三陰은 脾肺也라 膀胱之脈이 自頭背로 下行兩足하고 小腸之脈이 自兩手로 上行肩胛하며 且脾主四支하고 肺主諸氣하니 四經俱病 故로 當爲偏枯爲痿易爲四支不擧라 痿易者는 痿弱不支하야 左右相掉易也라

○ 鼓一陽을 曰鉤요 鼓一陰을 曰毛요 鼓陽勝急을 曰弦이요 鼓陽至而絶을 曰石이요 陰陽相過를 曰溜라

此는 擧五脈之體하야 以微盛으로 分陰陽이요 非若上文言經次之陰陽也라 鼓는 有力也요 一陽一陰은 言陰陽之微也라 脈於微陽而見鼓者爲鉤니 其氣來盛去衰하야 應心脈也라 脈於微陰而見鼓者를 曰毛니 其氣來輕虛以浮하야 應肺脈也라 鼓動陽脈하야 勝而急者를 曰弦이니 其氣來端直以長而不至甚急하야 應肝脈也라 鼓陽至而絶者는 陽之伏也니 脈名曰石이니 其氣來沈以搏하야 應腎脈也라 陰陽相過는 謂流通平順也니 脈名曰溜니 其氣來柔緩而和하야 應脾脈也라

○ 陰爭於內하고 陽擾於外하면 魄汗이 未藏하며 四逆而起하니 起則熏肺하야

使人喘鳴이라

此는 兼表裏以言陰陽之害也라 表裏不和則或爲藏病이니 陰爭於內也요 或爲經病이니 陽擾於外也라 然이나 或表或裏에 皆干於肺라 蓋肺主氣하니 外合於皮毛하고 內爲五藏六府之長이라 魄汗未藏者는 表不固也요 四逆而起者는 陽內竭也라 甚至正不勝邪則上熏及肺하야 令人氣喘聲鳴하니 此는 以營衛下竭하고 孤陽獨浮하야 其不能免矣라

陰之所生이 和本을 曰和니

陰者는 五藏之眞陰也라 陰之所以生者는 以藏氣和요 藏氣之和는 以陰陽之和也니 不和則爲爭爲擾爲剛爲淖하야 而病由興矣라

是故로 剛與剛하면 陽氣破散하고 陰氣乃消亡하며

此는 言偏陽之爲害也라 剛與剛은 陽之極也니 以火濟火면 盛極必衰 故로 陽氣反爲之破散하고 陽氣散則陰氣不能獨存하니 亦必從而消亡하야 而陰陽이 俱絶矣라

淖則剛柔不和하야 經氣乃絶이라

此는 言偏陰之害也라 淖는 謂寒濕妄行이니 陰氣勝也라 若陽剛陰柔가 皆失其和하면 經氣從而敗絶矣라

○ 死陰之屬은 不過三日而死하고 生陽之屬은 不過四日而死하니

此는 言藏氣相傳하야 死生有異也라 死陰生陽은 義如下文이라 四日而死는 按컨대 全元起作四日而已者하니 是라 蓋旣屬生陽이면 不當死矣니 死字는 疑誤라

所謂生陽死陰者는 肝之心을 謂之生陽이요

肝之心은 自肝傳心也라 以木生火하야 得其生氣를 是謂生陽이니 不過四日而愈已라

心之肺를 謂之死陰이요

心之肺는 自心傳肺也라 以火剋金하면 陰氣散亡 故로 曰死陰이니 不過三日而死라

肺之腎을 謂之重陰이요

肺는 金也요 腎은 水也니 雖曰母子나 而金水俱病 故로 曰重陰이니 無陽之候也라

腎之脾를 謂之辟陰이니 死不治라

辟은 放辟也라 土本制水而水反侮脾하야 水無所畏를 是謂辟陰 故로 死不治라 ○ 辟은 音劈이라

○ 結陽者는 腫四支하고

此下는 言邪聚諸經之爲病也라 陽은 六陽也요 結陽者腫四支는 四支爲諸陽之本也라

結陰者는 便血一升하니 再結에 二升이요 三結에 三升이라

陰은 六陰也라 陰主血하니 邪結陰分則血受病 故로 當便血이라 其淺者는 便血一升則結邪當解나 若不解而再結하면 以邪盛也라 故로 便血二升하고 若又不解하면 邪爲尤甚 故로 曰三結三升也라

陰陽結斜에 多陰少陽을 曰石水니 少腹腫이라

斜는 邪同이라 陰經陽經에 皆能結聚水邪나 若多在陰少在陽者면 名曰石水니 石水者는 沈堅在下하야 其證則少腹腫也라

二陽結을 謂之消요

胃與大腸經也라 陽邪留結腸胃則消渴善饑하니 其病曰消요 三消義는 見後六十이라

三陽結을 謂之隔이요

膀胱小腸二經也라 小腸屬火하고 膀胱屬水하니 邪結小腸則陽氣不化하고 邪結膀胱則津液不行하야 下不通則上不運 故로 爲隔塞之病이라

三陰結을 謂之水요

脾肺二經也라 脾土所以制水나 土病則水反侮之하고 肺金이 所以生水나 氣病則水爲不行 故로 寒結三陰則氣化爲水라

一陰一陽結을 謂之喉痹니이다

一陰은 肝與心主也요 一陽은 膽與三焦也라 肝膽屬木하고 心主三焦屬火하니 四經이 皆從熱化로되 其脈이 並絡於喉하고 熱邪內結 故로 爲喉痹라 痹者는 閉也라 ○ 痹는 音秘라

陰陽貴賤合病

『素問·陰陽類論』○ 七

孟春始至에 黃帝燕坐하사 臨觀八極하고 正八風之氣而問雷公曰 陰陽之類와 經脈之道와 五中所主에 何藏이 最貴오

孟春始至는 立春日也라 燕은 閑也라 八極은 八方遠際也라 正八風은 察八方之風候也라 五中은 五內也라 何藏最貴는 欲見所當重也라

雷公이 對曰 春甲乙青은 中主肝하야 治七十二日하니 是는 脈之主時라 臣은 以其藏最貴니이다

四時之序는 以春爲首하고 五藏之氣는 惟肝應之라 故로 公意以肝藏爲最貴니 蓋指厥陰也라

帝曰 却念上下經의 陰陽從容하면 子所言貴는 最其下也니라

上下經은 古經也요 陰陽從容은 其篇名也라 帝謂念此經義면 則貴不在肝이니 蓋特其最下者耳라

雷公이 致齋七日하고 旦復侍坐한대

悟己之非하고 積誠復請也라

帝曰 三陽爲經이요

經은 大經也라 周身之脈은 惟足太陽爲巨하니 通巓下背하야 獨統陽分 故로 曰經이라

二陽爲維요

維는 維絡也라 陽明經은 上布頭面하고 下循胸腹하니 獨居三陰之中하야 維絡於前 故로 曰維라

一陽爲游部니

少陽은 在側하야 前行則會於陽明하고 後行則會於太陽하니 出入於二陽之間 故로 曰游部라 ○ 楊上善이 曰 三陽은 足太陽脈也니 從目內眥로 上頭하고 分爲四道하야 下項하야 幷正別脈上下六道로 以行於背하야 與身爲經하고 二陽은 足陽明脈也니 從鼻而起하야 下咽하고 分爲四道하야 幷正別脈六道로 上下行腹하야 綱維於身하고 一陽은 足少陽脈也니 起目外眥하야 絡頭하고 分爲四道하야 下缺盆하고 幷正別脈六道上下로 主經營百節하야 流氣三部라 故로 曰游部라하니라

此知五藏終始요

有陽則有陰하고 有表則有裏하니 睹此三陽之義면 則五藏之終始를 可類求而知矣라

三陽爲表요

三陽은 誤也니 當作三陰이라 三陰은 太陰也니 太陰爲諸陰之表 故로 曰三陰爲表라 按陰陽離合論에 曰 太陰爲開라하고 痿論에 曰 肺主身之皮毛라하고 師傳篇에 曰 肺爲之蓋요 脾者는 主爲衛라하니 是手足三陰을 皆可言表也라 據下文所謂三陽三陰者컨대 明列次序하야 本以釋此 故로 此節이 當爲三陰을 無疑라 ○ 按王氏而下로 凡註此者皆曰 三陽은 太陽也요 二陰은 少陰也니 少陰與太陽爲表裏라 故로 曰三陽爲表요 二陰爲裏라하니 其說若是나 然이나 六經에 皆有表裏하니 何獨言二經之表裏於此耶리오 蓋未之詳察耳라

二陰爲裏요

二陰은 少陰腎也니 腎屬水하야 其氣沈하고 其主骨 故로 二陰爲裏라

一陰은 **至絶作朔晦**니 **却具合**하야 **以正其理**니라

一陰은 厥陰也요 厥者는 盡也라 按陰陽繫日月篇에 曰 戌主右足之厥陰하고 亥主左足之厥陰하니 此兩陰交盡 故로 曰厥陰也라하니 夫厥陰之氣는 應在戌亥하야 六氣不幾於絶矣라 然이나 陰陽消長之道는 陰之盡也가 如月之晦하고 陽之生也가 如月之朔하야 旣晦而朔則絶而復生하니 此所謂一陰至絶作朔晦也라 由是而終始循環하고 氣數具合이라 故로 得以正其造化之理矣라 ○ 按六經之分少太者는 以微盛言이라 故로 謂厥陰爲盡陰이라 其分一二三者는 以六氣之次言耳니 如三陰之序는 首厥陰一也요 次少陰二也요 又次太陰三也며 三陽之序는 首少陽이요 次陽明이요 又次太陽이니 是三陽之次也라

雷公이 **曰 受業未能明**하니이다

按上文에 雷公이 以肝爲最貴나 而不知肝屬一陰하야 爲陰之盡이요 帝謂最其下者以此라 故로 公이 曰受業未能明也라하니라

○ 帝曰 所謂三陽者는 **太陽爲經**이니

此下는 詳分六經이요 幷明六脈이 皆至於太陰也라 太陽爲經은 卽所以釋上文之義라

三陽脈이 **至手太陰**하야 **而弦浮而不沈**하면 **決以度**하며 **察以心**하야 **合之陰陽之論**이라

手太陰은 肺經也니 本屬三陰之脈이라 然이나 諸脈이 皆會於氣口라 故로 特以三陽脈至手太陰으로 爲言也니 下放此하니라 太陽之脈은 本洪大以長하니 今其弦浮不沈은 是邪脈也니 乃當決其衰王之度하며 察以吾心하야 而合之陰陽之論이면 則善惡을 可明矣라

所謂二陽者는 **陽明也**니

前所謂二陽者는 卽陽明也니 陰陽繫日月篇에 曰 兩陽合明 故로 曰陽明이라하니라

至手太陰하야 **弦而沈急不鼓**에 **炅至以病**이면 **皆死**하고

陽明胃脈은 本浮大而短하니 今則弦而沈急은 不能振鼓니 是木邪侮土하야 陰氣乘陽也라 若熱至爲病者는 尤忌此陰脈이니 犯之爲逆이면 必皆死也라 ○ 炅은 居永切이니 熱也라

一陽者는 **少陽也**니

卽前所謂一陽也라

至手太陰하고 上連人迎하야 弦急懸不絶하면 此少陽之病也니 專陰則死하고

人迎은 足陽明脈也니 在結喉兩傍 故로 曰上連人迎이라 懸은 浮露如懸이라 少陽之脈은 其體乍數乍踈하며 乍短乍長하니 今則弦急如懸하며 其至不絶하고 兼之上乘胃經이면 此木邪之勝이니 少陽病也라 然이나 少陽厥陰이 皆從木化어늘 若陽氣竭絶則陰邪獨盛하야 弦搏至極하니 是曰專陰이라 專陰者는 死也라 ○ 按以上三陽爲病에 皆言弦急者는 蓋弦屬於肝하야 厥陰脈也니 陰邪見於陽分이면 非危則病 故로 帝特擧爲言이니 正以明肝之不足貴也라

三陰者는 六經之所主也니

三陰은 太陰也라 上文에 云 三陽爲表는 當作三陰者니 其義卽此라 三陰之藏은 脾與肺也니 肺主氣하야 朝會百脈하고 脾屬土하야 爲萬物之母라 故로 三陰爲六經之主라

交於太陰하야 伏鼓不浮하면 上空志心하고

交於太陰은 謂三陰脈이 至氣口也라 肺主輕浮하고 脾主和緩이 其本脈也어늘 今見伏鼓不浮則陰盛陽衰矣라 當病이 上焦空虛로되 而脾肺之志가 以及心神하야 爲陰所傷하면 皆致不足이라 故로 曰上空志心이라 按陰陽應象大論에 曰 肺在志爲憂요 脾在志爲思요 心在志爲喜라하니 是皆五藏之志也라

二陰이 至肺하야 其氣歸膀胱하야 外連脾胃하고

二陰至肺者는 言腎脈之至氣口也라 經脈別論에 曰 二陰搏至하면 腎沈不浮者라하니 是也라 腎脈이 上行하야 其直者는 從腎으로 上貫肝膈하야 入肺中하고 出氣口하니 是二陰至肺也라 腎主水로되 得肺氣하야 以行降下之令하야 通調水道하야 其氣歸膀胱也라 肺在上하고 腎在下하며 脾胃居中하야 主其升降之柄 故로 曰外連脾胃也라 外者는 腎對脾言이니 卽上文三陰爲表요 二陰爲裏之義라

一陰이 獨至하면 經絶氣浮하야 不鼓鉤而滑하니

一陰獨至는 厥陰脈勝也니 經脈別論에 曰 一陰至는 厥陰之治라하니 是也라 厥陰本脈은 當耎滑弦長하야 陰中有陽이 乃其正也나 若一陰獨至면 則經絶於中하고 氣浮於外 故로 不能鼓鉤而滑하고 而但弦無胃하니 生意竭矣라

此六脈者는 乍陰乍陽하야 交屬相幷하고 繆通五藏하야 合於陰陽하니

六脈者乍陰乍陽에 皆至於手太陰하니 是寸口之脈이니 可以交屬相幷하고 繆通五藏 故로 能合於陰陽也라

先至爲主요 後至爲客이니라

六脈之交에 至有先後하니 有以陰見陽者하며 有以陽見陰者라 陽脈先至하고 陰脈後至則陽爲主而陰爲客이요 陰脈先至하고 陽脈後至則陰爲主而陽爲客이니 此先至爲主요 後至爲客之謂也라 然이나 至有常變하고 變有眞假라 常陽變陰하고 常陰變陽하니 常者는 主也요 變者는 客也라 變有眞假하니 眞變則殆요 假變無虞니 眞者는 主也요 假者는 客也라 客主之義는 有脈體焉하며 有運氣焉하며 有久暫焉하며 有逆順焉하며 有主之先而客之後者焉이라 診之精妙는 無出此矣라 非精於此者면 不能及也리니 脈이 豈易言哉리오

雷公이 曰 臣悉盡意하야 受傳經脈하고 頌得從容之道하야 以合從容이나 不知陰陽하고 不知雌雄이니이다

頌은 誦同이라 從容之道可誦이라하니 其爲古經篇名을 可知니 如示從容論之類가 是也라 以合從容은 合其法也라 雌雄은 如下文에 云 二陰爲雌이라하고 又順氣一日分爲四時篇에 曰 肝爲牡藏이요 脾爲牝藏이라하니 皆雌雄之義라

○ 帝曰 三陽爲父요

此는 詳明六經之貴賤也라 太陽이 總領諸經하야 獨爲尊大 故로 稱乎父라

二陽爲衛요

捍衛諸經陽氣也라

一陽爲紀요

紀[1]於二陽之間하니 卽陰陽離合論의 少陽爲樞之義라

三陰爲母요

太陰이 滋養諸經 故로 稱爲母라

二陰爲雌요

少陰屬水하고 水能生物 故로 曰雌니 亦上文二陰爲裏之義라

一陰爲獨使라

使者는 交通終始之謂라 陰盡陽生에 惟厥陰主之라 故로 爲獨使라

○ 二陽一陰은 陽明이 主病하니 不勝一陰하야 脈耎而動하며 九竅皆沈하고

此下는 言諸經合病에 有勝制也라 二陽은 土也요 一陰은 木也니 陽明厥陰이 相薄則肝邪侮胃

---

1) 紀: 밑바탕, 토대, 터 기.

故로 陽明主病하야 不勝一陰이라 脈耎者는 胃氣也요 動者는 肝氣也니 土受木邪則耎而兼動也라 九竅之氣는 皆陽明所及이니 陽明病則胃氣不行 故로 九竅皆爲沈滯하야 不通利矣라

三陽一陰은 太陽脈勝에 一陰이 不能止하야 內亂五藏하며 外爲驚駭하고

三陽一陰은 膀胱與肝合病也라 肝木生火나 而膀胱以寒水侮之라 故로 太陽脈勝이라 一陰肝氣雖强이나 不能禁止하면 由是而風寒相挾하야 內亂五藏하야 肝氣受傷 故로 發爲驚駭之病이라

二陰二陽은 病在肺하고 少陰脈이 沈하니 勝肺傷脾하면 外傷四支하고

二陰은 手少陰也요 二陽은 足陽明也라 少陰爲心火之藏이요 火邪則傷金 故로 病在肺라 陽明爲胃土之府요 土邪必傷水 故로 足少陰之脈이 沈하니 沈者는 氣衰不振之謂라 然이나 胃爲脾府요 脾主四支하며 火旣勝肺하고 胃復連脾하니 脾病則四支亦病矣라

二陰二陽이 皆交至하면 病在腎하니 罵詈妄行하며 巓疾爲狂하고

二陰之至는 邪在腎也요 二陽之至는 邪在胃也라 水土之邪交至則土勝水虧하고 水虧則陰不勝陽 故로 病在腎이요 土勝則陽明邪實 故로 罵詈妄行하며 巓疾爲狂이라

二陰一陽은 病出於腎하니 陰氣客遊於心脘하고 下空竅堤하야 閉塞不通하며 四支別離하고

二陰은 腎也요 一陽은 三焦也니 腎與三焦가 合病則相火受水之制라 故로 病出於腎이라 腎脈之支者가 從肺로 出絡心하야 注胸中 故로 陰氣盛則客遊於心脘也요 陰邪自下而上하면 陽氣不能下行 故로 下焦空竅가 若有隄障而閉塞不通이라 淸陽이 實四支하니 陽虛則四支不爲用하야 狀若別離於身者矣라

一陰一陽이 代絶하면 此는 陰氣至心이니 上下無常하고 出入不知하며 喉咽乾燥하니 病在土脾하고

一陰은 足厥陰肝也요 一陽은 足少陽膽也라 代絶者는 二藏氣傷하야 脈來變亂也라 肝膽皆木이요 本生心火니 病以陽衰則陰氣至心矣라 然이나 木病從風하야 善行數變 故로 或上或下하야 無有常處하고 或出或入하야 不知由然이라 其爲喉咽乾燥者는 蓋咽爲肝膽之使요 又脾脈이 結於咽也라 故로 病在土脾니 正以風木之邪는 必克土耳라

二陽三陰과 至陰이 皆在면 陰不過陽하고 陽氣不能止陰하야 陰陽이 並絶하야 浮爲血瘕요 沈爲膿胕며 陰陽이 皆壯하면 下至陰陽이라

二陽은 胃也요 三陰은 肺也요 至陰은 脾也라 皆在는 皆病也라 脾胃相爲表裏니 病則倉廩不化하고 肺布氣於藏府니 病則治節不行이라 故로 致陰不過陽則陰自爲陰하야 不過入於陽分也요 陽

氣不能止陰則陽自爲陽하야 不留止於陰分也라 若是者는 無復交通하야 陰陽並絶矣라 故로 脈浮者는 病當在外而爲血瘕요 脈沈者는 病當在內而爲膿胕니 正以陰陽表裏不相交通이라 故로 脈證之反이 若此라 至若陰陽皆壯하여는 則亢而爲害하야 或以孤陰하고 或以孤陽하야 病之所及이 下至陰陽이라 蓋男爲陽道요 女爲陰器니 隱曲不調하야 俱成大病也라

上合昭昭하고 下合冥冥하니 診決死生之期면 遂至歲首니라

昭昭可見이요 冥冥可測이니 有陰陽之道在也라 故로 欲決死生之期者는 必當求至歲首니 如甲己之年에 丙寅作首則二月丁卯요 三月戊辰이며 子午之年에 君火司天則初氣太陽이요 二氣厥陰之類니 以次求之則五行衰王을 可得其逆順之期矣라

三陽幷至 其絶在腎

『素問·著至敎論』○ 八

黃帝坐明堂하사 召雷公而問之曰 子知醫之道乎아

明堂은 天子布政之所니 聖人이 向明而治 故로 曰明堂이라

雷公이 對曰 通而頗能解나 解而未能別하며 別而未能明하며 明而未能彰이라

頗能解는 麤解其義耳라 別者는 別其條理요 明者는 明其精微요 彰則利於用矣라 楊上善이 曰習道有五하니 一은 誦이요 二는 解요 三은 別이요 四는 明이요 五는 彰이라하니라

足以治羣僚요 不足至侯王이라

羣僚之情은 易通하고 侯王之意는 難測하니 所以有不同也라 然則膏梁藜藿이 其爲難易도 亦然이라

願컨대 得受樹天之度하야 四時陰陽合之하고 別星辰與日月光하야 以彰經術하야 後世益明하면 上通神農하고 著至敎하야 擬於二皇이니이다

樹는 立也라 天度立則四時陰陽之序를 可以合하고 星辰日月之光을 可以別이니 用以彰經術하야 令後世益明하면 是上通神農之道요 著爲至敎니 則擬德於二皇矣라 二皇은 伏羲神農也라

帝曰 善하노라 無失之하라 此는 皆陰陽表裏와 上下雌雄이 相輸應也니 而道는 上知天文하고 下知地理하며 中知人事라야 可以長久요 以敎衆庶에 亦不疑殆며 醫道論篇이 可傳後世하야 可以爲寶니라

陰陽表裏上下雌雄이 相輸應者는 卽指上文天度四時陰陽星辰日月光言이니 所以醫道合於三

才하야 必盡知之라야 斯可以垂教後世하야 不致疑殆하고 永傳爲寶矣라 ○ 而道上知天文等四句는 與氣交變大論으로 同하니 詳運氣類十이라

雷公이 曰 請受道하야 諷誦[1)]用解하리이다 帝曰 子不聞陰陽傳乎아 曰 不知니이다 曰 夫三陽은 天爲業이니

陰陽傳은 古經也라 此三陽者는 統手足六陽爲言이라 三陽在上하니 應天之氣而衛乎周身이라 故로 曰天爲業者라하니 謂業同乎天也라

上下無常하야 合而病至하면 偏害陰陽하니라

三陽主表而虛邪中之면 則應變不定 故로 其氣上下無常이요 若三陽相合而病至하야 陽勝傷陰則自外而內하야 偏害陰陽矣라 禁服篇에 曰 審察衛氣하야 爲百病母라하니 蓋亦此義라

雷公이 曰 三陽莫當이라하니 請聞其解하노이다

此는 必古經語也라 言三陽幷至則邪變之多하야 氣有莫可當者라

帝曰 三陽獨至者는 是三陽幷至니 幷至如風雨하야 上爲巓疾이요 下爲漏病이라

此三陽獨至者는 雖兼手足太陽爲言이나 而尤以足太陽爲之主라 故로 曰獨至라 蓋足太陽爲三陽之綱領이라 故로 凡太陽之邪獨至者는 則三陽氣會가 皆得隨而幷至也라 陽邪之至에 疾速無期라 故로 如風雨요 且足太陽之脈이 上從巓入絡腦하고 下絡腎屬膀胱하며 手太陽之脈이 上循頸頰하야 下抵胃屬小腸이라 故로 上爲頂巓之疾이요 下爲漏病이라 漏病者는 二陰不禁이니 凡水穀精血之類가 皆是也라

外無期하며 內無正하야 不中經紀하니 診無上下以書別이니라

三陽幷至가 倏如風雨 故로 外無證據可期요 內無名目可正이라 病變之至가 不中於經常綱紀 故로 其診也에 亦無上下一定之法 及可以書記先別之者라

雷公이 曰 臣治는 疏愈하니 說意而已니이다

言臣之治病鮮愈者는 正如帝之所教라 然이나 願言其意而已라

帝曰 三陽者는 至陽也라 積幷卽爲驚하야 病起疾風하고 至如礔礰하야 九竅皆塞하고 陽氣滂溢하야 乾嗌喉塞하고

太陽爲至盛之陽 故로 曰至陽이요 若諸陽更爲積幷則陽盛之極하야 必傷陰氣라 手太陽之陰은 心也요 足太陽之陰은 腎也니 心傷其神하고 腎傷其志則爲驚駭라 疾風礔礰은 皆速暴之謂라 其

---

1) 諷誦: 욈, 暗誦. 諷은 背誦, 誦은 朗讀.

爲九竅嗌喉之乾塞者는 以手太陽手足少陰之脈이 皆循咽喉也라 ○ 磷礰은 霹靂同이라

幷於陰則上下無常하야 **薄爲腸澼**하니

陰은 藏也라 陽邪自表入藏하야 幷聚於陰則或上或下하야 亦無定診이요 若留薄下焦則爲腸澼而下利라

此謂三陽直心이니 **坐不得起臥者**라도 **便身全**이 **三陽之病**이라

直心은 謂邪氣直衝心膈也라 手太陽之脈이 循臂外廉出하야 繞肩胛하야 交肩上하고 入缺盆하야 絡心하고 足太陽之脈이 夾脊貫臀入膕中하고 其別者가 散之腎하야 循膂하야 當心入散 故로 凡病邪氣直心이요 及坐不得起하고 起不得臥者라도 便身全三陽之病也라 ○ 愚按三陽之邪는 多自外入 故로 傷寒家多有直心不得起臥之證하니 凡診外感者는 不可不察此節之義라

且以知天下에 **何以別陰陽**하고 **應四時**하야 **合之五行**고

且는 猶將也니 謂欲知天下之要道면 尤當別陰陽應四時하야 以合之五行之理也라

雷公이 **曰 陽言不別**하고 **陰言不理**이라하니 **請起受解**하야 **以爲至道**하리이다

不別不理는 言未明也라 公因帝問 故로 自歉而復請이라

帝曰 子若受傳에 **不知合至道**면 **以惑師教**하리니 **語子至道之要**하리라

受傳於師나 而未明其道면 適足以惑師之教라 故로 語以其要也라

病傷五藏하면 **筋骨以消**어늘 **子言不明不別**이면 **是世主學**이 **盡矣**라

邪幷於陽則陽病이요 幷於陰則陰病이니 陰陽俱病 故로 傷五藏이라 藏傷於內則筋骨이 消於外也라 醫道는 司人之命하야 爲天下之所賴라 故로 曰世主라 不明不別이면 於道何有리오 是使聖人之學泯矣라

腎且絶에 **惋惋**[1]**日暮**하야 **從容不出**하고 **人事不殷**[2]이니라

腎與足太陽爲表裏니 至陰之藏也라 上古天眞論에 曰 腎者는 主水하야 受五藏六府之精而藏之라하고 今如上文所云 三陽幷至而病傷五藏이면 則精虛氣竭하야 筋骨以消矣라하고 且太陽傳裏에 必至少陰이라하니 是以로 腎氣受傷하야 眞陰且絶 故로 惋惋不已하고 憂疑終日하야 宜其窘窘乎從容之不出하고 岌岌[3]乎人事之不殷也라 然則陽邪之至에 害必歸陰하고 五藏之傷에 窮必及腎하니 此所謂陰陽表裏上下雌雄이 相輸應也요 卽所謂至道之要也라 學者於此에 知救其原則

---

1) 惋惋: 놀라 탄식함.
2) 殷: 성할(盛也), 클(大也) 은.
3) 岌岌: 위태로운 모양.

回天[1]之手矣라 故로 論名著至教者가 夫豈徒然也哉리오 ○ 惋은 烏貫切이라

三陰比類之病

『素問·示從容論』全 ○ 九

黃帝燕坐하사 召雷公而問之曰 汝는 受術誦書者라 若能覽觀雜學하야 及於比類[2]하고 通合道理어든 爲余言子所長하라 五藏六府와 膽胃大小腸과 脾胞膀胱과 腦髓涕唾와 哭泣悲哀는 水所從行이니 此皆人之所生이요 治之過失이라

比類者는 比異別類하야 以測病情也니 義詳論治類十八이라 五藏六府等義는 詳藏象類二十三이라 水는 五液也니 卽指膽胃以下로 十四端血氣而言이니 皆人之所賴以生者라 此而不明이면 動必多誤 故로 凡治過於病을 謂之過요 治不及病을 謂之失이니 不得其中이면 皆治之過失也라

子務明之라야 可以十全이어늘 卽不能知면 爲世所怨하리라

不能十全이면 必有過失 故로 招人之怨이라

雷公이 曰 臣이 請誦脈經上下篇이 甚衆多矣로되 別異比類를 猶未能以十全하니 又安足以明之리잇고

古有脈經하니 意卽脈要精微와 平人氣象等論之義라

帝曰 子別試通五藏之過와 六府之所不和와 針石之敗와 毒藥所宜와 湯液滋味하니 具言其狀하야 悉言以對하고 請問不知하라

別試通者는 謂素之所通也니 其有未通者는 當請問其所不知耳라

雷公이 曰 肝虛腎虛脾虛는 皆令人體重煩寃하니 當投毒藥刺灸砭石湯液하되 或已或不已하니 願聞其解하노이다

肝主筋하니 筋病則不能收持하고 腎主骨하니 骨病則艱於擧動하며 脾主四支하니 四支病則倦怠無力이라 故로 皆令人體重이라 然이나 三藏은 皆陰이니 陰虛則陽亢 故로 又令人煩寃滿悶也라

帝曰 公은 何年之長而問之少아 余眞問以自謬也로다 吾問子窈冥이어늘 子言上下篇以對는 何也오

言對非所問이니 反若問者之自謬也라 窈冥은 玄微之謂니 如八正神明論에 曰 觀其冥冥者는 言

1) 回天: 쇠잔한 세력을 돌이키는 일, 천하의 정세를 변동시킴.
2) 比類: 겨눔, 비슷한 종류나 同類.

形氣營衛之不形於外而工獨知之니 以日之寒溫과 月之虛盛과 四時氣之浮沈에 參伍相合而調之니 工常先見之라 然而不形於外 故로 曰 觀於冥冥焉이라하니 此卽帝之所問이어늘 而公對則誤 故로 非之也라 ○ 窈는 音杳라

夫脾虛浮는 似肺하고 腎小浮는 似脾하고 肝急沈散은 似腎하니 此皆工之所時亂也나 然이나 從容得之라

脾本微耎이나 病而虛浮則似肺矣요 腎本微沈이나 病而小浮則似脾矣요 肝本微弦이나 病而急沈散則似腎矣라 脈有相類하니 不能辨之則似此作彼하야 致於謬誤라 此皆工之不明이니 所以時多惑亂也라 若能知從容篇之道하야 而比類求之면 則窈冥之妙를 可得矣라 ○ 按컨대 王氏曰 浮而緩을 曰脾요 浮而短을 曰肺요 小浮而滑을 曰心이요 急緊而散을 曰肝이요 搏沈而滑을 曰腎이라하니 此는 詳言五藏脈體하야 以明本節之義也라 所以診法에 有從部位察藏氣者하며 有從脈體察藏氣者하니 得其義면 則妙無不在하니 學者當於此而貫通焉이라

若夫三藏土木水參居는 此童子之所知어늘 問之는 何也오

脾合土하고 肝合木하고 腎合水하야 三藏이 皆在鬲下하야 氣脈相近 故로 曰參居라

○ 雷公이 曰 於此有人이 頭痛筋攣하며 骨重怯然少氣하며 噦噫腹滿하며 時驚不起臥하니 此는 何藏之發也니잇고 脈浮而弦한대 切之石堅하니 不知其解라 復問所以三藏者는 以知其比類也니이다

此下는 言腎病之疑似也니 脈浮類肺하고 脈弦類肝하고 脈石堅類腎하야 難以詳辨이라 故로 復問三藏之比類也라 ○ 噦은 於決切이요 又音誨라 噫는 伊隘二音이라

帝曰 夫從容之謂也라

引經語也니 如下文이라

夫年長則求之於府하고 年少則求之於經하고 年壯則求之於藏이어늘

此는 總言比異別類之法也라 夫年長者는 每多口味하니 六府所以受物 故로 當求之於府하야 以察其過요 年少者는 每忽風寒勞倦하니 所受在經 故로 當求之於經하야 以察其傷이요 年壯者는 多縱房慾하니 五藏이 所以藏精 故로 當求之於藏하야 以察其虛實이라

今子所言은 皆失八風菀熱과 五藏消爍과 傳邪相受라

帝言公之所問이 但據病而言이요 而不知其所以然이라 故로 於八風菀熱之故와 五藏消爍之由와 及邪傳相受之次에 則皆失之也라 ○ 菀은 鬱同하고 爍은 式灼切이라

夫浮而弦者는 是腎不足也요

腎脈宜沈하니 浮則陰虛요 水以生木하니 弦則氣泄 故로 爲腎之不足이라

沈而石者는 是腎氣內著也요

沈而石은 沈甚而堅也요 陰中無陽이면 則腎氣不達 故로 內著不行也라

怯然少氣者는 是水道不行하야 形氣消索也요

精은 所以成形하고 所以化氣하니 水道不行하면 則形氣消索 故로 怯然少氣也라

欬嗽煩寃者는 是腎氣之逆也라

水藏이 空虛하면 則上竊母氣 故로 令人欬嗽煩寃하니 是腎氣之上逆也라

一人之氣는 病在一藏也니 若言三藏具行하면 不在法也니라

凡此皆一人之氣니 病在腎之一藏耳라 卽如上文雷公所問頭痛者는 以水虧火炎也요 筋攣者는 腎水不能養筋也요 骨重者는 腎主骨也요 噦噫者는 腎脈이 上貫肝鬲하야 陰氣逆也요 腹滿者는 水邪侮土也요 時驚者는 腎藏志하니 志失則驚也요 不嗜臥者는 陰虛하야 目不瞑也라 病本於腎이어늘 而言三藏俱行 故로 非法也라

○ 雷公이 曰 於此有人이 四肢解墮하며 喘欬血泄한대 而愚診之에 以爲傷肺하고 切脈에 浮大而緊하야 愚不敢治러니 粗公이 下砭石하야 病愈로되 多出血하고 血止身輕하니 此何物也니잇고

此下는 言脾病之疑似也라 ○ 砭은 標兼切이라

帝曰 子所能治요 知亦衆多나 與此病失矣라 譬以鴻飛컨대 亦沖於天이라

言子之所能을 余亦知其多나 但以此病爲傷肺則失之矣라 譬以鴻飛컨대 亦沖於天하야 雖所之任意나 而終莫能得其際니 亦猶長空浩渺[1]之難測耳라

夫聖人之治病은 循法守度하되 援[2]物比類하고 化之冥冥하야 循上及下하니 何必守經이리오

循守法度는 遵古人之繩墨[3]也요 援物比類는 格事物之情狀也요 化之冥冥은 握變化於莫測之間하야 而神無方也니 能如是則循上可也요 及下亦可也라 然則法不可廢요 亦不可泥니 弗拘形

1) 浩渺: 浩洋과 같은데, 물이 廣大한 모양을 나타냄.
2) 援: 당길, 가까이 끌 원.
3) 繩墨: 먹줄, 法度나 準則.

跡이어늘 何必守經이리오 是乃所謂聖人之至治라

今夫脈浮大虛者는 是脾氣之外絶이니 去胃하야 外歸陽明也라

此는 言所問脈證이 皆脾胃病也라 夫脾屬陰하야 爲胃之裏요 胃屬陽하야 爲脾之表로되 今脈來浮大而虛則外有餘하고 內不足이니 是脾氣之外絶於胃也라 脾已去胃 故로 氣歸陽明而脈見如此라 按血氣形志篇에 曰 陽明은 常多氣多血하니 刺陽明出血氣라하니 故로 雷公이 問麤工下砭石而愈者는 正所以泄陽明之邪實耳라

夫二火不勝三水하니 是以로 脈亂而無常也라

二火는 謂二陽藏이니 心肺居於鬲上也요 三水는 謂三陰藏이니 肝脾腎이 居於鬲下也라 此五藏之象이 陰多於陽 故로 曰二火不勝三水라 是以로 脾爲陰土하야 須賴火生이어늘 今之脾氣去胃하야 外絶陽明이라 故로 脈亂無常者는 以脾中無胃氣也라

四肢解墮는 此脾精之不行也요

脾主四支也라

喘咳者는 是水氣幷陽明也요

脾病不能制水면 則水邪泛溢하야 幷於胃府하야 氣道不利 故로 爲喘爲欬니 蓋五藏六府가 皆能令人欬也라

血泄者는 脈急하니 血無所行也라

經脈者는 所以行血氣而營陰陽也라 脈之急疾은 由於氣亂하니 氣亂則血亂 故로 注泄於便하야 無所正行矣라 血不守中은 主在脾也라

若夫以爲傷肺者는 由失以狂也요 不引比類는 是知不明也라

狂은 妄也라 不引比類 故로 因喘欬爲傷肺니 是知之不明也라 若參合脈證而求之면 則病在脾而不在肺를 可類察之矣라

夫傷肺者는 脾氣不守하고 胃氣不清하며 經氣不爲使하야 眞藏이 壞決하고 經脈이 傍絶하며 五藏이 漏泄하야 不衄則嘔하니 此二者는 不相類也라

此는 明傷肺之候也니 肺金受傷하면 竊其母氣라 故로 脾不能守라 人受氣於穀하니 穀入於胃하야 以傳於肺로되 肺病則穀氣無以行이라 故로 胃不能清이라 肺者는 所以行營衛하며 通陰陽하니 肺傷則營衛俱病이라 故로 經氣不爲使라 眞藏은 言肺藏也니 肺藏損壞하면 則治節不通하야 以致經脈有所偏絶하고 而五藏之氣가 皆失其守하야 因爲漏泄이라 故로 不衄血於鼻則嘔血於口라

此는 其在脾在肺에 所本不同이라 故로 二者不相類也라 ○ 愚按컨대 人有五藏하니 曰心肺肝脾腎이니 皆爲陰也라 本篇에 發明三陰爲病之義하고 獨不及心肝二藏者는 蓋心爲君主라 邪不可傷이요 傷則死矣니 不待言也라 肝爲將軍之官이니 木氣多强 故로 於篇首에 但言脾肝腎相似之脈과 土木水參居之理하고 亦不詳言其病也라 舍此二者면 則腎爲藏精之本이요 肺爲藏氣之本이요 脾爲水穀之本이니 水病則及肺와 金病則及脾는 盜母氣也요 土病則敗及諸藏은 失化生之原也라 凡犯三陰虧損者는 皆在此三藏耳니 三藏俱傷하면 鮮能免矣라 故로 聖帝特言於此하니 學者當深察其義니라

譬如天之無形하고 地之無理하며 白與黑이 相去遠矣라

天有象하고 地有位하니 若不知之則天若無形하고 地若無理라 此는 言三藏之傷이 形證懸別이어늘 不能明辨하면 亦猶是也요 黑白混淆하면 相去遠矣라

是失吾過矣로다 以子知之라 故로 不告子니

是는 此也라 言雷公之失이 以吾不告之過耳라

明引比類從容이라 是以로 名曰診經이요 是謂至道也니라

謂此篇이 明引形證하고 比量異同하야 以合從容之法이라 故로 名曰診經이니 乃至道之所在也라

類經十四卷

張介賓類註

疾病類

十二經病

『靈樞·經脈篇』 ○ 此章은 與經絡類第二章으로 同出一篇하야 義有相貫하니 所當互考라 ○ 十

黃帝曰 肺는 手太陰也라 是動則病이 肺脹滿하야 膨膨而喘欬하며

動은 言變也니 變則變常而爲病也라 如陰陽應象大論에 曰 在變動爲握爲噦之類가 卽此之謂라 肺脈이 起於中焦하야 循胃口하야 上鬲屬肺 故로 病이 如此라 按至眞要大論에 列此肺病於少陰司天之下하니 以熱淫所勝하야 火克金也라 詳運氣類二十五하니 下同이라 ○ 膨은 音彭이라

缺盆中痛하고

缺盆이 雖十二經之道路나 而肺爲尤近 故로 肺病則痛이라

甚則交兩手而瞀하니 此爲臂厥이라

瞀는 木痛不仁也라 手太陰脈이 由中府하야 出腋下하야 行肘臂間 故로 爲臂厥이라 ○ 瞀는 茂莫務三音이라

是主肺所生病者[1)]는

手之太陰이 肺所生病也라 ○ 按二十二難에 曰 經에 言 是動者는 氣也요 所生病者는 血也라하니 邪在氣면 氣爲是動하고 邪在血이면 血爲所生病이라 氣主呴之하고 血主濡之하니 氣留而不行者는 爲氣先病也요 血壅而不濡者는 爲血後病也라 故로 先爲是動이요 後所生也라하니라 觀컨대 此는 以是動爲氣요 所生爲血이니 先病爲氣요 後病爲血이라하야 若乎近理나 然이나 細察本篇之義하면 凡在五藏則各言藏所生病하고 凡在六府則或言氣或言血하고 或脈或筋하고 或骨或津液하야 其所生病이 本各有所主하니 非以血氣二字로 統言十二經者也라 難經之言은 似非經旨라

欬上氣喘渴하며 煩心胸滿하고 臑臂內前廉痛厥하며 掌中熱이라

---

1) 所生病者: 張志聰은 "夫是動者는 病因於外요 所生者는 病因於內라"고 하였다.

渴은 當作喝이니 聲뾰急也라 太陰之別이 直入掌中 故로 爲痛厥掌熱이라

氣盛有餘則肩背痛하고 **風寒**으로 **汗出中風**하며 **小便數而欠**하고

手太陰筋이 結於肩하고 藏이 附於背 故로 邪氣盛則肩背痛이라 肺主皮毛而風寒在表 故로 汗出中風이라 肺爲腎母요 邪傷其氣 故로 小便數而欠이라

氣虛則肩背痛하고 **寒**하며 **少氣不足以息**하며 **溺色變**하야 **爲此諸病**이라

肩背者는 上焦之陽分也요 氣虛則陽病 故로 爲痛爲寒而怯然少氣하고 金衰則水涸 故로 溺色變而黃赤이라

盛則寫之하고 **虛則補之**하며 **熱則疾之**하고 **寒則留之**하며 **陷下則灸之**하고 **不盛不虛**면 **以經取之**라

盛寫虛補는 雖以鍼言이나 藥亦然也라 熱則疾之는 氣至速也요 寒則留之는 氣至遲也라 陷下則灸之는 陽氣內衰하야 脈不起也라 不盛不虛는 以病有不因血氣之虛實하고 而惟逆於經者니 則當隨經所在하야 或飮藥或刺灸하야 以取之也라 下文諸經之治는 義如此同이라 ○ 此節은 與禁服篇으로 大同하니 詳鍼刺類二十九라

盛者는 **寸口大三倍於人迎**하고 **虛者**는 **則寸口反小於人迎也**라

寸口는 主陰하고 肺爲大腸之藏이니 手太陰經也라 故로 肺氣盛者는 寸口大三倍於人迎하고 虛則反小也라 人迎者는 足陽明之動脈으로 在結喉旁一寸五分하니 乃三陽脈氣所至也라 陰陽別論에 曰 三陽在頭하고 三陰在手者라하니 其義卽此니 下同이라 ○ 人迎脈口一盛二盛三盛에 當補當寫는 義具終始篇하니 詳鍼刺類二十八이라

○ 大腸은 **手陽明也**라 **是動則病**이 **齒痛頸腫**이라

動義는 如前이라 手陽明之支者가 從缺盆으로 上頸貫頰하야 入下齒中也일새라

是主津液所生病者는

大腸與肺는 爲表裏요 肺主氣而津液이 由於氣化 故로 凡大腸之或泄或秘는 皆津液所生之病而主在大腸也라

目黃口乾하며 **鼽衄喉痹**하며 **肩前臑痛**하며 **大指次指痛不用**이라

手陽明之別者가 合於宗脈 故로 目黃하고 其他諸病도 皆本經之脈所及이라 按至眞要大論에 列此於少陰司天條下하니 以熱淫所勝하야 病在金也라

氣有餘則當脈所過者熱腫하고

當脈所過는 手陽明之次也라

虛則寒慄不復하야 **爲此諸病**이라

寒慄不復은 不易溫也니 此皆手陽明之諸病이라

盛則寫之하고 **虛則補之**하며 **熱則疾之**하고 **寒則留之**하며 **陷下則灸之**하고 **不盛不虛**면 **以經取之**라

義如前이라

盛者는 **人迎**이 **大三倍於寸口**하고 **虛者**는 **人迎**이 **反小於寸口也**라

人迎은 主陽하고 大腸은 爲肺之府니 手陽明經也라 故로 盛則人迎이 大於寸口하고 虛則人迎이 小於寸口也니 詳義如前이라

○ **胃**는 **足陽明也**라 **是動則病**이 **洒洒振寒**하며 **善呻**[1]**數欠顔黑**하고

胃屬土하니 土病而洒洒振寒者는 風之勝也요 善呻數欠은 胃之鬱也라 按至眞要大論에 列此於厥陰在泉條下하니 其爲木勝을 可知라 黑은 水色也니 土病則水無所畏 故로 黑色이 反見於顔面이라

病至則惡人與火하며 **聞木聲則惕然而驚**하고 **心欲動**하며 **獨閉戶塞牖而處**하며 **甚則欲上高而歌**하며 **棄衣而走**하며

病至而惡人者는 陽明厥逆則喘而惋[2]하고 惋則惡人也일새요 惡火者는 邪客陽明則熱甚也일새라 聞木音而驚者는 土惡木也일새요 欲閉戶而處者는 陰陽相薄而陰勝陽也일새요 欲上高而歌者는 陽盛則四支實也일새요 棄衣而走者는 熱盛於身也일새라 此節義는 詳下二章이라 ○ 牖는 音有라

賁響腹脹하니 **是爲骭厥**이라

賁響은 腸胃雷鳴也라 骭은 足脛也라 陽明之脈이 自膝臏으로 下脛骨外廉 故로 爲脛骭厥逆이라 ○ 賁은 奔同하고 骭은 音幹이라

是主血所生病者는

中焦受穀하야 變化而赤하면 爲血이라 故로 陽明이 爲多氣多血之經이로되 而主血所生病者라

狂瘧하며 **溫淫汗出**하며 **鼽衄**하며 **口喎脣胗**하며 **頸腫喉痺**하며

喎는 歪也요 胗은 瘡也라 陽明은 熱勝則狂하고 風勝則瘧하며 溫氣淫泆則汗出하니 鼽衄口喎等

1) 呻: 『甲乙』·『太素』에는 ‘伸’으로 되어 있다.
2) 惋: 놀라 탄식할, 한할 완.

證도 皆陽明經脈之所及也라 ○ 鼽는 音求요 衄은 女六切이라 喎는 孔乖切이요 胗은 音疹이라

大腹水腫하며

胃在中焦하니 土病則不能制水也라

膝臏腫痛하며 **循膺乳氣街股伏免骭外廉足跗上**하야 **皆痛**하며 **中指不用**이라

陽明脈이 從缺盆으로 下乳內廉하야 挾臍腹前陰하야 由股下足하야 以入中指 故로 爲病如此라 ○ 臏은 頻牝二音이라

氣盛則身以前이 **皆熱**하고 **其有餘於胃則消穀善饑**하며 **溺色黃**하고

此는 陽明實熱이 在經在藏之辨也라

氣不足則身以前이 **皆寒慄**하고 **胃中寒則脹滿**하야 **爲此諸病**이라

此는 陽明虛寒이 在經在藏之辨也라

盛則寫之하고 **虛則補之**하며 **熱則疾之**하고 **寒則留之**하며 **陷下則灸之**하고 **不盛不虛**면 **以經取之**라

義如首經이라

盛者는 **人迎**이 **大三倍於寸口**하고 **虛者**는 **人迎**이 **反小於寸口也**라

足陽明은 爲太陰之表니 三陽也라 故로 盛衰가 見於人迎이라

○ **脾**는 **足太陰也**라 **是動則病**이 **舌本强**하고 **食則嘔**하며

脾脈이 連舌本 故로 强이요 脾病則不運 故로 嘔라

胃脘이 **痛**하고 **腹脹善噫**하며

脾脈이 入腹하야 屬脾絡胃 故로 爲痛爲脹이요 噫는 噯嘆聲이니 陰盛而上走於陽明 故로 氣滯而爲噫라 ○ 噫는 伊隘二音이라

得後與氣則快然如衰하며

脾氣通也일새라 ○ 以上諸義는 詳下章이라

身體皆重이라

脾主肌肉也일새라 按至眞要大論에 列以上諸證於厥陰在泉條下하니 木勝克脾也라

是主脾所生病者는

足太陰土也라

舌本이 痛하며 體不能動搖하며 食不下하며 煩心하며 心下急痛하며 溏瘕泄하며 水閉黃疸하며 不能臥하되 强立하면 股膝內腫厥하며 足大指不用하야 爲此諸病이라

太陰脈支者가 上膈注心中 故로 爲煩心心痛이라 脾寒則爲溏瀉요 脾滯則爲癥瘕라 脾病不能制水면 則爲泄爲水閉黃疸不能臥라 脾脈이 起於足拇하야 以上膝股內廉 故로 爲腫爲厥爲大指不用諸病이라 按至眞要大論컨대 於厥陰司天條下에 列此諸證하니 以風淫所勝하야 病本於脾也라 ○ 瘕는 加駕二音이요 疸은 音旦이라

盛則寫之하고 虛則補之하며 熱則疾之하고 寒則留之하며 陷下則灸之하고 不盛不虛면 以經取之라

義如首經이라

盛者는 寸口大三倍於人迎하고 虛者는 寸口反小於人迎也라

足太陰은 爲陽明之裏니 三陰也라 故로 脈之盛衰가 候於氣口라

○ 心은 手少陰也라 是動則病이 嗌乾心痛하며 渴而欲飮하니

本經支者가 從心系로 上挾咽 故로 爲嗌乾心痛이요 心火炎則心液耗 故로 渴而欲飮이라 ○ 嗌은 音益이라

是爲臂厥이라

手少陰이 循臂內後廉하야 出小指之端 故로 爲臂厥이라

是主心所生病者는

手少陰經이니 心所生病也라

目黃脇痛하며 臑臂內後廉이 痛厥하며 掌中熱痛하야 爲此諸病이라

少陰之脈이 繫目系 故로 目黃하고 出腋下 故로 脇痛하며 循臑臂內하야 入掌內後廉 故로 爲熱痛諸病이라 ○ 臑는 儒輭二音이요 又奴刀와 奴到二切이라

盛則寫之하고 虛則補之하며 熱則疾之하고 寒則留之하며 陷下則灸之하고 不盛不虛면 以經取之라

義如首經이라

盛者는 寸口大再倍於人迎하고 虛者는 寸口反小於人迎也라

手少陰은 爲太陽之裏니 二陰也라 故로 脈之盛衰가 見於寸口라

○ 小腸은 手太陽也라 是動則病이 嗌痛頷腫하며

本經之脈이 循咽下隔하고 其支者가 循頸上頰 故로 爲是病이라 至眞要大論에 列此於太陽在泉之下하니 以寒淫所勝하야 而病及火府也라 ○ 頷은 何敢切이라

不可以顧하며 肩似拔하고 臑似折이라

手太陽脈이 循臑外後廉하야 繞肩胛하야 交肩上 故로 肩臑之痛이 如拔如折이라

是主液所生病者는

小腸은 主泌別淸濁하니 病則水穀不分하야 而流衍無制하니 是主液所生病也라

耳聾目黃頰腫하며 頸頷肩臑肘臂外後廉이 痛하야 爲此諸病이라

皆小腸經脈之所及也일새라

盛則寫之하고 虛則補之하며 熱則疾之하고 寒則留之하며 陷下則灸之하고 不盛不虛면 以經取之라

義如首經이라

盛者는 人迎이 大再倍於寸口하고 虛者는 人迎이 反小於寸口也라

手太陽은 爲少陰之表 故로 候在人迎이라

○ 膀胱은 足太陽也라 是動則病이 衝頭痛하야

本經脈이 上額交巓入絡腦 故로 邪氣上衝而爲頭痛이라

目似脫하고 項如拔하며

脈이 起目內眥하야 還出別下項也일새라

脊痛하고 腰似折하며 髀不可以曲하며 膕如結하며 踹如裂하니

本經이 挾脊抵腰中하고 過髀樞하야 循髀外하야 下合膕中하고 貫踹內 故로 病如是라 按至眞要大論에 列以上諸證於太陰在泉司天之下하니 以濕淫所勝하야 土邪傷水也라 ○ 髀는 並米切이요 又音比라 膕은 音國이요 踹은 腨同하니 音篆이라

是爲踝厥이라

足太陽脈이 出外踝之後하고 筋이 結於外踝也일새라 ○ 踝는 胡寡切이라

是主筋所生病者는

周身筋脈은 惟足太陽爲多爲巨하니 其下者는 結於踵하며 結於腨하며 結於膕하며 結於臀하고 其上者는 挾腰脊하야 絡肩項하야 上頭爲目上綱하고 下結於頄라 故로 凡爲攣爲弛爲反張戴眼之類는 皆足太陽之水虧而主筋所生病者라

痔瘧狂癲疾하며

脈이 入肛 故로 爲痔요 經이 屬表 故로 爲瘧이요 邪入於陽 故로 爲狂癲疾이라

頭顖項痛하며 **目黃淚出**하며 **鼽衄**하며 **項背腰尻膕踹脚**이 **皆痛**하며 **小指不用**하야 **爲此諸病**이라

皆足太陽之所及 故로 爲此諸病이라 ○ 顖은 音信이요 尻는 開高切이라

盛則寫之하고 **虛則補之**하며 **熱則疾之**하고 **寒則留之**하며 **陷下則灸之**하고 **不盛不虛**면 **以經取之**라

義如首經이라

盛者는 **人迎**이 **大再倍於寸口**하고 **虛者**는 **人迎**이 **反小於寸口也**라

足太陽은 爲少陰之表 故로 候在人迎이라

○ **腎**은 **足少陰也**라 **是動則病**이 **饑不欲食**하며

腎雖陰藏이나 元陽所居하야 水中有火하니 爲脾胃之母라 陰動則陽衰하고 陽衰則脾困 故로 病雖饑나 而不欲食이라

面如漆柴하며

水色黑하니 陰邪色이 見於面 故로 如漆이요 腎藏精하니 精衰則枯 故로 如柴라

欬唾則有血하며 **喝喝而喘**하며

眞陰損이 及其母也라

坐而欲起하며

陰虛不能靜也라

目䀮䀮如無所見하며

目之明은 在瞳子하고 瞳子者는 骨之精也니 腎氣內奪則目䀮䀮如無所見이라 故로 凡目多昏黑者는 必眞水虧於腎也라 ○ 䀮은 音荒이라

心如懸하고 **若饑狀**하며

心腎不交면 則精神離散 故로 心如懸하고 陰虛則內餒 故로 常若饑狀이라 按至眞要大論에 列以上諸證於太陰司天之下하니 以土邪淫勝 故로 病本於腎也라

氣不足則善恐하야 **心惕惕如人將捕之**하니

腎在志爲恐이요 腎氣怯 故로 惕惕如人將捕之라 以上諸義는 詳下章이라

是爲骨厥이라

厥逆在骨하고 腎主骨也일새라

是主腎所生病者는

足少陰經이니 腎所生病也라

口熱舌乾하며 **咽腫上氣**하며 **嗌乾及痛**하며 **煩心心痛**하며

足少陰之脈이 循喉嚨하야 挾舌本하고 其支者가 從肺로 出絡心 故로 病如是라

黃疸腸澼하며

陰虛陽實 故로 爲黃疸이요 腎은 開竅於二陰 故로 爲腸澼이라 ○ 疸은 音旦이요 澼은 音僻이라

脊股內後廉이 **痛**하며 **痿厥嗜臥**하며 **足下熱而痛**하야 **爲此諸病**이라

足少陰之脈이 自小指로 斜趨足心하야 上腨出膕하고 上股內後廉하야 貫脊屬腎 故로 爲此諸證이라 嗜臥者는 多陰少陽하야 精神匱也니 逆調論에 曰 腎者는 水藏이니 主津液하고 主臥與喘也라하니라

盛則寫之하고 **虛則補之**하며 **熱則疾之**하고 **寒則留之**하며 **陷下則灸之**하고 **不盛不虛**면 **以經取之**라

義如首經이라

灸則强食生肉하며 **緩帶披髮**하며 **大杖重履而步**요

生肉은 厚味也라 味厚는 所以補精이요 緩帶披髮과 大杖重履而步는 節勞也라 安靜이 所以養氣

나 諸經不言此法而惟腎經言之者는 以眞陰所在하야 精爲元氣之根也라

盛者는 寸口大再倍於人迎하고 虛者는 寸口反小於人迎也라

足少陰은 爲太陽之裏 故로 候在寸口라

○ 心主는 手厥陰心包絡也라 是動則病이 手心熱하며 臂肘攣急하며 腋腫하고

皆本經之脈이 所及일새라

甚則胸脇支滿하며 心中憺憺大動하며

手厥陰이 出屬心包絡하야 循胸出脇故也라 ○ 憺은 音淡이니 動而不寧貌라

面赤目黃하며

心之華는 在面하고 目者는 心之使 故로 病則面赤目黃하야 以上諸證이라 按至眞要大論에 俱列於太陽司天之下하니 以寒淫所勝則心火受病也라

喜笑不休라

心在聲爲笑라

是主脈所生病者는

心主脈也라

煩心心痛하며 掌中熱하야 爲此諸病이라

脈이 起心胸하야 入掌中也일새라

盛則寫之하고 虛則補之하며 熱則疾之하고 寒則留之하며 陷下則灸之하고 不盛不虛면 以經取之라

義如首經이라

盛者는 寸口大一倍於人迎하고 虛者는 寸口反小於人迎也라

手厥陰은 爲少陽之裏 故로 候在寸口라

○ 三焦는 手少陽也라 是動則病이 耳聾渾渾焞焞1)하며 嗌腫喉痹라

渾渾焞焞은 不明貌라 三焦之脈이 上項繫耳後 故로 爲是病이라 按至眞要大論에 列此於太陰在泉之下하니 濕土所以勝水也라 ○ 焞은 屯呑二音이라

1) 焞焞: 빛이 어스레한 모양(돈돈), 勢力이 旺盛한 모양(퇴퇴).

是主氣所生病者는

三焦는 爲水瀆之府요 水病은 必由於氣也라

汗出하며 **目銳眥痛**하며 **頰痛**하며 **耳後肩臑肘臂外皆痛**하며 **小指次指不用**하야 **爲此諸病**이라

三焦出氣하야 以溫肌肉하며 充皮膚 故로 爲汗出이요 其他諸病도 皆本經之脈이 所及이라

盛則寫之하고 **虛則補之**하며 **熱則疾之**하고 **寒則留之**하며 **陷下則灸之**하고 **不盛不虛**면 **以經取之**라

義如首經이라

盛者는 **人迎**이 **大一倍於寸口**하고 **虛者**는 **人迎**이 **反小於寸口也**라

手少陽爲厥陰之表 故로 候在人迎이라

○ **膽**은 **足少陽也**라 **是動則病**이 **口苦**하며 **善太息**하며

膽病則液泄 故로 口苦요 膽鬱則不舒 故로 善太息이라

心脇痛하야 **不能轉側**하고

足少陽之別이 貫心循脇裏也일새니 義詳下章이라

甚則面微有塵하며 **體無膏澤**하며

足少陽之別이 散於面하고 膽木爲病에 燥金勝之라 故로 面微有塵하고 體無膏澤이라 按至眞要大論에 列以上諸證於陽明在泉司天者하니 卽其義也라

足外反熱하니 **是爲陽厥**이라

本經이 循髀陽하야 出膝外廉하야 下出外踝之前 故로 足外反熱이요 木病從火 故로 爲陽厥이라

是主骨所生病者는

膽味苦하고 苦走骨 故로 膽主骨所生病이라 又骨爲幹[1)]이요 其質剛하며 膽爲中正之官이요 其氣亦剛하니 膽病則失其剛 故로 病及於骨이라 凡驚傷膽者는 骨必軟하니 卽其明證이라

頭痛頷痛하며 **目銳眥痛**하며 **缺盆中腫痛**하며 **腋下腫**하며 **馬刀俠癭**하며

馬刀는 瘰癧也요 俠癭은 俠頸之瘤屬也라 ○ 眥는 音漬요 癭은 音影이라

---

1) 榦: 줄기 간(幹), 우물 난간 한.

汗出振寒하야 **瘧**이요

少陽은 居三陽之中하야 半表半裏者也라 故로 陽勝則汗出하고 風勝則振寒爲瘧이라

胸脇肋髀膝外로 **至脛絶骨外踝前**과 **及諸節**히 **皆痛**하며 **小指次指不用**하야 **爲此諸病**이라

皆本經之脈이 所及也일새라 ○ 脛은 形景形敬二切이라

盛則寫之하고 **虛則補之**하며 **熱則疾之**하고 **寒則留之**하며 **陷下則灸之**하고 **不盛不虛**면 **以經取之**라

義如首經이라

盛者는 **人迎**이 **大一倍於寸口**하고 **虛者**는 **人迎**이 **反小於寸口也**라

足少陽은 爲厥陰之表 故로 候在人迎이라

○ **肝**은 **足厥陰也**라 **是動則病**이 **腰痛不可以俛仰**하며

足厥陰支別者가 與太陰少陽之脈으로 同結於腰髁下中髎下髎之間이라 故로 爲腰痛이라 刺腰痛篇에 曰 厥陰之脈이 令人腰痛하면 腰中이 如張弓弩弦이라하니라

丈夫는 **㿉疝**이요 **婦人**은 **少腹**이 **腫**하고

足厥陰氣逆하면 則爲睾腫卒疝하니 婦人少腹腫이 卽疝病也라 上義는 詳下章이라 ○ 㿉는 癩同하니 音頹라

甚則嗌乾하며 **面塵脫色**이라

肝脈이 循喉嚨之後하야 上入頏顙하야 上出額하고 其支者가 從目系로 下頰裏 故로 爲此病이라 按至眞要大論에 列以上諸證於陽明在泉司天之下하니 以燥淫所勝則病本於肝也라

是肝所生病者는

足厥陰經이니 肝所生病也라

胸滿嘔逆하며 **飧泄狐疝**하며 **遺溺閉癃**하야 **爲此諸病**이라

本經上行者는 挾胃貫鬲하고 下行者는 過陰器抵小腹 故로 爲此諸病이라 ○ 飧은 音孫이요 癃은 良中切이라

盛則寫之하고 **虛則補之**하며 **熱則疾之**하고 **寒則留之**하며 **陷下則灸之**하고 **不**

盛不虛면 以經取之라

義如首經이라

盛者는 寸口大一倍於人迎하고 虛者는 寸口反小於人迎也라

足厥陰은 爲少陽之裏 故로 候在寸口라

六經病解

『素問·脈解篇』全 ○ 本篇所解는 大略皆出前章經脈篇之義하고 其中稍有不同者는 蓋互爲發明也니 當幷求之라 ○ 十一

太陽에 所謂腫腰脽痛者는 正月은 太陽이며 寅이니 寅은 太陽也라

所謂者는 引古經語也라 脽는 尻臀也라 正月建寅하니 三陽月也요 三陽者는 太陽也라 故로 足太陽病이 爲腫腰脽痛者는 應正月三陽之候라 ○ 脽는 音誰라

正月에 陽氣出在上이나 而陰氣盛하야 陽未得自次也 故로 腫腰脽痛也요

正月之候는 三陽이 雖出이나 而時令이 尙寒하야 陰氣尙盛하야 陽氣未有次第하야 以陰勝陽 故로 腫腰脽痛하니 正以足太陽之脈이 挾脊抵腰貫臀也라

病偏虛爲跛者는 正月에 陽氣東解地氣而出也니 所謂偏虛者는 冬寒頗有不足者 故로 偏虛爲跛也요

正月에 東風解凍이나 陽氣尙微하니 足太陽病이 有或左或右에 偏虛爲跛者는 應三陽不足於下也라 足太陽下行之脈이 循髀膕하야 下出外踝之後 故로 有是證이라 ○ 跛는 補火切이라

所謂强上引背者는 陽氣大上而爭 故로 强上也요

太陽之脈이 下項挾背하니 若陽氣大上而爭이면 則與三陽之氣上升者로 同이라 故로 爲强上引背也라

所謂耳鳴者는 陽氣萬物이 盛上而躍 故로 耳鳴也요

太陽支者는 從巔至耳上角하니 陽邪上盛 故로 爲耳鳴也라

所謂甚則狂巔疾者는 陽盡在上而陰氣從下하야 下虛上實 故로 狂巔疾也요

巓은 癲同이라 按컨대 前章經脈篇足太陽經條下에 作癲하니 盖古所通用也라 所謂甚者는 言陽邪盛也라 陽邪實於陽經則陽盡在上하고 陰氣在下하야 上實下虛 故로 當爲狂癲之病이라

所謂浮爲聾者는 皆在氣也요

陽實於上則氣壅爲聾하니 亦以其脈至耳也라

所謂入中爲瘖者는 陽盛已衰 故로 爲瘖也요

聲由氣發하니 氣者는 陽也라 陽盛則聲大하고 陽虛則聲微하니 若陽盛已衰 故로 瘖瘂不能言也라 ○ 瘖은 音音이라

內奪而厥則爲瘖俳[1]는 此腎虛也니

排는 廢也요 內奪者는 奪其精也니 精奪則氣奪而厥 故로 聲瘖於上하고 體廢於下라 元陽大虧는 病本在腎하고 腎脈은 上挾舌本하고 下走足心 故로 爲是病이라 ○ 俳는 音排나 無所取義니 誤也라 當作痱니 正韻에 音沸라하니라

少陰不至者厥也라

此는 釋上文內奪而厥之義也라 少陰者는 腎脈也니 與太陽爲表裏라 若腎氣內奪 則少陰不至하고 少陰不至者는 以陰虛無氣하고 無氣則陽衰하니 致厥之由也라 ○ 以上腰尻痛耳聾狂巓厥逆等義는 俱出前章太陽經病條下라

○ 少陽에 所謂心脇痛者는 言少陽盛也니 盛者는 心之所表也라

少陽之脈이 下胸中하야 循脇裏 故로 心脇痛者는 以少陽之邪盛也라 然이나 少陽은 屬木하고 木能生火 故로 邪之盛者는 其本在膽하고 其表在心하니 表者는 標也라

九月에 陽氣盡而陰氣盛 故로 心脇痛也요

膽有相火하고 心有君火라 火墓在戌하니 陽不勝陰則心脇爲痛 故로 應九月之氣라

所謂不可反側者는 陰氣藏物也니 物藏則不動 故로 不可反側也요

陰邪凝滯하야 藏伏陽中하면 喜靜惡動 故로 反側則痛이라 ○ 上義는 出前章足少陽經病이라

所謂甚則躍者는 九月에 萬物이 盡衰하야 草木이 畢落而墮則氣去陽而之陰하며 氣盛而陽之下長 故로 謂躍이라

九月에 萬物盡衰하야 草木畢落하니 是는 天地之氣가 去陽而之陰也니 人身之氣도 亦然이라 故로 盛於陰分則所長在下라 其有病이 爲跳躍者는 以足少陽脈이 下出足之外側하며 陰覆於上하고 陽鼓於下也라 故로 應九月之氣라

---

1) 瘖俳: 『太素』에는 '瘖痱'로 되어 있다.

○ 陽明에 所謂灑灑振寒者는 陽明者는 午也요 五月은 盛陽之陰也니 陽盛而陰氣加之라 故로 灑灑振寒也요

五月에 陽氣明盛 故로 曰陽明이요 夏至에 一陰이 初生하야 加以陽極之候 故로 病灑灑振寒者는 以陽明이 應五月之氣也라

所謂脛腫而股不收者는 是五月盛陽之陰也니 陽者는 衰於五月而一陰氣上하야 與陽始爭 故로 脛腫而股不收也요

足陽明脈이 下髀關하야 抵伏免하고 下膝脛足跗하야 入中指內間이라 若陰生於下하야 上與陽爭則爲脛腫而股不收하니 亦應五月一陰之氣라

所謂上喘而爲水者는 陰氣下而復上하니 上則邪客於藏府間 故로 爲水也요

陽明土病則不能制水 故로 陰邪自下而上하야 客於藏府之間하야 乃化爲水라 水之本은 在腎하고 末在肺하니 標本俱病 故로 爲上喘也라

所謂胸痛少氣者는 水氣在藏府也니 水者는 陰氣也요 陰氣는 在中 故로 胸痛少氣也요

邪水之陰은 非眞陰也라 陰邪在中 故로 爲胸痛하고 陰盛則陽衰 故로 爲少氣니 少氣는 則氣短而喘矣라

所謂甚則厥하며 惡人與火하며 聞木音則惕然而驚者는 陽氣與陰氣로 相薄하야 水火相惡 故로 惕然而驚也요

薄은 氣相迫也라 陰陽之氣는 正則相和하고 邪則相惡하니 陰邪薄於陽明 故로 惕然而驚也라

所謂欲獨閉戶牖而處者는 陰陽相薄也니 陽盡而陰盛 故로 欲獨閉戶牖而居요

陰邪盛則陽明氣衰 故로 欲靜也라

所謂病至則欲乘高而歌하며 棄衣而走者는 陰陽復爭而外幷於陽 故로 使之棄衣而走也요

寒邪外幷於陽則身熱多躁 故로 棄衣而走라 ○ 以上諸義는 出前章足陽明經病이라

所謂客孫脈則頭痛鼻鼽腹腫者는 陽明이 幷於上이니 上者는 則其孫脈太陰也라 故로 頭痛鼻鼽腹腫也라

寒邪客於陽明則在頭爲痛하며 在鼻爲鼽하며 在腹爲腫하니 以陰氣上行而幷於本經之孫絡이라

故로 爲是病이라 太陰者는 言陰邪之盛이요 非陰經之謂也니 如上文에 所言者는 皆指陰盛爲邪니 則此義를 可知라 ○ 鼽는 音求라

○ 太陰에 所謂病脹者는 太陰은 子也니 十一月에 萬物氣皆藏於中 故로 曰病脹이요

陰極於子하야 萬物이 皆藏 故로 曰太陰子也라 太陰之經은 入腹하니 凡邪藏於中이면 則病爲脹 故로 應十一月之氣라

所謂上走心爲噫者는 陰盛而上走於陽明하고 陽明絡은 屬心 故로 曰上走心爲噫也요

脾脈은 絡胃 故로 陰邪盛則上走於陽明하고 陽明之正은 上通於心 故로 上走心爲噫라 按九鍼論과 宣明五氣篇에 俱曰 心爲噫라하고 口問篇에 曰 寒氣客於胃하면 厥逆하야 從下上散하고 復出於胃 故로 爲噫라하니 此篇은 則兼而言之라 蓋寒氣犯於心脾胃三經하면 俱能爲噫也라

所謂食則嘔者는 物이 盛滿而上溢 故로 嘔也요

脾胃는 相爲表裏니 胃受水穀이나 脾不能運이면 則物盛滿而溢 故로 爲嘔라

所謂得後與氣則快然如衰者는 十一月에 陰氣下衰而陽氣且出 故로 曰得後與氣則快然如衰也라

後는 謂大便이요 氣는 謂轉失氣니 陽氣出則陰邪散 故로 快然如衰하고 一陽이 下動은 冬至候也니 故로 應十一月之氣라 ○ 以上諸義는 出前章足太陰經病이라

○ 少陰에 所謂腰痛者는 少陰者는 腎也니 十月에 萬物陽氣皆傷 故로 腰痛也요

腰者는 腎之府니 寒邪入腎則爲腰痛이요 純陰在下 故로 應十月之氣라

所謂嘔欬上氣喘者는 陰氣在下하고 陽氣在上하야 諸陽氣浮하야 無所依從 故로 嘔欬上氣喘也요

陽根於陰하고 陰根於陽하야 互相倚也라 若陰中無陽하야 沈而不升則孤陽在上하야 浮而不降하야 無所依從 故로 爲嘔欬上氣喘也라 按前章엔 列本節義於手太陰肺病條下나 此則言於腎經하니 正以肺主氣하고 腎主精하야 精虛則氣不歸元이니 卽無所依從之義라

所謂色色不能久立久坐하며 起則目䀮䀮無所見者는 萬物陰陽이 不定하야 未

有主也니 秋氣始至에 微霜始下而方殺萬物하고 陰陽內奪 故로 目䀮䀮無所見也요

色色은 誤也라 當作邑邑이니 不安貌라 秋氣至하야 微霜下하면 萬物俱衰하야 陰陽未定 故로 內無所主而坐起不常하며 目則䀮䀮無所見하니 以陰肅陽衰하야 精氣內奪 故로 應深秋十月之候라

所謂少氣善怒者는 陽氣不治니 陽氣不治則陽氣不得出하야 肝氣當治而未得 故로 善怒니 善怒者는 名曰煎厥이요

陽和不治則肝氣多逆하야 不能調達 故로 善怒而爲煎厥하니 所謂多陰者多怒也라 ○ 按煎厥一證을 在本篇엔 言陽虛陰盛이라하고 在生氣通天論엔 言陰虛陽盛이라하니 可見煎厥에 有陰陽二證이라 詳本類前五라

所謂恐如人將捕之者는 秋氣에 萬物이 未有畢去하야 陰氣少陽氣入하야 陰陽相薄 故로 恐也요

陰氣는 言腎氣也요 陽氣는 言邪氣也니 陰氣將藏이나 未藏而陽邪入之하야 陰陽이 相薄則傷腎而爲恐 故로 亦應秋氣라

所謂惡聞食臭者는 胃無氣 故로 惡聞食臭也요

胃無氣는 胃氣敗也라 胃氣所以敗者는 腎爲胃關이니 腎中에 眞火不足하야 不能溫養化原이라 故로 胃氣虛而惡聞食臭也니 此卽前章饑不欲食之義라 ○ 臭는 許救尺救二切이라

所謂面黑如地色者는 秋氣內奪 故로 變於色也요

色은 以應日하니 陽氣之華也라 陰勝於陽則面黑色變 故로 應秋氣니 此卽前章面如漆柴之義라

所謂欬則有血者는 陽脈傷也라 陽氣未盛於上而脈滿하니 滿則欬 故로 血見於鼻也라

陽脈傷者는 上焦之脈傷也요 陽氣未盛於上而脈滿하니 則所滿者는 皆寒邪也라 蓋腎脈이 上貫肝膈하야 入肺中 故로 欬則血見於口하고 衄則血見於鼻也라 ○ 以上諸義는 出前章足少陰經病이라

○ 厥陰에 所謂㿗疝婦人少腹腫者는 厥陰者는 辰也라 三月은 陽中之陰이니 邪在中 故로 曰㿗疝少腹腫也요

辰은 季春也니 五陽一陰으로 陰氣將盡 故로 屬厥陰이라 陰邪居於陽末則爲㿗疝少腹腫 故로 應三月之氣라

所謂腰脊痛不可以俛仰者는 **三月**에 **一振榮華萬物**하니 **一俛而不仰也**요

三月一振은 陽氣振也라 故로 榮華萬物이라 然이나 餘寒尙在하니 若陰氣或勝則陽屈하야 俛而不仰 故로 病爲腰脊痛이니 亦應三月之氣라 ○ 俛는 俯同이요 又音免이라

所謂癩癃疝膚脹者는 **曰陰亦盛而脈脹不通** **故**로 **曰癩癃疝也**요

此는 復明癃疝腫脹之由가 在陰邪盛也니 陰盛則陽氣不行 故로 爲此諸證이라

所謂甚則嗌乾熱中者는 **陰陽相薄而熱** **故**로 **嗌乾也**라

所謂甚者는 應三月之陽盛也니 陽邪盛則薄於陰分 故로 爲嗌乾熱中等病이라 ○ 上義는 出前章足厥陰經病이라

陽明病解

『素問·陽明脈解篇』全 ○ 十二

黃帝問曰 足陽明之脈病이 **惡人與火**하며 **聞木音則惕然而驚**하며 **鍾鼓不爲動**하니 **聞木音而驚**은 **何也**오 **願聞其故**하노이다

脈은 卽經也라 本篇之義는 大略皆出靈樞經脈篇하니 詳前二章이라

岐伯이 **對曰 陽明者**는 **胃脈也**요 **胃者**는 **土也**라 **故**로 **聞木音而驚者**는 **土惡木也**니이다

木能克土 故로 惡之라

帝曰 善하노이다 **其惡火**는 **何也**오 **岐伯**이 **曰 陽明**은 **主肉**하고 **其脈**은 **血氣盛**하니 **邪客之則熱**하고 **熱甚則惡火**하니이다

陽明經은 多氣多血하니 邪客之則血氣壅而易爲熱이요 熱則惡火也라

帝曰 其惡人은 **何也**오 **岐伯**이 **曰 陽明**이 **厥則喘而惋**하고 **惋則惡人**하니이다

陽明이 氣逆而厥則爲喘惋하니 惋은 憂驚也라 故로 惡人之煩擾라 ○ 惋은 烏貫切이라

帝曰 或喘而死者와 **或喘而生者**는 **何也**오 **岐伯**이 **曰 厥逆**이 **連藏則死**하고 **連經則生**하니이다

連藏者는 敗及三陰이라 故로 死하고 連經則肌表之疾耳라 故로 生이라

帝曰 善하노이다 病甚則棄衣而走하고 登高而歌하며 或至不食數日에도 踰垣上屋하니 所上之處 皆非其素所能也어늘 病反能者는 何也오

凡癲狂傷寒家에 多有此證이라

岐伯이 曰 四支者는 諸陽之本也니 陽盛則四支實하고 實則能登高也니이다

陽受氣於四末 故로 四支爲諸陽之本이요 陽邪剛盛 故로 步履變常也라

帝曰 其棄衣而走者는 何也오 岐伯이 曰 熱盛於身 故로 棄衣欲走也니이다

陽明이 主肌肉 故로 熱盛於身이라

帝曰 其妄言罵詈를 不避親踈而歌者는 何也오 岐伯이 曰 陽盛則使人妄言罵詈를 不避親踈而不欲食하니 不欲食 故로 妄走也니이다

陽盛者는 陽邪盛也라 陽明은 爲多氣多血之經而陽邪實之면 陽之極也라 陽氣者는 靜則神藏하고 躁則消亡 故로 神明亂而病如是라 ○ 詈는 音利라

太陰陽明之異

『素問·太陰陽明論』○ 十三

黃帝問曰 太陰陽明爲表裏하야 脾胃脈也어늘 生病而異者는 何也오

太陰은 脾也요 陽明은 胃也니 雖皆屬土나 然이나 一表一裏 故로 所受所傷에 有不同矣라

岐伯이 對曰 陰陽異位하야 更虛更實하고 更逆更從하며 或從內하고 或從外하니 所從不同 故로 病異名也니이다

脾爲藏이니 陰也요 胃爲府니 陽也라 陽主外하고 陰主內하며 陽主上하고 陰主下하니 是陰陽異位也라 陽虛則陰實하고 陰虛則陽實하니 是更虛更實也라 病者爲逆이요 不病者爲從이니 是更逆更從也라 凡此者는 皆所從不同 故로 病名亦異라

帝曰 願聞其異狀也니이다 岐伯이 曰 陽者는 天氣也니 主外하고 陰者는 地氣也니 主內라

胃屬三陽 故로 主天氣하고 脾屬三陰 故로 主地氣라

故로 陽道는 實하고 陰道는 虛라

陽은 剛하고 陰은 柔也라 又外邪는 多有餘 故로 陽道實이요 內傷은 多不足 故로 陰道虛라 一曰

陰道實則陽道虛矣니 所謂更虛更實者라하니 亦通이라

故로 犯賊風虛邪者는 陽受之하고 食飮不節하며 起居不時者는 陰受之하니 陽受之則入六府하고 陰受之則入五藏이라

賊風虛邪는 外傷也라 故로 陽受之而入府요 飮食起居는 內傷也라 故로 陰受之而入藏이라

入六府則身熱不時臥하며 上爲喘呼하고 入五藏則䐜滿閉塞하며 下爲飧泄하며 久爲腸澼이라

不時臥는 不能以時臥也라 陽邪는 在表在上 故로 爲身熱不臥喘呼요 陰邪는 在裏在下 故로 爲䐜滿飧泄腸澼이라 ○ 䐜은 音嗔이요 飧은 音孫이요 澼은 音僻이라

故로 喉主天氣하고 咽主地氣하니

喉爲肺系니 所以受氣 故로 上通於天하고 咽爲胃系니 所以受水穀 故로 下通於地라

故로 陽受風氣하고 陰受濕氣라

風은 陽氣也라 故로 陽分受之요 濕은 陰氣也라 故로 陰分受之니 各從其類也라

故로 陰氣는 從足上行至頭하야 而下行循臂하야 至指端하고 陽氣는 從手上行至頭하야 而下行至足이라

逆順肥瘦篇에 曰 手之三陰은 從藏走手하고 手之三陽은 從手走頭하며 足之三陽은 從頭走足하고 足之三陰은 從足走腹이라하니 卽此之謂라 蓋陰氣在下나 下者必升하고 陽氣在上이나 上者必降하니 脾陰胃陽도 氣皆然也라

故로 曰 陽病者는 上行極而下하고 陰病者는 下行極而上이라하니

陽病이 極則及於下하고 陰病이 極則及於上하니 極則變也라 非惟上下요 表裏도 亦然이라

故로 傷於風者는 上先受之하고 傷於濕者는 下先受之니이다

陽受風氣 故로 上先受之요 陰受濕氣 故로 下先受之라 然이나 上非無濕이요 下非無風이니 但受有先後耳라 曰先受之則後者도 可知矣라

○ 帝曰 脾病而四支不用은 何也오 岐伯이 曰 四支는 皆稟氣於胃로되 而不得至經하고 必因於脾라야 乃得稟也라

此下는 言胃氣必因脾氣라야 乃得行也라

今脾病이라 不能爲胃行其津液하니 四支不得稟水穀氣하야 氣日以衰하면 脈道不利하야 筋骨肌肉이 皆無氣以生 故로 不用焉이니이다

四支之擧動은 必賴胃氣하야 以爲用이라 然이나 胃氣不能自至於諸經이니 必因脾氣之運行이라야 則胃中水穀之氣가 化爲精微하야 乃得及於四支也라 若脾病則胃氣不行 故로 各經脈道가 日以衰微하야 而四支不爲用矣라 ○ 爲는 去聲이니 下同이라

帝曰 脾與胃는 以膜相連耳어늘 而能爲之行其津液은 何也오

此下는 言三陰三陽之脈이 皆稟於脾胃之氣也라 ○ 膜은 模莫二音이라

岐伯이 曰 足太陰者는 三陰也니 其脈이 貫胃屬脾絡嗌 故로 太陰이 爲之行氣於三陰하고

爲之者는 爲胃也라 脾脈이 貫胃屬脾하니 足太陰也라 故로 爲之行氣於三陰하니 三陰者는 五藏之謂라

陽明者는 表也요 五藏六府之海也니 亦爲之行氣於三陽이라

陽明者는 太陰之表也니 主受水穀하야 以漑藏府 故로 爲五藏六府之海라 雖陽明이 行氣於三陽이나 然이나 亦賴脾氣而後行이라 故로 曰亦也라 三陽者는 卽六府也라

藏府는 各因其經而受氣於陽明이라 故로 爲胃行其津液이요

因其經은 因脾經也라 藏府得稟於陽明者는 以脾經貫胃 故로 能爲胃行其津液也라

四支不得稟水穀氣하야 日以益衰하면 陰道不利하야 筋骨肌肉이 無氣以生 故로 不用焉이니이다

陰道는 血脈也라 此는 復明脾主四支之義라

五決十經

『素問·五藏生成篇』○ 十四

診病之始에 五決爲紀요

五決者는 謂察五藏之疾하야 以決死生이니 乃爲診病之綱紀也라

欲知其始인댄 先建其母니

始는 病之始也요 建은 立也라 母는 病之因也니 不得其因則標本弗辨 故로 當先建其母니 如下

文에 某藏某經之謂라

所謂五決者는 五脈也라

五脈者는 五藏之脈이니 各有其經也라 又如肝脈弦과 心脈鉤와 脾脈耎과 肺脈毛와 腎脈石이 皆所謂五脈也라

是以로 頭痛巓疾하야 下虛上實은 過在足少陰巨陽하니 甚則入腎하고

頭痛巓疾은 實於上也라 上實者는 因於下虛하니 其過在腎與膀胱二經이라 蓋足太陽之脈이 從巓絡腦하고 而腎與膀胱爲表裏니 陰虛陽實 故로 爲是病이요 甚則府病已而入於藏하니 則腎獨受傷矣라

徇蒙招尤하고 目冥耳聾하야 下實上虛는 過在足少陽厥陰하니 甚則入肝하고

徇은 亦作巡이니 行視貌요 蒙은 茫昧也라 招는 掉搖也요 尤는 甚也라 目無光則矇昧不明하고 頭眩動則招尤不定하며 甚至目冥者는 不能視하고 耳聾者는 無所聞하니 其過在肝膽之氣하야 實於下而虛於上也라 蓋足少陽之脈이 起於目銳眥하야 上抵頭角하고 下耳後하며 足厥陰之脈이 連目系하야 上出額하야 與督脈으로 會於巓 故로 爲此病이요 甚則自府歸藏하야 而幷入於肝矣라 ○ 按此下三節은 皆不言甚則入藏하니 蓋文之缺이나 而義則同也라

腹滿䐜脹하고 支鬲胠脇하야 下厥上冒는 過在足太陰陽明하고

支는 隔塞也요 胠는 脇之上也라 足太陰之脈이 入腹屬脾絡胃上鬲하고 足陽明之脈이 屬胃絡脾하며 其支者가 循腹裏하고 且脾胃皆主四支 故로 爲支鬲胠脇而四支厥逆於下하야 胸腹이 冒悶於上者는 皆過在足太陰陽明經也라 ○ 䐜은 昌眞切이라

欬嗽上氣하야 厥在胸中은 過在手陽明太陰하고

上氣는 喘急也라 肺居胸中하니 手太陰也요 其脈은 起於中焦하야 上鬲屬肺하고 手陽明은 大腸也니 爲太陰之表하야 其脈이 下入缺盆하야 絡肺하니 二經之氣가 皆能逆於胸中 故로 爲欬嗽上氣之病이라

心煩頭痛하야 病在鬲中은 過在手巨陽少陰이라

鬲中은 鬲上也라 手太陽少陽之脈이 入缺盆하야 絡心하고 其支者가 循頸上頰하야 至目銳眥하며 手少陰心脈이 起於心中하야 出屬心系하고 其支者가 上挾咽하야 繫目系 故로 病在鬲中而爲心煩頭痛者는 過在手太陽少陰也라

八虛以候五藏

『靈樞·邪客篇』○ 十五

黃帝問於岐伯曰 人有八虛하니 各何以候오

八虛는 卽五藏生成篇所謂八谿也니 是皆筋骨之隙이요 氣血之所流注者라 故로 曰八虛라

岐伯이 答曰 以候五藏이니이다

謂可因八虛하야 以察五藏之病이라

黃帝曰 候之奈何오 岐伯이 曰 肺心有邪하면 其氣留於兩肘하고

人之五藏에 惟肺與心이 居於鬲上하야 其經屬手하고 脾肝腎은 俱在鬲下하야 其經屬足 故로 肺心有邪하면 乘虛以聚하야 其氣必留於兩肘하니 在肺則尺澤이요 在心則少海之次라

肝有邪하면 其氣流於兩腋하고

肝與膽이 合하고 其經이 自足而上하야 皆行脇腋之間 故로 肝邪乘虛而聚者는 其氣當流於兩腋하니 卽期門淵腋等穴之次라

脾有邪하면 其氣留於兩髀하고

脾與胃合하고 其脈이 皆自脛股로 上出衝門氣衝之間 故로 邪氣留於髀跨間者는 知爲脾經之病이라 ○ 髀는 並米切이요 又音比라

腎有邪하면 其氣留於兩膕하니

腎與膀胱爲表裏요 其經이 皆出膝後陰谷委中之間 故로 邪氣留於兩膕者는 知爲腎經之病이라 ○ 膕은 音國이라

凡此八虛者는 皆機關之室이요 眞氣之所過요 血絡之所遊라 邪氣惡血이 固不得住留니 住留則傷經絡하야 骨節機關이 不得屈伸 故로 痀[1]攣也니이다

機는 樞機也요 關은 要會處也라 室은 猶房室也라 凡此八者는 皆氣血之所由行也니 正氣居之則爲用이요 邪氣居之則傷經絡機關하야 而屈伸爲之不利라 此八虛니 可候五藏也라 ○ 痀는 音拘라

---

1) 痀: 『甲乙』에는 '拘'로 되어 있다.

邪盛則實 精奪則虛

『素問·通評虛實論』○ 十六

黃帝問曰 何謂虛實고 岐伯이 對曰 邪氣盛則實이요 精氣奪則虛니이다

邪氣有微甚 故로 邪盛則實이요 正氣有强弱 故로 精奪則虛라 奪은 失也라 ○ 愚按邪氣盛則實하고 精氣奪則虛는 二句爲病治之大綱이니 其辭似顯이나 其義甚微하야 最當詳辨이어늘 而辨之有最難者는 何也오 蓋實은 言邪氣니 實宜寫也요 虛는 言正氣니 虛宜補也라 凡邪正相薄而爲病이면 則邪實正虛하니 皆可言也라 故로 主寫者는 則曰邪盛則實이니 當寫也라하고 主補者는 則曰精奪則虛니 當補也라하야 各執一句하야 茫無確見이나 藉口[1]文飾하면 孰得言非리오 是以로 至精之訓을 反釀[2]莫大之害라 不知理之所在면 有必不可移易者하니 奈時醫者는 不能察耳아 余請析此爲四하니 曰孰緩孰急과 其有其無也라 所謂緩急者는 察虛實之緩急也라 無虛者는 急在邪氣니 去之不速하야 留則生變也요 多虛者는 急在正氣니 培之不早하면 臨期無濟也라 微虛微實者는 亦治其實이니 可一掃而除也요 甚虛甚實者는 所畏在虛하니 但固守根本하야 以先爲已之不可勝하면 則邪無不退也라 二虛一實者는 兼其實이니 開其一面也요 二實一虛者는 兼其虛니 防生不測也라 總之컨대 實而悞補하면 固必增邪나 猶可解救니 其禍小하고 虛而悞攻하면 眞氣忽去하야 莫可挽回니 其禍大라 此虛實之緩急을 不可不察也라 所謂有無者는 察邪氣之有無也니 凡風寒暑濕火燥는 皆能爲邪로되 邪之在表在裏在府在藏에 必有所居하니 求得其本則直取之라 此所謂有니 有則邪之實也라 若無六氣之邪而病出三陰이면 則惟情慾以傷內하고 勞倦以傷外하야 非邪似邪요 非實似實이라 此所謂無니 無則病在元氣也라 不明虛實有無之義하면 必至以逆爲從하고 以標作本하야 絶人長命하야 損德多矣리니 可不懼且愼哉아

帝曰 虛實은 何如오

問五藏虛實之大體也라

岐伯이 曰 氣虛者는 肺虛也요 氣逆者는 足寒也라

肺主氣 故로 氣虛者는 卽肺虛也요 氣逆不行則無以及於四支하야 陽虛於下 故로 足寒也라

非其時則生하고 當其時則死하니

以肺虛而遇秋冬하면 非相賊之時 故로 生이요 若當春則金木不和하니 病必甚하고 當夏則金虛受克하니 病必死也라 一曰 肺王於秋로되 當秋而氣虛하면 金衰甚也라 故로 死라하니 於義亦通이라

---

1) 藉口: 핑계함, 구실을 삼음.

2) 釀: 빚을, 자아낼 양.

餘藏도 **皆如此**하니이다

心脾肝腎에 各有所主則各有衰王之時하니 以肺藏爲例하면 可類推矣라

帝曰 何謂重實고 **岐伯**이 **曰 所謂重實者**는 **言大熱病**에 **氣熱脈滿**하니 **是謂重實**이니이다

證脈皆實이 是重實也라 ○ 重은 平聲이니 下同이라

帝曰 經絡俱實은 **何如**며 **何以治之**오 **岐伯**이 **曰 經絡皆實**은 **是寸脈急而尺緩也**니 **皆當治之**라

經은 十二經也요 絡은 十五絡也라 此는 以脈口寸尺으로 概察經絡之虛實也라 寸脈之直行者는 爲太陰之經이요 尺中列缺別走陽明者는 爲太陰之絡이라 以上下로 言則寸爲陽尺爲陰이요 以內外로 言則絡爲陽經爲陰 故로 寸脈急則邪居於經하고 尺脈緩則熱盛於絡하니 是經絡俱實也요 皆當治之니 治는 言寫也라 ○ 按平人氣象論에 曰 緩而滑을 曰熱中이라하고 邪氣藏府病形篇에 曰 緩者는 多熱이라하니 故로 此는 以尺緩爲實也니 詳脈色類十六十九라

故로 **曰 滑則從**이요 **濇則逆也**라하니이다

滑은 陽脈也요 濇은 陰脈也라 實以兼滑하면 陽氣勝也라 故로 爲從이요 若見濇則陰邪勝而陽氣去也라 故로 爲逆이라

夫虛實者는 **皆從其物類始**라 **故**로 **五藏骨肉**이 **滑利**하면 **可以長久也**니이다

物之生則滑利하고 死則枯濇하니 皆由陽氣之存亡耳니 脈之逆順도 亦猶是也라

帝曰 絡氣不足하고 **經氣有餘**는 **何如**오 **岐伯**이 **曰 絡氣不足**하고 **經氣有餘者**는 **脈口熱而尺寒也**라 **秋冬爲逆**이요 **春夏爲從**이니 **治主病者**니이다

絡脈은 在表하니 主乎陽也요 經脈은 通裏하니 主乎陰也라 經氣有餘則脈口熱하니 陰分之邪盛也요 絡氣不足則尺中寒하니 陽分之氣虛也라 陽虛者는 畏陰勝之時 故로 秋冬爲逆이요 春夏爲從이라 治主病者는 卽下文灸刺之義라 ○ 按本節엔 以脈口熱爲經氣有餘하고 尺寒爲絡氣不足이라 故로 王氏는 以尺寸으로 言陰陽하야 註曰 陰分主絡하고 陽分主經이라하나 然이나 經脈脈度等篇에 曰 經脈爲裏요 浮而淺者爲絡이라하니 是經本陰也요 絡本陽也니 難以反言이라 夫尺寸者는 分陰陽之位耳요 而陰陽之氣는 則五藏上下에 無所不在라 如寸有肺金하니 陰不在上乎며 尺有命門하니 陽不在下乎아 故로 反言尺寸則可어니와 反言經絡則不可라 且本節之義는 重在經絡하고 不在尺寸하니 觀者當詳辨之라

帝曰 經虛絡滿은 何如오 岐伯이 曰 經虛絡滿者는 尺熱滿하고 脈口寒濇也라 此는 春夏에 死하고 秋冬에 生也니이다

經虛絡滿者는 陰氣不足하고 陽邪有餘也니 陰虛者는 畏陽勝之時 故로 春夏에 死하고 秋冬에 生이라 ○ 按컨대 王氏註此二節에 曰 春夏엔 陽氣高 故로 脈口熱하고 尺中寒이 爲順이요 秋冬엔 陽氣下 故로 尺中熱하고 脈口寒이 爲順이라하니 此說이 若爲近理나 而實有所不然也라 觀內經論脈諸篇하면 則但言陰陽浮沈이 隨氣候요 初未聞有以尺寸盛衰로 分四時也라 學者於此不辨이면 恐反資多岐[1]之惑이라

帝曰 治此者는 奈何오 岐伯이 曰 絡滿經虛하면 灸陰刺陽하고 經滿絡虛하면 刺陰灸陽하니이다

此는 正以絡主陽하고 經主陰하니 灸所以補요 刺所以寫也라

帝曰 何謂重虛오 岐伯이 曰 脈氣上虛尺虛를 是謂重虛니이다

陰陽俱虛가 是重虛也라

帝曰 何以治之오 岐伯이 曰 所謂氣虛者는 言無常也요 尺虛者는 行步恇然이요

氣虛는 卽上虛니 氣虛於上 故로 言亂無常하니 如脈要精微論에 曰 言而微하야 終日乃復言者는 此奪氣也라하니라 尺虛者는 下虛 故로 行步恇然怯弱也라 ○ 恇은 音匡이라

脈虛者는 不象陰也니

氣口獨爲五藏主하니 脈之要會也라 五藏爲陰이니 藏虛則脈虛하고 脈虛者는 陰虧之象 故로 曰 不象陰也라

如此者는 滑則生하고 濇則死也니이다

義同前이라

帝曰 寒氣暴上하야 脈滿而實은 何如오

此는 指傷寒之屬也라

岐伯이 曰 實而滑則生하고 實而逆則死하니이다

邪盛者는 脈當實하니 實而兼滑하면 得陽脈也라 故로 生이요 若見陰脈하면 爲逆 故로 死라 按玉機眞藏論에 曰 脈弱以滑하면 是有胃氣니 命曰易治요 脈逆四時하면 爲不可治라하니 詳脈色類十二라

---

1) 多岐: 多岐亡羊. 學問의 길에 있어 너무 多方面에 걸치면 眞理를 찾기 어려움을 말함.

帝曰 脈實滿한대 **手足寒**하며 **頭熱**하면 **何如**오 **岐伯**이 **曰 春秋則生**하고 **冬夏則死**하며

脈之實滿은 邪有餘也요 手足寒者는 陰逆在下요 頭熱者는 陽邪在上하야 陰陽乖離 故로 爲上實下虛之病이라 春秋는 爲陰陽和平之候하야 得其和氣 故로 可以生이요 冬夏는 乃陰陽偏勝之時니 陽劇於夏하고 陰劇於冬 故로 死라

脈浮而濇하고 **濇而身有熱者**는 **死**하니이다

浮而身熱은 陽邪盛也요 濇爲氣血虛니 陰不足也라 外實內虛하면 則孤陽不守 故로 死라

帝曰 其形盡滿은 **何如**오 **岐伯**이 **曰 其形盡滿者**는 **脈急大堅**하고 **尺濇而不應也**니

此는 正言陽實陰虛之候也라 陽有餘 故로 其形盡滿이요 脈當急大而堅이나 陰不足 故로 當尺濇而不應也라

如是者는 **從則生**하고 **逆則死**하니이다 **帝曰 何謂從則生**하고 **逆則死**오 **岐伯**이 **曰 所謂從者**는 **手足溫也**요 **所謂逆者**는 **手足寒也**니이다

四支는 爲諸陽之本 故로 陽邪盛者는 手足當溫爲順이요 若手足寒冷則以邪盛於外하고 氣虛於內하야 正不勝邪하니 所以爲逆이라

五藏虛實病刺

『素問·藏氣法時論』○ 十七

肝病者는 **兩脇下痛引少腹**하며 **令人善怒**하고

此는 肝之實邪也라 肝脈이 布脇肋抵少腹하니 邪實則兩脇下痛引於少腹하고 肝志怒 故로 氣强則善怒라

虛則目䀮䀮無所見하며 **耳無所聞**하며 **善恐**하야 **如人將捕之**하니

目爲肝之竅요 肝脈이 上入頏顙連目系하고 肝與膽爲表裏니 膽脈이 從耳後入耳中 故로 氣虛則目無所見하고 耳無所聞也라 肝虛則膽虛 故로 氣怯而善恐이라 ○ 䀮은 音荒이라

取其經厥陰與少陽하되

取其經者는 非絡病也니 取厥陰以治肝하고 取少陽以治膽이라 此는 承上文虛實二節而言이니 虛者는 當補하고 實者는 當寫也라 下放此하니라

氣逆則頭痛耳聾不聰頰腫하니 **取血者**하고

氣逆於上則上實 故로 頭痛耳聾頰腫하니 蓋肝脈이 與督脈으로 會於巓하야 下頰裏하고 膽脈이 入耳中하야 下加頰車也일새라 治此者는 當取其經血盛之處하야 隨其左右하야 有則刺而寫之라

○ 心病者는 **胸中痛**하며 **脇支滿**하며 **脇下痛**하며 **膺背肩甲間痛**하며 **兩臂內痛**하고

此는 心經之實邪也라 手少陰心脈이 從心系로 却上肺하야 下出腋下하고 手厥陰心包絡之脈其支者가 循胸出脇하야 上抵腋下하고 循臑內入肘中하야 下臂하야 行兩筋之間하며 又心與小腸爲表裏니 小腸脈이 繞肩胛하야 交肩上 故로 爲此諸證이라

虛則胸腹이 **大**하며 **脇下與腰**로 **相引而痛**하니

胸腹腰脇之間은 皆手少陰厥陰之脈所及이니 心虛則陽虛而逆氣不行 故로 爲胸腹大요 心主血脈하니 血虛則不能榮養筋脈 故로 腰脇相引而痛이라

取其經少陰太陽과 **舌下血者**하되

手少陰太陽은 心與小腸脈也니 當隨其虛實而取之라 心主舌 故로 取舌下血하야 以寫其實이라

其變病은 **刺郄中血者**하고

變病은 謂病屬少陰而證有異於前說者요 郄中은 陰郄穴也니 爲手少陰之郄이라 血去則邪隨而寫矣라 ○ 郄은 隙同이라

○ 脾病者는 **身重**하며 **善肌肉痿**하며 **足不收**하며 **行善瘛**하며 **脚下痛**하고

此는 脾經之實邪也라 脾屬土하고 主肌肉하니 土邪濕勝 故로 令人身重肌肉痿라 肉痿者는 痹弱不仁也라 脾主四支 故로 足不收하고 行善瘛하니 瘛者는 手足掉掣也라 脾脈이 起於足大指하야 過核骨以上內踝 故로 爲脚下痛이라 ○ 痿는 威甤二音이요 瘛는 翅係寄三音이라

虛則腹滿腸鳴하며 **飧泄食不化**하니

足太陰之脈이 屬脾絡胃하니 脾虛則失其健運之用하야 而中氣不治 故로 爲此諸病이라 ○ 飧은 音孫이라

取其經太陰陽明과 **少陰血者**하고

脾與胃爲表裏 故로 當取足太陰陽明之經이라 少陰은 腎脈也라 脾主濕하고 腎主水하니 水能助濕傷脾 故로 當取少陰之血하야 以泄其寒實이라 如厥病篇에 治脾心痛者도 亦取腎經之然谷太谿하니 義猶此也라 詳鍼刺類六十四라

○ 肺病者는 喘欬逆氣하며 肩背痛하며 汗出하며

此는 肺經之實邪也라 肺藏氣하고 主喘息하며 在變動爲欬 故로 病則喘欬逆氣라 背爲胸中之府요 肩接近之라 故로 肩背爲痛이라 肺主皮毛하니 病則踈泄 故로 汗出이라

尻陰股膝髀腨胻足이 皆痛하고

此病은 皆足少陰經也라 少陰之脈이 起於足下하야 循內踝入跟中하야 以上腨內하야 出膕內廉하고 上股內後廉하야 貫脊屬腎絡膀胱하니 今肺病連腎하야 以氣陷下部而母病及子也라 故로 下文에 兼取足少陰以治之라 ○ 尻는 開高切이라 髀는 並米切이요 又音比라 腨은 音篆이라 胻은 音杭이요 又形敬切이라

虛則少氣하야 不能報息하며 耳聾嗌乾하니

報는 復也니 不能報息은 謂呼吸氣短하야 難於接續也라 手太陰之絡이 會於耳中 故로 氣虛則聾이요 其脈이 循喉嚨 故로 爲嗌乾也라 ○ 嗌은 音益이라

取其經太陰과 足太陽之外와 厥陰內血者하고

太陰은 肺之本經也라 故로 當因其虛實하야 取而刺之라 更取足太陽之外하니 外는 言前也요 足厥陰之內하니 內는 言後也라 正謂內踝後直上腨之內側者니 乃足少陰脈次也라 視左右足脈하야 凡少陰部分에 有血滿異於常處者는 取而去之하야 以寫其實이라

○ 腎病者는 腹大脛腫하며 喘欬身重하며 寢汗出[1]憎風하고

此는 腎經之實邪也라 足少陰之脈이 上腨內하야 夾臍上行入肺中하니 陰邪上侵 故로 腹大脛腫而喘欬也라 腎主骨하니 骨病 故로 身重이라 腎主五液하고 在心爲汗이로되 而腎邪侮之하야 心氣內微 故로 爲寢汗出이라 如脈要精微論에 曰 陰氣有餘하면 爲多汗身寒이라하니 卽此之謂라 凡汗多者는 表必虛하고 表虛者는 陽必衰 故로 惡風也라 ○ 憎은 音曾이라

虛則胸中痛하며 大腹小腹이 痛하며 淸厥意不樂하니

足少陰脈이 從肺出絡心注胸中하니 腎虛則心腎不交 故로 胸中痛이라 大腹小腹痛者는 正以腎脈이 自下而上하야 至兪府而止也라 腎藏精하고 精化氣하니 精虛則氣虛 故로 爲淸冷厥逆이요 腎之神爲志니 惟志不足 故로 意有不樂也라

取其經少陰太陽血者니이다

足少陰太陽爲表裏也라 凡刺之道는 自當虛補實寫나 然이나 經絡有血하면 猶當先去血脈而後에

---

1) 寢汗出: 睡眠 時 나오는 땀을 말함.

平其有餘不足焉이라 三部九候論에 曰 必先度其形之肥瘦하야 以調其氣之虛實이니 實則寫之하고 虛則補之하되 必先去其血脈而後에 調之라하니 此之謂也라

有餘有五 不足有五

『素問·調經論』○ 十八

黃帝問曰 余聞호니 刺法에 言有餘는 寫之하고 不足은 補之라하니 何謂有餘며 何謂不足고 岐伯이 對曰 有餘에 有五하고 不足에도 亦有五하니 帝欲何問이시니잇고 帝曰 願盡聞之하노이다 岐伯이 曰 神有餘有不足하며 氣有餘有不足하며 血有餘有不足하며 形有餘有不足하며 志有餘有不足하니 凡此十者는 其氣不等也니이다

神屬心하고 氣屬肺하고 血屬肝하고 形屬脾하고 志屬腎하야 各有虛實 故로 其氣不等이라

帝曰 人有精氣津液과 四支九竅五藏十六部와 三百六十五節하야 乃生百病하고 百病之生에 皆有虛實이어늘 今夫子乃言有餘有五하고 不足亦有五라하니 何以生之乎아

精氣津液은 義詳藏象類二十五라 四支는 手足也니 合九竅五藏하야 共爲十六部라 三百六十五節者는 言脈絡之會니 如九鍼十二原篇에 曰 節之交는 三百六十五會요 所謂節者는 神氣之所遊行出入也니 非皮肉筋骨也라하니 凡此諸部가 皆所以生百病者라

岐伯이 曰 皆生於五藏也라

陰陽表裏가 無非五藏之所主也라

夫心藏神하고 肺藏氣하고 肝藏血하고 脾藏肉하고 腎藏志하야 而此成形하니

正以見形成於外하고 神藏於內가 惟此五者而已라

志意通하고 內連骨髓하야 而成身形五藏이라

志意者는 統言人身之五神也요 骨髓者는 極言[1]深邃之化生也라 五神이 藏於五藏而心爲之主 故로 志意通調하고 內連骨髓하야 以成身形五藏則互相爲用矣라

五藏之道 皆出於經隧하야 以行血氣하니 血氣不和하면 百病이 乃變化而生이

---

1) 極言: 갖은 말을 다하여 이름(竭力陳述), 꺼리는 일이 없이 함부로 말함.

라 是故로 守經隧焉이니이다

隧는 潛道也니 經脈이 伏行하야 深而不見 故로 曰經隧라 五藏在內하고 經隧在外하야 脈道相通하야 以行血氣하니 血氣不和하면 乃生百病 故로 但守經隧則可以治五藏之病이라

○ 帝曰 神有餘不足은 何如오 岐伯이 曰 神有餘則笑不休하고 神不足則悲라

心藏神하니 火之精也라 陽勝則神王 故로 多喜而笑하고 陽衰則陰慘乘之라 故로 多憂而悲라 本神篇에 曰 心藏脈하고 脈舍神하니 心氣虛則悲하고 實則笑不休라하고 行鍼篇에 曰 多陽者는 多喜하고 多陰者는 多怒라하니 皆此義也라

血氣未幷하면 五藏安定하나 邪客於形하면 洒淅起於毫毛하니 未入於經絡也라 故로 命曰神之微니이다

此는 外邪之在心經也라 幷은 偏聚也라 邪之中人에 久而不散則或幷於氣하고 或幷於血하야 病乃甚矣라 今血氣未幷은 邪猶不深 故로 五藏安定이요 但洒淅起於毫毛하야 未及經絡이면 此는 以浮淺微邪在脈之表니 神之微病也라 故로 命曰神之微라

帝曰 補寫는 奈何오 岐伯이 曰 神有餘則寫其小絡之血하야 出血하되 勿之深斥하고 無中其大經이라야 神氣乃平하고

小絡은 孫絡也라 斥은 棄除也라 心主血脈而藏神하고 神本無形 故로 神有餘者는 但寫其小絡之血하되 勿去血太深及中其經이면 神自平矣라

神不足者는 視其虛絡하야 按而致之하고 刺而利之하되 無出其血하고 無泄其氣하야 以通其經이라야 神氣乃平하니이다

按而致之는 致其氣也요 刺而利之는 補不足以行其滯也라 病以神不足 故로 不宜出血及泄其氣요 但欲通其經耳라

帝曰 刺微는 奈何오 岐伯이 曰 按摩勿釋하고 著鍼勿斥하야 移氣於不足이라야 神氣乃得復하니이다

此는 刺外邪之在心經者니 卽上文所謂神之微也라 微邪在心經之表 故로 當按摩勿釋하야 欲散其外也요 著鍼勿斥하야 毋傷其內也니 乃可移氣於不足하야 邪去而神自復矣라

○ 帝曰 善하노이다 氣有餘不足은 奈何오 岐伯이 曰 氣有餘則喘欬上氣하고 不足則息利少氣[1]라

---

1) 息利少氣: 呼吸은 通利하나 氣息이 短少한 증상을 말함.

此는 肺藏之虛實也니 本神篇에 曰 肺氣虛則鼻塞不利하며 少氣하고 實則喘喝胸盈仰息이라하니 大略同也라

血氣未幷하면 五藏安定이나 皮膚微病을 命曰白氣微泄이니이다

此는 肺經之表邪也라 血氣未幷은 義俱如前이라 肺主皮膚而屬金하니 微邪客之라 故로 命曰白氣微泄이라

帝曰 補寫는 奈何오 岐伯이 曰 氣有餘則寫其經隧하되 無傷其經하며 無出其血하며 無泄其氣하고 不足則補其經隧하고 無出其氣니이다

經隧義는 如前이라 寫其經隧者는 謂察其有餘之脈하야 寫其邪氣而已요 無傷其大經出其血泄其正氣는 此刺氣之法也라 有餘도 尙爾하니 不足을 可知矣라

帝曰 刺微는 奈何오 岐伯이 曰 按摩勿釋하고 出鍼視之하야 曰 我將深之라하면 適人必革하야 精氣自伏하고 邪氣散亂하야 無所休息하고 氣泄腠理하야 眞氣乃相得하나니이다

此는 刺肺經之微邪也라 適은 至也요 革은 變也라 先行按摩之法은 欲皮膚之氣流行也요 次出鍼而視之에 曰我將深之는 欲其恐懼而精神內伏也라 適人必革者는 謂鍼之至人에 必變革前說而刺仍淺也라 如是則精氣旣伏於內하고 邪氣散亂하야 無所止息而泄於外 故로 眞氣得其所矣라

○ 帝曰 善하노이다 血有餘不足은 奈何오 岐伯이 曰 血有餘則怒하고 不足則恐이라

此는 肝藏之虛實也니 本神篇에 曰 肝藏血하니 肝氣虛則恐하고 實則怒라하니라

血氣未幷하면 五藏安定이나 孫絡水溢하면 則經有留血하나니이다

此는 肝經之表邪也라 邪不在藏而在經하니 但察其孫絡之脈하야 有外溢者는 則知其大經之內에 有留止之血也라

帝曰 補寫는 奈何오 岐伯이 曰 血有餘則寫其盛經하야 出其血하고 不足則視其虛經하야 內鍼其脈中하고 久留而視하야 脈大어든 疾出其鍼하야 無令血泄하나이다

血有餘則盛經滿溢 故로 當寫而出之요 不足則察其經之虛者하야 內鍼補之라 然이나 補虛之法은 必留鍼以候氣니 所謂如待所貴하야 不知日暮者是也라 留鍼旣久에 但視其脈已大하야 是氣已至면 則當疾出其鍼矣요 血去則愈虛 故로 無令血泄也라

帝曰 刺留血은 奈何오 岐伯이 曰 視其血絡하야 刺出其血이니 無令惡血로 得入於經하야 以成其疾이니이다

此는 刺肝經之表邪也라 邪血在絡에 但速去之면 自可免入經之患矣라

○ 帝曰 善하노이다 形有餘不足은 奈何오 岐伯이 曰 形有餘則腹脹하며 涇溲[1]不利하고 不足則四支不用이라

此는 脾藏之虛實也라 涇은 水名也요 溲는 溺也라 脾濕勝則氣壅不行 故로 腹脹而涇溲不利하고 脾主四支 故로 虛則四支不用하니 此는 與本神篇으로 義同이라 ○ 涇은 音經이요 溲는 音搜라

血氣未幷하면 五藏安定이나 肌肉蠕動을 命曰微風이니이다

此는 脾經之表邪也라 脾主肌肉 故로 微邪未深者는 但肌肉間蠕動하야 如有蟲之微行也라 脾土는 畏風木하고 風主動 故로 命曰微風이라 ○ 蠕은 音軟이요 又乳允切이라

帝曰 補寫는 奈何오 岐伯이 曰 形有餘則寫其陽經하고 不足則補其陽絡하니이다

經穴絡穴은 皆足陽明者니 以胃爲脾之陽也라 故로 實者寫之는 寫脾之陽邪也요 虛者補之는 補脾之陽氣也라

帝曰 刺微는 奈何오 岐伯이 曰 取分肉間하야 無中其經하고 無傷其絡하야 衛氣得復하면 邪氣乃索하니이다

此는 刺脾經之微邪也라 邪在肌肉 故로 但當刺其分肉間하야 使衛氣得復則邪氣自索하니 索者는 散也라

○ 帝曰 善하노이다 志有餘不足은 奈何오 岐伯이 曰 志有餘則腹脹飧泄하고 不足則厥이라

此는 腎藏之虛實也라 腎藏志하니 水之精也요 水化寒 故로 腎邪有餘則寒氣在腹하야 而爲腹脹飧泄하고 腎氣不足則陰虛陽勝하야 而爲厥逆上衝이라 本神篇에 曰 腎藏精하고 精舍志하니 腎氣虛則厥하고 實則脹이라하고 解精微論에 曰 厥則陽氣幷於上하고 陰氣幷於下하니 陽幷於上則火獨光也요 陰幷於下則足寒하고 足寒則脹也라하니라

血氣未幷하면 五藏安定하나 骨節有動하니이다

此는 腎經之微邪也라 腎主骨하고 邪未入藏而薄於骨 故로 但於骨節之間에 有鼓動之狀이라

---

1) 涇溲: 『太素』楊注에 "有本經溲者하니 經은 卽婦人月經也라"하고, 王冰은 "涇은 大便也요 溲는 小便也라"하였다.

帝曰 補寫는 奈何오 岐伯이 曰 志有餘則寫然筋血者요 不足則補其復溜니이다

然筋은 當作然谷이니 足少陰之滎穴也라 出其血하면 可以寫腎之實이라 復溜는 足少陰之經穴也니 致其氣하면 可以補腎之虛라

帝曰 刺未幷은 奈何오 岐伯이 曰 卽取之하야 無中其經하면 邪所乃能立虛니이다

此는 刺腎經骨節之邪也라 卽取之는 卽其邪居之所而取之라 故로 無中其經穴則邪自能去하야 而可以立虛矣라

氣血以幷 有者爲實 無者爲虛

『素問·調經論』連前篇 ○ 十九

帝曰 余已聞虛實之形이나 不知其何以生이니이다 岐伯이 曰 氣血以幷하야 陰陽相傾하면 氣亂於衛하고 血逆於經하야 血氣離居하야 一實一虛라

幷은 偏勝也요 傾은 傾陷也라 氣爲陽 故로 亂於衛요 血爲陰 故로 逆於經이라 陰陽不和하면 則氣血離居 故로 實者는 偏實하고 虛者는 偏虛하야 彼此相傾也라

血幷於陰하고 氣幷於陽 故로 爲驚狂이요

血幷於陰은 是重陰也요 氣幷於陽은 是重陽也니 重陰者는 癲하고 重陽者는 狂이라 故로 爲驚狂이라

血幷於陽하고 氣幷於陰하면 乃爲炅中이요

血幷於陽은 陰在表也요 氣幷於陰은 陽在裏也라 故로 爲炅中이니 炅은 熱也라 ○ 炅은 居永切이라

血幷於上하고 氣幷於下하면 心煩惋善怒하고

上은 鬲上也요 下는 鬲下也라 血幷於上則陰邪抑心 故로 煩惋이요 氣幷於下則火動於肝 故로 善怒라 ○ 惋은 烏貫切이라

血幷於下하고 氣幷於上하면 亂而喜忘하니이다

血幷於下則陰氣不升하고 氣幷於上則陽氣不降하야 陰陽離散 故로 神亂而喜忘이라

帝曰 血幷於陰하고 氣幷於陽하야 如是血氣離居하면 何者爲實이며 何者爲虛오

血幷於陰則陽中無陰하고 氣幷於陽則陰中無陽하야 陰陽不和 故로 血氣離居라

岐伯이 曰 血氣者는 喜溫而惡寒하니 寒則泣不能流하고 溫則消而去之라

血之與氣는 體雖異나 而性則同 故로 皆喜溫而惡寒이라 寒則凝泣而留滯하고 溫則消散而運行하니 邪之或幷於血하고 或幷於氣는 由於此矣라 ○ 泣은 澁同이라

是故로 氣之所幷에 爲血虛요 血之所幷에 爲氣虛니이다

氣幷於陽則無血이니 是血虛也요 血幷於陰則無氣니 是氣虛也라

帝曰 人之所有者는 血與氣耳라 今夫子乃言血幷爲虛하고 氣幷爲虛라하니 是無實乎아 岐伯이 曰 有者爲實이요 無者爲虛라

有血無氣는 是血實氣虛也요 有氣無血은 是氣實血虛也라

故로 氣幷則無血하고 血幷則無氣하니 今血與氣相失 故로 爲虛焉이요

相失者는 不相濟니 失則爲虛矣라

絡之與孫脈이 俱輸於經하야 血與氣幷則爲實焉이요 血之與氣幷走於上則爲大厥이니 厥則暴死하나 氣復反則生하고 不反則死하니이다

上文은 言血與血幷과 氣與氣幷에 偏虛偏實也요 此는 言血與氣幷에 幷者爲實이요 不幷者爲虛也라 血氣幷走於上則上實下虛하고 下虛則陰脫하고 陰脫則根本離絶하야 而下厥上竭하니 是爲大厥이니 所以暴死라 若氣極而反則陰必漸回 故로 可復甦하고 其有一去不反者는 不能生矣라

帝曰 實者는 何道從來며 虛者는 何道從去오 虛實之要를 願聞其故하노이다 岐伯이 曰 夫陰與陽이 皆有兪會하니 陽注於陰하고 陰滿之外하야 陰陽勻平하야 以充其形하면 九候若一하니 命曰平人이라

兪會는 經穴에 有兪有會也라 陽注於陰則自經歸藏하고 陰滿之外則自藏及經이라 九候若一則陰陽和하고 血氣勻하야 身安無病 故로 曰平人이라

夫邪之生也에 或生於陰하고 或生於陽하니 其生於陽者는 得之風雨寒暑[1)]요 其生於陰者는 得之飮食居處와 陰陽喜怒니이다

風雨寒暑는 生於外也니 是爲外感 故로 曰陽이요 飮食居處와 陰陽喜怒는 生於內也니 是爲內傷 故로 曰陰이라 外感은 多有餘하고 內傷은 多不足하니 此實之所以來요 虛之所以去也라

帝曰 風雨之傷人은 奈何오 岐伯이 曰 風雨之傷人也 先客於皮膚하야 傳入

---

1) 風雨寒暑: 아래 문장에 '風雨寒濕'을 설명하고 있는 것으로 보아 '風雨寒濕'의 傳寫之誤로 여겨진다.

於孫脈하니 **孫脈滿則傳入於絡脈**하고 **絡脈滿則輸於大經脈**하야 **血氣與邪 幷客於分腠之間**하야 **其脈堅大 故**로 **曰實**이요 **實者**는 **外堅充滿**하야 **不可按之**니 **按之則痛**하나니이다

此는 外感之生實也라 實痛者는 必堅滿하야 中有留邪也니 按之則實邪相拒 故로 痛愈甚하고 虛痛者는 必柔軟하야 中空無物也니 按之則氣至而溫 故로 其痛止라 是以로 可按者爲虛요 拒按者爲實也라 ○ 此節은 與皮部論과 繆刺論으로 大同하니 一見經絡類三十一이요 一見鍼刺類三十이라

帝曰 寒濕之傷人은 **奈何**오 **岐伯**이 **曰 寒濕之中人也**에 **皮膚不收**[1]하고 **肌肉堅緊**하며 **榮血泣**하고 **衛氣去 故**로 **曰虛**요 **虛者**는 **聶辟**[2]**氣不足**하니 **按之則氣足以溫之**라 **故**로 **快然而不痛**하나니이다

此는 外感之生虛也라 凡寒濕中人에 必傷衛氣 故로 皮膚不收而爲縱緩하고 肌肉堅緊而爲削瘦하며 營血이 濇於脈中하고 衛氣去於脈外하니 所以爲虛라 凡言語輕小를 曰聶이요 足弱不能行을 曰辟이니 皆氣不足也라 氣虛作痛者는 按之에 可以致氣하고 氣至則陽聚陰散 故로 可快然而痛止也라 ○ 聶은 尼輒切이요 辟은 音壁이라

帝曰 善하노이다 **陰之生實**은 **奈何**오 **岐伯**이 **曰 喜怒不節則陰氣上逆**하고 **上逆則下虛**하고 **下虛則陽氣走之**라 **故**로 **曰實矣**니이다

此는 內傷之生實也라 陰逆於上則虛於下하고 陰虛則陽邪湊之하니 所以爲實이라 然則實因於虛하니 此所以內傷에 多不足也라 ○ 按下文에 以喜則氣下爲虛나 而此節은 所重在怒 故로 曰實也라 觀陰氣上逆之意컨대 言怒를 可知요 又擧痛論에 曰 怒則氣上이라하니 正此之謂라

帝曰 陰之生虛는 **奈何**오 **岐伯**이 **曰 喜則氣下**하고 **悲則氣消**하니 **消則脈**이 **虛空**이라 **因寒飮食**하야 **寒氣熏滿則血泣氣去 故**로 **曰虛矣**니이다

此는 內傷之生虛也라 下는 陷也요 消는 散也라 擧痛論에 曰 喜則氣緩이라하니 與此로 稍異라 因寒飮食者는 寒氣熏滿中焦하야 必傷陽氣 故로 血濇氣去而中爲虛也라 若飮食過度하야 留滯不消하면 雖亦內傷이나 此則虛中挾實이니 是又不可不爲詳辨이라

---

1) 皮膚不收: 『甲乙』과 『太素』에는 '皮膚收'로 되어 있고, 新校正에 "全元起本을 살펴보면 '不收를 不仁으로' 해석하고 있다"고 하였다.

2) 聶辟: 王冰은 "聶은 謂聶皺요 辟은 辟迭이라"하여 皮膚皺折로 인식하고 있고, 汪機는 "聶辟은 怯弱也라"하여 氣의 怯弱不足으로 해석하고 있다.

陰陽虛實寒熱 隨而刺之

『素問·調經論』連前篇 ○ 二十

帝曰 經에 言陽虛則外寒하고 陰虛則內熱하며 陽盛則外熱하고 陰盛則內寒이라하니 余已聞之矣나 不知其所由然也니이다

經言은 引古經語也라 陽主表하고 其氣熱하며 陰主裏하고 其氣寒하니 所以陽虛則寒하고 陽盛則熱하며 陰虛則熱하고 陰盛則寒也라

岐伯이 曰 陽受氣於上焦하야 以溫皮膚分肉之間하니 今寒氣在外則上焦不通하고 上焦不通則寒氣獨留於外 故로 寒慄하니이다

寒氣在外하면 阻遏陽道 故로 上焦不通하야 衛氣不溫於表하고 而寒氣獨留하야 乃爲寒慄하니 此陽虛則外寒也라

帝曰 陰虛生內熱은 奈何오 岐伯이 曰 有所勞倦하야 形氣衰少하고 穀氣不盛하면 上焦不行하고 下脘不通하야 胃氣熱하니 熱氣熏胸中 故로 內熱하니이다

形氣는 陰氣也요 上焦之氣는 水穀精微之所化也니 今勞倦不愼하야 而形氣衰少하면 傷脾陰也라 故로 穀氣不盛則上焦不行하고 上不行則下脘不通하야 以致胃府鬱熱하야 熏於胸中하니 此陰虛生內熱也라 ○ 按本節에 言勞倦傷形은 指脾胃也라 若情慾不節則五藏失守而傷精하고 精傷則水虧 故로 邪火易生하야 陰虛內熱하니 此爲尤甚이라

帝曰 陽盛生外熱은 奈何오 岐伯이 曰 上焦不通利則皮膚緻密하야 腠理閉塞하고 玄府不通하야 衛氣不得泄越 故로 外熱하니이다

上焦之氣는 主陽分也라 故로 外傷寒邪則上焦不通하야 肌表閉塞하고 衛氣鬱聚하야 無所流行而爲外熱이라 所謂人傷於寒則病爲熱이니 此外感證也라 ○ 緻는 音致라

帝曰 陰盛生內寒은 奈何오 岐伯이 曰 厥氣上逆하면 寒氣積於胸中而不寫하니 不寫則溫氣去하고 寒獨留則血凝泣하고 凝則脈不通하야 其脈이 盛大以濇 故로 中寒하니이다

厥氣는 寒厥之氣也니 或寒氣傷藏하고 或食飮寒涼하야 寒留中焦하면 陽氣乃去하야 經脈凝滯 故로 盛大而濇이라 蓋陽脈은 流利多滑하니 不滑則無陽을 可知니 此內傷證也라

○ 帝曰 陰與陽幷하며 血氣以幷하야 病形以成을 刺之는 奈何오 岐伯이 曰

刺此者는 **取之經隧**니 **取血於營**하고 **取氣於衛**하되 **用形哉**하고 **因四時**하야 **多少高下**니이다

此下는 連前二章而統言刺法也라 取血於營은 刺陰氣也요 取氣於衛는 刺陽氣也라 且人之形體에 有長短肥瘦大小不同하고 天地四時에 有寒暑溫凉하야 不一 故로 凡刺此者는 必用人之形하고 因天地序하야 以爲鍼之多少高下耳라

帝曰 血氣以并하야 **病形以成**하야 **陰陽相傾**하면 **補寫**는 **奈何**오 **岐伯**이 **曰 寫實者**는 **氣盛乃內鍼**하되 **鍼與氣俱內**하고 **以開其門**을 **如利其戶**하며 **鍼與氣俱出**하면 **精氣不傷**하고 **邪氣乃下**하니 **外門不閉**하야 **以出其疾**이요 **搖大其道**를 **如利其路**하니 **是謂大寫**니 **必切而出**이라야 **大氣乃屈**하니이다

氣盛乃內鍼者는 因病人之吸氣而入鍼也요 鍼與氣俱出者는 候病人之呼氣而出鍼也라 蓋氣盛納鍼은 迎而奪之也니 開其門하야 利其戶하고 鍼與氣俱出하면 則邪必從而竭矣라 故로 必切中其疾하고 而後出鍼하면 則大邪之氣가 可以屈伏하니 是謂大寫之法이라

帝曰 補虛는 **奈何**오 **岐伯**이 **曰 持鍼勿置**하야 **以定其意**하고 **候呼內鍼**하야 **氣出鍼入**하고 **鍼空四塞**하야 **精無從去**라 **方實而疾出鍼**하되 **氣入鍼出**하면 **熱不得還**하고 **閉塞其門**하면 **邪氣布散**하고 **精氣乃得存**하며 **動氣候時**하면 **近氣不失**하고 **遠氣乃來**하니 **是謂追之**니이다

持鍼勿置 以定其意는 謂宜詳審補法而後下之鍼也니 如必先捫而循之하고 切而散之하고 推而按之하고 彈而怒之하고 抓而下之之類皆是也라 候呼內鍼은 卽氣出鍼入이니 謂乘其虛而濟之也라 方實而疾出鍼은 候吸引鍼也니 氣入鍼出則鍼下所致之氣가 聚而不退 故로 熱不得還也라 動氣者는 氣至爲故也요 候時者는 如待所貴하야 不知日暮也니 必如是則已至之近氣는 可使弗失이요 未至之遠氣는 可令其來하니 所謂追而濟之니 是補法也라 ○ 上二節은 當與離合眞邪論으로 叅閱이니 詳鍼刺類十四라 ○ 空은 孔同이라

帝曰 夫子言虛實者有十하야 **生於五藏**이라하니 **五藏**은 **五脈耳**라 **夫十二經脈**이 **皆生其病**이어늘 **今夫子獨言五藏**하니 **夫十二經脈者**는 **皆絡三百六十五節**하야 **節有病**하면 **必被經脈**하고 **經脈之病**에 **皆有虛實**하니 **何以合之**오

所謂節者는 神氣之所會也니 以穴兪爲言이라 故로 有三百六十五節이라 被는 及也라 何以合之는 謂何以皆合於五藏也라

岐伯이 **曰 五藏者**는 **故**[1]**得六府與爲表裏**하야 **經絡支節**에 **各生虛實**하니 **其**

病所居에 隨而調之라

藏府는 相爲表裏 故로 爲十二經이요 經絡에 各生枝節 故로 爲三百六十五節이요 氣脈貫通 故로 皆合於五藏이라 其間에 各生虛實則病有所居하니 隨其所在하야 皆可調之니 如下文也라

病在脈에 調之血하고

脈者는 血之府니 脈實하면 血實하고 脈虛하면 血虛 故로 脈病者는 當調血也라

病在血에 調之絡하고

癰疽篇에 曰 血和則孫脈이 先滿溢하야 乃注於絡脈하고 而後注於經脈이라하고 百病始生篇에 曰 陽絡傷則血外溢하고 陰絡傷則血內溢이라하고 本論에 曰 孫絡外溢則經有留血이라하니 故로 病在血者는 當調之絡也라

病在氣에 調之衛하고

衛主陽氣也일새라

病在肉에 調之分肉하고

隨所在而取於分肉之間也라

病在筋에 調之筋하고

察其緩急하야 熨刺之也라

病在骨에 調之骨이라

此二節은 如終始篇에 曰 手屈而不伸者는 其病在筋하고 伸而不屈者는 其病在骨하니 在骨이면 守骨하고 在筋이면 守筋이라하니 是雖以手爲言이나 然이나 凡病之在筋在骨者는 可於此而類求矣라 ○ 又筋痹肌痹骨痹義는 詳鍼刺類五十이라

燔鍼[1]은 劫刺[2]하되 其下及與急者[3]요

此는 調筋病法也라 筋寒則急 故로 以燔鍼劫刺之니 燔鍼義는 又見本類後六十九라 ○ 燔은 音煩이라

病在骨에 焠鍼[4]藥熨하고

---

1) 故: 짐짓 고.
1) 燔鍼: 鍼을 刺入한 후, 艾柱 등을 利用하여 鍼柄을 달구는 方法으로 燔은 燒의 뜻임.
2) 劫刺: 『類經』鍼刺類十七卷에 "劫刺는 因火氣而劫散寒邪也라"고 하였다.
3) 其下及與急者: 病所와 筋의 拘急處를 말함.
4) 焠鍼: 現在의 火鍼으로, 鍼尖을 빨갛게 달구어 재빨리 刺入하고 재빨리 拔針하는 方法.

病在骨者는 其氣深 故로 必焠鍼刺之하고 及用辛熱之藥하야 熨而散之라 ○ 按上節에 言燔鍼者는 蓋納鍼之後에 以火燔之使煖也요 此에 言焠鍼者는 用火하야 先赤其鍼而後에 刺之니 不但煖也요 寒毒固結하면 非此不可라 但病有淺深 故로 聖人이 用分微甚耳라 焠刺義는 見鍼刺類五라 ○ 焠는 音翠라

病不知所痛에 **兩蹻爲上**이요

病不知所痛者는 如痹論所云이니 詳本類後六十七이라 兩蹻者는 陽蹻脈이 出足太陽之申脈하고 陰蹻脈이 出足少陰之照海하니 俱當取之라 故로 曰爲上이라

身形有痛하되 **九候莫病則繆刺之**요

形體有痛而大經之九候莫病者는 病不在經而在絡也라 宜繆刺之者는 刺絡穴也니 左痛刺右하고 右痛刺左라

痛在於左而右脈病者는 **巨刺之**니

身有所痛而見於脈者는 病在經也라 巨刺者는 刺經穴也니 亦左痛刺右하고 右痛刺左라 ○ 巨刺繆刺義는 詳鍼刺類三十이라

必謹察其九候라야 **鍼道備矣**니이다

病之在血氣經絡筋骨分肉之間者는 總不出三部九候之外하니 察得其詳而無失이라야 鍼道盡之矣라

虛實之反者病

『素問·刺志論』全 ○ 二十一

黃帝問曰 願聞虛實之要하노이다 **岐伯**이 **對曰 氣實形實**하고 **氣虛形虛**하면 **此其常也**니 **反此者**는 **病**이요

形立於外하고 氣充於內하야 形氣相合을 是謂和平이라 故로 氣實者는 形實하고 氣虛者는 形虛하니 此稟賦之常也요 若形氣相反則偏虛偏實之病이 生矣라

穀盛氣盛하고 **穀虛氣虛**하면 **此其常也**니 **反此者**는 **病**이요

人受氣於穀하니 穀入於胃하야 以傳於肺하면 五藏六府가 皆以受氣하니 此氣生於穀也요 是謂穀氣라 故로 穀氣盛衰는 候當相應이요 不應則爲病矣라

脈實血實하고 **脈虛血虛**하면 **此其常也**니 **反此者**는 **病**이니이다

脈之盛衰者는 所以候血氣之虛實也라 故로 脈之與血이 相應者는 爲常이요 不相應者는 反而病也라

帝曰 如何而反고 岐伯이 曰 氣虛身熱을 此謂反也요

此以下는 卽所以釋上文也라 氣虛者는 陽虛也니 當爲身寒이어늘 而反病熱者는 陰氣虛於內하고 陽邪盛於外也니 形氣相逆이라 故로 謂之反이라 ○ 按下文에 云氣盛身寒은 得之傷寒이라하니 則此節에도 亦當有氣盛身寒四字니 必脫簡也라

穀入多而氣少를 此謂反也요

二陽有餘하고 三陰不足也일새라

穀不入而氣多를 此謂反也요

胃府受邪하야 及於肺也일새라

脈盛血少를 此謂反也요 脈少血多를 此謂反也라

脈盛血少者는 陽實陰虛也요 脈少血多者는 陽虛陰實也일새라

氣盛身寒은 得之傷寒이요 氣虛身熱은 得之傷暑며

氣盛身寒이 得之傷寒者는 寒傷形也요 氣虛身熱이 得之傷暑者는 暑傷氣也라 ○ 愚按熱論篇에 曰 人之傷於寒也에 則爲病熱이라하고 本節에 復以身寒者爲傷寒이요 身熱者爲傷暑라하니 其說若乎相反이라 不知四時에 皆有傷寒而傷暑는 惟在夏月이니 病不同時者는 自不必辨이요 惟於夏至之後에 有感寒暑而同時爲病者는 則不可不察其陰陽也라 蓋陰邪中人則寒集於表하고 氣聚於裏 故로 邪氣盛實而身本因寒也요 暑邪中人則熱觸於外하고 氣傷於中 故로 正氣疲困而因熱無寒也니 此夏月寒暑之明辨이라 故로 以二者를 並言於此하니 非謂凡患傷寒者가 皆身寒無熱也라

穀入多而氣少者는 得之有所脫血커나 濕居下也요

穀入多者는 胃熱이니 善於消穀也라 脫血者는 亡其陰也라 濕居下者는 脾腎之不足이니 亦陰虛也요 陰虛則無氣 故로 穀雖入多나 而氣則少也라

穀入少而氣多者는 邪在胃及與肺也요

邪在胃則不能食 故로 穀入少요 邪在肺則息喘滿 故로 氣多라

脈小血多者는 飮中熱也요

脈小者는 血應少어늘 而反見其多는 必或酒或飮에 中於熱而動之也라

脈大血少者는 脈有風氣하고 水漿不入이니 此之謂也[1]라

風爲陽邪니 居於脈中 故로 脈大하고 水漿不入則中焦無以生化 故로 血少라

夫實者는 氣入也요 虛者는 氣出也니

此下는 言虛實寒熱之因과 用鍼補寫之法也라 氣入者는 充滿於內하니 所以爲實이요 氣出者는 漏泄於中하니 所以爲虛라

氣實者는 熱也요 氣虛者는 寒也라

氣爲陽이니 氣實則陽實 故로 熱이요 氣虛則陽虛 故로 寒이라

入實者는 右手開鍼空也요 入虛者는 左手閉鍼空也니이다

入實者는 刺實也니 以右手持鍼하야 搖大其道하니 是右手開鍼空也요 入虛者는 刺虛也니 出鍼之後에 以左手推闔其門하니 是左手閉鍼空也라 開則邪氣去 故로 實者를 可寫요 閉則神氣存 故로 虛者를 可補也라 ○ 空은 孔同이라

五實五虛死

『素問·玉機眞藏論』○ 二十二 附虛損治法

黃帝曰 余聞虛實로 以決死生이라하니 願聞其情하노이다 岐伯이 曰 五實도 死하고 五虛도 死하니이다

五實者는 五藏之實也요 五虛者는 五藏之虛也니 五實五虛具者는 皆死라 然이나 氣虛至盡하야 盡而死者는 理當然也나 若五實者는 何以亦死오 蓋邪之所湊에 其氣必虛하니 不脫不死라도 仍[2]歸於氣盡耳라 故로 愚謂邪無不足하고 正無有餘하며 實有假實하고 虛則眞虛也라

帝曰 願聞五實五虛하노이다 岐伯이 曰 脈盛 皮熱 腹脹 前後不通 悶瞀를 此謂五實이요

實者는 邪氣盛實也라 脈盛者는 心所主也요 皮熱者는 肺所主也요 腹脹者는 脾所主也요 前後不通은 腎이 開竅於二陰也요 悶瞀者는 肝脈이 貫鬲하야 氣逆於中也라 ○ 瞀는 茂務二音이니 昏悶也요 一曰 目不明이라

脈細 皮寒 氣少 泄利前後 飮食不入을 此謂五虛니이다

---

1) 此之謂也: 『甲乙』에는 '此謂反也'로 되어 있는데 앞의 文章으로 보아 이것이 옳다.
2) 仍: 거듭(再也, 重也) 잉.

虛者는 正氣虛也라 脈細는 心虛也요 皮寒은 肺虛也요 氣少는 肝虛也요 泄利前後는 腎虛也요 飮食不入은 脾虛也라

帝曰 其時有生者는 **何也**오 **岐伯**이 **曰 漿粥入胃**하고 **泄注止則虛者活**하고

治之者가 能使漿粥入胃면 則脾漸蘇하고 泄注止則腎漸固하니 根本氣回 故로 虛者活也라

身汗得後利則實者活하나니 **此其候也**니이다

得身汗則表邪解하고 得後利則裏邪除하야 內外通和 故로 實者活也라 ○ 愚按病有虛實者하니 虛因正氣不足이요 實因邪氣有餘也라 凡外入之病은 多有餘하니 如六氣所感과 飮食所傷之類也요 內出之病은 多不足하니 如七情傷氣와 勞慾傷精之類也라 凡實者는 宜瀉니 如經에 曰寒者熱之 熱者寒之 堅者削之 客者除之 結者散之 留者攻之 溢者行之 强者瀉之之屬이 皆用瀉之法也라 凡虛者는 宜補니 如云 散者收之 燥者潤之 急者緩之 脆者堅之 衰者補之 勞者溫之 損者益之 驚者平之之屬이 皆用補之法也라 虛實之治가 大槩如此나 第當今之人은 實者無幾而虛者七八이라 病實者는 其來速하고 其去亦速 故로 其治易하고 病虛者는 損傷有漸하야 不易復元 故로 其治難이라 治實者는 但知爲少壯新邪라도 則可攻可拔이니 猶無足慮요 治虛者는 但察其根本有虧라도 則倏忽變幻하니 可無慮乎아 凡治實之法은 外有餘하면 可散其表요 內有餘하면 可攻其裏며 氣有餘하면 可行其滯요 血有餘하면 可逐其瘀니 方治星羅[1]라도 可無贅[2]也라 惟虛損之治는 在法有未盡者하니 不得不詳其要焉이라 夫人之虛損에 有先天不足者하고 有後天不足者라 先天者는 由於稟受하니 宜倍加謹愼하고 急以後天人事로 培補之라야 庶可延年이요 使覺之不蚤而慢不爲意하면 則未有不夭折者矣라 後天者는 由於勞傷하니 宜速知警省하야 卽以情性藥食으로 調攝之요 使治之不蚤而遷延諱疾하면 則未有不噬臍[3]者矣라 凡勞傷之辨은 勞者는 勞其神氣요 傷者는 傷其形體니 如喜怒思慮則傷心하고 憂愁悲哀則傷肺하니 是皆勞其神氣也요 飮食失度則傷脾하고 起居不愼則傷肝하고 色慾縱肆則傷腎하니 是皆傷其形體也라 凡損其肺者는 傷其氣하야 爲皮焦而毛藁하고 損其心者는 傷其神하야 爲血脈少而不營於藏府하니 此自上而傷者也요 損其肝者는 傷其筋하야 爲筋緩不能自收持하고 損其腎者는 傷其精하야 爲骨髓消減하야 痿弱不能起하니 此自下而傷者也요 損其脾者는 傷其倉廩之本하야 爲飮食不爲肌膚하니 此自中而傷者也라 夫心肺損而神色敗하고 肝腎損而形體痿하며 脾胃損而飮食不化하니 感此病者가 皆損之類也라 難經에 曰 損其肺者는 益其氣하고 損其心者는 調其營衛하고 損其脾者는 調其飮食하야 適其寒溫하고 損其肝者는 緩其中하고 損其腎者는 益其精이라하니 此治損之法也라 然이나 所損을 雖分五藏이나 而五藏所藏은 則無非精與氣耳라 夫精爲陰이니 人之水也요 氣爲陽이니

---

1) 星羅: 星布, 星散과 같은데 별처럼 흩어져 놓여 있음을 말함.
2) 贅: 군살이나 혹의 의미로 쓸데없는 군더더기를 말함.
3) 噬臍: 後悔. 사람에게 붙잡히게 된 궁노루가 그 배꼽의 향내 때문이라고 해서 배꼽을 물어뜯었다는 古事에서 나온 말임.

人之火也라 水火得其正則爲精爲氣하고 水火失其和則爲熱爲寒이라 此因偏損이니 所以致有偏勝이라 故로 水中에 不可無火하니 無火則陰勝而寒病이 生하고 火中에 不可無水하니 無水則陽勝而熱病이 起라 但當詳辨陰陽이면 則虛損之治에 無餘義矣라 如水虧者는 陰虛也니 只宜大補眞陰하되 切不可再伐陽氣요 火虛者는 陽虛也니 只宜大補元陽하되 切不可再傷陰氣라 蓋陽旣不足而復伐其陰하면 陰亦損矣요 陰已不足而再傷其陽하면 陽亦亡矣라 夫治虛治實이 本自不同하니 實者는 陰陽이 因有餘하니 但去所餘則得其平하고 虛者는 陰陽에 有不足이어늘 再去所有則兩者俱敗하니 其能生乎아 故로 治虛之要는 凡陰虛多熱者는 最嫌辛燥하니 恐助陽邪也요 尤忌苦寒하니 恐伐生陽也라 惟喜純甘壯水之劑하야 補陰以配陽하면 則剛爲柔制하야 虛火自降하야 而陽歸乎陰矣라 陽虛多寒者는 最嫌凉潤하니 恐助陰邪也요 尤忌辛散하니 恐傷陰氣也라 只宜甘溫益火之品으로 補陽以配陰하면 則柔得其主하야 沈寒自斂하야 而陰從乎陽矣라 是以로 氣虛者는 宜補其上하고 精虛者는 宜補其下하며 陽虛者는 宜補而兼煖하고 陰虛者는 宜補而兼淸이니 此固陰陽之治辨也라 其有氣因精而虛者는 自當補精以化氣하고 精因氣而虛者는 自當補氣以生精이라 又如陽失陰而離者는 非補陰이면 何以收散亡之氣며 水失火而敗者는 非補火면 何以甦隨寂之陰이리오 此又陰陽相濟之妙用也라 故로 善補陽者는 必於陰中에 求陽하니 則陽得陰助하야 而生化無窮하고 善補陰者는 必於陽中에 求陰하니 則陰得陽升하야 而泉源不竭이라 故로 以精氣로 分陰陽則陰陽不可離요 以寒熱로 分陰陽則陰陽不可混이니 此又陰陽邪正之離合也라 知陰陽邪正之治면 則陰陽和而生道得矣니 經에 曰 不能治其虛하고 何問其餘오하니 卽此之謂라

病氣一日分四時

『靈樞·順氣一日分爲四時篇』○ 二十三

黃帝曰 夫百病之所始生者는 必起於燥濕寒暑風雨와 陰陽喜怒와 飮食居處하되 氣合而有形[1)]하고 得藏而有名하니 余知其然也어니와 夫百病者 多以旦慧晝安하며 夕加夜甚하니 何也오

燥濕寒暑風雨는 外感也요 陰陽喜怒와 飮食居處는 內傷也라 氣合而有形하니 脈證을 可據也요 得藏而有名하니 表裏를 可察也라 雖病有不同이나 而多以旦慧晝安 夕加夜甚者는 諸病이 皆相類也라

岐伯이 曰 四時之氣使然이니이다 黃帝曰 願聞四時之氣하노이다 岐伯이 曰 春生夏長하고 秋收冬藏이 是氣之常也니

春之生은 陽氣升也요 夏之長은 陽氣盛也며 秋之收는 陽氣降也요 冬之藏은 陽氣伏也라 是氣

---

1) 氣合而有形 得藏而有名: 『校釋』에 "氣合은 指邪氣犯人이요 有形은 指有脈證變化的形迹이라 得藏은 指邪氣入藏이요 有名은 指各種疾病에 都有一定的名稱이라"고 하였다.

之常이니 皆以陽氣爲言也라

人亦應之라 **以一日分爲四時**면 **朝則爲春**이요 **日中爲夏**요 **日入爲秋**요 **夜半爲冬**이니

天地之交와 四時之序는 惟陰陽升降而盡之矣라 自子之後로 太陽이 從左而升하니 升則爲陽이요 自午之後로 太陽이 從右而降하니 降則爲陰이라 大而一歲요 小而一日이 無不皆然이라 故로 一日도 亦分四時也라

朝則人氣始生하고 **病氣衰 故**로 **旦慧**하고 **日中**에 **人氣長**하고 **長則勝邪 故**로 **安**하며 **夕則人氣始衰**하고 **邪氣始生 故**로 **加**하고 **夜半**에 **人氣入藏**하고 **邪氣獨居於身 故**로 **甚也**니이다

朝時에 太陽이 在寅卯하야 自下而上하니 在人應之하야 陽氣正升 故로 病氣衰而旦慧라 日中에 太陽이 在巳午하야 自東而中하니 在人應之하야 陽氣正盛 故로 能勝邪而晝安이라 夕時에 太陽이 在申酉하야 由中而昃하니 在人應之하야 陽氣始衰 故로 邪氣漸盛而暮加重이라 夜半에 太陽이 在戌亥하야 自上而降하니 在人應之하야 陽氣伏藏하고 邪氣正盛 故로 夜則甚이라 蓋邪氣之輕重은 由於正氣之盛衰하니 正氣者는 陽氣也라 升則從陽하고 從陽則生하며 降則從陰하고 從陰則死하니 天人之氣는 一而已矣라

黃帝曰 其時有反者는 **何也**오

反은 謂不應前說也라

岐伯이 **曰 是**는 **不應四時之氣**하고 **藏獨主其病者**니 **是必以藏氣之所不勝時者**로 **甚**하고 **以其所勝時者**로 **起也**니이다

不應四時之氣者는 以藏氣獨主其病하야 有所勝所不勝也라 所不勝者는 如脾病畏木하고 肺病畏火하고 腎病畏土하고 肝病畏金하고 心病畏水하야 値其時日 故로 病必甚也요 所勝時者는 如脾病喜火土하고 肺病喜土金하고 腎病喜金水하고 肝病喜水木하고 心病喜木火하야 値其時日 故로 病當起也라

黃帝曰 治之는 **奈何**오 **岐伯**이 **曰 順天之時**면 **而病可與期**니 **順者爲工**이요 **逆者爲麤**니이다 **帝曰 善**하노이다

順天之時者는 因時氣之盛衰하야 知陰陽之虛實이라 故로 病之凶吉을 可期니 此明哲之事也어니와 彼麤工者는 以是作非하며 以標作本하고 但有逆之而已니 又惡足以知此리오

五藏病氣法時

『素問·藏氣法時論』○ 二十四

黃帝問曰 合人形[1]하야 以法四時五行而治에 何如而從이며 何如而逆이니잇고 得失之意를 願聞其事하노이다

岐伯이 對曰 五行者는 金木水火土也라 更貴更賤하나니 以知死生하며 以決成敗하야 而定五藏之氣와 間甚之時와 死生之期也니이다

帝曰 願卒聞之니이다

五行之道는 當其王則爲貴요 當其衰則爲賤이라 間甚은 卽輕重之謂라 卒은 盡也라

岐伯이 曰 肝主春하니

木藏也라

足厥陰少陽主治요

厥陰肝은 乙木也요 少陽膽은 甲木也니 二藏相爲表裏 故로 治同이라

其日은 甲乙이라

甲爲陽木이요 乙爲陰木이니 皆東方之干으로 內應肝膽하니 卽年月日時에 無不皆然이라 他放此하니라

肝苦急하니 急食甘以緩之라

肝爲將軍之官이라 其志는 怒요 其氣는 急하니 急則自傷하야 反爲所苦 故로 宜食甘以緩之면 則急者可平하니 柔能制剛也라

病在肝하면 愈於夏하고

夏屬火하니 木所生也라 肝木畏金에 火能平之하니 子制其鬼 故로 愈라 餘同하니라

夏不愈하면 甚於秋하고

勝已者也라

秋不死하면 持於冬하야

得母氣以養之니 生我者也라 故로 可執持無害矣라 餘持도 同하니라

---

1) 人形: 人體 各 藏府器官의 情況을 말함.

起於春하나니

水王之時也라

禁當風이라

風氣通於肝 故로 禁之勿犯이라

肝病者는 **愈在丙丁**하고

同前夏氣니 能制勝已者也라

丙丁不愈하면 **加於庚辛**하고

同前秋氣니 金伐木也라

庚辛不死하면 **持於壬癸**하야

同前冬氣니 得所生也라

起於甲乙이라

同前春氣니 逢其王也라

肝病者는 **平旦慧**하고 **下晡甚**하고 **夜半靜**이라

平旦寅卯는 木王時也라 故로 爽慧요 下晡申酉는 金之勝也라 故로 加甚이요 夜半亥子는 木得生也라 故로 安靜이라 ○ 晡는 早姑切이라

肝欲散하니 **急食辛以散之**니 **用辛補之**하고 **酸寫之**라

木不宜鬱 故로 欲以辛散之라 順其性者爲補요 逆其性者爲寫니 肝喜散而惡收 故로 辛爲補요 酸爲寫라 ○ 此下五藏補寫之味는 與至眞要大論主客正味로 義同하니 詳運氣類三十이라

○ **心主夏**하니

火藏也라

手少陰太陽主治요

少陰心은 丁火也요 太陽小腸은 丙火也니 二藏表裏 故로 治同이라

其日은 **丙丁**이라

丙爲陽火요 丁爲陰火니 南方之干也라

心苦緩하니 急食酸以收之라

心藏神하고 其志喜니 喜則氣緩而心虛神散 故로 宜食酸以收之라

病在心하면 愈在長夏하고

長夏土는 火之子也라

長夏不愈하면 甚於冬하고

火不勝水也라

冬不死하면 持於春하야

火得所生也라

起於夏하나니

火之王也라

禁溫食熱衣라

恐助火邪也라

心病者는 愈在戊己하고

應長夏也라

戊己不愈하면 加於壬癸하고

應冬氣也라

壬癸不死하면 持於甲乙하야

應春氣也라

起於丙丁이라

應夏氣也라

心病者는 日中慧하며 夜半甚하고 平旦靜이라

日中巳午는 火王時也라 故로 慧요 夜半亥子는 水之勝也라 故로 甚이요 平旦寅卯는 火得生也라 故로 靜이라

心欲耎하니 急食鹹以耎之니 用鹹補之하고 甘寫之라

心火太過則爲躁越 故로 急宜食鹹以耎之니 蓋鹹從水化하야 能相濟也라 心欲耎 故로 以鹹耎爲補요 心苦緩 故로 以甘緩爲寫라 ○ 耎은 軟同이라

○ 脾主長夏하니

土藏也라

足太陰陽明主治요

陽明胃와 太陰脾는 戊己土也니 表裏治同이라

其日은 戊己라

戊爲陽土요 己爲陰土니 中宮之干也라

脾苦濕하면 急食苦以燥之라

脾는 以運化水穀하야 制水爲事하니 濕勝則反傷脾土 故로 宜食苦溫以燥之라

病在脾하면 愈在秋하고

秋屬金하니 土之子也라

秋不愈하면 甚於春하고

土不勝木也라

春不死하면 持於夏하야

土得火生也라

起於長夏하나니

土之王也라

禁溫食飽食과 濕地濡衣라

溫은 言非熱이니 防滯也요 濕地濡衣는 陰寒也니 皆能病脾 故로 當禁之라

脾病者는 愈在庚辛하고

應愈在秋也라

庚辛不愈하면 加於甲乙하고

應甚於春也라

甲乙不死하면 持於丙丁하야

應持於夏也라

起於戊己라

應起於長夏也라

脾病者는 日昳慧하고 日出甚하고 下晡靜이라

日昃을 曰昳이니 未土王也라 故로 慧요 日出寅卯는 木勝土也라 故로 甚이요 下晡申酉는 其子鄕也라 故로 靜이라 ○ 昳은 音迭이라

脾欲緩하니 急食甘以緩之니 用苦寫之하고 甘補之라

脾貴充和溫厚하고 其性欲緩 故로 宜食甘以緩之라 脾喜甘而惡苦 故로 苦爲寫요 甘爲補也라

○ 肺主秋하니

金藏也라

手太陰陽明主治요

太陰肺는 辛金也요 陽明大腸은 庚金也니 表裏治同이라

其日은 庚辛이라

庚爲陽金이요 辛爲陰金이니 西方之干也라

肺苦氣上逆하면 急食苦以泄之라

肺主氣하야 行治節之令하니 氣病則上逆於肺 故로 宜急食苦以泄之라

病在肺하면 愈在冬하고

金之子鄕也라

冬不愈하면 甚於夏하고

金所不勝也라

夏不死하면 持於長夏하야

金氣得生也라

起於秋하나니

金氣王也라

禁寒飮食寒衣라

形寒陰冷則傷肺也라

肺病者는 愈在壬癸하고

應愈在冬也라

壬癸不愈하면 加於丙丁하고

應甚於夏也라

丙丁不死하면 持於戊己하야

應持於長夏也라

起於庚辛이라

應起於秋也라

肺病者는 下晡慧하고 日中甚하고 夜半靜이라

下晡는 金王 故로 慧요 日中은 火勝之라 故로 甚이요 夜半은 水鄕이니 則子能制邪 故로 靜이라

肺欲收하니 急食酸以收之니 用酸補之하고 辛寫之라

肺應秋하고 氣主收斂 故로 宜食酸以收之라 肺氣는 宜聚不宜散 故로 酸收爲補요 辛散爲寫라

○ 腎主冬하니

水藏也라

足少陰太陽主治요

少陰腎은 癸水也요 太陽膀胱은 壬水也니 表裏治同이라

其日은 壬癸라

壬爲陽水요 癸爲陰水니 北方之干也라

腎苦燥하니 急食辛以潤之니 開腠理하야 致津液하야 通氣也라

腎爲水藏이요 藏精者也니 陰病者는 苦燥 故로 宜食辛以潤之라 蓋辛從金化하니 水之母也라 其能開腠理하야 致津液者는 以辛能通氣也라 水中에 有眞氣하니 惟辛能達之하야 氣至에 水亦至 故로 可以潤腎之燥라

病在腎하면 愈在春하고

水之子鄕也라

春不愈하면 甚於長夏하고

水不勝土也라

長夏不死하면 持於秋하야

水得生也라

起於冬하나니

水所王也라

禁犯焠烪熱食과 溫炙衣라

焠烪는 燒爆之物也라 腎惡燥烈 故로 當禁此라 ○ 焠는 音翠요 烪는 音哀라

腎病者는 愈在甲乙하고

應愈在春也라

甲乙不愈하면 甚於戊己하고

應甚於長夏也라

戊己不死하면 持於庚辛하야

應持於秋也라

起於壬癸라

應起於冬也라

腎病者는 夜半慧하고 四季甚하고 下晡靜이라

夜半은 水王 故로 慧요 四季는 土勝之라 故로 甚이요 下晡는 金王하야 水得所生 故로 靜이라

腎欲堅하니 急食苦以堅之니 用苦補之하고 鹹寫之라

腎主閉藏하고 氣貴周密 故로 腎欲堅하니 宜食苦以堅之也라 苦能堅 故로 爲補요 鹹能耎堅 故로 爲寫라

○ 夫邪氣之客於身也에 以勝相加하야

此下는 總結上文愈甚持起之由然也라 凡內傷外感之加於人者를 皆曰邪氣라 外感六氣는 盛衰有持하고 內傷五情은 間甚隨藏하니 必因勝以侮不勝 故로 曰以勝相加也라

至其所生而愈하고

我所生也니 以時而言이라 下同하니라

至其所不勝而甚하고

我不勝彼니 被剋者也라

至於所生而持하고

生我之時也라

自得其位而起하나니

自王之時也라

必先定五藏之脈이라야 **乃可言間甚之時**와 **死生之期也**니이다

欲知時氣逆順이면 必須先察藏氣하고 欲察藏氣면 必須先定五藏所病之脈이니 如肝主弦하고 心主鉤하고 肺主毛하고 腎主石하고 脾主代로되 脈來獨至하야 全無胃氣則其間甚死生之期를 皆可得而知之니 如上文所論者是矣라

○ **肝色青**하니 **宜食甘**이니 **粳米牛肉棗葵皆甘**하고

此는 承上文肝苦急 急食甘以緩之等義하야 而詳言其所宜之味也라

心色赤하니 **宜食酸**이니 **小豆犬肉李韭皆酸**하고

心苦緩 故로 宜此酸物以收之也라

肺色白하니 **宜食苦**니 **麥羊肉杏薤皆苦**하고

肺苦氣上逆 故로 宜此苦物以泄之也라 ○ 薤는 音械요 根白如小蒜하니 爾雅翼에 云似韭而無實이라하니라

脾色黃하니 **宜食鹹**이니 **大豆豕肉栗藿**이 **皆鹹**하고

鹹從水化하야 其氣入腎이어늘 脾宜食鹹者는 以腎爲胃關이요 胃與脾合하며 鹹能潤下하야 利其關竅하니 胃關利則脾氣運 故로 宜食之라 上文에 云 脾苦濕하니 急食苦以燥之라하고 此에 復言鹹者는 蓋鹹之利濕이 與苦之寫者로 各有宜也라 故로 諸藏이 皆同前이나 惟此獨異耳라 藿은 豆葉羹也라

腎色黑하니 **宜食辛**이니 **黃黍雞肉桃葱**이 **皆辛**하니

腎苦燥 故로 宜此辛物以潤之也라 黃黍는 卽糯小米니 北方謂之黃米라

辛散하고 **酸收**하고 **甘緩**하고 **苦堅**하고 **鹹耎**이라

此는 總言五味之用이니 藥食이 皆然也라

毒藥은 **攻邪**하고

藥以治病은 因毒爲能이니 所謂毒者는 以氣味之有偏也라 蓋氣味之正者는 穀食之屬이 是也니 所以養人之正氣요 氣味之偏者는 藥餌之屬이 是也니 所以去人之邪氣라 其爲故也는 正以人之爲病이 病在陰陽偏勝耳라 欲救其偏이면 則惟氣味之偏者能之요 正者不及也라 如五常政大論에 曰 大毒治病에 十去其六하고 常毒治病에 十去其七하고 小毒治病에 十去其八하고 無毒治病에 十去其九라하니 是凡可辟邪安正者를 均可稱爲毒藥이라 故로 曰毒藥攻邪也라

五穀은 **爲養**하고

養生氣也라

五果는 **爲助**하고

助其養也라

五畜은 **爲益**하고

益精血也라

五菜는 **爲充**이라

實藏府也라

氣味合而服之하야 **以補精益氣**하니

陰陽應象大論에 曰 陽爲氣요 陰爲味니 味歸形하고 氣歸精이라하고 又曰 形不足者는 溫之以氣하고 精不足者는 補之以味라하니 故로 氣味和合하면 可以補精益氣라

此五者는 **有辛酸甘苦鹹**하야 **各有所利**라 **或散或收**하며 **或緩或急**하며 **或堅或耎**하니 **四時五藏**에 **病隨五味所宜也**니이다

此는 總結上文五藏之氣와 四時之用에 各有所利라 然이나 變出不常이면 則四時五藏이 因病而藥하니 五味는 當隨所宜也라

類經十五卷

張介賓類註

疾病類

宣明五氣

『素問·宣明五氣篇』全 ○ 二十五

五味所入은 酸入肝하고

酸化從木也라

辛入肺하고

辛化從金也라

苦入心하고

苦化從火也라

鹹入腎하고

鹹化從水也라

甘入脾하니

甘化從土也라

是謂五入이라

五味는 各從其類하니 同氣相求也일새라 ○ 九鍼論에 仍有淡入胃一句라

○ 五氣所病은 心爲噫요

噫는 噯氣也라 徧考本經컨대 絶無噯氣一證而惟言噫者하니 蓋卽此也라 按九鍼論에 曰 心爲噫라하고 刺禁論에 曰 刺中心하면 一日에 死하니 其動爲噫라하고 痺論에 曰 心痺者는 嗌乾善噫라하니 是皆言噫出於心也라 然이나 診要經終論에 曰 太陰終者는 善噫善嘔라하고 脈解篇에 曰 太陰에 所謂上走心爲噫者는 陰盛而上走於陽明하고 陽明이 絡屬心 故로 曰 上走心爲噫也라하고 曰

問篇에 曰 寒氣客於胃하면 厥逆이 從下上散하야 復出於胃 故로 爲噫라하니 由此觀之면 是心脾胃三藏에 皆有是證이라 蓋由火土之鬱하야 而氣有不得舒伸 故로 爲此證이라 ○ 噫는 伊隘二音이니 釋義에 曰 飽食息也라하고 禮記註에 曰 不寤之聲이라하니라

肺爲欬요

肺主氣하고 其屬金하니 邪挾金聲 故로 病爲欬라 ○ 欬는 康蓋切이라

肝爲語요

問答之聲을 曰語라 語出於肝하니 象木有枝條하야 多委曲也라

脾爲呑이요

脾受五味 故로 爲呑이니 象土包容하야 爲物所歸也라

腎爲欠爲嚏요

欠은 呵欠也요 嚏는 噴嚏也라 陽未靜而陰引之라 故로 爲欠이요 陽欲達而陰發之라 故로 爲嚏라 陰盛於下하면 氣化於水하니 所以皆屬乎腎이라 故로 凡陽盛者는 不欠이요 下虛者는 無嚏니 其由於腎也를 可知라 欠嚏二義는 具口問篇하니 詳本類後七十九라 ○ 嚏는 音帝라

胃爲氣逆爲噦爲恐이요

胃爲水穀之海니 胃有不和則爲氣逆이요 噦은 呃逆也니 胃中有寒則爲噦이요 恐은 腎之志也나 胃屬土하고 腎屬水하야 土邪傷腎則爲恐이라 故로 皆涉於胃也라 ○ 噦은 於決切이니 詳義見鍼刺類五十三이라

大腸小腸爲泄이요

大腸爲傳道之府요 小腸爲受盛之府니 小腸之淸濁이 不分則大腸之傳道不固 故로 爲泄利라

下焦溢爲水요

下焦爲分注之所니 氣不和則津液不行 故로 溢於肌肉而爲水라

膀胱不利爲癃이며 不約爲遺溺요

膀胱爲津液之府니 其利與不利는 皆由氣化라 有邪實膀胱하야 氣不通利而爲癃者하며 有腎氣下虛하야 津液不化而爲癃者하니 此癃閉之有虛實也라 若下焦不能約束而爲遺溺者는 以膀胱不固니 其虛를 可知라 然이나 本輸篇에 曰 三焦者는 太陽之別也니 並太陽之正으로 入絡膀胱하야 約下焦하야 實則閉癃이요 虛則遺溺라하니 蓋三焦爲中瀆之府니 水道之所由出 故로 三焦도 亦屬膀胱也라 ○ 癃은 良中切이요 溺는 娘料切이라

膽爲怒니

怒爲肝志而膽亦然者는 肝膽이 相爲表裏하야 其氣皆剛이로되 而肝이 取決於膽也라

是謂五病이라

藏府各五也라

○ 五精所幷은 **精氣幷於心則喜**요

幷은 聚也라 精氣는 五藏에 各有所藏也라 幷於心者는 火之氣也니 氣幷於心則神有餘 故로 其志爲喜라 然이나 本神篇에 曰 肺喜樂無極則傷魄이라하니 正以心火實而乘肺金也라

幷於肺則悲요

氣幷於肺則乘肝而爲悲하니 肝之虛也라 本神篇에 曰 肝悲哀動中則傷魂이라하니라

幷於肝則憂요

氣幷於肝則乘脾而爲憂하니 脾之虛也라 本神篇에 曰 脾憂愁不解則傷意라하니라

幷於脾則畏요

氣幷於脾則脾實乘腎 故로 爲畏라 本神篇에 曰 恐懼而不解則傷精이라하니라

幷於腎則恐이라

氣幷於腎而乘心之虛則爲恐이라 本神篇에 曰 心怵惕思慮則傷神하고 神傷則恐懼自失이라하니라

是謂五幷이니 **虛而相幷者也**라

藏氣에 有不足則勝氣得相幷也니 九鍼論에 曰 五精之氣幷於藏也라하니라

○ 五臟所惡는 **心惡熱**하고

心本屬火하니 過熱則病 故로 惡熱이라

肺惡寒하고

肺屬金而主皮毛하니 金寒則病 故로 惡寒이라

肝惡風하고

肝屬木하고 其應風하니 感風則傷筋 故로 惡風이라

脾惡濕하고

脾屬土하고 其應濕하니 濕勝則傷肌肉 故로 惡濕이라

腎惡燥하니

腎屬水而藏精하니 燥勝則傷精 故로 惡燥라

是謂五惡라

○ **五藏化液**은 **心爲汗**이요

心主血하니 汗則血之餘也라

肺爲涕요

涕出於鼻하니 肺之竅也라

肝爲淚요

淚出於目하니 肝之竅也라

脾爲涎이요

涎出於口하니 脾之竅也라

腎爲唾니

唾生於舌下하니 足少陰腎脈이 循喉嚨挾舌本也라

是謂五液이라

○ **五味所禁**은 **辛走氣**하니 **氣病**에 **無多食辛**하고

辛能散氣也라

鹹走血하니 **血病**에 **無多食鹹**하고

血이 得鹹則凝結不流也라 五味論에 曰 血與鹹이 相得則凝이라하니 詳氣味類三이라

苦走骨하니 **骨病**에 **無多食苦**하고

苦性沈降하니 陰也요 骨屬腎하니 亦陰也라 骨이 得苦則沈陰益甚하야 骨重難擧矣라 故로 骨病者는 禁苦라 五味論에 曰 苦走骨하니 多食之면 令人變嘔라하니라 ○ 上二節은 按컨대 九鍼論에 曰 苦走血하니 病在血이면 無食苦하고 鹹走骨하니 病在骨이면 無食鹹이라하야 與此稍異라 蓋火化苦 故로 走血하고 水化鹹 故로 走骨하니 義亦當然也라

甘走肉하니 **肉病**에 **無多食甘**하고

甘能緩中하야 善生脹滿 故로 肉病者는 無多食甘이라 五味論에 曰 甘走肉하니 多食之면 令人悗心이라하니라 ○ 悗은 美本切이라

酸走筋하니 **筋病**에 **無多食酸**이라

酸能收縮 故로 病在筋者는 無多食酸이라 五味論에 曰 酸走筋하니 多食之면 令人癃이라하니라

是謂五禁이니 **無令多食**이라

九鍼論에 曰 口嗜而欲食之라도 不可多也요 必自裁[1]也니 命曰五裁라하니라

○ **五病所發**은 **陰病**은 **發於骨**하고

骨屬腎이요 腎者는 陰中之陰也라

陽病은 **發於血**하고

血屬心이요 心者는 陽中之陽也라

陰病은 **發於肉**하고

肉屬脾요 脾者는 陰中之至陰也라

陽病은 **發於冬**하고

陰勝則陽病也라

陰病은 **發於夏**하니

陽勝則陰病也라

是謂五發이라

按九鍼論에 尙有以味發於氣一句하니 蓋食入於陰則長氣於陽 故로 味發於氣也라

○ **五邪所亂**은 **邪入於陽則狂**이요

邪入陽分則爲陽邪니 邪熱熾盛 故로 病爲狂이라 生氣通天論에 曰 陰不勝其陽則脈流薄疾하야 幷乃狂이라하니라

邪入於陰則痺니

邪入陰分則爲陰邪니 陰盛則血脈이 凝濇不通 故로 病爲痺라 壽夭剛柔篇에 曰 病在陰이면 命

1) 自裁: 自制의 뜻임.

曰痹라하고 九鍼論에 曰 邪入於陰則爲血痹라하니라

搏陽則爲巓疾이요

搏은 擊也요 巓은 癲也라 邪搏於陽則陽氣受傷 故로 爲癲疾이라 上文에 言邪入於陽則狂者는 邪助其陽이니 陽之實也요 此에 言搏陽則爲癲疾者는 邪伐其陽이니 陽之虛也라 故로 有爲狂爲癲之異라 ○ 九鍼論에 曰 邪入於陽하야 轉則爲癲疾이라하니 言轉入陰分 故로 爲癲也라

搏陰則爲瘖이요

邪搏於陰則陰氣受傷 故로 聲爲瘖啞니 陰者는 五藏之陰也라 蓋心主舌이로되 而手少陰心脈이 上走喉嚨하야 繫舌本하고 手太陰肺脈이 循喉嚨하고 足太陰脾脈이 上行하야 結於咽하고 連舌本하야 散舌下하고 足厥陰肝脈이 循喉嚨之後하야 上入頏顙而筋脈이 絡於舌本하고 足少陰腎脈이 循喉嚨하야 繫舌本 故로 皆主病瘖也라 ○ 九鍼論에 曰 邪入於陰하야 轉則爲瘖이라하니 言轉入陽分則氣病 故로 爲瘖也라 ○ 按컨대 難經에 曰 重陽者는 狂이요 重陰者는 癲이라하고 巢元方이 曰 邪入於陰則爲癲이라하고 王叔和云 陰附陽則狂이요 陽附陰則癲이라하고 孫思邈이 曰 邪入於陽則爲狂이요 邪入於陰則爲血痹며 邪入於陽하야 傳則爲癲痙이요 邪入於陰하야 傳則爲痛瘖이라하니 此諸家之說이 雖若不同이나 而意不相遠하니 皆可參會其義라

陽入之陰則靜이요

陽斂則藏 故로 靜이라

陰出之陽則怒니

陰發則躁 故로 怒라

是謂五亂이라

○ 五邪所見은 春得秋脈하며 夏得冬脈하며 長夏得春脈하며 秋得夏脈하며 冬得長夏脈을

五脈互勝하야 病勝藏也라 故로 曰五邪라

名曰陰出之陽이니 病善怒不治라

陰陽別論에 曰 所謂陰者는 眞藏也요 所謂陽者는 胃脘之陽也라하니 凡此五邪는 皆以眞藏脈이 見而胃氣絶 故로 曰陰出之陽이라 陰盛陽衰하고 土敗木賊 故로 病當善怒니 不可治也라 眞藏義는 詳脈色類二十六七이라

是謂五邪니 皆同命死不治라 (是謂五邪皆同이니 命死不治라)

此는 明五脈皆然也라

○ **五藏所藏**은 **心藏神**하고

精氣之靈明也니 本神篇에 曰 兩精相搏을 謂之神이라하니라

肺藏魄하고

精氣之質地也니 本神篇에 曰 並精而出入者를 謂之魄이라하니라

肝藏魂하고

神氣之佐輔也니 本神篇에 曰 隨神往來者를 謂之魂이라하니라

脾藏意하고

神有所注者也니 本神篇에 曰 心有所憶을 謂之意라하니라

腎藏志하니

意有專一者也니 本神篇에 曰 意之所存을 謂之志라하니라 ○ 九鍼論에 曰 腎藏精志也라하니라

是謂五藏所藏이라

五義는 俱詳藏象類九라

○ **五藏所主**는 **心主脈**하고

心主血脈하니 應火之動하야 而運行周身也라

肺主皮하고

肺主皮毛하니 應金之堅하야 而保障全體하고 捍禦諸邪也라

肝主筋하고

肝主筋膜하니 應木之柔하야 而聯絡關節也라

脾主肉하고

脾主肌肉하니 應土之厚하야 而畜養萬物也라

腎主骨하니

腎主骨髓하니 應水石之沈하야 而爲立身之幹이요 爲萬化之原也라

是謂五主라

○ **五勞所傷**은 **久視傷血**하고

久視則勞神 故로 傷血이니 營衛生會篇에 曰 血者는 神氣也라하니라

久臥傷氣하고

久臥則陽氣不伸 故로 傷氣라

久坐傷肉하고

久坐則血脈이 滯於四體 故로 傷肉이라

久立傷骨하고

立者之勞는 在骨也라

久行傷筋하니

行者之勞는 在筋也라

是謂五勞所傷이라

○ **五脈應象**은 **肝脈弦**이요

耎弱而滑하야 端直以長하니 其應春이라

心脈鉤요

來盛去衰하야 外實內虛하니 其應夏라

脾脈代요

代는 更代也라 脾脈은 和耎하고 分王四季하니 如春當和耎而兼弦하고 夏當和耎而兼鉤하고 秋當和耎而兼毛하고 冬當和耎而兼石하야 隨時相代 故로 曰代라 此非中止之謂니 詳按이 在脈色類四라

肺脈毛요

脈來浮虛하야 輕如毛羽하니 其應秋라

腎脈石이니

沈堅如石하니 其應冬이라

是謂五藏之脈이라

按九鍼論에 有與本篇으로 稍異者는 悉已採附前註中이요 其他相同之文은 俱不重載라

情志九氣

『素問·擧痛論』○ 二十六

帝曰 余知百病이 生於氣也라

氣之在人에 和則爲正氣요 不和則爲邪氣라 凡表裏虛實과 逆順緩急이 無不因氣而至라 故로 百病이 皆生於氣라

怒則氣上하고 喜則氣緩하고 悲則氣消하고 恐則氣下하고 寒則氣收하고 炅則氣泄하고 驚則氣亂하고 勞則氣耗하고 思則氣結하니 九氣不同에 何病之生고

炅은 居永切이니 熱也라

岐伯이 曰 怒則氣逆하고 甚則嘔血及飧泄 故로 氣上矣요

怒는 肝志也니 怒動於肝則氣逆而上하야 氣逼血升 故로 甚則嘔血이요 肝木乘脾 故로 爲飧泄이라 肝爲陰中之陽이니 氣發於下 故로 氣上矣라 ○ 及飧泄三字는 甲乙經에 作食而氣逆하니 於義亦妥라 ○ 飧은 音孫이라

喜則氣和志達하야 榮衛通利 故로 氣緩矣요

氣脈和調 故로 志暢達이요 榮衛通利 故로 氣徐緩이라 然이나 喜甚則氣過於緩하야 而漸至渙散 故로 調經論에 曰 喜則氣下라하고 本神篇에 曰 喜樂者는 神憚散而不藏이라하니 義可知也라

悲則心系急하고 肺布葉擧而上焦不通하야 榮衛不散하고 熱氣在中 故로 氣消矣요

悲生於心則心系急하고 幷於肺則肺葉擧 故로 宣明五氣篇에 曰 精氣幷於肺則悲也요 心肺俱居鬲上 故로 爲上焦不通이요 肺主氣而行表裏 故로 爲營衛不散이요 悲哀傷氣 故로 氣消矣라하니라

恐則精却하고 却則上焦閉하고 閉則氣還하고 還則下焦脹 故로 氣不行矣요

恐懼傷腎則傷精 故로 致精却하니 却者는 退也라 精却則升降不交 故로 上焦閉하고 上焦閉則氣歸於下하야 病爲脹滿而氣不行 故로 曰恐則氣下也라 ○ 本神篇에 曰 憂愁者는 氣閉塞而不行하고 恐懼者는 神蕩憚而不收라하니라

寒則腠理閉하야 氣不行 故로 氣收矣요

腠는 膚腠也요 理는 肉理也라 寒束於外則玄府閉密하야 陽氣不能宣達 故로 收斂於中而不得散也라

炅則腠理開하야 榮衛通하고 汗大泄 故로 氣泄矣요

熱則流通 故로 腠理開하고 陽從汗散 故로 氣亦泄이라

驚則心無所倚하며 神無所歸하며 慮無所定 故로 氣亂矣요

大驚卒恐則神志散失하야 血氣分離하야 陰陽破散 故로 氣亂矣라

勞則喘息汗出하야 外內皆越 故로 氣耗矣요

疲勞過度則陽氣動於陰分 故로 上奔於肺而爲喘이요 外達於表而爲汗이며 陽動則散 故로 內外皆越而氣耗矣라

思則心有所存하며 神有所歸하며 正氣留而不行 故로 氣結矣니이다

思之無已則繫戀不釋하고 神留不散 故로 氣結也라 ○ 愚按컨대 世有所謂七情者는 卽本經之五志也라 五志之外에 尙餘者三하니 總之曰 喜怒思憂恐驚悲畏라 其目有八이요 不止七也라 然이나 情雖有八이나 無非出於五藏하니 如陰陽應象大論에 曰 心在志爲喜요 肝在志爲怒요 脾在志爲思요 肺在志爲憂요 腎在志爲恐이라하니 此五藏五志之分屬也라 至若五志有互通爲病者하야는 如喜本屬心이나 而有曰肺喜樂無極則傷魄이라하니 是는 心肺皆主於喜也라 蓋喜生於陽이나 而心肺皆爲陽藏 故로 喜出於心而移於肺하니 所謂多陽者多喜也라 又若怒本屬肝이나 而有曰膽爲怒者라하니 以肝膽이 相爲表裏라 肝氣雖强이나 而取決於膽也요 有曰血幷於上하고 氣幷於下하야 心煩惋善怒者라하니 以陽爲陰勝 故로 病及於心也라 有曰腎盛怒而不止則傷志라하고 有曰邪客於足少陰之絡하면 令人無故善怒者라하니 以怒發於陰而侵乎腎也라 是는 肝膽心腎四藏이 皆能病怒하니 所謂多陰者多怒요 亦曰陰出之陽則怒也라 又若思本屬脾나 而此曰思則心有所存하며 腎有所歸하며 正氣留而不行 故로 氣結矣라하니 蓋心爲脾之母라 母氣不行則病及其子하니 所以心脾皆病於思也라 又若憂本屬肺나 而有曰心之變動爲憂者라하고 有曰心小則易傷以憂者라하니 蓋憂則神傷 故로 傷心也요 有曰精氣幷於肝則憂者라하니 肝勝而侮脾也요 有曰脾憂愁而不解則傷意者라하니 脾主中氣라 中氣受抑則生意不伸 故로 鬱而爲憂라 是는 心肺肝脾四藏이 皆能病於憂也라 又若恐本屬腎이나 而有曰恐懼則傷心者라하니 神傷則恐也요 有曰血不足則恐이라하고 有曰肝虛則恐者라하니 以肝爲將軍之官이니 肝氣不足則怯而恐也요 有曰恐則脾氣乘矣라하니 以腎虛而脾勝之也요 有曰胃爲氣逆爲噦爲恐者라하니 以陽明土勝하면 亦傷腎也라 是는 心腎肝脾胃五藏이 皆主於恐而恐則氣下也라 五志互病之辨은 旣詳如右요 此外에 尙有病悲者하니 如曰肝悲哀動中則傷魂이라하니 悲傷於肝也요 有曰精氣幷於肺則悲라하고 有曰悲則肺氣乘矣라하니 亦金氣傷肝也요 有曰心虛則悲라하고 有曰神不足則悲라하고 有曰悲哀太甚則胞絡絶하고 胞絡絶則陽氣內動하야 發則心下崩하고 數溲血者라하니 皆悲傷於心也라 此는 肝肺心三藏이 皆病於悲而氣爲之消也라 有病爲驚者하니 曰東方은 色靑하고 入通於肝하야

其病이 發驚駭라하니 以肝應東方風木하고 風主震動而連乎膽也요 有曰陽明에 所謂甚則厥하야 聞木音則惕然而驚者라하니 肝邪乘胃也요 有曰驚則心無所倚하고 神無所歸者라하니 心神散失也니 此는 肝膽胃心四藏이 皆病於驚而氣爲之亂也라 有病爲畏者하니 曰精氣并於脾則畏라하니 蓋并於脾則傷於腎하야 畏由恐而生也라 由此言之면 是情志之傷이 雖五藏에 各有所屬이나 然이나 求其所由則無不從心而發이라 故로 本神篇에 曰 心怵惕思慮則傷神하고 神傷則恐懼自失이라하고 邪氣藏府病形篇에 曰 憂愁恐懼則傷心이라하고 口問篇에 曰 悲哀憂愁則心動하고 心動則五藏六府皆搖라하니 可見心爲五藏六府之大主요 而總統魂魄하고 兼該志意 故로 憂動於心則肺應하고 思動於心則脾應하고 怒動於心則肝應하고 恐動於心則腎應하니 此所以五志惟心所使也라 設能善養此心而居處安靜하야 無爲懼懼하고 無爲欣欣하야 婉然從物而不爭하고 與時變化而無我則志意和하며 精神定하며 悔怒不起하며 魂魄不散하며 五藏俱安하리니 邪亦安從奈我哉리오

八風五風四時之病

『素問·金匱眞言論』○ 二十七

黃帝問曰 天有八風하고 經有五風은 何謂오

經은 經脈也라 八風은 八方之風也니 出九宮八風篇이라 五風은 五藏之風也니 出風論이라

岐伯이 對曰 八風發邪하야 以爲經風하면 觸五藏하야 邪氣發病하나니

八風이 不得其正則發爲邪氣요 其中於人則入爲五經之風이니 特以所傷之異 故로 名亦異耳라 風者外入則循經而觸於五藏 故로 發病也라

所謂得四時之勝者는 春勝長夏하고 長夏勝冬하고 冬勝夏하고 夏勝秋하고 秋勝春하니 所謂四時之勝也라

春木과 夏火와 長夏土와 秋金과 冬水五時五氣가 互有克勝하야 所勝爲邪면 則不勝者受之하니 天之運氣와 人之藏氣도 無不皆然이라 ○ 此節義는 與六節藏象論으로 同하니 詳運氣類二라

東風은 生於春하니 病在肝하고 兪在頸項하며

上文은 言四時之勝者能爲病이요 此下는 言邪氣隋時之爲病也라 東風은 生於春하니 木氣也라 故로 病在肝이요 春氣는 發榮於上이라 故로 兪應於頸項이라

南風은 生於夏하니 病在心하고 兪在胸脇하며

火氣는 應於心하고 心脈이 循胸出脇而南方之氣가 主於前 故로 兪在胸脇이라

西風은 **生於秋**하니 **病在肺**하고 **兪在肩背**하며

金之氣也라 故로 病在肺하고 肺居上焦하야 附近肩背 故로 兪應焉이라

北風은 **生於冬**하니 **病在腎**하고 **兪在腰股**하며

水之氣也라 故로 病在腎하고 腰爲腎之府요 與股接近 故로 兪應焉이라

中央은 **爲土**니 **病在脾**하고 **兪在脊**이라

脊居體中 故로 應土也라

故로 **春氣者**는 **病在頭**하고

陽氣上升也라

夏氣者는 **病在藏**하고

在藏은 言心이니 心通夏氣하야 爲諸藏之主也라

秋氣者는 **病在肩背**하고

肺之應也라

冬氣者는 **病在四支**라

上文北方에 言在腰股와 此에 言在四支者는 蓋腰股屬陰하고 四支氣薄하야 皆易於受寒者也라

故로 **春**에 **善病鼽衄**하고

風邪在頭也라 ○ 鼽는 音求요 衄은 女六切이라

仲夏에 **善病胸脇**하고

胸脇이 近心也라

長夏에 **善病洞泄寒中**하고

風寒이 犯脾也라

秋에 **善病風瘧**하고

暑汗不出하면 風寒이 襲於膚腠也라

冬에 **善病痺厥**이라

寒邪在四支也라

故로 冬不按蹻하면 春不鼽衄하고

按蹻는 謂按摩肢節以行導引也라 三冬元氣는 伏藏在陰하니 當伏藏之時하야 而擾動筋骨하면 則精氣泄越하야 以致春夏秋冬에 各生其病이라 故로 冬宜養藏하면 則春時에 陽氣雖升이나 陰精自固하니 何有鼽衄及如下文之患이리오 按蹻도 且不可하니 則冒寒妄勞는 益可知矣라 ○ 蹻는 音喬요 又極虐切이라

春에 不病頸項하고 仲夏에 不病胸脇하고 長夏에 不病洞泄寒中하고 秋에 不病風瘧하고 冬에 不病痺厥飱泄而汗出也라

此節五句도 亦皆由冬不按蹻所致니 蓋水王則生春木하고 木王則生夏火하고 火王則生長夏土하고 土王則生秋金하고 金王則生冬水 故로 可免四時之病이라 ○ 飱은 音孫이라

夫精者는 身之本也라 故로 藏於精者는 春不病溫하고

人身之精은 眞陰也니 爲元氣之本이라 精耗則陰虛하고 陰虛則陽邪易犯 故로 善病溫이라 此는 正謂冬不按蹻則精氣伏藏하고 陽不妄升則春無溫病하니 又何慮乎鼽衄頸項等病이리오

夏에 暑汗不出者는 秋成風瘧하니 此平人脈法也니이다

夏月伏暑而汗不出하면 則暑邪內畜하야 以至秋凉凄切之時에 寒熱相爭하야 乃病風瘧이라 故로 熱論篇에 曰 暑當與汗이니 皆出勿止也라하니라 以上二節에 一은 言冬宜閉藏이라하고 一은 言夏宜疏泄이라하야 冬不藏精則病溫하고 夏不汗泄則病瘧이라하니 陰陽啓閉에 時氣宜然이라 此擧冬夏言則春秋는 在其中矣라 凡四時之氣는 順之則安이요 逆之則病이니 是卽平人之脈法이라 脈法者는 言經脈受邪之由然也라

風證

『素問·風論』全 ○ 二十八

黃帝問曰 風之傷人也에 或爲寒熱하고 或爲熱中하고 或爲寒中하고 或爲癘風하고 或爲偏枯하고 或爲風也라 其病各異하고 其名不同하며 或內至五藏六府하니 不知其解라 願聞其說하노이다

風之傷人에 若惟一證이나 及其爲變하야는 則或寒或熱하고 或表或裏하며 或在藏府하고 或在經絡하야 無所不至라 蓋風雖陽邪나 氣則寒肅[1]하니 是風之與寒이 本爲同類로되 但有陰陽之辨耳라 歲露篇에 曰 四時八風之中人也에 故有寒暑하니 寒則皮膚急而腠理閉하고 暑則皮膚緩而腠

---

1) 肅: 찰, 추울, 엄숙할, 삼갈 숙.

理開라하니 所以病變若此라 後人이 不究其本하고 而多立風證名目하야 失其梗槩[1]하야 致資學者之疑하니 凡欲辨風者는 但當詳察此下諸篇之義라 ○ 癘는 癩同하고 又音利라

岐伯이 對曰 風氣藏於皮膚之間하면 內不得通하고 外不得泄하니

風寒이 襲於膚腠則玄府閉封 故로 內不得通하고 外不得泄하니 此外感之始也라

風者는 善行而數變하야 腠理開則洒然寒하고 閉則熱而悶이라

風性動 故로 善行數變하고 風木은 陽邪요 陽主疎泄 故로 令腠理開하고 開則衛氣不固 故로 洒然而寒이요 若寒勝則腠理閉하고 閉則陽氣內壅 故로 煩熱而悶이라 ○ 數은 音朔이라

其寒也엔 則衰食飮하고 其熱也엔 則消肌肉 故로 使人怢慄不能食하니 名曰寒熱이요

寒邪傷陽則胃氣不化 故로 衰少食飮하고 熱邪傷陰則津液枯涸 故로 消瘦肌肉하고 寒熱交作則振寒 故로 爲怢慄不食하니 此上三節은 皆以明風爲寒熱也라 ○ 怢은 音秩이라

風氣與陽明으로 入胃하야 循脈而上至目內眥하되 其人이 肥則風氣不得外泄하야 則爲熱中而目黃하고 人瘦則外泄而寒하야 則爲寒中而泣出이요

風氣客於陽明하면 則內入於胃하니 胃居中焦하야 其脈이 上行하야 繫於目系라 人肥則腠理緻密하야 邪不得泄하야 留爲熱中 故로 目黃이요 人瘦則肌肉疎淺하야 風寒犯之에 陽氣易泄하니 泄則寒中而泣出이라 此는 明風氣之變이 或爲熱中하고 或爲寒中也라 ○ 眥는 音漬라

風氣與太陽으로 俱入하야 行諸脈兪하야 散於分肉之間하야 與衛氣로 相干하면 其道不利 故로 使肌肉으로 憤䐜而有瘍하고 衛氣有所凝而不行 故로 肌肉에 有不仁也요

風由太陽經入者는 自背而下하니 凡五藏六府之兪皆附焉이라 故로 邪必行諸脈兪 而散於分肉也라 分肉者는 衛氣之所行也요 衛氣는 晝行於陽하되 自足太陽으로 始하니 風與衛氣로 相薄하야 俱行於分肉之間 故로 氣道濇而不利하고 不利則風邪搏聚 故로 肌肉腫如憤䐜而爲瘡瘍이요 或衛氣不行則體有不仁 故로 凡於痛痒寒熱에 皆有所不知也라 此節은 帝無所問而伯言之니 所以發其詳耳요 下節에 有同然者하니 類此라 ○ 䐜은 昌眞切이요 瘍은 音陽이라

癘者는 有榮氣熱胕하야 其氣不清 故로 使鼻柱로 壞而色敗하고 皮膚瘍潰하니 風寒이 客於脈而不去라 名曰癘風이요 或名曰寒熱이라

---

1) 梗槩: 槪要, 大略.

風寒이 客於血脈하야 久留不去하면 則榮氣化熱하야 皮膚胕潰하고 氣血不淸하야 敗壞爲癘 故로 脈要精微論에 曰 脈風하면 成爲癘也라하니라 ○ 胕는 腐同이요 潰는 音會라

以春甲乙로 傷於風者는 爲肝風이요 以夏丙丁으로 傷於風者는 爲心風이요 以季夏戊己로 傷於邪者는 爲脾風이요 以秋庚辛으로 中於邪者는 爲肺風이요 以冬壬癸로 中於邪者는 爲腎風이라

春與甲乙은 皆木也라 故로 傷於肝하고 夏與丙丁은 皆火也라 故로 傷於心하고 季夏與戊己는 皆土也라 故로 傷於脾하고 秋與庚辛은 皆金也라 故로 中於肺하고 冬與壬癸는 皆水也라 故로 中於腎하니 此는 明風邪內至五藏也라 ○ 按컨대 本節은 以四時十干之風으로 分屬五藏이요 非謂春必甲乙而傷肝하고 夏必丙丁而傷心也라 凡一日之中에도 亦有四時之氣하고 十二時之中에도 亦有十干之分이라 故로 得春之氣則入肝하고 得甲乙之氣하야도 亦入肝하니 當以類求하야 不可拘泥니 諸氣皆然也라 又如本節에 曰傷曰中은 本爲互言하야 初無輕重之別하니 後世에 以中風爲重하고 傷風爲輕은 原非經旨니 亦牽彊[1]矣라

風中五藏六府之兪하면 亦爲藏府之風이요 各入其門戶하야 所中則爲偏風이요

風中五藏六府之兪하면 卽十二經藏府之風也요 隨兪左右而偏中之하면 則爲偏風 故로 有偏病之證이라

風氣循風府而上則爲腦風이요

風府는 督脈穴이라 自風府而上하면 則入腦戶 故로 爲腦風이라

風入係頭則爲目風眼寒이요

風이 自腦戶로 入係於頭則合於足之太陽하고 太陽之脈이 起於目內眥하되 風邪入之라 故로 爲目風이니 則或痛或痒하고 或眼寒而畏風羞澁也라

飮酒中風則爲漏風이요

酒性은 溫散하야 善開玄府하니 酒後中風則汗漏不止 故로 曰漏風이요 病能論謂之酒風이니 義見後三十二라

入房汗出하야 中風則爲內風이요

內耗其精하고 外開腠理한대 風邪乘虛入之라 故로 曰內風이라

新沐中風則爲首風이요

---

1) 牽彊: 牽强, 牽强附會와 같다. 말을 억지로 끌어다가 그럴 듯하게 꾸며댐.

沐頭面하야 中風也니 一曰沐浴이라

久風入中則爲腸風飱泄이요

久風이 不散하면 傳變而入於腸胃之中하니 熱則爲腸風下血하고 寒則水穀不化하야 而爲飱泄瀉痢라

外在腠理則爲泄風이라

風在腠理則汗泄不止 故로 曰泄風이라 自上文風氣循風府而上으로 至此는 共七種이니 所以明或爲風也라 故로 有其病各異하고 其名不同之義라

故로 風者는 百病之長也라 至其變化하야 乃爲他病也니 無常方이나 然이나 致有風氣也니이다

風之始入에 自淺而深하고 至其變化하야 乃爲他病이라 故로 風爲百病之長이라 骨空論에 曰 風爲百病之始也니 無常方然者는 言變化之多而其致之者는 則皆因於風氣耳라

帝曰 五藏風之形狀이 不同者는 何오 願聞其診과 及其病能하노이다

凡察病之法을 皆謂之診이요 凡致病之害를 皆謂之能라

岐伯이 曰 肺風之狀은 多汗惡風하며 色皏然白하며 時欬短氣하되 晝日則差하고 暮則甚이라 診在眉上하니 其色이 白하고

多汗者는 陽受風氣하야 開泄腠理也요 惡風者는 傷風惡風也니 下文諸藏이 皆同이라 皏然은 淺白貌니 金色白也라 肺主氣하고 在變動爲欬니 風邪迫之라 故로 時欬短氣也라 晝則衛氣在表하니 風亦隨之라 故로 覺其瘥하고 暮則衛氣入陰하니 邪應於內라 故로 爲甚也라 眉上은 乃闕庭之間이니 肺之候也라 故로 肺病則白色이 見於此라 ○ 皏은 普梗切이요 差는 瘥同이라

心風之狀은 多汗惡風하며 焦絶하며 善怒嚇하며 赤色이요 病甚則言不可快라 診在口하니 其色이 赤하고

多汗惡風義는 如前이라 焦絶者는 脣舌焦燥津液乾絶也라 風化木하고 心屬火하니 風薄於心則木火合邪하야 神志潰亂 故로 或爲善怒하고 或爲驚嚇이라 心主舌하니 病甚則舌本强 故로 言不可快라 心和則舌能知味 故로 診當在口라 口者는 兼脣而言이니 色當赤也라 ○ 嚇은 音黑이요 又虛嫁切이라

肝風之狀은 多汗惡風하며 善悲하며 色微蒼하며 嗌乾하며 善怒하며 時憎女子라 診在目下하니 其色이 青하고

氣幷於肺則悲하니 肝病而肺氣乘之라 故로 善悲라 色微蒼은 肝之色也라 足厥陰脈이 循喉嚨之後하야 上入頏顙 故로 嗌乾也라 善怒는 肝之志也라 肝爲陰中之陽이요 其脈이 環陰器하니 强則好色하고 病則妬陰 故로 時憎女子也라 肝氣通於目 故로 診在目下니 色當靑也라 ○ 嗌은 音益이요 憎은 音曾이라

脾風之狀은 多汗惡風하며 身體怠墮하야 四支不欲動하며 色薄微黃하며 不嗜食이라 診在鼻上하니 其色黃하고

身體怠惰하야 四支不用者는 脾主肌肉四支也라 色薄微黃은 土之色也라 不嗜食은 脾病不能化也라 鼻爲面王이요 主應脾胃 故로 色診이 當見於鼻上이라 ○ 嗜는 音示라

腎風之狀은 多汗惡風하며 面痝然浮腫하며 脊痛不能正立하며 其色炱하며 隱曲不利라 診在肌上하니 其色黑하고

痝然은 浮慘貌라 風邪入腎則挾水氣上升 故로 面爲浮腫이요 腎脈이 貫脊屬腎 故로 令脊痛不能正立이라 炱는 焰炱也요 隱曲은 陰道也니 腎主水 故로 色黑如炱요 腎이 開竅於二陰 故로 爲隱曲不利라 肌肉이 本主於脾하니 今其風水合邪하면 反侮乎土 故로 診在肌上이니 色當黑也라 又腎風風水義는 見後三十一이라 ○ 痝은 音芒이요 炱는 音臺라

胃風之狀은 頸多汗하며 惡風하며 食飮不下하야 鬲塞不通하며 腹善滿하며 失衣則䐜脹하고 食寒則泄하니 診形瘦而腹大하고

胃脈이 從大迎前으로 下人迎하야 循喉嚨하고 入缺盆 故로 胃風之狀이 頸必多汗惡風이라 胃主受納水穀而風邪居之라 故로 食飮不下하야 鬲塞不通이라 胃脈이 循腹裏 故로 善滿이라 失衣則陽明이 受寒於外 故로 爲䐜脹이라 食寒則胃氣受傷於內 故로 爲泄瀉라 胃者는 肉其應이니 胃病 故로 形瘦라 腹者는 胃所居니 邪實 故로 腹大라 此下에 當詳明六府之病이어늘 而止言胃風者는 以胃爲六府之長이니 卽如本輸篇所謂大腸小腸은 皆屬於胃之意니 胃病則府在其中矣라

首風之狀은 頭面多汗하며 惡風하고 當先風一日하면 則病甚하야 頭痛不可以出內라가 至其風日則病少愈하고

首爲諸陽之會니 因沐中風則頭面之皮腠疎 故로 多汗惡風이라 凡患首風者는 止作無時 故로 凡於風氣將發에 必先風一日而病甚頭痛은 以陽邪居於陽分이니 陽性先而速也요 先至하면 必先衰하니 是以로 至其風日則病少愈라 內는 謂房室之內요 不可出者는 畏風寒也라

漏風之狀은 或多汗하고 常不可單衣하며 食則汗出하며 甚則身汗喘息하며 惡風하며 衣常濡하며 口乾善渴하며 不能勞事하고

漏風之病은 因於飮酒中風也니 風邪挾酒則陽氣散越 故로 多汗이요 陽勝則身熱惡寒 故로 不可以單衣요 食入於陰하고 長氣於陽 故로 食則汗出이요 甚則陽浮於上 故로 喘息이라 汗出不止 故로 衣濡요 陽盛陰虛하면 津亡於內하니 所以口乾善渴하며 身不能勞也라 ○ 能는 耐同이라

泄風之狀은 多汗하야 汗出泄衣上하며 口中乾하며 上漬其風하며 不能勞事하며 身體盡痛則寒하나이다

泄風者는 表不固也라 上漬者는 身半以上에 汗多如漬也라 口中乾은 津液涸也니 液涸則血虛 故로 不能勞而身盡痛이라 汗多則亡陽 故로 令人寒也라 ○ 漬는 曾四切이라

帝曰 善하노이다

風傳五藏

『素問·玉機眞藏論』○ 二十九

是故로 風者는 百病之長也니

長義는 如前章이라

今風寒이 客於人하야 使人毫毛畢直하고 皮膚閉而爲熱하면 當是之時하얀 可汗而發也요

客者는 如客之自外而至니 居非其常也라 畢은 盡也라 風寒이 客於皮膚則腠理閉密 故로 毫毛盡直하고 寒束於外則陽氣無所疎泄 故로 鬱而爲熱이라 斯時也엔 寒邪初中在表 故로 可取汗而愈라

或痹不仁腫痛하면 當是之時하얀 可湯熨及火灸刺而去之라

邪在皮毛에 不亟去之則入於經絡 故로 或爲諸痹하고 或爲不仁하고 或爲腫痛이라 故로 當用湯熨灸刺之法하야 以去經絡之病이라

弗治면 病入舍於肺하나니 名曰肺痹니 發欬上氣하고

風寒이 自表入藏에 必先於肺하니 蓋肺合皮毛하야 爲藏之長也라 宣明五氣篇에 曰 邪入於陰則痹 故로 肺受風寒則病爲肺痹요 而其變動爲欬니 欬則喘急 故로 爲上氣라

弗治면 肺卽傳而行之肝하나니 病名曰肝痹요 一名曰厥이라 脇痛出食하니 當是之時하얀 可按若刺耳요

在肺에 弗治則肺金乘木 故로 及於肝하니 是爲肝痹요 肝氣善逆 故로 一名曰厥이라 厥在肝經

故로 脇痛厥이요 而犯胃 故로 出食이라 可按若刺하면 則厥逆散而肝邪平矣라

弗治면 肝傳之脾하나니 病名曰脾風發癉이라 腹中熱하며 煩心하고 出黃하니 當此之時하얀 可按可藥可浴이요

在肝에 弗治則肝木乘土하야 風熱入脾하니 病名脾癉이라 其在內則腹中熱而煩心하고 在外則肌體出黃이라 可按可藥可浴은 在解其表裏之風熱耳라

弗治면 脾傳之腎하나니 病名曰疝瘕니 少腹이 寃熱而痛하고 出白하니 一名曰蠱라 當此之時하얀 可按可藥이요

在脾에 弗治則土邪乘腎하니 病名疝瘕라 邪聚下焦 故로 小腹寃熱而痛하고 溲出白濁也라 熱結不散하야 虧蝕眞陰이 如蠱之吸血 故로 亦名曰蠱라 ○ 瘕는 加駕二音이라

弗治면 腎傳之心하야 病이 筋脈相引而急하나니 病名曰瘛라 當此之時하얀 可灸可藥이요 弗治면 滿十日에 法當死라

腎邪克火則傳於心이라 心主血脈하니 心病則血燥하고 血燥則筋脈相引而急하야 手足攣掣하니 病名曰瘛라 邪氣至心하야 其病已極하면 此而弗治 故로 不出十日에 當死라 ○ 瘛는 音翅라

腎이 因傳之心하고 心卽復反傳而行之肺하면 發寒熱하야 病當三歲에 死하니

若腎傳於心하야 未至卽死而邪未盡者는 當復傳於肺로되 而金火交爭에 金勝則寒하고 火勝則熱 故로 發寒熱이라 三歲死者는 凡風邪傳偏五藏하면 本當卽死나 其不死者는 以元氣未敗하야 勢猶在緩 故로 肺復受邪하야 再一歲則肺病及肝하고 二歲則肝病及脾하고 三歲則脾病及腎하니 三陰俱敗 故로 當死也라

此病之次也라

此는 卽順傳所勝之次第也라

然이나 其卒發者는 不必治於傳[1]**이요**

病有發於倉卒者는 隨氣爲患하니 不以次而入이요 亦不必依次以治其傳이라 此는 又於逆傳順傳之外에 而復有不次相乘者矣라 ○ 卒은 猝同이라

或其傳化에 有不以次하니 不以次入者는 憂恐悲喜怒 令不得以其次 故로 令人有大病矣라

五志之發은 無常하야 隨觸而動 故로 生病이 亦不以其次라

---

1) 傳: 앞 文章의 傳變順序를 말함.

因而喜大虛則腎氣乘矣요

喜則氣下 故로 傷心이요 心傷而大虛則腎氣乘之하니 水勝火也라

怒則肝氣乘矣요

怒則氣逆於肝而乘於脾하니 木勝土也라

悲則肺氣乘矣요

悲則氣幷於肺而乘於肝하니 金勝木也라

恐則脾氣乘矣요

恐傷腎하야 而腎氣虛則脾氣乘之하니 土勝水也라

憂則心氣乘矣니

憂傷肺則心氣乘之하니 火勝金也라

此其道也라

或以有餘而乘彼하고 或以不足而被乘이나 皆乘所不勝하니 此不次之道也라

故로 病有五하니 五五二十五變이요 及其傳化에 傳乘之名也니이다

藏惟五나 而五藏之傳에 又能各兼五藏하니 則有二十五變이라 傳者는 以此傳彼요 乘者는 以强凌弱 故로 有曰傳曰乘之異名耳라 本篇은 與藏象類二十四章으로 同出一論이니 所當並考라

風厥勞風

『素問·評熱病論』○ 三十

帝曰 有病身熱에 汗出煩滿하야 煩滿이 不爲汗解는 此爲何病고

不爲汗解는 謂汗後熱煩不散也라

岐伯이 曰 汗出而身熱者는 風也요 汗出而煩滿不解者는 厥也니 病名曰風厥이니이다 帝曰 願卒聞之하노이다 岐伯이 曰 巨陽主氣 故로 先受邪하고 少陰이 與其爲表裏也일새 得熱則上從之하니 從之則厥也니이다

風爲陽邪 故로 汗雖出이나 而身仍熱也라 巨陽主氣는 其言表也니 表病則裏應 故로 少陰이 得熱則陰分之氣도 亦從陽而上逆하고 逆則厥矣라 故로 名風厥이라 ○ 按컨대 風厥之義不一하니 如本篇者는 言太陽少陰病也요 其在陰陽別論者에 云二陽一陰發病名曰風厥은 言胃與肝也니

詳本類前六이라 在五變篇者에 曰人之善病風厥漉汗者肉不堅腠理疎也는 詳本類後七十六하니 俱當參辨其義라

帝曰 治之奈何오 岐伯이 曰 表裏刺之하고 飮之服湯이니이다

陽邪盛者는 陰必虛 故로 當寫太陽之熱하고 補少陰之氣하야 合表裏而刺之也라 飮之服湯은 卽脈度篇所謂虛者飮藥以補之之意라

○ 帝曰 勞風爲病은 何如오 岐伯이 曰 勞風은 法在肺下라

勞風者는 因勞傷風也라 肺下者는 在內則胸鬲之間이요 在外則四椎五椎之間也니 風受於外則病應於內라 凡人之因於勞者는 必氣喘하니 此勞能動肺를 可知라 ○ 按王氏曰 勞는 謂腎勞也니 腎脈이 從腎으로 上貫肝鬲하야 入肺中 故로 腎勞風生하면 上居肺下也라하니 此固一說이나 第勞之爲病은 所涉者多하니 恐不止於腎經耳라

其爲病也 使人으로 强上冥視하며

邪在肺下則爲喘逆 故로 令人强上不能俛首하고 風熱上壅則畏風羞明 故로 令人冥目而視라

唾出若涕하며 惡風而振寒하니 此爲勞風之病이니이다

風熱傷陰則津液稠濁[1] 故로 唾出若涕하고 肺主皮毛하니 衛氣受傷 故로 惡風振寒이라

帝曰 治之奈何오 岐伯이 曰 以救俛仰이니

風之微甚은 證在俛仰之間也라 故로 當先救之라 然이나 救此者는 必先溫肺니 溫肺則風散하고 風散則俛仰安矣요 若溫散不愈하면 鬱久成熱然後에야 可以清解니 溫淸失宜하면 病必延甚이라 ○ 俛는 俯同이라

巨陽引精者는 三日이요 中年者은 五日이요 不精者는 七日에

風邪之病肺者는 必由足太陽膀胱經風門肺俞等穴하야 內入於藏하니 太陽者는 水之府요 三陽之表也라 故로 當引精上行則風從欬散이라 若巨陽氣盛하야 引精速者는 應在三日이요 中年精衰者는 應在五日이요 衰年不精者는 應在七日에 當欬出靑黃痰涕而愈하니 如下文者가 是卽引精之謂라

欬出靑黃涕하야 其狀如膿하며 大如彈丸하야 從口中若鼻中出하니 不出則傷肺하고 傷肺則死也니이다

欬涕不出者는 卽今人所謂乾欬嗽也라 甚至金水虧竭하야 虛勞之候 故로 死라 ○ 王氏曰 平調

---

1) 津液稠濁: 津液이 진(濃厚)하고 흐림.

欬者는 從咽而上出於口하고 暴卒欬者는 氣衝突於蓄門[1]而出於鼻하니 夫如是者는 皆腎氣勞竭하고 肺氣內虛하야 陽氣奔迫之所爲라 故로 不出則傷肺而死也라하니라 按컨대 王氏所謂蓄門者는 義出營氣篇하니 詳經絡類二十四라

腎風風水

三十一 ○ 附中風治法

帝曰 有病腎風者는 面胕痝然하야 壅害於言하니 可刺不아

『素問·評熱病論』 ○ 胕는 浮腫也요 痝然은 失色貌요 壅은 重濁不淸也라 腎脈이 循喉嚨하야 挾舌本하니 病風則腎脈不利 故로 壅害於言語라 ○ 胕는 音附요 痝은 音芒이라

岐伯이 曰 虛不當刺니 不當刺而刺하면 後五日에 其氣必至하니이다

虛者는 本不當刺어늘 若謂腫爲實하야 以鍼寫之면 則眞氣愈虛하야 邪必乘虛而至라 後五日者는 藏氣一周而復至其所傷之藏이니 病氣因而甚矣라

帝曰 其至는 何如오 岐伯이 曰 至必少氣時熱하니 時熱이 從胸背로 上至頭하며 汗出하며 手熱하며 口乾苦渴하며 小便黃하며 目下腫하며 腹中鳴하며 身重難以行하며 月事不來하며 煩而不能食하며 不能正偃하고 正偃則欬하니 病名曰風水니 論在刺法中하니이다

腎主水하고 風在腎經하니 卽名風水라 論在刺法中은 卽水熱穴論也니 詳鍼刺類三十八이라 此節諸釋이 俱如下文이나 惟熱從胸背上至頭와 及手熱等義는 未之及하니 或脫簡也라 此病은 以腎陰不足而復刺之면 則重傷眞陰하야 乃成是病이라 蓋腎與膀胱은 爲表裏라 腎經이 自足으로 上注胸中하고 膀胱經이 自頭項으로 下行肩背하니 陰虛則陽勝 故로 熱이 從肩背로 上至頭而汗出也라 手心主之脈이 入掌中하니 腎水不足則心火有餘 故로 又爲手熱이라 ○ 平人氣象論에 曰 面腫을 曰風이요 足經腫을 曰水라하니 詳本類後五十九라

帝曰 願聞其說하노이다 岐伯이 曰 邪之所湊[2]에 其氣必虛하니

邪必因虛而入 故로 邪之所湊에 其氣必虛라 經文이 止此二句어늘 奈何後人有續之者曰 留而不去하면 其病則實이라하니 此言은 大有不通이라 夫湊卽邪之實也니 又何必留而後實耶아 留而實者는 固然有之어니와 愈留而愈虛者는 尤爲不少하니 倘執前言하야 爲成訓則未免虛實誤用하리니 斯言也 不惟爲贅요 且爲害矣니 當察之라

---

1) 蓄門: 鼻孔.
2) 湊: 원래 모이다(會集), 나아가다의 뜻이나 여기에서는 侵入의 意味이다.

陰虛者는 陽必湊之라 故로 少氣時熱而汗出也요

陰虛則無氣 故로 爲少氣時熱이요 陽主散而湊於陰分 故로 汗出이라

小便黃者는 少腹中有熱也요

少腹有熱은 邪在陰也라 故로 小便黃이라

不能正偃者는 胃中不和也요 正偃則欬甚은 上迫肺也요

正偃은 仰臥也라 腎脈이 貫肝鬲하야 入肺中하고 其支者가 注胸中하니 腎邪自下而上則胃氣逆而不和 故로 正偃則欬甚而上迫於肺라

諸有水氣者는 微腫이 先見於目下也니이다 帝曰 何以言고 岐伯이 曰 水者는 陰也요 目下도 亦陰也며 腹者는 至陰之所居 故로 水在腹者는 必使目下腫也요

目下腫如臥蠶者는 其腹에 必有水氣也라

眞氣上逆 故로 口苦舌乾하며 臥不得正偃하니 正偃則欬出淸水也니 諸水病者라 故로 不得臥하니 臥則驚하고 驚則欬甚也요

水邪留滯於藏 故로 爲氣逆이요 氣逆則不得正臥 故로 驚而欬甚이라

腹中鳴者는 病本於胃也요 薄脾則煩不能食하니 食不能下者는 胃脘隔也요 身重難以行者는 胃脈在足也일새라

脾胃屬土하야 所以制水하니 土弱則寒水反侮之라 故로 腹中鳴而食不下라 胃主肌肉하고 其脈이 行於足하니 水氣居於肉中 故로 身重不能行이라

月事不來者는 胞脈閉也라 胞脈者는 屬心而絡於胞中하니 今氣上迫肺하야 心氣不得下通 故로 月事不來也니이다

胞는 卽子宮이니 相火之所在也요 心主血脈하니 君火之所居也라 陽氣上下交通 故로 胞脈屬心而絡於胞中하야 以通月事라 今氣上迫肺하면 則陰邪遏絶陽道하야 心氣不得下行 故로 胞脈閉而月事斷矣라 凡如上文者는 皆虛不當刺之病이니 可見誤刺之害爲不小也라

帝曰 善하노이다

帝曰 有病痝然하야 如有水狀하고 切其脈에 大緊하며 身無痛者 形不瘦하되 不能食커나 食少하면 名爲何病고

『素問·奇病論』○ 如有水狀은 謂其痝然浮腫이니 似水而實非水也라 脈大者는 陰虛也요 脈緊者는 寒氣也라 身無痛形不瘦者는 邪氣在藏不在表也라 風挾腎邪하야 反傷脾胃 故로 不能食이라

岐伯이 曰 病生在腎이니 名爲腎風이라

病生在腎을 名爲腎風이니 其非外感之風을 可知라 然則五風에 有由內生者는 皆此義也라 所以風有內外之分하니 不可不辨이라 ○ 愚按컨대 風之爲病에 最多誤治者는 在不明其表裏耳라 蓋外風者는 八方之所中也요 內風者는 五藏之本病也라 八風이 自外而入하면 必先有發熱惡寒頭疼身痛等證하니 此因於外者는 顯然有可察也라 五風이 由內而病則絶無外證이나 而忽病如風하니 其由內傷을 可知也라 然이나 旣非外感이어늘 而經에 曰諸暴强直은 皆屬於風이요 諸風掉眩은 皆屬於肝이라하니 何也오 蓋肝爲東方之藏이니 其藏血이요 其主風이라 血病則無以養筋하고 筋病則掉眩强直之類諸變百出하니 此皆肝木之化 故로 云皆屬於風이라 謂之屬者는 以五氣各有所主니 如諸濕腫滿은 皆屬於脾之類가 其義同也라 蓋有所中者를 謂之中이니 外感也요 無所中者를 謂之屬이니 內傷也라 故로 王安道有眞中類中之辨하니 所當察也라 後世에 不明此義하고 不惟以類風者로 認爲眞風이요 而且以內奪暴厥等證으로 俱認爲風하니 誤亦甚矣로다 夫外感者는 邪襲肌表 故로 多陽實하고 內傷者는 由於酒色勞倦과 七情口腹하야 致傷藏氣 故로 由陰虛라 凡藏氣受傷에 脾敗者는 病在肢體하고 或多痰飮하며 腎病者는 或在骨髓하고 或在二陰하며 心病者는 或在血脈하고 或在神志하며 肺病者는 或在營衛하고 或在聲音하며 肝病者는 或在筋爪하고 或在脇肋하니 此五藏之類風이니 未有不由陰虛而然者라 惟東垣獨得其義하야 曰 有中風者는 卒然昏憒하야 不省人事하니 此非外來風邪요 乃本氣自病也라 人年逾四旬하야 氣衰者는 多有此疾이라하니 蓋人年四十而陰氣自半 故로 多犯之니 豈非陰虛之病乎아 夫人生於陽而根於陰하니 根本이 衰則人必病하고 根本이 敗則人必危矣니 所謂根本者는 卽眞陰也라 人知陰虛惟一하고 而不知陰虛有二하니 如陰中之水虛則病在精血이요 陰中之火虛則病在神氣라 蓋陽衰則氣去 故로 神志爲之昏亂하니 非火虛乎아 陰虧則形壞 故로 肢體爲之廢弛하니 非水虛乎아 今以神離形壞之證에 乃不求水火之源而猶以風治면 鮮不危矣라 試以天道言之면 其象亦然이라 凡旱則多燥하고 燥則多風하니 是風木之化從乎燥하고 燥卽陰虛之候也라 故로 凡治類風者는 專宜培補眞陰하야 以救根本하야 使陰氣復則風燥自除矣라 然이나 外感者라도 非曰絶無虛證이니 氣虛則虛也요 內傷者라도 非曰必無實證이니 有滯則實也라 治虛者는 當察其在陰在陽而直補之요 治實者는 但察其因痰因氣而暫開之니 此於內傷外感及虛實攻補之間에 最當察其有無微甚而酌其治也요 甚至有元氣素虧하야 猝然仆倒하되 上無痰下失禁하며 瞑目昏沈하면 此는 厥竭之證이니 尤與風邪無涉이라 使非大劑參熟이면 或七年之艾[1]로 破格挽回하니 又安望其復眞氣於將

1) 七年之艾: "七年之病 求三年之艾"의 준말인데 七年 동안 고생한 병에 뜸질하려고 삼년동안 말린 쑥을 구한다는 뜻으로, 평소에 미리 갖추어 놓지 않고 소용이 있을 때 급히 구하려 하면 얻지 못한다는 말임.(『孟子·離婁上』)

絶之頃哉아 倘不能察其表裏하며 又不能辨其虛實하고 但以風之爲名하야 多用風藥하니 不知風藥은 皆燥하야 燥復傷陰하고 風藥은 皆散하야 散復傷氣라 以內傷作外感하고 以不足爲有餘하면 是促人之死也라 班氏云 不服藥爲中醫者라하니 正爲此輩而發耳라

腎風而不能食하며 **善驚**하며 **驚已心氣痿者**는 **死**하나이다

風生於腎하면 則反剋脾土 故로 不能食하고 腎邪犯心하면 則神氣失守 故로 善驚이라 驚後而心氣痿弱不能復者는 心腎俱敗하야 水火俱困也라 故로 死라

帝曰 善하노이다

酒風

『素問·病能論』○ 三十二

帝曰 有病身熱解墮하고 **汗出如浴**하며 **惡風少氣**하면 **此爲何病**고 **岐伯**이 **曰 病名曰酒風**이니이다

此는 卽前風論中에 所謂漏風也라 酒性本熱하야 過飮而病 故로 令身熱이요 濕熱이 傷於筋 故로 解墮요 濕熱이 蒸於膚腠 故로 汗出如浴이요 汗多則衛虛 故로 惡風이요 衛虛則氣泄 故로 少氣요 因酒得風而病 故로 曰酒風이라

帝曰 治之奈何오 **岐伯**이 **曰 以澤瀉朮各十分**과 **麋銜五分**으로 **合以三指撮**하야 **爲後飯**이니이다

澤瀉는 味甘淡하고 性微寒하야 能滲利濕熱이라 白朮은 味甘苦하고 氣溫하야 能補中燥濕止汗이라 麋銜은 卽薇銜이요 一名無心草니 南人呼爲吳風草라 味苦平하고 微寒하야 主治風濕이라 十分者는 倍之也요 五分者는 減半也라 合以三指撮은 用三指撮合하야 以約其數하야 而爲煎劑也요 飯後藥先 故로 曰後飯이라

賊風鬼神

『靈樞·賊風篇』全 ○ 三十三

黃帝曰 夫子言賊風邪氣之傷人也에 **令人病焉**이라하니 **今有其不離屛蔽**하고 **不出室穴之中**이어늘 **猝然病者**는 **非不**[1]**離賊風邪氣**니 **其故**는 **何也**오

賊者는 傷害之名이라 凡四時不正之氣를 皆謂之賊風邪氣니 詳運氣類三十六이라 室穴者는 古人이 多穴居也라 非不離賊風邪氣는 言雖避風邪나 而亦有病者하니 何也오하니라

---

1) 不: 『太素』에는 '必'로 되어 있다.

岐伯이 曰 此는 皆嘗有所傷於濕氣하야 藏於血脈之中과 分肉之間하야 久留而不去커나 若有所墮墜하야 惡血이 在內而不去커나 猝然喜怒不節커나 飮食不適커나 寒溫不時하야 腠理閉而不通이라

嘗有所傷은 謂故有所傷也라 或傷於濕氣하야 留藏於分肉血脈之間하고 或有所墮墜하야 惡血이 留而不去하고 或猝然喜怒不節則氣有所逆하고 或飮食不適其宜則內有所傷하고 或寒溫不時하야 致腠理閉而衛氣不通하니 凡此五者가 皆如下文之所謂故邪也라

其開而遇風寒則血氣凝結하고 與故邪로 相襲則爲寒痺요

其開者는 謂冒露於風寒也라 故邪在前하고 風寒繼之하야 二者相値하면 則血氣凝結 故로 爲寒痺라 痺論에 曰寒氣勝者는 爲痛痺也라하니라

其有熱則汗出하고 汗出則受風하니 雖不遇賊風邪氣라도 必有因加而發焉이니이다

其或有因熱汗出而受風者는 雖非賊風邪氣나 亦爲外感이라 必有因加而發者는 謂因於故而加以新也니 新故合邪 故로 病發矣라

黃帝曰 今夫子之所言者는 皆病人所自知也어니와 其毋所遇邪氣하고 又毋怵惕之所志어늘 卒然而病者는 其故何也오 唯有因鬼神之事乎아

鬼神之事는 蓋自古惑之矣라 故로 帝特以爲問은 在欲發明其義以示人也라 ○ 怵은 出恤二音이요 *毋*는 無同이라

岐伯이 曰 此亦有故邪留而未發에 因而志有所惡커나 及有所慕하야 血氣內亂하고 兩氣相搏하니 其所從來者微하야 視之不見하고 聽而不聞이라 故로 似鬼神이니이다

故邪者는 言其先有病邪니 如上文之濕氣墮墜喜怒寒溫之類가 留而未發之謂也라 惡者는 惡其所憎也요 慕者는 慕其所好也라 故로 邪未發而新邪復觸之면 則五志爲邪所憑하고 血氣因而內亂하야 邪正先後에 兩氣相搏而邪妄之病이 生矣라 但病所從來者其機甚微하야 有非聞見可及이라 故로 人以鬼神爲疑니 不知迹似鬼神이나 而實非鬼神之所爲也라

黃帝曰 其祝而已者는 其故何也오 岐伯이 曰 先巫者는 因[1]知百病之勝하되 先知其病之所從生者니 可祝而已也니이다

---

1) 因: 『太素』에는 '固'로 되어 있다.

祝者는 巫呪之屬이니 卽祝由也라 勝者는 凡百病五行之道에 必有所以勝之者라 然이나 必先知其病所從生之由하고 而後以勝法勝之면 則可移精變氣하야 祛其邪矣라 病有藥石所不及하야 非此면 不可者하니 惟先巫知之라 故로 可祝而已也라 然則先巫用祝之妙는 正不在祝요 其機在勝之而已라 ○ 鬼神祝由詳按이 在論治類十六하니 當與此로 並觀이라 ○ 祝는 呪同이라

厥逆

『素問·厥論』○ 三十四

黃帝問曰 厥之寒熱者는 何也오

厥者는 逆也니 氣逆則亂 故로 忽爲眩仆脫絶하니 是名爲厥이라 ○ 愚按컨대 厥證之起於足者는 厥發之始也요 甚至猝倒暴厥하야 忽不知人하면 輕則漸甦하고 重則卽死하니 最爲急候어늘 後世不能詳察하고 但以手足寒熱爲厥이라 又有以脚氣爲厥者하니 謬之甚也라 雖仲景에 有寒厥熱厥之分하야 亦以手足爲言이나 蓋彼는 以辨傷寒之寒熱耳요 實非若內經之所謂厥也라 觀컨대 大奇論에 曰 暴厥者는 不知與人言이라하고 調經論에 曰 血之與氣가 幷走於上則爲大厥하고 厥則暴死하니 氣復反則生하고 不反則死라하고 繆刺論에 曰 手足少陰太陰足陽明五絡이 俱竭하면 令人으로 身脈皆重而形無知也니 其狀若尸하야 或曰尸厥이라하니 若此者가 豈止於手足寒熱과 及脚氣之謂耶리오 今人多不知厥證하야 而皆指爲中風也나 夫中風者는 病多經絡之受傷이요 厥逆者는 直因精氣之內奪이라 表裏虛實病情을 當辨이어늘 名義不正하니 無怪其以風治厥也라 醫中之害가 莫此爲甚하니 今將風厥二類를 並列於此하야 以便觀者之究正하노라 ○ 諸篇厥義는 詳會通類疾病二十三이라

岐伯이 對曰 陽氣衰於下則爲寒厥이요 陰氣衰於下則爲熱厥이니이다

凡物之生氣는 必自下而升 故로 陰陽之氣가 衰於下則寒厥熱厥이 由之而生也라

帝曰 熱厥之爲熱也 必起於足下者는 何也오

足下는 足心也라 熱爲陽邪而反起於陰分 故로 問之라

岐伯이 曰 陽氣는 起於足五指之表하고 陰脈者는 集於足下而聚於足心 故로 陽氣勝則足下熱也니이다

足指之端을 曰表니 三陽之所起也요 足下는 足心이니 三陰之所聚也라 若陽氣勝則陰氣虛하야 陽乘陰位 故로 熱厥이 必從足下로 始하니 凡人病陰虛者는 所以足心多熱也라

帝曰 寒厥之爲寒也 必從五指而上於膝者는 何也오

五指는 爲陽氣之所起라 寒爲陰邪로되 反從陽分而上 故로 問之라

岐伯이 曰 陰氣는 起於五指之裏하야 集於膝下而聚於膝上 故로 陰氣勝則從五指로 至膝上히 寒하니 其寒也 不從外요 皆從內也니이다

裏는 言內也니 亦足下也라 若陰氣勝則陽氣虛하야 陽不勝陰 故로 寒厥이 必起於五指而上寒至膝이라 然이나 其寒也 非從外入이요 皆由內而生也라 故로 凡病陽虛者는 必手足多寒하니 皆從指端으로 始라

○ 帝曰 寒厥은 何失而然也오

厥之將發에 手足先寒者가 是爲寒厥이라

岐伯이 曰 前陰者는 宗筋之所聚요 太陰陽明之所合也라

前陰者는 陰器也요 宗筋者는 衆筋之所聚也니 如足之三陰陽明少陽과 及衝任督 蹻筋脈이 皆聚於此 故로 曰宗筋이라 此에 獨言太陰陽明之合者는 重水穀之藏也니 蓋胃爲水穀氣血之海라 主潤宗筋하고 又陰陽이 總宗筋之會하야 會於氣街而陽明爲之長 故로 特言之하야 以發明下文之義라

春夏則陽氣多而陰氣少하고 秋冬則陰氣盛而陽氣衰하나니

天人之道皆然也라

此人者는 質壯하야 以秋冬으로 奪於所用하야 下氣上爭하야 不能復하고 精氣溢下하야 邪氣因從之而上也니

質壯者는 有所恃하야 當秋冬陰勝之時에 必多情欲之用하야 以奪腎中之精氣하니 精虛於下則取足於上 故로 下氣上爭也라 去者는 太過하고 生者는 不及 故로 不能復也라 精溢則氣去하고 氣去則陽虛하고 陽虛則陰勝爲邪 故로 寒氣因而上逆矣라

氣因於中하면

氣는 卽上文之精氣邪氣也라 精氣之原은 本於水穀하고 水穀之化는 出於脾胃 故로 凡病이 爲寒厥爲下氣上爭爲精氣溢下는 皆氣因於中也라 然이나 水穀在胃하고 命門在腎하니 以精氣로 言則腎精之化는 因於胃하고 以火土로 言則土中陽氣는 根於命門하니 陰陽顚倒에 互有所關 故로 上文에 云厥起於下라하고 此에 云氣因於中이라하니 正以明上下相因之義라

陽氣衰하야 不能滲營其經絡하야 陽氣日損하고 陰氣獨在 故로 手足爲之寒也니이다

陽氣者는 卽陽明胃氣也요 四支는 皆禀氣於胃 故로 陽虛於中則不能滲營經絡而手足寒也라

○ 帝曰 熱厥은 何如而然也오

厥之將發에 手足이 皆熱者를 是謂熱厥이라

岐伯이 曰 酒入於胃하면 則絡脈滿而經脈虛하니

酒爲熱穀[1]之液이니 其氣悍而疾이라 故로 先充絡脈이라 絡滿而經虛者는 酒能傷陰하야 陽盛則陰衰也라 ○ 酒之詳義는 見經絡類六과 及藏象類二十一이라

脾는 主爲胃行其津液者也라 陰氣虛則陽氣入하고 陽氣入則胃不和하고 胃不和則精氣竭하고 精氣竭則不營其四支也니

脾主爲胃行其津液 故로 酒入於胃하면 必歸於脾하야 濕熱在脾則脾陰虛하야 陽獨亢而胃不和矣라 脾胃俱病則精氣竭 故로 不能營其經絡四支也라

此人이 必數醉若飽以入房하야 氣聚於脾中하야 不得散하고 酒氣與穀氣로 相薄하야 熱盛於中 故로 熱偏於身하고 內熱而溺赤也라 夫酒는 氣盛而慓悍하니 腎氣日衰하고 陽氣獨勝 故로 手足爲之熱也니이다

數醉若飽入房者는 旣傷其脾하고 復傷其腎하니 皆陰虛也라 故로 手足爲熱이라 ○ 按컨대 本篇 寒熱二厥에 一은 由恃壯以秋冬奪於所用 故로 陽氣衰而爲寒厥이요 一은 由數醉若飽入房 故로 精氣竭而爲熱厥이니 二者皆因於酒色하야 致傷眞元하야 乃爲是病이라 故로 本篇에 首言其所由然하니 則厥之重輕을 於玆可見矣라

○ 帝曰 厥이 或令人腹滿하고 或令人暴不知人하야 或至半日이어나 遠至一日하야 乃知人者는 何也오

暴不知人은 猝然昏潰也라

岐伯이 曰 陰氣盛於上則下虛하니 下虛則腹脹滿하고

陰氣盛於上하면 則不守於下 故로 下虛하고 陰虛於下하면 則脾腎之氣不化 故로 腹爲脹滿이라

陽氣盛於上則下氣重上하야 而邪氣逆하니 逆則陽氣亂하고 陽氣亂則不知人也니이다

重은 并也요 邪氣는 氣失常也라 陽氣盛於上하면 則下氣并而上行하니 并則逆하고 逆則亂하고

---

1) 熱穀: 熟穀의 誤植으로 보인다.

陽氣亂則神明失守 故로 暴不知人也라

十二經之厥

『素問·厥論』連前篇 ○ 三十五

帝曰 願聞六經脈之厥狀病能也니이다

能는 猶形也라 前章에 言病厥之本 故로 此下에 復問其各經之狀이라

岐伯이 **曰 巨陽之厥**은 **則腫首頭重**하며 **足不能行**하며 **發爲眴仆**하고

眴은 目眩亂也요 仆는 猝倒也라 足太陽之脈이 起於目內眥하야 上額交巔하야 入絡腦 故로 爲腫首頭重眴仆요 其下行之支者가 合膕中하야 貫腦內 故로 爲足不能行이라 ○ 眴은 音眩이라

陽明之厥은 **則癲疾欲走呼**하며 **腹滿不得臥**하며 **面赤而熱**하며 **妄見而妄言**하고

陽明은 胃脈也니 爲多氣多血之經이라 氣逆於胃則陽明邪實 故로 爲巓狂之疾而欲走且呼也요 其脈이 循腹裏 故로 爲腹滿이요 胃不和則臥不安 故로 爲不得臥요 陽明之脈이 行於面 故로 爲面赤而熱이요 陽邪盛則神明亂 故로 爲妄見妄言이라

少陽之厥은 **則暴聾頰腫而熱**하며 **脇痛**하며 **䯒不可以運**하고

厥在足少陽者는 其脈이 入耳中 故로 暴聾이요 下加頰車 故로 頰腫而熱이요 下腋循胸過季脇 故로 脇痛이요 下出膝外廉下外輔骨之前 故로 䯒不可以運이라 ○ 䯒은 音杭이라

太陽之厥은 **則腹滿䐜脹**하며 **後不利**하며 **不欲食**하되 **食則嘔**하며 **不得臥**하고

足太陰之脈이 入腹屬脾絡胃 故로 厥則腹滿䐜脹이요 逆氣在脾 故로 後便不利하고 且令不欲食而食則嘔라 脾與胃는 表裏요 胃不和者는 臥不安하니 脾亦然也라

少陰之厥은 **則口乾溺赤**하며 **腹滿心痛**하고

厥逆在足少陰者는 其脈이 循喉嚨하야 挾舌本 故로 口乾이요 腎脈이 絡膀胱 故로 溺赤이라 其直者는 從腎으로 上貫肝鬲하고 其支者는 從肺로 出絡心하야 注胸中 故로 腹滿心痛이라

厥陰之厥은 **則少腹腫痛**하며 **腹脹**하며 **涇溲不利**하며 **好臥屈膝**하며 **陰縮腫**하며 **䯒內熱**하나니

足厥陰之脈이 抵少腹하야 挾胃 故로 厥則少腹腫痛而腹脹이요 其脈이 環陰器 故로 涇溲不利하고 陰縮而腫이라 肝主筋하야 爲罷極之本 故로 足軟好臥而屈膝이요 其下者가 行足脛內側 故로 䯒內爲熱이라 ○ 涇은 音經이니 水名이요 溲는 音搜라

盛則寫之하고 **虛則補之**하고 **不盛不虛**어든 **以經取之**니이다

不盛不虛者는 惟逆氣在經而無關於虛盛也라 故로 但取其經而已니 義詳本類前十이라

○ 太陰厥逆하면 **䯒急攣**하고 **心痛引腹**하니 **治主病者**하고

此下도 亦皆言足六經也라 足太陰之脈이 上腨內하야 循脛骨之後 故로 䯒爲急攣이요 入腹注心中 故로 心痛引腹이라 治主病者는 謂如本經之左右上下와 及原兪等穴에 各有宜用하니 當審其所主而刺之也라 餘準此하니라 ○ 按컨대 六經之厥이 已具上文이어늘 此復言者는 考之全元起本컨대 自本節之下로 另在第九券中이라 蓋彼此發明이나 原屬兩篇之文이어늘 乃王氏類移於此者니 非本篇之重複也라

少陰厥逆하면 **虛滿嘔變**하고 **下泄清**하니 **治主病者**하고

腎爲胃關 故로 少陰厥逆하면 則下焦不化而爲虛滿嘔變이요 腎病則命門陽氣도 亦衰 故로 下泄清冷이라

厥陰厥逆하면 **攣腰痛**하며 **虛滿前閉**하며 **譫言**하니 **治主病者**하고

厥陰脈이 絡諸筋 故로 爲拘攣腰痛이요 肝邪侮土 故로 爲虛滿이요 肝經之脈이 環陰器 故로 爲前閉不通이요 肝藏魂하니 厥逆在肝則神魂亂 故로 言爲譫妄이라

三陰俱逆하면 **不得前後**하며 **使人手足寒**하니 **三日**에 **死**하고

不得前後者는 或閉結不通하고 或遺失不禁하야 不得其常之謂也라 三陰이 俱逆則藏氣絶하니 陽明脈解篇에 曰 厥逆이 連經則生하고 連藏則死라하니 此之謂也라

太陽厥逆하면 **僵仆嘔血**하며 **善衄**하니 **治主病者**하고

足太陽之脈이 起目內眥하야 從巓으로 入絡腦하고 挾脊循膂하야 下膕中하고 貫腨內하야 爲三陽之大經 故로 主僵仆衄衊之病이라 然이나 五藏之兪가 皆繫於此 故로 本經厥逆者는 當爲嘔血이라 ○ 衄은 女六切이라

少陽厥逆하면 **機關不利**하니 **機關不利者**는 **腰不可以行**하며 **項不可以顧**니

足之少陽은 膽經也요 機關者는 筋骨腰會之所也라 膽者는 筋其應이니 少陽厥逆則筋不利 故로 爲此機關腰項之病이라

發腸癰하면 **不可治**요 **驚者**는 **死**라

腸癰이 發於少陽厥逆者는 相火之結毒也라 故로 不可治요 若有驚者는 其毒이 連藏 故로 當死라

陽明厥逆하면 喘欬身熱하며 善驚衄嘔血이라

陽明之脈이 循喉嚨하야 入缺盆下膈 故로 爲喘欬요 陽明이 主肌肉 故로 爲身熱이요 風木之邪가 發驚駭하면 爲胃所畏 故로 善驚이요 陽明之脈이 起於鼻하야 屬於胃하니 氣有所逆 故로 爲衄血嘔血이라

○ 手太陰이 厥逆하면 虛滿而欬하며 善嘔沫하니 治主病者하고

此下는 言手六經之厥逆也라 手太陰之脈이 起於中焦하야 循胃口하야 上膈屬肺 故로 其爲病如此라

手心主少陰이 厥逆하면 心痛引喉하며 身熱하니 死不可治요

手心主厥陰之脈이 起於胸中하야 出屬心包絡하고 手太陰心脈이 從心系로 上挾嗌하니 皆令人心痛引喉라 二經屬火하고 其主血脈 故로 爲身熱이라 心爲五藏六府之大主 故로 逆之則死不可治라

手太陽이 厥逆하면 耳聾泣出하며 項不可以顧하며 腰不可以俛仰하니 治主病者하고

手太陽少陽之脈이 至目之內外眥하야 入耳中 故로 厥則耳聾泣出이요 其反者는 從缺盆으로 循頸 故로 項不可以顧라 又四時氣篇에 曰 邪在少陽者는 連睾系하고 屬於脊 故로 腰不可以俛仰也라하니라

手陽明少陽이 厥逆하면 發喉痹嗌腫痓하니 治主病者니이다

手陽明大陽之脈이 從缺盆으로 上頸貫頰하고 手少陽三焦之脈이 上出缺盆하야 上項 故로 皆發喉痹嗌腫이라 按全元起本에 痓作痙하니 謂手臂肩項强直也라 ○ 痓는 音熾요 痙은 音敬이라

厥逆頭痛 ○ 五有餘二不足者死

『素問·奇病論』○ 三十六

帝曰 人有病頭痛하야 以數歲不已하니 此安得之며 名爲何病고

頭痛은 不當數歲 故로 怪而爲問이라

岐伯이 曰 當有所犯大寒이 內至骨髓라 髓者는 以腦爲主니 腦逆 故로 令頭痛하고 齒亦痛하니 病名曰厥逆이니이다 帝曰 善하노이다

髓는 以腦爲主니 諸髓皆屬於腦也라 故로 大寒이 至髓則上入頭腦而爲痛하되 其邪深 故로 數歲不已라 髓爲骨之充 故로 頭痛에 齒亦痛하니 是는 因邪逆於上 故로 名曰厥逆이라

○ 帝曰 有癃者는 一日數十溲하니 此不足也요 身熱如炭하며 頸膺이 如格하며 人迎躁盛하며 喘息氣逆하니 此有餘也요 太陰脈이 微細如髮者는 此不足也니 其病安在며 名爲何病고

癃은 小水不利也라 一日數十溲는 數欲便而所出不多也라 如炭者는 熱之甚也라 頸은 言咽喉요 膺은 言胸臆이라 如格者는 上下不通하야 若有所格也라 人迎躁盛者는 足陽明動脈이 在結喉兩傍하니 所以候陽也라 喘息者는 呼吸急促也요 氣逆者는 治節不行也라 太陰脈이 微細者는 卽兩手寸口之脈이니 所以候陰也라 ○ 癃은 良中切이요 溲는 音數라

岐伯이 曰 病在太陰하니

脾肺二藏이 皆屬太陰이라 觀下文에 復云頗在肺라하니 則此節은 專言脾陰을 可知라 如上文에 云太陰之脈細微者는 正以氣口니 亦太陰也요 藏氣不足則脈見於此라 又口問篇에 曰 中氣不足하면 溲便爲之變이라하니 今其癃而數十溲者는 亦由中氣之不足耳라 故로 病在脾陰이라 ○ 氣口亦太陰義는 詳藏象類十一이라

其盛在胃하고

上文에 云身熱如炭者는 胃主肌肉也요 頸膺如格者는 胃脈이 循喉嚨入缺盆下膈也요 人迎躁盛者는 卽終始等篇에 所云人迎一盛二盛三盛四盛과 且大且數을 名曰溢陽也라 凡上三者는 皆屬陽明 故로 曰其盛在胃라

頗在肺라

卽喘息氣逆也라

病名曰厥이니 死不治요

陰不入陽 故로 其盛在胃하고 陽不入陰 故로 太陰細微라 病名曰厥者는 陰陽이 皆逆也라 故로 死不可治라

此所謂得五有餘와 二不足也니이다 帝曰 何謂五有餘며 二不足고 岐伯이 曰 所謂五有餘者는 五病之氣有餘也요 二不足者는 亦病氣之不足也라 令外得五有餘하고 內得二不足하면 此는 其身이 不表不裏니 亦正死明矣니이다

外得五有餘者는 一은 身熱如炭이요 二는 頸膺如格이요 三은 人迎躁盛이요 四는 喘息이요 五는 氣逆也라 內得二不足者는 一은 癃而一日數十溲요 二는 太陰脈細微如髮也라 若此五病者는 邪氣有餘也요 二病者는 正氣不足也니 欲寫其邪則陰虛於裏하고 欲補其虛則陽實於外하야 救裏不可하고 治表亦不可하니 此不表不裏之病이니 卽陽證陰脈之類라 有死而已니 不能爲也라

厥腰痛

『素問·病能論』○ 三十七

帝曰 有病厥者한대 **診**에 **右脈**은 **沈而緊**하고 **左脈**은 **浮而遲**하니 **不然病主安在**니이다

此는 言厥逆而爲腰痛者는 其病在腎也라 右脈左脈은 皆以兩尺爲言이라 不然은 甲乙經에 作不知어늘 於義爲妥하니 當從之라

岐伯이 **曰 冬診之**에 **右脈**이 **固當沈緊**하니 **此**는 **應四時**요 **左脈**이 **浮而遲**는 **此逆四時**니

冬氣伏藏 故로 沈緊者爲應時요 浮遲者爲逆이니 逆則爲厥矣라

在左하면 **當主病在腎**이요 **頗關在肺**니 **當腰痛也**니이다

在左者는 當主病在腎이니 此正以尺爲言也라 然이나 浮者는 爲肺脈 故로 云頗關在肺라

帝曰 何以言之오 **岐伯**이 **曰 少陰脈**이 **貫腎絡肺**하니 **今得肺脈**하면 **腎爲之病 故**로 **腎爲腰痛之病也**니이다

腎脈이 本絡於肺하니 今以冬月而肺脈이 見於腎位하면 乃腎氣不足 故로 脈不能沈而見浮遲하니 此는 非肺病이니 病在腎也라 腰爲腎之府 故로 腎氣逆者는 當病爲腰痛이라

厥逆之治 須其氣幷

『素問·腹中論』○ 三十八

帝曰 有病膺腫頸痛胸滿腹脹하니 **此爲何病**이며 **何以得之**오

膺은 胸之兩傍高處也요 頸은 項前也라

岐伯이 **曰 名厥逆**이니이다

膺腫頸痛胸滿腹脹이 皆在上中二焦하니 此는 以陰幷於陽하야 下逆於上 故로 病名厥逆이라

帝曰 治之는 **奈何**오 **岐伯**이 **曰 灸之則瘖**하고 **石之則狂**하니 **須其氣幷**이라야 **乃可治也**니이다

瘖은 失音也요 石은 總鍼石而言이라

帝曰 何以然고 **岐伯**이 **曰 陽氣重上**하야 **有餘於上**이어늘 **灸之則陽氣入陰**하고 **入則瘖**하며

陽氣有餘於上而復灸之면 是는 以火濟火也니 陽極乘陰則陰不能支 故로 失聲爲瘖이라

石之則陽氣虛하고 **虛則狂**하니

陽幷於上하면 其下必虛하니 以石泄之則陽氣隨刺而去하고 氣去則上下俱虛而神失其守 故로 爲狂也라

須其氣幷而治之라야 **可使全也**니이다

氣幷者는 謂陰陽旣逆之後에 必漸通也라 蓋上下不交하야 因而厥逆에 當其乖離而强治之면 恐致偏絶 故로 必須其氣幷이니 則或陰或陽에 隨其盛衰하야 察而調之라야 可使保全也라

傷寒

『素問·熱論篇』○ 三十九 附傳經說及傷寒治法

黃帝問曰 今夫熱病者는 **皆傷寒之類也**라 **或愈或死**하되 **其死**엔 **皆以六七日之間**이요 **其愈**엔 **皆以十日以上者**는 **何也**오 **不知其解**하니 **願聞其故**하노이다

傷寒者는 中陰寒殺厲之氣也라 寒盛於冬에 中而卽病者는 是爲傷寒이요 其不卽病者는 至春則名爲溫病이요 至夏則名爲暑病이라 然이나 有四時不正之氣하야 隨感隨發者도 亦曰傷寒이라 寒邪束於肌表하면 則玄府閉하고 陽氣不得散越하야 乃鬱而爲熱 故로 凡係外感發熱者는 皆傷寒之類라

岐伯이 **對曰 巨陽者**는 **諸陽之屬也**요

巨는 大也라 太陽爲六經之長하야 統攝陽分 故로 諸陽이 皆其所屬이라

其脈이 **連於風府 故**로 **爲諸陽主氣也**라

風府는 督脈穴이니 太陽經脈이 覆於巓背之表 故로 主諸陽之氣分이라

人之傷於寒也에 **則爲病熱**하나니 **熱雖甚**이나 **不死**요

人傷於寒而傳爲熱者는 寒盛則生熱也라가 寒散則熱退 故로 雖甚이나 不致死라

其兩感於寒而病者는 **必不免於死**니이다

表裏俱受를 是謂兩感이니 義詳後章이라

帝曰 願聞其狀하노이다 **岐伯**이 **曰 傷寒一日**에 **巨陽受之**라 **故**로 **頭項痛**하며 **腰脊强**하고

巨陽은 足太陽也니 爲三陽之表而脈連風府 故로 凡病傷寒者는 多從太陽으로 始라 太陽之經이 從頭項으로 下肩髆하야 挾脊抵腰中 故로 其爲病如此라 仲景이 曰 太陽之爲病은 脈浮하며 頭項强痛而惡寒이라하니라 ○ 按컨대 人身經絡은 三陽爲表요 三陰爲裏라 三陽之序는 則太陽爲三陽이니 陽中之陽也요 陽明爲二陽이니 居太陽之次하고 少陽爲一陽이니 居陽明之次하니 此三陽爲表也라 三陰之序는 則太陰爲三陰이니 居少陽之次하고 少陰爲二陰이니 居太陰之次하고 厥陰爲一陰이니 居少陰之次하니 此三陰爲裏也라 其次序之數는 則自內而外 故로 各有一二三之先後者如此라 又如邪之中人에 必自外而內하니 如皮部論等篇에 曰 邪客於皮則腠理開하고 開則邪入客於絡脈하고 絡脈이 滿則注於經脈하고 經脈이 滿則入舍於府藏이라하니 此所以邪必先於皮毛하고 經必始於太陽하야 而後三陰三陽五藏六府가 皆受病하니 如下文之謂也라

二日에 **陽明**이 **受之**하니 **陽明**은 **主肉**하고 **其脈**이 **俠鼻**하야 **絡於目 故**로 **身熱目疼而鼻乾**하야 **不得臥也**요

傷寒에 多發熱而獨此云身熱者는 蓋陽明이 主肌肉하야 身熱尤甚也라 邪熱在胃則煩 故로 不得臥라 餘證은 皆本經之所及이니 仲景이 曰 陽明之爲病은 胃家實也라하니라

三日에 **少陽**이 **受之**하니 **少陽**은 **主膽**하고 **其脈**이 **循脇**하야 **絡於耳 故**로 **胸脇痛而耳聾**하니

邪在少陽者는 三陽已盡하야 將入太陰 故로 爲半表半裏之經이라 其經脈이 出耳前後하야 下循胸脇 故로 爲脇痛耳聾等證이라 仲景이 曰 傷寒脈이 弦細하며 頭痛發熱者는 屬少陽이니 少陽之病은 口苦咽乾目眩也라하고 又曰 太陽病이 不解하야 轉入少陽者는 脇下硬滿하며 乾嘔不能食하며 往來寒熱이라하니 蓋邪在陰則寒하고 邪在陽則熱하며 邪在表則無嘔滿等證하고 邪在裏則胸滿乾嘔不能食이라 故로 成無已曰 少陽之邪는 在半表半裏之間이라하니라

三陽經絡이 **皆受其病**이나 **而未入於藏者**라 **故**로 **可汗而已**니이다

三陽爲表屬府니 邪在表而未入於三陰之藏者는 皆可汗而散也라

四日에 **太陰**이 **受之**하니 **太陰脈**이 **布胃中**하고 **絡於嗌 故**로 **腹滿而嗌乾**하고

邪在三陽이나 失於汗解則入三陰하니 自太陰으로 始也라 仲景이 曰 傷寒에 脈浮而緩하며 手足自溫者는 繫在太陰하니 太陰之爲病은 腹滿而吐하야 食不下하며 自利益甚하며 時腹自痛也라하니라

五日에 **少陰**이 **受之**하니 **少陰脈**이 **貫腎**하야 **絡於肺**하고 **繫舌本 故**로 **口燥舌乾而渴**하고

腎經屬水而邪熱涸之라 故로 口舌爲之乾渴이라 仲景이 曰 少陰之爲病은 脈微細하고 但慾寐也라하니라

六日에 **厥陰**이 **受之**하니 **厥陰脈**이 **循陰器而絡於肝 故**로 **煩滿而囊縮**하나니

六經傳徧하면 乃至厥陰이라 邪熱이 甚於陰分 故로 爲煩滿이라 仲景이 曰 厥陰之爲病은 氣上撞心하야 心中疼熱하며 饑而不欲食하고 食則吐蚘하며 下之利不止라하니라 ○ 按傷寒傳變이 先自三陽之表로 後入三陰之裏하니 此陰陽先後之序也라 然이나 觀東垣이 曰 太陽者는 巨陽也니 膀胱經病에 若渴者는 自入於本也니 名曰傳本이요 太陽이 傳陽明胃土者를 名曰巡經傳이요 太陽이 傳少陽膽木者를 名曰越經傳이요 太陽이 傳少陰腎水者를 名曰表裏傳이요 太陽이 傳太陰脾土者를 名曰誤下傳이요 太陽이 傳厥陰肝木者를 名曰巡經得度傳이라하고 又陶節菴[1]이 曰 風寒之初中人也無常하니 或入於陰하고 或入於陽하야 皆無定體하니 非但始太陽하야 終厥陰也라 或自太陽으로 始하야 日傳一經하야 六日에 至厥陰이나 邪氣衰에 不傳而愈者하며 亦有不罷再傳者하며 或有間經而傳者하며 或有傳至二三經而止者하며 或有終始只在一經者하며 或有越經而傳者하며 或有初入太陽이나 不作鬱熱하야 便入少陰而成眞陰證者하며 或有直中陰經而成寒證者하니 緣[2]經無明文하야 後人有妄治之失이라 若夫自三陽으로 傳次三陰之陰證은 外雖有厥逆이나 內則熱邪耳요 若不發熱하고 四肢便厥冷而惡寒者는 此則直中陰經之寒證也라 自叔和立說之混으로 使後人蒙害者多矣라하고 又有合病併病之症하니 曰合病者는 兩經或三經에 齊病不傳者爲合病이요 併病者는 一經先病未盡에 又過一經之傳者爲併病이니 所以有太陽陽明合病하며 有太陽少陽合病하며 有少陽陽明合病하며 有三陽合病하고 三陽이 若與三陰으로 合病卽是兩感이니 所以三陰無合幷例也라하니 此皆經文所未及이로되 而二子言之는 其義多出於仲景이니 皆理所必然者也라 然이나 經所言者는 言傳經之常이요 二子所言者는 言傳經之變이니 學者俱當詳察하야 不可執一이라야 庶乎隨機應變하야 不致有膠柱之誤矣라

三陰三陽과 **五臟六腑皆受病**하야 **營衛不行**하고 **五臟**이 **不通則死矣**니이다

傷寒에 邪在經絡하면 本爲表證이니 經盡氣復하면 自當漸解요 若六經傳遍而邪不退則深入於府하고 府不退則深至於藏 故로 五藏六府가 皆受病矣라 邪盛於外則營衛不行하고 氣竭於內則五藏不通 故로 六七日間에 致死也라 善治此者는 必不使其邪入內하고 亦必不使其藏氣竭하니 知斯二者라야 近於神矣라 ○ 愚按컨대 傷寒傳變에 止言足經하고 不言手經은 其義本出此篇하니

---

1) 陶節菴: 明代의 醫家로 이름은 華이고 節菴은 號로서 浙江 餘杭人이다. 著書에 『傷寒六書』·『傷寒全生集』이 있다.

2) 緣: 因也.

如上文六節이 是也라 奈何草窓劉氏[1]는 不明其理하고 遂謬創傷寒傳足不傳手之說하야 謂足經所屬은 皆水木土니 水寒則氷하고 木寒則凋하며 土寒則圻하니 是皆不勝其寒也요 手經所屬은 皆金與火니 金得寒則愈堅하고 火體는 極熱而寒不能襲하니 所以傷寒은 只傳足經하고 不傳手經이라하야 巧言要譽하야 昧者稱奇하니 妄誕欺人이 莫此爲甚이라 夫人之金火兩藏은 不過以五行之氣로 各有所屬耳어늘 豈卽眞金眞火가 不能毁傷者耶리오 斯言一出에 遂起人疑하야 致有謂足經은 在下하고 手經은 在上하니 寒本陰邪 故로 傳足也라하고 有謂足之六經은 皆東北方과 及四隅之氣요 手之六經은 皆西南方之氣니 寒氣中人엔 必在冬春하야 同氣相求 故로 先自水經으로 以及木土요 而金火則無犯也라하고 有謂無奇經則無傷寒하니 奇經은 惟附於足也라하니 紛紛議論하야 爭辯[2]不明하니 其說皆謬라 夫人之血氣는 運行周身하야 流注不息하니 豈傳遇手經而邪有不入者哉아 且寒之中人에 必先皮毛하니 皮毛者는 肺之合 故로 在外則有寒慄鼻塞等證하고 在內則有欬喘短氣等證하니 謂不傳於肺乎아 其入手少陰厥陰也엔 則有舌胎怫鬱과 神昏錯亂等證하니 謂不傳於心主包絡乎아 其入手陽明也엔 則有泄瀉秘結等證하니 謂不傳於大腸乎아 其入手太陽也엔 則有癃閉不化等證하니 謂不傳於小腸乎아 其入手少陽也엔 則有上下不通하고 五官失職하야 痞滿燥實俱全等證하니 謂不傳於三焦乎아 再觀本節컨대 云三陰三陽과 五藏六府가 皆受病이라하니 豈手經不在內乎아 所以仲景이 有肺心肝脾腎五藏絶症하니 義又可知라 然本經之不言手者는 何也오 蓋傷寒者는 表邪也니 欲求外證이면 但當察於周身而周身上下脈絡이 惟足六經則盡之矣요 手經은 無能徧也라 且手經所至에 足經無不至者라 故로 但言足經則其左右前後陰陽諸證은 無不可按而得이요 而手經도 亦在其中하니 不必言矣라 此本經에 所以止言足者는 爲察周身之表證也라 義本易見而疑辯至今은 皆惑於劉氏之妄言耳라 井蛙[3]흝道之評이나 孰爲評之過也리오

其不兩感於寒者는 **七日**에 **巨陽病**이 **衰**하야 **頭痛少愈**하고

邪氣漸退則正氣漸復이 如下文也라

八日에 **陽明病**이 **衰**하야 **身熱少愈**하고 **九日**에 **少陽病**이 **衰**하야 **耳聾微聞**하고 **十日**에 **太陰病**이 **衰**하야 **腹減如故則思飮食**하고 **十一日**에 **少陰病**이 **衰**하야 **渴止不滿**하며 **舌乾已而嚏**하고 **十二日**에 **厥陰病**이 **衰**하야 **囊縱**하며 **小腹微下**하야 **大氣皆去**하고 **病日已矣**니이다

所謂其愈皆十日已上者는 如此라 ○ 嚏는 音帝라

1) 草窓劉氏: 明代 長州人으로 이름은 溥, 草窓은 自號이다. 著書에 『草窓集』이 있다.
2) 爭辯: 爭論辯駁.
3) 井蛙: 井底蛙의 준말로 우물 안의 개구리란 뜻임.

帝曰 治之奈何오 岐伯이 曰 治之에 各通其藏脈하면 病日衰已矣니 其未滿三日者는 可汗而已요 其滿三日者는 可泄而已니이다

各通其藏脈은 謂當隨經分治也라 凡傳經之邪未滿三日者는 其邪在表 故로 可以汗已요 滿三日者는 其邪傳裏 故로 可以下라 然이나 此는 言表裏之大體耳라 按컨대 正理傷寒論에 曰 脈大浮數하면 病爲在表니 可發其汗하고 脈實沈數하면 病爲在裏니 可下之라 故로 日數雖多라도 但有表證而脈浮大者는 猶宜發汗이요 日數雖少라도 但有裏證而脈沈實者는 卽當下之라하니 此汗下之法은 但當以表裏爲據요 有不可以執一也라 ○ 愚按컨대 傷寒一證은 感天地陰厲之氣하야 變態不測하야 最爲凶候니 治一有差면 死生反掌이라 在古人에 垂訓之多하니 何止百家千卷이리오 其中에 立法之善은 無出仲景하고 用藥之善은 須遜[1]節菴이라 凡於曲折[2]精微에 靡不詳盡하니 余復何言이리오 然이나 尤有不能已者하니 在苦於條目之浩繁而後學求之不易也라 觀陶氏家秘的本에 曰 傷寒治法에 得其綱領하면 如拾芥[3]어니와 若求之多岐則支離破碎하야 如涉海問津[4]矣니 蓋脈證與理而已라하니 斯言也에 予殊佩之라 然이나 求其所謂綱領者는 謂操其樞要하야 切於時用者是也요 所謂多岐者는 謂檢徧方書하야 無方可用者是也요 所謂脈證者는 謂表裏陰陽寒熱虛實之辨也요 所謂理者는 謂見之眞이며 法之要也니 得其理則無一失矣라 是以로 法必貴詳이요 用當知約이니 詳而不約이면 徒詳何益이리오 誠若望洋하야 無所用之地矣라 予請約之曰컨대 凡治傷寒에 其法有六하니 曰吐汗下溫淸補也라 蓋吐中에 有發散之意하니 可去胸中之實하고 可擧陷下之氣나 若無實邪在上이면 不可用之요 所用旣少하니 法亦無多라 故로 舍吐之外에 而切於用者는 惟汗下溫淸補五法而已라 所謂汗者는 治表證也니 寒邪在表에 不汗이면 何從而解리오 然이나 汗法有三하니 曰溫散이요 曰凉解요 曰平解라 溫散者는 如以寒勝之時로 陰勝之藏에 陽氣不充則表不易解하니 雖身有大熱이나 亦必用辛溫하고 勿以寒凉爲佐니 此卽寒無犯寒之謂也라 凉解者는 如炎熱熾盛하야 表裏枯涸則陰氣不營하야 亦不能汗하니 宜用辛凉하고 勿以溫熱爲佐니 此卽熱無犯熱之謂也라 若病在陰陽之間하야 旣不可溫하고 又不可凉이면 則但宜平用하야 求其解表而已也라 然이나 無表證者는 不可汗이요 似表非表者도 不可汗이요 咽中閉塞者도 不可汗이요 諸動氣者도 不可汗이요 淋家도 不可汗이요 諸亡血者도 不可汗이요 脈微弱者는 無陽也니 不可汗이요 脈微惡寒者는 陰陽俱虛니 不可汗吐下라 其可汗者는 如仲景이 曰 凡發汗溫服湯藥에 其方이 雖言日三服이라도 若病劇不解하면 當促之於半日中하야 盡三服이라하고 又曰 凡作湯藥에 不可避晨夜니 覺病須臾卽宜便治하야 不等蚤晚則易愈矣라하니 此所以汗不嫌蚤也라 所謂下者는 攻其內也니 實邪內結에 不下하면 何從而去리오 然이나 表邪未解者는 不

---

1) 遜: 양보하다, 따르다의 뜻임.
2) 曲折: 복잡한 내용, 자세한 사정.
3) 拾芥: 땅위에 있는 草芥를 줍는다는 말로 일이 극히 쉬움을 比喩함.
4) 涉海問津: 바다를 건너려 나루터를 묻는다는 뜻으로 眞理의 길을 찾기 어려움을 比喩한 말이다. 涉海는『莊子·應帝王』, 問津은『論語·微子』에서 由來하였다.

可下요 諸虛者도 不可下요 陽微者도 不可下요 諸外實者도 不可下요 咽中閉塞者도 不可下요 諸動氣者도 不可下요 脈弱者도 不可下요 脈浮而大者도 不可下요 病嘔吐者도 不可下요 大便이 先硬後溏者도 不可下요 非有大滿燥實堅者도 不可下니 此所以下不嫌遲也라 所謂溫者는 溫其中也니 藏有寒氣에 不溫之면 何自而除리오 有客寒者는 寒自外入者也요 有主寒者는 氣虛者也라 蓋氣爲陽이니 氣不足則寒生於中하고 寒卽陰證之屬이니 溫卽兼乎補也라 所謂淸者는 淸其熱也니 有熱無結은 本非大實이니 不淸之면 何由而散이리오 表熱者는 宜於淸解하고 裏熱者는 宜於淸降이니 熱卽陽證之屬이요 淸卽類乎瀉也라 若此四者는 古人發明已盡이니 余不過述其要耳라 學者仍當由博而約이요 勿謂止於是也라 惟補之一字는 則所繫尤切이로되 而人多不知之라 夫用補之法이 豈止因於中氣리오 蓋實兼乎表裏라 如表邪不解에 屢散之而汗不出者는 中虛無力하야 陰氣不能達也라 蓋汗卽水也니 水旣不足이면 汗自何來리오 人知汗屬陽分하야 升陽이 可以解表요 而不知汗生於陰하야 補陰最能發汗하니 今有飮水而汗出者가 卽其義也라 又如內熱不解에 屢淸之而火不退者는 陰不足也니 人知惟寒可以去熱하고 而不知壯水方能息火也라 又如正氣不足하고 邪氣有餘하야 正不勝邪하면 病必留連不解라 有如是者는 不可攻邪니 但當實其中氣하야 使正氣內强則根本無害하고 逼邪外出則營衛漸平이라 所謂溫中에 自有散寒之意하니 此不散表而表自解하고 不攻邪而邪自退니 不治之治는 尤非人之所知也라 惟是用補之法은 則藏有陰陽하고 藥有宜否하니 宜陽者는 必先於氣하고 宜陰者는 必先乎精이라 陽은 以人參爲主而芪朮升柴之類로 可佐之요 陰은 以熟地爲主而茱萸山藥歸杞之類로 可佐之라 然이나 人參이 隨熟地則直入三陰하고 熟地隨芪朮하면 亦上歸陽分하니 但用藥엔 當如盤珠[1]요 勿若刻舟求劍[2]이라 且人傷於寒而傳爲熱이면 則陽勝傷陰者多 故로 利於補陰者十之七八이요 利於補陽者十之二三이라 然이나 陰中에 非無陽氣하니 佐以桂附則眞陽이 復於命門하고 佐以薑草則元氣達於脾胃라 藥不及病이면 與不藥同 故로 當隨病重輕하야 以爲增減이니 此余之百戰百勝者라 所活已多하니 非謬說也라 或曰 古人之治傷寒에 皆重在汗吐下三法하고 而後於補어늘 今子所言은 則似諄諄[3]在補而後於攻者는 何也오 曰三法已悉하야 無待再言이나 獨於用補에 殊未盡善 故로 不得不詳明其義하야 以補古人之未備라 試以傷寒論으로 觀之컨대 曰 陰證에 得陽脈者는 生하고 陽證에 得陰脈者는 死라하니 迄[4]今說者無不爲然이라 愚謂陽證陽脈과 陰證陽脈者는 本爲順證이니 可以無慮요 惟陽證陰脈은 則逆候也니 爲傷寒之最難이라 故로 古人直謂之死라하니 則其無及於此也를 可知矣라 余所謂切於補者는 正在此也라 今以余所經驗으론 凡正氣虛而感邪者多見陰脈이라 蓋證之陽者는 假實也요 脈之陰者는 眞虛也니 陽證陰脈은 卽陰證也라 觀陶節菴이 曰 凡察陰證에 不分熱與不熱하고 須憑脈下藥이 至爲切當이라 不問脈之浮沈大小하고

---

1) 盤珠: 盤은 쟁반, 珠는 구슬을 말하는 것으로 모두 둥근 모양새를 나타내고 있는데 융통성 있게 일을 처리해야 함을 比喩한 말이다.

2) 刻舟求劍: 無知蒙昧하여 物情에 어두움을 比喩한 말임.(『呂氏春秋·察今』)

3) 諄諄(순순): 간곡하게, 입에 침이 마르도록 타이르는 모양.

4) 迄: 이를(至也), 마침내(竟也) 흘.

但指下無力하야 重按全無하면 便是伏陰이니 不可與凉藥이요 服之必死라하니 然則脈之沈小者는 人知其爲陰脈矣나 而浮大者도 亦有陰脈하니 則人所不知也라 治以凉藥도 猶且不可온 況其他乎아 故로 余於此證에 必舍證從脈하니 所以十全其九라 然이나 所用之法이 多非本門正方이라도 隨手而應하야 見者無不異之나 夫亦何異之有리오 藥對證而已矣니 余請再悉其義하노라 大傷寒之千態萬狀은 只虛實二字면 足以盡之라 一實一虛는 則邪正이 相爲勝負하야 正勝則愈하고 邪勝則死하니 死生之要는 在虛實間耳라 若正氣實者는 卽感大邪라도 其病亦輕하고 正氣虛者는 卽感微邪라도 其病亦甚이라 凡氣實而病者는 但去其邪 則愈矣니 放膽攻之라도 何難之有리오 此而當余면 亦不過若吹灰拉朽[1]耳니 無足齒[2]也라 雖付之庸手나 自無難愈요 卽不治之라도 俟其經盡氣復하면 亦無不愈라 此譬之컨대 兩敵相持에 主强則客不能勝하야 必自解散而去하리니 何患之有리오 故로 凡正氣實者는 無論治與不治하고 皆無慮也요 所可慮者는 惟挾虛傷寒耳라 凡疾病相加에 未有元氣不竭而死者하고 强弱相攻에 未有根本不傷而敗者하니 此理勢之必然也라 傷寒之難은 止於此耳라 奈何庸淺之輩는 初不識人虛實하고 但見發熱하면 動手便攻이라 夫不可攻而攻之則未有不死者는 何也오 蓋攻者는 所以攻邪나 然이나 必藉元氣하야 以爲之帥[3]니 誤主氣不足而强攻其邪면 則邪氣未去而正氣因攻先敗矣라 如此殺人이면 罪將誰委리오 又其最可怪者는 則有曰傷寒에 無補法이라하니 惑亂人心이 莫此爲甚이라 獨不觀仲景立三百九十七法而脈證之虛寒者一百有餘라도 定一百一十三方而用人參者三十이요 用桂附者五十有餘라 此下로 如東垣丹溪陶節菴輩所用補中益氣와 回陽返本과 溫經益元等湯도 皆未嘗不用補也니 孰謂傷寒無補法耶아 此其立法이 固爲不少나 但在余則猶謂未盡이요 在人則目爲異常하니 不惟異常이요 而且曰無之라하니 高明者가 豈其然哉아 矧今人之患은 挾虛傷寒者十嘗六七이어늘 傳誦[4]傷寒無補法者十之八九라하야 虛而不補하고 且復攻之하니 余目覩其受害者가 蓋不可勝紀矣라 心切悲之라 故로 力辯於此하니 欲以救時弊耳요 非好補也라 觀者惟加詳察하면 則蒼生大幸이라

兩感

『素問·熱論』連前篇 ○ 四十

帝曰 其病이 兩感於寒者는 其脈應과 與其病形이 何如오 岐伯이 曰 兩感於寒者는 病一日에 則巨陽與少陰이 俱病하니 則頭痛口乾而煩滿하고

兩感者는 表裏同病也니 足太陽與少陰爲表裏 故로 在太陽則爲頭痛이요 在少陰則爲口乾煩滿

1）吹灰拉朽: 재를 불고, 썩은 것을 부순다는 뜻으로 모두 일이 容易한 것을 比喩한 것임.
2）齒: 問題삼다, 言及하다, 相對하다의 뜻임.
3）帥: 將帥, 우두머리의 뜻으로 여기에서는 主藥, 主劑를 의미함.
4）傳誦: 입에서 입으로 전하여 부름, 대대로 전하여 읽음.

이라

二日에 **則陽明與太陰**이 **俱病**하니 **則腹滿身熱**하며 **不欲食**하며 **譫言**하고

陽明太陰爲表裏니 二經同病也라 譫言은 妄言也라 陽明病則身熱譫言하고 太陰病則腹滿不欲食이라 ○ 譫은 音占이라

三日에 **則少陽與厥陰**이 **俱病**하니 **則耳聾囊縮而厥**하며 **水漿不入**하며 **不知人**하야 **六日**에 **死**하나이다

少陽厥陰表裏同病也라 少陽病則爲耳聾하고 厥陰病則爲囊縮而厥하니 至是則三陰三陽이 俱受病 故로 水漿不入하며 昏不知人하야 於六日之際에 當死也라

帝曰 五臟已傷하고 **六腑不通**하며 **營衛不行**하야 **如是之後**에 **三日乃死**는 **何也**오

如此之後에 三日乃死는 謂兩感傳徧之後에 復三日而死也니 蓋卽六日之義라

岐伯이 **曰 陽明者**는 **十二經脈之長也**요 **其血氣盛 故**로 **不知人**하고 **三日**에 **其氣乃盡**이라 **故**로 **死矣**니이다

陽明爲水穀氣血之海니 胃氣之所出也라 故로 爲十二經脈之長이요 且爲多氣多血之經이니 若感於邪하면 其邪必甚 故로 不知人이라 凡兩感於邪者는 三日之後에 胃氣乃盡 故로 當死也라 ○ 按門人錢禎이 曰 兩感者는 本表裏之同病이니 似若皆以外邪爲言이나 而實有未必盡然者니 正以內外俱傷이라야 便是兩感이라 今見컨대 少陰이 先潰於內하고 而太陽이 繼之於外者는 卽縱情肆慾之兩感也요 太陰이 受傷於裏하고 而陽明이 重感於表者는 卽勞倦竭力과 飮食失調之兩感也요 厥陰이 氣逆於藏하고 少陽이 復病於府者는 必七情不愼과 疲筋敗血之兩感也라 人知兩感爲傷寒이요 而不知傷寒之兩感이 內外俱困하야 病斯劇矣라 但傷有重輕하고 醫有賢不肖하니 則死生係之라하고 或謂兩感之證不多見者는 蓋亦見之不廣而義有未達耳라하니 此는 言最切此病이니 誠發人之未發하야 深足指迷니 不可不錄也라

溫病暑病

『素問·熱論』連前篇 ○ 四十一

凡病傷寒而成溫者는 **先夏至日者爲病溫**이요 **後夏至日者爲病暑**니

寒邪中人而成溫病暑病者는 其在時엔 則以夏至前後로 言이요 在病엔 則以熱之微甚으로 言이라 故로 凡溫病暑病이 皆傷寒也라

暑는 當與汗皆出이니 勿止니이다

暑氣侵人에 當令有汗하면 則暑隨汗出 故로 曰勿止라 ○ 陰陽應象等論에 曰 冬傷於寒하면 春爲溫病이요 夏傷於暑하면 秋爲痎瘧이라하고 仲景이 曰 冬時嚴寒에 觸冒之者는 乃名傷寒이라 其傷於四時之氣면 皆能爲病이나 以傷寒爲毒이 最成殺厲之氣也라 中而卽病者를 名曰傷寒이요 不卽病者는 寒毒이 藏於肌膚하야 至春에 變爲溫病이요 至夏에 變爲暑病이니 暑病者는 熱極하야 重於溫也라 是以로 辛苦之人이 春夏에 多溫熱病은 皆由冬時觸寒所致요 非時行之氣也라 凡時行者는 春時應暖而復大寒하고 夏時應熱而反大凉하고 秋時應凉而反大熱하고 冬時應寒而反大溫이니 此非其時而有其氣라 是以로 一歲之中에 長幼之病이 多相似者가 此則時行之氣也라하니라

遺證

『素問·熱論』連前篇 ○ 四十二

帝曰 熱病已愈에 時有所遺者는 何也오 岐伯이 曰 諸遺者는 熱甚而强食之라 故로 有所遺也라 若此者는 皆病已衰而熱有所藏한대 因其穀氣相薄하야 兩熱相合 故로 有所遺也니이다

病雖衰而餘熱未除하야 尙有所藏한대 因而强食則病氣가 與食氣로 相幷하야 兩熱合邪하야 以致留連不解라 故로 名曰遺라

帝曰 善하노이다 治遺는 奈何오 岐伯이 曰 視其虛實하야 調其逆從하면 可使必已矣니이다

食滯於中者는 病之實이요 脾弱不能運者는 病之虛니 實則寫之하고 虛則補之하야 虛實弗失하면 則逆從可調하야 病必已矣라

帝曰 病熱에 當何禁之오 岐伯이 曰 病熱少愈에 食肉則復하고 多食則遺하니 此其禁也니이다

復者는 病復作이요 遺則延久也라 凡病後엔 脾胃氣虛하야 未能消化飮食 故로 於肉食之類에 皆當從緩이요 若犯食復하면 爲害非淺이라 其有挾虛內餒者는 又不可過於禁制니 所以貴得宜也라

陰陽交

『素問·評熱病論』○ 四十三

黃帝問曰 有病溫者汗出에 輒復熱而脈躁疾하야 不爲汗衰하고 狂言不能食하

면 **病名爲何**오 **岐伯**이 **對曰 病名**은 **陰陽交**니 **交者**는 **死也**니이다

汗者는 陰之液이요 身熱脈躁者는 陽之邪니 病溫에 汗出之後則當邪從汗解하야 熱退脈靜矣나 今其不爲汗衰者는 乃陽勝之極하야 陰氣不能復也라 故로 爲狂言爲不食이라 正以陽邪交入陰分則陰氣不守 故로 曰陰陽交니 交者는 死也라

帝曰 願聞其說하노이다 **岐伯**이 **曰 人所以汗出者**는 **皆生於穀**이요 **穀生於精**이라

穀氣內盛則生精하고 精氣外達則爲汗이라

今邪氣交爭於骨肉而得汗者는 **是邪却而精勝也**니 **精勝則當能食而不復熱**이라

惟精勝邪하니 所以能汗하야 邪從汗散則當能食不復熱矣라

復熱者는 **邪氣也**요 **汗者**는 **精氣也**니 **今汗出而輒復熱者**는 **是邪勝也**요 **不能食者**는 **精無俾也**니

俾는 使也요 精은 陰氣也라 五藏은 所以藏精하니 藏氣虛則不能使人飮食이라 故로 曰精無俾也라 ○ 俾는 音比라

病而留者는 **其壽可立而傾也**라

病氣留而不退하면 則元氣日敗하야 必致損命矣라

且夫熱論에 **曰 汗出而脈尙躁盛者**는 **死**라하니

熱論은 指靈樞熱病篇也니 見鍼刺類四十이라 凡汗後에 脈當遲靜而反躁盛者는 眞陰竭而邪獨勝也라 故로 病必死라

今脈이 **不與汗相應**은 **此不勝其病也**니 **其死明矣**요

精氣不勝病氣也라

狂言者는 **是失志**니 **失志者**는 **死**라

此는 總五志爲言也라 志舍於精하니 精不勝邪則五藏之志皆失 故로 致狂言者多死라

今見三死하고 **不見一生**하니 **雖愈**라도 **必死也**니이다

汗後에 輒復熱하고 不能食者一死요 汗後에 脈尙躁盛者二死요 汗後에 反狂言失志者三死니 有此三者면 則必死之候라

五藏熱病刺法

『素問·刺熱篇』全 ○ 四十四

肝熱病者는 小便先黃하며 腹痛多臥하며 身熱이라가

肝脈이 環陰器 故로 小便黃이요 抵少腹 故로 腹痛이요 肝主筋하니 筋熱則耎 故로 多臥요 邪在厥陰經則行於股陰腹脇 故로 身熱이라 ○ 按前篇熱論에 所載者는 悉言傷寒이요 此篇名刺熱者는 蓋卽所以治傷寒也라 但前篇은 分傷寒之六經이요 此篇은 詳傷寒之五藏이니 正彼此相爲發明耳라 觀後節之復言兩感컨대 槩可知矣라 凡欲察傷寒之理者는 其毋忽此篇之義와 及靈樞熱病論治法이니 詳鍼刺類四十이라

熱爭則狂言及驚하며 脇滿痛하며 手足躁하야 不得安臥하니

熱入於藏則邪正相勝 故로 曰爭이니 下同이라 氣爭於肝則肝氣亂 故로 狂言而驚하니 肝病이 主驚駭也일새라 肝脈이 布脇肋 故로 脇爲滿痛이요 熱極則生風하니 風淫四末 故로 手足躁擾라 木邪乘土하면 必及於胃하니 胃不和則臥不安이라

庚辛에 甚하고 甲乙에 大汗하며 氣逆則庚辛에 死하나니

庚辛屬金하니 肝所畏也라 故로 甚而死요 甲乙屬木하니 肝所王也라 故로 汗而愈라

刺足厥陰少陽이라

少陽爲厥陰之表니 皆可寫其熱邪라

其逆則頭痛員員하니 脈引衝頭也일새라

肝脈이 與督脈으로 會於巓 故로 氣逆於上則頭痛員員하니 脈引衝於頭也일새라 員員은 靡定貌라

○ 心熱病者는 先不樂數日에 乃熱이라가

心者는 神明之所出이니 邪不易犯이나 犯必先覺之라 故로 熱邪將入於藏則先有不樂之兆라

熱爭則卒心痛하며 煩悶善嘔하며 頭痛面赤하며 無汗하니

熱與心氣分爭 故로 卒然心痛而煩悶이요 心火上炎 故로 善嘔라 頭者는 精明之府요 手少陰之脈이 上出於面 故로 頭痛面赤이라 汗爲心液이니 心熱則液亡 故로 無汗이라 ○ 卒은 猝同이라

壬癸에 甚하고 丙丁에 大汗하며 氣逆則壬癸에 死하나니

壬癸屬水하니 心所畏也요 丙丁屬火하니 心之王也라

刺手少陰太陽이라

手太陽爲少陰之表 故로 皆當刺之라

○ **脾熱病者**는 **先頭重頰痛煩心**하며 **顏靑欲嘔**하며 **身熱**이라가

脾胃는 相爲表裏니 脾病이 必及於胃也라 陽明胃脈이 循頰車하야 上耳前하야 至額顱 故로 頭重頰痛이요 脾脈이 注心中 故로 煩心이라 脾病則肝木乘之라 故로 顏上色靑이요 脾胃受邪則飮食不納 故로 欲嘔라 太陰陽明이 主肌肉 故로 邪盛則身熱이라

熱爭則腰痛하야 **不可用俛仰**하며 **腹滿泄**하며 **兩頷痛**하니

腰者는 腎之府니 熱爭於脾則土邪乘腎하야 必注於腰 故로 爲腰痛不可俛仰이라 太陰之脈이 入腹하야 屬脾絡胃 故로 腹滿而泄이요 陽明脈이 循頤後下廉하야 出大迎 故로 兩頷痛이라 ○ 俛는 俯同하니 何敢切이라

甲乙에 **甚**하고 **戊己**에 **大汗**하며 **氣逆則甲乙**에 **死**하나니

甲乙木은 脾所畏也요 戊己土는 脾之王也라

刺足太陰陽明이라

表裏를 俱當取之하야 以去其熱이라

○ **肺熱病者**는 **先淅然厥起毫毛**하야 **惡風寒**하며 **舌上黃**하며 **身熱**이라가

肺主皮毛하니 熱則畏寒 故로 先淅然惡風寒하야 起毫毛也요 肺脈이 起於中焦하야 循胃口하니 肺熱入胃則胃熱上升 故로 舌上黃而身熱이라

熱爭則喘欬하며 **痛走胸膺背**하며 **不得太息**하며 **頭痛不堪**하며 **汗出而寒**하니

熱爭於肺에 其變動則爲喘爲欬라 肺者는 胸中之藏이요 背者는 胸中之府라 故로 痛走胸膺及背요 且不得太息也라 喘逆在肺하야 氣不下行則三陽이 俱壅於上 故로 頭痛不堪이요 熱邪在肺則皮毛不斂 故로 汗出而寒이라

丙丁에 **甚**하고 **庚辛**에 **大汗**하며 **氣逆則丙丁**에 **死**하나니

丙丁屬火하니 克肺者也요 庚辛屬金하니 肺所王也라

刺手太陰陽明하야 **出血如大豆**하면 **立已**라

太陰陽明二經表裏를 俱當刺之라 出血者는 取其絡脈之盛者也라

○ **腎熱病者**는 **先腰痛胻痠**하며 **苦渴數飮**하며 **身熱**이라가

足少陰之絡이 貫腰脊 故로 先爲腰痛이요 其脈이 循內踝之後하야 以上腨內 故로 爲胻痠이라 又其直者는 循喉嚨하야 挾舌本하니 邪火耗傷腎水 故로 苦渴數飮이요 腎與太陽爲表裏니 太陽之脈이 從巓下背하야 抵腰走足 故로 爲身熱이라 ○ 胻은 音杭이요 痠은 音酸이라

熱爭則項痛而强하며 胻寒且痠하며 足下熱하며 不欲言하고

熱爭在表則太陽經也니 太陽之脈이 別下項 故로 項痛而强이요 熱爭在裏則少陰經也니 少陰之脈이 斜走足心하야 上腨內하야 挾舌本 故로 爲胻寒且痠이요 足熱不言等病이라

其逆則項痛하야 員員澹澹然하니

員員은 義見前이라 澹澹은 精神短少貌니 陰虛無氣之候也라

戊己에 甚하고 壬癸에 大汗하며 氣逆則戊己에 死하나니

戊己土는 克腎者也요 壬癸水는 腎所王也라

刺足少陰太陽이라

水藏之表裏也라

諸汗者는 至其所勝日하야 汗出也라

氣王之日이 卽所勝也니 王則勝邪 故로 汗出而病愈라

○ 肝熱病者는 左頰先赤하고

此下는 言面部五藏之色也라 肝屬木하야 應在東方 故로 肝熱者는 左頰이 當先赤이라

心熱病者는 顔先赤하고

心屬火하야 其應南方이라 顔은 額也요 亦曰庭이라

脾熱病者는 鼻先赤하고

脾屬土하야 其應中央 故로 鼻先赤이라

肺熱病者는 右頰先赤하고

肺屬金하야 其應在西 故로 右頰先赤이라

腎熱病者는 頤先赤하나니

腎屬水하야 應在北 故로 兩頤先赤이라

病雖未發이나 見赤色者는 刺之니 名曰治未病이라

病雖未見이나 而赤色이 已見於五部하면 則爲病之先兆니 當求其藏而預治之니 所謂防於未然也라

○ 熱病이 從部所起者는 至期而已하고

此下는 言諸熱病과 幷刺治之法也라 從部所起者 至期而已는 謂如肝色이 先見於左頰하면 至甲乙日에 卽當汗解之類是也니 餘藏義同이라

其刺之反者는 三周而已하고

反은 謂寫虛補實也니 病而反治하면 其病必甚하야 其愈反遲라 三周者는 謂三遇所勝之日而後已라

重逆則死라

一誤者도 尙待三周이온 再誤者가 焉得不死리오

諸治熱病에 以飮之寒水하고 乃刺之하되 必寒衣之하며 居止寒處하야 身寒而止也라

先飮寒水而後刺는 欲其陰氣自內達表하야 而熱泄於外也라 故로 必寒衣寒處니 皆欲其避溫就凉耳라

熱病에 先胸脇痛하며 手足躁어든 刺足少陽하고 補足太陰하되

足少陽之脈이 下胸中하야 循脇裏 故로 爲胸脇痛이요 脾主四肢而甲木乘之하면 則風淫末疾 故로 手足躁擾라 木强土弱하니 所以當寫足少陽之實하고 補足太陰之虛라 ○ 王氏註에 曰 胸脇痛은 丘墟主之요 補足太陰之脈은 當於井滎取也라하니라

病甚者는 爲五十九刺요

五十九者는 義詳鍼刺類三十九와 四十이라

熱病이 始手臂痛者는 刺手陽明太陰而汗出止하고

王氏曰 手臂痛은 列缺主之니 列缺者는 手太陰之絡也라 欲汗出이면 商陽主之니 商陽者는 手陽明之井也라하니라

熱病이 始於頭首者는 刺項太陽而汗出止하고

王氏曰 天柱主之라하니라

熱病이 始於足脛者는 刺足陽明而汗出止하고

按寒熱病篇에 曰 足陽明은 可汗出이라하니 當是內庭陷谷二穴이라 詳義見鍼刺類五十四라

熱病에 先身重하며 骨痛耳聾하며 好瞑이어든 刺足少陰하되 病甚하면 爲五十九刺요

腎主骨하고 在竅爲耳니 熱邪居之라 故로 爲身重骨痛耳聾이요 熱傷眞陰則志氣昏倦 故로 好瞑이라 仲景이 曰 少陰之爲病은 但欲寐也라하니 義與此同이라 刺足少陰者는 如王氏曰 據經컨대 無正主穴이나 當補寫井滎耳라하니라 若其病甚則當用五十九刺하니 如前이라

熱病에 先眩冒而熱하며 胸脇滿이어든 刺足少陰少陽이라

頭腦運轉을 曰眩이니 腦者는 骨之充也요 眼目蒙昧를 曰冒니 瞳子者는 骨之精也니 皆主於腎이라 又足少陽之脈이 起目銳眥하야 循脇裏하야 皆爲此證이라 故로 當取足少陰少陽而刺之라 王氏曰 亦井滎也라하니라

○ 太陽之脈에 色榮顴骨하면 熱病也니

此下는 言兩感之脈色死期也라 榮은 發見也라 太陽之脈이 起於目內眥하고 太陽之筋이 下結於頄 故로 太陽熱病者는 赤色이 當榮於顴骨이라

榮未交하면 曰今且得汗이니 待時而已요

此榮字는 與上節之榮으로 不同하니 蓋指營衛爲言이라 按平人氣象論瘧論痹論에 俱作榮하니 蓋古所通用也라 榮未交者는 謂邪猶在衛하고 未交於榮하야 其氣不深 故로 曰今且得汗 可待時而已也니 如肝待甲乙하고 心待丙丁하고 脾待戊己하고 肺待庚辛하고 腎待壬癸하면 病必已矣라

與厥陰脈으로 爭見者는 死期不過三日이요

脈義有二하니 以寸口之脈으로 言則太陽之脈은 浮하고 厥陰之脈은 弦而細하며 以經脈之病으로 言則太陽은 爲頭項痛腰脊强이요 厥陰은 爲煩滿而囊縮이라 今以太陽熱病이 與厥陰脈證으로 爭見者는 陰陽俱病이니 當不過三日而死矣는 何也오 蓋此는 言兩感之邪也니 按熱論篇에 曰 兩感於寒者는 一日엔 則巨陽少陰이 俱病하고 二日엔 則陽明太陰이 俱病하고 三日엔 則少陽厥陰이 俱病이라하니 故로 六經熱病之序는 其始太陽이요 其終厥陰이니 今終始爭見則六經兩感이 俱已傳徧 故로 當三日而死하니 證之下文이면 義尤明顯이라

其熱病이 內連腎하면 少陽之脈色也라

此는 承上文而詳言兩感也라 上文은 言太陽熱病이 兼見厥陰之脈證이요 此는 言腎經熱病이 兼見少陽之脈色이니 皆兩感也라 蓋太陽與少陰爲表裏요 少陽與厥陰爲表裏니 以太陽而見厥陰하면 則未有不由少陰者하고 以腎病而見少陽하면 則未有不至厥陰者니 詳如下文이라

少陽之脈에 **色榮頰前**하면 **熱病也**니

足少陽之脈이 下頰車 故로 其熱病에 赤色이 當榮於頰前이라

榮未交하면 **曰今且得汗**이니 **待時而已**요

義如前이라

與少陰脈으로 **爭見者**는 **死期不過三日**이라

少陽之脈은 弦하고 少陰之脈은 沈而微하며 少陽之證은 爲胸脇痛而耳聾하고 少陰之證은 爲口燥舌乾而渴하니 今以少陽熱病而與少陰脈證으로 爭見者는 亦當三日而死하니 皆兩感傳徧也라 如上文에 言太陽厥陰爭見者는 太陽爲傳表之始요 厥陰爲傳裏之終이니 自始而終也라 此에 以少陽少陰爭見者는 少陽爲傳表之終이요 少陰爲傳裏之始니 自終而始也라 言始言終則六經無不徧矣라 故로 不必言陽明太陰之爭見也라

○ **熱病氣穴**에 **三椎下間**은 **主胸中熱**하고 **四椎下間**은 **主鬲中熱**하고 **五椎下間**은 **主肝熱**하고 **六椎下間**은 **主脾熱**하고 **七椎下間**은 **主腎熱**하니 **榮在骶也**요

此는 總言治熱之藏兪也라 椎는 脊骨節也라 榮은 陰氣也요 骶는 尾骶也니 卽督脈之長强穴이라 凡五藏兪傍之穴에 三椎下者는 魄戶也요 四椎下傍은 膏肓也요 五椎下傍은 神堂也요 六椎下傍은 譩譆也요 七椎下傍은 膈關也라 蓋旣取陽邪於上하고 仍當補陰於下라 故로 曰榮在骶也라 ○ 按本節諸椎는 皆不合藏兪어늘 而云主療하니 義本難明이라 故로 王氏但曰未詳이라하고 或以中行督脈之穴爲言이나 尤無所據라 考之水熱穴論컨대 云 五藏兪傍五니 此十者는 以寫五藏之熱也라하니 蓋指魄戶神堂等五穴爲言이라 雖與本節椎穴로 未皆盡合이나 然이나 寫藏熱之法이 必不外此라 故로 引以爲注라 義詳鍼刺類三十九하니 惟明者再正之하라 ○ 椎는 音槌요 骶는 音底라

項上三椎는 **陷者中也**[1]라

此는 取脊椎之大法也라 項上三椎者는 乃項骨三節이니 非脊椎也라 三椎之下陷者中은 方是第一節이니 穴名大椎라 由此而下數之면 則諸椎循次를 可得矣라

○ **頰下逆顴**하면 **爲大瘕**[2]요 **下牙車**하면 **爲腹滿**이요 **顴後**하면 **爲脇痛**이요 **頰上者**는 **鬲上也**라

此는 以面部之色으로 察腹中之病也라 然이나 義莫詳於五色篇하니 見脈色類三十二라 ○ 瘕는 加駕二音이라

---

1) 榮在骶也項上三椎陷者中也: 『太素』에는 '榮在項上三椎陷者中'로 되어 있는데, 『語譯』에 "榮은 營과 通하고 營은 度의 뜻으로서 전체 문장의 뜻은 項骨下 第三節에 있는 肺兪를 말한다."고 하였다.

2) 大瘕: 大瘕泄이라고도 하는데 五泄中의 하나임.(『難經·五十七難』)

寒熱病 ○ 骨痹肉苛

四十五

黃帝問曰 人身이 非常溫也요 非常[1]熱也로되 爲之熱而煩滿者는 何也오

『素問·逆調論』○ 非素所有 故로 曰非常이라

岐伯이 對曰 陰氣少而陽氣勝 故로 熱而煩滿也니이다

陰虛者는 陽必湊之하야 陽邪實於陰分 故로 熱而煩滿이라

帝曰 人身이 非衣寒也요 中非有寒氣也로되 寒從中生者는 何오

無所因而寒者는 寒生於中也라

岐伯이 曰 是人은 多痹氣也니 陽氣少하고 陰氣多 故로 身寒如從水中出이니이다

痹者는 正氣不行也라 陽少陰多하면 則營衛不能充達 故로 寒從中生하니 卽壽夭剛柔篇所謂寒痹之屬이라

帝曰 人有四肢熱에 逢風寒하면 如炙如火者는 何也오

凡有內熱而風寒이 外束之則熱必愈甚 故로 如灸如火也라

岐伯이 曰 是人者는 陰氣虛하고 陽氣盛하며 四肢者는 陽也라 兩陽이 相得而陰氣虛少하니 少水不能滅盛火하야 而陽獨治라

四肢者는 諸陽之本也요 風者는 陽氣也니 以四肢之熱而逢風於外를 是謂兩陽相得이요 況乎[2] 陰氣衰少則水不勝火 故로 病爲陽獨治라 治는 言王也라

獨治者는 不能生長也요 獨勝而止耳라

陽獨治者는 孤陽也라 故로 不能生長而止能爲熱耳라

逢風而如炙如火者는 是人當肉爍也니이다

肉者는 陰也니 陽盛則傷陰 故로 令人肌肉消爍이라

○ 帝曰 人有身寒하야 湯火不能熱하며 厚衣不能溫이나 然이나 不凍慄은 是

---

1) 常: ① 常候. ② 裳字의 假借로 보고 常溫은 溫灸衣, 常熱은 熱衣나 熱氣로 해석하기도 함.
2) 況乎: 더욱, 게다가.

爲何病고 岐伯이 曰 是人者는 素腎氣勝하야 以水爲事하야 太陽氣衰하고 腎脂枯不長하야 一水不能勝兩火라 腎者는 水也而生於骨하니 腎不生則髓不能滿 故로 寒甚至骨也라

素腎氣勝者는 必恃勝而多欲 故로 以水爲事라 太陽者는 少陰之表니 陰中之陽也라 欲多則精傷於腎하야 而脂枯不長하고 脂枯則水不勝火하고 火勝則腎水愈虛하야 骨髓不充하고 氣涸於內 故로 寒甚至骨也라

所以不能凍慄者는 肝은 一陽也요 心은 二陽也며 腎은 孤藏也니 一水不能勝二火 故로 不能凍慄이요 病名曰骨痹니 是人當攣節也니이다

肝有少陽之相火하고 心爲少陰之君火요 腎은 一水也니 一水已竭에 二火猶存하니 是陰氣已虛於中하야 而浮陽이 獨勝於外 故로 身骨雖寒이나 而不至凍慄하니 病名骨痹라 然이나 水不勝火則筋骨이 皆失所滋 故로 肢節이 當爲拘攣이라

○ 帝曰 人之肉苛者는 雖近於衣絮라도 猶尙苛也니 是謂何疾이니잇고

苛者는 頑木沈重之謂라 ○ 苛는 音呵라

岐伯이 曰 榮氣虛하고 衛氣實也니 榮氣虛則不仁하고 衛氣虛則不用하며 榮衛俱虛則不仁且不用하되 肉如故也라 人身與志不相有하니 曰死니이다

不仁은 不知痛痒寒熱也요 不用은 不能擧動也라 榮氣者는 陰氣也니 主裏하고 衛氣者는 陽氣也니 主表라 上言衛氣實者는 言肌肉本無恙也요 下言衛氣虛者는 正言衛氣之病也라 榮衛俱虛則血氣俱病하되 血虛故로 爲不仁이요 氣虛故로 爲不用이라 人之身體는 在外하고 五志는 在內하니 雖肌肉如故나 而神氣失守하면 則外雖有形이나 而中已無主하야 若彼此不相有也라 故로 當死라

○ 帝曰 病熱而有所痛者는 何也오

『素問·腹中論』

岐伯이 曰 病熱者는 陽脈也니 以三陽之動也라

陽脈者는 火邪也라 凡病熱者는 必因於陽 故로 三陽之脈에 其動이 甚也라

人迎이 一盛하면 少陽이요 二盛하면 太陽이요 三盛하면 陽明이 入陰也니

人迎은 足陽明脈이니 所以候陽也라 如終始禁服六節藏象等篇에 俱詳明其義하니 言人迎一盛하면 病在足少陽하고 一盛而躁하면 病在手少陽하며 人迎二盛하면 病在足太陽하고 二盛而躁하면 病在手太陽하며 人迎三盛하면 病在足陽明하고 三盛而躁하면 病在手陽明也라 凡邪熱在表하야 三陽既畢則入於陰分矣라

夫陽入於陰 故로 病在頭與腹하야 乃䐜脹而頭痛也니이다 帝曰 善하노이다

頭主陽하고 腹主陰하니 陽邪在頭則頭痛이요 及其入於陰分則腹爲䐜脹也라

移熱移寒

『素問·氣厥論』全 ○ 四十六

黃帝問曰 五藏六府 寒熱相移者는 何니잇고

相移者는 以此病而移於彼也라

岐伯이 曰 腎移寒於脾하면 癰腫少氣하고

腎中寒氣하야 移於脾者는 乃爲癰腫이라 凡癰毒之病은 寒熱이 皆能爲之니 熱者는 爲陽毒이요 寒者는 爲陰毒이라 蓋脾主肌肉하니 得寒則氣聚而堅하고 堅而不散則爲腫爲癰也라 一曰 癰者는 壅也니 腎以寒水之氣로 反傳所勝하야 侵侮脾土 故로 壅爲浮腫이라하니 其義尤通이라 少氣者가 寒盛則陽虛於下하고 陽虛則無以化氣也라 ○ 脾字를 王註에 作肝하니 誤也라 按全元起及甲乙經에 俱作脾者是니 今改從之라

脾移寒於肝하면 癰腫筋攣하고

脾中寒하야 勝則反傳於肝이라 脾寒則肉寒 故로 爲癰腫이요 肝寒則筋寒 故로 爲拘攣이라

肝移寒於心하면 狂隔中하고

肝移寒於心은 傳其所生也라 心主火하고 其藏神하니 受肝邪之寒逆 故로 神亂而爲狂이요 心脈이 出屬心系下隔하니 陽爲陰抑則氣有不行 故로 隔塞不通也라

心移寒於肺하면 肺消니 肺消者는 飮一溲二라 死不治요

心與肺는 二陽藏也나 心移寒於肺者는 君火之衰耳라 心火不足則不能溫養肺金하고 肺氣不溫則不能行化津液 故로 飮雖一이나 而溲則倍之라 夫肺者는 水之母也니 水去多則肺氣從而索矣라 故로 曰肺消요 門戶失守하야 本元日竭 故로 死不能治라 ○ 按王氏註에 曰 心受諸寒하야 寒氣不消하면 乃移於肺하야 寒隨心火하야 內爍金精하니 金受火邪 故로 中消也라하니 愚謂火爍於內者가 又安得飮一而溲二리오 此註는 似爲未妥라

肺移寒於腎하면 爲涌水니 涌水者는 按腹不堅하고 水氣客於大腸하야 疾行則鳴濯濯이 如囊裹漿하니 水之病也라

涌水者는 水自下而上이니 如泉之涌也라 水者는 陰氣也니 其本在腎하고 其末在肺라 肺移寒於腎則陽氣不化於下하고 陽氣不化則水泛爲邪하야 而客於大腸하니 以大腸爲肺之合也라 但按腹

不堅而腸中濯濯有聲者가 卽是其候라 ○ 涌은 湧同이라

○ 脾移熱於肝하면 則爲驚衄이요

上文은 言移寒이요 此下는 言移熱也라 脾移熱於肝者는 反傳所勝이니 熱之甚也라 肝藏血하고 病主驚駭하니 邪熱薄之則風火交作 故로 爲驚爲鼻中出血也라 ○ 衄은 女六切이라

肝移熱於心하면 則死요

心本屬火而肝以風熱移之면 木火相燔하야 犯及君主 故로 當死也라

心移熱於肺하면 傳爲鬲消요

肺屬金하고 其化本燥어늘 心復以熱移之則燥愈甚而傳爲鬲消라 鬲消者는 鬲上焦煩하야 飮水多而善消也라 ○ 按上文에 言肺消者因於寒이라하고 此에 言鬲消者因於熱이라하니 可見消有陰陽二證이니 不可不辨이라

肺移熱於腎하면 傳爲柔痓요

柔는 筋軟無力也요 痓는 骨强直也라 肺主氣하고 腎主骨하니 肺腎이 皆熱則眞陰日消 故로 傳爲柔痓라 按傷寒論에 曰 太陽病發熱無汗에 反惡寒者는 名曰剛痓요 太陽病發熱汗出에 不惡寒者는 名曰柔痓라하니 此又以無汗有汗으로 分剛柔나 但皆兼强直爲言也라 ○ 痓는 音翅라

腎移熱於脾하면 傳爲虛腸澼이니 死不可治요

腎移熱於脾者는 陰火上炎也라 邪熱在下하면 眞陰必虧 故로 傳爲虛損이요 腎本水藏而挾熱侮脾 故로 爲腸澼이라 下利膿血에 陰虛反克則水土俱敗 故로 死不治也라 ○ 澼은 音僻이라

胞移熱於膀胱하면 則癃溺血이요

胞는 子宮也니 在男則爲精室이요 在女則爲血室이라 膀胱은 津液之府也니 俗名謂之溲胞라 命門火盛則胞宮이 移熱於膀胱 故로 小便不利爲癃이요 甚則爲溺血이라 常見相火妄動하야 逆而不通하면 多患此者하니 卽其證也라 ○ 胞는 包脬二音이니 在胞胎之胞엔 則音包요 在溲胞之胞엔 則音脬니 義詳氣味類三이라 癃은 良中切이요 溺는 娘料切이라

膀胱移熱於小腸하면 鬲腸不便하며 上爲口糜요

膀胱之熱이 上行則移於小腸이라 小腸之脈이 循咽下鬲抵胃하고 其支者가 循頸上頰 故로 受熱爲鬲腸之病則否塞不便하고 受熱於咽頰之間則上爲口糜라 ○ 糜는 苗肌切이니 爛也라

小腸移熱於大腸하면 爲虙瘕爲沈이요

小腸之熱이 下行則移於大腸이라 熱結不散則或氣或血이 留聚於曲折之處하니 是爲虙瘕라 虙

瘕者는 謂其隱伏秘匿하야 深沈不易取也라 ○ 虙은 伏同이요 瘕는 加駕二音이라

大腸移熱於胃하면 善食而瘦하니 又謂之食亦이요

大腸移熱於胃하면 燥熱之氣上行也라 故로 善於消穀이라 陽明이 主肌肉而熱爍之則雖食이나 亦病而瘦하니 所以謂之食亦이라

胃移熱於膽을 亦曰食亦이요

陽明胃熱而移於膽則木火合邪하야 不生脾土 故로 亦當善食而瘦라

膽移熱於腦하면 則辛頞鼻淵하니 鼻淵者는 濁涕下不止也니

膽經之脈이 起於目銳眥하야 上抵頭角하고 下耳後하야 曲折布於腦後 故로 膽移熱於腦則爲辛頞鼻淵之病이라 辛은 酸辛也라 ○ 頞은 音遏이니 鼻莖也라

傳爲衄衊瞑目이라

腦熱不已則傳爲此證이라 衄衊은 皆爲鼻血이나 但甚者爲衄이요 微者爲衊이라 熱傷陰血則目無所養 故로 令瞑目하야 以羞明不能開也라 ○ 衄은 女六切이요 衊은 音滅이라

故로 得之氣厥也니이다

厥者는 氣逆也라 此는 總結一篇之義니 皆由氣逆所致라

乳子病熱死生

『素問·通評虛實論』○ 四十七 附乳子脈辨

帝曰 乳子而病熱에 脈懸小者는 何如오

乳子는 嬰兒也라 病熱에 脈懸小者는 陽證陰脈이니 本爲大禁이라 但小而緩者는 邪之微也니 其愈則易요 小而急者는 邪之甚也니 爲可慮耳라

岐伯이 曰 手足溫則生하고 寒則死하니이다

此는 統言小兒之內外證也라 小兒는 以稚陽之體니 而加之病熱에 脈不當小나 若脈雖小而手足溫者는 以四支爲諸陽之本이니 陽猶在也라 故로 生이요 若四支寒冷 則邪勝其正하야 元陽去矣라 故로 死라 通評虛實論에 曰 所謂從者는 手足溫也요 所謂逆者는 手足寒也라하니라

帝曰 乳子中風熱하야 喘鳴肩息者는 脈이 何如오 岐伯이 曰 喘鳴肩息者는 脈實大也니 緩則生하고 急則死하니이다

此는 言小兒之外感也라 風熱이 中於陽分하야 爲喘鳴肩息者는 脈當實大나 但大而緩則胃氣存하야 邪漸退 故로 生이요 實而急則眞藏見하야 病日進 故로 死라 ○ 愚按此二節之義에 可見古人之診小兒者가 未嘗不重在脈也라 卽雖初脫胞胎라도 亦自有脈可辨이어늘 何後世幼科如水鏡訣[1]과 及全幼心鑑[2]等書에 別有察三關之說하고 於脈則全置不問고 夫三關은 乃手陽明之浮絡이니 原不足以候藏府之氣라 且凡在小兒에 無論病與不病하고 此脈이 皆紫白而兼乎靑紅하니 雖時有濃淡之異라도 而四色常不相離也라 何以辨其紫爲風이요 紅爲寒이요 靑爲驚이요 白爲疳이며 又何以辨其雷驚人驚水驚獸驚之的確乎아 卽余初年에 亦用此法이나 然이나 惟測摸疑似하야 終屬茫然이라 奈何近代醫家는 習此爲常하고 全不知脈하야 欲濟其危하니 胡可得也리오 及徧考內經則並無三關名目이요 惟經脈篇에 有察手魚之色者하니 若乎近之라 然이나 乃槪言診法이요 亦非獨爲小兒也니 義詳經絡類六이라 然則三關之說은 特後世之異端耳니 不足憑也라 故로 凡欲診小兒者는 在必察氣口之脈과 面部之色과 呼吸之聲하고 或兼察手魚도 亦可也라 且小兒之脈은 原非大方[3]之比니 不必多岐요 但求於大小緩急虛實六者之間이면 可以盡之니 診得其眞하면 取如反掌하야 旣明且易리니 豈不大愈於彼哉리오 欲求實濟於此者는 速當知所從也라

1) 水鏡訣: 唐代 王超의 『水鏡圖訣』의 略稱.
2) 全幼心鑑: 小兒科著作으로 明代 寇平의 撰. 面部와 虎口三關, 指紋望診에 대하여 세밀히 描述하였음.
3) 大方: 大方脈의 略語. 옛날에 成人의 疾病을 專門的으로 치료하던 分科로 오늘날의 內科에 해당함.

類經十六卷

張介賓類註

疾病類

痎瘧

『素問·瘧論』全 ○ 四十八

黃帝問曰 夫痎瘧이 **皆生於風**이어늘 **其畜作**[1]에 **有時者**는 **何也**오

痎는 皆也요 瘧은 殘虐之謂라 瘧證雖多나 皆謂之虐 故로 曰痎瘧이라 自王氏以下로 諸解不一하야 皆未爲得이나 觀痎瘧之下에 曰皆生於風이라하니 蓋總諸瘧爲言은 於此皆字에 義可知矣라 畜은 言邪畜於經하야 有時而伏也요 作은 言病見於外하야 不期而發也라 ○ 痎는 音皆라

岐伯이 **對曰 瘧**[2]**之始發也**엔 **先起於毫毛**하야 **伸欠乃作**하고 **寒慄鼓頷**하며 **腰脊俱痛**이라가 **寒去則內外皆熱**하며 **頭痛如破**하며 **渴欲冷飮**하니이다

起於毫毛는 憎寒而毛竪也라 伸者는 伸其四體니 邪動於經也요 欠은 呵欠也니 陰陽爭引而然이라 諸義는 皆如下文이라 ○ 頷은 何敢切이니 顋頷也라

帝曰 何氣使然고 **願聞其道**하노이다 **岐伯**이 **曰 陰陽上下交爭**에 **虛實更作**하야 **陰陽相移也**라

陽氣者는 下行極而上하고 陰氣者는 上行極而下하되 邪氣入之則陰陽上下交爭矣라 陽虛則外寒하고 陰虛則內熱하며 陽盛則外熱하고 陰盛則內寒하니 邪之所在면 則邪實正虛라 故로 入於陰則陰實陽虛하고 入於陽則陽實陰虛하니 虛實更作者는 以陰陽相移易也라

陽幷於陰則陰實而陽虛하되 **陽明**이 **虛則寒慄鼓頷也**요

陽幷於陰則陰邪勝하고 陰勝則寒也라 陽明者는 胃氣之所出이니 其主肌肉하고 其脈이 循頤頰

---

1) 畜作: 畜(蓄)은 休止期, 作은 發作期를 말함.

2) 瘧: 俗名으로 하루거리, 초학, 고금, 도둑질, 도적놈, 자라 배, 루심, 메나리 심, 제것이라고 부르기도 한다. 惡寒과 高熱을 週期的으로 反復하는데 이는 原蟲이 赤血球를 파괴하고 나오는 時間과 一致한다. 韓國에서는 熱帶性 말라리아, 四日熱 말라리아, 三日熱 말라리아로 分類하기도 한다.

故로 陽明이 虛則爲寒慄鼓頷이라 鼓者는 振慄之謂라

巨陽이 虛則腰背頭項이 痛하고

腰背頭項은 皆太陽經也니 陽虛則寒邪居之라 故로 爲痛이라

三陽이 俱虛則陰氣勝하고 陰氣勝則骨寒而痛하니

三陽者는 兼陽明少陽而言이라 陰勝則陽氣不行하야 血脈凝滯 故로 骨寒而痛이라 終始篇에 曰 病痛者는 陰也라하니라

寒生於內 故로 中外皆寒이요

表裏陰邪皆勝也라

陽盛則外熱하고 陰虛則內熱하야 外內皆熱則喘而渴 故로 欲冷飮也라

此는 邪自陰分而復幷於陽分이니 幷於陽則陽勝하고 陽勝則外內皆熱하야 而喘渴喜冷이라

此는 皆得之에 夏傷於暑하야 熱氣盛하야 藏於皮膚之內와 腸胃之外하니 此榮氣之所舍也라

暑傷於夏에 其時則熱盛이나 其邪則風寒也니 如上文에 曰 痎瘧이 皆生於風이라하고 金匱眞言論에 曰 夏暑汗不出者는 秋成風瘧이라하니 其義를 可知라 風寒在表하면 必鬱而爲熱하야 其藏於皮膚之內와 腸胃之外하니 皆卽經脈間耳라 榮行脈中 故로 曰此榮氣之所舍也라 暑有陰陽之辨하니 義詳本類前五하니라 ○ 榮은 營으로 通用이라

此[1]令人으로 汗空疎하고 腠理開한대

暑氣는 能開肌表也라

因得秋氣커나 汗出遇風커나 及得之以浴이면 水氣舍於皮膚之內하야 與衛氣幷居라

暑邪內伏者는 陰邪也요 秋氣水氣도 亦陰氣也라 新邪與衛氣로 幷居則內合伏暑 故로 陰陽相薄而瘧作矣라 ○ 按傷暑爲瘧을 何謂陰邪오 蓋陽暑傷氣에 其證多汗하니 感而卽發하면 邪不能留어니와 其留藏不去者는 惟陰暑耳니 以其無汗也라 故로 凡患瘧者는 必因於盛暑之時에 貪凉取快하야 不避風寒커나 或浴以凉水커나 或澡[2]以河流커나 或過食生冷이라 壯者는 邪不能居하야 未必致病하고 怯者는 畜於營衛則所不免이로되 但外感於寒者는 多爲瘧이요 內傷於寒者는 多爲

---

1) 此: 暑邪를 말함.
2) 澡: 씻을(洗也) 조.

痢니 使能愼此二者면 則瘧痢何由來也리오

衛氣者는 晝日行於陽하고 夜行於陰이라 此氣得陽而外出하고 得陰而內薄하야 內外相薄하니 是以로 日作하니이다

風寒이 自表而入하면 則與衛氣幷居라 故로 必隨衛氣하야 以爲出入이라 衛氣는 一日一周하니 是以로 新感之瘧도 亦一日一作이라 然則日作之瘧은 邪在衛耳니 其氣淺 故로 其治亦易라

○ 帝曰 其間日而作者는 何也오 岐伯이 曰 其氣之舍深하야 內薄於陰하면 陽氣獨發하고 陰邪內著하야 陰與陽爭하야 不得出하니 是以로 間日而作也니이다

其氣之舍深하면 則邪居榮氣之間하야 連乎藏矣라 榮爲陰이요 衛爲陽이니 陽氣獨發者는 其行本速하고 陰邪內著者는 其行則遲라 一遲一速하야 相拒而爭하면 則陰邪가 不得與衛氣俱出이라 故로 間日而作也라

帝曰 其作日晏과 與其日蚤者는 何氣使然고 岐伯이 曰 邪氣客於風府하면 循膂而下하고

風府는 督脈穴이라 膂는 呂同이요 脊骨을 曰呂니 象形也라 一曰 夾脊兩旁之肉을 曰膂라하니라 下者는 下行至尾骶也라

衛氣도 一日一夜에 大會於風府하야 其明日에 日下一節 故로 其作也晏하니

衛氣每至明旦이면 則出於足太陽之睛明穴하야 而大會於風府하니 此一日一夜에 衛氣周行之常道也라 若邪氣客於風府하면 必循膂而下하야 其氣漸深하니 則日下一節하야 自陽就陰하야 其會漸遲 故로 其作이 漸晏也라

此先客於脊背也라 每至於風府하면 則腠理開하고 腠理開則邪氣入하고 邪氣入則病作하니 以此로 日作이 稍益晏也요

風府不一하니 義如下文이라 此先客於脊背는 言初感之伏邪也요 每至於風府則腠理開는 言衛氣邪氣之會也라 會則病作이요 晏則因邪之日下也라

其出於風府하야 日下一節하면 二十五日에 下至骶骨하고 二十六日에 入於脊內하야 注於伏膂之內하야

項骨三節이요 脊骨二十一節이니 共二十四節이라 邪氣自風府로 日下一節 故로 於二十五日에 下至尾骶하고 復自後而前 故로 於二十六日에 入於脊內하야 以注伏膂之脈이라 按歲露篇에 曰 入脊內하야 注於伏衝之脈이라하니 蓋衝脈之循背者는 伏行脊膂之間 故로 又曰伏膂也라 衝脈

詳義는 見經絡類二十七이라 ○ 骶는 音底라

其氣上行九日에 出於缺盆之中하야 其氣日高 故로 作日益蚤也요

邪在伏膂之脈하야 循脊而上엔 無關節之窒이라 故로 九日而出缺盆하야 其氣日高則自陰就陽하야 其邪日退 故로 作漸蚤也라

其間日發者는 由邪氣內薄於五藏하야 橫連募原也니 其道遠하고 其氣深하며 其行遲하야 不能與衛氣로 俱行하야 不得皆出 故로 間日乃作也니이다

此는 重申上文未盡之義也라 諸經募原之氣는 內連五藏하고 邪在陰分 故로 道遠行遲而間日作也라 ○ 募는 音暮라 按擧痛論과 及全元起本에 俱作膜原이라

帝曰 夫子言衛氣每至於風府하면 腠理乃發하니 發則邪氣入하고 入則病作이라하니 今衛氣日下一節하야 其氣之發也 不當風府어늘 其日作者는 奈何오

上文에 云 邪氣는 客於風府而與衛氣로 日下一節이라하니 是는 衛氣之與風府가 日相遠矣어늘 又何所會而病日作也리오 故로 致疑爲問이라

岐伯이 曰 此는 邪氣客於頭項하야 循膂而下者也라 故로 虛實이 不同하야 邪中異所하면 則不得當其風府也라

凡邪氣客於頭項하면 則必循膂而下하니 此其常也라 然이나 邪之所中에 亦但隨虛實而異其處하야 不必盡當風府也라 然則所謂日下者는 惟邪氣耳니 衛氣周環에 豈有日下之理리오 但氣至而會하야 其病乃作하면 則邪氣衛氣가 均爲日下一節矣라

故로 邪中於頭項者는 其至頭項而病이요 中於背者는 氣至背而病이요 中於腰脊者는 氣至腰脊而病이요 中於手足者는 氣至手足而病이니

氣至者는 衛氣之至也니 至與邪合然後에 病作 故로 其畜作에 則遲蚤有時라

衛氣之所在與邪氣로 相合則病作 故로 風無常府라 衛氣之所發에 必開其腠理하나니 邪氣之所合이 則其府也니이다

府者는 所以聚物 故로 凡風之所居卽爲風府라 衛氣之至에 與邪相合則腠理開하고 開則邪復入之라 故로 無論乎上下左右하고 皆可中邪라 凡邪所中之處도 亦皆可稱爲風府라 故로 曰風無常府也라

帝曰 善하노이다 夫風之與瘧也 相似同類어늘 而風獨常在하고 瘧得有時而休

者는 何也오

此風者는 指風證爲言이라 風之與瘧이 皆因於風하야 本爲相似同類라 然이나 風則無休하고 瘧有時止라 故로 當知所辨也라

岐伯이 曰 風氣는 留其處 故로 常在하고 瘧氣는 隨經絡하야 沈以內薄 故로 衛氣應하야 乃作하니이다

風氣留其處는 着而不移者也요 瘧氣隨經絡은 流變不一者也라 沈以內薄은 言其深也니 卽上文에 薄於五藏하야 橫連募原之謂라 故로 必因衛氣之應而作也라

○ 帝曰 瘧이 先寒而後熱者는 何也오 岐伯이 曰 夏傷於大暑하야 其汗大出하고 腠理開發한대 因遇夏氣淒滄之水寒하야 藏於腠理皮膚之中이라가 秋傷於風則病成矣라

淒滄之水寒은 謂浴水乘凉之類也라 因暑受寒則腠理閉하고 汗不出하야 寒邪先伏於皮膚之中한대 得淸秋之氣而風襲於外則病發矣라

夫寒者는 陰氣也요 風者는 陽氣也니 先傷於寒而後傷於風 故로 先寒而後熱也요 病以時作하니 名曰寒瘧이니이다

先受陰邪하고 後受陽邪 故로 先寒後熱이라 人之患瘧者는 多屬此證이라

○ 帝曰 先熱而後寒者는 何也오 岐伯이 曰 此는 先傷於風하고 而後傷於寒 故로 先熱而後寒也요 亦以時作하니 名曰溫瘧이라

先受陽邪하고 後受陰邪 故로 先熱後寒而爲溫瘧이라

○ 其但熱而不寒者는 陰氣先絶하야 陽氣獨發則少氣煩寃하며 手足熱而欲嘔하니 名曰癉瘧이니이다

癉은 熱也라 陽邪獨亢 故로 但熱不寒而煩寃少氣하고 表裏俱病 故로 手足熱而欲嘔하니 以熱邪及於胃也라 ○ 癉은 音丹이요 又上去二聲이라

○ 帝曰 夫經에 言有餘者는 寫之하고 不足者는 補之라하니 今熱爲有餘요 寒爲不足이라 夫瘧者之寒은 湯火不能溫也요 及其熱하야는 氷水不能寒也니 此皆有餘不足之類나 當此之時하야 良工不能止하고 必須其自衰하야 乃刺之니 其故는 何也오 願聞其說하노이다

此下는 言瘧之諸變也라 須其自衰乃刺之는 謂不可刺於病發之時라

岐伯이 曰 經에 言無刺熇熇之熱하며

經言은 引靈樞逆順篇也라 熇熇之勢는 熱正盛也라 不可刺之는 蓋避其來銳之謂라 ○ 熇은 赫囂[1]二音이요 又呼木切이라

無刺渾渾[2]之脈하며

渾渾之脈은 陰陽虛實이 未定也니 不得其眞하면 恐有所誤 故로 未可刺라

無刺漉漉[3]之汗이라하니

漉漉은 汗大出也니 其時에 邪正未分 故로 不可刺라 ○ 漉은 音鹿이라

故로 爲其病逆하야 未可治也라

於此三者而刺之면 是逆其病氣也라

夫瘧之始發也엔 陽氣幷於陰하니 當是之時하얀 陽虛而陰盛하야 外無氣 故로 先寒慄也요

此는 陰有餘陽不足也니 衛氣幷於陰分則表虛 故로 曰外無氣라

陰氣逆極則復出之陽하니 陽與陰이 復幷於外하면 則陰虛而陽實 故로 先熱而渴이라

氣極於裏면 則復出於外하야 陰虛陽實 故로 病熱而渴이라

夫瘧氣者는 幷於陽則陽勝하고 幷於陰則陰勝하니 陰勝則寒하고 陽勝則熱이라

此는 瘧證에 或寒或熱之故也라

瘧者는 風寒之氣不常也니 病極則復하야

或陰或陽에 瘧本不常하야 有先寒後熱者하니 陰極則復於陽也요 有先熱後寒者하니 陽極則復於陰也라

至病之發也하여는 如火之熱하며 如風雨하야 不可當也라

其暴如此 故로 名爲瘧이라

故로 經에 言曰 方其盛時엔 必毁요 因其衰也라야 事必大昌이라하니 此其謂也라

---

1) 囂: 시끄러울, 지껄일 효.
2) 渾渾: 물이 한창 흐르는 모양, 물이 濁해져 흐르는 모양.
3) 漉漉: 땀이나 피가 줄줄 흐르는 모양.

病邪方盛之時엔 眞氣正衰하니 輒加以刺면 必致毁傷이라 故로 當因其衰止而後에 取之則邪氣去而事大昌矣라 此는 卽上文須其自衰乃刺之謂라

夫瘧之未發也엔 陰未幷陽하고 陽未幷陰하니 因而調之면 眞氣得安하야 邪氣乃亡 故로 工不能治其已發이니 爲其氣逆也니이다

邪氣正發은 乃陰陽氣逆之時 故로 不可以强治라

帝曰 善하노이다 攻之奈下며 蚤晏은 何如오 岐伯이 曰 瘧之且發也와 陰陽之且移也는 必從四末始也니 陽已傷하면 陰從之라 故로 先其時에 堅束其處하야 令邪氣不得入하고 陰氣不得出이요 審候見之하야 在孫絡에 盛堅而血者는 皆取之니 此는 眞往而未得幷者也[1)]니이다

陰陽且移에 必從四末始者는 以十二經井原之氣가 皆本於四支也라 故로 凡瘧之將發엔 則四支先有寒意하니 此卽其候라 故로 治之者는 當於先時未發之頃에 堅束其處하니 謂四關之上也요 使邪氣不得流行하면 乃察其孫絡之堅盛者하야 皆取之라 今北人이 多行此法하야 砭出其血을 謂之放寒이라하니 其義卽此라 故로 可令眞氣自爲往來하야 而邪則無能幷也라

帝曰 瘧不發에 其應은 何如오 岐伯이 曰 瘧氣者는 必更盛更虛하야 當氣之所在也니 病在陽則熱而脈躁하고 在陰則寒而脈靜하며

瘧不發은 謂其未作時也라 欲察其應이면 當求氣之所在라 故로 但於證之寒熱과 脈之躁靜에 可辨其病之陰陽也라

極則陰陽俱衰하야 衛氣相離 故로 病得休라가 衛氣集則復病也니이다

瘧之或在陰하고 或在陽하야 陰陽盛極하면 氣必俱衰 故로 與衛氣로 相離而病得休止요 及衛氣可至면 則邪正分爭하야 病復作矣라

帝曰 時有間二日커나 或至數日發하고 或渴或不渴하니 其故는 何也오 岐伯이 曰 其間日者는 邪氣與衛氣로 客於六府而有時相失하야 不能相得 故로 休數日하야 乃作也요

客은 猶言會也라 邪在六府면 則氣遠會希라 故로 或間二日커나 或休數日하야 乃作也라 ○ 按本節에 言瘧之間二日과 及數日發者는 以邪氣深客於府하야 時與衛氣相失而然이라하니 其理甚明이라 觀丹溪曰 作於子午卯酉日이면 爲少陰瘧이요 作於寅申巳亥日이면 爲厥陰瘧이요 作於辰戌

---

1) 此眞往而未得幷者也: 『太素』에는 '此直往而取 未得幷者也'로 되어 있다.

丑未日이면 爲太陰瘧이라하니 此는 不過以六氣司天之義爲言이라 然이나 子午를 雖曰少陰이나 而卯酉則陽明矣요 巳亥를 雖曰厥陰이나 而寅申則少陽矣요 丑未를 雖曰太陰이나 辰戌則太陽矣라 如三日作者는 猶可借此爲言이어니와 若四日者는 又將何以辨之리오 殊屬牽强이라 倘按此施治면 未必無誤리니 學者不可執以爲訓이라

瘧者는 陰陽更勝也니 或甚或不甚 故로 或渴或不渴하니이다

陽勝則熱甚 故로 渴也라

帝曰 論에 言夏傷於暑하면 秋必病瘧이라하여늘 今瘧이 不必應者는 何也오

論은 卽生氣通天과 及陰陽應象二論이라

岐伯이 曰 此는 應四時者也요 其病異形者는 反四時也니

夏傷於暑秋必病瘧은 此應四時者也요 其於春夏冬而病瘧者는 則病形多異하니 正以四時之氣寒熱로 各有相反하야 皆能爲瘧也라

其以秋病者는 寒甚하고

秋는 以盛熱之後로 而新凉束之하야 陰陽相激 故로 病爲寒甚이라

以冬病者는 寒不甚하고

陽氣伏藏於內 故로 冬病者는 雖寒이나 不甚이라

以春病者는 惡風하고

春時엔 陽氣外泄하야 腠理漸疎하나 餘寒未去 故로 病多惡風이라

以夏病者는 多汗하니이다

夏時엔 熱甚하야 薰蒸肌表 故로 病此者는 多汗이라

帝曰 夫病溫瘧與寒瘧하면 而皆安舍며 舍於何藏고

安舍者는 言其何所居也라

岐伯이 曰 溫瘧者는 得之冬中於風寒이니

風雖陽邪나 其氣則寒 故로 風寒을 可以幷言이라

氣藏於骨髓之中이라가 至春則陽氣大發에 邪氣不能自出하고 因遇大暑하야 腦髓爍하며 肌肉消하며 腠理發泄커나 或有所用力하면 邪氣與汗으로 皆出하나

니 此는 病藏於腎이라가 其氣先從內出之於外也라

腎應冬하고 其主骨髓 故로 冬中風寒而不卽病者는 則邪氣藏於骨髓之中이라가 或遇春溫하고 或遇大暑하야 隨觸而發 故로 自內達外而爲病也라

如是者는 陰虛而陽盛하니 陽盛則熱矣요

自陰出陽이면 則陰虛陽實也라

衰則氣復反入하나니 入則陽虛하고 陽虛則寒矣라 故로 先熱而後寒하니 名曰溫瘧이니이다

陽極而衰 故로 復入於陰分이라 ○ 按컨대 此는 以冬中於寒而發爲溫瘧이니 卽傷寒之屬이라 故로 傷寒論에 有溫瘧一證하니 蓋本諸此라

帝曰 癉瘧은 何如오 岐伯이 曰 癉瘧者는 肺素有熱하야 氣盛於身하고 厥逆上衝하야 中氣實而不外泄한대 因有所用力하야 腠理開하야 風寒이 舍於皮膚之內와 分肉之間而發하니 發則陽氣盛하고 陽氣盛而不衰則病矣라 其氣不及於陰 故로 但熱而不寒하며

肺素有熱者는 陽盛氣實之人也라 故로 邪中於外에 亦但在陽分而不及於陰이면 則但熱不寒也라

氣內藏於心而外舍於分肉之間하야 令人消爍脫肉 故로 命曰癉瘧이니이다 帝曰 善하노이다

氣藏於心은 陽之藏也요 熱在肌肉之間 故로 令人消爍하니 然則癉瘧之所舍者는 在肺心兩經耳라

又論瘧

『靈樞·歲露篇』○ 此는 與前章瘧論으로 辭義多重하여 似不必入이라 然이나 其中에 亦稍有異同 故로 幷存之하여 以資印證이라 ○ 四十九 附瘧疾治法

黃帝問於岐伯曰 經에 言夏日傷暑하면 秋病瘧이라하니 瘧之發以時는 其故何也오

凡本篇義與前章으로 同者는 皆不重釋이라

岐伯이 對曰 邪客於風府하면 病循膂而下하고 衛氣도 一日一夜에 常大會於風府하야 其明日에 日下一節 故로 其日作宴[1)]이라 此는 其先客於脊背也라

故로 每至於風府則腠理開하고 腠理開則邪氣入하고 邪氣入則病作하니 此所以日作尚宴[1]也라 衛氣之行風府에 日下一節하야 二十一日에 下至尾底하고 二十二日에 入脊內하야 注於伏衝之脈하야

前瘧論에 云二十五日에 下至骶骨하고 二十六日에 入於脊內라하야 與此不同이라 蓋彼는 兼項骨爲言이요 此는 則單言脊椎也라 伏衝之脈이 彼엔 作伏膂之脈이라

其行九日에 出於缺盆之中하야 其氣上行 故로 其病稍益至라

至字는 誤니 前瘧論에 云益蚤者是라

其內搏於五藏하고 橫連募原하야 其道遠하고 其氣深하며 其行遲하야 不能日作 故로 次日에야 乃稸積而作焉이니이다

前瘧論에 云間日乃作也라하니라 ○ 稸은 昌六切이라

黃帝曰 衛氣每至於風府하면 腠理乃發하고 發則邪入焉이나 其衛氣日下一節則不當風府하니 奈何오 岐伯이 曰 風府는 無常이라 衛氣之所應에 必開其腠理하니 氣之所舍節[2]이 則其府也니이다

衛氣之所應은 前瘧論에 作所發이라 所舍節은 言所舍之節也라

黃帝曰 善하노이다 夫風之與瘧이 相與同類而風常在하고 而瘧은 特以時休하니 何也오 岐伯이 曰 風氣는 留其處하나 瘧氣는 隨經絡하야 沈而內搏 故로 衛氣應이라야 乃作也니이다 帝曰 善하노이다

本篇兩搏字는 前瘧論에 俱作薄이라 ○ 愚按컨대 生氣通天等論에 曰 夏傷於暑하면 秋爲痎瘧이라하고 瘧論에 曰 痎瘧은 皆生於風이라하고 又曰 瘧者는 風寒之氣不常也라하고 又曰 汗出遇風커나 及得之以浴이면 水氣舍於皮膚之內也라하니 此諸論者는 皆以風寒暑濕爲言이요 而病瘧之因이 已盡於此라 若於此而分其陰陽이면 則風與暑는 陽邪也요 寒與水는 陰邪也라 然이나 風者는 陽中之凉氣也요 暑者는 熱中之寒邪也니 合是四者而言이면 無非皆屬乎寒이라 故로 江南呼爲脾寒病은 謂寒邪客於肌肉之間이니 而脾應肉也일새요 及瘧之將發엔 必先手足厥冷하니 以脾主四支也일새라 然則脾寒之名을 非無謂也로되 而張子和非之하야 曰 內經에 旣以夏傷於暑而爲瘧이어늘 何世醫皆以脾寒治之오하니 是在子和에 亦認暑爲熱邪 故로 有此說이니 獨不觀之라 經曰 夏傷於大暑하야 其汗大出하고 腠理開發한대 因遇夏氣凄滄之水寒하야 藏於腠理皮膚之中

1) 宴: '晏'의 誤字.
1) 宴: '晏'의 誤字.
2) 節: 衍文으로 보인다.

이라가 秋傷於風則病成矣라하니 是可見其言暑者는 言時氣也요 言寒者는 言病氣也라 及邪氣之變은 自淺而深하야 鬱寒成熱이나 然이나 終不免寒爲本이요 熱爲標耳니 安得謂之非寒耶리오 故로 其初感則寒邪先伏於腠理하고 及遇秋凊之令而新凉束之면 則表邪不能外越하니 於是乎陰欲入而陽拒之하고 陽欲出而陰遏之하야 陰陽相薄而病作矣라 然이나 其淺者는 病在三陽 故로 隨衛氣以爲出入하야 而一日一作하고 其深者는 病在三陰하니 則邪氣不能與衛氣並出이라 故로 或間日或三四日而作하니 愈遲者는 其病愈甚也라 是以로 瘧之輕重이 惟在陰陽淺深耳라 故로 於本經에 則有寒瘧溫瘧癉瘧과 及六經六藏瘧證之分하니 義無出於此矣라 乃後世에 自楊仁齋[1] 朱丹溪而下로 復分有痰瘧食瘧과 及水飮敗血爲瘧等證이나 若此之類는 不過皆瘧之兼證耳니 豈果因此而成瘧哉리오 此外에 復有謂瘴瘧者하니 惟嶺南風瘴之地[2]有之니 亦濕邪之外入也라 有謂牝瘧者하니 但寒無熱하야 以陽氣不足이니 亦陰邪之勝也라 有謂勞瘧者하니 因勞卽發하야 以表裏氣虛而感邪之易也라 有謂鬼瘧者하니 本無瘧鬼하고 神爲邪所亂也라 由此言之면 則亦無非寒邪耳라 凡邪自外入이면 當從汗解 故로 經에 曰 夏暑에 汗不出者는 秋成風瘧이라하고 又曰 暑當與汗이니 皆出勿止라하고 又曰 體若燔炭이라가 汗出而散이라하니 皆其義也라 故로 治瘧者는 但當察其邪之深淺과 證之陰陽하야 必令其自藏而府 自裏而表에 引而散之하고 升而擧之하야 使邪氣得出이면 自然和矣라 治法에 云 有汗엔 要無汗이니 以扶正爲主而兼散하고 無汗엔 要有汗이니 以散邪爲主而兼補라하니 斯言得之矣라 惟是邪在陽者는 取汗易하고 邪在陰者는 取汗難하니 所以在春夏者는 爲易요 在秋冬者는 爲難이며 在上體者는 爲易요 在下體者는 爲難이니 必達其陰氣면 自然汗及下體라 務令由陰而陽하고 由晏而蚤면 方是佳兆라 故로 又以汗之難易爲微甚也라 其有外受風寒하고 內傷生冷하야 表裏俱病則瘧痢並作이라 瘧感由經하고 痢感由藏하니 但兼表裏而去其寒濕之本이면 必皆愈也라 至於痰食血氣와 內寒內熱等證하야는 不過隨其甚者而兼調之요 弗得以此爲主니 是治瘧之大法也라 然이나 法雖如此나 猶有其要하니 則在乎標本虛實四者而已라 蓋標는 以邪言이니 邪盛則實이요 本은 以正言이니 正奪則虛라 如果有實證實脈之可據면 則指其所在而直取之하야 拔去其邪면 諸病自愈리니 此는 治標也요 如無實脈實證而病不愈者는 必其元氣之虛니 但當溫補眞元하고 培其根本하야 使中氣漸實이면 則逼邪外出하야 病必自愈리니 此는 治本也라 故로 有標則治標하고 無標則治本이니 是得其要矣라 或其瘧發旣久에 標邪已衰而諸藥不效者는 但用人蔘生薑各一兩하야 煎湯하야 於未發二時之前이어나 或發日五鼓[3]에 連進二服이면 無不愈者요 或因參貴하야 難以療貧則白朮當歸도 亦可隨宜擇而代之라 若陰虛水虧之人이면 則以熟地生薑加倍用之니 皆無不應手而效也라 然이나 必因脈以知其內하고 因證以知其外니 但知標本之緩急이면 又何瘧之足慮哉리오 余閱瘧門方劑컨대

---

1) 楊仁齋: 南宋의 醫家로 이름은 士瀛, 仁齋는 號임. 著書에 『傷寒類書活人總括』·『仁齋直指方論』·『仁齋小兒方論』·『醫學眞經』·『察脈總括』 等이 있다.

2) 風瘴之地: 『景岳全書·瘧疾』에는 '烟瘴之地'로 되어 있다. 瘴은 熱帶地方의 風土病을 말함.

3) 五鼓: 五更(오전 3~5時)을 말함.

多不分表裏先後하고 俱用芩連知母와 及大黃石膏之類라 夫以表邪不解而得此寒凉이면 則寒邪愈陷이라 或任用常山草果와 及刦截峻厲等劑하니 若正爲邪傷而受此剋伐이면 則元氣愈虛 故로 多致綿延不已하야 輕者變重하고 重者至危하니 是皆不得其本耳라 得則易如反掌이니 在察所由而已라

諸經瘧刺

『素問·刺瘧論』全 ○ 五十

足太陽之瘧은 令人腰痛頭重하고 寒從背起하야 先寒後熱하야 熇熇暍暍然이라가 熱止汗出하니 難已니 刺郄中出血이요

此下는 言足六經之瘧刺也라 頭背腰는 皆足太陽經之所行이라 故로 爲是病이라 熇熇暍暍은 皆熱甚貌라 邪在三陽하니 盛於表也요 汗不易收 故로 曰難已라 刺郄中者는 按컨대 王氏曰 太陽之郄을 是謂金門이라하고 又曰 黃帝中誥圖經에 云 委中主之니 則古法에 以委中爲郄中也라하니 故로 當以委中爲的이라 二穴은 皆係本經이라 ○ 熇은 郝囂二音이요 又呼木切이라 暍은 音謁이요 郄은 隙同이라

足少陽之瘧은 令人身體解㑊하고 寒不甚 熱不甚하며 惡見人하야 見人에 心惕惕然하며 熱多汗出甚하니 刺足少陽이요

解는 懈也요 㑊은 跡也라 身體解㑊은 謂不耐煩勞하야 形跡困倦也라 寒不甚하고 熱不甚者는 病在半表半裏也라 見人惕惕然者는 邪在膽也라 少陽은 爲木火之經 故로 熱多於寒而汗出甚也라 當刺足少陽之經이니 王氏云 俠溪主之라하니라 按解㑊之義컨대 王氏는 卽以寒不甚熱不甚爲解나 然이나 細詳之면 若有不然이라 觀其旣云身體解㑊이라하고 復云寒熱不甚이라하니 分明各有所謂하야 意本不同이라 觀刺要論에 曰 髓傷則銷鑠胻酸하고 體解㑊然하야 不去矣라하니 是豈非擧動解倦之謂乎아 及考㑊字컨대 不收於韻이니 若音爲亦이면 殊無意味요 當從跡韻이라야 庶乎爲妥라

足陽明之瘧은 令人先寒하야 洒淅洒淅寒甚이라가 久乃熱하고 熱去에 汗出하며 喜見日月光火氣하야 乃快然하니 刺足陽明跗上이요

陽明이 雖多血多氣之經이나 而寒邪勝之라 故로 先爲寒이라가 久乃熱이요 熱去則邪解 故로 汗出이라 經脈篇에 曰 陽明病이 至則惡人與火라하야늘 今反喜見日月光하고 及得火氣에 乃快然者는 何也오 蓋陽明이 受陽邪면 胃之實也라 故로 惡熱하고 陽明이 受陰邪면 胃之虛也라 故로 喜煖耳라 跗上은 卽本經之衝陽穴이라

足太陰之瘧은 令人不樂하야 好太息하며 不嗜食하며 多寒熱하며 汗出하고 病至則善嘔하고 嘔已乃衰하니 卽取之요

脾者는 心之子니 脾病則心氣不舒 故로 不樂이요 脾不化則上焦痞塞 故로 好太息而不嗜食이라 太陰主裏하야 邪不易解 故로 多寒熱汗出이라 脾脈이 絡胃上鬲挾咽 故로 病至則善嘔라 然이나 必待其嘔已病衰하야 方可取之라 王氏曰 取之井兪及公孫也라하니 皆本經穴이라

足少陰之瘧은 令人嘔吐甚하며 多寒熱하되 熱多寒少하며 欲閉戶牖而處하니 其病難已요

腎脈이 上貫肝鬲하야 入肺中하고 循喉嚨하니 陰邪上衝 故로 爲嘔吐甚이라 腎病則陰虛하고 陰虛 故로 熱多寒少요 病在陰者는 喜靜 故로 欲閉戶牖而處라 腎爲至陰之藏而邪居之 故로 病深難已라 此不言刺者는 必缺失也니 王氏曰 大鍾太谿悉主之라하니 皆本經穴이라 ○ 牖는 音有라

足厥陰之瘧은 令人腰痛하며 少腹滿하며 小便不利하야 如癃狀이나 非癃也요 數便하며 意恐懼하며 氣不足하며 腹中悒悒하니 刺足厥陰이라

肝脈이 過陰器하야 抵少腹하고 布脇肋 故로 爲腰腹小便之病이라 凡小水不利爲癃이나 今曰如癃狀非癃也는 蓋病不在水而在於肝邪之陷이라 故로 亦如小便不利而急數欲便也라 意恐懼者는 肝氣不足也요 腹中悒悒은 不暢之貌라 皆當刺足厥陰之經이니 王氏曰 太衝主之라하니 卽本經穴이라 ○ 癃은 良中切이요 悒은 音邑이라

○ 肺瘧者는 令人心寒하되 寒甚熱하고 熱間[1]善驚하야 如有所見者하니 刺手太陰陽明이요

此下는 言五藏瘧刺而幷及於胃也라 肺者는 心之蓋也니 以寒邪而乘所不勝 故로 肺瘧者는 令人心寒이라 寒甚復熱而心氣受傷 故로 善驚하야 如有所見하니 當刺其表裏二經하야 以寫陽明之實하고 補太陰之虛也라 王氏云 手太陰之絡列缺과 陽明之原合谷主之라하니라

心瘧者는 令人煩心甚하야 欲得淸水하되 反寒多하고 不甚熱하니 刺手少陰이요

瘧邪在心 故로 煩心甚하야 欲得水以解也라 心本陽藏이나 爲邪所居則陽虛陰盛 故로 反寒多而不甚熱이라 王氏曰 神門主之라하니 卽手少陰穴이라

肝瘧者는 令人色蒼蒼然하고 太息하며 其狀若死者하니 刺足厥陰하야 見血이요

肝屬木 故로 色蒼蒼然이요 肝鬱則氣逆 故로 太息이라 木病則堅强 故로 其狀若死라 刺足厥陰見血者는 王氏曰 中封主之라하니라 ○ 按上文에 已言足厥陰等瘧而此重言之는 蓋上文所言者

1) 間: 輕의 뜻임.

는 言經病也라 故로 復明藏病之詳如此니 下文脾腎胃三藏도 義同이라

脾瘧者는 令人寒하야 腹中痛하고 熱則腸中鳴하며 鳴已汗出하니 刺足太陰이요

脾는 以至陰之藏而瘧邪居之라 故로 令人寒이요 脾脈이 自股入腹 故로 爲腹中痛이요 寒已而熱則脾氣行 故로 腸中鳴이요 鳴已則陽氣外達 故로 汗出而解也라 刺足太陰者는 王氏曰 商丘主之라하니라

腎瘧者는 令人洒洒然하며 腰脊痛하야 宛轉하며 大便難[1]하며 目眴[2]眴然하며 手足寒하니 刺足太陽少陰이요

洒洒는 寒慄貌라 腎脈이 貫脊屬腎하야 開竅於二陰 故로 腰脊之痛이 苦於宛轉而大便難也라 眴眴然은 眩動貌니 目視不明은 水之虧也요 手足寒은 陰之厥也라 刺足太陽少陰之表裏하니 取穴如前이라 ○ 眴은 音眩이라

胃瘧者는 令人且病也에 善飢而不能食하며 食而支滿腹大하니 刺足陽明과 太陰橫脈하야 出血이라

府有六而此獨言胃者는 以胃爲六府之長也라 邪在陽明이면 則胃病及脾 故로 善饑不能食而支滿腹大也라 當兼刺陽明之表裏니 王氏曰 厲兌解谿三里主之라하니라 足陽明者는 取此三穴이요 足太陰刺其橫脈出血은 謂足內踝前斜過大脈이니 則太陰之經으로 蓋卽商丘也라

○ 瘧發身方熱엔 刺跗上動脈하야 開其空하야 出其血하면 立寒이요

此下는 言諸瘧之刺法也라 身方熱者는 謂於未發之前에 熱將作也라 瘧之先熱者는 溫瘧也라 跗上動脈은 當是足陽明之衝陽穴이라 陽明은 爲多氣多血之經이니 熱盛氣壯 故로 出其血이라야 可以退熱邪也라

瘧方欲寒엔 刺手少陽明太陰과 足陽明太陰이라

瘧方欲寒은 寒之將發未發也라 刺手足陽明이라야 可以寫熱하고 刺手足太陰이라야 可以補陰이니 王氏曰 當隨此四經之井兪而刺之라하니라

瘧에 脈이 滿大急이어든 刺背兪하되 用中針하야 傍五胠兪에 各一하고 適肥瘦하야 出其血也[3]요

---

1) 腰脊痛宛轉大便難: 吳崑은 "宛은 似也요 轉은 傳送也니 言似乎傳送이나 大便難出也라 蓋主二便故然이라"하여 宛을 宛然(恰似)의 뜻으로 풀이하였고, 景岳은 宛轉을 한 단어로 보아 '구르는 모양'으로 해석하였다. 宛은 원래 宛然, 작은 모양 완, 쌓일 울의 뜻이 있다.

2) 眴: 眩과 同.

3) 瘧脈滿大急刺背兪用中針傍五胠兪各一適肥瘦出其血也: "瘧脈이 滿大어든 急刺背兪니 用中針하야 傍五胠兪各一하되 適肥瘦하야 出其血也요."라고 해석할 수도 있다.

滿大急은 陽邪之實也요 背爲諸陽所出 故로 當刺之니 卽五胠兪也라 胠者는 脇也요 一曰 旁開也라 水熱穴論에 曰 五藏兪傍五니 以寫五藏之熱이라하니 卽此謂也라 蓋此五者가 乃五藏兪傍之穴이니 以其傍開近脇 故로 曰傍五胠兪니 卽魄戶神堂魂門意舍志室也니 皆足太陽經穴이라 適肥瘦出血者는 謂瘦者는 淺之하야 少出血하고 肥者는 深之하야 多出血也라 ○ 胠는 音區라

瘧에 脈이 小實急이어든 灸脛少陰하고 刺指井[1]**이라**

脈小實急은 陰邪勝也요 陰盛者는 生內寒 故로 當灸脛之少陰以散寒하고 刺指之井以補陽也라 王氏曰 灸脛少陰은 是爲復溜요 刺指井者는 謂足太陽之至陰이라하니라

瘧에 脈이 滿大急이어든 刺背兪하되 用五胠兪와 背兪各一하야 適行至於血也요

此節은 重複이라

瘧에 脈이 緩大虛어든 便宜用藥이요 不宜用鍼이라

鍼은 有寫而無補 故로 脈虛者는 不宜用鍼이라 脈度篇에 曰 盛者는 寫之하고 虛者는 飮藥以補之라하니 卽此之謂라

凡治瘧에 先發如食頃이라야 乃可以治요 過之則失時也라

先時엔 邪正未合 故로 可以治요 旣合而治면 則邪正不分하야 反傷氣矣라

諸瘧而脈不見이어든 刺十指間出血하야 血去면 必已하니 先視身之赤如小豆者하야 盡取之라

脈不見者는 邪盛氣逆而脈伏也라 故로 當刺十指之血하야 以寫其實이라

十二瘧者는 其發이 各不同時하니 察其病形하야 以知其何脈之病也라

十二瘧者는 如前之六經六藏也라 其發不同 故로 當因其形證而察屬何經之病이라

先其發時如食頃而刺之니 一刺則衰하고 二刺則知하고 三刺則已요

一刺之病氣雖衰나 猶未覺也라 故로 必再刺라야 始知其效하고 三刺而後에야 病可已라

不已어든 刺舌下兩脈出血하고

如下文이라

不已어든 刺郄中盛經出血하며

卽委中也니 其穴이 在足太陽 故로 曰盛經이라

---

1) 瘧脈小實急灸脛少陰刺指井: "瘧에 脈小實이어든 急灸脛少陰하고 刺指井이라"로 해석할 수도 있다.

又刺項已下俠脊者하면 **必已**니

足太陽之大杼風門也라

舌下兩脈者는 **廉泉也**라

任脈穴이라

刺瘧者는 **必先問其病之所先發者**하야 **先刺之**니

先伐其本也니 如下文이라

先頭痛及重者는 **先刺頭上**과 **及兩額兩眉間**하야 **出血**하고

頭上者는 上星百會也니 督脈穴이요 兩額者는 懸顱也니 足少陽穴이요 兩眉間者는 攢竹也니 足太陽穴이라

先項背痛者는 **先刺之**하고

在項者는 風池風府主之요 在背者는 大杼神道主之라 風府神道는 俱督脈穴이요 風池는 足少陽穴이요 大杼는 足太陽穴이라

先腰脊痛者는 **先刺郄中出血**하고

腰背는 皆屬太陽 故로 當刺委中穴이라

先手臂痛者는 **先刺手少陰陽明**과 **十指間**하고

手少陰陽明은 皆以井穴爲言이요 又刺十指間者는 各隨其所病之經也니 亦取井穴이라

先足脛痠痛者는 **先刺足陽明**하고 **十指間出血**이라

十指間出血者는 各因邪居之所하야 寫其井也라

風瘧은 **瘧發則汗出惡風**하니 **刺三陽經背兪之血者**하고

三陽經背兪之血은 謂足太陽膀胱兪와 足陽明胃兪와 足少陽膽兪니 皆足太陽經穴이라

胻痠痛甚하야 **按之不可**를 **名曰胕[1]髓病**이니 **以鑱鍼**으로 **鍼絶骨出血**하면 **立已**라

胻은 脛骨也라 按之不可는 痛益甚也라 其邪深伏 故로 名曰胕髓病이라 鑱鍼은 第一鍼也라 絶骨은 本名懸鐘이니 足少陽經穴이라 ○ 胻은 音杭이요 又下敬切이라 痠은 音酸이요 胕는 音附요 鑱은 音讒이라

---

1) 胕: 발(足也), 창자(腑也) 부. 여기에서는 附의 假借字로 보임.

身體小痛이어든 刺至陰이라

足太陽經穴이라

諸陰之井은 無出血하고 間日一刺[1]라

此는 承上文而言이니 凡取諸陰之井하되 皆不可使之出血이요 但間日一刺之면 則邪氣自泄矣라 然則可出血者는 惟三陽之井而眞陰不可傷也라

瘧不渴하고 間日而作이어든 刺足太陽하고

不渴者는 內無邪하고 邪在表耳 故로 當刺足太陽이라

渴而間日作이어든 刺足少陽이라

渴則邪在表裏之間 故로 當刺足少陽이라 ○ 雜病篇에 曰 瘧不渴하고 間日而作이어든 取足陽明하고 渴而日作이어든 取手陽明이라하니 與此不同이라 見鍼刺類五十三이라

溫瘧에 汗不出이어든 爲五十九刺라

五十九刺法은 詳鍼刺類三十九四十이라

如瘧證

『素問·至眞要大論』○ 五十一

帝曰 火熱復에 惡寒發熱이 如有瘧狀하야 或一日發하고 或間數日發하니 其故는 何也오

凡病寒熱이 多由外感이나 然이나 有不因風寒而火熱內盛者도 亦爲惡寒發熱하고 其作有期하야 狀雖似瘧이나 而實非瘧證이라 故로 特爲問辨也라

岐伯이 曰 勝復之氣 會遇之時에 有多少也라 陰氣多而陽氣少則其發日遠하고 陽氣多而陰氣少則其發日近이라 此는 勝復相薄에 盛衰之節이니 瘧亦同法이니이다

夫寒熱者는 陰陽之氣也요 遲速者는 陰陽之性也라 人之陰陽은 則水火也며 營衛也라 有熱而反寒者는 火極似水也요 寒而反熱者는 陰極似陽也라 陰陽이 和則血氣匀하야 表裏治하고 陰陽이 不和則勝復之氣가 會遇之時에 各有多少矣라 故로 陽入之陰則陰不勝陽而爲熱하고 陰出之陽

---

1) 身體小痛刺至陰諸陰之井無出血間日一刺: 『甲乙』과 『太素』에는 '身體小痛이어든 刺諸陰之井하되 無出血이요 間日一刺라'로 되어 있다.

則陽不勝陰而爲寒이라 又若陰多陽少則陰性緩而會遇遲 故로 其發日遠하고 陽多陰少則陽性速而會遇蚤 故로 其發日近이라 此勝復盛衰之節이 雖非瘧證이나 而多變似瘧하니 法亦同然이라 所謂同者는 皆陰陽出入之理也나 然이나 同中에 自有不同하니 則曰是瘧曰非瘧이라 是瘧非瘧者는 在有邪無邪之辨耳라 眞瘧은 有邪하니 由衛氣之會로 以爲止作하고 似瘧은 無邪하니 由水火爭勝으로 以爲盛衰라 此는 則一責在表하고 一責在裏하며 一治在邪하고 一治在正하니 勿謂法同而治亦同也라 同與不同之間이 卽殺人生人之岐也니 學者於此에 不可不察이라

欬證

『素問·欬論』全 ○ 五十二 附欬證治法

黃帝問曰 肺之令人欬는 何也오 岐伯이 對曰 五藏六府 皆令人欬요 非獨肺也니이다

令은 平聲이요 欬는 康蓋切이라

帝曰 願聞其狀하노이다 岐伯이 曰 皮毛者는 肺之合也니 皮毛先受邪氣하면 邪氣以從其合也요

邪氣는 風寒也라 皮毛先受之則入於肺하니 所以從其合也라

其寒飮食이 入胃하야 從肺脈으로 上至於肺則肺寒하고 肺寒則外內合邪하야 因而客之則爲肺欬라

肺脈이 起於中焦하야 循胃口하야 上鬲屬肺 故로 胃中飮食之寒이 從肺脈으로 上於肺也라 所謂形寒寒飮則傷肺가 正此節之謂라

五藏이 各以其時로 受病하니 非其時[1]면 各傳以與之[2]라

如肝當受病於春이 以其時也나 然이나 有非木令之時而肝亦病者는 正以肺先受邪而能傳以與之也라 凡諸藏府之非時受邪者는 其義皆然이니 所以五藏六府가 雖皆有欬나 然이나 無不由於肺者라

人與天地로 相參 故로 五藏이 各以治時로 感於寒則受病하야 微則爲欬하고 甚者는 爲泄爲痛이라

治時는 治令之時也라 上文에 言外內合邪라하니 此卽其證이라 邪微者는 淺而在表 故로 爲欬요

---

1) 非其時: 『素問釋義』에서는 衍文으로 보았다.
2) 五藏各以其時受病非其時各傳以與之: "五藏이 各以其時로 受病하되 非其時면 各傳以與之라"로 해석해도 된다.

甚者는 深而入裏 故로 爲泄爲痛이라

乘秋則肺先受邪하고 **乘春則肝先受之**하고 **乘夏則心先受之**하고 **乘至陰則脾先受之**하고 **乘冬則腎先受之**하니이다

此는 卽治時受病也라 故로 當其時者가 必先受之라

○ **帝曰 何以異之**오

此下는 辨五藏之欬不同也라

岐伯이 **曰 肺欬之狀**은 **欬而喘息有音**하며 **甚則唾血**하고

肺主氣而司呼吸 故로 喘息有音이라 唾血者는 隨欬而出하야 其病在肺하니 與嘔血者로 不同이라

心欬之狀은 **欬則心痛**하고 **喉中**이 **介介如梗狀**하며 **甚則咽腫喉痹**하고

心脈이 起於心中하야 出屬心系하고 上挾於咽 故로 病이 喉中梗介하고 咽腫喉痹也라 介介는 如有所梗이니 妨碍之意라

肝欬之狀은 **欬則兩脇下痛**하고 **甚則不可以轉**하니 **轉則兩胠下滿**하고

肝脈이 布脇肋 故로 病如是라 胠는 腋下脇也라 ○ 胠는 區去二音이라

脾欬之狀은 **欬則右胠下痛**하야 **陰陰引肩背**하고 **甚則不可以動**하니 **動則欬劇**하고

脾脈이 上膈挾咽하고 其支者가 復從胃로 別上膈 故로 爲胠下痛而陰陰然痛引肩背라 脾應土하고 其性靜 故로 甚者不可以動이요 動則增劇也라 ○ 按컨대 脾欬則右胠下痛者는 蓋陰土之氣가 應於坤하야 出西南也라 觀平人氣象論에 曰 胃之大絡을 名曰虛里니 貫鬲絡肺하야 出於左乳下라하니 豈非陽土之氣應於艮而出東北乎아 人與天地로 相參하니 理有無往不合者라 ○ 劇은 音極이라

腎欬之狀은 **欬則腰背相引而痛**하고 **甚則欬涎**이니이다

腎脈이 貫脊하야 系於腰背 故로 相引而痛이요 其直者는 入肺中하야 循喉嚨 故로 甚則欬涎이라 蓋腎爲水藏이니 主涎飮也라

○ **帝曰 六府之欬**는 **奈何**며 **安所受病**고

此下는 辨六府之欬不同也라

岐伯이 **曰 五藏之久欬 乃移於六府**라

五藏之久欬不已則病及於府하니 皆各因其合而表裏相移也라

脾欬不已則胃受之하니 **胃欬之狀**은 **欬而嘔**하니 **嘔甚則長蟲**이 **出**하고

脾與胃合 故로 脾欬不已면 胃必受之요 胃不能容則氣逆爲嘔라 長蟲은 蚘蟲也니 居腸胃之中이라가 嘔甚則隨氣而上出이라 ○ 蚘는 音回라

肝欬不已則膽受之하니 **膽欬之狀**은 **欬嘔膽汁**하고

膽汁은 苦汁也라

肺欬不已則大腸受之하니 **大腸欬狀**은 **欬而遺失**하고

遺失은 甲乙經에 作遺矢하니 大腸病也라 ○ 矢는 屎同이라

心欬不已則小腸受之하니 **小腸欬狀**은 **欬而失氣**하야 **氣與欬俱失**하고

小腸之下는 則大腸也요 大腸之氣는 由於小腸之化 故로 小腸受邪而欬則下奔失氣也라

腎欬不已則膀胱受之하니 **膀胱欬狀**은 **欬而遺溺**하고

膀胱爲津液之府 故로 邪氣居之則欬而遺溺라

久欬不已則三焦受之하니 **三焦欬狀**은 **欬而腹滿**하야 **不欲飮食**이라

久欬不已則上中下三焦가 俱病하야 出納升降이 皆失其和라 故로 腹滿不能食飮이라

此는 **皆聚於胃**하고 **關於肺**하야 **使人多涕唾而面浮腫**하고 **氣逆也**니이다

此下는 總結諸欬之證而幷及其治也라 諸欬가 皆聚於胃하고 關於肺者는 以胃爲五藏六府之本이요 肺爲皮毛之合이니 如上文所云 皮毛先受邪氣와 及寒飮食入胃者가 皆肺胃之候也라 陽明之脈이 起於鼻하야 會於面하고 出於口 故로 使人多涕唾而面浮腫하고 肺爲藏府之蓋而主氣 故로 令人欬而氣逆이라

帝曰 治之奈何오 **岐伯**이 **曰 治藏者**는 **治其兪**하고 **治府者**는 **治其合**하고 **浮腫者**는 **治其經**하니이다 **帝曰 善**하노이다

脈之所注者爲兪요 所入者爲合이요 所行者爲經이니 諸藏府皆然也라 詳經絡類十四十六이라 ○ 愚按컨대 欬證은 必由於肺어늘 而本篇에 曰 五藏六府皆令人欬라하고 又曰 五藏이 各以其時로 受病하니 非其時면 各傳以與之라하니 則不獨在肺矣라 蓋欬有內傷外感之分이라 故로 自肺而傳及五藏者有之하고 自五藏而傳於肺者도 亦有之라 如風寒暑濕이 傷於外則必先中於皮毛로되 皮毛爲肺之合而受邪不解하니 此는 則自肺而後에 傳於諸藏也요 勞慾情志가 傷於內則藏氣受傷이로되 先由陰分而病及上焦하니 此는 則自諸藏而後에 傳於肺也라 但自表而入者는 其病在陽 故로 必自表而出之니 治法은 宜辛宜溫하야 求其屬而散去外邪면 則肺氣淸而欬自愈矣요 自

內而生者는 傷其陰也니 陰虛於下則陽浮於上하고 水涸金枯則肺苦於燥하고 肺燥則痒하고 痒則欬不能已하니 治此者는 宜甘以養陰하고 潤以養肺하야 使水壯氣復而肺則寧也라 大法에 治表邪者는 藥不宜靜이니 靜則留連不解하야 久必變生他病이라 故로 最忌寒凉收斂之劑니 如五藏生成篇所謂肺欲辛者此也요 治裏證者는 藥不宜動이니 動則虛火不寧하고 眞陰不復하야 燥痒愈增하야 病必日甚이라 故로 最忌辛香助陽等劑니 如宣明五氣篇所謂辛走氣하니 氣病에 無多食辛者此也라 然이나 治表者는 雖宜從散이나 若形氣病氣俱虛者는 又當補其中氣而佐以溫解之藥이니 若專於解散이면 恐肺氣益弱하고 腠理益疎하야 外邪乘虛易入而病益甚也요 治裏者는 雖宜靜以養陰이나 若命門陽虛하야 不能納氣면 則參薑桂附之類도 亦所必用이요 否則氣不化水하야 終無濟於陰也라 至若因於火者는 宜淸하고 因於濕者는 宜利하고 因痰者는 降其痰하고 因氣者는 理其氣하여는 雖方書所載에 條目極多나 求其病本이면 則惟風寒勞損二者가 居其八九라 風寒者는 責在陽實이요 勞損者는 責在陰虛니 此欬證之綱領이라 其他治標之法은 亦不過隨其所見之證이니 而兼以調之則可나 原非求本之法也라 至於老人之久嗽者하여는 元氣旣虛하야 本難全愈니 多宜溫養脾肺요 或兼治標라도 但保其不致羸困則善矣라 若求奇效而必欲攻之면 則非計之得也라 夫治病本難而治嗽者爲尤難이니 在不得其要耳라 故로 余陳其大略如此하니 觀者勿謂治法不詳而忽之也라

動靜勇怯 喘汗出於五藏

『素問·經脈別論』○ 五十三

黃帝問曰 人之居處動靜勇怯에 脈亦爲之變乎아 岐伯이 對曰 凡人之驚恐恚勞動靜에 皆爲變也니이다

脈은 以經脈血氣니 統言之也라 恚는 怒也라 ○ 恚는 慧畏二音이라

是以로 夜行則喘出於腎하야 淫氣病肺하고

此下四條에 言喘者는 喘屬氣하니 病在陽也라 腎者는 至陰也요 陰受氣於夜하니 夜行則勞骨傷陰 故로 喘出於腎이라 淫氣者는 陰傷則陽勝하야 氣逆爲患也라 肺腎은 爲母子之藏而少陰之脈이 上入肺中 故로 喘出於腎則病苦於肺라

有所墮恐하면 喘出於肝하야 淫氣害脾하고

有所墮墜而恐者는 傷筋損血 故로 喘出於肝이라 肝氣淫則害於脾하니 木乘土也라

有所驚恐하면 喘出於肺하야 淫氣傷心하고

驚恐則神氣散亂하되 肺藏氣 故로 喘出於肺요 心藏神 故로 淫氣傷之라

度水跌仆하면 **喘出於腎與骨**하나니

水氣는 通於腎하고 跌仆면 傷於骨 故로 喘出焉이라 ○ 仆는 音付라

當是之時하야 **勇者**는 **氣行則已**어니와 **怯者**는 **則着而爲病也**라

此는 結上文而言有病有不病者가 因氣有强弱不同也라

故로 **曰 診病之道**는 **觀人勇怯**과 **骨肉皮膚**하야 **能知其情**이라야 **以爲診法也**라 하니이다

勇으로 可察其有餘하고 怯으로 可察其不足하며 骨로 可以察腎하고 肉으로 可以察脾하며 皮膚로 可以察肺하니 望而知其情이면 卽善診者也라

○ **故**로 **飮食飽甚**하면 **汗出於胃**하고

此下五條에 言汗者는 汗屬精하니 病在陰也라 飮食飽甚하면 則胃氣滿而液泄 故로 汗出於胃라

驚而奪精하면 **汗出於心**하고

驚則神散하고 神散則奪其精氣 故로 汗出於心이라

持重遠行하면 **汗出於腎**하고

持重遠行則傷骨하고 腎主骨 故로 汗出於腎이라

疾走恐懼하면 **汗出於肝**하고

肝主筋而藏魂하니 疾走則傷筋하고 恐懼則傷魂 故로 汗出於肝이라

搖體勞苦하면 **汗出於脾**라

搖體勞苦하면 則肌肉四支皆動하니 脾所主也라 故로 汗出於脾라 本病論에 曰 醉飽行房하면 汗出於脾라하니라

故로 **春秋冬夏 四時陰陽**에 **生病**이 **起於過用**하니 **此爲常也**니이다

五藏受氣에 强弱이 各有常度하니 若勉强過用하야 必損其眞則病之所由起也라

熱食汗出

『靈樞·營衛生會篇』○ 五十四

黃帝曰 人有熱飮食下胃하면 **其氣未定**하야 **汗則出**이로되 **或出於面**하고 **或出於背**하고 **或出於身半**하야 **其不循衛氣之道而出**하니 **何也**오

飮食入胃하면 其氣各有所行하니 如經脈別論에 曰 散精於肝하면 淫氣於筋하고 濁氣歸心하면 淫精於脈之類是也라 衛氣之道는 晝行於陽하고 夜行於陰하야 有常度也라 今有熱飮食者는 方入於胃하야 其氣之留行이 未定而汗輒外泄하야 出無方所하니 是不循衛氣之道也라 故로 以爲問이라

岐伯이 曰 此는 外傷於風하고 內開腠理하야 毛蒸理泄하면 衛氣走之하야 固不得循其道니

風爲陽邪니 有外熱也요 熱食氣悍하니 因內熱也라 熱之所聚면 則開發腠理하니 所以毛蒸理泄而衛氣走之라 故로 不循其常道也라

此氣는 慓悍滑疾하야 見開而出 故로 不得從其道라 故로 命曰漏泄이니이다

此는 卽熱食之氣也니 出不由度 故로 曰漏泄이라 ○ 慓는 音飄니 急也라

鼓脹

『素問·腹中論』○ 五十五

黃帝問曰 有病心腹滿하야 旦食則不能暮食하니 此爲何病고 岐伯이 對曰 名爲鼓脹이니이다

內傷脾腎하야 留滯於中하면 則心腹脹滿하고 不能再食하야 其脹如鼓 故로 名鼓脹이라

帝曰 治之奈何오 岐伯이 曰 治之以雞矢醴니 一劑知하고 二劑已니이다

雞矢之性이 能消積下氣하고 通利大小二便하니 蓋攻伐實邪之劑也라 一劑에 可知其效하고 二劑에 可已其病이라 凡鼓脹이 由於停積及濕熱有餘者는 皆宜用之요 若脾腎虛寒發脹과 及氣虛中滿等證엔 最所忌也니 誤服則死라 按普濟方에 云 治脾虛不能制水하야 水反勝土하야 水穀不運하고 氣不宣流라 故로 令中滿者는 宜雞矢醴主之라하니 此說은 不明虛實하야 殊失經意니 不可不察이라 ○ 雞矢醴法은 按正傳에 云 用羯雞[1]矢一升하야 研細하고 炒焦色하야 地上出火毒하고 以百沸湯으로 淋汁이라 每服一大盞에 調木香檳榔末各一錢하야 日三服하되 空腹에 服이니 以平爲度라하니라 ○ 又按醫鑑等書에 云 用乾羯雞矢八合하야 炒微焦하고 入無灰好酒三碗하야 共煎乾至一半許면 用布濾取汁이라 五更에 熱飮則腹鳴하고 辰巳時에 行二三次면 皆黑水也라 次日에 覺足面漸有繆紋이어든 又飮一次니 則漸繆至膝上而病愈矣라 此二法은 似用後者爲便이라

帝曰 其時有復發者는 何也오

脹病은 多反復也라

---

1) 羯雞: 들 닭, 野生 닭.

岐伯이 **曰 此**는 **飮食不節 故**로 **時有病也**라

鼓脹之病이 本因留滯 故로 不可復縱飮食也라

雖然이나 **其病且已時**라 **故**로 **當病氣聚於腹也**니이다

病雖將愈나 而復傷其脾하니 所以氣復聚也라

藏府諸脹

『靈樞·脹論』全 ○ 五十六 附腫脹治法

黃帝曰 脈之應於寸口에 **如何而脹**고 **岐伯**이 **曰 其脈**이 **大堅以濇者脹也**니이다

脈大者는 邪之盛也요 脈堅者는 邪之實也며 濇은 因氣血之虛而不能流利也라 大都洪大之脈은 陰氣必衰하고 堅强之脈은 胃氣必損 故로 大堅以濇則病當爲脹이라

黃帝曰 何以知藏府之脹也오 **岐伯**이 **曰 陰爲藏**이요 **陽爲府**니이다

濇而堅者는 爲陰이니 其脹在藏하고 大而堅者는 爲陽이니 其脹在府라 一曰 脈病在陰則脹在藏하고 脈病在陽則脹在府라하니 亦通이라

黃帝曰 夫氣之令人脹也에 **在於血脈之中耶**아 **藏府之內乎**아 **岐伯**이 **曰 三者皆存焉**이나 **然**이나 **非脹之舍也**니이다

舍는 言留止之處也라

黃帝曰 願聞脹之舍니이다 **岐伯**이 **曰 夫脹者**는 **皆在於藏府之外**하야 **排藏府而郭**[1]**胸脇**하야 **脹皮膚 故**로 **命曰脹**이니이다

排擠於藏府之外하야 以胸脇爲郭而居於皮膚之中하니 是卽脹之所舍라

黃帝曰 藏府之在胸脇腹裏之內也는 **若匣匱之藏禁器**[2]**也**라 **各有次舍**하고 **異名而同處**하며 **一域之中**에도 **其氣各異**[3]하니 **願聞其故**하니이다

此下에 仍當有岐伯答辭一節이니 必闕失也라

黃帝曰 未解其意로니 **再問**하노이다 **岐伯**이 **曰 夫胸腹**은 **藏府之郭**[4]**也**요

---

1) 郭: 廓과 通하는데 廓은 넓힐(擴), 열(開) 확.

2) 禁器: 貴重한 물건을 뜻함.

3) 各有次舍 異名而同處 一域之中 其氣各異: 藏府에는 각기 일정한 位置가 있고 따라서 名稱도 다르나 크게 보면 居處가 서로 같으며, 동일 區域 안에 있는 臟器도 그 機能이 다름을 말함.

胸腹者는 所以保障五內 故로 爲藏府之郭이라

膻中者는 心主之宮城也요

膻中은 胸中也라 肺覆於上하고 膈膜이 障於下하야 爲淸虛周密之宮이니 心主之所居也라 故로 曰宮城이라 ○ 膻은 唐坦切이라

胃者는 太倉也요

胃爲水穀之海 故로 曰太倉이라

咽喉小腸者는 傳送也요

咽喉傳送者는 穀氣自上而入이요 小腸傳送者는 淸濁이 自下而出이라

胃之五竅者는 閭里門戶也요

閭는 巷門也요 里는 隣里也라 周禮에 五家爲比요 五比爲閭라하니 蓋二十五家爲閭也라 風俗通[1]에 曰 五家爲軌요 十軌爲里라하니 蓋五十家爲里也라 胃之五竅 爲閭里門戶者는 非言胃有五竅이요 正以上自胃脘으로 下至小腸大腸히 皆屬於胃라 故로 曰閭里門戶니 如咽門賁門幽門闌門魄門이 皆胃氣之所行也라 故로 總屬胃之五竅라 ○ 軌는 音癸라

廉泉玉英者는 津液之道也라

二穴은 俱屬任脈이요 玉英은 卽玉堂이라

故로 五藏六府者는 各有畔界[2]하야 其病에 各有形狀이라

畔界에 各有所屬 故로 病之形見을 可按也라 ○ 畔은 音叛이라

營氣循脈이나 衛氣逆하면 爲脈脹[3]이요

淸者爲營이요 營在脈中하야 其氣精專하니 未卽致脹이라 濁者爲衛요 衛行脈外하야 其氣慓疾滑利而行於分肉之間이라 故로 必由衛氣之逆而後에 病及於營則爲脈脹이라 是以로 凡病脹者는 皆發於衛氣也라

衛氣並脈하야 循分하면 爲膚脹이라

衛氣逆而並於脈하야 復循分肉之間 故로 爲膚脹이라

---

4) 郭: 『甲乙』과 『太素』에는 '城郭'으로 되어 있다.
1) 風俗通: 後漢 應劭의 撰으로 風俗의 過謬를 論한 책임.
2) 畔界: 境界와 같다.
3) 營氣循脈衛氣逆爲脈脹: 『太素』에는 '營氣循脈爲脈脹'으로 되어 있다.

三里而寫니 近者는 一下요 遠者는 三下하되 無問虛實하고 工[1]在疾寫니이다

三里는 足陽明經穴이요 陽明은 爲五藏六府之海而主肌肉이라 故로 脹在肌膚者는 當以鍼寫之라 一下三下는 謂一次再次三次也니 蓋邪有遠近 故로 寫有難易耳라

○ 黃帝曰 願聞脹形하노이다

此下는 辨脹病之形證也라

岐伯이 曰 夫心脹者는 煩心短氣하며 臥不安하고 肺脹者는 虛滿而喘咳하고 肝脹者는 脇下滿而痛引小腹하고 脾脹者는 善噦하며 四肢煩悗하며 體重不能勝衣하며 臥不安하고 腎脹者는 腹滿引背하야 央央然[2]하며 腰髀痛하고

此는 五藏之脹也라 悗은 悶亂也요 央央然은 困苦貌라 ○ 悗은 美本切이라

六府脹에 胃脹者는 腹滿하며 胃脘痛하며 鼻聞焦臭하며 妨於食하며 大便難하고 大腸脹者는 腸鳴而痛하야 濯濯하며 冬日에 重感於寒則飧泄不化하고 小腸脹者는 少腹䐜脹하며 引腰而痛하고 膀胱脹者는 少腹滿而氣癃하고 三焦脹者는 氣滿於皮膚中하야 輕輕然而不堅하고 膽脹者는 脇下痛脹하며 口中苦하며 善太息이라

此는 六府之脹也라 濯濯은 腸鳴水聲也라 飧泄不化는 完穀而泄也라 氣癃은 膀胱氣閉하야 小水不通也라 ○ 飧은 音孫이요 䐜은 音嗔이요 癃은 良中切이라

○ 凡此諸脹者는 其道在一이니 明知逆順이면 針數不失이라 寫虛補實하면 神去其室하고 致邪失正하야 眞不可定하니 麤之所敗니 謂之夭命이요 補虛寫實하면 神歸其室하야 久塞其空하니 謂之良工이니이다

此下는 言治脹之得失也라 脹有虛實하니 而當補當寫에 其道惟一이요 無二岐也라 能察者를 謂之良工이어니와 彼粗者誤用則傷人之命矣라

黃帝曰 脹者는 焉生이며 何因而有잇가 岐伯이 曰 衛氣之在身也에 常然並脈하야 循分肉하되 行有逆順하니 陰陽相隨라야 乃得天和하야 五藏更始[3]하고 四時循序라야 五穀乃化라

---

1) 工: 功과 通.
2) 央央然: 『甲乙』에는 '怏怏然', 『太素』에는 '怏然'으로 되어 있다. 怏은 원망할, 앙심먹을 앙.
3) 五藏更始: 『甲乙』에는 '五藏皆治', 『太素』에는 '五藏更治'로 되어 있다.

此는 衛氣之常度也라

然後[1]에 **厥氣在下**하야 **營衛留止**하면 **寒氣逆上**하야 **眞邪相攻**하야 **兩氣相搏**하야 **乃合爲脹也**니이다

上節은 言衛氣之順이요 此節은 明衛氣之逆也라 厥逆之氣가 自下而上이면 營衛失常 故로 眞邪相攻而合爲脹也라

黃帝曰 善하노이다 **何以解惑**이니잇고 **岐伯**이 **曰 合之於眞**이니 **三合**이라야 **而得**이니이다 **帝曰 善**하노이다

不得其眞하니 所以生惑이라 脹이 雖由於衛氣나 然이나 有合於血脈之中者는 在經絡也요 有合於藏者는 在陰分也요 有合於府者는 在陽分也니 三合旣明이라야 得其眞矣라

黃帝問於岐伯曰 脹論[2]에 **言 無問虛實**하고 **工在疾寫**니 **近者**는 **一下**하고 **遠者**는 **三下**라하니 **今有其三而不下者**는 **其過焉在**오

不下者는 言脹不退也라

岐伯이 **對曰 此**는 **言陷於肉肓**[3]**而中氣穴者也**라

上文에 云 一下三下者는 言鍼當必陷於肉肓하고 亦必中於氣穴然後에 可以取效也라 肓義는 見本類後六十七이라

不中氣穴則氣內閉하고 **針不陷肓則氣不行**하고 **上越中肉**[4]**則衛氣相亂**하야 **陰陽相逐**[5]이라

不中穴과 不陷肓은 則妄中於分肉間矣라 故로 衛氣相亂하야 而陰陽之邪가 反相逐以乘之也라

其於脹也에 **當寫不寫**면 **氣故不下**하니

不得其氣穴肉肓也라

三而不下하면 **必更其道**하야 **氣下乃止**하고 **不下復始**하면 **可以萬全**이니 **烏有殆者乎**리오

---

1) 然後: 『甲乙』에는 '然而'로 되어 있다.
2) 脹論: '夫子'를 잘못 쓴 것으로 보인다.
3) 肉肓: 肌肉間의 孔隙을 뜻하는 것으로 보인다.
4) 上越中肉: 『語譯』에 "上越은 '鍼入皮而未陷肓'을 말하고 中肉은 '不中氣穴 誤中于分肉之間'을 가리킨다."고 하였다.
5) 相逐: 相爭과 같다.

三而不下는 必未得其所也라 故로 當更穴하야 再刺之라

其於脹也에 必審其胗[1)]하야 當寫則寫하고 當補則補하면 如鼓應桴리니 惡有不下者乎리잇고

脣瘍을 曰胗이니 蓋脹之微甚이 必見於脣이라 故로 當審之於此하야 以察其虛實이라 然이나 胗字未妥하니 必脈字之誤也라 胗은 疹同이요 桴는 音孚라 ○ 愚按컨대 腫脹一證을 觀本篇之義면 則五藏六府가 無不有之라 再考諸篇이면 如脈要精微論에 曰 胃脈實하야 氣有餘則脹이라하고 邪氣藏府病形篇에 曰 胃病者는 腹䐜脹하니 胃脘當心而痛이라하고 本神篇에 曰 脾氣實則腹脹涇溲不利라하고 陰陽應象大論에 曰 濁氣在上則生䐜脹이라하니 此는 皆實脹也라 太陰陽明論에 曰 飮食起居失節하야 入五藏則䐜滿閉塞이라하고 師傳篇에 曰 足太陰之別은 公孫이니 虛則鼓脹이라하니 此는 皆虛脹也라 經脈篇에 曰 胃中寒則脹滿이라하고 異法方宜論에 曰 藏寒生滿病이라하고 風論에 曰 胃風은 鬲塞不通하며 腹善滿하며 失衣則䐜脹이라하니 此는 皆寒脹也라 陰陽別論에 曰 二陰一陽이 發病하면 善脹心滿이라하고 診要經終論에 曰 手少陰終者는 腹脹閉하고 足太陰終者도 腹脹閉라하니 此는 心脾受傷之脹也라 此外에 如六元正紀 至眞要等論에 有云 太陰所至爲重胕腫과 及土鬱之發과 太陰之初氣와 太陰之勝復은 皆濕勝之腫脹也요 有曰 水運之太過와 有曰 寒勝則浮와 有曰 太陽之司天과 太陽之勝復은 皆寒勝之腫脹也요 有曰 少陰之司天과 少陰之勝復과 少陽之司天과 少陽之勝復과 有曰 熱勝則腫은 皆火勝之腫脹也요 有曰 厥陰之司天在泉과 厥陰之復과 有曰 陽明之復은 是皆木邪侮土와 及金氣反勝之腫脹也라 觀此則不惟五藏六府요 卽五運六氣도 亦無不皆有是病이라 然이나 至眞要大論에 曰 諸濕腫滿은 皆屬於脾라하고 水熱穴論에 曰 其本在腎하고 其末在肺하니 皆聚水也라하고 又曰 腎者는 胃之關也니 關門不利 故로 聚水而從其類也라하니 由此言之면 則諸經에 雖皆有脹이나 然이나 無不干於脾肺腎三藏이라 蓋脾屬土하야 其主運化하고 肺屬金하야 其主氣하고 腎屬水하야 其主五液이라 凡五氣所化之液은 悉屬於腎하고 五液所行之氣는 悉屬於肺로되 轉輸於二藏之中하야 以制水生金者는 悉屬於脾하니 所以腫脹之生이 無不由此三者라 但證有陰陽虛實하니 如諸論之所云者를 不可不辨이라 大都陽證은 多熱하고 熱者는 多實하며 陰證은 多寒하고 寒者는 多虛하며 先脹於內而後에 及於外者는 多實하고 先腫於表而後에 甚於裏者는 多虛하며 小便黃赤하고 大便秘結者는 多實하고 小水淸白하고 大便稀溏者는 多虛하며 脈이 滑數有力者는 多實하고 弦浮微細者는 多虛하며 形色이 紅黃하고 氣息이 粗長者는 多實하고 容顔이 憔悴하고 音聲이 短促者는 多虛라 凡是實證은 必以六淫有餘하야 傷其外커나 或飮食怒氣傷其內라 故로 致氣道不行하고 三焦壅閉하니 此則多在氣分하야 無處不到 故로 不分部位하고 而多通身浮腫이라 又或氣實於中이면 則爲單腹脹急이나 然이나 陽邪는 急速하야 其至必暴하니 每成於旬日數日之間이라 此는 惟少壯者

---

1) 胗: 『甲乙』과 『太素』에는 '診'으로 되어 있는데, 여기에서의 診은 病證을 말하는 것으로 보인다.

多有之하니 但破其結氣하고 利其壅滯면 則病無不愈하니 此治實之道也라 若是虛證은 必以五志積勞커나 或酒色過度하야 傷其脾腎하야 日積月累에 其來有漸이라 此等病候는 多染於中年之外하고 其形證脈氣에 必有虛寒之候하야 顯然可察이니 非若實證之暴至하야 而邪熱壅結하고 肝氣悍逆之有因也라 治實者는 本無所難이요 最難者는 在治虛耳라 然이나 虛有在氣者하고 有在水者라 在氣者는 以脾氣虛寒하야 不能運化니 所謂氣虛中滿者가 是也요 在水者는 以脾虛不能制水면 則寒水反侮脾土하야 泛濫爲邪니 其始也 必從陰分하야 漸次而升하며 按肉如泥하고 腫有分界하니 所謂水臌水脹者가 是也라 然이나 水雖制於脾나 而實主於腎하니 蓋腎本水藏이나 而元陽生氣가 所由出이라 若腎中陽虛하면 則命門火衰하니 旣不能自制陰寒하고 又不能溫養脾土하야 陰陽이 不得其正則化而爲邪라 夫氣卽火也요 精卽水也니 氣之與水는 本爲同類로되 但在於化與不化耳라 故로 陽王則化하야 而精能爲氣하고 陽衰則不化하야 而水卽爲邪라 凡火盛水虧則病燥하고 水盛火虧則病濕 故로 火不能化하면 則陰不從陽하야 而精氣皆化爲水하니 所以水腫之證은 多屬陽虛라 故로 曰寒脹多하고 熱脹少也라 然이나 觀丹溪之治腫脹컨대 云 淸濁相混하야 隧道壅塞而爲熱하고 熱留爲濕하야 濕熱相生하면 遂成脹滿하니 治宜補其脾요 又須養肺金以制木하야 使脾無賊邪之患하고 滋腎水以制火하야 使肺得淸化之令이라하니 其說重在濕熱而猶以制火爲言이라 夫制火면 固可保金이나 獨不慮其不生土乎아 若以此法으로 施於陽實而熱者면 則可어니와 若以治陽虛而氣不化者면 豈不反助陰邪而益其病哉리오 故로 予之治此에 必察其果係實邪면 則直淸陽明하니 除之極易요 凡屬虛勞內損者는 多從溫補脾腎而愈하야 俱得復元이라 或臨證之際에 有虛實未明하야 疑似難決者면 則寧先以治不足之法으로 探治有餘하고 若果未投而病反加甚이면 是不宜補也니 不妨易轍하야 自無大害라 倘藥未及病而病自甚者는 其輕重眞假를 仍宜詳察이요 若誤以治有餘之法으로 治不足하야 而曾經峻攻者는 眞氣復傷하니 雖神丹이라도 不能療矣라 或從淸利하야 暫見平復이라도 使不大補脾腎以培根本이면 雖愈目前이나 未有不危亡踵至[1]者리니 此治虛之道也라 夫腫脹之病은 多有標實本虛하야 最爲危候니 若辨之不明이면 則禍人非淺이라

水脹膚脹鼓脹 腸覃石瘕石水

『靈樞·水脹篇』全 ○ 五十七

黃帝問於岐伯曰 水는 與膚脹鼓脹腸覃石瘕로 何以別之오

此六證者는 病異而形相似 故로 宜有以別之라 ○ 覃은 音潭이요 瘕는 加駕二音이라

岐伯이 答曰 水始起也에 目窠上微腫하야 如新臥起之狀하며

---

1) 踵至: 뒤를 따라 곧 옴. 踵은 이을(繼), 이를(至), 좇을(追) 종.

目之下爲目窠라 微腫如新臥起之狀者는 形如臥蚕也라 ○ 窠는 音科라

其頸脈이 **動**하고 **時欬**하며

頸脈은 足陽明人迎也라 陽明之脈이 自人迎으로 下循腹裏로되 而水邪乘之라 故로 爲頸脈動이요 水之標在肺 故로 爲時欬라

陰股間이 **寒**하고 **足脛**이 **瘇**하며 **腹乃大**하면 **其水已成矣**니

陰邪始於陰分也라 ○ 瘇은 腫同이라

以手按其腹하면 **隨手而起 如裹水之狀**하니 **此其候也**니이다

凡按水囊者면 必隨手而起 故로 病水者도 亦若是라 以上은 皆水腫之候라

○ 黃帝曰 膚脹은 **何以候之**오 **岐伯**이 **曰 膚脹者**는 **寒氣客於皮膚之間**하야 **鼕鼕**[1]**然**하며 **不堅**하며 **腹大身盡腫**하며 **皮厚**하고

鼕鼕은 鼓聲也라 寒氣客於皮膚之間者는 陽氣不行하야 病在氣分 故로 有聲若鼓하고 氣本無形 故로 不堅하고 氣無所不至 故로 腹大身盡腫이라 若因於水면 則有水處는 腫하고 無水處는 不腫하니 此爲可辨이라 然이나 有水則皮澤而薄하고 無水則皮厚라 ○ 鼕은 音空이라

按其腹하면 **窅**[2]**而不起**하되 **腹色**은 **不變**하니 **此其候也**니이다

寒氣在膚腠之間에 按散之면 則不能猝聚 故로 窅而不起라 腹色不變은 卽皮厚故也라 ○ 愚按此上兩條에 云 以手按其腹하야 隨手而起者는 屬水하고 窅而不起者는 屬氣하니 此固然也라 然이나 按氣囊者도 亦隨手而起하고 又水在肌肉之中에 按而散之면 猝不能聚하야 如按糟囊者도 亦窅而不起 故로 未可以起與不起爲水氣之的辨이라 但當察에 其皮厚色蒼하고 或一身盡腫하고 或自上而下者는 多屬氣하고 若皮薄色澤하고 或腫有分界하고 或自下而上者는 多屬水也라 又風水膚脹義는 詳脈色類十八이라 ○ 窅는 音夭니 深也라

○ 鼓脹은 **何如**오 **岐伯**이 **曰 腹脹身皆大**하니 **大如膚脹等也**요 **色蒼黃**하고 **腹筋**이 **起**하니 **此其候也**니이다

腹脹身皆大는 與上文膚脹者로 證同이라 色蒼黃者는 亦皮厚腹色不變之義나 但腹有筋起하야 爲稍異耳라 蓋此亦病在氣分 故로 名鼓脹也요 又鼓脹義는 見前五十五라

○ 腸覃은 **何如**오 **岐伯**이 **曰 寒氣客於腸外**하야 **與衛氣相搏**하면 **氣不得榮**하

---

1) 鼕: 튼튼하지 못 할 공(不堅也).
2) 窅: 움평눈 요.

야 因有所繫하야 癖而內著하야 惡氣乃起하야 瘜肉이 乃生이라

覃은 延布而深也라 寒氣與衛氣가 相搏則搐積不行하야 留於腸外하야 有所繫著 故로 瘕積이 起하고 瘜肉이 生하야 病日以成矣라 瘜肉은 惡肉也라 ○ 衛氣留於腹中義는 出衛氣失常篇하니 詳鍼刺類二十六이라 ○ 癖은 音僻이요 瘜은 音息이라

其始生也에 大如鷄卵이나 稍以益大하야 至其成하야는 如懷子之狀하고 久者는 離歲[1]하야 按之則堅하고 推之則移하며 月事以時下하니 此其候也니이다

離歲는 越歲也라 寒邪客於腸外하고 不在胞中 故로 無妨於月事하니 其非血病을 可知요 蓋由汁沫所聚而生이니 此腸覃之候也라

○ 石瘕는 何如오 岐伯이 曰 石瘕는 生於胞中하니 寒氣客於子門이라

胞는 卽子宮也니 男女皆有之라 在男을 謂之精室이요 在女를 謂之血海라 子門은 卽子宮之門也니 義詳三焦包絡命門辨中하니 見附翼三卷이라

子門閉塞하야 氣不得通하고 惡血을 當寫不寫하야 衃以留止하야 日以益大면 狀如懷子하고 月事不以時下하니 皆生於女子니 可導而下니이다

衃는 疑敗之血也라 子門이 閉塞則衃血留止하야 其堅如石 故로 曰石瘕라 月事不以時下는 惟女子有之也라 故로 可以導血之劑로 下之라 ○ 按컨대 篇首에 帝有石水之問而此下無答하니 必闕失也라 考之陰陽別論컨대 曰 陰陽結邪하야 多陰少陽을 曰石水니 少腹腫이라하니 其義卽此라 詳見本類前六이라 ○ 衃는 鋪杯切이라

黃帝曰 膚脹鼓脹을 可刺邪아 岐伯이 曰 先寫其脹之血絡하고 後調其經이니 刺去其血絡也니이다

先寫其脹之血絡은 謂無論虛實하고 凡有血絡之外見者를 必先寫之而後에 因虛實以調其經也라 刺去其血絡은 卽重明先寫之義라 ○ 按本篇컨대 自水而下로 所言者가 凡六證이어늘 而此獨以二證之刺爲問者는 蓋水俞五十七穴이 已詳於水熱穴論이라 故로 不必再問이라 此에 云膚脹鼓脹者는 蓋兼五證而統言之니 辭雖簡이나 而意則在也라

五癃津液別

『靈樞·五癃津液別篇』全 ○ 五十八

黃帝問於岐伯曰 水穀이 入於口하야 輸於腸胃하면 其液이 別爲五라 天寒衣

1) 離歲: 『甲乙』에는 '離歲月'로 되어 있다.

薄則爲溺與氣하며 **天熱衣厚則爲汗**하며 **悲哀氣幷則爲泣**하며 **中熱胃緩則爲唾**하며 **邪氣內逆則氣爲之閉塞而不行**하고 **不行則爲水脹**하니 **余知其然也**어니와 **不知其何由生**이니 **願聞其道**하노이다

五液者는 陰精之總稱也라 本篇은 以溺汗泣唾水 故로 名爲五라 宣明五氣篇에 曰 五藏化液하니 心爲汗이요 肺爲涕요 肝爲淚요 脾爲涎이요 腎爲唾니 是爲五液이라하고 決氣篇에 曰 精氣津液血脈이라하니 其辨有六이라 又道家에 曰 涕唾精津汗血液이라하니 其名則七이니 皆無非五液之屬耳라

岐伯이 **曰 水穀**은 **皆入於口**하되 **其味有五**하야 **各注其海**하고 **津液**이 **各走其道**라

水穀入口에 五液之所由生也라 五味之入에 各有所歸하니 辛先入肺하고 苦先入心하고 甘先入脾하고 酸先入肝하고 鹹先入腎也라 各注其海者는 人身有四海하니 腦爲髓海요 衝脈爲血海요 膻中爲氣海요 胃爲水穀之海也라 五藏四海가 各因經以受水穀之氣味라 故로 津液隨化而各走其道라

故로 **三焦**[1]**出氣**하야 **以溫肌肉**하며 **充皮膚**하니 **爲其津**이요 **其流**[2]**而不行者爲液**이라

此는 津液之有辨也니 宗氣는 積於上焦하고 營氣는 出於中焦하고 衛氣는 出於下焦라 達於表者는 陽之氣也라 故로 三焦出氣하야 以溫肌肉하며 充皮膚하야 而爲其津이니 津은 屬陽也라 營於裏者는 陰之氣也라 故로 周流於血脈之間而不散行於外하야 注於藏府하고 益於精髓而爲之液이니 液은 屬陰也라 又津液義는 詳藏象類二十五라

天暑衣厚則腠理開 故로 **汗出**하고 **寒留於分肉之間**하야 **聚沫則爲痛**이라

此는 津液之爲汗也라 熱蒸於表則津泄 故로 腠理開而汗出하고 或爲寒邪所感則液凝하야 留於肌肉之間 故로 汁沫聚而爲痛이라

天寒則腠理閉하야 **氣濕**[3]**不行**하야 **水下留於膀胱則爲溺與氣**라

此는 津液之爲溺氣也라 腠理閉密則氣不外泄 故로 氣化爲水하고 水必就下 故로 留於膀胱이라 然이나 水卽氣也니 水聚則氣生하고 氣化則水注 故로 爲溺與氣라

五藏六府는 **心爲之主**요 **耳爲之聽**이요 **目爲之候**요 **肺爲之相**이요 **肝爲之將**이

1) 三焦: 『甲乙』과 『太素』에는 '上焦'로 되어 있다.
2) 流: 『甲乙』과 『太素』에는 '留'로 되어 있다.
3) 氣濕: 『甲乙』과 『太素』에는 '氣澁'으로 되어 있다.

요 脾爲之衛요 腎爲之主外[1]라

此二節은 言津液之爲涕泣也라 心이 總五藏六府하야 爲精神之主 故로 耳目肺肝脾腎이 皆聽命於心이라 是以로 耳之聽과 目之視가 無不由乎心也라 肺朝百脈하야 而主治節 故로 爲心之相이요 肝主謀慮決斷 故로 爲心之將이요 脾主肌肉하야 而護養藏府 故로 爲心之衛요 腎主骨하야 而成立其形體 故로 爲心之主外也라

故로 五藏六府之津液은 盡上滲於目하니 心悲氣幷則心系急하고 心系急則肺擧하고 肺擧則液上溢이라 夫心系與肺는 不能上擧[2]일새 乍上乍下 故로 欬[3]而泣出矣니이다

心爲藏府之主 故로 五藏之系가 皆入於心하고 心之總系가 復上貫於肺하야 通於喉而息由以出 故로 心悲則系急而肺葉擧하고 液이 卽隨之而上溢이라 然이나 心系與肺는 本不常擧 故로 有乍上乍下요 當其氣擧而上이면 則爲欬爲泣也라 凡人之泣이 甚而繼以嗽者는 正以氣幷於上하야 而奔迫於肺耳라 按口問篇에 曰 心者는 五藏六府之主也요 目者는 宗脈之所聚也니 上液之道也요 口鼻者는 氣之門戶也라 故로 悲哀愁憂則心動하고 心動則五藏六府皆搖하고 搖則宗脈이 感하고 液道通 故로 涕泣이 出焉이라하니라

中熱則胃中消穀하고 消穀則蟲上下作하야 腸胃充郭 故로 胃緩하고 胃緩則氣逆 故로 唾出이라

此는 津液之爲唾也라 蟲爲濕熱所化요 常居腸中하니 胃熱則消穀中空하야 蟲行求食 故로 或上或下에 動作於腸胃之間이라 充郭者는 縱滿之謂니 腸郭則胃緩하고 胃緩則氣逆上行하야 涎이 隨而溢 故로 多唾也라 ○ 按宣明五氣篇에 曰 腎爲唾라하야늘 而此曰胃爲唾라하니 是는 胃之與腎이 皆主爲唾로되 蓋土鬱之唾는 在胃하고 水泛之唾는 在腎也라 ○ 郭은 廓同이라

五穀之精液이 和合而爲膏者는 內滲入於骨空하야 補益腦髓而下流於陰股라

此는 津液之爲精髓也라 膏는 脂膏也니 精液和合爲膏하야 以塡補於骨空之中이면 則爲腦爲髓爲精爲血이라 故로 上至巓頂하야 得以充實하고 下流陰股하야 得以交通也라

陰陽不和則使液으로 溢而下流於陰하니 髓液이 皆減而下하야 下過度則虛하고 虛故로 腰背痛而脛痠이라

陰陽不和則精氣俱病하니 氣病則不攝하고 精病則不守하야 精氣不相統攝 故로 液溢於下而流

---

1) 外: 『太素』에는 '水'로 되어 있다.
2) 心系與肺不能上擧: 『甲乙』에는 '心系急 肺不能上擧'로, 『太素』에는 '心系擧肺 不能上擧'로 되어 있다.
3) 欬: 『甲乙』에는 '涎'으로, 『太素』에는 '呿'로 되어 있다.

泄於陰竅라 精髓皆減이로되 輸泄過度면 則眞陰日虛 故로 爲腰痛脛痠等病이니 此勞瘵之所由作也라 ○ 脛은 形景 形敬二切이요 痠은 音酸이라

陰陽氣道不通하면 四海閉塞하야 三焦不寫하고 津液不和하야 水穀이 幷於腸胃之中이라가 別於廻腸하야 留於下焦하고 不得滲膀胱則下焦脹하되 水溢則爲水脹이니

此는 津液之爲水脹也라 三焦爲決瀆之官이요 膀胱爲津液之府라 氣不和則水不行하니 所以三焦不能寫하고 膀胱不能滲하야 而腫脹之病이 所由作이라 故로 治此者는 當以氣化爲主라 試觀水潦爲灾컨대 使非太陽照臨則陰凝이 終不能散하고 泥濘[1]이 終不能乾하니 能知此義則知陰陽氣化之道矣라

此津液五別之逆順也니이다

陰陽이 和則五液皆精하야 而充實於內하고 陰陽이 不和則五精皆液하야 而流溢於外하니 此其所謂逆順也라

風水黃疸之辨

『素問·平人氣象論』○ 五十九

頸脈이 動하고 喘疾欬를 曰水요

頸脈은 謂結喉旁動脈이니 足陽明之人迎也라 水氣上逆하야 反侵陽明則頸脈이 動하고 水溢於肺則喘急而疾欬라

目裹微腫하야 如臥蠶起之狀을 曰水요

目裹者는 目之下胞也니 胃脈之所至요 脾氣之所主라 若見微腫이 如臥蠶起之狀이면 是水氣淫及脾胃也라 評熱病論에 曰 水者는 陰也요 目下도 亦陰也며 腹者는 至陰之所居 故로 水在腹中者는 必使目下腫也라하니라

溺黃赤하며 安臥者는 黃疸이요

疸은 黃病也니 論疾診尺篇에 曰 身痛而色微黃하며 齒垢黃하며 爪甲上이 黃하면 黃疸也요 安臥하며 小便黃赤하며 脈小而澁者는 不嗜食이라하니 正理論謂之勞癉이니 以女勞[2]得之也라 ○ 疸은 音旦이라

---

1) 泥濘: 진흙, 진 수렁(淖).
2) 女勞: 大病이 이제 막 나아 精氣가 虛한 상태에서 房事를 禁하지 못하여 陰精이 耗損되고 腎氣가 傷함을 말함.(女勞復)

已食如飢者는 胃疸이요

已食如饑者는 是胃熱也니 善消穀食 故로 曰胃疸이라 又論疾診尺篇에 曰 脈小而澁者不嗜食은 言中寒也니 所以治疸者는 當知陰陽之辨이라

面腫을 曰風이요

風爲陽邪 故로 面腫者를 曰風이니 陽受風氣也라

足脛腫을 曰水요

水爲陰邪 故로 足脛腫者를 曰水니 陰受濕氣也라

目黃者를 曰黃疸이라

目者는 宗脈之所聚也니 諸經有熱則上薰於目 故로 黃疸者는 其目必黃이라

消癉熱中

六十 ○ 附消癉治法

帝曰 消癉虛實은 何如오

『素問·通評虛實論』 ○ 消癉者는 三消之總稱이니 謂內熱消中而肌膚消瘦也라 ○ 癉은 音丹이요 又上去二聲이니 廣韻에 曰火癉이라하고 一曰 黃病이라하니라

岐伯이 曰 脈實大하면 病久나 可治요 脈懸小堅하고 病久하면 不可治니이다

邪熱在內에 脈當實大者爲順 故로 病雖久나 猶可治요 若脈懸小則陽實陰虛니 脈證之逆也라 故로 不可治라 ○ 五變篇에 曰 五藏이 皆柔弱者는 善病消癉이라하고 又曰熱則消肌膚 故로 爲消癉이라하니 詳本類後七十六이라

○ 帝曰 夫子數言熱中消中에 不可服高梁芳草石藥이니 石藥은 發瘨하고 芳草는 發狂이라하니

『素問·腹中論』 ○ 王氏曰 多飮數溲를 謂之熱中이요 多食數溲를 謂之消中이며 多喜를 曰瘨이요 多怒를 曰狂이라하니라 ○ 瘨은 癲同이라

夫熱中消中者는 皆富貴人也라 今禁高梁하면 是不合其心이요 禁芳草石藥하면 是病不愈리니 願聞其說하노이다

高梁은 厚味也요 芳草는 辛香之品也요 石藥은 煆煉金石之類也라 三者皆能助熱하고 亦能銷陰

하니 凡病熱者는 所當禁用이라 熱中消中者는 卽內熱病也니 惟富貴之人이 多有之라 通評虛實論에 曰 凡治消癉에 肥貴人則高粱之疾也라하니 蓋富貴者는 以肥甘爲事니 肥者는 令人內熱하고 甘者는 令人中滿하야 氣積成熱則轉爲消中消渴之病이라 故로 於高粱芳草之類에 皆不得不禁也라

岐伯이 曰 夫芳草之氣는 美하고 石藥之氣는 悍하니 二者는 其氣急疾堅勁 故로 非緩心和人이면 不可以服此二者니이다

芳美者는 氣熱而散하고 悍急者는 性剛而烈也라

帝曰 不可以服此二者는 何以然고 岐伯이 曰 夫熱氣慓悍하고 藥氣亦然하니 二者相遇하면 恐內傷脾라

脾者는 陰中之至陰也니 陽勝則傷陰 故로 二熱合氣면 必致傷脾라

脾者는 土也而惡木하니 服此藥者는 至甲乙日하야 更論하리이다

脾傷者는 畏木 故로 至甲乙日하야 更論이니 蓋謂其必甚也라 ○ 愚按消癉消中者는 卽後世所謂三消證也라 凡多飮而渴不止者는 爲上消요 消穀善饑者는 爲中消요 溲便頻而膏濁不禁者는 爲下消라 如氣厥論之云肺消鬲消와 奇病論之云消渴이 卽上消也요 脈要精微論云癉成爲消中과 師傳篇云胃中熱則消穀令人善饑가 卽中消也요 邪氣藏府病形篇云腎脈肝脈微小가 皆爲消癉이요 肝腎在下하니 卽下消也라 觀劉河間三消論에 曰 五藏六府四肢는 皆稟氣於脾胃하야 行其津液하야 以濡潤養之라 然이나 消渴之病은 本濕寒之陰氣極衰요 燥熱之陽氣太盛故也니 治當補腎水陰寒之虛하고 瀉心火陽熱之實하며 除腸胃燥熱之甚하고 濟身中津液之衰하야 使道路散而不結하고 津液生而不枯하며 氣血和而不濇則病自已라 若飮水多而小便多하면 名曰消渴이요 若飮食多하나 不甚渴하고 小便數而消瘦者는 名曰消中이요 若渴而飮水不絶하고 腿消瘦而小便有脂液者는 名曰腎消라 一皆以燥熱太甚하야 三焦腸胃之腠理脈絡이 怫鬱壅滯하니 雖多飮於中이나 終不能浸潤於外하야 榮養百骸 故로 渴不止而小便多出커나 或數溲也라하고 又張戴人[1]이 云 三消之說은 當從火斷이니 火之爲用은 燔木則消而爲炭하고 煉金則消而爲汁하고 煆石則消而爲灰하고 煎海則消而爲鹽하고 乾汞則消而爲粉하고 熬錫則消而爲丹이라 故로 澤中之潦는 消於炎暉하고 鼎中之水는 乾於壯火라 蓋五藏은 心爲君火正化요 腎爲君火對化며 三焦爲相火正化요 膽爲相火對化니 得其平則烹煉飮食하야 糟粕去焉하고 不得其平則燔灼藏府하야 津液竭焉이라 夫一身之心火가 甚於上이면 爲膈膜之消요 甚於中이면 爲腸胃之消요 甚於下면 爲膏液之消요 甚於外면 爲肌肉之消라 上甚不已則消及於肺하고 中甚不已則消及於脾하고 下甚不已則消及於肝腎하고 外甚不已則消及於筋骨하며 四藏이 皆消盡則心始自焚而死矣라 故로

1) 張戴人: 戴人은 金代 醫家인 張從正의 自號로, 著書에 『儒門事親』이 있음.

素問에 有消癉消中消渴風消膈消肺消之說하니 消之證不同이나 歸之火則一也라하니 此三消從火之說은 二公言之詳矣라 又按袖珍方[1)]에 云 人身之有腎은 猶木之有根이라 故로 腎藏受病하면 必先形容憔悴하니 雖加以滋養이나 不能潤澤 故로 患消渴者는 皆是腎經爲病이라 由壯盛之時로 不自保養하야 快情恣慾하며 飮酒無度하며 食脯炙丹石等藥하야 遂使腎水枯竭하며 心火燔盛하며 三焦猛烈하며 五藏渴燥하니 由是渴利生焉이라하니 此又言三消皆本於腎也라 又何栢齋[2)]曰 造化之機는 水火而已니 宜平不宜偏하고 宜交不宜分이라 水爲濕爲寒이요 火爲熱爲燥니 火性炎上하고 水性潤下 故로 火宜在下하고 水宜在上하면 則易交也라 交則爲旣濟요 不交則爲未濟니 不交之極則分離而死矣라 消渴證은 不交而火偏盛也요 水氣證은 不交而水偏盛也라 制其偏而使之交가 則治之之法也라하니라 觀此諸論하면 則凡治消者가 在淸火壯水二者之間하니 但察三焦虛實하야 或滋或瀉에 隨所宜而用之면 若乎盡矣라 然이나 以予之見으론 猶有說焉하니 如陰陽別論에 曰 二陽之病이 發心脾하면 其傳爲風消라하니 此는 以陽明爲十二經之海니 土衰而木氣乘之 故로 爲肌肉風消也요 氣厥論에 曰 心移寒於肺爲肺消니 飮一溲二하야 死不治라하니 此는 言元陽之衰而金寒水冷이면 則爲肺腎之消也요 邪氣藏府病形篇에 曰 五藏之脈이 微小者는 皆爲消癉이라하니 此는 言寸口之弱見於外니 以血氣之衰而消於內也라 又如氣交變大論에 曰 歲水太過에 上臨太陽하면 民病渴而妄冒라하고 五常政大論에 曰 太陽司天에 寒氣下臨하고 心火上從하면 民病嗌乾善渴이라하고 至眞要大論에 曰 太陽司天에 寒淫所勝하면 民病嗌乾하야 渴而欲飮이라하니 是皆以陰抑陽하고 以水制火라 必以溫劑로 散去寒邪라야 其疾自愈리니 諸如此者가 總皆消渴之類也라 夫消者는 消耗之謂니 陽勝에 固能消陰이어늘 陰勝에 獨不能消陽乎아 故로 凡於精神血氣와 肌肉筋骨之消에 無非消也라 予嘗治一薦紳할새 年逾四旬에 因案牘[3)]積勞하야 致成大病하야 神困食減하며 時多恐懼하며 上焦無渴하야 不嗜湯水하고 或有少飮則沃而不行이라 然이나 每夜必去溺二三升이라도 莫知其所從來요 且半皆濁液한대 最後延余診視에 因相告曰 自病以來로 通宵不寐者 已半年有餘요 卽間有朦朧似睡之意면 必夢見亡人凶喪等事하야 鬼魅相親하니 其不免矣라하니 余曰不然이라 此는 以思慮積勞하야 損傷心腎이니 元陽旣虧則陰邪勝之라 故로 多陰夢이요 陽衰則氣虛하고 陽不帥陰則水不化氣 故로 飮水少而溺濁多也라 陽氣漸回則陰邪自退하니 此正內經所謂心移寒於肺에 飮一溲二之證耳라 病本非輕이나 所幸者는 脈猶帶緩하고 肉猶未脫하며 胃氣尙存하니 可無慮也라 乃以歸脾之屬으로 去白朮木香하고 八味之屬으로 去丹皮澤瀉하야 一以養陽하고 一以養陰하야 出入間에 用至三百餘劑하니 計人參二十餘斤而後全愈라 此非神消於上하고 精消於下之證乎아 可見消有陰陽하야 不得盡稱爲火證이니 姑紀此一按하야 以爲治消者之鑒하노라

---

1) 袖珍方: 方書名으로『袖珍方大全』이라고도 하는데, 明代 宗室家(周定王)의 主宰 下에 李恒 等이 朱橚이 編纂한『保生餘錄』·『普濟方』等 書에 근거하여 經驗方을 選錄해서 編成하였음.

2) 何栢齋: 明代의 官吏로 이름은 塘이고 栢齋는 號임. 醫藥과 養生에 관심이 많아『醫學管見』一卷을 저술하였음.

3) 案牘: 文案과 簡牘의 뜻으로 書類나 書冊을 말함.

脾癉膽癉

『素問·奇病篇』○ 六十一

帝曰 有病口甘者는 病名爲何며 何以得之오 岐伯이 曰 此는 五氣之溢也니 名曰脾癉이라

癉은 熱病也요 五氣는 五味之所化也라

夫五味入口하야 藏於胃하면 脾爲之行其精氣하니 津液在脾라 故로 令人口甘也니

脾主爲胃行其津液者也라 故로 五味入胃則津液在脾라 脾屬土하고 其味甘하며 脾氣通於口 故로 令人口甘也라

此肥美之所發也라

肥甘太過 故로 發爲病이라

此人은 必數食甘美而多肥也니 肥者는 令人內熱하고 甘者는 令人中滿 故로 其氣上溢하야 轉爲消渴이니

肥者는 味厚助陽 故로 能生熱하고 甘者는 性緩不散 故로 能留中이라 熱留不去에 久必傷陰하고 其氣上溢 故로 轉變爲消渴之病이라

治之以蘭하야 除陳氣也니이다

蘭草는 性味甘寒하야 能利水道하며 辟不祥하며 除胸中痰癖하고 其氣清香하야 能生津止渴하며 潤肌肉 故로 可除陳積畜熱之氣라

○ 帝曰 有病口苦하면 取陽陵泉하니 口苦者는 病名爲何며 何以得之오 岐伯이 曰 病名曰膽癉이라

陽陵泉은 足少陽膽經穴이라 口苦者는 病在膽 故로 病名膽癉이라

夫肝者는 中之將也로 取決於膽하며 咽爲之使라

肝者는 將軍之官이니 謀慮出焉하고 膽者는 中正之官이니 決斷出焉이라 夫謀慮在肝이나 無膽不斷 故로 肝爲中之將而取決於膽也요 又足少陽之脈이 上挾咽하고 足厥陰之脈이 循喉嚨之後하야 上入頏顙하니 是肝膽之脈이 皆會於咽 故로 咽爲之使라 ○ 使는 上聲이라

此人者는 數謀慮不決 故로 膽虛하야 氣上溢而口爲之苦라 治之以膽募兪하니

數謀慮不決則肝膽俱勞하고 勞則必虛하고 虛則氣不固 故로 膽氣上溢而口爲之苦라 膽募는 在脇하니 本經之日月也요 膽兪는 在背하니 足太陽之穴也라 幷前陽陵泉者하면 共六穴이니 皆可以治之라

治在陰陽十二官相使中이니이다

治는 當作論이니 卽靈蘭秘典論也라 詳藏象類一이라

類經十七卷

張介賓類註

疾病類

胎孕

六十二 ○ 附保嬰法

帝曰 何以知懷子之且生也오

『素問·腹中論』

岐伯이 曰 身有病而無邪脈也니이다

身有病은 謂經斷惡阻之類也라 身病者는 脈亦當病하야 或斷續不調하고 或弦澁細數하니 是皆邪脈이니 則眞病也요 若六脈和滑而身有不安者는 其爲胎氣를 無疑矣라 又胎脈義는 詳脈色類二十三이라

○ 黃帝問曰 人有重身에 九月而瘖하니 此爲何也오

『素問·奇病論』 ○ 婦人이 懷孕則身中有身 故로 曰重身이라 瘖은 聲啞不能出也라 ○ 瘖은 音音이라

岐伯이 對曰 胞之絡脈이 絶也니이다

胎懷九月에 兒體已長 故로 能阻絶胞中之絡脈이라

帝曰 何以言之오 岐伯이 曰 胞絡者는 繫於腎하고 少陰之脈이 貫腎繫舌本 故로 不能言이니이다

胞中之絡은 衝任之絡也라 胞絡者는 繫於腎而上會於咽喉라 故로 胞中之絡脈이 絶則不能言이라

帝曰 治之奈何오 岐伯이 曰 無治也니 當十月이면 復이라

十月子生而胞絡復通하면 則能言矣라 故로 不必治라

刺法에 曰 無損不足하고 益有餘하야 以成其疹[1])하고 然後調之라하니

疹은 疾也라 不當治而治之는 非損不足則益有餘니 本無所病이나 反以成疾 故로 當察其形證하고 然後에 因而調之라

所謂無損不足者는 身羸瘦에 無用鑱石也요

姙娠九月則身重疲勞하고 養胎力困하니 正虛羸不足之時엔 必不可用鍼石하야 以復傷其氣라 ○ 鑱은 音讒이라

無益其有餘者는 腹中有形而泄之니 泄之則精出而病獨擅中 故로 曰疹成也니이다

胎元在胞而刺之면 則精氣必泄하고 精泄則胎氣傷而病獨專於中하니 是益其有餘 故로 疹成也라 ○ 愚按컨대 胎孕之道는 中古有巫方氏所撰顱顖經[2])하니 云 一月爲胎胞니 精血凝也요 二月爲胎形이니 始成胚也요 三月에 陽神爲三魂이요 四月에 陰靈爲七魄이요 五月에 五行이 分五藏也요 六月에 六律이 定六府也요 七月에 睛開竅하야 通光明也요 八月에 元神具하야 降眞靈也요 九月에 宮室羅布하야 以定生人也요 十月에 受氣足하야 萬象成也라하고 又五藏論에 有稱耆婆[3]) 者하야 論云 一月如珠露하고 二月如桃花하고 三月에 男女分하고 四月에 形象具하고 五月에 筋骨成하고 六月에 毛髮生하고 七月에 遊其魂하야 兒能動左手하고 八月에 遊其魄하야 兒能動右手하고 九月에 三轉身하고 十月에 受氣足이라하고 又孫眞人이 曰 凡兒在胎에 一月에 胚요 二月에 胎요 三月에 有血脈하고 四月에 形體成하고 五月에 能動하고 六月에 諸骨具하고 七月에 毛髮生하고 八月에 藏府具하고 九月에 穀入胃하고 十月에 百神이 備則生矣라 生後六十日에 瞳子成하야 能咳笑應和人하고 百五十日에 任脈成하야 能自反覆하고 百八十日에 髖骨成하야 能獨坐하고 二百一十日에 掌骨成하야 能扶伏하고 三百日에 髕骨成하야 能行也라 若不能依期者는 必有不平之處라하고 又巢元方病源論에 曰 妊娠一月을 名胎胚니 足厥陰脈이 養之요 二月을 名始膏[4])니 足少陽脈이 養之요 三月을 名始胎니 手心主脈이 養之니 當此之時엔 血不流行[5])하고 形象始化하되 未有定儀[6])하고 因感而變[7])하니 欲子端正莊嚴이어든 常口談正言하며 身行正事하고 欲子美好어든 宜佩白玉하고 欲子賢能이어든 宜看詩書니 是謂外象而內感者也라 四月에 始成其血脈하니 手少陽脈이 養之요 五月에 始成其氣하니 足太陰脈이 養之요 六月에 始成其筋하니 足陽明

---

1) 疹: 『甲乙』에는 '辜'로 되어 있다.
2) 顱顖經: 小兒科著作으로 周나라 穆王 時 師巫에 假託하여 『四庫全書』에 그 일부가 전해 온다. 顱顖은 막 출산한 아이의 숫구멍.
3) 耆婆: 天竺國 影堅王의 아들로, 나면서부터 鍼과 藥에 밝았으며 커서 名醫가 되었다 함.
4) 始膏: 胚胎하여 凝聚를 開始하는 過程을 말함.
5) 血不流行: 『千金方』에는 이 네 글자가 없다.
6) 定儀: 定型과 같다.
7) 因感而變: 原文에는 '見物而變'으로 되어 있다.

脈이 養之요 七月에 始成其骨하니 手太陰脈이 養之요 八月에 始成膚革하니 手陽明脈이 養之요 九月에 始成毛髮하니 足少陰脈이 養之요 十月에 五藏六府와 關節人神이 皆備하니 此其大略也라하여늘 臨川陳氏[1]釋之曰 嘗試推巢氏所論의 妊娠脈養之理컨대 若足厥陰者는 肝脈也요 足少陽者는 膽脈也니 此一藏一府之經也니 餘皆如此라 凡四時之令에 必始春木 故로 十二經之養이 始於肝膽하니 所以養胎在一月二月이요 手心主는 包絡也요 手少陽은 三焦也라 屬火而王夏하니 所以養胎在三月四月이요 足太陰은 脾也요 足陽明은 胃也라 屬土而王長夏하니 所以養胎在五月六月이요 手太陰은 肺也요 手陽明은 大腸也라 屬金而王秋하니 所以養胎在七月八月이요 足少陰은 腎也라 屬水而王冬하니 所以養胎在九月이요 至十月하야 兒於母腹之中에 受足諸藏之氣하고 然後에 待時而生이라하니 此二家之說이 皆爲有理라 然이나 十二經中에 惟手少陰心脈手太陽小腸脈과 及足太陽膀胱脈엔 皆不言養胎者는 蓋九月之養이 在腎則膀胱亦在其中矣요 惟心與小腸爲表裏로되 心爲五藏六府之主니 雖其尊而無爲나 然이나 藏氣所及則神無不至하고 小腸은 切近胞胎하야 丙火所化則氣無不至하니 所以皆不主月而實無月不在也니 胎孕之道 無出此矣라 第胎有男女하니 則成有遲速하고 體有陰陽하니 則懷分向背[2] 故로 男動은 在三月하니 陽性蚤也요 女動은 在五月하니 陰性遲也일새요 女胎는 肖[3]母而懷 故로 母之腹軟하고 男胎는 面母而懷 故로 母之腹硬하니 此又男胎女胎之有不同者也라 至若旣生之後하여는 兒之壽夭에 其因有二하니 蓋一則由於稟賦하고 一則由於撫養이라 夫稟賦爲胎元之本이니 精氣之受於父母者是也요 撫養爲壽夭之本이니 居處寒溫과 飮食得失者是也라 凡少年之子에 多有羸弱者는 慾動而精薄也요 老年之子에 反多强壯者는 慾少而精全也라 多飮者는 子多不育하니 蓋以酒亂精하면 則精半非眞하야 而濕熱勝也요 多慾者도 子多不育하니 以孕後不節하면 則盜泄母陰하야 奪養胎之氣也라 此外에 如饑飽勞逸과 五情六氣도 無不各有所關하니 是皆所謂稟賦也라 至於撫養之法하야는 則俗傳에 有云 若要小兒安이어든 須帶三分饑與寒이라하나 此言은 殊爲未當이라 夫欲其帶饑者는 恐飮食之過耳요 過則傷脾而積聚生하니 誠不善也라 故로 但當防其放肆無度요 疊進而驟하야 脾不及化則未有不病者니 使飮食勻調하고 節其生冷하면 何病之有리오 若云帶饑면 則不可也라 然이나 此는 不過欲防於未然이니 謂與其過飽론 寧使略饑하니 其猶庶幾[4]者也라 至若寒之一字하여는 則大有關係矣라 觀經에 云 聖人이 避風을 如避箭이라하니 則風寒之爲害也不小라 彼嬰兒는 以未成之血氣과 嫩薄之肌膚가 較之大人에 相去百倍하니 顧可令其帶寒耶아 予見新産之兒에 多生驚風抽搐等病하니 蓋其素處腹中엔 裹護最密이라가 及胞胎初脫에 極易感邪로되 而收生者遲慢不愼하면 則風寒襲之하야 多致不救者는 此也요 及其稍長에 每多發熱하야 輕則爲鼻塞欬嗽하고 重則爲小兒傷寒이어늘 幼科不識하고 一概呼爲變蒸하야 誤藥致

---

1) 臨川陳氏: 宋代 醫家인 陳自明을 말하는데, 著書에 『婦人大全良方』과 『外科精要』가 있다.
2) 向背: 앞과 뒤, 쫓음과 등짐, 붙음과 떨어짐, 형편.
3) 肖: 뒷글에 '面'으로 되어 있는 것으로 보아 '背'의 誤字로 보인다.
4) 庶幾: 가까움, 賢明한 사람.(『論語·先進』)

甦者는 此也라 或寒氣傷藏하면 則爲吐爲瀉하고 或因寒生熱하면 則爲驚爲痏하야 種種變生하니 多由外感이라 雖稟體强盛하야 不畏風寒者라도 亦所常有하니 但强者는 三之一이요 弱者는 三之二며 傷熱者는 十之三이요 傷寒者는 十之七이라 矧膏梁貧賤에 氣質이 本自不同이어늘 醫家不能察本하고 但知見熱攻熱이라도 嬰兒不能言하고 病家不能辨하야 徒付之命하니 誠可嘆也라 又有謂小兒爲純陽之體라 故로 多宜淸凉之治者하니 此說은 尤爲誤人이라 按上古天眞論에 曰 女子二七 男子二八而後에 天癸至라하니 夫天癸者는 陰氣也요 小兒之陰氣未至 故로 曰純陽이니 原非陽氣有餘之謂요 特稚陽耳니 稚陽之陽이 其陽幾何리오 使陽本非實而誤認爲火면 則必用寒凉하야 妄攻其熱하리니 陰旣不足에 又伐其陽하야 多致陰陽俱敗하고 脾腎俱傷하면 又將何所藉賴而望其生乎아 又王節齋[1]曰 小兒無補腎法이라하야 謂男至十六而腎始充滿하니 旣滿之後에 妄用虧損則可用藥補之요 若受胎之時에 稟之不足則無可補니 稟之原足이어늘 又何待於補也리오하니 嗚呼라 此何說耶아 夫小兒之陰氣未成이면 卽腎虛也요 或父母多慾而所稟水虧도 亦腎虛也라 陰旣不足而不知補之하야 陰絶則孤陽亦滅矣니 何謂無可補耶아 此義는 惟薛立齋獨得之라 予因得子之遲하고 且屢獲治子之效하니 因憐人之誤 故로 筆諸此하야 以爲艱於嗣者之一助云하노라

血枯

『素問·腹中論』○ 六十三

帝曰 有病胸脇支滿者는 妨於食하고 病至則先聞腥臊臭하며 出淸液하며 先唾血하며 四支淸하며 目眩하며 時時前後血하니 病名爲何며 何以得之오

支滿者는 滿如支膈也라 肺主氣하고 其臭는 腥이요 肝主血하고 其臭는 臊니 肺氣不能平肝하면 則肝肺俱逆於上하야 濁氣不降하고 淸氣不升 故로 聞腥臊而吐淸液也라 口中唾血은 血不歸經也요 四支淸冷은 氣不能周也요 頭目眩運은 失血多而氣隨血去也라 血氣旣亂 故로 於前陰後陰에 血不時見而月信이 反無期矣라 ○ 臊는 音騷라

岐伯이 曰 病名血枯니 此得之年少時에 有所大脫血커나 若醉入房하야 中氣竭하고 肝傷 故로 月事衰少不來也니이다

血枯者는 月水斷絶也라 致此之由에 其源有二하니 一은 則以少時有所大脫血로 如胎産旣多와 及崩淋吐衄之類皆是也요 一은 則以醉後行房으로 血盛而熱한대 因而縱肆則陰精盡泄하고 精去則氣去 故로 中氣竭也라 夫腎主閉藏하고 肝主疏泄하니 不惟傷腎이요 而且傷肝하야 及至其久면 則三陰俱虧하니 所以有先見諸證이 如上文所云하고 而終必至於血枯면 則月事衰少不來也라

1) 王節齋: 明代 醫家인 王綸을 지칭하는 것으로 節齋는 號임. 著書에 『明醫雜著』·『本草集要』 등이 있다.

此雖以女子爲言이나 若丈夫有犯前證이면 亦不免爲精枯之病이니 則勞損之屬이 皆是也라

帝曰 治之奈何며 復以何術고 岐伯이 曰 以四烏鰂骨과 一藘茹니 二物幷合之하야 丸以雀卵하야 大如小豆하야 以五丸으로 爲後飯하되 飮以鮑魚[1]汁하야 利腸中及傷肝也니이다

復者는 復其血氣之原也라 後飯者는 先藥後飯也라 烏鰂은 卽烏賊也니 骨名海螵蛸라 其氣味가 鹹溫下行 故로 主女子赤白漏下 及血閉血枯하고 其性濇 故로 亦能令人有子라 藘茹는 亦名茹藘니 卽茜草也라 氣味가 甘寒無毒하야 能止血治崩하고 又能益精氣하며 活血通經脈이라 按甲乙經과 及太素新校正에 俱作藺茹[2]者는 非라 蓋藺茹는 有毒하니 豈血枯者所宜리오 皆未之詳察耳라 雀은 卽麻雀也라 雀卵은 氣味甘溫하야 能補益精血하야 主男子陰痿不起 故로 可使多精有子요 及女子帶下와 便溺不利라 鮑魚는 卽今之淡乾魚也라 諸魚皆可爲之나 惟石首鯽魚[3]者爲勝하니 其氣味辛溫無毒이라 魚本水中之物 故로 其性이 能入水藏하야 通血脈하고 益陰氣하니 煮汁服之면 能同諸藥하야 通女子血閉也라 以上四藥은 皆通血脈하고 血主於肝 故로 凡病傷肝者는 亦皆可用之라 ○ 愚按血枯一證은 與血隔으로 相似하니 皆經閉不通之候라 然而枯之與隔은 則相反有如氷炭이라 夫枯者는 枯竭之謂니 血虛之極也요 隔者는 阻隔之謂니 血本不虛而或氣或寒或積에 有所逆也라 隔者는 病發於暫하고 其證則或痛或實하야 通之則血行而愈하니 可攻者也요 枯者는 其來也漸하고 衝任內竭하야 其證無形하니 必不可通者也라 常見今人之治此者컨대 聽其言則明曰血枯經閉也라하여늘 察其治則每用四物加桃仁紅花하고 甚至硝朴稜莪之類하야 無所不至라 夫血旣枯矣어든 只當補養陰氣하야 使其血充則弗招自至하니 奚俟通也리오 若勉强逼之則枯者愈枯矣리니 不危何待리오 若夫人者는 非惟不知病情이요 卽字義曰枯도 猶然未解하니 其與目不識丁者로 何異리오 求其無害나 不可得이니 安望其有濟於人哉아 ○ 鰂은 音賊이요 藘藺는 俱音閭라

陽厥怒狂

『素問·病能論』 ○ 六十四

帝曰 有病怒狂者하니 此病安生이니잇고

怒狂者는 多怒而狂也니 卽罵詈不避親疎之謂라

1) 鮑魚: 절인 물고기, 鰒魚.
2) 藺茹(여여): 다북쑥.
3) 石首魚: 頭蓋骨 內에 작고 둥근 돌처럼 생긴 두 개의 뼈가 들어 있는 물고기를 말하는 것으로 조기, 보구치 등이 이에 해당한다.

岐伯이 曰 生於陽也니이다 帝曰 陽何以使人狂이니잇고 岐伯이 曰 陽氣者는 因暴折而難決 故로 善怒也니 病名曰陽厥이니이다

陽氣는 宜於暢達이나 若暴有折剉하면 則志無所伸하고 或事有難決하면 則陽氣被抑하야 逆而上行 故로 爲怒狂이요 病名陽厥이라

帝曰 何以知之오 岐伯이 曰 陽明者는 常動하고 巨陽少陽은 不動하니 不動而動大疾이 此其候也니이다

陽明常動者는 謂如下關地倉大迎人迎氣衝衝陽之類니 皆有脈常動者也라 巨陽少陽不動者는 謂巨陽은 惟委中崑崙이요 少陽은 惟聽會懸鐘이니 其脈이 雖微動이나 而動不甚也라 於其不甚動者에 而動且大疾이면 則其常動者는 更甚矣니 此卽陽厥怒狂之候라

帝曰 治之奈何오 岐伯이 曰 奪其食卽已라 夫食入於陰하야 長氣於陽 故로 奪其食卽已요

五味入口하야 而化於脾하니 食入於陰也요 藏於胃하야 以養五藏氣하니 長氣於陽也라 食少則氣衰 故로 節奪其食하야 不使胃火復助陽邪면 則陽厥怒狂者可已라

使之服以生鐵洛爲飮이니 夫生鐵洛者는 下氣疾也니이다

生鐵洛은 卽爐冶間鎚落之鐵屑이니 用水研浸하면 可以爲飮이라 其屬金하고 其氣寒而重하야 最能墜熱開結하야 平木火之邪 故로 可以下氣疾하야 除狂怒也라 凡藥中에 用鐵精鐵華粉鍼砂鐵鏽水之類는 皆同此意라 ○ 癲狂詳義는 見鍼刺類三十七하니 當與此로 互閱이라

癲疾

六十五

帝曰 癲疾은 何如오

『素問·通評虛實論』

岐伯이 曰 脈搏大滑하면 久自已하고 脈小堅急하면 死不治니이다

搏大而滑은 爲陽脈이요 陽盛하면 氣亦盛 故로 久將自已하고 若小堅而急하면 則肝之眞藏脈也니 全失中和而無胃氣 故로 死不治라

帝曰 癲疾之脈 虛實은 何如오 岐伯이 曰 虛則可治요 實則死하니이다

虛則柔緩하니 邪氣微也라 故로 生이요 實則弦急하니 邪氣盛也라 故로 死라

○ 帝曰 人生而有病巓疾者하니 **病名曰何**며 **安所得之**오

『素問·奇病論』○ 凡百病之生은 必由外感內傷하고 人有初生者는 未犯邪氣어늘 卽有巓疾 故로 欲以明之라

岐伯이 **曰 病名爲胎病**이니 **此**는 **得之在母腹中時**에 **其母有所大驚**하야 **氣上而不下**하야 **精氣幷居 故**로 **令子**로 **發爲巓疾也**니이다

驚則氣亂而逆 故로 氣上不下라 氣亂則精亦從之 故로 精氣幷及於胎하야 令子로 爲巓癎疾也라 ○ 愚按巓疾者는 卽癲癎也니 本經에 巓癲通用을 於此節之義에 可見이니 諸家釋爲頂巓者는 非라 蓋兒之初生에 卽有病癲癎者를 今人呼爲胎裏疾者하니卽此요 未聞有胎病頂巓者也라 凡諸篇有書巓字者는 當因此以辨其義라

諸卒痛

『素問·擧痛論』○ 六十六 附諸痛治法

黃帝問曰 余聞호니 **善言天者**는 **必有驗於人**하고 **善言古者**는 **必有合於今**하고 **善言人者**는 **必有厭於己**라하니 **如此則道不惑而要數極**이니 **所謂明明也**라

天은 與人一理니 其陰陽氣數가 無不相合 故로 善言天者는 必有驗於人이라 古者는 今之鑑이니 欲察將來면 須觀旣往 故로 善言古者는 必有合於今이라 彼之有善이면 可以爲法이요 彼之有不善이면 可以爲戒 故로 善言人者는 必有厭於己라 厭은 足也며 美也라 明此三者면 尙何所不明哉리오

今余問於夫子하야 **令言而可知**하며 **視而可見**하며 **捫而可得**하야 **令驗於己**하야 **如發蒙解惑**하노니 **可得而聞乎**아

發蒙者는 如去其蒙蔽也라 ○ 捫은 音門이라

岐伯이 **再拜稽首**하고 **對曰 何道之問也**시니잇고 **帝曰 願聞**컨대 **人之五藏卒痛**은 **何氣使然**고

卒은 猝同이라

岐伯이 **對曰 經脈**은 **流行不止**하고 **環周不休**나 **寒氣入經而稽遲**하면 **泣而不行**하니 **客於脈外則血少**하고 **客於脈中則氣不通 故**로 **卒然而痛**하니이다

泣은 音澁이니 下同이라

帝曰 其痛이 或卒然而止者하며 或痛甚不休者하며 或痛甚不可按者하며 或按之而痛止者하며 或按之無益者하며 或喘動應手者하며 或心與背相引而痛者하며 或脇肋與少腹이 相引而痛者하며 或腹痛引陰股者하며 或痛宿昔而成積者하며 或卒然痛하야 死不知人이라가 少間復生者하며 或痛而嘔者하며 或腹痛而後泄者하며 或痛而閉不通者하야 凡此諸痛이 各不同形이라 別之奈何오

右卒痛證이 凡十四種이니 其候各異也라

岐伯이 曰 寒氣客於脈外則脈寒하고 脈寒則縮踡하고 縮踡則脈絀急하고 絀急則外引小絡 故로 卒然而痛이라가 得炅則痛立止하나니

綣은 不伸也요 絀은 屈曲也라 炅은 熱也라 寒氣客於脈外者는 邪不甚深이니 衛氣不得流通則外引小絡而卒然爲痛 故로 但得炅煖之氣하면 其痛이 則立止也라 ○ 踡은 音拳이요 絀은 音屈이며 炅은 居永切이라

因重中於寒則痛久矣라

重中於寒則不易解散也라

寒氣客於經脈之中하야 與炅氣로 相薄則脈滿하고 滿則痛而不可按也라

陽氣行於脈中而寒襲之則寒熱이 相薄하야 留而不行하니 則邪實於經 故로 脈滿而痛하야 不可按也라

寒氣稽留하야 炅氣從上則脈充大而血氣亂 故로 痛甚不可按也라

炅氣從上은 陽主升也니 寒邪遏之則脈充於內而血氣亂 故로 其痛必甚이라

寒氣客於腸胃之間과 膜原之下하면 血不得散하고 小絡이 急引 故로 痛하나니 按之則血氣散 故로 按之痛止라

膜은 筋膜也요 原은 肓之原也니 義詳下章이라 腸胃之間과 膜原之下는 皆有空虛之處하니 血不散而小絡滿則急引而痛하나 按之則寒氣可散하고 小絡可緩이라 故로 其痛止하니 非若經脈之無罅隙者를 按之則愈實而愈痛也라 百病始生篇에 曰 其著於腸胃之募原也는 飽食則安하고 饑則痛이라하니 義與此로 通이라

寒氣客於俠脊之脈則深按之라도 不能及 故로 按之無益也라

俠脊者는 足太陽經也요 其最深者는 則伏衝伏膂之脈 故로 按之不能及其處라

寒氣客於衝脈하면 衝脈은 起於關元하야 隨腹直上하니 寒氣客則脈不通하고 脈不通則氣因之 故로 喘動應手矣라

關元은 任脈穴이니 在臍下三寸하고 衝脈은 起於胞中하니 卽關元也라 其脈이 並足少陰腎經으로 夾臍上行하야 會於咽喉而腎脈이 上連於肺하니 若寒氣客之則脈不通하고 脈不通則氣亦逆 故로 喘動應手也라

寒氣客於背俞之脈則脈泣하고 脈泣則血虛하고 血虛則痛하니 其俞注於心 故로 相引而痛하나 按之則熱氣至하고 熱氣至則痛止矣라

背俞는 五藏俞也니 皆足太陽經穴이라 太陽之脈이 循膂하야 當心入散하고 上出於項 故로 寒氣客之則脈澁血虛하야 爲背與心이 相引而痛하니 因其俞注於心也라 按之則熱至而痛止者는 正以血虛故耳라

寒氣客於厥陰之脈하면 厥陰之脈者는 絡陰器하고 繫於肝하니 寒氣客於脈中則血泣脈急 故로 脇肋與少腹이 相引痛矣라

肝經之脈이 循陰股하야 入髦中하고 抵少腹하야 布脇肋也라

厥氣客於陰股하면 寒氣上及少腹하고 血泣在下하야 相引 故로 腹痛引陰股라

厥氣는 寒逆之氣也요 少腹陰股之間은 乃足三陰과 衝脈之所由行也니 寒氣犯之면 皆相引而痛이라

寒氣客於小腸膜原之間하면 絡血之中에 血泣하야 不得注於大經하야 血氣稽留하야 不得行 故로 宿昔而成積矣라

小腸爲受盛之府니 化物所出이나 若寒氣客其膜原絡血之間則血濇不行 故로 不得注於大經하야 稽留漸久에 因成積也라

寒氣客於五藏하면 厥逆上泄하야 陰氣竭하고 陽氣未入 故로 卒然痛하야 死不知人이라가 氣復反則生矣라

寒傷藏氣則氣不得降而厥逆上泄하야 乃致眞陰暴竭하고 陽氣未能遽入 故로 卒然痛하야 死라가 必待藏氣復反則生矣라

寒氣客於腸胃하면 厥逆上出 故로 痛而嘔也라

腸胃는 言六府也라 水穀之在六府에 必自上而下는 乃其順也요 若寒氣客之則逆而上出 故로 爲痛爲嘔라

寒氣客於小腸하면 小腸不得成聚 故로 後泄腹痛矣라

小腸爲丙火之府로되 而寒邪勝之則陽氣不化하야 水穀不得停留 故로 爲後泄腹痛이라

熱氣留於小腸하면 腸中痛하고 癉熱焦渴則堅乾不得出 故로 痛而閉不通矣니이다

熱留小腸은 是陽藏陽病也라 故로 爲癉熱焦渴하고 堅乾痛閉之疾이라 ○ 愚按後世治痛之法에 有曰痛無補法者하며 有曰通則不痛하고 痛則不通者하며 有曰痛隨利減者하니 人相傳誦하야 皆以此爲不易之法하야 凡是痛證에 無不執而用之라 不知痛而閉者는 固可通之니 如本節云熱結小腸에 閉而不通之類是也요 痛而泄者는 不可通也니 如上節云寒客小腸에 後泄腹痛之類是也라 觀王荊公[1]解痛利二字에 曰 治法에 云 諸痛爲實이니 痛隨利減이라하여늘 世俗에 以利爲下也라 假令痛在表者는 實也요 痛在裏者도 實也요 痛在血氣者도 亦實也라 故로 在表者는 汗之則愈하고 在裏者는 下之則愈하고 在血氣者는 散之行之則愈하니 豈可以利爲下乎아 宜作通字訓則可라하니 此說甚善하야 已得治實之法矣라 然이나 痛證에 亦有虛實하고 治法에 亦有補寫하니 其辨之之法을 不可不詳이라 凡痛而脹閉者는 多實하고 不脹不閉者는 多虛하며 痛而拒按者爲實이요 可按者爲虛며 喜寒者는 多實하고 愛熱者는 多虛하며 飽而甚者는 多實하고 饑而甚者는 多虛하며 脈實氣粗者는 多實하고 脈虛氣少者는 多虛하며 新病壯年者는 多實하고 愈攻愈劇者는 多虛하며 痛在經者는 脈多弦大하고 痛在藏者는 脈多沈微하니 必兼脈證而察之면 則虛實에 自有明辨이라 實者可利면 虛者도 亦可利乎아 不當利而利之면 則爲害不淺이라 故로 凡治表虛而痛者는 陽不足也니 非溫經이면 不可요 裏虛而痛者는 陰不足也니 非養營이면 不可며 上虛而痛者는 心脾受傷也니 非補中이면 不可요 下虛而痛者는 脫泄亡陰也니 非速救脾腎하고 溫補命門이면 不可라 夫以溫補而治痛者는 古人非不多也나 惟近代薛立齋汪石山輩尤得之라 奈何明似丹溪로도 而亦曰諸痛에 不可補氣라하니 局人意見이 豈良法哉리오

帝曰 所謂言而可知者也로다 視而可見은 奈何오

欲察色하야 以知病也라

岐伯이 曰 五藏六府는 固盡有部하니

義詳脈色類三十二라

視其五色에 黃赤爲熱이요 白爲寒이요 青黑爲痛이니 此所謂視而可見者也니이다

黃赤色者는 火動於經 故로 爲熱이요 白色者는 陽氣衰微하야 血不上榮 故로 爲寒이요 青黑色者

---

1) 王荊公: 宋代 王安石의 尊稱. 王安石이 일찍이 荊國公에 封해 졌기 때문에 王荊公이라 함.

는 血凝氣滯 故로 爲痛이라

帝曰 捫而可得은 奈何오

以手按摸也라

岐伯이 曰 視其主病之脈하야 堅而血及陷下者는 皆可捫而得也니이다 帝曰 善하노이다

主病之脈은 病所在也요 脈堅者는 邪之聚也요 血留者는 絡必盛而起也요 陷下者는 血氣不足이니 多陰候也라 凡是者는 皆可摸而得之라

痹證

『素問·痹論』全 ○ 六十七

黃帝問曰 痹之安生이니잇고 岐伯이 對曰 風寒濕三氣雜至하야 合而爲痹也니

痹者는 閉也라 觀陰陽別論에 曰 一陰一陽結을 謂之喉痹라하고 至眞要大論에 曰 食痹而吐라하니 是皆閉塞之義를 可知也라 故로 風寒濕三氣雜至則壅閉經絡하고 血氣不行하야 而病爲痹니 卽痛風不仁之屬이라 ○ 痹는 音秘라

其風氣勝者는 爲行痹요

風者는 善行數變 故로 爲行痹니 凡走注歷節疼痛之類가 皆是也라

寒氣勝者는 爲痛痹요

陰寒之氣가 客於肌肉筋骨之間하면 則凝結不散하야 陽氣不行 故로 痛不可當이니 卽痛風也라

濕氣勝者는 爲着痹也니이다

着痹者는 肢體重着不移하야 或爲疼痛하고 或爲頑木不仁하니 濕從土化하야 病多發於肌肉이라

帝曰 其有五者는 何也오 岐伯이 曰 以冬遇此者는 爲骨痹요 以春遇此者는 爲筋痹요 以夏遇此者는 爲脈痹요 以至陰遇此者는 爲肌痹요 以秋遇此者는 爲皮痹니이다

遇此者는 指上文之三氣也라 冬主骨하고 春主筋하고 夏主脈하고 土王之時主肌肉하고 秋主皮 故로 邪氣之至에 各有所應이라

帝曰 內舍五藏六府는 何氣使然고 岐伯이 曰 五藏이 皆有合하니 病久而不去

者는 內舍於其合也라

皮肉筋骨脈에 皆有五藏之合하니 病在外而久不去면 則各因其合하야 而內連於藏矣라

故로 骨痹不已한대 復感於邪하면 內舍於腎하고 筋痹不已한대 復感於邪하면 內舍於肝하고 脈痹不已한대 復感於邪하면 內舍於心하고 肌痹不已한대 復感於邪하면 內舍於脾하고 皮痹不已한대 復感於邪하면 內舍於肺하나니 所謂痹者는 各以其時로 重感於風寒濕之氣也니이다

舍者는 邪入而居之也라 時는 謂氣王之時니 五藏이 各有所應也라 病久不去而復感於邪하면 氣必更深 故로 內舍其合而入於藏이라

凡痹之客五藏者에 肺痹者는 煩滿喘而嘔하고

肺在上焦하야 其脈이 循胃口 故로 爲煩滿喘而嘔라 又五脈五藏之痹는 見脈色類三十四라

心痹者는 脈不通하야 煩則心下鼓하며 暴上氣而喘하며 嗌乾善噫하며 厥氣上則恐하고

心合脈而痹氣居之라 故로 脈不通이라 心脈이 起於心中하야 其支者는 上挾咽하고 其直者는 却上肺 故로 病此諸證이라 厥氣는 陰氣也니 心火衰則邪乘之라 故로 神怯而恐이라 ○ 嗌은 音益이요 噫는 伊隘二音이라

肝痹者는 夜臥則驚하며 多飮數小便하며 上爲引如懷하고

肝藏魂하니 肝氣痹則魂不安 故로 主夜臥驚駭라 肝脈이 下者는 過陰器하야 抵少腹하고 上者는 循喉嚨之後하야 上入頏顙 故로 爲病如此라

腎痹者는 善脹하며 尻以代踵하며 脊以代頭하고

腎者는 胃之關이니 腎氣痹則陰邪乘胃 故로 腹善脹이라 尻以代踵者는 足攣不能伸也요 脊以代頭者는 身僂不能直也니 以腎脈이 入跟中하야 上腨內하고 出膕內廉하야 貫脊屬腎 故로 爲是病이라 ○ 尻는 開高切이라

脾痹者는 四支解墮하며 發欬嘔汁이라가 上爲大塞하고

脾主四支 故로 令懈墮라 其脈이 屬脾絡胃하고 上鬲挾咽하니 今其氣痹不行 故로 發欬嘔汁이요 甚則上焦否隔하야 爲大塞不通也라

腸痹者는 數飮而出不得하며 中氣喘爭하야 時發飧泄하고

腸痹者는 兼大小腸而言이라 腸間에 病痹則下焦之氣不化 故로 雖數飮이나 而水不得出이요 水

不出則本末俱病 故로 與中氣喘爭이요 蓋其淸濁不分 故로 時發飧泄이라 ○ 飧은 音孫이라

胞痹者는 **少腹膀胱**을 **按之內痛**하고 **若沃以湯**하며 **澀於小便**하고 **上爲淸涕**라

胞는 膀胱之脬也니 義詳氣味類三이라 膀胱氣閉 故로 按之則內痛이요 水閉不行하면 則畜而爲熱 故로 若沃以湯하고 且澁於小便也요 膀胱之脈이 從巓入絡腦 故로 上爲淸涕라 ○ 胞와 脬는 俱音抛요 沃은 音屋이라

陰氣者는 **靜則神藏**하고 **躁則消亡**하며

陰氣者는 藏氣也라 五藏者는 所以藏精神魂魄志意者也니 人能安靜則邪不能干 故로 精神完固而內藏하고 若躁擾妄動則精氣耗散하야 神志消忘 故로 外邪得以乘之하야 五藏之痹가 因而生矣라

飮食自倍하면 **腸胃乃傷**이라

六府者는 所以受水穀而化物者也니 若過用不節하야 致傷腸胃則六府之痹가 因而生矣라

淫氣喘息하면 **痹聚在肺**하고 **淫氣憂思**하면 **痹聚在心**하고 **淫氣遺溺**하면 **痹聚在腎**하고 **淫氣乏竭**하면 **痹聚在肝**하고 **淫氣肌絶**하면 **痹聚在脾**하니

淫氣는 邪亂之氣也라 五藏之痹가 上文에 雖已詳言이나 然이나 猶有其辨者如此하니 又可因之以知其聚在何藏也라

諸痹不已하면 **亦益內也**로되

在表者不去면 必日內而益深矣라

其風氣勝者는 **其人易已也**니이다

風爲陽邪니 可以散之 故로 易已라 然則寒濕二痹는 愈之較難이니 以陰邪留滯하야 不易行也라

帝曰 痹其時有死者하며 **或疼久者**하며 **或易已者**하니 **其故**는 **何也**오 **岐伯**이 **曰 其入藏者**는 **死**하고 **其留連筋骨間者**는 **疼久**하고 **其留皮膚間者**는 **易已**니이다

入藏者死는 傷眞陰也요 留連筋骨者疼久는 邪之深也요 留皮膚者易已는 邪之淺也일새라

帝曰 其客於六府者는 **何也**오 **岐伯**이 **曰 此亦其食飮居處 爲其病本也**라

水穀之寒熱에 感則害及六府하고 居處之邪氣에 感則傷在六陽 故로 食飮居處가 爲六府致病之本이라

六府亦各有兪하니 **風寒濕氣中其兪**하고 **而食飮**이 **應之**하면 **循兪而入**하야 **各**

舍其府也니이다

兪는 言周身之穴이라 凡邪可入을 皆謂之兪니 非榮兪背兪之謂라 食傷於內하고 邪中於外하면 表裏相應 故로 得乘虛而入舍於府라

帝曰 以鍼治之는 **奈何**오 **岐伯**이 **曰 五藏有兪**하고 **六府有合**하야 **循脈之分**하야 **各有所發**하니 **各隨其過則病瘳也**니이다

五藏有兪와 六府有合은 乃兼藏府而互言也라 各有所發은 卽所出爲井也요 各隨其過는 卽所過爲原也라 五藏五兪와 六府六兪는 皆可隨病所在而刺之也라 五兪六兪는 義詳經絡類十四十六이라

帝曰 榮衛之氣 亦令人痺乎아 **岐伯**이 **曰 榮者**는 **水穀之精氣也**니 **和調於五藏**하고 **灑陳於六府**하야 **乃能入於脈也**라 **故**로 **循脈上下**하야 **貫五藏絡六府也**라

榮氣者는 陰氣也니 由水穀精微之所化라 故로 爲水穀之精氣라 衛氣篇에 曰 精氣之行於經者爲營氣라하고 正理論에 曰 穀入於胃하면 脈道乃行하고 水入於經하면 其血乃成이라하니라 夫穀入於胃하야 以傳於肺하면 五藏六府가 皆以受氣라 其淸者爲營이요 濁者爲衛니 營在脈中하고 衛在脈外 故로 於藏府脈絡에 則無所不至라

衛者는 **水穀之悍氣也**니 **其氣慓疾滑利**하야 **不能入於脈也**라 **故**로 **循皮膚之中**과 **分肉之間**하야 **熏於肓膜**하고 **散於胸腹**하니

衛氣者는 陽氣也니 陽氣之至에 浮盛而疾 故로 曰悍氣라 慓는 急也라 皮膚之中과 分肉之間은 脈之外也라 肓者는 凡腔腹肉理之間에 上下空隙之處를 皆謂之肓이니 如刺禁論에 曰 鬲肓之上에 中有父母라하고 左傳에 曰 膏之上과 肓之下者[1]는 是皆言鬲上也라 又腹中論에 曰 其氣溢於大腸而著於肓하니 肓之原은 在齊下라하고 九鍼十二原篇에 曰 肓之原은 出於脖胦이라하고 脹論에 曰 陷於肉肓而中氣穴이라하니 則肓之爲義는 不獨以胸鬲爲言을 又可知也라 膜은 筋膜也니 義詳後七十一이라 衛氣不入於脈하야 無所不至 故로 其行如此니 如衛氣篇에 曰 其浮氣之不循經者爲衛氣라하고 邪客篇에 曰 衛氣者는 出其悍氣之慓疾하야 而先行於四末分肉皮膚之間而不休者也라하고 本藏篇에 曰 衛氣者는 所以溫分肉하며 充皮膚하며 肥腠理하며 司開闔者也라하니 皆與此節로 互有發明이라 ○ 悍은 音旱이요 慓는 音飄요 肓은 音荒이요 膜은 音莫이요 又莫胡切이라

逆其氣則病이요 **從其氣則愈**로되 **不與風寒濕氣合**이라 **故**로 **不爲痺**니이다

營衛之氣는 但不可逆 故로 逆之則病이요 從之則愈라 然이나 非若皮肉筋骨血脈藏府之有形者

---

1) 左傳曰膏之上肓之下者: 『左傳』成公上의 醫緩의 故事 가운데 나옴.

也니 無跡可著 故로 不與三氣爲合이니 蓋無形이면 亦無痹也라

帝曰 善하노이다 痹에 或痛或不痛하며 或不仁하며 或寒或熱하며 或燥或濕하니 其故는 何也오

不仁者는 不知痛癢하고 肌膚頑木之謂라

岐伯이 曰 痛者는 寒氣多也니 有寒 故로 痛也요

寒多則血脈凝滯 故로 必爲痛이니 如終始篇에 曰 病痛者는 陰也라하니라

其不痛不仁者는 病久入深하야 榮衛之行이 澁하야 經絡時疎 故로 不通이요

通은 當作痛이니 甲乙經에도 亦然이라 疎는 空虛也라 榮衛之行이 澁而經絡時疎하면 則血氣衰少하고 血氣衰少하면 則滯逆亦少 故로 爲不痛이라 逆調論에 曰 榮氣虛則不仁하고 衛氣虛則不用이라하니라

皮膚不營 故로 爲不仁이라

不營者는 血氣不至也라

其寒者는 陽氣少하고 陰氣多하야 與病相益 故로 寒也요

凡病寒者는 不必盡由於外寒이니 但陽氣不足하고 陰氣有餘하면 則寒從中生하야 與病相益 故로 爲寒證이라

其熱者는 陽氣多하고 陰氣少니 病氣勝[1]하야 陽遭陰 故로 爲痹熱이요

遭는 逢也니 陽盛遭陰하면 則陰氣不能勝之라 故로 爲痹熱이라

其多汗而濡者는 此其逢濕甚也니 陽氣少하고 陰氣盛하야 兩氣相感 故로 汗出而濡也니이다

兩氣者는 寒濕兩氣也라 脈要精微論에 曰 陰氣有餘하면 爲多汗身寒이라하니 其義卽此라

帝曰 夫痹之爲病에 不痛은 何也오 岐伯이 曰 痹在於骨則重하고 在於脈則血凝而不流하고 在於筋則屈不伸하고 在於肉則不仁하고 在於皮則寒 故로 具此五者則不痛也라

具此五者는 則筋骨皮肉血脈之間에 氣無不痹 故로 不得爲痛也라

1) 病氣勝: 陽熱의 盛을 뜻함.

凡痺之類 逢寒則蟲하고 逢熱則縱하니이다 帝曰 善하노이다

蟲이 甲乙經엔 作急하니 於義爲得이라 蓋逢寒則筋攣 故로 急이요 逢熱則筋弛 故로 縱也라

周痺衆痺之刺

『靈樞·周痺篇』全 ○ 六十八

黃帝問於岐伯曰 周痺之在身也에 上下移徙[1] 隨脈하되 其上下左右相應이 間[2]不容空하니 願聞컨대 此痛이 在血脈之中邪아 將在分肉之間乎아 何以致是오 其痛之移也에 間不及下鍼하고 其慉[3]痛之時에 不及定治어늘 而痛已止矣니 何道使然고 願聞其故하노이다

邪는 耶同이라 肉有分理 故로 曰分肉이라 慉痛은 動而痛也라 間不及下鍼은 卽不及定治之謂니 言移易之速也라 ○ 慉은 音觸이라

岐伯이 答曰 此는 衆痺也요 非周痺也니이다

黃帝曰 願聞衆痺하노이다 岐伯이 對曰 此는 各在其處하야 更發更止하며 更居更起하고 以右應左하며 以左應右하니 非能周也라 更發更休也니이다

各在其處는 謂隨聚而發也라 不能周徧上下하고 但或左或右에 更發更休하야 患無定所 故로 曰衆痺라

黃帝曰 善하노이다 刺之奈何오 岐伯이 對曰 刺此者는 痛雖已止라도 必刺其處하야 勿令復起니이다

必刺其處는 謂刺其原痛之處也니 治從其本 故로 可勿令復起라

○ 帝曰 善하노이다 願聞컨대 周痺는 何如오 岐伯이 對曰 周痺者는 在於血脈之中하야 隨脈以上하고 隨脈以下하며 不能左右하니 各當其所니이다

能上能下하야 但隨血脈而周徧於身 故로 曰周痺니 非若衆痺之左右移易也라

黃帝曰 刺之奈何오 岐伯이 對曰 痛이 從上下者는 先刺其下以過[4]之하고 後

---

1) 移徙: 移動의 뜻임.
2) 間: 잠시, 잠깐.
3) 慉: 쌓을(聚也), 기를, 아플 휵.
4) 過: 『甲乙』에는 '通'으로, 『太素』에는 '遏'로 되어 있다.

刺其上以脫之하며 痛이 從下上者는 先刺其上以過[1]之하고 後刺其下以脫之니이다

過者는 去之之謂요 脫者는 拔絶之謂니 先刺以過之는 去其標也요 後刺以脫之는 拔其本也라

黃帝曰 善하노이다 此痛은 安生이며 何因而有名고 岐伯이 對曰 風寒濕氣客於外[2]하야 分肉之間에 迫切而爲沫하고 沫得寒則聚하고 聚則排分肉而分裂也니 分裂則痛이라

邪氣客於肌表하야 漸入分肉之間하면 則迫切津液하야 而爲汁沫하고 沫得寒則聚而不散 故로 排裂肉理하야 爲痛이라

痛則神歸之하고 神歸之則熱하고 熱則痛解하고 痛解則厥하고 厥則他痹發하니 發則如是라

痛則心注其處 故로 神歸之라 神歸卽氣歸也니 氣歸則熱하고 熱則寒散하야 而痛暫解나 然이나 其逆氣仍在 故로 痛雖解나 而厥未除則別有所聚라 故로 或自上而下하고 或自下而上하야 他痹發矣라 是名周痹니 發仍如此라

此는 內不在藏而外未發於皮하야 獨居分肉之間하니 眞氣不能周 故로 命曰周痹라

眞氣不能周는 卽氣閉不行也라 故로 曰痹者는 閉也라하니라 ○ 此節上에 舊有帝曰善余已得其意矣九字나 乃下文之誤가 複於此者니 今删去之라

故로 刺痹者는 必先切循其下之六經하고 視其虛實과 及大絡之血結而不通과 及虛而脈陷空者하야 而調之하고 熨而通之하며 其瘛堅轉하면 引而行之니이다

下之六經은 足六經也라 大絡之血結者는 宜瀉之요 虛而脈陷空者는 宜補之요 寒凝而氣不周者는 宜熨而通之요 其瘛堅轉者는 瘛急轉筋之謂니 當鍼引其氣而行之也라 ○ 瘛는 音熾라

黃帝曰 善하노이다 余已得其意矣요 亦得其事也라 九者는 經巽[3]之理요 十二經脈陰陽之病也니이다

意者는 病之情也요 事者는 治之法也라 九者는 鍼也요 巽者는 具也니 言其意其法이 在乎九鍼이로되 而經具其理하니 凡十二經脈陰陽之病이 無不盡於是也라

---

1) 過: 『甲乙』에는 '通'으로, 『太素』에는 '遏'로 되어 있다.
2) 外: 『甲乙』·『太素』에는 '外'字가 없다.
3) 經巽: 『太素』에는 '經絡'으로 되어 있다.

十二經筋痹刺

『靈樞·經筋篇』○ 此章은 與經絡類第四章으로 同出一篇하여 義有相通하니 所當互閱이라 ○ 六十九

足太陽之筋病은 小指支[1] 跟腫痛하며 膕攣하며

其筋이 起於足小指하야 結於踵上하고 循跟하야 結於膕也라 ○ 膕은 音國이라

脊反折하며 項筋急하며 肩不擧하며 腋支[2]缺盆中이 紐[3]痛하야 不可左右搖라

其別者가 結於臀上하야 挾脊上項하고 其支者가 結於肩髃하야 入腋下하고 上出缺盆 故로 爲此病이라 ○ 紐는 尼九切이라

治在燔鍼劫刺[4]로되 以知爲數하고 以痛爲輸하니

燔鍼은 燒鍼也요 劫刺는 因火氣而劫散寒邪也라 燔鍼焠鍼義는 詳本類前二十이라 以知爲數는 知其氣至爲度也요 以痛爲輸는 卽其痛處가 是穴也니 下準此하니라 ○ 燔는 音凡이라

名曰仲春痹라

仲春痹者는 足太陽之經이 應二月之氣也라 此는 與陰陽繫日月篇으로 義同이나 但彼는 以左足右足으로 分十二經하야 以主十二月이요 此는 以手六經足六經으로 分主十二月이니 蓋以辨陰陽盛衰之義也요 詳經絡類三十四라 又手足陰陽應十二月圖가 在圖翼四卷하니 餘準此하니라

○ 足少陽之筋病은 小指次指支轉筋하고 引膝外轉筋하야 膝不可屈伸하고 膕筋急하며

足少陽之筋이 起於小指次指하야 上循經外廉하야 結於膝外廉也라

前引髀하고 後引尻하며 卽上乘䏚季脇痛하고

其筋之支者가 上走髀하야 前者는 結於伏兎하고 後者는 結於尻하며 其直者는 上乘䏚及季脇也라

上引缺盆膺乳頸하야 維筋急하고

其直者가 繫於膺乳하고 結於缺盆하야 上循耳後也라 維者는 牽繫之謂라

---

1) 小指支: 『聖濟總錄』에는 '小指及'으로 되어 있다.
2) 支: '及'의 誤字로 보인다.
3) 紐: 끈, 매듭, 맬, 묶을 뉴.
4) 劫刺: 疾刺疾出의 刺法을 말함.

從左之右하면 **右目不開**하고 **上過右角**하야 **並蹻脈而行**하고 **左絡於右**라

從左之右則右目不開는 是右病由左也니 然則左目不開者는 病由於右를 可知矣라 角은 額角也라 並蹻脈而行者는 陰蹻陽蹻가 陰陽相交하야 陽入陰하고 陰出陽하되 交於目銳眥 故로 左絡於右라

故로 **傷左角**하면 **右足不用**하니 **命曰維筋相交**라

傷左角之筋而右足不用이면 則其從右之左者도 亦然하니 蓋筋之維絡相交如此也라

治在燔鍼劫刺로되 **以知爲數**하고 **以痛爲輸**하니

義如前이라

名曰孟春痺也라

足少陽은 以生陽之經 故로 應正月之氣也니 詳義如前이라

○ **足陽明之筋病**은 **足中指支脛轉筋**하며 **脚跳堅**하며

本經之筋이 起於中指하야 結於跗上하고 邪外上行하야 加於輔骨하야 上結於膝外廉하고 其直者는 上循骭하야 結於膝也라 跳者는 跳動이요 堅者는 堅强也라

伏兎轉筋하며 **跟前腫**하며 **㿗疝**하며 **腹筋急**하고

其直者가 上循伏兎하야 結於跟하고 聚於陰器하야 上腹而布也라 ○ 㿗는 癩同이라

引缺盆及頰하며 **卒口僻**하되 **急者**는 **目不合**하고 **熱則筋縱目不開**하며 **頰筋有寒則急引頰移口**하고 **有熱則筋弛縱緩**하야 **不勝收** **故**로 **僻**이라

僻은 歪斜也라 其筋이 自缺盆으로 上頸頰挾口하야 上合於太陽하니 太陽爲目上網이요 陽明爲目下網 故로 凡目之不合不開와 口之急縱歪僻者는 皆足陽明之筋病이로되 寒則急而熱則緩也라

治之以馬膏니 **膏其急者**하고 **以白酒和桂**하야 **以塗其緩者**하고 **以桑鉤**[1]로 **鉤之**하며 **卽以生桑炭**으로 **置之坎**[2]**中**하되 **高下以坐等**하고 **以膏熨急頰**하고 **且飮美酒**하고 **噉**[3]**美炙肉**하되 **不飮酒者**는 **自强也**요 **爲之三拊**[4]**而已**라

馬膏는 馬脂也니 其性味가 甘平柔潤하야 能養筋治痺 故로 可以膏其急者라 白酒辣桂는 性味

1) 鉤: 갈고리, 끌어당길(牽引) 구.
2) 坎: 구덩이 감.
3) 噉: 啖과 동. 먹을 담.
4) 拊: 어루만질, 문지를 부.

辛溫하야 能通經絡하고 行血脈 故로 可以塗其緩者라 桑之性은 平하야 能利關節하고 除風寒濕痹諸痛 故로 以桑鉤鉤之者니 鉤는 正其口也라 復以生桑火炭으로 置之地坎之中이라 高下以坐等者는 欲其深淺適中하야 便於坐而得其煖也라 然後에 以前膏로 熨其急頰하고 且飮之美酒와 噉之美肉은 皆助血舒筋之法也라 雖不善飮이라도 亦自强之라 三拊而已는 言再三拊摩其患處면 則病自已矣라 ○ 噉은 音淡이요 拊는 音府라

治在燔鍼劫刺로되 **以知爲數**하고 **以痛爲輸**하니 **名曰季春痹也**라

足陽明은 正盛之經이니 應三月之氣也라 餘義는 如前이라

○ 足太陰之筋病은 **足大指支內踝痛**하며 **轉筋痛**하며

足太陰之筋이 起大指之端하야 上結於內踝也라

膝內輔骨痛하며 **陰股引髀而痛**하며 **陰器紐痛**하며 **下**[1]**引臍兩脇痛**하며 **引膺中脊內痛**이라

其直者가 絡於膝內輔骨하야 上陰股하야 結於髀하고 聚於陰器하야 上臍腹胸脇하며 其內者는 著於脊也라

治在燔鍼劫刺로되 **以知爲數**하고 **以痛爲輸**하니 **命曰孟秋**[2]**痹也**라

孟秋는 當作仲秋니 此는 與下文足少陰條로 繆誤하니 當迭更之라 蓋足太陰之經은 應八月之氣也라

○ 足少陰之筋病은 **足下轉筋**하며 **及所過而結者**도 **皆痛及轉筋**이라

足少陰之筋이 起於小指之下 故로 病足下轉筋이라 所過而結者는 以其並足太陰之筋으로 斜走內踝之下하야 結於踵하고 又與太陽之筋으로 合而上結於內輔之下하고 又並太陰之筋으로 而上循陰股하야 結於陰器하니 皆能爲痛及轉筋也라

病在此者는 **主癎瘛及痙**하고

癎은 癲癎也요 瘛는 牽急也며 痙은 堅强反張이니 尤甚於瘛者也라 足少陰爲天一之經이니 眞陰受傷 故로 爲此病이라 ○ 瘛는 音熾요 痙은 音敬이라

在外者는 **不能俛**하고 **在內者**는 **不能仰 故**로 **陽病者**는 **腰反折**하야 **不能俛**하고 **陰病者**는 **不能仰**이라

---

1) 下: 『甲乙』·『太素』에는 '上'으로 되어 있다.
2) 孟秋: 『太素』에는 '仲秋'로 되어 있다.

在外者는 與太陽之筋合 故로 不能俛요 在內者는 循脊內하야 挾膂上至項 故로 不能仰이라 陽病者는 卽在外者也요 陰病者는 卽在內者也라 ○ 俛는 俯同이라

治在燔鍼劫刺로되 以知爲數하고 以痛爲輸요

義如前이나 此는 治外者也라

在內者는 熨引飮藥이라 此筋이 折紐하야 紐發數甚者는 死不治니

熨引은 所以舒筋이요 飮藥은 所以養血이라 折紐者는 卽轉筋之甚이라 發日數[1]하야 病日甚者는 陰虧之極也라 故로 當死不治라

名曰仲秋[2]痺也라

仲秋는 誤也니 當作孟秋라 蓋足少陰爲生陰之經이니 應七月之氣也라 義詳前太陰太陽條下라

○ 足厥陰之筋病은 足大指支內踝之前痛하며 內輔痛하며 陰股痛轉筋하며

足厥陰之筋이 起於大指之上하야 結於內踝之前하고 又結於內輔骨之下하야 上循陰股也라

陰器不用하되 傷於內則不起하고 傷於寒則陰縮入하며 傷於熱則縱挺不收하니

陰器者는 前陰之具也니 厥陰之筋이 結於此하야 陰器病者에 有此三者之異라

治在行水淸陰氣라

淸은 理也라 此는 言當以藥治之하야 在通行水藏而調陰氣니 蓋水則肝之母也라

其病이 轉筋者는 治在燔鍼劫刺로되 以知爲數하고 以痛爲輸하니

轉筋者는 治當在經也라

命曰 季秋痺也라

足厥陰者는 陰盡之經也라 故로 應九月之氣라

○ 手太陽之筋病은 小指支[3]肘內銳骨後廉痛하며 循臂陰入腋下하야 腋下痛하고 腋後廉痛하며 繞肩胛引頸而痛하며 應耳中鳴痛하야 引頷目瞑하고 良久에 乃得視하며

手太陽之筋이 起於小指하야 上結於腕하고 結於肘內銳骨之後하며 上結於腋下하고 上肩循頸하

---

1) 發日數: 發作時間이 빨라짐.
2) 仲秋: 『太素』에는 '孟秋'로 되어 있다.
3) 支: 『甲乙』에는 '及'으로 되어 있다.

야 結於耳後하고 結於頷하며 上屬目外眥 故로 其痛引耳頷이면 則瞑目良久에야 方可開視也라 ○ 頷은 何敢切이라

頸筋이 急則爲筋瘻頸瘇이요 寒熱在頸者는 治在燔鍼劫刺之로되 以知爲數하고 以痛爲輸하며

筋瘻頸腫은 卽鼠瘰之屬이라 ○ 瘻는 音漏라

其爲腫者는 復而銳之라

刺而腫不退者는 復刺之하되 當用銳鍼이니 卽鑱鍼也라

本支者는 上曲牙하야 循耳前하야 屬目外眥하고 上頷結於角하니 其痛이 當所過者는 支轉筋이라

本支者는 卽其直支也라 角은 耳上角也라 凡當其所過之處가 皆能轉筋而痛이라

治在燔鍼劫刺로되 以知爲數하고 以痛爲輸하니

義如前이라

名曰仲夏痹也라

手太陽之經이 應五月之氣也라

○ 手少陽之筋病은 當所過者 卽支轉筋舌卷하니

手少陽之筋이 起於小指次指之端하야 結於腕하고 上循臂하야 結於肘上하고 繞臑外廉하야 上肩走頸하며 其支者가 當曲頰하야 入繫舌本 故로 當所過者가 爲轉筋而痛이라

治在燔鍼劫刺로되 以知爲數하고 以痛爲輸하니

義如前이라

名曰季夏痹也라

手少陽之經이 應六月之氣也라

○ 手陽明之筋病은 當所過者支痛하고 及轉筋하며 肩不擧하고 頸不可左右視라

手陽明之筋이 起大指次指之端하야 結於腕上하고 結於肘外하며 上臑하야 結於髃하고 其支者는 遶肩胛挾脊하고 其直者는 從肩髃上頸하며 又支者는 上頰結於頄하고 又直者는 上左角하야 絡頭下右頷 故로 當所過之處에 爲支痛轉筋이 如此라

治在燔鍼劫刺로되 **以知爲數**하고 **以痛爲輸**하니 **名曰孟夏痹也**라

手陽明이 爲兩陽合明之經 故로 應四月之氣라

○ **手太陰之筋病**은 **當所過者支轉筋痛**하고 **甚成息賁**[1)]하야 **脇急吐血**이라

手太陰之筋이 起於大指하야 循指上行하야 結於魚後하고 上循臂入肘中하야 上臑內廉하야 入腋下하고 出缺盆하야 結肩前髃하되 上結缺盆하고 下結胸裏하야 散貫賁하고 合賁下하며 抵季脇 故로 其所過之處에 當轉筋痛甚而病如此라

治在燔鍼劫刺로되 **以知爲數**하고 **以痛爲輸**하니 **名曰仲冬痹也**라

手太陰之經이 應十一月之氣也라

○ **手心主之筋病**은 **當所過者 支轉筋**하며 **前**[2)]**及胸痛息賁**이라

手厥陰之筋이 起於中指하야 結於肘內廉하고 上臂陰하야 結腋下하고 下散前後하야 挾脇하며 其支者는 入腋散胸中하야 結於賁 故로 當所過者爲病이 如此라

治在燔鍼劫刺로되 **以知爲數**하고 **以痛爲輸**하니 **名曰孟冬痹也**라

手厥陰은 以兩陰交盡之經 故로 應十月之氣라

○ **手少陰之筋病**은 **內急**하며 **心承伏梁**하고 **下**[3)]**爲肘網**하며 **其病**은 **當所過者支轉筋筋痛**이라

承은 承於下也요 伏梁은 堅伏之積也라 網은 如羅網之牽急也라 手少陰之筋이 起於小指內側하야 結於銳骨하고 上結肘內廉하며 上入腋하야 挾乳裏하야 結於胸中하고 下繫於臍 故로 在內則爲內急爲伏梁하고 在外則爲肘網과 及當其所過之處에 則爲轉筋筋痛等病이라

治在燔鍼劫刺로되 **以知爲數**하고 **以痛爲輸**라

義如前이라

其成伏梁하야 **唾血膿者**는 **死不治**니

臍上臍下에 皆爲伏梁이니 若伏梁已成하야 而唾見血膿者는 病劇藏傷 故로 死不治라

名曰季冬痹也라

手少陰之經이 應十二月之氣也라 ○ 此節이 舊在後無用燔鍼之下하니 蓋誤次也라 今移正於此라

---

1) 甚成息賁: 『太素』에는 '其成息賁者'로 되어 있다.
2) 前: 『太素』에는 '前'字가 없다.
3) 下: 胸에서 肘關節까지를 말함.

○ 經筋之病이 **寒則反折筋急**하고 **熱則筋弛縱不收**하야 **陰痿不用**하며 **陽急則反折**하고 **陰急則俛不伸**이라

此以下는 皆結上文經筋爲病하야 而總言之也라 陽急陰急은 指足太陽少陰爲言이니 皆爲背病이라 陽急在外면 則反張而折하고 陰急在內면 則俛不能伸也라

焠刺者는 **刺寒急也**요 **熱則筋縱不收**니 **無用燔鍼**이라

筋痹之病이 屬寒者多 故로 以上皆言治在燔鍼劫刺나 然이나 有因於熱者는 治當遠熱하야 無用燔鍼이니 驗在筋之急與縱耳라

足之陽明과 **手之太陽**이 **筋急則口目爲噼**하고 **眥**[1]**急不能卒視**하니 **治皆如右方也**라

此는 申言口眼歪僻之證이 必係足陽明手太陽之筋病也라 ○ 噼은 僻同이라

六經痹疝

『素問·四時刺逆從論』○ 七十 附疝氣說

厥陰이 **有餘**하면 **病陰痹**요

厥陰者는 風木之氣也니 風木有餘하면 則邪幷於肝하되 肝經之脈이 結於諸陰之分 故로 病爲陰痹라 痹義는 如前이라

不足하면 **病生熱痹**하고

厥陰之氣不足하면 則陽邪勝之 故로 病生熱痹라

滑則病狐疝風이요

滑爲陽邪有餘而病風者니 熱則生風也라 疝者는 前陰少腹之病이니 男女五藏에 皆有之라 狐之晝伏夜出은 陰獸也일새요 疝在厥陰하니 其出入上下不常하야 與狐相類 故로 曰狐疝風이라 此는 非外入之風이요 乃以肝邪爲言也라 下準此하니라

濇則病少腹積氣라

濇爲氣虛爲血滯 故로 邪氣留止而病爲積聚라

○ 少陰이 **有餘**하면 **病皮痹**니 **隱軫**이요

---

1) 眥: 『甲乙』·『太素』에는 '目眥'로 되어 있다.

少陰者는 君火之氣也니 火盛則克金하고 皮者는 肺之合 故로 爲皮痺라 隱軫은 卽隱疹也라

不足하면 病肺痺요

火不足則金無所畏하야 燥邪獨勝 故로 病爲肺痺라

滑則病肺風疝이요

滑實則君火爲邪 故로 乘於肺하야 病在氣也라

濇則病積溲血이라

濇爲心血不足 故로 經滯而爲積聚요 血亂而爲溲血也라

○ 太陰이 有餘하면 病肉痺니 寒中이요

太陰者는 濕土之氣也니 濕邪有餘 故로 爲肉痺요 寒濕在脾 故로 爲寒中이라

不足하면 病脾痺요

土弱則脾氣不行也라

滑則病脾風疝이요

太陰脈滑은 則土邪有餘라 脾風疝者는 卽癲腫重墜之屬이니 病在濕也라

濇則病積이니 心腹時滿이라

脾脈이 入腹하야 上注心中하고 濇因脾弱 故로 病이 脾積과 及心腹時滿이라

○ 陽明이 有餘하면 病脈痺니 身時熱하고

陽明者는 燥金之氣也요 其合이 大腸與胃니 燥氣有餘하면 則血脈虛而陰水弱 故로 病이 脈痺와 及身爲時熱이라

不足하면 病心痺요

燥氣不足하면 則火勝爲邪 故로 病爲心痺라

滑則病心風疝이요

滑則燥熱生風하고 熱則主於心也라 故로 爲心風疝이라

濇則病積이니 時善驚이라

濇則胃虛而滯 故로 病積이요 胃虛者는 風木乘之 故로 善驚이라

○ 太陽이 有餘하면 病骨痹니 身重하고

太陽者는 寒水之氣也니 其合腎이요 其主骨 故로 太陽寒邪有餘者는 主爲骨痹爲身重이라

不足하면 病腎痹요

不足則腎氣弱 故로 病爲腎痹라

滑則病腎風疝이요

太陽滑實者는 風寒挾邪 故로 病이 腎風疝이라

濇則病積이니 善時巓疾이라

太陽之脈이 交巓上하야 絡腎屬膀胱 故로 其脈濇氣滯하면 當爲腎積과 及頂巓之病이라

○ 少陽이 有餘하면 病筋痹니 脇滿하고

少陽者는 相火之氣也니 其合肝膽이요 其主筋이며 其脈이 行於脇肋 故로 少陽之邪有餘者는 當病筋痹脇滿이라

不足하면 病肝痹요

少陽不足하면 則肝藏氣虛 故로 病爲肝痹라

滑則病肝風疝이요

滑實則風熱合邪하야 而爲肝風疝이니 病在筋也라

濇則病積이니 時筋急目痛이라

濇以血滯 故로 病肝積이요 肝主筋하고 開竅於目 故로 爲筋急目痛이라 ○ 愚按本經諸篇에 所言疝證不一하니 有云狐疝은 以其出入不常也요 有㿗疝者는 以其頑腫不仁也요 有衝疝者는 以其自少腹으로 上衝心而痛也요 有厥疝者는 以積氣在腹中하야 而氣逆爲疝也요 有瘕者는 以少腹寃熱而痛하고 出白하니 一名曰蠱也요 有六經風疝者는 如本篇之所云也요 有小腸疝者는 如邪氣藏府病形篇에 曰 小腸病者는 小腹痛하며 腰脊控睾而痛하며 時窘之後者니 亦疝之屬也요 是皆諸疝之義라 按骨空論에 曰 任脈爲病에 男子內結七疝하고 女子帶下瘕聚라하니 蓋任脈者는 起於中極之下하야 以上毛際하고 循腹裏하야 上關元하야 總諸陰之會라 故로 諸疝之在小腹者는 無不由任脈爲之原이요 而諸經爲之派耳라 云七疝者는 乃總諸疝爲言이니 如本篇所言者六也요 邪氣藏府病形篇所言者一也니 蓋以諸經之疝所屬이 有七이라 故로 云七疝이라 若狐㿗衝厥之類는 亦不過爲七疝之別名耳라 後世에 如巢氏所叙七疝은 則曰厥癥寒氣盤胕狼이라하여늘 至張子和하야 非之曰 此는 俗工所立謬名也니 蓋環陰器하야 上抵少腹者가 乃屬足厥陰肝經之

部分이니 是受疝之處也라하고 又曰凡疝者는 非肝木受邪면 則肝木自甚이니 皆屬肝經이라하고 於是에 亦立七疝之名하니 曰寒水筋血氣狐癩요 治多用下라 繼自丹溪以來로 皆宗其說이나 然이나 以愚觀之면 亦未爲得이라 夫前陰小腹之間은 乃足三陰陽明任衝督脈之所聚니 豈得獨以厥陰經爲言이리오 但如本篇六疝에 皆兼風言者는 本非外入之風이니 蓋風屬肝하고 肝主筋 故로 凡病各經之疝者를 謂其病多在筋하야 而皆挾肝邪則可어니와 若謂必在厥陰則不可也라 後世議論徒多나 又安能出內經之圍範哉아 學者當以經旨爲正이라 至於治之之法하여는 大都此證이 寒則多痛하고 熱則多縱하며 濕則多腫墜하고 虛者亦然하며 若重在血分者는 不移하고 在氣分者는 多動하니 分察六者於諸經하야 各因其多少虛實而兼治之면 自無不效也라 又諸疝詳義는 具會通類疾病二十六이라

痿證

『素問·痿論』全 ○ 七十一

黃帝問曰 五藏이 使人痿는 何也요

五藏에 各有所合 故로 皆能使人痿니 痿者는 痿弱無力하야 擧動不能也라 ○ 痿는 音威라

岐伯이 對曰 肺主身之皮毛하고 心主身之血脈하고 肝主身之筋膜하고 脾主身之肌肉하고 腎主身之骨髓라

五藏이 所主不同 故로 痿生亦異라 筋膜者는 按컨대 全元起曰 人皮下肉上이 筋膜也라하니 蓋膜은 猶幕也니 凡肉理藏府之間에 其成片聯絡薄筋을 皆謂之膜이니 所以屛障血氣者也라 凡筋膜所在之處에 脈絡必分하고 血氣必聚 故로 又謂之膜原이요 亦謂之脂膜이라 ○ 膜幕은 俱音莫이라

故로 肺熱葉焦則皮毛虛弱急薄하야 著則生痿躄也요

肺痿者는 皮毛痿也라 蓋熱乘肺金하야 在內則爲葉焦하고 在外則皮毛虛弱하야 而爲急薄이요 若熱氣留著不去하야 而及於筋脈骨肉則病生痿躄하니 躄者는 足弱不能行也라 ○ 躄은 音壁이라

心氣熱則下脈厥而上하고 上則下脈虛하며 虛則生脈痿하야 樞折挈하야 脛縱而不任地也요

心痿者는 脈痿也라 心氣熱則火獨上炎 故로 三陰在下之脈도 亦皆厥逆而上이라 上逆則下虛하야 乃生脈痿하니 脈痿者는 凡四支關節之處가 如樞紐之折而不能提挈하야 足脛縱緩而不能任地也라 ○ 挈은 丘結切이라

肝氣熱則膽泄口苦하고 筋膜乾하니 筋膜乾則筋急而攣하야 發爲筋痿요

肝痿者는 筋痿也라 膽附於肝하니 肝氣熱則膽汁溢泄 故로 爲口苦요 筋膜受熱則血液乾燥 故로 拘急而攣하야 爲筋痿也라

脾氣熱則胃乾而渴하고 肌肉不仁하야 發爲肉痿요

脾痿者는 肉痿也라 脾與胃는 以膜相連而開竅於口 故로 脾氣熱則胃乾而渴이요 脾主肌肉하니 今熱畜於內則精氣耗傷 故로 肌肉不仁하야 發爲肉痿라

腎氣熱則腰脊不擧하고 骨枯而髓減하야 發爲骨痿니이다

腎痿者는 骨痿也라 腰者는 腎之府요 其脈이 貫脊하고 其主骨髓 故로 腎氣熱則見證若此라

○ 帝曰 何以得之오

此下는 言五痿之所由生也라

岐伯이 曰 肺者는 藏之長也요 爲心之蓋也니

肺位最高 故로 謂之長이요 覆於心上 故로 謂之蓋라

有所失亡커나 所求不得則發肺鳴하고 鳴則肺熱葉焦라

肺志不伸則氣鬱生火 故로 喘息有聲하야 發爲肺鳴이요 金藏이 病則失其淸肅之化 故로 熱而葉焦라

故로 曰五藏이 因肺熱葉焦하야 發爲痿躄이라하니 此之謂也라

故曰은 引古語也라 肺主氣하야 以行營衛하고 治陰陽 故로 五藏之痿는 皆因於肺氣熱則五藏之陰이 皆不足이니 此는 痿躄之生於肺也라 五痿之證이 雖異나 總皆謂之痿躄이라

悲哀大甚則胞絡絶하고 胞絡이 絶則陽氣內動하야 發則心下崩하야 數溲血也라

胞絡者는 子宮之絡脈也니 評熱病論에 曰 胞脈者는 屬心而絡於胞中이라하니 故로 悲哀太甚則心系急而胞絡絶하야 上下不交하고 亢陽內動하야 逼血下崩하야 令人數爲溺血也라

故로 本病에 曰 大經空虛하면 發爲肌痹하고 傳爲脈痿라하고

本病은 古經篇名이라 血失則大經空虛하야 無以滲灌肌肉하고 營養脈絡 故로 先爲肌肉頑痹하고 而後傳爲脈痿者는 生於心也라

思想無窮에 所願不得커나 意淫於外하야 入房太甚하면 宗筋弛縱하야 發爲筋痿하고 及爲白淫이라

思想無窮에 所願不得은 欲不遂也요 意淫於外하야 入房太甚은 陰氣傷也라 故로 宗筋이 弛縱하

야 發爲筋痿라 宗筋者는 聚於前陰하니 精傷於內하고 氣陷於下 故로 爲白淫이니 卽今之所謂帶濁也라

故로 下經에 曰 筋痿者는 生於肝使內也라하고

下經은 古經也라 肝主筋 故로 使內而筋痿者는 生於肝也라

有漸於濕하고 以水爲事하야 若有所留에 居處相濕하면 肌肉濡漬하야 痹而不仁하야 發爲肉痿라

漸은 有由來也요 以水爲事는 從事於卑濕之所也라 相은 並也라 脾主肌肉而惡濕하니 濕著於肉則衛氣不榮 故로 肌肉頑痹而爲肉痿라 ○ 漬는 蚤四切이라

故로 下經에 曰 肉痿者는 得之濕地也라하고

地之濕氣에 感則害皮肉筋脈하니 病生於脾也라

有所遠行勞倦에 逢大熱而渴하고 渴則陽氣內伐하고 內伐則熱舍於腎하니 腎者는 水藏也라 今水不勝火則骨枯而髓虛 故로 足不任身하야 發爲骨痿라

遠行勞倦이 最能生熱하니 陽盛則內伐眞陰하야 水不勝火 故로 主於腎이라

故로 下經에 曰 骨痿者는 生於大熱也라하니이다

熱甚卽精髓乾涸 故로 骨枯而爲痿하니 病生於腎也라

○ 帝曰 何以別之오

此下는 辨五痿之色證也라

岐伯이 曰 肺熱者는 色白而毛敗하고 心熱者는 色赤而絡脈溢하고 肝熱者는 色蒼而爪枯하고 脾熱者는 色黃而肉蠕動하고 腎熱者는 色黑而齒槁하니이다

蠕은 音軟이니 微動貌요 又曰 蟲行貌라

○ 帝曰 如夫子言은 可矣어니와 論에 言治痿者는 獨取陽明이라하니 何也오

此下는 言治痿之法也라 論言者는 卽根結篇에 曰 痿疾者는 取之陽明이라하니 見經絡類三十이라

岐伯이 曰 陽明者는 五藏六府之海니 主潤宗筋하고 宗筋은 主束骨而利機關也요

陽明은 胃脈也니 主納水穀化氣血하야 以資養表裏 故로 爲五藏六府之海而下潤宗筋이라 宗筋

者는 前陰所聚之筋也니 爲諸筋之會라 凡腰脊谿谷之筋니 皆屬於此 故로 主束骨而利機關也라

衝脈者는 經脈之海也니 主滲灌谿谷하되 與陽明으로 合於宗筋하니

經脈之海者는 衝脈이 爲十二經之血海也라 故로 主滲灌谿谷이요 衝脈이 起於氣街하야 並少陰之經으로 夾臍上行하고 陽明脈이 亦夾臍旁하야 去中行二寸下行 故로 皆會於宗筋이라

陰陽이 總宗筋之會하야 會於氣街而陽明爲之長하고 皆屬於帶脈而絡於督脈이라

宗筋은 聚於前陰하니 前陰者는 足之三陰과 陽明少陽과 及衝任督蹻九脈之所會也라 九者之中에 則陽明爲五藏六府之海요 衝爲經脈之海니 此一陰一陽이 總乎其間 故로 曰陰陽總宗筋之會也라 會於氣街者는 氣街爲陽明之正脈 故로 陽明이 獨爲之長이라 帶脈者는 起於季脇하야 圍身一周하고 督脈者는 起於會陰하야 分三岐하야 爲任衝而上行腹背 故로 諸經者는 皆聯屬於帶脈하고 支絡於督脈也라

故로 陽明이 虛則宗筋이 縱하고 帶脈不引 故로 足痿不用也니이다

陽明이 虛則血氣少하야 不能潤養宗筋 故로 至弛縱이요 宗筋이 縱則帶脈이 不能收引 故로 足痿不爲用이니 此所以當治陽明也라

帝曰 治之는 奈何오 岐伯이 曰 各補其滎而通其兪하고 調其虛實하며 和其逆順하야 筋脈骨肉이 各以其時로 受月則病已矣니이다 帝曰 善하노이다

諸經之所溜爲滎이요 所注爲兪라 補者는 所以致氣요 通者는 所以行氣라 上文에 云獨取陽明이라하고 此에 復云各補其滎而通其兪라하니 蓋治痿者는 當取陽明이나 又必察其所受之經하야 而兼治之也라 如筋痿者는 取陽明厥陰之滎兪하고 脈痿者는 取陽明少陰之滎兪하니 肉痿骨痿도 其治皆然이라 然이나 筋脈肉骨은 則各有所受之時月하니 如木病者는 在筋하고 火病者는 在脈하고 土病者는 在肉하고 金病者는 在皮毛하고 水病者는 在骨이라 知所受之淺深하야 以調虛實하고 知時氣之盛衰하야 以和逆順則病可已也라

腸澼

『素問·通評虛實論』○ 七十二 附痢疾治法

帝曰 腸澼에 便血은 何如오 岐伯이 曰 身熱則死하고 寒則生하니이다

腸澼은 滯下也니 利而不利之謂요 便血은 赤利也라 身熱者는 陽勝陰敗 故로 死요 寒則營氣未傷 故로 生이라 ○ 澼은 音匹이라

帝曰 腸澼에 **下白沫**은 **何如**오 **岐伯**이 **曰 脈沈則生**하고 **脈浮則死**하니이다

白洙은 白利也라 病在陰而見陰脈者는 爲順 故로 生이요 見陽脈者는 爲逆 故로 死라

帝曰 腸澼에 **下膿血**은 **何如**오 **岐伯**이 **曰 脈懸絶則死**하고 **滑大則生**하니이다

下膿血者는 兼白赤而言也라 懸絶者는 謂太過則堅而搏하고 不足則微而脫이니 皆胃氣去而眞藏見也라 邪實正虛하야 勢相懸絶 故로 死라 滑은 因血盛이요 大는 以氣充하야 血氣未傷 故로 生이라

帝曰 腸澼之屬에 **身不熱**하며 **脈不懸絶**은 **何如**오 **岐伯**이 **曰 滑大者**를 **曰生**이요 **懸濇者**를 **曰死**니 **以藏期之**니이다

以藏期之者는 肝見庚辛死하고 心見壬癸死하고 肺見丙丁死하고 脾見甲乙死하고 腎見戊己死也라 ○ 愚按腸澼一證은 卽今之所謂痢疾也요 自仲景而後로 又謂之滯下라 其所下者가 或赤或白하며 或膿或血하며 有痛者하며 有不痛者하며 有裏急後重者하며 有嘔惡脹滿者하며 有噤口不食者하며 有寒熱往來者하야 雖其變態多端이나 然이나 總不外乎表裏寒熱이요 而尤於虛實之辨에 更爲切要하니 知此六者면 庶不致殺人矣라 若以表裏로 言之면 如論疾診尺等篇에 曰 春傷於風하면 夏爲後泄腸澼이라하고 百病始生篇에 曰 虛邪之中人也에 留而不去면 傳舍於腸胃之間하되 多寒則腸鳴飧泄食不化하고 多熱則溏出糜라하니 是는 皆由外邪니 此卽時氣相傳之屬也라 凡邪因表者는 必有表證하니 但兼其表而行散之면 表邪解而痢自愈요 如無表證則必由口腹이니 悉屬內傷이라 但傷於內者는 極多하고 因於表者는 則間或有之하니 此內外之不可不辨也라 若以寒熱로 言之면 則古엔 以赤者爲熱이요 白者爲寒이라하여늘 至劉河間而非之 曰 如赤白相兼者면 豈寒熱이 俱甚於腸胃而同爲痢乎아 蓋瀉白者는 肺之色也요 青者는 肝之色也요 黃者는 脾之色也요 赤者는 心之色也라 至若色黑하여도 亦言爲熱者는 由火熱過極하면 則反兼水化制之 故로 色黑也라 或言痢色青白爲寒者는 誤也니 若果爲寒이면 則不能消穀이니 何由反化爲膿乎아하고 又曰 若完穀不化而色不變하며 吐利腥穢하며 澄徹淸冷하며 小便青白不濇하며 身涼不渴하며 脈遲細而微者는 寒證也라 凡穀消化者는 無問色及他證하고 便爲熱也라하니 故로 其言治엔 則曰苦能燥濕하고 寒能勝熱하며 或微加辛熱以佐之라하고 又云 治諸痢者엔 黃連黃栢爲君이니 以至苦大寒하야 正主濕熱之病이라하고 又曰 行血則便自愈하고 調氣則後重除라하니 是皆河間說也라 及至丹溪하여는 則因之曰 赤痢는 乃自小腸來하고 白痢는 乃自大腸來하니 皆濕熱爲本이라하니 自二子之言出則後世莫敢違之라 雖二家方書에 非無從溫之治나 然이나 亦不過備立言之缺略이요 而其大意는 則專以濕熱爲主라 故로 今之醫家 悉遵其訓하야 一見痢證이면 無分寒熱虛實하고 咸謂欲淸其火에 非芩連梔栢이면 不可요 欲去其積에 非大黃芒硝면 不可며 欲行血者는 必用桃仁紅花之類하고 欲利水除濕者는 必用五苓益元之類하며 欲調氣行滯者는 必用

木香檳榔枳實厚朴之類하고 欲和血凉血者는 必用當歸生地芍藥地楡之類라하니라 朝更夕改[1]가 不過如此하야 及至瀕[2]危하여도 猶云濕熱未除하고 積滯未盡이라하야 擧世皆然하니 可勝其害아 玆以愚見則大有不然이라 夫瘧痢가 發於夏秋면 本因溽暑[3]니 豈云非熱리오 但炎蒸之令은 出乎天也니 苟能順天之氣면 焉得爲病이리오 惟因熱求凉하야 而過於縱肆하면 則病由乎人耳라 故로 凡風寒之中於外者는 其邪在經하야 病多爲瘧이요 生冷之傷於內者는 其邪在藏하야 病多爲痢며 或表裏俱傷하면 則瘧痢並作이라 未有不中於寒而爲瘧爲痢者 此致病之本이니 其爲寒爲熱을 可知之也라 若暑濕之鬱이 久則成熱하니 所以痢多熱證이니 此固自然之理라 然이나 有偶因瓜果커나 過傷生冷하야 未及鬱積이어늘 隨觸而痢者면 豈鬱熱耶아 又有素愼口腹이나 或中雨水之陰寒하고 或因飮食之相犯者도 皆能致痢하니 是又何熱之有哉아 至於年有衰邁[4]하고 稟有素弱하여는 則尤易於染하야 此等極多하니 豈皆熱證이리오 且凡病痢者는 必有膿血하니 使無膿血이면 焉得爲痢리오 蓋傷其藏府之脂膏면 動其腸胃之脈絡 故로 或寒或熱에 皆能膿血이요 若謂膿必因熱이면 豈痢疾에 絶無寒證耶아 使必待完穀不化와 痢色不變과 及澄徹淸冷等證하야 始認爲寒이면 則其陽已盡去하고 脾已盡敗하야 幾於危矣리니 豈無其漸而遽至是哉아 不知致此之始[5]가 卽寒證也라 矧痢因於濕하고 濕生於土라 夫五行之理는 熱因火化하고 寒因水化하니 此陰陽之不易者也요 惟濕土는 寄王於四者之中 故로 從乎火하면 則陽土有餘而濕熱爲病하고 從乎水하면 則陰土不足而寒濕生災라 若但言濕熱하고 而不言寒濕이면 豈非醫家之誤乎아 至以白赤으로 分寒熱하여는 此自古法이요 本不爲謬어늘 而河間이 乃謂白者는 屬肺하고 赤者는 屬心이라하니 蓋言白主於氣하고 赤主於血이니 是亦理也라 若以愚見으로 言之면 則赤中에 豈必無白이며 白中에 豈必無赤이며 赤白相兼者는 豈眞寒熱同病乎리오 但其淸濁微甚에 自有陰陽可辨耳라 雖赤痢에 亦有寒證이나 然이나 終是熱多하고 白痢에 亦有熱證이나 然이나 終是寒多라 其有白而熱者는 則脈證必熱하고 赤而寒者는 則脈證必寒하니 亦易辨也라 若謂白必屬肺라하면 恐白痢非無血化[6]요 赤必屬心이라하면 恐血痢不離乎氣也라 觀컨대 局方[7]之治痢는 則例[8]用溫熱하고 河間之治痢는 則專用苦寒하니 何其相去之遠耶아 未免各有所偏하야 皆失中和之道矣니 此寒熱之不可不辨也라 再以虛實로 言之면 如頭疼身熱하며 筋骨酸痛者는 表邪之實也요 脹滿惡食하야 急痛拒按者는 裏邪之實也며 煩渴引飮하야 喜冷畏熱者는 陽邪之實也요 擧按滑數하야 來往有力者는 脈息之實也며 火土之勝하야 而見敦阜赫曦[9]之化者는 時氣之實也니 舍此之外면

---

1) 朝更夕改: 朝變夕改. 原則이 없이 일을 자주 變更함.
2) 瀕: 임박할, 거의, 물가 빈.
3) 溽暑: 溽熱. 무더위.
4) 衰邁: 老衰의 뜻임. 邁는 늙을 매.
5) 始: 原因, 發端의 뜻임.
6) 恐白痢非無血化: 白痢도 血分의 異狀으로 化生되는 경우가 없지 않을까 걱정된다는 뜻임.
7) 局方: 宋代 三大官書 中 하나인『太平惠民和劑局方』을 말함.
8) 例: 대개, 거의 다.
9) 敦阜赫曦: 五行의 三五分紀 中 敦阜는 土의 太過를, 赫曦는 火의 太過를 뜻함.

則無可言實이니 多屬虛矣라 今有以口渴爲實熱者하니 不知凡係瀉痢면 必亡津液하야 液亡於下하면 則津涸於上하니 焉得不渴이리오 故로 當以喜熱喜冷으로 分虛實也라 有以腹痛爲實者하니 不知痢出於藏이면 則腸胃必有損傷하야 膿血切膚[1]하니 安能無痛이리오 故로 當以痛之緩急과 按之可否와 藏之陰陽과 腹之脹與不脹으로 分虛實也라 有以小水之黃赤短少爲實熱者하니 不知水從痢去하면 溲必不長하고 汁以陰亡하면 溺因色變이라 故로 當以便之熱與不熱과 液之涸與不涸으로 分虛實也라 有以裏急後重爲實熱者하니 但知濕熱이 壅於大腸하야 因而重墜하고 不知氣陷則倉廩不藏하고 陰亡則門戶不攝이라 故로 當以病之新久와 質之强弱으로 分虛實也라 若邪正不明이면 則禍如反掌이니 此虛實之不可不辨也라 再以治法으로 言之면 則當必求其所感之邪와 所受之藏하야 以明致病之本이요 其他所變은 皆爲標也라 如因於濕熱者는 去其濕熱則愈하고 因於積滯者는 去其積滯則愈하며 因於氣者는 調其氣하고 因於血者는 和其血하며 新感而實者는 可以通因通用하고 久病而虛者는 當以塞因塞用하니 是皆常法이니 無待言矣라 第見今人之病痢者면 虛常六七이어늘 而今之治痢者는 補無一二焉이라 若氣本陷矣로되 而復行其氣면 後重이 不將甚乎아 中本虛矣로되 而再攻其積하면 元氣不將竭乎아 濕熱傷血이면 自宜調血이나 若過用推陳하면 血愈傷矣요 津亡作渴이면 自宜止泄이나 若專於滲利하면 津愈耗矣라 使必待血淸痛止而後에 補則事已無及矣리니 此는 無他라 特以本末未明 故로 但據見在者는 爲有形之疾病而不知可慮者在無形之元氣也라 夫元氣旣虛에 不補면 將何以復이리오 諸當補者는 自有所據하니 請盡悉之라 凡脈息微弱者可補니 知其非實邪也요 形體虛羸者可補니 知其不可攻也요 口復素愼者可補니 知其本無所積也요 胸鬲寬快者可補니 知其中無留滯也요 因病後而偶感者可補니 以元氣之有所傷也요 因攻伐而愈劇者可補니 以攻所不當攻也요 後重之可補者는 陷則升而補之하고 熱則凉而補之요 腹痛之可補者는 滑泄則濇而補之하고 虛寒則溫而補之라 凡陽邪盛則陰虛者病이니 非純美甘凉之劑면 不足以養藏氣요 陰邪勝則陽虛者病이니 非辛甘溫厚之劑면 不足以回元陽이니 是皆用補之法也라 然이나 尤有其要則在脾腎二藏이니 不可不辨이라 如衛生寶鑑[2]에 曰 太陰主瀉나 傳於少陰爲痢라하니 此는 正言脾腎也라 蓋瀉因於脾하니 其邪猶淺하고 傳於腎而爲痢하야 病則甚矣라 夫腎爲胃關이요 開竅於二陰이라 未有久痢而不亡陰者요 亦未有陰亡而腎不虛者니 欲治痢而不治陰이면 非其治也라 故로 如四君歸脾補中十全之類가 皆治脾虛之劑니 非爲不善이라 若病在化源하야 勢屬危急한대 使非大補命門하야 以復腎中之陽하며 以壯脾土之母면 則眞陰이 何由以復이며 門戶가 何由以固리오 所謂川源[3]不能實이요 漏巵[4]不能滿이니 將何益於事哉아 近惟薛立齊獨得其義하니 欲相資藉어든 當幷察其醫按이라

---

1) 切膚: 살갗을 저미듯이 사무침.

2) 衛生寶鑑: 元代에 李東垣의 門人인 羅天益이 編纂한 綜合醫書이다.

3) 川源: 川原. 냇물이 말라 沙石이 있는 곳.

4) 漏巵: 술이 새는 잔. 巵: 卮와 동. 잔(술잔) 치.

伏梁

『素問·腹中論』○ 七十三

帝曰 病有少腹盛하야 上下左右에 皆有根하니 此爲何病이며 可治不아

不는 否同이라

岐伯이 曰 病名曰伏梁이니이다

伏은 藏伏也요 梁은 彊梁[1]堅硬之謂라

帝曰 伏梁은 何因而得之오 岐伯이 曰 裹大膿血이 居腸胃之外하야 不可治니 治之에 每切按之면 致死니이다

按은 抑也라 切按之者는 謂過於妄攻也라 故로 必致死라

帝曰 何以然고 岐伯이 曰 此下則因陰하야 必下膿血[2]하고 上則迫胃脘하야 生鬲하야 俠胃脘內癰[3]하니

此病이 連居三陰衝帶之間하야 裹大膿血而伏於腸胃之外하고 其上下左右에 皆有根系 故로 下行者는 能下膿血하고 上行者는 能迫胃脘이라 ○ 脘은 管完二音이라

此는 久病也라 難治라

此는 非一朝夕所致者니 延積旣久하야 根結日深 故로 不易治라

居齊上爲逆이요 居齊下爲從이니

居齊上이면 則漸逼心肺 故로 爲逆이요 在下者는 其勢猶緩 故로 爲從이라 ○ 按邪氣藏府病形篇에 曰 心脈微緩爲伏梁이니 在心下하야 上下行하고 時唾血이라하고 又經筋篇에 曰 手小陰之筋病은 內急하며 心承伏梁이라하니 故로 五十六難에 曰 心之積을 名曰伏梁이니 起臍上하야 大如臂하고 上至心下라하니 其義本此二篇이라 然이나 觀本節에 云 齊上爲逆이요 齊下爲從이라하고 下節에 云 環齊而痛을 病名伏梁이라하니 是又不獨以心積爲伏梁也요 蓋凡積有內伏而堅强者는 皆得名之라 故로 本篇에 獨言伏梁者는 其總諸積爲言을 可知也라

勿動亟奪이라

---

1) 彊梁: 彊은 强과 같고 梁은 들보, 나무다리, 징검돌을 말하는 것으로 積聚가 堅硬함을 뜻함.

2) 此下則因陰必下膿血 : 陰은 小腹과 二陰을 뜻하는데 무리하게 按摩를 하게 되면 小腹에 있는 二陰을 통하여 膿血이 쏟아져 나감을 말함.

3) 生鬲俠胃脘內癰: 『太素』에는 '出鬲使胃脘內癰'으로 되어 있다.

動은 動大便也요 奪은 奪土鬱也니 皆下之之謂라 言勿得妄攻而數奪其胃氣니 不及於病이요 徒傷無益也라 ○ 亟는 激氣二音이라

論은 在刺法中이니이다

謂宜以鍼治之나 今亡其義라 ○ 按伏梁一證은 卽今之所謂痞塊也니 欲治之者는 莫妙於灸니 法詳圖翼十一卷이라

○ 帝曰 人有身體髀股䯒이 皆腫하고 環齊而痛하면 是爲何病고 岐伯이 曰 病名伏梁이니이다

此도 亦在衝脈之分而結於臍腹者也라 衝脈之在上者는 出頏顙하야 循背裏하고 在中者는 俠臍腹하며 在下者는 伏行股足之間 故로 其爲病이 如此라 ○ 此下三節이 與奇病論文으로 重者는 玆不復載라

此는 風根也니 其氣溢於大腸而著於肓하되 肓之原이 在齊下 故로 環齊而痛也라

風根은 卽寒氣也니 如百病始生篇에 曰 積之始生엔 得寒乃生하고 厥乃成積이라하니 卽此謂也라 肓之原在臍下는 卽下氣海也니 一名下肓이요 九針十二原篇에 謂之脖胦者卽此라 今病在衝脈이면 則與大小腸으로 相附而當氣海之間 故로 其爲病이 如此라

不可動之니 動之면 爲水溺濇之病이니이다

不當動而妄下之면 則反傷其陰하고 陰傷則積氣愈壅於下하야 而水道爲之不利也라

息積

『素問·奇病論』○ 七十四

帝曰 病脇下滿氣逆하야 二三歲不已면 是爲何病고 岐伯이 曰 病名曰息積이라

積不在中而在脇之下者가 初起微小라가 久而至大하면 則脇滿氣逆하야 喘促息難 故로 名息積이라 今人有積在左脇之下를 俗名爲痞者가 其卽此證이니 惟少兒爲尤多라 蓋以胃之大絡을 名曰虛里니 貫鬲絡肺하고 出於左乳下하야 其動應衣하야 爲陽明宗氣所出之道也라 若飮食過傷하야 脾不及化하면 則餘氣留滯而結聚於此라 其根[1]이 正在脇間하야 陽明病劇하면 則上連於肺하니 此其所以爲息積也라

---

1) 其根: 虛里의 根源, 즉 宗氣를 말함.

此는 **不妨於食**하니 **不可灸刺**요 **積**[1]**爲導引服藥**이니 **藥不能獨治也**니이다

積不在胃 故로 不妨於食이라 治此者는 舍灸不可나 惟喘者忌灸니 恐助火邪요 羸者忌刺니 恐寫胃氣라 故로 必漸次積爲導引하야 久久行之하야 以開其滯하고 仍用藥餌하야 以和其氣니 二者並行이면 斯病可愈라 若專恃於藥하야 而不積爲導引이면 則藥亦不能獨治之니 可見治此者之有不易也라

疹筋

『素問·奇病篇』○ 七十五

帝曰 人有尺脈이 **數甚**하고 **筋急而見**하면 **此爲何病**고

尺脈數甚은 陰邪有餘而水不足也요 筋急而見은 筋脈拘急而形色外見也라 筋者는 肝之合이니 陰氣不足則肝失所養 故로 筋急而見이라

岐伯이 **曰 此所謂疹筋**이니 **是人**은 **腹必急**하고 **白色黑色**이 **見則病甚**이니이다

疹筋者는 病在筋也니 脈要精微論에 曰 尺外以候腎하고 尺裏以候腹이라하니 故로 尺脈이 數甚則候當在腹이라 腹者는 太陰陽明之所布니 今其肝邪外見而腹爲脹急은 乃木賊傷脾之病也요 若其色見白黑則陽氣內虧니 病爲尤甚이라

風邪五變

『靈樞·五變篇』全 ○ 風厥汗出 ○ 消癉 ○ 寒熱 ○ 留痹 ○ 積聚 ○ 七十六

黃帝問於少兪曰 余聞百疾之始期也에 **必生於風雨寒暑**하니 **循毫毛而入腠理**하야 **或復還**하고 **或留止**하고 **或爲風腫汗出**하고 **或爲消癉**하고 **或爲寒熱**하고 **或爲留痹**하고 **或爲積聚**하야 **奇邪淫溢**을 **不可勝數**라하니 **願聞其故**하노이다 **夫同時得病**에 **或病此**하고 **或病彼**하니 **意者天之爲人生風乎**아 **何其異也**오

癉은 音丹이요 又上去二聲이라

少兪曰 夫天之生風者는 **非以私百姓也**요 **其行**이 **公平正直**[2]이라 **犯者**는 **得之**하고 **避者**는 **得無殆**하니 **非求人**이요 **而人自犯之**니이다

殆는 危也라 天非求人이요 而人自犯之니 所以有少病多病者는 亦在乎人之愼與不愼耳라

---

1) 積: 漸次, 積累의 뜻임.
2) 公平正直: 風의 發生原因이나 變化規律에 客觀性이 있다는 뜻임.

黃帝曰 一時遇風하야 **同時得病**이어늘 **其病各異**하니 **願聞其故**하노이다 **少兪曰 善乎哉**라 **問**이시여 **請論以比匠人**하리이다 **匠人**이 **磨斧斤**하고 **礪刀削**[1]하야 **斲材木**할새 **木之陰陽**[2]에 **尙有堅脆**하야 **堅者**는 **不入**하고 **脆者**는 **皮**[3]**弛**하며 **至其交節**하여는 **而缺**[4]**斤斧焉**이라 **夫一木之中**에도 **堅脆不同**하야 **堅者**는 **則剛**하고 **脆者**는 **易傷**이온 **況其材木之不同**에 **皮之厚薄**과 **汁**[5]**之多少**가 **而各異耶**리오

此는 借木之材質하야 以方[6]人之稟賦也라 ○ 礪는 音利요 斲은 音卓이라 脆는 音翠요 弛는 音矢니 解弛也라

夫木之蚤花先生葉者는 **遇春霜烈風則花落而葉萎**하고 **久曝大旱則脆木薄皮者**는 **枝條汁少而葉萎**하고 **久陰淫雨則薄皮多汁者**는 **皮潰而漉**하고 **卒風暴起則剛脆之木**이 **枝折杌傷**하고 **秋霜疾風則剛脆之木**이 **根搖而葉落**하니 **凡此五者**도 **各有所傷**이온 **況於人乎**리오

此는 言木之凋殘에 各有所因하야 以方人之疾病도 亦無不有所致之也라 ○ 萎는 音威니 蔫[7]枯也요 蔫은 音烟이니 物不鮮而色敗也라 潰는 音會니 壞亂也요 漉은 音鹿이니 水濕貌라 杌은 音兀이니 木之無枝者也라

黃帝曰 以人應木은 **奈何**오 **少兪答曰 木之所傷也**는 **皆傷其枝**니 **枝之剛脆**[8] **而堅**하면 **未成**[9]**傷也**라 **人之有常病也**도 **亦因其骨節皮膚腠理之不堅固者**하야 **邪之所舍也**라 **故**로 **常爲病也**니이다

木有堅脆하니 所以傷有重輕하고 人有堅脆하니 所以病有微甚이라 故로 雖同時遇風이나 而有受有不受하니 此病之所以異也라

○ 黃帝曰 人之善病風厥漉汗者는 **何以候之**오

風邪逆於腠理하야 而汗出漉漉[10]不止者를 病名風厥이니 又詳義見本類前三十이라

---

1) 削: 刀의 別名.
2) 木之陰陽: 『校釋』에 "木之陰陽은 樹木向日面爲陽이요 背日面爲陰이라"고 하였다.
3) 皮: 『校釋』에서는 '離'의 뜻으로 해석하고 있다.
4) 缺: 缺損, 破損의 뜻임.
5) 汁: 樹木이 含有하고 있는 水分을 말함.
6) 方: 견줄(比也) 방.
7) 蔫: 시들 언, 울. 썩은 풀 연.
8) 剛脆: 脆字는 傳寫過程 중에 잘못 들어간 것으로 보인다.
9) 成: 『校釋』과 『語譯』에는 '必'의 뜻으로 해석하고 있다.
10) 漉漉: 땀이 줄줄 흐르는 모양.

少兪答曰 肉不堅하고 腠理疎則善病風하니이다 黃帝曰 何以候肉之不堅也오 少兪答曰 膕肉不堅而無分理者는 麤理하고 麤理而皮不緻者[1]는 腠理疎하니 此는 言其渾然[2]者니이다

膝灣을 曰膕이니 卽足太陽經委中穴也라 膕中은 爲谿谷之大會 故로 其理麤而皮不緻者는 可以驗通身腠理之疎也라 ○ 膕은 音國이요 緻는 音致니 密也라

○ 黃帝曰 人之善病消癉者는 何以候之오 少兪答曰 五藏이 皆柔弱者는 善病消癉하니이다

消癉詳義는 見前六十이라

黃帝曰 何以知五藏之柔弱也오 少兪答曰 夫柔弱者는 必有剛强[3]하니 剛强多怒하면 柔者易傷也니이다

性氣剛暴而肌肉弱者는 乃易於傷 故로 善病消癉이라

黃帝曰 何以候柔弱之與剛强고 少兪答曰 此人은 薄皮膚而目堅固以深者니 長衡[4]直揚하야 其心剛이라

皮膚薄者는 肌肉必弱하고 目堅固而視直揚者는 其心必剛이라 衝者는 目光突露之謂라

剛則多怒하고 怒則氣上逆하야 胸中畜積하고 血氣逆留하야 髖皮充肌[5]하야 血脈不行하면 轉而爲熱하고 熱則消肌膚 故로 爲消癉이니 此는 言其人暴剛而肌肉弱者也니이다

怒則氣逆하고 氣逆則血留 故로 鬱而爲熱하야 而成消癉이라 ○ 髖은 寬同이라

○ 黃帝曰 人之善病寒熱者는 何以候之오 少兪答曰 小骨弱肉者는 善病寒熱하니이다

骨屬腎하고 肉屬脾하니 皆至陰之所在也라 陰不足則陽邪易以入之라 故로 善病寒熱이라

黃帝曰 何以候骨之小大와 肉之堅脆와 色之不一也오 少兪答曰 顴骨者는

---

1) 膕肉不堅而無分理者麤理麤理而皮不緻者: 『甲乙』에는 '䐃肉不堅而無分理者 肉不堅 膚麤而皮不緻者'로 되어 있다.
2) 渾然: 전체, 대강.
3) 夫柔弱者 必有剛强: 柔弱은 五藏의 柔弱을, 剛强은 性情의 剛强暴惡을 가리킴.
4) 長衡: 『甲乙』에는 '長衝'으로 되어 있다.
5) 髖皮充肌: 逆留(逆流留滯)된 氣血이 皮膚와 肌肉에 쌓여 膨脹됨을 말함.

骨之本也니 **顴大則骨大**하고 **顴小則骨小**요

目下頰骨을 曰顴이니 周身骨骼大小를 可驗於此也라 ○ 顴은 音權이요 骼은 音革이라

皮膚薄而其肉無䐃하고 **其臂懦懦然**하며 **其地色殆**[1]**然**하야 **不與其天同色**하야 **汚然獨異**하니 **此其候也**라

䐃은 肉之結聚而堅者也라 懦懦然은 柔弱貌라 地氣陰濁하고 天氣清明이로되 質色有餘而神色不足하니 是地不與天同色也라 故로 殆然汚然其狀有異라 肉有堅脆하고 色有不同하니 於此에 可驗强弱也라 ○ 䐃은 渠允切이요 懦는 儒糯軟三音이라

然後臂薄者[2]는 **其髓不滿**이라 **故**로 **善病寒熱也**니이다

髓爲骨之充이니 陰之精也라 故로 髓不滿者는 當病寒熱이라

○ **黃帝曰 何以候人之善病痺者**오 **少兪答曰 麤理而肉不堅者**는 **善病痺**하니이다

肉不堅이면 則風寒濕邪가 易以入也라

黃帝曰 痺之高下有處乎아 **少兪答曰 欲知其高下者**인댄 **各視其部**니이다

人之上下左右에 虛實自有不同이라 故로 當各視其部라

○ **黃帝曰 人之善病腸中積聚者**는 **何以候之**오 **少兪答曰 皮膚薄而不澤**하며 **肉不堅而淖澤**하니 **如此則腸胃惡**하고 **惡則邪氣留止**하야 **積聚乃傷**[3]하되 **脾胃之間**에 **寒溫不次**[4]하야 **邪氣稍至**하야 **稸積留止**하면 **大聚乃起**니이다

皮膚薄者는 肉不堅也요 不潤澤者는 血不足也요 淖澤者는 濕滯多也라 此는 其腸胃薄惡하고 氣稟之有虧也라 故로 或中外邪하야 留而不去하고 或腸胃寒溫이 有不以次하야 皆足致邪而大聚起矣라 義詳百病始生篇하니 見本類前二라 ○ 淖는 音鬧요 稸은 畜同이라

○ **黃帝曰 余聞病形**하야 **已知之矣**니 **願聞其時**하노이다

此는 總結五變하고 而問其凶吉之期也라

少兪答曰 先立其年하야 **以知其時**하되 **時高則起**하고 **時下則殆**[5]하며

---

1) 殆: '炱'의 誤字로 보인다.
2) 然後臂薄者: 『甲乙』에는 '然臂薄者'로 되어 있다.
3) 傷: 『甲乙』에는 '作'으로 되어 있다.
4) 脾胃之間 寒溫不次: 飮食寒熱의 不適切을 말함. 次는 中, 當의 뜻임.
5) 時高則起 時下則殆: 보통 時高는 客主加臨 中 客氣가 主氣를 勝할 때를, 時下는 主氣가 客氣를 勝할 때를 말함.

先立其年하면 則五運六氣에 各有所生이라 故로 知其時라 凡病遇生王이면 則時之高也라 故로 可以起니 起는 言愈也요 如逢衰克이면 則時之下也니 病當危殆矣라 六元正紀大論에 亦曰 先立其年하야 以明其氣라하니 詳運氣類十七이라

雖不陷下라도 當年有衝通하면 其病必起하니 是謂因形而生病[1)]이니 五變之紀也니이다

雖非衰克陷下之時나 而年有所衝이면 則氣有所通하야 其病亦因而起하니 此는 非上節之所謂起也라 如水火相衝하면 火當畏水하고 金木相衝하면 木當畏金이나 然이나 火勝則水亦病하고 木勝則金亦病이라 故로 有以金形之人으로 而反病於丁壬年者하고 有以木形之人으로 而反病於甲己年者하니 是謂因形生病이니 五變之紀也라

病成而變

『素問·脈要精微論』○ 七十七

帝曰 病成而變은 何謂오

成은 言病之本이요 變은 言病之標니 標本不同을 是謂之變이라

岐伯이 曰 風成爲寒熱이요

風은 陽邪也니 善行而數變하야 或幷於裏則陽虛하고 陽虛則外寒하며 或幷於表則陽實하고 陽實하면 生外熱 故로 生氣通天論에 曰 因於露風하면 乃生寒熱이라하니 是風成而變爲寒熱也라

癉成爲消中이요

癉은 熱邪也니 熱積於內하면 當病爲消中하야 善食易饑也라

厥成爲巔疾이요

厥은 逆氣也니 氣逆於上이면 則或爲疼痛하고 或爲眩仆하야 而成頂巓之疾也라 一曰 氣逆則神亂하야 而病爲癲狂者라하니 亦通이라

久風爲飧泄이요

風從木化하니 久風不已면 則脾土受傷하야 病爲飧泄而下利淸穀也라 ○ 飧은 音孫이라

脈風成爲癘니

風寒이 客於血脈하야 久而不去면 則膚肉敗壞하야 其病爲癘라 ○ 癘는 賴利二音이니 癩也라

---

1) 因形而生病: 形은 五形人中 特定體質을, 生病은 五形人이 五行生克의 이치로 병이 생김을 말함.

病之變化를 **不可勝數**니이다

此는 擧風熱之邪하야 以見致病之槩니 其他變化百出에 有不可以數計者도 亦猶此也라

雜病所由

『素問·通評虛實論』○ 七十八

黃帝曰 凡治消癉仆擊과 **偏枯痿厥**과 **氣滿發逆**에 **肥貴人**은 **則高梁之疾也**요

消癉은 熱消也요 仆擊은 暴仆如擊也요 偏枯는 半身不隨也요 痿는 痿弱無力也요 厥은 四肢厥逆也라 高梁은 膏粱[1]也니 肥貴之人은 每多厚味라 夫肥者는 令人熱中하고 甘者는 令人中滿하니 熱蓄於內하면 多傷其陰 故로 爲此諸病이라 ○ 癉은 音丹이요 又上去二聲이라 仆는 音付라

隔則閉絶하야 **上下不通**은 **則暴憂之病也**요

愁憂者는 氣閉塞而不行 故로 或上或下에 致爲否隔而水穀有不通也라

暴厥而聾하며 **偏塞閉不通**은 **內氣暴薄也**요

暴厥은 氣暴逆也니 此는 以內氣之逆으로 暴有所薄而然이라 薄은 侵迫之謂라

不從內하고 **外中風之病 故**로 **瘦留著也**요

有病이 不從內而外中風寒하야 藏蓄不去면 則伏而爲熱 故로 致燔爍消瘦하니 此는 以表邪留薄하야 著於肌肉筋骨之間也라

蹠[2]跛는 **寒風濕之病也**라

足不可行을 謂之蹠이요 一足偏廢를 謂之跛니 此在下者는 必風寒濕氣之病也라 ○ 蹠은 音隻이요 跛는 波니 上聲이라

黃疸과 **暴痛**과 **癲疾**과 **厥狂**은 **久逆之所生也**요

此는 以氣逆之久로 而陰陽營衛에 有所不調하고 然後에 成此諸證이니 皆非一朝所致也라 ○ 疸은 音旦이라

五藏不平은 **六府閉塞之所生也**요

六府閉塞하면 則水穀無以化하고 津液無以行하며 精氣失所養 故로 五藏有不平矣라

---

1) 膏粱: 기름진 고기와 맛 좋은 밥.
2) 蹠: 발바닥, 걸을 척.

頭痛耳鳴하고 九竅不利는 腸胃之所生也니이다

頭耳九竅가 皆手足陽明經脈所及 故로 病由腸胃之所生이라 然이나 腸胃二字는 實兼六府爲言이니 蓋六府俱屬三陽하고 三陽이 徧於九竅也일새라

類經十八卷

張介賓類註

疾病類

口問十二邪之刺

『靈樞·口問篇』全 ○ 七十九

黃帝閒居하사 辟左右하고 而問於岐伯曰 余已聞九鍼之經하고 論陰陽逆順하여 六經已畢하니 願得口問하노이다

岐伯이 避席再拜하고 曰 善乎哉라 問也시여 此는 先師之所口傳也니이다

黃帝曰 願聞口傳하노이다

岐伯이 答曰 夫百病之始生也는 皆生於風雨寒暑와 陰陽喜怒와 飮食居處와 大驚卒恐하니 則血氣分離하야 陰陽破散커나 經絡厥絶[1]하야 脈道不通커나 陰陽相逆하야 衛氣稽留커나 經脈虛空하야 血氣不次하면 乃失其常하나니 論不在經者니 請道其方하리이다

此下諸問은 旣非風寒之外感이요 又非情志之內傷이니 論不在經하야 所當口傳者也라 故로 曰 口問이라

○ 黃帝曰 人之欠者는 何氣使然고

岐伯이 答曰 衛氣는 晝日行於陽하고 夜半則行於陰이라 陰者는 主夜하고 夜者는 臥[2]로되 陽者는 主上하고 陰者는 主下 故로 陰氣積於下한대 陽氣未盡하면 陽引而上하고 陰引而下하야 陰陽相引 故로 數欠이라

欠者는 張口呵吸[3]하고 或伸臂展腰하야 以陰陽相引而然也라 夫陽主晝하고 陰主夜하며 陽主升

---

1) 厥絶: 『太素』에는 '決絶'로 되어 있다.
2) 夜者臥: 『甲乙』·『太素』에는 '夜者主臥'로 되어 있다.
3) 呵吸: 숨을 내쉬고 들이 마심.

하고 陰主降이라 凡人之寤寐는 由於衛氣하니 衛氣者가 晝行於陽則動而爲寤하고 夜行於陰則靜而爲寐라 故로 人於欲臥未臥之際에 欠必先之者는 正以陽氣將入陰分하야 陰積於下한대 陽猶未靜이라 故로 陽欲引而升하고 陰欲引而降하야 上下相引而欠由生也라 今人有神疲勞倦而爲欠者는 卽陽不勝陰之候라

陽氣盡하고 陰氣盛則目瞑하고 陰氣盡而陽氣盛則寤矣니

大惑篇에 曰 衛氣不得入於陰하야 常留於陽이니 留於陽則陽氣滿하고 陽氣滿則陽蹻盛하야 不得入於陰則陰氣虛 故로 目不瞑矣요 衛氣留於陰하야 不得行於陽이니 留於陰則陰氣盛하고 陰氣盛則陰蹻滿하야 不得入於陽則陽氣虛 故로 目閉也라하고 吳玄綱[1]曰 覺與陽合하고 寐與陰幷이라 覺多者는 魂强하고 寐久者는 魄壯하니 魂强者는 生之徒요 魄壯者는 死之徒라하니 是皆陰陽盛衰之義라 ○ 瞑은 音明이요 又上聲이라

寫足少陰하고 補足太陽하니이다

衛氣之行於陽者는 自足太陽始하고 行於陰者는 自足少陰始하되 陰盛陽衰하니 所以爲欠이라 故로 當寫少陰之照海하니 陰蹻所出也요 補太陽之申脈하니 陽蹻所出也라 取陰陽蹻者는 義如上節之註라

○ 黃帝曰 人之噦者는 何氣使然고

岐伯이 曰 穀入於胃하면 胃氣上注於肺하니 今有故寒氣하야 與新穀氣로 俱還入於胃하면 新故相亂하고 眞邪相攻하야 氣幷相逆하야 復出於胃 故로 爲噦이라

噦은 呃逆[2]也니 義詳鍼刺類五十三이라 人之水穀入胃에 其精微之氣는 必上注於肺하고 而後行於藏府營衛라 若中焦에 先有寒氣則新入之穀氣가 凝聚而不行하고 氣不行則新故眞邪가 還留於胃하고 留則逆而上出 故로 爲噦也라 ○ 噦은 於決切이요 又音誨라

補手太陰하고 寫足少陰하니이다

手太陰은 肺經也요 足少陰은 腎經也라 寒氣自下而升하야 逆則爲噦 故로 當補肺於上하야 以壯其氣하고 寫腎於下하야 以引其寒이라 蓋寒從水化하니 噦之標在胃하고 噦之本在腎也라

○ 黃帝曰 人之唏[3]者는 何氣使然고

---

1) 吳玄綱: 未詳.
2) 呃逆: 딸꾹질.
3) 唏: 흐느껴 울, 탄식할 희.

岐伯이 曰 此는 陰氣盛而陽氣虛커나 陰氣疾而陽氣徐커나 陰氣盛而陽氣絶 故로 爲唏라

唏는 欷同하니 歔欷[1]也라 釋義에 云 悲泣氣咽而抽息也라하고 一云 泣餘聲이라하고 一云 哀而不泣을 曰唏라하니라 悲憂之氣는 生於陰慘 故로 爲陰盛陽虛之候라 ○ 唏는 希戲二音이라

補足太陽하고 寫足少陰하니이다

當亦是陽蹻申脈이요 陰蹻照海也니 義見前이라

○ 黃帝曰 人之振寒者는 何氣使然고

岐伯이 曰 寒氣客於皮膚하야 陰氣盛하고 陽氣虛 故로 爲振寒寒慄하니 補諸陽하니이다

振寒者는 身怯寒而振慄也라 補諸陽者는 凡手足三陽之原合과 及陽蹻等穴이니 皆可酌而用之라

○ 黃帝曰 人之噫[2]者는 何氣使然고

岐伯이 曰 寒氣客於胃하면 厥逆이 從下上散하야 復出於胃 故로 爲噫라

噫는 噯氣也라 釋義에 曰 飽食息也라하니 義詳本類前二十五라 按此節은 與上文之噦로 皆以寒氣在胃而然이라 但彼云 故寒氣者는 以久寒在胃니 言其深也요 此云 寒客於胃者는 如客之寄니 言其淺也라 故로 厥逆之氣가 從下上散則復出於胃하야 而爲噫라 ○ 噫는 伊隘二音이라

補足太陰陽明이요 一曰 補眉本也[3]니이다

補足太陰陽明二經하야 使脾胃氣溫하면 則客寒自散而噫可除라 眉本은 卽足太陽經攢竹穴이니 是亦補陽氣也라

○ 黃帝曰 人之嚔者는 何氣使然고

岐伯이 曰 陽氣和利하야 滿於心하면 出於鼻 故로 爲嚔라

陽氣和平順利而滿溢於心하면 必上達於肺 故로 出於鼻而爲嚔라 然이나 人有感於風寒而爲嚔者는 以寒邪束於皮毛하면 則陽氣無從泄越 故로 噴而上出하니 是嚔從陽氣而發을 益又可知라 仲景이 曰 欲嚔不能이면 此人肚中寒이라하니 正謂其陽虛也라 故로 人病陽虛等證者가 久無嚔而忽得之면 則陽氣漸回之佳兆也라 ○ 嚔는 音帝라

---

1) 歔欷(허희): 흐느껴 울음.
2) 噫: 트림할 애, 탄식할 희.
3) 一曰補眉本也: 『甲乙』에는 이 여섯 글자가 없다.

補足太陽榮眉本이니 一曰眉上也니이다

凡陽虛於下하면 則不能上達而爲噫니 補足太陽之榮於眉本者니 其名攢竹이요 一曰眉上도 亦卽此穴이라 蓋太陽은 與腎으로 爲表裏니 所以補陰中之陽也라 觀宣明五氣篇에 曰 腎爲欠爲嚔라하니 其義正與此로 通이라 詳本類前二十五라

○ 黃帝曰 人之嚲者는 何氣使然고

岐伯이 曰 胃不實則諸脈虛하고 諸脈虛則筋脈懈惰하고 筋脈懈惰한대 則[1]行陰用力하면 氣不能復 故로 爲嚲라

嚲는 釋에 曰 下垂貌라하고 又曰 嚲는 避也라하니 故로 諸家引以爲註나 似皆不合經義하야 殊無意味라 嘗聞俗語에 有戰嚲之說하니 卽古人之遺言이니 意者嚲卽戰之屬也라 但因寒而戰者를 謂之寒戰이요 其有戰不因寒者는 由氣虛耳라 蓋胃爲五藏六府之海 故로 胃不實하면 則諸脈虛而懈惰生하고 再有行陰用力하면 則陽氣益虛 故로 爲戰嚲라 今見常有其候而未聞其名하니 愚謂卽此나 尙俟明者辨之하노라 ○ 嚲는 登可切이라

因其所在하야 補分肉間하니이다

四體戰嚲에 各有分部하고 胃者는 肉其應이라 故로 當因病所在하야 補分肉間하야 以壯其胃氣라

○ 黃帝曰 人之哀而泣涕出者는 何氣使然고

岐伯이 曰 心者는 五藏六府之主也요 目者는 宗脈之所聚也며 上液之道也요 口鼻者는 氣之門戶也라 故로 悲哀愁憂則心動하고 心動則五藏六府皆搖하고 搖則宗脈感하고 宗脈이 感則液道開하니 液道開 故로 泣涕出焉이라

宗은 總也라 凡五藏六府之精氣가 皆上注於目而爲之精이라 故로 目爲宗脈之所聚요 又爲上液之道라 氣由口鼻出入 故로 爲氣之門戶라 然이나 氣之所至에 液必隨之하니 如涎出於口하고 涕出於鼻하고 泣出於目이 是皆上液之屬也라 人之泣涕上出者는 皆本乎心이라 蓋心爲五藏六府之主니 若悲哀憂愁動其心하면 則五藏六府가 皆應而搖하고 藏府搖則宗脈이 皆應而動하고 動則液道開而泣涕所以出也라

液者는 所以灌精濡空竅者也라 故로 上液之道開則泣하고 泣不止則液竭하고 液竭則精不灌하고 精不灌則目無所見矣라 故로 命曰奪精이라

精由液而化하고 孔竅得液而充 故로 以灌精濡孔竅也라 液去精傷則目昏하야 以至漸無所見者는 是奪其精也라 世之因泣而喪目者가 蓋亦不少矣라 此條義는 當與解精微論으로 參看이니 詳

1) 則: 『太素』에는 '則'字가 없다.

下篇이라 ○ 空은 孔同이라

補天柱니 經俠頸하니이다

天柱는 足太陽膀胱經穴이니 其經이 俠頸項之後라

○ 黃帝曰 人之太息者는 何氣使然고

岐伯이 曰 憂思則心系急하고 心系急則氣道約하고 約則不利 故로 太息以伸出之라

太息者는 息長而大니 卽嘆息也라 約은 猶束縛也라 憂愁思慮하면 則氣抑不伸而心系急하야 氣道約하고 約則滿悶於中하니 此嘆息之不容已也라

補手少陰心主足少陽하되 留之也니이다

手少陰은 心經也요 心主는 手厥陰經也요 足少陽은 膽經也라 助木火之藏則陽氣可舒하고 抑鬱可解 故로 皆宜留鍼補之라

○ 黃帝曰 人之涎下者는 何氣使然고

岐伯이 曰 飮食者는 皆入於胃하니 胃中有熱則蟲動하고 蟲動則胃緩하고 胃緩則廉泉이 開라 故로 涎下하니

足陽明之脈이 出於口하니 胃中有熱則蟲動胃緩 故로 廉泉이 開而涎下라 凡目之多淚와 鼻之多涕도 亦皆因熱而上液之道開也요 有謂肺熱甚則鼻涕出者도 義亦猶此라

補足少陰하니이다

腎爲胃關이요 而脈繫於舌 故로 當補之하야 以壯水制火則液有所主하야 而涎自止也라

○ 黃帝曰 人之耳中鳴者는 何氣使然고

岐伯이 曰 耳者는 宗脈之所聚也라 故로 胃中空則宗脈虛하고 虛則下溜하야 脈有所竭者라 故로 耳鳴하니

手足三陽三陰之脈이 皆入耳中 故로 耳亦宗脈之所聚也라 陽明이 爲諸脈之海 故로 胃中空則宗脈虛하고 宗脈虛則陽氣不升而下溜하고 下溜則上竭하야 輕則爲鳴이요 甚則爲聾矣라 然이나 少陽太盛하야 壅窒爲鳴者도 亦有之요 但虛者漸而實者暴하고 虛者多而實者少하야 其辨在有邪無邪耳니 學者當推廣之라 ○ 溜는 力救切이라

補客主人과 手大指爪甲上에 與肉交者也니이다

客主人은 足少陽經穴이니 爲手足少陽足陽明之會요 手大指爪甲上者는 手太陰之少商穴이니 爲肺氣所出之井이라 故로 皆當補之하야 以助其陽氣라

黃帝曰 人之自齧舌者는 何氣使然고

缺岐伯曰이라

此는 厥逆走上하야 脈氣輩[1)]至也니 少陰氣至則齧舌하고 少陽氣至則齧頰하고 陽明氣至則齧脣矣라

輩者는 類也라 厥逆走上則血湧氣騰하야 至生奇疾하되 所至之處에 各有其部라 如少陰之脈이 行舌本하고 少陽之脈이 循耳頰하고 陽明之脈이 環脣口 故로 或爲腫脹하고 或爲怪癢하야 各因其處하야 隨而齧之니 不獨止於舌也라 ○ 輩는 俗作輩요 齧은 尼結切이라

視主病者하야 則[2)]補之라

察主病之經하야 以補之也라

凡此十二邪者는 皆奇邪之走空竅者也라

不同常疾 故로 曰奇邪라

故로 邪之所在에 皆爲不足이라

惟正氣不足然後에 邪得乘之 故로 七十五難에 曰 不能治其虛어늘 安問其餘아하니 則深意를 可知矣라

故로 上氣不足하면 腦爲之不滿하며 耳爲之苦鳴하며 頭爲之苦傾하며 目爲之眩하고

傾者는 沈重不能支也라 ○ 眩은 音玄이요 又去聲이라

中氣不足하면 溲便爲之變하며 腸爲之苦鳴하고

水由氣化 故로 中氣不足則溲便變常하야 而或爲黃赤하고 或爲短澁하니 多有情慾勞倦하야 過傷精氣而然이어늘 昧者槩認爲火하야 鮮不誤矣라 且中氣不足則濁氣居之 故로 腸胃爲之苦鳴也라 ○ 溲는 音搜라

下氣不足하면 則乃爲痿厥心悗하니

痿는 足痿弱也요 厥은 四支淸冷也며 悗은 悶也라 下氣不足則升降不交 故로 心氣不舒而爲悗

1) 輩: 『甲乙』에는 '皆'로 되어 있다.
2) 則: 『甲乙』에는 이 글자가 없다.

悶이라 ○ 悗은 母本切이라

補足外踝下하야 **留之**니이다

此는 崑崙穴也니 爲足太陽所行之經이라 凡於上中下氣虛之病에 皆可留鍼補之라 ○ 踝는 胡寡切이라

○ 黃帝曰 治之奈何오

此下는 復問治法者니 所以補上文之缺略也라

岐伯이 **曰 腎主爲欠**하니 **取足少陰**하고

上文에 未言屬腎 故로 此復明之라

肺主爲嚏하니 **取手太陰足少陰**하고

上文에 言嚏出於胃라하고 此에 言嚏主於肺라하니 蓋寒氣上逆而爲嚏이로되 氣病於胃而主於肺也라

唏者는 **陰與陽絶 故**로 **補足太陽**하고 **寫足少陰**하며

陰與陽이 絶則陽不附陰하니 補陽寫陰하면 則剛柔相濟하야 乖者和矣라

振寒者는 **補諸陽**하고 **噫者**는 **補足太陰陽明**하고 **嚔者**는 **補足太陽眉本**하고 **嚲**엔 **因其所在**하야 **補分肉間**하고 **泣出**엔 **補天柱經俠頸**하니 **俠頸者**는 **頭中分也**라 **太息**엔 **補手少陰心主**하고 **足少陽**에 **留之**하며 **涎下**엔 **補足少陰**하고 **耳鳴**엔 **補客主人**과 **手大指爪甲上與肉交者**하고 **自齧舌**엔 **視主病者**하야 **則補之**하고 **目眩頭傾**엔 **補足外踝下留之**하고

諸治俱同上文이라

痿厥心悗엔 **刺足大指間上二寸留之**요 **一曰 足踝下留之**니이다

大指間上二寸은 足厥陰之太衝也요 或曰 足太陰之太白也라 此는 與上文으로 稍異요 外踝下留之는 義如前이라

涕淚

『素問·解精微論』全 ○ 八十

黃帝在明堂이어시늘 **雷公**이 **請曰 臣**이 **授業**[1]**傳之行教**에 **以經論**[2]이니 **從容**

形法과 **陰陽刺灸**와 **湯藥所滋**[1])요 **行治有賢不肖**[2])하야 **未必能十全**이라

言授業於人而傳之行教에 惟籍此經論諸法이나 然이나 猶有不能十全 故로 更問其詳也라

若先言悲哀喜怒와 **燥濕寒暑**와 **陰陽婦女**를 **請問其所以然者**와 **卑賤富貴**와 **人之形體所從**을 **群下**[3])**通使**하야 **臨事以適道術**[4])은 **謹聞命矣**어니와

謂先日之所聞者若此하야 已皆適其當也라

請問컨대 **有毚愚朴漏之問**이요 **不在經者**니 **欲聞其狀**하노이다

毚는 妄也라 漏는 作陋라 問不在經 故로 曰毚愚朴陋니 自歉之辭也라 朴은 舊作仆나 按全元起本에 作朴하니 於義爲妥라 今改從之라 ○ 毚은 音讒이라

帝曰 大矣로다

謂亦有大要存也라

公이 **請問**컨대 **哭泣而淚不出者**와 **若出而少涕**는 **其故何也**니잇고 **帝曰 在經**에 **有也**니라

口問篇에 具載此義 故로 曰在經有也니 詳前章이라

復問컨대 **不知水所從生**과 **涕所從出也**니이다

泣與涕는 所出不同 故로 復問其故라

帝曰 若問此者는 **無益於治也**나 **工之所知**요 **道之所生也**니라

言此雖無益於醫治나 而工所當知요 亦無往非道也라

夫心者는 **五藏之專精也**니

心爲五藏六府之大主요 精神之所舍也라 故로 爲五藏之專精이라

目者其竅也요

目이 卽專精之外竅也라

---

1) 授業: 學業을 가르쳐 줌, 살아 갈 길을 가르쳐 줌.
2) 授業傳之行教以經論: 『太素』에는 '受業 傳之以教 皆以經論'으로 되어 있다.
1) 湯藥所滋: 『太素』에는 '湯藥藥滋'로 되어 있다.
2) 賢不肖: 사람 智慧의 賢不肖로 解釋하기도 하고, 有效不效로 解釋하기도 한다.
3) 群下: 많은 弟子, 下人, 臣妾.
4) 道術: 醫術을 말함.

華色者其榮也라

華色이 卽專精之外榮也

是以로 **人有德也**면 **則氣和於目**하고 **有亡**[1]하면 **憂知於色**이라

人有道德則心和하고 心和則和氣見於目하며 人有亡失則心憂하고 心憂則憂氣知於色也라

是以로 **悲哀則泣下**하니 **泣下**는 **水所由生**이라

目은 爲宗脈所聚而衆水歸之라 故로 悲則泣下라 五癃津液別篇에 曰 五藏六府之津液은 盡上滲於目하니 心悲氣幷則心系急하고 心系急則肺擧하고 肺擧則液上溢 故로 立出矣라하니라

水宗者는 **積水也**요 **積水者**는 **至陰也**요 **至陰者**는 **腎之精也**라 **宗精之水 所以不出者**는 **是精持之也**니 **輔之裹之**라 **故**로 **水不行**[2]**也**라

水宗은 水之原也라 五液이 皆宗於腎 故로 又曰宗精이니 精能主持水道하면 則不使之妄行矣라

夫水之精爲志요 **火之精爲神**이라 **水火相感**하면 **神志俱悲**하니 **是以**로 **目之水生也**라

志藏於腎하고 腎屬水也라 神藏於心하고 心屬火也라 目爲上液之道 故로 神志相感則水生於目이라

故로 **諺言曰 心悲**를 **名曰志悲**라하니 **志與心精**이 **共湊於目也**라

神悲於心則志應於腎 故로 心悲를 名曰志悲니 而水火之精이 皆上湊也라

是以로 **俱悲則神氣傳於心**하고 **精上不傳於志**하야 **而志獨悲**라 **故**로 **泣出也**라

悲則心系急 故로 神氣傳於心하고 傳於心則精不下傳於志하야 精聚於上하고 志虛於下하면 則志獨生悲而精無所持하니 此所以水不藏於下而泣出於上也라

泣涕者는 **腦也**니 **腦者**는 **陰也**요

泣涕者는 因泣而涕也라 涕出於腦하니 腦者는 精之類요 爲髓之海 故로 屬乎陰이라

髓者는 **骨之充也**라

髓充滿於骨空하니 諸髓者는 皆屬於腦라

---

1) 亡: 잃을(失也), 없어 질(滅也) 망. 없을 무.
2) 行: 妄行을 말함.

故로 腦滲爲涕라

鼻竅上通於腦也라

志者는 骨之主也니 是以로 水流而涕從之者는 其行類也라

志與骨이 皆屬於腎 故로 志爲骨之主요 而涕亦從乎水也라

夫涕之與泣者는 譬如人之兄弟하야 急則俱死하고 生則俱生하니

水液同類 故로 如兄弟라

其志以神悲[1]라 是以로 涕泣俱出而橫行也니

橫行은 言其多也라

夫人이 涕泣俱出而相從者는 所屬之類也니라

相從以類하야 由勢有弗容已者라

雷公이 曰 大矣로소이다 請問컨대 人이 哭泣而淚不出者와 若出而少涕不從之는 何也오 帝曰 夫泣不出者는 哭不悲也요 不泣者는 神不慈也라 神不慈則志不悲하야 陰陽이 相持하니 泣이 安能獨來리오

泣不出은 淚不下也라 哭者는 以其心悲요 心悲는 以其神慈니 神慈則志悲하고 志悲하니 所以泣出이라 夫神不慈하고 志不悲者는 正以神爲陽이요 志爲陰이니 陰陽相持之固則難於感動하니 所以泣涕不能獨至라

夫志悲者는 惋[2]하고 惋則冲[3]陰하고 冲陰則志去目하고 志去則神不守精하고 精神이 去目하면 涕泣이 出也라

惋은 慘鬱也요 陰은 精也라 陰氣受冲則志去於目 故로 精神不守而涕泣弗能禁也라 ○ 惋은 烏貫切이라

且子獨不誦不念夫經言乎아 厥則目無所見이라하니라 夫人이 厥則陽氣는 幷於上하고 陰氣는 幷於下하나니 陽幷於上則火獨光也요 陰幷於下則足寒하니 足寒則脹也라

幷은 偏聚也라 火獨光은 陽之亢也라 厥因氣逆 故로 陰陽各有所幷하고 幷則陽氣不降하고 陰氣

---

1) 神悲: 『太素』에는 '搖悲'로 되어 있다.
2) 惋: 놀라 탄식할 완.
3) 冲: 衝과 同.

不升 故로 上爲目無所見而下爲足寒이라 陰中無陽 故로 又生脹滿之疾이라

夫一水不勝五火 故로 目眥盲[1)]이라

一水는 目之精也요 五火는 卽五藏之厥陽이 幷於上者也라 眥는 當作眡라

是以로 氣衝風하면 泣下而不止라 夫風之中目也에 陽氣內守於精하니 是는 火氣燔目 故로 見風則泣下也라

天之陽氣爲風이요 人之陽氣爲火니 風中於目하면 則火氣內燔而水不能守 故로 泣出也라 ○ 燔은 音凡이라

有以比之컨대 夫火疾風生하면 乃能雨하니 此之類也니라

火疾風生은 陽之極也라 陽極則陰生承之하야 乃能致雨요 人同天地之氣 故로 風熱在目而泣出하니 義亦無兩이라

神亂則惑 ○ 善忘 ○ 饑不嗜食

『靈樞·大惑論』○ 八十一

黃帝問於岐伯曰 余嘗上於淸冷之臺할새 中階而顧하고 匍匐而前則惑이라 余私異之요 竊內怪之하야 獨瞑獨視하며 安心定氣어늘 久而不解하야 獨博[2)]獨眩하야 被[3)]髮長跪하고 俯而視之나 後久之不已也라가 卒然自上[4)]하니 何氣使然고

臺之高者는 其氣寒 故로 曰淸冷之臺라 凡人이 登高博望하야 目見非常之處면 無不神魂驚蕩하야 而心生眩惑 故로 特借此以問其由然也라 ○ 匍는 音蒲요 匐은 伏葡二音이라 眩은 音玄이요 又去聲이라

岐伯이 對曰 五藏六府之精氣는 皆上注於目而爲之精하니

爲之精은 爲精明之用也니 義如脈色類三十이라

精之窠爲眼이요

窠者는 窩穴之謂요 眼者는 目之總稱이라 五藏六府之精氣가 皆上注於目 故로 眼爲精之窠而五

---

1) 目眥盲: 『甲乙』에는 '目盲'으로 되어 있다.
2) 獨博: 『太素』에는 '獨轉'으로 되어 있다.
3) 被: 披와 同.
4) 自上: 『甲乙』·『太素』에는 '自止'로 되어 있다.

色具焉이라 ○ 窠는 音科라

骨之精爲瞳子요

瞳者는 眸子也라 骨之精이 主於腎하고 腎屬水하야 其色玄 故로 瞳子內明而色正黑이라 ○ 瞳은 音同이요 眸는 音謀라

筋之精爲黑眼이요

黑은 眼黑珠也라 筋之精이 主於肝하고 肝色青 故로 其色이 淺於瞳子라

血之精爲絡이요

絡은 脈絡也라 血脈之精이 主於心하고 心色赤 故로 眥絡之色이 皆赤이라

其窠氣之精爲白眼이요

窠氣者는 言目窠之氣也라 氣之精이 主於肺하고 肺屬金 故로 爲白眼이라

肌肉之精爲約束이니 **裹擷**[1]**筋骨血氣之精**하야 **而與脈幷爲系**하야 **上屬於腦**하고 **後出於項中**이라

約束은 眼胞也라 能開能闔하야 爲肌肉之精이니 主於脾也라 脾屬土하니 所以藏物 故로 裹擷筋骨血氣四藏之精而幷爲目系하야 以上出於腦項之間이라 ○ 擷은 爻結切이니 以衣衽收物을 謂之擷이라

故로 **邪中於項**에 **因逢其身之虛**하야 **其入深則隨眼系**하야 **以入於腦**하고 **入於腦則腦轉**하고 **腦轉則引目系急**하고 **目系急則目眩以轉矣**라 **邪其精**하야 **其精所中**이 **不相比也則精散**하고 **精散則視岐**하고 **視岐**하면 **見兩物**하니이다

前邪字는 邪氣也요 後邪字는 與斜同이라 邪氣中於風府天柱之間하야 乘其虛則入腦連目하고 目系急則目眩睛斜라 故로 左右之脈에 互有緩急하야 視岐失正則兩睛之所中於物者가 不相比類而各異其見하니 是以로 視一爲兩也라 此는 承帝問而先發邪氣之中人者如此요 以明下文之目見非常者도 亦猶外邪之屬耳라

目者는 **五藏六府之精也**요 **營衛魂魄之所常營**이요 **神氣之所生也**라

藏府營衛魂魄所至者가 皆神氣也라 故로 目爲神氣之所生이라

故로 **神勞則魂魄散**하며 **志意亂**하니 **是故**로 **瞳子黑眼**은 **法於陰**하고 **白眼赤脈**

---

1) 擷: 『甲乙』에는 '契'로 되어 있다. 擷은 뽑을, 딸, 잡아 뜯을 힐.

은 法於陽也라 故로 陰陽合傳[1]而精明也라

陰陽은 卽精神之本 故로 陰陽合傳而成精明之用이라

目者는 心使也요 心者는 神之舍也라 故로 神精亂[2]而不轉[3]하야 卒然見非常處면 精神魂魄이 散不相得이라 故로 曰惑也니이다

精神이 雖統於心이나 而外用則在目 故로 目爲心之使요 心爲神之舍니 所以目見非常於外則神魂이 眩惑於心也라

黃帝曰 余疑其然이니 余每之東苑에 未曾不惑이라가 去之則復하니 余唯獨爲東苑勞神乎아 何其異也오

每之東苑에 未曾不惑은 謂雖不登高나 其惑亦然 故로 疑異也라

岐伯이 曰 不然也라 心有所喜하고 神有所惡하니 卒然相感則精氣亂하야 視誤 故로 惑이요 神移하면 乃復이라

偶爲遊樂이면 心所喜也요 忽逢奇異면 神則惡之라 夫神有所惡則志有不隨하야 喜惡相感於卒然이라 故로 精氣爲亂이라 去之則神移하고 神移則復矣라

是故로 間者爲迷요 甚者爲惑이니이다

間者는 言其未甚也니 亦足相迷온 況其甚者能無惑乎아

○ 黃帝曰 人之善忘者는 何氣使然고 岐伯이 曰 上氣不足하고 下氣有餘하면 腸胃實而心肺虛하니 虛則營衛留於下하야 久之不以時上이라 故로 善忘也니이다

下氣有餘는 對上氣不足而言이요 非謂下之眞實也라 心肺虛於上하고 營衛留於下則神氣不能相周라 故로 爲善忘이니 陽衰於上之兆也라

○ 黃帝曰 人之善饑而不嗜食者는 何氣使然고 岐伯이 曰 精氣幷於脾하고 熱氣留於胃하나니 胃熱則消穀하니 穀消 故로 善饑요 胃氣逆上則胃脘寒[4]이라 故로 不嗜食也니이다

胃氣逆上而不能運行卽其寒也라 脾胃熱而胃脘寒하니 所以雖饑나 而不欲食이라 ○ 本論에 諸

1) 合傳: 『甲乙』에는 '合揣'로 되어 있다.
2) 神精亂: 『甲乙』·『太素』에는 '神分精亂'으로 되어 있다.
3) 不轉: 『甲乙』에는 '不揣'로 되어 있다.
4) 寒: 『甲乙』에는 '塞'으로 되어 있다.

邪有總治之法하니 曰先其藏府하야 誅其小過하고 後調其氣하니 盛者는 寫之하고 虛者는 補之하되 必先明知其形志之苦樂하야 定乃取之一節은 詳後八十三이라 蓋彼此同出一論이나 今類從於彼하니 所當參用이라 ○ 嗜는 音示라

不得臥

八十二

帝曰 人有逆氣하야 不得臥而息有音者하며 有不得臥而息無音者하며 有起居如故而息有音者하며 有得臥나 行而喘者하며 有不得臥不能行而喘者하며 有不得臥하고 臥而喘者하니 皆何藏使然고 願聞其故하노이다

『素問·逆調論』

○ 岐伯이 曰 不得臥而息有音者는 是陽明之逆也니 足三陽者는 下行이어늘 今逆而上行 故로 息有音也라

足之三陽은 其氣皆下行하고 足之三陰은 其氣皆上行하니 亦天氣下降地氣上升之義라 故로 陽明上行者는 爲逆이요 逆則氣連於肺而息有聲하니 此胃氣之不降也라

陽明者는 胃脈也요 胃者는 六府之海라 其氣亦下行이어늘 陽明이 逆하야 不得從其道라 故로 不得臥也라

陽明爲水穀之海요 氣逆不降則奔迫而上하니 所以不得臥라

下經에 曰 胃不和則臥不安이라하니 此之謂也라

下經은 古經也라 不安은 反覆不寧之謂라 今人有過於飽食하야 或病脹滿者는 臥必不安하니 此皆胃氣不和之故라 ○ 按上文所問에 不得臥而息無音者는 義亦同此 故로 不復答이라

○ 夫起居如故而息有音者는 此肺之絡脈이 逆也니 絡脈이 不得隨經上下라 故로 留經而不行이요 絡脈之病人也微라 故로 起居如故而息有音也라

病不在胃하고 亦不在藏 故로 起居如故요 氣逆於肺之絡脈者는 病淺而微 故로 但爲息有音耳라 ○ 上文所問에 有得臥行而喘者하니 義亦類此라 故로 不復答이라

○ 夫不得臥하고 臥則喘者는 是水氣之客也라 夫水者는 循津液而流也요 腎者는 水藏이니 主津液하며 主臥與喘也니이다 帝曰 善하노이다

水病者는 其本在腎하고 其末在肺 故로 爲不得臥하고 臥則喘者니 標本俱病也라 義詳鍼刺類三

十八이라 ○ 上文所問에 有不得臥不能行而喘者하니 義類此節 故로 不復答이라 ○ 愚按컨대 本篇所論에 喘息不得臥者는 有肺胃腎三藏之異하니 在肺絡者는 起居如故而息有音也니 病之微者也요 在胃者는 不得臥而息有音也니 甚於肺者也며 在腎者는 不得臥臥則喘也니 又其甚者也라 夫息有音者는 卽喘之漸이니 喘出於腎則病在根本矣라 故로 愈深者는 必愈甚이라 凡虛勞之喘도 義亦猶此하니 有不可不察也라

○ 帝曰 人有臥而有所不安者는 何也오

『素問·病能論』

岐伯이 曰 藏有所傷이니

凡五藏受傷하면 皆能使臥不安하니 如七情勞倦과 飮食風寒之類皆是也라

及精有所之寄則安이라 故로 人不能懸其病也니이다

之寄는 氣復得所之謂라 五藏은 主藏精者也니 藏有所傷則精有所失하고 精有所失則神有不安 故로 必使精復神安則臥亦安矣요 否則病之旣及하니 又能何所懸置而可使無患哉리오

帝曰 人之不得偃臥者는 何也오

偃은 衣典切이니 仰臥也라

岐伯이 曰 肺者는 藏之蓋也라

五藏之應天者는 肺也라 故로 爲五藏六府之蓋라

肺氣盛則脈大하고 脈大則不得偃臥하니

盛은 言邪氣實也라 故로 令脈大하고 邪盛於肺者가 偃臥則氣促而急이라 故로 不能也라

論在奇恒陰陽中하니이다

皆古經篇名이라

不臥多臥

八十三

黃帝問於伯高曰 夫邪氣之客人也에 或令人目不瞑커나 不臥出者[1]는 何氣

1) 令人目不瞑不臥出者: 『甲乙』에는 '令人目不得眠者'로 되어 있고, 不臥出者는 아래 문장으로 보아 '不汗出者'의 잘못으로 보인다.

使然고

『靈樞·邪客篇』 ○ 邪氣感人에 令人寐無從生이라 故로 云不臥出也라 ○ 瞑은 音明이요 又上聲이라

伯高曰 五穀이 **入於胃也**에 **其糟粕津液宗氣 分爲三隧**라 **故**로 **宗氣**는 **積於胸中**하야 **出於喉嚨**하야 **以貫心脈而行呼吸焉**하고

宗氣는 大氣也라 隧는 道也라 糟粕之道는 出於下焦하고 津液之道는 出於中焦하며 宗氣之道는 出於上焦 故로 分爲三隧라 喉嚨이 爲肺之系而下貫於心 故로 通宗氣而行呼吸이라 ○ 粕은 音朴이요 隧는 音遂라

營氣者는 **泌其津液**하야 **注之於脈**하니 **化以爲血**하야 **以榮四末**하고 **內注五藏六府**하야 **以應刻數焉**하고

榮氣는 出於中焦하고 中焦者는 受水穀之氣하야 泌其津液하야 變化以爲血脈하야 外而四支와 內而藏府에 無所不至 故로 其運行之數가 與刻數로 皆相應也라 義詳經絡類二十四二十六이라 ○ 泌는 音秘니 泉水貌라

衛氣者는 **出其悍氣之慓疾**하야 **而先行於四末分肉皮膚之間而不休者也**니 **晝日**엔 **行於陽**하고 **夜行於陰**하되 **常從足少陰之分間**으로 **行於五藏六府**라

衛氣者는 水穀之悍氣也니 其氣慓疾滑利하야 不能入於脈中 故로 先行於四末分肉皮膚之間而不休者也라 義詳本類前六十七과 及經絡類第六이라 晝行於陽하되 常從足太陽으로 始하고 夜行於陰하되 常從足少陰으로 始하니 義詳經絡類二十五라

今厥氣客於五藏六府則衛氣獨衛其外하야 **行於陽**하고 **不得入於陰**하니 **行於陽則陽氣盛**하고 **陽氣盛則陽蹻陷**[1)]하야 **不得入於陰**하야 **陰虛 故**로 **目不瞑**하니이다

邪氣逆於藏府則衛氣不得入於陰分 故로 偏盛於陽하고 陽偏盛則陽蹻陷하니 陷者는 受傷之謂라 陽盛陰虛 故로 目不瞑이요 又大惑論義正與此로 同하니 詳見下文이라 ○ 蹻有五音하니 蹺皎喬脚이요 又極虐切이라

黃帝曰 善하노이다 **治之奈何**오 **伯高曰 補其不足**하고 **寫其有餘**하니

此는 刺治之補寫也라 補其不足은 卽陰蹻所出足少陰之照海也요 寫其有餘는 卽陽蹻所出足太

1) 陽蹻陷: 『甲乙』·『太素』에는 '陽蹻滿'으로 되어 있는데, 『靈樞·大惑論』에도 "陽氣滿則陽蹻盛"이라는 文句가 보인다.

陽之申脈也라 若陰盛陽虛而多臥者는 自當補陽寫陰矣라

調其虛實하야 **以通其道而去其邪**하고 **飮以半夏湯一劑**하야 **陰陽已通**이면 **其臥立至**니이다

謂旣刺之後에 仍當用藥以治之라 凡不臥之證에 有邪實者하니 多屬外因하고 有營虛者하니 多屬內因이로되 此半夏湯一法은 蓋專爲去邪者設耳라

黃帝曰 善하노이다 **此**는 **所謂決瀆壅塞**에 **經絡大通**하야 **陰陽和得[1]者也**니 **願聞其方**하노이다 **伯高曰 其湯方**은 **以流水千里以外者八升**으로 **揚之萬遍**하야 **取其淸五升**하야 **煮之**하되 **炊以葦薪**하야

古今量數不同하니 大約古之黍量一斗는 合今之鐵斛[2]數三升二合이라 然則云八升者는 卽今之二升五合六勺[3]이요 云五升者는 卽今之一升六合許耳라

火沸에 **置秫米一升**과 **治半夏五合**하고 **徐炊令竭爲一升半**하야

火沸者는 先以火沸其水하고 而後置藥於中也라 秫米는 糯小米也니 卽黍米之類而粒小於黍하야 可以作酒라 北人呼爲小黃米니 其性味는 甘粘微凉하야 能養營補陰이라 半夏는 味辛性溫하야 能和胃散邪하야 除腹脹目不得瞑 故로 並用之라 秫米一升은 約今之三合二勺이요 半夏五合은 約今之一合六勺이요 炊至一升半은 約今之四合八勺也라 ○ 秫은 音朮이라

去其滓하고 **飮汁一小杯**하야 **日三**하되 **稍益**하야 **以知爲度 故**로 **其病新發者**는 **覆杯則臥**하고 **汗出則已矣**요 **久者**는 **三飮而已也**니이다

滓는 音子니 柤[4]也라

○ 黃帝曰 病而不得臥者는 **何氣使然**고

『靈樞·大惑論』 ○ 此는 言因病而不得臥者也라

岐伯이 **曰 衛氣不得入於陰**하야 **常留於陽**이니 **留於陽則陽氣滿**하고 **陽氣滿則陽蹻盛**하며 **不得入於陰則陰氣虛 故**로 **目不瞑矣**니이다

衛氣는 晝行於陽하고 夜行於陰하야 行陽則寤하고 行陰則寐하니 此其常也라 若病而失常則或留於陰하고 或留於陽하니 留則陰陽有所偏勝하고 有偏勝則有偏虛而寤寐亦失常矣라

---

1) 和得: 『甲乙』에는 '得和'로 되어 있다.
2) 鐵斛: 明 成化十五年(明 憲宗15年으로 AD1471年)에 制定된 부피를 재는 度量衡器로 「類經圖翼」에 "斛口外方一尺 內方九寸 斛底外方一尺六寸 內方一尺五寸 深一尺 厚三分 平秤一百斤"이라 하였다.
3) 勺: 一合의 十分의 一 작.
4) 柤: 아가위 사. 여기에서는 査(渣)의 뜻임.

○ 黃帝曰 病目而不得視者는 何氣使然고 岐伯이 曰 衛氣留於陰하야 不得行於陽이니 留於陰則陰氣盛하고 陰氣盛則陰蹻滿하며 不得入於陽則陽氣虛故로 目閉也니이다

此는 言因病而目有不能開視와 及病而多寐者니 以衛氣留於陰分하면 陰蹻滿而陽氣虛耳라 觀寒熱病篇에 曰 陰蹻陽蹻는 陰陽相交하야 陽入陰하고 陰出陽하되 交於目內眥하니 陽氣盛則瞋目하고 陰氣盛則瞑目이라하니 卽此上文兩節之義니 詳鍼刺類四十四라

○ 黃帝曰 人之多臥者는 何氣使然고 岐伯이 曰 此는 人腸胃大而皮膚濕[1]하야 而分肉不解焉이라 腸胃大則衛氣留久하고 皮膚濕[2]則分肉不解하야 其行遲라 夫衛氣者는 晝日엔 常行於陽하고 夜行於陰 故로 陽氣盡則臥하고 陰氣盡則寤 故로 腸胃大則衛氣行이 留久하고 皮膚濕[3]하야 分肉不解則行遲라 留於陰也久하야 其氣不精則欲瞑 故로 多臥矣라

此下二節은 言有不因於病而爲多臥少臥之異者也라 解는 利也라 人之藏府는 在內하니 內者는 陰也요 皮膚分肉은 在外하니 外者는 陽也라 腸胃大則陰道迂遠하고 肉理濕滯不利則陽道舒遲라 衛氣之留於陰分者久하고 行於陽分者少하야 陽氣不精하니 所以多瞑臥也라 今人이 有飽食之後에 卽欲瞑者는 正以水穀之悍氣 暴實於中則衛氣盛於陰分하야 而精陽之氣有不能勝之耳요 世俗에 但呼爲脾倦이나 而不知其有由然也라

其腸胃小하고 皮膚滑以緩하며 分肉이 解利하면 衛氣之留於陽也久 故로 少瞑[4]焉하니이다

腸胃小則衛氣之留於陰者少하고 皮膚滑以緩하고 分肉이 解利則衛氣之留於陽者久 故로 少瞑也라

○ 黃帝曰 其非常經也요 卒然多臥者는 何氣使然고

非常經者는 言其變也니 蓋以明邪氣之所致然者라

岐伯이 曰 邪氣留於上膲하면 上膲閉而不通이로되 已食若飮湯이면 衛氣留久於陰而不行 故로 卒然多臥焉하니이다

邪氣居於上焦로되 而加之食飮則衛氣留閉於中하야 不能外達陽分 故로 猝然多臥라 然이나 有

---

1) 濕: 『甲乙』·『太素』에는 '濇'으로 되어 있다.
2) 濕: 『甲乙』·『太素』에는 '濇'으로 되어 있다.
3) 濕: 『甲乙』·『太素』에는 '濇'으로 되어 있다.
4) 少瞑: 『甲乙』·『太素』에는 '少臥'로 되어 있다.

因病而不能瞑者는 蓋以邪客於藏則格拒衛氣하야 不得內歸陰分耳라 ○ 膲는 焦同이라

黃帝曰 善하노이다 **治此諸邪**는 **奈何**오 **岐伯**이 **曰 先其藏府**[1)]하야 **誅其小過**하고 **後調其氣**니 **盛者**는 **寫之**하고 **虛者**는 **補之**하되 **必先明知其形志之苦樂**하야 **定乃取之**니이다

治此諸邪者는 統言本論八證也라 此篇에 止類其五하니 外神亂則惑等三證은 詳前八十一이라 先其藏府者는 欲辨陰陽之淺深也요 誅其小過者는 言此諸證이 雖非重大之疾이나 亦不可不除之也라 然이나 人之致此에 各有所由 故로 於形志苦樂에 尤所當察이라 蓋苦者는 憂勞하야 多傷心肺之陽하고 樂者는 縱肆하야 多傷脾腎之陰하니 必有定見하고 然後에 可以治之라

陰陽之逆 厥而爲夢

『素問·方盛衰論』 ○ 八十四

雷公이 **請問**컨대 **氣之多少**는 **何者爲逆**이며 **何者爲從**이니잇고 **黃帝答曰 陽從左**하고 **陰從右**하며

多少는 言盛衰也라 陽氣主升 故로 從乎左하고 陰氣主降 故로 從乎右하니 從者爲順이요 反者爲逆이라

老從上하고 **少從下**라

老人之氣는 先衰於下 故로 從上者爲順이요 少壯之氣는 先盛於下 故로 從下者爲順이라 蓋天之生氣는 必自下而升하니 而人氣도 亦然也라 故로 凡以老人而衰於上者는 其終을 可知요 少壯而衰於下者는 其始를 可知니 皆逆候也라

是以로 **春夏**엔 **歸陽爲生**이요 **歸秋冬爲死**며

春夏는 以陽盛之時니 或證或脈이 皆當歸陽이 爲生이요 若得陰候하야 如秋冬者는 爲逆爲死라

反之는 **則歸秋冬爲生**이라

反之는 謂秋冬也라 秋冬은 以陰盛陽衰之時 故로 歸陰爲順이니 曰生이라 然이나 不曰歸春夏爲死者는 可見陰中有陽하야 未必至害나 而陽爲陰賊하야 乃不免矣라

是以로 **氣多少逆**하면 **皆爲厥**이니라

氣有多少則陰陽不和하고 不和則逆 故로 爲厥也라

---

1) 先其藏府: 『甲乙』에는 '先視其藏府'로 되어 있다.

問曰 有餘者도 **厥耶**잇가

有其少하면 必有其多 故로 以陽厥은 多陽하고 陰厥은 多陰하니 皆疑其爲有餘也라

答曰 一上不下하면 **寒厥**이 **到膝**하니 **少者**는 **秋冬**에 **死**하고 **老者**는 **秋冬**에 **生**이라

陽逆於上而不下則寒厥이 到膝이라 老人은 陽氣從上하니 膝寒猶可어니와 少年은 陽氣從下하니 膝寒爲逆이라 少年之陽이 不當衰而衰者라 故로 最畏陰勝之時하고 老人은 陽氣本衰하니 是其常也라 故로 於秋冬에 無慮焉이라

氣上不下하면 **頭痛巓疾**이라

巓은 頂巓也라 上實下虛 故로 病如此라

求陽不得하며 **求陰不審**하야 **五部隔無徵**하니 **若居曠野**하고 **若伏空室**하야 **緜緜乎屬不滿日**이라

厥之在人也에 謂其爲陽이면 則本非陽盛이요 謂其爲陰이면 則又非陰盛이라 故로 皆不可得이라 蓋以五藏隔絕하야 無徵可驗이 若居壙野하야 無所聞하고 若伏空室하야 無所見이라 迺病則緜緜不解하야 勢甚雕敝하니 若弗能終其日者면 豈眞陰陽之有餘者耶리오 ○ 緜은 古綿字라

是以로 **少陰之厥**은 **令人妄夢**하며 **其極至迷**하니

手少陰은 心也니 心主陽이요 其藏神이며 足少陰은 腎也니 腎主陰이요 其藏精이라 是以로 少陰厥逆則心腎不交而精神散越이라 故로 爲妄夢이요 若其至極하면 乃令人迷亂昏昧也라

三陽이 **絶**하고 **三陰**이 **微**하니 **是爲少氣**라

三陽이 隔絕則陰虧於上하고 三陰이 微弱則陽虧於下하야 陰陽이 不相生化 故로 少氣不足以息이라

是以로 **肺氣虛則使人夢見白物**하며 **見人斬血藉藉**[1]하고

此下는 言五藏陰虛之夢兆也라 肺虛者夢白物은 金色이 白也일새라 斬者는 金之用也요 虛者는 必怯 故로 見人斬血籍籍하야 多驚惕也라

得其時則夢見兵戰하고

得金王之時也라

---

1) 藉藉: 어지럽고 무질서한 모양.

腎氣虛則使人夢見舟船溺人하고
腎合水 故로 夢應之라

得其時則夢伏水中하야 **若有畏恐**하고
得水王之時也라

肝氣虛則夢見菌香生草하고
肝合木也라 ○ 菌은 區允切이라

得其時則夢伏樹下하야 **不敢起**하고
雖得木王之時나 而肝氣本虛 故로 夢伏而不敢起라

心氣虛則夢救火陽物[1]하고
心合火也라 陽物은 卽屬火之類라

得其時則夢燔灼하고
得火王之時也라 ○ 燔은 音凡이라

脾氣虛則夢飮食不足하고
倉廩空虛 故로 欲得飮食이라

得其時則夢築垣蓋[2]**屋**하니
得土王之時也라

此皆五藏氣虛니 **陽氣有餘**하고 **陰氣不足**이라
五藏氣虛는 卽陰不足也니 陰氣不足則虛陽獨浮 故로 云陽氣有餘는 無根之陽이니 其虛를 可知라 所以爲厥爲夢者는 皆陽不附陰之所致라

合之五診하고 **調之陰陽**하니 **以在經脈**이니라
合之五診하면 則五藏可察하고 調之陰陽하면 則六經可和라 以在經脈은 謂義如靈樞之經脈篇也라

---

1) 陽物: 張志聰은 "龍也니 乃龍雷之火游行也"라 하였다.
2) 蓋: 지붕을 덮음.

夢寐

八十五

黃帝曰 願聞淫邪泮衍[1]**은 奈何오**

『靈樞·淫邪發夢篇』全 ○ 淫邪泮衍은 言奇邪爲夢하야 變幻無窮也라

岐伯이 曰 正邪從外襲內하야 而未有定舍하고 反淫於藏하되 不得定處면 與榮衛俱行하야 而與魂魄飛揚하니 使人으로 臥不得安而喜夢이라

正邪者는 非正風之謂니 凡陰陽勞逸之感於外하고 聲色嗜欲之動於內하야 但有干於身心者면 皆謂之正邪니 亦無非從外襲內者也라 惟其變態恍惚하야 未有定舍 故로 內淫於藏則於營衛魂魄에 無所不亂하야 因令人隨所感而爲夢이라

氣淫於府則有餘於外하고 不足於內하며

氣盛於陽也라

氣淫於藏則有餘於內하고 不足於外하니이다

氣盛於陰也라

黃帝曰 有餘不足에 有形乎아 岐伯이 曰 陰氣盛則夢涉大水而恐懼하고

以陰勝陽 故로 夢多陰象이라

陽氣盛則夢大火而燔焫하며

以陽勝陰 故로 夢多陽象이라 ○ 焫은 如瑞切이라

陰陽俱盛則夢相殺하고

俱盛則爭 故로 夢相殺이라

上盛則夢飛하고

陽勝者는 親乎上也라

下甚則夢墮하며

陰勝者는 親乎下也라

---

1) 泮衍: 얼음이 풀려 퍼지거나 넘쳐남.

盛饑則夢取하고

因不足也라

甚飽則夢予하며

因有餘也라

肝氣盛則夢怒하고

肝在志爲怒也라

肺氣盛則夢恐懼哭泣飛揚하고

肺在志爲憂 故로 夢恐懼哭泣하고 肺主氣 故로 夢飛揚이라

心氣盛則夢善笑恐畏하고

心在志爲喜요 在變動爲憂也라

脾氣盛則夢歌樂 身體重不擧하고

脾喜音樂하야 在聲爲歌요 其主肌肉也라

腎氣盛則夢腰脊兩解不屬하니

腰爲腎之府 故로 若腰脊不相連屬이라

凡此十二盛者는 **至而寫之**면 **立已**라

陽盛則有餘於府하고 陰盛則有餘於藏하니 但察其邪之所在하야 而以鍼寫之則已라

○ 厥氣客於心則夢見丘山煙火하고

心屬火也라

客於肺則夢飛揚하고 **見金鐵之奇物**하며

肺屬金也라

客於肝則夢山林樹木하고

肝屬木也라

客於脾則夢見丘陵大澤과 **壞屋風雨**[1)]하고

---

1) 壞屋風雨: 文脈으로 보아 '風雨壞屋'이 倒置된 것 같다.

脾屬土하니 其主濕也라

客於腎則夢臨淵하고 沒居水中하며

腎屬水也라

客於膀胱則夢遊行하고

膀胱爲足之太陽經이니 屬三陽之表也라

客於胃則夢飮食하고

胃爲水穀之海也라

客於大腸則夢田野하고

大腸爲傳導之官이니 其曲折納汚가 類田野也라

客於小腸則夢聚邑衝[1)]衢하고

小腸爲受盛之官이니 物之所聚가 類邑衢也라

客於膽則夢鬪訟自刳[2)]하고

膽主決斷하니 其氣剛也라 刳는 音枯니 剖腹也라

客於陰器則夢接內하고

慾念之所注也라

客於項則夢斬首하고

恐怖之所及也라

客於脛則夢行走而不能前하고 及居深地窌[3)]苑中하고

厥逆之邪在下也라 ○ 窌는 窖同이라

客於股肱則夢禮節拜起하고

勞倦之所致也라

客於胞脜[4)]則夢溲便하니

---

1) 衝: '街'의 誤記로 보인다.
2) 刳: 쪼갤 고.
3) 窌: 窖와 同. 움, 깊을 교.

胞는 溲脬也요 脜은 大腸也니 在前則夢溲하고 在後則夢便이라 ○ 胞는 音拋요 脜은 音直이라

凡此十五不足者는 至而補之면 立已也니이다

當各隨其經하야 以鍼補之라

○ 短蟲이 多則夢聚衆하고

『素問·脈要精微論』 ○ 繁盛之象也라

長蟲이 多則夢相擊毁傷이라

長蟲은 勢力相角하야 內有損傷 故로 夢兆亦然이라 ○ 凡本論之文이 與前篇으로 同者는 俱不重載 故로 止存此二條라 ○ 按周禮六夢컨대 一曰正夢은 謂無所感而自夢也요 二曰噩[1]夢은 有所驚愕而夢也요 三曰思夢은 因於思憶而夢也요 四曰寤夢은 因覺時所爲而夢也요 五曰喜夢은 因所喜好而夢也요 六曰懼夢은 因於恐畏而夢也라하고 關尹子曰 好仁者는 多夢松栢桃李하고 好義者는 多夢金刀兵鐵하고 好禮者는 多夢簠簋籩豆[2]하고 好智者는 多夢江湖川澤하고 好信者는 多夢山岳原野하니 役於五行하야 未有不然者라하니 是皆致夢之因也라 至其變幻之多하여는 則有如宋昭公[3]之夢爲鳥와 莊周[4]之夢爲蝶과 光武[5]之夢에 乘赤龍而登天과 陶侃[6]之夢에 生八翼飛入天門之類하니 又皆何所因也아 夫五行之化는 本自無窮而夢造於心하니 其原則一이라 蓋心爲君主之官이니 神之舍也라 神動於心則五藏之神이 皆應之라 故로 心之所至가 卽神也요 神之所至가 卽心也라 第心帥乎神而夢者는 因情有所着하니 心之障也요 神帥乎心而夢者는 能先兆於無形하니 神之靈也라 夫人心之靈이 無所不至 故로 夢象之奇도 亦無所不見하니 誠有不可以言語形容者라 惟聖人이 能御物以心하고 攝心以性하면 則心同造化하니 五行이 安得而役之리오 故로 至人無夢也라

癰疽

『靈樞·癰疽篇』全 ○ 八十六

黃帝曰 余聞腸胃受穀하면 上焦出氣하야 以溫分肉而養骨節하고 通腠理하며

---

4) 脜: 肥腸, 끈끈할 직.

1) 噩: 놀랄 악(愕).

2) 簠簋籩豆(보궤변두): 다 祭器를 뜻하는데 簠簋는 黍稷을 담는 대나무로 만든 祭器이고, 籩은 실과와 乾肉을 담는 竹器를, 豆는 김치나 젓갈을 담는 木器를 말함.

3) 宋昭公: 春秋時代 宋나라 國君. 이름은 杵臼이고 成公의 둘째 아들이다.

4) 莊周: 戰國時代 宋나라 蒙 출신의 思想家. 『莊子·齊物論』에 莊周之夢, 胡蝶春夢의 故事가 나옴.

5) 光武: 後漢 光武帝 劉秀. 前漢 高祖 劉邦의 九世孫이다.

6) 陶侃: 晉代 武將으로 陶潛의 曾祖父임. 陰陽과 地理에 밝고, 永嘉의 亂(307~312년) 때 武昌을 지켜 功을 세웠음.(『晉書·陶侃傳』)

上焦出氣는 宗氣也라 宗氣는 出於喉嚨而行呼吸하니 其以溫分肉養骨節通腠理者는 是衛氣化於宗氣也라

中焦出氣如露하야 **上注谿谷而滲孫脈**하고 **津液和調**하야 **變化而赤爲血**하니 **血和則孫脈**이 **先滿溢**하고 **乃注於絡脈**하야 **皆盈**하면 **乃注於經脈**하야 **陰陽已張**에 **因息乃行**하니

中焦出氣如露는 營氣也라 其於陰陽已張에 因息乃行하니 是榮氣化於宗氣也라

行有經紀하고 **周有道理**하야 **與天合同**하야 **不得休止**라

行有經紀와 周有道理는 義詳運氣類第一이라 人有營衛하야 與天合度는 義詳經絡類二十四五라

切而調之하되 **從虛去實**이니 **寫則不足**하고

從虛之之法은 以去實이니 是寫則不足也라

疾則氣減하니 **留則先後**라

凡寫者宜疾이요 補者宜留니 是補之與寫에 有疾留先後之異也라

從虛去虛[1)]니 **補則有餘**하야

從治虛之法하야 以去虛니 是補則有餘也라

血氣已調하야 **形氣乃持**라 **余已知血氣之平與不平**이나 **未知癰疽之所從生**과 **成敗之時**와 **死生之期**에 **有遠近**하니 **何以度之**오 **可得聞乎**잇가

持는 定也요 度은 入聲이라

岐伯이 **曰 經脈流行不止**는 **與天同度**하고 **與地合紀**라 **故**로 **天宿失度**하면 **日月薄蝕**하고 **地經失紀**하면 **水道流溢**하야 **草萓不成**하며 **五穀不殖**하며 **徑路不通**하야 **民不往來**하야 **巷聚邑居則別離異處**하며 **血氣猶然**하니 **請言其故**하노이다 **夫血脈營衛**는 **周流不休**하야 **上應星宿**하고 **下應經數**하니 **寒邪客於經絡之中則血泣**하고 **血泣則不通**하고 **不通則衛氣歸之**하야 **不得復反**이라 **故**로 **癰腫**이요

衛氣歸之不得復反은 言其留聚不散也라 ○ 蝕은 音食이라 萓은 音宜니 萓芻草며 鹿葱也라 殖은 音植이요 泣은 濇同이라

1) 從虛去虛: 『太素』에는 '從實去虛'로 되어 있다.

寒氣化爲熱하야 熱勝則腐肉하고 肉腐則爲膿하니 膿不寫則爛筋하고 筋爛則傷骨하고 骨傷則髓消라 不當骨空하고 不得泄寫[1)]하야 血枯空虛則筋骨肌肉이 不相榮하고 經脈敗漏하야 薰於五藏하니 藏傷 故로 死矣니이다

癰毒이 由淺至深하야 傷藏則死하니 如下文所云이요 及下篇癰疽五逆等候가 皆藏氣受傷之證이라

○ 黃帝曰 願盡聞癰疽之形과 與忌曰名[2)]하노이다 岐伯이 曰 癰發於嗌中을 名曰猛疽니 猛疽不治면 化爲膿하고 膿不寫하면 塞咽하야 半日에 死하고 其化爲膿者寫에 則合[3)]豕膏冷食하면 三日에 已라

猛疽는 言爲害之急也라 若膿已寫에 當服豕膏면 可以愈之니 卽猪脂之煉淨者也라 觀萬氏方에 有治肺熱暴瘖者하니 用猪脂一斤하야 煉過하야 入白蜜一斤하고 再煉少頃에 濾淨冷定하야 不時挑服一匙면 卽愈요 若無疾에 服此면 最能潤肺潤腸이라하니 卽是豕膏之屬이라

○ 發於頸을 名曰夭疽니 其癰이 大以赤黑이어늘 不急治則熱氣下入淵腋하야 前傷任脈하고 內薰肝肺하니 薰肝肺하면 十餘日而死矣라

頸은 前頸也라 色赤黑者는 其毒必甚이라 淵液은 足少陽經穴이니 其發在頸則連於肺系하고 下入足少陽則及乎肝藏矣라 故로 至於死라

○ 陽氣大發하야 消腦留項을 名曰腦爍이니 其色不樂하며 項痛而如刺以鍼하니 煩心者는 死不可治라

陽氣大發은 邪熱之甚也라 色有不樂은 傷乎神也요 痛如刺以鍼은 毒之銳也라 煩心者는 邪犯其藏也라 故로 不可治라 ○ 爍은 式灼切이라

○ 發於肩及臑를 名曰疵癰이니 其狀赤黑이라 急治之니 此는 令人으로 汗出至足이면 不害五藏이요 癰發四五日엔 逞焫之라

肩髆下軟白肉處를 曰臑니 此는 非要害之所라 故로 不及五藏이라 逞은 疾也요 焫은 艾炷也니 謂宜速灸以除之也라 ○ 臑는 儒輭二音이요 又奴刀奴到二切이라 疵는 資子二音이요 焫은 如瑞切이라

---

1) 不當骨空 不得泄寫: 骨空을 骨節이 이어지는 곳으로 보아 癰腫이 骨空에 있지 않으면 邪熱이 새어 나가지 않는다로 해석하기도 하고, 不當을 治法의 不當으로 보고 治法이 합당치 않으면 骨髓가 空虛해져 邪熱이 새어 나가지 않는다로 해석하기도 한다.

2) 與忌曰名: 『太素』에는 '與忌日名'으로 되어 있다.

3) 合: 『太素』에는 '含'으로 되어 있다.

○ 發於腋下赤堅者를 名曰米疽니 治之以砭石하되 欲細而長하야 疎砭之하고 塗以豕膏하면 六日에 已하니 勿裹之요

砭石에 欲細者는 恐傷肉也요 欲長者는 用在深也라 故로 宜疎不宜密이라 ○ 砭은 標兼切이라

○ 其癰堅而不潰者는 爲馬刀挾纓이니 急治之라

此는 卽瘰癧也라 挾纓은 經脈篇에 作俠癭하니 詳本類前十足少陽條下라 欲急治者는 恐遲則傷人也라

○ 發於胸을 名曰井疽니 其狀如大豆하야 三四日에 起요 不蚤治하야 下入腹하면 不治니 七日에 死矣라

發於胸者는 能薰心肺하니 若不蚤治而使之入腹하면 毒尤甚矣라 故로 死期之速如此라

○ 發於膺을 名曰甘疽니 色靑하고 其狀이 如穀實菰𤬪하며 常苦寒熱하니 急治之면 去其寒熱이나 十歲에 死하고 死後에 出膿이라

膺者는 胸旁之高肉處也라 穀實은 兼五穀而言이니 謂癰所結聚에 形如穀實之纍纍也라 菰𤬪는 瓜蔞也니 軟而不潰하야 中有所蓄如子也라 此證은 延綿難愈하니 蓋卽乳癰之屬이라 ○ 菰𤬪는 古栝樓字라

○ 發於脇을 名曰敗疵니 敗疵者는 女子之病也라 灸之에 其病大癰膿하고 治之에 其中乃有生肉하야 大如赤小豆하니 剉陵翹草根各一升하야 以水一斗六升으로 煮之竭하야 爲取三升하야 則强飮厚衣하고 坐於釜上하야 令汗出至足已라

陵은 芰也요 翹는 連翹也니 二草之根이 俱能解毒 故로 各用一升이라 大約古之一升은 得今之三合有零이라 以水一斗六升으로 煮取三升은 俱折數類此라 ○ 陵은 音陵이요 翹는 翹同이라

○ 發於股脛을 名曰股脛疽니 其狀不甚變而癰膿이 搏骨하니 不急治면 三十日에 死矣라

股脛은 大股也라 狀不甚變은 言外形不顯也요 癰膿搏骨은 言膿着於骨이니 卽今人之所謂貼骨癰也라 毒盛而深하면 能下蝕三陰陽明之大經하니 故로 不爲急治則死矣라

○ 發於尻를 名曰銳疽니 其狀이 赤堅大요 急治之니 不治면 三十日에 死矣라

尻는 尾骶骨也니 穴名長强이요 爲督脈之絡이니 一名氣之陰郄이라 故로 不治則死라 ○ 尻는 開高切이라

○ 發於股陰을 名曰赤施니 不急治면 六十日에 死하고 在兩股之內면 不治니 十日而當死라

股陰은 大股內側也니 當足太陰箕門血海와 及足厥陰五里陰包之間하야 皆陰氣所聚之處 故로 不治則死요 若兩股俱病則傷陰之極이니 其死尤速이라

○ 發於膝을 名曰疵癰이니 其狀大癰하며 色不變하며 寒熱하며 如堅石하니 勿石이요 石之者는 死하니 須其柔하야 乃石之者는 生이라

膝癰未成而石之者는 傷其筋之府라 故로 致於死요 若柔則膿成矣니 砭之無害也라 ○ 疵 慈子二音이라

○ 諸癰疽之發於節而相應者는 不可治也니 發於陽者는 百日에 死하고 發於陰者는 三十日에 死라

諸節者는 神氣之所遊行出入也니 皆不宜有癰毒之患이요 若其相應則發於上而應於下하고 發於左而應於右하야 其害尤甚하니 爲不可治라 然이나 發於三陽之分者는 毒淺在府니 其死稍緩하고 發於三陰之分者는 毒深在藏이니 不能出一月也라

○ 發於脛을 名曰兎齧이니 其狀赤하야 至骨이라 急治之니 不治면 害人也라

脛은 足脛也라 兎齧은 如有所齧傷也라 ○ 脛은 行景行敬二切이라 齧은 音孽이라

○ 發於內踝를 名曰走緩이니 其狀癰也나 色不變이라 數石其輸하야 而止其寒熱하면 不死라

數石其輸는 砭其所腫之處也라 ○ 踝는 胡寡切이라

發於足上下를 名曰四淫이니 其狀大癰하야 急治之[1]라도 百日에 死라

陽受氣於四末而大癰이 淫於其間하니 陽毒之盛極也라 時氣移易則眞陰日敗라 故로 逾三月而死라

○ 發於足傍을 名曰厲癰이니 其狀不大하야 初如小指發하니 急治之하야 去其黑者요 不消면 輒益하야 不治니 百日에 死라

不消輒益은 謂初如小指而不治則日以益大也라

發於足指를 名脫癰이니 其狀이 赤黑하면 死不治요 不赤黑하면 不死하나 不衰

1) 急治之: 『甲乙』·『太素』에는 '不急治之'로 되어 있다.

면 急斬之니 不則死矣니이다

六經原腧는 皆在於足하니 所以癰發於足者는 多爲凶候라 至於足指면 又皆六井所出이요 而癰色赤黑하면 其毒尤甚이라 若無衰退之狀則急當斬去其指라야 庶得保生이요 否則毒氣連藏하야 必至死矣라

○ 黃帝曰 夫子言癰疽하니 何以別之오 岐伯이 曰 榮衛稽留於經脈之中則血泣而不行하고 不行則衛氣從之而不通하야 壅遏而不得行 故로 熱이라 大熱不止하야 熱勝則肉腐하고 腐則爲膿이나 然이나 不能陷骨하야 髓不爲焦枯하고 五藏不爲傷 故로 命曰癰이니이다

此下는 辨癰疽之輕重也라 癰毒이 浮淺在表하야 不能陷骨則髓不爲枯하고 五藏이 不爲傷 故로 病癰者는 可無慮也라

黃帝曰 何謂疽오 岐伯이 曰 熱氣淳盛하야 下陷肌膚하면 筋髓枯하야 內連五藏하고 血氣竭하야 當其癰下에 筋骨良肉이 皆無餘하니 故로 命曰疽라

癰淺疽深하야 毒有微甚 故로 內連五藏하고 外敗筋骨良肉者는 是謂之疽니 乃可畏也라

疽者는 上之皮夭以堅하야 上如牛領之皮하고 癰者는 其皮上薄以澤하니 此其候也니이다

夭는 以色言이니 黑黯不澤也라 此卽皮色之狀이니 可以辨其淺深矣라

風寒癰腫

『素問·脈要精微論』○ 八十七

帝曰 諸癰腫筋攣骨痛은 此皆安生고

此는 言諸病癰腫에 而有兼筋攣骨痛者也라 諸家以癰腫筋攣骨痛으로 釋爲三證하니 殊失經意라 觀下文에 曰 此寒氣之腫이라하니 則其所問在腫하니 義可知矣라

岐伯이 曰 此는 寒氣之腫이요 八風之變也니이다

惟風寒之變이 在經하니 所以兼筋骨之痛이라 今有病大項風하야 蝦蟆瘟[1]之屬하고 或爲頭項咽喉之癰하고 或爲肢節肌肉之腫하니 正此類也라 八風義는 詳運氣類三十五라

帝曰 治之奈何오 岐伯이 曰 此는 四時之病이니 以其勝治之면 愈也니이다

1) 蝦蟆瘟: 溫熱頭項腫의 하나 또는 天行嗽의 初期病, 卽 伏洸을 말함.

四時之病은 卽時氣也라 治之以勝은 如至眞要大論에 曰 治諸勝復에 寒者는 熱之하고 熱者는 寒之하고 溫者는 淸之하고 淸者는 溫之하고 散者는 收之하고 抑者는 散之하고 燥者는 潤之하고 急者는 緩之하고 堅者는 耎之하고 脆者는 堅之하고 衰者는 補之하고 强者는 寫之하야 各安其氣하야 必淸必靜則病氣衰去라하니 此之謂也라

胃脘癰頸癰

『素問·病能論』○ 八十八

黃帝問曰 人病胃脘癰者는 診當何如오 岐伯이 對曰 診此者는 當候胃脈이라 其脈이 當沈細하니 沈細者는 氣逆이라

胃脈은 見於右關하니 所謂中附上에 右外以候胃也라 胃는 爲多氣多血之府니 脈當洪大而反見沉細 故로 爲胃氣之逆이라 ○ 脘은 音管이라

逆者는 人迎이 甚盛하니 甚盛則熱이라

胃氣逆而人迎盛은 逆在藏而熱在經也니 卽終始等篇에 所云人迎三盛하면 病在陽明之謂라

人迎者는 胃脈也니

人迎은 在結喉旁하니 足陽明動脈也라

逆而盛則熱聚於胃口而不行이라 故로 胃脘爲癰也니이다

陽明氣逆而盛則熱邪聚於胃脘 故로 留結爲癰이라

○ 帝曰 有病頸癰者를 或石治之하고 或鍼灸治之하되 而皆已하니 其眞安在오

其眞安在는 言孰爲正治之法也라

岐伯이 曰 此는 同名異等者也니

頸癰之名이 雖同이나 而證則有異 故로 治亦各有所宜라

夫癰氣之息者는 宜以鍼開除去之하고

息은 止也라 癰有氣結而留止不散者는 治宜用鍼以開除其氣니 氣行則癰愈矣라

夫氣盛血聚者는 宜石而寫之니 此所謂同病異治也니이다

欲寫其血이면 宜用砭石하야 血泄則氣衰而癰亦愈하니 此病同而治異也라

癰疽五逆

『靈樞·玉版篇』○ 八十九

黃帝曰 病之生時[1]에 有喜怒不測과 飮食不節하야 陰氣不足하고 陽氣有餘하야 營氣不行하면 乃發爲癰疽라 陰陽不通하야 兩熱相搏하면 乃化爲膿하니 小鍼能取之乎아

喜怒不測則氣有所逆하고 飮食不節則藏有所傷하야 陰氣不足 故로 營有不行하고 陽氣有餘 故로 熱從而聚하니 皆足以致癰疽也라

岐伯이 曰 聖人不能使化者는 爲之邪不可留也라 故로 兩軍相當에 旗幟相望하고 白刃이 陳於中野者는 此非一日之謀也요 能使其民으로 令行禁止하고 士卒이 無白刃之難者는 非一日之敎也와 須臾之得也[2]라 夫至使身被癰疽之病과 膿血之聚者는 不亦離道遠乎아 夫癰疽之生과 膿血之成也는 不從天下하고 不從地出하며 積微[3]之所生也라 故로 聖人은 自治於未有形也요 愚者는 遭其已成也니이다

邪在天下則爲亂이요 邪在人身則爲病이니 及其已成則雖聖人이라도 不能使之化라 是以로 邪不可留也라 譬之컨대 用兵者는 必有夙敎하고 必有定謀而後에야 可保其無危니 人之治身에 可素無調養之道乎아 故로 惟聖人은 乃能自治於未形이요 愚者는 每遭其患矣라

黃帝曰 其已形이나 不予[4]遭하고 膿已成이나 不予見하니 爲之奈何오 岐伯이 曰 膿已成이면 十死一生 故로 聖人이 弗使已成而明爲良方하야 著之竹帛하야 使能者로 踵而傳之後世하야 無有終時者는 爲其不予遭也니이다

此는 言兆庶[5]之多하고 千古之邈하니 安得人人遭遇以救其疾苦리오 故로 惟有著之竹帛하야 以遺敎將來하니 正爲人之不予遭也라

黃帝曰 其已有膿血而後遭乎하면 不道之以小鍼治乎아 岐伯이 曰 以小治小者는 其功小하고 以大治大者는 多害 故로 其已成膿血者는 其唯砭石鈹鋒之

---

1) 病之生時: 『太素』에는 '病生之時'로 되어 있다.
2) 須臾之得也: 『太素』에는 '須久之方得也'로 되어 있다.
3) 積微: 『甲乙』에는 '積聚'로 되어 있다.
4) 予: 豫와 같은데 아래도 같다.
5) 兆庶: 兆民과 같은데 天下蒼生을 뜻함.

所取也니이다

鍼小者는 功小하야 無濟於事하고 鍼大者는 多害하야 恐有所傷이라 故로 惟砭石과 及鈹鍼鋒鍼이 皆可以取癰疽之膿血이라 鍼義는 詳鍼刺類二라 ○ 砭은 標兼切이요 鈹는 音披라

黃帝曰 多害者는 **其不可全乎**아 **岐伯**이 **曰 其在逆順焉**이니이다

黃帝曰 願聞逆順하노이다 **岐伯**이 **曰 以爲傷者**에 **其白眼**이 **靑黑**하고 **眼小 是一逆也**요 **內藥而嘔者 是二逆也**요 **腹痛渴甚**이 **是三逆也**요 **肩項中不便**이 **是四逆也**요 **音嘶色脫**이 **是五逆也**니 **除此五者**면 **爲順矣**니이다

又寒熱病篇에 曰 五藏[1]身有五部하니 伏兎一이요 腓二요 背三이요 五藏之腧가 四요 項이 五니 此五部에 有癰疽者는 死라하니 是亦五逆之屬也라 詳鍼刺類五十四라 ○ 內은 納同이라 嘶는 音西니 聲破損也라

瘰癧

『靈樞·寒熱篇』全 ○ 九十

黃帝問於岐伯曰 寒熱瘰癧이 **在於頸腋者**는 **皆何氣使生**고 **岐伯**이 **曰 此**는 **皆鼠瘻[2]寒熱之毒氣也**니 **留於脈而不去者也**니이다

瘰癧者는 其狀累然而歷貫上下也라 故로 於頸腋之間에 皆能有之라 因其形如鼠穴하야 塞其一하면 復穿其一 故로 又名爲鼠瘻라 蓋以寒熱之毒이 留於經脈이니 所以聯絡不止라 一曰 結核連續者爲瘰癧이요 形長如蜆蛤[3]者爲馬刀라하고 又曰 脇肋下者爲馬刀라하니라 ○ 瘰는 裸壘二音이요 癧은 音歷이라 瘻는 音漏라

黃帝曰 去之奈何오 **岐伯**이 **曰 鼠瘻之本**은 **皆在於藏**하고 **其末**은 **上出於頸腋之間**하니 **其浮於脈中**하야 **而未內著於肌肉而外爲膿血者**는 **易去也**니이다

瘰癧은 必起於少陽하고 而後延及陽明하니 二經이 表裏相傳하면 乃至厥陰太陰하야 俱能爲病이라 大抵因鬱氣之積과 食味之厚하고 或風熱之毒이 結聚而成 故로 其所致之本이 皆出於藏이로되 而標則見乎頸腋之間也라 若其毒之未甚하면 則但浮見脈中하야 尙未著於肌肉하야 以化膿血者니 去之猶易어니와 若其膿血旣成하면 則爲力較難也라

黃帝曰 去之奈何오 **岐伯**이 **曰 請從其本**하야 **引其末**하면 **可使衰去而絶其寒**

---

1) 五藏: 보통 위 文章에 이어 斷句한다.
2) 鼠瘻: 瘰癧이 破潰된 後 묽은 膿이 나오고 오래도록 瘡口가 아물지 않는 狀態를 말함.
3) 蜆蛤(현합): 바지락조개와 大蛤.

熱이라

謂去其致之之本하면 則外見之末은 自可引而衰也라

審按其道以予之하되 **徐往徐來以去之**니

予는 與之鍼也라 審按其道는 審脈氣所由之道也라 徐往徐來는 卽補瀉之法이니 所謂徐而疾則實하고 疾而徐則虛也라

其小如麥者는 **一刺**에 **知**하고 **三刺而已**니이다

小如麥者는 其初起也 故로 一刺에 卽知其効하고 三刺에 其病可已니 所以治在宜蚤요 不可因小而忽之라

黃帝曰 決其生死는 **奈何**오 **岐伯**이 **曰 反**[1]**其目視之**하야 **其中有赤脈**이 **上下貫瞳子**하야 **見一脈**이면 **一歲**에 **死**하고 **見一脈半**이면 **一歲半**에 **死**하고 **見二脈**이면 **二歲**에 **死**하고 **見二脈半**이면 **二歲半**에 **死**하고 **見三脈**이면 **三歲而死**하고 **見赤脈**하되 **不下貫瞳子**면 **可治也**니이다

目者는 宗脈之所聚也요 瞳子者는 骨之精也라 赤脈이 下貫瞳子는 以邪毒之焰이 深賊陰分而然이니 死之徵也라 然이나 脈見二三者는 其氣散而緩이요 脈聚爲一者는 其毒이 銳而專이니 此又死期에 遲速之有異也라 又論疾診尺篇에 言診寒熱者도 亦同此法하니 詳脈色類三十二라

失守失强者死

『素問·脈要精微論』○ 九十一

五藏者는 **中之守也**니

五藏者는 各有所藏하니 藏而勿失則精神完固 故로 爲中之守也라

中盛藏滿하야 **氣勝傷恐者**는 **聲如從室中言**이니 **是中氣之濕也**요

中은 胸腹也요 藏은 藏府也요 盛滿은 脹急也요 氣勝은 喘息也요 傷恐者는 腎受傷也요 聲如從室中言은 混濁不淸也니 是皆水氣上逆之候라 故로 爲中氣之濕證이니 此는 脾肺腎三藏之失守也라

言而微하야 **終日乃復言者**는 **此奪氣也**요

氣虛之甚 故로 聲不接續하니 肺藏失守也라

---

1) 反: 飜과 同.

衣被不斂하며 **言語善惡**을 **不避親疎者**는 **此神明之亂也**요

神明將脫 故로 昏亂若此하니 心藏之失守也라

倉廩不藏者는 **是門戶不要也**요

要는 約束也라 幽門闌門魄門이 皆倉廩之門戶니 門戶不能固則腸胃不能藏하야 所以泄利不禁하니 脾藏之失守也라 ○ 要는 平聲이라

水泉不止者는 **是膀胱不藏也**니

膀胱與腎爲表裏니 所以藏津液이요 水泉不止而遺溲失禁하니 腎藏之失守也라

得守者는 **生**하고 **失守者**는 **死**라

五藏得守則無已上諸病 故로 生이요 失守則神去而死矣라

○ **夫五藏者**는 **身之强也**라

此下는 言形氣之不守而內應乎五藏也라 藏氣充則形體强 故로 五藏爲身之强이라

頭者는 **精明之府**니 **頭傾視深**하면 **精神將奪矣**요

五藏六府之精氣가 皆上升於頭하야 以成七竅之用 故로 頭爲精明之府라 頭傾者는 低垂不能擧也요 視深者는 目陷無光也니 藏氣失强 故로 精神之奪이 如此라

背者는 **胸中之府**니 **背曲肩隨**하면 **府將壞矣**요

背는 乃藏兪所繫 故로 爲胸中之府요 背曲肩隨는 亦藏氣之失强也라

腰者는 **腎之府**니 **轉搖不能**하면 **腎將憊矣**요

此는 腎藏之失强也라

膝者는 **筋之府**니 **屈伸不能**하야 **行則僂附**[1]하면 **筋將憊矣**요

筋雖主於肝이나 而維絡關節하야 以立此身者는 惟膝膕之筋爲最라 故로 膝爲筋之府요 筋憊若是則諸經之失强也라 ○ 僂는 音呂라

骨者는 **髓之府**니 **不能久立**하야 **行則振掉**하면 **骨將憊矣**니

髓充於骨 故로 骨爲髓之府요 髓空則骨弱無力하니 此는 腎藏之失强也라

得强則生하고 **失强則死**하니이다

---

1) 僂附: 허리를 구부려 다른 물건에 의지함.

藏强則氣强 故로 生이요 失强則氣竭 故로 死라

五逆緩急

『靈樞·玉版篇』○ 九十二

黃帝曰 諸病이 皆有逆順이라하니 可得聞乎아 岐伯이 曰 腹脹身熱脈大 是一逆也요

身熱脈大而加以腹脹이면 表裏之邪俱盛也니 是爲一逆이라

腹鳴而滿하며 四肢清泄하며 其脈大 是二逆也요

腹鳴而滿하고 四肢淸冷而兼後泄은 陰證也요 脈不宜大而大者는 脈證相反也니 是爲二逆이라

衄而不止하며 脈大 是三逆也요

鼻衄在陰하고 脈大爲陽하야 陽實陰虛하니 是爲三逆이라 ○ 衄은 女六切이라

咳且溲血脫形하며 其脈小勁이 是四逆也요

咳而溲血脫形者는 正氣已衰하고 脈小而急者는 邪氣仍在하야 邪正不能相當이니 是爲四逆이라

咳脫形身熱하며 脈小以疾이 是謂五逆也니

脫形身熱은 眞陰已虧而火猶不淸也요 其脈이 細小疾數은 正邪盛正衰之侯니 是爲五逆이라

如是者는 不過十五日而死矣라

一節[1]之更에 時移氣易하니 客强主弱則不能勝 故로 不過十五日而死라

其腹이 大脹하며 四末이 清하며 脫形泄甚이 是一逆也요

此下는 言五逆之急證也라 腹大脹者는 最忌中虛하니 若見四肢淸冷而脫形泄甚者는 脾元敗而陽氣去也라 故로 爲一逆이라

腹脹便血하며 其脈大時絶이 是二逆也요

腹脹便血은 陰病也요 脈大時絶은 孤陽將脫也라 故로 爲二逆이라

欬溲血하며 形肉脫하며 脈搏[2]이 是三逆也요

欬而溲血者는 氣血俱病이요 形肉脫者는 敗在脾요 脈搏者는 眞藏也니 敗在胃氣 故로 爲三逆이라

---

1) 一節: 15일을 말함.
2) 脈搏: 『甲乙』에는 '脈喘'으로 되어 있다.

嘔血胸滿引背하며 **脈小而疾**이 **是四逆也**요

嘔血胸滿引於背者는 藏氣連乎背也일새요 脈見細小疾數은 則眞元大虧矣라 故로 爲四逆이라

欬嘔腹脹하고 **且飧泄**하며 **其脈絶**이 **是五逆也**니

上爲欬嘔하고 中爲脹滿하며 下爲飧泄하야 三焦俱病而脈至於絶者는 有邪無正也라 故로 爲五逆이라 ○ 飧은 音孫이라

如是者는 **不及一時而死矣**라

不及一時는 謂不能周一日之時也라

工不察此者而刺之를 **是謂逆治**니이다

病不可治而强治之하면 非惟無益이라 適以資害하니 是謂逆治也라

風痹死證

『靈樞·厥病篇』○ 九十三

風痹淫濼[1]하야 **病不可已者**는

病在陽을 命曰風이요 病在陰을 命曰痹요 陰陽俱病을 命曰風痹라 淫濼者는 浸淫日深之謂라 ○ 濼은 陰鹿이라

足如履冰하고 **時如入湯中**하야 **股脛淫濼**하며 **煩心頭痛**하며 **時嘔時悗**하며 **眩已汗出**하며 **久則目眩**[2]하고 **悲以喜恐**하며 **短氣不樂**하니 **不出三年**에 **死也**라

足如履氷之寒하고 又如入湯之熱하야 下而股脛과 中而腹心과 上而頭目에 無所不病하야 在表則汗出하고 在裏則短氣不樂하야 或爲悲哀하고 或爲喜恐이라 此陰陽俱病之候니 雖尙可支持나 然이나 不能出三年也라 ○ 悗은 美本切이라

病傳死期

九十四

黃帝曰 余受九鍼於夫子하고 **而私覽於諸方**하니 **或有導引行氣喬摩**[3]**灸熨刺**

---

1) 濼: 물 이름 록, 락.

2) 眩已汗出 久則目眩: 文脈으로 보아 '久則目眩 眩已汗出'이 倒置된 듯하다.

3) 喬摩: 『甲乙』에는 '按摩'로 되어 있다.

焫飮藥之一者를 **可獨守耶**아 **將盡行之乎**아

『靈樞·病傳論』全 ○ 喬는 蹻同이요 焫은 如瑞切이라

岐伯이 **曰 諸方者**는 **衆人之方也**요 **非一人之所盡行也**니이다

謂當因人所宜以施治니 是衆人에 各有其方也라

黃帝曰 此乃所謂守一勿失이면 **萬物畢者也**라

人得其一則萬變之道를 可畢矣라 移精變氣論에 曰 治之極於一이라하니 卽此謂也라

今余已聞陰陽之要와 **虛實之理**와 **傾移之過**와 **可治之屬**하니 **願聞病之變化**에 **淫傳絶敗**[1]**而不可治者**하노니 **可得聞乎**아

淫邪傳變에 未必卽危요 正氣絶敗則不可治矣라

岐伯이 **曰 要乎哉**라 **問道**시여 **昭乎其如日**[2]**醒**하고 **窘乎其如夜瞑**하니 **能被而服之**면 **神與俱成**하고 **畢將服之**면 **神自得之**리니 **生神之理**[3]는 **可著於竹帛**이요 **不可傳於子孫**이니이다

昭乎如醒은 道之明也요 窘乎如瞑은 察之難也라 著之竹帛則澤及於人하고 傳之子孫則道私於已라 故로 不可也라

黃帝曰 何謂日醒고 **岐伯**이 **曰 明於陰陽**하야 **如惑之解**하고 **如醉之醒**이니이다

黃帝曰 何謂夜瞑고 **岐伯**이 **曰 瘖乎其無聲**하고 **漠乎其無形**하니 **折毛發理**[4]에 **正氣橫傾**하고 **淫邪泮衍**하야 **血脈傳溜**하야 **大氣入藏**하야 **腹痛下淫**하면 **可以致死**요 **不可以致生**이니이다

大氣는 大邪之氣也라 凡邪之中人에 瘖乎其無聲은 不可得而聞也요 漠乎其無形은 不可得而見也라 至其絶敗則爲折毛發理하야 正氣橫傾等證이라 故로 有死無生也라 ○ 瘖은 音音이라

黃帝曰 大氣入藏은 **奈何**오 **岐伯**이 **曰 病先發於心**하면 **一日而之肺**하고 **三日而之肝**하고 **五日而之脾**하되 **三日不已**면 **死**하니 **冬夜半**이요 **夏日中**이라

病發於心而傳於肺는 火乘金也라 三日而金復乘木 故로 傳之肝也요 五日而木復乘土 故로 傳

---

1) 淫傳絶敗: 邪氣가 體內로 轉變되어 正氣가 絶敗됨.
2) 日: 『甲乙』에는 '旦'으로 되어 있다.
3) 生神之理: 生生하고 神妙한 理致.
4) 折毛發理: 毛髮이 毁折되고 腠理가 發泄됨.

之脾也요 再三日而邪氣不退하야 其甚則死라 冬月夜半은 水王之極也요 夏月日中은 火王之極也니 心火畏水 故로 冬則死於夜半이요 陽邪亢極 故로 夏則死於日中이라 蓋衰極亦死하고 盛極亦死하니 有所偏勝則有所偏絶也라 五行之氣가 無不皆然하니 下文之義가 皆放此라

病先發於肺하면 **三日而之肝**하고 **一日而之脾**하고 **五日而之胃**하되 **十日不已**면 **死**하니 **冬日入**이요 **夏日出**이라

自肺而肝과 自肝而脾는 皆傳所勝也요 自脾而胃는 表裏相傳也라 肺邪王於申酉 故로 冬則死於日入이요 金氣는 絶於寅卯 故로 夏則死於日出이라

病先發於肝하면 **三日而之脾**하고 **五日而之胃**하고 **三日而之腎**하되 **三日不已**면 **死**하니 **冬日入**이요 **夏蚤食**이라

此는 肝木傳土而土邪復傳水藏也라 木受傷者는 金勝則危 故로 冬畏日入이요 肝發病者는 木强則劇 故로 夏畏蚤食時也라

病先發於脾하면 **一日而之胃**하고 **二日而之腎**하고 **三日而之膂膀胱**하되 **十日不已**면 **死**하니 **冬人定**이요 **夏晏食**이라

此는 土邪乘水而表裏俱相傳也라 人定[1]在亥而土病於冬者畏之니 寒水反能侮土也라 晏食在巳而脾病於夏者畏之니 以戊己王鄕而合邪爲患也라

病先發於胃하면 **五日而之腎**하고 **三日而之膂膀胱**하고 **五日而上之心**하되 **二日不已**면 **死**하니 **冬夜半**이요 **夏日昳**이라

此는 土邪傳水而水復傳火 故로 自膀胱으로 以及於心也라 下文標本病傳論에 云 冬夜半後는 丑也요 夏日昳은 未也니 皆土王之時 故로 胃病逢之하야 氣極則敗라 ○ 昳은 音迭이라

病先發於腎하면 **三日而之膂膀胱**하고 **三日而上之心**하고 **三日而之小腸**하되 **三日不已**면 **死**하니 **冬大晨**이요 **夏晏晡**라

此는 水病乘火而表裏皆相傳也라 大晨은 辰刻也니 爲水之庫요 晏晡는 戌時也니 土能伐水 故로 病發於腎者는 不能出乎此也라 ○ 晡는 邦模切이라

病先發於膀胱하면 **五日而之腎**하고 **一日而之小腸**하고 **一日而之心**하되 **二日不已**면 **死**하니 **冬鷄鳴**이요 **夏下晡**라

此亦水火二藏이 自表而裏之相傳也라 冬之鷄鳴은 在丑하니 陰之極也요 夏之下晡는 在未하니

---

1) 人定: 사람이 자는 시각으로 亥時(오후 9~11시)에 해당함.

水所畏也라 膀胱爲水府 故로 其盛極衰極에 皆能死라

諸病이 以次相傳如是者는 皆有死期하니 不可刺也요 間一藏 及二三四藏者라야 乃可刺也니이다

間藏義는 詳脈色類十二요 七傳義는 詳藏象類二十四라

○ 夫病傳者는 心病은 先心痛하야

『素問·標本病傳論』○ 此下는 皆詳明病傳之見證也라 故로 病發於心者는 其證이 必先爲心痛이라

一日而欬하고

心病傳肺也니 上文病傳論에 所謂一日而之肺者가 卽其義也라 餘藏準此하니라

三日에 脇支痛하고

肺復傳肝 故로 脇支痛하니 卽所謂三日而之肝也라

五日에 閉塞不通하며 身痛體重하되

所謂五日之脾也니 脾病則不能運化 故로 閉塞不通이라

三日不已면 死하니

再三日不已則脾又傳腎하야 五藏俱傷 故로 死라

冬夜半이요 夏日中이라

此는 子午時也라 釋義雖如上文이나 然이나 少陰君火는 主子午正對之化하고 心通其氣하니 失守則死도 亦一義也라

○ 肺病은 喘欬하야

肺主息 故로 病爲喘欬라

三日而脇支滿痛하고

三日而之肝也라

一日에 身重體痛하고

一日而之脾也라

五日而脹하되

五日而之胃하니 自藏傳府也라

十日不已면 死하니

十日不已則胃復傳腎하야 而五行生成之數已極 故로 死라

冬日入이요 夏日出이라

此는 卯酉時也니 屬燥金之化하고 肺主氣하니 失守則死라하야도 於義亦通이라

○ 肝病은 頭目眩하며 脇支滿하야

肝은 開竅於目而經脈이 布於脇肋也라

三日에 體重身痛하고

卽三日而之脾也라

五日而脹하고

卽五日而之胃也라

三日에 腰脊少腹痛하고 脛痠하되

卽三日而之腎也라

三日不已면 死하니

三日不已則腎復傳心 故로 死라

冬日入이요 夏蚤食이라

卯酉時也니 燥金主之하야 爲木所畏라하야도 於義亦通이라

○ 脾病은 身痛體重하야

脾主肌肉也라

一日而脹하고

卽一日而之胃也라

二日에 少腹腰脊이 痛하며 脛痠하고

卽二日而之腎也라

三日에 **背胎筋痛**하며 **小便閉**하되

卽三日而之膂膀胱也라 ○ 胎는 膂同하니 音呂라

十日不已면 **死**하니

十日不已則復傳於心 故로 死라

冬人定이요 **夏晏食**이라

此는 巳亥時也니 司風木之化하야 脾病畏之也라

○ **腎病**은 **少腹腰脊痛**하며 **䯒痠**하야

腎主下部하고 其經脈이 行於少腹腰脊䯒骨之間也일새라 ○ 䯒은 音杭이요 痠은 音酸이라

三日에 **背胎筋痛**하며 **小便閉**하고

卽三日而之膂膀胱也라

三日에 **腹脹**하고

卽三日而之小腸也라

三日에 **兩脇支痛**하되

卽三日而上之心也라 手心主之正이 別下淵腋三寸하야 入胸中 故로 兩脇支痛이라

三日不已면 **死**하니

復傷肺金也라

冬大晨이요 **夏晏晡**라

此는 辰戌時也니 土王四季하야 爲水所畏 故로 腎病患之라

○ **胃病**은 **脹滿**하야

胃脈이 布於腹裏也라

五日에 **少腹腰脊**이 **痛**하며 **䯒痠**하고

卽五日而之腎也라

三日에 **背胎筋痛**하며 **小便閉**하고

卽三日而之膂膀胱也라

五日에 **身體重**[1]하되

前病傳論에 曰 五日而上之心이라하니 此云身體重者는 疑誤라

六日不已면 **死**하니

心復傳肺也라

冬夜半後요 **夏日昳**이라

丑未는 司濕土之化하고 氣通於胃하야 失守則死하니 理之自然이라

○ 膀胱病은 **小便閉**하야

膀胱爲津液之府也라

五日에 **少腹脹**하며 **腰脊痛**하며 **胻痠**하고

卽五日而之腎也라

一日에 **腹脹**하고

卽一日而之小腸也라

一日에 **身體痛**하되

卽一日而之心이니 府傳藏也라 心主血脈 故로 爲身體痛이라

二日不已면 **死**하니

心痛不已면 必又傳金藏 故로 死라

冬鷄鳴이요 **夏下晡**라

丑未時也니 土能克水 故로 膀胱之病畏之라

諸病이 **以次是相傳**하니 **如是者**는 **皆有死期**라 **不可刺**요

上文相傳死期에 各有遠近하니 蓋其藏有要害하고 氣有虛實也라 倉公이 曰 能穀者는 過期하고 不能穀者는 不及期라하니 正此之謂라 旣有死徵이면 不可刺矣라

間一藏하야 **止**커나 **及至三四藏者**는 **乃可刺也**니이다

間三四藏者는 皆非以次相傳者也니 治之則愈 故로 可用鍼刺之라

---

1) 五日身體重: 『甲乙』에는 '五日而上之心身重'으로 되어 있다.

陰陽氣絶死期

『靈樞·經脈篇』○ 九十五

手太陰氣絶則皮毛焦하니 太陰者는 行氣하야 溫於皮毛者也라 故로 氣不榮則皮毛焦하고 皮毛焦則津液이 去皮節하고 津液이 去皮節者는 則爪枯毛折이요 毛折者는 則毛先死라 丙篤丁死하니 火勝金也라

手太陰者는 肺也요 肺主皮毛 故로 其氣絶則津液이 去於皮節而證在爪枯毛折也라 肺金畏火 故로 危於丙丁이라

○ 手少陰氣絶則脈不通하니 脈不通則血不流하고 血不流則髦色不澤 故로 其面黑如漆柴者는 血先死라 壬篤癸死하니 水勝火也라

手少陰者는 心也요 心主血脈 故로 心脈이 絶則血先死하고 其證이 在髦色不澤 而面黑如漆也라 心火畏水 故로 危於壬癸라 ○ 髦는 音毛니 髮也라

○ 足太陰氣絶者는 則脈不榮肌肉[1]하니 唇舌[2]者는 肌肉之本也라 脈不榮則肌肉軟하고 肌肉이 軟則舌萎人中滿하고 人中이 滿則唇反하니 唇反者는 肉先死라 甲篤乙死하니 木勝土也라

足太陰者는 脾也요 脾主肌肉 故로 脾氣絶則肉先死하고 其證이 在人中滿而舌萎脣反也라 脾土畏木 故로 死於甲乙이라 ○ 萎는 音威니 色蔫枯也라

○ 足少陰氣絶則骨枯하니 少陰者는 冬脈也니 伏行而濡骨髓者也라 故로 骨不濡則肉不能著也요 骨肉不相親則肉軟却하고 肉軟却 故로 齒長而垢하며 髮無澤하니 髮無澤者는 骨先死라 戊篤己死하니 土勝水也라

足少陰者는 腎也요 腎屬水 故로 爲冬脈이라 腎主骨 故로 腎氣絶則骨先死하고 其證이 在骨肉不相親附則齒長而垢하고 精水不能濡潤則髮枯無澤也라 腎水畏土 故로 死於戊己라 ○ 垢는 音苟라

○ 足厥陰氣絶則筋絶하니 厥陰者는 肝脈也요 肝者는 筋之合也며 筋者는 聚於陰氣(當作器라)하야 而脈絡於舌本也라 故로 脈弗榮則筋急하고 筋急則引舌

---

1) 肌肉: 『甲乙』에는 '其口唇'으로 되어 있다.
2) 唇舌: 『甲乙』에는 '口唇'으로 되어 있다.

與卯이라 **故**로 **唇青舌卷卯縮**하니 **則筋先死**라 **庚篤辛死**하니 **金勝木也**라

肝氣絶者는 筋先死하고 其證은 則唇靑舌卷而卵縮囊拳也라 肝木畏金 故로 死於庚辛이라

○ **五陰氣俱絶則目系轉**하고 **轉則目運**하니 **目運者**는 **爲志先死**요 **志先死則遠一日半**에 **死矣**라

五藏之精이 皆上注於目 故로 五陰氣絶則日轉而運하니 志先死矣라 蓋志藏於腎하니 陰之神也요 眞陰已竭하면 死在周日間耳라 今有病劇而忽爾目無所見者는 正陰氣竭絶之候라

○ **六陽氣絶則陰與陽**이 **相離**하고 **離則腠理發泄**하야 **絶汗**[1]이 **乃出 故**로 **旦占夕死**하고 **夕占旦死**라

汗本陰精하고 固於陽氣라 陽氣絶則陰陽相離而腠理不閉하야 脫汗乃出하니 其死在頃刻間也라

四時病死期

『素問·陰陽類論』○ 九十六

雷公이 **曰 請聞短期**하노이다 **黃帝曰 冬三月之病**이 **病合於陽者**는 **至春正月**하야 **脈有死徵**이면 **皆歸出春**[2]하고

冬三月者는 陰盛時也요 病合於陽者는 陽證에 陽脈也라 出春은 春盡夏初也라 以水王之時而病合於陽者는 時氣不足하고 病氣有餘也니 及至孟春正月하야 陽氣發生則陽邪愈勝하고 陰氣愈竭이라 若脈有死徵則出春交夏에 而陽盛陰衰하야 俱已至極하니 無所逃矣라

冬三月之病이 **在理已盡**하면 **草與柳葉**이 **皆殺**하고

在理已盡은 謂察其脈證之理에 已無生意也라 以冬月之病而得此면 則凡草色之靑과 柳葉之見은 陰陽氣易이니 皆其死期 故로 云皆殺也라 ○ 殺은 少戒切이라

春에 **陰陽**이 **皆絶**하면 **期在孟春**하고

陰陽皆絶은 謂陰中無陽하고 陽中無陰하야 彼此相絶하야 不交通也라 病由冬月而春猶若此면 是生氣之竭也니 短期當在孟春矣라

○ **春三月之病**을 **曰陽殺**니

春月은 陽氣方升而病在陽者 故로 曰陽殺라 殺者는 衰也라

---

1) 絶汗: 脫汗. 汗證의 하나로 갑자기 구슬 같은 땀이 나오면서도 흘러내리지는 않는데, 虛脫이나 쇼크와 같은 重症의 病에서 볼 수 있다.

2) 皆歸出春: 『甲乙』에는 '皆歸於春'으로 되어 있다.

陰陽이 **皆絶**하면 **期在草乾**하고

以三春陽殺之病으로 而陰陽否絶者는 期在深秋草乾之時니 金氣勝에 而病發於春者死矣라

○ 夏三月之病이 **至陰**이면 **不過十日**이요

脾腎이 皆爲至陰이라 夏三月은 以陽盛之時요 而脾腎傷極則眞陰敗絶하야 天干易氣가 不能堪矣라 故로 不過十日也라

陰陽交하면 **期在濂水**하고

陰陽交者는 陰脈이 見於陽則陽氣失守하고 陽脈이 見於陰則陰氣失守라 若是者는 雖無危證이라도 而脈象已逆이니 見於夏月이면 則危於仲秋濂水之時也라 ○ 濂은 音斂이니 淸也라

○ 秋三月之病은 **三陽俱起**라도 **不治自已**하고

秋時는 陽氣漸衰하고 陰氣漸長하니 雖三陽脈病이 俱起나 而陽不勝陰 故로 自已也라

陰陽交合者는 **立不能坐**하고 **坐不能起**하며

秋氣는 將斂未斂 故로 有陰陽交合爲病者는 則或精或氣에 必有所傷하야 而致動止不利라 蓋陽勝陰 故로 立不能坐요 陰勝陽 故로 坐不能起라

三陽이 **獨至**하면 **期在石水**하고

三陽獨至하면 卽二陽幷至하니 陽亢陰竭之候也라 陰竭在冬하야 本無生意而孤陽遇水하면 終爲撲滅 故로 期在氷堅如石之時也라

二陰이 **獨至**하면 **期在盛水**니라

二陰이 全元起本에 作三陰하니 卽所謂三陰幷至는 有陰無陽也라 盛水者는 正月雨水之候요 孤陰은 難以獨立 故로 遇陽勝之時則不能保其存也라

十二經終

『素問·診要經終論』○ 九十七

帝曰 願聞十二經脈之終은 **奈何**오

十二經脈은 卽十二藏之氣也요 終者는 氣盡之謂라

岐伯이 **曰 太陽之脈**은 **其終也**에 **戴眼反折瘈瘲**하며 **其色**이 **白**하며 **絶汗**이 **乃出**하나니 **出則死矣**요

戴者는 戴於上也니 謂目睛仰視而不能轉也요 反折은 腰脊反張也라 瘛者는 筋之急也요 瘲者는

筋之緩也라 絶汗者는 暴出如油하야 不能收也라 足太陽之脈이 起於目內眥하야 上額交巔하야 入絡腦하고 下項하야 夾脊抵腰中하고 下至足之小指하며 手太陽之脈이 起於小指之端하야 循臂上肩하고 其支者는 循頸上頰하야 至目之外眥 故로 其爲病이 如此라 然이나 太陽爲三陽之表 故로 主色白汗出이라 靈樞終始篇에 曰 其色白하고 絶皮乃絶汗하니 絶汗則終矣라하니 亦主表之謂라 ○ 瘈는 音熾요 瘲은 音縱이라

少陽終者는 耳聾하며 百節이 皆縱하며 目瞏[1]絶系하니 絶系면 一日半에 死하되 其死也에 色先靑白하야 乃死矣요

手足少陽之脈이 皆入於耳中하고 亦皆至於目銳眥 故로 爲耳聾目瞏也라 瞏者는 直視如驚貌니 因少陽之系絶하야 不能旋轉 故로 若此也라 膽者는 筋其應이요 少陽氣絶 故로 百節이 皆縱也라 木之色은 靑이요 金之色은 白이니 金木相賊則靑白先見하니 此少陽之死候也라 ○ 瞏은 音瓊이라

陽明終者는 口目動作하며 善驚妄言하며 色黃하며 其上下經盛하야 不仁則終矣요

手足陽明之脈이 皆挾口入目 故로 爲口目動作而牽引歪斜也라 聞木音則惕然而驚이 是陽明善驚也요 罵詈不避親疎가 是陽明妄言也라 黃者는 土色外見也요 上下經盛은 謂頭頸手足陽明之脈이 皆躁動而盛이니 是胃氣之敗也라 不知疼痛을 謂之不仁이니 是肌肉之敗也라 此皆陽明氣竭之候라

少陰終者는 面黑하며 齒長而垢하며 腹脹閉하야 上下不通而終矣요

手少陰氣絶則血敗하고 足少陰氣絶則色如炱 故로 面黑也라 腎主骨하니 腎敗則骨敗 故로 齒根不固하야 長而垢也라 手少陰之脈이 下膈絡小腸하고 足少陰之脈이 絡膀胱하야 貫肝膈 故로 爲腹脹閉라 上下不通은 則心腎隔絶이니 此少陰之終也라

太陰終者는 腹脹閉하야 不得息하며 善噫善嘔하되 嘔則逆하고 逆則面赤하며 不逆則上下不通하고 不通則面黑하고 皮毛焦而終矣요

足太陰脈이 入腹屬脾 故로 爲腹脹閉요 手太陰脈이 上鬲屬肺而主呼吸 故로 爲不得息이라 脹閉則升降難하고 不得息則氣道滯 故로 爲噫爲嘔라 嘔則氣逆於上 故로 爲面赤이요 不逆則否塞於中 故로 爲上下不通이라 脾氣敗則無以制水 故로 黑色이 見於面하고 肺氣敗則治節不行 故로 皮毛焦而終矣라 ○ 噫는 音伊라

厥陰終者는 中熱嗌乾하며 善溺[2]心煩하고 甚則舌卷하며 卵上縮而終矣니

---

1) 瞏: 놀라서 볼 경.
2) 善溺: 多尿.

手厥陰心主之脈이 起於胸中하야 出屬心包絡하고 下膈하야 歷絡三焦하며 足厥陰肝脈이 循喉嚨之後하야 上入頏顙하고 其下者는 循股陰하야 入毛中하야 過陰器 故로 爲中熱嗌乾善溺心煩等病이라 又舌者는 心之官也요 肝者는 筋之合也니 筋者가 聚於陰器而脈絡於舌本 故로 甚則舌卷卵縮而厥陰之氣終矣라 ○ 嗌은 音益이요 卷은 上聲이라

此十二經之所敗也니이다

手足六經에 各分表裏하니 是十二經也라 按靈樞終始篇文이 與此로 同者는 俱不重載라

類經十九卷

張介賓類註

鍼刺類

九鍼之要

『靈樞·九鍼十二原篇』○ 一

黃帝問於岐伯曰 余子萬民하고 養百姓而收租稅나 余哀其不給[1]而屬有疾病이라 余欲勿使被毒藥하고 無用砭石하며 欲以微鍼으로 通其經脈하야 調其血氣하야 營其逆順出入之會라 令可傳於後世면 必明爲之法이요 令終而不滅하며 久而不絶하며 易用難忘이면 爲之經紀요 異其章하고 別其表裏하야 爲之終始라 令各有形[2]하되 先立鍼經이니 願聞其情하노이다

靈樞는 卽名鍼經이니 義本諸此라

岐伯이 答曰 臣請推而次之하야 令有綱紀하니 始於一하야 終於九焉이라

始於一 終於九는 天地之全數니 鍼合三才而通萬變 故로 數亦應之라

請言其道하리이다 小鍼之要는 易陳而難入이니 麤守形하고 上守神이라

小鍼은 卽上文微鍼之謂라 易陳者는 常法易言也요 難入者는 精微難及也라 麤守形은 麤工이 守形迹之見在也요 上守神은 上工이 察神氣於冥冥也니 不但用鍼이요 諸治皆然이라

神乎神이여 客在門에 未覩其疾이면 惡知其原이리오

神은 正氣也요 客은 邪氣也라 神乎神은 言正氣盛衰에 當辨於疑似也요 客在門은 言邪之往來에 當識其出入也라 設未睹其疾之所在면 又惡知其當治之原哉리오 ○ 惡는 音烏라

刺之微는 在速遲하니 麤守關하고 上守機라

---

1) 給: 自給自足. 『覆刻太素』에는 '終'으로 되어 있는데, '盡其天年'으로 解釋함.

2) 形: 鍼形을 말함.

微는 精微也라 在速遲는 知疾徐之宜也라 粗守關은 守四肢之關節也요 上守機는 察氣至之動靜也라

機之動은 **不離其空**하고

氣機之至는 隨經하야 皆有其處하니 可因之而知虛實也라 ○ 空은 孔同이라

空中之機는 **淸靜而微**하니

言察宜詳愼也라

其來不可逢이요 **其往不可追**라

來不可逢은 勿補其實也요 往不可追는 勿寫其虛也라

知機之道者는 **不可掛以髮**이니 **不知機道**면 **叩之不發**이라

機之道者는 一氣而已요 不可掛以髮은 極言其精不可亂也라 叩之不發은 用失其道則氣不至也라

知其往來면 **要與之期**[1)]하니

知氣之往來에 有逆順衰盛之機하야 而取舍弗失其時也라 ○ 要는 平聲이니 約也라

麤之闇乎요 **妙哉工獨有之**라

粗者는 闇而弗知하고 妙工이 獨見之矣라 ○ 闇은 愛敢切이요 又音暗이라

往者爲逆이요 **來者爲順**이니 **明知逆順**이면 **正行無問**이라

往은 氣之去也라 故로 爲之逆이요 來는 氣之至也라 故로 爲之順이라 知往來之逆順이면 則正法行之니 不必疑而更問也라 下二句는 與至眞要大論으로 辭同用異하니 詳標本類第二라

逆而奪之면 **惡得無虛**며 **追而濟之**면 **惡得無實**이리오

逆其氣至而奪之는 寫其實也니 惡得無虛며 隨其氣去而濟之는 補其虛也니 惡得無實이리오 故로 寫必因吸內鍼하고 補必因呼內鍼이니 此卽迎來隨去之義라

迎之隨之하되 **以意和之**면 **鍼道畢矣**니이다

用鍼之法은 補寫而已요 補寫之法은 迎隨而已니 必得其和면 則鍼道畢於是矣라

○ 小鍼解에 **曰 所謂易陳者**는 **易言也**요 **難入者**는 **難著於入也**라

本篇은 卽前篇之釋義 故로 不詳註라 凡後篇有同者하니 皆放此하니라

---

1) 要與之期: 刺鍼時期를 期約(把握)할 수 있다는 뜻이다.

麤守形者는 守刺法也요 上守神者는 守人之血氣有餘不足하야 可補寫也라 神客者는 正邪共會也니

神은 正也요 客은 邪也라 邪正相干 故로 曰共會라

神者는 正氣也요 客者는 邪氣也라 在門者는 邪循正氣之所出入也라

出入所由 故로 謂之門이라

未睹其疾者는 先知邪正何經之疾也요 惡知其原者는 先知何經之病 所取之處也라

若不能先知면 是爲未睹其疾 故로 曰惡知其原이라

刺之微在速遲者는 徐疾之意也라 麤守關者는 守四肢而不知血氣正邪之往來也요

手之兩肘와 足之兩膝을 謂之四關이라

上守機者는 知守氣也라

往來逆順과 至與不至가 皆氣之機也라

機之動不離其空中者는 知氣之虛實하야 用鍼之徐疾也라 空中之機淸靜以微者는 鍼以得氣면 密意守氣勿失也라 其來不可逢者는 其盛不可補也요 其往不可追者는 其虛不可寫也라 不可挂以髮者는 言氣易失也라

毫釐之差면 卽失其氣之機也라

叩之不發者는 言不知補寫之意也니 血氣已盡而氣不下也라

補寫不得其法이면 雖竭盡血氣라도 而病氣不應也라

知其往來者는 知氣之逆順盛虛也라 要與之期者는 知氣之可取之時也라 麤之闇者는 瞑瞑不知氣之微密也요 妙哉工獨有之者는 盡知鍼意也라 往者爲逆者는 言氣之虛而小니 小者逆也요

氣去 故로 脈虛而小라

來者爲順者는 言形氣之平이니 平者順也라

氣來 故로 脈平而和라

明知逆順正行無間者는 言知所取之處也라 迎而奪之者는 寫也요 追而濟之者는 補也라

九鍼

○ 二

岐伯이 曰 九鍼之名은 各不同形이라

『靈樞·九鍼十二原篇』

○ 一曰鑱鍼은 長一寸六分이니 鑱鍼者는 頭大末銳하야 去寫陽氣하고

九鍼詳註는 見下文이라 ○ 鑱은 音讒이라

○ 二曰員鍼은 長一寸六分이니 員鍼者는 鍼如卵形하야 揩[1]摩分間하되 不得傷肌肉하야 以寫分氣하고

揩는 丘皆切이라

○ 三曰鍉[2]鍼은 長三寸半이니 鍉鍼者는 鋒如黍粟之銳하야 主按脈勿陷하야 以致其氣하고

鍉는 音低라

○ 四曰鋒鍼은 長一寸六分이니 鋒鍼者는 刃三隅하야 以發痼疾하고

○ 五曰鈹鍼은 長四寸이요 廣二分半이니 鈹鍼者는 末如劍鋒하야 以取大膿하고

鈹는 音披라

○ 六曰員利鍼은 長一寸六分이니 員利鍼者는 大如氂[3]하고 且員且銳하며 中身微大하야 以取暴氣하고

暴氣는 痹氣之暴發也라 ○ 氂는 犛同이요 又音毛라

○ 七曰毫鍼은 長三寸六分이니 毫鍼者는 尖如蚊虻喙하야 靜以徐往하고 微以久留之而養하야 以取痛痹하고

喙는 音晦라

---

1) 揩: 문지를 개.
2) 鍉: 화살촉 시.
3) 氂: 犛와 同. 털끝 리.

○ 八曰長鍼은 長七寸이니 長鍼者는 鋒利身薄하야 可以取遠痹하고

○ 九曰大鍼은 長四寸이니 大鍼者는 尖如挺하고 其鋒微員하야 以寫機關之水也니

挺은 題頂과 梯頂二切이라

九鍼畢矣니이다

○ 黃帝曰 余聞九鍼於夫子하니 衆多博大矣라 余猶不能寤하니 敢問九鍼焉生이며 何因而有名고

『靈樞·九鍼論』

岐伯이 曰 九鍼者는 天地之大數也니 始於一而終於九라

一九詳義는 又見脈色類五라

故로 曰 一以法天하며 二以法地하며 三以法人하며 四以法時하며 五以法音하며 六以法律하며 七以法星하며 八以法風하며 九以法野니이다

黃帝曰 以鍼으로 應九之數는 奈何오

岐伯이 曰 夫聖人之起天地之數也에 一而九之 故로 以立九野하고 九而九之하야 九九八十一로 以起黃鍾數焉하니 以鍼應數也라

自一至九히 九九八十一而黃鍾之數起焉이라 黃鍾爲萬事之本 故로 鍼數亦應之而用變無窮也라 ○ 黃鍾詳義는 見附翼二卷이라

○ 一者는 天也요 天者는 陽也니 五臟之應天者는 肺요 肺者는 五藏六府之蓋也라 皮者는 肺之合也요 人之陽也라 故로 爲之治鍼엔 必以大其頭而銳其末하야 令無得深入而陽氣出이라

此下는 皆詳明九鍼之義라 一者法天은 法於陽也라 人之五藏에 惟肺最高而覆於藏府之上하니 其象應天하고 其合皮毛하야 亦屬乎陽 故로 治鑱鍼에 必大其頭하고 鋒[1]其末이니 蓋所用在淺하야 但欲出其陽邪耳라

○ 二者는 地也요 人之所以應土者는 肉也라 故로 爲之治鍼엔 必筩其身而員其末하야 令無得傷肉分이니 傷則氣得竭이라

---

1) 鋒: 칼날, 뾰족할, 날카로울 봉.

鍼
刺
類

二者法地하고 地之應人者는 在肉 故로 治員鍼에 必箭其身하고 員其末이니 鍼如卵形하야 以利導於分肉間이라 蓋恐過傷肌肉하야 以竭脾氣 故로 用不在銳하야 而主治分間之邪氣也라 ○ 箭은 音筒이라

○ 三者는 人也요 人所以成生者는 血脈也라 故로 爲之治鍼엔 必大其身而員其末하야 令可以按脈勿陷하야 以致其氣하야 令邪氣獨出이라

三者法人하고 人之生成은 在於血脈 故로 治鍉鍼에 必大其身하고 員其末이니 用在按脈致氣하야 以出其邪로되 而不欲其過深하야 陷於血脈之分也라

○ 四者는 時也요 時者는 四時八風之客於經絡之中에 爲瘤病者也라 故로 爲之治鍼엔 必箭其身而鋒其末하야 令可以寫熱出血而痼病竭이라

四者法時하고 應在時氣瘤邪而爲病也라 瘤者는 留也라 故로 治鍼에 必箭其身하고 鋒其末하야 因其直壯而銳 故로 可以寫熱出血而取雍[1]痼之疾이라

○ 五者는 音也요 音者는 冬夏之分이 分於子午[2]하야 陰與陽別하니 寒與熱爭하야 兩氣相搏하면 合爲癰膿者也라 故로 爲之治鍼엔 必令其末如劍鋒이라야 可以取大膿이라

五以法音하고 音者는 合五行而應天干 故로 有冬夏子午之分이라 治以鈹鍼에 必令其末如劍鋒이니 用在治寒熱取大膿하야 以平陰陽之氣也라

○ 六者는 律也요 律者는 調陰陽四時而合十二經하니 虛邪客於經絡而爲暴痺者也라 故로 爲之治鍼엔 必令尖如氂하고 且員且銳하며 中身微大하야 以取暴氣라

六以法律하고 律應四時十二支而合於人之十二經이라 今虛邪客於經絡而爲暴痺者는 治以員利鍼이니 必令尖如氂하고 且員且銳하며 中身微大하야 其用在利 故로 可以取諸經暴痺之氣라 痺는 詳疾病六十七이라

○ 七者는 星也요 星者는 人之七竅니 邪之所客於經而爲痛痺하야 舍於經絡者也[3]라 故로 爲之治鍼엔 令尖如蚊虻喙하야 靜以徐往하고 微以久留하니 正

---

1) 雍: 和할 옹. 여기에서는 壅(막을)의 뜻임.
2) 冬夏之分 分於子午: 冬至에는 陰이 極盛하여 一陽이 생기는 때이고 月建은 子에 있으며, 夏至에는 陽이 極盛하여 一陰이 생겨나는 時期이고 月建은 午에 있음을 의미함.
3) 邪之所客於經而爲痛痺 舍於經絡者也: 『甲乙』과 『校釋』에는 '邪之所客於經 舍於絡而爲痛痺者也'로 되어 있다.

氣因之하야 **眞邪俱往**하면 **出鍼而養者也**라

七은 以法星而合於人之七竅라 擧七竅之大者言이면 則通身空竅가 皆所主也라 治以毫鍼에 令尖如蚊虻喙니 蓋用在微細徐緩하고 漸散其邪하야 以養眞氣 故로 可以取寒熱痛痹가 浮淺之在絡者라

○ **八者**는 **風也**요 **風者**는 **人之股肱之八節也**니 **八正之虛風八風**[1]이 **傷人**하야 **內舍於骨解**[2]**腰脊節腠理之間爲深痹也**라 故로 **爲之治鍼**엔 **必長其身**하고 **鋒其末**이라야 **可以取深邪遠痹**라

八은 以法風而合於人之股肱八節이라 言八節則通身骨節이 皆其屬也라 凡虛風之深入者는 必內舍於骨解腰脊節湊之間이라 故로 欲取深邪遠痹者는 必爲大鍼以治之也라

○ **九者**는 **野也**요 **野者**는 **人之節解皮膚之間也**니 **淫邪流溢於身**하야 **如風水之狀**이로되 **而溜不能過於機關大節者也**라 故로 **爲之治鍼**엔 **令尖如挺**하고 **其鋒微員**하야 **以取大氣之不能過於關節者也**라

九以法野하고 野以應人之周身이라 凡淫邪流溢於肌體하야 爲風爲水로되 不能過於關節而壅滯爲病者는 必用大鍼하야 以利機關大氣니 大氣通則淫邪行矣라 尖如挺者는 言其粗且巨也라 身形應九野는 詳經絡類三十五요 仍有圖하니 在圖翼四卷이라

○ **黃帝曰 鍼之長短有數乎**아

此下는 復明九鍼大小之數也라

岐伯이 **曰 一曰鑱鍼者**니 **取法於巾鍼**하야 **去末寸半**에 **卒銳之**하고 **長一寸六分**이니 **主熱在頭身也**라

鑱은 銳也요 卒은 尾也라 此鍼身大하나 其近末約寸半許而漸銳之하고 共長一寸六分이니 主寫去陽氣 故로 治熱在頭身이라 按컨대 巾鍼絮鍼綦鍼等制는 必古鍼名也나 未詳其義라

○ **二曰員鍼**이니 **取法於絮鍼**하야 **筩其身而卵其鋒**하고 **長一寸六分**이니 **主治分間氣**라

筩은 竹筩也요 卵은 員如銳也라 此鍼이 直其身하고 員其末 故로 但治分間之氣하야 而不使傷其肌肉也라

---

1) 八風: 『甲乙』에는 '八風'이란 글이 없다.
2) 骨解: 骨縫과 같음.

○ 三曰鍉鍼이니 取法於黍粟之銳하야 長三寸半이니 主按脈取氣하야 令邪出이라

黍粟之銳는 員而微尖이라 此에 云按脈取氣라하고 前文에 曰按脈勿陷하야 以致其氣라하니 蓋利於用補者也라

○ 四曰鋒鍼이니 取法於絮鍼하야 筩其身하고 鋒其末하며 長一寸六分이니 主癰熱出血이라

上文九鍼十二原篇에 云 刃三隅以發痼疾이라하니 蓋三稜者也어늘 本篇에 言筩其身者는 似或有誤라

○ 五曰鈹鍼이니 取法於劍鋒하야 廣二分半이요 長四寸이니 主大癰膿과 兩熱爭者也라

取法劍鋒은 言闊大也요 兩熱爭者는 言寒熱不調하야 兩氣相搏也라

○ 六曰員利鍼이니 取法於氂鍼하야 微大其末하고 反小其身하야 令可深內也요 長一寸六分이니 主取癰痹者也라

毛之强者를 曰氂니 取法於氂者는 用其細健하야 可稍深也라

○ 七曰毫鍼이니 取法於毫毛하야 長一寸六分이니 主寒熱痛痹在絡者也라

○ 八曰長鍼이니 取法於綦鍼하야 長七寸이니 主取深邪遠痹者也라

○ 九曰大鍼이니 取法於鋒鍼하야 其鋒微員하고 長四寸이니 主取大氣不出關節者也라

以上九鍼은 有圖하니 在圖翼四卷이라

鍼形畢矣니 此九鍼大小長短法也니이다

按以上九鍼之用컨대 凡所取者가 皆言有餘之實邪니 則鍼不宜於治虛也를 從可知矣라

九鍼之應天人

『素問·鍼解篇』○ 三

帝曰 余聞九鍼이 上應天地四時陰陽이라하니 願聞其方하야 令可傳於後世하야 以爲常也니이다

岐伯이 **曰 夫一天二地三人四時五音六律七星八風九野**에 **身形亦應之**하야 **鍼各有所宜 故**로 **曰九鍼**이라

九鍼之法이 各有所宜也라

人皮는 **應天**하고

包覆萬物이 天之象也라

人肉은 **應地**하고

厚靜藏物이 地之象也라

人脈은 **應人**하고

動靜有期하고 盛衰有變하야 位於天地之中이 人之象也라

人筋은 **應時**하고

時主周歲하니 筋束周身이 應其象也라

人聲은 **應音**하고

音以聲生하니 備五行也라

人陰陽合氣는 **應律**하고

人有六陰六陽하야 以合天氣하니 律之象也라

人齒面目은 **應星**하고

森羅[1]布列이 星之象也라

人出入氣는 **應風**하고

呼吸出入이 風之象也라

人九竅三百六十五絡은 **應野**라

形體周遍이 野之象也라

故로 **一鍼**은 **皮**요 **二鍼**은 **肉**이요 **三鍼**은 **脈**이요 **四鍼**은 **筋**이요 **五鍼**은 **骨**이요 **六鍼**은 **調陰陽**이요 **七鍼**은 **益精**이요 **八鍼**은 **除風**이요 **九鍼**은 **通九竅**하야 **除三百六十五節氣**하니 **此之謂各有所主也**라

---

1) 森羅: 땅위에 있는 온갖 물건의 모양, 나무가 무성하게 늘어섬.

此는 結上文九鍼之用이 各有所宜也라

人心意는 應八風하고

此下는 復明上文不盡之義也라 人之心意多變하고 天之八風無常 故로 相應이라

人氣는 應天하고

氣屬陽而運行不息 故로 應天이라

人髮齒耳目五聲은 應五音六律하고

髮之多와 齒之列과 耳之聰과 目之明과 五聲之抑揚淸濁이 皆紛紜[1]不亂하야 各有條理 故로 應五音六律이라

人陰陽脈血氣는 應地하고

人陰陽脈血氣之行於肉中이 亦猶經水之在土也라 故로 應於地라

人肝目應之九 九竅三百六十五 人一以觀動靜 天二以候五色 七星應之 以候髮毋澤 五音一以候宮商角徵羽 六律有餘不足 應之二地 一以候高下有餘 九野一節兪應之 以候閉節 三人變一分 人候齒泄多血少 十分角之變五分 以候緩急六分 不足三分 寒關節 第九分 四時人寒溫燥濕 四時一應之 以候相反 一四方各作解

此一百二十九字는 古經蠹簡하고 義理[2]殘闕[3]하야 必有遺誤하니 不敢强解라

九鍼之宜 各有所爲

『靈樞·官鍼篇』 ○ 四

凡刺之要는 官[4]鍼最妙라

官은 法也며 公也라 制有法而公於人 故로 曰官鍼이라

九鍼之宜는 各有所爲[5]하야 長短大少에 各有所施也니 不得其用이면 病弗能移라

1) 紛紜: 多盛貌.
2) 義理: 意味, 意義.
3) 殘闕: 簡牘이 損傷되어 없어짐.
4) 官: 『語譯』에서는 '用'의 뜻으로 보았다.
5) 九鍼之宜 各有所爲: 『語譯』에서는 '九鍼之爲 各有所宜'의 倒置로 보았다.

用不得法則不能去病이라

疾淺鍼深하면 內傷良肉하야 皮膚爲癰이요

內傷良肉하면 則血流於內而潰於外 故로 皮膚爲癰이라

病深鍼淺하면 病氣不寫하야 支[1]爲大膿이요

病氣不寫而傷其支絡 故로 爲大膿이라 凡病有沈浮하고 刺分深淺하니 過之則內傷하고 不及則外壅하야 邪反從之하야 後生大病이라

病少鍼大하야 氣寫太深하면 疾必爲害요

氣寫太深이면 元氣傷也라 故로 必爲害라

病大鍼少하야 氣不寫泄하면 亦復爲敗요

鍼不及病이면 則病氣不泄而刺失其宜 故로 亦爲敗라

失鍼之宜에 大者는 寫요 小者는 不移니

當小而大則寫傷正氣하고 當大而小則病不能移하니 皆失鍼之宜也라

已言其過요 請言其所施하리이다

上文은 言其過失이요 下文은 言其所施라

○ 病在皮膚하야 無常處者는 取以鑱鍼於病所하되 膚白勿取요

病在皮膚無常處者는 火之游行也라 用鑱鍼者는 主寫陽氣也니 膚白則無火를 可知 故로 不宜刺라

○ 病在分肉間이면 取以圓鍼於病所요

○ 病在經絡痼痺者는 取以鋒鍼이요

○ 病在脈氣少하야 當補之者는 取以鍉鍼於井滎分輸요

此鍼이 宜於用補라 分輸는 言各經也라

○ 病爲大膿者는 取以鈹鍼이요

○ 病痺氣暴發者는 取以圓利鍼이요

---

1) 支: 『甲乙』과 『太素』에는 '反'으로 되어 있다.

○ 病痺氣痛而不去者는 取以毫鍼이요

○ 病在中者는 取以長鍼이요

中者는 言其遠也라

○ 病水腫不能通關節者는 取以大鍼이요

○ 病在五臟固居者는 取以鋒鍼하야 寫於井滎分輸하되 取以四時라

四時義는 詳後十八이라

九變十二節

『靈樞·官鍼篇』○ 五

凡刺有九하야 以應九變이라 一曰輸刺니 輸刺者는 刺諸經滎輸臟腧也요

諸經滎輸는 凡井滎經合之類皆腧也요 臟腧는 背間之藏府輸也라 本經輸腧俞三字는 皆通用이라

二曰遠道刺니 遠道刺者는 病在上이면 取之下하야 刺府輸也요

府輸는 謂足太陽膀胱經足陽明胃經足少陽膽經이니 十二經中에 惟此三經最遠하야 可以因下取上 故로 曰遠道刺라

三曰經刺니 經刺者는 刺大經之結絡經分[1]也요

刺結絡者는 因其結聚而直取之니 所謂解結也라

四曰絡刺니 絡刺者는 刺小絡之血脈也요

調經論에 曰 病在血이면 調之絡이라하고 經脈篇에 曰 諸刺絡脈者는 必刺其結上하고 甚血者는 雖無結이라도 急取之하야 以寫其邪而出其血이니 留之면 發爲痹也라하니라

五曰分刺니 分刺者는 刺分肉之間也요

刺分肉者는 泄肌肉之邪也라

六曰大寫刺니 大寫刺者는 刺大膿以鈹鍼[2]也요

治癰瘍也라

---

1) 大經之結絡經分: 深部經脈의 體表에서 觸知되는 硬結點이나 壓痛點.

2) 以鈹鍼: 衍文으로 보인다.

七曰毛刺[1]**니 毛刺者는 刺浮痺皮膚也**[2]**요**

其治在淺也라

八曰巨刺니 巨刺者는 左取右하고 右取左요

邪客於經而有移易者는 以巨刺治之니 詳見後三十이라

九曰焠刺니 焠刺者는 刺燔鍼이니 則取痺也라

謂燒鍼而刺也니 卽後世火鍼之屬으로 取寒痹者用之라 以上을 謂之九變이라 ○ 焠는 音翠요 燔은 音凡이라

○ 凡刺有十二節하야 以應十二經이라

一曰偶刺니 偶刺者는 以手直心若背하야 直痛所라 一刺前하고 一刺後하야 以治心痺하되 刺此者는 傍鍼之也요

隅는 兩也니 前後各一 故로 曰偶刺라 直은 當也니 以手直心若背는 謂前心後心[3]의 當其痛所하야 各用一鍼治之라 然이나 須斜鍼以刺其傍이니 恐中心則死也라

二曰報刺니 報刺者는 刺痛無常處也라 上下行者는 直內無拔鍼이라가 以左手로 隨病所按之하야 乃出鍼하고 復刺之也요

報刺는 重刺也라 痛無常處면 則或上或下에 隨病所在하야 卽直內其鍼하야 留而勿拔하고 乃以左手按之하야 再得痛處하고 乃出前鍼而復刺之也라

三曰恢[4]**刺니 恢刺者는 刺傍之니 擧之前後하야 恢筋急以治筋痺也요**

恢는 恢廓[5]也라 筋急者는 不刺筋而刺其傍이니 必數擧其鍼하야 或前或後하야 以恢其氣면 則筋痹를 可舒也라

四曰齊刺니 齊刺者는 直入一하고 傍入二하야 以治寒氣小深者라 或曰三刺니 三刺者는 治痺氣小深者也요

齊者는 三鍼齊用也라 故로 又曰三刺라 以一直入其中하고 二鍼夾入其傍이니 治寒痹稍深之法也라

---

1) 毛刺: 皮膚를 淺刺함을 말함.
2) 刺浮痺皮膚也: 『甲乙』에는 '刺浮痹於皮膚也'로 되어 있다.
3) 前心後心: 心臟의 앞쪽인 胸部와 뒤쪽 背部를 말함.
4) 恢: 넓힐(廣也), 돌이킬(回也) 회.
5) 廓: 클(大也), 넓힐(擴也) 확.

五曰揚刺니 揚刺者는 正內一하고 傍內四而浮之하야 以治寒氣之博多者也요

揚은 散也라 中外共五鍼이로되 而用在浮泛 故로 能祛散博大之寒氣라

六曰直鍼刺니 直鍼刺者는 引皮乃刺之하야 以治寒氣之淺者也요

直者는 直入無避也라 引起其皮而刺之면 則所用不深 故로 但治寒氣之淺者라

七曰輸刺니 輸刺者는 直入直出하고 稀發鍼而深之하야 以治氣盛而熱者也요

輸는 委輸[1]니 言能輸寫其邪요 非上文滎輸之謂라 直入直出은 用其銳요 稀發鍼은 留之久也라 久而且深 故로 可以去盛熱之氣라

八曰短刺니 短刺者는 刺骨痺니 稍搖而深之하야 致鍼骨所하야 以上下摩骨也요

短者는 入之漸也 故로 稍搖而深하야 致鍼骨所하야 以摩骨痺라 摩는 迫切也라

九曰浮刺니 浮刺者는 傍入而浮之하야 以治肌急而寒者也요

浮는 輕浮也라 傍入其鍼而浮擧之 故로 可治肌膚之寒이라 ○ 此는 與上文毛刺義로 大同이라

十曰陰刺[2]니 陰刺者는 左右率刺之하야 以治寒厥이니 中寒厥[3]에 足踝後少陰也요

陰刺者는 刺陰寒也라 率은 統也라 言治寒厥者는 於足踝後少陰經左右에 皆刺之라

十一曰傍鍼刺니 傍鍼刺者는 直刺傍刺各一하야 以治留痺久居者也요

傍鍼刺者는 一正一傍也라 正者는 刺其經하고 傍者는 刺其絡 故로 可以刺久居之留痺라

十二曰贊刺니 贊刺者는 直入直出하고 數發鍼而淺之出血하니 是謂治癰腫也라

贊은 助也라 數發鍼而淺之하야 以後助前 故로 可使之出血而治癰腫이라

三刺淺深 五刺五藏

『靈樞·官鍼篇』○ 六

脈之所居深不見者는 刺之微內鍼而久留之하야 以致其空[4]脈氣也요

刺深脈者는 亦必微內其鍼이니 蓋恐太過하야 反傷正氣라 故로 但久留之而引致之하야 使其空

---

1) 委輸: 다른 곳으로 보냄(送付).
2) 陰刺: 다리 內側을 刺鍼한다하여 붙여진 이름이다.
3) 中寒厥: 『甲乙』에는 '中寒者'로 되어 있다.
4) 空: 孔과 同.

中之脈氣上行也라

脈淺者는 勿刺니 按絶其脈[1])하야 乃刺之면 無令精出하고 獨出其邪氣耳라

脈淺者는 最易泄氣 故로 必先按絶其脈하고 而後入鍼則精氣無所傷하고 獨取其邪矣라

所謂三刺則穀氣出者는

自此至下文穀氣는 皆釋終始篇之義니 詳見後十六이라

先淺刺絶皮하야 以出陽邪요

絶은 透也라 淺刺皮膝 故로 出陽邪라

再刺則陰邪出者는 少益深하야 絶皮致肌肉하되 未入分肉間也요

絶皮及肌는 邪氣稍甚이라 故로 曰陰邪라 大肉深處에 各有分理하니 是謂分肉間也라

已入分肉之間則穀氣出이라

穀氣는 卽正氣요 亦曰神氣라 出은 至也라 終始篇에 曰 所謂穀氣至者는 已補而實하고 已寫而虛 故로 以知穀氣至也라하니라

故로 刺法에 曰 始刺淺之하야 以逐邪氣而來血氣하고 後刺深之하야 以致陰氣之邪하며 最後刺極深之하야 以下穀氣라하니 此之謂也라

凡刺之淺深에 其法有三하니 先刺絶皮하야 取衛中之陽邪也요 再刺稍甚하야 取營中之陰邪也며 三刺最甚하야 及於分肉之間이면 則穀氣始下라 下는 言見也라 按컨대 終始篇之義與此로 互有發明이라

故로 用鍼者 不知年之所加[2])와 氣之盛衰와 虛實之所起면 不可以爲工也라

年之所加는 如天元紀至眞要等論이 是也요 氣之盛衰는 如八正神明論과 陰陽繫日月等篇이 是也라 知天地之氣候면 則人有五虛五實하니 皆可因而知矣라 ○ 此數句는 又見六節藏象論하니 詳運氣類第一이라

○ 凡刺有五하야 以應五臟이라 一曰半刺니 半刺者는 淺內而疾發鍼이요 無鍼傷肉하야 如拔毛狀하야 以取皮氣니 此肺之應也요

此卽前章毛刺之義니 淺入而疾發 故로 可取皮分하야 以應肺라

---

1) 按絶其脈: 脈氣의 흐름을 按壓하여 斷絶, 遮斷시킴.
2) 年之所加: 客氣의 加臨, 혹은 年忌(사람한테 특별히 안 좋은 해).

二曰豹文刺者니 豹文刺者는 左右前後鍼之하되 中脈爲故하야 以取經絡之血者니 此心之應也요

豹文者는 言其多也요 主取血脈하니 所以應心이라

三曰關刺니 關刺者는 直刺左右盡筋上하야 以取筋痺하되 愼無出血이니 此肝之應也요 或曰淵刺며 一曰豈刺라

關은 關節也요 左右는 四肢也라 盡筋은 卽關節之處也라 愼無出血은 血以養筋也라 肝主筋하고 刺筋하니 所以應肝이라 淵刺豈刺는 皆古名也라

四曰合谷刺니 合谷刺[1]者는 左右鷄足으로 鍼於分肉之間하야 以取肌痺니 此脾之應也요

合谷刺者는 言三四攢[2]合하야 如鷄足也라 邪在肉間하야 其氣廣大하니 非合刺不可라 脾主肌肉故로 取肌痹者는 所以應脾라

五曰輸刺니 輸刺者는 直入直出하되 深內之至骨하야 以取骨痺니 此腎之應也라

輸刺義는 見前章이라 腎主骨하고 刺深至骨하니 所以應腎이라

用鍼虛實補寫

○ 七

凡用鍼者는 虛則實之하고 滿則泄之하며

『靈樞·九鍼十二原篇』 ○ 此篇은 言用鍼之要가 全憑虛實하야 以爲補寫니 實卽補也요 泄卽寫也라

宛陳則除之하고 邪勝則虛之라

宛은 鬱同이요 陳은 積也라 除之는 去其滯요 虛之는 泄其邪也라

大要에 曰 徐而疾則實이요 疾而徐則虛라하니

徐出鍼而疾按之爲補 故로 虛者可實이요 疾出鍼而徐按之爲寫 故로 實者可虛라

言實與虛는 若有若無라

---

1) 合谷刺: 『太素』에는 '合刺'로 되어 있는데, '正入一鍼하고 左右로 斜入二鍼'하는 方法이다.

2) 攢: 모일(聚) 찬.

實之與虛는 在有氣無氣耳요 氣本無形 故로 若有若無라 善察之者는 神悟於有無之間也라

察後與先하야 若存若亡하야

察後與先은 求病所急而治分先後也요 若存若亡은 察氣之行與不行하야 以爲鍼之去留也라

爲虛與實이면 若得若失이라

欲虛而虛하고 欲實而實이면 是得法也요 粗工妄爲則失之矣라

虛實之要는 九鍼最妙니

各有所宜之要也라

補寫之時에 以鍼爲之라

當補當寫에 用有其時하야 在氣會之頃하니 詳如下文이라

寫曰[1)]必持內之하고 放而出之는 排陽得鍼하야 邪氣得泄이요

凡用寫者必持內之는 謂持之堅而入之銳也요 放而出之는 謂因其氣來하야 出之疾而按之徐也라 故로 可排開[2)]陽道하야 以泄邪氣라

按而引鍼을 是謂內溫이니 血不得散하고 氣不得出也라

凡用補者는 必按其穴하야 而引退其鍼이니 是謂內溫 故로 血不散하고 氣不出하야 而虛者實矣라

補曰隨之니 隨之는 意若妄之하고 若行若按하며 若蚊虻止하야

此下는 皆言補法也라 隨者는 因其氣去하야 追而濟之也라 妄은 虛妄也니 意若妄之는 言意會於有無之間也라 若行若按은 言行其氣하야 按其處也요 若蚊虻止는 言當輕巧無迹而用得其精也라

如留如還에 去如弦絶하고

留는 留鍼也요 還은 出鍼也라 去如弦絶은 輕且捷也라 故로 無損而能補라

令左屬右하면 其氣故止하고 外門以閉하니 中氣乃實이요

右手出鍼에 左手隨而按捫之니 是令左屬右也라 故로 門戶閉於外하고 中氣實於內라

必無留血이니 急取誅之라

凡取血絡者는 不可使有留血이니 宜急去之也라

---

1) 寫曰: 『甲乙』에는 '寫曰迎之迎之意'로 되어 있는데, 아래 구절이 '補曰隨之隨之意'로 되어 있는 것으로 보아 이것이 옳다.
2) 排開: 벌려서 열어젖힘.

持鍼之道는 **堅者爲寶**니 **正指直刺**하야 **無鍼左右**하되

堅而有力則直達病所하고 正而不斜則必中其穴이라

神在秋毫하야 **屬意**[1]**病者**하고 **審視血脈者**는 **刺之無殆**라

醫之神見이 在悉秋毫하니 必淸必確하고 加意病者하야 詳審血脈하고 然後刺之면 庶無危殆라

方刺之時엔 **必在**[2]**懸陽**[3]과 **及與兩衛**[4]에

懸은 猶言擧也요 陽은 神氣也라 凡刺之時에 必先擧神氣爲主라 故로 曰懸陽이라 兩衛者는 衛氣在陽하니 肌表之衛也요 脾氣在陰하니 藏府之衛也라 二者는 皆神氣所居하야 不可傷犯이니 凡用鍼者는 首宜顧此라 故로 曰兩衛라 師傳篇에 曰 脾者는 主爲衛라하니 詳藏象類二十九라

神屬[5]**勿去**라야 **知病存亡**이라

此卽懸陽之義라 故로 存亡이 系之라

血脈者 在輸橫居면 **視之獨澄**하고 **切之獨堅**이니이다

上文은 言神氣之所居요 此는 言血脈之所在也라 視之獨澄者는 必欲索其隱이요 切之獨堅者는 必欲拔其本也라

○ 帝曰 何如而虛며 **何如而實**이니잇고

『素問·寶命全形論』 ○ 此下는 言虛實之治와 幷及諸所當愼也라

岐伯이 **曰 刺虛者**는 **須其實**이요 **刺實者**는 **須其虛**라 **經氣已至**에 **愼守勿失**이니 **深淺在志**하며 **遠近若一**하야 **如臨深淵**하며 **手如握虎**하야 **神無營於衆物**이니이다

此節詳註는 見下文이라

○ 小鍼解曰 所謂虛則實之者는 **氣口虛而當補之也**요 **滿則泄之者**는 **氣口盛而當寫之也**라

此는 與下文鍼解篇으로 皆釋前篇之義로되 但此는 以氣口로 言虛實하고 彼는 以鍼下氣至로 言虛實하야 義雖若異나 然이나 互有發明하니 皆當察也라

---

1) 屬意: 關心, 注意.
2) 在: 살필(察也).
3) 懸陽: 楊上善은 '鼻'로, 張隱庵은 '心'으로, 劉衡如는 '目'으로 해석하고 있다.
4) 兩衛: 『甲乙』과 『覆刻太素』에는 '兩衡'으로 되어 있는데, '兩衡'은 眉間과 面部를 말한다.
5) 屬: 모을(聚也, 會也) 촉.

宛陳則除之者는 **去血脈也**요 **邪勝則虛之者**는 **言諸經有盛者**를 **皆寫其邪也**라

此云寫其邪는 與下文出鍼勿按으로 義同이라

徐而疾則實者는 **言徐內而疾出也**요 **疾而徐則虛者**는 **言疾內而徐出也**라

此二句釋義에 其用似反이니 當以下文鍼解篇者로 爲得이라

言實與虛 若有若無者는 **言實者**는 **有氣**하고 **虛者**는 **無氣也**요 **察後與先 若存若亡者**는 **言氣之虛實**과 **補寫之先後也**에 **察其氣之已下與常存也**라

已下는 言已退也라

爲虛與實 若得若失者는 **言補者**는 **佖[1]然若有得也**요 **寫卽怳然[2]若有失也**라

此釋이 與下篇으로 不同이나 其義皆通이라

○ **鍼解篇 黃帝問曰 願聞九鍼之解**와 **虛實之道**하노이다

自此로 至下文補寫之時와 九鍼之名者는 皆釋前九鍼十二原篇之義라

岐伯이 **對曰 刺虛則實之者**는 **鍼下熱也**니 **氣實乃熱也**요 **滿而泄之者**는 **鍼下寒也**니 **氣虛乃寒也**라

鍼下熱者는 自寒而熱也니 熱則正氣至而虛者實矣라 故로 爲補요 鍼下寒者는 自熱而寒也니 寒則邪氣去而實者虛矣라 故로 爲寫라 此釋은 當與上解者로 參閱이라

宛陳則除之者는 **出惡血也**요 **邪盛則虛之者**는 **出鍼勿按**이라

出鍼勿按은 卽寫其邪也라 ○ 本經宛菀은 皆通用이니 通作鬱이라

徐而疾則實者는 **徐出鍼而疾按之**요 **疾而徐則虛者**는 **疾出鍼而徐按之**라

鍼下得氣已盛而徐出之면 則經脈無傷하고 疾按之則眞氣不泄하니 此補法也라 故로 能實이요 若鍼已及病而疾出之하고 徐按之則菀滯行하고 邪氣去하니 此寫法也라 故로 能虛라

言實與虛者는 **寒溫氣多少也**요

寒爲虛요 溫爲實이며 氣少爲虛요 氣多爲實이라

若無若有者는 **疾不可知也**요

---

1) 佖: 가득할 필.

2) 怳然: 恍然과 同. 失心한 모양, 정신이 흐리멍덩하여 마음이 팔리는 모양.

氣至之有無와 鍼下之虛實은 誠不易知也라 疾不可知 故로 若無요 明能察之 故로 若有라

察後與先者는 知病先後也요

病有標本하니 先者爲本이요 後者爲標라

爲虛與實者는 工勿失其法이요 若得若失者는 離其法也요

虛當補하고 實當寫하면 法不可失也요 若有得若有失者는 粗工妄爲니 離其法耳라

虛實之要 九鍼最妙者는 爲其各有所宜也요

九鍼之用이 各有所宜하니 詳見前二章이라

補寫之時者는 與氣開闔相合也요

氣至應時를 謂之開요 已過未至를 謂之闔이라 補寫之時者는 凡諸經脈氣가 晝夜로 周行五十度하되 各有所至之時하니 如經絡類營氣衛氣運行之次二章者是也라 故로 衛氣行篇에 曰 謹候其氣之所在而刺之를 是謂逢時라하니 此所謂補寫之時也라 又若鍼下氣來를 謂之開니 可以迎而寫之하고 鍼下氣去를 謂之闔이니 可以隨而補之라 此皆鍼與氣開闔相合之義라

九鍼之名이 各不同形者는 鍼窮其所當補寫也라

各不同形 故로 補寫에 各有所用이라

○ 刺實須其虛者는 留鍼하야 陰氣隆至면 乃去鍼也요 刺虛須其實者는 陽氣隆至하야 鍼下熱이면 乃去鍼也라

自此로 至下文神無營於衆物者는 皆釋前寶命全形論之義라 ○ 陰氣隆至면 鍼下寒也니 陽邪已退하야 實者虛矣요 陽氣隆至면 鍼下熱也니 元氣已復하야 虛者實矣라 故로 皆可去鍼也라

經氣已至에 愼守勿失者는 勿變更也요

愼守勿失하야 勿變更者는 戒其主持不定하야 多生惑亂이면 不惟無益이요 反招損也라

深淺在志者는 知病之內外也요

內宜刺深하고 外宜刺淺하니 最當在意하야 不可忽也라

近遠如一者는 深淺其候等也요

深者는 取氣遠하고 淺者는 取氣近하니 遠近이 雖不同이나 以得氣爲候則如一也라

如臨深淵者는 不敢墮也요

言行鍼之際에 當敬愼若此也라

手如握虎者는 **欲其壯也**요

持鍼如握虎는 欲其堅而有力也라

神無營於衆物者는 **靜志**하야 **觀病人**에 **無左右視也**요

神志不定이 先從目始하니 目靜則神靜하고 神靜則志專이라 病以靜觀이면 方無失也라 故로 無左右視라

義無邪[1]下者는 **欲端以正也**요

此는 則前篇正指直刺하야 無鍼左右之義라

必正其神者는 **欲瞻病人目**하고 **制其神**하야 **令氣易行也**라

目者는 神之竅니 欲正病者之神이어든 必瞻其目하고 制彼精神하야 令無散越이면 則氣爲神使하야 脈道易行也라

○ 所謂三里者는 **下膝三寸也**요

三里有二하되 此는 言足三里니 足陽明經穴也라 按컨대 此下는 言取穴之法이요 非本篇上下之義니 意必他篇之文이 脫誤於此者라

所謂跗之者는 **擧膝分易見也**요

跗之는 當作跗上이니 則足陽明衝陽穴也라 蓋三里衝陽은 一脈相貫하야 擧膝下三里而重按之면 則衝陽之脈이 不動矣라 故로 擧其膝分則易見也라

巨虛者는 **蹻足**에 **胻獨陷者**요

巨虛有二하니 上廉下廉也라 蹻는 擧也라 此는 言巨虛上廉은 當蹻足取之니 在胻骨外側獨陷者之中也라

下廉者는 **陷下者也**니이다

此는 言巨虛下廉도 又在獨陷者之下니 蓋上廉下廉이 相去三寸耳라

陰陽虛實 補寫先後

『靈樞·終始篇』 ○ 八

陰盛而陽虛하면 **先補其陽**하고 **後寫其陰而和之**요 **陰虛而陽盛**하면 **先補其陰**하고 **後寫其陽而和之**라

---

1) 邪: 斜의 假借字로 不正의 뜻임.

此는 以脈口人迎으로 言陰陽也라 脈口盛者는 陰經盛而陽經虛也니 當先補其陽하고 後寫其陰而和之요 人迎盛者는 陽經盛而陰經虛也니 當先補其陰하고 後寫其陽而和之니 何也오 以治病者는 皆宜先顧正氣하고 後治邪氣일새니 蓋攻實無難하고 伐虛當畏를 於此節之義에 可見이니 用鍼用藥에도 其道皆然이라

三脈이 動於足大指之間하니 必審其實虛로되 虛而寫之면 是謂重虛요 重虛면 病益甚이라

三脈動者는 陽明이 起於大指次指之間하니 自厲兌로 以至衝陽히 皆是也요 厥陰이 起於大指之間하니 自大敦으로 以至太衝히 皆是也며 少陰이 起於足心하니 自湧泉으로 以上太谿皆是也라 三者皆在大指之後라 故로 曰 動於足大指之間이요 虛而寫之 故로 病益甚이라

凡刺此者는 以指按之하야 脈動而實且疾者는 疾寫之하고 虛而徐者는 則補之니 反此者는 病益甚이라

寫虛補實이 是爲反也라

其動也는 陽明在上하고 厥陰在中하며 少陰在下라

陽明은 行足跗之上하고 厥陰은 行足跗之內하야 而在二經之中하며 少陰은 行足跗之下也라

○ **補須[1] 一方實하면 深取之하고 稀按其痏하야 以極出其邪氣요**

同前終始篇이라 補는 當作刺라 刺法雖多나 其要惟二하니 則補寫而已라 一者는 因其方實 故로 當深取之하고 勿按其痏하야 欲以出其邪氣니 此寫法라 ○ 痏는 委偉二音이니 鍼瘢也라

一方虛하면 淺刺之하야 以養其脈하고 疾按其痏하야 無使邪氣得入이니

一者는 因其方虛 故로 當淺刺之하야 以養其血脈하고 疾按其穴하야 以拒其邪氣니 此補法也라

邪氣來也에 緊而疾하고 穀氣來也에 徐而和라

邪氣는 病氣也요 穀氣는 元氣也니 卽衛氣也라 此雖以鍼下之氣爲言이나 然이나 脈氣之至도 亦如此라

脈實者는 深刺之하야 以泄其氣하고 脈虛者는 淺刺之하야 使精氣無得出하야 以養其脈하고 獨出其邪氣라

諸篇이 皆言虛實而未詳虛實之辨이러니 此言脈實則實이요 脈虛則虛니 實則深刺之하야 以泄其氣하고 虛則淺刺之하야 無傷精氣하야 以養其脈而獨出其邪氣라하니 庶補寫知其要矣라

---

1) 補須: '補瀉'의 誤記로 보인다.

寶命全形 必先治神 五虛勿近 五實勿遠

『素問·寶命全形論』○ 九

黃帝問曰 天覆地載하야 **萬物悉備**에 **莫貴於人**이니 **人以天地之氣**로 **生**하고 **四時之法**으로 **成**이라

天地之間에 唯人爲貴하니 乾稱乎父하고 坤稱乎母 故로 以天地之氣生이라 春應肝而養生하고 夏應脾而養化하며 秋應肺而養收하고 冬應腎而養藏 故로 以四時之法成이라

君王衆庶 盡欲全形이나

好生惡死는 人情同이라

形之疾病에 **莫知其情**하면 **留淫日深**하야 **著於骨髓**하니 **心私慮之**라 **余欲鍼除其疾病**하노니 **爲之奈何**오

病在皮毛면 淺而未甚이나 不早治之則留淫日深하야 內著骨髓 故로 可慮也라

岐伯이 **對曰 夫鹽之味鹹者**는 **其氣令器津泄**하고

鹽味는 鹹하니 水之化也라 其性이 浸淫透物하야 久在器中이면 則津液外泄而器無固者니 喩言人之腎氣有損이면 則二陰不守也라

弦絶者는 **其音嘶敗**하고

琴瑟之弦이 將損絶者는 音必嘶敗하니 喩言人之肺氣有損이면 則聲音不淸也라 ○ 嘶는 音西니 破聲을 曰嘶라

木敷者는 **其葉發**하며

敷는 內潰也요 發은 飄墮也라 木敷於外者는 凋殘之兆也니 喩言人之肝脾已損이면 則色夭肉枯也라 按太素에 云 木陳者는 其葉落이라하니 於義尤切이라

病深者는 **其聲噦**이라

噦은 呃逆也라 按口問篇에 曰 噦出於胃라하고 又曰 肺主爲噦이라하니 夫胃爲五藏之本이요 肺爲主氣之藏이로되 今以上文三證而復加聲噦者는 肺虧胃竭하야 病必危矣라 ○ 噦은 於結切이라

人有此三者를 **是謂壞府**라

府는 猶宮府也니 人之傷殘日久면 則形體損敗如此 故로 謂之壞府라

毒葯無治하고 **短鍼無取**하니 **此皆絶皮傷肉**이요 **血氣爭黑**이니이다

中府旣壞면 則毒藥不能治其內하고 短鍼不能取其外하니 病不可爲어늘 而强施鍼藥이면 徒致絶皮傷肉하야 以敗其形하고 血氣爭黑하야 以變其色이라 此는 皆因循[1]已久에 不爲早治 故로 無濟也라 官能篇에 曰 上工之取氣에 乃救其萌芽[2]하고 下工은 守其已成하야 因敗其形이라하니 正此之謂라

帝曰 余念其痛[3]하야 **心爲之亂惑**하야 **反甚其病**이라도 **不可更代**[4]면 **百姓聞之**에 **以爲殘賊**하리니 **爲之奈何**오

鍼藥罔效면 適甚其病하니 欲施他治나 無法可更이라 故로 百姓聞之에 必反謂殘賊而害之也라

岐伯이 **曰 夫人生於地**하고 **懸命於天**하니 **天地合氣**를 **命之曰人**이라

形以地成 故로 生於地요 命唯天賦 故로 懸於天이라 天은 陽也요 地는 陰也니 陰精陽氣가 合而成形 故로 人位於中하야 而爲三才之一이라

人能應四時者는 **天地爲之父母**니

人能合於陰陽하고 調於四時하며 處天地之和하야 以養生者는 天必育之壽之 故로 爲父母라 四氣調神論에 曰 夫四時陰陽者는 萬物之根本也니 所以聖人이 春夏에 養陽하고 秋冬에 養陰하야 以從其根이라 故로 與萬物로 沈浮於生長之門이라하니 此之謂也라 設有逆天之道하고 失時之和하야 以妄爲常者는 雖以天地爲之父母라도 亦焉得而芘[5]之哉리오

知萬物者를 **謂之天子**라

知周萬物이면 則能參天地하고 贊化育하야 以壽國壽民하니 是謂天之子라

天有陰陽하니 **人有十二節**하고

天有六陰六陽하니 人亦有六陰六陽하야 皆相應也라

天有寒暑하니 **人有虛實**이라

陽進則物盛하고 陰進則物衰하니 此天地之虛實也요 陽固則神全하고 陰强則鬼見하니 此人之虛實也라

---

1) 因循: 舊習에 따라 行함, 無氣力하여 姑息的임.
2) 萌芽: 病의 發端, 始初를 말함.
3) 痛: 『太素』에는 '病'으로 되어 있다.
4) 更代: 交替의 뜻임.
5) 芘: 庇와 同. 감쌀, 덮을 비.

能經天地陰陽之化者는 **不失四時**하고 **知十二節之理者**는 **聖智不能欺也**요

如上文天地萬物四時十二節寒暑虛實等義는 只陰陽二字에 包羅盡之라 能經天地陰陽之化者는 聖智之道라 無遺蘊[1]矣리니 又何有能欺之者리오

能存八動之變과 **五勝更立**[2]하야 **能達虛實之數者**는 **獨出獨入**하야 **呿吟**[3]**至微**하고 **秋毫**[4]라도 **在目**이니이다

存은 存於心也요 八動之變은 八風之動變也라 五勝更立은 五行之衰王也요 獨出獨入은 獨得其妙用也라 呿는 開口而欠也라 凡此者가 皆天地陰陽之化니 知乎此則無所不知 故로 雖呿吟之聲이 至微하고 秋毫之形이 至細라도 無不在吾目中矣라 此는 上之對니 蓋謂知之眞하고 見之切則病之淺深과 治之可否가 發無不中하리니 又何有心之惑亂이며 百姓이 以爲殘賊之慮哉아

帝曰 人生有形에 **不離陰陽**하나니 **天地合氣**하야 **別爲九野**하고 **分爲四時**하며 **月有小大**하고 **日有短長**하야 **萬物幷至**를 **不可勝量**이니 **虛實呿吟**[5]을 **敢問其方**하노이다

此는 詳求鍼治之方也라

岐伯이 **曰 木得金而伐**하고 **火得水而滅**하고 **土得木而達**하고 **金得火而缺**하고 **水得土而絶**하니 **萬物盡然**하야 **不可勝竭**이라

天地陰陽之用은 五行盡之하니 萬物雖多나 不能外此五者라 知五行相制之道면 則鍼法을 可約而知矣라

故로 **鍼有懸布天下者五**나 **黔首**는 **共餘食**[6]이니 **莫知之也**라

懸布天下는 言示人之廣也라 五義는 如下文이라 黔首는 黎民也라 共은 皆也라 餘食은 猶食之棄餘니 皆不相顧也라 ○ 黔은 音鉗이라

一曰治神이요

醫必以神이면 乃見無形하고 病必以神이면 血氣乃行이라 故로 鍼以治神爲首務라 湯液醪醴論에

---

1) 遺蘊: 深奧한 理致를 遺棄함.
2) 五勝更立: 五行相勝에 각기 衰王의 時期가 있음을 말함.
3) 呿吟: 呿는 開口, 吟은 噤과 古代에는 通用되던 글자로 閉口를 의미하므로, 呿吟은 呼吸之聲을 뜻한다.
4) 秋毫: 『孟子·梁惠王上』에 "明足以察秋毫之末이로되 而不見輿薪이라"하고, 朱熹注에 "秋毫之末은 毛至秋而末銳하니 小而難見也라"고 하였다.
5) 虛實呿吟: 呼吸之聲과 같은 작은 소리에 根據해서 虛實을 判斷함.
6) 黔首共餘食: 景岳은 "一般百姓들이 다 먹고 버린 飮食처럼 淺薄하다"고 해석하고 있으나 張隱庵은 "百姓은 止可力田하야 以供租稅하고 有餘粟以供養이라"고 해석하고 있다.

曰 形弊血盡而功不立者는 神不使也라하니 正此之謂라

二曰知養身이요

不知養身이면 置鍼於無用之地하니 鍼家不可不知라 如終始篇에 云 新刺勿內요 已刺勿醉요 已刺勿勞요 已刺勿飽요 已刺勿飢요 已刺勿渴之類皆是也라

三曰知毒葯爲眞이요

治病之道는 鍼藥이 各有所宜하니 若眞知非藥不可而妄用鍼者는 必反害之라 如邪氣藏府病形篇에 曰 諸小者는 陰陽形氣俱不足이니 勿取以鍼而調以甘藥也라하고 根結篇에 曰 形氣不足하고 病氣不足하면 此는 陰陽氣俱不足也니 不可刺之라하니 此卽病傳論所謂守一勿失萬物畢者[1] 之義라

四曰制砭石小大요

古者에 以砭石爲鍼하야 用爲外治之法이러니 自黃帝로 始造九鍼하야 以代石 故로 不曰九鍼而曰砭石이라 然이나 制有小大하니 必隨病所宜하야 各適其用也라

五曰知府藏血氣之診이니

不知府藏이면 則陰陽表裏不明하고 不知血氣면 則經絡虛實不辨하니 皆不足以言鍼이라

五法俱立에 各有所先이라

鍼治未施에 法應預立하고 五者之用에 當知所先이라

今末世之刺也엔 虛者實之하고 滿者泄之하니 此皆衆工所共知也요

言淺近易知也라

若夫法天則地하야 隨應而動하면 和之者若響하며 隨之者若影하니 道無鬼神이요 獨來獨往이니이다

法天則地는 超乎凡矣요 隨應而動은 通乎變矣라 故로 能如響應聲하고 如影隨形하야 得心應手하고 取效若神이라 所謂神者는 神在吾道요 無謂鬼神이니 旣無鬼神則其來其往이 獨惟我耳라

帝曰 願聞其道하노이다 岐伯이 曰 凡刺之眞은 必先治神이요

此는 以病者之神爲言이라 神者는 正氣也니 得神者는 昌하고 失神者는 亡이라 故로 刺之眞要는 必先以正氣爲主라

---

1) 守一勿失萬物畢者: 수많은 治療法 中에서도 治療原則을 要約, 總括할줄 알고 또 이를 굳건히 堅持해야 各種疾病에 적절히 對應할 수 있음을 말함.

五藏已定하며 九候已備하고 後乃存鍼이라

再定五藏之屬하고 悉九候之診하야 得其虛實所在然後에 存意於鍼而用之라

衆脈不見하고 衆凶弗聞하야 外內相得하되 無以形先이요

衆脈衆凶은 言其多也니 泛求其多則不得其要 故로 見衆脈者는 不見脈之眞하고 聞衆凶者는 弗聞凶之本이라 必因脈以合外하고 因證以合內하야 表裏相參이라야 庶乎無失하니 是外內相得也라 不察其迹而察其所以迹이 是無以形先也라 所謂知其要者는 一言而終하고 不知其要면 流散無窮이라하니 其義卽此라

可玩往來라야 乃施於人[1]이라

玩謂精熟이니 猶玩弄也라 往은 言旣往이요 來는 言將來니 原始反終은 惟窮理者能之요 必能若是라야 乃可施治於人이라

人有虛實하니 五虛勿近이요 五實勿遠이라

五虛五實은 如調經論에 云 神氣血形志에 各有有餘不足하니 凡此十者는 其氣不等也라하고 玉機眞藏論에 曰 脈盛皮熱腹脹前後不通悶瞀가 此謂五實이요 脈細皮寒氣少泄利前後飮食不入이 此謂五虛也라하니 虛病은 不利於鍼 故로 五虛勿近이요 實邪는 最所當用 故로 五實勿遠이니 蓋鍼道는 難補而易寫耳라

至其當發하여는 間不容瞚[2]이니

發은 出鍼也요 瞚은 瞬同이라 言鍼發有期하야 或遲或速이 在氣機之頃[3]이니 不可以瞬息誤也라

手動若務하야 鍼耀而勻하고

動은 用鍼也요 務는 專其務而心無二也라 耀는 精潔也요 勻은 擧措從容也라

靜意視義하야 觀適之變이라

適은 至也요 變은 虛實之變也라 觀之以靜이 察變之道也라

是謂冥冥이니 莫知其形이요

冥冥은 幽隱也라 莫知其形은 言血氣之變이 不形於外하니 惟明者라야 能察有於無하니 卽所謂觀於冥冥焉이라

---

1) 衆脈不見 衆凶弗聞 外內相得 無以形先 可玩往來 乃施於人: 보통 '衆脈不見'은 眞藏脈이 나타나지 않음을, '衆凶弗聞'은 五藏敗絶의 證候가 나타나지 않는 것으로 해석한다. 따라서 본문의 해석은 "衆脈不見하고 衆凶弗聞하야 外內相得하면 無以形先이니 可玩往來라야 乃施於人이라"가 된다.

2) 瞚: 瞬과 同. 눈 깜짝거릴 순.

3) 頃: 頃刻, 잠깐사이.

見其烏烏하고 **見其稷稷**하야 **從見其飛**나 **不知其誰**라

此는 形容用鍼之象에 有如此者라 烏烏는 言氣至如烏之集也요 稷稷은 言氣盛如稷之繁也라 從見其飛는 言氣之或往或來가 如烏之飛也라 然이나 此皆無中之有하야 莫測其孰爲之主라 故로 曰 不知其誰라

伏如橫弩[1)]하고 **起如發機**니이다

血氣未應에 鍼則伏如橫弩하니 欲其强銳也요 血氣旣應에 鍼則退如發機하니 欲其迅速也라 ○ 前第七章에 帝曰何如而虛何如而實一節이 原在此末이나 今類附於彼하니 當與此連閱이라

九鍼推論

『靈樞·官能篇』○ 十

黃帝問於岐伯曰 余聞九鍼於夫子하니 **衆多矣**하야 **不可勝數**나 **余推而論之**하야 **以爲一紀**[2)]라 **余司誦之**리니 **子聽其理**하고 **非則語余**하야 **請正其道**하라 **令可久傳**하고 **後世無患**하야 **得其人**이면 **乃傳**이어니와 **非其人**이면 **勿言**하리이다 **岐伯**이 **稽首再拜曰 請聽聖王之道**하노이다

一紀者는 彙言也라

黃帝曰 用鍼之理는 **必知形氣之所在**와 **左右上下**와

義如脈色類三十二三이라

陰陽表裏와 **血氣多少**와

詳經絡類二十이라

行之逆順과

陰氣는 從足上行至頭하야 而下行循臂하고 陽氣는 從手上行至頭하야 而下行至足 故로 陽病者는 上行極而下하고 陰病者는 下行極而上하니 反者를 皆謂之逆이라

出入之合이라야 **謀伐有過**라

經氣는 自內而出하고 自外而入하야 兪有不同하니 詳經絡類十四十六二章이라 知其出入이면 則可因過而伐之也라 ○ 合字는 一本에 作會라

---

1) 弩: 쇠뇌 노. 여러 개의 화살이나 돌을 연이어 쏠 수 있게 만든 활.
2) 一紀: 條理 있는 一部分, 혹 十二年을 뜻하기도 함.

知解結하며

詳本類後三十五라

知補虛寫實에 **上下氣門**하며

補虛寫實義는 見前이라 上下氣門은 卽經絡類諸經標本氣街之義라 一曰 手經爲上이요 足經爲下라 氣脈必由之處니 是爲門戶라하니 亦通이라

明通於四海하며

人之四海는 詳經絡類三十二라

審其所在가 **寒熱淋露**에 **以輸異處**하며

淋於雨하고 露於風하야 邪感異處하니 當審其經也라 淋露義는 又見運氣類三十五라

審於調氣하며 **明於經隧**하야 **左右肢絡**에 **盡知其會**라

調氣者는 察其虛實往來하야 而調和之也라 經隧支別과 及各經脈會之義는 詳經絡類二라

寒與熱爭엔 **能合而調之**요

合陰陽而調其平也라

虛與實隣엔 **知決而通之**요

隣은 近也니 近則易疑하고 疑則以似爲是하야 氷炭相反矣라 故로 當知決而通之라

左右不調엔 **把而行之**니

邪客大絡者는 左注右하고 右注左라 把而行之는 卽繆刺也니 詳後三十이라 ○ 把字는 一本에 作犯이라

明於逆順이라야 **乃知可治**라

順者는 可治요 逆者는 不可治니 如脈色疾病類之死證死期와 及本類之刺禁刺害가 皆逆也라

陰陽不奇[1] **故**로 **知起時**요

奇는 不遇也니 不奇는 則和矣라 故로 知起時라 ○ 奇는 音基라

審於本末하며 **察其寒熱**하야 **得邪所在**면 **萬刺不殆**하나니 **知官九鍼**이라야 **刺道畢矣**라

---

1) 奇: 때 못 만날(不遇也) 기. 奇를 倚의 뜻으로 해석하는 학자도 있는데 이때의 倚字는 기울다(偏也)의 뜻이므로, 不倚는 陰陽이 調和를 이룬 상태를 말한다.

本末은 標本也요 寒熱은 陰陽也라 所在는 三部九候之病脈處也라 官은 任也라 九鍼不同하야 各有所宜하니 能知以上之法하야 而任用之면 則刺道畢矣라

明於五輸하야 徐疾所在와 屈伸出入에 皆有條理하며

此下는 復詳明鍼論也라 五輸는 井滎兪經合也요 徐疾은 鍼法也며 屈伸出入은 經脈往來也라

言陰與陽이면 合於五行하니 五藏六府도 亦有所藏하고

陰陽之化가 是爲五行이니 藏府所藏도 亦惟此耳라

四時八風도 盡有陰陽이라

天道之陰陽五行也라

各得其位하고 合於明堂하야 各處色部하니 五藏六府에 察其所痛하고 左右上下에 知其寒溫이 何經所在라

邪在於中이면 色形於外하니 察之面部면 疾可知也라 出五色篇이니 詳脈色類三十二라

審皮膚之寒溫滑濇하면 知其所苦요

寒者는 多陰하고 溫者는 多陽하며 滑者는 多實하고 濇者는 多虛라

膈有上下하니 知其氣所在라

膈之上은 膻中也니 爲上氣海하야 心肺所居하고 膈之下는 脾肝腎所居니 丹田이 爲下氣海也라

先得其道하야 稀而疏之라가 稍深以留 故로 能徐入之라

此下는 兼言鍼灸法也라 先得其經絡之道하고 然後에 可以用鍼이라 稀而疏之는 貴精少也요 稍深以留는 欲徐入也라

大熱在上하면 推而下之하고

推而逐之니 抑其高也라

從下上者는 引而去之하되

引而去之는 泄於下也라

視前痛[1)]者는 常先取之라

先取其本也라

1) 痛: 『太素』에는 '病'으로 되어 있다.

大寒在外에 **留而補之**하되 **入於中者**는 **從合寫之**하고

大寒在外에 補中氣면 可以拒之요 寫合穴이면 可以除之라

鍼所不爲면 **灸之所宜**라

凡不宜於鍼者는 當灸以治之라

上氣不足하면 **推而揚之**하고 **下氣不足**하면 **積而從之**하며

推而揚之는 引致其氣하야 以補上也요 積而從之는 留鍼隨氣하야 以實下也라

陰陽이 **皆虛**하면 **火自當之**요 **厥而寒甚**하야 **骨廉陷下**하고 **寒過於膝**하면 **下陵三里**라

火自當之는 宜於灸也라 若厥而寒甚하야 陽氣大虛면 當灸下陵이니 卽陽明經三里穴也라

陰絡所過하야 **得之留止**하야 **寒入於中**이면 **推而行之**요

寒留於絡而入於經이면 當用鍼하야 推散而行之라

經陷下者는 **火則當之**요 **結絡**이 **堅緊**하면 **火所治之**요

寒氣凝聚하야 或陷於經하고 或結於絡이면 皆當以火逐之라

不知所苦면 **兩蹻之下**나 **男陰女陽**은 **良工所禁**이니 **鍼論畢矣**라

寒邪在肌肉血脈之間하야 有不痛不仁不知所苦者는 當灸兩蹻之下니 卽足太陽申脈과 足少陰照海穴也라 然이나 男子數陽이요 女子數陰이니 若男陰女陽이면 則反用矣라 故로 爲良工之所禁이라 調經論에 亦曰 病不知所痛이면 兩蹻爲上이라하니 與此法으로 同이라

用鍼之服[1]은 **必有法則**하니 **上視天光**[2]하고 **下司**[3]**八正**하야

此下는 言當知天忌也라 天光八正義는 俱見下章이라

以辟奇邪하고 **而觀**[4]**百姓**하야

兼人己而言也라 ○ 辟는 避同이라

審於虛實하야 **無犯其邪**라

---

1) 服: 事의 뜻임.
2) 天光: 日月星辰之光.
3) 司: 伺와 通.
4) 觀: 示와 通하니 提示하다, 알리다의 뜻임.

虛風實風이 皆能傷人 故로 無犯其邪라

是得天之露하고 遇歲之虛이어늘 救而不勝이면 反受其殃이라

天之風雨不時者를 皆謂之露라 歲露論에 曰 故로 諸逢其風而遇其雨者를 命曰遇歲露焉이요 歲之虛者는 乘年之衰[1]와 逢月之空[2]과 失時之和[3]니 因爲賊風所傷이니 是謂三虛라하니 詳運氣類三十六이라

故로 曰 必知天忌라야 乃言鍼意니

天忌詳義는 見下章이라

法於往古하고 驗於來今하되 觀於窈冥이라야 通於無窮이라하니 麤之所不見이요 良工之所貴니 莫知其形이나 若神髣髴이라

此下는 皆言鍼法也라 凡下文無注者는 詳義俱見下章이라

邪氣之中人也는 洒淅動形하고 正邪之中人也는 微하야 先見於色이나 不知於其身[4]하니 若有若無하며 若亡若存하며 有形無形하야 莫知其情이라

邪氣는 言虛邪也라 虛邪之中人也甚 故로 洒淅動形하고 正邪之中人也微 故로 但先見於色而不知於身이라 此節은 與下章으로 互有發明하니 所當參閱이라 ○ 此數句는 與邪氣藏府病形論으로 同하니 詳疾病類三이라

是故로 上工之取氣엔 乃救其萌芽하고 下工은 守其已成하야 因敗其形하니 是故로 工之用鍼也는 知氣之所在而守其門戶하야 明於調氣補寫所在와 徐疾之意와 所取之處라

因敗其形者는 不知其難而反傷之也라 所在는 卽三部九候之義라

寫必用員이니 切而轉之하면 其氣乃行하고 疾而徐出하면 邪氣乃出하니 伸而迎之하고 遙大其穴하면 氣出乃疾이요

員은 流利也요 切은 直迫病所也라 迎은 奪也요 遙는 搖同이라 用鍼員活而迎奪之면 則氣出乃疾 故로 可以寫라

---

1) 乘年之衰: 張景岳은 "乘年之衰는 如陰年歲氣不及에 邪反乘之라"하고, 楊上善은 "人年七歲에 加於九歲하야 至十六歲를 名曰年衰니 至一百六히 皆年之衰也라 非歲露年이면 以其人實邪不傷 故로 人之此年을 名曰乘也라"고 하였다.

2) 逢月之空: 月廓空時를 말하는데, 이때에는 人氣도 虛해지므로 逢이라 하였다.

3) 失時之和: 四時氣候가 正常的인 調和를 잃음.

4) 不知於其身: 自覺症狀이 없음을 말함.

補必用方이니 外引其皮하야 令當其門하고 左引其樞[1]하며 右推其膚하야 微旋而徐推之하되 必端以正하며 安以靜하며 堅心無解하고 欲微以留하야 氣下而疾出之하고 推其皮하야 蓋其外門하면 眞氣乃存하니 用鍼之要는 無忘其神이니이다

方은 卽端正安靜之謂라 外引其皮 令當其門은 察穴於肌表也요 左引其樞 右推其膚 微旋而徐推之는 用鍼之樞要也요 必端以正 安以靜 堅心無懈는 候氣之誠確也요 欲微以留 氣下而疾出之 推其皮 蓋其外門은 出鍼之防護也니 眞氣得存 故로 可以補라 用鍼之要 無忘其神者는 總結前篇而言이니 義詳下章이라 ○ 按補寫方員義가 與後章八正神明論之文으로 似乎相反이나 然이나 詳求其意하면 各有發明하니 不可謂其誤而忽也라

官能

『靈樞·官能篇』連前篇 ○ 十一

雷公이 問於黃帝曰 鍼論에 曰 得其人이면 乃傳이요 非其人이면 勿言이라하니 何而知其可傳이니잇고

黃帝曰 各得其人하야 任之其能 故로 能明其事니라

任之其能은 因才而器使[2]也라

雷公이 曰 願聞官能은 奈何잇가 黃帝曰 明目者는 可使視色하고

俱視獨見이 明目者也라

聰耳者는 可使聽音하고

俱聽獨聞이 聰耳者也라

捷疾辭語者는 可使傳論[3]하고

如開導勸戒[4]解疑辯正[5]之屬이 皆所謂傳論이라

語徐而安靜하며 手巧而心審諦者는 可使行鍼艾하야 理血氣而調諸逆順하고

---

1) 樞: 『太素』楊注에 "樞는 謂鍼動也라"하였다.
2) 器使: 사람을 適材適所에 씀.
3) 傳論: 言論을 傳達함.
4) 勸戒: 착한 일은 권하고 나쁜 일은 警戒하야 못하도록 타이름.
5) 辯正: 辯明하여 바로 잡음.

察陰陽而兼諸方[1]**하며**

語徐者는 不苟하고 安靜者는 不亂하고 手巧者는 輕重疾徐에 有妙하고 心審諦者는 精思詳察하야 無遺 故로 可勝其任이라 ○ 諦는 音帝라

緩節柔筋而心和調者는 可使導引行氣하고

導引者는 但欲運行血氣요 而不欲有所傷也라 故로 惟緩節柔筋而心和調者라야 乃勝是任하니 其義를 可知라 今見按摩之流는 不知利害하고 專用剛强手法하야 極力困人하고 開人關節하며 走人元氣하니 莫此爲甚이라 病者도 亦以謂法所當然이라하나 卽有不堪이어늘 勉强忍受하니 多見强者는 致弱하고 弱者는 不起하야 非惟不能去病이요 而適以增害하니 用若輩者는 不可不爲知愼이라

疾毒言語輕人者[2]**는 可使唾癰呪病하고**

人之惡口毒舌者도 亦由稟賦니 諸無所利而獨利於唾呪疾病이라

爪苦[3]**手毒하야 爲事善傷者는 可使按積抑痹라**

按積抑痹도 亦上文導引行氣之屬이라 然이나 積堅痹固에 非爪苦手毒者면 不能破하니 術若相類而用有輕重也라

各得其能하면 方[4]**乃可行하고 其名乃彰이라 不得其人이면 其功不成하고 其師無名 故로 曰 得其人이면 乃言하고 非其人이면 勿傳이라하니 此之謂也라**

氣交變大論에 曰 得其人不敎면 是謂失道요 傳非其人이면 慢泄天寶라하니 詳運氣類十이라

手毒者는 可使試按龜니 置龜於器下하야 而按其上에 五十日而死矣요 手甘者는 復生如故也니라

龜能運任脈하야 其息以耳而導引伏氣하니 所以靈而多壽하야 不易於死 故로 可用此하야 以驗人之手毒與否라 手甘者는 非以味言이니 卽不毒之謂라

內外揣

『靈樞·外揣篇』○ 十二

黃帝曰 余聞九鍼九篇하고 余親受其調하야 頗得其意라

調는 法度也니 言頗得其詳也라

---

1) 方: 治療方法을 말함.
2) 疾毒言語輕人者: 嫉妬가 심하고 惡毒하며 말이 輕薄한 자를 말함.
3) 爪苦: 爪甲이 두텁고 거침.
4) 方: 各種 治療方法.

夫九鍼者는 始於一而終於九나 然이나 未得其要道也라 夫九鍼者는 小之則無內하고 大之則無外하며 深不可爲下하고 高不可爲蓋하며 恍惚無窮하고 流溢無極하니 余知其合於天道人事四時之變也나 然이나 余願雜之毫毛[1]하고 渾束爲一이니 可乎아

始於一 終於九者는 盡天地之大數也요 鍼數應之라 故로 小則無內하고 大則無外하며 深則無下하고 高則無上이라 其於天道人事四時之變에 無所不合 故로 散之則雜如毫毛하고 約之則渾束爲一이라 一者는 欲得其要也라

岐伯이 曰 明乎哉라 問也시여 非獨鍼道焉이라 夫治國에도 亦然이니이다 黃帝曰 余願聞鍼道요 非國事也니이다 岐伯이 曰 治國者는 夫惟道焉이니 非道면 何可小大深淺을 雜合爲一乎아

至大至小하고 至淺至深하야 無不有道存焉이라 故로 治國有道하고 治鍼에도 亦有道하니 必知乎道라야 乃可合萬變而爲一矣라

黃帝曰 願卒聞之하노이다 岐伯이 曰 日與月焉이요 水與鏡焉이요 鼓與響焉이라 夫日月之明에 不失其影하고 水鏡之察에 不失其形하며 鼓響之應에 不後其聲하니 動搖則應和하야 盡得其情이니이다

道本無形하니 何從察之오 在明其理에 得其情耳라 故로 如日月之於影이요 水鏡之於形이요 鼓之於聲이니 有動則有應하고 有應則可知니 惟其至明 故로 能盡得其情이라

黃帝曰 窘乎哉라 昭昭之明不可蔽여 其不可蔽는 不失陰陽也일새니

道者는 一也요 一生二하니 陰陽而已라 不失陰陽則昭昭之明을 不可蔽矣라

合而察之하며 切而驗之하면 見而得之니 若淸水明鏡之不失其形也라

合而察之는 參合陰陽而詳察也요 切而驗之는 從其切要而辨證也라 故로 可見而可得이니 如淸水明鏡之無所失也라

五音不彰하며 五色不明하면 五臟波蕩[2]하니 若是則外內相襲[3]하야 若鼓之應桴하며 響之應聲하며 影之似形이라

五音五色은 見於外하니 因藏氣而彰明也요 五臟之氣는 藏於內하니 因形聲而發露也라 外之不

---

1) 雜之毫毛: 『甲乙』에는 이 文句가 없다. 雜은 集 또는 合의 뜻으로 解釋하는 것이 좋다.
2) 波蕩: 波浪이 일어 무너짐.
3) 相襲: 相互影響의 뜻임.

彰不明者는 知內之波蕩也라 卽如鼓非桴也니 得桴而後鳴하고 響非聲也니 得聲而後應하며 影非形也니 得形而後見하니 是皆內外相襲而然이라 襲은 因也라 ○ 桴는 音孚라

故로 遠者는 司[1)]外揣內하고 近者는 司內揣外하니

揣는 推測也요 司는 主也라 遠者는 主外하고 近者는 主內하니 察其遠하야 能知其近하고 察其內하야 能知其外하면 病變雖多나 莫能蔽吾之明矣라 ○ 揣는 杵水切이라

是謂陰陽之極이요 天地之蓋라 請藏之靈蘭之室하야 弗敢使泄也니이다

內外遠近을 無所不知하야 以其明之至也니 陰陽之道가 盡於此矣라 天地雖大나 又安能出於是哉리오

八正神明 寫方補圓

『素問·八正神明論』全 ○ 十三

黃帝問曰 用鍼之服이 必有法則焉이니 今何法何則이니잇고

服은 事也라 法은 方法이요 則은 準則也라

岐伯이 對曰 法天則地하야 合以天光이니이다

天有星辰하니 人有俞穴하고 地有道里하니 人有尺寸하야 無不合乎天運이라 天之明이 在日月하니 是謂天光이라

帝曰 願卒問之하노이다 岐伯이 曰 凡刺之法은 必候日月星辰과 四時八正之氣하야 氣定乃刺之라

候는 察也라 日月星辰과 四時八正之氣는 義如下文이요 及當考經絡二十五라

是故로 天溫日明則人血이 淖液而衛氣浮 故로 血易寫하며 氣易行하고 天寒日陰則人血이 凝泣而衛氣沈이라

淖는 濡潤也라 天溫日明하면 陽盛陰衰也니 人之血氣도 亦應之 故로 血淖液而易寫요 衛氣浮而易行이라 天寒日陰하면 陽衰陰勝也라 故로 血凝泣而衛氣沈하니 凝則難寫요 沈則難行矣라 ○ 淖는 乃豹切이라 泣은 澀同이라

月始生則血氣始精하고 衛氣始行하며 月郭이 滿則血氣實하고 肌肉堅하며 月

1) 司: 伺와 通.

郭이 空則肌肉減하고 經絡虛하며 衛氣去하야 形獨居하니 是以로 因天時而調血氣也라

精은 正也니 流利也라 月屬陰하니 水之精也라 故로 潮汐之消長이 應月하고 人之形體는 屬陰하고 血脈도 屬水 故로 其虛實浮沈이 亦應於月이라

是以로 天寒에 無刺요

營衛凝泣也일새라

天溫에 無凝이며

血氣易行也일새라

月生에 無寫요

恐伐其生氣也라

月滿에 無補며

恐助其邪也라

月郭空에 無治니

陰氣不充也일새라

是謂得時而調之라하니

合於天也라

因天之序의 盛虛之時와 移光定位[1]를 正立而待之라

日月之光이 移則歲時之位定하니 南面正立하야 待而察之則氣候를 可得也라

故로 日月生而寫를 是謂藏虛[2]요

虛其虛也일새라 ○ 日은 當作曰이라

月滿而補하면 血氣揚溢하야 絡有留血하니 命曰重實이요

實其實也일새라

1) 移光定位: 日光의 移易에 의하여 天體의 位置가 定해 지고 이에 따라 氣候가 變化하는데, 人體에 있어 氣의 所在도 이 이치에 따라 決定됨을 말함.
2) 藏虛: 『太素』에는 '重虛'로 되어 있다.

月郭空而治를 是謂亂經이니 陰陽相錯하야 眞邪不別하고 沈而留止하야 外虛內亂하야 淫邪乃起니이다

月郭空時엔 血氣方弱하니 正不勝邪則邪氣沈留不去라 於此에 用鍼 故로 致陰陽錯亂하야 眞邪不辨而淫邪反起矣라

○ 帝曰 星辰八正은 何候[1]오

岐伯이 曰 星辰者는 所以制日月之行也요

此下는 皆言天忌也라 制는 節制[2]也라 察寒溫者는 在於日色하고 察盛衰者는 在於月光하며 察日月之盈虛往來는 則在於星辰之宮度 故로 曰 星辰者 所以制日月之行也라 天은 以日月爲陰陽이요 人은 以營衛爲陰陽 故로 用鍼者는 必察日月星辰之氣度하야 以取營衛之虛實이라

八正者는 所以候八風之虛邪 以時至者也요

八正者는 八方之正位也요 八方之氣가 以時而至를 謂之八風이라 從所居之鄕來者爲實風이요 從所衝之方來者爲虛風[3]이니 實風은 主生長하고 虛風은 主殺害라 察八正之位면 則邪之傷人에 虛實을 可知矣라 ○ 八正八風三虛義는 詳運氣類三十五六하고 正氣正風義는 詳疾病類四라

四時者는 所以分春秋冬夏之氣所在하야 以時調之也라 八正之虛邪는 而避之勿犯也[4]라

四時之氣所在는 如春氣在經脈하고 夏氣在孫絡하고 長夏氣在肌肉하고 秋氣在皮膚하고 冬氣在骨髓中이라 又如正二月엔 人氣在肝하고 三四月엔 人氣在脾하고 五六月엔 人氣在頭하고 七八月엔 人氣在肺하고 九十月엔 人氣在心하고 十一二月엔 人氣在腎하니 此는 皆氣在人身也요 至於天氣所在하여는 則八正之風이 隨時而至者가 是也라 人身之氣는 宜調於內하고 天地之氣는 宜調於外 故로 聖人이 日避虛邪之道를 如避矢石然이라하니 蓋恐因外而傷其內也라

以身之虛而逢天之虛하면 兩虛相感하야 其氣至骨하고 入則傷五臟하니

身之虛는 血氣虛也요 天之虛는 八正之虛邪氣와 及三虛[5]也라 以虛感虛 故로 邪氣深入至骨하야 而傷於五藏이라

---

1) 星辰八正何候: 아래 문장으로 보아 '星辰八正'의 뒤에 四時가 빠진 것으로 보인다.
2) 節制: 알맞게 限定함.
3) 從所居之鄕來者爲實風 從所衝之方來者爲虛風: 『靈樞·九宮八風』에 나오는 內容으로 季節과 方位에 相應하여 불어오는 바람을 實風, 季節과 方位에 相反되어 相剋關系로 불어오는 바람을 虛風이라 함.
4) 四時者所以分春秋冬夏之氣所在以時調之也八正之虛邪而避之勿犯也: 文義로 보아 '以時調之也'의 '之也'는 衍文으로 보고, '四時者는 所以分春秋冬夏之氣所在니 以時調八正之虛邪하야 而避之勿犯也라'로 해야 할 것으로 보인다.
5) 三虛: 『靈樞·九宮八風』과 앞의 '九鍼推論'에 보이는데 年虛, 月虛, 時虛를 말함.

工候救之면 **弗能傷也**라 **故**로 **曰 天忌**를 **不可不知也**니이다

工能知而勿犯이요 犯而能救 故로 可弗傷이라 凡太乙[1]所居之鄕에 氣有邪正虛實하야 出乎天道하니 所當避忌 故로 曰天忌요 又九鍼論에 以身形九野[2]時日之應도 亦曰天忌[3]라하니 詳經絡類三十五하고 幷有圖在圖翼四卷이라

○ 帝曰 善하노이다 **其法星辰者**는 **余聞之矣**로니 **願聞法往古者**니이다 **岐伯**이 **曰 法往古者**는 **先知鍼經也**요

此下諸義는 皆釋鍼經之文이니 卽九鍼推論章也라 法往古者는 取法於旣往也라 此云鍼經爲古法이라하니 可見是書之傳이 其來最遠하야 似猶有出軒岐之前者라

驗於來今者[4]는 **先知日之寒溫**과 **月之虛盛**하야 **以候氣之浮沈而調之於身**이라야 **觀其立有驗也**라

驗於來今은 察見在也니 觀日月之氣候而調之於身이라 以古證今하고 以今合古하야 知往知來면 其用에 安有不驗이리오 五色篇에 亦曰 積神於心하야 以知往今이라하니 見脈色類三十二라

觀其冥冥者[5]는 **言形**[6]**氣榮衛之不形於外而工獨知之**니 **以日之寒溫**과 **月之虛盛**과 **四時氣之浮沈**으로 **參伍相合而調之**에 **工常先見之**나 **然**이나 **而不形於外 故**로 **曰 觀於冥冥焉**이요

形氣榮衛가 不形於外 故로 曰冥冥이요 而工獨知之者는 以知日月四時氣之變化면 則天地陰陽之道盡하고 知參伍相合之妙用이면 則人體調治之法이 盡이니 若是者는 不求其神이나 而神無不在 故로 見於冥冥焉이라

通於無窮者는 **可以傳於後世也**니 **是故**로 **工之所以異也**라 **然**이나 **而不形見於外 故**로 **俱不能見也**요 **視之無形**하고 **嘗之無味 故**로 **謂冥冥**이니 **若神髣髴**[7]이라

通於無窮者는 無方無體也라 故로 可傳於萬世요 其所以異於人者는 以人俱不能見而我獨見之요

---

1) 太乙: 太一. 北極星을 말하는데, 北極星은 小熊座의 主星으로 肉眼으로 보이는 별 중 이 별이 가장 北極에 가까워 北極星이라 일컬으며, 日周運動에 있어 거의 그 位置를 바꾸지 않으므로 方位 및 씨줄의 指鍼이 된다.
2) 九野: 九宮과 같음.
3) 天忌: 時令과 節氣에 根據해서 鍼刺하기에 適合치 않은 날짜를 定해 놓은 것을 말함.
4) 驗於來今者: 先人들이 鍼經 中에 남겨준 鍼術을 지금에 徵驗하고자 함을 말함.
5) 觀其冥冥者: 『太素』에는 '觀於冥冥者'로 되어 있다.
6) 形: 血의 誤記로 보인다.
7) 若神髣髴: 鬼神처럼 나타났다 숨었다하여 捕捉하기 어려움을 말함.

明察秋毫가 在於若無若有之際 故로 謂冥冥이니 若神髣髴이라 ○ 髣은 音倣이요 髴은 音弗이라

虛邪者는 八正之虛邪氣也요

義如上文이라

正邪者는 身形이 若用力汗出하야 腠理開에 逢虛風하면 其中人也微 故로 莫知其情하며 莫見其形이라

正邪는 卽八方之正風也라 蓋正風之大者는 爲實風이요 微者는 卽正風이며 從其衝後來者는 爲虛風이니 刺節眞邪篇에 曰 正氣者는 正風也니 從一方來라 非實風이요 又非虛風也라하니라 邪氣者는 虛風之賊이 傷人也니 賊風篇에 曰 其有熱則汗出하고 汗出則受風하야 雖不遇賊風邪氣라도 必有因加[1]而發焉이라하니 是皆正風之謂라 雖爲正風이나 亦能傷人 故로 曰正邪요 亦曰虛風耳라 第其中人也微하야 不若虛邪賊風甚 故로 莫知其情形而人不之覺也라

上工은 救其萌芽하니 必先見三部九候之氣하야 盡調不敗而救之라 故로 曰上工이요 下工은 救其已成하고 救其已敗하니 救其已成者는 言不知三部九候之相失하야 因病而敗之也라

救其萌芽는 治之早也요 救其已成은 治之遲也라 早者는 易하야 功收萬全하고 遲者는 難하야 反因病以敗其形하니 在知與不知之間耳라 所以有上工下工之異라 ○ 三部九候義는 詳後十五라

知其所在者는 知診三部九候之病脈處[2]而治之라 故로 曰 守其門戶焉이라하니 莫知其情[3]而見邪形也니이다

知其所在者는 知病脈之處也라 三部九候는 卽病脈이 由行出入之所 故로 曰門戶라 情有不可知나 而形有可見者在乎此하니 得其形則情可察矣라

帝曰 余聞補寫나 未得其意니이다 岐伯이 曰 寫必用方이니 方者는 以氣方盛也요 以月方滿也요 以日方溫也요 以身方定也니 以息方吸而內鍼하고 乃復候其方吸而轉鍼하며 乃復候其方呼而徐引鍼이라 故로 曰 寫必用方이니 其氣易行焉이라

方은 正也니 當其正盛正滿之謂也라 方吸內鍼하야 氣之來也에 迎而奪之면 惡得無虛리오하니 卽此之謂라 故로 可以寫라 ○ 按官能篇에 曰 寫必用員 補必用方이라하야 與此相反하니 義見前第十이라

---

1) 因加: 先行原因에 觸發因子가 加해짐.
2) 三部九候之病脈處: 『素問·離合眞邪論』에는 '三部九候病脈之處'로 되어 있다.
3) 情: 原因을 가리킴.

補必用員이니 **員者**는 **行也**요 **行者**는 **移也**라 **刺必中其榮**하고 **復以吸排鍼也**라

員은 員活也라 行者는 行其氣요 移者는 導其滯라 凡正氣不足하면 則營衛不行하야 血氣留滯 故로 必用員以行之補之라 榮은 血脈也라 排는 除去也니 卽候吸引鍼之謂라 ○ 呼吸補寫는 詳見下章이라

故로 **員與方**은 **非鍼也**라

非鍼之形이요 言鍼之用也라

故로 **養神者**는 **必知形之肥瘦**와 **榮衛血氣之盛衰**라 **血氣者**는 **人之神**이니 **不可不謹養**이니이다

形者는 神之體요 神者는 形之用이니 無神則形不可活하고 無形則神無以生 故로 形之肥瘦와 營衛血氣之盛衰가 皆人神之所賴也라 故로 欲養神者는 不可不謹養其形이라

帝曰 妙乎哉라 **論也**시여 **合人形於陰陽四時**하니 **虛實之應**과 **冥冥之期**를 **其非夫子**면 **孰能通之**리오 **然夫子數言形與神**하니 **何謂形**이며 **何謂神**이니잇고 **願卒聞之**하노이다

形可見이요 神不可見이니 易曰 形을 乃謂之器요 利用出入하야 民咸用之를 謂之神[1]이라하니라

岐伯이 **曰 請言形**하리이다 **形乎形**은 **目冥冥**이니

形乎形은 見乎外也요 目冥冥은 見粗者不見其精也라

問其所病하야 **索之於經**이면 **慧然在前**이로되 **按之不得**은 **不知其情**일새니 **故**로 **曰形**이니이다

所病有因하니 可問而知요 所在有經하니 可索而察이니 則似乎慧然在前矣라 然이나 仍按之不得者는 在見其形而不知其情耳라 形者는 迹也라

帝曰 何謂神이니잇고

岐伯이 **曰 請言神**하리이다 **神乎神**은 **耳不聞**이니

神乎神은 二而一也요 耳不聞은 聽於無聲也라

目明心開而志先이면

目著明하고 心藏神하야 心竇開則志慧出而神明이 見이라

---

1) 形乃謂之器 利用出入民咸用之謂之神: 『周易·繫辭上第十一章』에 보인다.

慧然獨悟로되 **口弗能言**하며 **俱視獨見**하며

口弗能言은 妙不可以言傳也라 故로 與衆俱視나 惟吾獨見이라

適若昏이나 **昭然獨明**하야

觀於冥冥하야 適若昏也요 無所見而見之하야 昭然明也라

若風吹雲 故로 **曰神**이라

若風吹雲은 宇宙清而光明이 見也라 豁然了悟[1]가 人則在心이나 至哉莫測 故로 謂之神이라

三部九候爲之原이면 **九鍼之論**은 **不必存也**니이다

以三部九候로 爲之本原이면 則神悟可得矣라 九鍼之論은 特具其形迹耳니 旣得其神이면 奚藉於迹이리오 雖不存之라도 亦無不可라

經脈應天地 呼吸分補寫

『素問·離合眞邪論』○ 十四

黃帝問曰 余聞컨대 **九鍼九篇**을 **夫子乃因而九之**하야 **九九八十一篇**하니 **余盡通其意矣**라

鍼經之數는 共八十一篇也라

經에 **言氣之盛衰**가 **左右傾移**에 **以上調下**하고 **以左調右**하며 **有餘不足**에 **補寫於滎輸**라하니 **余知之矣**라 **此**는 **皆榮衛之傾移**에 **虛實之所生**이요 **非邪氣從外入於經也**라

榮衛傾移는 謂陰陽이 偏勝則虛實內生而爲病이요 非邪氣在經之謂也라

余願聞邪氣之在經也에 **其病人**이 **何如**며 **取之**는 **柰何**오

岐伯이 **對曰 夫聖人之起度數**엔 **必應於天地 故**로 **天有宿度**하고 **地有經水**하고 **人有經脈**이라

宿는 二十八宿요 度는 三百六十五度라 經水는 謂淸渭海湖汝澠淮漯江河濟漳이니 以合人之三陰三陽十二經脈也라

---

1) 豁然了悟: 시원하고 환하게 깨달음.

天地溫和則經水安靜하고 **天寒地凍則經水凝泣**하며 **天暑地熱則經水沸溢**하고 **卒風暴起則經水波涌而隴**[1]**起**라

人氣與天地相通 故로 溫和寒冷暑熱卒風暴至에 而經脈之應이 必應時爲變이요 邪之中人에도 亦然也라 詳如下文이라 ○ 泣은 澁同이요 隴은 隆同이라

夫邪之入於脈也에 **寒則血凝泣**하고 **暑則氣淖澤**하니 **虛邪因而入客**이 **亦如經水之得風也**라 **經之動脈**이 **其至也**에 **亦時隴起**하되 **其行於脈中**엔 **循循然**이라가

邪氣之自外而入者는 或爲凝泣하고 或爲淖澤하니 皆由於寒熱之變이라 其入客於經이 亦如經水之得風이니 卽血脈之得氣也라 故로 致經脈에 亦時隴起하니 蓋邪在脈中이면 無非隨正氣往來하야 以爲之動靜耳라 循循은 隨順貌라 ○ 淖는 乃豹切이라

至其寸口中手也엔 **時大時小**하니 **大則邪至**요 **小則平**이라 **其行無常處**하야

邪氣隨脈에 必至寸口하니 有邪則隴起而大하고 無邪則平和而小하야 隨其所在而爲形見 故로 行無常處라

在陰與陽을 **不可爲度**하니

隨陽經則入陽分하고 隨陰經則入陰分이라

從而察之三部九候하야 **卒然逢之**어든 **早遏其路**라

見邪所在則當遏之니 遏者는 制也라 早絶其路라야 庶無深大之害라 ○ 三部九候는 詳脈色類五라

○ **吸則內鍼**하야 **無令氣忤**하고

此下는 言呼吸補寫之法也라 吸則內鍼은 寫其實也라 蓋吸則氣至而盛하니 迎而奪之면 其氣可泄이니 所謂刺實者는 刺其來也라 去其逆氣 故로 令無忤라

靜以久留하야 **無令邪布**하고

前氣未除에 後氣將至 故로 當靜留其鍼하야 俟而寫之하면 無令邪氣復布也라

吸則轉鍼하야 **以得氣爲故**하고

邪氣未泄이면 候病者再吸하야 乃轉其鍼이라 轉은 搓轉也니 謂之催氣라 得氣爲故는 以鍼下得氣之故爲度也라

候呼引鍼하야 **呼盡乃去**면 **大氣皆出**하니 **故**로 **命曰寫**라

---

1) 隴: 둔덕, 언덕, 盛大할 롱.

入氣曰吸이요 出氣曰呼라 引은 引退也요 去는 出鍼也라 候呼하야 引至其門則氣去不能復聚하고 呼盡에 乃離其穴則大邪之氣가 隨泄而散하고 經氣以平 故로 謂之寫라 ○ 調經論에 曰 寫實者는 氣盛乃內鍼하되 鍼與氣俱內하고 以開其門하야 如利其戶하고 鍼與氣俱出하면 精氣不傷하고 邪氣乃下하니 外門不閉하야 以出其疾하되 搖大其道하야 如利其路하니 是謂大寫니 必切而出하면 大氣乃屈이라하니라

帝曰 不足者補之는 奈何오 岐伯이 曰 必先捫而循之하고

先以手로 捫摸其處니 欲[1]令血氣溫舒也라 ○ 捫은 音門이라

切而散之하고

次以指로 切捺其穴이니 欲其氣之行散也라

推而按之하고

再以指로 揉按其肌膚니 欲鍼道之流利也라

彈而怒之하고

以指로 彈其穴이니 欲其意有所注則氣必隨之 故로 脈絡膹滿이 如怒起也라

抓[2]而下之하야

用法如前하고 然後에 以左手爪甲으로 掐[3]其正穴하고 而右手로 方下鍼也라 ○ 抓는 爪同이요 又平去二聲이라

通而取之하고

下鍼之後엔 必候氣通하야 以取其疾이니 如下文者라

外引其門하야 以閉其神이라

門은 穴門也라 此는 得氣出鍼之法이니 詳下文者라

呼盡內鍼하야 靜以久留하되 以氣至爲故하고

此는 詳言用補之法也라 呼盡則氣出하고 氣出內鍼하니 追而濟之也라 故로 虛者可實이니 所謂 刺虛者는 刺其去也라 氣至義는 見後하고 爲故義는 如前이라

如待所貴하야 不知日暮하고

---

1) 欲: 바랄 욕.
2) 抓: 움킬(掐也), 할퀼 조.
3) 掐: 꼬집을(爪刺也) 겹.

靜以久留는 以候氣至요 如待貴人은 毋厭毋忽也라

其氣以至어든 適而自護[1]라가

以는 已同이요 適은 調適이요 護는 愛護也라 寶命全形論에 曰 經氣已至어든 愼守勿失이라하니 卽此謂也니 義如下文이라

候吸引鍼하고 氣不得出하야 各在其處어든 推闔其門하야 令神氣存하면 大氣留止하니 故로 命曰補니이다

候呼引鍼則氣充於內하고 推闔其門則氣固於外하야 神存氣留 故로 謂之補라 ○ 調經論에 曰 補虛者는 持鍼勿置하야 以定其意하고 候呼內鍼하야 氣出鍼入하고 鍼空四塞하야 精無從去하야 方實而疾出鍼하되 氣入鍼出하면 熱不得還하고 閉塞其門하면 邪氣布散하고 精氣乃得存하니 動氣候時하야 近氣不失하고 遠氣乃來를 是謂追之라하니라 ○ 愚按컨대 近代用鍼撮要가 凡足以發明本經하니 開導後人等法에 有不可不知者라 如用鍼之道는 以氣爲主하야 知虛知實이라야 方可無誤니 虛는 則脈虛而爲癢爲痲요 實은 則脈實而爲腫爲痛이라 虛則補之니 氣至則實이요 實則寫之니 氣去則虛 故로 用補用寫엔 必於呼吸之際에 隨氣下鍼이 則其要也라 ○ 下鍼之法은 先以左手로 捫摸其處하고 隨用大指爪重按切掐其穴하며 右手로 置鍼於穴上이라 凡用補者는 令病人으로 咳嗽一聲하야 隨嗽下鍼하니 氣出鍼入이라 初刺入皮하니 天之分也요 少停進鍼하야 次至肉中하니 人之分也요 又停進鍼하야 至於筋骨之間하니 地之分也라 然이나 深淺隨宜하야 各有所用이라 鍼入之後에 將鍼搖動搓彈을 謂之催氣라 覺鍼下沈緊이어든 倒鍼朝病하고 向內搓轉하니 用法補之요 或鍼下氣熱하면 是氣至足矣니 令病者로 吸氣一口하고 退鍼至人之分하야 候吸出鍼하고 急以指按其穴하니 此補法也라 凡用寫者는 令其吸氣하야 隨吸入鍼하니 鍼與氣俱內이라 初至天分하고 少停進鍼하야 直至於地하니 亦深淺隨宜而用이라 却細細搖動하고 進退搓捻하야 其鍼을 如手顫之狀하야 以催其氣라 約行五六次에 覺鍼下氣緊이어든 卽倒鍼迎氣하고 向外搓轉하야 以用寫法이라 停之良久에 退之人分하고 隨嗽出鍼하며 不閉其穴하니 此爲寫法이라 故로 曰 欲補엔 先呼後吸이요 欲寫엔 先吸後呼라하니 卽此法也라 ○ 所謂轉鍼者는 搓轉其鍼을 如搓線之狀하야 慢慢轉之하되 勿令太緊이요 寫左어든 則左轉하고 寫右어든 則右轉 故로 曰 撚鍼向外寫之方이요 撚鍼向內補之訣也라하니라 所謂候氣者는 必使患者로 精神已潮而後에 可入鍼이요 鍼旣入矣어든 又必使患者로 精神寧定而後에 可行氣라 若氣不潮에 鍼則輕滑不知疼痛하야 如插豆腐하니 未可刺也라 必候神氣旣至하야 鍼下緊澁하면 便可依法施用이라 入鍼後에 輕浮虛滑遲慢하야 如閑居靜室하야 寂然無聞者는 乃氣之未到요 入鍼後에 沈重澁滯緊實하야 如魚呑鈞하야 或沈或浮而動者는 乃氣之已來라 虛則推內進搓하야 以補其氣하고 實則循捫彈怒하야 以引其氣하며 氣未至則以手循攝[2]하고 以爪切掐하며 以鍼搖動하고 進撚搓彈하면 其氣必至하니

---

1) 適而自護: 氣를 適切히 調節하여 守護함.

氣既至어든 必審寒熱而施治라 刺熱에 須其寒者는 必留鍼하야 候其陰氣隆至也요 刺寒에 須其熱者는 必留鍼하야 候其陽氣隆至也니 然後에 可以出鍼이라 然이나 氣至速者는 效亦速而病易痊하고 氣至遲者는 效亦遲而病難愈라 生者는 澁而死者는 虛하니 候氣不至면 必死無疑니 此는 因氣可知吉凶也라 ○ 所謂出鍼者는 病勢既退에 鍼氣必鬆[1]이어니와 病未退者는 鍼氣固澁하야 推之不動하고 轉之不移하니 此는 爲邪氣吸拔其鍼이라 眞氣未至에 不可出而出之면 其病卽復하니 必須再施補寫하야 以待其氣하야 直候微鬆하야 方可出鍼豆許에 搖而少停하되 補者는 候吸하야 徐出鍼而急按其穴하고 寫者는 候呼하야 疾出鍼而不閉其穴이라 故로 曰 下鍼貴遲니 太急傷血이요 出鍼貴緩이니 太急傷氣也라하니라 ○ 所謂迎隨者는 如手之三陰이 從藏走手하고 手之三陽이 從手走頭하며 足之三陽이 從頭走足하고 足之三陰이 從足走腹하니 逆其氣면 爲迎爲寫요 順其氣면 爲隨爲補也라 ○ 所謂血氣多少者는 如陽明은 多血多氣하니 刺之者出血氣하고 太陽厥陰은 多血少氣하니 刺之者出血惡氣하고 少陽少陰太陰은 多氣少血하니 刺之者出氣惡血이라 ○ 所謂子母補寫者는 濟母하야 益其不足하고 奪子하야 平其有餘니 如心病虛者는 補其肝木하고 心病實者는 寫其脾土 故로 曰 虛則補其母하고 實則寫其子라하니라 然이나 本經에도 亦有補寫하니 心虛者取少海之水는 所以伐其勝也요 心實者取少府之火는 所以泄其實也라 又如貴賤之體에 有不同者하니 賤者는 硬而貴者는 脆也요 男女之取法에 有異者하니 男子之氣는 早在上而晩在下하고 女子之氣는 早在下而晩在上이로되 午前은 爲早屬陽하고 午後는 爲晩屬陰이라 男女上下는 其分在腰하야 足不過膝하고 手不過肘하니 補寫之宜에 各有其時也라 ○ 又如陰陽經穴에 取各有法者는 凡陽部陽經은 多在筋骨之側하야 必取之骨傍陷下者爲眞이니 如合谷三里陽陵泉之類가 是也요 凡陰部陰經은 必取於膕隙之間動脈應手者爲眞이니 如箕門五里太衝之類가 是也라 至於鍼制有九하여는 所以應陽九之數也요 鍼義有五하여는 所以合五行之用也라 古人은 以砭石이어늘 後人은 代以九鍼하니 其體는 則金也라 長短小大에 各隨所宜하니 其勁直은 象木也라 川原壅塞하면 可決於江河요 血氣凝滯하면 可疏於經絡이니 其流通은 象水也라 將欲行鍼엔 先摸其穴하고 含鍼於口然後刺之니 借我之陽氣하야 資彼之虛寒이니 其氣溫은 象火也라 入鍼以按하고 出鍼以捫하니 按者는 鎭其氣道요 捫者는 閉其氣門이니 其塡補는 象土也라 諸如此類가 皆鍼家之要니 所不可不知者라

候氣察三部九候

『素問·離合眞邪論』○ 十五

帝曰 候氣는 奈何오

此는 欲候其邪氣也요 非鍼下氣至之謂라

---

2) 循攝: 어루만져 氣를 끌어 들임.

1) 鬆: 늘어질(不緊), 부드러울(不硬) 송.

岐伯이 **曰 夫邪去絡入於經也**엔 **舍於血脈之中**하니

邪氣는 由淺而深 故로 必自絡然後에 入經이라 舍는 居也라

其寒溫이 **未相得**하야 **如涌波之起也**하야 **時來時去 故**로 **不常在**라

邪氣는 寒하고 正氣는 溫이라 故로 不相得이라 血氣本靜而邪擾之하니 亦猶水本靜而風擾之라 故로 如涌波之起也라 邪氣之至엔 善行數變하야 或往或來 故로 無常處라

故로 **曰 方其來也**엔 **必按而止之**하고 **止而取之**하되

方其來也엔 邪氣尙未 故로 可按其處而止之하고 取而寫之하야 蚤遏其勢면 則大邪可散하야 無深害矣라

無逢其衝1)**而寫之**라

不爲蚤治면 其邪必甚이라 邪氣雖盛이나 恐其氣未必實 故로 宜詳審이니 不可因逢其衝하야 輒寫之也라

眞氣者는 **經氣也**니 **經氣太虛 故**로 **曰 其來不可逢**이라하니 **此之謂也**라

眞氣不實에 迎而寫之하면 邪氣雖去나 眞氣必太虛矣라 故로 曰 其來不可逢也라 ○ 按小鍼解에 曰 其來不可逢者는 氣盛不可補也라하니 彼言補요 此言寫라 文若相反이나 各有深義하니 當兩察之라

故로 **曰 候邪不審**하야 **大氣已過**에 **寫之則眞氣脫**하고 **脫則不復**하야 **邪氣復至而病益蓄**이라

過는 往也라 不能審察虛實하야 而寫其已去之邪하면 反傷其氣하야 邪必乘虛復至하야 而益甚矣라

故로 **曰 其往不可追**라하니 **此之謂也**라

小鍼解에 曰 其往不可追者는 氣虛不可寫也라하니라

不可挂以髮者는 **待邪之至時**하야 **而發鍼寫矣**로되 **若先若後者**는 **血氣已盡**하여도 **其病不可下**라

發鍼寫者는 施寫法也니 欲寫其邪면 在氣至之頃이라 不可挂以髮者는 言絲毫之不可失也라 若先若後者는 先之則邪未至하고 後之則大氣已過하야 徒有伐盡其血氣而病不可下니 下者는 降服之謂라

---

1) 無逢其衝: 逢은 迎의 뜻이고, 衝은 邪氣가 가장 盛할 때를 말함.

故로 曰 知其可取면 如發[1]機[2]하고 不知其取면 如扣椎라 故로 曰 知機道者는 不可挂以發이요 不知機者는 扣之不發이라하니 此之謂也니이다

機는 弩機也요 椎는 木椎也라 知而取之면 必隨撥[3]而應하야 如發機之易하고 不知而攻之면 則頑鈍莫入하야 如扣椎之難也라 ○ 按上文諸義는 俱見前第一第七二章이라

帝曰 補寫[4]는 奈何오

此는 承上文而問邪方去絡하야 入於經也에 將先固正氣而補之아 或先攻邪氣而寫之也아

岐伯이 曰 此는 攻邪也니 疾出以去盛血하야 而復其眞氣라

言旣中於邪卽當攻邪로되 但治之宜早니 必使疾出其邪하야 以去盛血則眞氣自復이라 此는 寫中에 亦有補也라

此는 邪新客하야 溶溶[5]未有定處也라 推之則前하고 引之則止하니 逆[6]而刺之溫血也하야 刺出其血하면 其病立已니이다

溶溶은 流動貌라 邪之新客於人者는 其淺在絡하야 未有定處 故로 推之則可前이요 引之則可止니 言取之甚易也라 凡取絡者는 必取其血이니 刺出溫血하면 邪必隨之而去矣라 故로 病可立已라 溫血은 熱血也라

帝曰 善하노이다 然이나 眞邪以合하야 波隴不起하면 候之奈何오

眞邪以合은 邪正初相犯也요 波隴不起는 病形未見也니 察此不眞이면 最易惑亂이라

岐伯이 曰 審捫循三部九候之盛虛而調之니

但審察三部九候之脈이면 則盛虛可得而調治를 可施矣라

察其左右上下의 相失及相減者하야 審其病藏以期之라

相失者는 如七診之類가 失其常體하야 不相應也요 相減者는 形氣虛脫也라 察三部九候之左右上下면 則知其病之所在와 藏之所屬과 陰陽氣候하야 皆可期矣라 ○ 三部九候相失相減等義는 見脈色類五及二十五라

---

1) 發: 쏠(發矢) 발.
2) 機: 弩箭을 發動시키는 機關.
3) 撥: 다스릴(治也), 다룰 발.
4) 補寫: 『語譯』에 "明抄本엔 作取血하니 按核以岐伯刺出其血之答辭면 則作取血이 于義較切이라"고 하였다.
5) 溶溶: 큰물이 흐르는 모양.
6) 逆: 迎의 뜻임.

不知三部者는 **陰陽不別**하고 **天地不分**이라

陰陽不別은 則不知藏府逆順이요 天地不分은 則不知升降浮沈이라

地以候地하고 **天以候天**하고 **人以候人**하야 **調之中府**하야 **以定三部**[1]라

知三部者는 可以候上中下之病이라 中府는 藏氣也라 凡三部九候脈證이 皆以藏氣爲主하니 氣順則吉하고 氣逆則凶 故로 調之中府라야 可以定三部라

故로 **曰 刺**에 **不知三部九候病脈之處**면 **雖有大過且至**라도 **工不能禁也**라하니이다

大過는 大邪之過也라

誅罰無過를 **命曰大惑**이니 **反亂大經**하야 **眞不可復**이라 **用實爲虛**하며 **以邪爲眞**하야 **用鍼無義**하면 **反爲氣賊**하야 **脫人正氣**하고 **以從爲逆**하야 **榮衛散亂**하고 **眞氣已失**하야 **邪獨內著**하면 **絶人長命**하야 **予人夭殃**하니 **不知三部九候 故**로 **不能久長**이라

不知邪正虛實而妄施攻擊을 是謂誅罰無過라 奪人眞元하야 殺人於冥冥之中이 莫此爲甚하니 欲遺陰德於子孫者는 當以此爲切戒라

因不知合之四時五行하고 **因加相勝**[2]하야 **釋邪攻正**하면 **絶人長命**이라

不知合之四時五行 因加相勝은 失天和也요 釋邪攻正은 不當伐而伐也라 故로 絶人長命이라

邪之新客來也엔 **未有定處**하야 **推之則前**하고 **引之則止**하니 **逢而寫之**면 **其病立已**니이다

此에 重言之者는 深示人以治病宜早也라

候氣

十六

刺之而氣不至면 **無問其數**[3]하고

---

1) 不知三部者 陰陽不別 天地不分 地以候地 天以候天 人以候人 調之中府 以定三部: 『語譯』에는 '地以候地하고 天以候天하고 人以候人하야 調之中府하야 以定三部니 不知三部者는 陰陽不別하고 天地不分이라'의 錯簡으로 보았다.

2) 加相勝: 加는 助益, 相勝은 잘못된 補瀉法을 말함.

3) 數: 息數, 卽 留鍼時間을 말함.

『靈樞·九鍼十二原篇』○ 無問其數者는 必以氣至爲度也니 卽如待貴人하야 不知日暮之謂라

刺之而氣至에 乃去之요 勿復鍼이라

氣至勿復鍼은 恐其眞氣脫也라 ○ 候氣詳義는 有按在前十四라

鍼各有所宜하고 各不同形하야 各任其所爲라

皮肉筋骨에 病各有處하니 用鍼에도 各有所宜也라

刺之要는 氣至而有效요 效之信은 若風之吹雲하야 明乎若見蒼天하니 刺之道畢矣니이다

刺엔 以氣爲要요 以效爲信이니 得其要則效라 故로 如風之吹雲이요 邪氣去則正氣見이라 故로 明乎若見蒼天也라

○ 睹其色하며 察其目하야 知其散復하고 一其形[1]하며 聽其動靜하야 知其邪正이니

詳義具見下文이라

右主推之하고 左持而御之하야 氣至而去之라

右主推之는 所以入鍼也요 左持而御之는 所以護持也라 邪氣去而穀氣至然後에 可以出鍼이라

○ 小鍼解에 曰 睹其色 察其目 知其散復 一其形 聽其動靜者는 言上工이 知相五色於目하고 有[2]知調尺寸小大緩急滑濇하야 以言所病也요

察其色於外면 可以知其散復이요 察脈於內면 可以知其動靜이라

知其邪正者는 知論虛邪與正邪之風也라 右主推之 左持而御之者는 言持鍼而出入也요 氣至而去之者는 言補寫氣調而去之也라

補不足하고 寫有餘하야 必得其平이 是氣調也니 方可去鍼이라

調氣는 在於終始요 一者는 持心也라

終始는 本經篇名이니 見下文이라 一者持心也는 釋前文一其形 聽其動靜 知其邪正者니 皆主持於心也라

1) 一其形: 『語譯』에 "呂氏春秋擧難高注에 一은 分也라하니 一其形은 是說分別形體之肥瘦强羸라"고 하였다.
2) 有: 혹(或), 또(又) 유.

節之交三百六十五會者는 絡脈之滲灌諸節者也라

此一句는 詳經絡類十四라

所以察其目者는 五臟이 使五色循明하니 循明則聲章이라 聲章者는 則言聲이 與平生으로 異也라

五藏六府之精氣가 皆上注於目而爲之精 故로 能使五色循明이라 蓋色明於外者는 由氣盛於內 故로 其聲音도 亦必章大하야 與平生異矣라

○ 四時氣篇에 曰 睹其色 察其目 以知其散復者는 視其目色하야 以知病之存亡也라

神完則氣復하고 神失則氣散 故로 察其目色이면 卽可知病之存亡也라

一其形 聽其動靜者는 持氣口人迎하되 以視其脈堅且盛且滑者는 病日進이요 脈軟者는 病將下요

脈堅而且盛且滑者는 邪氣之熾也라 故로 病日進이요 脈軟而和者는 元氣之來也라 故로 病將下라 下는 退也라

諸經實者는 病三日已라

凡邪氣未解者는 最忌脈弱無力이니 如平人氣象論에 曰 病在中에 脈虛라하고 玉機眞藏論에 曰 病在外에 脈不實堅者는 難治라하고 邪客篇에 曰 虛而細者는 久以持[1]라하니 皆不實之謂也라 若病在諸經而脈實有力者는 邪將外達也라 故로 可三日而已矣라

氣口는 候陰하고 人迎은 候陽也라

氣口在手하니 手太陰肺脈也요 氣口獨爲五藏主 故로 以候陰이라 人迎在頭하니 陽明胃脈也요 胃爲六府之大源 故로 以候陽이라 人迎氣口詳義는 見藏象類十一이라

○ 凡刺之道는 氣調而止[2]니

『靈樞·終始篇』

補陰寫陽하면 音氣益彰하며 耳目聰明하고 反此者는 血氣不行이라

此陰陽은 以表裏言이라 凡正氣在中하니 所當補也라 故로 曰 補陰이요 邪自外入하니 所當寫也라 故로 曰 寫陽이라 陽邪去而眞陰復 故로 音氣益彰하며 耳目聰明也라

---

1) 久以持: 病이 낫지 않고 오래감.

2) 氣調而止: 『甲乙』에는 '氣和乃止'로 되어 있다.

所謂氣至而有效者는 寫則益虛하니 虛者는 脈大如其故而不堅也요 堅如其故者는 適雖言故[1)]나 病未去也라

凡氣至之效는 寫者欲其虛也니 旣寫之後에 雖其脈大如舊나 但得和耎不堅이니 卽其效也라 若脈堅如舊者는 雖欲文飾其故나 而病實未除也라

補則益實하니 實者는 脈大如其故而益堅也요 夫如其故而不堅者는 適雖言快나 病未去也라

補者는 欲其實이니 實則脈必堅이요 旣補之後에 而脈之大小不堅如舊者를 不可言快니 病未除也라 二節에 云大者는 乃槪指脈體進退而言也요 非洪大之謂라

故로 補則實하고 寫則虛하면 痛雖不隨鍼[2)]이나 病必衰去하니

補則實者는 其脈必堅하고 寫則虛者는 其脈必不堅이라 若或有痛하야 雖不隨鍼이나 卽愈하니 亦必以漸而去矣라

必先通十二經脈之所生病而後에야 可得傳於終始矣라

十二經脈이 各有左右上下하고 其受病之處도 亦有先後하니 必治其病所從生而後에야 可得終始之義라 終始는 本篇이니 卽本末之謂라

故로 陰陽不相移하고 虛實不相傾하면 取之其經이라

移는 移易也요 傾은 相傷也라 或陰或陽에 無所改易이 不相移也요 虛者自虛하고 實者自實이 不相傾也니 此則無所從生而各病其病이니 但求其經而取之라

凡刺之屬은 三刺에 至穀氣하니 邪僻妄合과 陰陽易居와 逆順相反과 沈浮異處와 四時不得[3)]과 稽留淫泆은 須鍼而去라

三刺義는 如下文이라 邪僻妄合等六句는 詳言病變也라 凡此者는 皆須用鍼하야 治以三刺之法則諸病을 可去也라

故로 一刺則陽邪出하고

初刺之는 在於淺近 故로 可出陽分之邪라

再刺則陰邪出하고

---

1) 故: 『太素』에는 '快'로 되어 있다.
2) 痛雖不隨鍼: 『甲乙』에는 '痛雖不隨鍼減'으로 되어 있는데, 아래 文章도 같다.
3) 四時不得: 脈氣와 四時氣候가 相應하지 않음을 말함.

再刺之는 在於深遠 故로 可出陰分之邪라

三刺則穀氣至하니 穀氣至而止라 所謂穀氣至者는 已補而實하고 已寫而虛 故로 以知穀氣至也요

三刺之는 在候穀氣니 穀氣者는 元氣也라 止는 出鍼也라 蓋邪氣來也에 緊而疾하고 穀氣來也에 徐而和하니 必邪氣去而後에 穀氣至 故로 已補而實則虛者堅하고 已寫而虛則堅者耎하니 是以로 知穀氣之至也라

邪氣獨去者는 陰與陽이 未能調而病知愈也라 故로 曰 補則實하고 寫則虛하야 痛雖不隨鍼이나 病必衰去矣라하니이다

穀氣至者는 知邪氣之去也라 雖陰陽經氣未見卽調나 而病則已愈 故로 上文에 曰 補則實하고 寫則虛하면 病必衰去矣라하니라

類經二十卷

張介賓類註

鍼刺類

五變五輸 刺應五時

『靈樞·順氣一日分爲四時篇』○ 十七

黃帝曰 余聞刺有五變하야 以主五輸라하니 願聞其數하노이다 岐伯이 曰 人有五藏하고 五藏有五變[1])하며 五變有五輸 故로 五五二十五輸하야 以應五時니이다 黃帝曰 願聞五變하노이다 岐伯이 曰 肝爲牡藏이니 其色靑 其時春 其音角 其味酸 其日甲乙이요

肝屬木하야 爲陰中之少陽 故로 曰牡藏이라

心爲牡藏이니 其色赤 其時夏 其日丙丁 其音徵 其味苦요

心屬火하야 爲陽中之太陽 故로 曰牡藏이라

脾爲牝藏이니 其色黃 其時長夏 其日戊己 其音宮 其味甘이요

脾屬土하야 爲陰中之至陰 故로 曰牝藏이라

肺爲牝藏이니 其色白 其音商 其時秋 其日庚辛 其味辛이요

肺屬金하야 爲陽中之少陰 故로 曰牝藏이라

腎爲牝藏이니 其色黑 其時冬 其日壬癸 其音羽 其味鹹이라 是爲五變이니이다

腎屬水하야 爲陰中之太陰 故로 曰牝藏이라 ○ 按컨대 五藏이 配合五行이로되 而惟肝心은 爲牡藏이요 脾肺腎은 皆爲牝藏이니 蓋木火爲陽이요 土金水皆爲陰也라

黃帝曰 以主五輸는 奈何오

---

1) 五藏有五變: 本文 앞 구절에서는 色·時·日·音·味를 五變이라 하고, 뒤 구절에서는 藏·色·時·音·味를 五變이라 하여 모순이 있는 것 같은데 現實的으로 時와 日은 같은 意味이므로 後者가 옳다.

此는 言五輸之主五時也라 ○ 本節에 缺岐伯曰三字라

藏主冬하니 冬刺井하고

五藏主藏하야 其氣應冬하고 井之氣深하야 亦應乎冬 故로 凡病之在藏者는 當取各經之井穴也라

色主春하니 春刺榮하고

五色蕃華하야 其氣應春하고 榮穴氣微하야 亦應乎春 故로 凡病見於色者는 當取各經之榮也라

時主夏하니 夏刺輸하고

五時長養하야 其氣應夏하고 輸穴氣盛하야 亦應乎夏 故로 凡病之時作時止者는 當取各經之輸也라

音主長夏하니 長夏刺經하고

五音繁盛하야 氣應長夏하고 經穴正盛하야 亦應長夏 故로 凡病在聲音者는 當取各經之經也라

味主秋하니 秋刺合이라

三味成熟하야 以養五藏하니 其氣應秋하고 合穴氣斂하야 亦應乎秋 故로 經滿而血者와 病在胃及因飮食內傷者는 當取各經之合也라 ○ 按本篇五時之刺以應五輸컨대 謂冬刺井 春刺榮 夏刺輸 長夏刺經 秋刺合者는 以井應冬하고 榮應春하고 輸應夏하고 經應長夏하고 合應秋也라 如本輸四時氣水熱穴等論所載도 皆同하니 不可易者라 考之六十五難컨대 曰 井者는 東方春이요 合者는 北方冬也라하고 七十四難에 曰 經에 言春刺井 夏刺榮 季夏刺俞 秋刺經 冬刺合이라하야 皆與本經으로 不合하니 必難經之誤也라 當以本經爲正이니 不可不辨이라

是謂五變이니 以主五輸니이다

五變이 各應五輸하니 是謂五五二十五輸라

黃帝曰 諸原은 安合하야 以致六輸오

五藏五輸之外에 六府尙有原穴하니 是爲六輸 故로 問其所合之義라

岐伯이 曰 原獨不應五時하니 以經合之하야 以應其數라 故로 六六三十六輸니이다

上文에 止言五藏五輸以應五時하고 而不及六府之原者는 蓋原合於經하야 不復應時라 如長夏之刺經이면 則原在其中하야 應其數矣니 是卽六府之六輸也라 ○ 按컨대 本輸篇所載六府之原이 在九鍼十二原篇엔 卽謂之腧 故로 六十六難에 曰 以腧爲原也라하니 後世鍼灸諸書宗之하야 皆言陽經之腧는 卽爲原 故로 治腧卽所以治原이요 陰經之腧는 幷於原 故로 治原卽所以治腧라하니라 今此節에 云 以經合之하야 以應其數라하니 然則經原腧三穴은 相隣하야 經도 亦可以代原

矣라 詳義見經絡類十五十六章과 及圖翼四卷十二原解中이라

黃帝曰 何謂藏主冬하고 時主夏하고 音主長夏하고 味主秋하고 色主春고 願聞其故하노이다 岐伯이 曰 病在藏者는 取之井하고 病變於色者는 取之滎하고 病時間時甚者는 取之輸하고 病變於音者는 取之經하고 經滿而血者와 病在胃及以飮食不節로 得病者는 取之於合이라 故로 命曰味主合이니 是謂五病[1)]也니이다

此는 申明上文之義也니 注如前이라

四時之刺

十八

春엔 取絡脈諸滎과 大經分肉之間하되 甚者는 深取之하고 間者는 淺取之하며

『靈樞·本輸篇』 ○ 此下는 言經絡淺深이 兼諸輸하야 而分主四時也라 絡脈者는 十二經之大絡이니 如手太陽列缺之類가 是也요 諸滎者는 十二經之滎穴이니 如手太陰魚際之類가 是也라 絡淺滎微하야 皆應春氣하고 春은 以少陽之令으로 將升未升하야 其氣在中 故로 刺之者가 在絡在滎에 皆中取於大經分肉之間하야 因其間甚而可深可淺也라

夏엔 取諸腧孫絡과 肌肉皮膚之上하며

諸腧者는 十二經之腧穴이니 如手太陰經太淵之類가 是也요 絡之小者爲孫絡이니 皆應夏氣라 夏는 以老陽之令으로 陽盛於外 故로 宜淺刺於諸腧孫絡과 及肌肉皮膚之上也라

秋엔 取諸合하고 餘如春法하며

諸合者는 十二經之合穴이니 如手太陽尺澤之類가 是也요 諸合應秋 故로 宜取之라 秋는 以少陰之令으로 將降未降하야 氣亦在中 故로 餘如春法이니 謂亦宜中取於大經分肉之間하야 而可淺可深也라

冬엔 取諸井諸腧之分하야 欲深而留之하니

諸井者는 十二經之井穴이니 如手太陰少商之類가 是也요 諸腧者는 藏府之腧니 如肺腧心腧之類가 是也니 非上文五腧之謂라 諸井諸藏은 皆主冬氣하고 冬은 以老陰之令으로 陽氣伏藏 故로 宜取井腧하니 欲其深而久留之也라

此는 四時之序요 氣之所處요 病之所舍요 藏之所宜라

處는 上聲이니 謂氣之所居也라

---

1) 五病: 五變의 誤記로 보인다.

○ 黃帝問於岐伯曰 夫四時之氣는 各不同形하야 百病之起에 皆有所生하니 灸刺之道는 何者爲定[1]고

『靈樞·四時氣篇』 ○ 定은 一本에 作寶라

岐伯이 答曰 四時之氣는 各有所在하니 灸刺之道는 得氣穴爲定이라

時氣所在가 卽氣穴也라

故로 春엔 取經血脈分肉之間하되 甚者는 深刺之하고 間者는 淺刺之하며

春取經은 卽前篇大經分肉之間也라 甚者深 間者淺은 義俱如前이라

夏엔 取盛經孫絡커나 取分間하야 絶皮膚하며

盛經孫絡은 皆陽分也라

秋엔 取經腧하되 邪在府면 取之合하며 冬엔 取井滎하되 必深以留之니이다

邪在府는 謂秋陰未盛하고 陽邪猶在陽分也라 本篇詳義는 見下文이라

帝曰 春取絡脈分肉은 何也오

『素問·水熱穴論 ○ 本論之義는 卽所以釋前篇也라

岐伯이 曰 春者는 木始治하고 肝氣始生하니 肝氣는 急하고 其風은 疾하나 經脈은 常深하고 其氣는 少하야 不能深入 故로 取絡脈分肉間이니이다

春屬木하고 木應肝하며 肝主風이라 春刺絡者는 刺肝邪也라 風木之邪가 雖爲急疾이나 然이나 春風은 本柔하야 將達於外하고 經脈은 常深하야 邪非深入 故로 當取絡脈之穴如前篇과 及分肉間也라

帝曰 夏取盛經分腠는 何也오 岐伯이 曰 夏者는 火始治하고 心氣始長하니 脈瘦氣弱하나 陽氣流溢하야 熱熏分腠하고 內至於經 故로 取盛經分腠하니 絶膚而病去者는 邪居淺也일새요

夏屬火하고 火應心하며 心主熱이라 夏令엔 陽浮於外하야 熱熏分腠하야 氣在盛經孫絡之間 故로 夏에 取盛經分腠者는 治在陽分이니 所以去心邪也라

所謂盛經者는 陽脈也니이다

謂手足三陽과 及十二經之經穴이니 如手太陰經渠之類요 凡夏氣所在者가 卽陽脈也라

---

1) 爲定: 『甲乙』에는 '爲寶'로, 『太素』에는 '可寶'로 되어 있다.

帝曰 秋取經兪는 何也오 岐伯이 曰 秋者는 金始治하고 肺將收殺하니 金將勝火하야 陽氣在合하고 陰氣初勝하야 濕氣及體나

經兪者는 諸經之經穴兪穴也라 兪應夏하고 經應長夏하니 皆陽分之穴이라 秋屬金하고 金應肺하야 令主收殺이라 其時에 金將勝火하고 陽氣尙在諸經之合하야 陽氣初衰하고 陰氣初勝 故로 寒濕之氣及體라

陰氣未盛하야 未能深入 故로 取兪하야 以寫陰邪하고 取合하야 以虛陽邪하니 陽氣始衰 故로 取於合이니이다

陰氣未深하야 猶在陽分 故로 取經兪하야 以寫陰邪요 陽氣始衰하야 邪將收斂 故로 取合穴하야 以虛陽邪也라 皇甫士安이 云 是謂始秋[1]之治變이라하니라

帝曰 冬取井滎은 何也오 岐伯이 曰 冬者는 水始治하고 腎方閉하니 陽氣衰少하고 陰氣堅盛하야 巨陽伏沈하고 陽脈乃去

井應冬하고 滎應春也라 冬屬水하고 水主腎하며 水王於冬하야 其氣閉藏也라 少陰은 腎也요 巨陽은 膀胱也라 二經表裏에 陰氣方盛하니 所以陽脈衰去라

故로 取井하야 以下陰逆하고 取滎하야 以實陽氣라

取井以下陰逆은 抑有餘也요 取滎以實陽氣는 扶不足也라

故로 曰 冬取井滎하면 春不鼽衄이라하니 此之謂也니이다

皇甫士安이 云 是爲初冬之治變이라하니라 ○ 鼽는 音求라

○ 春取絡脈하고 夏取分腠하고 秋取氣口하고 冬取經輸하니

『靈樞·寒熱病篇』 ○ 春夏之取는 與前四時氣篇과 水熱穴論으로 皆同이라 秋取氣口者는 手太陰肺脈이 應秋金也요 冬取經輸者는 經穴이 通藏氣하고 藏主冬也일새라

凡此四時엔 各以時爲齊라

齊義는 見下文이라

絡脈은 治皮膚하고 分腠는 治肌肉하고 氣口는 治筋脈하고 經輸는 治骨髓니이다

絡脈浮淺 故로 治皮膚요 分腠有理 故로 治肌肉이요 氣口者는 脈之大會 故로 治筋脈이요 經腧連藏 故로 治骨髓라 ○ 按컨대 此言經輸者는 總言經穴也요 非上文經兪之謂라 蓋彼는 以五輸

---

1) 始秋: 초가을.

言 故로 云 秋取經兪하고 冬取井滎이라하고 此는 以內外言 故로 云 絡脈은 治皮膚하고 經輸는 治骨髓也라하니 當解其意라

春氣는 **在毛**하고 **夏氣**는 **在皮膚**하며 **秋氣**는 **在分肉**하고 **冬氣**는 **在筋骨**하나니

『靈樞·終始篇』 ○ 此는 言病氣之中人에 隨時氣而爲深淺也라 ○ 按四時刺逆從論에 曰 春氣는 在經脈하고 夏氣는 在孫絡하고 長夏氣는 在肌肉하고 秋氣는 在皮膚하고 冬氣는 在骨髓中이라하야 與本篇으로 若異者는 何也오 蓋本篇은 言病邪之應時令에 有表有裏요 四時刺逆從論은 言人氣之合天地에 有升有降이니 義本不同이나 非矛盾也니 詳見下章이라

刺此病者는 **各以其時爲齊**라

齊는 劑同하니 藥曰藥劑요 鍼曰砭劑也라 春夏엔 陽氣在上 故로 取毫毛皮膚하니 則淺其鍼이요 秋冬엔 陽氣在下 故로 取分肉筋骨하니 則深其鍼이라 是以時爲齊也라

故로 **刺肥人者**는 **以秋冬之齊**하고 **刺瘦人者**는 **以春夏之齊**니이다

此는 又於四時之中에 而言肥瘦之異也라 肥人은 肉厚하야 淺之則不及 故로 宜秋冬之齊요 瘦人은 肉薄하야 深之則太過 故로 宜春夏之齊也라

刺分四時 逆則爲害

十九

黃帝問曰 診要는 **何如**오

『素問·診要經終篇』

岐伯이 **對曰 正月二月**은 **天氣始方**하고 **地氣始發**하니 **人氣在肝**하고

方은 謂氣方升也며 歲方首也며 人事方興也요 發은 萬物發生也라 肝屬木하고 氣應春 故로 人氣在肝이라

三月四月은 **天氣正方**하고 **地氣定發**하니 **人氣在脾**하고

正方은 謂時氣正升이며 歲事正新也요 定發은 專於發生也라 此時엔 天地之氣가 自下而升하되 土居升降之中而脾應之라 故로 人氣在脾라

五月六月은 **天氣盛**하고 **地氣高**하니 **人氣在頭**하고

盛夏엔 陽升之極 故로 人氣應之在頭라

七月八月은 陰氣始殺하니 人氣在肺하고

氣升則物生하고 氣降則物死라 此時에 天氣漸降하야 清秋當令하야 陰氣始殺하니 萬物人氣가 自頭而降하고 肺金應之라 故로 人氣在肺라

九月十月은 陰氣始冰하고 地氣始閉하니 人氣在心하고

自秋入冬에 陰氣始凝하고 心氣始閉하야 陽氣在中 故로 人氣在心이라

十一月十二月은 冰復하고 地氣合하니 人氣在腎이라

復은 言其重이니 寒凝之甚也라 斯時에 陽氣深伏於下 故로 人氣在腎이라

故로 春刺散兪와 及與分理하야 血出而止하되 甚者는 傳氣요 間者는 環也라

按四時刺逆從論에 曰 春氣在經脈이라하니 此散兪者는 卽諸經之散穴也니 義如下文이라 分理는 肌肉分理也라 春宜疏達 故로 欲血出而止라 傳은 布散也요 環은 周也라 病甚者는 針宜久留 故로 必待其傳氣요 病稍間者는 但候其氣行一周於身하야 約二刻許에 可止鍼也라

夏刺絡兪하야 見血而止하되 盡氣閉環하면 痛病必下라

絡兪는 謂諸經浮絡之穴이니 以夏氣在孫絡也라 夏宜宣泄 故로 必見血而止라 盡氣는 盡去其邪血邪氣也요 閉環은 謂去鍼閉穴하야 須氣行一周之頃也니 凡有痛病에 必退下矣라

秋刺皮膚循理하되 上下同法하야 神變而止하고

循理는 循分肉之理也라 上言手經이요 下言足脛이니 刺皆同法이라 秋氣在皮膚하야 邪猶未深 故로 但察其神氣變易하야 異於未刺之前이면 可止鍼矣라

冬刺兪竅於分理하되 甚者는 直下하고 間者는 散下라

孔穴之深者를 曰竅니 冬氣在骨髓中 故로 當深取兪竅於分理間也라 甚者直下는 察邪所在而直取其深處也요 間者散下는 或左右上下에 散布其鍼而稍宜緩也라

春夏秋冬에 各有所刺하야 法其所在[1)]니이다

上文十二月은 言氣之升降이요 此四季는 言氣之深淺 故로 各有所刺하야 法其所在라

春刺夏分하야 脈亂氣微하고 入淫骨髓하야 病不能愈하면 令人不嗜食하고 又且少氣하며

此下는 言四時之誤刺也라 春刺孫絡이 是春刺夏分也라 夏應心하고 心主脈 故로 脈亂氣微요

1) 法其所在: 刺法이 人氣의 所在에 따라 달라져야 함을 말함.

腎水受氣於夏하고 腎主骨 故로 入淫於骨髓라 心火微則胃土失其所養 故로 不嗜食이요 不嗜食 故로 少氣也라

春刺秋分하야 **筋攣逆氣**하고 **環**[1]**爲欬嗽**하야 **病不愈**하면 **令人時驚**하고 **又且哭**하며

春刺皮膚가 是刺秋分也라 肝木이 受氣於秋하고 肝主筋 故로 筋攣也라 逆氣者는 肝氣上逆也라 環은 周也라 秋應肺 故로 氣周及肺하야 爲咳嗽也라 肝主驚 故로 時驚이요 肺主悲憂 故로 又且哭이라

春刺冬分하야 **邪氣著藏**하면 **令人脹病不愈**하고 **又且欲言語**하며

春刺骨髓가 是春刺冬分也라 冬應腎하니 腎傷則邪氣內侵而著藏 故로 令人脹이요 火受氣於冬하고 心屬火而主言 故로 且欲言語也라

夏刺春分하야 **病不愈**하면 **令人解墮**하고

夏刺經兪가 是夏刺春分也라 肝應春하고 其主筋하니 傷其肝氣 故로 令人筋力解墮라

夏刺秋分하야 **病不愈**하면 **令人心中欲無言**하고 **惕惕如人將捕之**하며

夏刺秋分하면 傷其肺也니 肺氣不足 故로 令人欲無言이라 惕惕如人將捕之者는 恐也요 恐爲腎之志니 肺金受傷하야 病及其子 故로 亦虛而恐也라

夏刺冬分하야 **病不愈**하면 **令人少氣**하고 **時欲怒**하며

夏傷其腎이면 則精虛不能化氣 故로 令人少氣요 水虧則木失所養하야 而肝氣强急 故로 時欲怒也라

秋刺春分하야 **病不已**하면 **令人惕然**하고 **欲有所爲**하되 **起而忘之**하며

秋刺春分하면 傷肝氣也라 心失其母則神有不足 故로 令人惕然하며 且善忘也라

秋刺夏分하야 **病不已**하면 **令人益嗜臥**하고 **又且善夢**하며

秋刺夏分하면 則心氣少而脾氣孤하니 脾虛則倦而嗜臥하고 心虛則神不安而善夢이라

秋刺冬分하야 **病不已**하면 **令人洒洒時寒**하고

秋刺冬分하야 誤傷腎陰하면 則精氣耗散 故로 令人洒洒寒慄也라

冬刺春分하야 **病不已**하면 **令人欲臥**나 **不能眠**하고 **眠而有見**하며

---

1) 環: 環은 還과 通하고, 還은 旋의 뜻이다.

肝藏魂하니 肝氣受傷하면 則神魂散亂 故로 令人欲臥不能眠이요 或眠而有見은 謂怪異等物也라

冬刺夏分하야 **病不愈**하면 **氣上**하야 **發爲諸痹**하고

心應夏하고 其主血脈하니 脈傷則邪氣乘虛客之 故로 發爲諸痹라

冬刺秋分하야 **病不已**하면 **令人善渴**이라

刺傷肺金하면 必虧腎水 故로 令人善渴이라

凡刺胸腹者는 **必避五藏**하나니

此下는 言刺害也니 五藏이 傷則五神去하고 神去則死矣라 故로 凡刺胸腹者는 必避五藏이라

中心者는 **環**에 **死**[1]하고 **中脾者**는 **五日**에 **死**하고 **中腎者**는 **七日**에 **死**하고 **中肺者**는 **五日**에 **死**하고

環은 周一日也라 此節에 止言四藏하고 獨不及肝하니 必脫簡耳라 按컨대 刺禁論所言五藏死期가 尤爲詳悉이나 但與本節로 稍有不同하니 見本類後六十四라

中鬲者는 **皆爲傷中**이니 **其病雖愈**나 **不過一歲**에 **必死**라

鬲膜은 前齊鳩尾하고 後齊十一椎라 心肺는 居於鬲上하고 肝腎은 居於鬲下하며 脾는 居在下하야 近於鬲間하니 鬲者는 所以鬲淸濁하고 分上下而限五藏也라 五藏之氣는 分主四季하니 若傷其鬲則藏氣陰陽이 相亂하야 是爲傷中 故로 不出一年에 死라

刺避五藏者는 **知逆從也**니 **所謂從者**는 **鬲**[2]**與脾腎之處**요 **不知者**는 **反之**라

鬲連胸脇四周하고 脾居於中하며 腎著於脊하니 知而避之者爲從이요 不知者爲逆이니 是謂反也라

刺胸腹者는 **必以布憿**[3]**著之**하야 **乃從單布上刺**하되

此下는 言刺法也라 胸腹은 虛淺近藏 故로 必以布憿著之而後에 刺니 所以護心腹하야 愼風寒也라 憿는 音皎니 布也요 著은 音灼이니 被服也라

刺之不愈어든 **復刺**라

以平爲期也라

刺鍼必肅하야

---

1) 中心者 環死: 『素問·刺禁論』에는 '刺中心 一日死'로 되어 있다.
2) 鬲: 鬲字 앞에 知字가 빠진 것으로 보인다.
3) 憿: 皦의 假借字로 보인다. 皦는 행전 교.

敬謹毋忽也라

刺腫搖鍼하고

搖大其竅하야 寫之速也라

經刺勿搖하니

恐泄其氣也라

此刺之道也니이다

○ **是故**로 **春氣**는 **在經脈**하고 **夏氣**는 **在孫絡**하고 **長夏氣**는 **在肌肉**하고 **秋氣**는 **在皮膚**하고 **冬氣**는 **在骨髓中**이니이다

『素問·四時刺逆從論』

帝曰 余願聞其故하노이다 **岐伯**이 **曰 春者**는 **天氣始開**하고 **地氣始泄**하야 **凍解冰釋**하고 **水行經通 故**로 **人氣在脈**하고

春時엔 天地氣動하고 水泉流行 故로 人氣亦在經脈이라

夏者는 **經滿氣溢**하야 **入**[1]**孫絡受血**하고 **皮膚充實**하며

夏時엔 氣盛 故로 溢入孫絡而充皮膚하니 所以人氣在孫絡이라

長夏者는 **經絡皆盛**하야 **內溢肌中**하고

六月建未하니 是爲長夏土勝之時요 經絡皆盛하니 所以人氣在肌肉中이라

秋者는 **天氣始收**하야 **腠理閉塞**하고 **皮膚引急**[2]하며

秋氣始收하야 腠理始閉하니 所以人氣在皮膚라

冬者는 **蓋藏**하야 **血氣在中**하고 **內著骨髓**하야 **通於五藏**이라

冬氣伏藏하야 內通五藏하니 所以人氣在骨髓中이라

是故로 **邪氣者**는 **常隨四時之氣血而入客也**로되 **至其變化**하여는 **不可爲度**이라 **然**이나 **必從其經氣**하야 **辟除其邪**니 **除其邪則亂氣不生**이니이다

時氣遷變에 病必隨之하니 察病氣하고 從經氣하야 以辟除其邪면 邪去氣調 故로 不致生亂矣라

---

1) 入: 衍文으로 보인다.
2) 皮膚引急: 皮膚와 毛孔의 收縮을 뜻함.

○ 帝曰 逆四時而生亂氣는 奈何오

此下는 言刺逆四時也라

岐伯이 曰 春刺絡脈하면 血氣外溢하야 令人少氣하고

此는 春刺夏分也라 夏氣未至에 先奪於外 故로 令血氣로 外溢而少氣血이라

春刺肌肉하면 血氣環逆하야 令人上氣하고

此는 春刺長夏也라 春時木王하야 土氣本虛어늘 復刺肌肉하야 重傷脾元하면 血氣環周皆逆하야 不相運行 故로 爲喘滿上氣라 按本篇은 與前診要經終論者로 義同文異로되 但彼는 分四時요 此는 分五時 故로 有刺肌肉之謂라 然이나 本篇春夏冬三時에 皆闕刺秋分皮膚等義는 意者以長夏近秋 故로 取肌肉이니 卽所以刺秋分也라 後放此하니라

春刺筋骨하면 血氣內著하야 令人腹脹하고

此는 春刺冬分也라 春氣發越而復深取筋骨하야 以傷其陰 故로 血氣乃著하야 令人腹脹이라

夏刺經脈하면 血氣乃竭하야 令人解㑊하고

誤刺經脈하니 所以血氣內竭이라 解㑊者는 形跡困倦하야 莫可名之之謂라 ○ 㑊은 音跡이라

夏刺肌肉하면 血氣內却하야 令人善恐하고

長夏未至而先奪其氣하니 所以血氣却弱 故로 令人善恐이라

夏刺筋骨하면 血氣上逆하야 令人善怒하고

夏刺冬分則陰虛於內하고 陽勝於外 故로 令人血氣逆而善怒라

秋刺經脈하면 血氣上逆하야 令人善忘하고

心主脈하니 誤刺經脈則心氣虛 故로 令人善忘이라

秋刺絡脈하면 氣不衛外하야 令人臥不欲動하고

秋時收斂하야 氣已去絡而復刺之면 則氣虛不能衛外요 氣屬陽하니 陽虛 故로 臥不欲動이라

秋刺筋骨하면 血氣內散하야 令人寒慄하고

秋氣未至筋骨而深刺之면 則血氣內散而中氣虛하니 所以寒慄이라

冬刺經脈하면 血氣皆脫하야 令人目不明하고

諸脈者는 皆屬於目하니 冬刺經脈하면 預奪之也라 故로 令人血氣脫而目不明이라

冬刺絡脈하면 **內氣外泄**하야 **留爲大痹**하고

當陽氣伏藏之時하야 而刺其陽分하면 則陽氣外泄하야 陽虛陰勝 故로 留爲大痹라

冬刺肌肉하면 **陽氣竭絶**하야 **令人善忘**이라

冬時에 刺其夏之氣 故로 陽氣竭絶이라 陽氣者는 精則養神하고 陽虛則神衰하니 所以善忘이라

凡此四時刺者는 **大逆之病**이니 **不可不從也**요 **反之則生亂氣**하야 **相淫病焉**이라

刺失四時가 是爲大逆이니 此時氣之不可不從也요 若反而爲之면 必生亂氣 故로 相淫爲病이라

凡刺不知四時之經과 **病之所生**하야 **以從爲逆**하면 **正氣內亂**하야 **與精相薄**하나니 **必審九候**라야 **正氣不亂**하고 **精氣不轉**하리이다

薄은 邪正相迫也라 九候에 各有其部하니 必審明病之所在하야 從而刺之라야 庶正氣不亂하고 精氣不致轉變矣라

○ **帝曰 善**하노이다 **刺五藏**에 **中心**하면 **一日**에 **死**하니 **其動爲噫**요 **中肝**하면 **五日**에 **死**하니 **其動爲語**요 **中肺**하면 **三日**에 **死**하니 **其動爲欬**요 **中腎**하면 **六日**에 **死**하니 **其動爲嚔欠**이요 **中脾**하면 **十日**에 **死**하니 **其動爲呑**이라

此節義는 與刺禁論으로 同이나 但多一欠字하니 詳見本類後六十四라

刺傷人五藏하면 **必死**하나니 **其動則依其藏之所變候**하야 **知其死也**니이다

動은 變動也니 見其變動之候하면 則識其傷在某藏이라 故로 可知其死期라

參考: 內經 各篇의 四時刺法 比較表

篇名 \ 四時	春	夏	秋	冬
水熱穴論	春取絡脈分肉	夏取盛經分腠	秋取經兪	冬取井滎
診要經終論	春刺散兪及與分理血出而止	夏刺絡兪 見血而止	秋刺皮膚	冬刺兪竅於分理
四時刺逆從論	春氣在經脈	夏氣在孫絡	秋氣在皮膚	冬氣在骨髓中
本輸篇	春取絡脈諸滎大經分肉之間	夏取諸腧孫絡肌肉皮膚之上	秋取諸合 餘如春法	冬取諸井諸腧之分
終始篇 刺肥人者以秋冬之齊 刺瘦人者以春夏之齊	春氣在毛	夏氣在皮膚	秋氣在分肉	冬氣在筋骨
四時氣篇	春取經血脈分肉之間	夏取盛經孫絡 取分間 絶皮膚	秋取經腧 邪在府取之合	冬取井滎
寒熱病篇	春取絡脈	夏取分腠	秋取氣口	冬取經輸

肥瘦嬰壯 逆順之刺

『靈樞·逆順肥瘦篇』全 ○ 二十

黃帝問於岐伯曰 余聞鍼道於夫子하니 衆多畢悉矣라 夫子之道는 應若失[1]而據未有堅然者也니 夫子之問學[2]熟乎아 將審察於物而心生之乎아

應若失而據未有堅然者는 言隨應而解하야 若無堅據之難破者也라

岐伯이 曰 聖人之爲道者는 上合於天하고 下合於地하며 中合於人事하니 必有明法하야 以起度數와 法式檢押[3]이라야 乃後可傳焉이라 故로 匠人은 不能釋尺寸而意短長하고 廢繩墨[4]而起平水[5]也하며 工人도 不能置規而爲員하고 去矩而爲方하니 知用此者는 固自然之物[6]이요 易用之敎요 逆順之常[7]也니이다

檢押은 規則也라 有法有則하야 以防其錯亂이라야 乃可傳於後世焉이라 物之平者는 莫過於水故로 曰平水라 此는 言聖人之道가 合於三才하고 工匠之巧가 成於規矩하니 固皆出於自然之理라 知自然之妙者를 是謂易用之敎요 逆順之常也라

黃帝曰 願聞自然은 奈何오 岐伯이 曰 臨深決水하면 不用功力而水可竭也요 循掘決衝而經可通也[8]니 此는 言氣之滑澁과 血之清濁과 行之逆順也니이다

水有通塞하며 氣有滑濇하며 血有淸濁하며 行有逆順하니 決水通經은 皆因其勢而利導之耳라 宜通宜塞에 必順其宜하니 是得自然之道也라

黃帝曰 願聞人之白黑肥瘦小長에 各有數[9]乎아

人之形質不同하니 刺法亦有異也라

岐伯이 曰 年質壯大하며 血氣充盈하며 膚革堅固한대 因加以邪하면 刺此者는

---

1) 失: 『校釋』에서는 '矢'의 誤字로 보았다.
2) 問學: 好問勸學의 뜻임.
3) 檢押: 『校釋』에 "押은 柙으로 通하니 檢押은 規矩的意思라 後漢書仲長統傳 法戒篇에 '是婦女之檢押'이라하고 注에 '檢押은 猶規矩也라'"고 하였다. 柙은 우리, 가둘 합.
4) 繩墨: 먹줄, 規則, 法度.
5) 平水: 『太素』에는 '水平'으로 되어 있다.
6) 物: 物理, 즉 事物의 理致를 말함.
7) 常: 常規.
8) 循掘決衝而經可通也: 『甲乙』에는 '循掘決衝 不顧堅密而經可通也'로 되어 있다. '掘'은 堀(窟)과 通하고 堀은 孔穴의 뜻이며, '決'은 開, '衝'은 隧의 뜻이므로 '決衝'은 開道의 뜻이다. '經'은 徑과 通하니 小路의 뜻이다.
9) 數: 分別, 等差의 뜻임.

深而留之하니 **此肥人也**[1])요

年大者는 氣血正盛 故로 與肥壯之人으로 同其法이라

廣肩腋項하며 **肉薄厚皮而黑色**하며 **脣臨臨然**하며 **其血**이 **黑以濁**하며 **其氣濇以遲**하며 **其爲人也 貪於取與**[2])하면 **刺此者**는 **深而留之**하니 **多益其數也**니이다

臨臨은 下垂貌니 脣厚質濁之謂요 多益其數는 卽久留也라

黃帝曰 刺瘦人은 **奈何**오 **岐伯**이 **曰 瘦人者**는 **皮薄色少**하며 **肉廉廉然**하며 **薄脣輕言**하며 **其血淸氣滑**하야 **易脫於氣**하고 **易損於血**하니 **刺此者**는 **淺而疾之**니이다

廉은 薄也라 薄脣輕言은 肉瘦氣少也라 若此者는 刺不宜過니 恐其脫損氣血 故로 必淺入其鍼而速去之也라

黃帝曰 刺常人은 **奈何**오 **岐伯**이 **曰 視其白黑**하야 **各爲調之**하되 **其端正敦厚者**는 **其血氣和調**하니 **刺此者**는 **無失常數**[3])**也**니이다

常人者는 不瘦不肥之人也라 視其白黑者는 白色多淸하니 宜同瘦人하고 黑色多濁하니 宜同肥人하야 而調其數也라 其端正敦厚者는 是卽常人之度니 當調以常數라 經水篇에 曰 足陽明은 刺深六分하야 留十呼하고 足太陽은 深五分하야 留七呼하고 足少陽은 深四分하야 留五呼하고 足太陰은 深三分하야 留四呼하고 足少陰은 深二分하야 留三呼하고 足厥陰은 深一分하야 留二呼라 手之陰陽은 其受氣之道近하야 其氣之來疾하니 其刺深者는 皆無過二分이요 其留는 皆無過一呼로되 其少長大小肥瘦를 以心撩[4])之라하니 此卽常數之謂요 而用當酌其宜也라

黃帝曰 刺壯士眞骨者는 **奈何**오 **岐伯**이 **曰 刺壯士眞骨**에 **堅肉緩節監監然**[5])하야 **此人**이 **重則氣濇血濁**하니 **刺此者**는 **深而留之**하되 **多益其數**하고 **勁**[6])**則氣滑血淸**하니 **刺此者**는 **淺而疾之**니이다

壯士之骨이 多堅剛 故로 曰眞骨이라 監監은 堅固貌라 壯士之辨有二하니 若堅肉緩節하야 不好動而安重者는 必氣濇血濁하니 此宜深刺久留니 同肥人之數也요 若勁急易發者는 必氣滑血淸

---

1) 此肥人也: 『太素』에 이 네 글자가 없는 것으로 보아 衍文으로 보인다.
2) 取與: 進取的이고 贈與하기를 좋아함.
3) 常數: 常規刺法.
4) 撩: 料와 通. 取也, 理也.
5) 刺壯士眞骨 堅肉緩節監監然: 本 句節은 瘦人과 嬰兒에 비교해 볼 때 '壯士者 骨堅肉緩節監監然'으로 되어야 할 것 같다.
6) 勁: 앞 句節에 '重'字가 있는 것으로 보아 '輕'의 誤記로 보인다.

하니 此宜淺刺疾去之니 同瘦人之數也라

黃帝曰 刺嬰兒는 奈何오 岐伯이 曰 嬰兒者는 其肉脆하며 血少氣弱하니 刺此者는 以毫鍼으로 淺刺而疾發鍼하되 日再可也니이다

嬰兒는 血少氣弱 故로 但宜毫鍼以淺而速이라 若邪有未盡하면 寧日加再刺요 不可深而久也라

黃帝曰 臨深決水는 奈何오 岐伯이 曰 血清氣濁[1]에 疾寫之則氣竭焉이니이다

濁은 當作滑이라 血淸氣滑者는 猶臨深決水하야 泄之最易하니 宜從緩治可也요 若疾寫之면 必致眞氣皆竭矣라

黃帝曰 循掘決衝은 奈何오 岐伯이 曰 血濁氣濇에 疾寫之則經可通也니이다

血濁氣濇者는 猶循掘決衝하야 必籍人力하니 但疾寫之면 其經可通也라

黃帝曰 脈行之逆順은 奈何오 岐伯이 曰 手之三陰은 從藏走手하고 手之三陽은 從手走頭하며 足之三陽은 從頭走足하고 足之三陰은 從足走腹하니이다

手之三陰이 從藏走手者는 太陰肺經이 從藏出中府하야 而走大指之少商이요 少陰心經이 從藏出極泉하야 而走小指之少衝이요 厥陰心主經이 從藏出天池하야 而走中指之中衝也며 手之三陽이 從手走頭者는 陽明大腸經이 從次指商陽으로 而走頭之迎香이요 太陽小腸經이 從小指少澤으로 而走頭之聽宮이요 少陽三焦經이 從名指關衝으로 而走頭之絲竹空也며 足之三陽이 從頭走足者는 太陽膀胱經이 從頭之睛明으로 而走足小指之至陰이요 陽明胃經이 從頭之承泣으로 而走足次指之厲兌요 少陽膽經이 從頭之瞳子髎로 而走足四指之竅陰也며 足之三陰이 從足走腹者는 太陰脾經이 從大指隱白으로 走腹而上於大包요 少陰腎經이 從足心湧泉으로 走腹而上於兪府요 厥陰肝經이 從足大指大敦으로 而走腹之期門也라 凡手之三陰이 自藏走手爲順이요 自手而藏則逆이며 手之三陽이 自手走頭爲順이요 自頭而手則逆이며 足之三陰이 自足走腹爲順이요 自腹而足則逆이며 足之三陽이 自頭走足爲順이요 自足而頭則逆이니 此經之所以有逆順하야 而刺之所以有迎隨也라

黃帝曰 少陰之脈이 獨下行은 何也오

足之三陰은 從足走腹하야 皆自下而上이어늘 獨少陰之脈이 若有下行者는 乃衝脈也니 詳如下文이라

岐伯이 曰 不然이라 夫衝脈者는 五藏六府之海也니 五藏六府皆稟焉이라 其

---

1) 氣濁: 『太素』에는 '氣滑'로 되어 있다.

上者는 **出於頏顙**하야 **滲諸陽**하고 **灌諸精**하며

衝脈이 起於胞中하야 爲十二經精血之海 故로 五藏六府皆稟焉이라 其上行者는 輸在於大抒하니 足太陽經也라 故로 出於頏顙하야 主滲灌諸陽之精이라

其下者는 **注少陰之大絡**하야 **出於氣街**하고 **循陰股內廉**하야 **入膕中**하고 **伏行骭[1]骨內**하야 **下至內踝之後屬**하고 **而別其下者**는 **並於少陰之經**하야 **滲三陰**하고

其下行者는 並少陰之大絡으로 出陽明之氣街하고 由股入足하야 至內踝之後屬하고 其別而下者는 自少陰으로 以滲及肝脾二經하니 是爲三陰이니 此其所以下行也라 ○ 骭은 音幹이니 脛骨也라

其前者는 **伏行**하야 **出跗屬**하고 **下[2]循跗**하야 **入大指間**하야 **滲諸絡而溫肌肉**이라

跗屬은 足掌屬也라 滲諸絡而溫肌肉이 動輸篇에 作注諸絡以溫足脛이라 上三節은 與動輸篇으로 大同하니 詳經絡類十三이라

故로 **別絡**이 **結則跗上不動**하고 **不動則厥**하고 **厥則寒矣**니이다

衝脈爲十二經之海 故로 能溫肌肉하고 溫足脛하니 皆衝脈之氣也라 若衝脈之絡이 因邪而結하면 則跗上之經이 不動而爲厥爲寒者도 亦衝脈之所致也라

黃帝曰 何以明之오 **岐伯**이 **曰 以言導之**하고 **切而驗之**하야 **其非必動然後**에 **乃可明逆順之行也**니이다

何以明者는 恐人因厥而疑畏也라 故로 必先導以言하고 次切其脈이요 其有素所必動而今則非者는 如衝陽太谿太衝等脈이 當動不動하면 乃可知其不動者爲逆이요 動者爲順이니 而其厥逆微甚을 可以明矣라

黃帝曰 窘乎哉라 **聖人之爲道也**여 **明於日月**하고 **微於毫氂**하니 **其非夫子**면 **孰能道之也**리오

血絡之刺 其應有異

『靈樞·血絡論』全 ○ 二十一

黃帝曰 願聞其奇邪而不在經者니이다

1) 骭: 정강이(脛骨) 한.
2) 下: '上'의 誤記로 보인다.

岐伯이 曰 血絡이 是也니이다

奇邪는 卽繆刺論所謂奇病也니 在絡不在經하야 行無常處 故로 曰奇邪라

黃帝曰 刺血絡而仆者는 何也며 血出而射者는 何也며 血少[1]黑而濁者는 何也며 血出淸而半爲汁者는 何也며 發鍼而腫者는 何也며 血出이 若多若少而面色蒼蒼者는 何也며 發鍼而面色不變而煩悗者는 何也며 多出血而不動搖者는 何也오 願聞其故하노이다

悗은 母本切이니 悶亂也라

岐伯이 曰 脈氣盛而血虛者는 刺之則脫氣하고 脫氣則仆하며

氣雖盛이나 而血則虛者를 若寫其氣則陰陽俱脫이라 故로 爲仆倒라

血氣俱盛而陰氣[2]多者는 其血滑하니 刺之則射하며

血出而能射者는 陰中之氣使之也라 故로 曰血氣俱盛이라

陽氣畜積하야 久留而不寫者는 其血이 黑以濁 故로 不能射하며

陽氣久留를 不寫則陽邪日盛하고 陰血日枯 故로 血黑以濁하고 所出不多하야 不能射也라

新飮而液이 滲於絡하되 而未合和於血也라 故로 血出而汁別焉하며

新飮入胃하야 未及變化而滲於絡이라 故로 血汁相半이라

其不新飮者는 身中有水하야 久則爲腫이니 陰氣積於陽하야 其氣因於絡[3]이라 故로 刺之에 血未出而氣先行 故로 腫하며

水在肌表而因於絡은 陰氣積於陽分也요 刺之血未出而氣先行은 陰滯於陽而不易散也니 所以爲腫이라

陰陽之氣 其新相得而未和合이어늘 因而寫之則陰陽俱脫하고 表裏相離 故로 脫色而蒼蒼然하며

新相得而未和合者는 言血氣初調에 營衛甫定也라 當此之時엔 根本未固어늘 而妄施以寫하면 則陰陽表裏가 俱致脫離하야 而衰危之色이 故로 見於面也라

---

1) 少: 『甲乙』·『太素』에는 '出'로 되어 있다.
2) 陰氣: 陽氣의 誤記로 보인다.
3) 其氣因於絡: 陰氣因積於絡의 뜻이다.

刺之血出多하야 **色不變而煩悗者**는 **刺絡而虛經**이로되 **虛經之屬於陰者**는 **陰脫 故**로 **煩悗**하며

取血者는 刺其絡也니 若出血過多하면 必虛及於經하고 經之屬陰者는 主藏하니 藏虛則陰脫 故로 爲煩悗이라

陰陽相得而合爲痹者는 **此爲內溢於經**하고 **外注於絡**이니 **如是者**는 **陰陽俱有餘**하야 **雖多出血**이나 **而弗能虛也**니이다

陰陽相得은 言表裏之邪相合也라 經絡之病이 俱有餘하야 雖多出血이나 皆邪氣耳라 故로 弗能虛라

黃帝曰 相之奈何오 **岐伯**이 **曰 血脈者盛**[1]**堅**하고 **橫以赤**이 **上下無常處**하야 **小者如鍼**하고 **大者如筋**[2]어든 **則**[3]**而寫之**면 **萬全也**라 **故**로 **無失數矣**니 **失數而反**이면 **各如其度**니이다

相은 視也라 視其血絡에 盛而且堅하고 及橫以赤者가 或上或下하고 或小或大者는 皆當因其微甚하야 則而寫之요 寫有則度 故로 可萬全하야 無失於刺絡之術數矣라 若失其數而反其法이면 則爲仆爲脫爲虛爲腫等證이니 各如刺度以相應也라

黃帝曰 鍼入而肉著者는 **何也**오 **岐伯**이 **曰 熱氣因於鍼則鍼熱**하고 **熱則肉著於鍼**이라 **故**로 **堅焉**이니이다

肉著者는 吸着於鍼也라 鍼入而熱하면 肉必附之라 故로 緊濇難轉而堅不可拔也라

行鍼血氣六不同

『靈樞·行鍼篇』全 ○ 二十二

黃帝問於岐伯曰 余聞九鍼於夫子而行之於百姓이어늘 **百姓之血氣 各不同形**하야 **或神動而氣先鍼行**하고 **或氣與鍼相逢**[4]하고 **或鍼已出**에 **氣獨行**하고 **或數刺**에야 **乃知**하고 **或發鍼而氣逆**하고 **或數刺**에 **病益劇**하야 **凡此六者 各不同形**하니 **願聞其方**하노이다

1) 血脈者盛: 『太素』에는 '血脈盛者'로 되어 있다.
2) 筋: 箸. 젓가락 저.
3) 則: 『甲乙』과 『太素』에는 '卽'으로 되어 있다.
4) 氣與鍼相逢: 鍼刺後 鍼感이 適時에 이름을 말함.

言受鍼之人에 有此六者之異라

岐伯이 曰 重陽之人은 其神易動하고 其氣易往也니이다 黃帝曰 何謂重陽之人고 岐伯이 曰 重陽之人은 熇熇高高하야 言語善疾하고 擧足善高하며 心肺之藏氣有餘하야 陽氣滑盛而揚 故로 神動而氣先行하니이다

重陽之人은 陽勝者也라 熇熇은 明盛貌요 高高는 不屈之謂라 心肺爲二陽之藏이니 陽氣滑盛而揚 故로 神易於動하고 氣先鍼而行也라 ○ 熇은 郝枵二音이요 又呼木切이라

黃帝曰 重陽之人而神不先行者는 何也오 岐伯이 曰 此人은 頗有陰者也니이다 黃帝曰 何以知其頗有陰也오 岐伯이 曰 多陽者는 多喜하고 多陰者는 多怒하되 數怒者는 易解 故로 曰頗有陰이며 其陰陽之離合이 難[1]이라 故로 其神不能先行也니이다

光明爽朗은 陽之德也요 沈滯抑鬱은 陰之性也라 故로 多陽則多喜하고 多陰則多怒라 然이나 數怒者는 頗有陰也요 易解者는 本乎陽也라 陽中有陰하니 未免陽爲陰累 故로 其離合難而神不能先行也라

黃帝曰 其氣與鍼相逢은 奈何오 岐伯이 曰 陰陽和調하야 而血氣淖澤滑利 故로 鍼入而氣出疾하야 而相逢也니이다

相逢者는 鍼入에 氣卽至니 言其應之速也라 ○ 淖는 乃到切이라

黃帝曰 鍼已出而氣獨行者는 何氣使然고 岐伯이 曰 其陰氣多而陽氣少니 陰氣沈而陽氣浮者는 內藏 故로 鍼已出에 氣乃隨其後하니 故로 獨行也니이다

陰性遲緩하고 其氣內藏 故로 陰多於陽者는 其鍼已出에 氣乃隨後而獨行也라

黃帝曰 數刺에야 乃知는 何氣使然고 岐伯이 曰 此人之多陰而少陽하야 其氣沈而氣往難 故로 數刺에야 乃知也니이다

此亦陰滯 故로 氣往爲難이니 往은 至也라 較之上節이면 則此爲更甚耳라

黃帝曰 鍼入而氣逆者는 何氣使然고 岐伯이 曰 其氣逆과 與其數刺에 病益甚者는 非陰陽之氣와 浮沈之勢也니 此皆麤之所敗요 工之所失이라 其形氣無過焉이니이다

---

1) 其陰陽之離合難: 『太素』에는 ‘其陰陽之合難’으로 되어 있다.

逆從弗失이면 何至氣逆이며 補寫得宜면 何以病益甚이리오 凡若此者는 乃醫之所敗所失이요 非陰陽表裏形氣之過也라

持鍼縱舍屈折 少陰無兪

『靈樞·邪客篇』○ 二十三

黃帝問於岐伯曰 余願聞持鍼之數와 內鍼之理와 縱舍之意와 扞皮開腠理는 奈何며 脈之屈折과 出入之處는 焉至而出하고 焉至而止하며 焉至而徐하고 焉至而疾하며 焉至而入고 六府之輸於身者를 余願盡聞少叙[1]며 別離之處는 離而入陰하고 別而入[2]陽하니 此는 何道而從行고 願盡聞其方하노이다 岐伯이 曰 帝之所問에 鍼道畢矣니이다 黃帝曰 願卒聞之하노이다

出止徐疾入은 卽五輸之義라 別離之處는 言經絡之支別離合也라 ○ 扞은 音旱이라

岐伯이 曰 手太陰之脈은 出於大指之端하야 內屈하야 循白肉際하야 至本節之後太淵하야 留[3]以澹하고 外屈하야 上於本節之下하고 內屈하야 與陰諸絡[4]으로 會於魚際하야 數脈幷注하니 其氣滑利하야 伏行壅骨[5]之下하고 外屈하야 出於寸口而行하고 上至於肘內廉하야 入於大筋之下하며 內屈하야 上行臑陰하야 入腋下하고 內屈하야 走肺하니 此順行逆數之屈折也라

此下二節은 皆言五腧之屈折也라 大指之端은 少商井也요 內屈하야 循白肉際하야 至本節之後는 太淵腧也라 凡人身經脈陰陽이 以紫白肉際로 爲界하야 紫者는 在外屬陽分하고 白者는 在內屬陰分하니 大槩皆然이라 澹은 水搖貌니 脈至太淵而動 故로 曰留以澹也라 從此로 外屈하야 上於本節之下하고 內屈하야 與諸陰絡으로 會於魚際滎也라 諸陰이 皆會於此 故로 數脈幷注하야 其氣滑利하야 伏行掌後高骨之下하고 外屈하야 出寸口而行하니 經渠經也요 上至肘內廉하야 人於大筋之下하니 尺澤合也요 乃由此로 內屈臑陰하야 入腋走肺라 然이나 肺經之脈은 從藏走手爲順이나 此則從手數至藏 故로 爲順行逆數之屈折이라

心主之脈은 出於中指之端하야 內屈하야 循中指內廉以上하야 留於掌中하고 伏行兩骨之間하야 外屈하야 出兩筋之間과 骨肉之際하되 其氣滑利하야 上二

---

1) 少叙: 『太素』에는 '其序'로 되어 있다.
2) 入: 『太素』에는 '行'으로 되어 있다.
3) 留: 『甲乙』에는 '溜'로 되어 있다.
4) 與陰諸絡: 『太素』에는 '手少陰心主諸絡'으로, 『甲乙』에는 '與諸陰絡'으로 되어 있다.
5) 壅骨: 水魚骨로 手大指本節後 起骨을 말함.

寸[1])하야 外屈하야 出行兩筋之間하고 上至肘內廉하야 入於小筋之下하야 留兩骨之會하고 上入於胸中하야 內絡於心脈[2])이라

中指之端은 中衝井也요 內屈하야 循中指以上掌中은 勞宮滎也요 伏行兩骨之間하야 外屈하야 出兩筋之間과 骨肉之際는 大陵腧也요 其氣滑利하야 上二寸하야 外屈하야 出行兩筋之間은 間使經也요 上至肘內廉하야 入於小筋之下하야 留兩骨之會者는 曲澤合也라 由此로 上入胸中하야 內絡於心脈하니 乃手厥陰經順行逆數之屈折이라 ○ 按컨대 本篇於十二經之屈折에 獨言手太陰心主二經者는 盖欲引正下文少陰無腧之義라 故로 單以隔上二經爲言耳라 諸經屈折詳義는 已具經脈本腧等篇하니 故로 此不必再詳也라

黃帝曰 手少陰之脈이 獨無腧는 何也오 岐伯이 曰 少陰은 心脈也요 心者는 五藏六府之大主也니 精神之所舍也라 其藏堅固하야 邪弗能容[3])也나 容之則心傷하고 心傷則神去하고 神去則死矣라 故로 諸邪之在於心者는 皆在於心之包絡하니 包絡者는 心主之脈也라 故로 獨無腧焉이니이다

手少陰은 心經也요 手厥陰은 心包絡經也니 經雖分二이나 藏實一原이라 但包絡在外하니 爲心之衛요 心爲五藏六府之大主니 乃精神之所居라 其藏이 堅固하야 邪不可傷이나 傷及於心이면 無不死者라 故로 凡諸邪之在心者는 皆在心外之包絡耳라 然이나 心爲君主之官이요 而包絡亦心所主라 故로 稱爲心主라 凡治病者 但治包絡之腧면 卽所以治心也라 故로 少陰一經이 所以獨無腧焉이라 詳義는 出本輸篇하니 見經絡類十六이라

黃帝曰 少陰獨無腧者면 不病乎아 岐伯이 曰 其外經은 病而藏不病 故로 獨取其經於掌後銳骨之端이요 其餘脈出入屈折과 其行之徐疾은 皆如手少陰[4]) 心主之脈行也라 故로 本腧者는 皆因其氣之虛實徐疾以取之니 是謂因衝而寫하고 因衰而補요 如是者는 邪氣得去하고 眞氣堅固하니 是謂因天之序니이다

凡藏府經絡에 有是藏이면 則有是經이니 藏居於內하고 經行於外라 心藏은 堅固居內하야 邪弗能容이나 而經則不能無病 故로 少陰經病者는 當取掌後銳骨之端하니 卽神門腧也라 其餘脈之出入屈折徐疾이 皆如手少陰心主之脈行者는 言少陰心主之腧가 其行相似라 故로 曰本腧者는 言少陰本經之腧요 非上文皆在心包之謂也라 然則邪在心包藏者는 當治心主之腧하고 邪在少陰經者는 當治本經之腧라 因其虛實以取之면 則邪氣去而眞氣固하니 乃不失諸經天界之序也라

---

1) 二寸: 『太素』에는 '三寸'으로 되어 있는데, 二寸部位는 內關穴이고 三寸部位는 間使穴이므로 『太素』의 記載가 옳다.
2) 心脈: 『甲乙』에는 '心包'로, 『太素』에는 '心肺'로 되어 있다.
3) 容: 『太素』에는 '客'으로 되어 있다.
4) 手少陰: 『太素』에는 '手太陰'으로 되어 있다.

○ 按컨대 本輸篇所載五藏五腧와 六府六腧에 獨手少陰經無腧라 故로 此篇에 特以爲問하야 正欲明心爲大主니 無容邪傷之義라 然이나 旣曰無腧而此節에 復言取其經於掌後銳骨之端과 及如心主脈行本腧等義하니 可見心藏無病則治藏無腧요 少陰經有病則治經有腧라 故로 甲乙經에 備載少陰之腧하야 云少衝爲井이요 少府爲滎이요 神門爲腧요 靈道爲經이요 少海爲合이라하야 於十二經之腧에 始全하니 其義蓋本諸此라

黃帝曰 持鍼縱舍는 奈何오

縱은 言從緩이요 舍는 言弗用也라

岐伯이 曰 必先明知十二經脈之本末과 皮膚之寒熱과 脈之盛衰滑濇이라

明此數者면 則鍼之當用不當用과 其縱舍를 可知矣라

其脈이 滑而盛者는 病日進하고 虛而細者는 久以持[1]하며 大以濇者는 爲痛痺요

此는 言病氣之盛과 及元氣之虛者는 皆難取速效니 當從緩治하야 以漸除之者也라

陰陽如一者는 病難治요

表裏俱傷하야 血氣皆敗者가 是爲陰陽如一이라 刺之必反甚하니 當舍而勿鍼也라

其本末尙熱者는 病尙在하고

胸腹藏府爲本이요 經絡四支爲末이라 尙熱者는 餘邪未盡也니 宜從緩治라

其熱已衰者는 其病亦去矣라

可舍鍼也라

持其尺하야 察其肉之堅脆와 大小滑濇과 寒溫燥濕하고 因視目之五色하야 以知五藏而決死生하며 視其血脈하고 察其色하야 以知其寒熱痛痺니이다

持尺視目義는 俱祥脈色類라 輕重死生을 於此可決이니 皆縱舍之道也라

黃帝曰 持鍼縱舍는 余未得其意也니이다

不惟病形輕重有縱舍요 而持鍼之際에 其進止退留에도 亦有縱舍나 未得其詳이니 因而復問이라

岐伯이 曰 持鍼之道는 欲端以正하고 安以靜이니 先知虛實而行疾徐하되 左手執骨하고 右手循之하야 無與肉果하며 瀉欲端以正하고 補必閉膚하야 輔鍼

---

1) 久以持: 病이 오래 낫지 않음을 말함.

導氣하면 **邪得淫泆**[1)]하야 **眞氣得居**니이다

持鍼之道는 宜審而愼이니 必從和緩從容이라야 庶可無誤라 故로 欲端以正하고 安以靜이니 先知病之虛實하야 以施疾徐之法하되 左手執之하고 右手循之하야 必中其穴하야 無中其肉하야 而與肉果라 果는 卽裹也라 寫者는 欲端以正이요 補者는 必閉其膚니 以手輔鍼하야 導引其氣하면 必使邪氣淫泆而散하고 眞氣得復而居라 然後에 可以去鍼이니 此持鍼縱舍之道也라

黃帝曰 扦[2)]**皮開腠理**는 **奈何**오

扦은 說文에 忮[3)]也라하니 謂恐刺傷其皮하야 而開腠理則奈之何也라

岐伯이 **曰 因其分肉**하야 **左**[4)]**別其膚**하고 **微內而徐端之**면 **適神不散**하고 **邪氣得去**니이다

凡用鍼者는 必因其分肉之理하야 左手로 循別其肌膚하고 右手로 微內而徐端之 則自然從容中窾[5)]하야 神不散而邪氣去하고 皮腠亦無傷也라

六府之病 取之於合

『靈樞·邪氣藏府病形篇』○ 二十四

黃帝曰 余聞五藏六府之氣滎輸所入爲合[6)]이라하니 **令**[7)]**何道從入**하며 **入安連過**오 **願聞其故**하노이다

五藏六府가 皆有五腧하고 五腧之所入爲合이니 卽各經之合穴也라 然이나 手之三陽은 復有連屬上下하니 氣脈相通者를 亦謂之合이라 故로 此는 以入安連過로 爲問이라

岐伯이 **答曰 此**는 **陽脈之別**이 **入於內**하야 **屬於府者也**니이다

此下는 言六陽之經이 內屬於府하니 因以明手之三陽이 下合在足也라

黃帝曰 滎輸與合이 **各有名乎**아

---

1) 邪得淫泆: 『甲乙』에는 '邪氣不得淫泆'로 되어 있다.
2) 扦: 景岳은 '忮'의 뜻으로 보았으나, 丹波元簡의 『靈樞識』에는 '擀'의 뜻으로 보아 刺鍼하고자 하는 部位의 皮膚를 펴서 늘리는 것으로 해석하였다. 擀은 손으로 펼(以手伸物也) 간.
3) 忮: 해칠(害), 시기할(嫉妬) 기.
4) 左: 『太素』에는 '在'로 되어 있다.
5) 窾: 빌(空), 마를(枯) 관.
6) 余聞五藏六府之氣滎輸所入爲合: 本 文段이 六腑下合穴을 論하고 있는 것으로 보아 '余聞六府之氣所入爲合'으로 되어야 文義에 맞다. 따라서 五藏과 滎輸는 衍文으로 보인다.
7) 令: 『太素』에는 '今'으로 되어 있다.

岐伯이 答曰 滎輸는 治外經하고 合은 治內府니이다

滎腧는 氣脈浮淺 故로 可治外經之病이요 合則氣脈深入 故로 可治內府之病이라

黃帝曰 治內府는 奈何오

岐伯이 曰 取之於合이니이다

黃帝曰 合各有名乎아

岐伯이 答曰 胃는 合於三里하고

胃는 足陽明也요 三里는 本經所入爲合也라

大腸은 合入於巨虛上廉하고

大腸은 手陽明也라 本經之合은 在曲池요 其下腧는 則合於足陽明之巨虛上廉이라

小腸은 合入於巨虛下廉하고

少腸은 手太陽也라 本經之合은 在小海요 其下腧는 卽合於足陽明之巨虛下廉이라

三焦는 合入於委陽하고

三焦는 手少陽也라 本經之合은 在天井이요 其下腧는 卽合於足太陽之委陽穴이라 ○ 按컨대 大腸小腸三焦는 皆手三陽之經이라 然이나 大小腸爲下焦之府요 連屬於胃하니 其經은 雖在上이나 而氣脈이 不離於下 故로 合於足陽明之巨虛上下廉이라 三焦爲孤獨之府요 其於三部九候에 無所不統 故로 經之在上者는 屬手하고 腧之在下者는 居足하니 所以十二經中에 惟此手之三陽이 乃有下腧 故로 本輸篇에 曰 大腸小腸은 皆屬於胃하고 三焦下腧는 在於足小指之前과 少陽之後하야 出於膕中外廉하니 名曰委陽이라하니 卽此謂也라 詳經絡類十六이라

膀胱은 合入於委中央하고

膀胱은 足太陽也요 委中은 本經之合이라

膽은 合入於陽陵泉하니이다

膽은 足少陽也요 陽陵泉은 卽本經之合이라

黃帝曰 取之奈何오

岐伯이 答曰 取之三里者는 低跗取之하고 巨虛者는 擧足取之하고 委陽者는 屈伸而索之하고

委陽은 在承扶下六寸이라 屈伸索之者는 屈其股하야 以察承扶之陰紋하고 伸其足하야 以度委陽之分寸也라

委中者는 屈而取之하고 陽陵泉者는 正竪膝予之齊[1])하고 下至委陽之陽取之하며

正竪膝予之齊는 謂正身蹲坐하야 使兩膝齊也라 委陽之陽은 當作委中之陽이니 蓋委中之外廉이 卽陽陵泉之次也라 ○ 竪는 上主切이요 又去聲이라

取諸外經者[2])는 揄申[3])而從之[4])니이다

揄는 引也요 申은 明也라 取外經者는 在榮輸나 然이나 亦必引正詳明이라야 方可從而治也라 ○ 揄는 音余라

黃帝曰 願聞六府之病하노이다

岐伯이 答曰 面熱者는 足陽明病이요 魚絡血者는 手陽明病이요 兩跗之上脈이 竪陷者는 足陽明病이니 此胃脈也라

足陽明之脈이 行於面 故로 爲面熱이요 手陽明之脈이 行於手魚之表 故로 爲魚絡血이라 足面爲跗니 兩跗之上脈은 卽衝陽也라 竪者는 堅而實하고 陷者는 弱而虛하니 皆足陽明胃脈之病이라 觀下文에 云 大腸病者는 與胃同候라하니 則此胃脈也요 蓋兼手陽明而言이라

大腸病者는 腸中切痛而鳴濯濯하고 冬日에 重感於寒卽泄하며 當臍而痛하야 不能久立하니 與胃同候니 取巨虛上廉이라

日은 當作月이라 大腸屬胃 故로 與胃同候라 巨虛上廉은 大腸合也라 故로 當取之라

胃病者는 腹䐜脹하야 胃脘當心而痛하고 上支兩脇하며 膈咽不通하야 食飮不下하니 取之三里也라

三里는 乃陽明之合 故로 胃病者當取之라 ○ 䐜은 音嗔이라

小腸病者는 小腹痛하고 腰脊控睾而痛하며 時窘之後에 當耳前熱커나 若寒甚커나 若獨肩上熱甚이라가 及手小指次指之間이 熱하니 若脈陷者 此其候也라 手太陽病也니 取之巨虛下廉이라

---

1) 正竪膝予之齊: 『甲乙』·『太素』에는 '正立竪膝予之齊'로 되어 있다. 竪는 설(立也), 더벅머리 아이 수.
2) 取諸外經者: 滎輸穴을 取하는 경우를 말함.
3) 揄申: 取穴時 四肢를 牽引하거나 伸展시킴을 말함.
4) 從之: 『甲乙』에는 '取之'로 되어 있다.

小腸은 氣化於小腹하고 後附腰脊하야 下引睾丸 故로 爲諸痛과 及不得大小便而時窘之後하니 蓋卽疝之屬也라 耳前과 肩上과 小指次指之間은 皆手太陽之經 故로 其病如此요 其候則脈有陷者라 巨虛下廉은 小腸合也라 故로 當取之라 ○ 睾는 音高니 陰丸也라

三焦病者는 腹氣滿[1]하고 小腹尤堅하며 不得小便하야 窘急하고 溢則水[2]留하야 卽爲脹하며 候在足太陽之外大絡하되 大絡은 在太陽少陽之間하니 亦見於脈이면 取委陽이라

三焦受病이면 卽決瀆之官이 失其職하야 水道不利 故로 爲腹堅滿爲小便窘急爲溢則水留而脹也라 委陽은 爲三焦下腧 故로 當取而治之라

膀胱病者는 小便[3]偏腫而痛하고 以手按之卽欲小便而不得하며 肩上熱커나 若脈陷하며 及足小指外廉과 及脛踝後皆熱커나 若脈陷하니 取委中央이라

此는 皆膀胱之府病이요 取委中央者는 足太陽經之合也라

膽病者는 善太息하며 口苦하며 嘔宿汁하며 心下澹澹하야 恐人將捕之하며 嗌中이 吤吤然數唾하니 在足少陽之本末이라 亦視其脈之陷下者는 灸之요 其寒熱者는 取陽陵泉하니이다

澹澹은 失意貌요 吤吤然는 有聲也라 本末者는 在府爲本이요 在經爲末也라 其脈之陷下者는 爲不足 故로 宜灸요 其寒熱者는 爲有邪 故로 宜取之陽陵泉이니 卽足小陽經之合也라 ○ 嗌은 音益이요 吤는 音介라

黃帝曰 刺之有道乎아

岐伯이 答曰 刺此者는 必中氣穴하고 無中肉節이니 中氣穴則鍼染[4]於巷하고 中肉節卽皮膚痛하며

經氣所至가 是爲氣穴이요 肉有節界가 是爲肉節이라 染은 著也요 巷은 道也라 中其氣穴하면 則鍼著脈道而經絡通하고 失其氣穴하면 則徒傷肉節而反爲痛害矣라 ○ 染은 一本에 作遊라

補寫反則病益篤이라 中筋則筋緩하고 邪氣不出하야 與其眞으로 相搏하야 亂而不去하고 反還內著하나니 用鍼不審하면 以順爲逆也니이다

---

1) 腹氣滿: 『甲乙』에는 '腹脹氣滿'으로 되어 있다.
2) 溢則水: 『太素』에는 '溢則爲水'로 되어 있다.
3) 小便: 『太素』에는 '小腹'으로 되어 있다.
4) 染: 『甲乙』에는 '游'로 되어 있다.

補寫反用하면 病必益甚이라 不中邪而中筋하면 邪必乘虛하야 反與眞氣로 相亂하야 還著於內하니 皆以不審逆順으로 用鍼者之罪也라

邪在五藏之刺

『靈樞·五邪篇』全 ○ 二十五

邪在肺則病이 皮膚痛 寒熱 上氣喘 汗出 欬動肩背하니

皮膚痛而寒熱者는 皮毛爲肺之合也요 氣喘汗出者는 肺主氣而腠理疎也라 肺爲藏府之華蓋요 居於隔上 故로 欬則動及肩背라

取之膺中外腧와

膺中之外腧는 雲門中府也니 手太陰本經穴이라 但雲門忌深이니 能令人逆息이라

背三節五節之傍하야 以手疾按之하야 快然하면 乃刺之요

三椎之傍은 肺腧也요 五椎之傍은 心腧也니 皆足太陽經穴이라 以手疾按其處하야 覺快爽者가 卽其眞穴이니 乃可刺之라

取之缺盆中하야 以越1)之라

缺盆은 足陽明經穴也라 手太陰之脈이 上出於此 故로 當取之하야 以散越肺邪나 但忌太深이니 令人逆息이라

○ 邪在肝則兩脇中痛하고 寒中하며 惡血在內하고 行善掣節하며 時脚腫하니

兩脇中痛은 肝之經也요 寒中은 木乘脾胃也요 惡血在內는 肝所主也요 行善牽掣其關節은 肝主筋而邪居之也요 肝經이 自足大指로 上行內踝 故로 時爲脚腫이라

取之行間하야 以引脇下하고

行間이 足厥陰本經之榮 故로 可以引去肝邪而止脇痛이라

補三里하야 以溫胃中하고

三里는 足陽明經穴이니 補以溫胃면 可去寒中이라

取血脈하야 以散惡血하고

取肝經穴絡外見者면 可以散在內之惡血이라

---

1) 越: 治와 같다.

取耳間青脈하야 **以去其掣**이라

足小陽經은 循耳前後하고 足厥陰은 主諸筋而與少陽으로 爲表裏 故로 取耳間靑脈하면 可以去掣節이라

○ 邪在脾胃則病이 **肌肉痛**하되 **陽氣有餘**하고 **陰氣不足則熱中**하야 **善饑**하고 **陽氣不足**하고 **陰氣有餘則寒中**하야 **腸鳴腹痛**하며 **陰陽俱有餘**커나 **若俱不足則有寒有熱**하니

邪在脾胃則肌肉痛은 脾主肌肉也라 陽有餘則陰不足하니 陽邪入府하야 病在陽明 故로 爲熱中善饑요 陽不足則陰有餘하니 陰邪入藏하야 病在太陰 故로 爲寒中腸鳴腹痛이라 若脾胃之邪氣가 皆盛하면 陰陽俱有餘也요 脾胃之正氣가 皆虛하면 陰陽俱不足也라 故로 有寒有熱하야 隨之而見이라

皆調於三里라

此는 足陽明之合이나 可兼治脾胃之病이라

○ 邪在腎則病이 **骨痛陰痺**하니 **陰痺者**는 **按之而不得**하며 **腹脹腰痛大便難**하며 **肩背頸項痛**하며 **時眩**하니

腎이 屬少陰而主骨 故로 其病이 爲骨痛陰痺요 又至眞要大論陰痺義更詳하니 見運氣類二十五라

取之湧泉崑崙하되 **視有血者**면 **盡取之**라

湧泉은 爲足少陰之井이요 崑崙은 爲足太陽之經이라 按經脈篇에 以腰脊肩背頸項痛은 爲足太陽病 故로 當取崑崙이요 餘爲少陰病 故로 當取湧泉이라하니라 二經表裏에 凡有血絡者는 皆當取之라

○ 邪在心則病이 **心痛喜悲**하고 **時眩仆**하니 **視有餘不足**하야 **而調之其輸也**라

邪在心者는 皆在心之包絡이요 其應補應寫에 皆當取手厥陰心主之輸라

衛氣失常 皮肉氣血筋骨之刺

『靈樞·衛氣失常篇』○ 二十六

黃帝曰 衛氣之留於腹中에 **搐**[1]**積不行**하야 **苑蘊不得常所**하야 **使人肢脇胃中**

1) 搐: 『甲乙』에는 '畜'으로 되어 있는데, 畜은 蓄과 通한다.

滿하야 喘呼逆息者는 何以去之오

衛氣者는 水穀之悍氣也니 其氣가 循皮膚之中과 分肉之間하야 熏於肓膜하고 散於胸腹하니 此衛氣之常也요 失其常則隨邪內陷하야 留於腹中하야 搐積不行而苑蘊爲病 故로 禁服篇에 曰 衛氣爲百病母也라하니라 ○ 苑은 鬱同이라

伯高曰 其氣積於胸中者는 上取之하고 積於腹中者는 下取之하며 上下皆滿者는 傍取之니이다

黃帝曰 取之奈何오

伯高對曰 積於上[1]이면 寫人迎天突喉中하고

積於上者는 爲喘呼逆息 故로 當寫之於上이라 人迎은 足陽明經穴이요 天突과 喉中은 俱任脈穴이로되 喉中은 卽廉泉也라

積於下者는 寫三里與氣街하며

積於腹中者는 當寫其下라 三里와 氣街는 俱足陽明經穴이라

上下皆滿者는 上下取之하고 與季脇之下一寸이요 重者는 鷄足取之[2]라

上下皆病이면 則上下俱當取之니 如以上五穴이 是也라 季脇之下一寸은 當是足厥陰經章門穴이라 病之重者는 仍當雞足取之니 謂攢而刺之也니 卽官鍼篇合谷刺之謂라 詳見前六이라 ○ 一本에 云 季脇之下에 深一寸이라하니라

診視에 其脈大而弦急과 及絶不至者와 及腹皮急甚者는 不可刺也니이다 黃帝曰 善하노이다

脈大而弦急은 陰虛而眞藏見也요 絶不至者는 營氣脫也요 腹皮急甚者는 中和氣絶而脾元敗也니 不宜刺矣라

黃帝問於伯高曰 何以知皮肉氣血筋骨之病也오

伯高曰 色起兩眉하되 薄澤者는 病在皮하고

兩眉者는 闕中也요 其應主肺 故로 病在皮라

脣色이 靑黃赤白黑者는 病在肌肉하고

---

1) 積於上: 『甲乙』에는 '積於上者'로 되어 있다.

2) 鷄足取之: 『校釋』에 "指上取人迎天突喉中하고 下取三里氣衝하며 中取章門하야 上中下三取之니 若鷄足之分三岐라 又鷄足은 爲鍼法之一種이니 詳本書官鍼篇이라"고 하였다.

脾氣通於脣 故로 病在肌肉이라

營氣濡[1]然者는 病在血氣하고

濡는 濕也라 營本無形이나 若膚腠之汗과 肌肉之脹과 二便之泄利를 皆濡然之謂라 其病在營하니 則氣血也라

目色이 青黃赤白黑者는 病在筋하고

目爲肝之竅요 肝主筋也라

耳焦枯受[2]塵垢면 病在骨이니이다

耳爲腎之竅요 腎主骨也라

黃帝曰 病形은 何如며 取之는 奈何오

伯高曰 夫百病變化는 不可勝數나 然이나 皮有部하고 肉有柱하며 血氣有輸하고 骨有屬하니이다 黃帝曰 願聞其故하노이다 伯高曰 皮之部는 輸於四末[3]하고

病在皮者는 在陽分也라 陽受氣於四末하니 以其皮淺氣浮也라 故로 皮之部는 輸於四末이라

肉之柱[4]는 在臂脛諸陽分肉之間과 與足少陰分間하고

病在肌肉이면 當治其柱니 柱者는 䐃之屬也라 堅厚之肉은 多在手足三陽分肉間하야 以肉主於脾而脾主四支也라 足少陰之經이 自足心으로 循內踝後하야 入足跟하고 以上腨內하야 出膕內廉하고 上股內後廉하야 會於尻臀貫脊하니 其肉俱厚 故로 亦爲肉之柱라

血氣之輸는 輸於諸絡[5]하니 氣血留居則盛而起라

病在血氣면 當治其輸요 輸於諸絡은 謂諸經之絡穴也라 氣血留居則經絡壅盛 故로 當取之라

筋部는 無陰無陽하며 無左無右하고 候病所在라

病在筋者는 不必分其陰陽左右하고 但當隨病所在而治之라

骨之屬者는 骨空之所以受益而益腦髓者也[6]니이다

病在骨之屬者는 當治骨空하야 以益其髓라 髓者는 骨之充也라 故로 益髓卽所以治骨이라 骨空

---

1) 濡: 濡는 需와 通하고 需는 또 懦와 通하니, 懦弱의 뜻이다.
2) 受: 『語譯』에서는 '多' 혹은 '盛'의 뜻으로 보았다.
3) 輸於四末: 『甲乙』에는 '輸在於四末'로 되어 있다.
4) 肉之柱: 肌肉突起部分을 말함.
5) 輸於諸絡: 『甲乙』에는 '在於諸絡脈'으로 되어 있다.
6) 骨空之所以受益而益腦髓者也: 『甲乙』에는 '骨空之所以受液而溢腦髓者也'로 되어 있다.

義는 詳經絡類十九라

黃帝曰 取之奈何오

伯高曰 夫病變化와 浮沈深淺[1]은 不可勝窮이니 各在其處하야 病間者는 淺之하고 甚者는 深之하며 間者는 小[2]之하고 甚者는 衆之하야 隨變而調氣하니 故로 曰上工이니이다

間者는 病輕 故로 用鍼에 宜淺宜小요 甚者는 病重 故로 用鍼에 宜深宜衆이라 病變無窮이나 能隨其變而調治得宜者를 故로 曰上工이라

五亂之刺

『靈樞·五亂篇』全 ○ 二十七

黃帝曰 經脈十二者는 別爲五行하고 分爲四時하니 何失而亂이며 何得而治오

岐伯이 曰 五行有序하고 四時有分하니 相順則治요 相逆則亂이니이다

黃帝曰 何謂相順고

岐伯이 曰 經脈十二者는 以應十二月하고 十二月者는 分爲四時하고 四時者는 春秋冬夏 其氣各異하니 營衛相隨하고 陰陽已和하야 淸濁不相干이면 如是則順之而治니이다

此下는 言一時血氣之錯亂이요 非宿疾有因之謂라 氣本五行 故로 曰五亂이라

黃帝曰 何謂逆而亂고

岐伯이 曰 淸氣在陰하고 濁氣在陽커나 營氣는 順脈[3]하나 衛氣逆行하면 淸濁相干하야 亂於胸中하니 是謂大悗이라

淸氣는 屬陽而升하니 在陰則亂이요 濁氣는 屬陰而降하니 在陽則亂이라 營氣는 陰性精專하야 行常順脈하고 衛氣는 陽性慓悍하야 晝當行陽하고 夜當行陰이라 若衛氣逆行하면 則陰陽相犯하고 表裏相干하야 亂於胸中而爲悗悶이니 總由衛氣之爲亂耳라 ○ 悗은 母本切이라

故로 氣亂於心則煩心密嘿하며 俛首靜伏하고 亂於肺則俛仰喘喝[4]하며 接手

---

1) 浮沈深淺: 病의 浮沈, 鍼刺의 淺深을 뜻함.
2) 小: 『甲乙』에는 '少'로 되어 있다.
3) 順脈: 『太素』에는 '順行'으로 되어 있다.

以呼[1)]하고 **亂於腸胃則爲霍亂**하고

氣亂於內者는 上則在心肺요 下則在腸胃也라 ○ 嘿은 默同이라 俛는 俯同이요 又音免이라

亂於臂脛則爲四厥하고 **亂於頭則爲厥逆**하야 **頭重眩仆**하니이다

氣亂於外者는 下在於四肢요 上在於頭也라

黃帝曰 五亂者는 **刺之有道乎**아

岐伯이 **曰 有道以來**하고 **有道以去**하니 **審知其道**를 **是謂身寶**니이다

道는 言所由也라 邪之來去에 必有其道하야 知其道則取病甚易하니 是謂保身之寶也라 ○ 按컨대 此四句가 雖以鍼刺爲言이나 然이나 實治法之要領이니 不可不知也라 大凡疾病之生에 必有所自가 是有道以來也요 知其所自而徑拔之가 是有道以去也라 能審其道則自外而入者는 自表而逐之하고 自內而生者는 自裏而除之하며 自上來者는 可越之하고 自下來者는 可竭之하며 自熱來者는 不遠寒하고 自寒來者는 不遠熱하며 自虛而實者는 先顧其虛하야 無實則已하고 自實而虛者는 先去其實하야 無虛卽已하니 皆來去之道也라 俗云 來處來하고 去處去라하니 此言雖淺이나 殊有深味하야 誠足爲斯道之法이라

黃帝曰 善이라 **願聞其道**하노이다

岐伯이 **曰 氣在於心者**는 **取之手少陰心主之輸**하고

手少陰之輸는 神門也요 心主之輸는 手厥陰大陵也라

氣在於肺者는 **取之手太陰滎足少陰輸**하고

手太陰之滎은 魚際也요 足少陰之輸는 太谿也라 氣在肺而取腎者는 以少陰脈이 貫腎絡肺也라

氣在於腸胃者는 **取之足太陰陽明**하되 **不下者**는 **取之三里**하고

取足太陰之輸는 太白也요 足陽明之輸는 陷谷也라 三里는 亦足陽明穴이라

氣在於頭者는 **取之天柱大杼**하되 **不知**면 **取足太陽滎輸**하고

天柱大杼는 俱足太陽經穴이라 不知는 不應也라 當復取其滎輸二穴이니 通谷束骨也라

氣在於臂足이면 **取之**에 **先去血脈**하고 **後取其陽明少陽之滎輸**니이다

臂足之絡에 有血者는 必先去其血이니 在手者는 取手하고 在足者는 取足이라 手陽明之滎輸는 二間三間也요 手少陽之滎輸는 液門中渚也며 足陽明之滎輸는 內庭陷谷也요 足少陽之滎輸는

---

4) 喝: 큰소리, 꾸짖을 갈. 여기서는 喘息으로 소리가 喝喝함을 말함.

1) 接手以呼: 양손을 가슴에 대고 숨을 몰아 쉼.

俠谿臨泣也라

黃帝曰 補寫는 奈何오

岐伯이 曰 徐入徐出을 謂之導氣요 補寫無形을 謂之同精[1)]이니

凡行鍼補寫에 皆貴和緩 故로 當徐入徐出이니 在導氣復元而已라 然이나 補者는 導其正氣하고 寫者는 導其邪氣하니 總在保其精氣耳라 故로 曰 補寫無形을 謂之同精이라

是는 非有餘不足也요 亂氣之相逆也니이다

言本篇之法이 非爲有餘不足而設이요 特以亂氣相逆이니 但宜導治之如是耳라 此는 因帝問補寫 故로 復及之하야 以明其義也라

黃帝曰 允[2)]乎哉라 道여 明乎哉라 論이여 請著之玉版하야 命曰治亂也니이다

四盛關格之刺

『靈樞·終始篇』○ 二十八

凡刺之道는 畢於終始하니 明知終始면 五藏爲紀하야 陰陽[3)]定矣라

終始는 本篇名이요 詳載陰陽鍼刺之道로되 今散類各章이라

陰者는 主藏하고 陽者는 主府하니

手足三陰은 俱主五藏하고 手足三陽은 俱主六府라

陽受氣於四末하고 陰受氣於五藏이라

陽主外 故로 受氣於四末이요 陰主內 故로 受氣於五藏이라 四末은 手足末也라

故로 寫者는 迎之하고 補者는 隨之니 知迎知隨면 氣可令和라

迎者는 迎其來而奪之요 隨者는 隨其去而濟之라

和氣之方은 必通陰陽이니 五藏爲陰이요 六府爲陽이라 傳之後世에 以血爲盟이니 敬之者는 昌하고 慢之者는 亡하며 無道行私하면 必得天殃이라

不明至道하고 而强不知以爲知가 卽無道行私也라 伐人長命하면 殃必及之요 天道不爽하니 當知所畏라

---

1) 同精: 『校釋』·『語譯』에 “日抄本에는 ‘固精’으로 되어 있다.”고 하였다.
2) 允: 마땅할, 합당할, 진실로 윤.
3) 陰陽: 陰經, 陽經의 關系를 말함.

謹奉天道하야 **請言終始**하리이다 **終始者**는 **經脈爲紀**니

天道陰陽에 有十二辰次[1]하야 爲之紀요 人身血氣에 有十二經脈하야 爲之紀라 循環無端하야 終而復始 故로 曰終始라

持其脈口人迎하야 **以知陰陽有餘不足**과 **平與不平**이면 **天道畢矣**라

脈口在手하니 太陰脈也니 可候五藏之陰이요 人迎在頸하니 陽明脈也니 可候六府之陽이라 人之血氣經脈이 所以應天地陰陽之盛衰者는 畢露於此 故로 曰天道畢矣라

所謂平人者는 **不病**이니 **不病者**는 **脈口人迎**이 **應四時也**요 **上下相應而俱往來也**요 **六經之脈**이 **不結動也**요 **本末之寒溫之相守司也**[2]요 **形肉血氣必相稱也**니 **是謂平人**이라

春夏에 人迎微大하고 秋冬에 寸口微大가 應四時也라 上은 謂人迎이요 下는 謂脈口며 相應往來는 卽如下篇所謂俱往俱來가 若引繩하야 大小齊等也라 結濇則不足이요 動疾則有餘니 皆非平脈也라 藏氣爲本이요 肌體爲末이니 表裏寒溫을 司守하야 不致相失이라 故로 必外之形肉과 內之血氣가 皆相稱者를 謂之平人이라

少氣者는 **脈口人迎**이 **俱少而不稱尺寸也**니 **如是者**는 **則陰陽**이 **俱不足**하야 **補陽則陰竭**하고 **寫陰則陽脫**이라 **如是者**는 **可將以甘藥**이요 **不可飮以至劑**라 **如此者**는 **弗灸**요 **不已者**를 **因而寫之則五藏氣壞矣**라

少氣者는 元氣虛也라 兼陰陽而言 故로 上之人迎과 下之脈口가 必皆衰少無力하고 而兩手之尺寸도 亦不相稱也라 凡陰陽氣俱不足者는 不可刺로되 若刺而補陽則陰竭하고 寫陰則陽脫하니 如是者는 但可將以甘藥이라 甘藥之謂는 最有深意하니 蓋欲補虛羸인댄 非甘純이면 不可也라 至劑는 剛毒之劑也니 正氣衰者는 不可攻 故로 不宜用也라 非惟不可攻이요 而灸之亦不可니 以火能傷陰也라 臨此證者는 不可忘此節之義니라

人迎一盛하면 **病在足少陽**하고 **一盛而躁**하면 **病在手少陽**하며 **人迎二盛**하면 **病在足太陽**하고 **二盛而躁**하면 **病在手太陽**하며 **人迎三盛**하면 **病在足陽明**하고 **三盛而躁**하면 **病在手陽明**하며

---

1) 十二辰次: 『類經·攝生類·賢人條』에 "日月所會를 謂之辰이요 辰有十二를 謂之次니 會當朔晦之期요 次定四方之位라"고 하였다. 太陽과 달이 黃道 上을 一周 運行하는데, 每年 十二次 會合하고 每次 會合에는 모두 一定한 部位가 있게 된다. 黃道 三百六十度를 十二段으로 나누면 每段은 三十度가 되는데 이를 十二宮, 十二次라고 한다. 각 名稱은 降婁, 大梁, 實沈, 鶉首, 鶉火, 鶉尾, 壽星, 大火, 析木, 星紀, 玄枵이다.

2) 本末之寒溫之相守司也: 『太素』에는 '本末之寒溫相守司也'로 되어 있다.

人迎은 足陽明脈也라 一盛二盛은 謂大於氣口一倍二倍也라 陽明은 主表而行氣於三陽 故로 人迎一盛하면 病在足經之少陽이로되 若大一倍而加以躁動하면 則爲陽中之陽而上在手經之少陽矣라 凡二盛三盛하면 病皆在足이나 而躁則皆在手也라 下倣此하니라

人迎四盛하고 且大且數하면 名曰溢陽이니 溢陽爲外格이요

人迎盛至四倍하고 且大且數者는 乃六陽偏盛之極이요 盈溢於府하고 格拒六陰하니 是爲外格이라 按下文에 曰 溢陰爲內關이니 內關不通하면 死不治라하니 則此外格者도 亦死無疑라 ○ 又關格詳按이 見脈色類二十二하니 所當互閱이라

脈口一盛하면 病在足厥陰하고 一盛而躁하면 在手心主하며 脈口二盛하면 病在足少陰하고 二盛而躁하면 在手少陰하며 脈口三盛하면 病在足太陰하고 三盛而躁하면 在手太陰하며

脈口는 手太陰脈也라 太陰은 主裏而行氣於三陰 故로 脈口一盛하면 病在足經之厥陰이로되 若加以躁하면 則爲陰中之陽而上在手厥陰心主矣라 凡二盛三盛하면 皆在足이나 而躁則皆在手也라

脈口四盛하고 且大且數者를 名曰溢陰이니 溢陰爲內關이라 內關不通하면 死不治라

脈口四盛하고 且大且數者는 乃六陰偏盛이요 盈溢於藏하고 表裏隔絶하니 是爲內關이니 主死不治라

人迎與太陰脈口 俱盛四倍以上이면 命曰關格이니 關格者는 與之短期라

人迎은 主陽하고 脈口는 主陰하니 若俱盛至四倍以上이면 則各盛其盛하야 陰陽不交 故로 曰關格이니 可與言死期也라

人迎一盛하면 寫足少陽而補足厥陰하되 二寫一補하야 日一取之하니 必切而驗之하고 疏[1])取之하야 上氣和에 乃止요

人迎主府 故로 其一盛하면 病在膽經이라 肝膽은 相爲表裏로되 陽實而陰虛 故로 當寫足少陽之府하고 補足厥陰之藏也라 寫者二요 補者一은 寫倍於補也라 疎取之者는 欲其從容이니 不宜急也라 上氣는 言氣之至也요 氣至而和는 穀氣至矣라 故로 可止鍼이니 下放此하니라

人迎二盛하면 寫足太陽하고 補足少陰하되 二寫一補하야 二日一取之하니 必切而驗之하고 疏取之하야 上氣和에 乃止요

---

1) 疏: 『太素』에는 '躁'로 되어 있다.

人迎二盛하면 病在膀胱經하고 膀胱與腎爲表裏니 表實而裏虛 故로 當寫足太陽하고 補足少陰也라 二寫一補는 義見後하고 疎取上氣義는 同前이라

人迎三盛하면 **寫足陽明而補足太陰**하되 **二寫一補**하야 **日二取之**하니 **必切而驗之**하고 **疏取之**하야 **上氣和**에 **乃止**라

人迎三盛하면 病在胃經하고 胃與脾爲表裏니 胃實脾虛 故로 當寫足陽明하고 補足太陰이라 以上三陽盛者는 俱二寫一補라

脈口一盛하면 **寫足厥陰而補足少陽**하되 **二補一寫**하야 **日一取之**하니 **必切而驗之**하고 **疏而取**하야 **上氣和**에 **乃止**요

脈口主藏 故로 其一盛하면 病在肝經이라 肝實膽虛하니 當寫足厥陰하고 補足少陽也라 補寫義는 見後하고 上氣義는 同前이라

脈口二盛하면 **寫足少陰而補足太陽**하되 **二補一寫**하야 **二日一取之**하니 **必切而驗之**하고 **疏取之**하야 **上氣和**에 **乃止**요

脈口二盛하면 病在腎經이라 腎經實하고 膀胱虛 故로 當寫足少陰하고 補足太陽也라

脈口三盛하면 **寫足太陰而補足陽明**하되 **二補一寫**하야 **日二取之**하니 **必切而驗之**하고 **疏取之**하야 **上氣和**에 **乃止**라

脈口三盛하면 病在脾經이라 脾實胃虛 故로 當寫太陰하고 補陽明也라

所以日二取之者는 **太陽**1)**主胃**하야 **大富於穀氣 故**로 **可日二取之也**라

此는 釋上文脾胃二經之治也라 太는 言太陰이요 陽은 言陽明이니 脾與胃爲表裏 故로 曰太陽主胃라 二經이 皆富於穀氣하야 較他藏爲盛 故로 可日二取之라 ○ 按컨대 上文人迎之治의 治三陽也에 皆曰二寫一補라하고 氣口之治의 治三陰也에 皆曰二補一寫라하니 蓋以三陽主表하니 病在表者는 宜寫倍於補也요 三陰在裏하니 病在裏者는 宜補倍於寫也라 皆以藏氣爲重하야 惟恐其或傷耳라 又如厥陰少陽은 肝膽木藏也요 東方多實 故로 可日二取之요 太陰陽明은 脾與胃也요 脾胃는 大富於穀氣 故로 可日二取之나 惟少陰太陽은 則二日一取之하니 蓋腎與膀胱이 爲天一之藏이요 眞陰之原 故로 宜保重如此니 聖人之顧根本이 豈惟鍼刺爲然哉아

人迎與脈口 俱盛三倍以上을 **命曰陰陽俱溢**이니 **如是者不開**면 **則血脈閉塞**하고 **氣無所行**하야 **流淫於中**하야 **五藏內傷**하니 **如此者**를 **因而灸之**면 **則變易**

1) 太陽: 『甲乙』과 『太素』에는 '太陰'으로 되어 있다.

而爲他病矣라

俱盛三倍以上은 卽四盛也라 陰陽俱溢은 卽溢陰溢陽也라 不開는 卽外關內格也라 如此者는 血氣閉塞無所行하고 五藏眞陰이 傷於內하니 刺之已不可요 灸之則愈亡其陰하야 而變生他病하니 必至不能治也라

約方關格之刺

『靈樞·禁服篇』全 ○ 二十九

雷公이 **問於黃帝曰 細子得受業**하야 **通於九鍼六十篇**하고 **旦暮**로 **勤服**[1]**之**러니 **近者**는 **編絶**하고 **久者**는 **簡垢**[2]라 **然**이나 **尙諷誦弗置**로되 **未盡解於意矣**라 **外揣**에 **言渾束爲一**[3]이라하니 **未知所謂也**라 **夫大則無外**하고 **小則無內**하야 **大小無極**하며 **高下無度**하니 **束之奈何**며 **士之才力**이 **或有厚薄**하고 **智慮褊淺**[4]하야 **不能博大深奧**하야 **自强**[5]**於學**이 **若細子**[6]면 **細子恐其散於後世**하야 **絶於子孫**하노니 **敢問約之奈何**오

六十篇은 古經數也니 今失其傳이라 編絶簡垢는 卽韋編三絶之謂니 垢는 塵汚也라 蓋古時無紙하니 書於竹簡하야 以熟皮編之라 故로 曰韋編이라 外揣는 本經篇名이요 所言渾束爲一과 大則無外等義는 見前十二라

黃帝曰 善乎哉라 **問也**여 **此**는 **先師之所禁**이요 **坐**[7]**私傳之也**라 **割臂歃血之盟也**니 **子若欲得之**인댄 **何不齋乎**아

雷公이 **再拜而起 曰 請聞命於是也**라하고 **乃齋宿**[8]**三日而請曰 敢問今日正陽**[9]에 **細子願以受盟**하노이다

黃帝乃與俱入齋室하사 **割臂歃血**하시되 **黃帝親祝曰 今日正陽**에 **歃血傳方**하

---

1) 勤服: 服勤. 힘이 드는 일에 부지런히 從事함.
2) 近者編絶 久者簡垢: 『太素』에는 '近者編絶 遠者簡垢'로 되어 있는데, 楊上善의 注에 "其簡之書가 遠年者는 編有斷絶하고 其近年者는 簡生塵久라"고 한 것으로 보아 '久者編絶 近者簡垢'가 잘못 倒置된 것 같다.
3) 渾束爲一: 여러 問題를 總括하여 하나로 要約함.
4) 褊淺: 褊狹淺薄.
5) 强: 强은 彊과 같고, 彊은 勉의 뜻임.
6) 自强於學若細子: 『太素』에는 '自强於學 未若細子'로 되어 있다.
7) 坐: 罪받을, 죄입을 좌.
8) 齋宿: 沐浴齋戒 素食獨宿.
9) 正陽: 正午를 말함.

노니 有敢背此言者는 反受其殃하리라

雷公이 再拜曰 細子受之니이다 黄帝乃左握其手하시고 右授之書曰 愼之愼之하라 吾爲子言之하리라

盟者가 以血塗口傍을 曰歃血이라 ○ 歃은 音霎[1]이라

凡刺之理는 經脈爲始니 營[2]其所行하고 知其度量하야 內刺[3]五藏하고 外刺[4]六府하며

經脈爲始는 必先明經絡也요 營其所行은 營行有終始也요 知其度量은 脈度有短長也라 內刺五藏하고 外刺六府는 分表裏出入也라 ○ 此六句는 與經脈篇으로 略同하니 詳經絡類首章이라

審察衛氣爲百病母하야

衛氣者는 陽氣也니 衛外而爲固者也라 陽氣不固면 則衛氣失常而邪從衛入하야 乃生疾病 故로 爲百病母라 義詳本類前二十六과 及疾病類四라

調其虛實하면 虛實乃止요 寫其血絡하면 血盡不殆矣니라

寫實則虛하고 補虛則實 故로 虛實乃止라 病在血者는 調之絡하야 邪血去盡則不殆矣라

雷公이 曰 此皆細子之所以通이나 未知其所約也니이다

黄帝曰 夫約方[5]者는 猶約囊也니 囊滿而弗約則輸泄하고 方成弗約則神與弗俱[6]니라

約者는 要也라 約方과 約囊은 其道同也라 囊滿弗約則輸泄而傾하고 方成弗約則不切於用하니 蓋雜則不精也라 易曰 精義入神은 以致用也[7]라하니 不得其精이면 焉能入神이리오 有方無約이면 卽無神也라 故로 曰神與弗俱라 所謂約者는 卽前外揣篇의 渾束爲一之義라

雷公이 曰 願爲下材[8]者는 弗滿而約之니이다

滿은 言欲博이요 約은 言欲精이니 弗滿而約之는 謂亦有不由博學而可得其捷徑者否也라 故로 曰願爲下材라

---

1) 霎: 가랑비, 잠시 삽.
2) 營: 잴, 測量할 영.
3) 刺: 『太素』와 「經脈篇」에는 '次'로 되어 있다.
4) 刺: 『太素』에는 '別'로 되어 있다.
5) 約方: 要約(歸結, 綜合)의 方法.
6) 神與弗俱: 『太素』에는 '神弗與俱'로 되어 있다.
7) 精義入神以致用也: 『周易·繫辭下第五章』에 보인다.
8) 材: 才와 通.

黃帝曰 未滿而知約之면 以爲工이나 不可以爲天下師니라

因滿而約은 約之善也요 由博而精은 精之至也라 未滿而知約이면 何約之有며 未博而言精이면 何精之有며 若是者를 謂之爲工이면 安足爲天下師리오 是以로 言約者는 非滿不可요 言精者는 非博不可也라

雷公이 曰 願聞爲工하노이다

黃帝曰 寸口는 主中하고 人迎은 主外라 兩者相應하야 俱往俱來若引繩하야 大小齊等[1]하되 春夏엔 人迎이 微大하고 秋冬엔 寸口微大하니 如是者를 名曰 平人이라

太陰이 行氣於藏 故로 寸口主中이요 陽明이 行氣於府 故로 人迎主外라 人迎寸口는 一表一裏也라 故로 往來相應하야 欲其大小齊等을 若引繩之勻者가 是爲和調之脈이라 然이나 人迎主陽 故로 必於春夏에 微大하고 寸口主陰 故로 必於秋冬에 微大하니 乃謂之平人也라

人迎大一倍於寸口면 病在足少陽하고 一倍而躁면 在手少陽하며 人迎이 二倍면 病在足太陽하고 二倍而躁면 病在手太陽하며 人迎이 三倍면 病在足陽明하고 三倍而躁면 病在手陽明이라

義見前章이라

盛則爲熱이요 虛則爲寒이며 緊則爲痛痹요 代則乍甚乍間이라

此는 言人迎脈也라 乍甚乍間은 卽下文乍痛乍止之謂라

盛則寫之하고 虛則補之하며 緊痛則取之分肉하고 代則取血絡하고 且飮藥하며 陷下則灸之하고 不盛不虛면 以經取之니 名曰經刺라

緊則爲痛痹 故로 當取分肉이라 代는 因血氣不調 故로 當取血絡하고 且飮調和之藥이라 脈陷下不起者는 有寒滯 故로 宜灸之라 若不因血氣之盛虛하고 而病有留於經絡者는 則當隨經所在하야 或飮藥하고 或灸刺하야 以取之也라 經刺義는 見前第五라

人迎이 四倍者는 且大且數하니 名曰溢陽이요 溢陽은 爲外格[2]이니 死不治라 必審按其本末하고 察其寒熱하야 以驗其藏府之病이라

脈之偏盛이 至於四倍者는 乃爲關格不治之證이라 若一倍二倍三倍는 不過爲病而但有輕重之

---

1) 若引繩大小齊等: 『太素』楊注에 “二人이 共引一繩할새 彼牽而去면 其繩幷去하고 此引而來면 其繩幷來라 寸口人迎이 因呼吸牽脈往來하야 其動是同 故로 曰齊等也라”고 하였다.

2) 名曰溢陽溢陽爲外格: 『甲乙』과 『太素』에는 ‘名曰外格’으로 되어 있다.

分耳라 故로 當審其致病之本末하고 察其寒熱藏府하야 而施之治也라

寸口大於人迎一倍면 病在足厥陰하고 一倍而躁면 在手心主하며 寸口二倍면 病在足少陰하고 二倍而躁면 在手少陰하며 寸口三倍면 病在足太陰하고 三倍而躁면 在手太陰이라

人迎寸口는 相爲表裏 故로 上文에 云 人迎一倍 病在足少陽이라하고 此에 云 寸口一倍 病在足厥陰이라하니 膽與肝이 爲表裏也요 一倍而躁가 人迎엔 在手少陽하고 寸口엔 在手心主하니 三焦包絡이 爲表裏也라 凡後二倍三倍도 表裏皆然이라

盛則脹滿 寒中 食不化하고 虛則熱中 出糜 少氣 溺色變하며 緊則痛痺요 代則乍痛乍止라

此는 言寸口脈也라 盛則外實中虛 故로 爲脹滿寒中食不化요 虛則眞陰不足 故로 爲熱中出糜少氣溺色變이라 糜는 謂泄瀉糜爛之物이라

盛則寫之하고 虛則補之하며 緊則先刺而後灸之하고 代則取血絡而後調之하며 陷下則徒灸之니 陷下者는 脈血이 結於中하야 中有著血하야 血寒 故로 宜灸之요 不盛不虛면 以經取之라

緊則爲寒 故로 宜先刺後灸니 欲其經易通하야 寒易去也라 脈陷下者는 以寒著於血하야 而血結爲滯 故로 宜灸之也라 代則取血絡과 及不盛不虛義는 見上文이라

寸口四倍者를 名曰內關이니 內關者는 且大且數하니 死不治라 必審察其本末之寒溫하야 以驗其藏府之病이라

義同前人迎四倍者라

通其營[1]輸라야 乃可傳於大數라 大數에 曰 盛則徒寫之하고 虛則徒補之하며 緊則灸刺하고 且飮藥하며 陷下則徒灸之하고 不盛不虛면 以經取之라하니 所謂經治者는 飮藥에 亦曰[2]灸刺라 脈急則引하고 脈大以弱則欲安靜하야 用力無勞[3]也니라

營은 經脈也요 輸는 滎輸也라 大數는 大法也니 卽經脈本輸終始禁服等篇之義라 徒는 但也라 陷下는 義見上文이라 經取之는 卽所謂經治者니 或飮藥하고 或灸刺를 皆可隨經所宜而治也라

---

1) 營: 『甲乙』과 『太素』에는 '滎'으로 되어 있다.
2) 曰: 『甲乙』에는 '用'으로 되어 있다.
3) 用力無勞: 『甲乙』과 『太素』에는 '無勞用力'으로 되어 있다.

脈急者는 邪盛也니 宜設法引去之요 脈大以弱者는 陰不足也니 宜安靜以養陰하야 用力無勞也라 凡此皆大數大法也라 故로 確知其盛則但寫之하고 確知其虛則但補之하며 確知其宜灸刺則以灸刺하고 宜藥餌則以藥餌라 然이나 必資學力이라야 庶能無惑이니 是卽約方之要요 渾束爲一之義也라 若未滿而云約者는 必不學無術之下材耳니 焉得爲工이며 尙敢曰人之師哉아 學者於此에 必不可自欺以欺人也라

繆刺 巨刺

『素問·繆刺論』全 ○ 三十

黃帝問曰 余聞繆刺나 未得其意하니 何謂繆刺오

繆는 異也라 左病刺右하고 右病刺左하야 刺異其處 故로 曰繆刺니 治奇邪之在絡者也라

岐伯이 對曰 夫邪之客於形也에 必先舍於皮毛하나니 留而不去면 入舍於孫脈하고 留而不去면 入舍於絡脈하고 留而不去면 入舍於經脈하야 內連五藏하고 散於腸胃하니 陰陽俱感이면 五藏乃傷이라 此는 邪之從皮毛而入하야 極於五藏之次也니 如此則治其經焉이라

邪氣가 自淺入深하야 而極於五藏之次者는 當治其經이요 治經者는 十二經穴之正刺也니 尙非繆刺之謂라

今邪客於皮毛하야 入舍於孫絡하고 留而不去하야 閉塞不通하면 不得入於經하야 流溢於大絡而生奇病[1)]也라

大絡者는 十二經支別之絡也니 病在支絡하야 行不由經 故로 曰奇邪라

夫邪客大絡者는 左注右하고 右注左하야 上下左右에 與經相干而布於四末하야 其病無常處하고 不入於經兪하니 命曰繆刺니이다

支而橫者爲絡이니 邪客於大絡 故로 左注右하고 右注左하야 布於四末而氣無常處라 故로 當治以繆刺라

帝曰 願聞컨대 繆刺에 以左取右하고 以右取左는 奈何며 其與巨刺로 何以別之오 岐伯이 曰 邪客於經하야 左盛則右病하고 右盛則左病하야 亦有移易者는 左痛未已而右脈이 先病하니 如此者는 必巨刺之하야 必中其經이요 非絡脈也라

---

1) 奇病: 病處와 症狀이 나타나는 곳이 다른 疾病을 말함.

繆刺之法은 以左治右하고 以右取左니 巨刺도 亦然이라 但巨刺者는 刺大經者也니 故로 曰巨刺요 繆刺者는 刺其大絡하야 異於經者也니 故로 曰繆刺나 皆以治病之左右移易者라 巨刺義는 出前第五章이라

故로 絡病者는 其痛이 與經脈으로 繆處 故로 命曰繆刺니이다

絡淺經深하고 絡橫經直 故로 其病繆處也라

○ 帝曰 願聞컨대 繆刺는 奈何며 取之는 何如오 岐伯이 曰 邪客於足少陰之絡하면 令人卒心痛하며 暴脹하며 胸脇支滿하니

足少陰別絡이 幷本經으로 上腎하고 從腎으로 上貫肝膈하야 走於心包 故로 病如此라

無積者는 刺然骨之前하야 出血하면 如食頃而已요

疾雖如上이나 而內無積聚者는 刺然骨之前하니 卽足少陰之滎然谷穴也라 食頃은 一飯頃也니 後放此하니라 ○ 王氏曰 刺此에 多出血하면 令人立饑欲食이라하니라

不已[1)]면 左取右 右取左하니

如病不已면 在左者는 取右然谷하고 在右者는 取左然谷하니 此卽繆刺之法也라 餘準此하니라

病新發者는 取五日已니이다

病新發者는 邪未深也니 雖不卽愈라도 亦不過五日而已矣라

○ 邪客於手少陽之絡하면 令人喉痹舌卷하고 口乾心煩하며 臂外廉痛하야 手不及頭하니

手少陽之支別은 上出缺盆하야 上項하고 注胸中하야 合心主하며 其經은 出臂外兩骨之間하야 貫肘上肩 故로 病如此라

刺手中指次指爪甲上 去端如韭葉하되 各一痏면

中指는 當作小指니 謂手少陽之井關衝穴也라 左右皆刺 故로 言各一痏라 ○ 痏는 委偉二音이니 刺瘢也라

壯者는 立已나 老者는 有頃에 已하니 左取右 右取左요 此新病은 數日에 已니이다

上言左右各一痏는 以左右俱病也요 此言左取右右取左는 以病有偏著也니 皆繆刺之法이라 後

---

1) 不已: 『甲乙』과 『太素』에는 이 두 글자가 없는데, 文義로 보아 衍文으로 보인다.

準此하니라 新病數日已는 蓋言有不卽已者니 若係新病이라도 亦不出數日而已也라

○ 邪客於足厥陰之絡하면 令人卒疝暴痛하니

足厥陰之別이 循脛上睾하야 結於莖 故로 爲疝痛이라

刺足大指爪甲上 與肉交者하되 各一痏면

此는 足厥陰之井이니 大敦穴也라

男子는 立已나 女子는 有頃已하니 左取右하고 右取左니이다

男陽女陰이니 陽氣至速하고 陰氣至遲也라

○ 邪客於足太陽之絡하면 令人頭項肩痛하니

足太陽支者는 從巓下行이라가 還出別下項하야 循肩髆內 故로 爲是病이라

刺足少指爪甲上 與肉交者하되 各一痏면 立已요

足太陽之井이니 至陰穴也라

不已면 刺外踝下三痏하되 左取右하고 右取左하면 如食頃에 已니이다

外踝下는 足太陽之郄이니 金門穴也요 三痏는 三刺也라 一日一刺하야 得效에 乃已라 食頃義는 見前이라

○ 邪客於手陽明之絡하면 令人氣滿胸中하고 喘息而支胠하며 胸中熱하니

手陽明之脈이 下入缺盆하야 絡肺下膈하고 其支者는 從缺盆으로 上頸 故로 爲此病이라

刺手大指次指爪甲上에 去端如韭葉을 各一痏하되 左取右 右取左하면 如食頃已니이다

手陽明之井이니 商陽穴也라

○ 邪客於臂掌之間하면 不可得屈하니 刺其踝後하되

邪客於臂掌之間은 手厥陰經也라 踝後者는 以兩踝言이니 踝中之後는 則內關也라 內關이 爲手厥陰之絡 故로 當取之라

先以指로 按之痛이라야 乃刺之니 以月死生爲數하야 月生一日에 一痏하고 二日에 二痏하고 十五日에 十五痏하며 十六日엔 十四痏니이다

月之死生은 隨日盈縮하야 以爲數也라 故로 自初一至十五는 月日以盈하야 爲之生數라 當一日

에 一痏하니 一痏는 卽一刺也요 至十五日엔 漸增至十五痏矣라 自十六至三十日은 月日以縮하야 爲之死數니 當日減一刺라 故로 十六日엔 止十四痏하고 減至月終엔 惟一刺矣라 蓋每日一刺하야 以朔望爲進止也라

○ 邪客於足陽蹻之脈하면 令人目痛이 從內眥始하니

陰陽蹻脈이 俱起於足跟하야 其氣上行하야 皆屬於目內眥 故로 病如此라

刺外踝之下半寸所에 各二痏하되 左刺右 右刺左면 如行十里頃而已니이다

外踝之下半寸所는 足太陽申脈也니 陽蹻所生 故로 宜刺之라

○ 人有所墮墜하야 惡血留內하야 腹中滿脹하고 不得前後하면 先飮利藥이니 此는 上傷厥陰之脈하고 下傷少陰之絡이라 刺足內踝之下 然骨之前의 血脈하야 出血하고

先飮利藥은 逐留內之瘀血也라 凡墮墜者는 必病在筋骨 故로 上傷厥陰之脈하니 肝主筋也일새요 下傷少陰之絡하니 腎主骨也일새라 刺然骨之前出血은 卽少陰絡也라

刺足跗上動脈이라

足厥陰之腧니 太衝穴也라 ○ 按王氏는 謂爲陽明之衝陽이나 似與此로 無涉이라

不已어든 刺三毛上 各一痏하야 見血하면 立已니 左刺右 右刺左하고

足厥陰之井이니 大敦穴也라

善悲驚不樂이면 刺如右方하니이다

墮跌傷陰하면 神氣散失 故로 善悲驚不樂이라

○ 邪客於手陽明之絡하면 令人耳聾하야 時不聞音하니

手陽明之別者入耳 故로 爲耳聾이라

刺手大指次指爪甲上 去端如韭葉에 各一痏하면 立聞이요

手陽明之井이니 商陽穴也라

不已어든 刺中指爪甲上 與肉交者면 立聞이니

中指爪甲上은 手厥陰之井이니 中衝穴也라 以心主之脈이 出耳後하야 合少陽完骨之下 故로 宜取之라

其不時聞者는 不可刺也요

時或有聞者는 尙爲可治나 其不聞者는 絡氣已絶이니 刺亦無益 故로 不可刺也라

耳中生風者도 亦刺之如此數니 左刺右하고 右刺左니이다

耳中에 如風聲者는 雖聾이나 猶有所聞 故로 宜刺如前數하되 當左右繆取之라

○ 凡痹往來에 行無常處者는 在分肉間이니 痛而刺之하되 以月死生으로 爲數라 用鍼者는 隨氣盛衰하야 以爲痏數니 鍼過其日數則脫氣요 不及日數則氣不寫라 左刺右 右刺左하야 病已면 止하고 不已면 復刺之如法이니

在分肉間 痛而刺之는 謂隨痛所在하야 求其絡而繆刺之也라

月生一日엔 一痏하고 二日엔 二痏하고 漸多之하야 十五日엔 十五痏하고 十六日엔 十四痏하야 漸少之니이다

此卽月死生之數니 義如前이라 ○ 按本篇以月死生爲數컨대 如上節에 曰 用鍼者는 隨氣盛衰하야 爲痏數니 鍼過其日數則脫氣하고 不及日數則氣不寫라하니 此는 氣候之刺數也요 觀前二十九章컨대 曰 厥陰少陽은 日一取之하고 太陰陽明은 日二取之하며 少陰太陽은 二日一取之라하니 此는 又諸經에도 亦有刺數라 當與此로 參酌爲用하야 而別其盛衰라야 庶乎盡善이라

○ 邪客於足陽明之絡하면 令人鼽衄하고 上齒寒하니

足陽明之脈이 起於鼻之交頞中하야 下循鼻外하야 入上齒 故로 絡病如此라

刺足中指[1]次指爪甲上 與肉交者하되 各一痏니 左刺右 右刺左니이다

中指次指는 皆足陽明所出之經이니 卽厲兌穴次也라

○ 邪客於足少陽之絡하면 令人脇痛하고 不得息하며 欬而汗出하니

足少陽支者는 下胸中하야 貫膈循脇肋 故로 爲此病이라

刺足小指次指爪甲上 與肉交者하되 各一痏면

足少陽之井이니 竅陰穴也라

不得息은 立已하고 汗出도 立止나 欬者는 溫衣飮食一日에 已니 左刺右하고 右刺左하면 病立已요 不已어든 復刺如法이니이다

---

1) 中指: 大指의 誤記로 보인다.

溫衣飮食은 言飮食俱宜暖也라

○ 邪客於足少陰之絡하면 令人嗌痛하야 不可內食하며 無故善怒하며 氣上走賁上하니

足少陰之脈이 循喉嚨 故로 嗌痛不可內食이요 其別者가 幷經으로 上走於心包 故로 善怒而氣上走於賁門之上이라 蓋邪在少陰하면 腎水必虛하야 陰火上熾 故로 爲嗌痛善怒等病이라 ○ 內은 納同이요 賁은 奔秘二音이라

刺足下中央之脈하되 各三痏하야 凡六刺면 立已니 左刺右 右刺左라

足下中央은 少陰之井이니 湧泉穴也라 左右俱痛者는 各刺三痏하고 痛在一邊者는 繆刺之라

嗌中腫하야 不能內唾하고 時不能出唾者는 刺然骨之前하야 出血하면 立已니 左刺右 右刺左니이다

然骨之前은 足少陰之滎이니 然谷穴也라

○ 邪客於足太陰之絡하면 令人腰痛引少腹하며 控䏚不可以仰息하니

足太陰之脈絡이 上入腹하야 布胸脇而筋著於脊 故로 爲病如此라 控은 引也요 䏚는 季脇下也라

刺腰尻之解 兩胂之上하니 是腰兪라 以月死生으로 爲痏數하야 發鍼하면 立已니 左刺右 右刺左니이다

腰尻骨解兩胂之上者는 督脈腰兪之傍也요 以月死生爲痏數는 義如前이라 腰兪는 止一穴居中하야 本無左右나 此에 言左取右右取左者는 必腰兪左右니 卽足太陽之下髎穴也라 腰尻兩胂義는 詳本類後四十九라 ○ 胂은 音申이라

○ 邪客於足太陽之絡하면 令人拘攣背急하고 引脇而痛하니

足太陽經이 挾脊抵腰中 故로 拘攣背急하고 其筋이 從腋後入腋下 故로 引脇而痛이라

刺之하되 從項始하야 數脊椎하되 俠脊을 疾按之하야 應手如痛에 刺之傍三痏면 立已니이다

此刺不拘兪穴이나 但自項大椎爲始하야 從下數其脊椎하되 或開一寸半하고 或開三寸하니 俠脊處를 疾按之하야 應手而痛卽刺處也니 脊之兩傍을 各刺三痏면 病當自已라

○ 邪客於足少陽之絡하면 令人留於樞中하야 痛하고 髀不可擧하니

樞中은 髀樞也니 足少陽脈이 所由行者라

刺樞中以毫鍼하고 寒則久留鍼하되 以月死生으로 爲數하면 立已니이다

髀樞中은 足少陽環跳穴也라 若寒者는 須久留鍼則寒邪乃去 故로 以月死生爲數라

○ 治諸經刺之하되 所過者不病則繆刺之라

諸經所過者不病은 言病不在經而在絡也니 故로 繆刺之요 若病刺在經이면 則謂之巨刺矣라

○ 耳聾에 刺手陽明하야 不已어든 刺其通脈出耳前者요

此는 復言手陽明之耳聾이니 當刺商陽은 如前也라 刺其通脈出耳前者는 手陽明脈이 正當足少陽聽會之分也라

○ 齒齲에 刺手陽明하야 不已어든 刺其脈入齒中者라야 立已니이다

齲는 齒痛也라 手陽明之脈이 貫頰入下齒中 故로 當刺大腸經之商陽也요 如不已則刺其痛脈之入齒中者라 ○ 按甲乙經注컨대 手陽明脈의 商陽二間三間合谷陽谿偏歷溫溜七穴이 皆主齒痛이라 ○ 齲는 丘禹切이라

○ 邪客於五藏之閒하면 其病也는 脈引而痛이 時來時止하니 視其病하야 繆刺之於手足爪甲上하고

邪客於五藏之間하면 必各引其經而痛하니 但視病處하야 各取其井而繆刺之라

視其脈하야 出其血하되 間日에 一刺요 一刺에 不已면 五刺에 已라

有血絡者는 當刺去其血亦如數라

○ 繆傳引上齒하면 齒脣寒痛하니 視其手背脈血者하야 去之하고

繆傳者는 病在下齒而引及上齒也라 上齒는 屬足陽明하고 下齒는 屬手陽明하니 今上下引痛者는 當視手陽明之絡하야 有血者를 先去之라

足陽明中指爪甲上을 一痏하고 手大指次指爪甲上을 各一痏면 立已하니 左取右 右取左니이다

足陽明中指爪甲上은 謂厲兌穴也요 手大指次指爪甲上은 手陽明商陽穴也라

○ 邪客於手足少陰太陰과 足陽明之絡하되 此五絡은 皆會於耳中하야 上絡左角하니

手少陰은 心也요 足少陰은 腎也요 手太陰은 肺也요 足太陰은 脾也요 足陽明은 胃也니 五絡이 皆會於耳中하야 上絡左額之角이라

五絡이 **俱竭**하면 **令人**으로 **身脈皆動而形無知也**하야 **其狀若尸**하니 **或曰尸厥**이라

五絡俱竭은 陰陽離散也요 身脈皆動은 筋惕肉瞤也라 上下離竭하고 厥逆氣亂하야 昏憒無知 故로 名尸厥이라

刺其足大指內側爪甲上 去端如韭葉하고

足太陰之井이니 隱白穴也라

後刺足心하고

足少陰之井이니 湧泉穴也라

後刺足中指爪甲上하되 **各一痏**하고

足陽明之井이니 厲兌穴也라

後刺手大指內側 去端如韭葉하고

手太陰之井이니 少商穴也라

後刺手心主와

手厥陰之井이니 中衝穴也라 凡邪之在心者는 皆在於心之包絡 故로 取之라

少陰銳骨之端하되 **各一痏**면 **立已**요

謂神門穴이니 手少陰之腧也라

不已어든 **以竹管**으로 **吹其兩耳**하고

以小竹管으로 納對耳孔하고 用力吹之하야 勿令氣泄하니 所以溫助五絡하야 氣可復通也라 ○ 新校正에 云 按컨대 陶隱居 謂吹其左耳極三度요 復吹其右耳三度也라하니라

鬄其左角之髮을 **方一寸**하야 **燔治**하야 **飮以美酒一杯**요 **不能飮者**는 **灌之**면 **立已**니이다

鬄는 剃同이라 左角之髮은 五絡之血餘也요 燔治는 燒製爲末也요 飮以美酒는 助藥力하야 行血氣也라 補以其類 故로 可使尸厥立已라

○ **凡刺之數**는 **先視其經脈**하야 **切而從之**하야 **審其虛實而調之**요 **不調者**는 **經刺之**라

病在經者는 治從其經이로되 但審其虛實而調之니 調者는 如湯液導引之類가 皆是也라 調之而不調然後에 刺其經脈이니 是謂經刺요 亦曰巨刺라

有痛而經不病者는 繆刺之하되

有痛而經不病者는 病在大絡也니 故로 當繆刺之라

因視其皮部하야 有血絡者를 盡取之니 此繆刺之數也니이다

皮部有血絡者는 邪在皮膚孫絡也니 故로 當盡取其血이라 凡此刺經者와 刺大絡者와 刺皮部血絡者는 各有其治하니 所以辨繆刺之術數也라

類經二十一卷

張介賓類註

鍼刺類

陰陽形氣 外內易難

『靈樞·壽夭剛柔篇』○ 三十一

黃帝問於少師曰 余聞컨대 人之生也에 有剛有柔하며 有弱有强하며 有短有長하며 有陰有陽이라하니 願聞其方하노이다 少師答曰 陰中有陰하고 陽中有陽[1]하니 審知陰陽하야 刺之有方하며

剛柔强弱短長이 無非陰陽之化나 然이나 曰陰曰陽은 人皆知之로되 至若陰中復有陰하고 陽中復有陽하야는 則人所不知也라 故로 當詳審陰陽이면 則刺得其方矣라

得病所始하야 刺之有理하며 謹度病端하야 與時相應하야 內合於五藏六府하고 外合於筋骨皮膚라

得病所始者는 謂知其或始於陰하고 或始於陽이라 故로 刺之有理也라 謹度病端者는 謂察其風因木化하고 熱因火化하고 濕因土化하고 燥因金化하고 寒因水化라 故로 與時相應也라 內而五藏六府와 外而筋骨皮膚가 莫非此理하니 合而求之면 得其病之原矣라

是故로 內有陰陽하고 外亦有陰陽하니 在內者는 五藏爲陰이요 六府爲陽이며 在外者는 筋骨爲陰이요 皮膚爲陽이라

內爲陰外爲陽이 理之常也나 然이나 內有陰陽하고 外亦有陰陽 故로 在內者는 五藏爲陰이니 藏屬裏也요 六府爲陽이니 府屬表也며 在外者는 筋骨深而爲陰이요 皮膚淺而爲陽이니 所以로 陰陽之中에 復有陰陽이라 卽如五藏에 皆有血氣하고 六府에도 亦有血氣하니 血在六府則陽中之陰이요 氣則陽中之陽也며 氣在五藏則陰中之陽이요 血則陰中之陰也니 皮膚筋骨도 無不皆然이라 故로 天元紀大論에 曰 天有陰陽하니 地亦有陰陽이라하니 其義卽此라 由此觀之면 可見陰陽合

---

1) 陰中有陰 陽中有陽: 『甲乙』에는 '陰中有陽 陽中有陰'으로 되어 있다.

一之道는 則無往不在라

故로 曰 病在陰之陰者는 刺陰之滎輸하고

陰之陰者는 陰病在陰分也니 當刺其滎輸라 以諸經滎輸氣微하야 亦陰之類니 如手太陰經魚際爲滎이요 太淵爲輸者가 是也라

病在陽之陽者는 刺陽之合하며

陽之陽者는 陽病在陽分也니 當刺其合穴이라 蓋所入爲合이나 猶在陽分하야 刺此以防深入하니 如手陽明經曲池之類가 是也라

病在陽之陰者는 刺陰之經하고

陽之陰者는 陽病在陰也니 當刺陰之經穴이라 蓋所行爲經이나 其氣正盛하면 卽陰中之陽이니 如手太陰經渠之類가 是也라

病在陰之陽者는 刺絡脈이라하니

陰之陽者는 陰病在陽也니 當刺諸絡脈이라 蓋絡脈浮淺하야 皆在陽分하니 如手陽明經偏歷之類가 是也라

故로 曰 病在陽者를 命曰風이요 病在陰者를 命曰痹요 陰陽俱病을 命曰風痹라

陽受風氣 故로 在陽者를 命曰風이요 邪入於陰則痹 故로 在陰者를 命曰痹라

病有形而不痛者는 陽之類也요

病淺在外也라

無形而痛者는 陰之類也라

病深在內也라

無形而痛者는 其陽完而陰傷之也니 急治其陰하고 無攻其陽하며 有形而不痛者는 其陰完而陽傷之也니 急治其陽하고 無攻其陰이라

完은 固也라 病在陰者는 勿攻其陽하고 病在陽者는 勿攻其陰이니 凡表裏虛實에 其治皆然이라

陰陽俱動하야 乍有形하고 乍無形하며 加以煩心하면 命曰陰勝其陽이라 此謂不表不裏니 其形不久니이다

陰陽俱動은 表裏皆病也요 乍有形乍無形은 往來不常也요 加以煩心은 陰病이 甚於陽也라 大凡

治病에 必求於本하니 若求其在表而裏亦病하고 求其在裏而表亦病이면 此는 以陰陽並傷 故로 曰 不表不裏라하니 治之爲難하야 形將不久矣라

○ 黃帝問於伯高曰 余聞形氣病[1]之先後와 外內之應은 奈何오

形見於外하고 氣運於中하니 病傷形氣則或先或後에 必各有所應이라

伯高答曰 風寒은 傷形하고 憂恐忿怒는 傷氣하니 氣傷藏하면 乃病藏하고 寒傷形하면 乃應形[2]하고 風傷筋脈하면 筋脈乃應하니 此形氣外內之相應也니이다

風寒外襲 故로 傷於形하고 情慾內勞 故로 傷於氣니 內傷則病在藏府하고 外傷則應於皮毛하며 若風傷筋脈則居於外內之間 故로 應於筋脈하니 此形氣表裏之有辨也라

黃帝曰 刺之는 奈何오 伯高答曰 病九日者는 三刺而已요 病一月者는 十刺而已니 多少遠近을 以此衰[3]之요

大約病三日者는 可一刺而已 故로 九日者는 當三刺하고 一月者는 當十刺라 凡病之多少遠近을 當推此以衰去之니 是刺之大法也라

久痺不去身者는 視其血絡하야 盡出其血이니이다

久痺不去身者는 其身不能往來하야 以陰邪在於血脈 故로 當視其血絡而盡去之라

黃帝曰 外內之病 難易之治는 奈何오

上文에 言久近之難易 故로 此에 復問外內之難易라

伯高答曰 形先病而未入藏者는 刺之半其日하고

外病而內不病者는 其病淺 故로 當半其日이니 謂減於前法日數之半이요 如病一月者는 可五刺而已也라

藏先病而形乃應者는 刺之倍其日하니 此月[4]內難易之應也니이다

內病而應於外者는 其病深 故로 當倍其日이니 如淺者는 一月五次요 重者는 一月十刺也라 病有淺深 故로 治有難易耳라

---

1) 形氣病: 皮膚筋骨의 病變과 五藏六府精氣의 病變.
2) 應形: 病形의 誤記로 보인다.
3) 衰: 차례로 내릴(差降也), 줄일 쇠.
4) 月: '外'의 誤字로 보인다.

刺有三變 營衛寒痹

『靈樞·壽天剛柔篇』○ 三十二

黃帝曰 余聞刺有三變이라하니 何謂三變고 伯高答曰 有刺營者하며 有刺衛者하며 有刺寒痹之留經者니이다

刺營者는 刺其陰이요 刺衛者는 刺其陽이요 刺寒痹者는 溫其經이니 三刺不同 故로 曰三變이라

黃帝曰 刺三變者는 奈何오 伯高答曰 刺營者는 出血하고 刺衛者는 出氣하고 刺寒痹者는 內熱하니이다

調經論에 亦曰 取血於營하고 取氣於衛라하니라 內熱義는 如下文이라

黃帝曰 營衛寒痹之爲病은 奈何오 伯高答曰 營之生病也에 寒熱少氣하고 血上下行하며

營主血하니 陰氣也라 病在陰分則陽勝之 故로 爲寒熱往來요 陰病則陰虛하고 陰虛則無氣 故로 爲少氣요 邪在血 故로 爲上下妄行이니 所以刺營者는 當刺其血分이라

衛之生病也엔 氣痛時來時去하고 怫愾賁響[1])하니 風寒이 客於腸胃之中이요

衛屬陽하니 爲水穀之悍氣라 病在陽分 故로 爲氣痛이요 氣無定形 故로 時來時去라 怫은 鬱怒也요 愾는 大息也요 賁響은 腹鳴如奔也니 皆氣分之病이라 風寒外襲而客於腸胃之間하면 以六府屬表而陽邪歸之라 故로 病亦生於衛氣라 ○ 怫은 音佛이요 愾는 音戱라

寒痹之爲病也엔 留而不去하고 時痛而皮不仁하니이다

寒痹久留不去하면 則血脈不行하야 或凝滯而爲痛하고 或皮膚不知痛痒하야 而爲不仁이라

黃帝曰 刺寒痹內熱은 奈何오 伯高答曰 刺布衣者는 以火焠之하고 刺大人者는 以藥熨之니이다

內熱은 謂溫其經也라 布衣는 血氣濇濁 故로 當以火焠之니 卽近世所用雷火鍼과 及艾蒜蒸灸之類라 ○ 焠는 音翠니 灼也라

黃帝曰 藥熨은 奈何오 伯高答曰 用淳酒二十升 蜀椒一升 乾薑一斤 桂心一斤하되 凡四種을 皆㕮咀하야 漬酒中하고 用綿絮[2])一斤과 細白布四丈하야

---

1) 怫愾賁響: 怫은 답답할(鬱也) 비, 발끈하는 모양 불. 愾는 성낼(怒慨也) 개, 한숨 쉴 회. 賁은 결낼(怒氣充實) 분.

幷內酒中이라 置酒馬矢煴[1]中하고 蓋封塗하야 勿使泄하며 五日五夜에 出布綿絮하야 曝乾之하고 乾復漬하야 以盡其汁이라 每漬에 必晬[2]其日하야 乃出乾하고 乾이어든 幷用滓與綿絮하되 複布爲複巾하야 長六七尺爲六七巾하고 則用之生桑炭하야 炙巾하야 以熨寒痹所刺之處하야 令熱入至於病所라가 寒이어든 復炙巾以熨之하야 三十遍而止요 汗出하면 以巾拭身하니 亦三十遍에 止라

㕮咀는 古人이 以口嚼藥하야 碎如豆粒而用之니 後世에 雖用刀切이나 而猶稱㕮咀者는 其義本此라 漬는 浸也라 馬矢煴中者는 燃乾馬屎而煨之也니 此西北方所常用者라 塗는 鹽泥封固也라 晬는 周日也라 複布爲複巾者는 重布爲巾이니 如今之夾袋니 所以盛貯綿絮藥滓也라 滓는 相[3]也라 炙巾以生桑炭者는 桑이 能利關節하고 除風寒濕痹諸痛也라 大人은 血氣淸滑 故로 當於未刺之先과 及旣刺之後에 但以藥熨則經通汗出하야 而寒痹可除矣라 ○ 內은 納同하고 矢는 屎同이라 煴은 音慍이요 晬는 音醉라 滓는 音子요 複은 音福이라

起步內中하야 無見風이요 每刺必熨如此하면 病已矣니 此所謂內熱也니이다

刺後에 起步於密室內中은 欲其血氣行而愼避風寒也라 凡此者가 皆所謂內熱之法이라

刺有五節

『靈樞·刺節眞邪篇』 ○ 三十三

黃帝問於岐伯曰 余聞刺有五節이라하니 奈何오 岐伯이 曰 固有五節하니 一曰振埃요 二曰發矇[4]이요 三曰去爪[5]요 四曰徹衣요 五曰解惑이니이다 黃帝曰 夫子言五節이나 余未知其意니이다 岐伯이 曰 振埃者는 刺外經[6]하야 去陽病也요 發矇者는 刺府輸[7]하야 去府病也요 去爪者는 刺關節肢絡[8]也요 徹衣者는 盡刺諸陽之奇輸也요 解惑者는 盡知調陰陽하야 補寫有餘不足하야 相傾移也니이다

振埃者는 猶振落塵埃 故로 取其外經이라야 可以去陽病也라 發矇者는 猶開發矇聵[9] 故로 刺其

2) 綿絮: 새 솜과 헌솜.
1) 煴: 서린 연기(鬱煙), 내 낄, 숯불(炭火) 온.
2) 晬: 돌(周也) 쉬.
3) 相: 渣와 通. 찌꺼기 사.
4) 發矇: 『甲乙』과 『太素』에는 '發蒙'으로 되어 있다.
5) 去爪: 『太素』楊注에 "水字가 錯爲爪字라"고 하였다.
6) 外經: 『太素』楊注에 "十二經脈入臟腑者가 以爲內經이요 行於四肢及皮膚者가 以爲外經也라"고 하였다.
7) 府輸: 六府의 輸穴을 말하는 것으로 모두 三十六輸가 있다.
8) 關節肢絡: 『太素』에는 '關節之支絡'으로 되어 있다.

府輸라야 可以治府病也라 去爪者는 猶脫去餘爪 故로 取關節肢絡이라야 可以治血道不通之病也라 徹衣者는 猶徹去衣服 故로 當盡刺諸陽之奇輸也라 解惑者는 猶解其迷惑 故로 在盡知陰陽이니 調其虛實이라야 可以移易其病也라

○ 黃帝曰 刺節에 言振埃를 夫子乃言刺外經하야 去陽病이라하니 余不知其所謂也라 願卒聞之니이다 岐伯이 曰 振埃者는 陽氣大逆하야 上滿於胸中하야 憤瞋[1]肩息커나 大氣逆上하야 喘喝坐伏하고 病惡埃煙하야 餲[2]不得息하니 請言振埃컨대 尙疾於振埃니이다

陽邪在上 故로 滿於胸中하야 爲憤瞋肩息과 氣逆喘喝이요 如埃如煙하야 餲不得息等證이라 治在上者는 尙疾於振埃니 謂其疾如拂塵也라 ○ 瞋은 昌眞切이요 餲은 古噎字니 食不下也라

黃帝曰 善하노이다 取之는 何如오 岐伯이 曰 取之天容이니이다

天容은 手太陽經穴이라

黃帝曰 其欬上氣하야 窮詘[3]胸痛者는 取之奈何오 岐伯이 曰 取之廉泉이니이다

廉泉은 任脈穴이라 ○ 詘은 音屈이니 不伸也라

黃帝曰 取之에 有數乎아 岐伯이 曰 取天容者는 無過一里[4]요 取廉泉者는 血變而止니이다 黃帝曰 善哉라

無過一里는 如人行一里許也요 血變은 血色變也라

○ 黃帝曰 刺節에 言發矇이나 余不得其意라 夫發矇者는 耳無所聞하며 目無所見이어늘 夫子乃言刺府輸하야 去府病이라하니 何輸使然고 願聞其故하노이다

耳無所聞 目無所見者는 刺府輸면 可愈 故로 曰發矇이라

岐伯이 曰 妙乎哉라 問也시여 此는 刺之大約이요 鍼之極也요 神明之類也니 口說書卷이 猶不能及也라 請言發矇耳컨대 尙疾於發矇也니이다

疾於發矇은 取效之速也라

黃帝曰 善하노이다 願卒聞之니이다 岐伯이 曰 刺此者는 必於日中에 刺其聽宮

---

9) 矇聵: 矇은 청맹과니(有瞳未見) 몽, 聵는 눈동자 없을 귀.

1) 憤瞋: 『甲乙』에는 '憤䐜'으로 되어 있는데, 憤䐜은 發脹의 뜻이다. 瞋은 눈 부릅뜰 진.

2) 餲: 밥 체할(飯窒) 얼.

3) 窮詘: 氣不伸展, 氣不舒暢.

4) 一里: 楊上善은 "一里는 一寸也라"고 하였다.

이니 中其眸子하고 聲聞於耳면 此其輸也니이다

日中은 陽王氣行之時也라 聽宮은 手太陽府輸也니 其脈이 與目相通 故로 能中其眸子요 刺之而聲應於耳면 乃其穴也라

黃帝曰 善하노이다 何謂聲聞於耳오 岐伯이 曰 刺邪에 以手堅按其兩鼻竅而疾偃이면 其聲이 必應於鍼也니이다

此는 驗聲之法也니 刺其穴하고 以手堅按鼻孔而疾爲偃臥면 其聲이 則應於鍼也라

黃帝曰 善하노이다 此所謂弗見爲之요 而無目視나 見而取之니 神明相得者也니이다

謂病無形見에 有不必相見而取者는 眞有神明相得之妙也라

○ 黃帝曰 刺節에 言去爪를 夫子乃言刺關節肢絡이라하니 願卒聞之니이다 岐伯이 曰 腰脊者는 身之大關節也요 肢脛者는 人之管이니 以趨翔[1]也요 莖垂者는 身中之機[2]며 陰精之候며 津液之道也라

腰脊이 所以立身 故로 爲身之大關節이요 肢脛이 所以趨翔 故로 爲人之管이니 管은 鍵也요 莖垂者는 前陰宗筋也니 命門元氣盛衰가 具見於此 故로 爲身中之機요 精由此泄 故로 可以候陰精而爲津液之道라

故로 飮食不節하며 喜怒不時하야 津液內溢하면 乃下留於睾하야 血道[3]不通하고 日大不休하야 俛仰不便하고 趨翔不能이라 此病은 滎然有水하야 不上不下하니 鈹石所取요 形不可匿하고 常[4]不得蔽 故로 命曰去爪니이다 帝曰 善하노이다

飮食不節하면 病在太陰陽明하고 喜怒不時하면 病在少陰厥陰 故로 其津液이 內溢則下留於睾하야 爲日大不休와 不可蔽匿等證이니 蓋卽癲疝之類라 治之者는 當察在何經하야 以取其關節肢絡이라 故로 命曰去爪者니 猶去其贅疣也라 ○ 睾는 音高니 陰丸也라 鈹는 音披니 義見前이라

○ 黃帝曰 刺節에 言撤衣를 夫子乃言盡刺諸陽之奇輸니 未有常處也라하니 願卒聞之니이다 岐伯이 曰 是는 陽氣有餘而陰氣不足이라 陰氣不足則內熱하

---

1) 趨翔: 활개를 치며 빨리 걸음.
2) 身中之機: 『太素』에는 '中身之機'로 되어 있는데, 楊上善의 注에 "陰莖在要 故로 曰中身이요 陰莖垂動하야 有造化 故로 曰機也라"고 하였다.
3) 血道: 『甲乙』과 『太素』에는 '水道'로 되어 있다.
4) 常: 『甲乙』에는 '裳'으로 되어 있다.

고 陽氣有餘則外熱하니 內熱[1]相搏하면 熱於懷炭하야 外畏綿帛近하야 不可近身하고 又不可近席[2]이라 腠理閉塞則汗不出하며 舌焦脣槁하며 腊乾嗌燥하야 飮食에 不讓美惡하니이다

陽氣有餘 陰氣不足은 陽邪盛而眞陰衰也라 熱於懷炭은 熱之甚也라 外畏綿帛近은 不欲衣也요 不可近身은 畏人氣也이요 不可近席은 憎寒也라 腊乾은 肌肉乾燥也요 飮食不讓美惡은 滋味不能辨也라 ○ 腊은 音昔이라

黃帝曰 善하노이다 取之奈何오 岐伯이 曰 取之於其天府大杼하야 三痏하고 又刺中膂하야 以去其熱하고 補足手太陰하야 以出其汗하면 熱去汗稀[3]하야 疾於徹衣니이다 黃帝曰 善하노이다

天府는 手太陰經穴이요 大杼中膂兪는 俱足太陽經穴이니 刺此면 皆可以去熱이라 又補足太陰脾經과 手太陰肺經하야 以出其汗하면 熱去汗止而病除하야 其速有如徹衣하니 此는 盖傷寒邪熱之類也라

○ 黃帝曰 刺節에 言解惑을 夫子乃言盡知調陰陽하야 補寫有餘不足하야 相傾移也라하니 惑을 何以解之오 岐伯이 曰 大風在身하면 血脈偏虛하야 虛者는 不足하고 實者는 有餘하니 輕重不得[4]하야 傾側宛伏[5]하며 不知東西하며 不知南北하며 乍上乍下하며 乍反乍覆[6]하야 顚倒無常[7]하야 甚於迷惑하니이다

風邪在身하면 血脈必虛하야 正不勝邪 故로 爲輕重傾側等病이요 以其顚倒無常 故로 曰甚於迷惑이니 此卽中風之類라

黃帝曰 善하노이다 取之는 奈何오 岐伯이 曰 寫其有餘하고 補其不足하야 陰陽平復이니 用鍼若此면 疾於解惑이니이다 黃帝曰 善하노이다 請藏之靈蘭之室하야 不敢妄出也하리이다

盡知陰陽하야 平其虛實이니 用鍼若此면 疾無不瘳矣라 故로 曰疾於解惑이라

1) 內熱: 『甲乙』에는 '兩熱'로 되어 있다.
2) 外畏綿帛近 不可近身 又不可近席: 『甲乙』에는 '外畏綿帛 衣熱不可近身 身熱不可近席'으로 되어 있다.
3) 稀: 『甲乙』에는 '晞'로 되어 있다. 晞는 마를, 말릴 희.
4) 輕重不得: 四肢輕重不能相稱.
5) 傾側宛伏: 傾斜反側, 宛轉俯伏. 宛轉은 구르는 모양, 굽은 모양.
6) 乍反乍覆: 『語譯』에서는 忽輕忽重, 『校釋』에서는 反覆多變으로 해석하고 있다. 反覆은 같은 일을 되풀이 함, 항상 변함의 뜻임.
7) 顚倒無常: 症狀의 起止에 一定함이 없음을 말함.

五邪之刺

『靈樞·刺節眞邪篇』○ 三十四

黃帝曰 余聞刺有五邪라하니 何謂五邪오 岐伯이 曰 病에 有持癰者하며 有容大者하며 有狹小者하며 有熱者하며 有寒者하니 是謂五邪니이다 黃帝曰 刺五邪는 奈何오 岐伯이 曰 凡刺五邪之方은 不過五章이니 癉熱은 消滅하고 腫聚는 散亡하고 寒痺는 益溫하고 小者는 益陽[1]하고 大者는 必去하니 請道其方하리이다

五章은 五條也니 詳如下文이라

○ 凡刺癰邪엔 無迎隴이니 易俗移性하고

癰은 盛也라 營衛生會篇에 曰 日中而陽隴이라하고 生氣通天論에 作隆하니 盖癰은 隆으로 通用也라 無迎隴者는 癰邪之來銳하야 所當避也요 易俗移性은 謂宜從緩調和니 如移易俗性에 不宜欲速이라 此는 釋上文腫聚散亡也라 ○ 隴은 音籠이라

不得膿이어든 脆道[2]更行하야

脆는 柔脆潰堅之謂라 凡癰毒不化면 則不得膿 故로 或托其內하고 或溫其外하며 或刺以鍼하고 或灸以艾하야 務化其毒이니 皆脆道更行也라

去其鄕하야 不安處所하면 乃散亡하니 諸陰陽過癰者는 取之其輸하야 寫之라

鄕은 向也요 安은 留聚也니 去其毒氣所向하야 不使安留處所면 乃自消散矣라 故로 於諸陰經陽經에 但察其過於壅滯者는 皆當取輸穴하야 以寫其銳氣니 是卽所謂去其鄕也라

○ 凡刺大邪엔 日以小하야 泄奪其有餘라야 乃益虛하니

大邪는 實邪也라 邪氣盛大하면 難以頓除니 日促小之라야 自可漸去요 去其有餘라야 實者虛矣라 此는 釋上文大者必去也라

剽[3]其通하야 鍼其邪하되

剽는 砭刺也요 通은 病氣所由之道也라 鍼無妄用이니 務中其邪라 ○ 剽는 音票라

---

1) 陽: 强壯의 뜻임.
2) 脆道: 『太素』에는 '詭道'로 되어 있는데, 詭道는 不同한 方法, 卽 多樣한 方法을 뜻함.
3) 剽: 표독할(輕急), 끊을, 劫迫할 표.

肌肉親視之하야 **毋有反其眞**이니

言邪正脈色을 必當親切審視니 若以小作大면 則反其眞矣라

刺諸陽分肉間이라

盛大實邪는 多在三陽 故로 宜刺諸陽分肉間이라

○ 凡刺小邪엔 **日以大**하야 **補其不足**이라야 **乃無害**하니

小邪는 虛邪也라 虛邪補之면 則正氣日大而邪自退也라 不足而補면 乃可無害요 若寫其虛면 斯不免矣라 此는 釋上文小者益陽也라

視其所在하야 **迎之界**하야 **遠近盡至**면 **其不得外侵而行之**하야 **乃自費**[1]하니 **刺分肉間**이라

迎之界者는 迎其氣行之所也라 先補不足之經하고 後寫有餘之經하야 邪去正復則遠近之眞氣가 盡至하야 邪氣不得外侵則必費散無留矣라 小邪는 隨在可刺 故로 但取分肉間也라

○ 凡刺熱邪엔 **越而**[2]**蒼**[3]하야 **出遊不歸**라야 **乃無病**하니

越은 發揚也요 蒼은 卒疾也라 出遊는 行散也요 歸는 還也라 凡刺熱邪者는 貴於速散이니 散而不復하면 乃無病矣라 此는 釋上文痺熱消滅也라

爲開通辟門戶하야 **使邪得出**하면 **病乃已**라

開通壅滯하야 辟其門戶는 以熱邪之宜寫也라

○ 凡刺寒邪엔 **日以溫**하야 **徐往徐來**[4]라야 **致其神**하니

溫者는 溫其正氣也라 徐往徐來는 欲和緩也요 致其神者는 致其陽氣則寒邪自除라 此는 釋上文寒痺益溫也라

門戶已閉하야 **氣不分**하고 **虛實得調**하야 **其氣存也**니이다

補氣虛면 則門戶閉而氣不泄 故로 虛實可調요 眞氣可存이니 此는 寒邪之宜溫也라

○ 黃帝曰 官鍼은 **奈何**오 **岐伯**이 **曰 刺癰者**는 **用鈹鍼**하고 **刺大者**는 **用鋒鍼**하고 **刺小者**는 **用員利鍼**하고 **刺熱者**는 **用鑱鍼**하고 **刺寒者**는 **用毫鍼也**니이다

---

1) 費: 닳을(耗損) 비.
2) 而: 以와 通.
3) 蒼: 『甲乙』과 『太素』에는 '滄'으로 되어 있다.
4) 徐往徐來: 『甲乙』과 『太素』에는 '徐往疾出'로 되어 있다.

五邪之刺에 官鍼이 各有所宜하니 不可不辨이라 九鍼詳義는 見本類前二라

解結推引

『靈樞·刺節眞邪篇』○ 三十五

請言解論컨대 **與天地相應**하고 **與四時相副**하니 **人參天地 故**로 **可爲解**라

解論은 解結之論也라 人이 與天地로 相參應하니 必知其道라야 斯可與言解結矣라

下有漸洳[1]하면 **上生葦蒲**하니 **此所以知形氣之多少也**라

漸洳는 伏泉也니 下有漸洳則上生葦蒲하야 內外之應이 理所皆然이라 人之表裏로 可察盛衰도 亦猶是也라 ○ 漸은 平聲이요 洳는 音如라

陰陽者는 **寒暑也**니 **熱則滋雨而在上**하야 **根荄少汁**하니 **人氣在外**하야 **皮膚緩**하고 **腠理開**하야 **血氣減**하고 **汗大泄**하야 **皮淖澤**하고

暑熱則地氣蒸爲滋雨而氣在上 故로 草木之氣도 亦在枝葉而根荄少汁也라 其於人氣에도 熱則陽浮在表 故로 血氣減하고 汗大泄이라 然이나 熱則易行 故로 宜於用鍼이라 ○ 荄는 音該요 淖는 乃豹切이라

寒則地凍水冰하니 **人氣在中**하야 **皮膚緻**하고 **腠理閉**하야 **汗不出**하고 **血氣强**하야 **肉堅濇**이라 **當是之時**엔 **善行水者**[2]라도 **不能往冰**하고 **善穿地者**라도 **不能鑿凍**하니 **善用鍼者**도 **亦不能取四厥**하고 **血脈凝結**하야 **堅搏不往來者**도 **亦未可卽柔**[3] **故**로 **行水者**는 **必待天溫**하야 **冰釋凍解**라야 **而水可行**이요 **地可穿也**니 **人脈**도 **猶是也**라

寒則地氣堅凝하야 人氣結聚而經脈難行하니 卽善用鍼者도 亦不能取四肢之厥逆이라 故로 必待天溫冰釋하야 陽氣運行而後에 人氣流通이라야 乃可用鍼矣라

治厥者는 **必先熨**하야 **調和其經**하되 **掌與腋**과 **肘與脚**과 **項與脊**을 **以調之**라야 **火氣已通**하야 **血脈乃行**이라 **然後**에 **視其病脈**하야 **淖澤者**는 **刺而平之**하고 **堅緊者**는 **破而散之**하되 **氣下乃止**니 **此所謂以解結者也**라

此는 治厥之法이라 倘天時未溫而必欲用鍼이면 則必籍火氣하야 以熨調其經하되 凡掌腋肘脚項

---

1) 洳: 번질(漸濕) 여.
2) 行水者: 배를 모는 사람.
3) 柔: 柔軟, 혹 柔는 揉와 通하므로 按摩를 뜻하는 것으로 보기도 한다.

脊之間이 皆谿谷大節之交會 故로 當熨之溫之則火氣通而血脈行이라 然後에 視其病脈하야 淖澤者는 衛氣浮也라 故로 可刺而平之요 堅緊者는 邪氣實也라 故로 當破而散之니 厥逆除而宗氣下라야 乃可止鍼矣라 結者는 邪之所聚니 刺去其邪가 卽解結之謂也라

用鍼之類[1)]는 在於調氣하니 氣積於胃하야 以通營衛하야 各行其道하고 宗氣는 留於海로되 其下者는 注於氣街하고 其上者는 走於息道라

凡用鍼者는 必在調氣하고 人受氣於穀 故로 氣積於胃라 然이나 氣義有三하니 曰營氣요 曰衛氣요 曰宗氣라 淸者爲營이니 營在脈中하고 濁者爲衛니 衛在脈外 故로 各行其道也라 宗氣는 大氣也니 大氣者는 留止於上下之氣海로되 其下者는 蓄於丹田하야 注足陽明之氣街而下行於足하고 其上者는 積於胸中하야 出於息道而爲呼吸이라 凡此三者를 皆所謂氣니 當各求其屬而調之者也라 ○ 按氣街義는 如衛氣篇에 曰 知六府之氣街者는 能知解結하야 契紹[2)]於門戶라하니 當與此로 參閱이라 詳經絡類十二라

故로 厥在於足하면 宗氣不下하야 脈中之血이 凝而留止하니 弗之火調면 弗能取之라

厥者는 逆也니 陰寒之氣也라 厥逆在足則陽道不行 故로 宗氣不下하야 而血脈疑滯하니 不以火溫이면 不能取也라

用鍼者는 必先察其經絡之實虛니 切而循之하고 按而彈之하야 視其應動者하고 乃後에 取之而下之라

凡察虛實엔 所驗在氣 故로 必循之彈之하야 視其氣之應手而動者요 其微其甚이면 則虛實을 可知라 然後에 用法取之면 而氣自下矣라

六經調者를 謂之不病이니 雖病이나 謂自已也요

經脈調者는 雖病이나 亦微 故로 必自已라

一經이 上實下虛而不通者는 此必有橫絡이 盛加於大經하야 令之不通하니 視而寫之를 此所謂解結也라

一經之脈이 本相流貫이나 而橫絡이 盛加於大經이면 則經有不通者矣라 視而寫之하면 其經則調하니 亦所謂解結也라

---

1) 類: 法則.

2) 解結契紹: 『類經·經絡類』에 "契는 合也요 紹는 繼也며 門戶는 出入要地也라 六府主表하야 皆屬陽經하니 知六府往來之氣街者는 可以解其結聚라 凡脈絡之相合相繼는 自表自內로 皆得其要라 故로 曰契紹於門戶라"고 하였다.

上寒下熱하면 **先刺其項太陽**하야 **久留之**하고 **已刺則熨項與肩胛**하야 **令熱下合**이라야 **乃止**니 **此所謂推而上之者也**요

上寒下熱者는 陽虛於上而實於下也라 當先刺項間足太陽經大杼天柱等穴하야 久留其鍼而補之하고 仍溫熨肩項之間하야 候其氣至하야 上熱이 與下로 相合이라야 乃止其鍼이니 此所謂推其下者而使之上也라

上熱下寒하면 **視其虛脈而陷之於經絡者**하야 **取之**하되 **氣下乃止**니 **此所謂引而下之者也**라

上熱下寒者는 陽實於上而虛於下也라 故로 當視其在下虛陷之經하야 取而補之하되 必使其陽氣下行而後에 止니 此引而下之之謂也라 ○ 按컨대 此二節에 言上下寒熱者는 非若前節所謂一經上實下虛而不通者 必有橫絡加於大經之比니 蓋彼는 言中有所隔이요 此는 言本末盛衰也라 證自不同하니 不可混看이라

大熱徧身하야 **狂而妄見妄聞妄言**하면 **視足陽明及大絡**하야 **取之**하되 **虛者**는 **補之**하고 **血而實者**는 **寫之**라 **因其偃臥**에 **居其頭前**하고 **以兩手四指**로 **挾按頸動脈**하야 **久持之**하고 **卷而切推**[1)]하야 **下至缺盆中**하고 **而復止如前**[2)]하야 **熱去乃止**니 **此所謂推而散之者也**니이다

上文은 言上下之寒熱에 所治不同이요 此는 言徧身之大熱에 當取足之陽明也라 蓋陽明經이 多氣多血하야 爲五藏六府之海 故로 但察其在經在絡과 或虛或實하야 而取之則徧身之熱을 可除也라 然이나 又當因病人之偃臥에 醫者居其頭之前하고 以兩手大食四指로 挾其頸中動脈於人迎大迎等處하야 自上而下로 按而久持之하고 卷而切推之하야 下至缺盆하고 止復如前하야 候其熱去하야 乃已라 蓋三陽在頭 故로 可獨取人迎하야 而推散其熱也라 ○ 卷은 捲同이라

刺諸風

三十六

黃帝問曰 余聞컨대 **風者**는 **百病之始也**라하니 **以鍼治之**는 **奈何**오

『素問·骨空論』 ○ 風之中人에 必先皮毛하고 而後에 及於經絡藏府하야 由淺入深하고 自微而甚하야 善行數變하니 所以爲百病之始라 故로 聖人之避風을 如避矢石者는 正以防其微也라

---

1) 卷而切推: 屈指而切按.
2) 復止如前: 『太素』에는 '復上如前'으로 되어 있다.

岐伯이 對曰 風從外入하면 令人振寒 汗出 頭痛身重 惡寒하니

風邪外襲하면 陽氣內拒하야 邪正分爭 故로 振寒이요 風傷衛 故로 汗出이요 邪客三陽 故로 頭痛身重이요 衛傷則表怯 故로 惡寒이라

治在風府하야 調其陰陽하되 不足則補하고 有餘則寫라

風府는 督脈穴이라 察其正氣不足則補之하고 邪氣有餘則瀉之라

大風으로 頸項痛하면 刺風府하니 風府는 在上椎요

上椎는 謂項骨椎上의 入髮際一寸也라

大風으로 汗出하면 灸譩譆하되 譩譆는 在背下俠脊傍三寸所니 厭之하야 令病者로 呼譩譆하면 譩譆應手요

譩譆는 足太陽經穴이라 厭之는 以指按其穴也니 乃令病人으로 呼譩譆之聲이면 則應手而動 故로 即以爲名이라

從風憎風하면 刺眉頭니이다

病由於風하니 則憎風이요 刺眉頭者는 足太陽之攢竹穴也라 ○ 憎은 早登切이라

○ 病風하야 且寒且熱하며 炅汗出이 一日數過면 先刺諸分理絡脈하고

『素問·長刺節論』○ 風論에 曰 風之傷人也에 或爲寒熱하고 或爲熱中하고 或爲寒中하고 或爲癘風하고 或爲偏枯하고 或爲風也라하니 即此之謂라 炅汗은 熱汗也라 刺諸分理絡脈者는 貴乎多也라 ○ 炅은 居永切이라

汗出에 且寒且熱하면 三日一刺니 百日而已라

旣汗而復寒熱者는 邪盛患深이니 非可以旦夕除也라 故로 當三日一刺니 百日始已라

○ 病大風하야 骨節重하고 鬚眉墮를 名曰大風이니 刺肌肉爲故하야 汗出百日하고

大風은 即風論及四時氣篇之所謂癘也라 其淺者는 徧腠理 故로 當刺肌肉爲故니 所以泄陽分之毒하야 風從汗散也라

刺骨髓하야 汗出百日하야

刺深者는 須取骨髓니 所以泄陰分之風毒也라

凡二百日에 **鬚眉生而止鍼**이라

風毒去盡하고 然後에 營衛氣復하야 眉髮重生하면 是病已愈니 方可止鍼矣라

癘風者는 **素**[1]**刺其腫上**하고 **已刺**어든 **以銳鍼**으로 **鍼其處**하고 **按出其惡氣**하야 **腫盡乃止**하되

『靈樞·四時氣篇』 ○ 癘는 大風也니 風論에 曰 癘者는 有營氣熱胕하야 其氣不淸 故로 使鼻柱로 壞而色敗하고 皮膚瘍潰하니 風寒이 客於脈而不去일새니 名曰癘風也라하니 其治法은 當於常素에 刺其腫上이요 已刺之後엔 又必數以銳鍼으로 鍼其患處하고 仍用手按出其惡毒之氣하야 必待腫盡하야 乃可止鍼이라 盖毒深하면 氣甚하니 非多刺면 不可也라 ○ 癘는 癩同이요 又音利라

常食方食[2]하고 **無食他食**이라

食得其法을 謂之方食이요 無食他食은 忌動風發毒等物也라

○ **偏枯**는 **身偏不用而痛**하나 **言不變**하고 **志不亂**하야 **病在分腠之間**하니 **巨鍼取之**하야 **益其不足**하고 **損其有餘**하면 **乃可復也**요

『靈樞·熱病篇』 ○ 偏枯者는 半身不隨니 風之類也라 其身偏不用而痛이나 若言不變하고 志不亂하면 則病不在藏而在於分肉腠理之間이니 可用巨鍼取之니 卽第九鍼也라 察其虛實하야 以施補寫면 其元可復矣라

○ **痱之爲病也**는 **身無痛者**나 **四肢不收**하고

痱亦風屬이니 猶言廢也라 上節에 言身偏不用而痛이라하고 此에 言身不知痛而四肢不收라하니 是偏枯痱病之辨也라 ○ 痱는 肥沸二音이라

智亂不甚하야 **其言**에 **微知**면 **可治**어니와 **甚則不能言**하니 **不可治也**라

智亂不甚하야 其言에 微有知者는 神氣未爲全去니 猶可治也요 神失則無能爲矣라

病先起於陽하야 **後入於陰者**는 **先取其陽**하고 **後取其陰**하되 **浮而取之**라

此는 治必先其本也라 病이 先起於陽分 故로 當先刺其表하야 浮而取之하고 而後取其陰이라 此下에 不言先起於陰者는 盖病始於陰이면 直中藏也니 多不可治 故로 不復言之라

○ **風痓**에 **身反折**하면 **先取足太陽及膕中**과 **及血絡**하야 **出血**하고 **中有寒**하면 **取三里**라

---

1) 素: 『甲乙』과 『太素』에는 '索'으로 되어 있다.
2) 方食: 方正한 飮食, 즉 病이나 體質에 適合한 飮食을 말함.

痓은 强直也요 身反折은 反張向後也라 此는 風證之在膀胱經者라 故로 當取足太陽經穴膕中이니 委中穴也라 血絡은 浮淺之絡也니 皆當刺出其血이요 若中氣有寒하면 仍當取足陽明之三里하야 溫補胃氣而風寒可除也라 ○ 痓은 求影切이요 中原韻[1]에 音敬이라

刺灸癲狂

三十七

目眥外決[2]於面者는 爲銳眥요 在內近鼻者는 爲內眥며 上爲外眥요 下爲內眥라

『靈樞·癲狂篇』○ 目眥는 眼角也라 目之外角을 曰銳眥요 目之內角을 曰內眥니 此는 以中外로 言也요 若以上下로 言之則目之上網을 亦曰外眥요 目之下網을 亦曰內眥라 ○ 按本篇所論이 皆癲狂厥逆之病이어늘 而此節所言은 目眥니 若不相涉者는 何也오 蓋以癲狂等疾은 須察神氣니 欲察其神인댄 當從目始요 且內眥外眥上網下網이 各有分屬하니 病在何經을 於此可驗 故로 首及之하야 示人以知所先也라 ○ 眥는 音漬라

○ 癲疾始生에 先不樂하며 頭重痛하며 視擧[3]目赤하고 甚作極이라가 已而[4]煩心하면 候之於顔하야 取手太陽陽明太陰하되 血變而止라

先不樂은 神志將亂也요 頭重痛과 視擧目赤은 厥氣上行也요 甚作極이라가 已而煩心은 躁急不寧也니 此皆癲疾將作之兆라 顔은 天庭也니 候之於顔이면 邪色이 必見於此也라 當取手太陽支正小海와 手陽明偏歷溫溜와 手太陰太淵列缺等穴하야 瀉去邪血하되 必待其血色變而後에 止鍼也라

癲疾始作에 而引口啼呼喘悸者는 候之手陽明太陽하야 左强者는 攻其右하고 右强者는 攻其左하되 血變而止라

引口者는 牽引歪斜也라 或爲啼呼하고 或爲喘悸하면 當候於手陽明太陽二經하고 察病所在而刺之니 穴如前이라 强은 堅强也라 左右牽引하면 病多在絡 故로 左强者는 當攻右하고 右强者는 當攻左하되 必候其血變而止니 此는 繆刺之法也라 ○ 悸는 音匱니 心動也라

癲疾始作에 先反僵하고 因而脊痛하면 候之足太陽陽明太陰手太陽하야 血變

1) 中原韻: 元代에 周德淸이 지은 音韻書로 2卷으로 되어 있다.
2) 決: 開 또는 次의 뜻임.
3) 視擧: 눈을 치켜 뜸.
4) 已而: 잠시 뒤, 계속해서.

而止라

反僵은 反張僵仆也라 足太陽之委陽飛陽僕參金門과 足陽明三里解谿와 足太陰隱白公孫等穴이 皆主之요 手陽明經穴[1]은 同前이라 ○ 僵은 音姜이라

治癲疾者는 **常與之居**하야 **察其所當取之處**니 **病至**에 **視之有過者**를 **寫之**하야 **置其血於瓠壺**[2]**之中**이면 **至其發時**에 **血獨動矣**요 **不動**이면 **灸窮骨二十壯**이니 **窮骨者**는 **骶骨也**라

凡治癲疾者는 須常與之居라야 庶得察其病在何經과 及當取之處하야 不致謬誤也라 故로 必於病至之時에 視其有過之所하야 刺出其血이라야 以驗其可灸與否라 瓠壺는 瓠盧也라 若前病이 發而瓠中之血이 不動者는 乃可灸之라 骶骨은 卽督脈之長強穴이라 ○ 瓠는 音戶요 骶는 音氐라

骨癲疾者는 **顑**[3]**齒諸腧分肉**이 **皆滿而骨居**[4]하며 **汗出煩悗**하니 **嘔多沃沫**하고 **氣下泄**하면 **不治**라

骨癲疾者는 病深在骨也라 其顑齒諸穴分肉之間에 皆邪氣壅閉 故로 爲脹滿이라 形則尫羸[5]하고 唯骨獨居하야 汗出於外하고 煩悶於內면 已爲危證이요 若嘔多沃沫하고 氣泄於下者는 尤爲脾腎俱敗니 必不可治라 ○ 顑은 音坎이요 又海敢切이니 義詳經絡類十三이라 悗은 美本切이요 又音瞞이라

筋癲疾者는 **身倦攣急大**하니 **刺項大經之大杼脈**하되 **嘔多沃沫**하고 **氣下泄**하면 **不治**라

筋癲疾者는 病在筋也라 其身이 倦怠拘攣하고 其脈이 急大하면 當刺項下足太陽經之大杼穴이요 若上而嘔沫하고 下而泄氣하면 亦不治之證이라

脈癲疾者는 **暴仆**하고 **四肢之脈**이 **皆脹而縱**하니 **脈滿**이면 **盡刺之出血**하고 **不滿**이면 **灸之挾項太陽**하고 **灸帶脈於腰相去三寸**과 **諸分肉本輸**요 **嘔多沃沫**하고 **氣下泄**하면 **不治**라

脈癲疾者는 病在血脈也라 暴仆는 猝倒也요 縱은 弛縱也라 治此者는 如脈脹滿則盡刺之하야 以出其血하고 如脈不滿則灸足太陽經挾項之天柱大杼穴하고 又灸足少陽經之帶脈穴하니 此穴은 相去於腰計三寸許라 諸分肉本輸는 謂諸經分肉之間과 及四肢之輸니 凡脹縱之所를 皆當取也

---

1) 手陽明經穴: 手太陽經穴의 誤記로 보인다.
2) 瓠壺: 瓠盧, 즉 호리병.
3) 顑: 『甲乙』과 『太素』에는 '頷'으로 되어 있다.
4) 骨居: 『甲乙』에는 '骨倨強直'으로 되어 있다.
5) 尫羸(왕리): 파리할, 잔약할, 몸이 늙어 고단함.

라 若嘔沫泄氣者는 亦不必治라

癲疾者 疾發如狂者는 死不治라

癲病은 發於陰하고 狂病은 發於陽 故로 二十難에 曰 重陽者는 狂하고 重陰者는 癲也라하니라 然이나 陽多有餘 故로 狂發無時하야 其狀이 疾而暴하고 陰多不足 故로 癲發有期하야 其狀이 靜而徐하니 此癲狂之辨也라 今以癲疾而如狂者는 陽邪盛極而陰之竭也라 故로 死不治라

○ 狂始生에 先自悲也하며 喜忘苦怒善恐者는 得之憂饑니 治之에 取手太陰陽明하되 血變而止요 及取[1]足太陰陽明이라

此下六節은 皆言狂病也라 神不足則悲하고 魂傷則狂忘不精하고 志傷則喜忘其前言하고 肝乘脾則苦怒하고 血不足則善恐하니 皆得之憂而且饑致傷藏氣也라 取手太陰之太淵列缺과 手陽明之偏歷溫溜와 足太陰之隱白公孫과 足陽明之三里解谿等穴이라야 並可治之요 必俟其血色變而止鍼也라

狂始發에 少臥不饑하고 自高賢也하며 自辯智也하며 自尊貴也하며 善罵詈하야 日夜不休면 治之에 取手陽明太陽太陰과 舌下少陰하되 視之盛者는 皆取之요 不盛이면 釋之也라

上節에 言始生은 病生之初也요 此節에 言始發은 病成而發也라 其爲少臥不饑等候는 狂病之發이 大概如此라 手陽明太陽太陰經穴은 俱如前이라 舌下者는 任脈之廉泉也요 少陰者는 心經之神門少衝也라 於此諸經에 必視其盛者는 皆取之요 若其不盛則當釋之無論也니 諸治皆然이라

狂言 驚 善笑 好歌樂 妄行不休者는 得之大恐이니 治之에 取手陽明太陽太陰이라

恐傷志 故로 爲驚爲笑爲歌樂妄行也라 手陽明太陽太陰穴은 俱見前第二節이라

狂에 目妄見하며 耳妄聞하며 善呼者는 少氣之所生也니 治之에 取手太陽太陰陽明과 足太陰과 頭兩顑이라

氣衰則神怯하니 所以妄見妄聞而驚呼也라 手太陽太陰陽明과 足太陰經穴은 俱見前二節四節이요 頭兩顑도 義亦如前이라

狂者多食하며 善見鬼神하며 善笑而不發於外者는 得之有所大喜니 治之에 取足太陰太陽陽明하고 後取手太陰太陽陽明이라

---

1) 及取: '後取'의 誤記로 보인다.

多食見鬼善暗笑者는 以大喜傷神所致니 難經에 曰 脫陽者는 見鬼하고 脫陰者는 目盲也라하니라 足太陰太陽陽明穴은 如前四節이요 手太陰太陽陽明穴은 如前二節이라

狂而新發하야 未應如此者는 先取曲泉左右動脈하되 及盛者는 見血하면 有頃[1]에 已요 不已면 以法取之하고 灸骨骶二十壯이라

未應如此者는 謂狂病新起하야 未有如上文五節之見證也니 宜先取足厥陰肝經之曲泉穴左右하야 皆刺之라 及諸經之脈有盛者는 皆出其血하면 有頃에 病當自已요 如不已면 則當照前五節하야 求法以取之하고 仍灸督脈之長强穴二十壯이라

○ 病在諸陽脈하야 且寒且熱[2]하고 諸分이 且寒且熱을 名曰狂이니

『素問·長刺節論』 ○ 陽勝則爲狂病이니 凡病在諸陽分하야 而經脈分肉之間이 且寒且熱者는 皆陽邪亂其血氣요 熱極則生寒也라 故로 病爲狂이라

刺之虛脈하야 視分盡熱[3]이면 病已니 止라

刺之虛脈은 謂寫其盛者하야 使之虛也라 然이나 必視鍼下하야 諸分이 盡熱則氣至邪退니 其病已而止鍼也라

病初發에 歲一發하면 不治요 月一發하야도 不治며 月四五發을 名曰癲病[4]이라

陰勝則爲癲病이니 歲一發과 月一發者는 氣深道遠하야 有宿本也라 故로 不易治요 月四五發者는 暴疾耳니 其來速하고 其去亦速하니 此爲可治者也라

刺諸分諸脈하되 其無寒者는 以鍼調之면 病已니 止라

諸分諸脈刺法은 如前이라 若其無寒者는 則癲疾亦有陽邪니 或寫或補에 當用鍼調之也라 ○ 按甲乙經에 曰 刺諸分하야 其脈尤寒者는 以鍼補之라하니 是는 仍言爲陰證이라

○ 刺癎驚에 脈五니

『素問·通評虛實論』 ○ 五脈은 如下文이라 ○ 癎은 音閑이니 癲病이라

鍼手太陰各五하되 刺經이요

刺手太陰之經이니 經渠穴也라 各五는 以左右로 言各五痏也니 下亦然하니라

---

1) 有頃: 『甲乙』에는 '立頃'으로, 『太素』에는 '食頃'으로 되어 있다.
2) 且寒且熱: 바로 뒤에 똑같은 문구가 나오는 것으로 보아 衍文으로 보인다.
3) 視分盡熱: 『太素』에는 '視分 分盡熱'로 되어 있다.
4) 病初發歲一發不治月一發不治月四五發名曰癲病: 張景岳의 해석과는 달리 "病初發에 歲一發이나 不治면 月一發하고 不治면 月四五發하니 名曰癲病이라"로 보는 학자들도 있다.

太陽에 **五**요

亦以手太陽經穴로 言이니 當是陽谷穴이라

刺手少陰經 絡傍者에 **一**이요

手少陰之經穴은 靈臺也니 在絡穴通里之傍 故로 曰絡傍者一이라

足陽明에 **一**이요

亦言經穴解谿也라

上踝五寸에 **刺三鍼**이라

足少陽膽經之絡이니 光明穴也요 三鍼은 卽三痏라

腎主水 水兪五十七穴

三十八

黃帝問曰 少陰이 **何以主腎**이며 **腎**이 **何以主水**오 **岐伯**이 **對曰 腎者**는 **至陰也**니 **至陰者**는 **盛水也**라 **肺者**는 **太陰也**[1]요 **少陰者**는 **冬脈也**라 **故**로 **其本在腎**하고 **其末在肺**하니 **皆積水也**니이다

『素問·水熱穴論』 ○ 腎이 應北方之氣하고 其藏居下 故로 曰至陰也요 水王於冬而腎主之라 故로 曰盛水也라 肺爲手太陰經이니 其藏屬金이요 腎爲足少陰經이니 其藏屬水라 少陰脈이 從腎으로 上貫肝膈하야 入肺中하니 所以腎邪上逆則水客於肺 故로 凡病水者는 其本在腎하고 其末在肺하며 亦以金水相生하야 母子同氣 故로 皆能積水라

帝曰 腎이 **何以能聚水而生病**고 **岐伯**이 **曰 腎者**는 **胃之關也**니 **關門不利 故**로 **聚水而從其類也**요

關者는 門戶要會之處니 所以司啓閉出入也라 腎主下焦하고 開竅於二陰하니 水穀入胃하면 淸者는 由前陰而出하고 濁者는 由後陰而出하되 腎氣化則二陰이 通하고 腎氣不化則二陰閉하며 腎氣壯則二陰調하고 腎氣虛則二陰不禁 故로 曰腎者胃之關也라 關閉則氣停하고 氣停則水積하되 水之不行은 氣從乎腎하니 所謂從其類也라 ○ 愚按本節에 云 關門不利하면 則聚水而從其類者는 言關之不通也요 脈要精微論에 曰 倉廩不藏은 是門戶不要也요 水泉不止는 是膀胱不藏也니 得守者生하고 失守者死는 言關之不固也라 不通則癃閉而胕腫하고 不固則滑泄而脫元하니 職[2]

1) 肺者太陰也: 『太素』에는 "腎者少陰"으로 되어 있다.
2) 職: 나눌(分) 직.

此之由는 總因腎敗라 夫胃爲五藏六府之海요 而關則在腎이니 關之爲義는 操北門鏁鑰[1]之柄이라 凡一身元氣消長의 約束攸賴 故로 許知可云 補脾不若補腎者는 謂救本之道니 莫先乎此也요 誠萬古不易之良法이라

上下溢於皮膚 故로 爲胕腫이니 胕腫者는 聚水而生病也니이다

肌膚浮腫을 曰胕腫이라 脾主肌肉하니 足太陰也요 寒水侮之라 故로 反聚水而生病이라

帝曰 諸水皆生於腎乎아 岐伯이 曰 腎者는 牝藏也요 地氣上者는 屬於腎而生水液也라 故로 曰至陰이니

牝은 陰也요 地氣上者는 陰氣升也라 以陰從陰而生水液 故로 曰至陰이라

勇而勞甚則腎汗이 出하고 腎汗出에 逢於風하면 內不得入於藏府하고 外不得越於皮膚하야 客於玄府하고 行於皮裏하야 傳爲胕腫하니 本之於腎이라 名曰風水요

勇而勞甚者는 汗이 自陰分深處而發 故로 曰腎汗이라 汗出에 逢風則腠理閉하야 內已離於藏府하고 外不得泄於皮膚 故로 客於玄府而爲胕腫이라 此는 則因水因風 故로 名風水라

所謂玄府者는 汗空也니이다

汗屬水하고 水色玄하며 汗之所居 故로 曰玄府요 從孔而出 故로 曰汗空이라 然이나 汗由氣化하고 出乎玄微하니 是亦玄府之義라 ○ 空은 孔同이라

帝曰 水兪五十七處者는 是何主也오 岐伯이 曰 腎兪五十七穴은 積陰之所聚也요 水所從出入也라

凡此五十七穴者는 皆積陰之所聚요 水所從出入者也니 腎主水 故로 皆曰腎兪라

尻上五行에 行五者는 此腎兪라

尻上五行者는 中行은 督脈也요 傍四行은 足太陽膀胱經脈也라 行五者는 中行에 五穴은 長强腰兪命門懸樞脊中也요 次二行에 各五穴은 白環兪中膂內兪膀胱兪小腸兪大腸兪也요 又次二行에 各五穴은 秩邊胞肓志室肓門胃倉也라 五行에 共二十五穴이 皆在下焦而主水 故로 皆曰腎兪라

故로 水病에 下爲胕腫大腹하고 上爲喘呼不得臥者는 標本俱病이라

水之本은 在腎하고 標는 在肺하니 標本俱病 故로 在下則爲胕腫大腹이요 在上則爲喘呼不得臥라

1) 鏁鑰(쇄약): 자물쇠와 열쇠, 문단속, 出入의 要所, 重要한 場所.

故로 肺爲喘呼하고 腎爲水腫하며 肺爲逆하야 不得臥하니

肺主氣하니 水在上則氣不化 故로 肺爲喘呼요 腎主水하니 水在下則濕不分 故로 腎爲水腫이라 然이나 病水者는 必自下而升하야 上及於肺하야 其病劇矣라 故로 肺爲逆하야 不得臥也라

分爲相輸하되 俱受者는 水氣之所留也일새라

言水能分行諸氣하야 相爲輸應而俱受病者는 正以水氣同類일새니 水病則氣應하고 氣病則水應하야 留而不行하니 俱爲病也라

伏菟上各二行에 行五者는 此腎之街也니

伏菟는 足陽明經穴이요 伏菟之上은 卽腹部也라 腹部之脈은 任居中行하고 左右各二라 夾臍旁兩行者는 足少陰並衝脈氣所發이요 行各五穴은 則橫骨大赫氣穴四滿中注가 是也요 次外二行者는 足陽明經所行이요 行各五穴은 則氣衝歸來水道大巨 五陵이 是也라 左右共二十穴이 此皆水氣往來之道路 故로 爲腎之街也라

三陰之所交結於脚也라 踝上各一行에 行六穴은 此腎脈之下行也니 名曰太衝이라

三陰은 肝脾腎三經也라 三陰所交가 俱結於脚 故로 足太陰에 有三陰交穴이라 踝上各一行은 獨指足少陰腎經而言이요 行六穴은 則大鍾照海復溜交信築賓陰谷이 是也니 左右共十二穴이라 腎之大絡이 並衝脈으로 下行於足하야 合而盛大 故로 曰太衝이라

凡五十七穴者는 皆藏之陰絡이요 水之所客也니이다

右共五十七穴이 皆藏之陰絡이요 爲陰氣之所行 故로 治水者는 當察而取之라

○ 風琡膚脹엔 爲五十七痏[1]하되 取皮膚之血者[2]하야 盡取之라

『靈樞·四時氣篇』 ○ 琡는 水同이라 風水膚脹 五十七痏는 義俱如前이라 若皮膚之有血絡者는 亦當盡取去之라

○ 徒琡어든 先取環谷下三寸[3]하야 以鈹鍼으로 鍼之하고 已刺而筩之而內之하며 入而復之[4]하야 以盡其琡하면 必堅하되 來緩則煩悗하고 來急則安靜하니

---

1) 風琡膚脹 爲五十七痏: 『甲乙』과 『太素』에는 '風水膚脹 爲五十九痏'로 되어 있다.

2) 取皮膚之血者: 『太素』에는 '膚皮之血者'로 되어 있다.

3) 先取環谷下三寸: 『太素』楊注에 "環谷은 當是臍中也니 臍三寸下는 關元之穴也라"하였다.

4) 入而復之: 水腫病 部位를 鈹鍼으로 刺入한 뒤 竹管을 納入하여 물을 吸入하는데, 이런 過程을 反復施行함을 말함.

間日一刺之하야 **㾌盡乃止**라

此는 泄水之法也라 徒는 但也니 有水無風 故로 曰徒水라 環谷은 義無所考나 或卽足少陽之環跳穴이라 其下三寸許에 垂手着股하면 中指盡處에 惟奇穴中有風市一穴하니 或者卽此라하니 明者察之어다 鈹鍼은 第五鍼也요 筩은 筩室也라 已刺而筩之而內之하고 入而復之하야 以盡其㾌는 謂用鍼을 如筩之歸筩하야 出入頻復하야 開通其道하야 以盡其㾌也라 然이나 㾌在膚中하야 其候必堅이라 若鍼後에 水來遲緩則必煩悶하고 若來急速則必安靜矣라 仍須間日一刺하야 以水盡而止라 ○ 按鍼要에 曰 凡水氣는 惟得鍼水溝요 若鍼餘穴하야 水盡卽死라하니 是又不可不知也라 ○ 鈹는 音披요 筩은 音勇이라

飮閉藥하되 **方刺之時**엔 **徒飮之**니

凡患水病者는 小便多不利하니 旣已刺治如前하고 仍須飮通閉之藥하야 以拔其本이니 卽方刺之時에도 亦但飮無碍也라

方飮이어든 **無食**하고 **方食**이어든 **無飮**[1]하며

藥食은 不宜相混이니 混則難於取効라

無食他食을 **百三十五日**이라

水腫旣消에 當忌傷脾發濕等物이니 至一百三十五日之外라야 方保其不復矣라

熱病五十九兪

『素問·水熱穴論』○ 三十九

帝曰 夫子言治熱病五十九兪하니 **余論**[2]**其意**나 **未能領別其處**[3]하니 **願聞其處**하고 **因聞其意**하노이다

治熱之法이 本有不同 故로 欲幷聞其意라

岐伯이 **曰 凡此五十九穴者**는 **皆熱之左右也**[4]니이다

又五十九穴은 詳後篇이라

帝曰 人傷於寒而傳爲熱은 **何也**오 **岐伯**이 **曰 夫寒盛則生熱也**니이다

---

1) 方飮無食 方食無飮: 飮은 藥의 服用을, 食은 飮食攝取를 意味함.
2) 論: 생각할(思), 論議할, 評할 논.
3) 未能領別其處: 『太素』에는 '未能別其處'로 되어 있다.
4) 熱之左右也: 熱을 다스리는 左右穴, 혹은 熱을 左之右之하는 穴의 뜻이다.

寒邪外束則陽氣內鬱 故로 傳而爲熱하니 所以寒盛則生熱也라 然則外感發熱者는 因傷於寒也니 散其寒則陽氣泄而熱自除矣라 今有不知標本者는 但見發熱하고 輒用苦寒하니 夫陰寒沈滯를 焉能解表리오 表不解則熱愈甚하니 所以輕者致重하고 重者致危라 是는 不知熱無犯熱이요 寒無犯寒之戒也라 詳義見運氣類二十하니 幷當詳究라

諸熱病死生刺法

『靈樞·熱病篇』○ 四十

熱病三日에 而氣口靜하고 人迎躁者는 取之諸陽五十九刺하야 以寫其熱而出其汗하고 實其陰하야 以補其不足者요

此下所言熱病은 卽傷寒時疫也라 熱病三日에 邪猶居表하야 若氣口靜而人迎躁者는 正病在三陽而未入陰分 故로 當取諸陽經爲五十九刺하야 以寫陽邪之實하고 仍補三陰之不足也라 五十九刺法은 如下文이라 人迎脈口一盛二盛三盛에 當補當寫詳義는 出終始篇하니 見本類前二十八이라

身熱甚에 陰陽이 皆靜者는 勿刺也요 其可刺者는 急取之면 不汗出이라도 則泄하니 所謂勿刺者는 有死徵也라

身熱甚而陰陽之脈이 皆靜者는 陽證에 得陰脈也라 故로 不宜刺요 若察其可刺者는 當急取之니 雖不汗出이라도 則邪亦從而泄矣라 此言勿刺者는 以其脈證相反하야 有死徵也라 下文도 皆然이라

熱病七日八日에 脈口動喘而弦者는 急刺之면 汗且自出하니 淺刺手大指間이요

熱病七八日엔 邪必深至陰分 故로 脈口之脈이 當動疾如喘而且弦하니 宜急刺手太陰肺經하면 則汗自出而邪可散矣라 然이나 刺此者는 宜淺이라 手大指間은 卽少商穴也라 ○ 弦이 一本에 作短이라

熱病七日八日에 脈微小하고 病者溲血하며 口中乾하면 一日半而死하고 脈代者는 一日에 死라

熱病七八日에 脈微小者는 正氣虛也요 溲血口中乾者는 傷其陰也니 皆爲死證이라 若脈來變亂失常하면 是爲代脈이니 其死尤促이라

熱病에 已得汗出而脈이 尙躁하고 喘且復熱하면 勿刺膚[1)]요 喘甚者는 死라

1) 勿刺膚: 『太素』에는 '勿庸刺'로 되어 있다. 庸은 用과 同.

熱病에 已得汗하면 邪當退矣나 若脈尙躁하고 氣尙喘하야 身復熱者는 是謂不爲汗衰를 乃反證也라 故로 勿刺其膚라 刺而重傷其氣하야 若喘甚者는 則必死也라

熱病七日八日에 脈不躁커나 躁不散數하면 後三日中에 有汗이요 三日不汗이면 四日에 死하니 未曾汗者는 勿腠刺之라

凡熱病七日之後에 邪欲解散者는 脈必躁盛하니 乃爲將汗之兆라 今熱病七日八日而脈猶不躁면 則陰之類也요 卽有躁意而力不散大하야 至不數疾이면 皆正氣衰微하야 不能鼓動이니 亦陰之類也라 必且未能解散 故로 當再俟三日이라야 庶得有汗이요 若三日不汗커나 又逾四日이면 則病在旬日外矣니 陰陽不應하야 期當死也라 凡若此者는 旣不能汗이요 其氣必虛 故로 勿爲膚腠之刺라

熱病에 先膚痛하고 窒鼻充面하면 取之皮하되 以第一鍼으로 五十九[1)]하고 苛軫鼻[2)]면 索皮於肺하고 不得이면 索之火니 火者는 心也라

熱病에 先膚痛하고 窒塞於鼻하며 充浮於面者는 邪在膚腠니 肺經病也라 刺宜淺取皮分 故로 當用第一鍼曰鑱鍼者하야 以刺五十九穴之皮部也라 苛는 深也요 軫은 車上前後兩端橫木也니 言鼻窒之甚과 內外不通이 亦猶軫之橫塞也라 皆屬於肺하니 肺屬金하고 其合在皮 故로 但求之於皮니 卽所以求於肺也라 如刺此而不得效면 則當求之於火니 火者는 心也라 補心之脈하야 益陽氣以制金邪면 則肺熱이 當自退耳라 ○ 窒은 音只라

熱病에 先身澁하고 倚而熱[3)]하며 煩悗하며 乾脣口嗌하면 取之脈하되 以第一鍼으로 五十九[4)]하고 膚脹口乾寒汗出하면 索脈於心하고 不得이면 索之水니 水者는 腎也라

澁은 燥澁也요 倚는 身無力也라 兼之熱而煩悶하고 脣口與嗌이 俱乾者는 邪在血脈이니 心經病也라 故로 當用鍼之第一曰鑱鍼者하야 以取五十九穴之脈分也라 膚脹口乾寒汗出도 亦皆脈之爲病이니 心屬火하고 其合在脈 故로 但求之於脈이니 卽所以求於心也라 若求於脈而不得效면 則當求之於水니 水者는 腎也라 補腎氣於骨則水王하야 足以制火而心熱自退矣라 ○ 悗은 母本切이라

熱病에 嗌乾多飮하며 善驚하며 臥不能起하면 取之膚肉하되 以第六鍼으로 五十九하고 目眥青하면 索肉於脾하고 不得이면 索之木이니 木者는 肝也라

熱病에 嗌乾多飮하며 善驚悸하며 支體倦怠하며 臥不能起者는 邪在膚肉이니 脾經病也라 當用第

---

1) 五十九: 『甲乙』에는 '五十九刺'로 되어 있다.
2) 苛軫鼻: 『校釋』에 "苛는 細小的意思니 苛軫鼻는 卽鼻生小疹이라"하였다.
3) 倚而熱: 『甲乙』에는 '煩而熱'로 되어 있다.
4) 五十九: 『甲乙』과 『太素』에는 '五十九刺'로 되어 있다.

六鍼曰員利鍼者하야 以取五十九穴之肉分也라 若目眥青者는 正以木氣乘土니 亦爲脾病이라 脾屬土하고 其合在肉 故로 但求之於肉이니 卽所以求於脾也라 若求脾而不得效者는 則當求之於木이니 木者는 肝也라 補肝筋之氣則木能勝土하야 而脾熱이 當自平矣라 ○ 嗌은 音益이라

熱病에 面青腦痛하며 手足躁하면 取之筋間하되 以第四鍼이요 於四逆하고 筋躄目浸하면 索筋於肝하고 不得이면 索之金이니 金者는 肺也라

熱病에 面青은 肝色見也요 腦痛은 厥陰肝經이 與督脈으로 會於巓也일새라 手足躁者는 肝之榮在爪하니 木病이 在四末也라 皆肝經之病 故로 當取之筋結之間이니 用第四鍼曰鋒鍼者하야 以寫其四逆等證이라 四逆者는 肝邪盛而四支厥也요 筋躄者는 足不能行也요 目浸者는 淚出不收也라 皆爲肝病이니 肝屬木하고 其合在筋 故로 但求之於筋이니 卽所以求於肝也라 若求肝이나 不得其效면 則當求之於金이니 金者는 肺也라 補肺之氣則金能勝木하야 而肝熱可平矣라 ○ 躄은 音壁이라

熱病에 數驚하고 瘛瘲而狂하면 取之脈하되 以第四鍼으로 急寫有餘者요 癲疾로 毛髮去하면 索血於心하고 不得이면 索之水니 水者는 腎也라

熱病에 數驚은 心邪盛也요 瘛瘲者는 熱極生風하야 陰血傷也요 狂則熱之甚矣라 皆心經病也라 故로 當取之於脈이니 用第四鍼曰鋒鍼者하야 急寫其有餘之邪라 若陽極陰虛而病癲疾이면 髮爲血餘 故로 毛髮亦去라 病主乎心이니 心屬火하고 其合在血脈 故로 但求之於血이니 卽所以求於心也라 若求心而不得其效면 則當求之於水니 水者는 腎也라 補腎之水하면 可以制火하야 眞陰自復矣라 ○ 瘛는 熾寄係三音이요 瘲은 音縱이라

熱病에 身重骨痛하며 耳聾而好瞑하면 取之骨하되 以第四鍼으로 五十九刺하고 骨病不食하며 齧齒하며 耳青하면 索骨於腎하고 不得이면 索之土니 土者는 脾也라

身重骨痛耳聾好瞑은 皆腎經之病이요 病在陰則目瞑 故로 當取之於骨이니 用第四鍼曰鋒鍼者하야 以刺五十九穴之骨分也라 其不食者는 陰邪盛也요 齧齒者는 齒爲骨之餘也요 耳青者는 腎之竅也일새라 皆爲腎病이니 腎屬水하고 其合在骨 故로 但求之於骨이니 卽所以求於腎也라 若求腎而不得效者는 則當求之於土니 土者는 脾也 라 補脾氣之肉分則土能勝水하야 而腎邪可平矣라 ○ 齧은 音孽이니 咬也라

熱病에 不知所痛하며 耳聾하며 不能自收하며 口乾하며 陽에 熱甚하고 陰에 頗有寒者는 熱在髓니 死不可治라

凡熱病에 有痛而不得其所하며 耳聾하야 寂無所聞하며 體重하야 不能收持하며 口液乾涸하며 値

陽勝之時則熱甚하고 陰勝之時에 頗有寒者는 此는 以邪居陰分하야 熱深在髓니 乃死證也라

熱病에 頭痛하며 顳顬[1]目瘳脈痛하며 善衄하며 厥熱病也면 取之以第三鍼하되 視有餘不足이라 寒熱痔

顳顬는 卽足少陽腦空穴이니 一曰鬢骨也요 目瘳脈痛은 目脈이 抽掣而痛也라 衄은 鼻血也요 厥熱病은 熱逆於上也라 取以第三鍼은 鍉鍼也라 視有餘不足은 察所病之經脈虛實而爲補寫也라 寒熱痔三字는 於上下文義에 不相續하니 似爲衍文이라 ○ 顳은 柔涉切이요 顬는 音如라 瘳는 音趐요 衄은 女六切이라

熱病에 體重하며 腸中熱하면 取之以第四鍼으로 於其腧及下諸指間하고 索氣於胃胳[2]하야 得氣也라

脾主肌肉四支하니 邪在脾 故로 體重이라 大腸小腸이 皆屬於胃하니 邪在胃則腸中熱 故로 當用第四鍼曰鋒鍼者하야 取脾胃二經之腧하니 曰太白이요 曰陷谷也라 及下諸指間者는 謂在足諸腧也니 下文에 曰 五指間에 各一 凡八痏니 足亦如是者라하니 其義卽此라 索氣於胃胳得氣者는 陽明之絡을 曰豐隆이니 別走太陰 故로 取此면 可以得脾氣라 胳은 當作絡이라

熱病에 挾臍急痛하며 胸脇滿하면 取之湧泉與陰陵泉하되 取以第四鍼하야 鍼嗌裏라

挾臍急痛은 足少陰腎經所行也요 胸脇滿은 足太陰脾經所行也일새니 故로 在少陰則取湧泉하고 在太陰則取陰陵泉하야 用第四鍼曰鋒鍼者하야 刺之라 鍼嗌裏者는 以少陰太陰之脈이 俱上絡咽嗌이니 卽下文所謂廉泉也라

熱病에 而汗且出하고 及脈順하야 可汗者는 取之魚際太淵大都太白하야 寫之則熱去하고 補之則汗出이요 汗出大甚하면 取內踝上橫脈하야 以止之라

熱病에 陽氣外達하야 脈躁盛者는 汗且出也요 陽證에 得陽脈者는 脈之順也라 皆爲可汗이니 當取手太陰之魚際太淵과 足太陰之大都太白하야 寫之則熱可去요 補之則汗可出也라 若汗出太甚하면 則當取內踝上橫脈이니 卽脾經之三陰交也니 寫之則汗自止矣라 上三節所言胃胳湧泉陰陵泉魚際太淵大都內踝上橫脈 凡十四穴은 皆不在下文五十九穴之數內者라 故로 特表見於此也라 ○ 按寒熱病篇에 曰 病始手臂者는 先取手陽明太陰而汗出하고 病始頭首者는 先取項太陽而汗出하고 病始足脛者는 先取足陽明而汗出이니 臂太陰도 可汗出이요 足陽明도 可汗出이라 故로 取陰而汗出 甚者는 止之於陽하고 取陽而汗出甚者는 止之於陰이라하니 其義尤精이라 雖彼

1) 顳顬(섭유): 관자놀이.
2) 胳: 겨드랑이 각.

爲刺癰之法이나 然이나 與此節로 有相須之用하니 所當參閱이라 詳本類後五十四라

熱病에 已得汗而脈尚躁盛하면 此는 陰脈之極也니 死하고 其得汗而脈靜者는 生하며

熱病에 已得汗則邪當退하고 脈當靜矣라 若汗後에 脈尙躁盛者는 孤陽不斂也라 此는 以陰脈之虛極이니 有陽無陰耳니 乃爲逆證이라 若汗後에 卽脈靜者는 邪去正復也니 乃爲順證이라 得逆者는 死하고 得順者는 生이라

熱病者[1] 脈尙盛躁而不得汗者는 此는 陽脈之極也니 死하고 脈盛躁라도 得汗靜者는 生이라

熱病에 脈尙躁盛者는 必當邪解汗出也라 若脈雖盛이나 而汗不得出하면 以陽脈之亢極而陰虛不能外達也라 故로 死요 若得汗而靜則爲順證이라 故로 生이라 ○ 按此二節에 一曰陰極이요 一曰陽極이라하니 義若有二라 然이나 脈之躁盛者는 皆陽勝之候也라 汗者는 液之所化니 其發在陽하고 其原在陰也라 若旣得汗而脈猶躁盛者는 以陽無所歸니 由陰虛也요 脈躁盛而汗不得出者는 以陰竭於中이니 亦陰虛也라 故로 脈之盛與不盛은 當責[2]之陽이요 汗之出與不出은 當責之陰이라 觀本神篇에 曰 陰虛則無氣하고 無氣則死矣라하니 其所重者는 正此陰字라 陰爲生氣之本이니 無根則氣脫 故로 必死也라

○ 熱病에 不可刺者有九하니 一曰汗不出하며 大顴이 發赤하며 噦者는 死하고

不可刺者는 以其有死徵也라 汗不得出은 陰無力也요 大顴發赤은 謂之戴陽이니 面戴陽者는 陰不足也요 噦者는 邪犯陽明이니 胃虛甚也라 本原虧極하면 難乎免矣 라 ○ 噦은 於決切이요 又音晦라

二曰泄而腹滿甚者는 死하고

泄則不當脹滿이니 況其滿甚이 以邪傷太陰하야 脾氣敗也라 故로 死라

三曰目不明하며 熱不已者는 死하고

五藏六府之精氣가 皆上注於目而爲之精이니 目不明者는 藏府之精氣竭也요 熱不已者는 表裏之陰氣竭也라 故로 死라

四曰老人嬰兒 熱而腹滿者는 死하고

熱而腹滿은 邪傷脾藏也요 老人嬰兒는 尤以脾氣爲本 故로 犯之者는 死라

---

1) 熱病者: 『甲乙』에는 '熱病'으로 되어 있다.
2) 責: 구할(求也), 責任질, 권할 책.

五曰汗不出하며 嘔下血者는 死하고

汗不出者는 陰之虧也요 再或嘔而下血하면 陰傷尤甚 故로 死라

六曰舌本爛하며 熱不已者는 死하고

心肝脾腎之脈이 皆繫於舌本하니 舌本爛에 加之熱不已者는 三陰俱損也라 故로 不免於死라

七曰欬而衄하며 汗不出커나 出不至足者는 死하고

欬而且衄은 邪在肺經하야 動陰血也요 汗不出커나 或出不至足하면 尤爲眞陰潰竭이라 故로 死라

八曰髓熱者는 死하고

髓者는 至陰之精이요 骨之充也라 邪入最深하면 乃爲髓熱하야 腎氣敗竭 故로 死라

九曰熱而痙者는 死하니 腰折瘛瘲齒噤齘[1)]也라

痙은 風强病也라 凡脊背反張을 曰腰折이요 肢體抽掣을 曰瘈瘲이요 牙關不開을 曰噤이요 切齒를 曰齘니 卽皆痙之謂也라 此는 以熱極生風이니 大傷陰血而然이라 旣熱且痙이면 乃爲死證이라 ○ 痙은 音敬이요 瘛는 翅寄係三音이요 瘲은 音縱이요 噤은 求禁切이요 齘는 音械라

凡此九者는 不可刺也라

刺之無益하야 必反招嫌 故로 皆不可刺也라

○ 所謂五十九刺者는 兩手外內側에 各三이니 凡十二痏요

此下는 詳明五十九刺之穴也라 兩手外內側은 卽太陽之少澤과 少陽之關冲과 陽明之商陽也라 三陰은 俱在內側하니 卽太陰之少商과 厥陰之中冲과 少陰之少衝也니 左右共十二穴이라 痏는 刺瘡也니 有刺면 必有瘢 故로 卽以痏爲數라 ○ 痏는 委偉二音이라

五指間에 各一로 凡八痏니 足亦如是요

五指間者는 總言手五指也라 各一者는 本節之後各一穴也니 觀上文第十五節에 云 取之於其腧及下諸指間이라하니 正謂此也라 蓋諸經腧穴이 皆在指之本節後하니 如手經은 則太陽之後谿와 少陽之中渚와 陽明之三間이요 獨少陰之在本節後者는 則少府之滎也라 手之六經에 惟太陰厥陰은 則本節後에 俱無穴 故로 左右四經에 凡八痏也라 其在足經之腧는 則太陽曰束骨이요 少陽曰臨泣이요 陽明曰陷谷이요 太陰曰太白이니 皆在本節後라 其少陰之脈이 不行於指하고 厥陰之脈則本節後에 亦無穴하야 左右四經에 止共八穴 故로 曰足亦如是라하니라

---

1) 齘: 이갈, 맞지 않을 계.

頭入髮一寸 傍三分[1]에 各三이니 凡六痏요

頭入髮一寸은 卽督脈上星之次요 其傍에 穴分而爲三하니 則足太陽之五處承光通天也라 左右各三 故로 凡六痏라

更入髮三寸邊에 五니 凡十痏요

更入髮者는 自上星之次로 向後也라 三寸邊五者는 去中行三寸許로 兩邊에 各五也니 卽足少陽之臨泣目窓正營承靈腦空이요 左右二行에 凡十痏라

耳前後口下者 各一이요 項中一이니 凡六痏라

耳前者는 聽會也요 耳後者는 完骨也니 俱足少陽經穴로 各二라 口下者는 任脈之承漿也니 一穴이요 項中者는 督脈之瘂門也니 一穴이라 共凡六痏라

巓上一이요

百會也니 督脈穴이라

顖會一이요

督脈穴이라

髮際一이요

前髮際는 神庭也요 後髮際는 風府也니 俱督脈穴이라 凡二痏라

廉泉一이요

任脈穴이라

風池二요 天柱二라

風池는 足少陽經穴이요 天柱는 足太陽經穴이라 ○ 按本篇所載者는 熱病五十九兪也요 前篇水熱穴論所載者도 亦熱病五十九兪也라 考二篇之異同하면 則惟百會顖會五處承光通天臨泣目窓正營承靈腦空等十八穴은 相合하고 其餘는 皆異라 然이나 觀컨대 本篇所言者는 多在四肢하니 蓋以寫熱之本也요 水熱穴論所言者는 多隨邪之所在하니 蓋以寫熱之標也라 義自不同하야 各有取用이라 且本經靈樞엔 在前하고 素問엔 在後하니 後者所以補前之略耳라 故로 皆謂之熱病五十九兪니 非謬異也라 今總計二篇之數하고 再加以上文所言胃胳湧泉等穴컨대 原不在五十九數之內者凡十四穴이요 仍除去重複十八穴하면 則總得一百一十四穴이니 皆熱兪也니 均不可廢라 凡刺熱者는 當總求二篇之義하야 各隨其宜而取用之라야 庶乎盡刺熱之善矣리라

---

1) 三分: '三分之處'의 뜻인데, 分字가 없는 것이 오히려 理解하기 좋다.

【參考】

1. 『靈樞·熱病篇』의 熱病五十九兪

- 兩手手指端外側에 各三穴: 少澤 關衝 商陽(左右 合六穴)
- 兩手手指端內側에 各三穴: 少商 少衝 中衝(左右 合六穴)
- 手五指本節後에 各一穴: 後谿 中渚 三間 少府(手太陰과 手厥陰에는 없음)
- 足五趾本節後에 各一穴: 束骨 臨泣 陷谷 太白(足少陰과 足厥陰에는 없음)
- 頭部入前髮際一寸傍三에 各三穴: 五處 承光 通天
- 更入髮際三寸邊에 各五穴: 臨泣 目窓 正營 承靈 腦空
- 耳前後에 各一穴: 聽會 完骨
- 口下에 一穴: 承漿
- 項中에 一穴: 瘂門
- 巓頂에 一穴: 百會
- 顖會에 一穴: 顖會
- 前髮際에 一穴: 神庭
- 後髮際에 一穴: 風府
- 以外에 廉泉 一穴, 風池二穴, 天柱二穴

2. 『素問·水熱穴論』의 熱病五十九兪

- 頭上五行 行五者: 二十五穴
  中行五穴: 上星顖會前項百會後頂(五穴)
  次兩傍二行의 各五穴: 五處承光通天絡却玉枕(左右 合十穴)
  次兩傍二行의 各五穴: 臨泣目窓正營承靈腦空(左右 合十穴)
- 大杼 膺兪(中府) 缺盆 背兪(八穴)
- 氣街 三里 巨虛上下廉(八穴)
- 雲門 髃骨 委中 髓空(八穴)
- 五藏兪傍五: 肺兪之傍魄戶 心兪之傍神堂 肝兪之傍魂門 脾兪之傍意舍
  腎兪之傍志室(左右 合十穴)

※ 重複穴: 顖會百會(二穴), 五處承光通天(左右 合六穴), 臨泣目窓正營承靈腦空(左右 合十穴)

刺寒熱

四十一

皮寒熱者는 不可附席[1)]하며 毛髮焦하며 鼻槁腊하니 不得汗이어든 取三陽之絡하고 以補手太陰이라

1) 不可附席: 『甲乙』과 『太素』에는 '皮不可附席'으로 되어 있다.

『靈樞·寒熱病篇』○ 肺主皮毛하고 開竅於鼻하니 皮寒熱者는 邪在外 故로 畏於近席而毛髮焦하며 鼻槁腊也라 如不得汗이면 當寫足太陽之絡穴飛陽하고 補手太陰之魚際太淵이라 蓋太陽은 卽三陽이니 主在表之熱而臂之太陰은 可以取汗也라 ○ 腊은 音昔이니 乾也라

肌寒熱者는 肌痛하며 毛髮焦而脣槁腊하니 不得汗이어든 取三陽於下하야 以去其血者하고 補足太陰하야 以出其汗이라

脾主肌肉하고 其榮在脣하니 肌寒熱者는 邪在脾 故로 當肌痛하며 毛髮焦而脣槁腊也라 取三陽法은 如上文이요 補足太陰之大都太白하면 可以出汗하니 義見前章이라

骨寒熱者는 病無所安하며 汗注不休하니 齒未槁면 取其少陰於陰股之絡하고 齒已槁면 死不治니 骨厥도 亦然이라

腎主骨하니 骨寒熱者는 邪在至陰也라 陰虛者는 必躁 故로 無所安也요 陰傷則液脫 故로 汗注不休也라 齒者는 骨之餘니 若齒未槁者는 陰氣尙充하야 猶爲可治니 當取足少陰之絡穴大鍾以刺之요 若齒有枯色則陰氣竭矣니 其死無疑라 近以愚見으론 則不獨在齒니 凡爪枯者도 亦危候也요 骨寒而厥者도 皆然이라

○ 陰刺는 入一傍四處하야 治寒熱이라

『素問·長刺節論』○ 陰刺는 疑誤라 按官鍼篇에 云 五曰揚刺니 揚刺者는 正內一하고 傍內四하야 以治寒氣之博大者也요 十曰陰刺니 陰刺者는 左右率刺之하야 以治寒厥이라하니 此云陰刺者는 當是揚刺니 詳本類前五라

深專者는 刺大藏하되

深專者는 邪氣深而專在一藏也니 治當求其大藏而直取之라 凡五藏이 皆爲大藏이라

迫藏이어든 刺背니 背兪也[1)]라

欲迫取其大藏之氣면 當刺其背니 以五藏之兪在於背也라

刺之迫藏은 藏會일새니

刺背兪而能迫藏者가 爲藏氣之所會也라

腹中寒熱이 去而止라

刺背兪者는 無問其數하고 必使腹中寒熱去而後에 止鍼이라

1) 刺背背兪也: 『太素』에는 '刺背兪也'로 되어 있다.

與刺之要는 發鍼而淺出血이라

言凡與刺藏兪者는 不宜出血太多니 其要가 在發鍼淺而小出其血也라

灸寒熱

『素問·骨空論』○ 四十二

灸寒熱之法은 先灸項大椎니 以年爲壯數하고

此下灸寒熱之法은 多以虛勞爲言이나 然이나 當因病隨經而取之也라 大椎는 督脈穴이요 灸는 如患者之年數라

次灸撅[1]骨이니 以年爲壯數하고

尾盡之穴을 曰撅骨이니 任脈穴也라 ○ 撅은 音厥이라

視背兪陷者를 灸之요

背兪는 皆足太陽經穴이요 陷下之處는 卽經氣之不足者라 故로 當灸之라

擧臂肩上陷者를 灸之요

肩髃也니 手陽明經穴이라

兩季脇之間을 灸之요

足少陽京門穴也라

外踝上絶骨之端을 灸之요

足少陽陽輔穴也라 ○ 踝는 胡寡切이라

足小指次指間을 灸之요

足少陽俠谿穴也라

腨下陷脈을 灸之요

足太陽承山穴也라 ○ 腨은 音篆이라

外踝後를 灸之요

足太陽崑崙穴也라

---

1) 撅: 문지방 궐.

缺盆骨上切之에 堅動如筋者를 灸之요

此는 結聚也니 但隨其所有而灸之요 不必拘於兪穴이라

膺中陷骨間을 灸之요

任脈之天突穴也라

掌束骨下를 灸之요

手少陽陽池穴也라

齊下關元三寸을 灸之요

任脈之關元穴이니 在齊下三寸이라

毛際動脈을 灸之요

足陽明氣衝穴也라

膝下三寸分間을 灸之요

足陽明三里穴也라

足陽明跗上動脈을 灸之요

衝陽穴也라

巓上을 一灸之요

督脈之百會穴也라

犬所囓[1]之處를 灸之三壯하되 卽以犬傷病法으로 灸之니

犬傷하야 令人寒熱者는 古有灸法如此라 故로 云然也라 ○ 囓은 尼結切이라

凡當灸二十九處라

自犬囓之上이 共計二十九處라 犬傷者는 無定所 故로 不在數內라

傷食에 灸之하되

傷食而發寒熱者는 如上法求陽明經穴하야 灸之라

不已者는 必視其經之過於陽者하야 數刺其兪而藥之라

---

1) 囓: 齧과 同. 깨물 설.

過於陽者는 陽邪之盛者也라 刺可寫其陽이요 藥可調其陰이니 灸之不已면 當變其治法如此라

刺頭痛

『靈樞·厥病篇』 ○ 四十三

厥頭痛에 **面若腫起而煩心**하면 **取之足陽明太陰**이라

厥은 逆也니 邪逆於經하야 上干頭腦而爲痛者를 曰厥頭痛也라 下放此하니라 足陽明之脈이 上行於面하고 其悍氣上衝頭者가 循眼系하야 入絡腦하며 足太陰支者가 注心中 故로 以頭痛而兼面腫煩心者는 當取足之陽明太陰也라

厥頭痛에 **頭脈痛**하며 **心悲善泣**하며 **視頭動脈反盛者**는 **刺盡去血**하고 **後調足厥陰**이라

頭脈痛者는 痛在皮肉血脈之間也요 心悲善泣者는 氣逆在肝也라 故로 當先視頭脈之動하야 而盛者는 刺去其血하야 以泄其邪하고 然後에 取足厥陰肝經而調補之니 以肝脈이 會於巓也일새라

厥頭痛에 **貞貞**[1]**頭重而痛**하면 **寫頭上五行 行五**하되 **先取手少陰**하고 **後取足少陰**이라

貞貞은 堅固貌니 其痛不移也라 頭上五行 行五는 卽前篇熱病五十九兪之穴이니 所以散諸陽之熱逆也라 先取手少陰心經은 寫南方以去火也요 後取足少陰腎經은 補北方以壯水也라

厥頭痛에 **意善忘**하며 **按之不得**하면 **取頭面左右動脈**하고 **後取足太陰**이라

脾藏意하니 意傷則善忘이라 陽邪在頭而無定所면 則按之不得 故로 當先取頭面左右動脈하야 以泄其邪하고 後取足太陰經하야 以補脾氣也라

厥頭痛에 **項先痛**하고 **腰脊爲應**하면 **先取天柱**하고 **後取足太陽**이라

項先痛과 腰脊爲應은 皆足太陽經也라 故로 當先取天柱하고 後及本經之下腧라

厥頭痛에 **頭痛甚**하며 **耳前後脈**이 **湧**하고 **有熱**하면 **寫出其血**하고 **後取足少陽**이라

耳之前後는 足少陽經也라 其脈이 湧而熱者는 當寫出熱血하고 仍取本經之穴이라 ○ 有熱은 一本에 云有動脈이라하니라

---

1) 貞貞: 『甲乙』에는 '員員'으로 되어 있는데, 員員은 眩暈의 뜻이다.

眞頭痛은 頭痛甚하야 腦盡痛하고 手足寒이 至節하니 死不治라

頭痛有二하니 上文에 言厥頭痛者는 可治요 此에 言眞頭痛者는 不可治라 盖頭爲諸陽之會요 四支爲諸陽之本이니 若頭痛甚而徧盡於腦하고 手足寒이 至節者는 以元陽敗竭하고 陰邪가 直中髓海 故로 最爲凶兆라

頭痛에 不可取於腧者는 有所擊墮하야 惡血이 在於內니 若肉傷하야 痛未已면 可則[1)]刺요 不可遠取也라

頭痛이 因於擊墮者는 多以惡血이 在脈絡之內 故로 傷痛未已라 若可刺者는 但當刺去其痛處之血이요 不可遠取滎腧니 徒傷正氣라 蓋此非大經之病也라

頭痛에 不可刺者는 大痺爲惡이요 日作者는 可令少愈언정 不可已라

痺之甚者를 謂之大痺니 其證은 則風寒濕三氣雜至하야 合成惡患이니 令人頭痛하면 不可刺也라 若日作者는 則猶有間止 故로 刺之에 可令少愈나 終亦不能全已也라

頭半寒痛하면 先取手少陽陽明하고 後取足少陽陽明이라

頭半寒痛者는 偏頭冷痛也라 手足少陽陽明之脈이 皆循耳上行頭角 故로 當先取手經하야 以去其標하고 後取足經하야 以去其本也라

刺頭項七竅病

四十四

刺家는 不診이라도 聽病者言이라

『素問·長刺節論』 ○ 善刺者는 不必待診이라도 但聽病者之言이면 則發無不中하니 此는 以得鍼之神者로 爲言이요 非謂刺家槪不必診也라 今後世之士는 鍼旣不精하고 又不能診하니 則虛實補瀉에 焉得無誤리오 故로 九鍼十二原篇에 又曰 凡將用鍼엔 必先診脈하야 視氣之劇易라야 乃可以治라하니 其義爲可知矣라

在頭에 頭疾痛하면 爲藏鍼之하야

藏鍼之의 藏은 言裏也니 卽深入其鍼之謂라

刺至骨이면 病已로되 上無傷骨肉及皮니 皮者는 道也라

頭疾痛者는 其病深 故로 當刺至骨分則病已라 然이나 旣刺至骨에 何得上無傷骨肉及皮乎아 蓋

---

1) 則: 側, 近의 뜻임.

謂無得妄施補寫하야 謬傷骨肉皮分之氣也니 不過借皮肉爲入鍼之道耳라

○ 頸側之動脈은 人迎이요 人迎은 足陽明也니 在嬰筋之前하고

『靈樞·寒熱病篇』 ○ 頸前中行은 任脈也요 二行動脈은 卽足陽明之人迎穴이라 說文에 曰 嬰은 頸餙[1]也라하니 故로 頸側之筋을 曰嬰筋이라

嬰筋之後는 手陽明也니 名曰扶突이요

在頸之第三行이라

次脈은 足少陽脈也니 名曰天牖요

在頸之第六行엔 手少陽脈也니 足字는 疑誤라 ○ 牖는 音有라

次脈은 足太陽也니 名曰天柱요

在頸之第七行이라

腋下動脈은 臂太陰也니 名曰天府라

臂太陰은 卽手太陰也라 以上五穴은 本輸篇言之尤詳하니 見經絡類第十이요 卽所以治下文之病者也라

陽迎[2]하야 頭痛胸滿不得息하면 取之人迎하고

迎은 逆也라 陽邪逆於陽經하야 而爲頭痛胸滿者는 當取之人迎也라

暴瘖氣鞕[3]하면 取扶突하고 與舌本에 出血하며

瘖은 聲瘂不能言也요 氣鞕은 喉舌强鞕也니 當取手陽明之扶突穴하고 及出其舌本之血이라 凡言暴者는 皆一時之氣逆이요 非宿病也라 故로 宜取此諸穴하야 以治其標라 ○ 瘖은 音音이요 鞕은 硬同이라

暴聾氣蒙하야 耳目不明하면 取天牖하고

經氣蒙蔽하야 而耳目暴有不明者는 當取天牖如上文也라

暴攣癇眩하며 足不任身하면 取天柱하고

攣은 拘攣也요 癇은 癲癇也요 眩은 眩運也라 合三證而足弱不能任身者는 當取天柱如上文也라 ○ 癇은 音閑이라

---

1) 餙: 飾와 同. 뼈가 붙어 있는 살, 안주 효.
2) 陽迎: 『甲乙』과 『太素』에는 '陽逆'으로 되어 있다.
3) 氣鞕: 『太素』에는 '氣鯁'으로 되어 있다. 鯁은 막힐, 가시 걸릴 경.

暴癉內逆하면 **肝肺相搏**하야 **血溢鼻口**하니 **取天府**라

癉은 熱病也라 暴熱內逆하면 則肝肺之氣相搏而血溢口鼻하니 當取天府如上文也라 ○ 癉은 音丹이요 又上去二聲이라

此爲天牖五部라

此는 總結上文五穴이 爲天牖五部者는 以天牖居中하야 統前後上下而言也라

○ **臂陽明**에 **有入頄徧齒者**를 **名曰大迎**이니 **下齒齲**에 **取之**하되 **臂惡寒**이면 **補之**요 **不惡寒**이면 **寫之**라

手陽明脈에 有入頄徧齒者는 其道가 出於足陽明之大迎하니 凡下齒齲痛者는 當取之니 如商陽二間三間이 皆主齒痛이라 但臂惡寒者는 多虛 故로 宜補하고 不惡寒者는 多實 故로 宜寫라 ○ 頄는 音求니 顴也요 齲는 曲主切이라

○ **足太陽**에 **有入頄徧齒者**를 **名曰角孫**이라 **上齒齲**에 **取之**니 **在鼻與頄前**이요 **方病之時**에 **其脈盛**하니 **盛則寫之**하고 **虛則補之**라

足太陽脈에 亦有入頄徧齒者는 其道가 出於手少陽之角孫하니 凡上齒齲痛者는 當取之라 又如鼻與頄前者는 乃足陽明地倉巨窌等穴이라 亦主齒痛하니 以足陽明이 入上齒中也일새라 但當於方病之時에 察其盛衰而補瀉之라

一曰取之出鼻外라

謂手陽明禾窌迎香等穴이라

○ **足陽明**에 **有挾鼻入於面者**를 **名曰懸顱**니 **屬口**하고 **對入繫目本**이라 **視有過者取之**하되 **損有餘**하고 **益不足**하니 **反者益其**라

其는 當作甚이라 足陽明之脈에 有挾鼻入於面者는 道出於足少陽之懸顱하되 其下行者는 屬於口하고 其上行者는 對口入繫目本이라 或目或口에 凡有過者는 皆可取之라 然이나 必察其有餘不足하야 以施補寫요 若反用之면 病必益甚이라

○ **足太陽**에 **有通項入於腦者**는 **正屬目本**하니 **名曰眼系**라 **頭目苦痛**에 **取之**니 **在項中兩筋間**이라

足太陽之脈에 有通項入於腦者는 卽項中兩筋間玉枕穴也니 頭目痛者는 當取之라

入腦하면 **乃別陰蹻陽蹻**하되 **陰陽相交**하야 **陽入陰**하고 **陰出陽**하야 **交於目銳**

眥하니 **陽氣盛則瞋目**하고 **陰氣盛則瞑目**이라

太陽經이 自項入腦하면 乃別屬陰蹻陽蹻而交合於目內眥之睛明穴하니 陽蹻氣盛則陰氣不榮故로 目張如瞋而不得合하고 陰蹻氣盛則陽氣不榮 故로 目瞑而不能開也라 ○ 按脈度篇에 言蹻脈은 屬目內眥하야 合於太陽이라하고 下文熱病篇에 曰 目中赤痛이 從內眥始하면 取之陰蹻라하니 然則此云銳眥者는 當作內眥也라 詳經絡類二十八이라 ○ 蹻有五音하니 蹺皎喬脚이요 又極虐切이라 瞋은 音嗔이라 瞑은 音明이요 又上聲이라

其上氣有音者는 **治其喉中央**하니 **在缺盆中者**요

『素問·骨空論』○ 謂氣喘急而喉中有聲也요 喉中央者는 兩缺盆之中의 任脈之天突穴也라

其病上衝喉者는 **治其漸**이니 **漸者**는 **上俠頤也**라

氣喘滿而上衝於喉者는 當治足陽明經挾頤之大迎穴이라 陽明之脈이 由此로 漸上頤面 故로 名俠頤爲漸也라

○ 失枕엔 **在肩上橫骨間**이요

失枕者는 風入頸項하야 疼痛不利하야 不能就枕也라 刺在肩上橫骨間하니 當是後肩骨上의 手太陽之肩外俞也요 或爲足少陽之肩井穴이니 亦主經項之痛이라 若王氏 云缺盆者는 其脈이 皆行於前하니 恐不可以治失枕이라하니라

折하면 **使榆[1])臂齊肘正**하야 **灸脊中**이라

折은 痛如折也라 榆는 當作揄니 引也라 謂使病者로 引臂下齊肘端하야 以度脊中하면 乃其當灸之處니 蓋卽督脈之陽關穴也라

○ 喉痺舌卷하며 **口中乾**하며 **煩心**하며 **心痛**하며 **臂內廉痛**하야 **不可及頭**하면 **取手小指次指爪甲下 去端如韭葉**하고

『靈樞·熱病篇』○ 小指次指端은 手少陽之關衝也라

○ 目中赤痛이 **從內眥始**하면 **取之陰蹻**라

陰蹻之脈이 屬於目內眥하니 足少陰之照海가 卽陰蹻之所生也라 故로 當刺之라

○ 耳聾無聞하면 **取耳中**하고

『靈樞·厥病篇』○ 耳中은 手太陽之聽宮也라

---

1) 榆: 『太素』에는 '揄'로 되어 있다.

○ 耳鳴엔 取耳前動脈하고

耳前動脈은 手少陽之耳門也라

○ 耳痛不可刺者는 耳中有膿커나 若有乾耵聹[1)]하야 耳無聞也요

耵聹은 耳垢也라 若耳中有膿커나 及有乾耵聹하야 而或痛或無聞者는 皆不可刺之니 膿垢去而耳自愈矣라 ○ 耵은 音頂이라 聹은 音寧이요 又去聲이라

○ 耳聾엔 取手小指次指爪甲上與肉交者[2)]하되 先取手하고 後取足하며

手小指次指爪甲上者는 手少陽之關冲也요 後取足者는 亦言小指次指니 足少陽之竅陰也라

○ 耳鳴엔 取手中指爪甲上[3)]하되 左取右하고 右取左하며 先取手하고 後取足이라

手中指爪甲上은 手厥陰之中衝也니 左鳴者는 取其右하고 右鳴者는 取其左라

○ 聾而不痛者는 取足少陽하고 聾而痛者는 取手陽明하며

『靈樞·雜病篇』 ○ 足少陽之脈은 下耳後하야 支耳中하고 出耳前하며 手陽明之別者는 入耳 故로 當分痛與不痛하야 而補寫之라

○ 嗌乾하고 口中熱如膠면 取足少陰하고

足少陰之脈이 循喉嚨하야 繫舌本일새라 嗌乾口熱如膠者는 陰不足也라 故로 當取而補之라 ○ 嗌은 音益이라

○ 喉痹에 不能言이면 取足陽明하고 能言이면 取手陽明하며

手足陽明之脈이 皆循喉嚨일새라 能言者는 輕하니 但取之上하고 不能言者는 重하니 當寫其下也라

○ 齒痛에 不惡淸飮이면 取足陽明하고 惡淸飮이면 取手陽明하며

手足陽明之脈이 皆入齒中이라 然이나 胃經은 多實熱 故로 不畏寒飮者는 當寫足陽明하고 大腸經은 多虛寒 故로 畏寒飮者는 當補手陽明也라 此는 與上文臂陽明節로 義有所關하니 當互求之라 ○ 淸은 音倩이라

○ 衄而不止하야 衃血이 流하면 取足太陽하고 衃血은 取手太陽하되 不已면 刺

---

1) 耵聹(정녕): 귀지.
2) 取手小指次指爪甲上與肉交者: 『太素』에는 '取手足小指次指爪甲上與肉交者'로 되어 있다.
3) 取手中指爪甲上: 『太素』에는 '取手足中指爪甲上'으로 되어 있다.

宛骨下하고 **不已**면 **刺膕中出血**이라

鼻中出血을 曰衄이요 敗血凝聚하야 色紫黑者를 曰衃라 衃血成流하면 其去多也요 下云衃血은 其聚而不流者也라 血去多者는 當取足太陽하고 去少者는 當取手太陽이라 宛骨下는 卽手太陽之腕骨穴이요 膕中出血은 卽足太陽之委中穴也라 ○ 衄은 女六切이요 衃는 普杯切이라

○ **顑痛**엔 **刺手陽明與顑之盛脈**하야 **出血**하고

顑은 鬢前兩太陽也라 手陽明之別者는 入耳하야 合於宗脈하고 正出兩顑之間 故로 當刺之라 與顑之盛脈出血은 卽鬢前之血絡이라 ○ 顑은 音坎이요 又海敢切이라

○ **顑痛**엔 **刺足陽明曲周動脈**하야 **見血立已**요 **不已**어든 **按人迎於經**하면 **立已**라

足陽明之脈이 循頰車하야 上耳前하고 過客主人하야 循髮際하고 至額顱 故로 顑痛者는 當刺曲周니 卽頰車也라 以其周繞曲頰 故로 曰曲周라 見血立已나 如不已어든 當按人迎於本經하야 而淺刺之면 可立已也라

○ **項痛**에 **不可俛仰**이면 **刺足太陽**하고 **不可以顧**면 **刺手太陽也**라

不可俛仰者는 痛在項後 故로 當刺足太陽經이요 不可以顧者는 痛在頸側 故로 當刺手太陽經也라

○ **重舌**엔 **刺舌柱以鈹鍼也**라

『靈樞·終始篇』 ○ 舌下生小舌을 謂之重舌이라 舌柱는 卽舌下之筋如柱者也니 當用第五鍼曰鈹鍼者하야 刺之라 ○ 鈹는 音披라

卒然失音之刺

『靈樞·憂恚無言篇』全 ○ 四十五

黃帝問於少師曰 人之卒然憂恚而言無音者는 **何道之塞**이며 **何氣出行**[1]하야 **使音不彰**고 **願聞其方**하노이다

恚는 慧畏二音이니 恨怒也라

少師答曰 咽喉者는 **水穀之道也**요 **喉嚨**[2]**者**는 **氣之所以上下者也**요

1) 何氣出行: 『甲乙』에는 '何氣不行'으로 되어 있다.
2) 喉嚨: 咽頭部와 喉頭部를 總稱해서 부르는 말이다.

人有二喉하니 一軟一鞕이라 軟者는 居後하니 是謂咽喉요 乃水穀之道니 通於六府者也라 鞕者는 居前하니 是謂喉嚨이요 爲宗氣出入之道니 所以行呼吸하야 通於五藏者也라 其在太陰陽明論하여는 則單以軟者爲咽이요 鞕者爲喉 故로 曰 喉主天氣하고 咽主地氣라하니라 ○ 鞕은 硬同이라

會厭[1)]者는 音聲之戶也요

會厭者는 喉間之薄膜也니 周圍會合하고 上連懸雍하야 咽喉食息之道가 得以不亂者는 賴其遮厭[2)] 故로 謂之會厭이라 能開能闔하야 聲由以出 故로 謂之戶라

口脣者는 音聲之扇也요

脣啓則聲揚 故로 謂之扇[3)]이라

舌者는 音聲之機也요

舌動則音生 故로 謂之機라

懸雍垂者는 音聲之關也요

懸雍垂者는 懸而下垂니 俗謂之小舌이라 當氣道之衝[4)]하야 爲喉間要會[5)] 故로 爲之關이라

頏顙[6)]者는 分氣之所泄也요

頏은 頸也니 頏顙은 卽頸中之喉顙이라 當咽喉之上과 懸雍之後하야 張口에 可見者也라 顙前有竅하야 息通於鼻 故로 爲分氣之所泄이라 ○ 頏은 何朗切이요 又去聲이라 顙은 思朗切이라

橫骨[7)]者는 神氣所使니 主發舌者也라

橫骨은 卽喉上之軟骨也니 下連心肺 故로 爲神氣所使요 上連舌本 故로 主擧發舌機라

故로 人之鼻洞[8)]이 涕出不收者는 頏顙이 不開하야 分氣失也라

鼻洞者는 涕液이 流泄於鼻也라 頏顙之竅가 不開則淸氣不行하고 淸氣不行則濁液이 聚而下出하니 由於分氣之失職也라

---

1) 會厭: 咽喉交會之處에 位置하고 있는 軟骨組織으로, 氣管上口를 덮고 있다가 發聲을 하면 열리고 飮食을 먹으면 닫힌다.
2) 厭: 막을 염.
3) 扇: 문짝 선.
4) 衝: 목, 要所, 要緊한 곳 충.
5) 要會: 要地, 길목.
6) 頏顙: 後鼻道.
7) 橫骨: 舌根部에 붙어 있는 軟骨을 말함.
8) 鼻洞: 丹波元簡은 '鼻淵'으로, 『校釋』에서는 '鼻外孔'으로 解釋하였다.

是故로 厭小而疾薄[1])則發氣疾하고 其開闔利하야 其出氣易하고 其厭大而厚則開闔難하야 其氣出遲 故로 重言也요

疾은 速也요 重言은 言語蹇澁之謂라

人卒然無音者는 寒氣客於厭則厭不能發하고 發不能下하야 至其開闔不致故로 無音하니이다

不致는 不能也라 寒氣가 客於會厭則氣道不利하니 旣不能發揚而高하고 又不能低抑而下하야 開闔이 俱有不便 故로 卒然失音이라

黃帝曰 刺之는 奈何오 岐伯이 曰 足之少陰은 上繫於舌하고 絡於橫骨하며 終於會厭하니 兩寫其血脈하면 濁氣乃辟하고

兩寫者는 兩足俱刺也라 足少陰之血脈이 當是所注之腧穴은 卽太谿也라 然이나 人有虛勞失音者하니 觀此節之義면 則亦無非屬乎腎經이라 但其所致有漸하야 與此卒然者로 不同하니 其治에 當分補寫耳라 辟은 開也라

會厭之脈은 上絡任脈하니 取之天突하면 其厭乃發也니이다

天突은 爲陰維任脈之會니 取之면 能治暴瘖이라

刺心痛幷蟲瘕蛟蛕

四十六

厥心痛이 與背相控하고 善瘈하며 如從後로 觸其心하야 傴僂者는 腎心痛也니 先取京骨崑崙하고 發鍼不已면 取然谷이라

『靈樞·厥病篇』 ○ 五藏逆氣가 上干於心而爲痛者를 謂之厥心痛이니 下放此하니라 控은 引也요 善瘈는 拘急如風也요 傴僂는 背曲不伸也라 足少陰之經은 由股內後廉하야 貫脊屬腎하고 其直者는 從腎으로 上貫肝膈하야 入肺中이라 凡疼痛이 如從脊後로 觸其心而傴僂者는 以腎邪干心이니 是爲腎心痛也라 腎與膀胱爲表裏 故로 當先取足太陽之京骨崑崙하고 如痛不已면 仍當取腎經之然谷이라 ○ 控은 苦貢切이라 傴는 雍主切이요 僂는 呂婁二音이라

厥心痛에 腹脹胸滿하며 心尤痛甚하면 胃心痛也니 取之大都太白이라

足陽明之經은 由缺盆下膈하야 屬胃絡脾하고 其支者는 下循腹裏라 凡腹脹胸滿而爲痛者는 以

---

1) 是故厭小而疾薄: 『甲乙』에는 '其厭小而薄'으로 되어 있다.

胃邪干心이니 是爲胃心痛也라 胃與脾爲表裏 故로 當取足太陰之大都太白二穴이라

厥心痛에 痛이 如以錐鍼으로 刺其心하야 心痛甚者는 脾心痛也니 取之然谷太谿라

脾之支脈이 注於心中하니 若脾不能運而逆氣攻心하면 其痛必甚하야 有如錐刺者가 是爲脾心痛也라 但然谷太谿는 皆足少陰之穴이어늘 取此治脾는 其義何居오 蓋濕因寒滯則相挾乘心하야 須泄腎邪하니 當刺此也라

厥心痛에 色蒼蒼如死狀하고 終日不得太息하면 肝心痛也니 取之行間太衝이라

蒼蒼은 肝色也요 如死狀은 肝氣逆也라 終日不得太息은 肝系急하야 氣道約而不利也라 是皆肝邪上逆이니 所謂肝心痛也라 行間太衝은 皆足厥陰經穴 故로 當取以治之라

厥心痛에 臥若徒居하고 心痛이 間動作에 痛益甚하며 色不變하면 肺心痛也니 取之魚際太淵이라

徒는 空也니 臥若徒居는 無倚傍[1]也라 間或動作則益甚者는 氣逆不舒하야 畏於動也라 色不變은 不在血也일새라 是皆病在氣分 故로 曰肺心痛也라 魚際太淵은 皆手太陰經穴 故로 宜取之라

眞心痛에 手足淸至節하고 心痛甚하면 旦發夕死하고 夕發旦死라

眞心痛者는 邪氣가 直犯心主也니 毒深陰甚 故로 手足之淸至節에 其死之速이 如此라 ○ 愚按컨대 本篇所言五藏之滯는 皆爲心痛이니 刺治分經에 理甚明悉[2]이로되 至若舍鍼用藥하여는 尤宜察此詳義라 蓋腎心痛者는 多由陰邪上衝 故로 善瘈如從後觸其心이요 胃心痛者는 多由停滯 故로 胸腹脹滿하고 脾心痛者는 多由寒逆中焦 故로 其病甚하고 肝心痛者는 多由木火之鬱하야 病在血分 故로 色蒼蒼如死狀하고 肺心痛者는 多由上焦不淸하야 病在氣分 故로 動作則病益甚이라 若知其在氣則順之하고 在血則行之하고 鬱則開之하고 滯則逐之하고 火多實則或散或淸之하고 寒多虛則或溫或補之하고 必眞心痛者는 乃不可治요 否則但得其本이면 則必隨手而應하야 其易如探囊也라 ○ 淸은 音倩이니 寒冷也라

心痛不可刺者는 中有盛聚니 不可取於腧라

中有盛聚는 謂有形之癥이니 或積或血이 停聚於中하야 病在藏而不在經 故로 不可取於腧穴이니 當從內以調治之也라

腸中에 有蟲瘕와 及蛟蛕하면 皆不可取以小鍼이니 心腸痛憹作痛하며 腫聚하

---

1) 倚傍: 依傍. 서로 依支하고 가까이 함.
2) 明悉: 다 明白히 앎.

며 往來上下行하며 **痛有休止**하며 **腹熱喜渴**하며 **涎出者 是蛟蛕也**니

此는 言蟲瘕在腸胃中하야도 亦爲心腹痛也라 瘕는 結聚也라 蛟는 卽蛕屬이요 蛕는 蚘也라 不可取以小鍼은 謂其力小하야 不能制也라 蟲瘕之證에 其痛則懊憹[1]難忍하고 或肚腹腫起而結聚於內하고 或往來上下而行無定處하고 或蟲動則痛하고 靜則不痛而有時休止하며 或腹熱喜渴而口涎出者가 是皆蛟蛕之爲患也라 ○ 瘕는 加駕二音이요 蛕는 音回요 憹는 乃包切이라

以手로 **聚**[2]**按而堅持之**하야 **無令得移**하고 **以大鍼刺之**하야 **久持之**에 **蟲不動**하면 **乃出鍼也**라

此는 卽治蟲瘕蛟蛕之法이라 大鍼은 第九鍼也라 久持之而蟲不動하면 中其蟲矣라 故로 可出鍼也라

恙[3]**腹憹痛**하며 **形中上者**라

恙은 滿也라 此는 重言證之如此라 其形이 自中自上而漸升者는 卽當以蟲治之也라 ○ 恙은 恲[4]同하니 音烹이라

心痛에 **引腰脊**하고 **欲嘔**하면 **取足少陰**하고

『靈樞·雜病篇』 ○ 心痛而後引腰脊하고 前則欲嘔者는 此腎邪上逆也라 故로 當取足少陰經以刺之라

心痛腹脹하며 **嗇嗇然大便不利**하면 **取足太陰**하고

嗇嗇은 澁滯貌라 此病在脾 故로 當取足太陰經以刺之라 ○ 嗇은 音色이라

心痛에 **引背不得息**하면 **刺足少陰**하고 **不已**면 **取手少陽**하며

足少陰之脈이 貫脊 故로 痛引於背하고 手少陽之脈이 布膻中 故로 不得息이니 宜刺此二經也라

心痛에 **引小腹滿**하고 **上下無常處**하며 **便溲難**하면 **刺足厥陰**하고

足厥陰之脈이 抵小腹하고 結於陰器하니 凡心痛而下引小腹者는 當刺之也라

心痛에 **但短氣不足以息**하면 **刺手太陰**하고

肺主氣 故로 短氣者는 當刺手太陰이라

---

1) 懊憹(오뇌): 懊惱. 寃痛하여 煩悶함.
2) 聚: 蟲積을 말함.
3) 恙: 배 아플(腹痛) 팽.
4) 恲: 찰(滿也) 병.

心痛엔 當九節刺之로되 按已에 刺하면 按之立已요 不已면 上下求之하야 得之立已라

此는 總言刺心痛之法也라 九節은 卽督脈之筋縮穴이니 宜先按之하야 按已而刺하고 刺後에 復按之면 其痛當立已라 如不已則上而手經과 下而足經에 求得其故而刺之면 則立已矣라

類經二十二卷

張介賓類註

鍼刺類

刺胸背腹病

四十七

背與心이 相控而痛하면 所治天突與十椎와 及上紀[1]니

『素問·氣穴論』 ○ 天突은 任脈穴이라 十椎는 督脈之中樞也니 此穴이 諸書不載로되 惟氣府論督脈氣所發條下에 王氏註曰 中樞는 在第十椎節下間이라하야 與此相合하니 可無疑也라 上紀는 如下文이라

上紀者는 胃脘也요 下紀者는 關元也라

胃脘은 卽中脘으로 胃之募也니 爲手太陽少陽足陽明所生이요 任脈之會라 關元은 小腸募也니 爲足三陰任脈之會 故로 曰上紀下紀라

背胸[2]은 邪繫陰陽左右하야 如此其病이 前後痛澁하며 胸脇痛而不得息하고 不得臥하며 上氣短氣하며 偏痛하며 脈滿起하니 斜出尻脈하야 絡胸脇하고 支心貫鬲하야 上肩하고 加天突하야 斜下肩하야 交十椎下라

此는 祥言上文背與心이 相控而痛者가 悉由任督二脈之爲病也라 蓋任在前하고 督在後하며 背爲陽이요 腹爲陰 故로 爲前後痛澁等病이라 其在下者는 斜出尻脈하고 在上者는 絡胸脇하고 支心貫鬲하야 上肩하고 加天突하야 左右로 斜下肩하야 交十椎下하니 所以當刺天突中樞胃脘關元等穴이라

○ 病在少腹有積하면 刺皮骨盾以下로 至少腹하야 而止하고

『素問·長刺節論』 ○ 骨盾字는 徧考韻篇컨대 皆無라 全元起本에 作隨字나 於義에 亦未爲得이

---

1) 及上紀: 『太素』에는 '及上紀下紀'로 되어 있다.
2) 背胸: 『太素』에는 이 두 글자가 없다.

라 新校正에 云 當作皮骺[1]이니 骨盾字는 誤也라하니 其說近理요 釋義에 云 骺은 骨端也라하니라 此에 言皮骺以下者는 蓋謂足厥陰之章門期門二穴이니 皆在橫皮肋骨之端也라 及下至小腹而止者는 如足陽明之天樞歸來와 足太陰之府舍衝門과 足少陰之氣穴四滿이니 皆主奔豚積聚等病이라 ○ 骺은 音括이라

刺俠脊兩傍四椎閒하고

此는 足太陽之厥陰俞니 手心主脈氣所及也라 按脈要精微論에 曰 心爲牡藏이요 小腸爲之使 故로 曰少腹에 當有形也라하니 然則厥陰俞가 能主少腹之疾을 無疑라

刺兩髂[2]髎와 季脇肋間하야 導腹中氣하야 熱下면 已라

腰骨을 曰髂니 兩髂髎者는 謂腰骨兩旁之居髎也요 季脇肋間은 京門也니 皆足少陽經穴이라 導는 引也라 導引腹中熱氣하야 下入少腹則病已矣라 ○ 髂는 音格이요 又丘亞切이라

病在少腹하야 腹痛不得大小便하면 病名曰疝이니 得之寒이라 刺少腹兩股閒하고 刺腰髁骨間하되 刺而多之[3]요 盡炅이면 病已라

小腹間痛而二便不行者는 爲疝病이니 乃寒氣之所致라 當刺少腹者는 去肝腎之寒也요 刺兩股間者는 去陽明太陰之邪也라 刺腰髁間者는 凡腰中에 在後在側之成片大骨을 皆曰髁骨이니 在後者는 足太陽之所行이요 在側者는 足少陽之所行이라 凡此諸經이 皆非寒疝이나 但察邪之所在者하야 多取其穴而刺之요 俟其少腹盡熱則病已矣라 ○ 髁는 苦瓦切이요 炅은 居永切이니 熱也라

氣滿胸中喘息하면 取足太陰大指之端 去爪甲如薤葉하되

『靈樞·熱病篇』 ○ 足大指之端은 隱白穴也라 ○ 薤는 音械니 似韭而無實이라

寒則留之하고 熱則疾之하야 氣下乃止라

內寒者는 氣至遲 故로 宜久留其鍼하고 內熱者는 氣至速 故로 宜疾去其鍼이라 總候其氣下不喘이라야 乃可止鍼也라

○ 心疝暴痛하면 取足太陰厥陰하야 盡刺去其血絡이라

心疝者는 如脈要精微論에 曰 診得心脈而急하면 病名心疝이니 少腹에 當有形也라하니라 取足太陰厥陰하야 盡刺去其血絡者는 以二經이 皆聚於少腹하니 去其絡血卽所以散其邪也라

○ 中熱而喘하면 取足少陰과 膕中血絡하고

---

1) 骺: 뼈끝(骨端) 괄.
2) 髂: 허리뼈 가.
3) 刺而多之: 『語譯』에 "多는 疑當作灸니 多灸는 形近致誤라"고 하였다.

『靈樞·雜病篇』 ○ 中熱而喘은 熱在中上二焦也라 取足少陰者는 壯水以制火也요 膕中血絡은 卽足太陽委中穴이니 取之면 可以寫火라

○ 小腹滿大하야 **上走胃至心**하며 **淅淅身時寒熱**하며 **小便不利**하면 **取足厥陰**하고

淅淅은 寒肅貌라 肝經之脈이 抵小腹하야 挾胃하고 其支者가 從肝으로 別貫膈 故로 爲病如此니 當取足厥陰經以刺之라 ○ 淅은 音昔이라

○ 腹滿하고 **大便不利**하며 **腹大**하야 **亦上走胸嗌**하고 **喘息喝喝然**하면 **取足少陰**하고

腎이 開竅於二陰하고 其經脈이 從腎으로 上貫肝膈하야 入肺中하고 循喉嚨 故로 其爲病如此니 當取足少陰經以刺之라 喝喝은 喘急貌라 ○ 嗌은 音益이라

○ 腹滿하며 **食不化**하야 **腹嚮嚮然**하고 **不能大便**하면 **取足太陰**하고

脾失其職則食不能化하야 腹滿而鳴하고 氣滯於中하야 大便不調하니 當取足太陰經以刺之라

○ 氣逆上하면 **刺膺中陷者**와 **與下胸動脈**하고

膺中陷者는 足陽明之屋翳也요 下胸動脈은 手太陰之中府也라 盖在中을 曰胸이니 胸之旁을 卽謂之下耳라

○ 腹痛하면 **刺臍左右動脈**이니 **已刺**에 **按之**면 **立已**요 **不已**면 **刺氣街**니 **已刺**에 **按之**면 **立已**라

臍之左右動脈은 如足少陰之肓兪와 足陽明之天樞니 皆主腹痛이라 氣街는 卽足陽明之氣衝也라

○ 腸中이 **不便**하면 **取三里**하야 **盛寫之**하고 **虛補之**요

『靈樞·四時氣篇』 ○ 小腸不便者는 不能化物하고 大腸不便者는 不能傳道하되 大腸小腸이 皆屬於胃 故로 當取足陽明之三里穴하야 邪氣盛則寫之하고 正氣虛則補之라

○ 腹中常鳴하고 **氣上衝胸**하야 **喘不能久立**하면 **邪在大腸**이니 **刺肓之原**과 **巨虛上廉三里**하고

九鍼十二原篇에 曰 肓之原은 出於脖胦하니 卽任脈之下氣海也라하니라 巨虛上廉과 三里는 皆足陽明經穴이니 按本輸篇에 曰 大腸은 屬上廉이라하니라 此는 以邪在大腸 故로 當刺巨虛上廉이니 若下文之邪在小腸者는 則當取巨虛下廉也라

○ 小腹控睾하며 引腰脊하며 上衝心하면 邪在小腸者니 連睾系하야 屬於脊하고 貫肝肺하야 絡心系일새라 氣盛則厥逆하야 上衝腸胃하며 燻肝하며 散於肓하며 結於臍라

控은 引也요 睾는 陰丸也라 小腸이 連於小腹하니 若其邪盛則厥逆이 自下로 上衝心肺하며 燻於肝胃하며 引於腰脊하고 下及肓臍睾系之間也라 肓義는 詳疾病類六十七이라 ○ 睾는 音高라

故로 取之肓原以散之하며 刺太陰以予之하며 取厥陰以下之하며 取巨虛下廉以去之하며 按其所過之經以調之라

取肓原以散之는 散臍腹之結也요 刺太陰以予之는 補肺經之虛也요 取厥陰以下之는 寫肝經之實也요 取巨虛下廉以去之는 求小腸之所屬也요 按其所過之經은 謂察其邪之所在하야 以調之也라

○ 善嘔하되 嘔有苦하고 長太息하며 心中憺憺하야 恐人將捕之면 邪在膽하야 逆在胃니 膽液이 泄則口苦하고 胃氣逆則嘔苦라 故로 曰嘔膽이라

憺憺은 心虛貌라 邪在膽하야 逆在胃는 木乘土也라 膽液이 泄則苦하고 胃氣逆則嘔 故로 嘔苦者를 謂之嘔膽이라

○ 取三里하야 以下胃氣逆하고 則刺少陽血絡하야 以閉膽逆하되 却調其虛實하야 以去其邪라

三里는 足陽明經穴 故로 可下胃氣之逆이요 又刺足少陽血絡하야 以平其木則膽液不泄 故로 曰以閉膽逆이라 然이나 必調其虛實하야 或補或寫라야 皆可以去其邪也라

○ 飮食不下하야 膈塞不通하면 邪在胃脘이니 在上脘則刺[1]抑而下之하고 在下脘則散而去之라

上脘下脘은 俱任脈穴이니 卽胃脘也라 刺抑而下之는 謂刺上脘하야 以寫其至高之食氣요 散而去之는 謂溫下脘하야 以散其停積之寒滯也니 鍼藥이 皆然이라

○ 小腹痛腫하야 不得小便하면 邪在三焦約이니 取之太陽大絡하되 視其絡脈과 與厥陰小絡이 結而血者하고 腫上이 及胃脘하면 取三里라

邪在三焦約者는 三焦下輸가 出於委陽하야 並足太陽之正으로 入絡膀胱하야 約下焦也일새라 太陽大絡은 飛陽穴也라 又必視其別絡과 及厥陰小絡이 結而血者하야 盡取去之니 以足厥陰之經이 亦抵小腹也라 若小腹腫痛이 上及胃脘者는 又當取足陽明之三里穴이라

---

1) 刺: 『甲乙』에는 이 글자가 없다.

○ 飧泄은 **補三陰之上**[1]하고 **補陰陵泉**하되 **皆久留之**하야 **熱行乃止**라

三陰之上은 謂三陰交穴이니 脾肝腎之會也요 陰陵泉은 足太陰脾經穴이라 補而久留之則陽氣至而熱行하고 熱行則泄止矣라

○ 脹엔 **取三陽**하고 **飧泄**엔 **取三陰**이라

『靈樞·九鍼十二原篇』 ○ 脹은 腹脹也요 飧泄은 完穀不化也라 病脹者는 當取足之三陽이니 卽胃膽膀胱三經也요 飧泄者는 當取足之三陰이니 卽脾肝腎三經也라 ○ 飧은 音孫이라

○ 腹暴滿하야 **按之不下**하면 **取太陽經絡者**[2]하니 **胃之募也**요

『素問·通評虛實論』 ○ 太陽經絡은 謂手太陽經之絡이니 卽任脈之中脘이요 胃之募也라 中脘이 爲手太陽少陽足陽明脈所生 故로 云太陽經絡者라 ○ 募는 音暮라

少陰俞는 **去脊椎三寸傍**이니 **五**요 **用員利鍼**이라

少陰俞는 卽腎俞也라 腎爲胃關 故로 亦當取之라 係足太陽經穴하야 去脊兩傍各一寸五分이니 共爲三寸이요 兩傍에 各五痏也라 刺에 當用第六之員利鍼이라

○ 霍[3]**亂**엔 **刺俞傍**이니 **五**요

邪在中焦則旣吐且瀉하니 藏氣反覆[4]하고 神志繚亂[5] 故로 曰霍亂이라 俞傍은 卽上文少陰俞之傍으로 志室穴也니 亦各刺五痏라

足陽明及上傍에 **三**이라

足陽明은 言胃俞也요 再及其上之傍은 乃脾俞之外니 則意舍也라 當各刺三痏라

上膈下膈 蟲癰之刺

『靈樞·上膈篇』 ○ 四十八 附膈證治按

黃帝曰 氣爲上膈者는 **食飮**이 **入而還出**하니 **余已知之矣**어니와 **蟲爲下膈**이요 **下膈者**는 **食晬**[6]**時**에 **乃出**하니 **余未得其意**라 **願卒聞之**니이다

---

1) 補三陰之上: 『甲乙』에는 '補三陰交上'으로 되어 있다.
2) 腹暴滿 按之不下 取太陽經絡者 胃之募也 少陰俞去脊椎三寸傍五 用員利鍼: 張景岳의 註釋은 文義上 問題가 있는 것 같다. 아마도 "腹暴滿하야 按之不下하면 取太陽經絡者와 胃之募也와 少陰俞去脊椎三寸傍五하되 用員利鍼이라"로 飜譯하는 것이 合當할 것 같다. 太陽經絡者는 手太陽經의 絡穴인 支正을 말하는 것으로 보인다.
3) 霍: 빨리 흩어지는 모양(散之速).
4) 反覆: 항상 변하여 일정치 않음, 같은 일을 되풀이 함.
5) 繚亂: 얽히고 어지러운 모양, 흩어져 어지러운 모양.
6) 晬: 돌(周年), 생일 수 혹 최로도 읽는다. 晬時는 一 晝夜를 말함.

此는 言膈證에 有上下之分하고 而復有因氣因蟲之異也라 因於氣則病在上 故로 食飮一入에 卽時還出하고 因於蟲則病在下 故로 食入에 晬時而復出하니 晬時는 周時也라 ○ 愚按上膈下膈은 卽膈食證也라 此는 在本經에 自有正條어늘 奈何後世에 俱以脈之關格으로 認爲膈證하야 旣不知有上下之辨하고 亦不知有蟲氣之分하니 其謬甚矣로다 ○ 晬는 音醉라

岐伯이 曰 喜怒不適하고 食飮不節하며 寒溫不時則寒汁이 流於腸中하고 流於腸中則蟲寒하고 蟲寒則積聚하야 守於下管則腸胃充郭하야 衛氣不營하니 邪氣居之라

凡傷胃氣則陽虛하야 而寒汁이 流於腸中하고 蟲寒不行則聚於下管하야 而腸胃充滿也라 衛氣는 脾氣也니 脾氣不能營運이라 故로 邪得聚而居之라 ○ 管은 脘同이요 郭은 廓同이라

人食則蟲上食하고 蟲上食則下管虛하고 下管이 虛則邪氣勝之하야 積聚以留하니 留則癰成하고 癰成則下管約이라

蟲寒聞食則喜而上求之하고 上則邪氣居之而乘虛留聚하야 以致癰於下脘하야 要約不行 故로 食入에 晬時復出也라 癰은 壅同하니 如論疾診尺篇에 曰目窠微癰者라하니 義亦猶此라

其癰이 在管內者는 卽而痛深[1)]하고 其癰이 在外者는 則癰外而痛浮하되 癰上皮熱하니이다

管之內外는 卽言下脘也라 邪伏於中 故로 熱見於皮肉之上이라

黃帝曰 刺之는 奈何오 岐伯이 曰 微按其癰하고 視氣所行하야

察其氣所必由하야 以刺之也라

先淺刺其傍하고 稍內益深하야 還而刺之하되 毋過三行이라

先淺刺其傍氣所及之處하고 稍納其鍼而漸深之하야 以泄其流行之邪하고 然後에 還刺其所病之正穴하야 以拔其積聚之本이나 但宜至再至三而止요 不可過也라

察其沈浮하야 以爲深淺하되 已刺必熨하야 令熱入中이니 日使熱內이면 邪氣益衰하야 大癰乃潰라

邪沈者는 深刺之하고 邪浮者는 淺刺之라 刺後에 必熨以火而日使之熱이면 則氣溫於內而邪自潰散也라 ○ 潰는 音會라

1) 卽而痛深: 『甲乙』과 『太素』에는 '則沈而痛深'으로 되어 있다.

伍以參禁[1])하야 **以除其內**하고 **恬憺無爲**라야 **乃能行氣**니

三相參爲參이요 五相伍爲伍[2])라 凡食息起居엔 必參伍宜否니 守其禁하야 以除內之再傷하고 又必恬憺無爲하야 以養其氣면 則正氣乃行而邪氣庶乎可散이라 蓋膈證이 最爲難愈 故로 當切戒如此라 ○ 恬은 音甛이요 憺은 音淡이라

後以鹹苦로 **化**하면 **穀乃下矣**니이다

鹹從水化하야 可以潤下軟堅하고 苦從火化하야 可以溫胃 故로 皆能下穀也라 苦味詳按은 見運氣類十七少陰司天條下라 ○ 愚按컨대 上文에 云氣爲上膈者는 食飮入而還出이라하니 夫氣有虛實하니 實而氣壅則食無所容하고 虛而氣寒則食不得化하야 皆令食入卽出也라 至若蟲爲下膈者하여는 蟲上食則下脘虛하야 其寒汁이 流於腸中하고 而後致癰滯不行하니 則亦因陽氣之虛於下 故로 食入에 周時復出也라 然이나 余嘗治一中年之婦患此證者할새 因怒因勞에 皆能擧發[3])하고 發時必在黃昏이라 旣痛且吐하되 先吐淸涎이라가 乃及午食하야 午食에 盡하고 乃及蚤食하야 循次而盡하야 方得稍息하야 日日如是하니 百藥이 不效라 及相延視하니 則脈弦而大어늘 余曰此는 不膈證也라 夫弦爲中虛요 大爲陰不足이니 蓋其命門氣衰則食至下焦에 不能傳化 故로 直至日夕陽衰之時면 則逆而還出耳라하고 乃用八味參杞之屬하야 大補陰中之陽하니 隨手[4])以應이라 自後로 隨觸隨發에 用輒隨效하야 乃囑其加意愼重하니 調至年餘에 始愈라 可見下膈一證에 有食入周日復出而不止晬時者하고 有不因蟲癰而下焦不通者矣라 此篇에 特言蟲癰者는 蓋亦下膈之一證耳니 學者當因是而推廣之라

刺腰痛

四十九

足太陽脈이 **令人腰痛**하면 **引項脊尻背如重狀**하니

『素問·刺腰痛篇』全 ○ 足太陽之脈이 下項循肩髆內하야 挾脊抵腰中 故로 令人腰痛하면 引項脊尻背如重狀也라 ○ 尻는 開高切이니 臀也라

刺其郄中하고 **太陽正經**에 **出血**하되 **春無見血**이라

郄中은 委中也니 一名血郄이요 太陽正經은 崑崙也라 太陽合腎水하고 水王於冬而衰於春 故로 刺太陽經者는 春無見血이라 ○ 郄은 隙同이라

---

1) 伍以參禁: 『太素』에는 '以參伍禁'으로 되어 있다.
2) 三相參爲參 五相伍爲伍: 셋씩 參合하여 헤아리고, 다섯씩 配伍하여 비교함.
3) 擧發: 發作.
4) 隨手: 손에 닿는 대로, 당장, 곧 뒤를 이어.

○ 少陽이 令人腰痛하면 如以鍼刺其皮中하고 循循然不可以俛仰하며 不可以顧하니

少陽之氣가 應風木하야 陽分受之 故로 如以鍼刺其皮中이라 循循然은 遲滯貌니 謂其擧動不便也라 足少陽之脈이 起於目銳眥하야 上抵頭角하고 下耳後하야 循頸하고 下胸中하야 循脇裏하고 下行身足之側 故로 身不可以俛仰하고 頭不可以回顧라 ○ 俛는 俯同이라

刺少陽成骨之端하야 出血하니 成骨은 在膝外廉之骨獨起者요 夏無見血이라

膝外側之高骨獨起者는 乃胻骨之上端이니 所以成立其身 故로 曰成骨이요 其端은 則陽關穴也라 少陽合肝木하고 木王於春而衰於夏 故로 刺少陽經者는 夏無見血이라

○ 陽明이 令人腰痛하면 不可以顧하고 顧如有見者하며 善悲하니

足陽明之筋이 上循脇하야 屬脊하고 足陽明之脈이 循頤後下廉하야 出大迎하며 其支別者가 下人迎하야 循喉嚨하야 入缺盆하고 下循腹裏하야 至氣街中而合하야 以下髀關 故로 令人腰痛하면 不可以顧라 顧如有見者는 見鬼怪之謂也요 善悲者는 神不足則悲也라 陽明氣衰而陰邪侮之 故로 證見若此라

刺陽明於骱前三痏하고 上下和之하야 出血하되 秋無見血이라

胻前三痏는 卽三里也요 上下和之는 兼上下巨虛而言也라 秋時엔 胃土退氣 故로 刺陽明者는 秋無見血이라 ○ 胻은 音杭이요 又形敬切이라 痏는 音委라

○ 足少陰이 令人腰痛하면 痛引脊內廉하니

足少陰之脈이 貫脊內屬腎也일새라 ○ 按此前에 少足太陰腰痛一證하니 必古文之脫簡也라

刺少陰於內踝上二痏하되 春無見血이니 出血太多면 不可復也라

內踝上二痏는 足少陰之復溜也라 春時엔 木旺水衰 故로 刺足少陰者는 春無見血이니 若出血太多則腎氣不可復也라

○ 厥陰之脈이 令人腰痛하면 腰中이 如張弓弩弦하니

王氏曰 足厥陰之支者가 與太陰少陽之脈으로 同結於腰踝下中髎下髎之間이라 故로 令人腰痛이요 肝主筋하니 肝病則筋急 故로 令腰中으로 如張弓弩弦이라하니라

刺厥陰之脈하되 在腨踵魚腹之外에 循之累累然하면 乃刺之요

腨은 腿肚也요 踵은 足跟也요 魚腹은 腨之形如魚腹也라 腨踵之間과 魚腹之外에 循之累累然者가 卽足厥陰之絡이니 蠡溝穴也라 ○ 腨은 音篆이라

其病이 **令人善言默默然不慧**[1]하면 **刺之三痏**라

善言默默然者는 善於言語默默也니 卽不能發聲之謂라 肝病從風하야 人多昏冒 故로 不爽慧라 三痏는 三刺其處也라

○ **解脈**이 **令人腰痛**하면 **痛而引肩**하며 **目䀮䀮然**하며 **時遺溲**하니 **刺解脈在膝筋肉分間**하되 **郄外廉之橫脈**은 **出血**하야 **血變而止**라

解脈은 足太陽經之散行脈也라 其脈이 循肩髆 故로 痛而引肩하고 其起在目內眥 故로 目䀮䀮然하고 其屬膀胱 故로 令遺溲라 當刺解脈之在膝後者는 卽膕中橫文兩筋間에 弩肉高起之處로 則郄中之分이니 此足太陽之血郄也라 若郄之外廉에 有血絡橫見하야 盛滿而紫黑者는 刺之當見黑血이니 必候其血色變赤이라야 乃止其鍼이라 此亦足太陽經之腰痛也라 ○ 䀮은 音荒이요 郄은 隙同이라

解脈이 **令人腰痛**하면 **如引帶**하야 **常如折腰狀**하며 **善恐**하니 **刺解脈在郄中結絡如黍米**하되 **刺之血射以黑**하야 **見赤血而已**라

復言解脈者는 謂太陽支脈이 從腰中으로 下挾脊하야 貫臀入膕中者也라 故로 其痛이 如引帶하야 如折腰也라 太陽之脈이 絡腎하고 腎志恐 故로 善恐이라 郄中은 卽委中穴也라 上文에 言郄外廉之橫脈이라하고 此에 言郄中結絡이라하니 治稍不同耳라 已는 止鍼也라

○ **同陰之脈**이 **令人腰痛**하면 **痛如小錘居其中**하고 **怫然腫**이라

足少陽之別이 絡於厥陰하야 幷經으로 下絡足跗 故로 曰同陰之脈이라 如小錘居其中은 痛而重也요 怫然은 怒意니 言腫突如怒也라 ○ 錘는 音槌요 怫은 音佛이라

刺同陰之脈하니 **在外踝上絶骨之端**에 **爲三痏**라

卽足少陽陽輔穴也라

○ **陽維之脈**이 **令人腰痛**하면 **痛上怫然腫**하니

陽維는 奇經之一也니 陽脈相維하야 交會之脈 故로 曰陽維라

刺陽維之脈하되 **脈**이 **與太陽**으로 **合腨下間 去地一尺所**라

陽維脈氣所發이 別於金門而上行이라 故로 與足太陽으로 合於腨下間 去地一尺所니 卽承山穴也라

○ **衡絡之脈**이 **令人腰痛**하면 **不可以俛仰**하야 **仰則恐仆**하니 **得之擧重傷腰**하

1) 令人善言默默然不慧: 『太素』에는 '令人言默默然不慧'로 되어 있다.

야 衡絡絶하야 惡血歸之라

衡은 橫也라 足太陽之外絡이 自腰中으로 橫出髀外後廉而下合於膕中 故로 曰衡絡이라 若擧重傷腰하면 則橫絡阻絶而惡血歸之하야 乃爲腰痛이라

刺之在郄陽筋之間하니 上郄數寸이요 衡居에 爲二痏하야 出血이라

郄陽은 卽足太陽之委陽穴이니 在血郄上外廉兩筋間이라 故로 云上郄數寸이라 衡居는 幷居也니 卽殷門穴이라 二穴을 皆當出血이라

○ 會陰之脈이 令人腰痛하면 痛上에 漯漯然[1]汗出하고 汗乾에 令人欲飮하며 飮已欲走라

會陰은 任脈穴也니 在大便前小便後하야 任衝督三脈所會 故로 曰會陰이라 任이 由此行腹하고 督이 由此行背 故로 令人腰痛하고 邪在陰分 故로 漯漯然汗出하며 汗乾而液亡 故로 令人欲飮하고 飮多則陰氣下溢 故로 欲走也라 ○ 漯는 音磊라

刺直陽之脈上三痏하되 在蹻上郄下에 五寸橫居하니 視其盛者하야 出血이라

直陽은 謂足太陽正經之脈이니 俠脊貫臀하야 下至膕中하고 循腨過外踝之後하야 徑直而行者라 故로 曰直陽이라 蹻는 爲陽蹻니 卽申脈也요 郄은 卽委中也니 此脈上之穴이 在蹻之上郄之下에 相去約五寸而橫居其中하니 卽承筋穴也라 或左或右에 視其血絡之盛者하야 刺出其血이라

○ 飛陽之脈이 令人腰痛하면 痛上怫怫然하고 甚則悲以恐이라

飛陽은 足太陽之絡穴이 別走少陰者也라 故로 爲腰痛이라 痛上怫怫然은 言痛狀如嗔憤也라 足太陽之脈이 絡腎하고 其別者가 當心入散 故로 甚則悲以恐하니 悲生於心하고 恐生於腎也라

刺飛陽之脈하니 在內踝上五寸 少陰之前하야 與陰維之會[2]라

在內踝上五寸 少陰之前者는 卽陰維之會 築賓穴也니 亦同治飛陽之腰痛者라

○ 昌陽之脈이 令人腰痛하면 痛引膺하며 目䀮䀮然하고 甚則反折[3]하며 舌卷不能言이라

昌陽은 卽足少陰之復溜也니 少陰屬腎 故로 爲腰痛이라 腎脈이 在胸中 故로 痛引於膺하고 腎之精이 爲瞳子 故로 目䀮䀮然이라 少陰이 合於太陽 故로 反折하고 腎脈이 循喉嚨 故로 舌卷不能言이라

---

1) 漯漯然(탑탑연): 땀이 축축하게 흐르는 모양.
2) 與陰維之會: 『太素』에는 '與陰維會'로 되어 있다.
3) 反折: 角弓反張과 같음.

刺內筋爲二痏하니 在內踝上大筋前太陰後의 上踝二寸所라

內筋은 筋之內也니 卽復溜穴이라 在足太陰經之後內踝上二寸所니 此陰蹻之郄也라

○ 散脈이 令人腰痛而熱하고 熱甚生煩하며 腰下에 如有橫木居其中하고 甚則遺溲라

散脈은 足太陰之別也니 散行而上 故로 以名焉이라 其脈이 循股入腹하야 結於腰髁下骨空中 故로 病則腰下에 如有橫木居其中하고 甚乃遺溲也라

刺散脈하니 在膝前 骨肉分間 絡外廉 束脈에 爲三痏라

膝前은 膝內側之前也요 骨肉分間은 謂膝內輔骨下廉이니 腨肉之兩間也라 絡外廉者는 太陰之絡이니 色靑而見者也라 輔骨之下에 後有大筋結束膝䯒之骨하야 令其連屬하니 取此繫束之脈하야 三刺以去其病 故로 曰束脈爲三痏니 是卽地機穴也라 ○ 按此節에 云膝前 骨肉分間 絡外廉 束脈이 似指陽明經爲散脈이어늘 而王氏釋爲太陰하니 若乎有疑라 但本篇에 獨缺太陰刺法而下文에 有云上熱刺足太陰者가 若與此로 相照應[1]하고 及考之地機穴컨대 主治腰痛 故로 今從王氏之註라

○ 肉里之脈이 令人腰痛하면 不可以欬하고 欬則筋縮急이라

肉里는 謂分肉之里라 足少陽脈之所行이니 陽輔穴也요 又名分肉이라 少陽者는 筋其應이니 欬則相引而痛 故로 不可以欬하고 欬則筋縮急也라

刺肉里之脈爲二痏니 在太陽之外 少陽絶骨之後라

太陽經之外 少陽絶骨穴之後는 卽陽輔穴也라

○ 腰痛이 俠脊而痛至頭하야 几几然하고 目䀮䀮하며 欲僵仆하면 刺足太陽郄中出血이라

几几는 凭伏貌요 䀮䀮은 目亂不明也라 此皆太陽證 故로 當刺郄中出血이니 卽委中穴也라

腰痛에 上寒하면 刺足太陽陽明하고 上熱하면 刺足厥陰하며

上寒上熱은 皆以上體言也라 寒刺陽經하야 去陽分之陰邪하고 熱刺厥陰하야 去陰中之風熱也라

不可以俛仰하면 刺足少陽하고

少陽脈이 行身之兩側 故로 俛仰不利者는 當刺之라

---

1) 照應: 앞뒤가 잘 맞음, 文章의 앞뒤가 相應함.

中熱而喘하면 刺足少陰하고 刺郄中血이라

少陰主水하니 水病이면 無以制火 故로 中熱이요 少陰之脈이 貫肝膈하야 入肺中 故로 喘이라 當刺足之少陰이니 涌泉大鍾이 悉主之요 郄中義는 如前이라

○ 腰痛에 上寒하고 不可顧하면 刺足陽明하고 上熱하면 刺足太陰하며

足陽明之脈이 挾喉嚨하야 上絡頭項하고 足太陰이 合於陽明하야 上行하야 結於咽 故로 皆不可左右顧라 ○ 王氏曰 上寒엔 陰市主之요 不可顧엔 三里主之요 上熱엔 地機主之라하니라

中熱而喘하면 刺足少陰하고

重出이라

大便難하면 刺足少陰하고

腎이 開竅於二陰也일새라 ○ 王氏曰 湧泉主之라하니라

少腹滿하면 刺足厥陰하고

厥陰之脈이 抵少腹也일새라 ○ 王氏曰 太衝主之라하니라

如折不可以俛仰하며 不可擧하면 刺足太陽하고

足太陽之脈이 循腰背 故로 爲此諸證이라 ○ 王氏曰 如折엔 束骨主之요 不可以俛仰엔 京骨崑崙이 悉主之요 不可擧엔 申脈僕參이 悉主之라하니라

引脊內廉하면 刺足少陰이라

脊之內廉은 腎脈之所行也라 故로 當刺足少陰이라 ○ 王氏曰 復溜主之라하니라

○ 腰痛에 引少腹하고 控䏚하야 不可以仰하면 刺腰尻交者 兩髁胂上하되 以月生死로 爲痏數면 發鍼立已하니

此는 邪客太陰之絡하야 爲腰痛也라 控은 引也요 䏚는 季脇下之空軟處也라 腰尻交者는 按컨대 王氏云 卽下髎穴이라하니 此는 足太陰厥陰少陽三脈이 左右交結於中也라 兩髁胂은 謂腰髁骨下堅肉也라 蓋腰髁下尻骨兩傍에 有四骨空하야 左右凡八穴이 爲之八髎骨이라 此太陰腰痛者는 當取第四空이니 卽下髎也라 以月死生爲痏數는 如繆刺篇에 曰 月生一日에 一痏하고 二日二痏하며 漸多之하야 十五日에 十五痏하고 十六日에 十四痏하야 漸少之也라하니라 按繆刺論에 曰 邪客於足太陰之絡하면 令人腰痛하야 引少腹하고 控䏚하야 不可以仰息이라하니 卽此節之義라 詳本類前三十이라 ○ 䏚는 音秒요 髁는 苦瓦切이요 胂은 音申이라

左取右하고 **右取左**라

因脈之左右交結 故로 宜繆刺如此也라

○ **腰痛**에 **不可以轉搖**하고 **急引陰卵**하면 **刺八髎與痛上**이니 **八髎**는 **在腰尻分間**이라

『素問·骨空論』○ 八髎者는 上髎次髎中髎下髎니 左右共八髎요 俱足太陽經穴이니 在腰之下와 尻之上의 筋肉分間陷下處라 ○ 髎는 音遼라

○ **腰痛**에 **痛上寒**하면 **取足太陽陽明**하고 **痛上熱**하면 **取足厥陰**하며 **不可以俛仰**하면 **取足少陽**이라

『靈樞·雜病篇』○ 重出이니 見上文이라

刺厥痹

五十

刺熱厥者 留鍼하면 **反爲寒**이요 **刺寒厥者 留鍼**하면 **反爲熱**이니

『靈樞·終始篇』○ 厥論에 曰 陽氣衰於下則爲寒厥이요 陰氣衰於下則爲熱厥이라하니 凡刺熱厥者가 久留其鍼則熱氣去라 故로 可反爲寒이요 刺寒厥者가 久留其鍼則寒氣去라 故로 可反爲熱이라

刺熱厥者는 **二陰一陽**이요 **刺寒厥者**는 **二陽一陰**이라 **所謂二陰者**는 **二刺陰也**요 **一陽者**는 **一刺陽也**라

二刺陰과 一刺陽者는 謂補其陰經二次하고 寫其陽經一次하면 則陰氣盛而陽邪退라 故로 可以治熱厥이요 其二陽一陰者도 亦猶是也라 故로 可以治寒厥이라

○ **風逆**은 **暴四肢腫**하며 **身漯漯**하며 **唏然時寒**하며 **饑則煩**하고 **飽則善變**하니 **取手太陰表裏**와 **足少陰陽明之經**하되 **肉凊**하면 **取滎**하고 **骨凊**하면 **取井經也**라

『靈樞·癲狂篇』○ 風은 感於外하고 厥氣는 內逆하니 是爲風逆이라 身漯漯은 皮毛寒栗也요 唏然時寒은 氣咽抽息而噤也라 饑則煩하고 飽則變動不寧은 風邪逆於內也라 手太陰表裏는 肺與大腸也라 足少陰은 腎也요 足陽明은 胃也라 凊은 寒冷也라 取滎取井取經은 卽指四經諸穴爲言이라 ○ 漯은 音磊요 唏는 音希요 凊은 音倩이라

厥逆爲病也는 **足暴凊**하며 **胸若將裂**하며 **腸若將以刀切之**하며 **煩而不能食**하

며 脈大小皆濇하니 煖하면 取足少陰하고 凊하면 取足陽明하되 凊則補之하고 溫則寫之라

足暴凊은 暴冷也요 胸若將裂과 腸若刀切은 懊憹痛楚[1]也요 煩不能食은 氣逆於中也요 脈大小皆濇은 邪逆於經也니 如身體溫煖하면 則當取足少陰以寫之하고 身體凊冷하면 則當取足陽明以補之라 按컨대 足少陰은 則湧泉然谷이요 足陽明은 則厲兌內庭解谿豊隆이 皆主厥逆이라

厥逆에 腹脹滿하며 腸鳴하며 胸滿不得息하면 取之下胸二脅[2]이니 欬而動手者와 與背腧를 以手按之하야 立快者是也라

下胸二脅은 謂胸之下 左右二脅之間也라 蓋卽足厥陰之章門期門이니 令病人으로 欬하야 其脈이 動而應手者가 是其穴也요 又當取之背腧니 以手按之하야 其病立快者가 乃其當刺之處니 蓋足太陽經肺腧膈腧之間也라

內閉하야 不得溲하면 刺足少陰太陽과 與骶上하되 以長鍼이라

此下四節은 皆言厥逆兼證也라 內閉不得溲者는 病在水藏 故로 當刺足少陰經之湧泉築賓과 足太陽經之委陽飛陽僕參金門等穴이라 骶上은 卽督脈尾骶骨之上이니 穴名長强이라 刺以長鍼이니 第八鍼也라 ○ 溲는 音溲요 骶는 音氐라

氣逆則取其太陰陽明厥陰이요 甚하면 取少陰陽明과 動者之經也라

太陰脾經에 取隱白公孫하고 陽明胃經에 取三里解谿하고 厥陰肝經에 取章門期門하며 甚則兼少陰陽明而取之라 動者之經은 謂察其所病之經而刺之也라

少氣에 身漯漯也하며 言吸吸[3]也하며 骨痠體重하야 懈惰不能動하면 補足少陰하고

身漯漯은 寒栗也요 言吸吸은 氣怯也니 此皆精虛不能化氣 故로 當補足少陰腎經이라

短氣하야 息短不屬하며 動作氣索하면 補足少陰하고 去血絡也라

此亦氣虛也라 故로 宜補腎이나 但察有血絡則當去之라 ○ 按컨대 此二節은 皆屬氣虛어늘 不補手太陰而補足少陰者는 陽根於陰하고 氣化於精也라 治必求本을 於此可見이니 用鍼用藥에도 其道皆然이라

○ 厥에 挾脊而痛者는 至頂[4]하야 頭沈沈然하며 目䀮䀮然하고 腰脊强하니 取

---

1) 痛楚: 몹시 아픔.
2) 脅: 『甲乙』과 『太素』에는 '肋'으로 되어 있다.
3) 吸吸: 氣息이 短少하여 接續하기 어려운 모양으로, 숨쉬기가 어려운 것을 形容하는 말임.

足太陽膕中血絡하고

『靈樞·雜病篇』 ○ 厥在頭頂腰脊者는 膀胱經病也라 故로 當取膕中血絡이니 卽足太陽之委中穴이라 ○ 䐡은 音荒이라

厥하야 **胸滿面腫**하며 **脣漯漯然**하며 **暴言難**하고 **甚則不能言**하면 **取足陽明**하고

脣漯漯은 腫起貌라 病而在面在胸에 及不能言者는 以胃脈이 行於頄頞하야 挾口環脣하고 循喉嚨하야 下胸膈也라 故로 當取足陽明經穴以治之라

厥氣走喉而不能言하며 **手足淸**하며 **大便不利**하면 **取足少陰**하고

厥氣走喉而不能言者는 腎脈이 循喉嚨하야 繫舌本也요 手足淸者는 腎主水하니 陰邪盛也요 大便不利者는 陰氣不化也라 故로 當取足少陰經穴也라

厥而腹嚮嚮然多寒氣하며 **腹中穀穀**하며 **便溲難**하면 **取足太陰**하고

腹嚮嚮然은 寒氣滯於脾也요 又穀穀然은 水穀不分之聲也요 便溲難은 脾脈이 聚於陰器也라 故로 當取足太陰經穴이라 ○ 穀은 音斛이라

○ **痿厥**에 **爲四末束悗**하면 **乃疾解之**니 **日二**요 **不仁者**는 **十日而知**니 **無休**하야 **病已**에 **止**라

同前篇 ○ 四末은 四支也요 束悗은 攣束悗亂也라 當刺四支之穴하야 疾速解之니 每日取之하되 必二次라 甚至有不仁而痛癢無覺者는 解之十日에 必漸有知하니 此法行之無休하야 待其病已而後에 可止鍼이라 ○ 悗은 美本切이라

○ **熱厥**엔 **取足太陰少陽**하되 **皆留之**하고 **寒厥**엔 **取足陽明**과 **少陰於足**하야 **皆留之**라

『靈樞·寒熱病篇』 ○ 熱厥者는 陽邪有餘하고 陰氣不足也라 故로 當取足太陰而補之하고 足少陽而寫之라 寒厥者는 陰邪有餘하고 陽氣不足也라 故로 當取足陽明而補之하고 足少陰而寫之라 補者는 補脾胃二經하야 以實四支하고 寫者는 寫水火二經하야 以泄邪氣라 然이나 必皆久留其鍼이라야 則寫者可去요 補者乃至矣라 此는 當與上文首節二節과 終始篇義로 相參爲用이라

舌縱涎下煩悗하면 **取足少陰**하고

此下三節은 皆兼寒熱二厥而言也라 舌縱不收와 及涎下煩悶者는 腎陰不足하야 不能收攝也라 故로 當取足少陰經而補之라

4) 挾脊而痛者至頂: 『甲乙』에는 '挾脊而痛至頂', 『太素』에는 '挾脊而痛至項'으로 되어 있다.

振寒洒洒하며 **鼓頷不得汗出**하며 **腹脹煩悗**하면 **取手太陰**이라

鼓頷은 振寒鼓顋也라 凡此諸證이 皆陽氣不足之候 故로 當取手太陰肺經而補之라 ○ 頷은 何敢切이라

刺虛者는 **刺其去也**요 **刺實者**는 **刺其來也**라

刺其去는 追而濟之也요 刺其來는 迎而奪之也라 衛氣行篇에 亦有此二句하니 詳經絡類二十五라

○ 厥痹者는 **厥氣上及腹**하니 **取陰陽之絡**하되 **視主病也**하야 **寫陽補陰經也**라

同前篇 ○ 厥은 必起於四支요 厥而兼痹하야 其氣上及於腹者는 當取足太陰之絡穴公孫과 足陽明之絡穴豊隆하니 以腹與四支는 治在脾胃也라 然이나 必視其主病者하야 或陰或陽而取之하되 陽明은 多實 故로 宜寫하고 太陽은 多虛 故로 宜補라

○ 病在筋하야 **筋攣節痛**하고 **不可以行**하면 **名曰筋痹**라 **刺筋上爲故**하야 **刺分肉間**하되 **不可中骨也**니 **病起筋炅**[1]하면 **病已止**라

『素問·長刺節論』 ○ 筋上爲故는 病在筋上之故也라 刺分肉間은 刺其痛處니 筋肉分理之間也요 刺筋者는 不可中骨이라 筋熱則氣至 故로 病已而止鍼이라 ○ 炅은 居永切이니 熱氣也라

病在肌膚하야 **肌膚盡痛**하면 **名曰肌痹**니 **傷於寒濕**이라 **刺大分小分**하되 **多發鍼而深之**하야 **以熱爲故**요 **無傷筋骨**이니 **傷筋骨**하면 **癰發若變**하고 **諸分盡熱**하면 **病已止**라

肌痹者는 痹在肉也라 大分小分은 大肉小肉之間也니 卽氣穴論의 肉之大會爲谷이요 小會爲谿之義라 病在肌肉하야 其氣散漫 故로 必多發鍼而深刺之也라 無傷筋骨者는 恐其太深하야 致生他變이니 如終始篇에 曰 病淺鍼深하면 內傷良肉하야 皮膚爲癰이라하니 正此之謂라 諸分盡熱者는 陽氣至而陰邪退也라 故로 可已病而止鍼이라

病在骨하야 **骨重不可擧**하며 **骨髓酸痛**하며 **寒氣至**하면 **名曰骨痹**라 **深者**는 **刺無傷脈肉爲故**요 **其道**는 **大分小分**이니 **骨熱**하면 **病已止**라

無傷脈肉爲故는 其故在勿傷脈肉也라 蓋骨痹之邪는 最深하니 當直取之나 無於脈分肉分에 妄泄其眞氣요 但鍼入之道는 由大分小分之間耳라 必使骨間氣熱則止鍼也라

○ 骨痹에 **擧**[2]**節不用而痛**하고 **汗注煩心**하면 **取三陰之經**하야 **補之**라

---

1) 病起筋炅: 『甲乙』에는 '筋熱'로 되어 있다.
2) 擧: 皆也.

『靈樞·寒熱病篇』 ○ 骨痹者는 病在陰分也요 支節不用而痛하고 汗注煩心者는 亦病在陰分也라 眞陰不足하면 則邪氣得留於其間 故로 當取三陰之經하야 察病所在而補之也라 ○ 按五邪篇에 曰 邪在腎則病骨痛陰痹니 取之湧泉崑崙하되 視有血者면 盡取之라하야 與此로 互有發明하니 所當參閱이라 詳本類前二十五라

○ 著痹不去하야 久寒不已면 卒取其三里라

『靈樞·四時氣篇』 ○ 痹論에 曰 濕氣勝者爲著痹는 謂其重著難動 故로 云不去라 若寒濕相搏하야 久而不已면 當猝取足陽明之三里穴하야 溫補胃氣니 則寒濕散而痹可瘉也라

刺四支病

五十一

膺腧中膺하고 背腧中背하며 肩髆虛者는 取之上이라

『靈樞·終始篇』 ○ 胸之兩旁高處를 曰膺이라 凡肩髆之虛軟而痛者는 病有陰經陽經之異라 陰經在膺 故로 治陰病者는 當取膺腧而必中其膺하고 陽經在背 故로 治陽病者는 當取背腧而必中其背라 病在手經 故로 取之上이니 上者는 手也라 如手太陰之中府雲門과 手厥陰之天池가 皆膺腧也요 手少陽之肩髎天髎와 手太陽之天宗曲垣肩外俞가 皆背腧也니 咸主肩髆虛痛等病이라

○ 手屈而不伸者는 其病在筋하고 伸而不屈者는 其病在骨하니 在骨守骨하고 在筋守筋이라

屈而不伸者는 筋之拘攣也라 故로 治當守筋이요 不可誤求於骨이요 伸而不屈者는 骨之廢弛也라 故로 治當守骨이요 不可誤求於筋也라

○ 蹇膝伸不屈하면 治其楗하고

『素問·骨空論』 ○ 蹇膝은 膝痛而擧動艱難也요 伸不屈은 能伸不能屈也라 股骨을 曰楗이니 治其楗者는 謂治其膝輔骨之上과 前陰橫骨之下니 蓋指股中足陽明髀關等穴也라 此下楗機關膕等義는 見經絡類十九라 ○ 楗은 音健이라

坐而膝痛하면 治其機하고

俠臀兩傍骨縫之動處를 曰機니 卽足少陽之環跳穴也라

立而暑解[1]하면 治其骸關[2]하고

---

1) 立而暑解: 『素問直解』에 "暑는 熱也요 解는 膝骨縫也니 立而暑解는 立則骨縫如暑熱也라"고 하였다.
2) 骸關: 슬관절(膝解)을 뜻함.

因立暑中而支體散解不收者는 當治其骸關이니 謂足少陽之陽關穴也라 ○ 骸는 音鞋라

膝痛에 痛及拇指하면 治其膕하고

拇指는 小拇指也니 足太陽經所出이라 故로 當治其膕이니 卽委中穴也라 ○ 拇는 音母요 膕은 音國이라

坐而膝痛如物隱者는 治其關하고

膕上爲關이요 關者는 膝後之骨解也라

膝痛不可屈伸하면 治其背內하고

背內는 足太陽經之大杼穴也라

連䯒若折하면 治陽明中兪髎하고

䯒은 足脛骨也라 膝痛에 不可屈伸하고 連䯒若折者는 治在陽明之中兪髎라 王氏注에 爲三里나 愚謂指陽明兪穴이니 當是陷谷耳라 ○ 䯒은 音杭이요 又形敬切이라 髎는 音遼라

若[1]別治巨陽少陰滎하며

若再別求治法이면 則足太陽之滎穴通谷과 足少陰之滎穴然谷이 皆可以治前證이라

淫濼脛痠하야 不能久立하면 治少陽之維하니 在外上五寸이라

淫濼은 滑精遺瀝也니 如本神篇에 曰 精傷則骨痠痿厥하고 精時自下라하니 卽此節之謂라 維는 絡也라 足少陽之絡穴은 光明이니 在外踝上五寸이라 ○ 濼은 音祿이라 脛은 形景切이요 又去聲이며 痠은 蘇端切이라

○ 足髀不可擧하면 側而取之在樞合中하되 以員利鍼이요 大鍼은 不可刺라

『靈樞·厥病篇』 ○ 髀는 足股也라 側은 側臥也라 樞合中은 髀樞中也니 卽足少陽經之環跳穴이라 宜治以員利鍼이니 第六鍼也요 忌用大鍼이라 ○ 髀는 比婢二音이라

○ 膝中痛하면 取犢鼻하되 以員利鍼이요 發而間之[2]라 鍼大如氂니 刺膝無疑라

『靈樞·雜病篇』 ○ 犢鼻는 足陽明經穴이라 發而間之는 謂刺而又刺하야 非一次可已也라 員利鍼義는 如前이니 刺膝用之無疑也라 ○ 氂는 釐同이요 又音毛라

○ 轉筋於陽하면 治其陽하고 轉筋於陰하면 治其陰하되 皆卒刺之라

---

1) 若: 或의 뜻임.
2) 發而間之: 鍼을 使用하고 나서 病이 낫지 않았으면 잠시 사이를 두었다가 다시 鍼刺하는 것을 말함.

『靈樞·四時氣篇』○ 凡四支外廉은 皆屬三陽하고 內廉은 皆屬三陰이라 轉筋者는 卒病也라 故로 不必拘於時日이요 但隨其病而卒刺之라

○ 轉筋者는 立而取之라야 可令遂已요 痿厥者는 張而刺之라야 可令立快也라

『靈樞·本輸篇』○ 轉筋者는 必拘攣하니 立而取之라 故로 筋可舒也요 痿厥者는 必體廢하니 張其四支而取之라 故로 血氣可令立快也라

久病可刺

五十二

今夫五藏之有疾也는 譬컨대 猶刺也요 猶汚也요 猶結也요 猶閇也라

『靈樞·九鍼十二原篇』○ 閇는 閉同이라

刺雖久나 猶可拔也요 汚雖久나 猶可雪也요 結雖久나 猶可解也요 폐雖久나 猶可決也니 或言久疾之不可取者는 非其說也라 夫善用鍼者는 取其疾也에 猶拔刺也요 猶雪汚也요 猶解結也요 猶決閇也라 疾雖久나 猶可畢也니 言不可治者는 未得其術也라

此는 詳言疾雖久나 而血氣未敗者는 猶可以鍼治之라 故로 善用鍼者가 猶拔刺也는 去刺於膚니 貴輕捷也요 猶雪汚也는 汚染營衛에 貴淨滌也요 猶解結也는 結留關節에 貴釋散也요 猶決閇也는 閉塞道路에 貴開通也라 四者之用이 各有精妙하니 要在輕摘其邪而勿使略傷其正氣耳라 故로 特擧此爲諭요 若能效而用之則疾雖久나 未有不愈者矣라

○ 久病者는 邪氣入深이라 刺此病者는 深內而久留之하고

『靈樞·終始篇』○ 久遠之疾은 其氣必深하니 鍼不深則隱伏之病에 不能及하고 留不久則固結之邪不得散也라

間日而復刺之하되 必先調其左右하야 去其血脈이니 刺道畢矣라

一刺未盡 故로 當間日復刺之요 再刺未盡 故로 再間日而又刺之니 必至病除而後已라 然이나 當先察其在經在絡하야 在經者는 直刺其經하고 在絡者는 繆刺其絡이니 是謂調其左右 去其血脈也라 義詳本類前三十이라

刺諸病諸痛

五十三

刺諸熱者는 如以手探湯하고

『靈樞·九鍼十二原篇』 ○ 此以下는 皆言刺治諸病之法也라 如以手探湯者는 用在輕揚이니 熱屬陽하고 陽主於外 故로 治宜如此라

刺寒清者는 如人不欲行이라

如人不欲行者는 有留[1]戀之意也니 陰寒凝滯하면 得氣不易 故로 宜留鍼若此라

陰有陽疾者는 取之下陵三里하되 正往無殆하야 氣下乃止요 不下면 復始也라

陰有陽疾者는 熱在陰分也요 下陵은 卽三里니 足陽明經穴이라 殆는 怠同이라 氣下는 邪氣退也니 如不退면 當復刺之라

疾高而內者는 取之陰之陵泉하고 疾高而外者는 取之陽之陵泉也라

疾高者는 在上者也니 當下取之라 然이나 高而內者는 屬藏 故로 當取足太陰之陰陵泉하고 高而外者는 屬府 故로 當取足少陽之陽陵泉也라

○ 身有所傷하야 血出多한대 及中風寒커나 若有所墮墜하야 四支懈惰不收면 名曰體惰라

『靈樞·寒熱病篇』 ○ 身有所傷하야 血出多而中風寒者는 破傷風之屬也라 或因墮墜하야 不必血出而四支懈惰不收者는 皆名體惰也라

取其小腹臍下三結交하니 三結交者는 陽明太陰也니 臍下三寸關元也라

關元은 任脈穴이요 又足陽明太陰之脈이 皆結於此 故로 爲三結交也라

○ 癃은 取之陰蹻와 及三毛上하고 及血絡을 出血이라

『靈樞·熱病篇』 ○ 小便不通을 曰癃이라 當取足少陰之照海穴하니 乃陰蹻之所生也라 及三毛上者는 足厥陰之大敦也라 蓋腎與膀胱이 爲表裏요 肝經이 行於少腹 故로 當取此二經以治之요 若其有血絡者는 仍當刺之出血이라 ○ 癃은 良中切이요 蹻는 音喬라

○ 男子如蠱요 女子如怚[2]하고 身體腰脊이 如解하며 不欲飮食하면 先取湧泉

---

1) 留: 오랠(久), 지체할.
2) 怚: 『甲乙』에는 '阻'로 되어 있는데, 阻는 經閉의 뜻이다. 怚는 거칠, 교만할, 투기할 저.

하야 見血하고 視跗上盛者하야 盡見血也라

蟲는 如犯蟲毒脹悶也라 怚는 當作胎라 如蟲如胎는 無是病而形相似也라 身體腰膝如解는 倦散不收也라 湧泉은 足少陰經穴이라 跗上은 足面也니 以陽明經爲言이라 凡其盛者는 皆當刺出其血也라 ○ 怚는 將預切이라

○ 病注[1]下血하면 取曲泉이라

『靈樞·厥病篇』 ○ 病注下血은 肝不能內也라 故로 當取足厥陰經之曲泉穴이라

○ 瘧不渴하고 間日而作하면 取足陽明하고 渴而日作하면 取手陽明이라

『靈樞·雜病篇』 ○ 刺瘧論에 曰 瘧不渴하고 間日而作하면 刺足太陽하고 渴而間日作하면 刺足少陽이라하니 詳疾病類五十이라

○ 喜怒而不欲食하고 言益少하면 刺足太陰하고 怒而多言하면 刺足少陽이라

善怒而不欲食하고 言益小者는 傷其脾也라 故로 當刺足太陰而補之요 怒而多言者는 肝膽邪實也라 故로 當刺足少陽而寫之라

○ 噦에 以草刺鼻하야 嚏면 嚏而已요 無息而疾迎引之[2]면 立已요 大驚之하야도 亦可已라

噦은 呃逆也니 治之之法은 用艸刺鼻則嚏하고 嚏則氣達而噦可已니 此一法也요 或閉口鼻之氣하야 使之無息하고 乃迎其氣而引散之하야 勿令上逆하면 乃可立已니 此二法也라 又或以他事로 驚之則亦可已니 此治噦之三法也라 ○ 愚按內經諸篇에 並無呃逆一證이나 觀此節治噦三法이 皆所以治呃逆者니 是古之所謂噦者는 卽呃逆無疑也라 如口問篇에 曰 穀入於胃하면 胃氣上注於肺하니 今有故寒氣하야 與新穀氣로 俱還入於胃하면 新故相亂하고 眞邪相攻하야 氣幷相逆하야 復出於胃 故로 爲噦이라하고 又曰 肺主爲噦이라하고 仲景이 曰 陽明病不能食에 攻其熱하면 必噦하니 所以然者는 胃中虛冷故也니 以其人本虛 故로 攻其熱하면 必噦이라하고 又曰 若胃中虛冷하야 不能食者는 飮水則噦이라하고 成無已曰 若噦則吃吃然[3]有聲者가 是也라하니 此噦爲呃逆而由於陽明太陰之虛寒을 又可知也라 奈何自東垣以下로 謂噦屬少陽이니 無物有聲하면 乃氣病也라하고 丹溪曰 有聲有物을 謂之嘔吐요 有聲無物을 謂之噦이라하니 是는 皆以乾嘔爲噦也요 及陳無擇則又以噦爲欬逆이라 夫乾嘔者는 嘔也요 欬逆者는 嗽也니 皆何涉於噦이리오 諸說不同이나 皆未之深察耳라 ○ 噦은 於決切이요 又音誨라

---

1) 注: 『太素』에는 '泄'로 되어 있다.
2) 無息而疾迎引之: 코와 입을 막고 上逆해 올라오는 氣를 재빨리 끌어 내린다는 뜻임.
3) 吃吃然: 吃逆(딸꾹질)할 때 나오는 소리를 形容한 말임.

○ 眇絡季脇이 引少腹而痛脹하면 刺譩譆라

『素問·骨空論』 ○ 季脇下軟處를 曰眇中이요 譩譆는 足太陽經穴이라 ○ 眇는 音秒요 譩譆는 音衣希라

○ 刺諸痛者는 其脈皆實[1]이라

『靈樞·終始篇』 ○ 此는 言痛而可刺者는 脈必皆實者也라 然則脈虛者는 其不宜刺를 可知矣라

故로 曰 從腰以上者는 手太陰陽明이 皆主之요 從腰以下者는 足太陰陽明이 皆主之라

此는 近取之法也라 腰以上者는 天之氣也라 故로 當取肺與大腸二經하니 蓋肺經이 自胸行手하고 大腸經이 自手上頭也라 腰以下者는 地之氣也라 故로 當取脾胃二經하니 蓋脾經이 自足入腹하고 胃經이 自頭下足也라 病之在陰在陽에 各察其所主而刺之라

病在上者는 下取之하고 病在下者는 高取之하며 病在頭者는 取之足하고 病在腰者는 取之膕이라

此는 遠取之法也라 有病在上而脈通於下者는 當取於下하고 病在下而脈通於上者는 當取於上 故로 在頭者取之足이요 在腰者取之膕이라 蓋疏[2]其源而流自通 故로 諸經에 皆有井滎兪原經合之辨이라

病生於頭者는 頭重하고 生於手者는 臂重하고 生於足者는 足重하니 治病者는 先刺其病所從生者也라

先刺所從生하야 必求其本也라

○ 病痛者는 陰也요

同前篇 ○ 凡病痛者는 多由寒邪滯逆於經커나 及深居筋骨之間하야 凝聚不散 故로 病痛者爲陰也라

痛而以手按之不得者도 陰也니 深刺之라

按之不得者는 隱藏深處也니 是爲陰邪 故로 刺亦宜深이라 然則痛在浮淺者는 有屬陽邪를 可知也나 但諸痛에 屬陰者多耳라

病在上者는 陽也요 病在下者는 陰也며 癢者는 陽也니 淺刺之라

---

1) 刺諸痛者 其脈皆實: 『甲乙』과 『太素』에는 '刺諸痛者 深刺之 諸痛者 其脈皆實'로 되어 있다.
2) 疏: 通也, 治也.

陽主升 故로 在上者爲陽이요 陰主降 故로 在下者爲陰이라 癢者는 散動於膚腠 故로 爲陽이라 凡病在陽者는 皆宜淺刺之요 其在下者는 自當深刺를 無疑也라

病先起陰者는 先治其陰而後治其陽하고 病先起陽者는 先治其陽而後治其陰이라

此는 以經絡部位로 言陰陽也라 病之在陰在陽에 起有先後하니 先者는 病之本이요 後者는 病之標라 治必先其本이니 卽上文所謂先刺其病所從生之義라

刺癰疽

五十四

五藏[1]身에 有五部하니

『靈樞·寒熱病篇』 ○ 五藏在內而要害[2]係於外者는 有五部하니 如下文이라

伏兎一이요

在膝上六寸起肉間이니 足陽明胃經之要害也라

腓二니 腓者는 腨也요

卽小腿肚也니 足太陽少陰과 及三焦下腧之所係者라 ○ 腓는 音肥요 腨은 音篆이라

背三이요

中行은 督脈이요 旁四行은 足太陽經이니 皆藏氣所繫之要害也라

五藏之腧四요

肺兪心兪肝兪脾兪腎兪가 五藏之所係也라

項五라 此五部에 有癰疽者는 死하니

項中은 爲督脈陽維之會니 統諸陽之綱領也라 凡上五部는 皆要會之所니 忌生癰疽요 生者는 多死라

病始手臂者는 先取手陽明太陰而汗出하고 病始頭首者는 先取項太陽而汗出하고 病始足脛者는 先取足陽明而汗出이라

---

1) 五藏: 文義로 보아 衍文으로 보인다.
2) 要害: 몸의 重要한 部分, 急所, 地形이 적을 막기에 편리한 곳.

刺癰疽者는 法當取汗이니 則邪從汗散而癰自愈라 然이나 必察其始病之經하야 而刺有先後也라 ○ 此節義는 當與刺熱篇으로 參看이니 詳疾病類四十四라

臂太陰은 可汗出이요 足陽明도 可汗出이라

臂太陰은 肺經也니 足陽明胃經也라 按熱病篇에 曰 脈順하야 可汗者는 取之魚際太淵大都太白하야 寫之則熱去하고 補之則汗出이라하니 按컨대 以上四穴은 皆手足太陰經之滎腧也니 此에 言臂太陰者는 卽魚際太淵二穴이라 然則足陽明者도 亦當取之滎腧니 則內庭陷谷이 是也라 詳義見本類前四十이라

故로 取陰而汗出甚者는 止之於陽하고 取陽而汗出甚者는 止之於陰이라

補太陰而汗出甚者는 陰之勝也니 當補陽明하면 可以止之요 寫太陰而汗出甚者는 陽之勝也니 當寫陽明하면 可以止之라 蓋以陰陽平而汗自止也라 取陽而汗出甚者는 其止法이 亦然이라

凡刺之害는 中而不去則精泄하고 不中而去則致氣하니 精泄則病甚而恇하고 致氣則生爲癰疽也라

鍼已中病卽當去鍼이어늘 若中而不去則精氣反泄 故로 病必益甚而恇羸也라 鍼未中病이면 自當留鍼이어늘 若不中而去則病未除而氣已致 故로 結聚而爲癰疽니 皆刺之害也라 此節은 與九鍼十二原篇으로 同하니 見後六十이라 ○ 恇은 音匡이라

○ 鼠瘻寒熱엔 還刺寒府하니 寒府는 在附膝外解營하고

『素問·骨空論』 ○ 鼠瘻는 瘰癧也라 寒府在附膝外解營은 謂在膝下外輔骨之骨解間也라 凡寒氣가 自下而上者는 必聚於膝하니 是以로 膝臏最寒 故로 名寒府라 營은 窟也니 當是足少陽經之陽關穴이라 蓋鼠瘻는 在頸腋之間하야 病由肝膽 故로 當取此以治之라 ○ 瘻는 音漏라

取膝上外者는 使之拜[1]하고 取足心者는 使之跪[2]라

拜則骨節顯 故로 可以取膝穴이요 跪則深隙見 故로 可以取足心穴이라

○ 治腐腫者는 刺腐上하되 視癰小大하야 深淺刺니

『素問·長刺節論』 ○ 腐腫은 內腐外腫也라 大爲陽毒이니 其患淺하고 小爲陰毒이니 其患深 故로 當察其小大하야 而刺分深淺也라

刺大者는 多血하고 小者는 深之하되 必端內鍼하야 爲故止라

---

1) 拜: 揖의 動作을 취하게 하여 取穴하는 것을 말함.
2) 跪: 꿇어앉는 자세를 취하게 하여 取穴하는 것을 말함.

癰大면 患淺하니 但多泄其血則毒可去요 癰小면 患深하니 必端內其鍼而深取之也라 爲故止는 言以此爲則而刺癰之法盡矣라

冬月少鍼 非癰疽之謂

『素問·通評虛實論』○ 五十五

帝曰 春엔 亟治經絡하고 夏엔 亟治經兪하고 秋엔 亟治六府하되 冬則閉塞하니 閉塞者는 用藥而少鍼石也라

亟은 急也라 凡用鍼取病者는 春엔 宜治各經之絡穴하고 夏엔 宜治各經之兪穴하고 秋氣는 未深하니 宜治六府陽經之穴하고 冬寒엔 陽氣閉塞하야 脈不易行 故로 當用藥而少施鍼石하니 此用鍼之大法也라 ○ 亟은 音棘이요 塞은 入聲이라

所謂少鍼石者는 非癰疽之謂也니 癰疽는 不得頃時回라

冬月엔 氣脈閉塞하니 宜少鍼石者는 乃指他病而言이요 非謂癰疽亦然也라 蓋癰疽毒盛에 不泄於外하면 必攻於內 故로 雖冬月이라도 亦急宜鍼石寫之라 不得頃時回者는 謂不可使頃刻內回也니 內回則毒氣攻藏하야 害不小矣라

癰不知所하야 按之不應手하고 乍來乍已면 刺手太陰傍三痏하고 與纓脈各二라

癰疽已生이나 未知的所 故로 按之不應手也라 乍來乍已는 痛無定處也라 刺手太陰旁者는 太陰之脈이 自腋下로 出中府하니 中府之旁은 乃足陽明氣戶庫房之次라 刺瘢을 曰痏니 三痏는 三刺也라 纓脈은 結纓兩旁之脈이니 亦足陽明頸中水突氣舍等穴이라

掖癰大熱하면 刺足少陽五하고 刺而熱不止하면 刺手心主三하고 刺手太陰經絡者와 大骨之會에 各三이라

刺足少陽五者는 少陽近掖之穴이니 則淵腋輒筋也라 刺手心主三者는 天池니 在腋下也라 刺手太陰經絡者는 列缺也라 大骨之會各三者는 謂肩後骨解中이니 手太陽肩貞穴也라

暴癰筋緛하야 隨分而痛하고 魄汗不盡하면 胞氣不足이니 治在經兪라

緛은 縮也라 隨分而痛은 隨各經之分也라 魄汗은 陰汗也라 胞氣不足은 水道不利也라 治在經兪는 隨癰所在하야 以治各經之兪穴이니 如手太陰之兪太淵之類가 是也라 ○ 緛은 音軟이라

貴賤逆順

『靈樞·根結篇』○ 五十六

黃帝曰 逆順五體者[1]는 言人骨節之小大와 肉之堅脆와 皮之厚薄과 血之清濁과 氣之滑澀과 脈之長短과 血之多少와 經絡之數로 余已知之矣니 此皆布衣匹夫之士也라 夫王公大人과 血食之君은 身體柔脆하고 肌肉軟弱하며 血氣慓悍滑利하니 其刺之徐疾淺深多少를 可得同之乎아

五體者는 五形之人也라 故로 其骨節皮肉과 血氣經脈에 稟有不齊하야 刺治亦異하니 所以有逆順之變이요 至於貴賤之間하야는 尤有不同 故로 欲辨其詳也라 ○ 脆는 音翠라 慓는 音飄니 急也요 悍은 音旱이라

岐伯이 答曰 膏粱菽藿之味 何可同也리오

膏는 脂肥也요 粱[2]은 粟類니 穀之良者也라 菽은 豆也요 藿은 豆葉也라 貴者之用膏粱과 賤者之用菽藿이 食味有厚薄하니 稟質이 所以不同也라

氣滑卽出疾하고 氣澀則出遲하나니 氣悍則鍼少而入淺하고 氣澀則鍼大而入深하니 深則欲留요 淺則欲疾이라

氣滑者는 易行 故로 出宜疾이요 氣澀者는 難致 故로 出宜遲라 氣悍者는 來必勇利 故로 鍼宜小而入宜淺이요 氣澀者는 至必艱遲 故로 鍼宜大而入宜深하니 所以宜深者는 則欲留요 宜淺者는 則欲疾也라

以此觀之컨대 刺布衣者는 深以留之요 刺大人者는 微以徐之니 此는 皆因氣慓悍滑利也니이다

布衣는 氣澀 故로 宜深宜留요 大人은 氣滑 故로 宜微宜徐라 蓋貴人之氣는 慓悍滑利하야 有異於布衣之士耳라

黃帝曰 形氣之逆順은 奈何오 岐伯이 曰 形氣不足하고 病氣有餘하면 是邪勝也니 急寫之요

貌雖不足이나 而神氣病氣는 皆有餘하면 此는 外似虛而內則實하니 邪氣勝也라 當急寫之라

---

1) 逆順五體者: 逆은 異常을, 順은 正常을 뜻하므로 逆順五體라는 것은 五形人의 正常과 非正常을 말함. 學者에 따라서는 逆順五體를 古經 篇名으로 보는 사람도 있다.

2) 粱: 기장 량.

形氣有餘하고 **病氣不足**하면 **急補之**요

形雖壯偉나 而病氣神氣는 則不足하면 此는 外似實而內則虛하니 正氣衰也라 當急補之라

形氣不足하고 **病氣**도 **不足**하면 **此陰陽氣俱不足也**니 **不可刺之**요 **刺之則重不足**하고 **重不足則陰陽俱竭**하고 **血氣皆盡**하야 **五藏空虛**하고 **筋骨髓枯**하야 **老者**는 **絶滅**하고 **壯者**는 **不復矣**라

陽主外하고 陰主內하니 若形氣病氣俱不足하면 此는 表裏陰陽이 俱虛也니 最不可刺라 若再刺之면 是重虛其虛而血氣盡하야 筋髓枯라 老者는 益竭 故로 致絶滅하고 壯者는 必衰 故로 不能復其元矣라

形氣有餘하고 **病氣**도 **有餘**하면 **此謂陰陽俱有餘也**니 **急寫其邪**하야 **調其虛實**이라

形氣病氣俱有餘하면 邪之實也라 故로 當急寫라 旣當急寫면 其實無疑어늘 何以又云調其虛實고 蓋未刺之前엔 防其假實하고 旣刺之後엔 防其驟虛 故로 宜調之也라

故로 **曰 有餘者**는 **寫之**하고 **不足者**는 **補之**라하니 **此之謂也**라

凡用鍼者는 虛則實之하고 滿則泄之라 故로 曰 虛實之要는 九鍼最妙하니 補寫之時에 以鍼爲之라하고 又曰 虛則實之者는 氣口虛而當補之也요 滿則泄之者는 氣口盛而當寫之也라하니 此用鍼之大法이라 似乎諸虛可補矣어늘 何上文에 云 形氣不足하고 病氣不足하면 此陰陽氣俱不足也니 不可刺之오 寶命全形論에 曰 人有虛實하니 五虛勿近하고 五實勿遠이라하고 五閱五使篇에 曰 血氣有餘하고 肌肉堅緻 故로 可苦以鍼이라하고 奇病論에 曰 所謂無損不足者는 身羸瘦에 無用鑱石也라하고 本神篇에 曰 是故로 用鍼者는 察觀病人之態하야 以知精神魂魄之存亡得失之意니 五者以傷이면 鍼不可以治之也라하고 小鍼解에 曰 取五脈者死는 言病在中氣不足에 但用鍼하야 盡大寫其諸陰之脈也라하고 脈度篇에 曰 盛者는 寫之하고 虛者는 飮藥以補之라하고 邪氣藏府病形篇에 曰 諸小者는 陰陽形氣俱不足이니 勿取以鍼而調以甘藥也라하니 諸如此者는 又皆言虛不宜鍼也라 及詳考本經諸篇컨대 凡所言應刺之疾이 必皆邪留經絡커나 或氣逆藏府니 大抵皆治實證이라 此鍼之利於寫하고 不利於補也明矣라 然則諸言不足者補之는 又何爲其然也오 蓋人身血氣之往來와 經絡之流貫을 或補陰하야 可以配陽하고 或固此하야 可以攻彼하니 不過欲和其陰陽하고 調其血氣하야 使無偏勝하야 欲得其平이니 是卽所謂補寫也라 設有不明本末하고 未解補虛之意하야 而凡營衛之虧損과 形容之羸瘦와 一切精虛氣竭等證에 槪欲用鍼調補하면 反傷眞元하야 未有不立敗者也라 故로 曰 鍼有寫而無補라하니 於此諸篇之論에 可知矣라 凡用鍼者는 不可不明此鍼家大義라

故로 曰 刺不知逆順이면 眞邪相搏하니

補寫反施가 乃爲之逆이니 不知逆順則眞氣가 與邪氣로 相搏하야 病必甚也라

滿而補之則陰陽四[1])溢하며 腸胃充郭[2])하며 肝肺內䐜하며 陰陽相錯하고

益其有餘 故로 病如此라

虛而寫之則經脈空虛하며 血氣竭枯하며 腸胃㒤[3])辟하며 皮膚薄著하며 毛腠夭膲하야 予之死期라

損其不足 故로 病如此라 㒤은 畏怯也요 辟은 邪僻[4])不正也라 薄著은 瘦而澁也라 夭는 短折也라 予는 與同이라 ○ 㒤은 丑涉切이요 辟은 僻同이라 膲는 焦同이라

故로 曰 用鍼之要는 在於知調陰與陽하니 調陰與陽하면 精氣乃光하야 合形與氣하고 使神內藏 故로 曰 上工은 平氣하고 中工은 亂脈하고 下工은 絶氣危生이라하니 故로 曰 下工은 不可不愼也라

上工은 知陰陽虛實 故로 能平不平之氣하고 中工은 無的確之見 故로 每多淆亂經脈하고 下工은 以假作眞하며 以非作是 故로 絶人之氣하야 危人之生也라

必審五藏變化之病과 五脈之應과 經絡之實虛와 皮之柔麤하고 而後取之也니이다

五脈은 五藏之脈應也라

刺有大約 須明逆順

『靈樞·逆順篇』全 ○ 五十七

黃帝問於伯高曰 余聞氣有逆順하며 脈有盛衰하며 刺有大約이라하니 可得聞乎아 伯高曰 氣之逆順者는 所以應天地陰陽四時五行也요

人이 與天地로 相參하고 與日月로 相應하니 其陰陽升降盛衰之氣가 當其位而和者는 爲順이요 不當其位而乖者는 爲逆이라

---

1) 四: '皆'의 誤字로 보인다.
2) 郭: 脹滿의 뜻이다. 郭은 廓과 通.
3) 㒤: 두려워 할 섭.
4) 邪僻: 奸邪하고 偏僻됨.

脈之盛衰者는 **所以候血氣之虛實有餘不足也**요

脈之盛衰者는 以有力無力으로 言 故로 可以候血氣之虛實이라

刺之大約者는 **必明知病之可刺**와 **與其未可刺**와 **與其已不可刺也**니이다

三刺義는 具如下文이라 又若明知病之可刺者는 以其實邪在經也니 如脈度篇所謂盛者는 寫之하고 虛者는 飮藥以補之가 是也라 與其未可刺者는 謂有所避忌也니 如終始篇所謂新內新勞와 已飽已饑와 大驚大恐者勿刺와 及八正神明論所謂天忌와 五禁篇所謂五禁之類가 皆是也라 與其已不可刺者는 言敗壞無及也니 如本神篇所謂五者已傷이면 鍼不可以治之也라 凡此三者는 皆本節切近[1]之義라

黃帝曰 候之奈何오 **伯高曰 兵法**에 **曰 無迎逢逢**[2]**之氣**하고 **無擊堂堂**[3]**之陣**이라하고

逢逢之氣는 盛하고 堂堂之陣은 整하니 無迎無擊하야 避其銳也라 ○ 逢은 音蓬이라

刺法에 **曰 無刺熇熇之熱**하고 **無刺漉漉之汗**하며 **無刺渾渾之脈**하고 **無刺病與脈相逆者**라하니이다

熇熇은 熱之甚也요 漉漉은 汗之多也요 渾渾은 虛實未辨也요 病與脈相逆은 形證陰陽不合也니 是皆未可刺者也라 ○ 熇은 郝囂二音이요 漉은 音鹿이라

黃帝曰 候其可刺는 **奈何**오 **伯高曰 上工**은 **刺其未生者也**요 **其次**는 **刺其未盛者也**요 **其次**는 **刺其已衰者也**라

未生者는 治其幾也요 未盛者는 治其萌也요 已衰者는 知其有隙可乘也니 是皆可刺者也라

下工은 **刺其方襲者也**와 **與其形之盛者也**와 **與其病之與脈相逆者也**라

刺其方襲者는 不避來銳也요 與其形之盛者는 見其外하고 不知其內也라 病之與脈相逆者는 逆有微甚하니 微逆者는 防有所傷하니 未可刺也요 甚逆者는 陰陽相離하고 形氣相失하니 已不可刺也라 醫不達此而强刺之면 未有不僨[4]事者矣라 故로 曰下工이라

故로 **曰 方其盛也**엔 **勿敢毁傷**이요 **刺其已衰**하면 **事必大昌**이라

盛邪當寫면 何懼毁傷이리오 正恐邪之所湊에 其氣必虛요 攻邪未去에 正氣先奪耳라 故로 曰 方

---

1) 切近: 아주 가까움.
2) 逢逢: 구름이나 연기가 일어나는 모양, 북치는 소리의 형용.
3) 堂堂: 威嚴스럽고 훌륭한 모양, 威儀가 대단한 모양.
4) 僨: 실패할(覆敗), 엎드러질 분.

其盛也에 勿敢毁傷이라 病旣已衰에 可無刺矣니 不知邪氣似平일새요 病本方固라도 乘勢拔之면 易爲力也라 故로 曰 刺其已衰하면 事必大昌이라

故로 曰 上工은 治未病하고 不治已病이라하니 此之謂也니이다

此는 與四氣調神論으로 同하니 見攝生類七이라

五禁五奪五過五逆九宜

『靈樞·五禁篇』全 ○ 五十八

黃帝問於岐伯曰 余聞刺有五禁이라하니 何謂五禁고 岐伯이 曰 禁其不可刺也니이다 黃帝曰 余聞刺有五奪이니이다 岐伯이 曰 無寫其不可奪者也니이다 黃帝曰 余聞刺有五過니이다 岐伯이 曰 補寫無過其度니이다 黃帝曰 余聞刺有五逆이니이다 岐伯이 曰 病與脈이 相逆을 命曰五逆이니이다 黃帝曰 余聞刺有九宜니이다 岐伯이 曰 明知九鍼之論을 是謂九宜니이다

補之過度면 資其邪氣하고 寫之過度면 竭其正氣하니 是五過也라 九宜義는 見本類前第四라 餘如下文이라

黃帝曰 何謂五禁고 願聞其不可刺之時니이다 岐伯이 曰 甲乙日自乘[1)]하면 無刺頭하고 無發矇於耳內하며 丙丁日自乘하면 無振埃於肩喉廉泉하고 戊己日自乘四季하면 無刺腹去爪寫水하고 庚辛日自乘하면 無刺關節於股膝하고 壬癸日自乘하면 無刺足脛이니 是謂五禁이니이다

天干之合人身者는 甲乙이 應頭하고 丙丁이 應肩喉하고 戊己及四季가 應腹與四支하고 庚辛이 應關節股膝하고 壬癸가 應足脛이라 日自乘者는 言其日之所直也라 皆不可刺니 是謂五禁이라 發矇振埃義는 見本類前三十二라

黃帝曰 何謂五奪고 岐伯이 曰 形肉已奪이 是一奪也요 大奪血之後 是二奪也요 大汗出之後 是三奪也요 大泄之後 是四奪也요 新產及大血之後 是五奪也니 此皆不可瀉니이다

此五奪者는 皆元氣之大虛者也니 若再寫之면 必置於殆하니 不惟用鍼이요 用藥에도 亦然이라

黃帝曰 何謂五逆고 岐伯이 曰 熱病에 脈靜커나 汗已出에 脈盛躁 是一逆也

---

1) 自乘: 매 날짜에 마주치는 天干을 말하는데, 乘은 加의 뜻이다.

요 病泄에 脈洪大 是二逆也요 著痹不移하고 䐃肉破하며 身熱하고 脈偏絶이 是三逆也요 淫而奪形하고 身熱하며 色夭然白과 及後下血衃하되 血衃篤重이 是謂四逆也요 寒熱奪形에 脈堅搏이 是謂五逆也니이다

熱病에 脈靜은 陽證에 得陰脈也요 汗已出에 脈躁盛은 眞陰敗竭也요 病泄에 脈宜靜而反洪大者는 孤陽邪勝也요 著痹破䐃身熱而脈偏絶者는 元有所脫也요 淫而奪形하고 身熱하며 下血衃者는 精血去而亡陰發熱也요 寒熱奪形而脈堅搏者는 脾陰大傷而眞藏見也라 凡此五逆者는 皆陰虛之病 故로 本神篇에 曰 陰虛則無氣하고 無氣則死矣라하니 是皆不可刺者也라 ○ 䐃은 渠允切이요 衃는 普杯切이라

鍼分三氣 失宜爲害

五十九

夫氣之在脈也에 邪氣在上하고 濁氣在中하며 淸氣在下라 故로 鍼陷脈則邪氣出하고 鍼中脈則濁氣出하며 鍼太深則邪氣反沈하야 病益이라

『靈樞·九鍼十二原篇』 ○ 邪氣在上者는 賊風邪氣也요 濁氣在中者는 水穀之氣也요 淸氣在下者는 寒濕之氣也라 陷脈諸義는 具如下文이나 但缺取淸氣在下之義니 或有所失이라

故로 曰 皮肉筋脈이 各有所處하고 病이 各有所宜[1]하고 各不同形하야 各以任其所宜라

經絡疾病이 各有所處하고 九鍼이 各不同形 故로 其任用[2]에 亦各有所宜也라

無實無虛하나니 損不足而益有餘를 是謂甚病이니 病益甚이라

無實者는 無實實也요 無虛者는 無虛虛也니 反而爲之면 不惟不治病이요 適所以增病이라

取五脈者는 死하고 取三脈者는 恇하며 奪陰者는 死하고 奪陽者는 狂하니 鍼害畢矣니이다

五脈三脈은 義如下文이라 ○ 恇은 音匡이니 衰殘也라

○ 小鍼解曰 夫氣之在脈也에 邪氣在上者는 言邪氣之中人也高 故로 邪氣在上也라

---

1) 病各有所宜: 『甲乙』에는 '病各有所舍 鍼各有所宜'로 되어 있다.
2) 任用: 任務를 부여하여 부림.

此는 釋上文之義也라 傷於風者는 上先受之라 故로 凡八風寒邪之中人에 其氣必高而在上이라

濁氣在中者는 言水穀이 皆入於胃에 其精氣上注於肺하고 濁溜於腸胃하니 言寒溫不適하고 飮食不節而病生於腸胃 故로 命曰濁氣在中也라

水穀入胃에 其淸者는 化氣하야 上歸於肺하니 是爲精氣요 若寒溫失宜하고 飮食過度하야 不能運化則必留滯腸胃之間하야 而爲病하니 此獨氣在中也라

淸氣在下者는 言淸濕地氣之中人也에 必從足始 故로 曰淸氣在下也라

傷於濕者는 下先受之라 故로 凡淸濕地氣之中人에 必在下而從足始라

鍼陷脈則邪氣出者는 取之上이라

諸經孔穴이 多在陷者之中하니 如刺禁論에 所謂刺缺盆中內陷之類가 是也라 故로 凡欲去寒邪에 須刺各經陷脈則經氣行而邪氣出하니 乃所以取陽邪之在上者라

鍼中脈則濁氣出者는 取之陽明合也라

陽明合穴은 足三里也니 刺之可以淸腸胃 故로 能取濁氣之在中者라

鍼大深則邪氣反沈者는 言淺浮之病에 不欲深刺也니 深則邪氣從之入 故로 曰反沈也라

反沈은 病益深也라

皮肉筋脈이 各有所處者는 言經絡이 各有所主也라

皮肉筋脈이 各有淺深하고 各有所主하야 以應四時之氣也라

取五脈者死는 言病在中氣不足에 但用鍼하야 盡大寫其諸陰之脈也라

五脈者는 五藏五輸也라 病在中氣不足而復盡寫其諸陰之脈 故로 必死라

取三陽之脈者는 唯言盡寫三陽之氣하면 令病人恇然不復也라

手足에 各有三陽하니 六府脈也요 六府有六輸하니 若不知虛實而盡寫之면 令人恇然羸敗하야 形氣不可復也라

奪陰者死는 言取尺之五里하야 五往者也요

奪陰者死는 奪藏氣也라 尺之五里는 尺澤後之五里也니 手陽明經穴이요 禁刺者也라 詳見後六十一이라

奪陽者狂은 **正言**[1]**也**라

正言은 卽如上文取三陽之謂라

用鍼先診 反治爲害

六十

凡將用鍼엔 **必先診脈**하야 **視氣之劇易**라야 **乃可以治也**라

『靈樞·九鍼十二原篇』 ○ 病之虛實은 不易識也니 必察於脈이라야 乃可知之라 故로 凡將用鍼엔 必先診脈하야 察知重輕이라야 方可施治요 否則未有不誤而殺人者矣라

五藏之氣 已絶於內而用鍼者反實其外를 **是謂重竭**이니 **重竭**하면 **必死**하되 **其死也**에 **靜**하니

藏氣已絶於內는 陰虛也요 反實其外는 誤益陽也라 益陽則愈損其陰하니 是重竭也라 陰竭하면 必死하되 死則靜也라

治之者輒反其氣하야 **取腋與膺**일새요

腋與膺은 皆藏脈所出이니 氣絶於內而復取之면 則致氣於外而陰愈竭矣라

五藏之氣 已絶於外而用鍼者反實其內를 **是謂逆厥**이니 **逆厥則必死**하되 **其死也**에 **躁**하니

藏氣已絶於外는 陽虛也요 反實其內는 誤補陰也라 助陰則陽氣愈竭 故로 致四逆而厥이라 逆厥必死하되 死必躁也라

治之者反取四末일새라

四末은 爲諸陽之本이니 氣絶於外而取其本이면 則陰氣至而陽愈陷矣라

刺之害는 **中而不去則精泄**하고 **害中**[2]**而去則致氣**하니 **精泄則病益甚而恇**하고 **致氣則生爲癰瘍**이니이다

害[3]中而不去는 去鍼太遲也요 不中而去는 去鍼太蚤也니 均足爲害라 此節이 與寒熱病篇文으로 同하나 但彼云不中而去則致氣者가 是요 此云害中者는 誤也니 詳見前五十四라

---

1) 正言: '狂言'의 誤記로 보인다.
2) 害中: 『太素』와 『靈樞·寒熱病篇』에는 '不中'으로 되어 있다.
3) 害: '言'의 誤字로 보인다.

○ 小鍼解曰 所謂五藏之氣 已絶於內者는 脈口氣內絶不至에

此는 釋上文之義也라 脈口浮虛하야 按之則無를 是謂內絶不至니 藏氣之虛也라

反取其外之病處와 與陽經之合하고 有留鍼以致陽氣하야 陽氣至則內重竭하고 重竭則死矣요 其死也에 無氣以動 故로 靜이라

外者는 陽之分이니 陰氣旣虛한대 復留鍼於外하야 以致陽氣則陰愈虛而氣竭於內하야 無氣以動 故로 其死也에 靜이라

所謂五藏之氣 已絶於外者는 脈口氣外絶不至에

脈口沈微하야 輕取則無를 是謂外絶不至니 陽之虛也라

反取其四末之輸하고 有留鍼以致其陰氣하야 陰氣至則陽氣反入하고 入則逆하고 逆則死矣요 其死也에 陰氣有餘 故로 躁라

陽氣旣虛한대 復留鍼四末하야 以致陰氣則陽氣愈竭하야 必病逆厥而死요 陽幷於陰則陰氣有餘 故로 其死也에 躁라

勿迎五里 能殺生人

六十一

黃帝曰 余以小鍼爲細物也어늘 夫子乃言上合之於天하고 下合之於地하며 中合之於人이라하니 余以爲過鍼之意矣라 願聞其故하노이다

『靈樞·玉版篇』 ○ 過鍼之意는 謂其言之若過也라

岐伯이 曰 何物이 大於天乎아 夫大於鍼者는 惟五兵者焉이니 五兵者는 死之備也요 非生之具[1]라 且夫人者는 天地之鎭也[2]니 其不可不參乎[3]인저 夫治民者는 亦唯鍼焉이니 夫鍼之與五兵이 其孰小乎아

五兵은 卽五刃이니 刀劍矛戟矢也라 五兵雖大나 但備殺戮之用이니 置[4]之死者也요 小鍼雖小나 能療萬民之病하니 保其生者也라 夫天地之間에 唯人最重 故로 爲天地之鎭이요 而治人之生은 則又唯鍼最先이라 蓋鍼之爲用은 從陽則上合乎天하고 從陰則下合乎地하며 從中則變化其間而

1) 非生之具: 『太素』에는 '非生之備也'로 되어 있다.
2) 天地之鎭也: 『太素』에는 '天地之鎭塞也'로 되어 있다.
3) 其不可不參乎: 『太素』에는 '其可不參乎'로 되어 있다.
4) 置: 留置의 뜻임.

動合乎人하니 此鍼道之所以合乎三才요 功非小補라 較之五兵에 其孰大孰小를 爲可知矣라

○ 黃帝曰 夫子之言이 **鍼甚駿**하야 **以配天地**하야 **上數天文**하고 **下度地紀**하며 **內別五藏**하고 **外次六府**하야 **經脈二十八會**로 **盡有周紀**하나 **能殺生人**이언정 **不能起死者**라하니 **子能反之乎**아

同前篇 ○ 駿은 大也라 二十八會者는 手足十二經이 左右共二十四脈이요 加以任督兩蹻면 共二十八也라

岐伯이 **曰 能殺生人**이언정 **不能起死者也**니이다 **黃帝曰 余聞之**에 **則爲不仁**이라 **然**이나 **願聞其道**면 **弗行於人**하리이다 **岐伯**이 **曰 是明道也**라 **其必然也**는 **其如刀劍之可以殺人**이요 **如飮酒使人醉也**니 **雖勿診**이나 **猶可知矣**니이다

言不善用鍼者는 徒能殺生人이언정 不能起死者라 正如以刀劍加人則死하고 以酒飮人則醉하니 此理之必然이니 自不待診而可知者也라

黃帝曰 願卒聞之니이다 **岐伯**이 **曰 人之所受氣者**는 **穀也**요 **穀之所注者**는 **胃也**니 **胃者**는 **水穀氣血之海也**라 **海之所行雲氣者**는 **天下也**[1]요 **胃之所出氣血者**는 **經隧也**라 **經隧者**는 **五藏六府之大絡也**니 **迎而奪之而已**[2]**矣**니이다

人受氣於穀은 穀氣自外而入하야 所以養胃氣也라 胃氣由中而發하야 所以行穀氣也라 二者相依하야 所歸則一 故로 水穀入胃하면 化氣化血하야 以行於經隧之中하니 是經隧爲五藏六府之大絡也니 若迎而奪之면 則血氣盡而胃氣竭矣라 ○ 隧는 音遂라

黃帝曰 上下有數乎[3]아 **岐伯**이 **曰 迎之五里**면 **中道而止**하니 **五至而已**요 **五往而藏之氣盡矣**라 **故**로 **五五二十五而竭其輸矣**니 **此所謂奪其天氣者也**요

上下는 問手足經也라 五里는 手陽明經穴이라 此節에 指手之五里가 卽經隧之要害니 若迎而奪之면 則藏氣敗絶하야 必致中道而止라 且一藏之氣는 大約五至而已니 鍼凡五往以迎之면 則一藏之氣已盡하고 若奪至二十五至면 則五藏之輸氣皆竭하야 乃殺生人하니 此所謂奪其天眞之氣也라 氣穴論에 曰 大禁二十五는 在天府下五寸이라하니 卽此之謂라

非能絶其命而傾其壽者也니이다

不知刺禁하야 所以殺人이요 鍼非絶人之命하야 傾人之壽者也라

---

1) 海之所行雲氣者天下也: 海水에서 發行되는 雲氣는 廣闊한 天際로 運行된다는 말임.
2) 已: 버릴(去也), 그칠(止也) 이.
3) 上下有數乎: 手足脈經을 刺鍼함에 一定한 術數(道理)가 있느냐는 말임.

黃帝曰 願卒聞之니이다 岐伯이 曰 闚[1]門而刺之者는 死於家中하고 入門而刺之者는 死於堂上하니이다

門은 卽生氣通天等論所謂氣門之門也라 闚門而刺는 言猶淺也니 淺者는 害遲 故로 死於家中하고 入門而刺는 言其深也니 深則害速 故로 死於堂上이라

黃帝曰 善乎라 方이여 明哉라 道여 請著之玉版하야 以爲重寶하고 傳之後世하야 以爲刺禁하야 令民勿敢犯也니이다

玉版義는 詳脈色類十이라

○ 陰尺動脈은 在五里하니 五輸之禁也라

『靈樞·本輸篇』○ 陰尺動脈은 言陰氣之所在也라 小鍼解에 曰 奪陰者死는 言取尺之五里라하니 其義卽此라 五里五輸之禁은 詳如上文이라

得氣失氣 在十二禁

『靈樞·終始篇』○ 六十二

凡刺之法은 必察其形氣라 形肉未脫이나 少氣而脈又躁하며 躁厥者는 必爲繆刺之니 散氣可收요 聚氣可布라

病少氣而形肉未脫하며 其脈躁急하며 其病躁而厥逆者는 氣虛於內하고 邪實於經也니 當繆刺之하야 左病取右하고 右病取左라 所刺在絡하고 其用輕淺則精氣之散者可收요 邪氣之聚者可散也라

深居靜處하야 占神往來하고 閉戶塞牖하야 魂魄不散하고 專意一神하야 精氣之分[2]하고 毋聞人聲하야 以收其精하고 必一其神하야 令志在鍼이라

言刺此者는 須必淸必靜하야 聚精會神하고 詳察秋毫하야 令志在鍼이라야 庶於虛實疑似之間에 方保無誤也라

淺而留之하고 微而浮之하야 以移其神하되 氣至乃休라

用鍼之道는 所重在氣라 上文에 言少氣者는 氣之虛也라하니 以氣虛邪實之病而欲用鍼이라 故로 宜淺而留之니 貴從緩也라 微而浮之는 懼傷內也니 但欲從容하야 以移其神耳요 候其眞氣已至하야 乃止鍼也라

---

1) 闚: 窺와 通.
2) 精氣之分:『太素』에는 '精氣不分'으로 되어 있다.

○ 男內女外[1]하야 堅拒勿出하고 謹守勿內하니 是謂得氣라

旣刺之後에 尤當戒愼이니 男子는 忌內하고 女子는 忌外라 忌外者堅拒勿出하고 忌內者謹守勿內면 則其邪氣必去하고 正氣必復하니 是謂得氣라

凡刺之禁은

○ 新內勿刺하고 新刺勿內하며

○ 已醉勿刺하고 已刺勿醉하며

○ 新怒勿刺하고 已刺勿怒하며

○ 新勞勿刺하고 已刺勿勞하며

○ 已飽勿刺하고 已刺勿飽하며

○ 已饑勿刺하고 已刺勿饑하며

○ 已渴勿刺하고 已刺勿渴하며

○ 大驚大恐이어든 必定其氣하야 乃刺之요

○ 乘車來者는 臥而休之하야 如食頃에 乃刺之요

○ 出行來者는 坐而休之하야 如行十里頃에 乃刺之라

以上은 連男內女外하야 共爲十二禁이라

凡此十二禁者는 其脈亂氣散하야 逆其營衛하고 經氣不次하니 因而刺之則陽病은 入於陰하고 陰病은 出爲[2]陽하야 則邪氣復生이라 麤工勿察을 是謂伐身이니 形體淫泆하야 乃消腦髓하고 津液不化하며 脫其五味를 是謂失氣也라

淫泆은 蕩散也라 不知所禁하고 妄爲刺之則陰陽錯亂하야 眞氣消亡하니 是謂失氣也라 ○ 泆은 音逸이라

刺禁

六十三

黃帝問曰 願聞刺要하노이다

『素問·刺要論』全

---

1) 男內女外: 『甲乙』에는 '男女內外'로 되어 있다. 滑壽는 "候氣에 男子는 則淺其鍼而候之衛氣之分하고 女子는 則深其鍼而候之榮氣之分이라"고 하였다.

2) 爲: 張馬合注本에는 '於'로 되어 있다.

岐伯이 **對曰 病有浮沈**하고 **刺有淺深**하니 **各至其理**하야 **無過其道**라

應淺不淺과 應深不深이 皆過其道也라

過之則內傷하고 **不及則生外壅**하니 **壅則邪從之**라

過於深則傷氣於內하고 失於淺則致氣於外라 故로 爲壅腫而邪反從之라

淺深不得하면 **反爲大賊**하야 **內動五藏**하야 **後生大病**이라

賊은 害也요 動은 傷動也라 後生大病은 詳如下文이라

故로 **曰 病有在毫毛腠理者**하며 **有在皮膚者**하며 **有在肌肉者**하며 **有在脈者**하며 **有在筋者**하며 **有在骨者**하며 **有在髓者**라하니

此는 詳言內外之淺深하야 以見用鍼者가 當各有所取也라

是故로 **刺毫毛腠理**에 **無傷皮**니 **皮傷則內動肺**하고 **肺動則秋病溫瘧**하야 **泝泝然寒慄**이라

刺毫毛腠理者는 最淺者也요 皮則稍深矣라 皮爲肺之合이니 皮傷則內動於肺하고 肺應秋 故로 秋病溫瘧이라 泝泝然은 寒慄也라 ○ 泝는 音素라

刺皮에 **無傷肉**이니 **肉傷則內動脾**하고 **脾動則七十二日 四季之月**에 **病腹脹煩不嗜食**이라

皮在外하고 肉在內라 肉爲脾之合이니 肉傷則內動於脾라 脾土는 寄王於四季之末 各一十八日하야 共爲七十二日이니 脾氣旣傷하면 不能運化 故로 於辰戌丑未之月에 當病脹煩不嗜食也라

刺肉에 **無傷脈**이니 **脈傷則內動心**하고 **心動則夏病心痛**이라

脈在肉中하야 爲心之合이니 脈傷則內動於心이라 心王於夏하고 外氣傷 故로 夏爲心痛이라

刺脈에 **無傷筋**이니 **筋傷則內動肝**하고 **肝動則春**에 **病熱而筋弛**라

脈은 非筋也요 筋合肝而王於春하니 筋傷則肝氣動 故로 於春陽發生之時에 當病熱證이요 熱則筋緩 故로 爲弛縱이라 ○ 弛는 弛同이라

刺筋에 **無傷骨**이니 **骨傷則內動腎**하고 **腎動則冬**에 **病脹腰痛**이라

筋在外하고 骨在內라 骨合腎而王於冬하니 骨傷則內動於腎 故로 至冬時하야 爲病脹爲腰痛이니 以化元受傷而腰爲腎之府也일새라

刺骨에 無傷髓니 髓傷則銷鑠하야 胻酸하고 體解㑊然하야 不去矣니이다

髓爲骨之充이요 精之屬이니 最深者也라 精髓受傷 故로 爲乾枯銷鑠胻酸等病이라 解㑊者는 懈怠困弱之名이니 陰之虛也라 陰虛則氣虛하고 氣虛則不能擧動하니 是謂不去也라 按海論所言髓海不足者컨대 病多類此하니 詳經絡類三十二라 ○ 鑠은 式灼切이요 胻은 音杭이요 㑊은 音跡이라

○ 黃帝問曰 願聞刺淺深之分하노이다

『素問·刺齊論』全

岐伯이 對曰 刺骨者는 無傷筋이요 刺筋者는 無傷肉이요 刺肉者는 無傷脈이요 刺脈者는 無傷皮요 刺皮者는 無傷肉이요 刺肉者는 無傷筋이요 刺筋者는 無傷骨이니이다

前四句는 言宜深者勿淺이요 後二句는 言宜淺者勿深也니 義如下文이라

帝曰 余未知其所謂니 願聞其解하노이다 岐伯이 曰 刺骨에 無傷筋者는 鍼至筋而去하야 不及骨也요

病在骨者는 直當刺骨하고 勿傷其筋이어늘 若鍼至筋分하야 索氣而去하고 不及於骨則病不在肝에 攻非其過니 是傷筋也라

刺筋에 無傷肉者는 至肉而去하야 不及筋也요

病在筋者는 直當刺筋이어늘 若鍼至肉分而去하야 不及於筋則病不在脾니 是傷肉也라

刺肉에 無傷脈者는 至脈而去하야 不及肉也요

病在肉者는 直宜刺肉이어늘 若刺至脈分而去하야 不及於肉則病不在心이니 是傷脈也라

刺脈에 無傷皮者는 至皮而去하야 不及脈也라

病在脈者는 直當刺脈이어늘 若鍼至皮分而去하야 不及於脈則病不在肺니 是傷皮也라 以上四節은 言當深不深之爲害也라

所謂刺皮에 無傷肉者는 病在皮中이면 鍼入皮中하야 無傷肉也요

刺皮過深而中肉者는 傷其脾氣라

刺肉에 無傷筋者는 過肉中筋也요

刺肉過深而中筋者는 伐其肝氣라

刺筋에 無傷骨者는 過筋中骨也니 此之謂反也니이다

刺筋過深而中骨者는 傷其腎氣라 此上三節은 言不當深而深者之害니 是皆所謂反也라

刺害

『素問·刺禁論』全 ○ 六十四

黃帝問曰 願聞禁數하노이다 岐伯이 對曰 藏有要害하니 不可不察이라

要害는 言各有所要하고 亦各有所害하니 當詳察也라

肝生於左하고

肝木은 王於東方而主發生 故로 其氣生於左라

肺藏於右하고

肺金은 王於西方而主收斂 故로 其氣藏於右라

心部[1]於表하고

心火는 主陽在上 故로 其氣部於表라

腎治於裏하고

腎水는 主陰在下 故로 其氣治於裏라

脾爲之使하고

脾土는 王於四季하고 主運行水穀하야 以漑五藏 故로 爲之使라

胃爲之市라

胃納水穀에 無物不容 故로 爲之市라

鬲肓之上에 中有父母하고

鬲은 鬲膜也요 肓은 心之下와 鬲之上也니 鬲肓之上에 心肺所居라 心爲陽中之陽이요 肺爲陽中之陰이니 心主血하고 肺主氣하야 營衛於身 故로 稱父母라

七節之傍에 中有小心하니

人之脊骨은 共二十一節이니 自上而下면 當十四節之間이요 自下而上이면 是爲第七節이라 其兩

---

1) 部: 거느릴, 통솔할 부.

傍者는 乃腎兪穴이요 其中則命門外兪也라 人生은 以陽氣爲本하되 陽在上者를 謂之君火니 君火在心하고 陽在下者를 謂之相火니 相火在命門이라 皆眞陽之所在也니 故로 曰七節之傍에 中有小心이라

從之有福하고 逆之有咎라

從은 謂順其氣요 逆은 謂喪其眞也라 上文八者는 皆人生神氣之所在니 順之則福延하고 逆之則咎至하니 乃所謂藏之要害也라

刺中心하면 一日에 死하니 其動爲噫요

此下는 言刺害也라 心爲五藏六府之主 故로 中之者不出一日하야 其死最速이라 動은 變動也라 心在氣爲噫니 噫見則心氣絶矣라 ○ 噫는 音伊라

刺中肝하면 五日에 死하니 其動爲語요

語는 謂無故妄言也라 肝在氣爲語니 語見則肝絶矣라

刺中腎하면 六日에 死하니 其動爲嚏요

診要經終論에 曰 中腎하면 七日에 死라하고 四時刺逆從論에 曰 其動爲嚏爲欠이라하니 見則腎氣絶矣라

刺中肺하면 三日에 死하니 其動爲欬요

肺在氣爲欬니 欬見則肺氣絶矣라 診要經終論에 曰 中肺者는 五日에 死라하니라

刺中脾하면 十日에 死하니 其動爲呑이요

脾在氣爲呑이니 呑見則脾絶矣라 診要經終論에 曰 中脾者는 五日에 死라하니라 ○ 愚按컨대 上文에 刺傷五藏하면 死期에 各有遠近者는 以陰陽要害之有緩急也라 蓋死生之道는 惟陽爲主 故로 傷於陽者는 爲急하고 傷於陰者는 稍遲라 心肺는 居於鬲上하야 二陽藏也로되 心爲陽中之陽이요 肺爲陽中之陰이라 故로 心爲最急而一日이요 肺次之而三日이라 肝脾腎은 居於鬲下하야 三陰藏也로되 肝爲陰中之陽이요 腎爲陰中之陰이요 脾爲陰中之至陰이라 故로 肝稍急而五日이요 腎次之而六日이요 脾又次之而十日이니 此緩急之義也라 按診要經終論에 王氏가 以五行之數爲註하야 脾는 言生數하고 肺는 言生數之餘하고 腎은 言成數之餘하고 心則不及言數하니 此其說이 若乎近理나 然이나 或此或彼하고 或言或不言하야 難以盡合하니 恐不能無勉强耳라 四時刺逆從論之文이 與本篇으로 同하니 見前十九라

刺中膽하면 一日半에 死하니 其動爲嘔요

膽屬少陽하니 乃生氣所在요 爲六府之一이나 然이나 藏而不寫하야 又類乎藏이라 凡十一藏者는 皆取決於膽하니 是謂中正之官이요 奇恒之府라 傷之者는 其危極速 故로 本篇에 不及六府나 獨言膽也라 嘔出於胃而膽證忌之니 木邪犯土하야 見則死矣라

刺跗上하되 中大脈하야 血出不止하면 死하고

跗上은 足面也요 大脈은 足陽明衝陽穴이니 胃經之原也라 胃爲五藏六府水穀氣血之海니 若刺之過傷하야 以致血出不止則海竭氣亡하야 必致死也라

刺面하되 中溜脈하면 不幸爲盲하고

溜는 流也라 凡血脈之通於目者는 皆爲溜脈이라 按大惑論에 曰 五藏六府之精氣는 皆上注於目而爲之精이라하고 論疾診尺篇에 曰 赤脈이 從上下者는 太陽病이요 從下上者는 陽明病이요 從外走內者는 少陽病이라하니 此皆溜脈之義라 刺面者가 不知溜脈而誤中之면 傷其精氣 故로 令人盲이라

刺頭하되 中腦戶하야 入腦하면 立死하고

腦戶는 督脈穴이니 在枕骨上하야 通於腦中이라 腦爲髓海요 乃元陽精氣之所聚니 鍼入腦則眞氣泄 故로 立死라

刺舌下하되 中脈太過하야 血出不止하면 爲瘖이요

舌下脈者는 任脈之廉泉穴이니 足少陰之標也라 中脈太過하야 血出不止則傷腎하고 腎虛則無氣 故로 令人瘖이라 按憂恚無言論에 曰 足之少陰은 上繫於舌하고 絡於橫骨하야 終於會厭이라하고 脈解篇에 曰 內奪而厥則爲瘖俳니 此腎虛也라하니 然則瘖本於腎을 無所疑矣라

刺足下布絡하되 中脈하야 血不出하면 爲腫이요

足下布絡은 足跗下浮淺散見之絡也라 邪在布絡而刺中其脈하면 過於深矣요 若血不出하면 氣必隨鍼而壅 故로 爲腫也라

刺郄하되 中大脈하면 令人仆 脫色이요

郄은 足太陽委中穴也라 刺委中而中其大脈하면 傷陰氣於陽經 故로 令人仆倒하고 且脫色也라 ○ 郄은 隙同이요 仆는 音付라

刺氣街하되 中脈하야 血不出하면 爲腫鼠僕이요

氣街는 卽氣衝이니 足陽明經穴이라 僕은 當作鼷라 刺氣街者가 不中穴而旁中其脈하야 若血不出하면 當爲腫於鼠鼷也라

刺脊間하되 中髓하면 爲傴요

傴는 傴僂也라 刺脊太深하야 誤中髓者는 傷腰背骨中之精氣 故로 令人踡[1]曲하야 不能伸也라 ○ 傴는 雍主切이라

刺乳上하되 中乳房하면 爲腫根蝕이요

乳之上下는 皆足陽明脈也라 乳房은 乃胸中氣血交湊之室 故로 刺乳上之穴而誤中乳房則氣結不散하야 留而爲腫하고 腫則必潰하며 且幷乳根이 皆蝕而難於愈也라 ○ 蝕은 食同이라

刺缺盆하되 中內陷하야 氣泄하면 令人喘欬逆이요

缺盆은 在肩前橫骨上陷者中이니 爲五藏六府之道라 凡刺缺盆過深하야 中其內陷之脈하야 致傷藏氣者는 令人爲喘爲欬逆이니 蓋五藏이 皆能動喘하고 及爲欬逆也라

刺手魚腹하야 內陷하면 爲腫이라

魚腹은 手太陰經之脈이니 刺之太深하야 內陷하면 必反致邪而爲腫也라

無刺大醉니 令人氣亂이요

大醉하야 亂人氣血이어늘 因而刺之면 是益其亂이라

無刺大怒니 令人氣逆이라

怒本逆氣어늘 乘怒刺之면 其逆益甚이라

無刺大勞人하며

大勞者는 氣乏하니 刺之則氣愈耗라

無刺新飽人하며

新飽者는 穀氣盛滿하고 經氣未定하니 刺之면 恐其易泄이라

無刺大饑人하며

饑人은 氣虛하니 刺則愈傷其氣라

無刺大渴人하며

渴者는 液少하니 刺則愈亡其陰이라

無刺大驚人이라

---

1) 踡: 곱송그릴, 등을 펴지 못할 권.

驚者는 氣怯하니 刺則氣愈散矣라

刺陰股中大脈하야 **血出不止**하면 **死**하고

陰股大脈은 足太陰箕門血海之間이니 血出不止則脾氣脫 故로 至於死라

刺客主人하야 **內陷中脈**하면 **爲內漏爲聾**이요

客主人은 足少陽經穴이니 刺之太深則內陷中脈하야 膿生耳底하니 是爲內漏요 傷其經氣 故로 致聾也라

刺膝髕하야 **出液**하면 **爲跛**요

髕은 膝蓋骨也라 膝者는 筋之府니 刺膝髕之下하야 而出其液則液泄筋枯 故로 令人跛라 ○ 髕은 頻牝二音이요 跛는 補火切이라

刺臂太陰脈하야 **出血多**하면 **立死**하고

臂太陰은 肺脈也라 肺主氣하야 以行營衛하니 血出多而營衛絶하고 氣散則死也라

刺足少陰脈하야 **重虛出血**하면 **爲舌難以言**이요

足少陰은 腎脈也라 少陰之脈이 循喉嚨하야 繫舌本하니 腎旣虛而復刺出血하면 是重虛也라 故로 令舌難以言이라

刺膺中하야 **陷中肺**하면 **爲喘逆仰息**이요

肺近膺中而誤中之면 則肺氣上泄 故로 爲喘爲逆하야 仰首而息也라

刺肘中하야 **內陷**하야 **氣歸之**면 **爲不屈伸**이요

肘中者는 手太陰之尺澤과 厥陰之曲澤이 皆是也라 深刺內陷하면 必損其氣하고 氣泄於此則氣歸之라 故로 爲不能屈伸이라

刺陰股下三寸하야 **內陷**하면 **令人遺溺**하고

陰股之脈은 足三陰也니 皆上聚於陰器나 惟少陰之在股間者는 有經無穴이라 其在氣衝下三寸者는 足厥陰之五里也니 主治腸中熱滿不得溺라 若刺深內陷하면 令人遺溺不禁하니 當是此穴이라 然이나 厥陰之陰包와 陽明之箕門이 皆治遺溺로되 若刺之太深則溺反不止矣라

刺掖下脇間하야 **內陷**하면 **令人欬**하고

腋下脇間은 肺所居也니 若刺深內陷하면 中其肺藏 故로 令人欬라

刺少腹中膀胱하면 **溺出**하야 **令人少腹滿**하고

刺中膀胱則胞氣泄 故로 溺出於外而爲小腹滿이라

刺腨腸하야 **內陷**하면 **爲腫**이요

腨腸은 足肚也니 肉厚氣深하야 不易行散 故로 刺而內陷則爲腫이라

刺匡上하야 **陷骨中脈**하면 **爲漏爲盲**이요

匡은 眼匡也라 目者는 宗脈之所聚니 刺匡上而深陷骨間하야 中其目系之脈則流淚不止而爲漏요 視無所見而爲盲也라

刺關節中하야 **液出**하면 **不得屈伸**하니이다

脊者는 身之大關節也요 手肘足膝者는 四支之關節也라 諸筋者는 皆屬於節하니 液出則筋枯 故로 爲不得屈伸이라

類經二十三卷

張介賓類註

運氣類

六六九九 以正天度而歲氣立

『素問·六節藏象論』○ 一

黃帝問曰 余聞호니 **天**은 **以六六之節**로 **以成一歲**[1]하고 **人**은 **以九九**로 **制會**[2]라하니 **計**컨대 **人亦有三百六十五節**하야 **以爲天地久矣**니 **不知其所謂也**니이다

天有上下四方하니 是爲六合이요 地有正隅中外[3]하니 是爲九宮이라 此는 乾坤合一之大數也니 凡寰中物理가 莫不由之라 故로 節以六六而成歲하고 人因九九以制會라 且人有三百六十五節하야 正以合天地度數요 復有九藏하야 以應地之九野하니 此其所以爲天地人也라 六六九九는 義如下文이라

岐伯이 **對曰 昭乎哉**라 **問也**시여 **請遂言之**하리이다 **夫六六之節**과 **九九制會者**는 **所以正**[4]**天之度**[5]와 **氣之數**[6]**也**니

六六之節은 謂如天地合數則花甲生焉하니 花甲一周는 凡六十日而所包天干이 各六이니 是는 一周之六六也라 一歲之數는 三百六十日而所包甲子·凡六周요 三陰三陽이 凡六氣니 是는 一歲之六六也라 九九制會者는 天有四方하니 方各九十度有奇而制其會하고 歲有四季하니 季各九十日有奇而制其會라 以至地有九野와 人有九藏하여도 皆應此數라 故로 黃鍾之數는 生於九하야

---

1) 天以六六之節 以成一歲: 十干은 天道를 主管하므로, 六十甲子가 一周하여 一節을 이루고 六節(六甲子)이 360日이 되어 一年을 이룸을 말함.

2) 人以九九制會: ① 人有九竅九藏 ② 地以九九制會의 誤記: 九九는 九州, 九野를 의미하는데 이 아홉 區域, 即 九宮에 節氣를 配合한 것을 말함. 九宮 中 中宮은 天에 相應하는 자리이므로 除外하고 나머지 八方에 二十四節候 中 八節을 配合하여 天氣와 地理의 相應하는 理致를 나타냄.

3) 中外: 內外.

4) 正: 校正, 確定의 뜻임.

5) 天之度: 周天 三百六十五度를 말하는데, 해가 黃道 上에 있는 28宿를 運行하는 度數를 뜻함.

6) 氣之數: 二十四節氣의 常數를 말하는데, 日月의 運行으로 節氣가 생기고 節氣에 따라 生長化收藏의 變化가 있게 되는 節氣의 日數를 말함.

而律度量衡準繩[1]規矩之道가 無不由之라 夫有氣則有度하고 有度則有數하니 天度由此而正하고 氣數由此而定이로되 而裁制其會通之妙者는 則在乎人하니 其爲功也亦大矣라 故로 首節에 曰 人以九九制會也라하니라 ○ 又一九義는 詳脈色類五라

天度者는 所以制日月之行也요 氣數者는 所以紀化生之用也라

制는 節也며 正也라 紀는 記也라 太虛廖廓하야 本不可測이나 所可測者는 賴列宿周旋이 附於天體하니 有宿度則天道昭然하야 而七政之遲疾이 有節하니 是所以制日月之行也라 氣數無形하야 本不易察이나 所可察者는 在陰陽往來가 見於節序하니 有節序則時令相承而萬物之消長이 有期하니 乃所以紀化生之用也라

天爲陽이요 地爲陰이며 日爲陽이요 月爲陰이니

天包地外하고 地居天中하며 天動地靜하고 乾健坤順 故로 天爲陽이요 地爲陰이라 火之精爲日이요 水之精爲月 故로 日爲陽이요 月爲陰이라

行有分紀[2]하고

凡天地日月之運行은 各有所紀라 天象은 正圓하야 周旋不息하고 天體는 倚北하야 北高南下하며 南北二極이 居其兩端하니 乃其樞軸不動之處也라 天有黃赤二道라 赤道者는 當兩極之中하야 橫絡天腰하니 中半之界也라 赤道之北은 爲內郭하야 北極居之하고 赤道之南은 爲外郭하야 南極居之라 日月이 循天運行에 各有其道하니 日行之道가 是爲黃道라 黃道之行은 春分後엔 行赤道之北하고 秋分後엔 行赤道之南이라 月行之道는 有九[3]하야 與日不同이라 九道者는 黑道二니 出黃道北하고 赤道二니 出黃道南하고 白道二니 出黃道西하고 青道二니 出黃道東 故로 立春春分엔 月東從青道하고 立秋秋分엔 月西從白道하고 立冬冬至엔 月北從黑道하고 立夏夏至엔 月南從赤道하니 此亦云赤道者나 以五方五色으로 言이요 又非天腹赤道之謂也라 凡此青黑白赤道各二에 幷黃道而爲九라 蓋黃爲土之正色하야 位居中央하니 亦曰中道라 班固天文志에 曰 日之所由를 謂之黃道라하니 是也라 凡節序之分은 以日爲主하니 日則隨天而行이라 邵子曰 夏則日隨斗而北하고 冬則日隨斗而南이라하고 太玄[4]에 曰 一北而萬物生하고 一南而萬物死라하고 劉昭云 日行北陸을 謂冬이요 西陸을 謂春이요 南陸을 謂夏요 東陸을 謂秋라하니 夫以南北爲夏冬者는 是也나 以西陸爲春이요 東陸爲秋者는 何也오 蓋天地之道는 子午爲經하고 卯酉爲緯하며 一歲之氣는 始於冬至하니 一陽在子가 爲天日之會라 由是斗建이 隨天左旋하야 以行於東方하고

---

1) 準繩: 水平度를 헤아리는 水平器와 直線을 定하는 먹줄을 말함.

2) 行有分紀: 日月과 五星이 運行함에 있어 일정한 速度와 分野를 紀錄함을 말하는데, 日月의 速度比는 해가 一度나아갈 때마다 달은 13.36度씩 나아간다.

3) 月行之道有九: 西漢의 天文學者인 劉向은 달의 運行이 계절에 따라 빨라지고 느려진다는 原理를 提示하였는데, 이를 근거로 東漢의 科學者인 張衡이 創立한 學說이다.

4) 太玄: 前漢 成都사람인 揚雄의 『太玄經』을 말함.

日月이 挨宮右退하야 以會於西宿 故로 仲冬에 斗建在子면 則日月이 會於星紀하니 斗宿丑宮也요 季冬에 斗建在丑이면 則日月이 會於玄枵하니 女宿子宮也니 此所以日行北陸謂冬也라 又由是則斗建이 自東北으로 順而南하고 日月이 自西北으로 逆而南 故로 孟春에 斗建在寅이면 則日月이 會於娵訾하니 室宿亥宮也요 仲春에 斗建在卯면 則日月이 會於降婁하니 奎宿戌宮也요 季春에 斗建在辰이면 則日月이 會於大梁하니 胃宿酉宮也라 是皆以西緯東하니 此所以日行西陸謂春也라 又由是則斗建이 自東南으로 順而西하고 日月이 自西南으로 逆而東 故로 孟夏에 斗建在巳면 則日月이 會於實沈하니 畢宿申宮也요 仲夏에 斗建在午면 則日月이 會於鶉首하니 井宿未宮也요 季夏에 斗建在未면 則日月이 會於鶉火하니 柳宿午宮也니 此所以日行南陸謂夏也라 又由是則斗建이 自西南으로 順而北하고 日月이 自東南으로 逆而北 故로 孟秋에 斗建在申이면 則日月이 會於鶉尾하니 翼宿巳宮也요 仲秋에 斗建在酉면 則日月이 會於壽星하니 角宿辰宮也요 季秋에 斗建在戌이면 則日月이 會於大火하니 房宿卯宮也라 是皆以東緯西하니 此所以日行東陸謂秋也라 以至孟冬하야 斗建在亥면 則日月이 會於析木하니 尾宿寅宮而復交乎冬至 故로 春不在東而在西하고 秋不在西而在東也라 由此觀之면 則天運은 本順而左旋하고 日月은 似逆而右轉 故로 星家以七政爲右行은 殊不知日月五星이 皆循天左行이니 其所以似右者는 乃日不及天하고 月不及日하야 幷五星之退度耳라 故로 天之與日이 正會於子半之中하니 是爲一歲之首니 卽冬至節也라 自子半之後는 則天漸餘而東하고 日漸縮而西하야 而時序節令이 從茲變更矣라 五星之行도 亦各有度라 如木曰歲星이니 其行이 一年一宮하야 十二年에 一周天하고 火曰熒惑이니 其行이 六十一日有零에 過一宮하야 七百四十日에 一周天하고 土曰鎭星이니 其行이 二十八月에 過一宮하야 二十八年에 一周天하고 金曰太白이니 其行이 一月一宮하야 一歲에 一周天하고 水曰辰星이니 常隨太陽而行이라 然이나 或前或後하되 不出三十度之外하니 亦一月一宮하야 一歲에 一周天이라 凡此五星이 皆所以佐日月而循序如緯者也니 此行有分紀之謂라

參考: 十二辰次圖

12次 (西→東)	星紀	玄枵	諏訾	降婁	大梁	實沈	鶉首	鶉火	鶉尾	壽星	大火	析木
12辰 (東→西)	丑	子	亥	戌	酉	申	未	午	巳	辰	卯	寅
28宿	斗·牛·女	女·虛·危	危·實·壁·奎	奎·婁·危	危·昴·畢	畢·觜·參·井	井·鬼·柳	柳·星·張	張·翼·軫	軫·角·亢·氐	氐·房·心·尾	尾·箕·斗

周有道理[1]하니

按컨대 渾天說에 曰 天地之體는 狀如鳥卵하니 天包地外하야 猶殼裹黃하고 其形體混然하야 周旋無已 故로 曰混天이라 然則周天之度는 何從考正이리오 乃於日行之數에 有以見之면 日之行度는 不及於天 故로 以每日所短之數가 紀爲一度하니 凡行三百六十五日과 又四分日之一하면 竟天一周하고 復會於舊宿之處라 故로 紀天爲三百六十五度와 又四分度之一而周天二十八宿하니 均此數焉이라 其行則自東而升하고 自西而降이라 安定胡氏曰 人一呼一吸이 爲一息이니 一息之間은 大約天行八十里라 凡人晝夜呼吸은 總計一萬三千五百息이니 以八十里之數로 因之면 共得一百八萬里라 考之洛書甄曜度 及春秋考異郵컨대 皆云周天은 一百七萬一千里라하니 其大槩亦不相遠이니 此周天圍圓之數也라 以三百六十五度四分度之一로 分之則每度에 得二千九百三十二里와 又千四百六十一分里之三百四十八이라 以圍三徑一로 言之則周天上下四旁은 直徑이 三十五萬七千里요 地面去天이 又減此之半而三光이 出入乎其中하니 此周有道理之謂라

日行一度에 **月行十三度而有奇焉**[2]이라 **故**로 **大小月三百六十五日而成歲**하고

日行一度 月行十三度者는 言日月之退度也라 日月循天運行은 俱自東而西하되 天行速하고 日行遲하며 月行又遲라 天體는 至圓하야 繞地左旋하야 常一日一周而過日一度라 日行遲하야 亦一日遶地一周而比天少行一度라 凡積三百六十五日과 又二十五刻이면 仍至舊處而與天會하니 是爲一歲니 此日行之數也라 故로 曰 日行一度라 月行又遲하야 亦一日遶地一周而比天少十三度와 又十九分度之七이라 積二十七日半有奇而與天會하니 是爲一月이니 此月行之數也라 故로 曰 月行十三度而有奇焉이라 然이나 於正度之外에 陽氣尙盈하고 陰氣常縮하니 是爲盈縮[3]이요 氣有盈縮 故로 月有大小라 盈者는 氣盈이니 天之數也요 縮者는 朔虛니 日月之數也라 凡月有三十日하고 歲有十二月하니 是一歲之數는 當以三百六十日爲常이라 然이나 天之氣盈하야 每於過日一度之外에 仍盈十三分七釐八絲三忽有奇하니 積三百六十日이면 共得四千九百三十五分이니 以日法九百四十分爲一日로 除之면 合盈이 五日과 又二百三十五分이요 其合於刻數면 則

1) 周有道理: 日月의 周行에 一定한 軌道가 있음을 말함.

2) 日行一度月行十三度而有奇焉: 『校釋』에 "此는 言在一晝夜的時間裏에 日行周天的은 三百六十五分之一이요 而月行周天的은 三百六十五分之十三而有餘라 奇는 餘數라 按컨대 以朔望月로 計하면 陰曆은 每月約合29.5天이니 此卽月行整個周天的時間이라 計每晝夜컨대 月行周天的은 二十九點五分之一이요 周天的은 三百六十五分之一이 爲一度니 以此計之면 約爲十二點四度니 也就是說이나 如以朔望月로 計하면 日行一度에 月行은 則十二度有餘니 此數는 與經文으로 不符라 但以恒星月(卽以恒星背景으로 測定月球繞地球運動的周期라)로 計하면 每月은 約爲二十七點三二日이니 卽每晝夜에 月行周天之二十七點三二分之一이요 周天的은 三百六十五分之一이 爲一度니 以此計之면 則爲十三點三이니 也就是說이라 如以恒星月로 計하면 日行一度에 月行은 十三度有餘니 與經文所列之數로 相合이라 因此로 原文不作改動하니 上列數字와 僅供參考라"고 하였다.

3) 盈縮: 두 별이 서로 가까워져 하나의 별빛처럼 되는 것을 舍(舍者 二星相近 同歸一宿)라 하는데, 盈이란 舍의 단계를 지나쳐 크게 나아가 평상의 상태를 지나친 것을 말하고(盈者 超舍大進 過其所常), 縮이란 舍의 단계에서 물러나 평상시의 상태에 미치지 못하는 것을 말한다.(縮者 退舍大遲)

爲二十五刻零이니 此一歲三百六十日之外가 天行過日之數也라 月之朔虛는 一日에 常不及日十二度十九分度之七하니 積二十九日과 又九百四十分日之四百九十九요 其合於刻數면 則爲五十三刻零而與日會라 是每月常虛는 四百四十一分이요 積十二箇月이면 共得五千二百九十二分이니 以日法九百四十分爲一日로 除之면 則每歲合虛는 五日과 又五百九十二分이요 其合於刻數면 則爲六十三刻零이라 故로 一歲日數는 止實得三百五十四日과 又三十七刻이라 以成數爲言이면 則一歲에 約少六日이니 是當六大六小矣라 此一歲月不及日之數也라 故로 朱子曰 氣言則三百六十五日이요 朔言則三百五十四日이니 擧氣盈朔虛之中數言이면 則三百六十日이라하고 堯典엔 擧成數言 故로 曰 三百六十六日也라하니 此大小月三百六十五日而成歲之謂라

積氣餘而盈閏矣[1)]라

積氣餘者는 歲氣餘分之積而成閏也라 一歲之日은 以三百六十爲常數나 而月少於日 故로 每年이 止三百五十四日과 又三十七刻하야 而十二晦朔이 盡矣라 是周歲月不及日者 凡五日과 又六十三刻이 爲朔虛라 日이 又少於天 故로 周天之數는 共三百六十五度四分度之一이니 是周歲天多於日者凡五日과 又二十五刻이 爲氣盈이라 合氣盈朔虛면 共得十日零八十八刻이니 此一歲氣餘之數而閏生焉이라 故로 以三歲而計면 則得三十二日과 又六十四刻이니 是一閏而有餘요 以五歲而計면 則得五十四日과 又四十刻이니 是再閏而不足이라 故로 以十九年而計면 則得二百六日과 又七十二刻하니 以月法二十九日零五十三刻으로 除之면 正得七箇月不差時刻이라 此所以十九年而七閏이면 則氣朔分齊하니 是謂一章[2)]이라 大約三十二箇月有奇에 置一閏이 雖不盡同이나 亦不相遠이라 故로 三年不置閏이면 則春之一月이 入於夏하고 子之一月이 入於丑이라 積之之久하야 至於三失閏이면 則春季皆爲夏하고 十二失閏이면 則子年이 皆爲丑하야 寒暑反易하고 歲時變亂하야 農桑[3)]庶務[4)]에 全失其時矣라 故로 以餘日置閏於其間然後에야 歲氣不差하야 四時得成而衆功皆立也라

立端於始[5)]하고

1) 積氣餘而盈閏矣: 節氣의 남는 날수를 쌓아 윤달을 채운다는 말인데, 朔望月로 一年을 계산하면 354일밖에 되지 않아 태양의 回歸年으로 계산한 날수, 즉 365.2422일 보다 대략 11日이 不足하게 된다. 이로 인해 달의 날수는 不足하고 節氣는 남게 되는데 이를 氣餘라 한 것이다. 三年에 一 閏을 두고 五年에 再閏을 두는데 平均 十九年에 일곱 번의 윤달을 두게 된다.

2) 一章: 19年을 一章이라 하는데 19年에 7閏을 두는 曆法을 章法이라 한다. 이는 B.C. 589年경에 알려 졌다. 破章法은 置閏法을 改正한 것으로, 從來의 19年 7閏의 方法을 使用하면 閏月의 수가 약간 많아진다. 다시 말하면 235太陰月이 19太陽年보다 0.0865(2시 05분) 길어진다. 回歸年이나 朔望月의 日數를 정밀하게 計算할 수 있게 됨에 따라 破章法을 사용하게 되었다. 이는 北京 時代에 처음 창안된 것으로 19년간에는 6.9983閏을, 600年에는 221閏을 두게 되어 있다.

3) 農桑: 農蠶과 같은데, 農事짓는 것과 누에치는 것.

4) 庶務: 特別한 名目이 없는 여러 가지 事務, 또는 그런 事務를 맡은 사람.

5) 立端於始: 始는 節氣가 시작된 시점, 端은 歲首를 뜻한다. 歲首를 確定해 놓아야 一年의 節氣를 순서대로 계산해 낼 수 있게 된다. 역사적으로 夏나라 때는 寅月(人正), 殷나라 때는 丑月(地正), 周나라 때는 子月(天

端은 首也요 始는 初也라 天地有氣運하고 氣運有元首하니 元首立而始終正矣라 天有其端하니 北極이 是也요 氣有其端하니 子半이 是也요 節有其端하니 冬至是也라 故로 立天之端而宿度見하고 立氣之端而辰次見하고 立節之端而時候見이라 如周正建子爲天統하고 商正建丑爲地統하고 夏正建寅爲人統하니 皆所以立歲首하야 而授民以時也니 卽立端於始之義라

表正於中[1]하야

表는 識記也라 正者는 正其子午요 中者는 中其四方이라 蓋天道玄遠하야 窺測不易하니 雖立端以察其始나 尙不足以探其微라 故로 又立表以正其中也라 如周公이 營洛에 置五表하고 穎川陽城에 置中表하야 其度景處하니 古迹猶存이라 中表는 南千里에 置一表하고 北千里에 置一表하며 東西亦然이니 此正日景以求地中也[2]라 考之周禮컨대 曰 大司空之職은 立土圭之法하야 測土深[3]하야 正日景以求地中이라 日南則景短多暑하고 日北則景長多寒하고 日東則景夕多風하고 日西則景朝多陰이라하니 此는 在鄭康成[4]固有注疏나 但亦未甚明悉이라 朱子曰 今人都不識土圭하니 康成亦誤라 圭尺은 是量表景底尺으로 長一尺五寸이니 以玉爲之是也라 按古制컨대 土圭之長은 尺有五寸而測景之表는 其長八尺이라 立表以測景하고 用圭以量景하면 而天地之中과 氣候之序가 於斯乎正矣라 詳求其法컨대 蓋以天體混圓하야 半覆地上하고 半在地下라 其上下二端을 謂之二極이니 北極은 出地三十六度하고 南極은 入地三十六度하니 兩極相去는 一百八十二度半有奇라 兩極之中에 橫絡天腰者가 是爲赤道니 其去兩極은 各九十一度有奇라 日行之道가 是爲黃道니 由赤道內外하야 周行各半이라 其入於赤道之內하야 最近者는 日行於參九度之間하야 在赤道之北二十四度하고 其去北極六十七度少强이니 是爲夏至日行之道라 去極最近하고 其景最短 故로 立八尺之表而景惟一尺五寸이라 此는 以地在日中之南이니 時當陽極 故로 曰 日南則景短多暑也라 斯時也에 黃道는 在參宿度中하니 出寅末하야 入戌初라 凡晝行地上者는 二百一十九度强 故로 晝長하고 夜行地下一百四十六度强 故로 夜短也라 其出於赤道之外하야 最遠者는 日行於箕四度之間하야 在赤道之南二十四度하고 其去北極一百一十五度有奇하니 是爲冬至日行之道라 去極最遠하고 其景最長 故로 以八尺之表而景長一丈三尺이라 此는 以地在日中之北이니 時當陰極 故로 曰 日北則景長多寒也라 斯時也에 黃道는 在箕宿度中하니 出

正)을 歲首로 삼았는데, 漢나라 武帝 時에 夏曆을 回復하여 현재까지 사용하고 있다. 참고로 運氣學에서는 大寒日을 歲首로 삼고 있다.

1) 表正於中: 1. 表는 日影을 재는 도구인 圭表를 中은 中氣(24節氣中 上半月을 節氣, 下半月을 中氣라 하는데 中氣를 보면 몇 월인지를 알 수 있게 되어 있다.)를 뜻하는데, 日月의 運行速度가 다르므로 節氣에 비해 달은 한 달에 보통 하루씩 늦어진다. 이 날수가 한 달쯤 되면 윤달을 넣는데 윤달에는 中氣를 넣지 않고 다음달 15일에 中氣를 집어넣게 된다. 다시 말하면 圭表로 해의 그림자를 측정하여 달수와 맞춘다는 뜻이다. 2. 表는 圭表, 中은 地中. 地中은 漢나라 都城인 洛陽이나 혹 天中과 상대되는 말로 地球北極을 말한다. (張介賓說)

2) 此正日景以求地中也: 正午 時의 해 그림자를 측량하여 地中(各地의 地理緯度)을 구함.

3) 土深: 땅의 南北位置(子午線)를 말함.

4) 鄭康成: 後漢 末의 學者인 鄭玄을 말하는 것으로 康成은 字이다. 山東省 高密사람으로 『周書』·『尙書』·『毛詩』·『儀禮』·『禮記』·『論語』·『孝經』·『尙書大傳』 等의 註解를 썼다.

辰初하야 入申末이라 凡晝行地上者는 一百四十六度强 故로 晝短하고 夜行地下二百一十九度强 故로 夜長也라 其黃道는 交行於赤道之間者니 是爲日行之中道라 春分日엔 黃赤二道가 交於西北壁三度하고 秋分日엔 交於東南翼十七度하야 各去極九十一度有奇하니 此度在南北遠近之中 故로 景居二至長短之半而寒熱勻也라 斯時也에 黃道는 出卯中하야 入酉中하니 日行地上地下各一百八十二度有奇而晝夜平也라 所謂日東則景夕多風者는 言地在日中之東이면 則日甫中而景已如夕하니 是는 地偏於左而東方木氣多風也라 所謂日西則景朝多陰者는 言地在日中之西면 則日已中而景猶如朝하니 是는 地偏於右而西方金氣多陰也라 所謂日至之景이 尺有五寸을 謂之地中者는 言夏至爲一歲之中에 日在中天하야 其景最短 故로 景惟一尺五寸하야 與土圭之長으로 正相合處니 此便是地之中이요 亦所以見歲之中也라 故로 嵩高[1)]가 正當天之中이라 極南五十五度는 當嵩高之上이요 又其南十二度는 爲夏至之日道요 又其南二十四度는 爲春秋分之日道니 卽赤道也요 又其南二十四度는 爲冬至之日道니 南下去地가 三十一度而已라 是夏至日去北極六十七度와 春秋分日去北極九十一度와 冬至日去北極一百一十五度가 乃其大數라 此天地之所合也요 四時之所交也요 風雨之所會也요 陰陽之所和也라 故로 邵子曰 天地之本은 其起於中乎인저 天之中은 何在오 曰 在辰極[2)]이요 地之中은 何在오 曰 在嵩山이로다하니 惟天이 以辰極爲中 故로 可以起曆數而推節候하고 惟地以嵩山爲中 故로 可以定方隅而均道里라 子午는 其天地之中乎인저 冬至에 陽生子하야 夜半時加子라 所以乾始於坎而終於離하니 此南北二極이 獨爲天樞而不動也라 夏至에 陰生午하야 天中日在午라 所以坤始於離而終於坎하니 此冬夏二至가 一在南하고 一在北하야 而不可移也라 惟天地之中은 一定不易하니 是以로 聖人者出하야 處璣衡[3)]以觀大運하고 據會要[4)]以察方來[5)]는 皆自此而得之니 是所謂表正於中也라

推餘於終하면 而天度畢矣니이다

推餘於終은 卽上文氣餘盈閏之義라 蓋欲求天道者가 不立其端하면 則綱領不得하고 不正其中하면 則前後不明하며 不推其餘하면 則氣候不正하니 凡此三者는 缺一不可라 知乎此면 則天度之道畢矣라 ○ 推는 音吹라

帝曰 余已聞天度矣로니 願聞氣數는 何以合之오 岐伯이 曰 天은 以六六爲節

---

1) 嵩高: 嵩高山, 嵩山이라고도 하는데, 河南省 登封縣 북쪽에 있는 山의 이름으로 四方의 가운데에 位置해 있고 山形이 高大하여 嵩高라 하였다. 五嶽의 하나로 中嶽에 해당되며 山에 三尖峰이 있는데 中은 峻極, 東은 太室, 西는 少室이라 일컬어진다.
2) 辰極: 北極星을 말함.
3) 璣衡: 璿機玉衡의 略語로 渾天儀를 말함. 渾天儀는 圓球의 表面에 天象을 그려서 日月五星과 같은 天體의 運行을 재는 機械이다.
4) 會要: 綱領, 樞紐. 三國 時 魏나라 사람 王弼이 지은 『周易略例·明象』에 "故處璇璣以觀大運 則天地之動未足怪也 據會要以察方來 則六合輻輳未足多也"라고 하였다.(『漢語大詞典』)
5) 方來: 將來, 未來.

하고 地는 以九九制會하니

六六九九義는 見前이라

天有十日하야

十者는 成數之極이니 天地之至數也라 天有十日하니 如一月之數凡三十과 一歲之數凡三百六十이 皆以十爲制也라 故로 大撓[1]察其象하야 作十干以紀之하되 曰甲乙丙丁戊己庚辛壬癸라하니라

日六竟而周甲하고 甲六復而終歲하니 三百六十日法也라

竟은 盡也라 十干六竟이면 則六十日也니 是爲花甲一周라 甲復六周면 則六六三百六十也니 是爲一歲日法之常數나 而氣盈朔虛不與焉이라 故로 云日法也라

夫自古로 通天者는 生之本을 本於陰陽하니 其氣 九州九竅에 皆通乎天氣라

凡自古로 有生之物은 皆出天元之氣하니 雖形假地生이나 而命惟天賦라 故로 寶命全形論에 曰 人生於地하고 懸命於天이라하니 此通天之謂也라 然이나 通天之本은 本於陰陽 故로 四氣調神論에 曰 陰陽四時者는 萬物之終始也요 死生之本也라하니라 至若在地而有九州하고 在人而有九竅하니 又孰非通於天氣而本於陰陽者乎리오

故로 其生五요 其氣三[2]이니

自陰陽以化五行하니 而萬物之生이 莫不由之라 故로 曰其生五라 然이나 五行이 皆本於陰陽이로되 而陰陽之氣가 各有其三하니 是謂三陰三陽이라 故로 曰其氣三이라 夫生五氣三者는 卽運五氣六之義어늘 不言六而言三者는 合陰陽而言也라 一曰 五運之氣에 各有太過不及平氣之化라 故로 五常政大論에 有三氣之紀者卽此라하니 其義亦通이라 ○ 按컨대 王氏는 以三爲三元하야 謂天氣地氣運氣也라하나 然이나 觀下文에 云 三而成天하고 三而成地하고 三而成人이라하니 是天氣地氣運氣者도 亦由三而成하니 則三元之義도 又若居其次矣라 ○ 此上二節은 與生氣通天論으로 同하니 見疾病類五라

三而成天하고 三而成地하고 三而成人이라

天者는 天之氣니 司天이 是也요 地者는 地之氣니 在泉이 是也라 上下之間과 氣交之中에 人之居也라 天地人之氣에 皆有三陰三陽 故로 曰 三而成天 三而成地 三而成人이라 ○ 此下三節은 與三部九候論으로 同이나 但彼는 以上中下三部爲言하야 與此稍異하니 詳脈色類五라

---

1) 大撓: 黃帝 時의 史官으로 最初로 干支를 만들었다고 함.
2) 其氣三: 人體內部의 五臟이 活動하여 三陰三陽의 氣로 들어 난다는 뜻임.

三而三之하야 **合則爲九**니 **九分爲九野**요 **九野爲九藏**이라

三而三之하야 合則爲九는 正以見陰陽之變이라 故로 地之九野와 人之九藏이 皆相應者如此라 九野는 九州之野요 九藏은 義如下文이라

故로 **形藏四**요 **神藏五**니 **合爲九藏**하야 **以應之也**니이다

形藏四者는 一頭角이요 二耳目이요 三口齒요 四胸中也니 出三部九候論이라 神藏五者는 肝藏魂과 心藏神과 肺藏魄과 脾藏意와 腎藏志也니 出宣明五氣篇과 及九鍼論이라

帝曰 余已聞六六九九之會也로니 **夫子言積氣盈閏**이라하니 **願聞**컨대 **何謂氣**요 **請夫子發蒙解惑焉**하노이다

蒙者는 蒙昧於目이요 惑者는 疑惑於心也라

岐伯이 **曰 此**는 **上帝所秘**요 **先師傳之也**니이다

上帝는 上古聖帝也요 先師는 岐伯之師僦貸季也라 ○ 僦는 將秀切이라

帝曰 請遂聞之하노이다 **岐伯**이 **曰 五日**을 **謂之候**요

天地之氣는 五行而已라 日行天之五度면 則五日也라 日有十二時하니 五日이면 則六十時라 是甲子一周니 五行畢而氣候易矣라 故로 五日을 謂之候요 而一歲三百六十日에 共成七十二候也라

三候를 **謂之氣**요

氣는 節也라 歲有二十四節하니 亦曰二十四氣요 一氣는 統十五日二時五刻有奇라 故로 三候를 謂之氣라

六氣를 **謂之時**요

歲有四時하니 亦曰四季요 時는 各九十一日有奇하니 積六氣而成也라 故로 謂之時라 ○ 按컨대 此는 乃一季之六節이니 亦曰六氣요 非一歲三陰三陽之六氣가 各得六十者之謂니 蓋彼爲大六氣요 此爲小六氣也라

四時를 **謂之歲**니 **而各從其主**하야 **治焉**이라

積四九而成三百六十日이라 故로 四時를 謂之歲라 歲易時更 故로 各有所主之氣하야 以爲時之治令焉이라

五運相襲而皆治之하고 **終朞之日**하야 **周而復始**하면 **時立氣布**하야 **如環無端**하니 **候亦同法**이라

五運은 卽五行也요 襲은 承也요 治는 主也라 此는 承上文而言歲時氣候가 皆五運相承하야 各治其時하야 以終朞歲之日[1] 故로 時立則氣布하니 如春氣主木하고 夏氣主火하고 長夏氣主土하고 秋氣主金하고 冬氣主水하야 周而復始가 如環無端也라 不惟周歲之氣爲然이라 卽五日爲候而氣亦迭更 故로 云候亦同法이라

故로 曰 不知年之所加와 氣之盛衰와 虛實之所起면 不可以爲工矣라하니이다

年之所加는 如天元紀와 氣交變과 五運行과 五常政과 六微旨와 六元正紀와 至眞要等論所載五運六氣之類가 是也라 天運有盛衰하면 則人氣有虛實하니 醫不知此면 焉得爲工이리오 工者는 精良之稱 故로 本經에 屢及此字하니 誠重之也요 非後世工技之工之謂라 ○ 此數句는 又出官鍼篇하니 詳鍼刺類六이라

氣淫氣迫 求其至也

『素問·六節藏象論』○ 二

帝曰 五運之始 如環無端하니 其太過不及은 何如오 岐伯이 曰 五氣更立에 各有所勝하야 盛虛之變이 此其常也니이다

太過不及이 卽盛虛之變이나 但五運更立則變有不同耳라

帝曰 平氣는 何如오 岐伯이 曰 無過者也니이다

過는 過失之謂니 凡太過不及이 皆爲過也라

帝曰 太過不及은 奈何오 岐伯이 曰 在經에 有也니이다

經은 卽本經氣交變五常政等論이니 見後第十과 及十三章이라

帝曰 何謂所勝고 岐伯이 曰 春勝長夏하고 長夏勝冬하고 冬勝夏하고 夏勝秋하고 秋勝春하니 所謂得五行時之勝하야 各以氣命其藏이니이다

所勝은 五氣互有所勝也라 春應木하니 木勝土하고 長夏應土하니 土勝水하고 冬應水하니 水勝火하고 夏應火하니 火勝金하고 秋應金하니 金勝木이라 故로 曰五行時之勝이라 所謂長夏者는 六月也니 土生於火하되 長在夏中하야 萬物盛長 故로 云長夏라 不惟四時之勝如此요 人之五藏도 亦然하니 如肝應木而勝脾하고 脾應土而勝腎하고 腎應水而勝心하고 心應火而勝肺하고 肺應金而勝肝이라 故로 曰以氣命其藏이니 命者는 天之所畀也라 ○ 春勝長夏五句는 與金匱眞言論으로 同하니 詳疾病類二十七이라

---

1) 朞歲之日: 滿 一周年.

帝曰 何以知其勝고 岐伯이 曰 求其至也 皆歸始春이라

至는 氣至也라 如春則煖氣至하고 夏則熱氣至者가 是也니 卽天元紀等論所謂至數之義也라 始春者는 謂立春之日이니 如六元正紀大論에 曰 常以正月朔日平旦에 視之하야 覩其位而知其所在矣라하니라 蓋春爲四時之首요 元旦爲歲度之首 故로 可以候一歲盛衰之氣라 一曰 在春前十五日하니 當大寒節爲初氣之始라하니 亦是라

未至而至를 此謂太過니 則薄所不勝而乘所勝也니 命曰氣淫이요

未至而至는 謂時未至而氣先至니 此太過也라 太過則薄所不勝而乘所勝者는 凡五行之氣가 克我者는 爲所不勝이요 我克者는 爲所勝이라 假如木氣有餘하면 金不能制而木反侮金하니 薄所不勝也요 木盛而土受其克하니 乘所勝也라 故로 命曰氣淫이니 淫者는 恃己之强而肆爲淫虐[1]也라 餘太過之氣도 皆同이라 ○ 按此下컨대 舊有不分邪僻內生工不能禁十字나 乃下文之辭가 誤重於此하니 今刪去之라

至而不至를 此謂不及이니 則所勝妄行而所生受病하고 所不勝薄之也니 命曰氣迫이라 所謂求其至者는 氣至之時也니

至而不至는 謂時已至而氣不至니 此不及也라 不及則所勝者妄行하고 所生者受病하고 所不勝者薄之라 所生者는 生我者也라 如木不及則土無畏하니 所勝妄行也요 土妄行則水受克하니 所生受病也요 金因木衰而侮之하니 所不勝薄之也라 故로 命曰氣迫이라 迫者는 因此不及而受彼侵迫也니 餘不及之氣도 皆同이라 ○ 按五運行大論에 曰 主歲는 何如오 曰 氣有餘하면 則制己所勝而侮所不勝하고 其不及하면 則己所不勝이 侮而乘之하고 己所勝이 輕而侮之라하니 與此二節로 義同이라 ○ 上二節先至後至之義는 又詳本類後十八이라

謹候其時하면 氣可與期나 失時反候하면 五治不分하야 邪僻內生하니 工不能禁也니이다

候其時者는 候四時六氣之所主也라 知其時則氣之至與不至를 可得其期矣어니와 若不知之而失其時反其候하면 則五運之治의 盛衰不分하야 其有邪僻內生하니 病及於人者는 雖稱爲工이나 莫能禁之니 由其不知時氣也라 如陰陽應象大論에 曰 故로 治不法天之紀하고 不用地之理하면 則災害至矣라하니 正此之謂라

帝曰 有不襲乎아

言五行之氣도 亦有行無常候하야 不相承襲者否아하니라

---

1) 淫虐: 淫亂하고 殘虐함.

岐伯이 曰 蒼天之氣는 不得無常也니 氣之不襲을 是謂非常이요 非常則變矣니이다

蒼天者는 天象之總稱也라 不得無常은 言天地之正化也요 氣之不襲 是謂非常은 言天地之邪化也니 邪則爲變하고 變則爲病矣라

帝曰 非常而變은 奈何오 岐伯이 曰 變至則病이로되 所勝則微하고 所不勝則甚하며 因而重感於邪則死矣라

所勝則微는 如木受土邪와 土受水邪之類니 我克者爲微邪也라 所不勝則甚은 如土受木邪와 火受水邪之類니 克我者爲賊邪也라 賊邪旣甚而復重感之면 則不免於死矣니 時氣藏氣皆然이라

故로 非其時則微요 當其時則甚也[1]니이다

邪不得令이 非其時也라 故로 爲病微요 邪氣得令이 當其時也라 故로 爲病甚이니 所勝所不勝도 皆同이라

天元紀

『素問·天元紀大論』全 ○ 三

黃帝問曰 天有五行하야 御五位하야 以生寒暑燥濕風하고 人有五藏하야 化五氣하야 以生喜怒思憂恐이라

御는 臨御也요 位는 方位也요 化는 生化也라 天有五行하야 以臨五位 故로 東方生風하니 木也요 南方生暑하니 火也요 中央生濕하니 土也요 西方生燥하니 金也요 北方生寒하니 水也라 人有五藏하야 以化五氣라 故로 心化火하니 其志喜요 肝化木하니 其志怒요 脾化土하니 其志思요 肺化金하니 其志憂요 腎化水하니 其志恐而天人相應也라 ○ 陰陽應象大論에 思作悲하니 見陰陽類一이요 又詳見疾病類二十六이라

論에 言五運相襲而皆治之하되 終朞之日에 周而復始라하니 余已知之矣어니와 願聞其與三陰三陽之候로 奈何合之오

論은 卽前六節藏象論也라 終朞之日 周而復始는 謂朞年[2]一周而復始也라 三陰三陽은 六氣也라 言氣有五運하고 復有六氣하야 五六不侔하니 其將何以合之오하니라

---

1) 非其時則微 當其時則甚也: 邪氣와 季節의 屬性이 다를 때가 非其時이고, 邪氣와 季節의 屬性이 같을 때가 當其時이다.

2) 朞年: 滿 一年, 一周年.

鬼臾區 稽首再拜하고 **對曰 昭乎哉**라 **問也**시여 **夫五運陰陽者**는 **天地之道也**요 **萬物之綱紀**요 **變化之父母**요 **生殺之本始**요 **神明之府也**니 **可不通乎**아

此數句는 與陰陽應象大論으로 同이나 但此多五運二字하니 詳注見陰陽類一이라

故로 **物生**을 **謂之化**요

萬物之生이 皆陰陽之氣化也라

物極을 **謂之變**이요

盛極必衰하고 衰極復盛 故로 物極者는 必變이라 ○ 六微旨大論에 曰 物之生은 從乎化하고 物之極은 由乎變하니 變化之相薄이 成敗之所由也라하고 五常政大論에 曰 氣始而生化하고 氣散而有形하고 氣布而蕃育하고 氣終而象變[1)]이라하니라

陰陽不測을 **謂之神**이요

莫之爲而爲者를 謂之不測 故로 曰神이니 此는 以天道言也라

神用無方을 **謂之聖**이라

神之爲用이 變化不測 故로 曰無方이니 無方者는 大而化之之稱이라 南華天運篇에 曰 無方之傳은 應物而不窮者也라하니 故로 謂之聖이니 此는 以人道言也라

夫變化之爲用也는

用은 功用也라 天地陰陽之道는 有體有用하니 陰陽者는 變化之體요 變化者는 陰陽之用이라 此下는 乃承上文而發明神用之道也라

在天爲玄이요

玄은 深遠也니 天道無窮 故로 在天爲玄이라

在人爲道요

道는 衆妙之稱이니 惟人能用之라 故로 在人爲道라

在地爲化라

化는 化生也니 物之生息이 出乎地 故로 在地爲化라

化生五味하고

---

1) 象變: 形象의 變易, 즉 萬象이 衰退하여 죽음에 이르는 것을 말함.

由化以生物이요 有物則有味 故로 化生五味니 出乎地也라

道生智하고

有道則有爲요 有爲則有智 故로 道生智니 存乎人也라

玄生神하니

玄遠則不測이요 不測則神存 故로 玄生神이니 本乎天也라

神이 在天爲風이요 在地爲木이며

此以下는 皆言神化之爲用也라 神은 以氣言 故로 在天之無形者爲風이면 則在地之成形者爲木이라 風與木은 同氣니 東方之化也라 餘放此하니라

在天爲熱이요 在地爲火며

熱與火는 同氣니 南方之化也라

在天爲濕이요 在地爲土며

濕與土는 同氣니 中央之化也라

在天爲燥요 在地爲金이며

燥與金은 同氣니 西方之化也라

在天爲寒이요 在地爲水라

寒與水는 同氣니 北方之化也라 ○ 自在天爲玄으로 至此는 與五運行大論으로 同하니 見藏象類六이라

故로 在天爲氣요 在地成形이니

氣는 卽上文之風熱濕燥寒이요 形은 卽上文之木火土金水라 此는 擧五行之大者言하야 以見萬物之生이 亦莫不質具於地而氣行乎天也라

形氣相感而化生萬物矣라

形은 陰也요 氣는 陽也라 形氣相感은 陰陽合也니 合則化生萬物矣라 故로 寶命全形論에 曰 天地合氣를 命之曰人이라하니 正此義也라

然天地者는 萬物之上下也요

天覆之라 故로 在上이요 地載之라 故로 在下라 若以司天在泉으로 言則亦爲上下也라

左右者는 陰陽之道路也요

左는 爲陽主升 故로 陽道는 南行하고 右는 爲陰主降 故로 陰道는 北行하니 是爲陰陽之道路요 如司天在泉之左右四間도 亦其義也라

水火者는 陰陽之徵兆也요

徵은 證也요 兆는 見也라 陰陽之徵은 見於水火하고 水火之用은 見於寒暑하니 所以陰陽之往復은 寒暑彰其兆라하니 卽此謂也라 ○ 上數句는 與陰陽應象大論으로 稍同하니 見陰陽類一이라

金木者는 生成之終始也니

金主秋하니 其氣收斂而成萬物하고 木主春하니 其氣發揚而生萬物이라 故로 爲生成之終始라 ○ 按컨대 上文水火金木은 乃五行之四가 各有其用이어늘 獨不言土는 何也오 蓋土德居中하니 凡此四者는 一無土之不可라 故로 兼四氣之用하야 而寄王於四季하니 是以로 不可列言也라

氣有多少하고 形有盛衰하야 上下相召而損益彰矣니이다

在天之氣에 有多少 故로 陰陽有三等之分하고 在地之形에 有盛衰 故로 五行有太少之異라 上下相召는 卽形氣相感之謂라 蓋天氣下降에 氣流於地하고 地氣上升에 氣騰於天하니 升降相因則氣運有太過不及勝復微甚之變하야 而損益彰矣라 本類諸篇所言者는 皆發明損益之義니 當詳察也라

帝曰 願聞五運之主時也하노니 何如오

主四時之令也라

鬼臾區曰 五氣運行은 各終朞日이요 非獨主時也니이다

各終朞日은 謂五運이 各主朞年하야 以終其日이니 如甲己之歲에 土運統之之類가 是也니 非獨主四時而已라

帝曰 請聞其所謂也니이다 鬼臾區曰 臣積[1]考太始天元冊文컨대 曰 太虛廖廓이 肇基化元하니

太始天元冊文은 蓋太古之文이니 所以紀天元[2]者也라 太虛는 卽周子所謂無極이요 張子所謂由太虛有天之名也라 廖廓은 空而無際之謂라 肇는 始也요 基는 立也라 化元은 造化之本原也라 ○ 廓은 苦郭切이요 肇는 音趙라

---

1) 積: 久也.
2) 天元: 天眞元氣란 말로 宇宙가 처음 生成되었을 때, 宇宙 間에 充滿한 天眞한 氣運을 말함.

萬物이 **資始**하고 **五運**이 **終天**하며

資始者는 萬物이 藉化元而始生이요 終天者는 五行이 終天運而無已也라

布氣眞靈하야 **總統坤元**이라

布者는 布天元之氣하야 無所不至也라 氣有眞氣하니 化幾是也요 物有靈明하니 良知是也라 雖萬物形氣가 稟乎天地나 然이나 地亦天中之物이라 故로 易曰 大哉라 乾元이여 萬物이 資始하나니 乃統天이로다 至哉라 坤元이여 萬物이 資生하나니 乃順承天이라하고 又曰 成象之謂乾이요 效法之爲坤이라하니 然則坤之元이 不外乎乾之元也라 故로 曰總統坤元이라

九星이 **懸朗**하고 **七曜周旋**하니

九星者는 天蓬一이요 天芮二요 天衝三이요 天輔四요 天禽五요 天心六이요 天任七이요 天柱八이요 天英九也라 見補遺本病論하고 及詳九宮星野圖하니 今奇門陰陽家皆用之라 七曜는 日月五星也니 舜典謂之七政이라 七者如緯하야 運行於天하되 有遲有速하며 有順有逆이라 故로 曰周旋이라

曰陰曰陽이요 **曰柔曰剛**이라

陰陽者는 天道也요 柔剛者는 地道也라 易繫에 曰 立天之道는 曰陰與陽이요 立地之道는 曰柔與剛이라하고 邵子曰 天之大는 陰陽盡之요 地之大는 剛柔盡之라 故로 天道資始는 陰陽而已요 地道資生은 剛柔而已라 然이나 剛卽陽之道요 柔卽陰之道라 故로 又曰動靜有常하니 剛柔斷矣라하니 此는 又以陰陽剛柔로 合天地而總言之也라

幽顯旣位에 **寒暑弛張**하고

陽主晝하고 陰主夜는 一日之幽顯也요 自晦而朔하고 自弦而望은 一月之幽顯也요 春夏主陽而生長하고 秋冬主陰而收藏은 一歲之幽顯也니 幽顯旣定其位에 寒暑從而弛張矣라 弛張은 往來也라

生生化化에 **品物**[1]**咸章**이라하니

易曰 雲行雨施하야 品物流形[2]이라하고 又曰 天地絪縕에 萬物化醇[3]이라하니 此所以生生不息하고 化化無窮하야 而品物咸章矣라 章은 昭著也라

臣斯十世 此之謂也니이다

1) 品物: 萬物.

2) 易曰 雲行雨施 品物流形: 『周易·乾卦』에 보인다.

3) 天地絪縕 萬物化醇: 『周易·繫辭下傳』에 보이는데, 天地陰陽二氣의 交感이 綿密하면 萬物의 化育이 이로 因하여 醇厚해짐을 말함. 絪縕은 天氣와 地氣가 서로 合하여 어린다는 말임.

言傳習之久가 凡十世於玆者는 此道之謂也라 ○ 已上諸義는 當與陰陽類諸章으로 叅看이라

○ 帝曰 善하노이다 **何謂氣有多少**하며 **形有盛衰**오 **鬼臾區曰 陰陽之氣**는 **各有多少**라 **故**로 **曰 三陰三陽也**요 **形有盛衰**는 **謂五行之治 各有太過不及也**라

此以下는 皆明形氣之盛衰也라 陰陽之氣는 各有多少라 故로 厥陰爲一陰이요 少陰爲二陰이요 太陰爲三陰이며 少陽爲一陽이요 陽明爲二陽이요 太陽爲三陽也라 形有盛衰는 如木有太少角하고 火有太少徵하고 土有太少宮하고 金有太少商하고 水有太少羽하니 此五行之治가 各有太過不及也라

故로 **其始也**에 **有餘而往**이면 **不足**이 **隨之**하고 **不足而往**이면 **有餘從之**하나니

此는 氣運이 迭爲消長也라 始는 先也요 隨는 後也라 以六十年之常而言이면 如甲往則乙來하니 甲爲太宮이요 乙爲少商이니 此有餘而往不足隨之也라 乙往則丙來하니 乙爲少商이요 丙爲太羽니 此不足而往有餘從之也라 歲候皆然이라 以盈虛之勝負言이면 如火炎者는 水必涸하고 水盛者는 火必滅하며 陰衰者는 陽湊之하고 陽衰者는 陰湊之하니 皆先往後隨之義也라 蓋氣運之消長은 有盛이면 必有衰하고 有勝이면 必有復하니 往來相因하고 强弱相加하야 而變由作矣라

知迎知隨면 **氣可與期**라

迎者는 迎其至也요 隨者는 隨其去也라 如時令有盛衰則候至有遲速하야 至與不至를 必先知之니 是知迎也요 氣運有勝復하야 勝微者는 復微하고 勝甚者는 復甚하니 其微其甚을 必先知之니 是知隨也라 知迎知隨면 則歲氣可期而天和를 可自保矣리라

應天이 **爲天符**[1]요 **承歲 爲歲直**[2]이요 **三合**[3]이 **爲治**니이다

符는 合也요 承은 下奉上也요 直은 會也라 應天爲天符는 如丁巳丁亥는 木氣合也요 戊寅戊申戊子戊午는 火氣合也요 己丑己未는 土氣合也요 乙卯乙酉는 金氣合也요 丙辰丙戌은 水氣合也니 此十二年者는 中運이 與司天同氣 故로 曰天符라 ○ 承歲爲歲直은 如丁卯之歲는 木承木也요 戊午之歲는 火承火也요 乙酉之歲는 金承金也요 丙子之歲는 水承水也요 甲辰甲戌과 己丑己未之歲는 土承土也니 此는 以年支가 與歲로 同氣相承 故로 曰歲直이니 卽歲會也라 然이나 不分陽年陰年하고 但取四正之年이면 爲四直承歲니 如子午卯酉가 是也요 維土無定位하야 寄王於四季之末 各一十八日有奇면 則通論承歲니 如辰戌丑未가 是也라 共計八年이라 ○ 三合爲治는 言天氣運氣年辰[4]也니 凡天符歲會之類가 皆不外此三者라 若上中下三氣俱合이면 乃

---

1) 天符: 歲運이 司天之氣와 相互符合되는 것을 말함.
2) 歲直: 歲會, 歲立이라고도 하는데, 歲運이 年支의 五行屬性과 같은 경우를 말함.
3) 三合: 太乙天符라고도 하는데, 天符와 歲會가 겹치는 경우, 즉 歲運과 司天之氣 및 年支가 같을 때를 말함.
4) 天氣運氣年辰: 天氣는 司天之氣, 運氣는 歲運(中運), 年辰은 年支를 말함.

爲太一天符니 如乙酉歲 金氣三合과 戊午歲 火氣三合과 己丑己未歲 土氣三合者가 是也니 共四年이라 ○ 右詳注는 見圖翼二卷 天符歲會圖說이라

○ 帝曰 上下相召[1]는 奈何오

此以下는 皆明上下相召也라

鬼臾區曰 寒暑燥濕風火는 天之陰陽也니 三陰三陽이 上奉之하고

寒暑燥濕風火는 六氣化於天者也라 故로 爲天之陰陽이라 三陰三陽上奉之는 謂厥陰이 奉風氣하고 少陰이 奉火氣하고 太陰이 奉土氣하니 此三陰也요 少陽이 奉暑氣하고 陽明이 奉燥氣하고 太陽이 奉寒氣하니 此三陽也라

木火土金水火는 地之陰陽也니 生長化收藏이 下應之라

木火土金水火는 五行이 成於地者也라 故로 爲地之陰陽이라 生長化收藏下應之는 謂木應生하고 火應長하고 土應化하고 金應收하고 水應藏也라 ○ 按上文神在天爲風等十句컨대 其在天者는 止言風熱濕燥寒이요 在地者는 止言木火土金水로되 而此二節에 乃言寒暑燥濕風火와 木火土金水火라 蓋以在天之熱로 分爲暑火而爲六하고 在地之火로 分爲君相而爲六하니 此는 因五行以化六氣하야 而所以有三陰三陽之分也라 二火義는 如下文이라

天은 以陽生陰長하고 地는 以陽殺陰藏하나니

天爲陽이요 陽主升하니 升則向生 故로 天以陽生陰長하니 陽中有陰也라 地爲陰이요 陰主降하니 降則向死 故로 地以陽殺陰藏하니 陰中有陽也라 以歲氣紀之면 其徵可見이니 如上半年爲陽이요 陽升於上하니 天氣治之라 故로 春生夏長하고 下半年爲陰이요 陰降於下하니 地氣治之라 故로 秋收冬藏也라 ○ 此節詳義는 又見陰陽類一이라

天有陰陽하고 地亦有陰陽이라 故로 陽中有陰하고 陰中有陽이라

天本陽也나 然이나 陽中有陰하고 地本陰也나 然이나 陰中有陽이라 此陰陽互藏之道니 如坎中有奇하고 離中有偶하니 水之內明과 火之內暗이 皆是也라 惟陽中有陰 故로 天氣得以下降하고 陰中有陽 故로 地氣得以上升하니 此卽上下相召之本이라 ○ 地亦有陰陽下에 原有木火土金水火地之陰陽也生長化收藏共十六字하니 衍文也니 今去之라

所以欲知天地之陰陽者는 應天之氣는 動而不息 故로 五歲而右遷하고 應地之氣는 靜而守位 故로 六朞而環會라

應天之氣는 五行之應天干也요 動而不息은 以天加地而六甲周旋也요 五歲而右遷은 天干之應

1) 上下相召: 天氣와 地氣가 相互感召함을 말함.

也니 卽下文甲己之歲에 土運統之之類가 是也라 蓋甲乙丙丁戊가 竟五運之一周요 己庚辛壬癸가 又五運之一周니 甲右遷而己來하고 己右遷而甲來 故로 五歲而右遷也라 應地之氣는 六氣之應地支也요 靜而守位는 以地承天而地支不動也요 六朞而環會는 地支之周也니 卽下文子午之歲에 上見少陰之類가 是也라 蓋子丑寅卯辰巳가 終六氣之一備요 午未申酉戌亥가 又六氣之一備니 終而復始 故로 六朞而環會라

動靜相召하고 上下相臨하야 陰陽相錯하면 而變由生也니이다

動以應天이요 靜以應地 故로 曰動靜 曰上下라 無非言天地之合氣니 皆所以結上文相召之義라

帝曰 上下周紀는 其有數乎아 鬼臾區曰 天은 以六爲節하고 地는 以五爲制하니

天數五而五陰五陽 故로 爲十干이요 地數六而六陰六陽 故로 爲十二支라 然이나 天干之五는 必得地支之六하야 以爲節이요 地支之六은 必得天干之五하야 以爲制而後에 六甲成하고 歲氣備라 又如子午之上은 爲君火요 丑未之上은 爲濕土요 寅申之上은 爲相火요 卯酉之上은 爲燥金이요 辰戌之上은 爲寒水요 巳亥之上은 爲風木이니 是六氣之在天에 而以地支之六爲節也라 甲己는 爲土運이요 乙庚은 爲金運이요 丙辛은 爲水運이요 丁壬은 爲木運이요 戊癸는 爲火運이니 是五行之在地에 而以天干之五爲制也라 此는 以地支而應天之六氣요 以天干而合地之五行이니 正其上下相召하야 以合五六之數也라

周天氣者는 六朞爲一備요 終地紀者는 五歲爲一周라

天之六氣가 各治一歲 故로 六朞爲一備요 地之五行도 亦各治一歲 故로 五歲爲一周라 ○ 一曰 當以周天氣者六爲句요 終地紀者五爲句라하니 亦通이라 謂一歲六氣는 各主一步하고 步各六十日로 六六三百六十日이니 是周天氣者六也라 故로 朞爲一備라 一歲五行은 各主一運하고 運七十二日로 五七三百五十이요 二五一十이니 亦三百六十日이니 是終地紀者五也라 故로 歲爲一周라 此는 以一歲之五六爲言하야 以合下文一紀一周之數하니 尤見親切이라

君火以明이요 相火以位라

此는 明天之六氣에 惟火有二之義也라 君者는 上也요 相者는 下也니 陽在上者가 卽君火也요 陽在下者가 卽相火也라 上者는 應離하니 陽在外也라 故로 君火以明이요 下者는 應坎하니 陽在內也라 故로 相火以位라 火는 一也而上下幽顯하야 其象不同하니 此其所以有辨也라 ○ 愚按컨대 王氏注此에 曰 君火는 在相火之右하야 但立名於君位요 不立歲氣라하고 又曰 以名奉天 故로 曰 君火以名이요 守位禀命 故로 曰相火以位라하니 詳此說이면 是將明字를 改爲名字하니 則殊爲不然이라 此는 蓋因至眞要大論言少陰不司氣化라 故로 引其意하야 而云君火不立歲氣라하니 殊不知彼言不司氣化者는 言君火不主五運之化요 非言六氣也라 如子午之歲에 上見少陰則六氣分主天地하야 各有所司하니 何謂不立歲氣며 且君爲大主니 又豈寄空名於上者乎아 以致後

學宗之하야 皆謂君火以名이라하야 竟將明字滅去하니 大失先聖至要之旨라 夫天人之用은 神明而已니 惟神則明하고 惟明乃神이라 天得之而明照萬方하고 人得之而明見萬里가 皆此明字之用이니 誠天地萬物不可須臾離者라 故로 氣交變大論에 曰 天地之動靜은 神明爲之紀라하고 生氣通天論에 曰 陽氣者는 若天與日이니 失其所則折壽而不彰이라 故로 天運은 當以日光明이라하니 此皆君火以明之義也라 又如周易說卦傳에 曰 離也者는 明也니 萬物이 皆相見할새니 南方之卦也니 聖人이 南面而聽天下하야 嚮明而治하니 蓋取諸此也라하니 由此言之면 則天時人事가 無不賴此明字하야 爲之主宰어늘 而後人이 泯去之하니 其失爲何如哉아 不得不正하노라 ○ 又按컨대 君火以明 相火以位를 雖註義如前이나 然이나 以凡火觀之면 則其氣質上下가 亦自有君相明位之辨이라 蓋明者는 光也니 火之氣也요 位者는 形也니 火之質也라 如一寸之燈이 光被滿室은 此氣之爲然也요 盈爐之炭이 有熱無焰은 此質之爲然也라 夫焰之與炭이 皆火也나 然이나 焰明而質暗하고 焰虛而質實하고 焰動而質靜하고 焰上而質下하니 以此證之면 則其氣之與質이 固自有上下之分하니 亦豈非君相之辨乎아 是以로 君火居上하야 爲日之明하야 以昭天道 故로 於人也에 屬心而神明이 出焉하고 相火居下하야 爲原泉之溫하야 以生養萬物 故로 於人也에 屬腎而元陽이 蓄焉이라 所以六氣之序가 君火在前이요 相火在後는 前者는 肇物之生이요 後者는 成物之實일새니 而三百六十日中에 前後二火所主者는 止四五六七月 共一百二十日로 以成一歲化育之功하니 此君相二火之爲用也라 或曰 六氣中에 五行各一이어늘 惟火言二는 何也오 曰 天地之道는 陰陽而已니 陽主生하고 陰主殺이라 使陽氣不充이면 則生意終於不廣이라 故로 陽道實하고 陰道虛하며 陽氣剛하고 陰氣柔하니 此天地陰陽當然之道라 且六氣之分에 屬陰者三이니 濕燥寒이 是也요 屬陽者二니 風熱而已라 使火無君相之化면 則陰勝於陽而殺甚於生矣리니 此二火之所以必不可無也라 若因惟火有二하야 便謂陽常有餘而專意抑之면 則伐天之和하고 伐生之本이 莫此爲甚이라 此等大義는 學者最宜詳察이라 ○ 至眞要大論云少陰不司氣化는 義詳本類二十四하고 生氣通天論云天運當以日光明은 義詳疾病類五하니 俱當參閱이라

五六相合하야 而七百二十氣爲一紀니 凡三十歲요

天은 以六朞爲備요 地는 以五歲爲周니 周餘一氣는 終而復會라 如五个六이면 三十歲也요 六个五면 亦三十歲也라 故로 五六相合하야 而七百二十氣爲一紀니 凡三十歲也라 然이나 此는 以大數言之耳요 若詳求之면 則三十年之數는 正與一歲之度相合이라 蓋一歲之數는 凡三百六十日이니 六分分之爲六氣면 各得六十日也요 五分分之爲五運이면 各得七十二日也요 七十二分分之爲七十二候면 各得五日也라 三十年之數는 凡三百六十月이니 六分分之면 各得六十月이요 五分分之면 各得七十二月이요 七百二十分分之면 各得十五日이니 是爲一氣요 又曰一節이라 此五六之大會而元會運世之數가 皆自此起라 故로 謂之一紀요 又謂之一世라

千四百四十氣凡六十歲에 而爲一周하니 不及太過 斯皆見矣니이다

以三十年而倍之면 則得此數니 是爲六十年花甲一周也라 其間에 運五氣六과 上下相臨之數가 盡具於此 故로 凡太過不及과 逆順勝復之氣를 皆於此而可見矣라

○ 帝曰 夫子之言은 上終天氣하고 下畢地紀하야 可謂悉矣라 余願聞而藏之하야 上以治民하고 下以治身하야 使百姓昭著하야 上下和親하고 德澤下流하야 子孫無憂하고 傳之後世하야 無有終時하노니 可得聞乎아

此以下는 皆明五六之義也라 觀帝言上以治民이면 則聖帝重民之意를 爲可知矣라

鬼臾區曰 至數之機는 迫迮[1]以微하야 其來可見이요 其往可追라 敬之者는 昌하고 慢之者는 亡하며 無道行私면 必得天殃하나니

至數之機는 卽五六相合之類也라 迫迮以微는 謂天地之氣數는 其精微切近이 無物不然也라 其來可見 其往可追는 謂因氣可以察至요 因至可以求數也라 然이나 至數之微는 爲安危所係라 故로 敬之者昌이요 慢之者亡이라 敬者는 如攝生類諸章所載 凡合同於道者가 皆是也라 設或無道行私而逆天妄爲면 天殃이 必及之矣리니 可不愼哉아 ○ 迮은 音窄이니 近也라

謹奉天道하야 請言眞要하리이다

至眞之要道也라

帝曰 善言始者는 必會於終하고 善言近者는 必知其遠하니

必精明於道者라야 庶能言始以會終하고 言近以知遠이라

是則至數極而道不惑이니 所謂明矣라 願夫子推而次之하고 令有條理하야 簡而不匱하고 久而不絶하며 易用難忘케하야 爲之綱紀하노니 至數之要를 願盡聞之니이다

至數之義는 本經所見不一하니 詳會通奇恒類라 簡은 要也요 匱는 乏也라

鬼臾區曰 昭乎哉라 問이시여 明乎哉라 道여 如鼓之應桴요 響之應聲也로소이다

桴는 鼓椎也라 發者爲聲이요 應者爲響이라 ○ 桴는 音孚라

臣聞之컨대 甲己之歲엔 土運統之하고 乙庚之歲엔 金運統之하고 丙辛之歲엔 水運統之하고 丁壬之歲엔 木運統之하고 戊癸之歲엔 火運統之라하더이다

此는 卽五行之應天干也니 是爲五運이라 詳義見下章과 及圖翼五運圖解라

---

1) 迮: 끼일(迫), 일어날(起), 별안간 책.

帝曰 其於三陰三陽에 合之는 奈何오 鬼臾區曰 子午之歲엔 上見少陰하고 丑未之歲엔 上見太陰하고 寅申之歲엔 上見少陽하고 卯酉之歲엔 上見陽明하고 辰戌之歲엔 上見太陽하고 巳亥之歲엔 上見厥陰하니

此는 卽三陰三陽之應地支也니 是爲六氣라 上者는 言司天이니 如子午之歲에 上見少陰司天이 是也라 十二年이 皆然이라

少陰은 所謂標也요 厥陰은 所謂終也라

標는 首也요 終은 盡也라 六十年陰陽之序가 始於子午 故로 少陰謂標요 盡於巳亥 故로 厥陰謂終이라

厥陰之上엔 風氣主之하고 少陰之上엔 熱氣主之하고 太陰之上엔 濕氣主之하고 少陽之上엔 相火主之하고 陽明之上엔 燥氣主之하고 太陽之上엔 寒氣主之하니 所謂本也니 是謂六元이니이다

三陰三陽者는 由六氣之化爲之主하야 而風化厥陰하고 熱化少陰하고 濕化太陰하고 火化少陽하고 燥化陽明하고 寒化太陽이라 故로 六氣謂本이요 三陰三陽謂標也라 然이나 此六者는 皆天元一氣之所化니 一分爲六 故로 曰六元이라 本篇에 曰天元紀者는 義本諸此라

帝曰 光乎哉라 道여 明乎哉라 論이여 請著之玉版하고 藏之金匱하야 署曰天元紀라하리이다

著之玉版은 垂永久也요 藏之金匱는 示珍重也요 署는 表識也라

五運六氣 上下之應

『素問·五運行大論』○ 四

黃帝坐明堂하사 始正天綱하고 臨觀八極하며 考建五常하실새

明堂은 王者朝會之堂也라 正天綱者는 天之大綱이 在於斗하니 正斗綱之建하야 以占天也라 八極은 八方之輿極也니 觀八極之理하야 以志地也라 考는 察也요 建은 立也며 五常은 五行氣運之常也니 考建五常하야 以測陰陽之變化也라

請天師而問之曰 論에 言天地之動靜은 神明爲之紀요 陰陽之升降은 寒暑彰其兆라하고

論은 氣交變大論也라 但彼以升降二字로 作往復하니 見後第十이라

余聞五運之數於夫子에 夫子之所言이 正五氣之各主歲耳라 首甲定運이라하시니 余因論之어니와 鬼臾區曰 土主甲己하고 金主乙庚하고 水主丙辛하고 木主丁壬하고 火主戊癸하며

此는 五運也라 首甲定運은 謂六十年이 以甲子爲始하야 而定其運也라

子午之上엔 少陰主之하고 丑未之上엔 太陰主之하고 寅申之上엔 少陽主之하고 卯酉之上엔 陽明主之하고 辰戌之上엔 太陽主之하고 巳亥之上엔 厥陰主之라하야 不合陰陽하니 其故는 何也오

此는 三陰三陽之所主也니 主者는 司天也라 不合陰陽은 如五行之甲乙은 東方木也로되 而甲化土運하고 乙化金運하며 六氣之亥子는 北方水也로되 而亥年之上에 風木主之하고 子年之上에 君火主之하며 又如君火司氣에 火本陽也로되 而反屬少陰하고 寒水司氣에 水本陰也로되 而反屬太陽之類니 似皆不合於陰陽者也라

岐伯이 曰 是는 明道也니 此天地之陰陽也라

言鬼臾區之言이 是明顯之道也니 其所云運五氣六不合陰陽者가 正所以明天地之陰陽也라

夫數之可數者는 人中之陰陽也라 然이나 所合은 數之可得者也라 夫陰陽者는 數之可十이요 推之可百이며 數之可千이요 推之可萬이나 天地陰陽者는 不以數推요 以象之謂也니이다

人中之陰陽은 言其淺近可數而人所易知者也라 然이나 陰陽之道는 或本陽而標陰하고 或內陽而外陰하며 或此陽而彼陰하고 或先陽而後陰이라 故로 小之而十百이요 大之而千萬이나 無非陰陽之變化니 此天地之陰陽無窮하야 誠有不可以限數推言者라 故로 當因象求之면 則無不有理存焉이라 ○ 數之可十以下四句는 又見經絡類二十九와 及三十四라

帝曰 願聞其所始也니이다 岐伯이 曰 昭乎哉라 問也시여 臣覽太始天元冊文하니 丹天之氣는 經於牛女戊分하고 黅天之氣는 經於心尾己分하고 蒼天之氣는 經於危室柳鬼하고 素天之氣는 經於亢氐昴畢하고 玄天之氣는 經於張翼婁胃라

此는 所以辨五運也라 始는 謂天運初分之始라 太始天元冊文은 太古占天文也라 丹은 赤色이니 火氣也요 黅은 黃色이니 土氣也요 蒼은 青色이니 木氣也요 素는 白色이니 金氣也요 玄은 黑色이니 水氣也라 此는 天地初分之時에 赤氣가 經於牛女戊分하니 牛女는 癸之次요 戊는 當乾之次 故로 火主戊癸也라 黃氣가 經於心尾己分하니 心尾는 甲之次요 己는 當巽之次 故로 土主甲己

也라 青氣가 經於危室柳鬼하니 危室은 壬之次요 柳鬼는 丁之次 故로 木主丁壬也라 白色이 經於亢氐昴畢하니 亢氐는 乙之次요 昴畢은 庚之次 故로 金主乙庚也라 黑氣가 經於張翼婁胃하니 張翼은 丙之次요 婁胃는 辛之次 故로 水主丙辛也니 此五運之所以化也라 ○ 又詳義見圖翼二卷 五天五運圖解라 ○ 黅은 音今이라

所謂戊己分者는 奎壁角軫이니 則天地之門戶也라

奎壁은 臨乾하니 戊分也요 角軫은 臨巽하니 己分也라 戊在西北하고 己在東南하니 遁甲經에 曰 六戊爲天門이요 六己爲地戶라하니 故로 曰天地之門戶라 ○ 詳義見圖翼一卷 奎壁角軫天地之門戶說이라

夫候之所始요 道之所生이니 不可不通也니이다

此五天五運이 卽氣候之所始요 天道之所生也라

○ 帝曰 善하노이다 論에 言天地者는 萬物之上下요 左右者는 陰陽之道路라하니 未知其所謂也니이다

此는 所以辨六氣也라 論은 卽天元紀大論이니 見前章及陰陽應象大論이라 見陰陽類第一하니라

岐伯이 曰 所謂上下者는 歲上下니 見陰陽之所在也라

上은 司天也요 下는 在泉也니 歲之上下는 卽三陰三陽이 迭見之所在也라

左右者는 諸上에 見厥陰이면 左少陰 右太陽이요 見少陰이면 左太陰 右厥陰이요 見太陰이면 左少陽 右少陰이요 見少陽이면 左陽明 右太陰이요 見陽明이면 左太陽 右少陽이요 見太陽이면 左厥陰 右陽明이니 所謂面北而命其位에 言其見也니이다

司天在泉이 俱有左右라 諸上見者는 卽言司天 故로 厥陰司天則左見少陰 右見太陽이니 是爲司天之左右間也라 餘義放此하니라 司天在上 故로 位南面北而命其左右之見이라 左는 西也요 右는 東也라

帝曰 何謂下오 岐伯이 曰 厥陰在上則少陽在下하니 左陽明 右太陰이요 少陰在上則陽明在下하니 左太陽 右少陽이요 太陰在上則太陽在下하니 左厥陰 右陽明이요 少陽在上則厥陰在下하니 左少陰 右太陽이요 陽明在上則少陰在下하니 左太陰 右厥陰이요 太陽在上則太陰在下하니 左少陽 右少陰이니 所謂面南而命其位에 言其見也라

下者는 卽言在泉 故로 位北面南而命其左右之見이니 是爲在泉之左右間也라 左는 東也요 右는 西也라 司天在泉이 上下異而左右殊也라 ○ 按컨대 右二節은 陰陽六氣가 迭爲遷轉이니 如巳亥年厥陰司天이면 明年子午엔 則左間少陰來司天矣요 又如初氣厥陰用事면 則二氣少陰來相代矣라 六氣循環無已하니 此所以上下左右로 陰陽逆順有異하야 而見氣候之變遷也라 ○ 有司天在泉左右間氣圖解하니 在圖翼二卷이라

○ 上下相遘하야 寒暑相臨하니 氣相得則和요 不相得則病이니이다

此는 明上下之相遘也라 遘는 交也요 臨은 遇也라 司天在上하고 五運在中하며 在泉在下하야 三氣之交가 是上下相遘而寒暑相臨也라 所遇之氣가 彼此相生者는 爲相得而安이요 彼此相剋者는 爲不相得而病矣라 ○ 詳義見圖翼 五運六氣諸解中이라 ○ 遘는 音姤라

帝曰 氣相得而病者는 何也오 岐伯이 曰 以下臨上이니 不當位也니이다

氣同類者는 本爲相得이어늘 而亦不免於病者는 以下臨上也일새니 如六微旨大論에 曰 君位臣則順이요 臣位君則逆이라하니 此指君相二火而言也라 詳見後第七하니라

○ 帝曰 動靜은 何如오

此는 言遷轉之動靜也라

岐伯이 曰 上者는 右行하고 下者는 左行하니 左右周天하야 餘而復會也니이다

上者右行은 言天氣右旋이니 自東而西하야 以降於地요 下者左行은 言地氣左轉이니 自西而東하야 以升於天이라 故로 司天在上에 必歷巳午未申而西降하고 在泉在下에 必歷亥子丑寅而東升也라 餘而復會는 卽前篇五六相合하야 積氣餘[1]而復會其始之義라

帝曰 余聞컨대 鬼臾區曰 應地者靜이라하여늘 今夫子乃言下者左行이라하니 不知其所謂也라 願聞컨대 何以生之乎아

應地者靜은 見前天元紀篇이라

岐伯이 曰 天地動靜과 五行遷復은 雖鬼臾區라도 其上候而已요 猶不能徧明이라

上候而已는 天運之候也요 不能徧明은 猶未詳言左右也라

夫變化之用은 天垂象하고 地成形하니 七曜는 緯虛하고 五行은 麗[2]地라 地者

1) 氣餘: 日月의 歲差度數를 말함.
2) 麗: 짝, 짝지을 려.

는 所以載生成之形類也요 虛者는 所以列應天之精氣也니 形精之動이 猶根本之與枝葉也라 仰觀其象하면 雖遠이나 可知也니이다

天地之體雖殊나 變化之用則一이니 所以在天則垂象이요 在地則成形이라 故로 七曜緯於虛卽五行이 應天之精氣也요 五行이 麗於地卽七曜生成之形類也라 是以로 形精之動이 亦猶根本之與枝葉耳라 故로 凡物之在地者는 必懸象於天하니 第仰觀其象하면 則無有不應이라 故로 上之右行 下之左行者가 周流不息하야 而變化乃無窮也라

○ 帝曰 地之爲下否乎아

此는 欲詳明上下之義也라

岐伯이 曰 地爲人之下 太虛之中者也니이다

人在地之上하고 天在人之上하니 以人之所見으로 言則上爲天이요 下爲地며 以天地之全體로 言則天包地之外하고 地居天之中이라 故로 曰太虛之中者也라 由此觀之면 則地非天之下矣라 然則司天者는 主地之上하고 在泉者는 主地之下하니 五行之麗地者는 是爲五運而運行於上下之中者也라 此特擧地爲辨者는 蓋以明上中下之大象耳라

帝曰 馮乎아

馮은 憑同이라 言地在太虛之中而不墜者는 果亦有所依憑否也아하니라

岐伯이 曰 大氣擧之也라

大氣者는 太虛之元氣也라 乾坤萬物이 無不賴之以立 故로 地在太虛之中도 亦惟元氣任持之耳라

燥以乾之하고 暑以蒸之하고 風以動之하고 濕以潤之하고 寒以堅之하고 火以溫之라

此는 卽大氣之所化니 是爲六氣而運用於天地之間者也라 曰燥曰暑曰風曰濕曰寒曰火六者는 各一其性而功用亦異라

故로 風寒在下하고 燥熱在上하고 濕氣在中하되 火遊行其間하야 寒暑六入[1] 故로 令虛而化生也라

寒居北하고 風居東하야 自北而東 故로 曰風寒在下니 下者는 左行也라 熱居南하고 燥居西하야 自南而西 故로 曰燥熱在上이니 上者는 右行也라 地者는 土也요 土之化濕 故로 曰濕氣在中也라 惟火有二하니 君火는 居濕之上하고 相火는 居濕之下 故로 曰火遊行其間也라 凡寒暑再更而

1) 寒暑六入: 寒暑는 一年, 六入은 六氣가 地上에 下臨하는 것을 말함.

氣入者六이나 非虛면 無以寓氣하고 非氣면 無以化生 故로 曰令虛而化生也라

故로 燥勝則地乾하고 暑勝則地熱하고 風勝則地動하고 濕勝則地泥하고 寒勝則地裂하고 火勝則地固矣니이다

凡此六者는 皆言地氣本乎天也니 自上文地之爲下로 至此히 正所以發明此義요 天元紀大論에 曰 太虛廖廓이 肇基化元하니 萬物이 資始하고 五運이 終天하며 布氣眞靈하야 總統坤元이라하니 亦此之謂라 ○ 此下接寒暑燥濕風火在人合之奈何 其於萬物何以生化一章은 列藏象類第六이라

南政北政 陰陽交 尺寸反

五

帝曰 天地之氣는 何以候之오

『素問·五運行大論』○ 此는 欲因脈候하야 以察天地之氣也라

岐伯이 曰 天地之氣 勝復之作은 不形於診也라 脈法에 曰 天地之變은 無以脈診이라하니 此之謂也니이다

天地之氣는 有常有變하니 其常氣之形於診者는 如春弦夏洪秋毛冬石과 及厥陰之至其脈弦 少陰之至其脈鉤 太陰之至其脈沈 少陽之至大而浮 陽明之至短而濇 太陽之至大而長者가 皆是也라 若其勝復之氣가 卒然初至하면 安得遽變其脈而形於診乎아 故로 天地之變은 有不可以脈診이요 而當先以形證求之者라 如氣交變大論에 曰 應常不應卒이라하니 亦此之謂라

帝曰 間氣는 何如오

間氣는 謂司天在泉 左右之間氣니 而脈亦當有應之也라 夫此間氣者를 謂之爲常則氣有變遷하고 謂之爲變則歲有定位하니 蓋帝因上文云 天地之變은 無以脈診이라하니 故로 復擧此常中之變하야 以求夫脈之應也라

岐伯이 曰 隨氣所在하야 期於左右니이다

氣在左則左應하고 氣在右則右應하니 左右者는 左右寸尺也라 詳如下文이라

帝曰 期之는 奈何오 岐伯이 曰 從其氣則和요 違其氣則病이며

氣至에 脈亦至면 從其氣也라 故로 曰和요 氣至에 脈不至하고 氣未至而脈至면 違其氣也라 故로 爲病이라 至眞要大論에 曰 至而和則平이요 至而甚則病이요 至而反則病이요 至而不至者도 病이요 未至而至者도 病이요 陰陽易者는 危라하니라

不當其位者도 **病**이요

應左而右하고 應右而左하고 應上而下하고 應下而上也라

迭移其位者도 **病**이요

迭은 更也니 應見不見而移易於他位也라

失守其位者는 **危**요

克賊之脈見하야 而本位失守也라

尺寸反者는 **死**요 **陰陽交者**도 **死**라

此二句之義는 一은 以尺寸言이요 一은 以左右言이니 皆以少陰爲之主也라 如陰當在尺則陽當在寸하고 陰當在寸則陽當在尺하니 左右亦然이라 若陰之所在에 脈宜不應而反應하고 陽之所在에 脈宜應而反不應하니 其在尺寸則謂之反이요 其在左右則謂之交니 皆當死也라 尺寸反者는 惟子午卯酉四年有之요 陰陽交者는 惟寅申巳亥辰戌丑未八年有之니 若尺寸獨然커나 或左右獨然하면 是爲氣不應이요 非反非交也라

先立其年하야 **以知其氣**와 **左右應見然後**에야 **乃可以言死生之逆順**이니이다

先立其年之南北政과 及司天在泉左右間應見之氣하면 則知少陰君主之所在하니 脈當不應而逆順을 乃可見矣라 ○ 此章詳義는 具南北政圖說中이니 在圖翼二卷이라

○ 帝曰 夫子言察陰陽所在而調之라하고 **論**에 **言人迎與寸口相應**하야 **若引繩小大齊等**을 **命曰平**이라하니

『素問·至眞要大論』 ○ 論言은 靈樞禁服篇也라 此引本論之察陰陽者는 以人迎寸口爲言이라 蓋人迎在頭하고 寸口在手하야 陰陽相應則大小齊等하니 是爲平也라

陰之所在에 **寸口**는 **何如**오

陰은 少陰也라 少陰所在에 脈當不應於寸口하니 有不可不察也라

岐伯이 **曰 視歲南北**하면 **可知之矣**니이다

甲己二歲爲南政이요 乙庚丙辛丁壬戊癸八年이 爲北政이라 南政居南하야 而定其上下左右라 故로 於人之脈엔 則南應於寸하고 北應於尺이라 北政居北하야 而定其上下左右라 故로 北應於寸而南應於尺이라 一曰 五運은 以土爲尊 故로 惟甲己土運爲南政이요 其他는 皆北政也라하니라 ○ 有推原南北政圖說하니 在圖翼二卷이라

帝曰 願卒聞之하노이다 岐伯이 曰 北政之歲에 少陰在泉則寸口不應하고

不應者는 脈來沈細而伏하야 不應於指也라 北政之歲에 其氣居北하야 以定上下則尺主司天하고 寸主在泉 故로 少陰在泉하야 居北之中則兩手寸口不應하니 乙丁辛癸卯酉年이 是也라

厥陰在泉則右不應하고

右는 右寸也라 北政에 厥陰在泉則少陰이 在右寸 故로 不應하니 丙戊庚壬寅申年이 是也라

太陰在泉則左不應하며

左는 左寸也라 北政에 太陰在泉則少陰이 在左寸 故로 不應하니 丙戊庚壬辰戌年이 是也라

南政之歲에 少陰司天則寸口不應하고

南政之歲에 其氣居南하야 以定上下則寸主司天하고 尺主在泉 故로 少陰司天하야 居南之中則兩手寸口가 不應하니 甲子甲午年이 是也라

厥陰司天則右不應하고

右는 右寸也라 南政에 厥陰司天則少陰이 在右寸 故로 不應하니 己巳己亥年이 是也라

太陰司天則左不應하니

左는 左寸也라 南政에 太陰司天則少陰이 在左寸 故로 不應하니 己丑己未年이 是也라

諸不應者는 反其診則見矣니이다

凡南政之應在寸者는 則北政에 應在尺하고 北政之應在寸者는 則南政에 應在尺하니 以南北相反而診之면 則或寸或尺之不應者를 皆可見矣라

帝曰 尺候는 何如오

上文所言이 皆兩寸之不應 故로 此復問兩尺之候也라

岐伯이 曰 北政之歲에 三陰在下則寸不應하고 三陰在上則尺不應하며

北政之歲엔 反於南政 故로 在下者主寸하고 在上者主尺하니 上下는 卽司天在泉也라

南政之歲에 三陰在天[1]則寸不應하고 三陰在泉則尺不應하니

南政之歲엔 反於北政 故로 在天에 主寸하고 在泉에 主尺也라

左右同이라

---

1) 在天: 司天을 말함.

凡左右寸尺之不應者는 皆與前同하니 惟少陰之所在가 則其位也라 ○ 愚按컨대 陰之所在 其脈不應을 諸家之注에 皆謂六氣는 以少陰爲君하니 君象無爲하고 不主時氣라 故로 少陰所至에 其脈不應也라하니 此說은 殊爲不然이라 夫少陰이 既爲六氣之一이어늘 又安有不主氣之理리오 惟天元紀大論中 君火以明 相火以位之下의 王氏注에 曰 君火在相火之右 但立名於君位 不立歲氣一言은 此在王氏固已誤注어늘 而諸家引以釋此하니 蓋亦不得已而爲之强解耳니 義豈然歟리오 夫三陰三陽者는 天地之氣也니 如太陰陽明論에 曰 陽者는 天氣也니 主外하고 陰者는 地氣也니 主內라 故로 陽道는 實하고 陰道는 虛라하니 此陰陽虛實은 自然之道也라 第以日月證之면 則日爲陽이니 其氣常盈하고 月爲陰이니 其光常缺이라 是以로 潮汐之盛衰도 亦隨月而有消長하니 此陰道當然之義를 爲可知矣라 人之經脈은 卽天地之潮汐也라 故로 三陽所在에 其脈無不應者는 氣之盈也요 三陰所在에 其脈有不應者는 以陽氣有不及하야 氣之虛也라 然이나 三陰之列에 又惟少陰獨居乎中이요 此又陰中之陰也니 所以少陰所在에 爲不應이라 蓋亦應天地之虛耳니 豈君不主事之謂乎아 明者以爲然否아 ○ 本類前第三章의 君火以明條下에 有按하니 所當互考라

故로 曰 知其要者는 一言而終하고 不知其要면 流散無窮이라하니 此之謂也니이다

要는 卽陰陽之所在也라 知則不惑하고 不知則致疑하니 所以流散無窮而莫測其要也라 凡此脈之見이 尤於時氣爲病者에 最多하니 雖其中有未必全合者나 然이나 遇有不應之脈하면 便當因此以推察其候라 ○ 知其要者數句는 與六元正紀大論으로 同하니 但彼言六元之紀요 此言陰陽之要也니 見後十七이라

天地六六之節 標本之應 亢則害 承乃制

『素問·六微旨大論』○ 六

黃帝問曰 嗚乎遠哉라 天之道也여 如迎浮雲하며 若視深淵이로다 視深淵엔 尙可測이나 迎浮雲엔 莫知其極이라

此는 甚言天道之難窮也라 ○ 疏五過論에 亦有此數句하니 詳論治類十八이로되 但彼言醫道요 此言天道也라

夫子數言謹奉天道라하니 余聞而藏之나 心私異之하야 不知其所謂也라 願夫子溢志盡言其事하야 令終不滅하며 久而不絶하노니 天之道를 可得聞乎아 岐伯이 稽首再拜하고 對曰 明乎哉라 問이시여 天之道也 此因天之序하야 盛衰之時也니이다

因天道之序更하니 所以成盛衰之時變也라

帝曰 願聞天道六六之節盛衰하노니 何也오

六六之義는 已見前第一章하니 此復求其盛衰之詳이라

岐伯이 曰 上下有位하고 左右有紀라

此는 言六位之序하야 以明客氣之盛衰也라

故로 少陽之右에 陽明治之하고 陽明之右에 太陽治之하고 太陽之右에 厥陰治之하고 厥陰之右에 少陰治之하고 少陰之右에 太陰治之하고 太陰之右에 少陽治之하니 此所謂氣之標니 蓋南面而待之也라

此는 卽天道六六之節也라 三陰三陽은 以六氣爲本이요 六氣는 以三陰三陽爲標라 然이나 此右字는 皆自南面而觀以待之니 所以少陽之右爲陽明也라 ○ 有天地六氣圖解하니 在圖翼二卷이라

故로 曰 因天之序하야 盛衰之時에 移光定位하되 正立而待之라하니 此之謂也라

光은 日光也요 位는 位次也라 凡此六氣之次가 卽因天之序也니 天旣有序則氣之王者爲盛이요 氣之退者爲衰라 然이나 此盛衰之時는 由於日光之移하니 日光移而後에 位次定이라 聖人之察之者가 但南面正立而待之면 則其時更氣易을 皆於日光而見之矣라 故로 生氣通天論에 曰 天運當以日光明이라하니 正此移光定位之義라 ○ 此數句는 與八正神明論으로 同하니 詳鍼刺類十三이라

○ 少陽之上에 火氣治之하니 中見厥陰이요

此以下는 言三陰三陽이 各有表裏하야 其氣相通 故로 各有互根之中氣也라 少陽之本은 火라 故로 火氣在上하고 與厥陰爲表裏라 故로 中見厥陰하니 是以相火而兼風木之化也라 ○ 此有上中下本標中氣圖解하니 在圖翼四卷이라

陽明之上에 燥氣治之하니 中見太陰이요

陽明之本은 燥라 故로 燥氣在上하고 與太陰爲表裏라 故로 中見太陰하니 是以燥金而兼濕土之化也라

太陽之上에 寒氣治之하니 中見少陰이요

太陽之本은 寒이라 故로 寒氣在上하고 與少陰爲表裏라 故로 中見少陰하니 是以寒水而兼君火之化也라

厥陰之上에 風氣治之하니 中見少陽이요

厥陰之本은 風이라 故로 風氣在上하고 與少陽爲表裏라 故로 中見少陽하니 是以風木而兼相火之化也라

少陰之上에 熱氣治之하니 中見太陽이요

少陰之本은 熱이라 故로 熱氣在上하고 與太陽爲表裏라 故로 中見太陽하니 是以君火而兼寒水之化也라

太陰之上에 濕氣治之하니 中見陽明이라

太陰之本은 濕이라 故로 濕氣在上하고 與陽明爲表裏라 故로 中見陽明하니 是以濕土而兼燥金之化也라

所謂本也라 本之下는 中之見也요 見之下는 氣之標也니

所謂本也一句는 與前天元紀章所云者로 同義라 蓋上之六氣가 爲三陰三陽之本이요 下之三陰三陽이 爲六氣之標로되 而兼見於標本之間者는 是陰陽表裏之相合하야 而互爲中見之氣也라 其於人之應之者에도 亦然이라 故로 足太陽少陰二經이 爲一合而膀胱與腎之脈이 互相絡也요 足少陽厥陰이 爲二合而膽與肝脈이 互相絡也요 足陽明太陰이 爲三合而胃與脾脈이 互相絡也요 手太陽少陰이 爲四合而小腸與心脈이 互相絡也요 手少陽厥陰이 爲五合而三焦與心包絡之脈이 互相絡也요 手陽明太陰이 爲六合而大腸與肺脈이 互相絡也니 此卽一表一裏而陽中有陰하고 陰中有陽之義라

本標不同에 氣應이 異象이니이다

本標不同者를 若以三陰三陽言之면 如太陽本寒而標陽이요 少陰本熱而標陰也며 以中見之氣言之면 如少陽所至에 爲火生而中爲風이요 陽明所至에 爲燥生而中爲濕이요 太陽所至에 爲寒生而中爲熱이요 厥陰所至에 爲風生而中爲火요 少陰所至에 爲熱生而中爲寒이요 太陰所至에 爲濕生而中爲燥也라 故로 歲氣有寒熱之非常者하며 診法有脈從而病反者하며 病有生於本 生於標 生於中氣者하며 治有取本而得 取標而得 取中氣而得者라 此皆標本之不同而氣應之異象이니 卽下文所謂物生其應 脈氣其應者가 是也라 故로 如瓜甛蒂苦와 葱白葉靑과 參補蘆瀉와 麻黃發汗根節止汗之類가 皆本標不同之象이라 此一段은 義深意圓하니 當與標本類諸章으로 參悟하라

○ 帝曰 其有至而至와 有至而不至와 有至而太過는 何也오

此下는 正以明氣候之盛衰也라 六氣治歲에 各有其時하고 氣至有遲蚤하야 而盛衰見矣라

岐伯이 曰 至而至者는 和요 至而不至는 來氣不及也요 未至而至는 來氣有餘也니이다

時至에 氣亦至면 和平之應也니 此爲平歲나 若時至而氣不至면 來氣不及也요 時未至而氣先至면 來氣有餘也라

帝曰 至而不至와 未至而至는 何如오 岐伯이 曰 應則順이요 否則逆이니 逆則變生하고 變生則病이니이다

當期爲應이요 愆期爲否니 應則順而生化之氣正하고 否則逆而勝復之變生하니 天地變生則萬物亦病矣라

帝曰 善하노이다 請言其應하노이다 岐伯이 曰 物은 生이 其應也요 氣는 脈이 其應也니이다

物生其應은 如五常政大論之五穀五果五蟲五畜之類가 是也요 氣脈其應은 如至眞要大論之南北政과 及厥陰之至其脈弦之類가 是也라 ○ 至不至之義는 又見六元正紀大論하니 詳後十八이라

○ 帝曰 善하노이다 願聞地理之應六節氣位하노니 何如오

此下는 言地理之應六節이니 卽主氣之靜而守位者也라 故로 曰六位요 亦曰六步니 乃六氣所主之位也라

岐伯이 曰 顯明之右는 君火之位也니

顯明者는 日出之所요 卯正之中이니 天地平分之處也라 顯明之右는 謂自斗建卯中으로 以至巳中에 步居東南하야 爲天之右間하야 主二之氣하니 乃春分後六十日有奇니 君火治令之位也라 若客氣가 以相火加於此하면 是謂以下臨上이요 臣位君이니 則逆矣라 ○ 此下에 有交六氣節令圖解와 及地理之應六節圖하니 在圖翼二卷이라

君火之右에 退行一步하면 相火治之하고

退行一步는 謂退於君火之右一步也라 此는 自斗建巳中으로 以至未中에 步居正南하야 位直司天하야 主三之氣하니 乃小滿後六十日有奇니 相火之治令也라

復行一步하면 土氣治之하고

復行一步는 謂於相火之右에 又行一步也라 此는 自未中으로 以至酉中에 步居西南하야 爲天之左間하야 主四之氣하니 乃大暑後六十日有奇니 濕土治令之位也라

復行一步하면 金氣治之하고

此는 於土氣之右에 又行一步라 自酉中으로 以至亥中에 步居西北하야 爲地之右間하야 主五之氣하니 乃秋分後六十日有奇니 燥金治令之位也라

復行一步하면 水氣治之하고

此는 於金氣之右에 又行一步라 自亥中으로 以至丑中에 步居正北하야 位當在泉하야 主終之氣하니 乃小雪後六十日有奇니 寒水之治令也라

復行一步하면 木氣治之하고

此는 於水氣之右에 又行一步라 自丑中으로 以至卯中에 步居東北하야 爲地之左間하야 主初之氣하니 乃大寒後六十日有奇니 風木治令之位也라

復行一步하면 君火治之라

此는 自木氣之末로 復行於顯明之右 君火之位니 是爲主氣六步之一周라

○ 相火之下에 水氣承之하고 水位之下에 土氣承之하고 土位之下에 風氣承之하고 風位之下에 金氣承之하고 金位之下에 火氣承之하고 君火之下에 陰精이 承之니이다

此는 言六位之下에 各有所承하니 承者는 前之退而後之進也라 承之爲義有二하니 一曰常이요 一曰變이라 常者는 如六氣各專一令하야 一極則一生하야 循環相承하야 無所間斷 故로 於六位盛極之下에 各有相制之氣하야 隨之以生하고 由生而化하며 由微而著하야 更相承襲하야 時序乃成이라 所謂陽盛之極이면 則陰生承之하고 陰盛之極이면 則陽生承之요 亦猶陰陽家五行胎生之義니 此歲氣不易之令이라 故로 謂之常이니 常者는 四時之序也라 變者는 如六元正紀大論所謂少陽所至爲火生과 終爲蒸溽은 水承相火之象也요 水發而雹雪은 土氣承水之象也요 土發而飄驟는 風木承土之象也요 木發而毁折은 金氣承木之象也요 金發而淸明은 火氣承金之象也요 火發而曛昧는 陰精承君火之象也라 此則因亢而制요 因勝而復이니 承制不常 故로 謂之變이요 變者는 非時之邪也라 然이나 曰常曰變이 雖若相殊나 總之컨대 防其太過하야 而成乎造化之用이니 理則一耳라

帝曰 何也오 岐伯이 曰 亢則害요 承乃制니

亢者는 盛之極也요 制者는 因其極而抑之也라 蓋陰陽五行之道는 亢極則乖而强弱相殘矣라 故로 凡有偏盛則必有偏衰하나니 使强無所制則强者愈强하고 弱者愈弱하야 而乖亂日甚이라 所以亢而過甚則害乎所勝이나 而承其下者가 必從而制之라 此天地自然之妙니 眞有莫之使然而不得不然者라 天下無常勝之理하고 亦無常屈之理하니 易之乾象에 曰 亢之爲言也는 知進而不知退하며 知存而不知亡하며 知得而不知喪이라하고 復之象에 曰 復에 其見天地之心乎인저하니 卽

此亢承之義라

制生則化하야 外列盛衰하고

制生則化는 當作制則生化니 傳寫之誤也라 夫盛極有制則無亢害하고 無亢害則生化出乎自然하야 當盛者盛하고 當衰者衰하야 循序當位하니 是爲外列盛衰라 外列者는 言發育之多也라

害則敗亂하야 生化大病하니이다

亢而無制則爲害矣라 害則敗亂失常하야 不生化正氣而爲邪氣라 故로 爲大病也라 ○ 按컨대 王安道[1]曰 予讀內經할새 至亢則害 承乃制하야 喟然[2]嘆曰 至矣哉라 其造化之樞紐[3]乎여 王太僕이 發之於前하고 劉河間이 闡之於後하야 聖人之蘊이 殆靡遺矣라 然이나 學者尙不能釋然[4]하니 得不猶有未悉之旨歟아 請推而陳之하노라 夫自顯明之右로 至君火治之十五句는 言六節所治之位也요 自相火之下로 至陰精承之十二句는 言地理之應歲氣也요 亢則害 承乃制二句는 言抑其過也요 制則生化로 至生化大病四句는 言有制之常과 與無制之變也라 承은 猶隨也라 然이나 不言隨而言承者는 以下言之면 則有上奉之象 故로 曰承이라 雖謂之承이나 而有防之之義存焉이라 亢者는 過極也요 害者는 害物也며 制者는 克勝之也라 然이나 所承者가 其不亢則隨之而已라 故로 雖承而不見이요 旣亢則克勝以平之하니 承斯見矣라 然而迎之不知其所來하고 迹之不知其所止하야 固若有不可必者라 然이나 可必者는 常存乎杳冥[5]恍惚之中하야 而莫之或欺也라하고 河間이 曰 己亢過極則反似勝己之化하니 似也者를 其可以形質求哉아 故로 後篇에 云 厥陰所至爲風生終爲肅 少陰所至爲熱生終爲寒之類의 其爲風生爲熱生者는 亢也요 其爲肅爲寒者는 制也라 又水發而雹雪 土發而飄驟之類의 其水發土發者는 亢也요 其雹雪飄驟者는 制也라 若然者가 蓋造化之常이니 不能以無亢이요 亦不能以無制焉耳라하고 又虞天民이 曰 制者는 制其氣之太過也요 害者는 害承者之元氣也라 所謂元氣者는 總而言之면 謂之一元이니 如天一生水에 水生木하고 木生火하고 火生土하고 土生金하고 金復生水하야 循環無端하야 生生不息也요 分而言之면 謂之六元이니 如水爲木之化元이요 木爲火之化元이요 火爲土之化元이요 土爲金之化元이요 金爲水之化元이니 亦運化而無窮也라 假如火不亢則所承之水가 隨之而已나 一有亢極則其水起以平之하니 蓋恐害吾金元之氣하야 子來救母之意也라 六氣皆然하니 此五行勝復之理요 不期然而然者矣라하니 由此觀之면 則天地萬物이 固無往而非五行이니 而亢害承制가 又安往而不然哉아 故로 求之於人이면 則五藏이 更相平也요 五志更相勝也요 五氣更相移也요 五病이 更相變也라 故로 火極則寒生하고 寒極則濕生하고 濕極則風生하고 風極則燥生하고 燥極則

---

1) 王安道: 元末 明初의 醫家로 朱震亨의 제자이며 이름은 履이다. 著書에 『醫經溯回集』이 있다.
2) 喟然: 한숨을 쉼, 歎息함.
3) 樞紐: 지도리와 단추, 要緊하고 重要함
4) 釋然: 미심쩍던 것이나 怨恨 따위가 확 풀리고 마음이 환하게 밝아짐.
5) 杳冥: 어둡고 깊숙함.

熱生하니 皆其化也라 第承制之在天地者는 出乎氣化之自然이요 而在人爲에도 亦有之하니 則在挽回運用之得失耳라 使能知其微하야 得其道하면 則把握在我리니 何害之有리오 設承制之盛衰不明하고 似是之眞假不辨하면 則敗亂可立而待也리니 惟知者라야 乃能愼之라

類經二十四卷

張介賓類註

運氣類

天符歲會

七

帝曰 盛衰는 何如오

『素問·六微旨大論』○ 此는 連前章이니 乃承上文而詳求盛衰之義也라

岐伯이 曰 非其位則邪요 當其位則正이니 邪則變甚하고 正則微하나니이다

氣不相和者爲非位요 氣相得者爲當位라 故로 有邪正微甚之分이라 上二句는 又出五運行大論하니 見藏象類六이라

帝曰 何謂當位오 岐伯이 曰 木運臨卯하고

此下는 言歲會也라 以木運而臨卯位하니 丁卯歲也라

火運臨午하고

以火運臨午位하니 戊午歲也라

土運臨四季하고

土運臨四季는 甲辰甲戌己丑己未歲也라

金運臨酉하고

金運臨酉는 乙酉歲也라

水運臨子하면

水運臨子는 丙子歲也라

所謂歲會니 氣之平也니이다

此는 歲運與年支가 同氣 故로 曰歲會니 其氣平也라 共八年이라

帝曰 非位는 何如오 岐伯이 曰 歲不與會也니이다

歲運이 不與地支會則氣有不平者矣라

○ 帝曰 土運之歲에 上見太陰하고

此下는 言天符也라 上謂司天이니 土運에 上見太陰은 己丑己未歲也라

火運之歲에 上見少陽少陰하고

火運에 上見少陽은 戊寅戊申歲也요 上見少陰은 戊子戊午歲也라

金運之歲에 上見陽明하고

金運에 上見陽明은 乙卯乙酉歲也라

木運之歲에 上見厥陰하고

木運에 上見厥陰은 丁巳丁亥歲也라

水運之歲에 上見太陽은 奈何오

水運에 上見太陽은 丙辰丙戌歲也라 奈何는 謂此十二年은 以歲運與司天이 同氣者니 又何以然也오하니라

岐伯이 曰 天之與會也라 故로 天元冊에 曰天符라하니이다

天與運이 會也라

○ 天符歲會는 何如오

此는 帝問太一天符也라

岐伯이 曰 太一天符之會也니이다

既爲天符요 又爲歲會는 是爲太一天符之會니 如上之己丑己未와 戊午乙酉四歲가 是也라 太一者는 至尊無二之稱이라

○ 帝曰 其貴賤은 何如오 岐伯이 曰 天符는 爲執法이요 歲位는 爲行令이요 太一天符는 爲貴人이니이다

執法者는 位於上하니 猶執政也요 行令者는 位乎下하니 猶諸司也요 貴人者는 統乎上下하니 猶君主也라

帝曰 邪之中也는 奈何오

言以非常之邪가 不時相加而中傷者也라

岐伯이 曰 中執法者는 其病이 速而危하고

中執法者는 犯司天之氣也요 天者는 生之本 故로 其病이 速而危라

中行令者는 其病이 徐而持하고

中行令者는 犯地支之氣也니 害稍次之라 故로 其病이 徐而持라 持者는 邪正相持하야 而吉凶이 相半也라

中貴人者는 其病이 暴而死하니이다

中貴人者는 天地之氣皆犯矣라 故로 暴而死라 按此三者컨대 地는 以天爲主라 故로 中天符者는 甚於歲會하고 而太一天符者는 乃三氣合一하니 其盛을 可知라 故로 不犯則已어니와 犯則無能解也라 人而受之면 不能免矣라

帝曰 位之易也는 何如오 岐伯이 曰 君位臣則順이요 臣位君則逆이라 逆則其病近하고 其害速하며 順則其病遠하고 其害微하니 所謂二火也니이다

君者는 君火也요 臣者는 相火也라 君位臣者는 如以少陰之客으로 而加於少陽之主니 是君在上而臣在下라 故로 爲順이요 順則病期遠而害亦微라 臣位君者는 如以少陽之客으로 而加於少陰之主니 是臣在上而君在下라 故로 爲逆이요 逆則病期近而害亦速하니 此는 以二火爲言也라 蓋五行各一而其勝復逆順之相加는 各有所辨이로되 惟此二火者는 雖曰同氣나 然이나 亦有君相上下之分이라 故로 特擧而辨之라 ○ 有天符歲會圖說하니 在圖翼二卷이라

○ 帝曰 五運行同天化者를 命曰天符니 余知之矣라 願聞同地化者하노니 何謂也오

『素問·六元正紀大論』 ○ 五運行同天化는 如上文以中運而同司天之化라 故로 曰天符라 此問同地化者는 言中運之同在泉也라

岐伯이 曰 太過而同天化者三이요 不及而同天化者亦三이며 太過而同地化者三이요 不及而同地化者亦三이니 此凡二十四歲也니이다

同司天之化者는 其太過不及이 各有三이요 同在泉之化者도 其太過不及이 亦各有三也라 太過는 謂陽年이니 甲丙戊庚壬也요 不及은 謂陰年이니 乙丁己辛癸也라 二十四歲는 義如下文이라

帝曰 願聞其所謂也니이다 岐伯이 曰 甲辰甲戌은 太宮이 下加太陰하고 壬寅

壬申은 **太角**이 **下加厥陰**하고 **庚子庚午**는 **太商**이 **下加陽明**하니 **如是者三**이요

下加者는 以上加下也니 謂以中運而加於在泉也라 太宮加太陰은 皆土也요 太角加厥陰은 皆木也요 太商加陽明은 皆金也라 此上文所謂太過而同地化者三이니 三者는 太陰厥陰陽明也라 共六年이니 是爲同天符라

癸巳癸亥는 **少徵 下加少陽**하고 **辛丑辛未**는 **少羽 下加太陽**하고 **癸卯癸酉**는 **少徵 下加少陰**하니 **如是者三**이며

少徵加少陽는 皆火也요 少羽加太陽은 皆水也요 少徵加少陰은 皆火也라 此上文所謂不及而同地化者亦三이니 三者는 少陽太陽少陰也라 共六年이니 是爲同歲會라

○ **戊子戊午**는 **太徵 上臨少陰**하고 **戊寅戊申**은 **太徵 上臨少陽**하고 **丙辰丙戌**은 **太羽 上臨太陽**하니 **如是者三**이요

上臨者는 以下臨上也니 謂以中運而臨於司天也라 太徵臨少陰少陽은 皆火也요 太羽臨太陽은 皆水也라 此上文所謂太過而同天化者三이니 三者는 少陰少陽太陽也라

丁巳丁亥는 **少角**이 **上臨厥陰**하고 **乙卯乙酉**는 **少商**이 **上臨陽明**하고 **己丑己未**는 **少宮**이 **上臨太陰**하니 **如是者三**이라

少角이 上臨厥陰은 皆木也요 少商이 上臨陽明은 皆金也요 少宮이 上臨太陰은 皆土也라 此上文所謂不及而同天化者亦三이니 三者는 厥陰陽明太陰也라 此上二節의 太過六年과 不及六年은 共十二年이니 皆重言天符也라 而其中戊午乙酉己丑己未는 又爲太乙天符로되 但戊午有餘而乙酉己丑己未爲不及也라

除此二十四歲면 **則不加不臨也**니이다

謂六十年中에 除此二十四歲之外면 則無同氣之加臨矣라 二十四歲詳義는 亦見圖翼二卷 天符歲會圖說이라

帝曰 加者는 **何謂**오 **岐伯**이 **曰 太過而加**는 **同天符**요 **不及而加**는 **同歲會也**니이다

此는 復明上文下加之義也라 太過六年이 下加在泉者를 謂之同天符요 不及六年이 下加在泉者를 謂之同歲會라

帝曰 臨者는 **何謂**오 **岐伯**이 **曰 太過不及**을 **皆曰天符**로되 **而變行有多少**하야 **病形有微甚**하며 **生死有蚤晏耳**니이다

此는 復明上文上臨之義也라 無論太過不及하고 上臨司天者를 皆謂之天符니 共十二年이라 其變行有多少는 因其氣之盛衰也라 故로 病形死生이 亦各有所不同耳라 ○ 按컨대 此二論에 曰歲會 曰天符 曰太一天符 曰同天符同歲會는 其目凡五니 皆上下符會하야 無所克侮하야 均爲氣之相得이라 故로 於天時民病에 多見平和라 然이나 其氣純而一하야 亦恐亢則爲害라 故로 曰變行有多少하야 病形有微甚하며 生死有蚤晏耳라 觀上文二十四年之間컨대 惟於歲會八年에 曰所謂歲會니 氣之平也라하니 則其他之不平을 可知라 故로 曰制則生化니 然則無制者는 乃爲害矣라 所以有至而不至하고 未至而至之變하니 皆其氣之偏耳라 不可因其爲和하야 便以爲常而不之察也라

六步四周 三合會同 子甲相合 命曰歲立

『素問·六微旨大論』 ○ 八

帝曰 願聞其步는 何如오

此는 連前章하야 而詳求其六步之數니 六步는 卽六氣之位數也라

岐伯이 曰 所謂步者는 六十度而有奇라

一日一度니 度卽日也라 周歲共三百六十五日二十五刻을 以六步分之면 則每步는 得六十日과 又八十七刻半 故로 曰有奇也라

故로 二十四步면 積盈百刻而成日也[1]니이다

二十四步는 合四歲之步也라 積者는 積二十四箇八十七刻半이면 共得二千一百刻이니 是爲二十一日이라 以四歲全數合之면 正得一千四百六十一日이라 此共以二十四步之餘로 積盈百刻이면 合成四歲之全日하니 而三合會同之氣數를 於斯見矣라 詳如下文이라

帝曰 六氣應五行之變은 何如오 岐伯이 曰 位有終始[2]하고 氣有初中[3]하니 上下[4]不同하야 求之亦異也니이다

此는 復求上文天道六六之節과 地理之應六節氣位와 及天元氣大論所謂上下相召와 五六相合之至數也라 位는 地位也요 氣는 天氣也라 位有上下左右之終始하고 氣有前後升降之初中하야

---

1) 二十四步 積盈百刻而成日也: 主氣와 客氣에서는 一年을 六步로 나누는데 二十四步면 四年이 된다. 一年은 365.25日이 되는데 盈이란 바로 매년 남는 日數인 0.25를 가리키며, 四年이 되면 4×0.25=1日이 된다.

2) 位有終始: 地理가 六氣의 位置에 應하여 開始와 終止의 時限이 있게 됨을 말함.

3) 氣有初中: 『校釋』에는 "六氣의 每 一步는 또 兩段으로 나뉘는데, 前段을 初氣라 하고 後段을 中氣라 한다."고 하였고, 『語譯』에는 "初는 氣가 始作할 때를 말하는데 始發된 氣는 漸漸 盛해지고, 中은 氣가 盛해 있을 때를 말하는데 盛해진 氣는 漸漸 衰해지게 된다."고 하였다.

4) 上下: 天氣와 地氣를 말함.

以天之氣而加於地之位면 則上下相錯하야 互有差移 故로 曰上下不同하야 求之亦異也라 初中詳義는 見後章이라

帝曰 求之는 奈何오 岐伯이 曰 天氣는 始於甲하고 地氣는 始於子하야 子甲相合하니 命曰歲立[1]이라 謹候其時하면 氣可與期니이다

天氣有十干而始於甲하고 地氣有十二支而始於子하야 子甲相合하니 卽甲子也라 干支合而六十年之歲氣立하고 歲氣立則有時可候하고 有氣可期矣라

帝曰 願聞컨대 其歲六氣의 始終蚤晏은 何如오 岐伯이 曰 明乎哉라 問也시여 甲子之歲에 初之氣는 天數始於水下一刻하야 終於八十七刻半하고

甲子歲는 六十年之首也라 初之氣는 六氣之首니 地之左間也라 始於水下一刻은 漏水百刻之首니 寅初刻也요 終於八十七刻半은 謂每步之數가 各得六十日 又八十七刻半也라 故로 甲子歲初之氣는 始於首日寅時初初刻하야 終於六十日後子時初四刻하니 至子之正初刻하면 則屬春分節而交於二之氣矣라 凡後之申子辰年도 皆同이라 ○ 水下義는 又見經絡類二十五라 ○ 有甲子等歲六氣終始日刻圖解하니 在圖翼二卷이라

二之氣는 始於八十七刻六分하야 終於七十五刻하고

此는 繼初氣而始於八十七刻六分하니 直子之正初刻也요 又加二氣之六十日餘八十七刻半하면 則此當終於七十五刻하니 直戌之正四刻也라 後義放此하니라

三之氣는 始於七十六刻하야 終於六十二刻半하고

始於七十六刻은 亥初初刻也요 終於六十二刻半은 酉初四刻也라

四之氣는 始於六十二刻六分하야 終於五十刻하고

始於六十二刻六分은 酉正初刻也요 終於五十刻은 未正四刻也라

五之氣는 始於五十一刻하야 終於三十七刻半하고

始於五十一刻은 申初初刻也요 終於三十七刻半은 午初四刻也라

六之氣는 始於三十七刻六分하야 終於二十五刻하니

始於三十七刻六分은 午正初刻也요 終於二十五刻은 辰正四刻也라 此二十五刻者는 卽歲餘法四分日之一也라

---

1) 歲立: 每歲의 氣運이 定立됨을 말함.

所謂初六天之數也니이다

初六者는 子年爲首之六氣也라 此는 以天之氣數而加於地之步位라 故로 曰天之數也라 後放此하니라

○ 乙丑歲에 **初之氣**는 **天數始於二十六刻**하야 **終於一十二刻半**하고

始於二十六刻은 巳初初刻也요 終於一十二刻半은 卯初四刻也라 凡後之巳酉丑年도 皆同이라

二之氣는 **始於一十二刻六分**하야 **終於水下百刻**하고

始於一十二刻六分은 卯正初刻也요 終於水下百刻은 丑正四刻也라

三之氣는 **始於一刻**하야 **終於八十七刻半**하고

始於一刻은 寅初初刻也요 終於八十七刻半은 子初四刻也라

四之氣는 **始於八十七刻六分**하야 **終於七十五刻**하고

始於八十七刻六分은 子正初刻也요 終於七十五刻은 戌正四刻也라

五之氣는 **始於七十六刻**하야 **終於六十二刻半**하고

始於七十六刻은 亥初初刻也요 終於六十二刻半은 酉初四刻也라

六之氣는 **始於六十二刻六分**하야 **終於五十刻**하니

始於酉正初刻하야 終於未正四刻이라 此五十刻者는 四分日之二也라

所謂六二天之數也라

丑次於子 故로 曰六二라 天之數는 義見前이라

○ 丙寅歲에 **初之氣**는 **天數始於五十一刻**하야 **終於三十七刻半**하고

始於申初初刻하야 終於午初四刻이라 凡後寅午戌年도 皆同이라

二之氣는 **始於三十七刻六分**하야 **終於二十五刻**하고

始於午正初刻하야 終於辰正四刻이라

三之氣는 **始於二十六刻**하야 **終於一十二刻半**하고

始於巳初初刻하야 終於卯初四刻이라

四之氣는 **始於一十二刻六分**하야 **終於水下百刻**하고

始於卯正初刻하야 終於丑正四刻이라

五之氣는 **始於一刻**하야 **終於八十七刻半**하고

始於寅初初刻하야 終於子初四刻이라

六之氣는 **始於八十七刻六分**하야 **終於七十五刻**하니

始於子正初刻하야 終於戌正四刻이라 此七十五刻者는 四分日之三也라

所謂六三天之數也라

寅次於丑 故로 曰六三이라

○ **丁卯歲**에 **初之氣**는 **天數始於七十六刻**하야 **終於六十二刻半**하고

始於亥初初刻하야 終於酉初四刻이라 凡後之亥卯未年도 皆同이라

二之氣는 **始於六十二刻六分**하야 **終於五十刻**하고

始於酉正初刻하야 終於未正四刻이라

三之氣는 **始於五十一刻**하야 **終於三十七刻半**하고

始於申初初刻하야 終於午初四刻이라

四之氣는 **始於三十七刻六分**하야 **終於二十五刻**하고

始於午正初刻하야 終於辰正四刻이라

五之氣는 **始於二十六刻**하야 **終於一十二刻半**하고

始於巳初初刻하야 終於卯初四刻이라

六之氣는 **始於一十二刻六分**하야 **終於水下百刻**하니

始於卯正初刻하야 終於丑正四刻이라 此水下百刻者는 卽上文所謂二十四步 積盈百刻而成日也라

所謂六四天之數也라

卯次於寅 故로 曰六四라 此一紀之全數也라

○ **次戊辰歲**에 **初之氣 復始於一刻**하니 **常如是無已**하야 **周而復始**니이다

以上丁卯年六之氣는 終於水下百刻하니 是子丑寅卯四年氣數가 至此已盡하야 所謂一紀라 故로 戊辰年엔 則氣復始於一刻하야 而辰巳午未四年이 又爲一紀요 辰巳午未之後는 則申酉戌亥四年이 又爲一紀라 此所以常如是無已하야 周而復始也라

帝曰 願聞컨대 其歲候는 何如오 岐伯이 曰 悉乎哉라 問也시여 日行一周[1]에 天氣 始於一刻하고

歲候者는 通歲之大候라 此는 承上文而復總其氣數之始也라 一周者는 一周於天이니 謂甲子一年이 爲歲之首也라

日行再周에 天氣 始於二十六刻하고

乙丑歲也라

日行三周에 天氣 始於五十一刻하고

丙寅歲也라

日行四周에 天氣 始於七十六刻하고

丁卯歲也라

日行五周에 天氣 復始於一刻하니

戊辰歲也라

所謂一紀也라

如前四年이 是也니 一紀盡而復始於一刻矣라 紀者는 如天元氣大論所謂終地紀者가 卽此紀字之義라

是故로 寅午戌에 歲氣會同[2]하고 卯未亥에 歲氣會同하고 辰申子에 歲氣會同하고 巳酉丑에 歲氣會同하야 終而復始니이다

六十年氣數周流가 皆如前之四年이라 故로 四年之後에 氣復如初하니 所以寅午戌爲會同이요 卯未亥爲會同이요 辰申子爲會同이요 巳酉丑爲會同이라 今陰陽家는 但知此爲三合類局하고 而不知由於氣數之會同如此라 ○ 有六十年歲氣三合會同圖하니 在圖翼二卷이라

上下升降 氣有初中 神機氣立 生化爲用

『素問·六微旨大論』 ○ 九

帝曰 願聞其用也하노이다

---

1) 日行一周: 太陽이 一周運動하는 時間으로 一年을 말한다. 日行이란 太陽이 天球 上을 運動하는 것을 말하고 있으나 실은 地球의 公轉周期를 의미한다.

2) 歲氣會同: 歲時와 六氣가 會同하는 時期를 말함.

此는 連前章하야 而詳求其上下升降之用也라

岐伯이 曰 言天者는 求之本하고 言地者는 求之位하고 言人者는 求之氣交니이다

本者는 天之六氣니 風寒暑濕火燥是也요 位者는 地之六步니 木火土金水火是也라 言天者求之本은 謂求六氣之盛衰면 而上可知也요 言地者求之位는 謂求六步之終始면 而下可知也라 人在天地之中 故로 求之於氣交則安危를 亦可知矣라

帝曰 何謂氣交오 岐伯이 曰 上下之位 氣交之中에 人之居也라

上者는 謂天이니 天氣下降하고 下者는 謂地니 地氣上升이라 一升一降이면 則氣交於中也而人居之하되 而生化變易이 則無非氣交之使然이라

故로 曰 天樞之上은 天氣主之하고 天樞之下는 地氣主之하야 氣交之分에 人氣從之하고 萬物由之라하니 此之謂也니이다

樞는 樞機也니 居陰陽升降之中하야 是爲天樞라 故로 天樞之義는 當以中字爲解라 中之上은 天氣主之하고 中之下는 地氣主之하니 氣交之分은 卽中之位也라 而形氣之相感과 上下之相臨이 皆中宮應之而爲之市라 故로 人氣從之하고 萬物由之하야 變化於玆乎見矣라 ○ 愚按컨대 王太僕이 曰 天樞는 當齊之兩傍也니 所謂身半矣라 伸臂指天이면 則天樞는 正當身之半하고 三分折之면 則上分應天하고 下分應地하며 中分應氣交라하니 此는 單以人身之天樞穴爲言이라 蓋因至眞要大論에 曰 身半以上은 天之分也니 天氣主之하고 身半以下는 地之分也니 地氣主之라 半은 所謂天樞也라하니 故로 王氏之註如此라 然이나 在彼篇엔 本以人身爲言이로되 而此節에 云人氣從之萬物由之二句도 又豈止以人身爲言哉리오 是其言雖同이나 而所指有不同也라 夫所謂樞者는 開闔之機也니 開則從陽而主上하고 闔則從陰而主下하며 樞則司升降而主乎中者也라 故로 其在人엔 則天樞穴이 居身之中하니 是固然矣요 其在於天地엔 則卯酉가 居上下之中하야 爲陰陽之開闔이요 爲辰宿之出入이니 非所謂天樞乎아 蓋子午爲左右之軸이요 卯酉爲上下之樞는 無所疑也라 第以卯酉一線之平이어늘 而謂爲氣交는 殊不足以盡之라 夫樞者는 言分界也요 交者는 言參合也니 此則有取於王氏三折之說이나 然이나 必以卦象求之라야 庶得其義라 凡卦有六爻하니 ䷊는 上卦象天하고 下卦象地하며 中象天樞之界라 此를 以兩分言之면 則中惟一線之謂也나 若以三分言之면 則二三四爻가 成一卦하니 此는 自內卦而一爻升하야 地交於天也요 五四三爻가 成一卦하니 此는 自外卦而一爻降하야 天交於地也라 然則上二爻는 主乎天하고 下二爻는 主乎地하니 皆不易者也라 惟中二爻는 則可以天이요 亦可以地니 斯眞氣交之象이라 易繫에 曰 六爻之動은 三極之道也[1]라하니 其斯之謂인저 由此觀之면 則司天在泉之義도 亦然이라 如至眞要大論에 曰 初氣終三氣는 天氣主之하고 四氣盡終氣는 地氣主之라하니 此卽上下卦之義니 然

1) 六爻之動 三極之道也: 『周易·繫辭上』第二章에 나오는데, 三極은 三才와 같다.

則三氣四氣가 則一歲之氣交也라 故로 自四月中으로 以至八月中은 總計四箇月 一百二十日之間이니 而歲之旱潦豊儉과 物之生長成收가 皆係乎此라 故로 曰氣交之分에 人氣從之하고 萬物由之也라 如後篇六元正紀大論에 諸云 持於氣交者라하니 其義卽此라

帝曰 何謂初中고

前章에 言氣有初中하니 此復求其詳也라

岐伯이 曰 初는 凡三十度而有奇하니 中氣同法이니이다

度는 卽日也라 一步之數가 凡六十日八十七刻半이로되 而兩分之면 則前半步는 始於初하니 是爲初氣니 凡三十度而有奇라 奇는 謂四十三刻 又四分刻之三也라 後半步는 始於中하니 是爲中氣니 其數如初 故로 曰同法이라

帝曰 初中은 何也오 岐伯이 曰 所以分天地也니이다 帝曰 願卒聞之하노이다 岐伯이 曰 初者는 地氣也요 中者는 天氣也니이다

初中者는 所以分陰陽也라 凡一氣之度는 必有前後하고 有前後則前陽而後陰하니 陽主進하야 自下而上 故로 初者地氣也요 陰主退하야 自上而下 故로 中者天氣也라 ○ 愚按컨대 初中者는 初言其始니 氣自始而漸盛也요 中言其盛이니 氣自盛而漸衰也라 但本篇所謂初中者는 以一步之氣爲言이라 故로 曰初凡三十度而有奇 中氣同法이라 然이나 陰陽之氣는 無往不在 故로 初中之數도 亦無往不然이라 如以一歲言之면 則冬至에 氣始於北하고 夏至에 氣中於南하니 北者는 盛之始요 南者는 衰之始니 此는 歲氣之初中也라 以晝夜言之면 夜則陽生於坎하고 晝則日中於離하니 坎者는 升之始요 離者는 降之始니 此는 日度之初中也라 不惟是也라 卽一月一節과 一時一刻에 靡不皆然이라 所以月有朔而有望하며 氣有節而有中하며 時有子而有午하며 刻有初而有正하니 皆所以分初中也라 故로 明初中者는 則知陰陽하고 明陰陽則知上下하고 明上下則知升降하고 明升降則知孰爲天氣요 孰爲地氣며 孰爲氣交하니 而天地人盈虛消長死生之數가 不外乎是矣라 此는 當與伏羲六十四卦圓圖로 參會其義라야 有妙存焉하니 見附翼一卷 醫易義中이라

帝曰 其升降은 何如오 岐伯이 曰 氣之升降은 天地之更用也니이다

天無地之升이면 則不能降하고 地無天之降이면 則不能升 故로 天地更相爲用이라

帝曰 願聞其用은 何如오 岐伯이 曰 升已而降하니 降者는 謂天이요 降已而升하니 升者는 謂地니이다

升出於地로되 升無所升이면 則升已而降하니 此는 地以天爲用也라 故로 降者謂天이요 降出於天이로되 降無所降이면 則降已而升하니 此는 天以地爲用也라 故로 升者謂地라

天氣下降에 **氣流於地**하고 **地氣上升**에 **氣騰於天 故**로 **高下相召**하고 **升降相因**하야 **而變作矣**니이다

召는 猶招也라 上者必降하고 下者必升하니 此天運循環之道也요 陽必召陰하고 陰必召陽하니 此陰陽配合之理也라 故로 高下相召則有升降하고 有升降則强弱相因하야 而變作矣라 六元正紀大論에 曰 天氣不足하면 地氣隨之하고 地氣不足하면 天氣從之하되 運居其中而常先也라 惡所不勝하고 歸所同和하니 隨運歸從而生其病也라 故로 上勝則天氣降而下하고 下勝則地氣遷而上하니 勝多少而差其分하야 微者는 小差하고 甚者는 大差하며 甚則位易氣交하고 易則大變生而病作矣라하니라

帝曰 善하노이다 **寒濕相遘**커나 **燥熱相臨**커나 **風火相値**에 **其有間乎**아

間은 異也니 惟其有間 故로 或邪或正而變由生也라

岐伯이 **曰 氣有勝復**하되 **勝復之作**에 **有德有化**하며 **有用有變**하니 **變則邪氣居之**니이다

六氣에 皆有勝復하되 而勝復之作이 正則爲循環當位之勝復이라 故로 有德有化有用하고 邪則爲亢害承制之勝復이라 故로 有災有變이라

帝曰 何謂邪乎아

凡六氣之不當位者가 皆互相爲邪也라

岐伯이 **曰 夫物之生**은 **從於化**하고 **物之極**은 **由乎變**하니 **變化之相薄**이 **成敗之所由也**라

物之生이 從於化는 由化而生也요 物之極이 由乎變은 由極而變也라 天元氣大論에 曰 物生을 謂之化요 物極을 謂之變이라하고 五常政大論에 曰 氣始而生化하고 氣終而象變이라하여늘 諸家之釋此者에 有曰陰陽運行則爲化요 春生秋落則爲變이라하고 有曰萬物生息則爲化요 寒暑相易則爲變이라하고 有曰離形而易을 謂之化요 因形而易을 謂之變이라하고 有曰自無而有와 自有而無가 則爲化요 自少而壯과 自壯而老가 則爲變이라하니 是皆變化之謂라 故로 變化之薄於物者는 生은 由化而成하니 其氣進也요 敗는 由變而致하니 其氣退也라 故로 曰變化之相薄이 成敗之所由也라 薄은 侵迫也라

故로 **氣有往復**하고 **用有遲速**하니 **四者之有**에 **而化而變**은 **風之來也**니이다

氣有往復은 進退也요 用有遲速은 盛衰也니 凡此四者之有에 而爲化爲變矣라 但從乎化면 則爲正風之來요 從乎變이면 則爲邪風之來로되 而人之受之者는 安危係之矣라

帝曰 遲速往復이 風所由生하야 而化而變이라 故로 因盛衰之變耳어늘 成敗倚伏[1]이 遊乎中은 何也오

倚伏者는 禍福之萌也라 夫物盛則衰하고 樂極則哀하니 是福之極而禍之倚也요 未濟而濟하고 否極而泰하니 是禍之極而福所伏也라 故로 當其成也에 敗實倚之하고 當其敗也에 成實伏之하니 此成敗倚伏이 遊行於變化之中者也라 本節에 特以爲言者는 蓋示人以處變處常之道耳니 易曰 知進退存亡而不失其正者는 其惟聖人乎인저하니라

岐伯이 曰 成敗倚伏이 生乎動하니 動而不已면 則變作矣니이다

動靜者는 陰陽之用也라 所謂動者는 卽形氣相感也요 卽上下相召也요 卽往復遲速也요 卽升降出入也니 由是而成敗倚伏이 無非由動而生也라 故로 易曰 吉凶悔吝者는 生乎動者也라하니라 然而天下之動이 其變無窮이나 但動而正則吉하고 不正則凶하며 動而不已면 則災變이 由之而作矣라

帝曰 有期乎아 岐伯이 曰 不生不化 靜之期也니이다

陽動陰靜하야 相爲對待요 一消一長하야 各有其期라 上文에 言成敗倚伏 生乎動이 卽動之期也요 動極必變하야 而至於不生不化가 卽靜之期也라 然則天地는 以春夏爲動이요 秋冬爲靜이며 人은 以生爲動이요 死爲靜也라

帝曰 不生化乎아

帝疑天地之道가 豈眞有不生化者乎아

岐伯이 曰 出入廢則神機化滅하고 升降息則氣立孤危라

此는 言天地非不生化나 但物之動靜이 各有所由耳라 凡物之動者는 血氣之屬也니 皆生氣가 根於身之中하야 以神爲生死之主라 故로 曰神機라 然이나 神之存亡은 由於飮食呼吸之出入하니 出入이 廢則神機化滅而動者息矣라 物之植者는 草木金石之屬也니 皆生氣가 根於形之外하야 以氣爲榮枯之主라 故로 曰氣立이라 然이나 氣之盛衰는 由於陰陽之升降하니 升降이 息則氣立이 孤危而植者敗矣라 此其物之脩短[2]이라 故로 各有數로되 但稟賦者는 出乎天하고 自作者는 由乎我하니 孰非所謂靜之期리오 亦各有其因耳라 ○ 五常政大論에 曰 根於中者를 命曰神機니 神去則機息하고 根於外者를 命曰氣立이니 氣止則化絶이라하니 詳見後十五라

故로 非出入則無以生長壯老已하고 非升降則無以生長化收藏하니

---

1) 成敗倚伏: 成敗와 禍福이 서로 因緣이 되어 일어나기도 하고 가라앉기도 함.
2) 脩短: 長短과 같음.

生長壯老已는 動物之始終也라 故로 必賴呼吸之出入이요 生長化收藏은 植物之盛衰也라 故로 必賴陰陽之升降이라

是以로 升降出入이 無器不有라

器는 卽形也라 凡萬物之成形者는 皆神機氣立之器也라 是以로 升降出入이 無器不有라 易曰 形乃謂之器라하니 義卽此也라 ○ 王氏曰 包藏生氣者를 皆謂生化之器니 觸物然矣라 夫竅横者는 皆有出入去來之氣하고 竅竪者는 皆有陰陽升降之氣하니 何以明之오 如壁窓戶牖의 兩面伺之하면 皆承來氣하니 是出入氣也라 如陽升則井寒하고 陰升則水煖하며 以物投井커나 及葉墜空中하면 翩翩不疾하니 皆升氣所碍也라 虛管漑滿하고 捻其上竅하면 水固不泄하니 爲無升氣而不能降也요 空瓶小口에 頓漑不入하니 爲氣不出而不能入也라 由是觀之면 升無所不降하고 降無所不升하며 無出則不入하고 無入則不出이라 夫羣品之出入升降이 不失常守而云非化者는 未之有也라 有識無識과 有情無情에 去出入升降而得存者도 亦未之有也라 故로 曰出入升降이 無器不有라하니라

故로 器者는 生化之宇니 器散則分之하야 生化息矣라

宇者는 天地四方을 曰宇라 夫形은 所以存神이요 亦所以寓氣라 凡物之成形者를 皆曰器요 而生化出乎其中이라 故로 謂之生化之宇라 若形器散敝則出入升降이 無所依憑하야 各相離分而生化息矣리니 此天地萬物合一之道라 觀컨대 邵子觀易吟에 曰 一物其來有一身이요 一身還有一乾坤이라 能知萬物備於我면 肯把三才別立根이라 天向一中에 分造化하고 人於心上에 起經綸이라 天人이 焉有二般義리오 道不虛行이니 只在人이라하니 蓋其義也라

故로 無不出入하며 無不升降하니

萬物之多나 皆不能外此四者라

化有小大하고 期有近遠이라

物之小者는 如秋毫之微하고 大者는 如天地之廣하니 此化之小大也라 夭者는 如蜉蝣[1]之朝暮[2]하고 壽者는 如彭聃[3]之百千하니 此期之近遠也라 化之小者는 其期近하고 化之大者는 其期遠하니 萬物之氣數가 固有不齊로되 而同歸於化與期하야 其致則一耳라

四者之有로되 而貴常守니

四者는 出入升降也요 常守는 守其所固有也라 出入者守其出入하고 升降者守其升降하야 固有

---

1) 蜉蝣: 하루살이.
2) 朝暮: 시간이 촉박함.
3) 彭聃: 彭祖와 老聃. 모두 古代 傳說 中의 長壽者로 알려져 있다.

弗失하면 多壽無疑也라 今之人은 外勞其形하고 內搖其精하며 固有且不保而妄言入道하야 匪獨欺人이요 而且自欺하니 惑亦甚矣로다

反常則災害至矣라

不當出而出하고 不當入而入하며 不當升而升하고 不當降而降하야 動失其宜가 皆反常也니 反而無害는 未之有也라

故로 曰 無形이면 無患이라하니 此之謂也니이다

形은 卽上文之所謂器也라 夫物有是形이면 則有是患하니 外苦六氣所侵하며 勞傷所累하고 內懼情欲所繫하며 得失所牽 故로 君子有終身之憂하니 皆此形之爲患耳라 然이나 天地雖大라도 能役有形而不能役無形하고 陰陽雖妙라도 能化有氣而不能化無氣하니 使無其形이면 何患之有리오 故로 曰無形無患이라 然而形者는 迹也며 動也니 動而無迹이면 則無形矣요 無形則無患矣라 此는 承上文而言成敗倚伏 生乎動 動而不已則變作矣니 是因有形之故也라 四者之有而貴常守의 常守者는 守天然[1]於無迹無爲니 是卽無形之義也라 若謂必無此身이라야 方是無形이라하면 則必期寂滅而後可리니 聖人之道가 豈其然哉리오 如老子曰 吾所以有大患者는 爲吾有身이니 及吾無身이면 吾有何患이리오하니 其義卽此라 觀컨대 其所謂吾者는 所重在吾요 吾豈虛無之謂乎아 蓋示人以有若無하고 實若虛耳라 故로 曰 聖人은 處無爲之事하고 行不言之教라 萬物이 作焉而不辭하고 生而不有하고 爲而不恃하고 功而不居라 夫惟不居라 是以不去라하고 又曰 爲學日益이요 爲道日損이니 損而又損하야 以至於無爲면 無爲而無不爲矣라하니 皆無形無患之道也라 如孔子之毋意毋必毋固毋我가 又孰非其道乎아 故로 關尹子曰 人無以無知無爲者가 爲無我니 雖有知有爲라도 不害其爲無我라하니 正此之謂也라

帝曰 善하노이다 有不生不化乎아

不生不化는 卽不生不死也라 言人有逃陰陽하고 免生化하야 而無始無終이 同太虛於自然者乎아하니라 觀컨대 老子曰 出生入死에 生之徒十有三하고 死之徒十有三하며 民之生을 動之死地도 亦十有三하니 夫何故오 以其生生之厚라하여늘 蘇子由釋之曰 生死之道를 以十言之면 三者가 各居其三矣니 豈非生死之道九而不生不死之道 一而已矣리오 不生不死는 卽易所謂寂然不動者也라 老子言其九하고 不言其一은 使人自得之하야 以寄無思無爲之妙也라 有生則有死 故로 生之徒가 卽死之徒也라 人之所賴於生者厚면 則死之道常十九라 聖人은 常在不生不死中하니 生地且無온 焉有死地哉리오하니 卽此不生不化之謂라 ○ 又昔人이 云 愛生者는 可殺也며 愛潔者는 可汚也며 愛榮者는 可辱也며 愛完者는 可破也라 本無生이면 孰殺之며 本無潔이면 孰汚之며 本無榮이면 孰辱之며 本無完이면 孰破之리오 知乎此者는 可以出入造化[2]하야 遊戲死生이라

1) 天然: 自然 그 대로의 狀態.
2) 造化: 創造化育, 온 세상 萬物을 낳고 죽일 수 있는 自然의 힘과 재주.

하니 此二家說이 俱得不生不死之妙라 故로 幷錄之하노라

岐伯이 曰 悉乎哉라 問也시여 與道合同은 惟眞人也니이다 帝曰 善하노이다

眞人者가 體合於道하야 道無窮則身亦無窮이라 故로 能出入生死하고 壽敝天地하야 無有終時也라

五運太過不及 下應民病 上應五星 德化政令 災變異候

『素問·氣交變大論』○ 十 附運氣說

黃帝問曰 五運更治에 上應天朞하고 陰陽往復에 寒暑迎隨하고 眞邪相薄에 內外分離하야 六經波蕩하며 五氣傾移하고 太過不及에 專勝兼幷[1]하니 願言其始而有常名하노니 可得聞乎아

朞는 周歲也라 五運更治에 上應天朞는 卽應天之氣하야 動而不息也요 陰陽往復에 寒暑迎隨는 卽應地之氣하야 靜而守位也라 眞邪相薄은 邪正相干也요 內外分離는 表裏不相保也라 六經波蕩과 五氣傾移는 皆其變也라 因太過 故로 運有專勝하고 因不及 故로 氣有兼幷이라 常名者는 紀運氣之名義也라

岐伯이 稽首再拜하고 對曰 昭乎哉라 問也시여 是는 明道也라 此上帝所貴요 先師傳之니 臣雖不敏이나 往[2]聞其旨로소이다

岐伯之師는 僦貸季也라

帝曰 余聞호니 得其人不敎면 是謂失道요 傳非其人이면 慢泄天寶라하니 余誠菲德이라 未足以受至道나 然而衆子哀其不終하나니 願夫子保於無窮하고 流於無極하면 余司其事하야 則而行之하노니 奈何오

道者는 天地萬物之所由라 故로 曰至道라 惟聖人知之라 故로 能合於道요 今人守之라 故로 可不失道라 然이나 古今相傳은 惟聖人이라야 乃知聖人하야 而道統之傳이 自有其眞이라 故로 傳道非難이요 而得人爲難이라 得而不敎면 則失其人하고 非人而敎면 則失其道하니 均可惜也라 此는 帝雖借己爲言이나 而實深慨夫紹統者之難耳라

岐伯이 曰 請遂言之也호리이다 上經에 曰 夫道者는 上知天文하고 下知地理하며 中知人事라야 可以長久라하니 此之謂也니이다

---

1) 專勝兼幷: 專勝은 五運의 太過로 本氣가 專擅하여 다른 氣까지 勝하는 것을 말하고, 兼幷은 五運의 不及으로 다른 氣가 兼하여 本氣와 함께 나타나는 것을 말한다.
2) 往: 昔과 同.

知此三者면 則大無不通하고 細無不得하야 合同於道하야 永保天年 故로 可以長久라 昔人이 云能明內經之理而不壽者는 未之有也라하니 卽此之謂라 ○ 此一節은 出著至教論하니 詳疾病類八이라

帝曰 何謂也오 岐伯이 曰 本氣位[1)]也니 位天者는 天文也요 位地者는 地理也요 通於人氣之變化者는 人事也라

三才氣位에 各有所本하니 位天者爲天文은 如陰陽五星과 風雨寒暑之類가 是也요 位地者爲地理는 如方宜水土와 草木昆蟲之類가 是也요 通於人氣之變化者爲人事는 如表裏血氣와 安危病治之類가 是也라

故로 太過者는 先天[2)]이요 不及者는 後天[3)]이니 所謂治化[4)]에 而人應之也니이다

運太過者는 氣先天時而至하고 運不及者는 氣後天時而至하니 天之治化가 運於上則人之安危가 應於下라

○ 帝曰 五運之化太過는 何如오

此下는 言五運之太過也라 歲運有餘爲太過니 如甲丙戊庚壬五陽年이 是也라 若過而有制면 則爲平歲니 不在太過之例라

岐伯이 曰 歲木太過하면 風氣流行하야 脾土受邪하야

六壬歲也라 木之化風이요 木勝則克土 故로 脾藏受邪라

民病이 飧泄하며 食減體重하며 煩冤腸鳴하며 腹支滿하니

水穀不化 故로 飧泄이요 脾虛不運 故로 食減이요 脾主肌肉하니 其氣衰 故로 體重이요 脾脈이 從胃로 別上膈注心中 故로 煩冤이니 冤은 抑鬱不舒也라 口問篇에 曰 中氣不足하면 腸爲之苦鳴이라하고 藏氣法時論에 曰 脾虛則腹滿腸鳴하며 飧泄食不化라하니라

上應歲星이라

木星也니 木氣勝則歲星이 明而專其令이라

甚則忽忽善怒하며 眩冒巓疾이라

木勝則肝强 故로 善怒요 厥陰이 隨督脈而會於巓 故로 眩冒巓疾이라

---

1) 氣位: 天地人 三氣의 位置.
2) 先天: 때가 아직 이르지 않았는데 氣候가 먼저 나타나는 현상을 말함. (天時未至而氣先至)
3) 後天: 때가 이르렀는데도 氣候가 미처 나타나지 않는 현상을 말함. (天時已至而氣後至)
4) 治化: 運氣主治時에 發生하는 氣候變化를 말함.

化氣不政하야 **生氣獨治**하면 **雲物飛動**하고 **草木不寧**하며 **甚而搖落**이라

化氣는 土氣也요 生氣는 木氣也라 木盛則土衰 故로 化氣不能布政於萬物하야 而木之生氣獨治也요 風不務德則太虛之中에 雲物飛動하고 草木不寧이라 木勝不已면 金則承之라 故로 甚至草木搖落者는 金之氣也라

反脇痛而吐甚하고 **衝陽絶者**는 **死不治**니

肝脈이 布於脇肋하고 木强則肝逆 故로 脇痛也라 吐甚者는 木邪傷胃也요 衝陽者는 胃脈也니 木亢則胃絶 故로 死不治라

上應太白星이라

金星也니 木勝而金制之라 故로 太白星光芒[1)]하야 以應其氣라 是는 歲木之爲災니 先臨宿屬하면 金氣之復이 後及東方이요 人之應之면 則先傷於脾하고 後傷於肝이라 書에 曰 滿招損이라하고 六微旨大論에 曰 承乃制라하니 此之類也라 ○ 新校正에 曰 詳此太過五化컨대 言星之例有三하니 木土二運에 先言歲鎭하고 後言勝己之星하며 火金二運에 先言熒惑太白하고 次言勝己之星하고 後又言熒惑太白하며 水運에 先言辰星하고 次言鎭星하고 後又言熒惑辰星하야 兼見己勝之星也라하니라

○ 歲火太過하면 **炎暑流行**하야 **金肺受邪**하야

六戊歲也라 火之化暑요 火勝則克金 故로 肺藏受邪라

民病이 **瘧**하며 **少氣欬喘**하며 **血溢血泄**하며 **注下**하며 **嗌燥耳聾**하며 **中熱肩背熱**하니

火邪傷陰하야 寒熱交爭 故로 爲瘧이요 壯火食氣 故로 少氣요 火乘肺金 故로 欬喘이요 火逼血而妄行 故로 上溢於口鼻하고 下泄於二便이요 火性急速 故로 水瀉注下라 嗌燥耳聾과 中熱肩背熱은 皆火炎上焦也라 藏氣法時論에 曰 肺病者는 喘欬逆氣하며 肩背痛하고 虛則少氣하야 不能報息하며 耳聾嗌乾이라하니라

上應熒惑星이라

火星也니 火氣勝則熒惑星이 明而當其令라

甚則胸中痛하며 **脇支滿**하며 **脇痛**하며 **膺背肩胛間痛**하며 **兩臂內痛**하며

此는 皆心經及手心主所行之處니 火盛爲邪 故로 有是病이라 藏氣法時論에 曰 心病者는 胸中

---

1) 光芒: 번쩍 번쩍하는 빛이 남.

痛하며 脇支滿하며 脇下痛하며 膺背肩甲間痛하며 兩臂內痛이라하니라

身熱骨痛而爲浸淫이라

火盛 故로 身熱이요 水虧 故로 骨痛이요 熱流周身 故로 爲浸淫이라 玉機眞藏論에 曰 心脈太過하면 令人身熱而膚痛하야 爲浸淫이라하니라

收氣不行하야 長氣獨明하면 雨水霜寒하니

收氣는 金氣也요 長氣는 火氣也라 火盛則金衰 故로 收氣不行而長氣獨明也라 火不務德하면 水則承之라 故로 雨水霜寒也라 五常政大論에 作雨水霜雹이라

上應辰星이라

水星也니 火亢而水制之라 故로 辰星光芒하야 以應其氣라 是는 歲火之爲災니 先臨宿屬하면 水氣之復이 幷及南方이요 人之應之면 則先傷於肺하고 後傷於心이라

上臨少陰少陽하면 火燔焫하며 水泉涸하며 物焦槁하고

凡此戊年이 皆太過之火로되 而又遇子午면 則上臨少陰君火也요 遇寅申이면 則上臨少陽相火也니 皆爲天符라 其熱尤甚 故로 火當燔焫하며 水泉當涸하며 物當焦枯也라 ○ 燔은 音煩이요 焫은 如瑞切이라

病反譫妄狂越하며 欬喘息鳴하고 下甚血溢泄不已하고 太淵絶者는 死不治니 上應熒惑星이라

火盛天符之歲에 其在民病하야는 則上爲譫妄狂越欬喘息鳴이요 下爲血溢血泄不已라 太淵은 肺脈也니 火亢則肺絶 故로 死不治라 其盛其衰가 則皆應於熒惑也라

○ 歲土太過하면 雨濕流行하야 腎水受邪하야

六甲年也라 土之化濕이요 土勝則克水 故로 腎藏受邪라

民病이 腹痛하며 清厥하며 意不樂하며 體重煩冤하니

淸厥은 四支厥冷也라 此는 以土邪傷腎 故로 爲是病이라 藏氣法時論에 曰 腎病者는 身重하고 腎虛者는 大腹小腹痛하며 淸厥하며 意不樂이라하니라

上應鎭星이라

土星也니 土氣勝則鎭星이 明耀하야 主其令이라

甚則肌肉萎하며 足痿不收하며 行善瘈하며 脚下痛하며 飮發中滿 食減하며 四

支不擧라

萎는 痿同이요 瘈는 抽掣也라 甚則土邪有餘하야 脾經自病이로되 脾主肌肉하고 外應四支하며 其脈이 起於足大指而上行 故로 爲病如此라 藏氣法時論에 曰 脾病者는 善肌肉痿하며 行善瘈하며 脚下痛이라하고 又玉機眞藏論에 曰 脾太過則令人四支不擧라하니라 ○ 瘈는 翅寄係三音이라

變生得位하면

詳太過五運컨대 獨此言變生得位者는 蓋土無定位니 凡在四季中에 土邪爲變이 卽其得位之時也라

藏氣伏하고 化氣獨治之하야 泉涌河衍하고 涸澤生魚하며 風雨大至하고 土崩潰하야 鱗見於陸이라

藏氣는 水氣也요 化氣는 土氣也라 衍은 溢也라 土勝則水衰 故로 藏氣伏而化氣獨治也라 土不務德하면 濕令大行 故로 泉涌河衍하야 涸澤生魚라 濕甚不已면 風木承之라 故로 爲風雨大至라 土崩潰하야 鱗見於陸者는 木氣之復也라

病腹滿溏泄腸鳴하고 反下甚而太谿絶者는 死不治니

此는 皆土濕自傷이니 脾不能制 故로 爲是證이라 藏氣法時論에 曰 脾虛則腹滿腸鳴하며 飱泄食不化라하니라 太谿는 腎脈也니 土亢則腎絶 故로 死不治라

上應歲星이라

木星也니 土勝而木承之라 故로 歲星光芒하야 應其氣라 是는 歲土盛爲災니 先臨宿屬하면 木氣之復이 後及中宮이요 人之應之면 則先傷於腎하고 後傷於脾라

○ 歲金太過하면 燥氣流行하야 肝木受邪하야

六庚年也라 金之化燥요 金勝則克木 故로 肝藏受邪라

民病이 兩脇下少腹痛하며 目赤痛하며 眥瘍하며 耳無所聞하고

兩脇少腹耳目이 皆肝膽經氣所及이니 金勝則木藏受傷 故로 爲是病이라

肅殺而甚則體重煩冤하며 胸痛引背하며 兩脇滿하고 且痛引少腹하니

金氣太過則肅殺甚 故로 傷及肝經而爲此病이라 藏氣法時論에 曰 肝病者는 兩脇下痛하야 引少腹하고 肝虛則目䀮䀮無所見하며 耳無所聞이라하고 又玉機眞藏論에 曰 肝脈不及則令人胸痛引背하고 下則兩脇胠滿이라하니라

上應太白星이라

金星也니 金氣勝則太白星이 明而當其令이라

甚則喘欬逆氣하며 **肩背痛**하며 **尻陰股膝髀腨䯒足**이 **皆病**하니

甚則金邪有餘하야 肺經自病 故로 喘欬氣逆하며 肩背痛이요 金病不能生水하야 以致腎陰亦病 故로 尻陰股膝以下가 皆病也라 藏氣法時論에 曰 肺病者는 喘欬逆氣하며 肩背痛하며 尻陰股膝髀腨䯒足이 皆痛이라하니라 ○ 髀는 病米切이요 又音比라 腨은 音篆이요 䯒은 音杭이라

上應熒惑星이라

火星也니 金勝則火復 故로 熒惑光芒而應其氣라 是歲金氣太過하야 宿屬爲災면 火氣承之하야 西方幷及이요 而人之應之면 則先傷於肝하고 後傷於肺라

收氣峻하고 **生氣下**하면 **草木斂**하야 **蒼乾凋隕**하고

收氣는 金氣也요 生氣는 木氣也라 隕은 墜落也라 金勝木衰則收氣峻速하고 生氣下而不伸 故로 草木多斂하야 而蒼乾凋隕也라 ○ 隕은 音允이라

病反暴痛하야 **胠脇不可反側**하며 **欬逆甚而血溢**하고 **太衝絶者**는 **死不治**니 **上應太白星**이라

病反暴痛胠脇不可反側은 金傷於肝也요 欬逆甚而血溢은 火復於肺也라 太衝은 肝脈也니 金亢則肝絶 故로 死不治라 其勝其復이 皆太白星應之라 ○ 胠는 區去二音이라

○ **歲水太過**하면 **寒氣流行**하야 **邪害心火**하야

六丙歲也라 水之化寒이요 水勝則克火 故로 心藏受邪라

民病이 **身熱**하며 **煩心躁悸**하며 **陰厥**하야 **上下中寒**하며 **譫妄心痛**하며 **寒氣蚤至**하니

悸는 心驚跳也라 此는 皆心藏受邪라 故로 爲是病而寒當蚤至라 ○ 悸는 音匱라

上應辰星이라

水星也니 水氣勝則辰星이 明而主其令이라

甚則腹大脛腫하며 **喘欬**하며 **寢汗出憎風**하며

甚則水邪有餘하야 腎藏自病이라 藏氣法時論에 曰 腎病者는 腹大脛腫하며 喘欬身重하며 寢汗出憎風이라하니라 ○ 按컨대 此下에 當云藏氣行 長氣失政이어늘 今獨亡者는 闕文也라 ○ 憎은

音曾이라

大雨至하며 **埃霧朦鬱**하니

水盛不已면 土則復之라 故로 見斯候니 土之氣也라 ○ 朦은 音蒙이라

上應鎭星이라

土星也니 水勝則土復 故로 鎭星光芒而應其氣라 是歲水氣太過하야 宿屬應災면 土氣承之하야 幷及於北이요 而人之應之면 則先傷於心하고 後傷於腎이라

上臨太陽하면 **雨冰雪霜**이 **不時降**하야 **濕氣變物**하고

此는 以水運而遇太陽司天이니 乃丙辰丙戌歲也라 是爲天符니 其寒尤甚 故로 雨氷霜雪이 不時降하야 濕氣變物也라

病反腹滿腸鳴하며 **溏泄食不化**하며 **渴而妄冒**하고 **神門絶者**는 **死不治**니 **上應熒惑辰星**이라

水盛天符之歲에 陽氣大衰하야 反克脾土 故로 爲腹滿等病이라 藏氣法時論에 曰 脾虛則腹滿腸鳴하며 飧泄食不化라하니라 若水邪侮火하야 心失其職하면 則爲渴而妄冒라 神門은 心脈也니 水亢則心絶 故로 死不治라 上應熒惑辰星하되 勝者는 明而衰者는 暗也라 ○ 按太過五運컨대 獨水火言上臨者는 蓋特擧陰陽之大綱也요 且又惟水運言熒惑辰星者는 謂水盛火衰則辰星明朗하고 熒惑減耀하니 五運이 皆然이라 擧此二端이면 餘可從而推矣라

帝曰 善하노이다 **其不及**은 **何如**오

此以下는 言五運不及之化니 如乙丁己辛癸五陰年이 是也라 若不及有助則爲平歲니 不在不及之例라

岐伯이 **曰 悉乎哉**라 **問也**시여 **歲木不及**하면 **燥乃大行**하야

六丁歲也라 木不及而金乘之라 故로 燥氣大行이라

生氣失應하야 **草木晩榮**하고

失應者는 不能應時니 所以晩榮이라

肅殺而甚則剛木辟著하고 **柔萎蒼乾**하니 **上應太白星**이라

肅殺而甚은 金氣勝也라 故로 剛木辟著하니 謂碎裂如劈著[1]也요 柔木이 萎而蒼乾하니 謂色青

1) 劈著(벽착): 쪼개 놓다.

黑而凋枯也라 其上應於星則太白光芒而主其氣라 ○ 萎는 音威요 又上去二音이라

民病이 中清하며 胠脇痛하며 少腹痛하며 腸鳴溏泄하며 涼雨時至하니 上應太白星이요

中淸胠脇少腹痛者는 金氣乘木이니 肝之病也요 腸鳴溏泄者는 木不生火니 脾之寒也라 金氣淸肅 故로 凉雨時至하니 亦皆應於太白星之明也라 ○ 新校正에 曰 按컨대 不及五化民病證中에 上應之星이 皆言運星失色하고 畏星加臨하야 宿屬爲災어늘 此獨言畏星하고 不言運星者는 經文闕也니 當云上應太白星歲星이라하니라

其穀蒼이라

穀之蒼者는 屬木하니 麻之類也라 金勝而火不復하면 則蒼穀不成이라

上臨陽明하면 生氣失政하야 草木再榮[1])하니 化氣乃急일새니 上應太白鎭星[2])이요 其主蒼蚤라

上臨陽明은 丁卯丁酉歲也라 金氣亢甚 故로 生氣失政이라 草木再榮者는 以木氣既衰에 得火土王時면 土無所制하야 化氣乃急 故로 夏秋에 再榮也라 其上應於星則金土明耀요 其下主於物則蒼者蚤凋라 ○ 新校正에 云 按不及五化컨대 獨紀木上臨陽明 土上臨厥陰 水上臨太陰하고 不紀木上臨厥陰 土上臨太陰 金上臨陽明者는 經之旨가 各紀其甚者也라 故로 於太過運中에 只言火臨火 水臨水하고 此不及運中에 只言木臨金 土臨木 水臨土하고 不言厥陰臨木 太陰臨土 陽明臨金也라하니라

復則炎暑流火하야 濕性燥하고 柔脆草木이 焦槁라가 下體[3])再生하야 華實齊化라 病寒熱瘡瘍하며 疿胗癰痤하니 上應熒惑太白이요 其穀白堅이라

復者는 子爲其母而報復也라 木衰金亢하면 火則復之라 故로 爲炎暑流火하야 而濕性之物이 皆燥하고 柔脆草木이 皆枝葉焦枯라가 下體復生이라 其生既遲則旋花旋實하니 是謂齊化라 火氣反甚 故로 其爲病이 如此라 其應於星則熒惑光芒하고 太白減曜하야 而宿屬爲災라 其應於穀則白堅하니 屬金하야 秀而不實也라 ○ 按컨대 太過不及之年에 皆有勝復이나 後第十三章載者가 尤詳하니 所當互考라 ○ 脆는 音翠요 疿는 音肺요 胗은 疹同이요 痤는 才何切이라

白露蚤降하고 收殺氣行하야 寒雨害物하며 蟲食甘黃하며 脾土受邪하며 赤氣

1) 草木再榮: 歲運이 木運인데 陽明燥金이 司天하면 木氣가 不及하여 草木이 봄에 피어나지 못하고 여름이나 가을에 이르러서야 피어남을 말한다. 再는 始의 뜻으로 해석함.
2) 上應太白鎭星: 陽明燥金이 司天하므로 太白星이 밝아지고, 木氣가 不及하면 土氣가 興起하므로 또한 鎭星이 밝아지게 된다.
3) 下體: 草木의 뿌리를 말함.

後化하야 **心氣晩治**하고 **上勝肺金**하야 **白氣乃屈**하며 **其穀不成**하며 **欬而鼽**하니 **上應熒惑太白星**이라

陽明上臨하면 金氣淸肅 故로 爲白露蚤降하고 收殺氣行하야 寒雨害物이라 然이나 金勝者는 火必衰하고 火衰者는 土必弱 故로 蟲食味甘色黃之物하니 以甘黃이 皆屬土而陰氣蝕之라 故로 蟲生焉이라 觀컨대 晒能除蛀하니 則蟲爲陰物을 可知라 故로 其在人에 又當脾土受邪也라 若金勝不已而火復之면 則赤氣之物이 後時而化하고 而人之心火晩盛하야 上克肺金이라 凡白色은 屬金之物이니 其氣乃屈也라 金穀은 稻也요 鼽는 鼻塞也라 其上應於星則當熒惑明하고 太白暗하야 而災有所屬也라 ○ 王氏曰 金行伐木에 假途於土는 子居母內니 蟲之象也라 故로 甘物黃物은 蟲蠹食之라하니라 ○ 鼽는 音求라

○ **歲火不及**하면 **寒乃大行**하고 **長政不用**하야 **物榮而下**하고 **凝慘**[1]**而甚則陽氣不化**하야 **乃折榮美**하니 **上應辰星**이라

六癸歲也라 火不及而水乘之라 故로 寒乃大行이라 長政不用하면 則物不能茂盛於上하고 而但榮於下라 凝慘陽衰하면 則榮美乃折이라 其上應天象하면 辰星이 當明이라

民病이 **胸中痛**하며 **脇支滿**하며 **兩脇痛**하며 **膺背肩胛間**과 **及兩臂內痛**하며 **鬱冒朦昧**하며 **心痛暴瘖**하며 **胸復大**하며 **脇下與腰背相引而痛**하고

冒는 若有所蔽也요 一曰 目無所見也라하니라 火不足하면 則陰邪盛而心氣傷이라 故로 爲此諸病이니 皆手心主及心經所行之處라 二經이 雖不行背나 然이나 心在膈上하야 爲背之陽藏 故로 痛連腰背也라 藏氣法時論에 曰 心虛則胸腹大하며 脇下與腰相引而痛이라하니라

甚則屈不能伸하며 **髖髀如別**하니 **上應熒惑辰星**이요 **其穀丹**이라

甚至陰寒凝滯하야 陽氣不行 故로 爲是病이라 髖髀는 臀股之間也요 如別은 若有所別而不爲用也라 水行乘火하면 則熒惑無光하고 辰星增曜하야 宿屬爲災요 丹色之穀이 應其氣而不成也라

復則埃鬱하고 **大雨且至**하야 **黑氣乃辱**하고 **病鶩溏腹滿**하며 **食飮不下**하며 **寒中腸鳴**하며 **泄注腹痛**하며 **暴攣痿痺**하야 **足不任身**하니 **上應鎭星辰星**이요 **玄穀不成**이라

火衰水亢하면 土則復之하야 土之化濕이 反侵水藏 故로 爲腹滿食不下 腸鳴泄注 痿痺足不任身等疾이라 黑氣는 水氣也요 辱은 屈也라 鶩은 鴨也라 言如鴨糞淸稀니 寒濕所致也라 土復於水 故로 鎭星明潤하고 辰星減光하며 玄色之穀이 不成也라 ○ 鶩은 木務二音이라

---

1) 慘: 寒冷의 뜻임.

○ 歲土不及하면 風乃大行하고 化氣不令하야 草木茂榮하나 飄揚而甚하고 秀而不實하니 上應歲星이라

六己歲也라 土不及而木乘之라 故로 風氣行하고 化氣失令이라 木專其政하면 則草木茂榮이라 然이나 發生在木而成實在土하니 土氣不充 故로 雖秀나 不實이라 木氣上應則歲星이 當明也라

民病이 飧泄霍亂하며 體重腹痛하며 筋骨繇復하며 肌肉瞤酸하며 善怒하며 藏氣擧事[1)]하야 蟄蟲蚤附하며 咸病寒中하니 上應歲星 鎭星이요 其穀黅이라

繇復은 搖動反復也니 根結篇에 曰 所謂骨繇[2)]者는 搖故也라하니 卽此繇字라 瞤은 跳動也요 酸은 酸疼也라 凡此飧泄等病은 皆脾弱肝强所致니 土氣不及則寒水無畏 故로 藏氣擧事하야 蟄蟲蚤附하니 應藏氣也라 咸病寒中은 火土衰也일새라 上應歲星鎭星者는 歲星明而鎭星暗也라 穀之黃者屬土하니 不能成實矣라 ○ 瞤은 如雲切이요 黅은 音今이니 黃也라

復則收政嚴峻하야 名木蒼凋하고 胸脇暴痛하야 下引少腹하며 善太息하며 蟲食甘黃하며 氣客於脾하며 黅穀乃減하며 民食少失味하며 蒼穀乃損하니 上應太白歲星이라

土衰木亢하면 金乃復之라 故로 收氣峻而名木凋也라 其爲胸脇暴痛 下引少腹者는 肝膽病也요 蟲食甘黃과 氣客於脾와 黅穀乃減者는 火土衰也라 土衰者는 脾必弱 故로 民食少하고 滋味失하며 金勝者는 木必衰 故로 蒼穀損이라 其上應於星하면 當太白增明而歲星失色也라

上臨厥陰하면 流水不冰하며 蟄蟲來見하며 藏氣不用하며 白乃不復하니 上應歲星이요 民乃康이라

己巳己亥歲也라 上臨厥陰하면 則少陽相火在泉 故로 流水不冰하며 蟄蟲來見이라 火司於地 故로 水之藏氣不能用하고 金之白氣不得復하야 歲星이 得專其令하니 民亦康而無病이라

○ 歲金不及하면 炎火乃行하고 生氣乃用하며 長氣專勝하야 庶物以茂하고 燥爍以行하니 上應熒惑星이라

六乙歲也라 金不及而火乘之라 故로 炎火乃行이요 金不勝木 故로 生氣用而庶物茂요 火氣獨王 故로 長氣勝而燥爍行이라 其應於星則熒惑이 光芒也라 ○ 爍은 式灼切이라

民病이 肩背瞀重하며 鼽嚏하며 血便注下하며 收氣乃後하니 上應太白星이요

---

1) 藏氣擧事: 藏氣는 水運之氣化를 말하는데, 土運이 不及하면 水를 克制하지 못하므로 水運之氣化가 일을 擧行하게 됨을 말함.

2) 骨繇(골요): 馬蒔는 "所謂骨繇者는 正以骨緩而不能收니 卽骨之搖動者也라"고 하였다.

其穀堅芒이라

瞀는 悶也라 鼽는 鼻塞流涕也라 金受火邪 故로 爲此諸病이라 收氣後와 太白無光과 堅芒之穀不成이 皆金氣不足之應이라 ○ 瞀는 茂務莫三音이요 嚔는 音帝라

復則寒雨暴至하야 **乃零**[1]**冰雹**하며 **霜雪殺物**하며 **陰厥且格**하며 **陽反上行**하야 **頭腦戶痛**이 **延及腦頂**하며 **發熱**하니 **上應辰星**이요 **丹穀不成**이라 **民病口瘡**이요 **甚則心痛**이라

金衰火亢하면 水來復之라 故로 寒雨暴至하고 繼以氷雹霜雪이 災傷萬物하니 寒之變也라 厥은 逆也요 格은 拒也니 寒勝於下하면 則陰厥格陽하야 而反上行하니 是謂無根之火라 故로 爲頭頂口心等病이라 其應於天者는 辰星이 當明하고 應於地者는 丹色之穀이 不成也라 ○ 按컨대 此는 水復火衰니 當云上應熒惑辰星이어늘 此不言熒惑者는 闕文也라 ○ 雹은 音薄이라

○ **歲水不及**하면 **濕乃大行**하고 **長氣反用**하야 **其化乃速**하고 **暑雨數至**하니 **上應鎭星**이라

六辛歲也라 水不及而土勝之라 故로 濕乃大行이요 水衰則火土同化라 故로 長氣反用하야 其化乃速하니 上應鎭星光明也라

民病이 **腹滿**하며 **身重濡泄**하며 **寒瘍流水**하며 **腰股痛發**하며 **膕腨股膝**이 **不便**하며 **煩冤**하며 **足痿清厥**하며 **脚下痛**하고 **甚則胕腫**이요 **藏氣不政**하야 **腎氣不衡**하니 **上應辰星**이요 **其穀秬**[2]라

土濕太過하야 傷及腎陰 故로 爲此諸病이라 寒瘍流水는 陰蝕陰疽之類也요 煩冤은 煩悶抑鬱也요 清厥은 寒厥也요 胕腫은 浮腫也요 藏氣는 水氣也라 衡은 平也니 不政不衡은 水氣衰也일새라 上應辰星하야 不明하고 下應秬穀하야 不成이라 秬는 黑黍也라

上臨太陰하면 **則大寒數擧**하야 **蟄蟲蚤藏**하고 **地積堅氷**하며 **陽光不治**하고 **民病**이 **寒疾於下**하고 **甚則腹滿浮腫**하니 **上應鎭星**이요 **其主黅穀**이라

辛丑辛未歲也라 太陰濕土司天하면 則太陽寒水在泉이라 故로 大寒擧而陽光不治也요 甚則腹滿浮腫하니 濕土勝而腎氣傷也라 其上應者는 當鎭星增曜하고 下應者는 當黅穀有成이라

復則大風暴發하야 **草偃木零**하야 **生長不鮮**하며 **面色時變**하며 **筋骨倂辟**하며 **肉瞤瘛**하며 **目視䀮䀮**하며 **物疏璺**[3]하며 **肌肉胗發**하며 **氣幷鬲中**하야 **痛於心腹**

---

1) 零: 떨어질(落) 영.
2) 秬: 검은 기장 거.

하고 **黃氣乃損**하야 **其穀不登**하니 **上應歲星**이니이다

水衰土亢하면 木後復之라 故로 大風暴發하야 草仆木落而生長失時하야 皆不鮮明也라 面色時變은 肝氣動也일새라 併은 拘攣也요 辟은 偏欹也라 瞤瘛는 動掣也요 䀮䀮은 目不明也요 璺은 物因風而破裂也라 肝氣在外則肌肉風疹하고 肝氣在中則痛於心腹하니 皆木勝之所致라 故로 黃氣損而屬土之穀不登이라 其上應於天하면 則惟歲星當明也라 ○ 愚按컨대 五運之有太過不及하야 而勝復所以生也라 太過者는 其氣勝하니 勝而無制則傷害甚矣요 不及者는 其氣衰하니 衰而無復則敗亂極矣라 此勝復循環之道는 出乎天地之自然하되 而亦不得不然者也라 故로 其在天則有五星運氣之應하고 在地則有萬物盛衰之應하며 在人則有藏府疾病之應이라 如木强勝土하면 則歲星明而鎭星暗하고 土母受侮하면 子必復之라 故로 金行伐木하야 以救困土하면 則太白增光하고 歲星反晦也라 凡氣見於上則災應於下하야 宿屬受傷하야 逆犯尤甚하니 五運互爲勝復은 其氣皆然이라 至其爲病하야는 如木勝肝强하면 必傷脾土하고 肝勝不已면 燥必復之而肝亦病矣요 燥勝不已면 火必復之而肺亦病矣니 此五藏互爲盛衰는 其氣亦皆然也라 夫天運之有太過不及者는 卽人身之有虛實也니 惟其有虛而後에 强者勝之하고 有勝而後에 承者復之하니 無衰則無勝矣요 無勝則無復矣라 無勝無復하면 其氣和平하니 焉得有病이며 恃强肆暴하면 元氣泄盡하니 焉得無虛리오 故로 曰有勝則復하고 無勝則否하며 勝微則復微하고 勝甚則復甚이라하니 可見勝復之微甚이 由變化之盛衰하야 本無其常也라 如本經六元正紀等論所載天時地化人事等義가 至詳至備하니 蓋以明其理之常者如此也라 卽如周易之六十四卦와 三百八十四爻가 乃開明易道之微妙하야 而敎人因易以求理하고 因象以知變이라 故로 孔子曰 書不盡言이요 言不盡意라하니 此其大義가 正與本經으로 相同이라 夫天道는 玄微하야 本不易測이니 及其至也엔 雖聖人이라도 亦有所不知焉이라 故로 凡讀易者는 當知易道有此變이요 不當曰變止於此也며 讀運氣者는 當知天道有是理요 不當曰理必如是也라 然이나 變化雖難必이나 而易盡其幾矣요 天道雖難測이나 而運氣盡其妙矣라 自余有知以來로 常以五六之義를 逐氣推測하니 則彼此盈虛가 十應七八이요 卽有少不相符者는 正屬井蛙之見하야 而見有未至耳니 豈天道果不足憑耶리오 今有昧者는 初不知常變之道와 盛衰之理와 孰者爲方과 孰者爲月과 孰者爲相勝反勝主客承制之位라 故로 每鑿執經文하야 以害經意하고 徒欲以有限之年辰으로 槩[1]無窮之天道나 隱微幽顯은 誠非易見이어늘 管測求全하니 陋亦甚矣로다 此外에 復有不明氣化하니 如馬宗素[2]之流者는 假仲景之名而爲傷寒鈐法等書하야 用氣運之更遷하야 擬[3]主病之方治나 拘滯不通하니 誠然謬矣로다 然이나 又有一等[4]偏執己見하야 不信運氣者는 每謂運氣之學이 何益於醫리오하고 且云疾

---

3) 疎璺: 疎는 分의 뜻이고, 璺은 터질 문.
1) 槩: 헤아릴(量) 개.
2) 馬宗素: 金代의 醫家로 平陽人이다. 劉完素의 寒涼法을 推崇하여『傷寒醫鑑』一卷을 撰述하였다.
3) 擬: 모방할, 흉내 낼 의.
4) 一等: 最上, 第一.

病相加에 豈可依運氣以施治乎리오하니 非切要[1]也라 余喩之曰 若所云者는 似眞運氣之不必求나 而運氣之道가 豈易言哉리오 凡歲氣之流行은 卽安危之關係라 或疫氣偏行而一方이 皆病風溫하고 或清寒傷臟하야 則一時에 皆犯瀉痢하고 或痘疹盛行而多凶多吉하야 期各不同하고 或疔毒[2]偏生而是陰是陽이 每從其類하고 或氣急[3]欬嗽가 一鄕並興하고 或筋骨疼痛을 人皆道苦하고 或時下[4]多有中風하고 或前此盛行痰火라 諸如此者는 以衆人而患同病하니 謂非運氣之使然歟아 觀東垣이 於元時太和二年에 製普濟消毒飮하야 以救時行疫癘하야 所活甚衆하니 非此而何아 第運氣之顯而明者는 時或盛行하야 猶爲易見이나 至其精微하야는 則人多陰受하니 而識者爲誰리오 夫人殊稟賦에 令易寒暄하면 利害不侔하니 氣交使然이라 故로 凡以太陽之人으로 而遇流衍之氣[5]하고 以太陰之人으로 而逢赫曦之紀[6]하야 强者有制하고 弱者遇扶하면 氣得其平하니 何病之有리오 或以强陽遇火則炎烈生矣요 陰寒遇水則氷霜及矣라 天有天符하고 歲有歲會하니 人得無人和乎아 能先覺預防者는 上智也요 能因幾辨理者는 明醫也요 旣不能知而且云烏有[7]者는 下愚也라 然則運氣之要與不要는 固不必辨이니 獨慨夫知運氣者之難其人耳라 由此言之면 則鑿執者도 本非智士온 而不諭者가 又豈良材리오 二者病은 則一般이라 彼達人之見은 自所不然이라 故로 善察運氣者는 必當順天以察運하고 因變以求氣라 如杜預[8]之言曆에 曰 治曆者는 當順天以求合이요 非爲合以驗天이니 知乎此면 則可以言曆矣라하니 而運氣之道亦然이라 旣得其義면 則勝復盛衰理를 可窺也니 隨其幾而應其用하여도 其有不合於道者는 未之有也라 戴人이 曰 病如不是當年氣어든 看與何年運氣同이요 便向某年求活法이어든 方知都在至眞中이라하니 此言이 雖未盡善이나 其亦庶幾乎得運氣之意矣라 ○ 瞤은 如雲切이요 懘는 音熾요 睆은 音荒이요 璺은 音問이라

帝曰 善하노이다 **願聞其時也**니이다

此下는 言不及之歲에 其政化勝復이 各有時也라 本篇은 凡太過之年에 不言勝復 故로 不及之라

岐伯이 **曰 悉何[9]哉**라 **問也**시여 **木不及**한대 **春有鳴條律暢[10]之化**하면 **則秋有霧露清涼之政**하고 **春有慘悽殘賊之勝**하면 **則夏有炎暑燔爍之復**하니 **其眚東**이요 **其藏肝**이며 **其病**이 **內舍胠脇**하고 **外在關節**이라

---

1) 切要: 適切하고 重要함, 緊要, 매우 중요함.
2) 疔毒: 疔瘡이 심해진 것. 疔瘡은 쇠못 비슷한 腫瘡으로 작고 단단하며 뿌리가 깊다.
3) 氣急: 놀라서 소리를 지름.
4) 時下: 目下, 요사이, 지금.
5) 流衍之氣: 五行의 三五分紀에서 水가 太過된 氣를 말함.
6) 赫曦之紀: 三五分紀에서 火가 太過된 氣를 말함.
7) 烏有: 어찌 있을까? (틀림없이 없을 것이라는 뜻임).
8) 杜預: 晉代의 名將이며 學者로, 著書에 『春秋佐氏傳集解』가 있다.
9) 何: '乎'字의 誤字로 보인다.
10) 鳴條律暢: 風動木鳴 聲音條暢, 즉 春風이 和暢함을 뜻함.

和則爲化爲政이니 運之常也요 不和則爲勝爲復이니 氣之變也라 如歲木不及하면 金當克之나 使金不來勝而木氣無傷하면 則春有鳴條律暢之化하고 至秋之時에 則金亦無復而有霧露淸涼之政하니 此氣之和也라 若春見金氣而有慘悽殘賊之勝하면 則木生火하니 火來克金而夏有炎暑燔爍之復矣니 此氣之變也라 然이나 此之勝復이 皆因於木 故로 災眚이 當見於東方하고 在人之藏에 應於肝하며 肝之部分이 內在胠脇하고 外在關節 故로 其爲病如此라 下節之義는 大約俱同하니라 ○ 燔은 音煩이요 爍은 式灼切이요 眚은 音省이라

火不及한대 **夏有炳**[1]**明光顯之化**하면 **則冬有嚴肅霜寒之政**하고 **夏有慘凄凝冽之勝**하면 **則不時有埃昏大雨之復**하니 **其眚南**이요 **其藏心**이며 **其病**이 **內舍膺脇**하고 **外在經絡**이라

火不及者는 水當乘之나 若水不侮火而夏有此化하면 則水亦無復而冬有此政하고 若水不務德而夏有此勝하면 則火生土하니 土來克水而不時有此復矣라 其眚南 其藏心은 皆火之應이라

土不及한대 **四維有埃雲潤澤之化**하면 **則春有鳴條鼓折之政**하고 **四維發振拉飄騰之變**하면 **則秋有肅殺霖霪**[2]**之復**하니 **其眚四維**요 **其藏脾**며 **其病**이 **內舍心腹**하고 **外在肌肉四支**라

四維는 辰戌丑未方月也라 歲土不及하면 木當勝之나 若木不侮土而四季有此化하면 則木亦無復而春有此政하고 若木勝土而四季有此變하면 則土生金하니 金來克木而秋有此復矣라 其眚四維 其藏脾는 皆土之應이라 ○ 拉은 音臘이요 霪은 音淫이라

金不及한대 **夏有光顯鬱蒸之令**하면 **則冬有嚴凝整肅之應**하고 **夏有炎爍燔燎之變**하면 **則秋有氷雹霜雪之復**하니 **其眚西**요 **其藏肺**며 **其病**이 **內舍膺脇肩背**하고 **外在皮毛**라

歲金不及하면 火當勝之나 若火得其正而夏有此令하면 則水亦無復而冬有此應하고 若火氣侮金而夏有此變하면 則金之子水니 水來克火而秋有此復矣라 其眚西 其藏肺는 皆金之應이라 ○ 按此下二節에 不先言金水之本化하고 而先言火土之制化하야 與上三節不同者는 不過文體之變耳니 文雖變이나 而義則無異也라

水不及한대 **四維有湍**[3]**潤埃雲之化**하면 **則不時有和風生發之應**하고 **四維發埃昏驟注之變**하면 **則不時有飄蕩振拉之復**하니 **其眚北**이요 **其藏腎**이며 **其病**

1) 炳: 밝을 병.
2) 霖霪(임음): 장마.
3) 湍: 여울, 물 빨리 흐를 단.

이 內舍腰脊骨髓하고 外在谿谷踹膝이라

歲水不及하면 土當勝之나 若土不爲虐而四季有此正化하면 則木亦無復而不時有此正應하고 若土肆其勝而有四維之變하면 則水之子木이니 木來克土而不時有此復矣라 其眚北 其藏腎은 皆水之應이라 ○ 湍은 通官切이요 踹은 腨同이라

夫五運之政은 猶權衡也라 高者抑之하고 下者擧之하며 化者應之하고 變者復之하니 此生長化成收藏之理요 氣之常也니 失常則天地四塞矣라

夫天地陰陽之道가 亦猶權衡之平하야 而不能少有損益也라 故로 高而亢者는 必有所抑하니 因太過也요 卑而下者는 必有所擧하니 因不及也요 正而爲化하면 則有以應之하니 不相悖也요 邪而爲變하면 則有以復之하니 承乃制也라 此所以生長化成收藏이니 皆不失其物理之常이요 失常則高下不相保하야 而天地閉塞矣라 如玉版論要에 曰 回則不轉하야 乃失其機라하니 卽此之謂라

故로 曰 天地之動靜은 神明爲之紀요 陰陽之往復은 寒暑彰其兆라하니 此之謂也니이다

應天之氣는 動而不息하고 應地之氣는 靜而守位라 神明爲之紀는 則九星懸朗하고 七曜周旋也요 陰陽寒暑는 卽動靜神明之用也라 此는 承上文而總言盛衰勝復이 卽天地之動靜이요 生長化成收藏이 卽陰陽之往復이라 動靜不可見이나 有神有明則有紀可察矣요 陰陽不可測이나 有寒有暑則有兆可知矣니 天地之道는 此之謂也라

帝曰 夫子之言五氣之變과 四時之應은 可謂悉矣어니와 夫氣之動亂은 觸遇而作하야 發無常會하고 卒然災合하니 何以期之오

此下는 言氣動之亂이 皆隨遇而變이라 故로 其德化政令災變之候가 各有所不同也라

岐伯이 曰 夫氣之動變은 固不常在하야 而德化政令災變이 不同其候也니이다

帝曰 何謂也오 岐伯이 曰 東方生風하고 風生木하니 其德敷和요 其化生榮이요 其政舒啓요 其令風이요 其變振發이요 其災散落이라

敷는 布也요 和는 柔和也라 榮은 滋榮也라 舒는 展也요 啓는 開也라 振은 奮動也요 發은 飛揚也라 散落은 飄零散落也라 ○ 五運行大論에 曰 其德爲和요 其化爲榮이요 其政爲散이요 其令宣發이요 其變摧拉이요 其眚爲隕이라하니 義當參閱이라

南方生熱하고 熱生火하니 其德彰顯이요 其化蕃茂요 其政明曜요 其令熱이요 其變銷爍이요 其災燔焫이라

彰은 昭著也요 蕃은 盛也라 燔焫은 焚灼也라 銷爍은 緩而燔焫이 甚也라 ○ 五運行大論에 曰

其德爲顯이요 其化爲茂요 其政爲明이요 其令鬱蒸이요 其變炎爍이요 其眚燔焫이라하니라 ○ 蕃과 燔은 俱音煩이요 焫은 如瑞切이라

中央生濕하고 濕生土하니 其德溽[1]蒸이요 其化豊備요 其政安靜이요 其令濕이요 其變驟注요 其災霖潰라

溽蒸은 濕熱也요 豊備는 充盈也요 驟注는 急雨也요 霖은 久雨也요 潰는 崩決也라 ○ 五運行大論에 曰 其德爲濡요 其化爲盈이요 其政爲謐이요 其令雲雨요 其變動注요 其眚淫潰라하니라 ○ 溽은 音辱이요 潰는 音會라

西方生燥하고 燥生金하니 其德淸潔이요 其化緊斂이요 其政勁切이요 其令燥요 其變肅殺이요 其災蒼隕이라

緊斂은 收縮也요 勁切은 銳急也요 肅殺은 其寒肅而殺令行也요 蒼隕은 草木蒼枯而凋落也라 ○ 五運行大論에 曰 其德爲淸이요 其化爲斂이요 其政爲勁이요 其令霧露요 其變肅殺이요 其眚蒼落이라하니라 ○ 隕은 音允이라

北方生寒하고 寒生水하니 其德凄滄이요 其化淸謐이요 其政凝肅이요 其令寒이요 其變凓冽이요 其災氷雪霜雹이라

凄滄은 寒氣也요 謐은 靜也요 凝肅은 堅斂也요 凓冽은 寒甚也라 氷霜雪雹은 陰氣所凝이니 或太陽用事커나 或以水復火하면 則非時而見이라 ○ 五運行大論에 曰 其德爲寒이요 其化爲肅이요 其政爲靜이요 其變凝冽이요 其眚氷雹이라하니라 ○ 滄은 音倉이요 謐은 音密이라

是以로 察其動也에 有德有化하며 有政有令하며 有變有災하니 而物由之而人應之也니이다

德化政令은 和氣也요 爲災爲變은 乖氣也라 施化出乎天地하야 而人物應之하니 得其和則爲生爲成이요 遇其乖則爲災爲害라

五星之應

『素問·氣交變大論』 ○ 十一

帝曰 夫子之言歲候不及其太過[2]에 而上應五星이라하니 今夫德化政令과 災眚變易이 非常而有也요 卒然而動하니 其亦爲之變乎아

---

1) 溽: 무더위, 젖을(濕) 욕.
2) 不及其太過: '太過不及'의 誤記로 보인다.

此는 承前章而詳求五星之應이라 謂凡德化政令과 災眚變易이 其有卒然而動者는 星亦應之否也오하니라

岐伯이 曰 承天而行之라 故로 無妄動하고 無不應也요 卒然而動者는 氣之交變也니 其不應焉이라 故로 曰應常不應卒이라하니 此之謂也니이다

承天而行은 謂歲候承乎天運이라 故로 氣無妄動이요 而五星之見則動無不應也라 但其卒然而動者는 非關天運이요 隨遇爲變則五星未必應焉이니 以應常不應卒也라 常은 謂盛衰之常이니 其來有自 故로 必無不應이요 卒者는 一時之會니 非有大變則亦有不應者矣라

帝曰 其應은 奈何오 岐伯이 曰 各從其氣化也니이다

各從其氣化者는 歲星之化는 其應風이요 熒惑之化는 其應火요 鎭星之化는 其應濕이요 太白之化는 其應燥요 辰星之化는 其應寒也라

帝曰 其行之徐疾逆順[1]은 何如오 岐伯이 曰 以道留[2]久커나 逆守[3]而小를 是謂省下요

道는 五星所行之道也요 留久는 稽留延久也라 逆守는 逆行不進而守其度也요 小는 無芒而光不露也라 省下는 謂察其分野하야 君民之有德有過者也라

以道而去하되 去而速來커나 曲而過之를 是謂省遺過也요

謂旣去而復速來커나 委曲[4]逡巡[5]而過其度也라 省遺過는 謂省察有未盡而復省其所遺過失也라

久留而環하야 或離或附를 是謂議災與其德也라

環은 廻環旋遶也요 或離或附는 欲去不去也라 議災與德은 若有所議而爲災爲德也라

應近則小하고 應遠則大하니

應은 謂災德之應也라 所應者近而微하면 其星則小하고 所應者遠而甚하면 其星則大라

芒而大하야 倍常之一이면 其化甚하고 大常之二면 其眚卽也요

芒은 光芒也라 甚은 氣化之盛也니 卽災眚이 卽至也라

---

1) 徐疾逆順: 徐는 地球 上에서 行星의 運動을 관찰했을 때 그 운동이 완만한 것을 말하고, 疾은 그 운동이 빠른 것을 말한다. 逆은 行星이 동쪽으로부터 서쪽을 向하는 것(逆行)을, 順은 行星이 서쪽으로부터 동쪽을 向하는 것(順行)을 말한다.
2) 留: 行星이 공중에서 靜止하여 움직이지 않는 것처럼 보이는 것을 말함.
3) 守: 行星이 공중에 머무는 시간이 비교적 긴 것을 말함.
4) 委曲: 몸을 굽혀서 좇음.
5) 逡巡: 뒤로 물러남, 단행하지 못하고 우물쭈물함.

小常之一이면 **其化減**하고 **小常之二**면 **是謂臨視**니 **省下之過與其德也**라 **德者福之**요 **過者伐之**라

減은 氣化之衰也라 若小於常之二倍면 則不及甚矣니 其災眚도 亦所必至라 臨視는 猶言觀察也라 省下之過與其德은 謂省察其宿屬分野之下니 有德者는 錫之以福하고 有過者는 伐之以災也라

是以로 **象之見也 高而遠則小**하고 **下而近則大**라 **故**로 **大則喜怒邇**하고 **小則禍福遠**이라

凡高而遠者는 其象則小하고 下而近者는 其象必大하니 大則近而喜怒之應亦近하고 小則遠而禍福之應亦遠이라 觀五星有遲留伏逆之變하면 則其或高或下를 又可知矣라 ○ 按上文에 云應近則小하고 應遠則大라하고 此云大則喜怒邇하고 小則禍福遠이라하니 似乎相反이라 但上文之近遠은 近言其微요 遠言其甚이라 故로 應微而近則象小하고 應甚而遠則象大라 此言邇遠者는 邇言其急이요 遠言其緩이라 故로 象大則喜怒之應近而急하고 象小則禍福之應遠而緩이라 蓋上文은 以體象言이요 此는 以遠近辨이니 二者詞若不同이나 而理則無二也라

歲運太過則運星北越하고

運星은 主歲之星也요 北越은 越出應行之度而近於北也라 蓋北爲紫微太一所居之位니 運星不守其度而北越近之면 其恃强驕肆之氣를 可見이라

運氣相得則各行以道라

無强弱勝負之氣 故로 各守其當行之道라

故로 **歲運太過**하면 **畏星失色而兼其母**하고

畏星은 卽所制之星이니 如木運太過則鎭爲畏星也라 失色而兼其母者는 木失色而兼玄하고 火失色而兼蒼하고 土失色而兼赤하고 金失色而兼黃하고 水失色而兼白也라 其所以然者는 如木氣有餘則土星失色而兼赤하니 赤爲木之子요 而又爲土之母라 子母氣必相應 故로 兼見也니 此正其循環相承之妙라

不及則色兼其所不勝이라

木不及則兼白하고 火不及則兼玄하고 土不及則兼蒼하고 金不及則兼赤하고 水不及則兼黃하니 兼其所相制也라

肖者瞿瞿하나 **莫知其妙**하니 **閔閔之當**에 **孰者爲良**고

肖는 取法也요 瞿瞿는 却顧貌요 閔閔은 多憂也라 夫天道難窮하야 讀非容易하니 雖欲取法者瞿

瞿多顧나 然이나 皆莫得知其妙라 故로 於閔閔之才에 能當憂世之任者는 果孰爲良哉리오 蓋甚言難其人也라 ○ 靈蘭秘典論에 曰 消者瞿瞿하니 孰知其要리오하니 文義與此稍異하니 詳藏象類一이라

妄行無徵하면 示畏侯王이니이다

知天道者라도 旣難其人 故로 每有妄行之徒하야 用無徵之說하야 以示畏候王하니 言而不應하고 反惑其敬畏修德之心이라 若此輩者는 不惟無補於事요 而適足爲誤事之罪人也라

帝曰 其災應은 何如오 岐伯이 曰 亦各從其化也라 故로 時至有盛衰하고 凌犯有逆順하고 留守有多少하고 形見有善惡하고 宿屬有勝負하고 徵應有吉凶矣니이다

時至는 歲時之更至也니 五星之運이 當其時則盛하고 非其時則衰라 退而東行凌犯者는 星遲於天 故로 爲順이니 災輕하고 進而西行凌犯者는 星速於天 故로 爲逆이니 災重이라 留守日多則災深하고 留守日少則災淺이라 形見有喜潤之色하면 爲善이요 形見有怒燥憂喪之色하면 爲惡이라 宿屬은 謂二十八宿及十二辰位가 各有五行所屬之異라 凡五星所臨이 太過逢王커나 不及逢衰하면 其災更甚하고 太過有制커나 不及得助하면 其災必輕하니 卽勝負也라 五星之爲德爲化者는 吉하고 爲災爲變者는 凶하니 皆徵應也라 王氏曰 火犯留守逆臨하면 則有誣譖訟獄[1]之憂하고 金犯則有刑殺[2]氣鬱之憂하고 木犯則有震驚風鼓之憂하고 土犯則有中滿下利胕腫之憂하고 水犯則有寒氣衝稸之憂라 故로 曰徵應有吉凶也라하니라

帝曰 其善惡은 何謂也오 岐伯이 曰 有喜有怒하며 有憂有喪하며 有澤有燥하니 此象之常也니 必謹察之니이다

王氏曰 五星之見也는 從夜深見之니 人見之喜는 星之喜也요 見之畏는 星之怒也요 光色微曜하야 乍明乍暗은 星之憂也요 光色迥然하야 不彰不瑩하야 不與衆同은 星之喪也요 光色圓明하야 不盈不縮하야 怡然[3]瑩然은 星之喜也요 光色勃然[4]하야 臨人芒彩滿溢하야 其象懍然은 星之怒也라 澤은 明潤也요 燥는 乾枯也라하니라 ○ 班固[5]曰 五行精氣가 其成形在地則結爲木火土金水요 其成象在天則木合歲星하야 居東하고 火合熒惑하야 居南하고 金合太白하야 居西하고 水合辰星하야 居北하고 土合鎭星하야 居中央이라 分旺四時則春木夏火秋金冬水가 各旺七十二日하고 土旺四季辰戌丑未之月各十八日하야 合之爲三百六十日이라 其爲色也는 則木靑火赤金白水

---

1) 訟獄: 訴訟, 裁判事件. 訟은 재물에 대한 분쟁이고, 獄은 죄에 대한 분쟁임.
2) 刑殺: 罪로 몰아 죽임, 死刑함.
3) 怡然: 즐거워하는 모양, 기뻐서 좋아하는 모양.
4) 勃然: 발끈 성내는 모양, 벌컥 일어나는 모양, 갑자기.
5) 班固: 後漢의 歷史家로 字는 孟賢이고 陝西省사람이며 著書에 『漢書』가 있다.

黑土黃이요 其爲分野는 各有歸度라 旺相休廢에 其色不同하야 旺則光芒하고 相則內實하고 休則光芒無角하야 不動搖하고 廢則光少色이라 白圜者는 喪이요 赤圜者는 兵이요 靑圜者는 夏水요 黑圜者는 疾多死요 黃圜은 吉이라 白角者는 哭泣之聲이요 赤角者는 犯我城이요 黑角者는 水行窮兵이라하고 太史公[1]이 曰 五星同色이면 天下偃兵하며 百姓安寧하며 五穀蕃昌하며 春風秋雨하며 冬寒夏暑하며 日不食朔하며 月不食望하니 是爲有道之國이니 必有聖人在乎其位也인저하니라 ○ 瑩은 榮用二音이라

帝曰 六者高下異乎아 岐伯이 曰 象見高下나 其應一也라 故로 人亦應之니이다

有此象則有此應하니 高下雖異나 氣應則一也라

德化政令 不能相過

『素問·氣交變大論』○ 十二

帝曰 其德化政令之動靜損益은 皆何如오 岐伯이 曰 夫德化政令災變은 不能相加也요

加는 增重也며 亦相陵也라 夫天地動靜과 陰陽往復과 政令災眚은 報施[2]不爽 故로 不能相加也라

勝復盛衰는 不能相多也요

勝微則復微하고 勝甚則復甚 故로 不能相多也라

往來小大는 不能相過也요

勝復小大는 氣數皆同 故로 不能相過也라

用之升降은 不能相無也니

五行之用은 先者退而後者進하야 迭爲升降하니 升降失則氣化息矣라 故로 不能相無也라

各從其動而復之耳니이다

五運之政은 猶權衡也라 故로 動有盛衰則復有微甚하야 各隨其動而應之라 六微旨大論에 曰 成敗倚伏이 生乎動하니 動而不已則變作矣라하고 易에 曰 吉凶悔吝者는 生乎動者也라하니 皆此之謂라 然則天地和平之道는 有必不可損益於其間者를 於此章之義에 可見矣라

---

1) 太史公: 漢代의 歷史家인 司馬遷을 指稱하는 말로, 司馬遷이 太史令이라는 벼슬을 하였기 때문에 太史公이라고 함. 著書에 『史記』가 있다.
2) 報施: 善行에 대하여 幸福을 줌.

帝曰 其病生은 **何如**오

言災變眚傷之應於病也라

岐伯이 **曰 德化者**는 **氣之祥**이요 **政令者**는 **氣之章**이요 **變易者**는 **復之紀**요 **災眚者**는 **傷之始**니

祥은 瑞應也요 章은 昭著也요 紀者는 變易之候요 始者는 災傷所由라

氣相勝者는 **和**요 **不相勝者**는 **病**이요 **重感於邪則甚也**니이다

相勝은 相當也니 謂人氣與歲氣가 相當則爲比和[1]而無病이요 不相當則邪正相干而病生矣라 重感於邪는 如有餘逢王커나 不足被傷則盛者愈盛하고 虛者愈虛하야 其病必甚也라

帝曰 善이라 **所謂精光之論**이요 **大聖之業**이라 **宣明大道**하야 **通於無窮**하고 **究於無極也**로다 **余聞之**호니 **善言天者**는 **必應於人**하고 **善言古者**는 **必驗於今**하고 **善言氣者**는 **必彰於物**하고 **善言應者**는 **同天地之化**하고 **善言化言變者**는 **通神明之理**라하니 **非夫子**면 **孰能言至道歟**아하시고 **乃擇良兆而藏之靈室**하야 **每旦讀之**하야 **命曰氣交變**이라하고 **非齋戒**면 **不敢發**이니 **愼傳也**하시다

聖人은 知周萬物 故로 能通於無窮하고 究於無極하야 因天以應人하고 因古以知今하며 因氣應變化以通神明之理라 帝所以極言贊美하야 用示珍藏者는 重之甚也라

1) 比和: 원래 天干과 地支의 屬性이 같은 것을 뜻하나 轉하여 事物 間의 親和를 의미함.

類經二十五卷

張介賓類註

運氣類

五運三氣之紀 物生之應

『素問·五常政大論』○ 十三

黃帝問曰 太虛寥廓에 五運迴薄하야 衰盛不同하고 損益相從하니 願聞컨대 平氣는 何如而名이며 何如而紀也오

寥廓은 玄遠也라 迴는 循環也요 薄은 迫切也라 此章은 詳明五運盛衰之有不同이나 而悉其平氣不及太過三者之紀也라

岐伯이 對曰 昭乎哉라 問也시여 木曰敷和요

木得其平則敷布和氣하야 以生萬物이라

火曰升明이요

陽之性은 升하고 其德은 明顯이라

土曰備化요

土含萬物하야 無所不備하고 土生萬物하야 無所不化라

金曰審平이요

金主殺伐하되 和則淸寧 故로 曰審平이니 無妄刑也라

水曰靜順이니이다

水體는 淸靜하고 性은 柔而順이라

○ 帝曰 其不及은 奈何오 岐伯이 曰 木曰委和요

陽和委屈하야 發生少也라

火曰伏明이요

陽德不彰하야 光明伏也라

土曰卑監이요

氣陷不達하야 政屈不化也라

金曰從革이요

金性本剛하니 其不及則從火化而變革也라

水曰涸流니이다

水氣不及則源流乾涸也라

○ 帝曰 太過는 **何謂**오 **岐伯**이 **曰 木曰發生**이요

木氣有餘하야 發生盛也라

火曰赫曦요

陽光炎盛也라 ○ 赫은 音黑이요 曦는 音希라

土曰敦阜요

敦은 厚也요 阜는 高也라 土本高厚하니 此言其尤盛也라

金曰堅成이요

金性堅剛하야 用能成物하니 其氣有餘則堅成尤甚也라

水曰流衍이니이다

衍은 滿而溢也라

○ 帝曰 三氣之紀를 **願聞其候**하노이다 **岐伯**이 **曰 悉乎哉**라 **問也**시여 **敷和之紀**는 **木德周行**하야 **陽舒陰布**하야 **五化宣平**하니

此下는 詳言平運之紀也라 木之平運을 是曰敷和라 木德周行하면 則陽氣舒而陰氣布 故로 凡生長化收藏之五化가 無不由此而宣行其和平之氣也라 ○ 按컨대 此論은 與金匱眞言論과 陰陽應象大論과 五運行大論으로 義通하니 所當參閱이라 俱見藏象類四五六等章이라 ○ 新校正에 云按王注大過不及컨대 各紀年辰이어늘 惟平運不紀者는 蓋平運之歲는 不可以定紀也라 或者欲補注云 丁巳丁亥丁卯壬寅壬申歲者는 是未達也라하니 下放此하니라

其氣端이요

正而直也라

其性隨요

柔和隨物也라

其用曲直이요

曲直成材也라

其化生榮이요

生氣榮茂也라

其類草木이요

凡長短堅脆는 皆木類也라

其政發散이요

木主春하야 其氣上升 故로 政主發散이라

其候溫和요

春之候也라

其令風이요

木之化也라

其藏肝이니

肝屬木也라

肝其畏淸이요

淸者는 金氣也라

其主目이요

肝之竅也라

其穀麻요

麻之色은 蒼也라 ○ 金匱眞言論에 曰 其穀麥이라하야 無麻라

其果李요

味酸也라

其實核이요

諸核은 皆屬木하야 其質强也라

其應春이요

木王之時也라

其蟲毛요

毛直如木하야 氣類同也라

其畜犬이요

味酸也라 ○ 金匱眞言論에 曰 其畜雞라하야 無犬이라

其色蒼이요

靑翠色也라

其養筋이요

肝主筋也라

其病裏急支滿이요

厥陰肝氣爲病也라

其味酸이요

酸爲木化也라

其音角이요

角音屬木하야 其聲이 在淸濁之間이라

其物中堅이요

象土中有木也라

其數八이라

木之生數三이요 成數八也라

○ **升明之紀**는 **正陽而治**하야 **德施周普**하야 **五化均衡**하니

火之平運을 是曰升明이라 火主南方 故로 曰正陽이요 陽氣無所不至라 故로 曰周普라 五化義는 見前이라 均은 等也요 衡은 平也라

其氣高요

陽主升也라

其性速이요

火性急也라

其用燔灼이요

燒灸也라

其化蕃茂요

長氣盛也라

其類火요

諸火가 皆其類也라

其政明曜요

陽之光也라

其候炎暑요

火之候也라

其令熱이요

火之化也라

其藏心이니

心屬火也라

心其畏寒이요

寒爲水氣也라

其主舌이요

心之宮也라

其穀麥이요

色赤也라 ○ 金匱眞言論에 火穀曰黍요 木穀曰麥이라하고 又藏氣法時論에 亦言麥苦라하니라

其果杏이요

味苦也라

其實絡[1]이요

實中之系니 脈絡之類也라

其應夏요

火王之時也라

其蟲羽요

羽는 翔而升하니 屬乎火也라

其畜馬요

快健躁疾하니 得火性也라 ○ 金匱眞言論에 金畜曰馬요 火畜曰羊이라하니라

其色赤이요

赤色은 屬火也라

其養血이요

心主血也라

其病瞤瘛요

火性動也라 ○ 瞤은 如雲切이라

其味苦요

苦爲火化也라

其音徵요

徵音屬火하니 其聲次淸이라

---

1) 絡: 果實의 筋絡.

其物脈이요

脈之所至는 卽陽氣所及也라

其數七이라

火之生數二요 成數七이라

○ 備化之紀는 **氣協天休**하고 **德流四政**하야 **五化齊修**하니

土之平運을 是曰備化라 氣協天休는 順承天化而濟其美也라 德流四政은 土德이 分助四方하야 以贊成金木水火之政也라 故로 生長化收藏이 咸得其政而五者齊修矣라

其氣平이요

土之氣는 象平而厚也라

其性順이요

順萬物之性而各成其化也라

其用高下요

或高或下가 皆其用也라

其化豊滿이요

萬物成實이 必賴乎土 故로 土曰充氣라

其類土요

諸土가 皆其類也라

其政安靜이요

土는 厚而安靜하니 其政亦然이라

其候溽蒸이요

溽은 濕也요 蒸은 熱也니 長夏之候也라

其令濕이요

土之化也라

其藏脾니

脾屬土也라

脾其畏風이요

風者는 木氣也라

其主口요

脾之竅也라

其穀稷이요

小米之粳者를 曰稷이니 黔穀也라

其果棗요

味甘也라

其實肉이요

土主肌肉也라

其應長夏요

長夏者는 六月也니 土生於火하야 長在夏中하니 既長而王 故로 云長夏라

其蟲倮요

倮는 赤體也니 禮記月令에 亦曰 其蟲倮라하여늘 注曰 人爲倮蟲之長이라하니라 ○ 倮는 郎朶切이라

其畜牛요

其性和緩하고 其功稼穡하니 得土氣也라

其色黃이요

黃屬土也라

其養肉이요

脾土所主也라

其病否요

脾之病也라

其味甘이요

甘爲土化也라

其音宮이요

宮音屬土하니 其聲이 下而濁이라

其物膚요

卽肌肉也라

其數五라

土之生數五요 成數十이라

○ **審平之紀**는 **收而不爭**하고 **殺而無犯**하야 **五化宣明**하니

金之平運을 是曰審平이니 金氣平則收而不爭하고 殺而無犯이라 犯은 謂殘害於物也라 金氣淸肅 故로 五化得之하야 皆以宣明이라

其氣潔이요

潔白瑩明은 金之氣也라

其性剛이요

剛勁鋒利는 金之性也라

其用散落이요

散落萬物은 金之用也라

其化堅斂이요

收斂堅强은 金之化也라

其類金이요

諸金이 皆其類也라

其政勁肅이요

急速而嚴이 金之政也라

其候淸切이요

秋之候也라

其令燥요

金之化也라

其藏肺니

肺屬金也라

肺其畏熱이요

熱爲火氣也라

其主鼻요

肺之竅也라

其穀稻요

色白也라

其果桃요

味辛也라

其實殼이요

凡物之皮殼은 皆堅하니 金剛居外也라

其應秋요

金之王也라

其蟲介요

甲은 堅而固하니 得金氣也라

其畜雞요

性好鬪 故로 屬金이라 ○ 金匱眞言論에 木畜曰雞요 金畜曰馬라하니라

其色白이요

白色은 屬金也라

其養皮毛요

肺金所主也라

其病欬요

肺金病也라

其味辛이요

辛爲金化也라

其音商이요

商音屬金하니 其聲次濁이라

其物外堅이요

殼之類也라

其數九라

金之生數四요 成數九라

○ 靜順之紀는 藏而勿害하고 治而善下하야 五化咸整하니

水之平運을 是曰靜順이니 水氣平則藏而勿害하고 治而善下矣라 江海之所以爲百谷王者는 以其德全善下也라 五化는 得水而後齊라 故로 曰咸整이라

其氣明이요

水爲天一之氣 故로 外暗而內明이라

其性下요

流濕就卑는 水之性也라

其用沃衍이요

沃은 灌漑也요 衍은 溢滿也라 ○ 沃은 音屋이라

其化凝堅이요

藏氣布化則萬物凝堅也라

其類水요

諸水가 皆其類也라

其政流演이요

演은 長流貌라 井泉不竭하고 川流不息이 皆流演之義라 ○ 演은 衍同이라

其候凝肅이요

冬之候也라

其令寒이요

水之化也라

其藏腎이니

腎屬水也라

腎其畏濕이요

濕爲土氣也라

其主二陰이요

腎之竅也라

其穀豆요

菽也라 穀色純黑은 惟豆有之라

其果栗이요

味鹹也라

其實濡요

實中津液也라

其應冬이요

水之王也라

其蟲鱗이요

生於水也라

其畜彘요

豕也라 其色多黑하고 其性善下라 ○ 彘는 音治라

其色黑이요
黑色은 屬水也라

其養骨髓요
其氣深하니 腎水所主也라

其病厥이요
陰氣之逆也라

其味鹹이요
鹹爲水化也라

其音羽요
羽音屬水하니 其聲이 高而淸이라

其物濡요
濡는 濕潤也라 ○ 濡는 音如라

其數六이라
水之生數一이요 成數六이라

故로 **生而勿殺**하며 **長而勿罰**하며 **化而勿制**하며 **收而勿害**하며 **藏而勿抑**하니 **是謂平氣**라
此는 總結上文平氣之五化也라 故로 木之生氣治令則收氣不能縱其殺하고 火之長氣治令則藏氣不能縱其罰하고 土之化氣治令則生氣不能縱其制하고 金之收氣治令則長氣不能縱其害하고 水之藏氣治令則化氣不能縱其抑이라 此는 皆以天氣平하고 地氣正하야 五化之氣不相勝克이라 故로 皆曰平氣라

○ **委和之紀**를 **是謂勝生**이니
此下는 詳言不及之紀也라 木氣不及을 是謂委和라 凡丁壬이 皆屬木運이나 而丁木陰柔하야 乃爲不及 故로 於六丁之歲에 生氣不政하고 收氣勝之하니 是曰勝生이라

生氣不政하야 **化氣乃揚**하고
木氣衰하야 土氣無制也라

長氣自平하며 **收令乃蚤**라

火無所生 故로 長氣自平이요 木衰金勝 故로 收氣乃蚤라

凉雨時降하고 **風雲並興**하며

凉爲金化요 風爲木化요 雲雨는 皆爲濕化니 此는 以木不及 故로 兼土金之化也라

草木晩榮하고 **蒼乾凋落**하며

木不及 故로 草木晩榮이요 金勝之라 故로 蒼乾凋落이라

物秀而實하고 **膚肉內充**이라

生氣雖晩이나 化氣速成故也라

其氣斂이요 **其用聚**요

木兼金化하야 收氣勝也라

其動緛戾拘緩이요

緛은 縮短也요 戾는 斜曲也요 拘는 拘急也요 緩은 不收也니 皆厥陰不及之病이라 ○ 緛은 音軟이요 戾는 音利라

其發驚駭요

風木氣衰하야 肝膽俱病也라

其藏肝이요

木之應也라

其果棗李요

棗는 土果也요 李는 當作桃니 金果也라 蓋木不及則土金二果盛하니 下不及五運도 皆同이라

其實核殼이요

核應木하고 殼應金하니 木衰金盛也라

其穀稷稻요

土之稷이요 金之稻니 木不及則二穀當成也라

其味酸辛이요

酸者衰하고 辛者勝하니 木兼金化也라

其色白蒼이요

白은 金色이요 蒼은 木色이니 白盛於蒼也라

其畜犬雞요

犬은 木畜이요 雞는 金畜이니 有盛衰也라

其蟲毛介요

毛는 木蟲이요 介는 金蟲이니 盛衰同上이라

其主霧露凄滄이요

金之勝也라

其聲角商이요

木從金也라

其病搖動注恐이니

搖動者는 筋之病이요 注恐者는 肝膽之病이라

從金化也라

此는 結上文木不及者가 從金之化也라

少角은 與判商으로 同이요

此는 總言六丁年也라 角爲木音이니 木不及 故로 曰少角이요 金乘之라 故로 半與商金으로 同其化라 判은 半也라 ○ 新校正에 云 按火土金水之文컨대 皆以判作少하니 則此當云少角與少商同이라 然이나 不云少商者는 蓋少角之運이 共有六年이로되 而丁巳丁亥는 上角이 與正角으로 同이요 丁卯丁酉는 上商이 與正商으로 同이요 丁未丁丑은 上宮이 與正宮으로 同이라 是六年者는 各有所同하야 與火土金水之少運으로 不同 故로 不云同少商이니 只大約而言하야 以見半從商化也라하니라

上角은 與正角으로 同이요

此는 丁巳丁亥年也니 上見厥陰司天이 是爲上角이라 歲運不及而得司天之助면 則得其敷和之平 故로 與正角으로 同也라

上商은 與正商으로 同이요

此는 丁卯丁酉年也라 木運不及則半兼金化한대 若遇陽明司天하면 金又有助하니 是以로 木運之紀而得審平之化 故로 上商이 與正商으로 同也라

其病이 支廢癰腫瘡瘍이요

木被金刑하야 經筋受病하면 風淫末疾 故로 爲支廢니 支廢則谿谷關節에 多有壅滯而癰腫瘡瘍이 所由生也라

其甘蟲이니

味甘者는 易生蟲하니 金勝木而土無制也니 此卽氣交變大論蟲食甘黃之義라

邪傷肝也라

木氣不及則邪傷在肝이라

上宮은 與正宮으로 同이요

此는 丁丑丁未年也라 上宮者는 太陰司天也니 歲木不及則土得自專한대 又見濕土司天之助하니 是以로 木運之紀而行備化之政 故로 上宮이 與正宮으로 同也라

蕭飋肅殺則炎赫沸騰하니

此는 總言木運之勝復也라 蕭飋肅殺은 金勝木也요 炎赫沸騰은 火復金也라 ○ 飋은 音瑟이라

眚於三하니

勝復이 皆因於木 故로 災眚在三이니 東方震宮也라

所謂復也라

此는 承上文하야 言子爲其母而報復也니 餘放此하니라

其主飛蠹蛆雉요

飛而蠹者는 陰中之陽蟲也라 蛆者는 蠅之子니 蛆入灰中이라가 蛻化[1]爲蠅이라 其性이 喜煖畏寒하니 火運之年에 尤多也라 雉는 火禽也라 凡此가 皆火復之氣所化라

乃爲雷霆이라

雷之迅者를 曰霆이라 木鬱極而火達之其氣則爲雷霆 故로 易曰 震爲雷라하니라

---

1) 蛻化(태화): 허물을 벗음. 蛻는 허물 태.

○ 伏明之紀를 是謂勝長이니

伏明之紀는 火不及也라 凡戊癸는 皆屬火運而癸는 以陰柔하야 乃爲不及 故로 於六癸之歲에 長氣不宣하야 藏氣勝之하니 是謂勝長이라

長氣不宣하야 藏氣反布하고

火之長氣가 不能宣化하야 水之藏氣가 反布於時라

收氣自政하며 化令乃衡이라

金無所畏 故로 收氣自行其政하고 土無所生 故로 化令이 惟衡平耳라

寒清數擧하야 暑令乃薄하고

陰盛陽衰也라

承化物生이나 生而不長하고

物承土化而生者는 以土無火生하니 雖生이나 不長也라 此卽上文化令乃衡之義라

成實而稚하고 遇化已老하며

長氣不宣 故로 物之成實者가 惟稚而短이요 及遇土化之令而氣已老矣라

陽氣屈伏하야 蟄蟲蚤藏이라

陽不施於物也일새라

其氣鬱이요

陽主升하니 不升則鬱矣라

其用暴요

火性急하니 鬱而不伸하면 出必暴矣라

其動彰伏變易이요

彰者는 火之德이니 火不足則彰伏不常而多變易矣라

其發痛이요

寒勝之也라

其藏心이요

火氣通於心也라

其果栗桃요

栗은 水果요 桃는 金果니 火不及 故로 二果成也라

其實絡濡요

絡은 應火하고 濡는 應水也라

其穀豆稻요

豆는 水穀이요 稻는 金穀이니 二穀成也라

其味苦鹹이요

苦衰鹹勝也라

其色玄丹이요

玄은 盛이요 丹은 衰也라

其畜馬彘요

馬는 火畜이니 當衰요 彘는 水畜이니 當王也라

其蟲羽鱗이요

羽屬火하고 鱗屬水하니 有盛衰也라

其主冰雪霜寒이요

水反勝也라

其聲徵羽요

火音이 從水也라

其病昏惑悲忘이니

火不足而心神潰也라

從水化也라

此는 結上文火不及者가 從水化也라

少徵는 與少羽로 同이요

此는 總言六癸年也라 徵爲火音이니 火不及 故로 云少徵요 水勝之 故로 與少羽로 同其化라

上商은 與正商으로 同이니

癸卯癸酉年也라 上見陽明司天이 是爲上商이라 歲火不及則金無所畏한대 又得燥金司天之助하니 是以로 火運之紀而行審平之氣 故로 曰上商이 與正商으로 同也라 ○ 按少徵六年은 癸丑癸未는 上宮也요 癸巳癸亥는 上角也라 此止言上商而不及宮角者는 以火與土木이 無所克伐하야 而同歸少羽之化矣라

邪傷心也라

火氣不及 故로 寒邪傷於心이라

凝慘慄冽則暴雨霖霪하니

凝慘慄冽은 水勝火也요 暴雨霖霪은 土復水也라

眚於九라

勝復이 皆因於火 故로 災眚於九니 南方離宮也라

其主驟注와 雷霆震驚이니

驟注는 土復之變也요 雷霆震驚은 火鬱之達也니 土火相協 故로 爲是變이라

沈黅淫雨라

沈黅은 陰雲蔽日也요 淫은 久雨也니 此皆濕復之變이라 ○ 黅은 音陰이라

○ 卑監之紀를 是謂減化니

卑監之紀는 土氣不及也라 凡甲己는 皆屬土運이로되 而己以陰柔니 乃爲不及 故로 於六己之年에 化氣不令이니 是謂減化라

化氣不令하야 生政獨彰하고

土氣不足하야 木專其政也라

長氣整하며 雨乃愆하고 收氣平이라

火土無犯 故로 長氣整이요 土德衰 故로 雨愆期요 金無所生 故로 收氣平也라

風寒並興하고

土衰而木肆其暴하고 水無所畏 故로 風寒並興이라

草木榮美하며 **秀而不實**하야 **成而粃也**라

生政獨彰 故로 草木榮美요 化氣不令 故로 雖秀而不實이라 ○ 粃는 音比니 糠粃也라

其氣散이요

土從風化하야 飄揚而散也라

其用靜定이요

土政本靜이니 其氣衰則化不及物하야 而過於靜定矣라

其動瘍涌과 **分潰癰腫**이요

土藏病則爲涌嘔요 肉理病則爲瘡瘍潰爛癰腫이라

其發濡滯요

土不制水也라

其藏脾요

土氣는 通於脾也라

其果李栗이요

李는 木果요 栗은 水果니 土不及하야 二果成也라

其實濡核이요

濡는 應水요 核은 應木也라

其穀豆麻요

豆는 水穀이요 麻는 木穀이니 二穀成也라

其味酸甘이요

酸勝甘衰也라

其色蒼黃이요

蒼多黃少也라

其畜牛犬이요

牛爲土畜이니 當衰요 犬爲木畜이니 當盛이라

其蟲倮毛요

倮屬土하고 毛屬木하니 有盛衰也라

其主飄怒振發이요

木之勝也라

其聲宮角이요

土從木也라

其病留滿否塞이니

土不足而脾不運也라

從木化也라

總結上文이라

少宮은 **與少角**으로 **同**이요

此는 總言六己年也라 宮爲土音이니 土之不及 故로 云少宮이요 土不足則木乘之 故로 與少角으로 同其化라

上宮은 **與正宮**으로 **同**이요

上宮者는 太陰濕土司天也라 歲土不及而有司天之助하니 是以로 少宮之紀而得備化之氣 故로 與正宮으로 同이니 己丑己未年이 是也라

上角은 **與正角**으로 **同**이요

上角者는 厥陰風木司天也라 歲土不及則半兼木化한대 若遇厥陰司天하면 木又有助하니 是以로 土運之紀而行敷和之化 故로 上角이 與正角으로 同이니 己巳己亥年이 是也라 ○ 按此不言己卯己酉上商者는 以土金無犯 故로 不紀之라

其病飧泄이니

土衰風勝也라

邪傷脾也라

土氣不及 故로 邪傷在脾라

振拉飄揚則蒼乾散落하니

振拉飄揚은 木勝土也요 蒼乾散落은 金復木也라

其眚四維라

勝復이 皆因於土 故로 災眚이 見於四維라 四維者는 土位中宮이로되 而寄王於四隅하니 辰戌丑未之位가 是也라

其主敗折虎狼이니

敗折者는 金之變이요 虎狼은 多刑傷이니 皆金傷之氣所化라

淸氣乃用에 生政乃辱이라

金復之用에 木勝之屈也라

○ 從革之紀를 是謂折收니

從革之紀는 金不及也라 凡乙庚은 皆屬金運이로되 而乙以陰柔니 乃爲不及 故로 於六乙之年에 收氣減折이니 是謂折收라

收氣乃後에 生氣乃揚하고

金之收氣後時則木之生氣가 布揚而盛也라

長化合德하야 火政乃宣하야 庶類以蕃이라

金衰則火乘之하고 火王則土得所助 故로 長化合德하야 火政宣行而庶類蕃盛也라

其氣揚이요 其用躁切이요

火之氣用이 升揚而躁急也라

其動鏗[1]禁瞀厥이요

鏗然有聲은 欬也요 禁은 聲不出也라 瞀는 悶也요 厥은 氣上逆也라 金不足者는 肺應之하고 肺主氣 故로 爲是病이라 ○ 鏗은 音坑이요 瞀는 茂莫務三音이라

其發欬喘이요

肺病也라

其藏肺요

金氣는 通於肺也라

---

1) 鏗: 금옥 소리 갱.

其果李杏이요

李는 木果요 杏은 火果니 金不及 故로 二果成也라

其實殼絡이요

殼屬金하고 絡屬火하니 有盛衰也라

其穀麻麥이요

麻는 木穀이요 麥은 火穀이니 二穀成也라

其味苦辛이요

苦盛辛衰也라

其色白丹이요

丹多白少也라

其畜雞羊이요

雞爲金畜이니 當衰요 羊爲火畜이니 當盛이라 ○ 金匱眞言論에 火畜을 曰羊이라하니라

其蟲介羽요

介는 金蟲이요 羽는 火蟲이니 有盛衰也라

其主明曜炎爍이요

火氣之勝也라

其聲商徵요

金從火也라

其病嚏欬鼽衄이니

火有餘而病及肺也라

從火化也라

結上文金氣不及之化라

少商은 **與少徵**로 **同**이요

此는 總言六乙年也라 商爲金音이니 金不及 故로 云少商이요 金不及則火乘之라 故로 與少徵로

同其化라

上商은 與正商으로 同이요

上商者는 陽明燥金司天也라 歲金不及而有司天之助하니 是以로 少商之紀而得審平之氣 故로 與正商으로 同이니 乙卯乙酉年이 是也라

上角은 與正角으로 同이니

歲金不及而上見厥陰司天하야 木無所畏則木齊金化 故로 與正角之氣로 同이니 乙巳乙亥年이 是也라 ○ 按此不言乙丑乙未上宮者는 土金無犯也라 故로 不及之라

邪傷肺也라

金不及 故로 邪傷於肺라

炎光赫烈則氷雪霜雹하니

炎光赫烈은 火勝金也요 冰雪霜雹은 水復火也라

眚於七이라

勝復이 皆因於金 故로 災眚在七이니 西方兌宮也라

其主鱗伏彘鼠니

水復之化也라

藏氣蚤至하야 乃生大寒이라

皆水之復也라

○ 涸流之紀를 是謂反陽이니

涸流之紀는 水不及也라 凡丙辛은 皆屬水運이로되 而辛以陰柔니 乃爲不及 故로 於六辛陰水之年에 陽反用事하니 是謂反陽이라

藏令不擧하야 化氣乃昌하고

水衰 故로 藏氣不令이요 土勝 故로 化氣乃昌이라

長氣宣布하야 蟄蟲不藏하고

火無所畏 故로 長氣宣布하야 蟄蟲不藏也라 ○ 按此不言收氣者는 金水無犯 故로 不及之라

土潤水泉減하고

土勝水也라

草木條茂하야 **榮秀滿盛**이라

長化之氣가 豊而厚也라

其氣滯요

從乎土也라

其用滲泄이요

水不畜也라

其動堅止요

土邪留滯則堅止하야 爲癥也라

其發燥槁요

陰氣虛也라

其藏腎이요

水氣는 通於腎也라

其果棗杏이요

棗는 土果요 杏은 火果니 水不及則二果當成이라

其實濡肉이요

濡는 應水者니 衰하고 肉은 應土者니 盛也라

其穀黍稷이요

黍는 火穀이요 稷은 土穀이니 二穀當成也라 按金匱眞言論에 火穀曰黍라하여늘 而本論作麥하니 似乎二字有誤라

其味甘鹹이요

甘勝鹹衰也라

其色黅玄이요

黃多黑少也라 ○ 黅은 音今이라

其畜彘牛요

彘는 水畜이니 當衰요 牛는 土畜이니 當王이라

其蟲鱗倮요

鱗은 水蟲이요 倮는 土蟲이니 盛衰亦然이라

其主埃鬱昏翳요

土氣之勝也라

其聲羽宮이요

水從土也라

其病痿厥堅下니

陽明實而少陰虛也라

從土化也라

結上文水不及之化也라

小羽는 與小宮으로 同이요

此는 總言六辛年也라 羽爲水音이니 水之不及 故로 云少羽요 水不及而土乘之 故로 與少宮으로 同其化라

上宮은 與正宮으로 同이요

上宮은 太陰司天也라 水衰土勝之年에 若司天遇土하면 又得其助하니 是以로 少羽之紀而行備化之氣 故로 上宮이 與正宮으로 同이니 辛丑辛未年이 是也라 ○ 按此不言辛巳辛亥上角者는 水木無犯也요 辛卯辛酉上商者는 金水無犯也라 故로 皆不及之라

其病癃閟[1]니

腎氣不化也라 ○ 閟는 閉同이라

邪傷腎也라

水不及 故로 邪傷在腎이라

埃昏驟雨則振拉摧拔하니

1) 閟: 閉也, 닫을 비.

埃昏驟雨는 土勝水也요 振拉摧拔은 木復土也라

眚於一이라

勝復이 皆因於水 故로 災眚在一이니 北方坎宮也라

其主毛顯狐狢하니 **變化不藏**이라

木復之氣行也라 ○ 狢은 何各切이요 又音陌이라

故로 **乘危而行**하야 **不速而至**하야 **暴虐無德**하면 **災反及之**하니 **微者復微**하고 **甚者復甚**이 **氣之常也**라

此는 總結上文不及五運이라 凡相勝者는 乘此孤危하고 恃彼强盛하야 不召而至하야 暴虐無德이라가 至於子來報復하여는 災反及之라 如木被金傷則火來救母하니 起而相報하야 金爲火制하야 乃反受災라 五行迭用에 勝復皆然이라 所以勝之微者는 報亦微하고 勝之甚者는 報亦甚 故로 氣交變大論에 曰 五運之政은 猶權衡也라하고 又曰勝復盛衰는 不能相多也요 往來小大는 不能相過也라하니 正此之義라

○ 發生之紀를 **是謂啓敕**이니

此下는 詳言太過之紀也라 木之太過를 是謂發生이니 陽剛之木六壬이 是也라 啓는 開也요 敕은 布也라 布散陽和가 發生萬物之象也라 ○ 四氣調神論에 曰 春三月을 此謂發陳이라하니 與此義로 同이라 ○ 敕은 古陳字라

土疎泄하고 **蒼氣達**하며

木氣動하야 生氣達 故로 土體疎泄而通也라 蒼氣는 木氣也라

陽和布化하고 **陰氣乃隨**하며

木火相生則陽和布化하고 陽氣日進則陰氣日退하니 乃隨는 猶言乃後也라

生氣淳化하야 **萬物以榮**이라

木氣有餘 故로 能淳化以榮萬物이라

其化生이요 **其氣美**요

生은 發生이요 美는 芳美也라

其政散이요

布散和氣가 風之象也라

其令條舒요

條舒는 順氣化而修長暢達也라

其動掉眩巓疾이요

掉는 顫搖也요 眩은 施轉也요 巓은 頂巓也니 風木太過 故로 其爲病如此라 ○ 掉는 提料切이라

其德鳴靡啓折이요

鳴은 風木聲也요 靡는 散也니 奢美也요 啓折은 卽發陳之義니 其德應春也라 ○ 六元正紀大論에 云 其化鳴紊啓拆이라하니라

其變振拉摧拔이요

振은 謂振怒요 拉은 謂敗折이요 摧는 謂仆落이요 拔은 謂出本이라

其穀麻稻요

麻는 木穀이요 稻는 金穀이니 齊其化也라

其畜雞犬이요

雞는 金畜이요 犬은 木畜이니 犬齊雞也라

其果李桃요

李는 木果요 桃는 金果니 李齊桃也라

其色青黃白이요

木能克土而齊金 故로 三色見象也라

其味酸甘辛이요

三味도 亦木土金也라

其象春이요

風溫春化同也라

其經足厥陰少陽이요

足厥陰肝과 足少陽膽이 木之應也라

其藏肝脾요

肝膀脾也라

其蟲毛介요

毛齊介育也라

其物中堅外堅이요

木金並化也라

其病怒요

木强也라

太角은 **與上商**으로 **同**이요

按六壬之年에 無卯酉하니 是太角本無上商也라 故로 新校正에 云 太過五運에 獨太角言與上商同이라하고 餘四運에 並不言者는 疑此文爲衍이라하니 或非衍則誤耳라

上徵則其氣逆하야 **其病吐利**요

上徵者는 司天見少陰君火少陽相火니 乃壬子壬午壬寅壬申四年이 是也라 木氣有餘而上行生火하야 子居母上하니 是爲氣逆 故로 其爲病如此라 五運行大論에 曰 氣相得而病者는 以下臨上하야 不當位者라하니 是也라 ○ 按此不言壬辰壬戌上羽者는 水木相臨爲順 故로 不及之라

不務其德則收氣復하야 **秋氣勁切**하고 **甚則肅殺淸氣大至**하야 **草木凋零**하고 **邪乃傷肝**이라

若木恃太過하야 不務其德而侮土則金必復之라 故로 乘秋令而爲災如此요 至其爲病則邪反傷肝矣라

○ 赫曦之紀를 **是謂蕃茂**니

火之太過를 是謂赫曦라 六戊之歲는 皆陽剛之火也니 陽盛則萬物俱盛 故로 曰蕃茂라

陰氣內化하고 **陽氣外榮**하며

陰降於下하고 陽升於上也라

炎暑施化하야 **物得以昌**이라

陽氣爲發生之本也라

其化長이요 **其氣高**요

陽主進 故로 化長이요 火主升 故로 氣高라

其政動이요

陽主動也라

其令鳴顯이요

火之聲은 壯하고 火之光은 明也라

其動炎灼妄擾요

火盛之害也라

其德暄暑鬱蒸이요

熱化所行이니 其德應夏也라

其變炎烈沸騰이요

火氣太過니 熱極之變也라

其穀麥豆요

麥은 火穀이요 豆는 水穀이니 麥齊豆也라

其畜羊彘요

羊은 火畜이요 彘는 水畜이니 其育齊也라

其果杏栗이요

杏은 火果요 栗은 水果니 其實同也라

其色赤白玄이요

火金水三色盛衰見也라

其味苦辛鹹이요

亦火金水三味也라

其象夏요

熱曛[1]昏火하니 夏化同也라

---

1) 曛: 어둑어둑할, 석양빛 훈.

其經手少陰太陽과 手厥陰少陽이요

手少陰心과 手太陽少陽手厥陰心包絡과 手少陽三焦가 皆火之應也라

其藏心肺요

心勝肺也라

其蟲羽鱗이요

羽屬火하고 鱗屬水하니 羽齊鱗化也라

其物脈濡요

脈爲火요 濡爲水니 其化亦然이라

其病笑瘧瘡瘍血流狂妄目赤이라

皆火盛也라

上羽는 與正徵로 同이니 其收齊요

上羽者는 太陽寒水司天이니 戊辰戊戌年이 是也라 火運太過에 得水制之則與升明正徵로 同其化요 火旣務德則金不受傷而收令齊備也라

其病痓며

痓者는 口噤如癎하고 肢體拘强也니 水火相激而然이라 痓證有二하니 無汗惡寒을 曰剛痓요 有汗不惡寒을 曰柔痓니 皆足太陽病이라 ○ 痓는 音翅라

上徵而收氣後也라

上徵者는 二火司天也니 謂戊子戊午에 上見少陰君火하고 戊寅戊申에 上見少陽相火라 火盛則金衰 故로 收氣後也라

暴烈其政하면 藏氣乃復하야 時見凝慘하고 甚則雨水霜雹切寒하니 邪傷心也라

若火不務德하야 暴烈其政則金氣受傷하야 水必復之라 故로 其爲災如此而寒邪反傷心也라

○ 敦阜之紀를 是謂廣化니

土之太過를 是謂敦阜니 六甲之歲가 皆陽剛之土也라 土之化氣가 廣被於物 故로 曰廣化라

厚德清靜하야 順長以盈하고

土德至厚하고 土性至靜하야 順火之長氣而化政以盈하니 土生於火也라

至陰內實하야 物化充成하고

至厚至靜 故로 曰至陰이요 萬物之化가 無不賴土 故로 物化充成이라

烟埃朦鬱이 見於厚土하고

土本厚矣로되 而尤厚者는 則在山川이라 烟埃朦鬱은 土之氣也라 故로 見於此라

大雨時行하야 濕氣乃用하고 燥政乃辟라

土之化濕이니 濕氣行則燥氣辟라 ○ 辟는 避同이라

其化圓이요 其氣豊이요

圓은 周徧也요 豊은 盈充也라

其政靜이요

其德厚重 故로 其政安靜이라

其令周備요

土王四時而充萬物 故로 曰周備라

其動濡積幷穡이요

濕則多濡하고 靜則積穡이라 ○ 穡은 昌六切이니 聚也라

其德柔潤重淖요

淖는 泥濕也요 又和也라 ○ 淖는 乃到切이라

其變震驚飄驟崩潰요

震驚飄驟는 雷霆暴風也요 崩潰는 洪水衝決也니 此는 以土極而兼木復之化라

其穀稷麻요

稷은 土穀이요 麻는 木穀이니 土齊木化也라

其畜牛犬이요

牛는 土畜이요 犬은 木畜이니 其育齊也라

其果棗李요

棗는 土果요 李는 木果라

其色黅玄蒼이요

土水木三色이니 土勝水而齊木也라

其味甘鹹酸이요

義同上이라

其象長夏요

凡雲雨昏暝埃는 皆長夏化同이라

其經足太陰陽明이요

足太陰脾經과 足陽明胃經은 土之應也라

其藏脾腎이요

脾勝腎이라

其蟲倮毛요

土氣有餘하야 倮毛齊化라

其物肌核이요

亦土木之化也라

其病腹滿四支不擧요

土邪有餘則濡積壅滯 故로 其爲病如此라 ○ 按甲上六年에 甲子甲午甲寅甲申은 上徵也요 甲辰甲戌은 上羽也로되 此俱不言者는 以不能犯於土也라 故로 皆不及之라

大風迅至하면 **邪傷脾也**라

土極木復하면 其變若此 故로 其爲病이면 邪反傷脾라

○ 堅成之紀를 **是謂收引**이니

金之太過를 是謂堅成이니 六庚之歲陽金也라 金勝則收氣大行 故로 曰收引이니 引者는 陰盛陽衰하야 萬物相引而退避也라

天氣潔하고 **地氣明**하며

金氣淸也라

陽氣隨하고 **陰治化**하며

隨는 後也라

燥行其政하야 **物以司成**하니

燥行其政에 氣化乃堅 故로 司萬物之成也라

收氣繁布하야 **化洽不終**이라

金之收氣가 盛而蚤布則土之化氣가 不得終其令也라 洽은 和也며 澤也라

其化成이요

收成也라

其氣削이요

消削也라

其政肅이요

嚴肅也라

其令銳切이요

剛勁也라

其動暴折瘍疰요

暴折者는 金氣有餘요 瘍疰者는 皮膚之疾이라

其德霧露蕭飂이요

淸肅之化也라

其變肅殺凋零이요

殺令이 行也라

其穀稻黍요

稻는 金穀이요 黍는 火穀이니 金齊火化也라

其畜雞馬요

金火二畜이니 孕育齊也라

其果桃杏이요

金齊火實也라

其色白青丹이요

金有餘則克木齊火 故로 見於三色也라

其味辛酸苦요

亦金木火三味也라

其象秋요

凡燥淸烟露가 皆秋化同也라

其經手太陰陽明이요

手太陰肺經과 手陽明大腸經이 皆金之應也라

其藏肺肝이요

肺勝肝이라

其蟲介羽요

介齊羽化也라

其物殼絡이요

亦金火齊化也라

其病喘喝胸憑仰息이요

肺金邪實也라

上徵는 **與正商**으로 **同**이니 **其生齊**요

上徵者는 少陰少陽二火司天이니 謂庚子庚午庚寅庚申四年也라 金氣太過에 得火制之則同審平之化 故로 與正商으로 同이요 金氣和平하면 木不受傷 故로 生氣得齊其化也라

其病欬며

火乘肺金 故로 其病爲欬라 ○ 按此不言庚辰庚戌上羽者는 以金水無犯也라

政暴變則名木不榮하고 **柔脆焦首**하며 **長氣斯救**하야 **大火流**하고 **炎爍且至**하야

蔓將槁하니 **邪傷肺也**라

金不務德而暴害乎木하면 火必報復而金反受傷 故로 其爲病則邪害於肺라

○ 流衍之紀를 **是謂封藏**이니

水之太過를 是謂流衍이니 陽水之歲六丙이 是也라 水盛則陰氣大行하야 天地閉而萬物藏 故로 曰封藏이라

寒司物化하야 **天地嚴凝**하고

陰氣盛也라

藏政以布하야 **長令不揚**이라

水勝火也라

其化凜이요 **其氣堅**이요

凜列堅凝은 寒之勝也라

其政謐이요

謐은 安靜也니 音密이라

其令流注요

水之性也라

其動漂泄沃涌이요

漂는 浮於上也요 泄은 寫於下也요 沃은 灌也요 涌은 溢也라

其德凝慘寒雰이요

寒之化也라 寒雰은 雨雪貌라 ○ 雰은 音分이라

其變冰雪霜雹이요

非時而有 故로 曰變이라

其穀豆稷이요

豆는 水穀이요 稷은 土穀이니 水有餘則齊土化也라

其畜彘牛요

彘는 水畜이요 牛는 土畜이니 彘齊牛育也라

其果栗棗요

栗齊棗實也라

其色黑丹黅이요

水勝火而齊土니 三色之見에 有盛衰也라

其味鹹苦甘이요

亦水火土三味也라

其象冬이요

凡寒氣霜雪氷이 皆冬化同也라

其經足少陰太陽이요

足少陰腎經과 足太陽膀胱經이 皆水之應也라

其藏腎心이요

腎勝心이라

其蟲鱗倮요

水餘 故로 鱗齊倮育이라

其物濡滿이요

濡는 水化也요 滿은 當作肉이니 土化也라

其病脹이요

水氣盛也라

上羽而長氣不化也라

上羽者는 太陽寒水司天이니 丙辰丙戌歲也라 水氣有餘한대 又得氣助則火之長氣가 不能布其化矣라 ○ 按此不言丙子丙午丙寅丙申上徵者는 運所勝也라

政過則化氣大擧하야 **而埃昏氣交**하고 **大雨時降**하니 **邪傷腎也**라

水政太過하야 火受其害하면 土之化氣가 起而復之라 故로 爲埃昏大雨而濕邪傷於腎也라

故로 **曰 不恒其德則所勝來復**하고 **政恒其理則所勝同化**라하니 **此之謂也**니이다

恒은 常也라 此는 結上文太過五運也라 不恒其德則所勝來復은 謂暴虐無德하야 侮彼不勝則所勝者가 必起而報之也요 政恒其理則所勝同化는 謂安其常하고 處其順則所勝者도 亦同我之氣而與之俱化矣니 如木與金同化와 火與水齊育之類가 是也라

天氣地氣 制有所從

『素問·五常政大論』○ 十四

帝曰 其歲有不病而藏氣不應不用者는 **何也**오 **岐伯**이 **曰 天氣制之**하야 **氣有所從也**니이다

歲有不病不應不用者는 謂歲運當病而有不病하고 及藏氣當應當用而有不應不用者也라 天氣制之 氣有所從者는 謂司天制之則從乎天氣 故로 有不應乎歲者矣라 制는 禁制也라

帝曰 願卒聞之하노이다 ○ **岐伯**이 **曰 少陽司天**하면 **火氣下臨**하고 **肺氣上從**하야 **白起金用**하야 **草木眚**하고 **火見燔焫**하야 **革金且耗**하고 **大暑以行**하야 **欬嚔鼽衄**하며 **鼻窒瘡瘍**하며 **寒熱胕腫**이라

少陽相火司天은 寅申歲也라 火氣下臨하면 金之所畏 故로 肺氣上從이니 從者는 應而動也라 金動則白色이 起而金爲火用 故로 草木受眚이라 然이나 火見燔焫하면 必革易金性하고 且至於耗하니 金曰從革이 卽此之謂라 若其爲病則欬嚔鼽衄하며 鼻塞瘡瘍하니 皆火盛傷肺而然이요 金寒火熱하니 金火相搏則爲寒熱이요 肺主皮毛하니 邪熱湊之라 故로 爲胕腫이니 皆天氣之所生也라 ○ 燔은 音煩이요 焫은 如瑞切이요 嚔는 音帝요 鼽는 音求요 衄은 女六切이요 窒은 音質이라

風行於地하야 **塵沙飛揚**하고 **心痛胃脘痛**하고 **厥逆鬲不通**하니 **其主暴速**이라

凡少陽司天則厥陰在泉 故로 風行於地하야 塵沙飛揚也라 風淫所勝하면 病在厥陰하니 厥陰之脈이 挾胃屬肝貫膈 故로 其爲病如此라 然이나 至疾者莫如風 故로 又主於暴速하니 皆地氣之所生也라

○ **陽明司天**하면 **燥氣下臨**하야 **肝氣上從**하고 **蒼起木用而立**하야 **土乃眚**하고 **淒滄數至**하야 **木伐草萎**하고 **脇痛目赤**하며 **掉振鼓慄**하며 **筋痿不能久立**하고

陽明燥金司天은 卯酉歲也라 燥氣下臨하면 木之所畏 故로 肝氣應而上從이라 木應則蒼色이 起而木爲金用 故로 土必受傷이라 然이나 金盛則淒滄數至 故로 木伐草萎而病在肝이라 肝經이 行於脇 故로 脇通이요 肝竅在目 故로 目赤이요 肝主風 故로 掉振鼓慄이요 肝主筋 故로 筋痿不能

久立이니 皆天氣之所生也라

暴熱至하야 土乃暑하고 陽氣鬱發하야 小便變하며 寒熱如瘧하고 甚則心痛이라 火行于槁하야 流水不冰하고 蟄蟲乃見이라

凡陽明司天則少陰君火在泉하야 熱行於地 故로 其應候如此라 火在陰分則寒熱交爭 故로 令如瘧이요 火鬱不伸 故로 心痛이요 火就燥 故로 行於槁니 槁는 乾枯也라 皆地氣之所生者라

○ 太陽司天하면 寒氣下臨하야 心氣上從而火且明하고 丹起하야 金乃眚하며 寒淸時擧라 勝則水冰하고 火氣高明하야 心熱煩嗌乾하며 善渴하며 鼽嚏하며 善悲數欠하고 熱氣妄行하면 寒乃復하야 霜不時降하며 善忘하고 甚則心痛이라

太陽寒水司天은 辰戌歲也라 寒氣下臨하면 火之所畏 故로 心氣應而上從이라 火應則明而丹色起 故로 金乃眚이라 然이나 水勝則爲寒 故로 其候若此요 火應則動熱 故로 其病若此니 皆天氣之所生也라

土乃潤하고 水豊衍하야 寒客至하야 沈陰化하며 濕氣變物하고 水飮內稸하야 中滿不食하며 皮痛肉苛하며 筋脈不利하고 甚則胕腫하며 身後癰이라

凡太陽司天則太陰在泉하야 濕行於地 故로 其爲候爲病如此라 痛은 痹而重也라 肉苛는 不仁不用也니 證詳疾病類四十五라 身後癰者는 以肉苛胕腫不能移則久著枕薦而身後臀背가 爲癰瘡也라 皆脾土之證이니 地氣之所生也라

○ 厥陰司天하면 風氣下臨하야 脾氣上從而土且隆하고 黃起水乃眚하며 土用革하야 體重肌肉萎하며 食減口爽하고 風行太虛하면 雲物搖動하고 目轉耳鳴이라

厥陰風木司天은 巳亥歲也라 風氣下臨하면 土之所畏 故로 脾氣應而上從이라 土應則氣隆而黃色起 故로 水乃眚이라 然이나 土爲木制 故로 土用受革하야 脾經爲病而風雲動搖하니 皆天氣之所生也라

火縱其暴하야 地乃暑하며 大熱消爍하며 赤沃下하며 蟄蟲數見하며 流水不冰하니 其發機速이라

凡厥陰司天則少陽在泉하야 相火下行 故로 其氣候如此라 赤沃下者는 霖雨多熱하야 受赤氣也요 其發機速은 相火之發이 暴而速也니 皆此地氣之所生者라

○ 少陰司天하면 熱氣下臨하야 肺氣上從하고 白起金用하야 草木眚하고 喘嘔하며 寒熱하며 嚏鼽衄하며 鼻窒하며 大暑流行하고 甚則瘡瘍燔灼하며 金爍石流라

少陰君火司天은 子午歲也라 火氣下臨하면 金之所畏 故로 其氣候疾病이 與前少陽司天으로 大同이니 皆天氣之所生也라

地乃燥하야 淒滄數至하고 脇痛하며 善太息하며 肅殺行하야 草木變이라

凡少陰司天則陽明燥金在泉하야 燥行於地 故로 其氣候如此라 肝木受傷 故로 脇痛이요 肺金太過 故로 善太息하니 皆地氣之所生也라

○ 太陰司天하면 濕氣下臨하야 腎氣上從하고 黑起水變하야 埃冒雲雨하고 胸中不利하며 陰痿氣大衰而不起不用하니 當其時하야 反腰脽痛하야 動轉不便也며 厥逆이라

太陰濕土司天은 丑未歲也라 濕土下臨하면 水之所畏 故로 腎氣應而上從이라 水應則黑起爲變하야 心火受制 故로 胸中不利라 然이나 土勝者는 水必傷 故로 爲陰痿以下等疾이라 當其時者는 當土王之時也라 凡此諸病은 俱屬腎經이니 皆天氣之所生也라

地乃藏陰하야 大寒且至하며 蟄蟲蚤附하며 心下否痛하며 地裂冰堅하며 少腹痛하며 時害於食하고 乘金則止水增하고 味乃鹹하야 行水減也니이다

凡太陰司天則太陽在泉하야 寒行於地 故로 爲地乃藏陰等候이라 心下否痛等疾은 皆寒水侮火也라 乘金者는 如歲逢六乙에 乘金運也니 時遇燥金하야 乘金氣也라 水得金生하면 寒凝尤甚 故로 止蓄之水增하고 味乃鹹하야 流行之水減하니 以陰勝陽하며 以靜勝動이라 皆地氣之所生也라 ○ 愚按運氣之化는 凡一勝則一負하고 一盛則一衰하니 此理之常也라 觀本篇司天六氣컨대 如少陽少陰에 火氣下臨則肺氣上從하야 白起金用等義에 皆被克之氣가 反起而用者는 何也오 蓋五運은 各有所制하야 制氣相加則受制者가 不得不應하고 應則反從其化而爲用이니 其理其徵이 本屬顯然이로되 而實人所不知也라 故로 如熱甚者는 燥必隨之니 此金之從火也요 燥甚者는 風必隨之니 此木之從金也요 風甚者는 塵霾隨之니 此土之從木也요 濕蒸甚者는 霖注隨之니 此水之隨土也요 陰凝甚者는 雷電隨之니 此火之從水也라 故로 易曰 雲從龍이요 風從虎라하니 夫龍得東方木氣 故로 雲從之니 雲者는 土氣也요 虎得西方金氣 故로 風從之니 風者는 木氣也라 卽此篇之義로 以觀五運之變化와 藏象之虛實이면 其有不可以偏執論者니 類可知矣라

○ 帝曰 氣始而生化하고 氣散而有形하고 氣布而蕃育하고 氣終而象變하니 其致一也나 然而五味所資에 生化有薄厚하고 成熟有少多하야 終始不同하니 其故는 何也오

此以下는 詳明在泉六化에 五味五穀之有異也라 始者는 肇其生幾요 散者는 散於萬物이요 布者는 布其茂盛이요 終者는 收於成功이니 此는 言萬物之始終散布가 本同一氣나 及其生化成熟하야

는 乃各有厚薄少多之異也라

岐伯이 曰 地氣制之也니 非天不生而地不長也니이다

地氣者는 卽在泉也요 制之者는 由其所成也라 在泉六化에 各有盛衰하고 物生於地에 氣必應之라 故로 氣薄則薄이니 非天之不生이요 氣少則少니 非地之不長也라 ○ 王氏曰 天地雖無情於生化나 而生化之氣 自有異同爾니 何者오 以地體之中에 有六入故也라 氣有同異 故로 有生有化하며 有不生有不化하며 有少生少化하며 有廣生廣化矣라 故로 天地之間에 無必生必化必不生必不化必少生少化必廣生廣化也니 各隨其氣하야 分所好所惡所異所同也라하니라

帝曰 願聞其道하노이다 岐伯이 曰 寒熱燥濕이 不同其化也니이다

氣有六而言其四는 擧大槩之要耳라

○ 故로 少陽在泉하면 寒毒不生하니 其味辛이요 其治苦酸이요 其穀蒼丹이라

少陽相火在泉은 巳亥歲也라 所謂毒者는 凡五行暴烈之氣가 各有所化 故로 火在地中則寒毒之物이 不生이요 火氣制金則味辛之物이 應之라 少陽之上에 厥陰主之하야 下火上木 故로 其治苦酸이요 其穀蒼丹이라 苦丹은 屬火하니 地氣所化요 酸蒼은 屬木하니 天氣所生也라 ○ 按在泉六化之治에 惟少陽厥陰에 不言間味者는 以木火相生하야 氣無所間也일새요 其他生化엔 皆有上下克伐 故로 間味不能無矣라

○ 陽明在泉하면 濕毒不生하니 其味酸이요 其氣濕이요 其治辛苦甘이요 其穀丹素라

陽明燥金在泉은 子午歲也라 燥在地中 故로 濕毒之物이 不生이요 金克木 故로 味酸者應之요 燥勝濕 故로 氣濕者應之라 陽明之上에 少陰主之하야 下金上火 故로 其治辛苦요 其穀丹素라 辛素는 屬金하니 地氣所化요 苦丹은 屬火하니 天氣所生이라 然이나 治兼甘者는 火金之間味也니 甘屬土하야 爲火之子요 爲金之母 故로 能調和於二者之間이라

○ 太陽在泉하면 熱毒不生하니 其味苦요 其治淡鹹이요 其穀黅秬[1]라

太陽寒水在泉은 丑未歲也라 寒在地中 故로 熱毒之物이 不生이요 水克火 故로 味苦者應之라 太陽之上에 太陰主之하야 上土下水 故로 其治淡鹹이요 其穀黅秬라 淡은 卽甘之薄味也요 秬는 黑黍也라 淡黅은 屬土하니 天之所生이요 鹹秬는 屬水하니 地之所化也라 太陽間味는 義詳下文太陰在泉이라 ○ 按王氏曰 太陰土氣는 上主於天하야 氣遠而高 故로 甘之化薄而爲淡也니 所以淡亦甘之類也라하니 觀下文太陰在泉컨대 其治甘鹹이니 則王氏之言을 益信이라

---

1) 秬: 찰기장 거.

○ 厥陰在泉하면 **清毒不生**하니 **其味甘**이요 **其治酸苦**요 **其穀蒼赤**이니

厥陰風木在泉은 寅申歲也라 風行地中하야 與淸殊性 故로 淸毒之物이 不生이요 木克土 故로 味甘者應之라 厥陰之上에 少陽主之하야 上火下木 故로 其治酸苦요 其穀蒼赤이라 苦赤은 屬火하니 天之所生이요 酸蒼은 屬木하니 地之所生也라

其氣專이요 **其味正**이라

厥陰在泉則少陽司天하니 上陽下陰하야 木火相合 故로 其氣化專一이요 味亦純正이라 其他歲氣는 則上下各有勝制하야 氣不專一 故로 皆兼夫間味也라

○ 少陰在泉하면 **寒毒不生**하니 **其味辛**이요 **其治辛苦甘**이요 **其穀白丹**이라

少陰君火在泉은 卯酉歲也라 熱在地中 故로 寒毒之物이 不生이요 火克金 故로 味辛者應之라 少陰之上에 陽明主之하야 上金下火 故로 其治辛苦요 其穀白丹이라 辛白은 屬金하니 天之所化요 苦丹은 屬火하니 地之所生也라 甘字義는 見前陽明在泉下라

○ 太陰在泉하면 **燥毒不生**하니 **其味鹹**이요 **其氣熱**이요 **其治甘鹹**이요 **其穀黅秬**라

太陰濕土在泉은 辰戌歲也라 濕在地中 故로 燥毒之物이 不生이요 土克水 故로 味鹹者應之요 濕不遠寒 故로 氣熱之物이 不成이라 太陰之上에 太陽主之하야 下濕上寒 故로 其治甘鹹이요 其穀黅秬라 鹹秬는 屬水하니 天氣所生이요 甘黅은 屬土하니 地氣所主也라

化淳則鹹守요 **氣專則辛化而俱治**라

六氣에 惟太陰屬土하고 太陰司地하야 土得位也라 故로 其化淳이니 淳은 厚也라 五味에 惟鹹屬水하야 其性善泄하니 淳土制之하야 庶得其守矣라 土居土位 故로 曰氣專이요 土盛生金 故로 與辛化而俱治니 俱治者는 謂辛與甘鹹이 兼用爲治也라 蓋辛屬金하야 爲土之子요 爲水之母라 能調和於水土之間하니 此卽太陰在泉이요 其治甘鹹之間味也라 然이나 太陰太陽은 相爲上下하야 皆當用之나 但太陰在泉은 辛化厚하고 太陽在泉은 辛化薄耳라

○ 故로 **曰 補上下者**는 **從之**하고 **治上下者**는 **逆之**라하니 **以所在寒熱盛衰而調之**라

此下는 皆言治法也라 補者는 補其不足이요 治者는 治其有餘라 上은 謂司天이요 下는 謂在泉이라 從之은 謂同其氣니 如以辛補肺하고 以甘補脾之類가 是也요 逆之는 謂反其氣니 如以苦治肺하고 以酸治脾之類가 是也라 當各以病之所在로 隨其寒熱盛衰之宜而調之也라

故로 曰 上取下取하며 內取外取하야 以求其過하되 能毒者는 以厚藥하고 不勝毒者는 以薄藥이라하니 此之謂也라

上取下取는 察其病之在上在下也요 內取外取는 察其病之在表在裏也라 於此四者而求其過之所在然後에 因其强弱하야 以施厚薄之治니 若其人이 胃厚色黑骨大肉肥어든 此能毒者也니 宜治以厚藥이요 若其胃薄色浮骨小肉瘦어든 此不能毒者也니 宜治以薄藥이라 ○ 能는 耐同이라

氣反者는 病在上에 取之下하고 病在下에 取之上하고 病在中에 傍取之하며

氣反者는 本在此而標在彼也라 其病旣反이면 其治亦宜反이라 故로 病在上에 取之下는 謂如陽病者는 治其陰하고 上壅者는 疏其下也요 病在下에 取之上은 謂如陰病者는 治其陽하고 下滯者는 宣其上也요 病在中에 榜取之는 謂病生於內而經連乎外則或刺或灸或熨或按하야 而隨其所在也라

治熱以寒에 溫而行之하고 治寒以熱에 涼而行之하고 治溫以清에 冷而行之하고 治清以溫에 熱而行之라

此는 卽至眞要大論의 寒因熱用과 熱因寒用之義라 凡藥與病逆者는 恐不相投 故로 從其氣以行之니 假借之道也라

故로 消之削之하며 吐之下之하며 補之寫之니 久新同法이니이다

消以去滯하고 削以攻堅하며 上實者는 宜吐하고 下實者는 宜下하며 補因正之不足이요 寫因邪之有餘니 但此中에 用有緩急하며 治有先後로되 而病之久新에 同其法也라

歲有胎孕不育 根有神機氣立

『素問·五常政大論』○ 十五

帝曰 歲有胎孕不育과 治之不全하니 何氣使然고

治는 謂治歲之氣라

岐伯曰 六氣五類에 有相勝制也니 同者는 盛之하고 異者는 衰之하니 此는 天地之道요 生化之常也라

五類者는 五行所化에 各有其類니 如毛蟲三百六十에 麟爲之長이요 羽蟲三百六十에 鳳爲之長이요 倮蟲三百六十에 人爲之長이요 介蟲三百六十에 龜爲之長이요 鱗蟲三百六十에 龍爲之長이라 凡諸有形動物에 其大小高下五色之異가 各有其類니 通謂之蟲也라 然이나 毛蟲屬木이요 羽蟲屬火요 倮蟲屬土요 介蟲屬金이요 鱗蟲屬水니 六氣五類에 各有相生相制하야 同者는 同其氣

故로 盛이요 異者는 異其氣 故로 衰라

故로 厥陰司天하면 毛蟲靜하고 羽蟲育하고 介蟲不成하며

巳亥年也니 厥陰風木이 司天則少陽相火在泉이라 毛蟲이 同天之氣 故로 安靜無損이요 羽蟲이 同地之氣 故로 多育이요 火制金之化 故로 介蟲不成이라

在泉하면 毛蟲育하고 倮蟲耗하고 羽蟲不育이라

寅申歲也니 厥陰風木在泉이라 毛蟲이 同其氣 故로 育이요 木克土 故로 倮蟲耗요 木鬱於下하야 火失其生 故로 羽蟲雖生이나 而不育이라 ○ 按컨대 此六氣五類의 勝制不育은 歲有司天在泉之分 故로 其氣應이 各有時而五類之生育도 亦各有時 以生育之期而合氣應之候 再以五色五性參其盛衰 無不應者라 觀六元正紀大論에 曰 歲半之前은 天氣主之하고 歲半之後는 地氣主之하며 上下交互는 氣交主之라하니 則司天之氣는 當自大寒節爲始하야 以主上半年하고 在泉之氣는 當自大暑節爲始하야 以主下半年하니 上下交互之氣는 則間於二者之間하야 而主乎中也라 義詳本類前九하니라

少陰司天하면 羽蟲靜하고 介蟲育하고 毛蟲不成하며

子午歲也니 少陰君火司天이라 羽蟲이 同天之氣 故로 安靜이요 介蟲이 同地之氣 故로 育이요 金氣在地則木衰 故로 毛蟲이 胎孕不成이라

在泉하면 羽蟲育하고 介蟲耗不育이라

少陰在泉이니 卯酉歲也라 羽蟲이 同其氣 故로 育이요 介蟲이 受其制 故로 耗而不育이라

太陰司天하면 倮蟲靜하고 鱗蟲育하고 羽蟲不成하며

太陰濕土司天이니 丑未歲也라 倮蟲이 同天之氣 故로 安靜無損이요 鱗蟲이 同地之氣 故로 育이요 在泉水盛則火衰 故로 羽蟲이 胎孕不成이라

在泉하면 倮蟲育하고 鱗蟲不成이라

太陰在泉이니 辰戌歲也라 倮蟲이 同其氣 故로 育이요 鱗蟲이 受其制 故로 不成이라 ○ 詳此컨대 少一耗蟲이라

少陽司天하면 羽蟲靜하고 毛蟲育하고 倮蟲不成하며

少陽相火司天이니 寅申歲也라 羽蟲이 同天之氣 故로 靜이요 毛蟲이 同地之氣 故로 育이요 在泉水盛則土衰 故로 倮蟲이 不成이라

在泉하면 羽蟲育하고 介蟲耗하고 毛蟲不育이라

少陽在泉이니 巳亥歲也라 羽蟲이 同其氣 故로 育이요 介蟲이 受其制 故로 耗요 火在泉則木爲退氣 故로 毛蟲이 亦不育이라

陽明司天하면 介蟲靜하고 羽蟲育하고 介蟲不成하며

陽明燥金司天이니 卯酉歲也라 介蟲이 同天之氣 故로 靜이요 羽蟲이 同地之氣 故로 育이라 復言介蟲不成者는 雖同乎天氣나 而實制乎地氣也라

在泉하면 介蟲育하고 毛蟲耗하고 羽蟲不成이라

陽明在泉이니 子午歲也라 介蟲이 同其氣 故로 育이요 毛蟲이 受其制 故로 耗요 金火之氣不相和 故로 羽蟲이 不成이라

太陽司天하면 鱗蟲靜하고 倮蟲育하며

太陽寒水司天이니 辰戌歲也라 鱗蟲이 同天之化 故로 靜이요 倮蟲이 同地之化 故로 育이라

在泉하면 鱗蟲耗하고 倮蟲不育이라

太陽在泉이니 丑未歲也라 鱗蟲이 同其氣 故로 育이요 羽蟲이 受其制 故로 耗요 水土之氣不相和 故로 倮蟲이 不育이라 ○ 按此컨대 當云鱗蟲育 羽蟲耗어늘 今於鱗蟲下에 缺育羽蟲三字니 必脫簡也라

諸乘所不成之運則甚也라

上文은 言六氣요 此는 兼五運也라 以氣乘運하면 其不成尤甚 故로 木乘木運則倮蟲不成하고 火乘火運則介蟲不成하고 土乘土運則鱗蟲不成하고 金乘金運則毛蟲不成하고 水乘水運則羽蟲不成 故로 上文에 言不成不育者는 謂其衰少耳니 非全無也요 此에 言甚者는 則十全其二三耳라

故로 氣主有所制하고 歲立有所生하니

氣主者는 六氣主乎天地也요 歲立者는 子甲相合하야 歲氣立乎中運也라 制者는 盛衰相制也요 生者는 化生所由也라 六微旨大論에 曰 天樞之上은 天氣主之하고 天樞之下는 地氣主之하야 氣交之分에 人氣從之하고 萬物由之이라하니 卽氣主所制와 歲立所生之義라

地氣는 制己勝하고 天氣는 制勝己하며

地氣制己勝은 謂以己之勝으로 制彼之不勝이니 如以我之木으로 制彼之土也라 天氣制勝己는 謂司天之氣가 能制夫勝己者也니 如丁丑丁未에 木運不及而上見太陰則土齊木化 故로 上宮이 與正宮으로 同이요 癸卯癸酉에 火運不及而上見陽明則金制火化 故로 上商이 與正商으로 同이요 乙巳乙亥에 金運不及而上見厥陰則木齊金化 故로 上角이 與正角으로 同者가 是也라 蓋以司天

在上하야 理無可勝 故로 反能制勝己者니 勝己者猶可制則已勝者는 不言可知矣라

天制色하고 地制形이라

色化於氣하야 其象虛하니 虛本乎天也요 形成爲質하야 其體實하니 實出乎地也라 故로 司天之氣가 制五色하고 在泉之氣가 制五形이라

五類衰盛이 各隨其氣之所宜也라 故로 有胎孕不育과 治之不全하니 此氣之常也니

氣之所宜는 謂色靑形毛者는 宜於木之類也라 有所宜則有所不宜 故로 胎孕有不育하고 治化有不全하니 皆歲氣之常也라

所謂中根也요

凡動物之有血氣心知者는 其生氣之本이 皆藏於五內하야 以神氣爲主 故로 曰中根이라

根於外者亦五라

凡植物之無知者는 其生成之本이 悉由外氣所化하야 以皮穀爲命 故로 根於外라

故로 生化之別에 有五氣五味五色五類五宜也니이다

無論動植之物하고 凡在生化中者는 皆有五行之別이라 如臊焦香腥腐는 五氣也요 酸苦甘辛鹹은 五味也요 靑赤黃白黑은 五色也니 物各有類나 不能外乎五者라 物之類殊 故로 各有互宜之用이라

帝曰 何謂也요 岐伯이 曰 根於中者를 命曰神機니 神去則機息하고 根於外者를 命曰氣立이니 氣止則化絶이라

物之根於中者는 以神爲之主而其知覺運動이 卽神機之所發也라 故로 神去則機亦隨而息矣요 物之根於外者는 必假外氣以成立而其生長收藏이 卽氣化之所立也라 故로 氣止則化亦隨而絶矣라 所以動物之神去卽死와 植物之皮剝卽死는 此其生化之根이 動植之有異也라 六微旨大論에 曰 出入이 廢則神機化滅하고 升降이 息則氣立孤危 故로 非出入則無以生長壯老已하고 非升降則無以生長化收藏이라하니 卽根於中外之謂라

故로 各有制하며 各有勝하며 各有生하며 各有成이라

根中根外가 皆如是也라

故로 曰 不知年之所加와 氣之同異면 不足以言生化라하니 此之謂也니이다

六節藏象論에 曰 不知年之所加와 氣之盛衰와 虛實之所起면 不可以爲工矣라하니 與此大同이

니 詳前第一이라

天不足西北 地不滿東南 陰陽高下 壽夭治法

『素問·五常政大論』○ 十六

帝曰 天不足西北하야 左寒而右凉하고 地不滿東南하야 右熱而左溫하니 其故는 何也오

天不足西北 故로 西北爲天門이요 地不滿東南 故로 東南爲地戶라 五常政大論에 曰 所謂戊己分者는 奎壁角軫이 則天地之門戶也라하니 義與此通이라 此節은 以背乾面巽而言이니 乾居西北則左爲北이요 右爲西 故로 左寒右凉하고 巽居東南則右爲南이요 左爲東 故로 右熱左溫하야 而四季之氣應之也라

岐伯이 曰 陰陽之氣 高下之理요 大小之異也라

此下는 皆言地理之異也라 高下는 謂中原地形이 西北方高하고 東南方下也요 大小는 謂山河疆域이 各有大小也라 故로 陰陽之氣有不齊而寒熱溫凉도 亦各隨其地而異矣라

東南方은 陽也요 陽者는 其精이 降於下 故로 右熱而左溫하고 西北方은 陰也요 陰者는 其精이 奉於上 故로 左寒而右凉이라

陽氣는 自上而降下하야 東南方下 故로 東方溫而南方熱하니 陽始於東而盛於南也일새요 陰氣는 自下而奉上하야 西北方高 故로 西方凉而北方寒하니 陰始於西而盛於北也일새라

是以로 地有高下하고 氣有溫凉하니 高者는 氣寒하고 下者는 氣熱이라

六元正紀大論에 曰 至高之地에도 冬氣常在하고 至下之地에도 春氣常在라하니 正此謂也라

故로 適寒凉者는 脹하고 之溫熱者는 瘡하니 下之則脹已하고 汗之則瘡已라 此湊理開閉之常이요 太少之異耳니이다

之는 亦適也라 適寒凉之地則腠理閉密하야 氣多不達 故로 作內脹이요 之溫熱之地則腠理多開하야 陽邪易入 故로 爲瘡瘍이라 脹在裏 故로 下之則已요 瘡在表 故로 汗之則已라 此其爲脹爲瘡이 雖爲腠理開閉之常이나 然이나 寒熱甚者는 病則甚하고 微者는 病則微하야 乃有太小之異耳라 ○ 王氏曰 西北과 東南은 言其大也라 夫以氣候驗之면 中原地形에 所居者悉하되 以居高則寒하고 處下則熱이라 嘗試觀之면 高山多雪하고 平川多雨하며 高山多寒하고 平川多熱하니 則高下寒熱을 可徵見矣라 中華之地에 凡有高下之大者하니 東西南北各三分也라 其一者는 自漢蜀江으로 南至海也요 二者는 自漢江[1]으로 北至平遙縣[2]也요 三者는 自平遙北山으로 北至蕃界北

海[1)]也라 故로 南分大熱하고 中分寒熱兼半하며 北分大寒이라 南北分外는 寒熱尤極하니 大熱之分은 其寒微하고 大寒之分은 其熱微라 然而登陟極高山頂이면 則南面北面에 寒熱懸殊하고 榮枯倍異也라 又東西高下之別이 亦三矣니 其一者는 自汧源縣으로 西至沙洲하고 二者는 自開封縣으로 西至汧源縣하고 三者는 自開封縣으로 東至滄海也라 故로 東分大溫하고 中分溫涼兼半하며 西分大涼이라 大溫之分은 其寒이 五分之二요 大涼之分은 其熱이 五分之二며 溫涼分外는 溫涼尤極하야 變爲大暄大寒也라 約其大凡如此나 然이나 九分之地에 寒極於西北하고 熱極於東南이라 九分之地에 其中有高下不同하야 地高處則燥하고 下處則濕하니 此一方之中小異也라 若大而言之면 是則高下之有二也니 何者오 中原地形이 西高北高하고 東下南下일새니 今百川滿湊하야 東之滄海則東南西北高下를 可知라 一爲地形高下 故로 寒熱不同하고 二則陰陽之氣에 有少有多 故로 表溫涼之異爾라 今以氣候驗之면 乃春氣西行하고 秋氣東行하고 冬氣南行하고 夏氣北行이라 以中分校之면 自開封으로 至汧源히 氣候가 正與曆候同이라 以東行校之면 自開封으로 至滄海는 每一百里니 秋氣至晩一日하고 春氣發蚤一日이라 西行校之면 自汧源縣으로 西至蕃界磧石히 其以南向及西北東南者가 每四十里니 春氣發晩一日하고 秋氣至蚤一日이요 北向及東北西南者가 每一十五里니 春氣發晩一日하고 秋氣至蚤一日이라 南行校之면 川形有北向及東北西南者가 每一十五里니 陽氣行晩一日하고 陰氣行蚤一日이요 南向及東南西北川이 每一十五里니 熱氣至蚤一日하고 寒氣至晩一日이라 廣平之地는 則每五十里니 陽氣發蚤一日하고 寒氣至晩一日이라 北行校之면 川形有南向及東南西北者가 每二十五里니 陽氣行晩一日하고 陰氣行蚤一日이요 北向及東北西南川이 每一十五里니 寒氣至蚤一日하고 熱氣至晩一日이라 廣平之地는 則每二十里니 熱氣行晩一日하고 寒氣至蚤一日이라 大率如此나 然이나 高處峻處는 冬氣常在하고 平處下處는 夏氣常在하니 觀其雪零草茂則可知矣라 然이나 地土固有弓形川蛇形川月形川하야 地勢不同하니 生殺榮枯가 地同而天異라 凡此之類에 有離向丙向巽向乙向震向處則春氣蚤至하고 秋氣晩至하야 蚤晩校十五日이요 有丁向坤向庚向兌向辛向乾向坎向艮向處則秋氣蚤至하고 春氣晩至하야 蚤晩亦校二十日이라 是所謂帶山之地也니 審觀向背면 氣候를 可知라 寒涼之地는 腠理開少而閉多하고 閉多則陽氣不散 故로 適寒涼하야 腹必脹也요 濕熱之地는 腠理開多而閉少하고 開多則陽氣發散 故로 往溫熱하야 皮必瘡也라 下之則中氣不餘 故로 脹已요 汗之則陽氣外泄 故로 瘡已라하니라 ○ 按王氏此論컨대 以中國之地는 分爲九宮이로되 而九宮之中에 復分其東西南北之向則陰陽寒熱이 各有其辨하니 不可不察也라 詳漢蜀江卽長江也라 自江至南海는 離宮也요 自江至平遙縣은 中宮也니 今屬山西汾州界요 自平遙北至蕃界北海는 坎宮也니 此는 以南北三分爲言也라 汧源縣은 卽汧陽縣이니 今屬陝西鳳翔府라 自汧源西至沙洲는 兌宮也요 自開封西至汧源은 中宮也요 自開封東至滄海는 震宮也니 此는 以東西三

---

1) 漢江: 長江의 最大支流로 漢水라고도 하는데, 陝西 寧强縣 북쪽 嶓家山에서 發源한다.
2) 平遙縣: 山西省에 있는 縣의 이름.
1) 北海: 옛날에 北方의 가장 먼 곳을 지칭하던 말임.

分爲言也라 五正之宮을 得其詳則四隅之氣를 可察矣라

帝曰 其於壽夭에 何如오

土地之氣가 旣不同則人之壽夭도 亦有異也라

岐伯이 曰 陰精所奉에 其人壽하고 陽精所降에 其人夭니이다

陰精所奉之地는 陽氣堅固 故로 人多壽하니 謂崇高之處也요 陽精所降之地는 陽氣易泄 故로 人多夭하니 謂汚下之處也라

帝曰 善하노이다 其病者를 治之는 奈何오 岐伯이 曰 西北之氣는 散而寒之하고 東南之氣는 收而溫之하니 所謂同病異治也니이다

西北은 氣寒하니 寒固於外則熱鬱於內 故로 宜散其外寒하고 淸其內熱이요 東南은 氣熱하니 氣泄於外則寒生於中 故로 宜收其外泄하고 溫其中寒이니 此其爲病則同而治則有異也라

故로 曰 氣寒氣凉엔 治以寒凉이니 行水漬之하고 氣溫氣熱엔 治以溫熱이니 强其內守하야 必同其氣라야 可使平也요 假者反之니이다

西北은 氣寒氣凉하야 人多食熱而內火盛 故로 宜治以寒凉及行水漬之法이니 謂用湯液浸漬하야 以散其外寒也라 東南은 氣溫氣熱하야 人多食凉而內寒生 故로 宜治以溫熱하고 又必强其內守하야 欲令陽氣不泄而固其中也라 天氣地氣에 有陰陽升降하고 病治에도 亦有陰陽升降하니 用合氣宜가 是同其氣而病可平矣라 然이나 西北에 未必無假熱하고 東南에 未必無假寒하니 假者를 當反治則西北有當熱하고 東南有當寒者矣라 然이나 余備[1]歷南北컨대 還是熱方多熱病하고 寒方多寒病하니 又不可不知也라 ○ 眞假詳義는 有按이 在論治類四라

帝曰 善하노이다 一州之氣에 生化壽夭不同하니 其故는 何也오 岐伯이 曰 高下之理니 地勢使然也라 崇高則陰氣治之하고 汚下則陽氣治之하니 陽勝者는 先天이요 陰勝者는 後天이라 此地理之常이요 生化之道也니이다

一州之地는 非若天下之廣이나 其中에 亦有生化壽夭之不同者는 以地勢有高下耳라 高者는 陰氣升而治之하고 陰性遲 故로 物之榮枯가 皆後天而至요 後天者는 其榮遲하고 其枯亦遲 故로 多壽也라 下者는 陽氣降而治之하고 陽性速 故로 物之成敗가 皆先天而至요 先天者는 其成速하고 其敗亦速 故로 多夭也라 觀컨대 孫眞人曰[2] 嬰兒三歲以上 十歲以下에 觀其性氣[3]高下면 卽可知其壽夭大畧이라 兒小時에 敏悟過人者는 多夭하니 則項橐[4]顔回[5]之流가 是也라 小兒骨

---

1) 備: 다, 완전히(悉, 全也) 비.

2) 孫眞人曰: 『千金要方·少小嬰孩方上·初生出腹第二』에 보인다.

3) 性氣: 志氣, 性情과 氣質.

法에 成就威儀[1]가 迴轉[2]遲舒하야 稍費人精神雕琢[3]者는 壽하고 其預知人意하야 迴旋敏速者는 亦夭하니 則楊修[4]孔融[5]之流가 是也라 由此言之면 壽夭大畧을 可知也라 亦由[6]梅花蚤發이나 不覩歲寒[7]이요 甘菊晚榮이나 終於年事[8]니 是知晚成者壽之徵也라하니 此卽先天後天之義라

帝曰 其有壽夭乎아 岐伯이 曰 高者는 其氣壽하고 下者는 其氣夭하니 地之小大異也일새니 小者는 小異하고 大者는 大異라

地有高下則氣有陰陽하야 壽夭之所由也라 然이나 大而天下則千萬里之遙에 有所異也요 小而一州則數十里之近에 亦有所異也라 故로 小有小之異하고 大有大之異라

故로 治病者는 必明天道地理와 陰陽更勝과 氣之先後와 人之壽夭와 生化之期라야 乃可以知人之形氣矣니이다

不明天道면 則不知運氣之變하고 不明地理면 則不知方土之宜하고 不明陰陽更勝이면 則本末俱失하고 不明氣之先後면 則緩急倒施하고 不明壽夭生化之期면 則中無確見하야 而輕率招尤라 凡此數者는 缺一不可이니 斯足因形以察人之外하고 因氣以知人之內라야 而治病之道가 庶保萬全矣리라

---

4) 項槖: 春秋時代 사람으로 七歲때에 孔子의 師父가 되었다 함. 후세에 早熟하고 聰明한 兒童을 指稱하게 되었음.(『戰國策·秦策』)

5) 顔回(B.C. 513~482): 魯나라 사람. 孔門十哲의 한 사람으로 學德이 뛰어나 亞聖이라 불리며 32세에 夭折하였음.

1) 威儀: 威嚴있는 태도.

2) 迴轉: 回轉, 回旋과 同. 循環變化의 뜻으로, 여기에서는 成長過程을 말하고 있음.

3) 雕琢: 玉을 갈고 닦음, 詩文 등의 技巧에 힘써 짓고 다듬음.

4) 楊修(A.D 175~219): 後漢 末 曹操의 謀士로 字는 德祖임. 天性이 靈敏하여 曹操의 心中을 잘 헤아렸으나 나중에 미움을 받아 죽임을 당하였음. 鷄肋의 故事로 유명함.

5) 孔融(A.D. 153~208): 東漢 末 魯나라 사람으로 獻帝 時에 農民들의 民亂을 진압하여 벼슬길에 나아갔으나, 名門巨族이라 거만하게 굴다가 후에 曹操에게 被殺되었음.

6) 由: 猶와 通.

7) 歲寒: 추운 계절, 겨울.

8) 年事: 年歲, 年紀(한 時代). 農事가 되어가는 形便을 뜻하기도 함.

類經二十六卷

張介賓類註

運氣類

六十年運氣 病治之紀

『素問·六元正紀大論』○ 十七

黃帝問曰 六化六變[1]과 勝復淫治[2]와 甘苦辛鹹酸淡先後는 余知之矣라 夫五運之化 或從五氣하고

五氣는 當作天氣라

或逆天氣하며 或從天氣而逆地氣하고 或從地氣而逆天氣하며 或相得하고 或不相得하니 余未能明其事라 欲通天之紀하고 從地之理하야 和其運하고 調其化하야 使上下合德하야 無相奪倫하고 天地升降이 不失其宜하고 五運宣行이 勿乖其政하야 調之正味從逆[3]하노니 奈何오

五運之化가 與司天在泉之氣로 有所異同하니 同則爲從이요 異則爲逆이며 從則相得이요 逆則不相得也라 自通天之紀로 至勿乖其政은 謂必察上中下三氣之化하야 而調和於逆從之間이니 卽下文의 折其鬱氣 資其化源과 抑其運氣 扶其不勝 無使過暴而生其疾等義也라 調之正味從逆은 卽下文의 食歲穀以全其眞과 及用寒遠寒 用熱遠熱等義也라

岐伯이 稽首再拜하고 對曰 昭乎哉라 問也시여 此는 天地之綱紀요 變化之淵源이니 非聖帝면 孰能窮其至理歟아 臣雖不敏이나 請陳其道하야 令終不滅하야 久而不易케하리이다

天地萬物은 皆不能外乎六元之化하니 是六元者가 卽天地之綱紀요 變化之淵源也라

---

1) 六化六變: 六氣의 正常生化와 異常變化를 말함.
2) 勝復淫治: 六氣의 異常所致에 의해 발생하는 勝氣와 復氣, 그리고 淫邪發病 및 治療原則을 말함.
3) 正味從逆: 正味는 正常作用을 가진 食物이나 藥物을 뜻하고, 從逆의 從은 反治를 逆은 正治를 말함.

帝曰 願夫子推而次之하야 **從其類序**하며 **分其部主**하며 **別其宗司**하며 **昭其氣數**하며 **明其正化**하노니 **可得聞乎**아

類序者는 類分六元하야 序其先後니 如太陽之類는 皆屬辰戌者가 是也라 部主者는 凡天地左右에 主氣靜하고 客氣動하야 各有分部하야 以主歲時하니 如六氣五音次에 有不同者가 是也라 宗司者는 統者爲宗이요 分者爲司也라 氣數者는 五行之化에 各有其氣하고 亦各有其數也라 正化者는 當其位者爲正이요 非其位者爲邪也라 諸義는 卽如下文이라

岐伯이 **曰 先立其年**하야 **以明其氣**의 **金木水火土運行之數**와 **寒暑燥濕風火臨御之化**하면 **則天道**를 **可見**하고 **民氣**를 **可調**하야 **陰陽卷舒 近而無惑**하리니 **數之可數者**를 **請遂言之**하리이다

先立其年은 如甲子乙丑之類가 是也니 年辰立則歲氣를 可明矣라 ○ 卷은 上聲이요 末一數字도 上聲이라

帝曰 五運氣行主歲之紀는 **其有常數乎**아 **岐伯**이 **曰 臣請次之**하리이다

此一節二十二字와 及下文五運氣行主歲之紀는 原本分列兩篇하고 且多重複하야 殊不易觀이니 今幷類爲一하야 以便詳閱하노라

帝曰 太陽之政은 **奈何**오 **岐伯**이 **曰 辰戌之紀也**라

壬辰 壬戌歲

上은 **太陽水**요

辰戌年이니 太陽寒水司天이라 司之爲言은 主也니 主行天令하야 其位在上이라 後放此하니라

○ 中은 **太角木運**이요

壬年歲運也라 壬爲陽木 故로 屬太角이라 運之爲言은 動也니 主氣交之化하야 其位在中이라 後放此하니라

○ 下는 **太陰土**라

本年은 濕土在泉也라 在泉者는 主地之化니 氣行地中하야 其位在下라 後放此하니라

○ 其運은 **風**이요 **其化**는 **鳴紊啓折**이요

風爲木化라 鳴은 風木聲也요 紊은 繁盛也라 啓折은 萌芽發而地脈開也라 此는 單言壬年風運之正化니 後放此하니라 五常政大論에 曰 其德은 鳴靡啓折이라하니라 ○ 紊은 音文이라

○ 其變은 **振拉摧拔**이요

振은 撼動也요 拉은 交離也요 摧는 敗折也요 拔은 發根也라 壬爲陽木이니 風運太過則金令承之라 故로 有此變이라 ○ 拉은 音臘이라

○ 其病은 **眩掉目瞑**이라

目運을 曰眩이요 頭搖를 曰掉요 目不開를 曰瞑이라 木運太過 故로 有此風木之病이라 掉는 提料切이라

○ 寒化六이요

六者는 水之成數요 太過者는 其數成이니 此는 言太陽司天也라 後放此하니라 詳義는 見圖翼一卷의 五行生成數圖解中이라 ○ 按新校正에 云 壬辰은 寒化六이요 壬戌은 寒化一이라하니 蓋言對化는 從標成數요 正化는 從本生數也라 義似未然이니 有愚按이 在後厥陰之政이라

○ 風化八이요

八者는 木之成數요 此는 言中運也니 壬木太過 故로 其數八이라 義詳五行生成數圖解中이라 後放此하니라

○ 雨化五니

五者는 土之生數요 此는 言在泉也니 土常以生 故로 其數五라 後放此하니라

正化度也라

此는 結上文三句니 言本年上中下三氣正化之度라 正化는 正氣所化也라 度卽日也요 日卽度也니 指氣令用事之時候也라 後放此하니라

○ 其化는 **上苦溫**이요 **中酸和**요 **下甘溫**이니 **藥食宜也**라

其化는 言氣化病治之宜也라 本年은 寒水在上 故로 宜苦溫이요 太角在中 故로 宜酸和요 濕土在下 故로 宜甘溫이니 此所謂藥食之宜也라 後放此하니라 ○ 玄珠에 云 上甘溫이요 下酸平이라하니라

太角初正 ○ **少徵**○ **太宮**○ **少商**○ **太羽**終

○ 此는 本年主客五運之序니 皆以次相生者也라 每年四季主運은 在春屬木하야 必始於角而終於羽 故로 於角下에 注初字요 羽下에 注終字니 此所以紀主運也라 客運은 則隨年干之化하니 如壬年은 陽木起太角하고 丁年은 陰木起少角하고 戊年은 陽火起太徵하고 癸年은 陰火起少徵하야 各年不同하야 循序主令하니 所以紀客運也라 然이나 惟丁壬木運之年은 主客이 皆起於角 故

로 於角音之下에 復注正字니 謂氣得四時之正也라 詳具圖翼二卷의 主客運圖와 及五音建運圖解中이니 後放此하니라

戊辰 戊戌歲

上은 太陽水요

同前이라

○ 中은 太徵火運이요

戊爲陽火 故로 曰太徵라

○ 下는 太陰土니

同前이라

○ 同正徵라

本年은 火運太過나 得司天寒水하야 制之則火得其平 故로 云同正徵니 所謂赫曦之紀에 上羽는 與正徵로 同者가 此也라 後放此하니라

○ 其運은 熱이요 其化는 暄暑鬱燠이요

此는 戊年火運之正化也라 ○ 五常政大論에 燠作熱이라

○ 其變은 炎烈沸騰이요

沸騰者는 水氣之薰蒸也라 戊爲火運太過則寒水承之라 故로 有此變이라

○ 其病은 熱鬱이라

火運太過 故로 有是病이라

○ 寒化六이요

言司天也니 義前同이라

○ 熱化七이요

七者는 火之成數요 戊火太過 故로 其數成也라 後放此하니라

○ 濕化五니

義同前이라

所謂正化日也라

日卽度也라 此는 結上文三句니 義與前同이라 後放此하니라

○ 其化는 **上苦溫**이요 **中甘和**요 **下甘溫**이니 **所謂藥食宜也**라

本年上下之治는 俱同前이나 惟中運太徵는 與前不同 故로 宜治以甘和也라 後放此하니라 ○ 玄珠에 云 上甘溫이요 下酸平이라하니라

太徵○ 少宮○ 太商○ 少羽終 **○ 少角**初

○ 初終者는 紀主運也라 戊爲陽火 故로 起於太徵니 紀客運也라 詳義는 見圖翼二卷의 五音太少相生과 及主運客運圖說中이라 後放此하니라

甲辰 甲戌歲

俱歲會요 又同天符라

上은 **太陽水**요

○ 中은 **太宮土運**이요

甲爲陽土 故로 屬太宮이라

○ 下는 **太陰土**라

○ 其運은 **陰埃**요 **其化**는 **柔潤重澤**이요

埃는 塵也라 柔潤重澤은 皆中運濕土之正化라 五常政大論에 澤作淖라

○ 其變은 **震驚飄驟**요

土運太過則風木承之라 故로 有是變이라

○ 其病은 **濕下重**이라

土濕之病也라

○ 寒化六이요

司天이라

○ 濕化五니

中運이 與在泉同氣 故로 只言濕化五而止라

所謂正化日也라

○ 其化는 上苦熱이요 中苦溫이요 下苦溫이니 藥食宜也라

中苦溫은 治濕土也일새라 ○ 玄珠에 云 上甘溫이요 下酸平이라하니라

太宮○ 少商○ 太羽終 ○ 太角初 ○ 少徵

本年이 土運太過 故로 起於太宮이라 然이나 生太宮者는 少徵요 生少徵者는 太角 故로 土運은 以太角爲初라 後放此하니라

庚辰 庚戌歲

上은 太陽水요

○ 中은 太商金運이요

庚爲陽金 故로 屬太商이라

○ 下는 太陰土라

○ 其運은 涼이요 其化는 霧露蕭颼이요

此는 庚年金運之正化也라

○ 其變은 肅殺凋零이요

金運肅殺하야 萬物凋零하면 火氣承金하니 卽陽殺之象이라

○ 其病은 燥背瞀胸滿이라

金氣太過 故로 病燥요 肺金受病 故로 背悶瞀而胸脹滿이라 ○ 瞀는 音務라

○ 寒化一이요

言司天也라 一者는 水之生數라 然이나 本篇에 曰太過者는 其數成이라하니 似亦當云六也라

○ 清化九요

中運이라

○ 雨化五니

在泉이라

正化度也라

○ 其化는 上苦熱이요 中辛溫이요 下甘熱이니 藥食宜也라

中辛溫은 辛從金化요 太商宜溫也라 ○ 玄珠에 云 上甘溫이요 下酸平이라하니라

太商○ 少羽終 ○ 少角初 ○ 太徵○ 少宮

丙辰 丙戌歲

俱天符라

上은 太陽水요

○ 中은 太羽水運이요

丙爲陽水 故로 屬太羽라

○ 下는 太陰土라

○ 其運은 寒이요 其化는 凝慘凓冽이요

此는 丙年水運之正化也라 五常政大論에 作其德凝慘寒雰이라

○ 其變은 氷雪霜雹이요

水太過者는 土氣承之라 故로 有此變이라 氷雹者는 土之象也라

○ 其病은 大寒이 留於谿谷이라

溪谷者는 筋骨肢節之會라 水運太過하야 寒甚氣凝 故로 爲是病이라

○ 寒化六이요

司天이니 中運도 同이라

○ 雨化五니

在泉이라

正化度也라

○ 其化는 上苦熱이요 中鹹溫이요 下甘熱이니 藥食宜也라

中鹹溫은 鹹從水化요 太羽宜溫也라 ○ 玄珠에 云 上甘溫이요 下酸平이라하니라

太羽終 ○ 太角初 ○ 少徵○ 太宮○ 少商

凡此太陽司天之政은 **氣化運行**이 **先天**하니

此下는 總結辰戌年太陽司天六氣之化也라 凡子寅辰午申戌六陽年은 皆爲太過요 丑亥酉未巳卯六陰年은 皆爲不及이니 太過之氣는 常先天時而至 故로 其生長化收藏의 氣化運行이 皆蚤요 不及之氣는 常後天時而至 故로 其氣化運行이 皆遲라 如氣交變大論에 曰 太過者는 先天이요 不及者는 後天이라하고 本篇後文에 曰 運太過則氣至先하고 運不及則其至後라하니 皆此義也라 後放此하니라

天氣[1]**肅**하고 **地氣**[2]**靜**하야 **寒臨太虛**에 **陽氣不令**하고 **水土合德**하야 **上應辰星鎭星**이라

太陽寒水司天則太陰濕土在泉 故로 天氣肅하고 地氣靜이라 水土合德而二星이 當先後明也라

其穀玄黅이요

玄應司天하고 黅應在泉하니 本年正氣所化라

其政肅이요 **其令徐**니 **寒政大擧**하야 **澤無陽燄則火發待時**하고

政肅者는 寒之氣요 令徐者는 陰之性也일새라 寒盛則火鬱하고 鬱極必發하야 待王時而至也라

少陽中治[3]에 **時雨乃涯**라

少陽中治는 三之主氣也니 以相火王時而寒水之客이 勝其主 故로 時雨乃涯라 涯는 水際也니 雨至之謂라

止極雨散에 **還於太陰**하야 **雲朝北極**하야 **濕化乃布**하고

歲半之後는 地氣主之라 自三氣止極으로 雨散之後에 交於四氣則在泉用事하야 而太陰居之라 故로 又雲朝北極하야 濕化布焉이라

澤流萬物에 **寒敷於上**하고 **雷動於下**하야

澤流萬物은 土之德也요 雷動於下는 火鬱發也라

寒濕之氣 持於氣交라

上寒下濕하야 相持於氣交之中也라 氣交詳義는 見前第九라

民病寒濕하야 **發肌肉萎**와 **足痿不收**와 **濡瀉血溢**이라

---

1) 天氣: 司天之氣를 말함.
2) 地氣: 在泉之氣를 말함.
3) 少陽中治: 少陽은 主氣의 三之氣를 말하는데 여기에 太陽寒水가 加해짐을 말한다.

血溢者는 火鬱之病이요 他는 皆寒濕使然이라

○ 初之氣엔 地氣遷하야 氣乃大溫하고 草乃蚤榮하니

本年初之氣는 少陽用事하니 上年在泉之氣가 至此遷易 故로 曰地氣遷이니 後放此하니라 然이나 上年終氣는 君火也요 今之初氣는 相火也니 二火之交 故로 氣乃大溫하고 草乃蚤榮이라

民乃厲하야 溫病乃作하야 身熱頭痛嘔吐하며 肌腠瘡瘍이라

客氣相火는 主氣風木이니 風火相搏 故로 爲此諸病이라 肌腠瘡瘍은 班疹之屬也라

○ 二之氣엔 大凉反至하야 民乃慘하고 草乃遇寒하며 火氣遂抑하니

燥金用事 故로 大凉至而火氣抑이라

民病氣鬱中滿하야 寒乃始라

淸寒이 滯於中하야 陽氣不行也라

○ 三之氣엔 天政布하야 寒氣行하고 雨乃降하니

三之氣는 卽司天也니 太陽寒水用事 故로 寒氣行하고 雨乃降이라

民病寒이나 反熱中하고 癰疽注下하며 心熱瞀悶하니 不治者는 死라

民病寒 反爲熱中等證은 卽人傷於寒而爲病熱之理니 亦五常政大論所謂太陽司天에 寒氣下臨하고 心氣上從之義라 蓋寒水侮陽則火無不應하니 若不治之則陽絶而死矣라 ○ 按六氣司天에 皆無不治者死之說이어늘 而惟此太陽寒水에 言之하니 可見人以陽氣爲生之本하야 有不可不顧也라

○ 四之氣엔 風濕交爭하야 風化爲雨하고 乃長乃化乃成하니

厥陰客氣用事하야 而加於太陰主氣 故로 風濕交爭而風化爲雨요 木得土化 故로 乃長乃化乃成也라

民病大熱하며 少氣하며 肌肉萎하며 足痿하며 注下赤白이라

厥陰木氣가 値大暑之時하면 木能生火 故로 民病大熱이요 以客勝主하야 脾土受傷 故로 爲少氣肉萎等證이라 ○ 萎는 痿同이라

○ 五之氣엔 陽復化하야 草乃長乃化乃成하니 民乃舒라

五之氣는 少陰君火用事하고 歲半之後는 地氣主之하니 以太陰在泉而得君火之化 故로 萬物이 能長能成이요 民亦舒而無病이라

○ 終之氣는 地氣正하야 濕令行하야 陰凝太虛하며 埃昏郊野하니 民乃慘悽하고 寒風以至하니 反者는 孕乃死라

太陰濕土在泉하니 地氣正也라 故로 濕令行하야 陰凝太虛하며 埃昏郊野라 民情이 喜陽惡陰 故로 慘悽이라 以濕令而寒風至하면 風能勝濕 故로 曰反이라 反者孕乃死하니 所以然者는 人爲倮蟲이니 從土化也어늘 風木이 非時相加 故로 土化者當不育也라

○ 故로 歲宜苦以燥之溫之하야

以上十年은 皆寒水司天이요 濕土在泉이니 濕宜燥之요 寒宜溫之라 味必苦者는 苦從火化하니 治寒以熱也라

必折其鬱氣하고 先資其化源하며

折其鬱氣는 寫有餘也요 資其化源은 補不足也니 如上文寒水司天則火氣鬱하고 濕土在泉則水氣鬱 故로 必折去其致鬱之氣則鬱者舒矣라 又如補遺本病篇에 曰 辰戌之歲엔 木氣升之나 主逢天柱하면 勝而不前하고 少陽降地나 主窒地玄하면 勝之不入이라하니 故로 刺法論에 云 木欲升而天柱窒抑之면 當刺足厥陰之井하고 火欲降而地玄窒抑之면 當刺足少陰之所出과 足太陽之所入等義가 皆所以折氣鬱氣也라 化源者는 化生之源이니 如本年에 火失其養則當資木하고 金失其養則當資土하야 皆自其母氣資養之면 則被制者가 可以無傷하리니 亦化源之謂라 按新校正에 云 詳水將勝也니 先於九月에 迎取其化源하야 先寫腎之源也라 蓋以水王十月이라 故로 先於九月에 迎而取之니 寫水所以補火也라하니 此亦一義라 但資取之辨이 似於太過之氣當曰取요 不及之氣當曰資라 然이나 本篇六氣司天에 如太陽陽明厥陰은 俱言資其化源이라하고 少陽太陰少陰은 俱言先取化源이라하야 其或言資或言取者는 蓋資中非不言取요 取中非不言資니 皆互文耳요 但總不外乎化源者니 卽必求其本之義라 ○ 本病刺法二論의 六氣升降等義는 見後三十七八等章이라

抑其運氣하고 扶其不勝하야 無使暴過而生其疾하며

運은 言五運이요 氣는 言六氣라 如太角歲脾不勝 太徵歲肺不勝 太宮歲腎不勝 太商歲肝不勝 太羽歲心不勝이 此五運也요 六氣者는 如上文十年寒水司天則心火不勝하고 太陰在泉則腎水不勝라 諸太過者는 抑之하고 不勝者는 扶之則氣無暴過而疾不生矣라 後放此하니라

食歲穀하야 以全其眞하고 避虛邪하야 以安其正하며

歲穀은 卽上文玄黅穀也니 其得歲氣最厚 故로 能全眞이라 虛邪者는 從其衝後來爲虛風이니 傷人者也라 義詳後三十五라

適氣同異하야 **多少制之**니 **同寒濕者**는 **燥熱化**하고 **異寒濕者**는 **燥濕化**라

適은 酌所宜也요 氣는 司天在泉之氣也요 同異는 運與氣會에 有異同也라 多少制之는 因其同異之多少하야 而爲制以治之也니 如太宮太商太羽에 歲運同寒濕者는 則當用燥熱所化之物이니 蓋燥以治濕하고 熱以治寒也라 若太徵太角에 歲運異寒濕者는 則或從氣之寒濕하야 而用燥熱之化하고 或從運之風熱하야 而用寒濕之化하니 當各因其同異多少하야 以制之也라

故로 **同者**는 **多之**하고 **異者**는 **少之**니

氣運同者는 其氣甚하니 非多면 不足以制之요 異者는 其氣微하니 當少用以調之耳라

用寒遠寒하며 **用凉遠凉**하며 **用溫遠溫**하며 **用熱遠熱**이니 **食宜同法**이라

遠은 避也니 言用寒藥者는 當遠歲氣之寒이요 用凉藥者는 當遠歲氣之凉이니 溫熱者도 亦然이라 凡飮食居處之宜도 皆所同法而歲氣當察也라

有假者는 **反常**하고 **反是者**는 **病**이니 **所謂時也**니이다

假者反常은 謂氣有假借而反乎常也니 如夏當熱而反寒이니 冬當寒而反熱이니 春秋亦然이라 反者病은 以其違於時也라 按後文에 曰 假者何如오 所謂主氣不足하고 客氣勝也라하니 卽此之謂라 詳見後二十三이라

帝曰 善하노이다 **陽明之政**은 **奈何**오

岐伯이 **曰 卯酉之紀也**라

丁卯歲會 **丁酉歲**

上은 **陽明金**이요

司天이라

○ **中**은 **少角木運**이요

歲運이 丁爲陰木 故로 屬少角이라

○ **下**는 **少陰火**니

在泉이라

○ **同正商**이라

丁年歲木不及而司天燥金勝之면 則金兼木化하야 反得其政하니 所謂委和之紀에 上商이 與正

商으로 同也라

○ 其運은 風淸熱이요

風爲中運少角之氣요 淸爲勝風之氣요 熱爲復淸之氣니 餘少運勝復이 皆同이라 後放此하니라

○ 淸化熱化는 勝復이 同하니 所謂邪氣化日也요

丁年은 少角이니 木運不及 故로 有燥金來勝之淸化하고 有淸化則有火子來復之熱化라 然이나 皆非本年正化 故로 曰邪化日也라 同者는 謂二年相同也라 凡陰年은 不及 故로 有勝復邪化나 而陽年則不言勝氣라 後放此하니라

○ 災三宮이라

災는 傷也요 三宮은 東方震宮이니 木正之方也라 木運不及 故로 本方受災요 陽年太過則不言災宮也라 五方宮次는 詳圖翼二卷九宮星野圖說이라 凡言災宮은 皆以五正宮生數爲例라 故로 言三不言八이니 後放此하니라

○ 燥化九요

司天也라

○ 風化三이요

中運不及이니 其數生也라

○ 熱化七이니

在泉也라

所謂正化日也라

結上文三句니 乃本年上中下正氣之所化也라

○ 其化는 上苦小溫이요 中辛和요 下鹹寒이니 所謂藥食宜也라

上苦小溫은 苦屬火하야 以治金也요 中辛和는 辛屬金하야 以和少角也요 下鹹寒은 以水治火也라 玄珠에 云上苦熱이라하니라

少角初正 **○ 太徵○ 少宮○ 太商○ 少羽**終

癸卯 癸酉歲

俱同歲會라

上은 陽明金이요

○ 中은 少徵火運이요

癸爲陰火 故로 屬少徵라

○ 下는 少陰火니

○ 同正商이라

癸年火運不及이 上見燥金則金得其政하니 所謂伏明之紀에 上商이 與正商으로 同也라

○ 其運은 熱寒雨요

熱은 少徵運也요 寒은 勝氣也요 雨는 復氣也라

○ 寒化雨化는 勝復이 同하니 所謂邪氣化日也요

義同上文이라

○ 災九宮이라

九는 南方離宮也라 火運不及而勝復所由 故로 災及之라

○ 燥化九요

司天이라

○ 熱化二니

運이 與在泉으로 同이라

所謂正化日也라

○ 其化는 上苦小溫이요 中鹹溫이요 下鹹寒이니 所謂藥食宜也라

由少徵火 故로 治雖用鹹이나 而必溫也라 上下는 同前이라 ○ 玄珠에 云上苦熱이라하니라

少徵○ 太宮○ 少商○ 太羽終 ○ 太角初

己卯 己酉歲

詳二年컨대 金與土運이 雖相得이나 然이나 子臨父位니 爲逆이라

上은 陽明金이요

○ 中은 少宮土運이요

己爲陰土 故로 屬少宮이라

○ 下는 少陰火라

○ 其運은 雨風凉이요

雨는 少宮之氣요 風은 勝氣也요 凉은 復氣也라

○ 風化淸化는 勝復이 同하니 邪氣化度也요

義同前이라 凡上下文에 曰凉曰淸曰燥는 皆金氣之化也니 後放此하니라

○ 災五宮이라

五는 中宮也니 土運不及 故로 災及之라

○ 淸化九요

司天이라」

○ 雨化五요

中運이라

○ 熱化七이니

在泉이라

正化度也라

○ 其化는 上苦小溫이요 中甘和요 下鹹寒이니 藥食宜也라

中甘和는 治土運不足也요 上下는 同前이라

少宮○ 太商○ 少羽終 ○ 少角初 ○ 太徵

乙卯天符 乙酉歲歲會太乙天符

上은 陽明金이요

○ 中은 少商金運이요

乙爲陽金 故로 屬少商이라

○ 下는 少陰火니

○ 同正商이라

乙年金運不足이 得陽明司天之助하니 所謂從革之紀에 上商이 與正商으로 同也라

○ 其運은 凉熱寒이요

凉爲少商之氣요 熱爲勝氣요 寒爲復氣라

○ 熱化寒化는 勝復이 同하니 邪氣化度也요

義同上이라

○ 災七宮이라

七은 西方兌宮也니 金運不及 故로 災及之라

○ 燥化四요

司天이라

○ 清化四요

中運이라

○ 熱化二니

在泉이라

正化度也라

○ 其化는 上苦小溫이요 中苦和요 下鹹寒이니 藥食宜也라

中苦和는 苦從火化하니 所以制金이요 金運不足 故로 治宜苦和라 上下는 俱同前이라

○ 少商○ 太羽終 ○ 太角初 ○ 少徵○ 太宮

辛卯 辛酉歲

上은 陽明金이요

○ 中은 少羽水運이요

辛爲陰水 故로 屬少羽라

○ 下는 **少陰火**요 **○ 辛卯**는 **少宮同**이라

辛爲水運不及이니 土得乘之라 故로 與少宮으로 同也라 ○ 按五運不及之歲는 凡三十年이니 內除丁巳丁亥와 己巳己亥와 乙巳乙亥同正角과 丁卯丁酉과 癸卯癸酉와 乙卯乙酉同正商과 丁丑丁未와 己丑己未와 辛丑辛未同正宮外면 尙餘不及者十二年이라 內癸巳癸亥癸丑癸未四年은 火不及也니 當云少徵가 與少羽로 同이나 但巳亥二年은 少陽在泉하야 同歲會也니 火氣有助 故로 不言同少羽요 丑未二年은 濕土在上하야 土能制水 故로 亦不言同少羽요 己卯己酉二年은 土不及也니 當云少宮이 與少角으로 同이나 但卯酉는 燥金在上하야 金能制木 故로 不言同少角요 乙丑乙未二年은 金不及也니 當云少商이 與少徵로 同이나 但丑未는 寒水在泉하야 水能制火 故로 不言同少徵요 辛巳辛亥辛卯辛酉四年은 水不及也니 當云少羽가 與少宮으로 同이나 但巳亥二年은 風木司天하야 木能制土 故로 不言同少宮이라 凡此十二年中에 除去以上十年이면 只有辛卯辛酉二年하야 爲少羽同少宮也라 故로 於此獨言之라 然이나 但言少宮而不言正宮者는 蓋非有司天當令則氣不甚王也라 本節에 止言辛卯하고 不言辛酉는 或其傳久之誤耳라

○ 其運은 **寒雨風**이요

寒은 運氣요 雨는 勝氣요 風은 復氣라

○ 雨化風化는 **勝復**이 **同**하니 **邪氣化度也**요

義前同이라

○ 災一宮이라

一은 北方水宮也니 水運不及 故로 災及之라

○ 淸化九

司天이라

○ 寒化一

中運이라

○ 熱化七

在泉이라

正化度也라

○ 其化는 **上苦小溫**이요 **中苦和**요 **下鹹寒**이니 **藥食宜也**라

中苦和는 以火溫中也요 上下는 同前이라

少羽終 ○ **少角**初 ○ **太徵**○ **太宮**○ **太商**

凡此陽明司天之政은 **氣化運行**이 **後天**하니

此는 總結卯酉年陽明司天六氣之化也라 凡此卯酉十年은 歲氣不足 故로 氣化運行이 後天이라 詳義는 見前太陽之政이라

天氣急하고 **地氣明**하며

燥金司天 故로 急이요 君火在泉 故로 明이라

陽專其令하야 **炎暑大行**하야 **物燥以堅**하고 **淳風乃治**하며 **風燥橫運**하야 **流於氣交**하고

凡陽明司天之年은 金氣不足하야 火必乘之라 故로 陽專其令하야 炎暑大行이요 木亦無畏 故로 淳風乃治라 金木之氣가 並行則風燥가 橫於歲運하야 流於氣交之際也라

多陽少陰이라가 **雲趨雨府**하야 **濕化乃敷**하고 **燥極而澤**이라

多陽少陰은 火氣勝也라 雲趨雨府하야 濕化乃敷하고 燥氣盛極하야 化爲雨澤하니 皆火土合氣於氣交也라 雨府는 謂土厚濕聚之處라

其穀白丹이요

白應司天하고 丹應在泉하니 正氣所化가 卽歲穀也라

間穀은 **命太者**라

間穀은 間氣所化之穀也라 命은 天賦也요 太는 氣之有餘也니 除正化歲穀之外면 則左右四間之化가 皆爲間穀이라 但太者는 得間氣之厚 故로 其所化獨盛하니 是爲間穀이요 少者는 得氣之薄하니 則無所成矣라 ○ 按컨대 太少間穀之義는 其說有二하니 凡司天屬太者는 在泉必爲少요 司天屬少者는 在泉必爲太라 如卯酉年에 陽明司天이 少在上也면 少陰在泉 太在下也라 命其太者는 則當以在泉之間氣로 命其穀也라 左爲太陰이니 其色黃이요 右爲厥陰이니 其色蒼이라 是蒼黃二色者가 爲本年之間穀이니 此는 以上下로 言也라 後凡巳亥丑未年도 皆察在泉左右之氣하야 以求間穀하니 其義放此라 然이나 本篇에 凡不及之歲엔 則言間穀而太過之歲엔 則無하니 似又以勝制之氣로 爲間穀也라 如卯酉年에 金氣不及則火勝木强하니 其穀은 丹蒼也요 巳亥年에 木氣不及則金勝土强하니 其穀은 白黃也요 丑未年에 土氣不及則木勝水强하니 其穀은 蒼黑也라 亦皆命太之義라 故로 凡君火相火寒水司天之年에 正化有餘則別無命太之間穀矣니 此는 以歲氣로 言也라 總之컨대 歲候不齊에 凡在氣之有餘者가 便是太則所受必盛하야 而五穀之成이

所以有厚薄之分也라 惟不以本年正化所出이라 故로 皆可謂之間穀이니 但當因氣求之則善矣라 後放此하니라

其耗는 白甲品羽요

耗는 傷也라 白與甲은 金所化也요 品羽는 火蟲品類也라 本年卯酉에 金氣不及而火勝之則白甲이 當耗요 火勝而水復則羽蟲亦耗니 或此義也라 然이나 又惟厥陰司天에 亦曰其耗文角品羽라 하고 餘者皆無하니 未詳其義라

金火合德하야 上應太白熒惑하니

上金下火 故로 云合德而二星當明이라

其政切이요 其令暴라

金火之氣也라

蟄蟲乃見하야 流水不氷하고

君火在泉也라

民病欬嗌塞하며 寒熱發暴하야 振慄癃閟하고

皆金火燥熱之病이라

清先而勁하야 毛蟲이 乃死하고

司天金氣在先하야 木受其克 故로 毛蟲이 死라

熱後而暴하야 介蟲이 乃殃하니

在泉火氣居後하야 金受其制 故로 介蟲이 殃이라

其發暴하야 勝復之作이 擾而大亂하야 清熱之氣 持於氣交라

天氣地氣의 金火相持 故로 勝復互作하야 陰陽擾亂也라 氣交者는 三四氣之際라

○ 初之氣엔 地氣遷하야 陰始凝하고 氣始肅하야 水乃氷하고 寒雨化하니

初氣는 太陰用事하야 時寒氣濕 故로 陰凝이요 燥金司天 故로 氣肅이라 水氷者는 氣肅所成이요 寒雨者는 濕土所化라

其病中熱脹하며 面目浮腫하며 善眠하며 鼽衄嚏欠嘔하며 小便黃赤하고 甚則淋이라

主氣는 風이요 客氣는 濕이며 風爲陽이요 濕爲陰이니 風濕爲患에 脾腎受傷 故로 爲此諸病이라

○ 二之氣엔 陽乃布하고 民乃舒하며 物乃生榮하니

相火用事는 於春分之後 故로 其氣應如此라

厲大至하야 民善暴死라

主는 君火요 客은 相火니 二火交熾에 臣位於君 故로 疫癘大至하야 民善暴死라

○ 三之氣엔 天政布하야 凉乃行이나 燥熱交合하고 燥極而澤하니

天政布는 司天燥金用事也라 故로 凉乃行이라 然이나 主氣가 相火當令 故로 燥熱交合이라 至三氣之末하야 以交四氣則主太陰이요 客太陽 故로 燥極而澤矣라

民病寒熱이라

以陽盛之時로 行金凉之氣 故로 民病寒熱이라

○ 四之氣엔 寒雨降하니

太陽用事於濕土王時 故로 寒雨降也라

病暴仆振慄하며 譫妄少氣하며 嗌乾引飮하고 及爲心痛癰腫瘡瘍과 瘧寒之疾과 骨痿血便이라

四之氣後는 在泉君火所主而太陽寒水臨之하야 水火相犯 故로 爲暴仆振慄과 及心痛等病이니 皆心腎二經也라

○ 五之氣엔 春令反行하야 草乃生榮하니

厥陰風木用事而得在泉君火之溫 故로 春令反行하야 草乃生榮이라

民氣和라

○ 終之氣엔 陽氣布하야 候反溫하고 蟄蟲來見하며 流水不氷하니

少陰君火用事 故로 其氣候如此라

民乃康平이나 其病溫이라

其病爲溫은 火之化也라

○ 故로 食歲穀하야 以安其氣하고 食間穀하야 以去其邪하고

歲穀은 正氣所化 故로 可安其氣요 間穀은 間氣所生 故로 可以去邪라 去邪者는 有補偏救弊之

義하니 謂實者可用以寫요 虛者可用以補라 義見前하니라

歲宜以鹹以苦以辛으로 汗之清之散之하야

鹹從水化하니 治在泉之君火也요 苦從火化하니 治司天之燥金也라 以辛者는 辛從金化하고 本年은 火盛金衰하니 同司天之氣하야 以求其平也라 然이나 燥金司天則歲半之前에 氣過於斂 故로 宜汗之散之요 君火在泉則歲半之後에 氣過於熱 故로 宜清之也라

安其運氣하야 無使受邪하고 折其鬱氣하야 資其化源이라

安者는 順其運氣而安之也라 本年에 燥金司天則木鬱하고 君火在泉則金鬱하니 詳義見前이라 又如補遺本病篇에 曰 卯酉之年엔 太陽升天이나 主窒天芮하면 勝之不前하고 太陰降地나 主窒地蒼하면 勝之不入이라하니 故로 刺法論에 於水欲升而天芮窒抑之면 當刺足少陰之合하고 土欲降而地蒼窒抑之면 當刺足厥陰之所出과 足少陽之所入이라하여늘 王氏注에 曰 化源은 謂六月이니 抑而取之也라하고 新校正에 云 按컨대 金王七月 故로 抑於六月하야 寫金氣라하니 是皆折其鬱氣와 資取化源之義라

以寒熱輕重으로 少多其制니

本年은 上清下熱하야 其氣不同 故로 寒多者는 當多其熱以溫之요 熱多者는 當多其寒以清之라

同熱者는 多天化요 同清者는 多地化라

同者는 言上文十年의 運與天地가 各有所同也라 凡運이 與在泉少陰으로 同熱者는 則當多用司天陽明清肅之化하야 以治之라 故로 曰同熱者多天化니 如前少角少徵年에 木火同歸熱化者가 是也라 運이 與司天陽明으로 同清者는 則當多用在泉少陰溫熱之化하야 以治之라 故로 曰同清者多地化니 如前少宮少商少羽年에 土金水同歸寒化者가 是也라

用涼遠涼하며 用熱遠熱하며 用寒遠寒하며 用溫遠溫이니 食宜同法이요 有假者는 反之니 此其道也라

此節義는 見前太陽之政이라 假者反之는 謂當反而治之也니 詳見本類前十六이라

反之者는 亂天地之經하며 擾陰陽之紀也니이다

反之者는 謂不知以上治法하야 而反其用이라 故로 足以亂天地之經紀라

帝曰 善하노이다 少陽之政은 奈何오 岐伯이 曰 寅申之紀也라

壬寅 壬申歲

俱同天符라 以太角之年而相火司天하야 子居母上則其氣逆이라

上은 少陽相火요

司天이라

○ 中은 太角木運이요

中運이라

○ 下는 厥陰木이라

在泉이라

○ 其運은 風鼓요 其化는 鳴紊啓坼이요

此는 壬年太角之正化라 五常政大論에 化作德하고 紊作靡라

○ 其變은 振拉摧拔이요

太角之變이라

○ 其病은 掉眩支脇驚駭라

風木相火合病也라

○ 火化二요

司天이라

○ 風化八이니

運與在泉이 同이라

所謂正化日也라

○ 其化는 上鹹寒이요

治司天之火라

中酸和요

木運太過 故로 宜酸和라

下辛凉이니

治在泉也니 木火合氣 故로 宜辛凉이라

所謂藥食宜也라

太角初正 ○ 少徵○ 太宮○ 少商○ 太羽終

戊寅 戊申歲

俱天符라 ○ 新校正에 云 詳컨대 戊申年은 與戊寅年으로 小異라 申爲金이니 佐於肺하야 肺受火刑이나 其氣稍實하야 民病得半이라하니라

上은 少陽相火요

○ 中은 太徵火運이요

○ 下는 厥陰木이라

○ 其運은 暑요 其化는 暄囂鬱燠이요

暄囂는 火盛之象이라 此는 戊年太徵之正化라 五常政大論에 化作德하고 囂作暑라

○ 其變은 炎烈沸騰이요

太徵之變이라

○ 其病은 上熱鬱血溢血泄心痛이라

火之爲病은 內應於心이라

○ 火化二요

司天與運이 同이라

風化三이니

在泉이라

正化度也라

○ 其化는 上鹹寒이요 中甘和요 下辛凉이니 藥食宜也라

中甘和者는 太徵之火니 寫以甘也라 上下는 同前이라

太徵○ 少宮○ 太商○ 少羽終 ○ 少角初

甲寅 甲申歲

上은 少陽相火요

○ 中은 太宮土運이요

○ 下는 厥陰木이라

○ 其運은 陰雨요 其化는 柔潤重澤이요
甲年太宮之正化라

○ 其變은 震驚飄驟요
太宮之變이라

○ 其病은 體重胕腫痞飮이라
皆太宮濕勝之病이라

○ 火化二요
司天이라

○ 雨化五요
中運이라

○ 風化八이니
在泉이라

正化度也라

○ 其化는 上鹹寒이요 中은 鹹和요 下는 辛凉이니 藥食宜也라
中鹹和는 以軟堅利濕이니 治土勝也라 上下는 同前이라

太宮○ 少商○ 太羽終 ○ 太角初 ○ 少徵

庚寅 庚申歲

上은 少陽相火요

○ 中은 太商金運이요

○ 下는 厥陰木이니

○ 同正商이라

本年金運太過가 遇相火司天하야 制之則金得其平하니 所謂堅成之紀에 上徵가 與正商으로 同也라

○ 其運은 凉이요 其化는 霧露淸切이요

此는 庚年太商之正化라 五常正大論에 云 其德霧露蕭飂이라하니라

○ 其變은 肅殺凋零이요

太商之變이라

○ 其病은 肩背胸中이라

金邪在肺也일새라

○ 火化七이요

司天이라

○ 淸化九요

中運이라

○ 風化三이니

在泉이라

正化度也라

○ 其化는 上鹹寒이요 中辛溫이요 下辛凉이니 藥食宜也라

中運이 同正商 故로 宜辛溫이라 上下는 同前이라

太商○ 少羽終 ○ 少角初 ○ 太徵○ 少宮

丙寅 丙申歲

新校正에 云 詳丙申之歲컨대 申金生水하야 水化之令이 轉盛하니 司天相火爲病이 當減半이라

上은 少陽相火요

○ 中은 太羽水運이요

○ 下는 厥陰木이라

○ 其運은 寒肅이요 其化는 凝慘凓冽이요

此는 丙年太羽之正化라 五常政大論에 云 其德凝慘寒雰이라하니라

○ 其變은 **氷雪霜雹**이요

太羽之變也라 此上二條는 與丙辰丙戌年文으로 同이나 但彼는 以寒水司天이요 此는 以相火司天이니 必有微甚於其間者라

○ 其病은 **寒浮腫**이라

太羽寒勝之病라

○ 火化二요

司天이라

○ 寒化六이요

中運이라

○ 風化三이니

在泉이라

所謂正化日也라

○ 其化는 **上鹹寒**이요 **中鹹溫**이요 **下辛溫**이니 **所謂藥食宜也**라

中鹹溫은 鹹同水化하고 溫以治寒也라 下辛溫은 以在泉之木이 兼寒運之氣也라 ○ 玄珠에 云 下辛涼이라하니라

太羽終 ○ **太角**初 ○ **少徵**○ **太宮**○ **少商**

凡此少陽司天之政은 **氣化運行**이 **先天**하니

此는 總結寅申年少陽司天의 六氣之化也라 先天義는 見前이라

天氣正하고 **地氣擾**하며

少陽火氣司天하야 陽得其位 故로 天氣正이요 厥陰木氣在泉하야 風動於下 故로 地氣擾라

風乃暴擧하야 **木偃沙飛**하고 **炎化乃流**하며

此는 風木在泉과 相火司天之化라

陰行陽化하야 **雨乃時應**하고

太陰濕土와 主二之氣가 與少陽으로 並行於歲半之前 故로 陰行陽化하야 雨乃時應이라

火木同德하야 上應熒惑歲星이라

火木同氣 故로 二星當明이라 ○ 按六氣司天에 惟少陽厥陰은 言同德이요 其他는 皆合德이니 蓋言此는 以上下相生하야 本乎一氣 故로 言同이요 彼는 以上下相制하야 各行其政 故로 云合也라

其穀丹蒼이요

丹應司天하고 蒼應在泉이라

其政嚴이요 其令擾 故로 風熱參布하며 雲物沸騰하며 太陰橫流하야 寒乃時至하고 涼雨並起하니

此는 皆木火之化니 火盛則寒水來復 故로 寒至雨起라

民病寒中하며 外發瘡瘍하며 內爲泄滿이라

火盛於外 故民病寒中 外熱故爲瘡瘍 內寒故爲泄滿

故로 聖人遇之에 和而不爭하고

聖人이 調攝得中 故로 使水火氣和而不致爭也라

往復之作에 民病寒熱瘧泄聾瞑嘔吐上怫腫色變이라

熱盛寒復則水火交爭 故로 爲諸病이라 ○ 怫은 音佛이니 心鬱不舒也라

○ 初之氣엔 地氣遷하야 風勝乃搖하고 寒乃去하야 候乃大溫하야 草木蚤榮하고 寒來不殺하야

初氣는 君火用事而兼相火司天 故로 氣候大溫也라 地氣遷은 義見前이라

溫病乃起하니 其病氣怫於上하야 血溢目赤하며 欬逆頭痛하며 血崩 脇滿하며 膚腠中瘡이라

君相二火合氣 故로 其爲病如此라

○ 二之氣엔 火反鬱하야 白埃四起하며 雲趨雨府하고 風不勝濕하야 雨乃零이나 民乃康하니

太陰濕土用事 故로 主氣君火反鬱하야 而埃起濕勝雨零也라 然이나 主客相生 故로 民乃康이라

其病이 熱鬱於上하야 欬逆嘔吐하며 瘡發於中하며 胸嗌不利하며 頭痛身熱하며

昏憒膿瘡이라

皆濕熱所化之病이라 ○ 憒는 音貴니 心亂也라

○ 三之氣엔 **天政布**하야 **炎暑至**하고 **少陽臨上**하야 **雨乃涯**[1])하니

天政布는 司天布化也라 客主之氣가 皆屬少陽하야 相火專令 故로 炎暑至하고 雨乃涯라 涯는 言其際니 凡雨之起止에 皆得云也

民病熱中聾瞑하며 **血溢膿瘡**하며 **欬嘔鼽衄**하며 **渴嚏欠**하며 **喉痹目赤**하야 **善暴死**라

客主之火交熾 故로 爲熱病如此라

○ 四之氣엔 **涼乃至**하야 **炎暑間化**하고 **白露降**하야 **民氣和平**하니

燥金之客이 加於濕土之主 故로 涼氣至而炎暑間化니 間者는 時作時止之謂라 土金相生 故로 民氣和平이라

其病이 **滿身重**이라

燥勝者는 肺自病 故로 胸中滿이요 濕勝者는 脾自病 故로 身體重이라

○ 五之氣엔 **陽乃去**하야 **寒乃來**하고 **雨乃降**하야 **氣門乃閉**하고

寒水之客이 加於燥金之主하야 水寒金斂 故로 候如此라 氣門은 腠理空竅也니 所以發泄營衛之氣 故로 曰氣門이요 王氏注에 曰玄府也라하니라

剛木蚤凋하니 **民避寒邪**하고 **君子周密**이라

金肅水寒하니 當畏避也라

○ 終之氣엔 **地氣正**하고 **風乃至**하야 **萬物反生**하고 **霿霧以行**하니

厥陰在泉風木用事에 主氣以寒水生之라 故로 地得其正而風至物生하고 霿霧行也라 ○ 霿은 蒙夢茂三音이니 注에 天氣下나 地氣不應을 曰霿라하니라

其病이 **關閉**어늘 **不禁**이요 **心痛**하며 **陽氣不藏而欬**라

時當閉藏而風木動之니 風爲陽 故로 其爲病如此라

○ 抑其運氣하야 **贊所不勝**하고

---

1) 雨乃涯: 雨水가 窮盡하여 내려오지 않음.

抑其太過하야 助其不及也라

必折其鬱氣하야 先取化源하면

本年은 相火司天則金鬱하고 風木在泉則土鬱이라 鬱氣와 化源은 詳義見前이라 又如本病篇에 曰 寅申之年엔 陽明升天이나 主窒天英하면 勝之不前하고 少陰降地나 主窒地玄하면 勝之不入이라하니 故로 刺法論에 於金欲升而天英窒抑之면 當刺手太陰之經하고 火欲降而地玄窒抑之면 當刺足少陰之所出 足太陽之所入이라하여늘 王氏曰 化源은 年之前十二月이니 迎而取之라하니라 ○ 新校正云 詳王注資取化源컨대 俱注云取는 其意有四等하니 太陽司天取九月하고 陽明司天取六月하니 是二者는 先取在天之氣也요 少陽司天取年前十二月하고 太陰司天取九月하니 是二者는 乃先時取在地之氣也요 少陰司天取年前十二月하고 厥陰司天取四月하니 義不可解라 按玄珠之說이면 則不然이라 太陽陽明之月은 與王注合이나 少陽少陰俱取三月하고 太陰取五月하고 厥陰取年前十二月하야 玄珠之義를 可解하니 王注之月은 疑有誤也라하니라

暴過不生하고 苛疾不起라

能行上法이면 其氣自和 故로 無暴過苛疾之患이라 ○ 新校正에 云 詳컨대 此不言食歲穀間穀者는 蓋此歲에 天地氣正하야 上下通和 故로 不言也라하니라

故로 歲宜鹹宜辛宜酸이니 滲之泄之하며 漬之發之하고

以上十年은 相火司天이요 風木在泉이라 鹹從水化하니 能勝火也요 辛從金化하니 能勝木也요 酸從木化하니 順木火之性也라 滲之泄之는 所以去二便之實이요 漬之發之는 所以去腠理之邪也라

觀氣寒溫하야 以調其過니 同風熱者는 多寒化요 異風熱者는 少寒化라

雖歲氣宜用之治가 如上文이나 然이나 必當觀寒溫之盛衰하야 以調其有過者也라 故로 此十年之中에 其大運有與在泉으로 同風化와 司天으로 同熱化者는 則當多用寒化之品以治之니 如太角太徵歲가 是也요 其有異於在泉司天風熱之化者는 則當少用寒化之品以治之니 如太宮太商太羽歲가 是也라

用熱遠熱하며 用溫遠溫하며 用寒遠寒하며 用涼遠涼하니 食宜同法이니 此其道也라 有假者는 反之니 反是者는 病之階也니이다

詳義는 見前太陽陽明之政이라

帝曰 善하노이다 太陰之政은 奈何오 岐伯이 曰 丑未之紀也니이다

丁丑 丁未歲

上은 **太陰土**요

司天이라

○ **中**은 **少角木運**이요

中運이라

○ **下**는 **太陽水**니

在泉이라

○ **同正宮**이라

本年이 木運不及則土得其政이니 所謂委和之紀에 上宮이 與正宮으로 同也라

○ **其運**은 **風淸熱**이요

風爲中運少角之氣요 淸爲勝風之氣요 熱爲復淸之氣라

○ **淸化熱化**는 **勝復**이 **同**하니 **邪氣化度也**요

詳義는 見前陽明之政이라

○ **災三宮**이라

三은 東方震宮也니 木運不及 故로 災及之라

○ **雨化五**요

司天이라

○ **風化三**요

中運이라

○ **寒化一**이니

在泉이라

正化度也라

○ **其化**는 **上苦溫**이요

苦溫이 從火化하야 治司天之濕也라

中辛溫이요

辛從金化하야 治中運之風木也니 少角不及 故로 宜從溫이라

○ 下甘熱이니

甘熱이 從土火之化하야 治在泉之寒水也라 ○ 玄珠에 云 上酸平이요 下甘溫이라하니라

藥食宜也라

少角初正 ○ 太徵○ 小宮○ 太商○ 少羽終

癸丑 癸未歲

上은 太陰土요

○ 中은 少徵火運이요

○ 下는 太陽水라

○ 其運은 熱寒雨요

熱爲中運少徵之氣요 寒爲勝熱之氣요 雨爲復寒之氣라

○ 寒化雨化는 勝復이 同하니 邪氣化度也요

○ 災九宮이라

九는 南方離宮也니 火運不及 故로 災及之라

○ 雨化五요

司天이라

○ 火化二요

中運이라

○ 寒化一니

在泉이라

正化度也라

○ 其化는 上苦溫이요 中鹹溫이요 下甘熱이니 藥食宜也라

中鹹溫은 鹹從水化하야 所以治火니 少徵不及 故로 宜從溫이라 上下는 同前이라 ○ 玄珠에 云 上酸和요 下甘溫이라하니라

少徵○ 太宮○ 少商○ 太羽終 ○ 太角初

己丑 己未歲

俱太乙天符라

上은 太陰土요

○ 中은 少宮土運이요

○ 下는 太陽水니

○ 同正宮이라

本年土運不及이 得司天濕土之助하니 所謂卑監之紀에 上宮이 與正宮으로 同也라

○ 其運은 雨風淸이요

雨爲土運之氣요 風爲勝雨之氣요 淸爲復風之氣라

○ 風化淸化는 勝復이 同하니 邪氣化度也요

○ 災五宮이라

五는 中宮也니 土運不及 故로 災及之라

○ 雨化五요

司天과 中運이 同이라

○ 寒化一이니

在泉이라

正化度也라

○ 其化는 上苦熱이요 中甘和요 下甘熱이니 藥食宜也라

本年이 土水陰盛 故로 上宜苦熱이니 稍異於前이라 中運이 土氣不足 故로 宜甘和也라 ○ 玄珠에 云 上甘平이라하니라

少宮○ 太商○ 少羽終 ○ 少角初 ○ 太徵

乙丑 乙未歲

上은 太陰土요

○ 中은 少商金運이요

○ 下는 太陽水라

○ 其運은 涼熱寒이요

凉爲中運少商之氣요 熱爲勝凉之氣요 寒爲復熱之氣라

○ 熱化寒化는 勝復이 同하니 所謂邪氣化日也요

○ 災七宮이라

七은 西方兌宮也니 金運不及 故로 災及之라

○ 濕化五요

司天이라

○ 清化四요

中運이라

○ 寒化六이니

在泉이라

所謂正化日也라

○ 其化는 上苦熱이요 中酸和요 下甘熱이니 所謂藥食宜也라

中酸和者는 金位之主가 其補以酸하야 治少商之不足也라 上下는 同前이라 ○ 玄珠에 云 上酸平이요 下甘溫이라하니라

少商○ 太羽終 ○ 太角初 ○ 少徵○ 太宮

辛丑 辛未歲

俱同歲會라

上은 太陰土요

○ 中은 少羽水運이요

○ 下는 太陽水니

○ 同正宮이라

辛年은 水運不及而濕土司天勝之니 所謂涸流之紀에 上宮이 與正宮으로 同也라

○ 其運은 寒雨風이요

寒爲中運少羽之氣요 雨爲勝寒之氣요 風爲復雨地氣라

○ 雨化風化는 勝復이 同하니 所謂邪氣化日也요

○ 災一宮이라

一은 北方坎宮也니 水運不及 故로 災及之라

○ 雨化五요

司天이라

○ 寒化一이니

中運과 在泉이 同이라

所謂正化日也라

○ 其化는 上苦熱이요 中苦和요 下苦熱이니 所謂藥食宜也라

中苦和와 下苦熱은 苦從火化하니 治寒以熱也라 治上은 同前이라 ○ 玄珠에 云 上酸和요 下甘溫이라하니라

少羽終 ○ 少角初 ○ 太徵○ 少宮○ 太商

凡此太陰司天之政은 氣化運行이 後天하니

此는 總結丑未歲太陰司天六氣之化也라 後天義는 見前이라

陰專其政하야 陽氣退辟하고 大風時起하며

太陰司天은 以濕이요 太陽在泉은 以寒 故로 陰專其政하야 陽氣退辟하고 土不及則風勝之라 故로 大風時起라 ○ 辟는 避同이라

天氣下降하고 地氣上騰하야 原野昏霿하며 白埃四起하야 雲奔南極하야 寒雨數至하야 物成於差夏라

濕氣下降하고 寒氣上騰 故로 原野昏霿하며 白埃四起라 司天主南而太陰居之라 故로 雲奔南極하야 雨濕이 多見於南方이라 差는 參差也니 夏盡入秋를 謂之差夏라 蓋主氣當濕土之時하고 客氣値少陽之令하야 土氣稍溫 故로 物成也라 ○ 霿은 蒙夢茂三音이요 差는 抄詩切이라

民病寒濕하야 腹滿身䐜憤하며 胕腫痞逆하며 寒厥拘急하고

皆寒濕所化之病이라 䐜憤은 脹滿也라 ○ 䐜은 昌眞切이라

濕寒合德하야 黃黑埃昏하며 流行氣交하고 上應鎭星辰星이라

濕寒과 黃黑과 鎭星辰星이 皆土水之化라

其政肅이요 其令寂이요

寒之政은 肅이요 濕之令은 寂이라

其穀黅玄이라

黅應司天하고 玄應在泉이라

故로 陰凝於上하고 寒積於下하야 寒水勝火則爲冰雹하며 陽光不治하며 殺氣乃行이라

上濕下寒 故로 政如此라 殺氣는 陰氣也라

故로 有餘宜高요 不及宜下며 有餘宜晩이요 不及宜蚤라 土之利요 氣之化也니 民氣亦從之요

有餘不及은 言穀氣也니 凡歲穀間穀은 色味堅脆에 各有氣衰氣盛之別이라 本年은 寒政太過 故로 穀氣有餘者는 宜高宜晩이니 以其能勝寒也요 不及者는 宜下宜蚤니 以其不能勝寒也라 民之强弱도 其氣亦然이라

間穀은 命其太也라

詳義는 見前陽明之政이라

○ 初之氣엔 地氣遷하야 寒乃去하고 春氣至하야 風乃來하야 生布萬物以榮하고 民氣條舒하며 風濕相薄하되 雨乃後하니

客主之氣가 皆厥陰風木用事 故로 寒去物榮이요 以太陰濕土司天 故로 風濕相薄이요 風勝濕

故로 雨乃後時而至라 地氣遷義는 見前이라

民病血溢하야 筋絡拘强하며 關節不利하며 身重筋痿라

風病은 在筋하고 濕病은 在肉 故로 爲此諸證이라 血溢者는 風傷於肝也일새라

○ 二之氣엔 大火正하야 物承化하고 民乃和하니

客主之氣가 皆少陰君火用事 故로 大火氣正하야 物承其化하고 民亦和也라

其病이 溫厲大行하야 遠近咸若하고 濕蒸相薄하야 雨乃時降이라

火盛氣熱 故로 民病溫厲요 以太陰司天 故로 濕蒸相薄이요 時雨應期 故로 曰時降이라

○ 三之氣엔 天政布하야 濕氣降하고 地氣騰하야 雨乃時降하고 寒乃隨之하니

太陰司天에 濕土用事 故로 濕氣降하고 地氣騰而爲雨라 三氣之後엔 則太陽在泉 故로 寒乃隨之라

感於寒濕則民病身重胕腫하며 胸腹滿이라

寒凝濕滯 故로 其爲病이 如此라

○ 四之氣엔 畏火臨하야 溽蒸化하고 地氣騰하야 天氣否隔하고 寒風曉暮하고 蒸熱相薄하야 草木凝烟하고 濕化不流則白露陰布하야 以成秋令하니

少陽相火用事에 其氣尤烈 故로 曰畏火니 以下凡言畏火者는 皆相火也라 客以相火요 主以濕土니 火土合氣하야 溽蒸上騰 故로 天氣否隔이라 然이나 太陽在泉 故로 寒風이 隨發於朝暮라 以濕遇火 故로 濕化不流하고 惟白露陰布하야 以成秋令也라

民病腠理熱하며 血暴溢하며 瘧하며 心腹滿熱하며 臚脹하고 甚則胕腫이라

濕熱並行 故로 爲是病이라 臚는 皮也요 一曰腹前을 曰臚라하니라 胕腫은 肉浮腫也라 ○ 臚는 閭盧二音이요 胕는 音附라

○ 五之氣엔 慘令已行하야 寒露下하고 霜乃蚤降하야 草木黃落하고

客主之氣가 皆陽明燥金用事 故로 其政令이 如此라

寒氣及體하니 君子周密하고 民病皮腠라

皮腠屬金하니 氣求同類也라

○ 終之氣엔 寒大擧하고 濕大化하야 霜乃積하고 陰乃凝하야 水堅氷하고 陽光

不治하니

在泉客主之氣가 皆太陽寒水用事 故로 其政令이 如此라

感於寒則病人關節이 **禁固**하고 **腰脽痛**이라

關節은 在骨하고 腰脽는 屬腎與膀胱하니 皆寒求同類爲病이라

○ 寒濕이 **持於氣交而爲疾也**엔 **必折其鬱氣而取化源**하고

以上十年은 上濕下寒 故로 寒濕이 持於氣交라 然이나 太陰司天則水鬱하고 太陽在泉則火鬱이라 鬱氣化源詳義는 見前太陽之政이라 又如補遺本病篇에 曰 丑未之歲엔 少陽升天이나 主窒天蓬하면 勝之不前하고 厥陰降地나 主窒地晶하면 勝而不前이라하니 故로 刺法論에 於火欲升而天蓬窒柳之면 君火相火는 同刺包絡之榮하고 木欲降而地晶窒抑之면 當刺手太陰之所出과 手陽明之所入이라하여늘 王氏曰 化源은 九月이니 迎而取之하야 以補益也라하니 是皆折鬱氣와 取化源之義라

益其歲氣하야 **無使邪勝**이니

太陰司天은 丑未不及之歲也라 故로 當益其歲氣라

食歲穀하야 **以全其眞**하고 **食間穀**하야 **以保其精**이라

歲穀은 卽上文黅玄穀也라 間穀義는 見前陽明之政이라

故로 **歲宜以苦**로 **燥之溫之**하고 **甚者**는 **發之泄之**니 **不發不泄則濕氣外溢**하야 **肉潰皮折而水血交流**하니

以苦燥之溫之는 苦從火化하고 燥以治濕하며 溫以治寒也라 發之泄之는 發散은 可以逐寒하고 滲泄은 可以去濕也라

必贊其陽火하야 **令禦甚寒**하고

歲氣陰寒 故當扶陽

從氣異同하야 **少多其判也**[1]니 **同寒者**는 **以熱化**하고 **同濕者**는 **以燥化**하되

以上十年에 運之與氣로 有與在泉同寒者는 當多用熱化之品以治之니 如少商少羽歲가 是也요 有與司天同濕者는 當多用燥化之品以治之니 如少宮歲가 是也라 其少角少徵歲는 當稍從和平以處之也라

---

1) 少多其判也: 『素問吳注』에는 '少多其制也'로 되어 있다.

異者는 少之하고 同者는 多之라

雖以熱以燥로 各有分治나 然이나 或少或多에 當因運氣異同하야 隨其宜而酌之라

用凉遠凉하며 用寒遠寒하며 用溫遠溫하며 用熱遠熱하니 食宜同法이라 假者는 反之니 此其道也요 反是者는 病也니이다

詳義는 見前太陽陽明之政이라

帝曰 善하노이다 少陰之政은 奈何오 岐伯이 曰 子午之紀也라

壬子 壬午歲

上은 少陰火요

司天이라

○ 中은 太角木運이요

中運이라

○ 下는 陽明金이라

在泉이라

○ 其運은 風鼓요 其化는 鳴紊啓折이요

此는 壬年太角之正化라 五常政大論에 云 其德은 鳴靡啓拆이라하니라

○ 其變은 振拉摧拔이요

太角之變也라

○ 其病은 支滿이라

肝木强也라

○ 熱化二요

司天이라

○ 風化八이요

中運이라

○ 淸化四니

在泉이라

正化度也라

○ 其化는 上鹹寒이요

鹹寒은 從水化하니 治司天之君火也라

中酸凉이요

酸은 從木氣하고 太角은 宜凉也라

下酸溫이니

酸本從木이어늘 以治陽明은 何也오 蓋燥金在泉에 金病在肺니 藏氣法時論에 曰 肺欲收하니 急食酸以收之니 用酸補之라하고 至眞要大論에 曰 金位之主에 其補以酸이라하고 又曰 陽明之客에 以酸補之라하니 此는 以陽明이 居少陰之下하야 其氣不足 故로 宜治之如此라 下文同이라 ○ 玄珠에 云 下苦熱이라하니라

藥食宜也라

太角初正 ○ 少徵○ 太宮○ 少商○ 太羽終

戊子天符 戊午歲太乙天符

上은 少陰火요

○ 中은 太徵火運이요

○ 下는 陽明金이라

○ 其運은 炎暑요 其化는 暄曜鬱燠이요

此는 戊年太徵之正化라 五常政大論에 曰 其德은 暄暑鬱蒸이라하니라 ○ 按太徵運이 遇太陽司天을 曰熱이요 少陽司天을 曰暑요 少陰司天을 曰炎暑니 皆兼司天之氣而言運也라

○ 其變은 炎烈沸騰이요

太徵之變也라

○ 其病은 上熱血溢이라

陽火盛也라

○ 熱化七이요

司天中運이 同이라

○ 清化九니

在泉이라

正化度也라

○ 其化는 上鹹寒이요 中甘寒이요 下酸溫이니 藥食宜也라

中甘寒은 治太徵之火也라 上下는 同前이라 ○ 玄珠에 云 下苦熱이라하니라

太徵○ 少宮○ 太商○ 少羽終 ○ 少角初

甲子 甲午歲

上은 少陰火요

○ 中은 太宮土運이요

○ 下는 陽明金이라

○ 其運은 陰雨요 其化는 柔潤時雨요

此는 甲年太宮之正化라 五常政大論에 曰 其德은 柔潤重淖라하니라

○ 其變은 震驚飄驟요

太宮之變也라

○ 其病은 中滿身重이라

土濕之滯也라

○ 熱化二요

司天이라 按新校正에 云 詳컨대 對化는 從標成數하고 正化는 從本生數하니 甲子之年엔 熱化七이요 燥化九며 甲午之年엔 熱化二요 燥化四라하니 其義未然이니 愚按在後라

○ 雨化五요

中運이라

○ 燥化四니

在泉이라

所謂正化日也라 ○ 其化는 上鹹寒이요 中苦熱이요 下酸熱이니 所謂藥食宜也라

中苦熱은 治太宮濕勝也라 下酸熱은 與前後四運으로 稍異나 然이나 彼言溫이요 此言熱이니 亦不相遠이라 ○ 玄珠에 云 下苦熱이라하니라

太宮○ 少商○ 太羽終 ○ 太角初 ○ 少徵

庚子 庚午歲

俱同天符라

上은 少陰火요

○ 中은 太商金運이요

○ 下는 陽明金이니

○ 同正商이라

本年이 金運太過而君火司天이 制之則金得其平하니 所謂堅成之紀에 上徵가 與正商으로 同也라

○ 其運은 凉勁이요 其化는 霧露蕭飂이요

此는 庚年太商之正化라 運이 與在泉으로 同其氣 故로 曰凉勁이라

○ 其變은 肅殺凋零이요

太商之變也라

○ 其病은 下淸이라

下淸은 二便淸泄과 及下淸冷也니 金氣之病이라

○ 熱化七이요

司天이라

○ 淸化九요

中運이라

○ 燥化九니

在泉이라

所謂正化日也라

○ 其化는 上鹹寒이요 中辛溫이요 下酸溫이니 所謂藥食宜也라

中辛溫은 辛以從金하고 溫以治寒也라 上下는 同前이라 ○ 玄珠에 云 下苦熱이라하니라

太商○ 少羽終 ○ 少角初 ○ 太徵○ 少宮

丙子歲會 丙午歲

上은 少陰火요

○ 中은 太羽水運이요

○ 下는 陽明金이라

○ 其運은 寒이요 其化는 凝慘慄冽이요

此는 丙年太羽之正化라 五常正大論에 曰 其德은 凝慘寒雰이라하니라

○ 其變은 冰雪霜雹이요

大羽之變也라

○ 其病은 寒下라

寒下는 中寒下利와 腹足淸冷也라

○ 熱化二요

司天이라

○ 寒化六이요

中運이라

○ 淸化四니

在泉이라

正化度也라

○ 其化는 上鹹寒이요 中鹹熱이요 下酸溫이니 藥食宜也라

中太羽 故로 治宜鹹熱이라 上下는 同前이라 ○ 玄珠에 云 下苦熱이라하니라

太羽終 ○ 太角初 ○ 少徵○ 太宮○ 少商

凡此少陰司天之政은 氣化運行이 先天하니

此는 總結子午年少陰司天六氣之化也라 先天義는 見前이라

地氣肅하고 天氣明하며 寒交暑[1)]하고 熱加燥[2)]하니

陽明燥金在泉 故로 地氣肅이요 少陰君火司天 故로 天氣明이라 金寒而燥하고 火暑而熱하니 以下臨上을 曰交요 以上臨下를 曰加라

雲馳雨府하야 濕化乃行하고 時雨乃降하며

此는 卽陽明司天에 燥極而澤之義라

金火合德하야 上應熒惑太白이라

上火下金이니 二氣合德하야 其星當明也라

其政明이요 其令切이요

火明金切이라

其穀丹白이라

丹應司天하고 白應在泉이라

水火寒熱이 持於氣交而爲病始也에 熱病이 生於上하고 淸病이 生於下하야 寒熱凌犯而爭於中하니

少陰司天하고 陽明在泉하야 上火下金 故로 水火寒熱이 持於氣交之中하야 而爲病이 如此라

民病欬喘하며 血溢血泄하며 鼽嚔目赤眥瘍하고 寒厥入胃하야 心痛腰痛하며 腹大嗌乾腫上이라

火爲熱이요 金爲寒 故로 熱病이 見於上하고 寒病이 見於下라

---

1) 寒交暑: 前歲의 終之氣는 少陽이고 今歲의 初之氣는 太陽이므로, 太陽寒이 前歲 少陽暑와 交叉됨을 말함.
2) 熱加燥: 今年은 少陰이 司天하여 氣가 熱하고 陽明이 在泉하여 氣가 燥한 해로서, 司天之氣인 熱이 在泉之氣인 燥에 加해지는 현상을 말함.

○ 初之氣엔 地氣遷하야 燥將去하고

初氣太陽用事에 上年己亥少陽終之氣가 至此已盡하니 當云熱將去어늘 燥字는 誤也라 地氣遷義는 見前이라

寒乃始하야 蟄復藏하고 水乃氷하야 霜復降하며 風乃至하야 陽氣鬱하니

寒水之氣가 客於春前 故로 其爲候如此라

民反周密하면 關節禁固하며 腰脽痛하고 炎暑將起에 中外瘡瘍이라

此는 皆寒氣之病이라 然이나 少陰君火司天이 又値二之主氣 故로 炎暑將起에 中外瘡瘍이라 ○ 脽는 音誰니 尻臀也라

○ 二之氣엔 陽氣布하야 風乃行하고 春氣以正하야 萬物應榮하고 寒氣時至하야 民乃和하니

風木之客이 加於君火之主 故로 陽布風行하고 春氣正하야 萬物榮也라 司天君火未盛 故로 寒氣時至요 木火應時 故로 民氣和라

其病淋하며 目瞑目赤하며 氣鬱於上而熱이라

君火爲病也라

○ 三之氣엔 天政布하야 大火行하야 庶類蕃鮮하고 寒氣時至하니

客氣君火司天이 加於相火之主 故로 大火行하야 庶類蕃鮮이라 火極水復하고 熱極寒生 故로 寒氣時至라

民病氣厥心痛하며 寒熱更作하며 欬喘目赤이라

二火交熾 故로 病如此라

○ 四之氣엔 溽暑至하고 大雨時行하야 寒熱互至하니

客主之氣가 皆濕土用事 故로 爲溽暑大雨等候라

民病寒熱하며 嗌乾黃癉하며 鼽衄飮發[1)]이라

濕熱之病也라

○ 五之氣엔 畏火臨하고 暑反至하야 陽乃化하야 萬物乃生하야 乃長榮하고 民

1) 飮發: 水飮病의 發作.

乃康하니

畏火는 相火也라 時當秋收而陽氣化 故로 萬物榮하고 民乃康이라

其病溫이라

時寒氣熱하니 陽邪勝也라

○ **終之氣**엔 **燥令行**하야 **餘火內格**하야 **腫於上**하며 **欬喘**하고 **甚則血溢**하고 **寒氣數擧則霿霧翳**하야

燥金之客이 加於寒水之主하야 金氣收 故로 五氣之餘火가 內格而爲病이 如此라 格은 拒也라 寒氣擧와 霧霿翳는 皆金水之化라

病生皮腠하고 **內舍於脇**하야 **下連少腹而作寒中**하야 **地將易也**라

病生皮腠는 金之合也요 內舍於脇하야 下連少腹은 金乘木也라 金性寒 故로 寒中이요 在泉氣終 故로 地將易이라

○ **必抑其運氣**하고 **資其歲勝**하며

以上子午十年은 運氣太過하니 必抑有餘하야 欲得其平하고 歲有所勝하니 必資不足하야 無令受傷也라

折其鬱發하고 **先取化源**하야 **無使暴過而生其病也**라

本年은 少陰司天則金鬱하고 陽明在泉則木鬱이라 鬱氣化源義는 見前太陽之政이라 又如本病篇에 曰 子午之歲엔 太陰升天이나 主窒天衝하면 勝之不前하고 太陽降地나 主窒地阜하면 勝之不入이라하니 故로 刺法論에 於土欲升而天衝窒抑之면 當刺足太陰之兪하고 水欲降而地阜窒抑之면 當刺足太陰之所出과 足陽明之所入이라하여늘 王氏曰 先於年前十二月엔 迎而取之라하니 是皆折鬱氣와 取化源之義라

食歲穀하야 **以全眞氣**하고 **食間穀**하야 **以避虛邪**니

歲穀은 卽上文丹白穀也요 間穀義는 見前陽明之政이라

歲宜鹹以耎之하야 **而調其上**하고

鹹從水化 故로 能調在上之君火라

甚則以苦發之하고 **以酸收之**하야 **而安其下**하고

苦發之면 可以散火요 酸收之면 可以補金이니 平其上之君火則下之燥金得安矣라

甚則以苦泄之하되

熱燥甚者는 非苦寒泄之면 不可라 ○ 愚按컨대 五味之屬은 如陰陽應象大論에 曰 火生苦라하고 金匱眞言論에 曰 其味苦요 其類火라하니 是分五行之味니 苦從火化也라 故로 在本篇에 如太陽太陰陽明等政에 云 以苦燥之溫之와 及以苦發之者는 皆用苦之陽也라 又陰陽應象大論 及至眞要大論에 皆云酸苦涌泄爲陰이라하니 是言氣味之效니 苦從陰用也라 故로 本節에 云 以苦泄之라하고 至眞要大論에 云 濕司於地에 熱反勝之면 治以苦冷하고 濕化於天에 熱反勝之면 治以苦寒者는 皆用苦之陰也라 再如宣明五氣篇과 及五味論에 俱云苦走骨이라하니 夫北方生寒하고 在體爲骨이니 是骨本屬陰而苦則走之하니 豈非陰乎아 可見苦味一也로되 而有從陰從陽하야 苦熱苦寒之不同이니 何可不辨이리오 今有謂苦屬火而諱其寒者는 有但知苦寒而忘其熱者니 皆不明氣味變通之理耳라 擧此一端則五味之性을 可類見矣라 又如藏氣法時論에 云 粳米牛肉棗葵는 皆甘이요 麥羊肉杏薤는 皆苦之類라하니 是는 於飮食常味之中에 又各有辨이라 味變之理如此하니 不得其精이면 不足以言氣味也라

適氣同異而多少之니 **同天氣者**는 **以寒淸化**하고 **同地氣者**는 **以溫熱化**라

言以上十年運之與氣가 有與司天同熱者는 當以寒淸所化之品으로 治之니 如太角太徵歲가 是也요 有與在泉同寒者는 當以溫熱所化之品으로 治之니 如太羽太宮太商歲가 是也라 當各因其同異하야 而制爲之多少耳라

用熱遠熱하며 **用涼遠涼**하며 **用溫遠溫**하며 **用寒遠寒**하니 **食宜同法**이라 **有假則反**이니 **此其道也**요 **反是者**는 **病作矣**라

詳義는 見前太陽陽明之政이라

帝曰 善하노이다 **厥陰之政**은 **奈何**오 **岐伯**이 **曰 巳亥之紀也**라

丁巳 丁亥歲

俱天符라

上은 **厥陰木**이요

司天이라

○ **中**은 **少角木運**이요

中運이라

○ **下**는 **少陽相火**니

在泉이라

○ 同正角이라

本年木運不及이 得司天厥陰之助하니 所謂委和之紀에 上角이 與正角으로 同也라

○ 其運은 風淸熱이요

風爲中運少角之氣요 淸爲勝風之氣요 熱爲復淸之氣라

○ 淸化熱化는 勝復이 同하니 邪氣化度也요

詳同前이라

○ 災三宮이라

三은 東方震宮也니 木氣不及 故로 災及之라

○ 風化三이요

司天이 與運으로 同이라

○ 火化七이니

在泉이라

正化度也라

○ 其化는 上辛凉이요

辛凉이 從金化하야 治風木在上也라

中辛和요

木運不及而得司天之助 故로 宜辛宜和라

下鹹寒이니

鹹寒이 從水化하야 治相火在下也라

藥食宜也라

少角初政 ○ 太徵○ 少宮○ 太商○ 少羽終

癸巳 癸亥歲

俱同歲會라

上은 厥陰木이요

○ 中은 少徵火運이요

○ 下는 少陽相火라

○ 其運은 熱寒雨요

熱爲運氣요 寒爲勝氣요 雨爲復氣라

○ 寒化雨化는 勝復이 同하니 邪氣化度也요

○ 災九宮이라

九爲離宮이니 火運不及 故로 災及之라

○ 風化八이요

司天이라

○ 火化二니

運이 與在泉으로 同이라

正化度也라

○ 其化는 上辛凉이요 中鹹和요 下鹹寒이니 藥食宜也라

中運少徵가 得天地之生助 故로 宜鹹和라 上下는 同前이라

少徵○ 太宮○ 少商○ 太羽終 ○ 太角初

己巳 己亥歲

上은 厥陰木이요

○ 中은 少宮土運이요

○ 下는 少陽相火니

○ 同正角이라

本年은 土運不及이니 風木司天이 勝之則木兼土化하니 所謂卑監之紀에 上角이 與正角으로 同也라

○ 其運은 雨風淸이요

雨爲運氣요 風爲勝氣요 淸爲復氣라

○ 風化淸化는 勝復이 同하니 所謂邪氣化日也요

○ 災五宮이라

五는 中宮也니 土運不及 故로 災及之라

○ 風化三

司天이라

○ 濕化五

中運이라

○ 火化七

在泉이라

所謂正化日也라

○ 其化는 上辛凉이요 中甘和요 下鹹寒이니 所謂藥食宜也라

中運이 少宮不及 故로 宜甘和라 上下는 同前이라

少宮○ 太商○ 少羽終 ○ 少角初 ○ 太徵

乙巳 乙亥歲

上은 厥陰木이요

○ 中은 少商金運이요

○ 下는 少陽相火니

○ 同正角이라

本年은 金運不及而厥陰司天이니 木無所制則木得其政하니 所謂從革之紀에 上角이 與正角으로 同也라

○ 其運은 凉熱寒이요

凉爲運氣요 熱爲勝氣요 寒爲復氣라

○ 熱化寒化는 勝復이 同하니 邪氣化日也요

○ 災七宮이라

七은 兌宮也니 金運不及 故로 災及之라

○ 風化八이요

司天이라

○ 淸化四요

中運이라

○ 火化二니

在泉이라

○ 正化度也라

○ 其化는 上辛涼이요 中酸和요 下鹹寒이니 藥食宜也라

中運이 少商不及 故로 宜治以酸和라 上下는 同前이라 以酸治金義는 見前少陰之政壬子壬午歲라

少商○ 太羽終 ○ 太角初 ○ 少徵○ 太宮

辛巳 辛亥歲

上은 厥陰木이요

○ 中은 少羽水運이요

○ 下는 少陽相火라

○ 其運은 寒雨風이요

寒爲運氣요 雨爲勝氣요 風爲復氣라

○ 雨化風化는 勝復이 同하니 邪氣化度也요

○ 災一宮이라

一은 坎宮也니 水運不及 故로 災及之라

○ 風化三이요

司天이라

○ 寒化一이요

中運이라

○ 火化七이니

在泉이라

正化度也라

○ 其化는 上辛凉이요 中苦和요 下鹹寒이니 藥食宜也라

中苦和는 苦從火化하야 以溫少羽之寒也라 上下는 同前이라

少羽終 ○ 少角初 ○ 太徵○ 少宮○ 太商

愚按컨대 上文六十年氣化之數에 有言生數者하고 有言成數者라 新校正注에 云 詳컨대 對化는 從標成數하고 正化는 從本生數라하야 謂如甲子年司天엔 熱化七이요 在泉엔 燥化九니 俱從對化也요 甲午年司天엔 熱化二요 在泉엔 燥化四니 俱從正化也라하니 六十年司天在泉正對가 皆同此意하야 似乎近理하니 今諸家多宗之나 而實有未必然者라 何也오 如少陰司天은 子午年也니 固可以子午分正對矣라 然이나 少陰司天則陽明在泉이요 陽明用事則氣屬卯酉也니 又安得以子午之氣로 言在泉之正對耶리오 且凡司天有餘則在泉必不足하고 司天不足則在泉必有餘하야 氣本不同이라 若以司天이 從對化之成數에 而言在泉亦成數하고 司天이 從正化之生數에 而言在泉亦生數면 則上有餘에 下亦有餘하고 上不足에 下亦不足하리니 是未求上下不同之義耳라 故로 以司天으로 言正對則可요 以在泉으로 言正對則不合矣라 且內經諸篇에 幷無正對之說이나 惟本篇後文에 曰 太過者는 其數成이요 不及者는 其數生이라하니 此는 但欲因生成之數하야 以明氣化之微甚耳라 故로 其言生者는 不言成하고 言成者는 不言生하니 皆各有深意存焉이니 似不可以强分也라 然이나 欲明各年生成之義者는 但當以上中下三氣로 合而觀之하야 以察其盛衰之象이면 庶得本經之意라 但正化對化之義는 亦不可不知니 今幷附圖說於圖翼二卷하야 以備明者參正하노라

凡此厥陰司天之政은 氣化運行이 後天이요

此는 總結巳亥年厥陰司天六氣之化也라 後天義는 見前이라

諸同正歲[1]는 氣化運行이 同天이라

---

1) 諸同正歲: 同正角之年과 같이 太過不及이 없는 해를 말하는 것으로 平氣年에 속한다.

諸同正歲者는 其氣正하야 其生長化收藏이 皆與天氣로 相合 故로 曰運行이 同天이라 此雖以上文丁巳丁亥 己巳己亥 乙巳乙亥六歲爲言이나 然이나 六十年之氣도 亦莫不皆然이라

天氣擾하고 地氣正하니

風木司天 故로 天氣擾요 相火在泉하야 土得溫養 故로 地氣正이라

風生高遠에 炎熱從之하고 雲趨雨府에 濕化乃行하며

木在上 故로 風生高遠이요 火在下 故로 炎熱從之요 上氣得溫 故로 雲雨作에 濕化行이라

風火同德하야 上應歲星熒惑이라

木火同氣 故로 二星當明이라

其政撓요 其令速이요

風政은 撓요 火令은 速이라

其穀蒼丹이요

蒼應司天하고 丹應在泉이라

間穀은 言太者요

詳見前陽明之政이라

其耗는 文角品羽라

前陽明之政에 曰 其耗白甲品羽라하니 義未詳이라

風燥火熱이 勝復更作하야 蟄蟲來見하고 流水不氷하니

風甚則燥勝하고 燥勝則熱復 故로 勝復更作이 如是라

熱病이 行於下하고 風病이 行於上하며 風燥勝復이 形於中이라

上下之氣가 持於氣交也라

○ 初之氣엔 寒始肅하야 殺氣方至하니

燥金用事也일새라

民病寒於右之下라

金位西方이니 金王則傷肝 故로 寒於右之下라

○ 二之氣엔 寒不去하야 華雪水氷하고 殺氣施化하야 霜乃降하고 名草上焦하며 寒雨數至하야 陽復化하니

太陽用事 故로 其氣候如此라 然이나 以寒水之客이 加於君火之主면 其氣必應 故로 陽復化라

民病熱於中이라

客寒外加에 火應則熱於中이라

○ 三之氣엔 天政布하야 風乃時擧하니

厥陰司天用事也일새라

民病泣出하며 耳鳴掉眩이라

風木之氣見證也라

○ 四之氣엔 溽暑濕熱이 相薄하야 爭於左之上하니

以君火之客이 加於太陰之主일새요 四氣爲天之左間 故로 濕熱이 爭於左之上이라

民病黃癉而爲胕腫이라

此는 濕熱之爲病也라 胕腫은 肉浮腫也니 與足跗之跗로 不同이라 ○ 癉은 音丹이요 又上聲이라

○ 五之氣엔 燥濕更勝하야 沈陰乃布하야 寒氣及體하고 風雨乃行이라

客以濕土요 主以燥金이니 燥濕更勝하야 其候若此라

○ 終之氣엔 畏火司令하야 陽乃火化하야 蟄蟲出見하고 流水不氷하며 地氣大發하야 草乃生하고 人乃舒하니

少陽在泉 故로 候如此라

其病溫厲라

時寒氣熱 故로 病溫厲라

○ 必折其鬱氣하고 資其化源하며

本年은 厥陰司天則土鬱하고 少陽在泉則金鬱이라 鬱氣化源義는 見前이라 又如本病篇에 曰 巳亥之歲엔 君火升天이나 主窒天蓬하면 勝之不前하고 陽明降地나 主窒地彤하면 勝而不入이라하니 故로 刺法論에 於火欲升而天蓬窒抑之면 當刺包絡之滎하고 金欲降而地彤窒抑之면 當刺心包絡之所出과 手少陽之所入이라하여늘 王氏曰 化源은 四月也니 迎而取之라하니 是皆折鬱氣와 取

化源之義라

贊其運氣하야 **無使邪勝**이니

補其不足하야 以抑有餘也라

歲宜以辛調上하고 **以鹹調下**하야 **畏火之氣 無妄犯之**라

辛從金化하야 以調上之風木하고 鹹從水化하야 以調下之相火라 然이나 相火虛實이 尤多難辨 故로 曰畏火之氣 無妄犯之라하야 以明其當愼也라

用溫遠溫하며 **用熱遠熱**하며 **用凉遠凉**하며 **用寒遠寒**하니 **食宜同法**이라 **有假反常**이니 **此之道也**요 **反是者**는 **病**이라

詳義는 見前太陽陽明之政이라

凡此定期之紀의 **勝復正化**는 **皆有常數**하니 **不可不察**이라 **故**로 **知其要者**는 **一言而終**이어니와 **不知其要**면 **流散無窮**이라하니 **此之謂也**니이다 **帝曰 善**하노이다

知其要者四句는 本經에 凡三見이라 至眞要大論者는 言陰陽南北政이니 詳本類前五요 九鍼十二原篇者는 言井滎五腧니 詳經絡類十四요 此는 言六十年之紀也라 本節은 原另列在後나 今隨前五運氣行主歲之紀라 故로 幷類於此라

至有先後 行有位次

『素問·六元正紀大論』○ 十八

帝曰 夫子言이 **可謂悉矣**라 **然**이나 **何以明其應乎**아

此는 連前章而求其氣應之明驗也라

岐伯이 **曰 昭乎哉**라 **問也**시여 **夫六氣者**는 **行有次**하고 **止有位 故**로 **常以正月朔日平旦視之**하야 **覩其位而知其所在矣**라

次는 序也요 位는 方也라 凡主客六氣는 各有次序하고 亦各有方位 故로 欲明其應인댄 當於正月朔日平旦視之하야 以察其陰陽晦明과 寒溫風氣之位而歲候를 可知라 蓋此爲日時之首 故로 可以占一歲之兆라

運有餘하면 **其至先**하고 **運不及**하면 **其至後**하니

至先者는 氣先節候而至요 至後者는 氣後節候而至也라

此天之道요 氣之常也라

有餘하면 至蚤하고 不及하면 至遲하니 此天氣之常也라

運이 非有餘하며 非不足을 是謂正歲니 其至當其時也니이다

正歲者는 和平之歲니 時至에 氣亦至也라

帝曰 勝復之氣는 其常在也로되 災眚은 時至하니 候也奈何오

言勝復之氣는 本常有也로되 而災眚之至는 何以知之오하니라

岐伯이 曰 非正化者를 是謂災也니이다

當其位則爲正化요 非其位則爲邪化니 邪則爲災矣라

○ 帝曰 氣至而先後者는 何오

同前六元正紀大論이라 ○ 先言其蚤요 後言其遲也라

岐伯이 曰 運太過則其至先하고 運不及則其至後하니 此候之常也니이다

此는 卽前先天後天之義라

帝曰 當時而至者는 何也오 岐伯이 曰 非太過非不及則至當時하니 非是者는 眚也니이다

當時者는 應期而至也니 是爲正歲요 若應蚤而遲하고 應遲而蚤하면 皆爲災眚也라 六微旨大論에 帝曰 至而不至와 未至而至는 何如오 岐伯이 曰 應則順이요 否則逆이니 逆則變生하고 變生則病이니이다 帝曰 請言其應하노이다 岐伯이 曰 物生其應也요 氣脈其應也라하니 詳本類六이라

帝曰 善하노이다 氣有非時而化者는 何也오 岐伯이 曰 太過者는 當其時하고 不及者는 歸其已勝也니이다

非時而化는 謂氣不應時也라 太過者는 氣盛 故로 當其時하고 不及者는 氣衰 故로 歸其已勝이라 已勝者는 已被勝也니 如春反肅하고 夏反寒하고 秋反熱하고 冬反雨之類가 是也라

帝曰 四時之氣 至有蚤晏高下左右하니 其候는 何如오 岐伯이 曰 行有逆順하고 至有遲速 故로 太過者는 化先天하고 不及者는 化後天이니이다

太過하면 氣速하고 不及하면 氣遲也라

帝曰 願聞其行하노니 何謂也오

上文先天後天은 止言其至요 未及於行 故로 復有此問이라

岐伯이 曰 春氣는 西行하고

春屬木而王於東하고 居東者는 其行必西 故로 春三月風은 自東方來라 凡四季有東方風者는 皆得春之氣라

夏氣는 北行하고

夏屬火而王於南하고 居南者는 其行必北 故로 夏三月風은 自南方來라 凡四季有南風者는 皆得夏之氣라

秋氣는 東行하고

秋屬金而王於西하고 居西者는 其行必東 故로 秋三月風은 自西方來라 凡四季有西風者는 皆得秋之氣라

冬氣는 南行이라

冬屬水而王於北하고 居北者는 其行必南 故로 冬三月風은 自北方來라 凡四季有北風者는 皆得冬之氣라

故로 春氣는 始於下하고

春氣發生이 自下而升 故로 始於下라

秋氣는 始於上하고

秋氣收斂이 自上而降 故로 始於上이라

夏氣는 始於中하고

夏氣長成이 盛在氣交 故로 始於中이라

冬氣는 始於標하며

標는 萬物盛長之表也니 冬氣伏藏하야 由盛而殺 故로 始於標라 ○ 殺는 少戒切이라

春氣는 始於左하고

木氣는 自東而西也라

秋氣는 始於右하고

金氣는 自西而東也라

冬氣는 **始於後**하고

水氣는 自北而南也라

夏氣는 **始於前**하니

火氣는 自南而北也라

此四時正化之常이라

氣非正化則爲虛邪賊風矣라 九宮八風篇에 曰 風從其所居之鄕來爲實風이니 主生長養萬物하고 從其衝後來爲虛風이니 傷人者也라하니 卽上文之謂라

故로 **至高之地**엔 **冬氣常在**하고 **至下之地**엔 **春氣常在**하니

高山之巓엔 夏有氷雪하니 此冬氣常在也요 卑下之地엔 冬有草生하니 此春氣常在也라 五常政大論에 曰 高者는 氣寒하고 下者는 氣熱이라하니 此之謂也라

必謹察之니이다 **帝曰 善**하노이다

數有終始 氣有同化

『素問·六元正紀大論』○ 十九

帝曰 天地之數 終始는 **奈何**오

司天在泉이 各有所主之數라

岐伯이 **曰 悉乎哉**라 **問也**시여 **是明道也**라 **數之始**는 **起於上而終於下**하니

司天은 在前하고 在泉은 在後하며 司天은 主上하고 在泉은 主下 故로 起於上而終於下라

歲半之前은 **天氣主之**하고 **歲半之後**는 **地氣主之**하며

歲半之前은 始於大寒하야 終於小暑也요 歲半之後는 始於大暑하야 終於小寒也라 至眞要大論에 曰 初氣終三氣엔 天氣主之하고 四氣盡終氣엔 地氣主之라하니라

上下交互엔 **氣交主之**하니 **歲紀畢矣**라

交互者는 天氣地氣가 互合爲用也라 氣交主之는 卽三氣四氣之際니 乃天地氣交之時라 詳義는 見本類前九라

故로 **曰 位明**하면 **氣月**을 **可知乎**니 **所謂氣也**니이다

上下左右之位旣明則氣之有六과 月之有十二의 其終始移易之數를 皆可知矣라 此卽所謂天地之氣也라

帝曰 余司其事하야 **則而行之**하되 **不合其數**하니 **何也**오

不合其數는 謂以上中下運氣之數로 推其歲候하되 其有不能相合者也라

岐伯이 **曰 氣用有多少**하고 **化洽有盛衰**하니 **衰盛多少 同其化也**니이다

洽은 合也라 氣用有多少와 化洽有盛衰는 言一歲之上下左右와 主客運氣가 必有所合하니 若以多合多則盛者愈盛하고 以少合少則衰者愈衰 故로 盛衰之化가 各有所從則各同其化也라 ○ 洽은 爻甲切이라

帝曰 願聞同化하노니 **何如**오 **岐伯**이 **曰 風溫**은 **春化同**하고 **熱曛昏火**는 **夏化同**하니 **勝與復**도 **同**이라

凡四時氣化에 有見風溫者는 皆木氣也라 故로 與春化同이요 有見熱曛昏火者는 皆火氣也라 故로 與夏化同이라 勝與復이 同者는 言初氣終三氣엔 勝之常也요 四氣盡終氣엔 復之常也라 凡此同化之氣는 所遇皆然하야 而無分乎四時也니 下文燥淸烟露等化도 亦然이라

燥淸烟露는 **秋化同**하고

皆金氣之同化也라

雲雨昏暝埃는 **長夏化同**하고

皆土氣之同化也라

寒氣霜雪氷은 **冬化同**하니

皆水氣之同化也라

此天地五運六氣之化요 **更用盛衰之常也**니이다

運氣更用則化有盛衰하고 盛衰有常變 故로 難合於數也라 ○ 此篇下文에 言同天化와 同地化者는 詳本類前七하니라

用寒遠寒 用熱遠熱

『素問·六元正紀大論』 ○ 二十

帝曰 夫子言用寒遠寒하며 **用熱遠熱**이라하니 **未知其然也**라 **願聞何謂遠**하노이

다 岐伯이 曰 熱無犯熱하며 寒無犯寒이니

遠은 避忌之謂니 卽無犯也라 凡用熱者는 無犯司氣之熱이요 用寒者는 無犯司氣之寒이니 是謂熱無犯熱 寒無犯寒이라

從者는 和요 逆者는 病이라 不可不敬畏而遠之니 所謂時與六位也니이다

時는 謂四時니 卽主氣也요 位는 謂六步니 卽客氣也라 主客之氣를 皆當敬畏하야 不犯爲從이요 犯則爲逆矣라

帝曰 溫凉은 何如오

謂溫凉은 稍次於寒熱이니 亦可犯否아하니라

岐伯이 曰 司氣以熱이면 用熱無犯하고 司氣以寒이면 用寒無犯하고 司氣以凉이면 用凉無犯하고 司氣以溫이면 用溫無犯하며

司氣者는 司天司地之氣也라 用熱無犯等四句는 謂寒熱溫凉을 俱當避요 卽有應用者라도 亦無過用이니 恐犯歲氣也라

間氣는 同其主면 無犯하고 異其主則小犯之니

間氣는 左右四間之客氣也요 主는 主氣也라 同者는 同熱同寒이니 其氣甚 故로 不可犯이요 異者는 主寒客熱커나 主熱客寒하야 其氣分이니 其邪不一 故로 可因其勢而小犯之라 上節은 言司氣요 此節은 言間氣니 如至眞要大論에 曰 主歲者는 紀歲요 間氣者는 紀步也라하니라

是謂四畏라 必謹察之니이다

四畏는 寒熱溫凉也라

帝曰 善하노이다 其犯者는 何如오

言有必不得已而犯之者는 將何如也오하니라

岐伯이 曰 天氣反時則可依時요

天氣는 卽客氣요 時는 卽主氣니 客不合主를 是謂反時라 反時者則可依時는 以主氣之循環有常이요 客氣之顯微無定 故로 姑從乎主也라

及勝其主則可犯이라

勝其主者는 客氣大過也라 如夏而寒甚은 客水勝也요 冬而熱甚은 客火勝也니 春凉秋溫도 其氣皆然이라 故로 可以熱犯熱하며 以寒犯寒하며 以溫犯溫하며 以凉犯凉하야 而從其變이니 乃所謂

從治也라

以平爲期요 而不可過니

過則傷正氣而增病矣라

是謂邪氣反勝者라

邪氣反勝則非時而至니 如應熱反寒하며 應寒反熱하며 應溫反凉하며 應凉反溫이 皆邪氣反勝也라 反勝者 故로 當反其氣以平之라

故로 曰 無失天信하며 無逆氣宜하며

客主氣運이 至必應時가 天之信也니 不知時氣면 失天信矣라 寒熱溫凉을 用之必當이 氣之宜也니 不知逆從이면 逆氣宜矣라

無翼其勝하며 無贊其復이라하니 是謂至治니이다

翼其勝 贊其復은 皆助邪也라 知而弗犯을 是謂至妙之治라

○ 帝曰 善하노이다 論에 言熱無犯熱하며 寒無犯寒이라하니 余欲不遠寒하며 不遠熱하노니 奈何오

同前六元正紀大論이라 ○ 不遠寒不遠熱은 謂有不可遠寒과 不可遠熱者하니 其治當何如也오하니라

岐伯曰 悉乎哉라 問也시여 發表에 不遠熱하고 攻裏에 不遠寒이니이다

中於表者는 多寒邪 故로 發表之治에 不能遠熱이니 夏月亦然이라 鬱於裏者는 多熱邪 故로 攻裏之治에 不能遠寒이니 冬月亦然이라 ○ 愚按컨대 此二句大意는 全在發攻二字니 發者는 逐之於外也요 攻者는 逐之於內也라 寒邪在表에 非溫熱之氣면 不能散 故로 發表者不遠熱이요 熱鬱在內에 非沈寒之物이면 不能除 故로 攻裏者不遠寒이니 此必然之理也라 然이나 亦有用小柴白虎益元冷水之類하야 而取汗愈病者하니 何也오 此는 因表裏俱熱 故로 當凉解니 非發之之謂也라 又有用理中四逆回陽之類하야 而除痛去積者하니 何也오 此는 因陰寒留滯 故로 當溫中이니 非攻之之謂也라 所謂發者는 開其外之固也요 攻者는 伐其內之實也라 今之昧者는 但見外感發熱等病에 不能察人傷於寒而傳爲熱者가 有本寒標熱之義하고 輒用芩連等藥하야 以淸其標하니 亦焉知邪寒在表하고 藥寒在裏하야 以寒得寒이면 氣求聲應하야 致使內外合邪하야 遂不可解리오 此發表用寒之害也라 其於春秋冬三季와 及土金水三氣治令의 陰勝陽微之時에 爲尤甚 故로 凡寒邪在表에 未散하야 外雖熾熱而內無熱證者는 正以火不在裏니 最忌寒凉이니 此而誤人은 是不知當發者不可遠熱也라 又如內傷喘痛脹滿等證에 多有三陰虧損者어늘 今人但見此類에

不辨虛寒하야 便用硝黃之屬커나 且云先去其邪하고 然後固本이라하니 若乎近理나 亦焉知有假實眞虛之病而復伐之면 則病未去而元氣不能支矣리오 此而誤人은 是不知當攻者方不遠寒也라 二者之害를 余見之多矣니 不得不特表出之하야 以爲當事者之戒라

帝曰 不發不攻而犯寒犯熱하면 何如오

言不因發表而犯熱하고 不因攻裏而犯寒則其病當何如오하니라 犯은 謂不當用而誤用也라

岐伯이 曰 寒熱內賊하야 其病益甚이니이다

以水濟水하고 以火濟火則寒熱內賊하야 而病益甚矣라

帝曰 願聞無病者는 何如오 岐伯이 曰 無者는 生之하고 有者는 甚之니이다

無病而犯寒熱者는 則生寒生熱하고 有病而犯寒熱者는 則寒熱反甚이라

帝曰 生者는 何如오 岐伯이 曰 不遠熱則熱至하고 不遠寒則寒至하니 寒至則堅否腹滿痛急하야 下利之病이 生矣요

寒至則陽衰하야 不能運化 故로 爲是病이라

熱至則身熱하며 吐下霍亂하며 癰疽瘡瘍하며 瞀鬱注下하며 瞤瘛腫脹하며 嘔하며 鼽衄頭痛하며 骨節變하며 肉痛하며 血溢血泄하야 淋閟之病이 生矣니이다

熱至則火灼諸經 故로 爲是病이라 ○ 瞀는 茂務二音이요 瞤은 如雲切이요 瘛는 音翅라

帝曰 治之는 奈何오 岐伯이 曰 時必順之니 犯者는 治以勝也니이다

時必順之는 治當順時也라 若有所誤犯則當治之以勝이니 如犯熱者는 勝以鹹寒하고 犯寒者는 勝以甘熱하고 犯凉者는 勝以苦溫하고 犯溫者는 勝以辛凉하야 治以所勝則可解也라

六氣正紀十二變

『素問·六元正紀大論』○ 二十一

黃帝問曰 五運六氣之應見에 六化之正[1]과 六變之紀[2]는 何如오 岐伯이 對曰 夫六氣正紀는 有化有變하며 有勝有復하며 有用有病하야 不同其候하니 帝欲何乎잇가 帝曰 願盡聞之니이다 岐伯이 曰 請遂言之하리이다

正紀者는 凡六氣應化之紀를 皆曰正紀니 與本篇前文邪化正化之正으로 不同이라

---

1) 六化之正: 六氣의 正常氣化.
2) 六變之紀: 六氣의 非正常的인 變化原則.

○ 夫氣之所至也는 厥陰所至에 爲和平이요

初之主氣니 木化也라

少陰所至에 爲暄이요

二之主氣니 君火也라

太陰所至에 爲埃溽이요

四之主氣 土化也

少陽所至에 爲炎暑요

三之主氣니 相火也라

陽明所至에 爲淸勁이요

五之主氣니 金化也라

太陽所至에 爲寒雰이니

終之主氣니 水化也라

時化之常也라

此는 四時正化니 主氣之常也라 ○ 按三陰三陽之次는 厥陰이 一陰也요 少陰이 二陰也요 太陰이 三陰也요 少陽이 一陽也요 陽明이 二陽也요 太陽이 三陽也니 皆因次爲序라 下文十二化도 皆然이니 此客氣之常也라

○ 厥陰所至에 爲風府爲璺啓요

府者는 言氣化之所司也라 微裂未破를 曰璺이요 開拆을 曰啓니 皆風化所致라 ○ 璺은 音問이라

少陰所至에 爲大火府爲舒榮이요

少陰爲君 故로 曰大火府요 物得陽氣 故로 舒展榮美라

太陰所至에 爲雨府爲員盈이요

太陰化濕 故로 爲雨府요 物得土氣而後에 充實 故로 爲員盈이라 員은 周也라

少陽所至에 爲熱府爲行出이요

少陽爲相 故로 曰熱府니 相火用事에 其熱尤甚이라 陽氣盛極하야 盡達於外에 物得之而形全 故로 曰行出이라

陽明所至爲司殺府爲庚蒼이요

金氣用事 故로 爲司殺府라 庚은 更也요 蒼은 木化也니 物得發生之化者는 遇金氣而更易也라

太陽所至에 **爲寒府爲歸藏**이니

寒水用事에 物得其氣而歸藏也라

司化之常也라

司는 主也라 六氣各有所主하니 乃正化之常也라

○ 厥陰所至에 **爲生爲風搖**요

木氣升 故로 主生이요 風性動 故로 爲搖라

少陰所至에 **爲榮爲形見**이요

陽氣方盛 故로 物榮而形顯이라

太陰所至에 **爲化爲雲雨**요

土能化生萬物하니 雲雨가 其氣也라

少陽所至에 **爲長爲蕃鮮**이요

陽氣大盛 故로 物長而蕃鮮이라

陽明所至에 **爲收爲霧露**요

金之化也라

太陽所至에 **爲藏爲周密**이니

水之化也라

氣化之常也라

六氣各有所化하니 亦正化之常也라 以上二化는 皆兼植物爲言이라

○ 厥陰所至에 **爲風生**이요 **終爲肅**이며

六微旨大論에 曰 風位之下에 金氣承之라하니 故로 厥陰風生에 而終爲肅淸也라

少陰所至에 **爲熱生**이요 **中爲寒**이며

六微旨大論에 曰 少陰之上에 熱氣治之하고 中見太陽이라하니 故로 少陰熱生에 而中爲寒也라

又云 君火之下에 陰精承之라하니 亦爲寒之義라

太陰所至에 爲濕生이요 終爲注雨며

土位之下에 風氣承之라하니 故로 太陰濕生에 而終爲注雨니 卽飄驟之謂라

少陽所至에 爲火生이요 終爲蒸溽이며

相火之下에 水氣承之라하니 故로 少陽火生에 而終爲蒸溽也라 ○ 溽은 音辱이라

陽明所至에 爲燥生이요 終爲凉이며

此燥凉二字는 當互更用之爲是라 蓋金位之下에 火氣承之라하니 故로 陽明凉生에 而終爲燥也라

太陽所至에 爲寒生이요 中爲溫이니

六微旨大論에 曰 太陽之上에 寒氣治之하고 中見少陰이라하니 故로 太陽寒生에 而中爲溫也라 ○ 遇按컨대 上文六化에 厥陰太陰少陽陽明俱言終而惟少陰太陽言中者는 何也오 蓋六氣之道는 陰陽而已요 陰陽微兆는 水火而已라 少陰者는 君火也요 太陽者는 寒水也니 陽勝則陰復 故로 少陰所至에 爲熱生이요 中爲寒이니 此는 離象之外陽內陰也라 陰勝則陽復 故로 太陽所至에 爲寒生이요 中爲溫이니 此는 坎象之外陰內陽也라 故로 惟此二氣言中者는 言陰陽互藏之綱領也요 其他言終者는 言五行下承之義耳라

德化之常也라

此는 以六氣之正化而承者隨之니 皆生物之本也라 故로 爲德化之常이라

○ 厥陰所至에 爲毛化요

毛蟲之族은 得木化也라

少陰所至에 爲羽化요

羽蟲之族은 得火化也라 ○ 王氏曰 有羽翮[1]飛行之類라하니 義通이라 ○ 翮은 亥格切이라

太陰所至에 爲倮化요

倮蟲之族은 得土化也라

少陽所至에 爲羽化요

王氏曰 薄明羽翼이니 蜂蟬之類요 非翎[2]羽之羽也라하니 義通이라

---

1) 翮: 칼깃(勁羽也) 혁.
2) 翎: 날개, 새깃(鳥羽也) 영.

陽明所至에 **爲介化**요

甲蟲之族은 得金化也라

太陽所至에 **爲鱗化**니

鱗蟲之族은 得水化也라

德化之常也라

此는 動物賴之以生이니 所謂德化之常也라 ○ 以上言化者는 凡五類라

○ 厥陰所至에 **爲生化**요

萬物始生은 溫化布也라

少陰所至에 **爲榮化**요

物榮而秀는 暄化布也라

太陰所至에 **爲濡化**요

物滋而澤은 濕化布也라

少陽所至에 **爲茂化**요

物茂而繁은 熱化布也라

陽明所至爲堅化

物堅而斂은 金化布也라

太陽所至에 **爲藏化**니

物隱而藏은 水化布也라

布政之常也라

氣布則物從其化 故로 謂之政이라

○ 厥陰所至에 **爲飄怒大凉**이요

飄怒는 木亢之變也요 大凉은 金之承制也라

少陰所至에 **爲大暄寒**이요

大暄은 火亢之變也요 寒은 陰精之承制也라 ○ 暄은 音喧이라

太陰所至에 爲雷霆驟注烈風이요

雷霆驟注는 土亢之變也요 烈風은 木之承制也라

少陽所至에 爲飄風燔燎霜凝이요

飄風燔燎는 熱亢之變也요 霜凝은 水之承制也라

陽明所至에 爲散落溫이요

散落은 金亢之變也요 溫은 火之承制也라

太陽所至에 爲寒雪氷雹白埃니

寒雪氷雹은 水亢之變也요 白埃는 土之承制也라

氣變之常也라

變者는 變乎常也라 六氣亢極則承者制之하야 因勝而復하니 皆非和平正氣 故로 謂之變이라

○ 厥陰所至에 爲撓動爲迎隨[1]요

撓動은 風之性이요 迎隨는 木之性이라

少陰所至에 爲高明焰爲曛이요

高明焰은 陽光也요 曛은 熱氣也라

太陰所至에 爲沈陰爲白埃爲晦暝이요

晦暝은 昏黑色也니 皆濕土之氣라

少陽所至에 爲光顯爲彤雲爲曛이요

光顯은 虹電火光之屬也요 彤雲은 赤雲也라 ○ 彤은 音同이라

陽明所至에 爲煙埃爲霜爲勁切爲悽鳴이요

皆金氣肅殺之令일새라

太陽所至에 爲剛固爲堅芒爲立이니

皆水氣寒凝之令일새라

令行之常也라

---

1) 迎隨: 物體가 바람에 따라 往來함.

氣行而物無敢違 故로 謂之令이라 ○ 以上曰政曰變曰令者는 凡三類라

○ 厥陰所至에 爲裏急이요

風木用事則病在筋 故로 爲裏急이라

少陰所至에 爲瘍胗身熱이요

君火用事則血脈熱 故로 瘍胗身熱이라

太陰所至에 爲積飮否隔이요

濕土用事則脾多濕滯 故로 爲積飮否隔이라

少陽所至에 爲嚏嘔爲瘡瘍이요

相火炎上 故로 爲嚏嘔요 熱傷皮腠 故로 爲瘡瘍이라

陽明所至에 爲浮虛요

陽明用事而浮虛는 皮毛爲金之合也일새라

太陽所至에 爲屈伸不利니

寒水用事則病在骨 故로 爲屈伸不利라

病之常也라

○ 厥陰所至에 爲支痛이요

厥陰主肝 故로 兩脇肋支爲痛이라

少陰所至에 爲驚惑惡寒戰慄譫妄이요

少陰主心 故로 爲驚惑이요 熱極反兼寒化 故로 惡寒戰慄이요 陽亢傷陰하야 心神迷亂 故로 譫妄이라

太陰所至에 爲稸滿이요

太陰主脾하니 病在中焦 故로 畜滿이라 ○ 稸은 音畜이라

少陽所至에 爲驚躁瞀昧暴病이요

少陽主膽而火乘之라 故로 爲驚躁요 火外陽而內陰 故로 瞀昧요 相火急疾 故로 爲暴病이라 ○ 瞀는 音務니 悶也라

陽明所至에 爲鼽尻陰股膝髀腨胻足病이요

陽明胃經이 起於鼻 故로 爲鼽요 會於氣街하고 總於宗筋하야 以下於足 故로 爲尻陰膝足等病이라

太陽所至에 爲腰痛이니

太陽膀胱之脈이 夾脊抵腰中 故로 爲腰痛이라

病之常也라

○ 厥陰所至에 爲緛戾요

厥陰木病이 在筋 故로 令肢體緛縮하야 乖戾不支라 ○ 緛은 音軟이요 戾는 音利라

少陰所至에 爲悲妄衄衊이요

火病於心而幷於肺 故로 爲悲妄이요 火逼血而妄行 故로 鼻血爲衄이요 汚血爲衊이라 ○ 衊은 音滅이라

太陰所至에 爲中滿霍亂吐下요

土濕傷脾也라

少陽所至에 爲喉痺耳鳴嘔涌[1]이요

相火上炎也라 ○ 涌은 湧同이라

陽明所至에 爲脇痛皴[2]揭요

燥金用事則肝木受傷 故로 脇痛이요 皮膚甲錯[3]而起爲皴揭니 皆燥病也라 ○ 皴은 取鈞切이라

太陽所至에 爲寢汗痙이니

寒水用事 故로 爲寢汗이니 脈要精微論에 曰 陰氣有餘하면 爲多汗身寒者가 是也라 肢體强直하야 筋急反戻를 曰痙이니 陰寒凝滯而陽氣不行也일새라 ○ 痙은 音敬이라

病之常也라

○ 厥陰所至에 爲脇痛嘔泄이요

木自爲病 故로 脇痛이요 肝乘於脾 故로 嘔泄이라

---

1) 嘔涌: 嘔吐와 同.
2) 皴: 주름, 살가죽 얼어터질(皮裂也) 준.
3) 甲錯: 살갗이 말라서 거칠어진 증세로 심하면 고기비늘처럼 각질화 된다.

少陰所至에 爲語笑요

少陰主心하고 心藏神하니 神有餘則笑不休라

太陰所至에 爲重胕腫이요

土氣濕滯則身重肉浮而腫을 謂之胕腫이라

少陽所至에 爲暴注瞤瘛暴死요

相火乘金하야 大腸受之則爲暴注而下요 乘脾則肌肉瞤動이요 乘肝則肢體筋脈이 抽瘛라 相火急暴 故로 爲暴死라 ○ 瘛는 音熾라

陽明所至에 爲鼽嚔요

金氣寒肅而斂 故로 爲鼽嚔라 ○ 鼽는 音求요 嚔는 音帝라

太陽所至에 爲流泄禁止니

寒氣下行하야 能爲瀉利 故로 曰流泄이요 陰寒疑結하야 陽氣不化하면 能使二便不通하고 汗竅不解 故로 曰禁止라

病之常也라

以上病候는 凡四類라

○ 凡此十二變者는 報[1]德以德하며 報化以化하며 報政以政하며 報令以令하야 氣高則高하고 氣下則下하고 氣後則後하고 氣前則前하고 氣中則中하고 氣外則外하니 位之常也라

此는 總結上文勝復變病之候가 各因其所至之氣而爲之報也라 故로 氣至에 有德化政令之異則所報者도 亦以德化政令이요 氣至에 有高下前後中外之異則所報者도 亦以高下前後中外라 其在人之應之者는 如手之三陰三陽은 其氣高하고 足之三陰三陽은 其氣下하며 足太陽은 行身之後하고 足陽明은 行身之前하고 足少陰太陰厥陰은 行身之中하고 足少陽은 行身之外하니 亦各有其位之常也라

故로 風勝則動하고

此下는 總言六氣之病應也라 風이 善行而數變 故로 風勝則動이라

熱勝則腫하고

---

1) 報: 報答, 報應의 뜻으로, 六氣가 萬物에 미치는 影響을 말함.

瘡瘍癰腫은 火之病也라

燥熱則乾하고

精血津液이 枯涸於內하고 皮膚肌肉이 皴揭於外하니 皆燥之病也라

寒勝則浮하고

腹滿身浮는 陽不足而寒爲病也라

濕勝則濡泄하고 甚則水閉胕腫하니

濡泄은 水利也요 水閉胕腫은 水道不利하야 而肌肉腫脹이니 按之如泥不起也라 ○ 以上六句는 與陰陽應象大論으로 同하니 詳見陰陽類一이라

隨氣所在하야 以言其變耳니이다

氣有高下前後中外之異하니 人之爲病에 其氣亦然이라 故로 氣勝於高則病在頭項하고 氣勝於下則病在足膝하고 氣勝於前則病在面腹手臂하고 氣勝於後則病在肩背腰臀하고 氣勝於中則病在藏府筋骨하고 氣勝於外則病在經絡皮毛하니 而凡風勝則動하고 熱勝則腫하고 燥勝則乾하고 寒勝則浮하고 濕勝則濡泄胕腫之類가 無不隨氣所在하야 而爲病變也라

帝曰 願聞其用也니이다

此는 言施化之用也라

岐伯이 曰 夫六氣之用은 各歸不勝而爲化

各歸不勝은 謂必從可克者而施其化也라

故로 太陰雨化는 施於太陽하고

土能勝水也라

太陽寒化는 施於少陰하고

水能勝火也라

少陰熱化는 施於陽明하고

火能勝金也라

陽明燥化는 施於厥陰하고

金能勝木也라

厥陰風化는 **施於太陰**하니

木能勝土也라

各命其所在하야 **以徵之也**니이다

所在는 卽方月也요 徵은 驗也라 主氣之方月은 有常하니 如九宮八方에 各有所屬하고 六氣四時에 各有其序也라 客氣之方月은 無定하니 如子午歲에 少陰司天則太陽在東北하고 厥陰在東南하고 少陰在正南하고 太陰在西南하고 少陽在西北하고 陽明在正北하니 此는 子午客氣之方也요 太陽主初氣하고 厥陰主二氣하고 少陰主三氣하고 太陰主四氣하고 少陽主五氣하고 陽明主六氣하니 此는 子午客氣之月也라 若其施化則太陽寒化는 當施於正南之少陰及西北之少陽하니 初氣之徵也요 厥陰風化는 當施於西南之太陰하니 二氣之徵也요 少陰熱化는 當施於正北之陽明하니 三氣之徵也요 太陰雨化는 當施於東北之太陽하니 四氣之徵也요 少陽火化는 當施於正北之陽明하니 五氣之徵也요 陽明燥化는 當施於東南之厥陰하니 終氣之徵也니 此子午年少陰司天方月施化之義也라 然이나 歲步에 各有盛衰하니 氣太過則乘彼不勝而施其邪化하고 氣不及則爲彼所勝而受其制化하고 氣和平則各布其政令而無災變之化하니 是以로 盈虛消長이 又各有微妙存焉이라 擧此一年이면 他可類求矣리라

帝曰 自得其位는 **何如**오 **岐伯**이 **曰 自得其位**는 **常化也**니이다

自得其位는 言六氣所臨이 但施化於本位之方月而無彼此之相犯也라 如前注子午歲에 太陽在東北 主初之氣 於本位에 施其寒化 厥陰在東南 主二之氣 於本位에 施其風化之類 皆自得其位之常化也라

帝曰 願聞所在也니이다 **岐伯**이 **曰 命其位而方月**을 **可知也**니이다

命은 命其名也요 位는 卽上下左右之位也라 方은 方隅也요 月은 月令也라 命其位則名次立하고 名次立則所直之方과 所主之月이 各有其應而常變을 可知矣라 ○ 愚按컨대 上文에 云 報德以德하며 報化以化하며 報政令以政令者는 言勝復之氣가 因變之邪正而報有不同也요 云 氣高則高하고 氣下則下하고 氣後則後하고 氣前則前하고 氣中外則中外者는 言勝復之方이 隨氣所在而或此或彼하야 變無定位也라 故로 以天下之廣으로 言之則東南方은 陽也요 陽者는 其精이 降於下 故로 右熱而左溫하고 西北方은 陰也요 陰者는 其精이 奉於上 故로 左寒而右凉이라 以一州之地로 言之則崇高者는 陰氣治之라 故로 高者는 氣寒하고 汚下者는 陽氣治之라 故로 下者는 氣熱하니 此는 方隅大小之氣에 有不同也라 以運氣所主로 言之則厥陰所至에 爲風이요 少陰所至에 爲火요 太陰所至에 爲雨요 少陽所至에 爲熱이요 陽明所至에 爲燥요 太陽所至에 爲寒이니 此는 六氣之更勝에 有衰有王하야 不一也라 以九宮所屬으로 言之則有曰災一宮 災三宮 災四宮 災五宮 災九宮이로되 而四正四隅有異也라 故로 本篇에 言位言方言月하니라 夫以三者相參則

四時八方之候가 其變不同者多矣라 故로 有應於此而不應於彼者하며 有寒熱溫凉主客相反者하며 有南方淸燥而溫하고 北方雨濕而潦者하며 有中原氷雪而寒하고 左右溫凉更互者하니 此는 以地理有高下하며 形勢有大小하며 氣位方月有從逆하야 小者小異하고 大者大異일새니 而運氣之變이 所以로 有無窮之妙也라 先儒有以天下旱潦不同이로되 而非運氣主歲之說者는 蓋未達此章之理耳라 ○ 有按이 在前第十하니 當與此篇으로 參其義라

上下盈虛

『素問·六元正紀大論』○ 二十二

帝曰 六位之氣 盈虛는 何如오 岐伯이 曰 太少異也니 太者之至는 徐而常하고 少者는 暴而亡이니이다

六陽年을 謂之太요 六陰年을 謂之少니 太者는 氣盈 故로 徐而常하고 少者는 氣虛 故로 暴而亡이라 如前章六十年運氣之紀에 凡六太之年은 止言正化而六少之年은 則有邪化라 正以不及之年엔 乃有勝氣하고 有勝則有復하니 勝復之氣는 皆非本年之正化요 必乘虛而後至 故로 其爲病反甚也라 ○ 愚按컨대 人之死生은 全以正氣爲主라 正氣强하면 邪雖盛者라도 必無害요 正氣弱하면 邪雖微者라도 亦可憂라 故로 欲察病之安危者는 但察正氣則吉凶을 可判矣라 觀此云太者徐而常 少者暴而亡컨대 此正盈虛之理也라 故로 凡氣運盈者는 人氣亦盈하고 其爲病則有餘하니 有餘之病이 反徐而微는 以其正氣盛也요 氣運虛者는 人氣亦虛하고 其爲病則不足하니 不足之病이 必暴而甚은 以其本氣虧也라 設不明邪正盈虛之道而攻補倒施면 多致氣脫暴亡하니 是不知太者之易與而少者之可畏也라

帝曰 天地之氣 盈虛는 何如오 岐伯이 曰 天氣不足하면 地氣隨之하고 地氣不足하면 天氣從之하되 運居其中而常先也라

天氣는 卽司天이요 地氣는 卽在泉이요 運은 卽歲運이라 歲運이 居上下之中과 氣交之分 故로 天氣欲降則運必先之而降하고 地氣欲升則運必先之而升也라

惡所不勝[1]하고 歸所同和[2]하니 隨運歸從而生其病也라

此는 亦言中運也니 如以木運而遇燥金司其天地하야 是爲不勝則惡之요 遇水火司其天地하야 是爲同和則歸之라 不勝者는 受其制하고 同和者는 助其勝하야 皆能爲病 故로 曰隨運歸從而生其病也라

1) 惡所不勝: 中運의 氣가 司天, 在泉의 氣를 이기지 못하면 憎惡하게 된다는 뜻임.
2) 歸所同和: 中運之氣가 司天, 在泉의 氣와 같거나 相生의 관계에 있으면 서로 同化되어 歸納한다는 뜻임.

故로 上勝則天氣降而下하고 下勝則地氣遷而上하니

上勝者는 司天之氣有餘也니 上有餘則氣降而下하고 下勝者는 在泉之氣有餘也니 下有餘則氣遷而上이라 此卽上文天氣不足하면 地氣隨之하고 地氣不足하면 天氣隨之之謂라

勝多少而差其分하야

勝多少는 言氣之微甚也니 勝微則遷降少하고 勝多則遷降多라 勝有多少則氣交之變에 有多寡之差分矣라

微者는 小差하고 甚者는 大差하며 甚則位易氣交하고 易則大變生而病作矣라

小差則小變하고 大差則大變하며 甚則上下之位가 易於氣交之際하되 運居其中而常先之라 故로 易則大變生하야 民病作矣라

大要에 曰 甚紀五分과 微紀七分에 其差를 可見이라하니 此之謂也니이다

甚紀五分은 勝氣居其半也요 微紀七分은 勝止十之三也라 此天地盈虛之數에 有大差小差之分 故로 變病에도 亦有微甚이라

五鬱之發之治

『素問·六元正紀大論』○ 二十三

帝曰 五運之氣 亦復歲乎아

復은 報復也라 此는 問五運之氣가 亦如六氣之勝復而歲見否아하니라

岐伯이 曰 鬱極乃發 待時而作也

五運被勝太甚하면 其鬱必極하고 鬱極者는 必復하니 其發에 各有時也라 詳如下文이라

帝曰 請問其所謂也하노이다 岐伯이 曰 五常之氣 太過不及에 其發異也니이다 帝曰 願卒聞之하노이다 岐伯이 曰 太過者는 暴하고 不及者는 徐하니 暴者爲病은 甚하고 徐者爲病은 持니이다

持者는 進退纏綿하야 相持延久也라 ○ 按컨대 太過者其氣暴하고 不及者其氣徐는 此理之當然也라 然이나 前章에 云 太者之至徐而常하고 少者暴而亡이라하야 若與此節로 相反이나 而不知太者之暴은 肆强也요 少者之亡은 受傷也라 肆强者는 猶可制어니와 受傷者는 不易支 故로 此二節에 互言이니 正以發明微甚之義耳라

帝曰 太過不及에 其數는 何如오 岐伯이 曰 太過者는 其數成이요 不及者는 其數生이요 土常以生也니이다

太過者其數成의 成者는 氣之盛也요 不及者其數生의 生者는 氣之微也라 土氣는 長生於四季故로 常以生數而不待於成也라 按컨대 此數有生成하니 其卽氣有初中之義歟인저 詳見圖翼一卷의 五行生成數解라 前章六十年運氣政令之數에 凡云寒化一寒化六等義가 卽此라

○ 帝曰 其發也는 何如오 岐伯이 曰 土鬱之發엔 巖谷震驚하고

木勝制土가 土之鬱也니 鬱極則怒하고 怒動則發이라 巖谷者는 土深之處요 震驚者는 土氣之發也라

雷殷氣交하고

殷은 盛也라 氣交者는 升降之中이니 亦三氣四氣之間이라 蓋火濕合氣하야 發而爲雷 故로 盛於火濕之令이라

埃昏黃黑하고

塵霾蔽日也라

化爲白氣하고

濕蒸之氣니 嵐之屬也라

飄驟高深하고

飄風驟注하야 衝決高深也라

擊石飛空하야 洪水乃從하고

岩崩石走에 洪水從而出也라

川流漫衍하야 田牧土駒하고

川流漫衍은 洇沒郊原也라 田牧土駒는 以洪水之後에 惟餘土石嵬然하야 若群駒散牧於田野也라

化氣乃敷하야 善爲時雨하고

土濕之化가 鬱而伸也라

始生始長하며 始化始成이라

土氣被鬱하면 物化皆遲라 然이나 土鬱之發이 必在三氣四氣之時 故로 猶能生長化成이 不失其

時也라

故로 民病心腹脹하며 腸鳴而爲數後하고 甚則心痛脇䐜하며 嘔吐霍亂하며 飮發注下하며 胕腫身重이라

此는 皆濕土爲病이라 濕在上中二焦 故로 心腹脹이요 濕在下焦 故로 數後下利요 心爲濕乘 故로 心痛이요 肝爲濕侮 故로 脇䐜이니 䐜은 脹也라 有聲爲嘔요 有物爲吐라 霍亂者는 吐利並行而心目繚亂也라 飮은 痰飮也요 注下는 大便暴泄也라 濕氣傷肉則胕腫身重하니 皆土發濕邪之證이라

雲奔雨府하며 霞擁朝陽하며 山澤埃昏하니 其乃發也 以其四氣니

雨府는 太陰濕聚之處也라 霞擁朝陽은 見於旦也라 埃昏은 土氣之濁也라 土主四之氣하야 在大暑六月中後에 凡六十日有奇 故로 土鬱之發이 以其四氣라

雲横天山과 浮游生滅이 怫之先兆라

浮游는 蜉蝣也니 朝生暮死하야 其出以陰이라 此는 言大者爲雲横天山이요 小者爲浮游生滅이니 皆濕化也라 二者之見則土鬱將發에 先兆彰矣라 怫은 鬱也라 ○ 怫은 音佛이라

○ 金鬱之發엔 天潔地明하고 氣淸氣切하며

火勝制金이 金之鬱也라 金氣가 淸明急切 故로 其發如此라

大凉乃擧하고 草樹浮煙하며

大凉者는 金之寒氣요 浮煙者는 金之斂氣라

燥氣以行하고 霿霧數起하며

金風至則燥氣行하고 陰氣凝則霿霧起라 霿霧는 厚霧也라 ○ 霿는 蒙茂二音이라

殺氣來至하야 草木蒼乾하고 金乃有聲이라

殺氣는 陰氣也요 蒼乾은 凋落也라 金乃有聲은 金氣勁而秋聲發也라

故로 民病欬逆하야 心脇滿하야 引少腹하며 善暴痛不可反側하며 嗌乾하며 面陳色惡이라

欬逆嗌乾은 肺病而燥也라 心脇滿引少腹과 善暴病不可反側은 金氣勝而傷肝也라 陳은 晦也니 金氣肅殺 故로 面色陳而惡也라

山澤焦枯하며 土凝霜鹵하야 怫乃發也니 其氣는 五요

燥氣行 故로 山澤焦枯이라 土面凝白하야 鹵結爲霜也라 金王五之氣가 主秋分八月中後에 凡六十日有奇 故로 其發也가 在氣之五라 ○ 鹵는 音魯라

夜雪白露와 林莽聲凄 怫之兆也라

二者之見이 皆金鬱欲發之先兆라

○ 水鬱之發엔 陽氣乃避하고

土勝制水가 水之鬱也라 水鬱而發에 寒化大行 故로 陽氣乃辟이라 辟는 避同이라

陰氣暴擧하야 大寒乃至하야 川澤嚴凝하고 寒雰結爲霜雪하고

寒雰은 寒氣之如霧者라 ○ 雰은 音分이라

甚則黃黑이 昏翳하야 流行氣交하야 乃爲霜殺하야 水乃見祥이라

黃은 土色이요 黑은 水色이라 水爲土鬱而發 故로 二色이 並見於氣交라 祥은 災異也니 凡吉凶之兆를 皆曰祥이라

故로 民病寒客心痛하며 腰脽痛하며 大關節不利하야 屈伸不便하며 善厥逆痞堅腹滿이라

此는 皆寒水之氣爲病이라 火畏水 故로 心痛이요 寒入腎 故로 腰脽痛이요 寒則氣血滯하고 筋脈急 故로 關節不利하야 屈伸不便이요 陰氣勝하야 陽氣不行 故로 厥逆痞堅腹滿이라

陽光不治하야 空積沈陰하고 白埃昏暝하야 而乃發也니 其氣는 二火前後라

二火前後의 君火二之氣와 相火三之氣가 自春分二月中으로 而盡於小暑六月節하니 凡一百二十日이 皆二火之所主라 水本王於冬이나 其氣鬱 故로 發於火令之時니 陰乘陽也라 王氏曰 陰精與水가 皆上承火 故로 其發也가 在君相二火之前後라하니라

太虛深玄하야 氣猶麻散하야 微見而隱하니 色黑微黃이 怫之先兆也

深玄은 黑色也라 麻散은 如麻散亂可見이나 微見而隱也라 大都占氣之法은 當於平旦候之니 其色이 黑而微黃이면 黃爲土色이요 黑爲水色이니 微黃兼黑이 水鬱將發之先兆也라

○ 木鬱之發엔 太虛埃昏하며 雲物以擾하며 大風乃至하며 屋發折木하니 木有變이라

金勝制木이 木之鬱也라 木鬱之發에 風氣大行 故로 有埈昏雲擾發屋折木等候하니 皆木之爲變也라

故로 **民病胃脘當心而痛**하야 **上支兩脇**하며 **鬲咽不通**하야 **食飮不下**하고 **甚則耳鳴眩轉**하며 **目不識人**하며 **善暴僵仆**라

此는 皆風木肝邪之爲病이라 厥陰之脈이 挾胃貫膈 故로 胃脘當心而痛하고 鬲咽不通하야 食飮不下也라 上支兩脇은 肝氣自逆也라 肝經이 循喉嚨하야 入頏顙하고連目係하야 上會於巓 故로 爲耳鳴眩轉과 目不識人等證이라 風木堅彊하야 最傷胃氣 故로 令人善暴僵仆라

太虛蒼埃하야 **天山一色**하고 **或爲濁色**하야 **黃黑鬱若**하고 **橫雲不起雨而乃發也**니 **其氣無常**이라

蒼埃濁色과 黃黑鬱若은 皆風塵也라 風勝濕 故로 雲雖橫而不起雨라 風氣之至에 動變不定 故로 其發也도 亦無常期라

長川[1]**草偃**하며 **柔葉呈陰**하며 **松吟高山**하며 **虎嘯巖岫**[2] **怫之先兆也**라

草偃은 草尙之風에 必偃也라 呈陰은 凡柔葉皆垂나 因風翻動而見葉底也라 松吟은 聲在樹間也라 虎嘯則風生하니 風從虎也라 凡見此者가 皆木鬱將發之先兆라

○ 火鬱之發엔 **太虛腫翳**하야 **大明不彰**하고

水勝制火가 火之鬱也라 腫字는 誤니 當作曛이라 蓋火鬱而發에 熱化大行 故로 太虛曛翳昏昧하야 大明反不彰也라

炎火行하야 **大暑至**하야 **山澤燔燎**하며 **材木流津**하며 **廣廈騰烟**하며 **土浮霜鹵**하며 **止水乃減**하며 **蔓草焦黃**하며 **風行惑言**하며 **濕化乃後**라

燔燎騰烟은 炎熱甚也라 材木流津은 汁溶流也라 霜鹵는 水泉乾涸而鹵爲霜也라 止水는 蓄積之水也라 風行惑言은 熱極風生하야 風熱交熾而人言惑亂也라 濕化乃後는 雨不至也라 ○ 廈는 音夏요 鹵는 音魯라

故로 **民病少氣**하며 **瘡瘍癰腫**하며 **脇腹胸背面首四支瞋憤**하며 **臚脹**하며 **瘍疿嘔逆**하며 **瘛瘲骨痛**하야 **節乃有動**하며 **注下溫瘧**하며 **腹中暴痛**하며 **血溢流注**하며 **精液乃少**하며 **目赤心熱**하고 **甚則瞀悶懊憹**하며 **善暴死**라

此는 皆火盛之爲病也라 壯火食氣 故로 少氣요 火能腐物 故로 瘡癰이요 陽邪有餘 故로 爲瞋塞憤悶과 臚腔脹滿과 瘍疿瘡毒等患이요 火氣上衝 故로 嘔逆이라 火傷筋則瘛瘲抽掣하고 火傷骨則骨痛難支하고 火伏於節則節乃有動하고 火在腸胃則注下하고 火在少陽則溫瘧이요 火實於腹

1) 川: 平野로 풀이해야 글 뜻이 이어진다.
2) 岫: 산 굴, 바위 구멍 수.

則腹暴痛하고 火入血分則血溢流注하고 火爍陰分則精液乃少하고 火入肝則目赤하고 火入心則心熱하고 火炎上焦則瞀悶하고 火鬱膻中則懊憹하고 火性急速하니 敗絶眞陰則暴死라 ○ 瞋은 昌眞切이요 臚는 閭盧二音이요 疿은 音肺요 瘛는 音翅요 瘲은 音縱이요 懊는 音鏖[1]요 憹는 乃包切이라

刻終大溫하야 汗濡玄府하야 其乃發也니 其氣는 四라

刻終者는 百刻之終也라 日之刻數는 始於寅初하야 終於丑末하니 此는 陰極之時也라 故로 一日之氣는 惟此最凉이라 刻終大溫而汗濡玄府면 他熱을 可知矣라 玄府는 汗空也라 火本王於夏나 其氣鬱 故로 發於未申之四氣니 四氣者는 陽極之餘也라

動復則靜하니 陽極反陰하야 濕令이 乃化乃成이라

上文에 言濕化乃後이라하나 至此則火王生土 故로 動復則靜하니 陽極反陰이라 土氣得行하야 濕令復至 故로 萬物이 得以化成也라

華發水凝하며 山川氷雪하되 焰陽午澤이 怫之先兆也라

群華之發은 君火二氣之候也요 午澤은 南面之澤也라 於華發之時에 而水凝氷雪이면 見火氣之鬱也라 於面南之澤에 而焰陽氣見則火鬱將發之先兆也라

○ 有怫之應而後에 報也니 皆觀其極而乃發也라

此以下는 總結上文鬱發之義也라 凡應有先兆하면 報必隨之라 蓋物極則變 故로 鬱極乃發이라

木發無時하고 水隨火也니

土金火之鬱發이 各有其時로되 惟風木이 善行數變하니 上文에 云其氣無常이 卽木發無時也라 水能勝火하니 上文에 云其氣二火前後가 卽水隨火也라

謹候其時하면 病可與期요 失時反歲하면 五氣不行하야 生化收藏政이 無恒也니이다

知時氣則病氣를 可與期요 失時氣則五氣之行을 尙不能知니 又焉知生化收藏之常政哉리오

帝曰 水發而雹雪하고 土發而飄驟하고 木發而毁折하고 金發而淸明하고 火發而曛昧하니 何氣使然고 岐伯이 曰 氣有多少하고 發有微甚이라 微者는 當其氣하고 甚者는 兼其下하니 徵其下氣而見하면 可知也니이다

此는 發明承制之義也라 氣有多少는 太過不及也요 發有微甚은 鬱微則發微하고 鬱甚則發甚也

---

1) 鏖: 무찌르다, 죄다 죽일 오.

라 微者當其氣는 本氣之見也요 甚者兼其下는 承氣兼見也라 如水位之下에 土氣承之하고 土位之下에 木氣承之하고 木位之下에 金氣承之하고 金位之下에 火氣承之하고 火位之下에 水氣承之가 是也라 故로 水發之微者爲寒이요 甚者爲雹雪은 是兼乎土니 雹雪之體가 如土故也라 土發之微者爲濕이요 甚者爲飄驟는 是兼乎木이니 風主飄驟故也라 木發之微者爲風이요 甚者爲毁折은 是兼乎金이니 金主殺伐故也라 金發之微者爲燥요 甚者爲淸明은 是兼乎火니 火主光明故也라 火發之微者爲熱이요 甚者爲曛昧는 是兼乎水니 水主昏昧故也라 徵은 證也니 取證於下承之氣而鬱發之微甚을 可知矣라

帝曰 善하노이다 五氣之發이 不當位者는 何也오

不當位는 謂有不應其時也라

岐伯이 曰 命其差니이다

氣有盛衰則至有先後라 故로 曰命其差라 差者는 不當其位也니 如至眞要大論에 曰 勝復之作에 動不當位하야 或後時而至라하니라 但彼論은 勝復之至不當位요 此論은 五氣之發不當位니 雖所論似異나 而義則一也라

帝曰 差有數乎아

言日數也라

岐伯이 曰 後皆三十度而有奇也니이다

後者는 自始及終也라 度는 日也니 三十度而有奇는 一月之數也라 奇는 謂四十三刻七分半也라 蓋氣有先至後之差나 不過三十度耳니 卽如氣盈朔虛節序置閏之法에 蚤至者는 先十五日有奇하고 遲至者는 後十五日有奇하야 或前或後에 總不出一月有奇之數라하니 正此義也라 ○ 愚按컨대 本篇風雲雷雨之至에 雖五行이 各有所主나 然이나 陰陽淸濁之分에 先賢亦有所辨하니 此雖非本篇之意나 然이나 格致之理에 有不可不知者하니 今幷附之라 如或問雷霆風雲霜雪雨露於張子者한대 對曰 陰氣凝聚에 陽在內하야 不得出則奮擊而爲雷霆이요 陽在外하야 不得入則周旋不舍而爲風이며 陽爲陰累則相持爲雨而降이요 陰爲陽得則飄揚爲雲而升이라하고 又有問雨風雲雷於邵子者한대 答曰 陽得陰爲雨요 陰得陽爲風이며 剛得柔爲雲이요 柔得剛爲雷니 無陰이면 不能爲雨요 無陽이면 不能爲雷라 雨柔屬陰하야 待陽而後에 興하고 雷剛屬陽하야 待陰而後에 發이라하니 張氏釋之曰 風雨는 自天降 故로 言陰陽이요 雲雷는 自地升 故로 言柔剛이라 天陽無陰이면 不能爲雨요 地陰無陽이면 不能成雷라 雨陰形柔나 本乎天氣之陽하고 雷陽聲剛이나 出乎地體之陰하니 陰陽互相用也라하고 又有以八卦爻象으로 問於蔡節齋[1]者한대 答曰 坎陰이

---

1) 蔡節齋(1156~1236): 南宋 建陽 사람인 蔡淵. 節齋는 號인데, 蔡元定의 長男이고 朱熹를 師事했다. 周易에 조예가 깊어 象數學과 義理學을 綜合하려는 立場을 취했다. 著書에 『易象意言』, 『卦爻辭旨』, 『論孟思問』 等이

爲陽所得則升爲雲이요 陽淺則爲霧며 坎陽이 爲陰所累則降爲雨요 陰淺則爲露라 陰在外하야 陽不得出則爲雷요 陰固則爲地動이니 震也라 陰在內하야 陽不得入則爲風이요 陰固則爲大風이니 巽也라 陽包陰則離爲霰이요 陽和陰則爲雪이니 離交坎也라 陰包陽則坎爲雷요 陰入陽則爲霜이니 坎交離也라 陰陽之精이 互藏其宅則離爲日이요 坎爲月이며 陰陽相戛[1]則爲電이요 陰陽失位則爲霓라하니 此固諸賢之說也라 若以愚見觀之면 風者는 陽中之淸氣也니 氣之微者는 和하고 氣之甚者는 烈하니 無陽이면 不爲風也라 雲者는 陽中之濁氣也니 濁之淸者는 輕하고 濁之濁者는 重하니 無陰이면 不成雲也라 陰之淸者가 從陽凝聚則爲露요 陰之濁者가 從陽升降則爲雨라 陽爲陰鬱하야 激而成雷하니 雷卽電之聲이요 電卽雷之形이라 故로 雷之將發에 電必先之니 其所以有先後者는 形은 顯見之速이요 聲은 遠聞之遲也일새라 有有雷而無電者는 或以陽氣未盛하야 聲已達而形未露也어나 或以陰氣太重하야 而蔽火之光也라 有有電而無雷者는 或以光遠可見而聲遠不可聞也어나 或以孤陽見形하고 陰氣未及而無水之激也라 凡欲得雷之情者는 當驗以水之沃火也라 霧는 乃陰氣니 由陽逼而升이라 霧多見於蚤者는 以夜則日居地下하고 旦則水氣上達 故로 日將中則霧必收하고 又爲陽逼而降이라 凡欲得霧之情者는 當驗以釜中之氣也라 虹은 爲日影穿雨而成 故로 虹必見於雨將霽[2]하니 日東則虹西하고 日西則虹東而中必有殘雨以間之하야 其形乃見이라 無雨則無虹하고 無日이면 亦無虹하되 秋冬엔 日行南陸하야 黃道旣遠 故로 虹藏不見矣라 凡欲得虹霓之情者는 當驗水盆映日之影也라 雹은 是重陰凝寒所成이니 如岐伯이 曰 至高之地에 冬氣常在하니 所以로 高山之巓에 夏無暑熱而碧空之寒이 凝結有之라 然이나 地穴에 可以藏氷이면 則深山窮谷에 寧無蓄此하고 雲龍所帶라하니 於義亦通이라 是以로 漢文時에 雹如桃李하고 漢武時에 雹似馬頭하야 隨結隨下者는 有如是其巨哉리오 然則結者帶者는 皆理之所有也나 至若雨凝爲雪과 露結爲霜하여는 是又無待於辨者라 天道는 茫茫하야 誠非易測하니 姑紀管窺하야 以資博雅之擇云하노라

○ 帝曰 善하노이다 鬱之甚者는 治之奈何오

此以下는 詳明五鬱之治也라 天地有五運之鬱하고 人身有五藏之應하니 鬱則結聚不行하야 乃致當升不升하며 當降不降하며 當化不化하야 而鬱病作矣라 故로 或鬱於氣하고 或鬱於血하며 或鬱於表하고 或鬱於裏하며 或因鬱而生病하고 或因病而生鬱하니 鬱而太過者는 宜裁之抑之하고 鬱而不及者는 宜培之助之라 大抵諸病에 多有兼鬱하니 此所以治有不同也라

岐伯이 曰 木鬱達之하고

達은 暢達也라 凡木鬱之病은 風之屬也라 其藏은 應肝膽하고 其經은 在脇肋하고 其主는 在筋爪

있다.

1) 戛: 창, 칠(擊也) 알.

2) 霽: 비 갤 제.

하고 其傷은 在脾胃在血分이라 然이나 木喜調暢 故로 在表者는 當疏其經하고 在裏者는 當疏其藏하야 但使氣得通行을 皆謂之達이라 諸家以吐爲達者는 又安足以盡之리오

火鬱發之하고

發은 發越也라 凡火鬱之病은 爲陽爲熱之屬也라 其藏은 應心主小腸三焦하고 其主는 在脈絡하고 其傷은 在陰分이라 凡火所居에 其有結聚斂伏者는 不宜蔽遏 故로 當因其勢而解之散之升之揚之니 如開其窓과 如揭其被를 皆謂之發이니 非獨止於汗也라

土鬱奪之하고

奪은 直取之也라 凡土鬱之病은 濕滯之屬也라 其藏은 應脾胃하고 其主는 在肌肉四肢하고 其傷은 在胸腹이라 土畏壅滯니 凡滯在上者는 奪其上이니 吐之可也요 滯在中者는 奪其中이니 伐之可也요 滯在下者는 奪其下니 瀉之可也라 凡此를 皆謂之奪이니 非獨止於下也라

金鬱泄之하고

泄은 疎利也라 凡金鬱之病은 爲斂爲閉爲燥爲塞之屬也라 其藏은 應肺與大腸하고 其主는 在皮毛聲息하고 其傷은 在氣分이라 故로 或解其表하고 或破其氣하고 或通其便하니 凡在表在裏와 在上在下를 皆可謂之泄也라

水鬱折之하니

折은 調制也라 凡水鬱之病은 爲寒爲水之屬也라 水之本은 在腎하고 水之標는 在肺하며 其傷은 在陽分하고 其反剋은 在脾胃라 水性善流하니 宜防泛溢이라 凡折之之法은 如養氣로 可以化水니 治在肺也요 實土로 可以制水니 治在脾也요 壯火로 可以勝水니 治在命門也요 自强으로 可以帥水니 治在腎也요 分利로 可以泄水니 治在膀胱也라 凡此를 皆謂之折이니 豈獨抑之而已哉리오

然調其氣요

然은 如是也라 用是五法하야 以去其鬱이니 鬱去則氣自調矣라

過者는 折之以其畏也니 所謂寫之니이다

此는 承上文而言鬱之甚者가 其邪聚氣實則爲太過之病이니 過者畏寫 故로 以寫爲畏라 如至眞要大論에 曰 木位之主에 其寫以酸하고 火位之主에 其寫以甘하고 土位之主에 其寫以苦하고 金位之主에 其寫以辛하고 水位之主에 其寫以鹹之類가 是卽治以所畏也라

帝曰 假者는 何如요 岐伯이 曰 有假其氣則無禁也니 所謂主氣不足하면 客氣勝也니이다

假는 假借也라 氣有假借者는 應熱反寒하고 應寒反熱也니 則亦當假以治之라 故로 可以熱犯熱하고 以寒犯寒而無禁也라 溫涼도 亦然이니 如五常政大論에 曰 假者는 反之라하고 至眞要大論에 曰 反者反治라하니 卽無禁之義라 然이나 氣之有假者는 乃主不足而客勝之라 蓋主氣之寒熱은 有常而客氣之陰陽은 多變 故로 有非時之相加則亦當有變常之施治也라 假者反治諸義는 當考論治會通이라

帝曰 至哉라 聖人之道여 天地大化 運行之節과 臨御之紀와 陰陽之政과 寒暑之令을 非夫子면 孰能通之리오 請藏之靈蘭之室하야 署曰六元正紀라하고 非齋戒면 不敢示하야 愼傳也리이다

此는 總結六元正紀하야 以示珍重也라

類經二十七卷

張介賓類註

運氣類

六氣之化 分司天地 主歲紀歲 間氣紀步 少陰不司氣化

『素問·至眞要大論』○ 二十四

黃帝問曰 五氣交合에 盈虛更作은 余知之矣어니와 六氣分治에 司天地者는 其至何如오

至者는 言其當位也라

岐伯이 再拜하고 對曰 明乎哉라 問也시여 天地之大紀요 人神之通應也니이다

天地變化之紀와 人神運動之機는 內外雖殊나 其應則一也라

帝曰 願聞上合昭昭하고 下合冥冥은 奈何오 岐伯이 曰 此道之所生이요 工之所疑也니이다

昭昭者는 合天道之明顯이요 冥冥者는 合造化之隱微라 道之所生은 其生惟一하니 工不知要則流散無窮이라 故로 多疑也라

帝曰 願聞其道也니이다 岐伯이 曰 厥陰司天엔 其化以風이요

厥陰屬木하니 其化以風이라 凡和氣升揚하야 發生萬物이 皆風之化라

少陰司天엔 其化以熱이요

少陰屬君火하니 其化以熱이라 凡炎蒸鬱燠하야 庶類蕃茂가 皆君火之化라

太陰司天엔 其化以濕이요

太陰屬土하니 其化以濕이라 凡雲雨滋澤하야 津液充實이 皆土之化라

少陽司天엔 其化以火요

少陽屬相火하니 亦曰畏火라 凡炎暑赫烈하야 陽氣盛極이 皆相火之化라

陽明司天엔 其化以燥요

陽明屬金하니 其化以燥라 凡淸明乾肅하야 萬物堅剛이 皆金之化라

太陽司天엔 其化以寒이니

太陽屬水하니 其化以寒이라 凡陰凝慄冽하야 萬物閉藏이 皆水之化라

以所臨藏位로 命其病者也니이다

肝木位東하고 心火位南하고 脾土位中及四維하고 肺金位西하고 腎水位北하니 所臨之氣가 與藏으로 相得則和하고 不相得則病이라

帝曰 地化는 奈何오 岐伯이 曰 司天同候하니 間氣皆然이니이다

地化는 在泉之化也라 間氣는 義如下文이라 六步之位가 雖有上下左右之分이나 而氣化는 皆相類 故로 與上文司天之化로 同其候라

帝曰 間氣는 何謂오 岐伯이 曰 司左右者를 是謂間氣也니이다

六氣分主六步하니 上謂司天이요 下謂在泉이며 餘四者를 謂之間氣라 在上者는 爲司天左間과 司天右間이요 在下者는 爲在泉左間과 在泉右間이라 陰陽應象大論에 曰 天地者는 萬物之上下요 左右者는 陰陽之道路라하니라 有圖가 在圖翼二卷이라

帝曰 何以異之오 岐伯이 曰 主歲者는 紀歲요 間氣者는 紀步也니이다

主歲者紀歲는 司天이 主歲半之前하고 在泉이 主歲半之後也라 間氣者紀步는 歲有六步하니 每步가 各主六十日八十七刻半也라

○ 帝曰 善하노이다 歲主는 奈何오

此는 詳言上下左右에 氣化之有異也라

岐伯이 曰 厥陰司天에 爲風化요

木氣在天에 爲風化而飄怒搖動하고 雲物飛揚하니 如巳亥歲에 厥陰司天이 是也라

在泉에 爲酸化요

木氣在地則味爲酸化하니 如寅申歲에 厥陰在泉이 是也라

司氣에 爲蒼化요

司氣는 言五運之氣也라 木運司氣 故로 色化靑蒼하니 丁壬年이 是也라

間氣에 爲動化라

厥陰所臨之位에 風化行則群物鼓動 故로 曰動化라 如丑未歲則爲地之左間하야 主初之氣하고 子午歲則爲天之右間하야 主二之氣하고 辰戌歲則爲天之左間하야 主四之氣하고 卯酉歲則爲地之右間하야 主五之氣也라

少陰司天에 爲熱化요

君火在天에 爲熱化而爲陽光明耀하고 溫養萬物하니 如子午歲에 少陰司天이 是也라

在泉에 爲苦化요

火氣在地則味爲苦化하니 如卯酉歲에 少陰在泉이 是也라

不司氣化요

君不司運也라 夫五運六氣之有異者는 運出天干 故로 運惟五요 氣出地支 故로 氣有六이라 五者는 五行이 各一也요 六者는 火分君相也라 故로 在六氣엔 則有君火相火所主之不同이나 而五運則火居其一耳라 於六者에 而缺其一則惟君火가 獨不司五運之氣化라 正以君火者는 太陽之火也라 爲陽氣之本이요 爲萬化之原이니 無氣不司 故로 不司氣化也라 ○ 按新校正及諸家之注此者컨대 皆曰 君火以名이요 相火以位니 正以明君火不主運也라하니 其說殊謬로다 夫天元紀大論에 原曰君火以明이요 非曰以名也어늘 奈何將明字改作名字오 牽强爲解니 大失經旨라 蓋不改면 全不相干하야 義殊不通하니 必欲引以注此則不得不改明爲名이니 尤屬誖[1]亂矣라 愚有詳注하야 在本類前第三章의 君火以明之下하니 所當考正[2]이라

居氣에 爲灼化라

居는 所在也요 灼은 光明也라 不曰間氣而曰居氣者는 君之所居가 無往不尊 故로 不敢言間也라 如寅申歲에 居在泉之左하야 主初之氣하고 丑未歲에 居司天之右하야 主二之氣하고 巳亥歲에 居司天之左하야 主四之氣하고 辰戌歲에 居在天之右하야 主五之氣也라

太陰司天에 爲濕化요

土氣在天에 爲濕化而爲埃鬱曚昧하고 雲雨潤濕하니 如丑未歲에 太陰司天이 是也라

在泉에 爲甘化요

土氣在地則味爲甘化하니 如辰戌歲에 太陰在泉이 是也라

---

1) 誖: 어그러질(乖也), 어지러울(亂), 거스를(逆也) 패.
2) 考正: 그릇된 점을 생각해서 바르게 고침.

司氣에 爲黅化요

土運司氣則色化黅黃하니 甲己年이 是也라

間氣에 爲柔化라

太陰所臨之位에 濕化行則庶物柔耎也라 如卯酉歲則爲地之左間하야 主初之氣하고 寅申歲則爲天之右間하야 主二之氣하고 子午歲則爲天之左間하야 主四之氣하고 巳亥歲則爲地之右間하야 主五之氣也라

少陽司天에 爲火化요

相火在天에 爲火化而爲炎光赫烈하고 燔灼焦然하니 如寅申歲에 少陽司天이 是也라

在泉에 爲苦化요

火氣在地則味爲苦化하니 如巳亥歲에 少陽在泉이 是也라

司氣에 爲丹化요

火運司氣則色化丹赤하니 戊癸年是也

間氣에 爲明化라

少陽所臨之位에 火化行則庶物明燦也라 如辰戌歲則爲地之左間하야 主初之氣하고 卯酉歲則爲天之右間하야 主二之氣하고 丑未歲則爲天之左間하야 主四之氣하고 子午歲則爲地之右間하야 主五之氣也라

陽明司天에 爲燥化요

金氣在天에 爲燥化而爲淸凉勁切하고 霧露蕭飋[1]하니 如卯酉歲에 陽明司天이 是也라

在泉에 爲辛化요

金氣在地則味爲辛化하니 如子午歲에 陽明在泉이 是也라

司氣에 爲素化요

金運司氣則色化素白하니 乙庚年이 是也라

間氣에 爲淸化라

陽明所臨之位에 燥化行則淸凉至也라 如巳亥歲則爲地之左間하야 主初之氣하고 辰戌歲則爲天

---

1) 蕭飋(소슬, 소실): 쓸쓸한 가을바람.

之右間하야 主二之氣하고 寅申歲則爲天之左間하야 主四之氣하고 丑未歲則爲地之右間하야 主五之氣也라

太陽司天에 爲寒化요

水氣在天에 爲寒化而爲嚴肅慄洌하고 陰慘堅凝하니 如辰戌歲에 太陽司天이 是也라

在泉에 爲鹹化요

水氣在地則味爲鹹化하니 如丑未歲에 太陽在泉이 是也라

司氣에 爲玄化요

水運司氣則色化玄黑하니 丙辛年이 是也라

間氣에 爲藏化라

太陽所臨之位에 寒化行則萬物閉藏也라 如子午歲則爲地之左間하야 主初之氣하고 巳亥歲則爲天之右間하야 主二之氣하고 卯酉歲則爲天之左間하야 主四之氣하고 寅申歲則爲地之右間하야 主五之氣也라

故로 治病者는 必明六化分治와 五味五色所生과 五藏所宜라야 乃可以言盈虛病生[1]之緖也니이다

凡治病者는 必求其本이니 六化가 是也요 必察其形이니 五色이 是也요 必分其主治니 五味가 是也요 必辨其宜否니 五藏이 是也라 明此數者而後에야 知孰爲氣之盛이요 孰爲氣之衰니 乃可以言盈虛病生之端緖而治之無失矣라

○ 帝曰 厥陰在泉而酸化先은 余知之矣어니와 風化之行也는 何如오

此는 問厥陰在泉에 旣爲酸化어늘 而上文之言에 地化者를 曰司天同候라하니 則厥陰在泉에도 亦曰風化라 然則酸之與風은 其辨爲何如也오하니라

岐伯이 曰 風行於地 所謂本也니 餘氣同法이라

有風化而後에 有酸化하니 是風爲酸化之本이라 其他餘氣는 皆同此義 故로 有熱化火化而後에 有苦하고 有濕化而後에 有甘하고 有燥化而後에 有辛하고 有寒化而後에 有鹹하니 凡六氣之行乎地者가 卽化生五味之本也라 天元紀大論에 曰 所謂本也니 是謂六元이라하니 與此本字로 義同이라

---

1) 盈虛病生: 盈虛는 氣化의 太過와 不及을, 病生은 疾病發生을 뜻함.

本乎天者는 天之氣也요 本乎地者는 地之氣也니

六氣之在天이 卽爲天之氣요 六氣之在地가 卽爲地之氣니 上下之位는 不同이로되 而氣化之本則一이라

天地合氣하야 六節分而萬物化生矣라

天氣下降하고 地氣上升하야 會於氣交를 是謂合氣니 由是로 六節氣分하야 而萬物化生이 無窮矣라

故로 曰 謹候氣宜하야 無失病機라하니 此之謂也니이다

本於天地者는 是爲氣宜요 應於人身者는 是爲病機라

○ 帝曰 其主病은 何如오

此는 言藥物之主病者라

岐伯이 曰 司歲備物則無遺主矣니이다

天地之氣가 每歲에 各有所司하니 因司氣以備藥物則主病者無遺矣라 如厥陰司歲則備酸物하고 少陰少陽司歲則備苦物하고 太陰司歲則備甘物하고 陽明司歲則備辛物하고 太陽司歲則備鹹物을 所謂歲物也니 歲物備則五味之用全矣라

帝曰 先歲[1]物은 何也오 岐伯이 曰 天地之專精也일새니이다

歲物者는 得天地精專之化하야 氣全力厚 故로 備所當先也라 此는 與六元正紀大論의 食歲穀以全其眞者로 同義라

帝曰 司氣者는 何如오 岐伯이 曰 司氣者는 主歲同이나 然이나 有餘不足也니이다

司氣는 卽上文五運之司氣也요 主歲는 卽上文司天在泉之主歲也라 運之與氣는 所主皆同이나 但五太之運爲有餘요 五少之運爲不及而物性之稟에 有厚薄矣라

帝曰 非司歲物은 何謂也오 岐伯이 曰 散也니

非司歲物은 謂非主歲之物也라 散者는 謂六氣之序가 不司天地則司四間이라 故로 物生之應도 亦當隨氣하야 散見於四方而各有所稟也라

故로 質同而異等也라

---

1) 先勢: 『新校正』에 "詳컨대 先歲는 疑作司歲라"고 하였다.

惟天地之氣變不常 故로 物生之體質이 雖同이나 而性用之厚薄則異라

氣味有薄厚하며 性用有躁靜하며 治保[1]有多少하며 力化[2]有淺深이라하니 此之謂也니이다

此는 卽質同異等之謂니 蓋司氣者는 與不司氣者로 其有不同이 如此라

○ 帝曰 歲主[3]藏害는 何謂오 岐伯이 曰 以所不勝으로 命之則其要也니이다

此는 言天有歲氣하고 人有藏氣로되 而歲主有害於五藏者는 在所不勝者也라 如木氣淫則脾不勝하고 火氣淫則肺不勝하고 土氣淫則腎不勝하고 金氣淫則肝不勝하고 水氣淫則心不勝하니 是皆藏害之要라

帝曰 治之는 奈何오 岐伯이 曰 上淫於下하면 所勝을 平之하고 外淫於內하면 所勝을 治之니이다

淫은 太過爲害也라 上淫於下는 謂天以六氣로 而下病六經也요 外淫於內는 謂地以五味로 而內傷五官也라 淫邪爲害면 當各以所勝者로 平治之也라

帝曰 善하노이다 平氣는 何如오

此는 問歲氣和平이어늘 而亦有病者는 又當何如治之也오하니라

岐伯이 曰 謹察陰陽所在而調之하야 以平爲期니 正者는 正治하고 反者는 反治니이다

陰陽者는 脈有陰陽하며 證有陰陽하며 氣味有陰陽하며 經絡藏象有陰陽하니 不知陰陽所在면 則以反爲正하고 以逆爲從이라 故로 宜謹察而調之하야 以平爲期니 無令過也라 若陽經陽證而得陽脈하고 陰經陰證而得陰脈하면 是爲正病이라 正者正治는 謂當以寒治熱하고 以熱治寒이니 治之正也라 若陽經陽證而得陰脈하고 陰經陰證而得陽脈하면 是爲反病이라 反者反治는 謂當以熱治熱하고 以寒治寒이니 治之反也라 此下에 接言南政北政陰之所在하니 見本類前五라

天地淫勝病治

『素問·至眞要大論』○ 二十五

帝曰 天地之氣 內淫而病은 何如오

---

1) 治保: 治病保養의 뜻임.
2) 力化: 藥物에서 化生되는 效力을 말함.
3) 歲主: 當年의 主歲之氣를 말함.

淫은 邪勝也니 不務其德을 是謂之淫이라 內淫者는 自外而入하야 氣淫於內니 言在泉之變病也라

岐伯이 曰 歲厥陰在泉하야 風淫所勝則地氣不明하야 平野昧하며 草乃蚤秀하니

厥陰在泉은 寅申歲也라 風淫於地則木勝土하고 風勝濕하야 塵埃飛揚 故로 地氣不明하야 平野昏昧하고 木氣有餘 故로 草乃蚤秀라

民病이 洒洒振寒하며 善呻數欠하며 心痛支滿하며 兩脇裏急하며 飮食不下하며 鬲咽不通하야 食則嘔하며 腹脹善噫라가 得後與氣則快然如衰하며 身體皆重이라

按經脈篇에 自洒洒振寒으로 至數欠은 爲陽明胃病이요 自食則嘔로 至身體皆重은 爲太陰脾病이라 且厥陰肝脈이 貫膈하야 布脇肋 故로 又爲心痛支滿等證이니 皆木邪淫勝하야 脾胃受傷之爲病이라

○ 歲少陰在泉하야 熱淫所勝則焰浮川澤하야 陰處反明하고 蟄蟲不藏하니

少陰在泉은 卯酉歲也라 君火가 淫勝於下 故로 焰浮川澤하야 陰處反明하고 蟄蟲不藏이라

民病이 腹中常鳴하며 氣上衝胸하며 喘不能久立하며 寒熱하며 皮膚痛하며 目瞑하며 齒痛䪼腫하며 惡寒發熱如瘧하며 少腹中痛하며 腹大라

腹中常鳴者는 火氣奔動也요 氣上衝胸者는 火性炎上也요 喘不能久立과 寒熱과 皮膚痛者는 火邪乘肺也요 目瞑者는 熱甚陰虛하야 畏陽光也요 齒動䪼腫은 熱乘陽明經也요 惡寒發熱如瘧은 金水受傷하야 陰陽爭勝也라 熱在下焦 故로 少腹中痛이요 熱在中焦 故로 腹大라 ○ 䪼은 音拙이라

○ 歲太陰在泉하야 草乃蚤榮하고 濕淫所勝則埃昏巖谷하며 黃反見黑하니 至陰之交니

太陰在泉은 辰戌歲也라 土爲草木之所資生 故로 草乃蚤榮이라 巖谷者는 土厚之處 故로 埃昏巖谷이라 黃은 土色이요 黑은 水色이니 土勝濕淫 故로 黃反見黑이라 五常政大論에 曰 太陰司天엔 濕氣下臨하고 腎氣上從하야 黑起水變이라하니 卽土臨水應之義라 至陰之交는 當三氣四氣之間이니 土之令也라

民病이 飮積心痛하며 耳聾하며 渾渾焞焞하며 嗌腫喉痺하며 陰病血見하며 少腹痛腫하며 不得小便하며 病衝頭痛하야 目似脫하며 項似拔하며 腰似折하며 髀不可以曲하며 膕如結하며 腨如別이라

飮積心痛은 寒濕이 乘心也라 自耳聾으로 至喉痹는 按經脈篇에 爲三焦經病이요 自陰病으로 至不得小便은 以邪濕下流하야 爲陰虛腎病이요 自衝頭痛으로 至腨如別은 按經脈篇에 爲膀胱經病이라 此는 以土邪淫勝하야 克水로되 而腎合三焦膀胱이 俱爲水藏 故로 病及焉이라 ○ 焞은 呑屯二音이요 嗌은 音益이요 膕은 音國이요 腨은 音篆이라

○ 歲少陽在泉하야 火淫所勝則焰明郊野하며 寒熱更至하니

少陽在泉은 巳亥歲也라 相火가 淫勝於下 故로 焰明郊野요 熱極生寒 故로 寒熱更至라

民病이 注泄赤白하며 少腹痛하며 溺赤하고 甚則血便하니 少陰同候라

熱傷血分則注赤이요 熱傷氣分則注白이라 熱在下焦 故로 少腹痛溺赤血便이라 其餘諸病은 皆與前少陰在泉으로 同候라

○ 歲陽明在泉하야 燥淫所勝則霿霧淸瞑하니

陽明在泉은 子午歲也라 金氣가 淫勝於下 故로 霿暗如霧하고 淸冷晦瞑也라

民病이 喜嘔하되 嘔有苦하며 善太息하며 心脇痛하야 不能反側하고 甚則嗌乾面塵하며 身無膏澤하며 足外反熱이라

按經脈篇에 以口苦善太息과 心脇痛不能轉側과 甚則面微有塵과 體無膏澤과 足外反熱은 爲足少陽膽經病이요 嗌乾面塵은 爲厥陰肝經病이라 此는 以金邪淫勝 故로 肝膽受傷하야 而爲病如此라

○ 歲太陽在泉하야 寒淫所勝則凝肅慘慄하니

太陽在泉은 丑未歲也라 水氣가 淫勝於下 故로 凝肅慘慄이라

民病이 少腹控睾하며 引腰脊하며 上衝心痛하며 血見하며 嗌痛頷腫이라

寒淫於下하야 自傷其類則膀胱與腎이 受之라 膀胱居腹 故로 少腹痛이요 腎主陰丸 故로 控睾요 太陽之脈이 挾脊하야 抵腰中 故로 引腰脊이요 腎脈이 絡心 故로 上衝心痛이요 心主血屬而寒逼之라 故로 血見이라 按經脈篇에 以嗌痛頷腫은 爲少陽經病이니 亦水邪侮火而然이라 ○ 睾는 音高요 頷은 何敢切이라

○ 帝曰 善하노이다 治之는 奈何오

此下는 言在泉淫勝之治라

岐伯이 曰 諸氣在泉에 風淫於內하면 治以辛凉하고 佐以苦甘하며 以甘緩之하

고 以辛散之라

風爲木氣니 金能勝之라 故로 治以辛涼이라 過於辛이면 恐反傷其氣 故로 佐以苦甘하니 苦勝辛하고 甘益氣也일새라 木性急 故로 以甘緩之하고 風邪勝 故로 以辛散之라 藏氣法時論에 曰 肝苦急하니 急食甘以緩之하고 肝欲散하니 急食辛以散之라하니 此之謂也라

熱淫於內하면 治以鹹寒하고 佐以甘苦하며 以酸收之하고 以苦發之라

熱爲火氣니 水能勝之라 故로 宜治以鹹寒이라 佐以甘苦는 甘勝鹹하니 所以防鹹之過也요 苦能泄하니 所以去熱之實也라 熱盛於經而不斂者는 以酸收之하고 熱鬱於內而不解者는 以苦發之라

濕淫於內하면 治以苦熱하고 佐以酸淡하며 以苦燥之하고 以淡泄之라

濕爲土氣니 燥能除之라 故로 治以苦熱이라 酸從木化하니 制土者也라 故로 佐以酸淡이라 以苦燥之者는 苦從火化也일새요 以淡泄之者는 淡能利竅也일새라 藏氣法時論에 曰 脾苦濕하니 急食苦以燥之라하니 卽此之謂라

火淫於內하면 治以鹹冷하고 佐以苦辛하며 以酸收之하고 以苦發之라

相火는 畏火也라 故로 宜治以鹹冷이라 苦能泄火하고 辛能散火 故로 用以爲佐라 以酸收之와 以苦發之는 義與上文熱淫으로 治同이라

燥淫於內하면 治以苦溫하고 佐以甘辛하며 以苦下之라

燥爲金氣니 火能勝之요 治以苦溫은 苦從火化也일새라 佐以甘辛은 木受金傷이니 以甘緩之하고 金之正味니 以辛寫之也라 燥結不通則邪實於內 故로 當以苦下之라 按下文燥淫所勝에 佐以酸辛이 與此甘辛으로 稍異하고 又如六元正紀大論의 子午年陽明在泉에도 亦云下酸溫이라하야 皆與此로 不同이라 考之藏氣法時論컨대 曰 肺苦氣上逆하니 急食苦以泄之하고 用酸補之하고 辛寫之라하니 正此之辨이라

寒淫於內하면 治以甘熱하고 佐以苦辛하며 以鹹寫之하고 以辛潤之하고 以苦堅之니이다

寒爲水氣니 土能勝水하고 熱能勝寒 故로 治以甘熱이니 甘從土化하고 熱從火化也일새라 佐以苦辛等義는 如藏氣法時論에 曰 腎苦燥하니 急食辛以潤之하고 腎欲堅하니 急食苦以堅之하며 用苦補之하고 鹹寫之也라하니라

○ 帝曰 善하노이다 天氣之變은 何如오

此下는 言司天淫勝之變病이라

岐伯이 曰 厥陰司天에 風淫所勝則太虛埃昏하며 雲物以擾하며 寒生春氣하야 流水不冰하며 蟄蟲不出하야

巳亥歲也라 風淫於上 故로 太虛埃昏하며 雲物擾亂이라 風木主溫 故로 寒生春氣而流水不冰이라 然이나 風勝則金令承之하야 清肅氣行 故로 蟄蟲不出也라

民病이 胃脘當心而痛하며 上支兩脇鬲咽不通하야 飮食不下하며 舌本强하며 食則嘔하며 冷泄腹脹溏泄하며 瘕水閉하니 病本於脾요

胃脘當心而痛等證은 病皆在脾라 按經脈篇에 以舌本强과 食則嘔와 胃脘痛과 腹脹食不下와 溏泄瘕水閉는 爲足太陰脾病라 此는 以木邪乘土 故로 諸病이 皆本於脾也라

衝陽絶하면 死不治라

衝陽은 足陽明胃脈也니 在足跗上動脈應手라 土不勝木則脾胃氣竭하야 而衝陽絶 故로 死不治라

○ 少陰司天에 熱淫所勝이면 怫熱至하야 火行其政하고 大雨且至하야

子午歲也라 熱淫於上 故로 火行其政이라 君火之下에 陰精承之라 故로 大雨且至라 ○ 怫은 音佛이니 鬱也라

民病이 胸中煩熱하며 嗌乾하며 右胠滿하며 皮膚痛하며 寒熱欬喘하며 唾血血泄하며 鼽衄嚔嘔하며 溺色變하고 甚則瘡瘍胕腫하며 肩背臂臑及缺盆中痛하며 心痛肺䐜하며 腹大滿하며 膨膨而喘欬하니 病本於肺요

胸中煩熱嗌乾等證은 皆君火上炎하야 肺金受傷也라 金氣主右 故로 右胠滿이라 按經脈篇에 以溺色變과 肩背臂臑及缺盆中痛과 肺脹滿膨膨而喘欬는 爲手太陰肺病이요 鼽衄肩前臑痛은 爲手陽明大腸病이라 蓋肺與大腸은 爲表裏니 金被火傷 故로 諸病이 皆本於肺也라 ○ 膨은 音彭이라

尺澤絶하면 死不治라

尺澤은 手太陰肺脈也니 在肘內廉大文中하야 動脈應手라 金不勝火則肺氣竭하야 而尺澤絶 故로 死不治라

○ 太陰司天에 濕淫所勝則沈陰旦布하며 雨變枯槁하야

丑未歲也 濕淫於上 故沈陰旦布 沈 深也 沈陰雨變 則浸漬爲傷 故物多枯槁

胕腫骨痛陰痺하니 陰痺者는 按之不得이요 腰脊頭項痛하며 時眩하며 大便難

하며 **陰氣不用**하며 **饑不欲食**하며 **欬唾則有血**하며 **心如懸**하니 **病本於腎**이요

胕腫骨痛等證은 皆腎經病也라 按經脈篇에 以腰脊頭項痛은 爲足太陽膀胱病이요 以饑不欲食과 欬唾則有血과 心如懸은 爲足少陰腎病이라 此는 以腎與膀胱이 爲表裏니 水爲土克이라 故로 諸病이 皆本於腎也라 ○ 五邪篇陰痹가 與此로 略同하니 詳鍼刺類二十五라

太溪絶하면 **死不治**라

太谿는 足少陰腎脈也니 在足內踝後跟骨上하야 動脈應手라 水不勝土則腎氣竭하야 而太谿絶 故死不治

○ **少陽司天**에 **火淫所勝則溫氣流行**하야 **金政不平**하야

寅申歲也라 相火가 淫勝於上則金受其制라 故로 溫氣流行하야 金政不平이라

民病이 **頭痛發熱惡寒而瘧**하며 **熱上皮膚痛**하야 **色變黃赤**하고 **傳而爲水**하야 **身面胕腫**하며 **腹滿仰息**하며 **泄注赤白**하며 **瘡瘍**하며 **欬唾血**하며 **煩心胸中熱**하고 **甚則鼽衄**하니 **病本於肺**요

相火用事에 金氣受邪하고 客熱內燔에 水不能制 故로 爲此諸病이니 皆本於肺也라

天府絶하면 **死不治**라

天府는 手太陰肺脈也니 在臂臑內廉腋下三寸하야 動脈應手라 金不勝火則肺氣竭하야 而天府絶이라 故로 死不治라

○ **陽明司天**에 **燥淫所勝則木乃晩榮**하고 **草乃晩生**하며 **筋骨內變**하며 **大涼革候**하며 **名木斂**하야 **生**[1]**菀於下**하며 **草焦上首**하며 **蟄蟲來見**하야

卯酉歲也라 燥金이 淫勝於上則木受其克이라 故로 草木生榮이 俱晩이요 其在於人則肝血受傷하야 不能營養筋骨 故로 生內變이라 且金氣大涼하면 能革發生之候 故로 草木之應이 如此라 然이나 陽明金氣가 在上則少陰火氣在下라 故로 蟄蟲來見也라 ○ 大凉革候以下四句는 舊在下文感而瘧之後나 今改移於此라

民病이 **左胠脇痛**하며 **寒淸於中**하야 **感而瘧欬**하며 **腹中鳴**하며 **注泄鶩溏**하며 **心脇暴痛**하야 **不可反側**하며 **嗌乾面塵**하며 **腰痛**하며 **丈夫㿗疝**하고 **婦人少腹痛**하며 **目昧眥瘍**하며 **瘡痤癰**하니 **病本於肝**이요

左胠脇痛等證은 皆肝經病이니 肝木主左也일새라 按經脈篇에 以心脇痛不能轉側과 面微有塵은

---

1) 生: 名木의 發生을 말함.

爲足少陽膽病이요 腰痛不可俛仰과 丈夫㿗疝과 婦人少腹痛과 嗌乾面塵과 飧泄은 爲足厥陰肝病이라 此는 以肝與膽이 爲表裏니 木被金傷 故로 諸病이 皆本於肝也라 ○ 鶩은 木務二音이요 㿗는 音頹요 痤는 才何切이라

太衝絶하면 死不治라

太衝은 足厥陰肝脈也니 在足大指本節後二寸하야 動脈應手라 木不勝金則肝氣竭하야 而太衝絶 故로 死不治라

○ 太陽司天에 寒淫所勝則寒氣反至하야 水且冰하고 運火炎烈하야 雨暴乃雹하야

辰戌歲也라 寒淫於上 故로 寒反至하야 水且冰이라 若乘火運而火氣炎烈則水火相激이라 故로 雨暴乃雹이라 ○ 此下二節은 舊文에 似有顚倒하니 今稍爲移正之라

民病이 血變於中하야 發爲癰瘍하고 厥心痛하며 嘔血血泄하며 鼽衄善悲하며 時眩仆하며 胸腹滿하며 手熱肘攣掖腫하며 心澹澹大動하며 胸脇胃脘不安하며 面赤目黃하며 善噫嗌乾하고 甚則色炱하며 渴而欲飮하니 病本於心이요

寒水勝則邪乘心 故로 爲血變於中하야 發爲癰瘍等證이라 按經脈篇에 以手心熱과 臂肘攣急腋腫과 胸脇支滿과 心中澹澹大動과 面赤目黃은 爲手厥陰心包絡病이라 蓋火受寒傷 故로 諸病이 皆本於心也라 ○ 澹은 淡同이요 炱는 音臺니 焦黑色也라

神門絶하면 死不治라

神門은 手少陰心脈也니 在手掌後銳骨之端하야 動脈應手라 火不勝水則心氣竭하야 而神門絶이라 故로 死不治라

所謂動氣로 知其藏也니이다

動氣者는 氣至에 脈動也니 察動脈之有無則藏氣之存亡을 可知矣라 此는 總結六氣之變病也라

○ 帝曰 善하노이다 治之는 奈何오

此下는 言司天淫勝之治라

岐伯이 曰 司天之氣 風淫所勝이면 平以辛涼하고 佐以甘苦하며 以甘緩之하고 以酸寫之라

風淫於上에 平以辛涼하고 佐以苦甘하며 以甘緩之는 俱與上文在泉으로 治同이요 以酸寫之者는 木之正味에 其寫以酸也라 義見後하니라

熱淫所勝이면 **平以鹹寒**하고 **佐以苦甘**하며 **以酸收之**라

此는 與上文在泉으로 治同이라 但缺以苦發之一句로되 而下文火淫所勝에 復言之하니 則義與此節로 同也라

濕淫所勝이면 **平以苦熱**하고 **佐以酸辛**하며 **以苦燥之**하고 **以淡泄之**요

諸與上文在泉으로 治同이나 惟佐以酸辛이 與彼酸淡으로 少異라 蓋辛勝酸하니 所以防酸之過也라 故로 當用以爲佐라

濕上甚而熱이어든 **治以苦溫**하고 **佐以甘辛**하야 **以汗爲故而止**라

濕上甚而熱者는 濕鬱於上而成熱也라 治以苦溫은 欲其燥也요 佐以甘辛은 欲其散也라 以燥以散則濕熱之在上者는 以汗之故而止矣라

火淫所勝이면 **平以鹹冷**하고 **佐以甘苦**하며 **以酸收之**하고 **以苦發之**하고 **以酸復之**니 **熱淫同**이라

此는 與在泉熱淫으로 治同이라 蓋水能勝火 故로 平以鹹冷이요 苦能寫火之實하고 甘能緩火之急 故로 佐以苦甘이라 火盛而散越者는 以酸收之하고 火鬱而伏留者는 以苦發之라 然이나 以發去火하면 未免傷氣 故로 又當以酸復之니 而火熱二氣는 同治也라

燥淫所勝이면 **平以苦濕**하고 **佐以酸辛**하며 **以苦下之**라

此는 與上文燥淫於內로 治同이라 但彼云佐以甘辛이라하고 此云酸辛이라하야 爲異하니 詳注見前燥淫條下라 苦濕은 誤也니 當作苦溫이라

寒淫所勝이면 **平以辛熱**하고 **佐以苦甘**하며 **以鹹寫之**라

辛熱은 足以散寒하고 苦甘은 可以勝水라 以鹹寫之는 水之正味니 其寫以鹹也라 此는 與在泉으로 治同이로되 而文有顚倒하니 詳見前寒淫於內條下라

邪氣反勝之治

『素問·至眞要大論』○ 二十六

帝曰 邪氣反勝하면 **治之奈何**오

反勝者는 以天地氣有不足則間氣가 乘虛爲邪하야 而反勝之也라

岐伯이 **曰 風司於地**에 **淸反勝之**하면 **治以酸溫**하고 **佐以苦甘**하며 **以辛平之**라

凡寅申歲에 厥陰風木在泉이나 而或氣有不及則金之淸氣가 反勝之라 故로 當治以酸溫하니 酸求木之同氣하고 溫以制淸也라 佐以苦甘은 苦以溫金하고 甘以緩肝之急也라 以辛平之는 木之正味에 其補以辛이요 金之正味에 其寫以辛也라

熱司於地에 寒反勝之하면 治以甘熱하고 佐以苦辛하며 以鹹平之라

凡卯酉歲에 少陰君火在泉이나 而或氣有不及則水之寒氣가 反勝之라 故로 當治以甘熱하니 甘能勝水하고 熱能制寒也일새라 佐以苦辛은 寒得苦而溫하고 得辛而散也일새라 以鹹平之는 火之正味에 其補以鹹이요 水之正味에 其寫以鹹也라

濕司於地에 熱反勝之하면 治以苦冷하고 佐以鹹甘하며 以苦平之라

凡辰戌歲에 太陰濕土在泉이나 而或氣有不及則火之熱氣가 反勝之라 故로 當治以苦冷하니 抑火邪也일새라 佐以鹹甘은 鹹寒制熱하고 甘溫補土也일새라 以苦平之는 卽苦冷之義라

火司於地에 寒反勝之하면 治以甘熱하고 佐以苦辛하며 以鹹平之라

凡巳亥歲에 少陽相火在泉이나 而氣有不及하면 與上文熱司於地者로 同其治라

燥司於地에 熱反勝之하면 治以平寒하고 佐以苦甘하며 以酸平之하고 以和爲利라

凡子午歲에 陽明燥金在泉이나 而氣有不及則熱反勝之라 治以平寒은 以金司於地에 氣本肅殺하니 若用大寒하면 必助其慘 故로 但宜平寒하야 抑其熱耳라 佐以苦甘은 所以寫火也라 以酸平之는 金之正味에 其補以酸也요 以和爲利는 戒過用也니 卽平寒之意라

寒司於地에 熱反勝之하면 治以鹹冷하고 佐以甘辛하며 以苦平之니이다

凡丑未歲에 太陽寒水在泉이나 而氣有不及則熱反勝之라 故로 治以鹹冷하니 抑火邪也일새라 佐以甘辛은 甘寫火而辛能散也일새요 以苦平之는 水之正味에 其補以苦也라 ○ 王氏曰 此六氣方治는 與前淫勝法으로 殊貫하니 其云治者는 寫客邪之勝氣也요 云佐者는 皆所利所宜也요 云平者는 補己弱之正氣也라하니라

○ 帝曰 其司天에 邪勝하면 何如오

言司天反勝也라

岐伯이 曰 風化於天에 淸反勝之하면 治以酸溫하고 佐以甘苦라

巳亥歲也라 治與上文風司於地로 大同이라

熱化於天에 寒反勝之하면 治以甘溫하고 佐以苦酸辛이라

子午歲也라 治與上文熱司於地로 稍同이나 但少一鹹味하고 多一酸味라 蓋火爲水勝則心苦緩故로 宜食酸以收之라

濕化於天에 熱反勝之하면 治以苦寒하고 佐以苦酸이라

丑未歲也라 苦寒은 所以袪熱하고 苦酸은 所以歛熱이라 ○ 按此與上文濕司於地컨대 皆當言風反勝之어늘 而俱言熱者는 蓋風火가 本屬同氣하야 均能勝濕故也라 然이나 佐以苦酸은 則木之正味에 其寫以酸이니 此雖治熱이나 而亦兼乎風矣라

火化於天에 寒反勝之하면 治以甘熱하고 佐以苦辛이라

寅申歲也라 治與上文熱司於地로 大同이라

燥化於天에 熱反勝之하면 治以辛寒하고 佐以苦甘이라

卯酉歲也라 辛寒은 所以散熱하고 苦甘은 所以寫火라

寒化於天에 熱反勝之하면 治以鹹冷하고 佐以苦辛이라

辰戌歲也라 治與上文寒司於地로 大同이라

六氣相勝病治

『素問·至眞要大論』 ○ 二十七

帝曰 六氣相勝은 奈何오

相勝者는 六氣互有强弱하야 而乘虛相勝也라

岐伯이 曰 厥陰之勝엔 耳鳴頭眩하며 憒憒欲吐하며 胃鬲如寒하며 大風數擧하며 倮蟲不滋하며 胠脇氣幷하며 化而爲熱하야 小便黃赤하며 胃脘當心而痛하며 上支兩脇하며 腸鳴飧泄하며 少腹痛하며 注下赤白하고 甚則嘔吐하며 鬲咽不通이라

厥陰之勝은 風邪盛也라 耳鳴頭眩은 肝脈이 會於頂巓而風主動也일새라 憒憒欲吐 胃鬲如寒은 以木邪傷胃하야 胃虛生於寒也라 倮蟲不滋는 土氣衰也요 胠脇氣幷은 肝邪聚也요 化熱而小便黃赤은 邪侵小腸也라 其在上則胃脘當心而痛하며 上支兩脇하며 爲嘔吐하며 爲鬲咽不通하고 在下則飧泄少腹痛하며 注下赤白하니 皆肝經脈氣所及而木邪乘於腸胃也라 ○ 憒는 音貴니 心亂也요 胠는 音區라

少陰之勝엔 心下熱하며 善饑하며 齊下反痛하며 氣遊三焦하며 炎暑至하며 木乃

津[1]하야 **草乃萎**하며 **嘔逆躁煩**하며 **腹滿痛**하며 **溏泄**하며 **傳爲赤沃**이라

少陰之勝은 君火甚也라 少陰之脈이 起心中하야 出屬心系 故로 心下熱而善饑요 少陰之脈이 絡小腸而熱乘之라 故로 齊下反痛이라 心火盛則熱及心包絡하고 包絡之脈이 歷絡三焦 故로 氣遊三焦라 其在天則炎暑至하고 在物則木乃津하야 草乃萎라 火在上焦則嘔逆躁煩하고 在中焦則腹滿痛하고 在下焦則溏泄하야 傳爲赤沃이라 赤沃者는 利血尿赤也라 ○ 齊는 臍同이라

太陰之勝엔 **火氣內鬱**하야 **瘡瘍於中**하고 **流散於外**하며 **病在胠脇**하고 **甚則心痛**하며 **熱格**하야 **頭痛喉痹項强**하고 **獨勝則濕氣內鬱**하고 **寒迫下焦**하야 **痛留頂**하야 **互引眉間**하며 **胃滿**하며 **雨數至**하고 **燥**(當作濕이라)**化乃見**하야 **少腹滿**하며 **腰脽重强**하고 **內不便**하야 **善注泄**하며 **足下溫**하며 **頭重**하며 **足脛胕腫**하며 **飮發於中**하야 **胕腫於上**이라

太陰之勝은 濕邪盛也라 寒濕外甚則心火內鬱 故로 瘡瘍이 先發於中而後에 流散於外라 心脈이 起心中하야 出腋下 故로 病在胠脇하고 甚則心痛이라 熱格於上 則爲頭痛喉痹項强하고 若無熱而濕獨勝則濕氣內鬱하고 寒迫下焦 故로 痛留巓頂하야 互引眉間이라 胃屬土하니 不能制濕則爲脹滿이라 其在天則雨數至하고 在物則濕化見하야 濕下流則少腹滿하며 腰脽重强하고 內濕不便則淸濁不分 故로 善注泄이라 濕鬱於下則熱生 故로 足溫하고 濕滯於上 故로 頭重하고 脾胃不能勝濕則足脛胕腫 故로 飮發於中하야 浮腫於上也라

少陽之勝엔 **熱客於胃**하야 **煩心心痛**하며 **目赤欲嘔**하며 **嘔酸善饑**하며 **耳痛溺赤**하고 **善驚譫妄**하며 **暴熱消爍**하고 **草萎水涸**하고 **介蟲乃屈**하고 **少腹痛**하고 **下沃赤白**이라

少陽之勝은 相火盛也라 熱客於胃하야 而上行則爲煩心心痛目赤欲嘔嘔酸善饑耳痛等病이요 下行則爲溺赤이라 火盛則傷陰 故로 善驚譫妄하며 暴熱消爍하고 熱極則害物 故로 草萎水涸하고 介蟲屬金 故로 遇火而屈하고 熱陷下焦 故로 少腹爲痛이라 下沃赤白者는 熱在血分則赤이요 氣分則白이니 大便曰利요 小便曰濁也라

陽明之勝엔 **淸發於中**하며 **左胠脇痛**하며 **溏泄**하며 **內爲嗌塞**하며 **外發㿗疝**하며 **大凉肅殺**하며 **華英改容**하며 **毛蟲乃殃**하며 **胸中不便**하며 **嗌塞而欬**라

陽明之勝은 金邪盛也라 金氣寒肅 故로 淸發於中이요 木受其制 故로 左胠脇痛이라 淸氣在下則爲溏泄이요 在上則爲嗌塞이요 在少腹則爲㿗疝이요 在天則大凉肅殺이요 在物則華英改容이라 毛蟲은 木蟲也라 故로 受其殃이라 胸中은 肺所居也니 燥勝則肺氣斂하야 而失其治節 故로

---

1) 木乃津: 樹木의 津液이 밖으로 흘러나옴.

有不便而嗌塞爲欬也라

太陽之勝엔 凝慄且至하며 非時水冰하며 羽乃後化하며 痔瘧發하며 寒厥入胃則內生心痛하며 陰中乃瘍하고 隱曲不利하야 互引陰股하며 筋肉拘苛하며 血脈凝泣하야 絡滿色變하며 或爲血泄하며 皮膚否腫하며 腹滿食減하며 熱反上行하며 頭項囟[1]頂腦戶中痛하고 目如脫하며 寒入下焦하야 傳爲濡瀉라

太陽之勝은 水邪盛也라 故로 爲凝慄水冰이라 羽蟲屬火 故로 後化라 太陽經이 夾脊貫臀 故로 痔發이요 寒勝則邪正分爭 故로 爲瘧이요 寒氣入胃하야 厥逆於中하면 上侵君火 故로 內生心痛이요 太陽之脈이 絡腎屬膀胱 故로 爲陰瘍爲隱曲不利而互引陰股요 筋肉得寒則爲急爲痹 故로 筋急肉苛요 血脈得寒則營衛凝澁하야 經脈不行 故로 絡滿色變이요 血滯於經則妄行 故로 或爲血泄이요 表寒不行 故로 皮膚否腫이요 裏寒爲滯 故로 腹滿食減이요 陰寒在下則戴陽於上 故로 熱反上行이라 頭項囟頂腦戶目內眥는 皆太陽經也니 寒氣居之라 故로 爲痛如脫이라 寒入下焦則命門陽衰 故로 傳爲大便濡瀉라 ○ 囟은 音信이라

帝曰 治之는 奈何오

治六氣相勝이라

岐伯이 曰 厥陰之勝에 治以甘淸하고 佐以苦辛하며 以酸寫之라

木勝土敗하니 治以甘淸은 甘益土하고 淸平木也일새요 佐以苦辛은 散風邪也일새라 以酸寫之는 木之正味에 其寫以酸也라

少陰之勝에 治以辛寒하고 佐以苦鹹하며 以甘寫之라

熱勝則乘金하니 治以辛寒은 散火也일새요 佐以苦鹹은 泄熱也일새라 以甘寫之는 火之正味에 其寫以甘也라

太陰之勝에 治以鹹熱하고 佐以辛甘하며 以苦寫之라

土勝則濕淫하니 治以鹹熱은 鹹能潤下하고 熱能燥濕也일새요 濕勝則土寒하니 佐以辛甘은 辛能溫土하고 甘能補土也일새라 以苦寫之는 土之正味에 其寫以苦也라

少陽之勝에 治以辛寒하고 佐以甘鹹하며 以甘寫之라

此는 與上少陰으로 治同이나 但佐有少異하니 蓋甘能寫火也라

陽明之勝에 治以酸溫하고 佐以辛甘하며 以苦泄之라

---

1) 囟: 숨구멍 신, 顖과 同.

燥金之勝에 病在肺肝하니 治以酸溫은 潤燥煖肺也일새요 佐以辛甘은 寫肺補肝也일새라 以苦泄之는 苦從火化하야 能泄燥邪之實也일새라

太陽之勝에 治以甘熱하고 佐以辛酸하며 以鹹寫之라

水勝則火衰하니 治以甘熱은 甘益土以制水하고 熱扶陽以逐寒也일새라 佐以辛酸은 辛散寒邪之實하고 酸收心氣之傷也일새라 以鹹寫之는 水之正味에 其寫以鹹也라

六氣之復病治

『素問·至眞要大論』○ 二十八

帝曰 六氣之復은 何如오

復者는 報復之義니 六氣盛衰不常하야 有所勝則有所復也라 ○ 愚按컨대 王氏曰 凡先有勝하면 後必復이라하여늘 新校正에 引玄珠正化對化之義하야 云 正은 司化令之實이요 對는 司化令之虛니 對化는 勝而有復하고 正化는 勝而不復이라하야 反以王注爲未然이라 或又曰 甲丙戊庚壬陽年太過엔 有勝無復하고 乙丁己辛癸陰年不及엔 有勝必有復이라하니 皆未達之言也라 夫勝復之道는 隨氣盛衰而見하야 非有正對之分이라 考之本經諸篇컨대 原無此言이라 其於不及有復 太過無復之說은 蓋以氣交變大論이니 凡太過之運엔 皆不言復하고 惟不及之年則有之요 六元正紀大論所藏六十年運氣之紀에도 亦惟不及之歲言復而太過之年則無하니 似乎陽年太過엔 有勝無復也라 然이나 五常政大論에 云 發生之紀에 不務其德則收氣復하고 赫曦之紀에 暴烈其政하면 藏氣乃復하고 敦阜之紀에 大風迅至하면 邪傷脾也요 堅成之紀에 政暴變하면 長氣斯救하고 流衍之紀에 政過則化氣大擧라하니 是皆以太過之歲爲言이라 由此觀之則陽年에도 未嘗無復也라 惟是陰年氣弱하면 彼來勝我 故로 子必起而報之라 故로 謂之復이요 陽年氣强하야 無勝我者는 但以我勝彼 故로 承乃從而制之라 然이나 曰承曰復은 本一理也니 但相繼而制者를 謂之承이요 因勝而報者를 謂之復이니 勝復相仍하야 本無罅隙 故로 經에 曰 有勝則復하고 無勝則否하며 勝至則復하니 無常數也라하고 又曰 微者는 復微하고 甚者는 復甚이라하니 然則氣之微甚은 尙不可以假借니 又何有陰陽正對에 復與不復之理哉리오 故로 本論에 無分太過不及之年하고 皆有淫勝反勝相勝之氣하니 可見陽年未必全盛而反勝者有之요 陰年未必全衰而淫勝者亦有之라 天地變化는 消長無窮하니 但當隨厥氣幾而察以方月之義라야 庶得其妙요 若必欲因辭害意則失之遠矣라

岐伯이 曰 悉乎哉라 問也시여 厥陰之復엔 少腹堅滿하며 裏急暴痛하고 偃木飛沙하며 倮蟲不榮하고 厥心痛汗發하며 嘔吐하며 飮食不入하야 入而復出하며 筋骨掉眩淸厥하고 甚則入脾하야 食痺而吐하니

厥陰風木之復엔 內應肝氣라 少腹堅滿은 肝邪實也요 裏急暴痛은 肝主筋膜하니 其氣急也라 偃木飛沙는 風之甚也요 倮蟲不榮은 本制土也라 厥心痛汗發은 肝邪乘胃하야 上淩於心而陽氣泄也라 飮食不入하야 入而復出은 脾受肝傷也라 掉爲顫掉요 眩爲眩運이니 風淫所致也라 風之甚者는 必兼承制之化 故로 手足淸冷而厥也라 食痺者는 食入不化하야 入則悶痛嘔汁하니 必吐出이라야 乃已也라

衝陽絶하면 死不治라

衝陽은胃脈也니 胃絶則脾亦絶矣라 ○ 按前章天地淫勝엔 止言司天六脈絶者不治而在泉未言이어늘 此章於六氣之復者에 復言之는 正以明在泉之化가 蓋四氣盡終氣는 地氣主之하니 復之常也라

少陰之復엔 燠熱內作하야 煩躁鼽嚏하며 少腹絞痛하며 火見燔焫 嗌燥하며 分注時止하며 氣動於左하야 上行於右하며 欬皮膚痛暴瘖하며 心痛鬱冒不知人하며 乃洒淅惡寒하야 振慄譫妄하고 寒已而熱하야 渴而欲飮하며 少氣骨萎하며 隔腸不便하며 外爲浮腫噦噫하며 赤氣後化하며 流水不冰하고 熱氣大行하야 介蟲不福하며 病疿胗瘡瘍하며 癰疽痤痔하고 甚則入肺하야 欬而鼻淵하니

少陰君火之復에 燠熱內作하야 煩躁鼽嚏는 火盛於中而炎於上也요 少腹絞痛은 火在陰也요 火見燔焫嗌燥는 身表焦熱而火在喉也요 分注時止는 謂大腸或泄하고 膀胱或癃하니 火居二便也라 氣動於左는 陽升在東也요 上行於右는 火必乘金也라 欬而皮膚痛暴瘖은 肺主聲音하고 外合皮毛而受火之傷也라 心痛鬱冒不知人은 心邪自實而神明亂也라 洒淅惡寒하야 振慄譫妄하고 寒已而熱은 水火相爭에 熱極生寒也라 渴而欲飮은 亡津液也라 少氣骨萎은 壯火食氣하야 熱極傷精也라 隔腸不便은 熱結不通也라 外爲浮腫爲噦噫는 熱勝則腫이니 火逆衝上也라 赤氣後化는 陽明先勝에 少陰後復也라 流水不冰하고 熱氣大行하야 介蟲不福은 火盛制金也라 疿胗瘡瘍癰疽痤痔는 火克肺金而皮毛受病也라 火甚하면 必傷肺 故로 欬而鼻淵이 所由作矣라 ○ 鼽는 音求요 嚏는 音帝요 焫은 如瑞切이요 噦은 於決切이요 疿는 音肺요 痤는 才何切이라

天府絶하면 死不治라

天府는 肺經穴也라

太陰之復엔 濕變乃擧하야 體重中滿하야 食飮不化하며 陰氣上厥하야 胸中不便하며 飮發於中하야 欬喘有聲하며 大雨時行하야 鱗見於陸하며 頭頂痛重而掉瘛尤甚하며 嘔而密默이라가 唾吐淸液하고 甚則入腎하야 竅寫無度하니

太陰濕土之復에 體重中滿하야 飮食不化는 自傷同氣也요 陰氣上厥하야 胸中不便은 濕從寒化

也요 飮發於中하야 喘欬有聲는 濕侵脾肺也요 大雨時行하야 鱗見於陸은 濕令行也요 頭頂痛重而掉瘛尤甚은 濕在三陽하야 筋脈濡耎也요 嘔而密默이라가 唾吐淸液은 寒濕內動也라 甚則土邪傳腎하야 竅寫無度는 以腎開竅於二便而門戶不要也라

太谿絶하면 死不治라

太谿는 腎經穴也라

少陽之復엔 大熱將至하야 枯燥燔爇하야 介蟲乃耗하며 驚瘛欬衄하며 心熱煩燥하며 便數憎風하며 厥氣上行하야 面如浮埃하며 目乃瞤瘛하고 火氣內發하야 上爲口糜嘔逆血溢血泄하며 發而爲瘧하야 惡寒鼓慄이라가 寒極反熱하며 嗌絡焦槁하야 渴引水漿하며 色變黃赤하며 少氣脈萎하며 化而爲水하야 傳爲胕腫하고 甚則入肺하야 欬而血泄하니

少陽相火之復 故로 大熱至而枯燥燔爇이요 介蟲屬金하니 所以耗也라 其病則驚瘛欬衄하며 心熱煩燥하니 火乘心肺也요 便數憎風하니 表裏皆熱也라 厥氣上行하야 面如浮埃하며 目乃瞤瘛하고 火氣內發하야 上爲口糜嘔逆血溢血泄은 皆火炎於上 故로 形色變而逼血妄行也라 發而爲瘧하야 惡寒鼓慄이라가 寒極反熱은 以風火相薄而陰陽相并也라 嗌絡焦槁하야 渴引水漿은 津液涸也라 色變黃赤은 熱在脾則黃이요 在心則赤也라 少氣脈萎는 氣血傷也요 化而爲水하야 傳爲胕腫은 以氣蒸熱化하야 水道不通而浮腫如泥也라 火盛하면 必傷金 故로 甚則入肺하야 欬而血泄이라 ○ 爇은 儒決切이요 瘛는 音翅라

尺澤絶하면 死不治라

尺澤은 肺經穴也라 ○ 按前章少陰司天熱淫所勝에 言尺澤하고 少陽司天火淫所勝에 言天府하야 此章所言이 與前章으로 相反이라 然이나 皆係肺經之穴이니 以火克金 故로 能互見其害라

陽明之復엔 淸氣大擧하야 森木蒼乾하야 毛蟲乃厲하며 病生胠脇하야 氣歸於左하며 善太息하고 甚則心痛否滿하며 腹脹而泄하며 嘔吐欬噦煩心하니 病在鬲中이요 頭痛하고 甚則入肝하야 驚欬筋攣하니

陽明燥金之復 故로 淸氣大擧하야 森木蒼乾하야 毛蟲乃厲하니 金克木也라 病生胠脇하야 氣歸於左는 肝木傷也라 金氣盛則木鬱火衰而陽氣不達 故로 善太息이라 甚則心痛否滿하며 腹脹而泄하며 嘔吐欬噦煩心하니 淸邪在中也라 頭痛者는 陰寒外束하야 熱聚於經也라 金强侮肝 故로 爲驚駭筋攣之病이라

太衝絶하면 死不治라

太衝은 肝經穴也라

太陽之復엔 厥氣上行하야 水凝雨冰하야 羽蟲乃死하고 心胃生寒하야 胸中不利하고 心痛否滿하며 頭痛善悲하며 時眩仆食減하며 腰脽反痛하며 屈伸不便하며 地裂冰堅하야 陽光不治하며 少腹控睾하야 引腰脊하야 上衝心하며 唾出清水하며 及爲噦噫하고 甚則入心하야 善忘善悲하니

太陽寒水之復에 其氣上行則水凝雨冰이라 羽蟲屬火하니 水盛에 乃死也라 其病이 心胃生寒 故로 胸中不利也라 心痛否滿은 寒在膈間也라 頭痛善悲는 寒併於上而陽神虛也라 時眩仆食減은 清陽失位而胃中寒也라 腰脽反痛하야 屈伸不便은 寒歸水藏而連及太陽經也라 地裂冰堅하야 陽光不治는 水令行也라 少腹控睾하야 引腰脊하야 上衝於心은 寒客三陰하야 上侵君火也라 唾出清水하며 及爲噦噫는 寒水侮土하야 胃脘無陽也라 寒甚者는 必乘心하고 心藏神하니 神不足則善忘善悲라 ○ 脽는 音誰요 睾는 音高라

神門絶하면 死不治라

神門은 心經穴也라

帝曰 善하노이다 治之는 奈何오

治六氣之復이라

岐伯이 曰 厥陰之復에 治以酸寒하고 佐以甘辛하며 以酸寫之하고 以甘緩之라

厥陰風木之復에 治以酸寒은 木之正味에 其寫以酸이요 木火相生에 宜清以寒也라 佐以甘辛은 木盛土衰하니 以甘補土하고 辛從金化하니 以辛制木也라 寫者는 寫肝之實이요 緩者는 緩肝之急也라

少陰之復에 治以鹹寒하고 佐以苦辛하며 以甘寫之하고 以酸收之하고 以苦發之하고 以鹹耎之라

少陰君火之復에 治以鹹寒은 制以所不勝也요 佐以苦辛은 發散其熱也라 以甘寫之는 甘寫火也요 以酸收之는 歛浮熱也요 以苦發之는 散火之鬱也요 以鹹耎之는 解熱之結也라

太陰之復에 治以苦熱하고 佐以酸辛하며 以苦寫之燥之泄之라

太陰濕土之復에 治以苦熱은 苦能寫土하고 熱能燥濕也일새라 佐以酸辛은 酸能制土하고 辛能溫寒也일새라 以苦寫之燥之泄之는 寫以奪其壅하고 燥以勝其濕하고 泄以利其水也라

少陽之復에 治以鹹冷하고 佐以苦辛하며 以鹹耎之하고 以酸收之하고 辛苦發之하되 發不遠熱이요 無犯溫凉이니 少陰同法이라

少陽相火之復은 與上文少陰之復으로 治同이라 發不遠熱이요 無犯溫凉은 重明用發者가 勿犯寒凉也라 少陰之治도 亦然이라

陽明之復에 治以辛溫하고 佐以苦甘하며 以苦泄之하고 以苦下之하고 以酸補之라

陽明燥金之復에 治以辛溫은 金之正味에 寫之以辛이요 金之淸燥에 勝之以溫也라 佐以苦甘은 苦從火化하니 以苦制金하고 木被金傷하니 以甘緩急也라 以苦泄之下之는 開燥結하야 以通實邪라 以酸補之는 斂津液하야 以滋乾涸也라

太陽之復에 治以鹹熱하고 佐以甘辛하며 以苦堅之라

太陽寒水之復에 治以鹹熱은 水之正味에 其寫以鹹而治寒以熱也라 佐以甘辛은 甘從土化하니 用以制水而辛能散寒也일새라 寒水는 通於腎하니 腎不堅則寒易起 故로 藏氣法時論에 曰 腎欲堅하니 急食苦以堅之也라하니라

治諸勝復에 寒者熱之하고 熱者寒之하고 溫者淸之하고 淸者溫之하고 散者收之하고 抑者散之하고 燥者潤之하고 急者緩之하고 堅者耎之하고 脆者堅之하고 衰者補之하고 强者寫之하야 各安其氣하야 必淸必靜則病氣衰去하야 歸其所宗하니 此治之大體也니이다

此는 總結前章淫勝反勝相勝相復之治니 皆不外乎此法則正氣得安하고 病氣衰去하야 陰陽宗主가 各有所歸하야 自無偏勝之患而治法盡於此矣라 ○ 脆는 音翠라

帝曰 善하노이다

天樞上下 勝復有常

『素問·至眞要大論』○ 二十九

帝曰 氣之上下는 何謂也오 岐伯이 曰 身半以上엔 其氣三矣라 天之分也니 天氣主之하고 身半以下엔 其氣三矣라 地之分也니 地氣主之라

氣之上下는 司天在泉也로되 而人身應之則身半以上에 陽氣三이요 陰氣亦三이니 是爲手之六經이요 應天之分 故로 天氣主之라 身半以下에도 亦陽氣三이요 陰氣三이니 是爲足之六經이요 應地之氣 故로 地氣主之라 六節藏象論에도 亦云 其氣三이니 三而成天하고 三而成地하고 三而成人이라하니 亦是三陰三陽之義라

以名命氣[1)]하고 以氣命處[2)]하야 而言其病하니 半은 所謂天樞也라

以名命氣는 謂正其名則氣有所屬하니 如三陰三陽者가 名也요 名旣立則六氣가 各有所主矣라 以氣命處는 謂六經之氣가 各有其位하니 察其氣則中外前後上下左右에 病處를 可知矣라 半은 身半也니 上下之中也라 以人身으로 言之則前及於臍하고 後及於腰 故로 臍旁二寸이 名天樞穴이니 正取身半之義라 又天樞詳義는 見本類前九라

故로 上勝而下俱病者는 以地名之하고 下勝而上俱病者는 以天名之라

上勝則下虛而下俱病者는 卽名地氣也요 下勝則上虛而上俱病者는 卽名天氣也라 六元正紀大論에 曰 天氣不足하면 地氣隨之하고 地氣不足하면 天氣從之라하니 亦此之謂라

所謂勝至는 報氣屈伏而未發也일새요 復至則不以天地異名이니 皆如復氣爲法也니이다

凡勝至爲病者는 以報氣未發也라 故로 病在上則求乎天하고 病在下則求乎地라 若復氣已至則不以天地異名이니 但求復氣所居하야 隨微甚以爲治法也라 如前章治六氣之復과 及下文에 云氣之復也에 和者平之하고 暴者奪之라하니 皆治復之法이라

帝曰 勝復之動이 時有常乎며 氣有必乎아 岐伯이 曰 時有常位而氣無必也니이다

時有常과 氣無必은 義如下文이라

帝曰 願聞其道也니이다 岐伯이 曰 初氣終三氣는 天氣主之하니 勝之常也요 四氣盡終氣는 地氣主之하니 復之常也라

歲半之前은 天氣主之하고 歲半之後는 地氣主之하야 勝在前하고 復在後 故로 自初氣로 以至三氣는 乃司天所主之時니 太過則勝其不勝하고 不及則勝者來勝하니 此勝之常也요 自四氣로 以至終氣는 乃在泉所主之時니 太過則承者起而制之하고 不及則子爲母而復之하니 此復之常也라 故로 曰時有常位라

有勝則復하고 無勝則否니이다

有勝하면 必有復하고 無勝則無復이라 五常政大論에 曰 微者는 復微하고 甚者는 復甚이라하니 可見勝復之氣가 或有或無하고 或微或甚하야 其變不一 故로 曰氣無必也라

---

1) 以名命氣: 名은 三陰三陽을, 氣는 六氣를 말하는데 三陰三陽으로 六氣의 屬性을 命名할 수 있다는 뜻임.
2) 以氣命處: 六氣의 次序를 기준으로 하여 六氣가 主宰하는 時間을 確定할 수 있다는 뜻임.

帝曰 善하노이다 **復已而勝**은 **何如**오 **岐伯**이 **曰 勝至則復**하니 **無常數也**니 **衰乃止耳**라

復已而勝은 謂旣復之後에 而又勝也요 勝至則復은 言再勝則再復하니 本無常數也라 勝復之變은 本由乎氣하니 若氣有餘而勝復微則氣有未盡 故로 不免再勝再復이라 若勝復甚則彼此氣盡而已라 故로 衰乃止耳라

復已而勝하고 **不復則害**하니 **此傷生也**니이다

若有勝無復則亢而爲害라 故로 傷生也라

帝曰 復而反病은 **何也**오 **岐伯**이 **曰 居非其位**하야 **不相得也**[1]니 **大復其勝則主勝之**라 **故**로 **反病也**니

復而反病은 謂復反自病也라 復氣居非其位則客主之氣가 不相得하고 氣不相得而大復其勝하면 力極必虛하고 虛則主氣乘之라 故로 反受病也라

所謂火燥熱也니이다

此卽居非其位也라 火는 少陽也요 燥는 陽明也요 熱은 少陰也라 少陽少陰在泉엔 以客之火氣而居主之水位하니 火氣大復則水主勝之하고 陽明司天엔 以客之金氣而居主之火位하니 金氣大復則火主勝之라 餘氣勝復則無主勝之反病이라 故로 曰所謂火燥熱也라 ○ 按컨대 此는 以復氣反病으로 爲言이라 然이나 燥在三氣之前하야 本非復之時也나 但言復則勝可知矣라 故로 勝氣不相得者도 亦當反病이니 天地之氣皆然也라

帝曰 治之는 **奈何**오 **岐伯**이 **曰 夫氣之勝也**에 **微者隨之**하고 **甚者制之**하며 **氣之復也**에 **和者平之**하고 **暴者奪之**하니 **皆隨勝氣**하야 **安其屈伏**하되 **無問其數**하고 **以平爲期**니 **此其道也**니이다

此는 總言勝復微甚之治也라 微者隨之는 順其氣以安之也요 甚者制之는 制以所畏也요 和者平之는 調其微邪也요 暴者奪之는 寫其强盛也라 但隨勝氣以治則屈伏之氣도 可安矣라 然이나 不必計其數之多少요 但以得平爲期니 乃氣勝之道라 此는 言皆隨勝氣者나 非單以勝氣爲言이요 而復氣之至도 氣亦勝矣니 蓋兼言之也라 本節治法은 乃與前章治諸氣復으로 相參閱이라

帝曰 善하노이다

---

1) 居非其位 不相得也: 復氣가 와서 主氣에 加해질 때 復氣와 主氣의 屬性이 맞지 않아 서로 一致하지 못하는 경우를 말하니, 예를 들면 火氣가 報復하되 金位에 오거나 金氣가 報復하되 火位에 오는 경우를 말함.

客主勝而無復 病治各有正味

『素問·至眞要大論』○ 三十

帝曰 客主之勝復은 奈何오

客者는 天地之六氣요 主者는 四時之六步라 凡前云勝復者는 皆客氣之變 故로 此復明主氣也라 ○ 有逐年主氣客氣圖하니 在圖翼二卷이라

岐伯이 曰 客主之氣는 勝而無復也니이다

客氣는 動而變하고 主氣는 靜而常하니 氣强則勝하고 時去則已 故로 但以盛衰로 相勝而無復也라

帝曰 其逆從은 何如오 岐伯이 曰 主勝逆이요 客勝從이니 天之道也니이다

客行天令하야 運動不息하고 主守其位하야 祇奉天命者也라 主勝客則違天之命하야 而天氣不行 故로 爲逆이요 客勝主則以上臨下하야 而政令乃布 故로 爲從이라

○ 帝曰 其生病은 何如오 岐伯이 曰 厥陰司天에 客勝則耳鳴掉眩하며 甚則欬하고 主勝則胸脇痛하며 舌難以言이라

初氣終三氣는 天氣主之也라 巳亥年厥陰司天엔 以風木之客而加於厥陰少陰少陽之主하니 若客勝則木氣上動而風邪盛 故로 耳鳴掉眩하고 甚則爲欬라 若主勝則火挾木邪하야 在相火則胸脇痛하니 心包所居也일새요 在君火則舌難言하니 心이 開竅於舌也일새라

少陰司天에 客勝則鼽嚏頸項强하며 肩背瞀熱하며 頭痛少氣하며 發熱하며 耳聾目瞑하고 甚則胕腫하며 血溢瘡瘍하며 欬喘하고 主勝則心熱煩躁하고 甚則脇痛支滿이라

子午年少陰司天엔 以君火之客而加於木火三氣之主하니 客勝則火在上焦 故로 熱居頭項肌表하고 主勝則火木爲邪 故로 心肝二經爲病이라 ○ 瞀는 音務니 悶也라

太陰司天에 客勝則首面胕腫하며 呼吸氣喘하고 主勝則胸腹滿하야 食已而瞀라

丑未年太陰司天엔 以濕土之客而加於木火之主하니 客勝則濕熱上升 故로 首面浮腫而喘하고 主勝則風熱侵脾 故로 胸腹滿하야 食已而瞀라

少陽司天에 客勝則丹胗外發하고 及爲丹熛[1]瘡瘍하며 嘔逆喉痹하며 頭痛嗌

---

1) 丹熛: 赤游風의 한 種類.

腫하며 **耳聾血溢**하며 **內爲瘛瘲**하고 **主勝則胸滿欬仰息**하고 **甚而有血手熱**이라

寅申年少陽司天엔 以畏火之客而加於木火之主하야 客主互勝하되 火在上焦 故로 爲熱病이 如此라 ○ 胗은 疹同이요 熛는 飄標二音이요 瘛瘲은 音翅縱이라 按下文에 云 痙强拘瘛라하니 是瘛爲拘攣이요 瘲爲弛縱을 可知라

陽明司天에 **清復內餘則欬衄嗌塞**하며 **心鬲中熱**하니 **欬不止而白血出者**는 **死**라

卯酉年陽明司天에 以燥金之客而加於木火之主하야 金居火位則客不勝主 故로 不言客主之勝이라 然이나 陽明이 以清肅爲政이니 若清氣復盛하야 而有餘於內則熱邪承之라 故로 爲欬衄嗌塞等證이니 皆肺金受傷也라 肺傷極則白血出하니 蓋血竭於肺하면 乃爲白涎白液이니 涎液雖白이나 實血所化 故로 曰白血出者死라

太陽司天에 **客勝則胸中不利**하며 **出清涕**하고 **感寒則欬**하고 **主勝則喉嗌中鳴**이라

辰戌年太陽司天엔 以寒水之客而加於木火之主하니 客勝則寒氣在上 故로 胸中不利하며 涕出而欬하고 主勝則火因寒覆 故로 陽氣欲達하야 而喉嗌鳴也라

○ **厥陰在泉**에 **客勝則大關節不利**하야 **內爲痙强拘瘛**하고 **外爲不便**하며 **主勝則筋骨繇併**하야 **腰腹時痛**이라

四氣盡終氣는 地氣主之也라 寅申年厥陰在泉엔 以風木之客而加於太陰陽明太陽之主하니 客勝主勝이 皆以木居土金水之鄕하야 肝木이 受制於下 故로 爲關節不利痙强拘瘛筋骨等病이라 繇는 搖同이요 併은 攣束不開也라

少陰在泉에 **客勝則腰痛**하며 **尻股膝髀腨胻足**이 **病**하야 **瞀熱以酸**하며 **胕腫不能久立**하며 **溲便變**하고 **主勝則厥氣上行**하야 **心痛發熱**하며 **鬲中**에 **衆痹皆作**하야 **發於胠脇**하며 **魄汗不藏**하며 **四逆而起**라

卯酉年少陰在泉엔 以君火之客而加於土金水之主라 客勝則腰尻下部가 爲痛爲熱爲溲便變者는 火居陰分也요 爲胕腫不能久立者는 火在太陰이니 脾主肌肉四支也일새라 主勝則君火受制於群陰 故로 爲厥氣上行心痛發熱等病이라 魄汗은 陰汗也요 四逆은 厥冷也라 脈要精微論에 曰 陰氣有餘하면 爲多汗身寒이라하니 卽此謂也라

太陰在泉에 **客勝則足痿下重**하며 **便溲不時**하며 **濕客下焦**하야 **發而濡瀉**하며 **及爲腫隱曲之疾**하고 **主勝則寒氣逆滿**하야 **食飮不下**하고 **甚則爲疝**이라

辰戌年太陰在泉엔 以濕土之客而加於金水之主라 客勝而爲足痿下重等病은 濕挾陰邪在下也

요 主勝而爲寒氣逆滿食飮不下者는 寒水侮土傷脾也일새라 甚則爲疝이니 卽隱曲之疾이라 蓋前陰者는 太陰陽明之所合而寒濕居之라 故로 爲是證이라

少陽在泉에 客勝則腰腹痛而反惡寒하고 甚則下白溺白하며 主勝則熱反上行而客於心하야 心痛發熱하며 格中而嘔하니 少陰同候라

巳亥年少陽在泉엔 以相火之客而加於土金水之主라 客勝則火居陰分 故로 下焦熱하야 腰腹痛而惡寒下白이라 主勝則陰盛格陽 故로 熱反上行하야 心痛發熱하며 格中而嘔라 少陽少陰이 皆屬火 故로 同候라

陽明在泉에 客勝則清氣動下하야 少腹堅滿而數便瀉하고 主勝則腰重腹痛하며 少腹生寒하야 下爲鶩溏則寒厥於腸하고 上衝胸中하야 甚則喘不能久立이라

子午歲陽明在泉엔 以燥金之客而加於土金水之主라 客勝則清寒之氣가 動於下焦 故로 少腹堅滿而便寫라 主勝則寒侵金藏 故로 下在腸腹則爲腰重腹痛鶩溏寒厥하고 上於肺經則衝於胸中하야 甚則氣喘不能久立也라 ○ 鶩은 木務二音이니 鴨也라

太陽在泉에 寒復內餘則腰尻痛하야 屈伸不利하고 股脛足膝中이 痛이니이다

丑未年太陽在泉엔 以寒水之客而加於金水之主라 水居水位 故로 不言客主之勝이요 重陰氣盛 故로 寒復內餘하야 而爲腰尻股脛足膝中痛이라

帝曰 善하노이다 治之는 奈何오

治客主之勝이라

岐伯이 曰 高者抑之하고 下者擧之하고 有餘者折之하고 不足者補之하고 佐以所利하고 和以所宜하야 必安其主客하고 適其寒溫하야 同者逆之하고 異者從之니이다

高者抑之는 欲其降也요 下者擧之는 欲其升也요 有餘者折之는 攻其實也요 不足者補之는 培其虛也요 佐以所利는 順其升降浮沈也요 和以所宜는 酌其氣味薄厚也라 安其主客은 審强弱하야 以調之也요 適其寒溫은 用寒遠寒하며 用溫遠溫也라 同者逆之는 客主同氣者를 可逆而治也요 異者從之는 客主異氣者를 或從於客하고 或從於主也라

帝曰 治寒以熱하고 治熱以寒하며 氣相得者逆之하고 不相得者從之는 余已知之矣어니와 其於正味는 何如오

五行氣化가 補寫之味에 各有專主 故로 曰正味라 此는 不特客主之氣爲然이라 凡治諸勝復者도

皆同이라

岐伯이 曰 木位之主에 其寫以酸하고 其補以辛하며

木之主氣는 初之氣也니 在春分前六十日有奇하니 乃厥陰風木所主之時라 故로 曰木位之主라 木性升하니 酸則反其性而斂之라 故로 爲寫요 辛則助其發生之氣라 故로 爲補라 藏氣法時論에 曰 肝欲散하니 急食辛以散之하고 用辛補之하며 酸寫之라하니라

火位之主에 其寫以甘하고 其補以鹹하며

火之主氣有二하니 春分後六十日有奇엔 少陰君火主之하니 二之氣也요 夏至前後各三十日有奇엔 少陽相火主之하니 三之氣也라 火性烈하니 甘則反其性而緩之라 故로 爲寫요 火欲耎하니 鹹則順其氣而耎之라 故로 爲補라 藏氣法時論에 曰 心欲耎하니 急食鹹以耎之하고 用鹹補之하며 甘寫之라하니라

土位之主에 其寫以苦하고 其補以甘하며

土之主氣는 四之氣也니 在秋分前六十日有奇하니 乃太陰濕土所主之時라 土性濕하니 苦則反其性而燥之라 故로 爲寫요 土欲緩하니 甘則順其氣而緩之라 故로 爲補라 藏氣法時論에 曰 脾欲緩하니 急食甘以緩之하고 用苦寫之하며 甘補之라하니라

金位之主에 其寫以辛하고 其補以酸하며

金之主氣는 五之氣也니 在秋分後六十日有奇하니 乃陽明燥金所主之時라 金性斂하니 辛則反其性而散之라 故로 爲寫요 金欲收하니 酸則順其氣而收之라 故로 爲補라 藏氣法時論에 曰 肺欲收하니 急食酸以收之하고 用酸補之하며 辛寫之라하니라

水位之主에 其寫以鹹하고 其補以苦라

水之主氣는 終之氣也니 在冬至前後各三十日有奇하니 乃太陽寒水所主之時라 水性凝하니 鹹則反其性而耎之라 故로 爲寫요 水欲堅하니 苦則順其氣而堅之라 故로 爲補라 藏氣法時論에 曰 腎欲堅하니 急食苦以堅之하고 用苦補之하며 鹹寫之라하니라

厥陰之客에 以辛補之하고 以酸寫之하며 以甘緩之하고

客者는 客氣之爲病也니 後放此하니라 厥陰之客은 與上文木位之主로 同其治로되 而復曰以甘緩之者는 木主肝일새니 藏氣法時論에 曰 肝苦急하니 急食甘以緩之也라하니라

少陰之客에 以鹹補之하고 以甘寫之하며 以鹹收之하고

少陰君火之客은 與上文火位之主로 同其治라 以鹹收之는 誤也니 當作酸이라 藏氣法時論에 曰

心苦緩하니 急食鹹以收之者가 是其義라

太陰之客에 以甘補之하고 以苦寫之하며 以甘緩之하고

太陰濕土之客은 與上文土位之主로 治同이라

少陽之客에 以鹹補之하고 以甘寫之하며 以鹹耎之하고

少陽相火之客은 與上文火位之主와 少陰之客으로 治同이라 但曰以鹹耎之者는 按藏氣法時論에 曰 心欲耎하니 急食鹹以耎之라하니 雖心非少陽이나 而君相皆火 故로 味同也라

陽明之客에 以酸補之하고 以辛寫之하며 以苦泄之하고

陽明燥金之客은 與上文金位之主로 治同이라 復言以苦泄之者는 金主肺일새니 藏氣法時論에 曰 肺苦氣上逆하니 急食苦以泄之也라하니라

太陽之客에 以苦補之하고 以鹹寫之하며 以苦堅之하고 以辛潤之하니 開發腠理하야 致津液通氣也일새니이다

太陽寒水之客은 與上文水位之主로 治同이라 復曰以辛潤之者는 水屬腎일새니 如藏氣法時論에 曰 腎苦燥하니 急食辛以潤之也라하니라 開發腠理等義는 俱與彼同하니 詳疾病類二十四라

帝曰 善하노이다

六氣之勝 五藏受邪脈應

『素問·至眞要大論』○ 三十一

帝曰 六氣之勝은 何以候之오

候者는 候其氣之應見也라

岐伯이 曰 乘其至也[1]라

乘其氣至而察之也라

淸氣大來는 燥之勝也니 風木受邪하야 肝病生焉하고

金氣克木 故로 肝木受邪니 肝病則并及於膽이라

熱氣大來는 火之勝也니 金燥受邪하야 肺病生焉하고

1) 乘其至也: 어떤 氣가 偏勝되면 相剋關係에 있는 臟器를 乘하여 剋制한다는 말로, 至는 所勝臟器를 意味하는 것으로 보인다.

火氣克金 故로 肺金受邪니 肺病則幷及於大腸이라

寒氣大來는 水之勝也니 火熱受邪하야 心病生焉하고

水氣克火 故로 心火受邪니 心病則幷及小腸包絡三焦라

濕氣大來는 土之勝也니 寒水受邪하야 腎病生焉하고

土氣克水 故로 腎水受邪니 腎病則幷及膀胱이라

風氣大來는 木之勝也니 土濕受邪하야 脾病生焉하니

木氣克土 故로 脾土受邪니 脾病則幷及於胃라

所謂感邪而生病也라

不當至而至者를 謂之邪氣니 有所感觸則病生矣라

乘年之虛則邪甚也요

凡歲氣不及하면 邪勝必甚하니 如乙丁己辛癸年이 是也라

失時之和하면 亦邪甚也요

客主不和하야 四時失序하야 感而爲病則隨所不勝하야 而與藏氣로 相應也니 其邪亦甚이라

遇月之空하면 亦邪甚也요

八正神明論에 曰 月始生則血氣始精하며 衛氣始行하고 月廓滿則血氣實하며 肌肉堅하고 月廓空則肌肉減하며 經絡虛하며 衛氣去하야 形獨居라하니 是卽月空之義니 亦邪之所以甚也라 ○ 以上三節에 曰乘曰失曰遇는 皆以人事爲言이니 是謂三虛라 詳義는 見後三十六이라

重感於邪則病危矣니

如歲露論에 云 冬至之日에 中於虛風而不發이라가 至立春之日하야 又皆中於虛風하면 此兩邪相搏이라하니 卽重感之謂라 義詳後三十六이라

有勝之氣하면 其必來復也니이다

天地之氣는 不能相過也니 有勝則有復也라

帝曰 其脈至는 何如오

言六氣勝至之脈體라

岐伯이 曰 厥陰之至에 其脈弦하고

厥陰之至는 風木氣也니 木體端直以長 故로 脈弦이라 弦者는 長直有力하야 如弓弦也라

少陰之至에 其脈鉤하고

小陰之至는 君火氣也니 火性升浮 故로 脈鉤라 鉤者는 來盛去衰하고 外實內虛하야 如帶之鉤也라

太陰之至에 其脈沈하고

太陰之至는 濕土氣也니 土體重實 故로 脈沈이라 沈者는 行於肌肉之下也라

少陽之至에 大而浮하고

少陽之至는 相火氣也니 火熱이 盛長於外 故로 脈來洪大而浮於肌膚之上也라

陽明之至에 短而濇하고

陽明之至는 燥金氣也니 金性收斂 故로 脈來短而濇也라

太陽之至에 大而長하니

太陽之至는 寒水氣也니 水源長而生意廣 故로 其脈至大而且長이라

至而和則平이요

以上六脈之至는 各無太過不及하니 是爲和平之脈이요 不平則爲病矣라

至而甚則病이요

甚은 謂過甚而失其中和之氣니 如但弦無胃之類가 是也라

至而反者는 病이요

反者는 反見勝已之脈이니 如應弦反濇하고 應大反小之類가 是也라

至而不至者는 病이요

時已至而脈不應이면 來氣不足也라 故로 病이라

未至而至者는 病이요

時未至而脈先至면 來氣太過也라 故로 病이라 凡南北政之歲에 脈象變易皆然이라

陰陽易者는 危니이다

陰陽易은 卽五運行大論陰陽交之義니 陰陽錯亂 故로 謂之危라 詳見本類前五라

勝復蚤晏脈應

『素問·至眞要大論』○ 三十二

帝曰 勝復之變은 蚤晏이 何如오

言遲速之應이라

岐伯이 曰 夫所勝者는 勝至에 已病이요 病已에 慍慍[1)]이나 而復已萌也라

勝氣之至에 旣已病矣요 病將已에 尙慍慍未除而復氣隨之已萌矣라 故로 凡治病者는 於陰陽先後之變에 不可不察也라 ○ 慍은 音醞이요 又上聲이니 縕積貌라

夫所復者는 勝盡而起하야 得位而甚하니 勝有微甚하면 復有少多하야 勝和而和하고 勝虛而虛 天之常也니이다

勝盡而起는 隨而至也요 得位而甚은 專其令也라 勝有微甚則復有少多하야 報和以和하고 報虛以虛 故로 勝復之道도 亦猶形影聲應之不能爽也라

帝曰 勝復之作이 動不當位하고 或後時而至하니 其故는 何也오

勝復之動에 有不應時者也라

岐伯이 曰 夫氣之生이 與其化로 衰盛이 異也라

生者는 發生之始요 化者는 氣化大行 故로 衰盛이 異也라 氣有衰盛則勝復之動이 有不當位而後에 先至矣라

寒暑溫凉 盛衰之用이 其在四維[2)]라

寒暑溫凉은 四季之正氣也요 四維는 辰戌丑未之月也라 春溫은 盛於辰하고 夏暑는 盛於未하고 秋凉은 盛於戌하고 冬寒은 盛於丑하니 此四季盛衰之用이라

故로 陽之動은 始於溫하야 盛於暑하고 陰之動은 始於淸하야 盛於寒하니 春夏秋冬이 各差其分이라

始於溫은 陽之生也요 盛於暑는 陽之化也며 始於淸은 陰之生也요 盛於寒은 陰之化也니 氣至에 有微甚 故로 四季에 各有差分也라

---

1) 慍慍: 慍慍은 蘊蘊과 通하니, 鬱積의 뜻이다.

2) 四維: 매년의 三月(辰), 六月(未), 九月(戌), 十二月(丑)로서 春夏之交, 夏秋之交, 秋冬之交, 冬春之交에 해당된다.

故로 大要에 曰 彼春之煖은 爲夏之暑하고 彼秋之忿은 爲冬之怒하니 謹按四維하면 斥候[1]皆歸하야 其終可見이요 其始可知라하니 此之謂也니이다

斥候는 四時之大候也라 春之煖은 卽夏暑之漸이요 秋之忿은 卽冬寒之漸이니 但按四維之正則 四時斥候之所歸也라 故로 見其始면 卽可知其終矣라

帝曰 差有數乎[2]아 岐伯이 曰 又凡三十度也니이다

凡氣有遲蚤는 總不出一月之外니 三十度는 卽一月之日數也라 此二句는 與六元正紀大論으로 同하니 詳本類前二十三이라

帝曰 其脈應은 皆何如오 岐伯이 曰 差同正法[3]하야 待時而去也니

氣至에 脈亦至하고 氣去에 脈亦去하니 氣有差分에 脈必應之라 故로 曰差同正法이라

脈要에 曰 春不沈하며 夏不弦하며 秋不數하며 冬不濇을 是謂四塞이라

此는 卽脈之差分也라 春脈宜弦이나 然이나 自冬而至하야 冬氣猶存 故로 尙有沈意하고 夏脈宜數이나 然이나 自春而至하야 春氣猶存 故로 尙有弦意하고 秋脈宜濇이나 然이나 自夏而至하야 夏氣猶存 故로 尙有數意하고 冬脈宜沈이나 然이나 自秋而至하야 秋氣猶存 故로 尙有濇意라 若春不沈하며 夏不弦하며 秋不數하며 冬不濇하면 是失其所生之氣하야 氣不交通 故로 曰四塞이니 皆非脈氣之正이라

沈甚曰病이요 弦甚曰病이요 數甚曰病이요 濇甚曰病이요

此는 又其差之甚者也라 故로 春可帶沈而沈甚則病이요 夏可帶弦而弦甚則病이요 秋可帶數而數甚則病이요 冬可帶濇而濇甚則病이니 以盛非其時也라

參見曰病이요 復見曰病이요 未去而去曰病이요 去而不去曰病이요

參見者는 氣脈亂而雜至也라 復見者는 脈隨氣去而再來也라 時未去而脈先去는 本氣不足하고 來氣有餘也요 時已去而脈不去 本氣有餘하고 來氣不足也니 皆不免於病이라

反者는 死라

春得秋脈하고 夏得冬脈하고 秋得夏脈하고 冬得長夏脈하고 長夏得春脈하야 反見勝己之化하면 失天和也라 故로 死라

---

1) 斥候: 張介賓은 "四時之大候"라고 하였으나, 그냥 '살피다'의 뜻으로 보아도 된다.
2) 差有數乎: 氣候는 運氣의 盛衰에 따라 빠르게 오기도 하고 느리고 오기도 하는데, 그 정도가 어느 정도인가를 물은 것이다. 대개 十五日을 기준으로 먼저 오기도 하고 더디게 오기도 한다.
3) 差同正法: 差는 氣候가 일찍 오기도 하고 늦게 오기도 하는 差異를, 正法은 四時之正位, 去來無差의 뜻으로 正常的인 氣候變化를 말한다.

故로 **曰 氣之相守司也 如權衡之不得相失也**니

權衡은 秤也라 凡六氣之用은 亦猶權衡之平하야 而不可失也라

夫陰陽之氣 淸靜則生化治하고 **動則苛疾**이 **起**라하니 **此之謂也**니이다

陰陽之氣가 平則淸靜而生化治하고 不平則動而苛疾이 起라 六微旨大論에 曰 成敗倚伏[1]이 生乎動하니 動而不已則變作矣라하니라

三陰三陽 幽明分至

『素問·至眞要大論』○ 三十三

帝曰 願聞陰陽之三也는 **何謂**오

厥陰少陰太陰이 三陰也요 少陽陽明太陽이 三陽也라

岐伯이 **曰 氣有多少**하야 **異用也**니이다

易曰 一陰一陽之謂道라하여늘 而此曰三者는 以陰陽之氣가 各有盛衰하야 盛者氣多하고 衰者氣少라 天元紀大論에 曰 陰陽之氣가 各有多少 故로 曰三陰三陽也라하니라 按陰陽類論컨대 以厥陰爲一陰이요 少陰爲二陰이요 太陰爲三陰이며 少陽爲一陽이요 陽明爲二陽이요 太陽爲三陽이라하니 數各不同 故로 氣亦有異라

帝曰 陽明은 **何謂也**오 **岐伯**이 **曰 兩陽合明也**니이다

兩陽合明은 陽之盛也라 陰陽繫日月篇에 曰 辰者는 三月이니 主左足之陽明하고 巳者는 四月이니 主右足之陽明하니 此는 兩陽이 合於前 故로 曰陽明이요 丙은 主左手之陽明하고 丁은 主右手之陽明하니 此는 兩火幷合 故로 曰陽明이라하니라

帝曰 厥陰은 **何也**오 **岐伯**이 **曰 兩陰交盡也**니이다

厥은 盡也라 兩陰交盡은 陰之極也라 陰陽繫日月篇에 曰 戌者는 九月이니 主右足之厥陰하고 亥者는 十月이니 主左足之厥陰하니 此는 兩陰交盡 故로 曰厥陰이라하니 詳經絡類三十四라

帝曰 幽明은 **何如**오 **岐伯**이 **曰 兩陰交盡 故**로 **曰幽**요 **兩陽合明 故**로 **曰明**이니 **幽明之配**는 **寒暑之異也**니이다

幽明者는 陰陽盛極之象也라 故로 陰陽繫日月篇에 以辰巳爲陽明이요 戌亥爲厥陰이라 夫辰巳之氣는 暑요 戌亥之氣는 寒이니 如夜寒晝熱하고 冬寒夏熱하며 西北寒하고 東南熱이 無非辰巳

---

1) 倚伏: 일어나고 가라앉음.

戊亥之氣라 故로 幽明之配는 爲寒暑之異라

帝曰 分至는 何如오 岐伯이 曰 氣至之謂至요 氣分之謂分인 至則氣同하고 分則氣異하니 所謂天地之正紀也니이다

分은 言春秋二分이요 至는 言冬夏二至라 冬夏에 言至者는 陰陽之至極也니 如司天은 主夏至하고 在泉은 主冬至하니 此六氣之至也라 夏至는 熱極凉生而夜短晝長之極이요 冬至는 寒極溫生而晝短夜長之極이니 此陰陽盈縮之至也라 春秋에 言分者는 陰陽之中分也니 初氣는 居春分之前하고 二氣는 居春分之後하며 四氣는 居秋分之前하고 五氣居秋分之後하니 此間氣之分也라 春分은 前寒而後熱하니 前則晝短夜長하고 後則夜短晝長하며 秋分은 前熱而後寒하니 前則夜短晝長하고 後則晝短夜長하니 此寒熱晝夜之分也라 至則純陰純陽 故로 曰氣同이요 分則前後更易 故로 曰氣異니 此天地歲氣之正紀也라

六氣補寫 用有先後

『素問·至眞要大論』○ 三十四

帝曰 夫子言春秋는 氣始於前하고 冬夏는 氣始於後[1]라하니 余已知之矣라 然이나 六氣往復에 主歲不常也니 其補寫는 奈何오

初之氣는 始於立春前十五日하고 四之氣는 始於立秋前十五日이라 故로 春秋는 氣始於前이라 三之氣는 始於立夏後十五日하고 終之氣는 始於立冬後十五日이라 故로 冬夏는 氣始於後라 此는 不易之次序也라 然이나 六氣는 迭爲進退하야 舊者去而新者來하야 往復不常하니 則其補寫之味도 亦用有先後也라

岐伯이 曰 上下所主에 隨其攸利하야 正其味 則其要也니 左右同法이라

司天在泉이 上下各有所主하니 應補應寫라 但隨所利而用之니 其要는 以正味爲主也라 左右間氣는 上者는 同於司天하고 下者는 同於在泉 故로 曰同法이라

大要에 曰 少陽之主엔 先甘後鹹하고 陽明之主엔 先辛後酸하고 太陽之主엔 先鹹後苦하고 厥陰之主엔 先酸後辛하고 少陰之主엔 先甘後鹹하고 太陰之主엔 先苦後甘이라하니

主는 謂主歲니 非客主之主也라 按컨대 此卽六氣補寫之正味니 六氣勝至에 必當先去其有餘하고 後補其不足이라 故로 諸味之用이 皆先寫而後補라

---

1) 春秋氣始於前 冬夏氣始於後: '春氣始於前 夏氣始於後 秋氣始於前 冬氣始於後'의 뜻으로 解釋하는 學者도 있다.

佐以所利하고 **資以所生**을 **是謂得氣**니이다

自補寫正味之外而復佐以所利는 兼其所宣也요 資以所生은 助其化源也니 是得六氣之和平矣라

九宮八風

『靈樞·九宮八風篇』全 ○ 三十五

太一은 **常以冬至之日**로 **居叶蟄之宮四十六日**하고

太一은 北辰也니 按西志에 曰 中宮天極星의 其一明者는 太一之常居也라하니라 蓋太者는 至尊之稱이요 一者는 萬數之始니 爲天元之主宰 故로 曰太一이니 卽北極也라 北極은 居中不動而斗運於外하니 斗有七星이요 附者一星이라 自一至四爲魁요 自五至七爲杓니 斗杓旋指十二辰하야 以建時節而北極統之라 故로 曰北辰이니 古云 太一運璇璣[1]하야 以齊七政[2]者가 此之謂也라 斗杓所指之辰을 謂之月建이니 卽氣令所王之方이라 如冬至節에 月建在正北 故로 云太一居叶蟄之宮이라 叶蟄은 坎宮也니 以周歲日數로 分屬八宮이면 則每宮이 得四十六日이나 惟乾巽天門地戶兩宮은 止四十五日하니 共紀三百六十六日하야 以盡一歲之數라 後放此하니라 坎宮四十六日은 主冬至小寒大寒三節이라 ○ 有九宮八風圖하니 在圖翼二卷이라 ○ 叶은 效甲切이라

明日에 **居天留四十六日**하고

明日은 卽上文四十六日之次日이니 謂起於四十七日也라 後放此하니라 天留는 艮宮也니 主立春雨水驚蟄三節共四十六日하니 太一之所移居也요 連前共九十二日而止라

明日에 **居倉門四十六日**하고

倉門은 震宮也니 自九十三日起하야 當春分淸明穀雨三節共四十六日하야 至一百三十八日而止라

明日에 **居陰洛四十六日**[3]하고

陰洛은 巽宮也니 自一百三十九日起하야 主立夏小滿芒種三節共四十五日하야 至一百八十三日而止라

明日에 **居天宮**[4]**四十六日**하고

天宮은 離宮也니 主夏至小暑大暑三節共四十六日하야 至二百二十九日而止라

---

1) 璇璣: 渾天儀. 圓球의 表面에 天象을 그려서 해와 달 같은 天體의 運行을 재는데 쓰이는 機械.
2) 七政: 日月과 五星(木火土金水).
3) 四十六日: '四十五日'의 誤記로 보인다.
4) 天宮: 『太素』에는 '上天'으로 되어 있다.

明日에 **居玄委四十六日**하고

玄委는 坤宮也니 主立秋處暑白露三節共四十六日하야 至二百七十五日而止라

明日에 **居倉果四十六日**하고

倉果는 兌宮也니 主秋分寒露霜降三節共四十六日하야 至三百二十一日而止라

明日에 **居新洛四十五日**하고

新洛은 乾宮也니 主立冬小雪大雪三節共四十五日하야 至三百六十六日하야 周一歲之全數而止라

明日에 **復居叶蟄之宮**하니 **曰冬至矣**라

歲盡一周하면 復起於叶蟄之宮하야 交於冬至하니 乃爲來歲之首也라

太一日遊는 **以冬至之日**로 **居叶蟄之宮**하니 **數所在日**하면 **從一處至九日**하야 **復反於一**하니 **常如是無已**하야 **終而復始**라

此는 結上文而總其義也라 太乙이 始於坎하야 終於乾하니 乃八宮之日也라 八盡而九면 則復反於一而循環無已矣라 然이나 河圖宮九而此居惟八하니 蓋中宮爲太乙所主而臨御乎八宮者也라

太一移日에 **天必應之以風雨**하니 **以其日風雨則吉**하야 **歲美民安少病矣**요

移日은 交節過宮日也라 節之前後에 必有風雨應之니 若當其日하야 而風雨和調則吉이라 故로 歲美民安少病也라

先之則多雨하고 **後之則多汗**이라

汗은 當作旱이라 風雨先期而至하면 其氣有餘 故로 多雨요 風雨後期而至하면 其氣不足 故로 多旱이라

太一이 **在冬至之日**할새 **有變**하면 **占在君**이요

冬至爲一歲之首요 位在正北이어늘 君居宸極[1]하야 南面而治하니 其象應之라 故로 占在君이라

太一이 **在春分之日**할새 **有變**하면 **占在相**이요

春分爲卯之中이요 位在正東이어늘 相持文衡[2]하야 職司敎化하니 其象應春이라 故로 占在相이라

---

1) 宸極(신극): 임금의 居所, 帝王의 位.

2) 文衡: 文章으로 선비를 試驗하여 取捨選擇하는 權限으로, 文章을 評價하는 것이 마치 저울로 물건을 재는 것과 같았으므로 文衡이라 하였다.

太一이 **在中宮之日**할새 **有變**하면 **占在吏**요

中宮屬土하야 王在四維어늘 吏有分任하니 其象應之라 故로 占在吏라

太一이 **在秋分之日**할새 **有變**하면 **占在將**이요

秋分爲酉之中이요 位居正西어늘 將在威武하야 職司殺伐하니 其象應秋라 故로 占在將이라

太一이 **在夏至之日**할새 **有變**하면 **占在百姓**이라

夏至爲午之中이요 位在正南이어늘 兆民衆庶가 如物蕃盛하니 其象應夏라 故로 占在百姓이라

所謂有變者는 **太一**이 **居五宮之日**이라 **病風折樹木**하며 **揚沙石**하니 **各以其所主**로 **占貴賤**이라

此는 釋上文有變之義니 其病이 在風霾異常하야 折樹木하며 揚沙石者가 乃謂之變이요 否則非也라 太乙居五宮之日은 言所重者니 在子午卯酉四正之節及中宮之應[1]이니 卽四季土王用事之日이 是也라

因視風所從來而占之니

旣察風雨之微甚하야 以觀其變하고 又當察其方位하야 以占吉凶이라

風從其所居之鄕來爲實風이니 **主生長養萬物**하고 **從其衝後來爲虛風**이니 **傷人者也**니 **主殺主害者**라 **謹候虛風而避之**라 **故**로 **聖人**이 **日避虛邪之道**를 **如避矢石然**하야 **邪弗能害**라하니 **此之謂也**라

所居者는 太一所居之鄕也니 如月建居子에 風從北方來는 冬氣之正也요 月建居卯에 風從東方來는 春氣之正也요 月建居午에 風從南方來는 夏氣之正也요 月建居酉에 風從西方來는 秋氣之正也라 四隅十二建도 其氣皆然이라 氣得其正者는 正氣王也라 故로 曰實風이니 所以能生長養萬物이라 衝者는 對衝者요 後者는 言其來之遠이니 遠則氣盛也라 如太一居子에 風從南方來하면 火反勝也요 太一居卯에 風從西方來하면 金勝木也요 太一居午에 風從北方來하면 水勝火也요 太一居酉에 風從東方來하면 木反勝也라 氣失其正者는 正氣不足 故로 曰虛風이니 所以能傷人而主殺主害니 最當避也라 又正氣正風義는 詳疾病類四라

是故로 **太一**이 **入徙立於中宮**이라야 **乃朝八風**하야 **以占吉凶也**라

此는 正以明太一이 卽北極也라 蓋中不立이면 則方隅氣候가 皆不得其正 故로 大一이 立於中

1) 子午卯酉四正之節及中宮之應: 子午卯酉四正之節은 二分과 二至를 말하고, 中宮은 土氣가 用事하는 때, 즉 節氣가 바뀌는 때를 말한다.

宮하고 而斗建其外然後에야 可以朝八風하야 占吉凶하니 所謂北辰北極이 天之樞紐者는 以此라

風從南方來를 名曰大弱風이라 其傷人也에 內舍於心하고 外在於脈하니 氣主熱[1)]이요

此下는 皆言虛風傷人之爲病이라 南方은 離火宮也니 凡熱盛之方에 風至必微 故로 曰大弱風이라 其在於人하여는 則火藏應之하야 內舍於心하고 外在於脈하니 其病爲熱이요 心病則包絡在其中矣라

風從西南方來를 名曰謀風이라 其傷人也에 內舍於脾하고 外在於肌하니 其氣主爲弱이요

西南方은 坤土宮也니 陰氣方生에 陽氣猶盛하야 陰陽去就를 若有所議 故로 曰謀風이라 其在於人하여는 則土藏應之라 故로 內舍於脾하고 外在於肌이라 脾惡陰濕 故로 其氣主爲弱이라

風從西方來를 名曰剛風이라 其傷人也에 內舍於肺하고 外在於皮膚하니 其氣主爲燥요

西方은 兌金宮也니 金氣剛勁 故로 曰剛風이라 其在於人하여는 則金藏應之하야 內舍於肺하고 外在皮膚하니 其病氣主燥也라

風從西北方來를 名曰折風이니 其傷人也에 內舍於小腸하고 外在於手太陽脈하니 脈絶則溢하고 脈閉則結不通하야 善暴死요

西北方은 乾金宮也니 金主折傷 故로 曰折風이라 凡風氣傷人에 南應在上하고 北應在下 故로 此小腸手太陽經受病者는 以小腸屬丙하야 爲下焦之火府로되 而乾亥虛風은 其衝在巳也일새라 然이나 西方之金은 其氣肅殺하고 北方之水는 其氣慘冽하니 西北合氣하면 最伐生陽 故로 令人善暴死라

風從北方來를 名曰大剛風이라 其傷人也에 內舍於腎하고 外在於骨與肩背之膂筋하니 其氣主爲寒也요

北方은 坎水宮也니 氣寒則風烈 故로 曰大剛風이라 其在於人하여는 則水藏應之하야 內舍於腎하고 外在於骨肩背膂筋하니 足太陽經也라 言腎則膀胱亦在其中이로되 而病氣는 皆主寒也라

風從東北方來를 名曰凶風이라 其傷人也에 內舍於大腸하고 外在於兩脇腋骨下及肢節이요

---

1) 氣主熱: 『甲乙』과 『太素』에는 '其氣主爲熱'로 되어 있다.

東北方은 艮宮也니 陰氣未退에 陽和未盛 故로 曰凶風이라 其在於人하여는 則傷及大腸하니 以大腸屬庚하야 爲下焦之金府로되 而艮寅虛風은 其衝在申也일새라 兩脇腋骨下는 大腸所近之位요 肢節은 手陽明脉氣所及이라

風從東方來를 名曰嬰兒風이라 其傷人也에 內舍於肝하고 外在於筋紐하니 其氣主爲身濕이요

東方은 震木宮也니 風生於東 故로 曰嬰兒風이라 其在於人하여는 則木藏應之라 故로 病舍於肝하고 外在於筋紐하니 肝病則膽在其中矣라 風本勝濕而其氣反爲身濕者는 以東南水鄕에 濕氣所居라 故로 東風多雨에 濕徵을 可見矣라

風從東南方來를 名曰弱風이라 其傷人也에 內舍於胃하고 外在肌肉하니 其氣主體重이라

東南方은 巽水宮也니 氣煖則風柔 故로 曰弱風이라 東南濕勝하면 挾木侮土 故로 其傷人則內舍於胃하고 外在肌肉하니 其病氣主體重也라

此八風은 皆從其虛之鄕來하야 乃能病人하니

凡上文之爲病者는 皆以虛風爲言이요 而實風은 不在其列이라

三虛相搏則爲暴病卒死요

乘年之衰와 逢月之空과 失時之和를 是謂三虛니 義詳下章이라 又三虛에 云 驚而奪精과 汗出於心等義는 詳後四十三四二章이라

兩實一虛하야 病則爲淋露寒熱이요 犯其雨濕之地則爲痿라

兩實一虛는 言三虛犯一이니 亦能爲病이라 其病은 則或因淋雨하고 或因露風하야 而爲寒熱이요 或犯其雨濕之地하야 而爲痿니 皆一虛之爲病也라

故로 聖人이 避風을 如避矢石焉이라 其有三虛而偏中於邪風則爲擊仆偏枯矣라

邪風은 非時不正之風也라 擊仆는 爲風所擊而仆倒也라 然이나 必犯三虛而後에 爲此病이니 則人之正氣實者는 邪不能傷을 可知矣라

賊風邪氣 乘虛傷人

『靈樞·歲露論』○ 三十六

黃帝問於少師曰 余聞호니 四時八風之中人也에 故有寒暑하야 寒則皮膚急而腠理閉하고 暑則皮膚緩而腠理開라하니 賊風邪氣 因得以入乎아 將必須八正虛邪라야 乃能傷人乎아

此는 言賊風邪氣도 亦能傷人하니 又有非八正虛邪之謂者라

少師答曰 不然이니이다 賊風邪氣之中人也는 不得以時라 然이나 必因其開也엔 其入深하니 其內極病하면 其病人也 卒暴하고 因其閉也엔 其入淺以留하니 其病也 徐以遲니이다

凡四時乖戾不正之氣가 是爲賊風邪氣니 非如太一所居八正虛邪之有常候라 此는 則發無定期하고 亦無定位 故로 曰不得以時也라 然이나 其中人에 必因膚腠之開라야 乃得深入하고 深則內病極 故로 其病人也 卒暴이요 若因其閉면 雖中必淺이나 淺而不去면 其邪必留하야 亦致於病하니 但徐遲耳라

黃帝曰 有寒溫和適하고 腠理不開나 然이나 有卒病者는 其故何也오 少師答曰 帝弗知邪入乎아 雖平居나 其腠理開閉緩急에 其故常有時也일새니이다

此는 謂平居無事之時니 其腠理之開閉緩急而致卒病者도 亦各有其故하니 蓋因於時氣耳라

黃帝曰 可得聞乎아 少師曰 人은 與天地로 相參也요 與日月로 相應也라 故로 月滿則海水西盛하니 人血氣積하야 肌肉充하며 皮膚緻하며 毛髮堅하며 腠理郄하며 煙垢著하니 當是之時엔 雖遇賊風이나 其入淺不深이요 至其月郭空則海水東盛하니 人氣血虛하야 其衛氣去하고 形獨居하야 肌肉減하며 皮膚縱하며 腠理開하며 毛髮殘하며 膲理薄하며 煙垢落하니 當是之時에 遇賊風則其入深하야 其病人也 卒暴니이다

緻는 密也요 郄은 閉也요 縱은 寬也라 人이 與天地日月로 相參應이어늘 而此獨言月言水者는 正以人身之形質이 屬陰 故로 上應於月하고 下應於水也라 夫地本屬陰이로되 而西北은 則陰中之陰이요 東南은 則陰中之陽 故로 地之體는 西北高하고 東南下라 月滿則海水西盛者는 陰得其位니 陰之實也라 在人應之면 則血氣亦實 故로 邪風不能深入이라 月郭空則海水東盛者는 陰失其位니 陰之衰也라 在人應之면 則血氣亦虛 故로 邪風得以深入하야 而爲卒暴之病이라 煙垢는 膩

垢如煙也라 血實則體肥 故로 膩垢著於肌膚하니 表之固也요 血虛則肌瘦 故로 膩垢剝落하야 類乎風消하니 表之虛也라 此는 所以皆關於衛氣라 ○ 郄은 隙同이라

黃帝曰 其有卒然暴死暴病者는 何也오 少師答曰 三虛者는 其死暴疾也요 得三實者는 邪不能傷人也니이다 黃帝曰 願聞三虛하노이다 少師曰 乘年之衰하고 逢月之空하고 失時之和하야 因爲賊風所傷을 是謂三虛라 故로 論不知三虛면 工反爲麤니이다

乘年之衰는 如陰年歲氣不及에 邪反勝之와 及補遺刺法本病二論의 所謂司天失守等義가 是也라 逢月之空은 如八正神明論에 曰 月始生則血氣始精 衛氣始行과 及上文月滿則海水西盛 月郭空則海水東盛等義가 是也라 失時之和는 如春不溫하고 夏不熱하고 秋不凉하고 冬不寒하야 客主不和者가 是也라 三虛在天이라도 又必因人之虛하야 氣有失守라야 乃易犯之라 故로 爲賊風所傷하야 而致暴死暴病이라 使知調攝避忌면 則邪不能害 故로 曰乘曰逢曰失者는 蓋兼人事爲言也라

帝曰 願聞三實하노이다 少師曰 逢年之盛하고 遇月之滿하고 得時之和하면 雖有賊風邪氣나 不能危之也니이다

反於三虛가 卽三實也라 故로 邪不能犯이라

黃帝曰 善乎哉라 論이여 明乎哉라 道여 請藏之金匱하야 命曰三寶라 然이나 此一夫之論也니이다

一夫之論은 以一人之病으로 爲言也라 歲有同病者는 義如下文이라

黃帝曰 願聞歲之所以皆同病者는 何因而然고 少師曰 此는 八正之候也니이다

四正四隅를 謂之八正이니 卽八宮也라

黃帝曰 候之는 奈何오 少師曰 候此者는 常以冬至之日로 太一이 立於叶蟄之宮하니 其至也에 天必應之以風雨者矣라 風雨從南方來者는 爲虛風이니 賊傷人者也라

太一義는 見前章이라 太一이 立於坎宮이로되 而風雨從南方來면 卽衝後來者爲虛風이니 賊傷人者也라

其以夜半至也면 萬民이 皆臥而弗犯也라 故로 其歲民少病이어니와 其以晝至者는 萬民이 懈惰而皆中於虛風이라 故로 萬民多病이라 虛邪入客於骨而不發

於外라가 **至其立春**하야 **陽氣大發**하야 **腠理開**한대 **因立春之日**에 **風從西方來**하야 **萬民**이 **又皆中於虛風**하면 **此**는 **兩邪相搏**하야 **經氣結代者矣**라

立春之日에 月建在東而風從西方來면 亦虛風也라 冬至에 中之어늘 立春에 又中之면 此兩邪也라 邪留而不去 故로 曰結이요 當其令而非其氣 故로 曰代라 觀陰陽應象大論에 曰 冬傷於寒이면 春必溫病이라하니 卽此之謂也라

故로 **諸逢其風而遇其雨者**를 **命曰遇歲露**[1]**焉**이라 **因歲之和而少賊風者**는 **民少病而少死**하고 **歲多賊風邪氣**하야 **寒溫不和則民多病而死矣**니이다

歲露는 卽前章淋露之義니 歲는 則兼乎時也라 上二節에 言虛風之傷人이라하고 此一節에 又言賊風邪氣之傷人이라하되 而歲氣之多邪者는 尤爲民之多病也라

黃帝曰 虛邪之風이 **其所傷貴賤**[2]은 **何如**며 **候之**는 **奈何**오

此下는 言歲候之占이 重在元旦也라

少師答曰 正月朔日엔 **太一**이 **居天留之宮**하니 **其日**에 **西北風不雨**면 **人多死矣**요 **正月朔日平旦**에 **北風**이면 **春民多死**요 **正月朔日平旦**에 **北風行**하면 **民病多者 十有三也**라 **正月朔日日中**에 **北風**이면 **夏民多死**요 **正月朔日夕時**에 **北風**이면 **秋民多死**요 **終日北風**이면 **大病**으로 **死者十有六**이니이다

元旦은 爲孟春之首요 發生之初나 北風大至하야 陰勝陽也라 故로 多傷害라

正月朔日에 **風從南方來**를 **命曰旱鄕**이요 **從西方來**를 **命曰白骨**이니 **將國有殃**하고 **人多死亡**이라 **正月朔日**에 **風從東方來**하야 **發屋揚沙石**이면 **國有大災也**요 **正月朔日**에 **風從東南方行**하면 **春有死亡**이라

元旦日에 邪風大至면 卽非吉兆니 各隨其位하야 災害有辨也라

正月朔에 **天和溫不風**하면 **糴賤**[3]하야 **民不病**하고 **天寒而風**하면 **糴貴**하야 **民多病**하니 **此所以候歲之風䤿傷人者也**라

元旦之氣所貴者는 溫和景明이니 則歲候吉而人民安이요 凡四方不和之風은 皆非所宜라 ○ 䤿은 殘同이라

---

1) 歲露: 그 해에 風雨가 함께 와서 出現하는 異常氣候를 말한다.
2) 貴賤: 損傷程度의 輕重이나 罹患된 患者數의 多少를 말하는데, 輕少한 것이 貴이고 重多한 것이 賤이다.
3) 糴賤(적천): 穀食의 價格이 낮다는 말로 豊年을 의미한다. 糴貴는 凶年을 뜻함.

二月丑에 **不風**이면 **民多心腹病**이요 **三月戊**에 **不溫**이면 **民多寒熱**이요 **四月已**에 **不暑**면 **民多瘴病**이요 **十月申**에 **不寒**이면 **民多暴死**라

二三四月은 以陽王之時而丑日不風하고 戌日不溫하고 巳日不暑하면 陰氣勝而陽不達也라 故로 民多病이요 十月은 以陰王之時而申日不寒하면 陽氣勝而陰不藏也라 故로 民多暴死라

諸所謂風者는 **皆發屋**하고 **折樹木**하고 **揚沙石**하며 **起毫毛**하고 **發腠理者也**니이다

此는 釋上文諸所謂風者는 必其異常若是라야 乃爲凶兆요 否則不當槪論이라

類經二十八卷

張介賓類註

運氣類

升降不前 須窮刺法

『素問·遺篇刺法論』○ 三十七

黃帝問曰 升降不前하야 **氣交有變**하면 **卽成暴鬱**하니 **余已知之**어니와 **如何預救生靈**[1]하야 **可得却乎**아

却은 言預却其氣하야 以免病也라

岐伯이 **稽首再拜**하고 **對曰 昭乎哉**라 **問**이시여 **臣聞**호니 **夫子言旣明天元**[2]하고 **須窮刺法**이라야 **可以折鬱扶運**하며 **補弱全眞**하며 **瀉盛蠲餘**하야 **令除斯苦**라하더이다

夫子는 岐伯之師 僦貸季也라 天元은 卽天元紀大論이니 所謂六元等義라

帝曰 願卒聞之하노이다 **岐伯**이 **曰 升之不前**하면 **卽有甚凶也**라

六元主歲하야 周流互遷하니 其有天星中運하야 抑之不前하면 則升不得升하고 降不得降하야 氣交有變 故로 主甚凶이라

木欲升而天柱[3]**窒抑之**하야 **木欲發鬱**하면 **亦須待時**니

升者는 自右而升於天하니 凡舊歲在泉之右間은 必升爲新歲司天之左間이라 後放此하니라 天柱는 金星也니 辰戌歲에 木欲上升而金勝抑之면 則木不能前하야 而暴鬱爲害니 木鬱欲發엔 亦必待其得位之時而後作이라 如六元正紀大論에 曰 鬱極迺發하니 待時而作이라하니 此之謂也라 鬱

---

1) 生靈: 生民, 百姓의 뜻임.
2) 天元: 天地六元之氣.
3) 天柱: 『類經圖翼·天地五星圖』에 "五星之在天地에 名呼各有不同이라 木星在天曰天衝이요 在地曰地蒼이며 火星在天曰天英이요 在地曰地彤이며 土星在天曰天芮요 在地曰地阜며 金星在天曰天柱요 在地曰地皛며 水星在天曰天蓬이요 在地曰地玄이라 以分主東南西北中이로되 而土則寄位西南也라"고 하였다.

發義는 見本類前二十三이라 升降被抑不前에 天時民病各異하니 義詳後章이라 ○ 有天地陰陽升降等圖하니 在圖翼二卷이라

當刺足厥陰之井이요

木鬱不升하면 則人病在肝 故로 當刺足厥陰之井이니 大敦穴也라 刺三分하고 留六呼하야 得氣에 急出之니 先刺左하고 後刺右라 又可於春分日에 吐之라

火欲升而天蓬窒抑之하야 火欲發鬱하면 亦須待時니

天蓬은 水星也라 巳亥歲에 君火當升하야 爲天之左間이요 丑未歲에 相火當升하야 爲天之左間而水勝抑之면 則火鬱不升而爲害니 火鬱之發엔 必待其得位之時也라

君火相火는 同刺包絡之滎이요

火鬱不升하면 則人病在心이라 凡諸邪之在心者는 皆在於心之包絡이라 故로 當刺包絡之滎이니 勞宮穴也라 刺三分하고 留六呼하야 得氣에 急出之니 先左後右라 又法이 當春三泄汗也라

土欲升而天衝窒抑之하야 土欲發鬱하면 亦須待時니

天衝은 木星也라 子午歲에 濕土當升하야 爲天之左間而木勝抑之면 則土鬱爲害而發必待時也라

當刺足太陰之兪요

土鬱不升하면 則人病在脾라 故로 當刺足太陰之兪니 太白穴也라 刺二分하고 留七呼하야 氣至에 急出之니 先左後右라

金欲升而天英窒抑之하야 金欲發鬱하면 亦須待時니

天英은 火星也라 寅申歲에 燥金當升하야 爲天之左間而火勝抑之면 則金鬱爲害니 待時而發也라

當刺手太陰之經이요

金鬱不升하면 則人病在肺라 故로 當刺手太陰之經이니 經渠穴也라 刺三分하고 留三呼하야 氣至에 急出之니 先左後右라

水欲升而天芮窒抑之하야 水欲發鬱하면 亦須待時니

天芮는 土星也라 卯酉歲에 寒水當升하야 爲天之左間而土勝抑之면 則水鬱爲害니 待時而發也라

當刺足少陰之合이니이다

水鬱不升하면 則人病在腎이라 故로 當刺足少陰之合이니 陰谷穴也라 刺四分하고 留三呼하야 氣至에 急出之니 先左後右라

○ 帝曰 升之不前은 可以預備어니와 願聞其降에 可以先防하노이다 岐伯이 曰 旣明其升이면 必達其降也니 升降之道는 皆可先治也라

降者는 自左而入於地하니 凡舊歲司天之右間은 必降爲新歲在泉之左間이라 其有被抑不降者는 亦可以刺治先防也라

木欲降而地晶窒抑之하야 降而不入하면 抑之鬱發하니 散而可得位요

地晶은 金星也라 丑未歲에 厥陰當降하야 爲地之左間而金勝窒之하야 降不得入하면 則鬱發爲變하니 必待鬱散이라야 木迺得位也라

降而鬱發은 暴如天間之待時也니 降而不下하면 鬱可速矣요

暴如天間之待時는 言與司天之間氣로 同也라 可速者는 當速治之謂라

降하면 可折其所勝也니

治降之法은 當折其所勝이니 如木鬱則治金하고 金鬱則治火之類也라 與上文升之不前治其本經者로 異라

當刺手太陰之所出하고 刺手陽明之所入이라

木鬱不降하면 則肝膽受病하니 當治金之勝 故로 刺手太陰之所出이니 少商穴也라 刺一分하고 留三呼하야 氣至에 急出之라 手陽明之所入은 曲池穴也니 刺五分하고 留七呼하야 氣至에 急出之라

火欲降而地玄窒抑之하야 降而不入하면 抑之鬱發하니 散而可矣라

地玄은 水星也라 寅申歲에 少陰當降하야 爲地之左間이요 辰戌歲에 少陽當降하야 爲地之左間而水勝窒之라 故로 鬱發爲變하니 必散而後에야 可라

當折其所勝하면 可散其鬱이니

火鬱不降하면 則心主受病하니 當治水之勝也라

當刺足少陰之所出하고 刺足太陽之所入이라

足少陰之所出은 湧泉穴也니 刺三分하고 留三呼하야 氣至에 急出之니 先左後右라 足太陽之所入은 委中穴也니 刺五分하고 留七呼하야 氣至에 急出之니 先左後右라

土欲降而地蒼窒抑之하야 降而不下하면 抑之鬱發하니 散而可入이라

地蒼은 木星也라 卯酉歲에 太陰當降하야 爲地之左間而木勝窒之라 欲其鬱散이어든 當速刺也라

當折其勝하면 **可散其鬱**이니

土鬱不降하면 則脾胃受病 故로 當折木之勝이라

當刺足厥陰之所出하고 **刺足少陽之所入**이라

足厥陰之所出은 大敦穴也니 刺三分하고 留十呼하야 氣至에 急出之라 足少陽之所入은 陽陵泉也니 刺六分하고 留十呼하야 得氣에 急出之라

金欲降而地彤窒抑之하야 **降而不下**하면 **抑之鬱發**하니 **散而可入**이라

地彤은 火星也라 巳亥歲에 陽明當降하야 爲地之左間而火勝窒之하면 則鬱發爲變也라 ○ 彤은 音同이라

當折其勝하면 **可散其鬱**이니

金鬱不降하면 則肺與大腸이 受病하니 當折火之勝也라

當刺心包絡所出하고 **刺手少陽所入也**라

心包絡所出은 中衝穴也니 刺一分하고 留二呼하야 氣至에 急出之라 手少陽所入은 天井穴也니 刺一分하고 留十呼하야 得氣에 急出之라

水欲降而地阜窒抑之하야 **降而不下**하면 **抑之鬱發**하니 **散而可入**이라

地阜는 土星也라 子午歲에 太陽當降하야 爲地之左間而土勝窒之하면 爲鬱하니 必散之而後에야 降也라

當折其土하면 **可散其鬱**이니

水鬱不降하면 則腎與膀胱이 受病 故로 折土之勝則水鬱을 可散矣라

當刺足太陰之所出하고 **刺足陽明之所入**이니이다

足太陰之所出은 隱白穴也니 刺一分하고 留三呼하야 氣至에 急出之라 足陽明之所入은 三里穴也니 刺五分하고 留十呼하야 氣至에 急出之라

帝曰 五運之至有前後하야 **與升降往來**로 **有所承抑之**하니 **可得聞乎刺法**잇가

五運之氣에 各有所承所制也라

岐伯이 **曰 當取其化源也**라

取는 治也요 化源은 氣化之本源也라 此取字는 總言當治之謂니 與下文資取之取로 不同이라

是故로 太過取之하고 不及資之니

治化源之法은 亦盛者는 當寫하고 虛者는 當補也라

太過取之는 次抑其鬱하고 取其運之化源하야 令折鬱氣요

次抑其鬱者는 在取其致抑之化源이면 則鬱氣可折矣라

不及扶資는 以扶運氣하고 以避虛邪也니

不及扶資는 在扶其本氣之衰면 則虛邪可避矣라

資取之法은 令出密語니이다

資取化源之法은 詳出玄珠密語第一卷中이라 ○ 前六元正紀大論所載六十年運氣之紀에 有言資其化源하고 有言取其化源者하니 正此之謂라

升降不前 氣變民病之異

『素問·遺篇本病論』○ 三十八

黃帝問曰 天元九室[1)]은 余已知之라 願聞氣交에 何名失守오 岐伯이 曰 謂其上下升降에 遷正退位는 各有經論하니 上下各有不前 故로 名失守也라

此篇은 承前篇而詳言左右間氣之升降不前也라 ○ 天元玉冊에 云 六氣는 常有三氣在天하고 三氣在地하니 每一氣升天하야 作左間氣하고 一氣入地하야 作左間氣하며 一氣遷正하야 作司天하고 一氣遷正하야 作在泉하며 一氣退位하야 作天右間氣하고 一氣退位하야 作地右間氣라 氣交有合하야 常得位所在하고 至當其時면 卽天地交하야 迺變而泰어니와 天地不交면 迺作病也라하니라

是故로 氣交에 失易位하면 氣交迺變하고 變易非常卽四時失序하니 萬化不安하야 變民病也니이다

當正不正하고 當遷不遷하면 則氣交有變하고 天地失其常政하면 則萬民爲病이라

帝曰 升降不前을 願聞其故며 氣交有變을 何以明知오 岐伯이 曰 昭乎問哉여 明乎道矣니이다 氣交有變을 是謂天地機라

氣交之變은 吉凶之徵也라 故로 謂天地機라

---

1) 九室: 五星에 在天之五室과 在地之五室이 있으므로 十室이라고 해야 맞다. 그러나 東洋에서 十數는 無極을 나타내는 完全成數이므로 九宮, 九星에 맞추어 九室이라 한 것으로 보인다.

但欲降而不得降者는 地窒刑之요

地星勝之不降은 義詳下文이라

又有五運太過而先天而至者는 卽交不前이니

五陽年은 中運太過하니 亦能抑升降之氣라

但欲升而不得其升은 中運抑之요 但欲降而不得其降도 中運抑之라

甲年土運太過엔 能抑水之升降하고 丙年水運太過엔 能抑二火之升降하고 戊年火運太過엔 能抑金之升降하고 庚年金運太過엔 能抑木之升降하고 壬年木運太過엔 能抑土之升降이라

於是에 有升之不前하고 降之不下者하며 有降之不下하고 升而至天者하며 有升降俱不前하니 作如此之分別이 卽氣交之變이니 變之有異하야 常各各不同하야 災有微甚者也니이다

有天星窒於上者하며 有地氣窒於下者하며 有中運抑於中者하니 凡此三者之分은 則氣交之變이 各各不同하야 而災有微甚矣라

帝曰 願聞氣交遇會에 勝抑之由와 變成民病輕重은 何如오 岐伯이 曰 勝相會하야 抑伏使然이니이다

六氣에 有遇有會有勝有抑하니 則抑伏者爲變이라

○ 是故로 辰戌之歲엔 木氣升之나 主逢天柱면 勝而不前[1]하고

辰戌歲엔 太陽이 當遷正司天하고 而厥陰風木은 以上年在泉之右間으로 當升하야 爲今歲司天之左間이라 故로 畏天柱金星勝之也라

又遇庚戌金運先天하야 中運勝之면 忽然不前하니 木運升天에 金迺抑之라

庚은 以陽金有餘하야 其氣先天而至하니 歲運遇之면 又能勝木也라 庚戌庚辰이 皆同이라

升而不前하면 卽清生風少하고 肅殺於春하야 露霜復降하야 草木乃萎하고 民病이 溫疫蚤發하며 咽嗌迺乾하며 四肢滿하며 肢節이 皆痛하고

清生風少等候는 金勝木衰之化也라 金氣肅殺於春은 陰盛抑陽 故로 民病이 爲溫疫節痛等證이라

久而化鬱하면 卽大風摧拉하고 折隕鳴紊하며 民病이 卒中偏痺手足不仁이라

1) 勝而不前: 金氣인 天柱가 勝하여 木氣가 不前(不升)한다는 뜻이다.

木鬱旣久에 其極必發 故로 爲大風摧拉等變이요 而民病이 爲中風等證也라

○ 是故로 巳亥之歲엔 君火升天이나 主窒天蓬하면 勝之不前하고

巳亥歲엔 厥陰이 當遷正司天하고 而少陰君火는 以上年在泉之右間으로 當升하야 爲新歲司天之左間이라 故로 畏天蓬水星勝之也라

又厥陰이 未遷正則少陰도 未得升天하며

巳亥陰年엔 氣多不及 故로 凡司天厥陰이 不得遷正則左間少陰도 亦不得其位나 而陽年은 則不然也라 後放此하니라

水運이 以至其中者는 君火欲升이나 而中水運抑之라

辛巳辛亥는 皆水運之不及者나 而亦能制抑君火요 以巳亥陰年은 氣本不及이니 則弱能制弱이라 然이나 或以天蓬窒之커나 或以水運抑之하야 有一於此하면 皆能勝火하야 不前也라 後放此하니라

升之不前하면 卽淸寒復作하야 冷生旦暮하고 民病이 伏陽而內生煩熱하며 心神驚悸하며 寒熱間作하고

天蓬水勝하야 火升不前 故로 氣候淸寒하고 民病은 則熱鬱不散이라

日久成鬱하면 卽暴熱迺至하야 赤風腫翳 化疫하야 溫癘暖作하고 赤氣瘴而化火疫하야 皆煩而躁渴하니 渴甚에 治之以泄之면 可止라

火鬱之發 故로 暴熱至하야 而民爲疫癘溫瘴等病이니 泄去其火熱이면 病可止矣라

○ 是故로 子午之歲엔 太陰升天이나 主窒天衝하면 勝之不前하고

子午年엔 少陰이 當遷正司天하고 而太陰濕土는 以上年在泉之右間으로 當升하야 爲新歲少陰之左間이라 故로 畏天衝木星勝之也라

又或遇壬子木運하야 先天而至者는 中木運抑之也라

壬은 以陽木有餘하야 其氣先天而至하니 歲運遇之면 乃能勝土라 壬子壬午이 皆同이라

升天不前하면 卽風埃四起하야 時擧埃昏하며 雨濕不化하고 民病風厥涎潮하며 偏痺不隨하며 脹滿하고

土鬱不前은 木之勝也라 故로 在天則風起하야 雨濕不化하고 在民則肝强脾病이라

久而伏鬱하면 卽黃埃化疫也요 民病夭亡하며 臉肢府에 黃疸滿閉하며 濕令弗

布하야 **雨化迺微**라

土主脾胃하니 胃氣受抑 故로 至夭亡이라 臉은 爲陽明之經이요 四肢는 皆主於脾요 府는 言大腸小腸이니 皆屬於胃라 故로 爲黃疸滿閉等證이라 濕令弗布는 皆土鬱之化라

○ **是故**로 **丑未之年**엔 **少陽升天**이나 **主窒天蓬**하면 **勝之不前**하고

丑未年엔 太陰이 當遷正司天하고 而少陽相火는 以上年在泉之右間으로 當升하야 爲新歲太陰之左間이라 故로 畏天蓬水勝也라

又或遇太陰未遷正者면 **卽少陽**도 **未升天也**라

丑未陰年은 不及 故로 太陰司天이 或未遷正則少陽左間도 亦不得其位라

水運以至者는 **升天不前**하니 **卽寒雰反布**하야 **凜洌如冬**하며 **水復涸**하며 **冰再結**하며 **暄暖乍作**이라가 **冷復布之**하야 **寒暄不時**하고 **民病**이 **伏陽在內**하야 **煩熱生中**하며 **心神驚駭**하며 **寒熱間爭**하고

辛丑辛未는 皆水運之年이어늘 又遇天蓬則相火被抑하야 升天不前하니 其氣令民病이 較前巳亥年君火不升者하야 尤甚이라

以久成鬱하면 **卽暴熱迺生**하야 **赤風氣瞳翳**하며 **化成鬱癘**하야 **迺化作伏熱內煩**하며 **痺而生厥**하고 **甚則血溢**이라

此는 相火鬱發爲病이니 亦與前君火之鬱者로 大同이라

○ **是故**로 **寅申之年**엔 **陽明升天**이나 **主窒天英**하면 **勝之不前**하고

寅申年엔 少陽이 當遷正司天하고 而陽明燥金은 以上年在泉之右間으로 當升하야 爲新歲司天之左間이라 故로 畏天英火勝制之也라

又或遇戊申戊寅하야 **火運**이 **先天而至**하면 **金欲升天**이나 **火運抑之**라

戊는 爲陽火有餘하야 其氣先天而至하니 歲運遇之면 亦抑陽明이라

升之不前하면 **卽時雨不降**하며 **西風數擧**하며 **鹹鹵燥生**하며 **民病上熱喘嗽血溢**하고

燥金氣鬱於地라 故로 時雨不降하야 硝鹹이 白見而燥生이라 火勝於上 故로 肺金受傷하야 而喘嗽血溢이라

久而化鬱하면 **卽白埃翳霧**하며 **清生殺氣**하며 **民病**이 **脇滿悲傷**하며 **寒鼽嚔嗌**

乾하며 手折皮膚燥라

金鬱之發에 肅殺氣行하야 民病이 爲脇滿悲傷하니 金邪伐肝也라 金氣는 寒斂而燥 故로 爲寒鼽嚔嗌乾等證이라

○ 是故로 卯酉之年엔 太陽升天이나 主窒天芮하면 勝之不前하고

卯酉年엔 陽明이 當遷正司天하고 而太陽寒水는 以上年在泉之右間으로 當升하야 爲新歲司天之左間이라 故로 畏天芮土勝也라

又遇陽明未遷正者는 卽太陽도 未升天也요

卯酉陰年은 氣有不及하니 凡司天陽明이 未得遷正則左間太陽도 亦不得其位라

土運以至하면 水欲升天이나 土運抑之라

已卯已酉는 皆土運之年이니 亦能制抑太陽이라

升之不前하면 卽濕而熱蒸하고 寒生兩間[1]하며 民病注下하며 食不及化하고

濕勝於上하고 寒鬱於下 故로 氣令民病이 如此라

久而成鬱하면 冷來客熱하야 冰雹卒至하고 民病이 厥逆而噦하며 熱生於內하고 氣痺於外하야 足脛痠疼하고 反生心悸懊熱하며 暴煩而復厥이라

水鬱之發에 寒氣乃行 故로 民病이 寒束於外하고 熱生於中하야 爲氣痺厥逆等證이라

○ 黃帝曰 升之不前은 余已盡知其旨라 願聞降之不下를 可得明乎아 岐伯이 曰 悉乎哉라 問이시여 是之謂天地微旨라 可以盡陳斯道니 所謂升已必降也라

六氣之運은 右者升而左者降也라

至天三年이면 次歲必降하니 降而入地하야 始爲左間也라

每氣在天에 各三年이니 凡左間一年이요 司天一年이요 右間一年이라 三年周盡에 至次歲하야 乃降而入地하야 爲在泉之左間이니 亦周三年而復升於天也라

如此升降往來를 命之六紀者矣라

此는 六氣之紀也라

○ 是故로 丑未之歲엔 厥陰降地나 主窒地晶하면 勝而不前하고

---

1) 兩間: 天地之間.

丑未歲엔 太陽이 當遷正在泉하고 而厥陰風木은 以上年司天之右間으로 當降하야 爲今歲在泉之左間이라 故로 畏地晶金氣窒之也라

又或遇少陰未退位면 卽厥陰도 未降下하고

如上年子午歲氣有餘하야 司天少陰이 不退位則右間厥陰도 亦不能降下也라

金運以至中하야 金運承之하면 降之不下하야 抑之變鬱이라

卽乙丑乙未歲也니 亦能制抑厥陰하야 鬱而爲病이라

木欲降下나 金承之하야 降而不下하면 蒼埃遠見하야 白氣承之하며 風擧埃昏하며 淸躁行殺하며 霜露復下하며 肅殺布令하고

木鬱金勝 故로 蒼埃見而殺令布라

久而不降하야 抑之化鬱하면 卽作風躁相伏하야 暄而反淸하며 草木萌動에 殺霜乃下하며 蟄蟲未見하고 懼淸傷藏이라

淸寒勝木 故로 草木萌動에 霜乃殺之而蟄蟲不見이요 其在民病에도 亦懼淸氣之傷肝藏也라 ○ 舊本에 無下蟲二字하니 必脫簡也니 今增補之라

○ 是故로 寅申之歲엔 少陰降地나 主窒地玄하면 勝之不入하고

寅申歲엔 厥陰이 當遷正在泉하고 而少陰君火는 以上年司天之右間으로 當降하야 爲今歲厥陰之左間이라 故로 畏地玄水勝窒之也라

又或遇丙申丙寅하야 水運太過하면 先天而至라

丙은 以陽水로 其氣先天而至하니 亦能制抑君火하야 使之不降이라

君火欲降이나 水運承之하야 降而不下하면 卽彤雲纔見이라가 黑氣反生하고 暄暖如舒나 寒常布雪하며 凜冽復作하야 天雲慘悽하고

皆寒水勝火之化라 ○ 彤은 音同이니 赤也라

久而不降하야 伏之化鬱하면 寒勝復熱하며 赤風化疫하야 民病이 面赤心煩하며 頭痛目眩也요 赤氣彰而溫病欲作也라

熱鬱於上하야 久而不降 故로 民多溫熱之病이라

○ 是故로 卯酉之歲엔 太陰降地나 主窒地蒼하면 勝之不入하고

卯酉年엔 少陰이 當遷正在泉하고 而太陰濕土는 以上年司天之右間으로 當降하야 爲今歲少陰之左間이라 故로 畏地蒼木勝窒之也라

又或少陽未退位者는 卽太陰도 未得降也요

如上年寅申歲氣有餘하야 司天少陽이 不退位則右間太陰도 亦不能降下라

或木運以至니

丁卯丁酉年也라

木運承之하야 降而不下하면 卽黃雲見而青霞彰하며 鬱蒸作而大風霧翳埃勝하야 折損迺作하고

皆風木勝土之化라

久而不降也에 伏之化鬱하면 天埃黃氣하고 地布濕蒸하야 民病이 四肢不擧하며 昏眩하며 肢節痛하며 腹滿塡臆이라

土氣久鬱不降 故로 天爲黃氣요 地爲濕蒸이라 人病이 在脾胃 故로 爲四肢不擧滿塡胸臆等病이라

○ 是故로 辰戌之歲엔 少陽降地나 主窒地玄하면 勝之不入하고

辰戌年엔 太陰이 當遷正在泉하고 而少陽相火는 以上年司天之右間으로 當降하야 爲今歲在泉之左間이라 故로 畏地玄水勝窒之也라

又或遇水運太過하야 先天而至也라

丙辰丙戌年也라

水運承之하야 降而不下하면 卽彤雲纔見이라가 黑氣反生하고 暄暖欲生이나 冷氣卒至하고 甚卽冰雹也요

皆寒水勝火之化라 此는 與上文寅申歲少陰不降者로 同義라

久而不降하야 伏之化鬱하면 冷氣復熱하야 赤風化疫하고 民病이 面赤心煩하며 頭痛目眩也요 赤氣彰而熱病欲作也라

少陽火鬱爲病이니 亦與上文少陰不降으로 同이라

○ 是故로 巳亥之歲엔 陽明降地나 主窒地彤하면 勝而不入하고

巳亥年엔 少陽이 當遷正在泉하고 而陽明燥金은 以上年司天之右間으로 當降하야 爲今歲在泉之左間이라 故로 畏地彤火氣勝之也라

又或遇太陰未退位면 卽陽明도 未得降이요

如上年辰戌歲氣有餘하야 司天太陽이 不退位則右間陽明도 亦不能降下라

或火運以至니

癸巳癸亥年也라

火運承之하야 不下하면 卽天淸而肅이나 赤氣迺彰하고 暄熱反作하며 民이 皆昏倦하며 夜臥不安하며 咽乾引飮하며 懊熱內煩하며 大淸朝暮하며 暄還復作하고

金欲降而火承之라 故로 淸肅行而熱反作也요 熱傷肺氣 故로 民爲昏倦咽乾等病이라

久而不降하야 伏之化鬱하면 天淸薄寒하야 遠生白氣하고 民病이 掉眩하며 手足이 直而不仁하며 兩脇作痛하며 滿目肮肮이라

金氣久鬱於上 故로 淸寒生而白氣起요 其於民病하야는 則肝木受邪 故로 爲掉眩脇目等證이라

○ 是故로 子午之年엔 太陽降地나 主窒地阜하야 勝之하면 降而不入하고

子午年엔 陽明이 當遷正在泉하고 而太陽寒水는 以上年司天之右間으로 當降하야 爲今歲在泉之左間이라 故로 畏地阜土勝也라

又或遇土運太過하야 先天而至라

甲子甲午는 陽土有餘之歲也라

土運承之하야 降而不入하면 卽天彰黑氣하야 暝暗悽慘纔施하며 黃埃而布濕하며 寒化令氣하며 蒸濕復令하고

水爲土勝 故로 黑氣纔施하고 黃埃卽布하며 寒化欲行而蒸濕復令也라

久而不降하야 伏之化鬱하면 民病大厥하며 四肢重怠하며 陰痿少力하고 天布沈陰하야 蒸濕間作이니이다

寒鬱於上而濕制之면 則脾腎受邪 故로 民爲寒厥四肢重怠陰痿等病이요 而沈陰蒸濕이 間作也라

司天不遷正不退位之刺

『素問·遺篇刺法論』○ 三十九

黃帝問曰 升降之刺는 以知要니 願聞司天이 未得遷正하야 使司化之失其常政하면 卽萬化之或其皆妄이라 然이나 與民爲病을 可得先除하야 欲濟群生하노

니 願聞其說하노이다

知其氣有不正 故로 當預防이라

岐伯이 稽首再拜하고 曰 悉乎哉라 問이시여 言其至理하야 聖念慈憫하사 欲濟群生하시니 臣乃盡陳斯道하야 可申洞微하리이다

申은 明也요 洞은 幽也라

太陽復布하면 卽厥陰이 不遷正하고 不遷正하면 氣塞於上하니 當寫足厥陰之所流요

辰戌歲太陽司天之後에 厥陰繼之나 若寒水旣退而復布하면 則巳亥之厥陰이 不得遷正하야 風化不行하고 木氣鬱塞於上하야 人病在肝 故로 當寫足厥陰之所流니 行間穴也라 刺六分하고 留七呼하야 氣至에 急出之라

厥陰復布하면 少陰이 不遷正하고 不遷正하면 卽氣塞於上하니 當刺心包絡脈之所流요

巳亥歲厥陰司天之後에 少陰繼之나 若風氣旣退而復布하면 則子午之少陰이 不得遷正하야 火化不行하고 熱氣鬱塞於上하야 人病在心主 故로 當寫包絡之所流니 勞宮穴也라 刺三分하고 留六呼하야 氣至에 急出之라

少陰復布하면 太陰이 不遷正하고 不遷正하면 卽氣留於上하니 當刺足太陰之所流요

子午歲少陰司天之後에 太陰繼之나 若君火復布하면 則丑未之太陰이 不得遷正하야 雨化不行하고 土氣留滯於上하야 人病在脾 故로 當刺足太陰之所流니 大都穴也라 刺三分하고 留七呼하야 氣至에 急出之라

太陰復布하면 少陽이 不遷正하고 不遷正하면 則氣塞未通하니 當刺手少陽之所流요

丑未歲太陰司天之後에 少陽繼之나 若濕氣復布하면 則寅申之少陽이 不得遷正하야 火化不行하고 熱氣鬱塞하야 人病在三焦 故로 當刺手少陽之所流니 液門穴也라 刺二分하고 留三呼하야 氣至에 急出之라

少陽復布하면 則陽明이 不遷正하고 不遷正하면 則氣未通上하니 當刺手太陰之所流요

寅申歲少陽司天之後에 陽明繼之나 若相火復布하면 則卯酉之陽明이 不得遷正하야 金化不行하고 燥氣鬱滯하야 人病在肺 故로 當刺手太陰之所流니 魚際穴也라 刺二分하고 留三呼하야 得氣에 急出之라

陽明復布하면 太陽이 不遷正하고 不遷正하면 則復塞其氣하니 當刺足少陰之所流니이다

卯酉歲陽明司天之後에 太陽繼之나 若燥氣復布하면 則辰戌之太陽이 不得遷正하야 水化不行하고 寒氣復塞하야 人病在腎 故로 當刺足少陰之所流니 然谷穴也라 刺三分하고 留三呼하야 得氣에 急出之라

○ 帝曰 遷正不前은 以通其要니 願聞不退에 欲折其餘하야 無令過失하노니 可得明乎아 岐伯이 曰 氣過有餘하야 復作布正을 是名不過位也니

氣數有餘하야 不退 故로 復作布正而新舊不能過位라

使地氣不得後化하고 新司天未得遷正이라 故로 復布化令이 如故也라

天氣不退면 則地氣不得後化 故로 新歲司天이 不能遷正하고 仍布舊歲之令이라

巳亥之歲에 天數有餘[1)]하면 故厥陰이 不退位也라 風行於上하야 木化布天하니

以子午年에 猶行巳亥之令하야 熱化不行하니 風反爲災也라

當刺足厥陰之所入이요

曲泉穴也라 刺六分하고 留七呼하야 氣至에 急出之라 ○ 按上文에 云復布者는 以舊氣再至하야 新氣被鬱하니 鬱散則病除 故로 當刺新氣之經이요 此下에 言不退者는 以舊氣有餘하야 非寫不除하니 舊邪退則新氣正矣라 故로 當刺舊氣之經이라 二治不同이나 各有深意라

子午之歲에 天數有餘하면 故少陰이 不退位也라 熱行於上하야 火餘化布天하니

以丑未之年에 猶行子午之令하야 雨化不行하니 熱氣尙治也라

當刺手厥陰之所入이요

曲澤穴也라 刺三分하고 留七呼하야 得氣에 急出之라

丑未之歲에 天數有餘하면 故太陰이 不退位也라 濕行於上하야 雨化布天하니

以寅申之歲에 猶行丑未之政하야 火氣不行하니 濕仍布天也라

---

1) 天數有餘: 司天의 氣數가 有餘한 것을 말하는데, 이렇게 되면 時間의 推移에 따라 제때 退位하지 못하게 된다.

當刺足太陰之所入이요

陰陵泉也라 刺五分하고 留七呼하야 動氣至에 急出之라

寅申之歲에 天數有餘하면 故少陽이 不退位也라 熱行於上하야 火化布天하니

以卯酉之歲에 猶行寅申之政하야 火尙布天하니 金化不行也라

當刺手少陽之所入이요

天井穴也라 刺三分하고 留七呼하야 氣至에 急出之라

卯酉之歲에 天數有餘하면 故陽明이 不退位也라 金行於上하야 燥化布天하니

以辰戌之歲에 猶行卯酉之令하야 燥尙布天하니 寒化不行也라

當刺手太陰之所入이요

尺澤穴也라 刺三分하고 留三呼하야 氣至에 急出之라

辰戌之歲에 天數有餘하면 故太陽이 不退位也라 寒行於上하야 凜 水化布天하니

巳亥年에 猶行辰戌之令하야 寒氣布天하니 風化不行也라

當刺足少陰之所入이라

陰谷穴也라 刺四分하고 留三呼하야 動氣至에 急出之라

故로 天地氣逆하면 化成民病하니 以法刺之하야 預可平痾니이다

痾는 安戈切이니 疾苦也라

不遷正退位 氣變民病之異

『素問·遺篇本病論』 ○ 四十

帝曰 升降不前은 晰知其宗이니 願聞遷正을 可得明乎아

晰은 音昔이니 明也라

岐伯이 曰 正司中位를 是謂遷正位라 司天이 不得其遷正者는 卽前司天이 以過交司之日이니

新舊之交는 大寒日也라

卽遇司天太過有餘日也면 卽仍舊治天數하야 新司天이 未得遷正也라

新舊相遇에 而舊者有餘未退하야 仍治天數면 則新者未得遷正이라

○ 厥陰不遷正하면 卽風暄不時하야 花卉萎瘁하고

巳亥年에 太陽未退位하면 則厥陰不遷正하야 風木失時 故로 有此變이라 ○ 卉는 音毁라

民病이 淋溲하며 目系轉하며 轉筋喜怒하며 小便赤이라

木失其正하니 肝經病也라

風欲令而寒由不去하야 溫暄不正하니 春正失時라

木王於春이나 其氣不伸 故로 失時也라

○ 少陰不遷正하면 卽冷氣不退하야 春冷後寒하야 暄暖不時하고

子午年에 若厥陰不退位하면 則少陰不遷正하야 君火不正 故로 春多寒冷하야 暄暖不能及時라

民病이 寒熱하며 四支煩痛하며 腰脊强直이라

陽氣不正하야 時多寒冷 故로 民爲寒熱煩痛等病이라

木氣雖有餘나 位不過於君火也라

上年厥陰陰氣가 至本年初氣之末하야 交於春分하면 則主客君火가 已皆得位하니 木雖有餘라도 故不能過此라

○ 太陰不遷正하면 卽雲雨失令하야 萬物枯焦하야 當生不發하고

丑未年에 若少陰不退位하면 則太陰不遷正이라 萬物이 賴土以生하니 土氣失正 故로 當生不發이라

民病이 手足肢節腫滿하며 大腹水腫하며 填臆不食하며 飧泄脇滿하며 四肢不擧라

土氣失和하니 脾經爲病也라

雨化欲令이나 熱猶治之하니 溫煦於氣하야 亢而不澤이라

君火有餘하야 濕化不行也라

○ 少陽不遷正하면 則炎灼弗令하야 苗莠[1]不榮하며 酷暑於秋하며 肅殺晩至하야 霜露不時하고

寅申年에 若太陰不退位하면 則少陽不遷正하야 相火失正 故로 炎灼弗令하야 苗莠不榮하고 暑熱肅殺이 其至皆晩也라 ○ 莠는 音有니 似稷之草라

民病이 瘖瘧骨熱하며 心悸驚駭하고 甚時血溢이라

皆相火鬱熱之病이라

○ 陽明不遷正하면 則暑化於前하고 肅殺於後하야 草木反榮하고

卯酉年에 若少陽不退位하면 則陽明不遷正하야 金爲火制 故로 暑熱在前하고 肅殺在後라 金令衰遲 故로 草木反榮이라

民病이 寒熱鼽嚏하며 皮毛折하며 爪甲枯焦하고 甚則喘嗽息高하며 悲傷不樂이라

相火灼金하니 肺經受病也라

熱化乃布하야 燥化未令하면 卽淸勁未行하야 肺金復病이라

淸勁未行은 金之衰也라

○ 太陽不遷正하면 則冬淸反寒하야 易令於春하야 殺霜在前하고 寒冰於後하며 陽光復治하야 凜冽不作하야 雰雲待時하고

辰戌年에 若陽明不退位하면 則太陽不遷正하야 水正衰遲 故로 冬淸反寒하야 易令於春하고 陰氣不布 故로 陽光復治하야 凜冽不作이라

民病이 溫癘至하야 喉閉嗌乾하며 煩燥而渴하며 喘息而有音也라

水虧金燥 故로 民爲溫癘煩燥喘息有音之病이라

寒化待燥하야 猶治天氣하니 過失序하면 與民作災니이다

寒化는 須待燥去하야 猶得治天하니 但過期失序하면 則與民爲災也라 他氣도 皆然이라

○ 帝曰 遷正蚤晩은 以命[1]其旨니 願聞退位를 可得明哉아 岐伯이 曰 所謂不退者는 卽天數未終이요

天數未終하야 餘氣仍在하면 雖遇나 交司 故로 猶不退位라

卽天數有餘니 名曰復布政이라 故로 名曰再治天也니 卽天令如故하야 而不退

1) 莠: 강아지 풀, 가라지(狗尾草) 유.
1) 命: 告也, 알릴 고.

位也라

天數有餘하야 應退不退 故로 於新歲에 猶行舊歲之令이라

○ 厥陰不退位하면 卽大風蚤擧하며 時雨不降하며 濕令不化하고

木制土니 風勝濕也라

民病이 溫疫疵廢風生하고 民病[1]이 皆肢節痛하며 頭目痛하며 伏熱內煩하야 咽喉乾引飮이라

疵는 黑班也요 廢는 肢體偏廢也라 風氣有餘 故로 爲此溫疫疼痛伏熱諸病이라 ○ 疵는 音慈라

○ 少陰不退位하면 卽溫生春冬하야 蟄蟲蚤至하며 草木發生하고

君火再布하야 溫熱盛行也라

民病이 膈熱咽乾하며 血溢驚駭하며 小便赤澀하며 丹瘤疹瘡瘍留毒이라

皆火盛之病이라

○ 太陰不退位하면 而取寒暑不時하야 埃昏布作하며 濕令不去하고

太陰土氣는 王在四維하니 再治不退 故로 或寒或暑가 其至不時하야 而埃昏布作也라

民病이 四肢少力하며 食飮不下하며 泄注淋滿하며 足脛寒하며 陰痿閉塞失溺小便數이라

土氣不退하야 濕滯在脾 故로 爲四肢少力食飮不下等病이요 土邪傷腎 故로 爲陰痿失溺等病이라

○ 少陽不退位하면 卽熱生於春하고 暑迺後化하야 冬溫不凍하며 流水不冰하며 蟄蟲出見하고

上年相火不退 故로 熱生於春이라 後化는 遲留不去也라

民病이 少氣하며 寒熱更作하며 便血上熱하며 小腹堅滿하며 小便赤沃하고 甚則血溢이라

民病少氣는 熱傷氣也요 赤沃은 赤尿也니 皆相火之爲病이라

○ 陽明不退位하면 卽春生淸冷하야 草木晩榮하며 寒熱間作하고

金氣淸肅하야 陽和不舒 故로 寒熱間作이라

---

1) 民病: 衍文으로 보인다.

民病이 嘔吐暴注하며 食飮不下하며 大便乾燥하며 四支不擧하며 目瞑掉眩이니이다

嘔吐暴注와 食飮不下는 淸寒犯胃也요 大便乾燥는 金之氣也라 木受金邪하야 肝筋爲病 故로 四肢不擧하며 目瞑掉眩이라 ○ 此下에 獨缺太陽不退位一條하니 古文之脫失也라

帝曰 天歲蚤晩은 余以知之니 願聞地數를 可得聞乎아 岐伯이 曰 地下遷正과 升天退位 不前之法하면 卽地土産化하야 萬物失時之化也니이다

天氣三이요 地氣亦三이라 地之三者는 左間은 當遷正하고 右間은 當升天하며 在泉은 當退位也라 若地數不前而失其正이면 卽應於地土之産化하야 皆萬物失時之化也라 ○ 舊本에 升字下無天字하니 失也라 今增補之하노라

剛柔失守 三年化疫之刺

『素問·遺篇刺法論』○ 四十一 附導引法

黃帝問曰 剛柔二干이 失守其位하면 使天運之氣로 皆虛乎아 與民爲病을 可得平乎아

十干五運은 分屬陰陽이라 陽干은 氣剛하니 甲丙戊庚壬也요 陰干은 氣柔하니 乙丁巳辛癸也라 故로 曰剛柔二干이라

岐伯이 曰 深乎哉라 問이시여 明其奧旨면 天地迭移하야 三年化疫하니 是謂根之可見이니 必有逃門이니이다

根은 致病之本也요 逃門은 卽治之之法이라

○ 假令甲子에 剛柔失守하야

甲與己合하니 皆土運也요 子午는 則少陰司天이라 凡少陰司天하면 必陽明在泉하니 陽明은 屬卯酉而配於土運하면 則己卯爲甲子年在泉之化라 故로 上甲則下己요 上剛則下柔니 此天地之合이요 氣化之常也라 甲午己酉도 其氣皆同이라 失守義는 如下文下章이라

剛未正하고 柔孤而有虧하야

若上年癸亥에 厥陰司天하야 木不退位하면 則甲子雖以陽年이나 土猶不正하고 甲子剛土가 未正於上하면 則己卯在泉도 亦柔孤而有虧也라

時序不令하면 卽音律非從하니

甲子는 陽律이니 太宮也요 己卯는 陰呂니 少宮也라 剛失守則律乖音하고 柔孤虛則呂不應이라

如此三年이면 變大疫也라

土氣被抑하야 至三年後면 必發而爲土疫이라 疫은 溫疫也라

詳其微甚하고 察其淺深하야 欲至而可刺면 刺之니

鬱微則病淺하고 鬱甚則病深하니 察其欲至之期하야 可刺卽刺之라

當先補腎兪하고

腎兪穴은 在足太陽經하니 土疫將至에 恐傷水藏 故로 當先補腎兪라 ○ 舊注에 曰 未刺時에 先口銜鍼하야 暖而用之니 用圓利鍼이라 臨刺時에 呪曰 五帝上眞 六甲玄靈 氣符至陰하면 百邪閉理하니 念三遍이라 自口中取鍼하야 先刺二分하고 留六呼라가 次入鍼至三分하야 動氣至而徐徐出鍼하야 以手捫之하고 令受鍼人으로 咽氣三次니 又可定神魂者也라하니라 ○ 按컨대 病能論末王氏注에 曰 世本에 旣闕第七二篇이라하니 蓋指刺法本病二論也라 可見二篇亡在王氏之前이라 新校正에 云 今世有素問亡篇이어늘 仍託名王氏爲註하니 辭理鄙陋하야 無足取者라하니 允爲明證이라 故로 此下用鍼呪語는 其非王氏之筆을 可知라 但臨時誦之면 或亦令人神定心專耳라 故로 幷錄之하야 以備擇用이라

次三日에 可刺足太陰之所注라

太白穴也니 土鬱之甚 故로 當刺此하야 以泄土氣라 ○ 舊注에 曰 先以銜鍼令溫하고 欲下鍼時에 呪曰 帝扶天形 護命成靈이라하니 誦之三遍이라 迺刺三分하고 留七呼하야 動氣至어든 急出其鍼이라하니라

又有下位己卯不至而甲子孤立者는 次三年에 作土癘하니 其法補寫는 一如甲子同法也라

甲子年在泉은 陽明己卯之化也니 若己卯之柔가 不至於下하면 則甲子之剛도 亦孤立於上하야 三年之後에 必作土癘라 癘는 殺癘也니 卽瘟疫之類라 鍼法亦同이라 凡甲巳土運之年上下失守者는 其治皆然이라

其刺以畢에 又不須夜行及遠行이요 令七日潔하야 清淨齋戒라 所有自來腎有久病者는 可以寅時面向南하야 淨神不亂思하고 閉氣不息七遍하야 以引頸嚥氣順之하되 如嚥甚硬物이라 如此七遍後에 餌舌下津하니 令無數니이다

此는 卽養氣還精之法也라 舊注에 曰 仙家嚥氣는 令腹中鳴至臍下하야 子氣見母元氣 故로 曰 反本還元이라 久餌之면 令深根固蒂也라 故로 嚥氣津者를 名天池之水니 資精氣血하고 蕩滌五

藏하되 先漑元海라 一名離宮之水요 一名玉池요 一名神水니 不可唾之라 但可餌之하야 以補精血하면 可益元海也라하니라 ○ 愚按컨대 人生之本은 精與氣耳라 精能生氣하고 氣亦生精하니 氣聚精盈則神王하고 氣散精衰則神去라 故로 修眞諸書 千言萬語가 無非發明精氣神三字라 然이나 三者之用이 尤先於氣 故로 悟眞篇에 曰 道自虛無生一氣하고 便從一氣産陰陽이라하고 又古歌에 曰 氣是添年藥이요 津爲續命芝라하니라 世上慢忙兼慢走하야 不知求我하니 更求誰리오 蓋以天地萬物이 皆由氣化하니 氣存하면 數亦存하고 氣盡하면 數亦盡이라 所以生者는 由乎此하고 所以死者도 亦由乎此하니 此氣之不可不寶니 能寶其氣가 則延年之道也라 故로 晋道成論長生養性之旨에 曰 其要在於存三抱元守一이라 三者는 精氣神이니 其名曰三寶요 抱元者는 抱守元陽眞氣也요 守一者는 神靈也라 神在心하고 心有性하야 屬陽하니 是爲南方丙丁之火요 腎者는 能生元陽爲眞氣요 其泄爲精이니 是爲北方壬癸之水라 水爲命이요 命繫於陰也니 此之謂性命이라 爲三一之道는 在於存想하니 下入丹田하야 抱守元陽하야 逾三五年이면 自然神定氣和하야 功滿行畢하니 其道成矣라하니라 諸如此類하야 雖道家議論儘多나 然이나 無非祖述本經精氣之義耳라 此章에 言閉氣者는 卽所以養氣也요 餌津者는 卽所以益精也라 其下手工夫는 惟蔣氏調氣篇 蘇氏養生訣 李眞人長生十六字訣이 皆得其法하니 足爲入門之階라 如蔣氏調氣篇에 曰 天地虛空中이 皆氣요 人身虛空處도 皆氣라 故로 呼出濁氣하니 身中之氣也요 吸入淸氣하니 天地之氣也라 人在氣中은 如魚遊水中하야 魚腹中에 不得水出入卽死하고 人腹中에 不得氣出入하야도 亦死하니 其理一也라 善攝生者는 必明調氣之故라 欲修調氣之術者는 當設密室閉戶하고 安牀煖席하야 偃臥瞑目하고 先習閉氣니 以鼻吸入하야 漸漸腹滿커나 及閉之久하야 不可忍이어든 乃從口細細吐出이니 不可一呼卽盡이요 氣定이어든 復如前閉之라 始而十息或二十息에 不可忍이나 漸熟漸多하니 但能閉至七八十息以上이면 則藏府胸膈之間에 皆淸氣之布濩矣라 至於純熟하야 當其氣閉之時하여는 鼻中에 惟有短息一寸餘하니 所閉之氣가 在中如火하야 蒸潤肺宮하야 一縱[1]則身如委蛇[2]하고 神在身外하야 其快其美가 有不可言之狀하니 蓋一氣가 流通表裏上下하야 徹澤故也요 其所閉之氣漸消하면 則恍然復舊라 此道는 以多爲貴요 以久爲功이니 但能於日夜間에 行得一兩度하면 久久에 耳目聰明하며 精神完固하며 體健身輕하야 百病消滅矣라 凡調氣之初엔 務要體安氣和하야 無與氣意爭이라 若不安和면 且止요 俟和乃爲之니 久而弗倦則善矣라 閉氣는 如降龍伏虎하야 須要達其神理라 胸膈은 常宜虛空이요 不宜飽滿이라 若氣有結滯어든 不得宣流요 覺之에 便當用吐法以除之니 如呬呵呼嘻噓吹六字訣之類가 是也라 不然則泉源壅遏하야 恐致逆流하야 瘡瘍中滿之患이 作矣라 ○ 又如蘇氏養生訣에 曰 每夜於子時之後寅時之前에 披衣擁被하고 面東或南하고 盤足而坐[3]하야 叩齒三十六通하고 兩手握固하야 拄腰腹間하되 先須閉目靜心하야 掃除妄念하고 卽閉口幷鼻하야 不令出氣를 謂之閉息이니 最是道家要妙

1) 縱: 세울(竪也) 종.
2) 委蛇(위이): 조용히 따르는 모양, 순종하는 모양.(『莊子 應帝王』)
3) 盤足而坐: 책상다리를 하고 앉는 자세.

라 然後에 內觀五藏하야 存想[1]心爲炎火요 光明洞徹하니 降下丹田中하야 待腹滿氣極하야 則徐徐出氣하되 不得令耳聞聲이요 候出息勻調하야 卽以舌攪脣齒內外하고 漱煉津液하야 津液滿口하면 卽低頭嚥下하야 令津與氣谷谷然有聲하고 須用意精猛하야 以氣送入丹田中이라 氣定에 又依前法爲之니 凡九閉氣하고 三嚥津而止라 然後에 以左右手로 擦摩兩脚心하야 使湧泉之氣로 上徹頂門及臍下腰脊間하야 皆令熱徹이라 次以兩手로 摩熨眼角耳項하야 皆令極熱하고 仍按捏鼻梁左右五七次하고 梳頭百餘梳而臥하면 熟臥至明이라하니라 ○ 又如李氏十六字訣[2]에 云 一吸便提에 氣氣歸臍하고 一提便嚥에 水火相見이라하여늘 注曰 右十六字는 仙家名爲十六錠金이니 乃至簡至易之妙訣也라 無分在官不妨政事하고 在俗不妨家務하며 在士不妨本業하니 只於二六時中에 略得空閑커나 及行住坐臥에 意一到處면 便可行之라 口中에 先須漱及三五次하고 舌攪上下齶하며 仍以舌抵上齶하야 滿口津生하면 連津嚥下하니 汨然有聲이라 隨於鼻中吸淸炁一口하야 以意會及心目으로 寂地直送至腹臍下一寸三分丹田炁海之中하면 略存一存하니 謂之一吸이라 隨用下部輕輕如忍便狀하야 以意力提起하야 使氣歸臍하고 連及夾脊雙關[3]腎門하야 一路提上하면 直至後頂玉枕關[4]하야 透入泥丸頂內하니 其升而上之하되 亦不覺氣之上出하니 謂之一呼라 一呼一吸을 謂之一息이라 炁旣上升이어든 隨又似前汨然有聲嚥下하고 鼻吸淸炁하야 送至丹田하야 稍存一存하고 又自下部로 如前輕輕提上하야 與臍相接而上을 所謂氣氣歸臍니 壽與天齊矣라 凡嚥時에 口中有液이면 愈妙요 無液이면 亦要汨然有聲嚥之라 如是一嚥一提를 或三五口하며 或七或九或十二或二十四口라 要行卽行이요 要止卽止니 只要不忘하고 作爲正事하야 不使間斷이라야 方爲精進[5]이라 如有瘋疾[6]이면 見效尤速이라 久久行之면 却病延年하며 形體變하며 百疾不作하고 自然不饑不渴하야 安健勝常이라 行之一年이면 永絶感冒痞積逆滯하며 不生癰疽瘡毒等疾하고 耳聰目明하며 心力强記[7]하며 宿疾俱瘳하며 長生可望이라 如親房事할새 於欲泄未泄之際에 亦能以此提呼嚥吸으로 運而使之하야 歸於元海하면 把牢春汛하야 不放龍飛하야 甚有益處라 所謂造化吾手요 宇宙吾心이니 功莫能述也라하니라 按此三家之法컨대 若依蔣氏면 則臥亦可요 晝亦可며 依蘇氏면 則坐亦可요 夜亦可며 依李氏면 則閑亦可요 忙亦可라 此三說者는 惟蘇氏稍煩하야 較難爲力이라 然이나 其中에 亦有可用者하니 但不當拘泥耳라 故로 或用此하고 或用彼하야 取長舍短하야 任意爲之면 貴得自然이라 第無勉强이면 則一身皆道니 何

---

1) 存想: 깊이 생각하고 精神을 集中하는 內視內觀 修鍊法의 하나를 말함.

2) 李氏十六字訣: "一吸便提 氣氣歸臍 一提便嚥 水火相見"의 十六字로 되어 있어 十六字訣이라 하는데 一秤金訣, 十六錠金이라고도 하며 『赤鳳髓』에 보인다. 『赤鳳髓』는 明代 周履靖이 撰述한 道家書로 모두 三卷으로 되어 있으며 현재 藏外道書에 들어 있다.

3) 夾脊雙關: 後三關(尾閭, 夾脊, 玉枕)의 하나로 天地關, 轆轤關이라고도 하는데, 十一椎下에 있으며 周天時 大藥이 通過하는 두 번째 關門이 된다.

4) 玉枕關: 뒷머리의 도두라진 뼈 부위를 말하는 것으로 周天 時 세 번째 관문이 된다.

5) 精進: 精妙한 境地에 도달하야 일을 잘 봄, 精力을 다하여 나아감.

6) 瘋疾: 頭風病, 癲狂病.

7) 强記: 오래도록 잘 기억함.

滯之有리오 久而精之면 誠不止於却病已也리라 又觀之彭祖컨대 曰 和氣導氣之道는 密室閉戶하며 安牀煖席하고 枕高二寸半이라 正身偃臥하야 瞑目閉氣하고 以鴻毛著鼻上하야 不動하면 經三百息에 耳無所聞하며 目無所見하며 心無所思하니 如此則寒暑不能侵하고 蜂蠆不能毒하야 壽百六十歲하야 隣於眞人也라하니 夫豈虛語哉리오 然이나 總之컨대 金丹之術百數나 其要在神水華池요 玉女之術百數나 其要在還精採氣니 斯言得之矣라 此外에 有云轉轆轤하고 運河車[1]하야 到玉關하고 上泥九者는 皆言提氣也요 有云進用武火하고 出用文火者 謂進欲其壯하고 出欲其徐니 皆言呼吸也요 有云赤龍攪水混하야 神水滿口勻者는 皆言津液也요 有想火入臍輪하야 放火燒遍身者는 皆言陽氣가 欲其自下而升하야 以溫元海三焦也라 再如或曰龍虎[2] 或曰鉛汞[3] 或曰坎離 或曰夫婦 或云導引 或云栽接[4]은 跡其宗旨면 無非此耳라 雖其名目極多나 而可以一言蔽之者면 則曰出少入多而已라 醫道通仙은 斯其爲最니 聞者勿謂異端하야 因以資笑柄[5]云이라 ○ 濩는 音護니 流散也라

○ 假令丙寅에 剛柔失守하면

丙與辛合하니 皆水運也라 寅申年에 少陽司天하면 必厥陰在泉하니 厥陰은 屬巳亥而配於水運하면 則辛巳爲在泉之化라 故로 上丙則下辛이요 丙剛辛柔니 一有不正이면 皆失守矣라 丙申辛亥도 其氣大同이라

上剛干失守하고 下柔不可獨主之라

若上年之乙丑司天에 土不退位하면 則丙寅之水運이 雖剛이나 亦不遷正하야 其氣反虛라 丙不得正하면 則辛柔在泉이 獨居於下하야 亦失守矣라

中水運이 非太過면 不可執法而定之니

丙雖陽水나 若或有制하면 卽非太過니 不可謂爲有餘而執其法也라

布天有餘而失守上正하야 天地不合하면 卽律呂音異라

陽年布天이 雖有餘나 若上下失守하면 則天地不合하야 在丙寅陽律하야는 則太羽無聲하고 在辛巳陰呂하야는 則少羽不應이라

如此卽天運失序하야 後三年에 變疫이라

---

1) 河車: 道家 修鍊時에 생기는 藥을 말함.
2) 龍虎: 道敎에서의 鍊丹의 名詞. 龍은 離火, 虎는 坎水를 나타내 人體의 元神과 元精을 비유한 말이다. 또는 肝을 龍으로 腎을 虎로 보기도 하며, 東方을 龍으로 西方을 虎로 보아 蒼龍白虎라 부르기도 한다.
3) 鉛汞: 납과 수은. 內丹功夫에서 나온 용어로 납은 陽, 水銀은 陰이 된다. 혹 鉛을 心火, 汞을 腎水로 보는 학자도 있다.
4) 栽接: 房中採補를 말함.
5) 笑柄: 웃음거리.

水鬱之發이 三年後에 變爲水疫이라

詳其微甚하고 差有大小하야 徐至卽後三年이요 至甚卽首三年이니

氣微則疫小하고 氣甚則疫大하야 疫有小大 故로 至有遲速이라

當先補心兪하고

心兪는 在足太陽經이라 水邪之至에 恐傷火藏 故로 當先補心兪하야 以固其本이라 ○ 舊註에 曰 用圓利鍼하야 於口中令溫煖하고 次以手按穴하야 得其氣動하고 酒呪曰 太始上淸 丹元守靈이라하니 誦之三遍이라 先想火光於穴下하고 然後에 刺可同身寸之一分半이요 留七呼니 得氣至어든 次進鍼三分하고 以手彈之하야 令氣至鍼하고 得動氣至어든 而徐徐出鍼하고 次以手捫其穴하야 令受鍼人으로 閉氣三息而嚥氣也라하니라

次五日에 可刺腎之所入이라

足少陰經陰谷穴也니 水邪之至 故로 當刺此以泄其氣라 ○ 舊註에 曰 用圓利鍼하야 令口中溫暖이니 先以手按穴하고 酒呪曰 太微帝君 五氣及眞 六辛都司 符扶黑雲이라하되 誦之一遍이라 刺可入同身寸之四分이요 得動氣至而急出之라하니라

又有下位地甲子[1]辛巳柔不附剛하면 亦名失守니 卽地運皆虛하야 後三年에 變水癘하니 卽刺法은 皆如此矣라

地甲子는 總言在泉之化也니 後放此하니라 丙寅年在泉은 厥陰辛巳治之라 若辛巳不得遷正於下하면 是謂柔不附剛이니 三年之後에 水鬱發而爲癘라 其鍼法은 皆如前이라 凡丙辛水運之年에 上下失守者는 其治皆然이라

其刺如畢이어든 愼其大喜欲情於中이니 如不忌卽其氣復散也라 令靜七日이요

用鍼之後에 當忌如此니 否則無效라

心欲實하고 令少思라

思則神勞하고 神勞則心虛하니 水勝之時에 尤所當愼이라

○ 假令庚辰에 剛柔失守하면

乙庚은 皆金運也라 辰戌年에 太陽司天하면 必太陰在泉하니 太陰은 屬丑未而配於金運하면 則乙未爲在泉之化라 庚剛乙柔로되 設有不正하면 則失守矣라 庚戌乙丑도 其氣皆同이라

---

1) 下位地甲子: 下位地는 在泉을, 甲子는 干支를 뜻하니 바로 在泉의 年干支를 말한다.

上位失守하고 **下位無合**하니 **乙庚金運 故**로 **非相招**요

若上年己卯天數有餘하야 陽明不退位하면 則本年庚辰이 失守於上하고 乙未가 無合於下하니 金運不全하야 非相招矣라

布天未退에 **中運勝來**하야 **上下相錯**을 **謂之失守**니

上年己卯天數不退하면 則其在泉之火가 來勝今年年中運也라

姑洗林鐘商音이 **不應也**라

庚辰陽律은 太商也니 其管姑洗이요 乙未陰呂는 少商也니 其管林鐘이라 金氣不調則商音不應이라

如此卽天運化易하야 **三年**에 **變大疫**이라

三年之後에 金氣發而爲疫이라

詳其天數하고 **差有微甚**하야 **微卽微**하야 **三年**에 **至**하고 **甚卽甚**하야 **三年**에 **至**하니

微則徐하니 三年後요 甚則速하니 三年首也라

當先補肝兪하고

肝兪는 在足太陽經이니 金邪之至에 恐傷木藏 故로 先補之라 ○ 舊註에 曰 用員利鍼하야 以口溫暖하고 先以手按穴하야 得動氣에 欲下鍼而呪曰 氣從始淸 帝符六丁 左施蒼城 右入黃庭이라하니 誦之三遍이라 先想靑氣於穴下하고 然後에 刺之三分하고 得氣而進鍼하야 鍼入五分하고 動氣至而徐徐出鍼하야 以手捫其穴하고 令受鍼人으로 嚥氣라하니라

次三日에 **可刺肺之所行**이라

手太陰經經渠穴也니 金邪之至 故로 當刺其所行하야 以寫金氣라 ○ 舊註에 曰 用員利鍼하야 於口內溫令暖하고 先以左手按穴而呪曰 太始上眞 五符帝君 元和氣令 司入其神이라하니 誦之三遍이라 刺可同身寸之三分이요 留二呼니 動氣至而出鍼이라

刺畢이어든 **可靜神七日**이요 **愼勿大怒**니 **怒必眞氣却散之**라

怒復傷肝 故로 當愼之라

又或在下地甲子乙未失守者는 **卽乙柔干**이요 **卽上庚獨治之**니 **亦名失守者**라 **卽天運孤主之**니 **三年變癘**를 **名曰金癘**라

庚辰年在泉은 太陰乙未之化也라 若乙未不得遷正而庚辰孤主於上하면 亦名失守니 三年之後에 必氣變而爲金癘라

其至待時也니 **詳其地數**[1]**之等差**하면 **亦推其微甚**하야 **可知遲速爾**라

癘之至也에 其微甚遲速도 亦如天數라

諸位乙庚失守는 **刺法同**이요

凡乙庚之年에 上下失守者는 刺法이 皆同前이라

肝欲平이니 **卽勿怒**라

保守肝氣하야 防金勝也라

○ 假令壬午에 **剛柔失守**하면

丁壬은 皆木運也라 子午年에 少陰司天하면 必陽明在泉하니 以陽明으로 配合木運하면 則丁卯丁酉爲在泉之化라 剛柔不正則皆失守矣라

上壬未遷正하고 **下丁獨然**하니 **卽雖陽年**이나 **虧及不同**이요

若上年辛巳司天有餘하야 厥陰不退位하면 則本年壬丁不合하야 木運太虛라 剛不正於上하고 柔孤立於下하면 雖曰陽年이나 虧則不同也라

上下失守에 **相招**는 **其有期**하니 **差之微甚**에 **各有其數也**라

招는 合也라 得位之日이 卽其相招之期니 微者遠하고 甚者速하야 數有不同耳라

律呂二角이 **失而不和**라가 **同音有日**이요

陽律太角은 木音上管이요 陰呂少角은 木音下管이니 壬丁失守하면 則二角不和라가 必上下遷正之日에 其音乃同也라

微甚如見하면 **三年大疫**하니

微至乙酉하고 甚在甲申하니 木疫發也라

當刺脾之兪하고

脾兪는 在足太陽經이라 木疫之至에 恐傷土藏하니 當先補之라 ○ 舊註에 曰 用員利鍼하야 令口中溫暖而刺之니 卽呪曰 五精智精 六甲玄靈 帝符元首 太始受眞이라하니 誦之三遍이라 先想黃氣於穴下하고 然後에 刺之二分이니 得氣至而次進之라 又得動氣하고 次進之니 二進에 各一分이

---

1) 地數: 在泉의 變化規律을 말함.

요 留五呼라 卽徐徐出鍼하야 以手捫之하고 令其人으로 閉息三遍而嚥津也라

次三日에 可刺肝之所出也라

足厥陰經大敦穴也니 木邪之至 故로 當刺此所出하야 以寫木氣라 ○ 舊註에 曰 用員利鍼하야 令口中溫暖而刺之니 卽呪曰 眞靈至玄 天道冥然 五神各位 氣守三田이라 誦之然後에 可刺入同身寸之三分이요 留十呼니 動氣至而出其鍼이라

刺畢이어든 靜神七日이요 勿大醉歌樂이니 其氣復散이라 又勿飽食하며 勿食生物이라

皆防其傷脾也라

欲令脾實하고 氣無滯飽어든 無久坐하며 食無太酸하며 無食一切生物이니 宜甘宜淡이라

畏木侵脾 故로 宜保之如此라

又或地下甲子丁酉 失守其位하고 未得中司하면 卽氣不當位하야 下不與壬奉合者라 亦名失守요 非名合德 故로 柔不附剛하면 卽地運不合하야 三年에 變癘하니

本年丁酉가 未得遷正於下하면 則不能上奉壬午하니 亦名失守요 非合德也라 三年之後에 必氣變而爲木癘라

其刺法은 一如木疫之法이라

凡諸丁壬之年에 上下失守하면 其刺法은 皆同前이라

○ 假令戊申에 剛柔失守하면

戊癸는 皆火運之年이라 寅申歲엔 必少陽司天하고 厥陰在泉하니 以厥陰而配火運하면 則癸亥爲在泉之化라 戊申之剛은 在上하고 癸亥之柔는 在下하니 一有不正하면 俱失守矣라 戊寅癸巳도 其氣皆同이라

戊癸雖火運이나 陽年不太過也요

戊癸雖爲火運이나 若剛柔失守하면 卽在陽年에도 亦非太過也라

上失其剛하고 柔地獨主하야 其氣不正 故로 有邪干이라

若上年丁未司天有餘하야 太陰不退位하면 則本年戊申이 失守於上하고 癸亥獨主於下하니 火運

不正하면 水必犯之라 故로 有邪干이라

迭移其位하야 差有淺深하니 欲至將合이면 音律先同이라

氣有微甚 故로 差有淺深이라 若剛柔將合 故로 音律先同이라 蓋戊申陽律은 太微也요 癸亥陰呂는 少微也니 其氣和요 其音叶矣라

如此天運失時하면 三年之中에 火疫至矣니

戊癸失守 故로 變火疫이라 速在庚戌이요 遲則辛亥當至矣라

當刺肺之兪라

肺兪는 在足太陽經이라 火疫之至에 恐傷金藏 故로 當先補之라 ○ 舊註에 曰 用員利鍼하야 令口中溫暖하고 先以手按穴하야 乃刺之니 呪曰 眞邪用搏 氣灌元神 帝符反本 位合其親이라하니 誦之三遍이라 刺之二分에 候氣欲至어든 想白氣在穴下하야 次進一分하고 得氣至而徐徐出其鍼하야 以手捫其穴이라하니라 ○ 按此下에 當云次三日에 可刺手厥陰之所流니 必脫失也라

刺畢이어든 靜神七日이요 勿大悲傷也니 悲傷卽肺動하야 而眞氣復散也라

用鍼補肺 故로 忌其傷이라

人欲實肺者는 要在息氣也라

肺主氣하니 息氣면 乃可以補肺니 卽閉氣存神之道라 義見前하니라

又或地下甲子 癸亥失守者는 卽柔失守位也요 卽上失其剛也니 卽亦名戊癸不相合德者也라 卽運與地虛하야 後三年에 變癘하니 名曰火癘라

又若癸亥在泉이 不得遷正하야 下柔失位하고 上剛無合하면 戊雖陽火나 亦失守矣라 後之三年에 發而爲病을 名曰火癘라

是故로 立地五年[1]하야 以明失守하고 以窮法刺하니 於是에 疫之與癘는 卽是上下剛柔之名也나 窮歸一體也라 卽刺疫法은 只有五法하니 卽總其諸位失守라 故로 只歸五行而統之也니이다

上文五年은 言天卽地在其中矣라 雖疫自天來하고 癘從地至하야 若乎有辨이나 然이나 不過上下剛柔之分耳니 其窮歸於病이면 則一體也라 故로 其刺法도 亦惟此五者而已라 此章은 以甲丙戊庚壬五陽年爲例니 陽剛失守하면 則陰柔可知 故로 可以五行爲言而統之也라 ○ 此下에 有辟療五疫法하니 見論治類二十이라

---

1) 立地五年: 在泉의 變化規律을 五運의 陰陽으로 確立한다는 말임.

剛柔失守之義

『素問·遺篇本病論』○ 四十二

帝曰 余聞天地二甲子와 十干十二支 上下經緯天地[1]하되 數有迭移하고 失守其位라하니 可得昭乎아

天地二甲子는 言剛正於上則柔合於下하고 柔正於上則剛合於下하니 如上甲則下己요 上己則下甲이라 故로 曰二甲子라 凡十干十二支上下相合은 經緯皆然이라

岐伯이 曰 失之迭位者는 謂雖得歲正이나 未得正位之司니 卽四時不節하야 卽生大疫이라

應司天而不司天하고 應在泉而不在泉이 是未得正位之司也라 四時失其節氣면 則大疫이 必至矣라

注玄珠密語에 云 陽年三十年에 除六年天刑하면 計有太過二十四年하니

庚子庚午는 君火刑金運이요 庚寅庚申은 相火刑金運이요 戊辰戊戌은 寒水刑火運이라 此陽運之天刑은 共計六年이니 本非有餘요 其外二十四年은 則皆陽剛太過之運이라

除此六年이 皆作太過之用하야 令不然之旨라 今言迭支迭位하니 皆可作其不及也라

三十年中에 除此六年天刑之外하면 皆作太過하니 乃陽運自勝而無邪傷者也라 若剛柔迭失其位하야 氣有不正하면 雖屬陽年이나 亦爲不及也라

○ 假令甲子는 陽年이나 土運太窒하니

窒은 抑塞也라 此下는 皆重明前章剛柔失守之義라 ○ 窒은 音只라

如癸亥天數有餘者는 年雖交得甲子나 厥陰이 猶尙治天하고

癸亥年에 厥陰司天이 不退位하면 則甲子年에 少陰司天이 不得遷正하니 是爲窒也라

地已遷正하야 陽明在泉하고 去歲少陽이 以作右間하니

甲子年在泉은 陽明己卯也라 甲未遷正於上이나 己已得位於下 故로 上年在泉之少陽이 退作地之右間矣라

---

1) 上下經緯天地: 天干과 地支에 따른 五運六氣가 司天과 在泉에 應하여 天地間의 氣候變化를 다스린다는 뜻임. 經緯는 經營하다, 다스리다의 의미임.

卽厥陰之地陽明 故로 不相和奉者也라

以癸亥年之司天으로 臨甲子年之在泉하면 則上癸下己니 不相和合者也라

癸己相會하면 土運太過나 虛反受木勝 故로 非太過也니 何以言土運太過리오

癸己相會하면 則甲失其位하니 雖曰陽土나 其氣已虛라 土虛則受木勝하니 尙何太過之有리오

況黃鍾不應太窒하야 木旣勝而金還復하고 金旣復而少陰如至면 卽木勝如火而金復微라

黃鍾爲太宮之律이니 陽土運窒하면 則黃鍾不叶하야 木乃勝之하고 木勝하면 必金復이라 金旣復而子年司天에 少陰忽至하면 則木反助火克金하야 其復必微而甲己之土皆失守矣라

如此則甲己失守하야 後三年에 化成土疫하니 晩至丁卯하고 早至丙寅하야 土疫至也리

甲己化土 故로 發爲土疫이니 卽後世所謂濕溫之類라 自甲子으로 至丙寅이 三年首也요 至丁卯가 三年後也라

大小善惡은 推其天地니 詳乎太乙이라

推其天地는 察司天在泉之盛衰也라 太乙義는 詳本類前七과 及三十五라

又只如甲子年에 如甲至子而合하면 應交司而治天

甲與子合則少陰君火가 應交司治天也라

卽下己卯未遷正하야 而戊寅少陽이 未退位者는 亦甲己下有合也[1]니

甲子年在泉己卯陽明이 未遷正者는 以癸亥年在泉戊寅少陽이 不退位也라 故로 令甲與戊對하고 子與寅配하야 而甲己不能合하니 是는 己之陰土窒於下하야 柔失其守矣라

卽土運非太過而木乃乘虛而勝土也라 金次又行復勝之면 卽反邪化也니

己土不正於下하면 則亦爲木勝而金復이니 三年之後에 必化土癘 故로 云邪化也라

陰陽天地殊異爾라 故로 其大小善惡은 一如天地之法旨也라

在上則應天하고 在下則應地하야 明天地之法旨면 則大小善惡之應을 可知矣라

○ 假令丙寅은 陽年太過니 如乙丑天數有餘者는 雖交得丙寅이나 太陰尙治

---

1) 亦甲己下有合也: '亦甲己下有不合也'의 誤記로 보인다.

天也요

乙丑司天에 太陰不退位則本年少陽도 亦不得遷正이라

地已遷正하야 **厥陰司地**하면 **去歲太陽**도 **以作右間**이니

丙寅少陽이 雖未司天이나 辛巳厥陰이 已正在泉 故로 上年司地庚辰이 當退位하야 作右間也라

卽天太陰而地厥陰 故로 **地不奉天化也**라

上乙下辛하야 非合 故로 地不奉天이라

乙辛相會하야 **水運太虛**는 **反受土勝 故**로 **非太過**라

丙辛未合하야 水運虛也라 故로 土勝之라

卽太簇之管에 **太羽不應**이니 **土勝而雨化**하야 **木復卽風**이라

太簇之管은 羽音陽律也라 丙運失守 故로 太羽不應하야 而雨爲之勝하고 風爲之復也라

此者丙辛失守니 **其會後三年**에 **化成水疫**이로되 **晩至己巳**요 **蚤至戊辰**하야 **甚卽速**하고 **微卽徐**라

速卽戊辰이요 徐卽己巳也라

水疫至也에 **大小善惡**은 **推其天地數**니 **乃太乙遊宮**이라

天地太乙義는 見前이라

又只如丙寅年에 **丙至寅且合**할새 **應交司而治天**이면

丙與寅合則少陽相火가 應交司而治天이라

卽辛巳未得遷正하고 **而庚辰太陽未退位者**도 **亦丙辛不合德也**니

辛巳는 乃本年在泉이요 庚辰은 乃上年在泉이라 庚辰不退位則辛巳不遷正하야 有丙無辛하야 孤立於上하야 不合其德하니 亦水運之失守也라

卽水運도 **亦小虛而小勝**하고 **或有復**이라가 **後三年化癘**하니 **名曰水癘**니 **其狀如水疫**이요 **治法如前**이라

凡失守者는 卽雖小虛나 小有勝復하고 亦不免於爲癘하니 則甚者를 可知라 水疫水癘는 卽後世寒疫陰證之類니 其治法은 如前章이라

○ **假令庚辰**은 **陽年太過**니 **如己卯天數有餘者**는 **雖交得庚辰年也**나 **陽明猶**

尙治天하고

陽明은 乃己卯年司天이니 若不退位則庚辰不能遷正이라

地已遷正하야 **太陰司地**하면 **去歲少陰**도 **以作右間**하니

庚辰在泉은 太陰也니 旣已遷正則己卯之少陰在泉者가 以退作地之右間也라

卽天陽明而地太陰也라 **故**로 **地不奉天也**라

天陽明은 己卯也요 地太陰은 乙未也니 己乙非合 故로 地不奉天이라

乙己相會하야 **金運太虛**는 **反受火勝 故**로 **非太過也**라

乙庚不合 而乙己合 故金運虛而火勝之

卽姑洗之管에 **太商不應**이니 **火勝熱化**하야 **水復寒刑**이라

庚金失守則太商不應 故로 洗之管이 乃其律也라 金虛則火勝하고 火勝則水復 故로 當先熱而後寒이라

此乙庚失守니 **其後三年**에 **化成金疫也**로되 **速至壬午**요 **徐至癸未**하야 **金疫至也**라 **大小善惡**은 **推本年天數**니 **及太乙也**라

本年天數及太乙은 言所至之年也니 又遇其逆則災大하고 若逢其順則災微라

又只如庚辰에 **如庚至辰**하고 **且應交司而治天**이면

若庚辰旣合則太陽寒水는 當於交司之日而治天矣라

卽下乙未가 **未得遷正者**요 **卽地甲午**가 **少陰未退位者**도 **且乙庚不合德也**라

乙未太陰은 乃本年在泉이요 甲午少陰은 乃上年在泉이니 若甲午未退則乙未不正하야 庚雖正於上이나 乙失守於下하야 乙庚不合하니 亦金運之虧也라

卽下乙未干失剛도 **亦金運小虛也**니 **有小勝**하고 **或無復**이라

乙未干失剛은 以柔不正而失其剛也니 柔失其正 故로 金日小虛라 火有小勝 及太陰氣至則水不得行 故로 或無復也라

後三年에 **化癘**하니 **名曰金癘**니 **其狀如金疫也**요 **治法如前**이라

金疫은 亦名殺疫이요 金癘는 亦名殺癘니 其治法이 皆如前章이라

○ **假令壬午**는 **陽年太過**니 **如辛巳天數有餘者**는 **雖交後壬午年也**나 **厥陰猶**

尙治天이라

辛巳之厥陰이 當退不退則壬雖陽木이나 亦不能正其運이라

地已遷正하야 陽明在泉이면 去歲丙申少陽도 以作右間이니

壬午之丁酉陽明이 遷正在泉하면 辛巳之丙申少陽이 當退作地之右間也라

卽天厥陰而地陽明 故로 地不奉天者也라

以辛巳之天이 臨壬午之地 故로 不相和奉也라

丁辛相合會하야 木運太虛는 反受金勝 故로 非太過也라

辛不退하고 壬不正하야 丁不合壬而會辛하야 木運失守하면 金必勝之하니 亦猶不及也라

卽蕤賓之管에 太角不應이니 金行燥勝하야 火化熱復이라

蕤賓之管은 太角之律也니 陽木不正 故로 蕤賓失音이라 金所以勝하고 火所以復하야 而邪至矣라

甚卽速하고 微卽徐로되 疫至大小善惡은 推疫至之年天數 及太乙이라

其速其徐는 總不出三年之外하고 而大小善惡은 又當推疫至之年神也라

又只如壬至午하고 且應交司而治之면

壬與午가 合其交司之日則少陰治天矣라

卽下丁酉 未得遷正者요 卽地下丙申 少陽未得退位者도 見丁壬不合德也니

丁酉陽明은 爲本年在泉이요 丙申少陽은 乃上年在泉이니 丙申不退則丁酉不正하야 有壬無丁하니 木德不合也라

卽丁柔干失剛도 亦木運小虛也니 有小勝小復이라

柔不合剛하고 下不應上하야 亦爲小虛 故로 有勝復이라

後三年에 化癘하니 名曰木癘니 其狀如風疫이요 治法如前이라

木癘風疫은 卽後世風溫之類라

○ 假令戊申은 陽年太過니 如丁未天數太過者는 雖交得戊申年也나 太陰猶尙治天이라

丁未之太陰不退位하면 戊申이 雖陽年太過나 不能正其火運이라

地已遷正하야 厥陰在泉하면 去歲壬戌太陽도 已退位作右間하니 卽天丁未 地

癸亥 故로 地不奉天化也라

戊申年에 天未正而地已正則上年太陽在泉者도 已退作地之右間矣라 是天仍丁未 地則癸亥니 癸不得戊 故로 地不奉天之火化라

丁癸相會하야 火運太虛는 反受水勝 故로 非太過也라

戊癸不合하면 火運必虛 故로 受水之勝이라

卽夷則之管에 上太徵不應이니

夷則之管은 火之律也라 上管屬陽하니 太徵也요 下管屬陰하니 少徵也라 戊不得正 故로 上之太徵不應이라

此戊癸失守니 其會後三年에 化疫也로되 速至庚戌이요 大小善惡은 推疫至之年天數 及太乙이라

速在庚戌하고 遠在辛亥하니 三年內外에 火氣爲疫也라

又只如戊申에 如戊至申하고 且應交司而治天이면

戊申旣合交司之日이면 少陽當治天也라

卽下癸亥 未得遷正者요 卽地下壬戌 太陽未退位者도 見戊癸未合德也라

戊申年은 當厥陰癸亥在泉하니 若上年壬戌不退則癸亥不正하니 戊癸火運이 不合其德也라

卽下癸柔干失剛도 見火運小虛也니 有小勝하고 或無復也라

火運不足하면 水必勝之하니 水勝則土復이나 當其復時에 而厥陰若正則土或無復也라

後三年에 化癘하니 名曰火癘也니 治法如前이라

火癘는 卽後世所謂溫疫熱病之類요 其鍼治之法은 如前章이라

治之法은 可寒之泄之라

此는 言鍼治之外에 又當藥治者如此라 火邪爲癘 故로 宜寒之泄之라 由此觀之면 則凡上文五剛化疫과 五柔化癘은 或鍼或藥이 皆宜因氣施治니 又在不言이나 可知也라

藏神失守位 邪鬼外干之刺

『素問·遺篇刺法論』 ○ 四十三

黃帝問曰 人虛卽神遊失守位하야 使鬼神外干하야 是致夭亡하나니 何以全眞

고 **願聞刺法**하노이다

全其眞卽保其神하고 神全則邪不能干也라

岐伯이 **稽首再拜**하고 **曰 昭乎哉**라 **問**이시여 **謂神移失守**하야 **雖在其體**나 **然**이나 **不致死**요 **或有邪干 故**로 **令夭壽**라

虛而無邪하면 未必致死나 若神氣旣虛에 邪復干之면 則夭壽矣라

○ 只如厥陰失守하야 **天以虛**한대 **人氣肝虛**하야 **感天重虛**면 **卽魂遊於上**하니

厥陰屬木하고 在人應肝하니 人之肝虛에 復感天虛면 則肝不藏魂이라 魂屬陽 故로 遊散於上이라 神光不聚而白尸鬼犯之면 令人暴亡也라

邪干厥大氣라도 **身溫**하면 **猶可刺之**니

厥은 逆也요 大氣는 元氣也라 肝木失守하야 金邪犯之니 若神氣未脫하야 四肢雖冷이나 心腹尙溫하며 口中無涎하며 舌卵不縮者는 尙可刺救復蘇라 後放此하니라

刺其足少陽之所過하고

丘墟穴也니 肝膽相爲表裏 故로 宜刺之라 ○ 舊註에 曰 用毫鍼하야 於人近體暖鍼至溫하야 以左手按穴하고 呪曰 太上元君이 常居其左하니 制之三魂이라하니 誦之三遍이라 次呼三魂名 爽靈 胎光 幽精이니 誦之三遍이라 次想靑龍於穴下하고 刺入同身寸之三分하야 留三呼라 徐徐出鍼하고 令親人授氣於口中하야 腹中鳴者는 可治之라하니라

次刺肝之兪라

肝兪는 足太陽經穴이니 刺此하야 所以補肝이라 ○ 舊註에 曰 用毫鍼하야 着身溫之하야 左手按穴하고 呪曰 太微帝君 元英制魂 眞元及[1]本 令入靑雲이라하고 又呼三魂하니 各如前三遍이라 刺三分하야 留三呼하고 次進二分하야 留三呼하며 復取鍼至三分하야 留一呼하고 徐徐出之면 卽氣反而復活이라하니라

○ 人病心虛에 **又遇君相二火司天失守**하야 **感而三虛**어늘

人之心虛로되 而遇司天二火失守하고 又或驚而奪精하야 汗出於心이면 是爲三虛니 則神光不聚하야 邪必犯之라

遇火不及하야 **黑尸鬼犯之**면 **令人暴亡**하니

黑爲水色이니 火運不及則水勝之라 故로 見黑尸鬼라

---

1) 及: '反'의 誤字로 보인다.

可刺手少陽之所過요

陽池穴也니 手少陽爲相火之經 故로 宜補之라 ○ 舊註에 曰 用毫鍼하야 於人身溫暖하야 以手按穴하고 呪曰 太乙帝君 泥丸總神 丹無黑氣 來復其眞이라하니 誦之三遍이라 想赤鳳於穴下하고 刺入二分하야 留七呼하고 次進一分하야 留三呼하고 復退留一呼하야 徐徐出鍼하고 手捫其穴이면 卽令復活也라하니라

復刺心兪라

足太陽經穴이니 刺之以補君火라 ○ 舊註에 曰 用毫鍼하야 着身溫暖하야 以手按穴하고 呪曰 丹房守靈 五帝上淸 陽和布體 來復黃庭이라하니 誦之三遍이라 刺入同身寸之二分하야 留一呼하고 次進一分하야 留一呼하며 退至二分하야 留一呼하고 徐徐出鍼하야 以手捫其穴이라하니라

○ 人脾病에 又遇太陰司天失守하야 感而三虛어늘

土氣重虛에 又或汗出於脾胃가 是爲三虛니 則智意二神이 失守其位라

又遇土不及하야 靑尸鬼邪 犯之於人이면 令人暴亡하니

靑尸鬼는 木邪也니 脾土虛者 乃見之라

可刺足陽明之所過요

衝陽穴也니 刺此하야 所以補胃라 ○ 舊註에 曰 用毫鍼하야 着人身溫暖하야 以手按穴하고 呪曰 常在魂庭 始淸太寧 元和布氣 六甲及眞이라하니 誦之三遍이라 先想黃庭於穴下하고 刺入三分하야 留三呼하고 次進二分하야 留一呼하고 徐徐退出하야 以手捫之라하니라

復刺脾之兪라

脾兪는 在足太陽經이니 補脾也라 ○ 舊註에 曰 用毫鍼하야 以手按之하고 呪曰 太始乾位 總統坤元 黃庭眞氣 來復來全이라하니 誦之三遍이라 刺之三分하야 留二呼하고 進至五分하야 動氣至어든 徐徐出鍼이라하니라

○ 人肺病에 遇陽明司天失守하야 感而三虛어늘

肺與陽明은 皆屬金이니 人虛天虛에 又或汗出於肺가 是爲三虛而火邪犯之라

又遇金不及하야 有赤尸鬼干人이면 令人暴亡하니

赤尸鬼는 火邪也니 金爲火勝 故로 見赤鬼라

可刺手陽明之所過요

合谷穴也니 肺與大腸爲表裏 故로 當刺此以補金이라 ○ 舊註에 曰 用毫鍼하야 着人身溫暖하야 先以手按穴하고 呪曰 靑氣眞全 帝符日元 七魄歸右 令復本田이라하니 誦之三遍이라 想白氣於穴下하고 刺入三分하야 留三呼하고 次進至五分하야 留三呼하고 復退一分하야 留一呼하고 徐徐出鍼하야 以手捫其穴이면 可復活也라하니라

復刺肺兪라

肺兪는 在足太陽經이니 用鍼以補肺라 ○ 舊註에 曰 用毫鍼하야 着體溫暖하야 先以手按穴하고 呪曰 左元眞人 六合氣賓 天符帝力 來入其司라하니 誦之三遍이라 鍼入一分半하야 留三呼하고 次進二分하야 留一呼하고 徐徐出鍼하야 以手捫其穴이라

○ 人腎病에 又遇太陽司天失守하야 感而三虛어늘

人之水藏과 天之水氣가 旣皆不足한대 又遇汗出於腎이 是爲三虛니 而腎神失守하야 土邪必相犯也라

又遇水運不及之年하야 有黃尸鬼干犯人正氣하면 吸人神魂하야 致暴亡하니

黃爲土色이니 水藏神虛 故로 見土鬼라 神魂散蕩하야 若爲所吸이면 多致暴亡이라 若四肢厥冷氣脫이나 但得心腹微溫하며 眼色不易하며 脣口及舌不變하며 口中無涎이면 尙可救也라

可刺足太陽之所過요

京骨穴也니 腎與膀胱爲表裏 故로 當刺此以補水藏이라 ○ 舊註에 曰 用毫鍼하야 着人身溫暖하야 以手按穴하고 呪曰 元陽育嬰 五老及眞 泥丸玄華 補精長存이라 想黑氣於穴下하고 刺入一分半하야 留三呼하고 迺進至三分하야 留一呼하고 徐徐出鍼하야 以手捫其穴이라하니라

復刺腎兪니이다

在足太陽經이니 用鍼補之라 ○ 舊註에 曰 用毫鍼하야 先以手按穴하고 呪曰 天玄日晶 太和昆靈 貞元內守 持入始淸이라하니 誦之三遍이라 刺之三分하야 留三呼하고 次又進至五分하야 留三呼하고 徐徐出鍼하야 以手捫之라

○ 黃帝問曰 十二藏之相使에 神失位하야 使神彩之不圓이면 恐邪干犯하니 治之可刺를 願聞其要하노이다

十二藏이 各有其神하야 相通運用 故로 曰相使라 一有失位하면 則神光虧缺하니 是謂不圓이라 邪因得而犯之에 刺治之法은 如後라

岐伯이 稽首再拜하고 曰 悉乎哉라 問至理하고 道眞宗[1)]하시니 此非聖帝면 焉

究斯源이리오 **是謂氣神合道**하야 **契符上天**이니이다

天地之道는 氣與神耳니 人生之道도 亦惟此也라 故로 曰契符上天이라

心者는 **君主之官**이라 **神明**이 **出焉**하니

心爲一身之主요 萬幾之舍 故로 神明出焉이라 若情慾傷心이 最爲五勞之首니 心傷則神不守舍하고 損抑元陽하야 夭人長命이 莫此爲甚이나 而實人所不知라 澄心則養神하니 抱元守一之道는 端從此始라 ○ 此下十二藏相使와 及君主神明等義는 詳藏象類第一章이라

可刺手少陰之源이요

神門穴也라 用長鍼하야 口中溫之하고 刺三分하야 留三呼하고 次進一分하야 留一呼하고 徐徐出鍼하야 以手捫其穴이라 凡刺各經之源者는 皆所以補之也라 後準此하니라

肺者는 **相傅之官**이라 **治節**이 **出焉**하니

肺藏氣하야 主行營衛 故로 治節由之라 若形寒飮冷하고 悲憂過度하면 則肺氣受傷하야 神失守位라

可刺手太陰之源이요

太淵穴也라 用長鍼하야 口中溫之하고 以手按穴하야 刺入三分하고 留三呼하야 動氣至에 徐徐出鍼하야 以手捫其穴이라

肝者는 **將軍之官**이라 **謀慮出焉**하니

氣强而勇 故로 號將軍이요 性多變動 故로 主謀慮라 若恚怒氣逆하야 上而不下하면 則肝神受傷也라

可刺足厥陰之源이요

太衝穴也라 用長鍼하야 於口中先溫하고 以手按穴하야 刺入三分하고 留三呼하야 次進二分하고 留二呼하야 徐徐出鍼하고 以手捫其穴이라

膽者는 **中正之官**이라 **決斷**이 **出焉**하니

膽氣剛果 故로 官爲中正而主決斷이라 若大驚卒怒하면 其氣必傷하야 神光散失하야 病爲惶懼膈噎等證이라

可刺足少陽之源이요

1) 眞宗: 眞正한 宗旨.

丘墟穴也라 用長鍼하야 溫於口內하고 先以左手按穴하야 刺三分하고 留三呼하야 進至五分에 留二呼하고 徐徐出鍼하야 以手捫其穴이라

膻中者는 臣使之官이라 喜樂이 出焉하니

膻中者는 心包絡所居요 相火之位 故로 爲臣使요 衛護君主 故로 喜樂出焉이라 若五情不節하면 皆能傷之니 令人失志恍惚하고 神光不聚하면 則邪犯之라

可刺心包絡所流요

勞宮穴也라 用長鍼하야 於口中溫之하고 先以左手按穴하야 刺入三分하고 留二呼하야 徐徐出鍼하고 以手捫其穴이라

脾爲諫議之官이라 知周出焉하니

脾藏意하니 神志未定에 意能通之라 故로 爲諫議之宮이요 慮周萬事가 皆由乎意 故로 智周出焉이라 若意有所着하고 思有所傷하야 勞倦過度하면 則脾神散失矣라

可刺脾之源이요

太白穴也라 用長鍼하야 口內溫之하고 先以左手按穴하야 刺入二分하고 留五呼하야 進至三分에 留五呼하고 徐徐出鍼하야 以手捫之라

胃爲倉廩之官이라 五味出焉하니

饑飽失宜하고 飮食無度하야 偏於嗜好하면 其神乃傷이라

可刺胃之源이요

衝陽穴也라 用長鍼하야 於口中溫之하고 先以左手按穴하야 刺入三分하고 留三呼하야 進二分하고 徐徐出鍼하야 以手捫其穴이라

大腸者는 傳道之官이라 變化出焉하니

食物至此면 變化其形而出하니 閉結則腸胃壅滯하고 泄利則門戶不要하야 傳道失守하니 三焦元氣之所關也라

可刺大腸之源이요

合谷穴也라 用長鍼하야 口中溫之하고 刺入三分하야 留三呼하고 進至二分에 留一呼하야 徐徐出之라

小腸者는 受盛之官이라 化物이 出焉하니

受盛水穀而分清濁 故로 曰化物出焉이라 淸濁不分하면 則小腸失其化矣라

可刺小腸之源이요

腕骨穴也라 用長鍼하야 口中溫鍼하고 先以左手按穴하야 刺三分하고 留三呼하야 進二分하고 留一呼하야 徐徐出鍼하고 以手捫其穴이라

腎者는 **作强之官**이라 **伎巧出焉**하니

色慾恐懼와 强力入水가 皆能傷腎이라 腎傷則作强伎巧가 神失其職矣라

刺其腎之源하고

太谿穴也라 用長鍼하야 於口中先溫하고 以左手按穴하야 刺入三分하고 留一呼하야 進一分하고 留一呼하야 徐徐出鍼하고 以手捫其穴이라

三焦者는 **決瀆之官**이라 **水道出焉**하니

決瀆者는 水道流通之義니 如江河淮濟가 不變其道하고 百川歸之하야 以入於海라 故로 曰四瀆이라 人之三焦는 在上主納하고 在中主運하고 在下主出하니 若出納運行이 不得其正하면 則三焦失守하고 神氣不聚하야 邪乘虛而犯之矣라

刺三焦之源하고

陽池穴也라 用長鍼하야 於口中溫之하고 先以左手按穴하야 刺三分하고 留三呼하야 進一分하고 留一呼하야 徐徐出鍼하고 以手捫之라

膀胱者는 **州都之官**이라 **精液藏焉**이라가 **氣化則能出矣**니

膀胱爲三焦之下澤이니 津液所聚 故로 曰州都라 然이나 賴下焦之氣하야 施化而通하니 若其不約而遺와 不利而癃이 皆氣海之失職也라

刺膀胱之源이라

京骨穴也라 用長鍼하야 先溫於口中하고 以左手按穴하야 刺入三分하고 留三呼하야 進二分하고 留三呼하야 徐徐出鍼하고 以手捫其穴이라

凡此十二官者는 **不得相失也**라

不相失者를 謂之相使니 失則神氣散亂하고 有邪干犯하야 災害至矣라 宜用刺法하야 以全其眞也라

是故로 **刺法**에 **有全神養眞之旨**하고 **亦法有修眞之道**하니 **非治疾也**라 **故**로

要修養和神也라

此는 言鍼法에 有如此之妙하니 其要在修養和神而已라

道貴常存이니 補神固根하면 精氣不散하야 神守不分이라

道貴常存者는 貴其不衰也요 不衰之道는 在補神以固根이라 欲全其神인댄 在精氣不散이니 則神守不分矣라

然卽神守而雖不去나 亦全眞이니

言神守者가 豈惟神不去리오 正所以全眞也라

人神不守면 非達至眞이라

至眞之道는 要在守神이니 不知守神이면 非達道也라

至眞之要는 在乎天玄이니

玄者는 水之色이라 天玄者는 天一之義니 以至眞之要가 重在精也라

神守天息하야 復入本元을 命曰歸宗이니이다

天息者는 鼻息通乎天也라 守息則氣存하고 氣存則神存 故로 曰神守天息이라 以上三節에 首言神하고 次言精하고 此言氣라 夫人始生에 先成精하니 精其本也요 兒在母腹에 先通胎息하니 氣其元也라 旣寶其精하고 又養其氣하면 復其本하고 返其元矣라 精氣充而神自全을 謂之內三寶니 三者合一이 卽全眞之道也라 故로 曰歸宗이라 ○ 前有存三守一愚按하니 在四十一이라

神失守位 邪鬼外干之義

『素問·遺篇本病論』○ 四十四

黃帝曰 人氣不足하고 天氣如虛하면 人神失守하야 神光不聚하고 邪鬼干人하야 致有夭亡하니 可得聞乎아

神光은 神明也라 人氣與天氣가 皆失守則陽神不聚하고 陰鬼干人하니 致死之兆也라

岐伯이 曰 人之五藏에 一藏不足하고 又會天虛하면 感邪之至也라

人有不足之藏하야 與天虛之氣로 相會者는 其邪至甚하니 如肝遇木虛하고 心遇火虛之類也라

○ 人이 憂愁思慮卽傷心하고 又或遇少陰司天하야 天數不及하면 太陰이 作接間至하니 卽謂天虛也니 此卽人氣天氣同虛也라

少陰司天之年은 太陰尙在左間이나 若少陰不足하면 則太陰作接者가 未當至而至矣라 此는 以君火之虛가 與人心氣로 同虛也라

又遇驚而奪精하야 汗出於心하면

奪精者는 奪心之精也라 五藏이 各有其精하니 如本神篇에 曰 五藏은 主藏精者也라 不可傷이니 傷則失守而陰虛라하니 卽此之義라

因而三虛하야 神明失守라

先有憂愁之傷하고 又有少陰不及한대 再遇驚而奪精하면 三虛相會하야 神明失守矣라

心爲君主之官이니 神明出焉이라 神失守位하면 卽神遊上丹田하니 在帝太乙帝君泥丸君下라

人之腦爲髓海니 是謂上丹田이요 太乙帝君所居를 亦曰泥丸君이니 總衆神者也라 心之神明이 失守其位則浮遊於此라

神旣失守하야 神光不聚한대 却遇火不及之歲하면 有黑尸鬼見之하야 令人暴亡이라

心屬火하니 心神失守하야 神明衰也어늘 又遇火運不及 故로 見水色之鬼라 非但癸年이니 卽戊年失守에도 亦然이요 司天二火不及에도 亦然이라 尸鬼者는 魄之陰氣라 陽脫陰孤하면 其人必死 故로 尸鬼見也라

○ 人이 飮食勞倦卽傷脾하고 又或遇太陰司天하야 天數不及하면 卽少陽이 作接間至하니 卽謂之虛也니 此卽人氣虛而天氣虛也라

太陰司天之年은 少陽이 尙爲天之左間이나 若太陰不足하면 則接者先至而少陽得政이라 脾氣旣傷에 又遇太陰失守하니 是重虛也라

又遇飮食飽甚하야 汗出於胃하고 醉飽行房하야 汗出於脾하면

衛氣不固하면 則五藏汗泄於外하고 邪得乘而犯之라 故로 致人神失守也라

因而三虛하야 脾神失守라

旣傷於脾하고 次遇天虛한대 再加汗出하니 是三虛也라

脾爲諫議之官이니 智周出焉이라 神旣失守하야 神光失位而不聚也어늘

脾神失守하면 意智亂也라

却遇土不及之年커나 或己年 或甲年失守커나 或太陰天虛하면 靑尸鬼見之하야 令人卒亡이라

土運不及은 不止己年이요 而甲亦有之라 又或太陰司天하면 失守其位 故로 木邪鬼見하야 令人卒亡이라

○ 人이 久坐濕地커나 强力入水卽傷腎이라 腎爲作强之官이니 伎巧出焉이라 因而三虛하면 腎神失守하니 神志失位하야 神光不聚한데

諸藏에 皆言作接間至와 及汗出之由나 惟此不言하니 必脫失也라 太陽寒水司天之年은 厥陰이 尙爲左間이나 若太陽不足하면 則厥陰이 作接間至하니 此天虛也라 經脈別論에 云 持重遠行하야 汗出於腎이라하니 兼之坐濕入水하면 腎氣必傷하니 是爲三虛라 腎神不守하면 則精衰志失也라

却遇水不及之年커나 或辛不會符커나 或丙年失守[1]커나 或太陽司天虛하면 有黃尸鬼至하야 見之하야 令人暴亡이라

水不及者는 土邪犯之라 故로 黃尸鬼見하야 卒然傷人이라

○ 人이 或恚怒하야 氣逆上而不下卽傷肝也요 又遇厥陰司天하야 天數不及하면 卽少陰이 作接間至하니 是謂天虛也니 此謂天虛人虛也요

厥陰司天之年은 少陰이 當爲左間이나 若厥陰不足하면 則少陰預至라 肝氣旣傷에 厥陰又虛하니 天人俱不足也라

又遇疾走恐懼하야 汗出於肝이라

天虛人虛에 又汗出於肝하니 是爲三虛라

肝爲將軍之官이니 謀慮出焉이라 神位失守하야 神光不聚한대

肝藏魂하니 失守則魂神不聚也라

又遇木不及年커나 或丁年不符커나 或壬年失守커나 或厥陰司天虛也면 有白尸鬼見之하야 令人暴亡也라

白尸鬼見하니 金勝木也라

已上五失守者는 天虛而人虛也니 神遊失守其位하면 卽有五尸鬼干人하야 令

---

1) 或辛不會符 或丙年失守: 上辛과 下丙이 서로 符合되지 않거나, 上丙과 下辛이 자기 位置를 지키지 못함을 말함.

人暴亡也라 謂之曰尸厥이라

尸鬼干人하면 則厥逆而死라 故로 謂尸厥이라 神遊者는 神氣雖遊나 未離於身이니 尙不卽死라 若脈絶身冷하며 口中涎塞하며 舌短卵縮하면 則無及矣요 否則速救可甦也라 ○ 以上五藏失守에 獨缺金虛傷肺 赤尸鬼一證하니 必脫簡也라 惟邪氣藏府病形篇에 所言五藏之傷이 俱全이나 但與此로 稍有不同이라 詳疾病類三이라

人犯五神易位하면 卽神光不圓也니 非但尸鬼요 卽一切邪犯者도 皆是神失守位故也라

神光은 卽陽明之氣니 凡陽氣不足하면 則陰邪犯之라 二十難에 曰 脫陽者는 見鬼라하니 卽神失守位之義라 ○ 愚按컨대 此二篇에 所言五鬼干人은 其義最詳이라 蓋天地間萬物萬殊는 莫非五行之化니 人之藏氣와 鬼之干人도 亦惟此耳라 故로 五鬼爲邪면 各因所勝하니 此相制之理는 出乎當然者也라 然이나 以余所驗則有如心神失守하야 火自爲邪者는 多見赤鬼하고 肺金不足하야 氣虛茫然者는 多見白鬼하고 腎陰虧損하야 目光昏暗者는 多見黑鬼하고 肝木亡陽者는 多見靑鬼하고 脾濕爲祟者는 多見黃鬼하니 是皆不待勝制而本藏之邪自見也라 至如山野之間 幽隱之處에 鬼魅情形[1]하여는 誠有不測이라 若明本篇之義면 則雖千態萬狀이나 只此五行이 包羅盡之하니 治之以勝이면 將安遁哉리오 然이나 鬼本無形이나 乃能形見하니 旣覺其無中之有하고 獨不能覺其有中之無乎아 反之之明은 在正心以壯氣요 虛明以定神이니 神定이면 彼將自滅矣리라 天命所在면 彼亦焉能以非禍[2]加人哉리오 此全神却鬼之道也라 古德云 山鬼之伎倆은 有限하고 老僧之不見不聞은 無窮이라하니 斯言至矣라 ○ 論治類十六章에 有按하니 當考라

此謂得守者生하고 失守者死하며

得守則神全하고 失守則神散하니 神全則靈明圓聚 故로 生하고 神散則魂魄分離 故로 死라

得神者昌하고 失神者亡이니이다

陽氣爲神이니 陽盛則神全하고 陰氣爲鬼니 陽衰則鬼見이라 陰陽合氣를 命之曰人이니 其生在陽하고 其死在陰 故로 曰得神者昌이니 得其陽也요 失神者亡이니 失其陽也라 明陰陽聚散之道면 則鬼神之妙를 固不難知하고 而得失之柄을 還由於我라 古云 人定이면 勝天이라하니 本非虛語라 觀컨대 孟子曰[3] 求則得之하고 舍則失之라하니 不於斯言益信乎아

---

1) 情形: 情況.

2) 非禍: 그릇된 禍, 卽 天命을 거스르는 禍를 말함.

3) 孟子曰: 『孟子·盡心章句上』에 "求則得之하고 舍則失之하나니 是求는 有益於得也니 求在我者也일새니라 求之有道하고 得之有命하니 是求는 無益於得也니 求在外者也일새니라"라고 보인다.

類經二十九卷

張介賓類註

會通類

攝生 一

○ 蒼天之氣淸靜則志意治 順之則陽氣固 雖有賊邪 弗能害也 此因時之序 故聖人傳精神 服天氣而通神明 失之則內閉九竅 外壅肌肉 衛氣散解 此謂自傷 氣之削也 ○ 是以聖人陳陰陽 筋脈和同 骨髓堅固 氣血皆從 如是則內外調和 邪不能害 耳目聰明 氣立如故

見疾病類五

○ 惟賢人上配天以養頭 下象地以養足 中傍人事以養五藏

陰陽四

○ 聖人日避虛邪之道 如避矢石然 邪弗能害 此之謂也

運氣三十五

○ 夫陰陽之氣 淸靜則生化治 動則苛疾起

運氣三十二

○ 人神不守 非達至眞 至眞之要 在乎天玄 神守天息 復入本元 命曰歸宗

運氣十三

○ 夫精者身之本也 故藏於精者 春不病溫

疾病二十七

○ 冬日在骨 蟄蟲周密 君子居室

脈色九

○ 能知七損八益則二者可調 不知用此則蚤衰之節也 年四十而陰氣自半

也 起居衰矣 年五十 體重 耳目不聰矣 年六十 陰痿氣大衰 九竅不利 下虛上實 涕泣俱出矣 故曰知之則强 不知則老 故同出而名異耳 智者察同 愚者察異 愚者不足 智者有餘 有餘則耳目聰明 身體輕强 老者復壯 壯者益治 是以聖人爲無爲之事 樂恬憺之能 從欲快志於虛無之守 故壽命無窮 與天地終 此聖人之治身也

陰陽二

○ 故養神者 必知形之肥瘦 營衛血氣之盛衰 血氣者人之神 不可不謹養

鍼刺十三

○ 所有自來腎有久病者 可以寅時面向南 淨神不亂思 閉氣不息七遍 以引頸嚥氣順之 如嚥甚硬物 如此七遍 後餌舌下津令無數 ○ 愼其大喜欲情於中如不忌 卽其氣復散也 心欲實令少思 ○ 愼勿大怒 怒必眞氣却散之 ○ 欲令脾實 氣無滯 飽無久坐 食無大酸 無食一切生物 宜甘宜淡 ○ 悲傷卽肺動而眞氣復散也 人欲實肺者 要在息氣也

運氣四十一

○ 飮食自倍 腸胃內傷

疾病六十七

○ 陰陽和平之人 居處安靜 無爲懼懼 無爲忻忻 婉然從物 或與不爭 與時變化 尊則謙謙 譚而不治 是謂至治

藏象三十

陰陽五行 二

○ 黃帝問曰 余聞天爲陽 地爲陰 日爲陽 月爲陰

上與六節藏象論同 詳運氣一

大小月三百六十日成一歲 人亦應之 今三陰三陽 不應陰陽 其故何也 岐伯對曰 陰陽者 數之可十 推之可百 數之可千 推之可萬

陰陽者數句 與五運行大論同 詳運氣類四 又手足陰陽繫日月篇亦同 見經絡類三十四

萬之大不可勝數 然其要一也 天覆地載 萬物方生 未出地者 命曰陰處 命

曰陰中之陰 則出地者 命曰陰中之陽 陽予之正 陰爲之主

見經絡類 二十九

○ 夫五運陰陽者 天地之道也 萬物之綱紀 變化之父母 生殺之本始 神明之府也 可不通乎 故物生謂之化 物極謂之變 陰陽不測 謂之神 神用無方謂之聖

運氣三

○ 天地者 萬物之上下也 左右者 陰陽之道路也 水火者 陰陽之徵兆也 金木者 生成之終始也 ○ 陰陽之氣各有多少 故曰三陰三陽也 ○ 寒暑燥濕風火 天之陰陽也 三陰三陽上奉之 木火土金水火 地之陰陽也 生長化收藏下應之 天以陽生陰長 地以陽殺陰藏 天有陰陽 地亦有陰陽 故陽中有陰陰中有陽 ○ 陰陽相錯而變由生也

運氣三

○ 自古通天者生之本 本於陰陽 天地之間 六合之內 其氣九州九竅 五臟十二節 皆通乎天氣 其生五 其氣三 數犯此者則邪氣傷人 此壽命之本也 蒼天之氣 清淨則志意治 順之則陽氣固 雖有賊邪 弗能害也 ○ 陽氣者若天與日 失其所則折壽而不彰 故天運當以日光明 是故陽因而上 衛外者也 ○ 陽氣者 煩勞則張 ○ 陽氣者 大怒則形氣絶而血菀於上 ○ 陽氣者 精則養神 柔則養筋 ○ 陽氣者一日而主外 平旦人氣生 日中而陽氣隆 日西而陽氣已虛 氣門乃閉 ○ 陰者 藏精而起亟也 陽者 衛外而爲固也 ○ 凡陰陽之要 陽密乃固 兩者不和 若春無秋 若冬無夏 因而和之 是謂聖度 故陽强不能密 陰氣乃絶 陰平陽秘 精神乃治 陰陽離決 精氣乃絶 ○ 陰之所生 本在五味 陰之五宮 傷在五味

疾病五

○ 天氣淸靜光明者也 藏德不止 故不下也 天明則日月不明 邪害空竅 陽氣者閉塞 地氣者冒明 雲霧不精則上應白露不下

攝生五

○ 陽者天氣也 主外 陰者地氣也 主內 故陽道實 陰道虛

疾病十三

○ 至陰虛 天氣絶 至陽盛 地氣不足 陰陽幷交 至人之所行 陰陽並交者陽氣先至 陰氣後至 是以聖人持診之道 先後陰陽而持之

脈色類七

○ 春夏則陽氣多而陰氣少 秋冬則陰氣盛而陽氣衰

疾病三十四

○ 陽從左 陰從右 老從上 少從下 是以春夏歸陽爲生 歸秋冬爲死 反之則歸秋冬爲生

疾病八十四

○ 東南方陽也 陽者其精降於下 故右熱而左溫 西北方陰也 陰者其精奉於上 故左寒而右凉 ○ 高者氣寒 下者氣熱 ○ 陰精所奉其人壽 陽精所降其人夭 ○ 崇高則陰氣治之 汚下則陽氣治之 陽勝者先天 陰勝者後天 此地理之常 生化之道也

運氣十六

○ 陰道偶 陽道奇 發於春夏 陰氣少陽氣多 發於秋冬 陽氣少陰氣多

經絡三十

○ 陽之動 始於溫 盛於暑 陰之動 始於淸 盛於寒 ○ 夫陰陽之氣 淸靜則生化治 動則苛疾起

運氣三十二

○ 天地之動靜 神明爲之紀 陰陽之往復 寒暑彰其兆

運氣十

○ 陰陽四時者 萬物之終始也 死生之本也

攝生類六

○ 太陽爲開 陽明爲闔 少陽爲樞 太陰爲開 厥陰爲闔 少陰爲樞

經絡二十九

○ 三陽爲經 二陽爲維 一陽爲游部 ○ 三陽爲表 二陰爲裏 一陰至絶作朔

晦 却具合以正其理 ○ 所謂三陽者 太陽爲經 ○ 二陽者陽明也 ○ 一陽者少陽也 ○ 三陰者六經之所主也 ○ 三陽爲父 二陽爲衛 一陽爲紀 三陰爲母 二陰爲雌 一陰爲獨使

疾病七

○ 帝曰願聞陰陽之三也 何謂 岐伯曰 氣有多少異用也 陽明何謂也 兩陽合明也 厥陰何也 兩陰交盡也 ○ 兩陰交盡 故曰幽 兩陽合明 故曰明

運氣三十三

○ 太陰藏搏者 三陰也 一陰至厥陰之治也 太陽藏何象 象三陽而浮也 少陽藏何象 象一陽也 陽明藏何象 象大浮也 二陰搏至 腎沈不浮也

脈色十五 ○ 又三陰三陽次序詳疾病七

○ 巨陽者 諸陽之屬也

疾病三十九

○ 兩陽合於前 故曰陽明 兩陰交盡 故曰厥陰 ○ 足之陽者 陰中之少陽也 足之陰者 陰中之太陰也 手之陽者 陽中之太陽也 手之陰者 陽中之少陰也 腰以上者爲陽 腰以下者爲陰 ○ 其於五藏也 心爲陽中之太陽 肺爲陽中之少陰 肝爲陰中之少陽 脾爲陰中之至陰 腎爲陰中之太陰

經絡三十四

○ 人生有形 不離陰陽

鍼刺九

○ 人有陰陽 治分五態

藏象三十

○ 內有陰陽 外亦有陰陽 在內者 五藏爲陰 六腑爲陽 在外者 筋骨爲陰 皮膚爲陽

鍼刺三十一

○ 陰者主藏 陽者主府 陽受氣於四末 陰受氣於五藏

鍼刺二十八

○ 三陽在頭 三陰在手

脈色二十六

○ 陽受氣於上焦 以溫皮膚分肉之間

疾病二十

○ 重陽之人 其神易動 ○ 多陽者多喜 多陰者多怒

鍼刺二十二

○ 審其陰陽 以別柔剛 陽病治陰 陰病治陽 定其血氣 各守其鄕

論治八

○ 所謂陰者 眞藏也 所謂陽者 胃脘之陽也 別於陽者 知病處也 別於陰者 知死生之期 ○ 所謂陰陽者 去者爲陰 至者爲陽 靜者爲陰 動者爲陽 遲者爲陰 數者爲陽

脈色二十六

○ 陰氣者 靜則神藏 躁則消亡 飮食自倍 腸胃乃傷

疾病六十七

○ 陽氣起於足五指之表 陰脈者集於足下而聚於足心 ○ 陰氣起於五指之裏 集於膝下而聚於膝上

疾病三十四

○ 微妙在脈 不可不察 察之有紀 從陰陽始 始之有經 從五行生 生之六度 四時爲宜 補瀉勿失 與天地如一 得一之情 以知死生 是故聲合五音 色合五行 脈合陰陽

脈色九

○ 陽氣盡陰氣盛則目瞑 陰氣盡而陽氣盛則寤矣

疾病七十九

○ 凡陽有五 五五二十五陽

脈色二十六

○ 奪陰者死 奪陽者狂

鍼刺五十九

○ 五行者 金木水火土也 更貴更賤 以知死生 以決成敗 而定五藏之氣 間甚之時 死生之期也

疾病二十四

○ 木得金而伐 火得水而滅 土得木而達 金得火而缺 水得土而絶 萬物盡然 不可勝竭

鍼刺類九

○ 君火以明 相火以位

運氣三

○ 甲己之歲 土運統之 乙庚之歲 金運統之 丙辛之歲 水運統之 丁壬之歲 木運統之 戊癸之歲 火運統之

運氣三

○ 帝曰 願聞平氣 岐伯曰 木曰敷和 火曰升明 土曰備化 金曰審平 水曰靜順 帝曰不及奈何 岐伯曰 木曰委和 火曰伏明 土曰卑監 金曰從革 水曰涸流 帝曰 太過何如 岐伯曰 木曰發生 火曰赫曦 土曰敦阜 金曰堅成 水曰流衍

運氣十三

○ 顯明之右 君火之位也 君火之右 退行一步 相火治之 復行一步 土氣治之 復行一步 金氣治之 復行一步 水氣治之 復行一步 木氣治之 復行一步 君火治之 ○ 相火之下 水氣承之 水位之下 土氣承之 土位之下 風氣承之 風位之下 金氣承之 金位之下 火氣承之 君火之下 陰精承之

運氣六

○ 少陰君火 不同氣化

運氣二十四

○ 土者 生萬物而法天地

藏象七

○ 木發無時 水隨火也

運氣二十三

○ 君位臣則順 臣位君則逆 ○ 所謂二火也

運氣類七

○ 壯火之氣衰 少火之氣壯 壯火食氣 氣食少火 壯火散氣 少火生氣

陰陽一

○ 少水不能滅盛火而陽獨治 獨治者 不能生長也 ○ 肝一陽也 心二陽也 腎孤藏也 一水不能勝二火 故不能凍慄 病名曰骨痹 疾病四十五 ○ 水之精爲志 火之精爲神 ○ 一水不勝五火 故目眥盲

疾病八十

○ 二火不勝三水

疾病九

藏象 三

○ 天氣通於肺 地氣通於嗌 風氣通於肝 雷氣通於心 谷氣通於脾 雨氣通於腎 六經爲川 腸胃爲海 九竅爲水注之氣

見陰陽類四

○ 肝心脾肺腎五藏 皆爲陰 膽胃大腸小腸膀胱三焦六府 皆爲陽 ○ 故背爲陽 陽中之陽 心也 背爲陽 陽中之陰 肺也 腹爲陰 陰中之陰 腎也 腹爲陰 陰中之至陰 脾也

陰陽五

○ 陰者主藏 陽者主府 陽受氣於四末 陰受氣於五藏

鍼刺二十八

○ 陰脈榮其藏 陽脈榮其府 ○ 其流溢之氣 內溉藏府 外濡腠理

經絡二十八

○ 陽中之少陰肺也 陽中之太陽心也 陰中之少陽肝也 陰中之至陰脾也 陰中之太陰腎也

經絡十五

○ 肝主春 足厥陰少陽主治 其日甲乙 肝苦急 急食甘以緩之 ○ 心主夏 手少陰太陽主治 其日丙丁 心苦緩 急食酸以收之 ○ 脾主長夏 足太陰陽明主治 其日戊己 脾苦濕 急食苦以燥之 ○ 肺主秋 手太陰陽明主治 其日庚辛 肺苦氣上逆 急食苦以泄之 ○ 腎主冬 足少陰太陽主治 其日壬癸 腎苦燥 急食辛以潤之 開腠理致津液通氣也 ○ 肝欲散 急食辛以散之 心欲耎 急食鹹而耎之 脾欲緩 急食甘以緩之 肺欲收 急食酸以收之 腎欲堅 急食苦以堅之

疾病二十四

○ 肝爲牡藏 其色青 其時春 其音角 其味酸 其日甲乙 ○ 心爲牡藏 其色赤 其時夏 其日丙丁 其音徵 其味苦 ○ 脾爲牝藏 其色黃 其時長夏 其日戊己 其音宮 其味甘 ○ 肺爲牝藏 其色白 其音商 其時秋 其日庚辛 其味辛 ○ 腎爲牝藏 其色黑 其時冬 其日壬癸 其音羽 其味鹹 是爲五變

鍼刺十七

○ 春脈者肝也 夏脈者心也 秋脈者肺也 冬脈者腎也 脾脈者土也 孤藏以灌四傍者也

脈色類十

○ 九野爲九藏 故形藏四 神藏五 合爲九藏以應之也

運氣十脈色五

○ 五藏者 所以藏精神魂魄者也 六府者 所以受水穀而行化物者也

經絡十二

○ 五藏六府 心爲之主 耳爲之聽 目爲之候 肺爲之相 肝爲之將 脾爲之衛 腎爲之主外 故五藏六府之津液 盡上滲於目 心悲氣幷則心系急 心系急則肺擧 肺擧則液上溢

疾病類五十八

○ 五藏六府 肺爲之益 心爲之主 缺盆爲之道 肝者主爲將 脾者主爲衛 腎者主爲外 六府者胃爲之海

藏象二十九

○ 肝生於左 肺藏於右 心部於表 腎治於裏 脾爲之使 胃爲之市 鬲肓之上 中有父母 七節之傍 中有小心 從之有福 逆之有咎

鍼刺六十四

○ 肺主身之皮毛 心主身之血脈 肝主身之筋膜 脾主身之肌肉 腎主身之骨髓

疾病七十一

○ 心藏神 肺藏氣 肝藏血 脾藏肉 腎藏志 而成此形 志意通 內連骨髓 而成身形五藏

疾病十八 ○ 本神篇曰脾藏營 心藏脈 腎藏精 詳藏象十

○ 心爲噫 肺爲欬 肝爲語 脾爲呑 腎爲欠爲嚏 胃爲氣逆爲噦爲恐 大腸小腸爲泄 下焦溢爲水 膀胱不利爲癃 不約爲遺溺 膽爲怒 是爲五病 精氣幷於心則喜 幷於肺則悲 幷於肝則憂 幷於脾則畏 幷於腎則恐 是謂五幷 ○ 心惡熱 肺惡寒 肝惡風 脾惡濕 腎惡燥 是謂五惡 ○ 心爲汗 肺爲涕 肝爲淚 脾爲涎 腎爲唾 是謂五液 ○ 心藏神 肺藏魄 肝藏魂 脾藏意 腎藏志(九鍼論曰 腎藏精志也) 是謂五藏所藏 ○ 心主脈 肺主皮 肝主筋 脾主肉 腎主骨 是謂五主

疾病二十五

○ 人有五藏 化五氣以生喜怒悲憂恐

陰陽一

○ 青爲肝 赤爲心 白爲肺 黃爲脾 黑爲腎 ○ 肝合筋 心合脈 肺合皮 脾合肉 腎合骨

脈色三十二

○ 肝色青 心色赤 肺色白 脾色黃 腎色黑

疾病類二十四

○ 心者五藏之專精也 目者其竅也

疾病八十

○ 重陽之人 熇熇高高 言語善疾擧足善高 心肺之藏氣有餘 陽氣滑盛而揚

故神動而氣先行 ○ 多陽者多喜 多陰者多怒

鍼刺二十二

○ 五藏之應天者肺 肺者五藏六府之蓋也 皮者肺之合也 ○ 人之所以應土者肉也 ○ 人之所以成生者血脈也

鍼刺二

○ 肺者藏之長也 爲心之蓋也

疾病七十一

○ 肺者藏之蓋也

疾病八十二

○ 肺者氣之本

藏象二

○ 肝者中之將也 取決於膽 咽爲之使

疾病六十一

○ 人臥血歸於肝 肝受血而能視 足受血而能步 掌受血而能握 指受血而能攝

經絡二十一

○ 脾與胃 以膜相連耳 而能爲之行其津液 何也

疾病十三

○ 脾主爲胃行其津液者也

疾病三十四

○ 五藏者皆稟氣於胃 胃者五藏之本也 藏氣者不能自致於手太陰 必因於胃氣 乃至於手太陰也

脈色二十七

○ 人受氣於穀 穀入於胃 以傳於肺 五藏六府皆以受氣 其清者爲營 濁者爲衛 營在脈中 衛在脈外

經絡二十三

○ 胃爲五藏六府之海 其清氣上注於肺 肺氣從太陰而行之 其行也以息往

來 ○ 氣之離藏也 卒然如弓弩之發 如水之下岸

經絡十三

○ 穀始入於胃 其精微者先出於胃 之兩焦 以漑五藏 別出兩行營衛之道 其大氣之摶而不行者 積於胸中 命曰氣海 出於肺 循喉咽 故呼則出吸則入 天地之精氣 其大數常出三入一 故穀不入半日則氣衰 一日則氣少矣

氣味二

○ 平人之常氣稟於胃 胃者平人之常氣也 人無胃氣曰逆 逆者死

脈色十一

○ 脈無胃氣亦死 ○ 脈弱以滑 是有胃氣 脈色十二 ○ 腎者至陰也 肺者太陰也 ○ 腎者胃之關也 關門不利 故聚水而從其類也 ○ 腎者牝藏也 地氣上者屬於腎而生水液也 故曰至陰

鍼刺三十八

○ 腎者主水 受五藏六府之精而藏之

藏象十三

○ 腎者水藏 主津液 主臥與喘也

疾病八十二

○ 膀胱之胞薄以懦 得酸則縮

氣味三

○ 人始生 先成精 精成而腦髓生

經絡一

○ 脈反四時 及不間藏 曰病難已

脈色十二

○ 神 陰陽不測 謂之神 神用無方 謂之聖

運氣三

○ 天地之動靜 神明爲之紀

運氣四 ○ 十

○ 玄生神 神在天爲風

運氣三 ○ 藏象六同

○ 天地之動靜 神明爲之綱紀

陰陽四

○ 陰陽者 神明之府也

陰陽一 ○ 運氣三

○ 天地之大紀 人神之通應也

運氣二十四

○ 根於中者 命曰神機 神去則機息 根於外者 命曰氣立 氣止則化絶

運氣十五

○ 出入廢則神機化滅

運氣九

○ 神轉不回 回則不轉 乃失其機

脈色十 ○ 論治十四

○ 出入有行 以轉神明

脈色八

○ 昔在黄帝 生而神靈 ○ 故能形與神俱 ○ 不知持滿 不時御神

俱攝生一

○ 四氣調神

攝生四

○ 故聖人傳精神 服天氣而通神明 ○ 起居如驚 神氣乃浮 ○ 陽氣者 精則養神 柔則養筋 ○ 陰平陽秘 精神乃治 ○ 味過於辛 筋脈沮弛 精神乃央

俱疾病五

○ 陰氣者 靜則神藏 躁則消亡

疾病六十七

○ 心藏神

疾病二十五

○ 心者君主之官 神明出焉

藏象一 ○ 運氣四十三

○ 心者生之本 神之變也

藏象二

○ 心者五藏六府之大主也 精神之所舍也 心傷則神去 神去則死矣

鍼刺二十三

○ 心藏脈 脈舍神

藏象十

○ 積神於心 以知往今

脈色三十二

○ 血者神氣也

經絡二十三

○ 水之精爲志 火之精爲神

疾病八十

○ 兩神相搏 合而成形

藏象二十五

○ 血脈和則 精神乃居 故神者 水穀之精氣也

藏象二十七

○ 人之血氣精神者 所以奉生而周於性命者也 ○ 志意者 所以御精神 ○ 志意和則精神專直 ○ 五藏者 所以藏精神血氣魂魄者也

俱藏象二十八

○ 神藏五 形藏四 合爲九藏

脈色五 ○ 運氣一

○ 府精神明留 於四藏

藏象十二

○ 五味入口 藏於腸胃 味有所藏 以養五氣 氣和而生 津液相成 神乃自生

氣味一

○ 所言節者 神氣之所遊行出入也

經絡十四

○ 重陽之人 其神易動

鍼刺二十二

○ 精神內守 病安從來

攝生二

○ 呼吸精氣 獨立守神 ○ 去世離俗 積精全神

俱攝生三

○ 凡刺之法 必先本於神 血脈營氣精神 此五藏之所藏也 ○ 兩精相搏 謂之神 隨神往來 謂之魂 ○ 怵惕思慮則傷神 神傷則恐懼流淫而不止 ○ 喜樂者神憚散而不藏 ○ 恐懼者神蕩憚而不收

俱藏象九

○ 上古使僦貸季 理色脈而通神明

論治十七

○ 按其脈 知其病 命曰神 ○ 知一則爲工 知二則爲神 知三則神且明矣

俱脈色十七

○ 神在秋毫 屬意病者 ○ 神屬勿去 知病存亡 ○ 神無營於衆物 ○ 必正其神

俱鍼刺七

○ 一曰治神 ○ 道無鬼神 獨來獨往

俱鍼刺九

○ 拘於鬼神者 不可與言至德

藏象十一

○ 麤守形 上守神 神乎神 客在門 ○ 神者正氣也

鍼刺一

○ 善言化言變者 通神明之理

運氣十二

○ 故養神者 必知形之肥瘦 榮衛血氣之盛衰 血氣者 人之神 不可不謹養 ○ 神乎神 耳不聞 目明心開而志先 慧然獨悟 口弗能言 俱視獨見 適若昏 昭然獨明 若風吹雲 故曰神

俱鍼刺十三

○ 莫知其形 若神髣髴 ○ 用鍼之要 無忘其神

俱鍼刺十

○ 推闔其門 令神氣存

鍼刺十四

○ 方成弗約則神與弗俱

鍼刺二十九

○ 醫不能嚴 不能動神

論治十八

○ 所以不十全者 精神不專

論治十九

○ 必一其神 令志在鍼 ○ 以移其神 氣至乃休

俱鍼刺六十二

○ 合形與氣 使神內藏

鍼刺五十六

○ 寫虛補實 神去其室 補虛寫實 神歸其室

疾病五十六

○ 神變而止

鍼刺十九

○ 刺法有全神養眞之旨 ○ 道貴常存 補神固根 精氣不散 神守不分 ○ 人虛卽神遊失守位使鬼神外干 ○ 人神不守 非達至眞 至眞之要 在乎天玄 神守天息 復入本元 命曰歸宗

俱運氣四十三

○ 失神者死 得神者生 何者爲神 曰血氣已和 營衛已通 五藏已成 神氣舍心 魂魄畢具 乃成爲人 ○ 百歲五藏皆虛 神氣皆去 形骸獨居而終矣

俱藏象十四

○ 逆從到行 標本不得 亡神失國 ○ 得神者昌 失神者亡

俱論治十七

○ 五神失守 邪鬼于人 得神者昌 失神者亡

運氣四十四

○ 故貴脫勢 雖不中邪 精神內傷 身必敗亡

論治十八

○ 衣被不斂 言語善惡 不避親疏者 此神明之亂也

疾病九十一

○ 神有餘則笑不休 神不足則悲

疾病十八

○ 形弊血盡而功不立者 神不使也

論治十五

脈色 四

○ 善爲脈者 謹察五藏六府 一逆一從 陰陽表裏 雌雄之紀 藏之心意 合心於精 非其人勿教 非其眞勿授 是爲得道

見藏象類四

○ 脈氣流經 經氣歸於肺 肺朝百脈 ○ 氣口成寸 以決死生

藏象十二

○ 天周二十八宿 人經二十八脈 周身一十六丈二尺 故人一呼脈再動 氣行三寸 一吸脈亦再動 氣行三寸 一萬三千五百息 氣行五十營於身 水下百刻 日行二十八宿 漏水皆盡脈終矣 凡行八百一十丈也

經絡二十六

○ 凡未診病者 必問嘗貴後賤 雖不中邪 病從內生 名曰脫營 嘗富後貧 名曰失精 ○ 凡欲診病者 必問飮食居處 暴樂暴苦 始樂後苦 皆傷精氣 精氣竭絶 形體毁沮 ○ 善爲脈者 必以比類奇恒 從容知之 爲工而不知道 此診之不足貴 此治之三過也 ○ 診有三常 必問貴賤 封君敗傷 及欲侯王 故貴脫勢 雖不中邪 精神內傷 身必敗亡 始富後貧 雖不傷邪 皮焦筋屈 痿躄爲攣 ○ 凡診者 必知終始 有知餘緖 切脈問名 當合男女

論治十八

○ 診不知陰陽逆從之理 此治之一失也 ○ 診病不問其始 憂患飮食之失節 起居之過度 或傷於毒 不先言此 卒持寸口 何病能中 妄言作名 爲粗所窮 此治之四失也 ○ 診無人事 治數之道 從容之葆 坐持寸口 診不中五脈 百病所起 始以自怨 遺師其咎

論治十九

○ 必審問其所始病 與今之所方病而後 各切循其脈 視其經絡浮沈 以上下逆從循之

脈色二十五

○ 氣口何以獨爲五藏主 ○ 氣口亦太陰也

藏象十一

○ 上下來去至止

脈色二十一註義

○ 肝脈弦 心脈鉤 脾脈代 肺脈毛 腎脈石 是謂五藏之脈

疾病二十五

○ 厥陰之至其脈弦 少陰之至其脈鉤 太陰之至其脈沈 少陽之至大而浮 陽明之至短而濇 太陽之至大而長 至而和則平 至而甚則病 至而反者病 至而不至者病 未至而至者病 陰陽易者危

運氣三十一

○ 三陽脈至手太陰而弦 浮而不沈 決以度 察以心 合之陰陽之論 ○ 所謂二陽者 陽明也 至手太陰 弦而沈急不鼓 炅至以病皆死 ○ 一陽者少陽也

至手太陰 上連人迎 弦急懸不絶 此少陽之病也 專陰則死 ○ 三陰者 六經之所主也 交於太陰 伏鼓不浮 上空志心 ○ 二陰至肺 其氣歸膀胱 外連脾胃 ○ 一陰獨至 經絶氣浮 不鼓鉤而滑 ○ 先至爲主 後至爲客

疾病七

○ 春不沈 夏不弦 冬不濇 秋不數 是謂四塞 沈甚曰病 弦甚曰病 濇甚曰病 數甚曰病 參見曰病 復見曰病 未去而去曰病 去而不去曰病 反者死

運氣三十二

○ 春得秋脈 夏得冬脈 長夏得春脈 秋得夏脈 冬得長夏脈 是謂五邪 皆同命死不治

疾病類二十五

○ 寸口主中 人迎主外 兩者相應 俱往俱來 若引繩大小齊等 春夏人迎微大 秋冬寸口微大 如是者 命曰平人 ○ 人迎盛則爲熱 虛則爲寒 緊則爲痛痹 代則乍甚乍間 ○ 寸口盛則脹滿寒中食不化 虛則熱中出糜少氣溺色變 緊則痛痹 代則乍痛乍止

鍼刺二十九

○ 少氣者 脈口人迎俱少而不稱尺寸也

鍼刺類二十八

○ 脈之盛衰者 所以候血氣之虛實有餘不足也

鍼刺五十七

○ 形充而脈小以弱者氣衰 衰則危矣

藏象十五

○ 虛者脈大如其故而不堅也 實者脈大如其故而益堅也

鍼刺十六

○ 大熱病 氣熱脈滿 是謂重實 ○ 脈氣上虛尺虛 是謂重虛 ○ 經絡皆實 是寸脈急而尺緩也 ○ 絡氣不足 經氣有餘者 脈口熱而尺寒也 ○ 經虛絡滿者 尺熱滿 脈口寒濇也 ○ 寒氣暴上 脈滿而實 實而滑則生 實而逆則死 ○ 脈浮而濇 濇而身有熱者死 ○ 其形盡滿者 脈急大堅 尺濇而不應也 從

則生 逆則死

疾病十六

○ 邪氣來也緊而疾 穀氣來也徐而和

鍼刺八

○ 脈急則引 脈大以弱則欲安靜 用力無勞也

鍼刺二十九

○ 帝曰 脈從而病反者 其診何如 岐伯曰 脈至而從 按之不鼓 諸陽皆然 帝曰 諸陰之反 其脈何如 岐伯曰 脈至而從 按之鼓甚而盛也

標本一

○ 陽病而陽脈小者爲逆 陰病而陰脈大者爲逆 故陰陽俱靜俱動 若引繩相傾者病

經絡十三

○ 脈盛血少 此謂反也 脈少血多 此謂反也

疾病二十一

○ 人迎與寸口氣小大等者病難已 ○ 人迎盛堅者傷於寒 氣口盛堅者傷於食

脈色三十二

○ 脈之卒然動者 皆邪氣居之 留於本末 不動則熱 不堅則陷且空 不與衆同 是以知其何脈之動也 ○ 經脈者 常不可見也 其虛實也 以氣口知之 脈之見者 皆絡脈也

經絡六

○ 夫脾虛浮似肺 腎小浮似脾 肝急沈散似腎 此皆工之所時亂也 ○ 夫浮而弦者 是腎不足也 沈而石者 是腎氣內著也 ○ 今夫脈浮大虛者 是脾氣之外絶 去胃外歸陽明也

疾病類九

○ 鼓一陽曰鉤 鼓一陰曰毛 鼓陽勝急曰弦 鼓陽至而絶曰石 陰陽相過曰溜

疾病六

○ 手太陰足太陰盛者 寸口大三倍於人迎 ○ 手少陰足少陰盛者 寸口大再倍於人迎 ○ 手厥陰足厥陰盛者 寸口大一倍於人迎 虛者俱寸口反小於人迎也 ○ 手陽明足陽明盛者 人迎大三倍於寸口 ○ 手太陽足太陽盛者 人迎大再倍於寸口 ○ 手少陽足少陽盛者 人迎大一倍於寸口 虛者俱人迎反小於寸口也

疾病十

○ 陰氣大盛則陽氣不能榮也 故曰關 陽氣大盛則陰氣弗能榮也 故曰格 陰陽俱盛 不得相榮 故曰關格 關格者不得盡期而死也

經絡二十二

○ 人迎一盛 病在足少陽 一盛而躁 病在手少陽 人迎二盛 病在足太陽 二盛而躁 病在手太陽 人迎三盛 病在足陽明 三盛而躁 病在手陽明 人迎四盛 且大且數 名曰溢陽 溢陽爲外格 脈口一盛 病在足厥陰 厥陰一盛而躁在手心主 脈口二盛 病在足少陰 二盛而躁 在手少陰 脈口三盛 病在足太陰 三盛而躁在手太陰 脈口四盛 且大且數 名曰溢陰 溢陰爲內關 內關不通死不治 人迎與太陰脈口 俱盛四倍以上 命曰關格 關格者 與之短期

鍼刺二十八 ○ 又二十九略同

○ 南北政 ○ 天地之變 無以脈診 ○ 寸口反 陰陽交

運氣五

○ 人之居處動靜勇怯 脈亦爲之變乎 ○ 診病之道 觀人勇怯 骨肉皮膚 能知其情 以爲診法也

疾病五十三

○ 應則順 否則逆 逆則變生 變生則病 ○ 物生其應也 氣脈其應也

運氣六

○ 消癉脈實大 病久可治 脈懸小堅 病久不可治

疾病六十

○ 癲疾脈

疾病六十五

○ 腰痛脈

疾病三十七

○ 胃脘癰者當候胃脈 ○ 人迎者胃脈也

疾病類八十八

○ 腸澼生死脈

疾病七十二

○ 熱病汗出而脈尚躁盛者死

疾病四十三

○ 六經滑濇爲疝爲積

疾病七十

○ 何以知懷子之且生也 身有病而無邪脈也

疾病六十二

○ 乳子中風熱 喘鳴肩息者 脈實大也 緩則生 急則死

疾病四十七

○ 刺家不診 聽病者言

鍼刺四十四

○ 凡將用鍼 必先診脈 視氣之劇易 乃可以治也

鍼刺六十

○ 諸脈者皆屬於目

經絡二十一

○ 視其目色 以知病之存亡也 ○ 持氣口人迎 以視其脈堅且盛且滑者病日進 脈軟者病將下 諸經實者病三日已 氣口候陰 人迎候陽也

鍼刺十六

○ 其脈滑而盛者病日進 虛而細者久以持 大以濇者爲痛痹 陰陽如一者病難治 ○ 視目之五色 以知五藏而決死生 視其血脈 察其色 以知其寒熱痛痹

鍼刺二十三

○ 欲知其要則色脈是矣 色以應日 脈以應月 常求其要則其要也 ○ 治之要極 無失色脈 用之不惑 治之大則

論治十七

○ 善診者 察色按脈 先別陰陽 審清濁而知部分 視喘息 聽聲音而知所苦 觀權衡規矩而知病所主

論治八

○ 帝曰 視而可見奈何 岐伯曰 五藏六府 固盡有部 視其五色 黃赤爲熱 白爲寒 靑黑爲痛 此所謂視而可見者也○ 帝曰 捫而可得奈何 岐伯曰 視其主病之脈 堅而血及陷下者 皆可捫而得也

疾病六十六

○ 其色多靑則痛 多黑則痹 黃赤則熱 多白則寒 五色皆見 則寒熱也

經絡三十一

○ 視其顔色 黃赤者多熱氣 靑白者少熱氣 黑色者多血少氣

藏象十七

○ 凡診絡脈 脈色靑則寒且痛 赤則有熱 胃中寒 手魚之絡多靑矣 胃中有熱 魚際絡赤 其暴黑者 留久痹也 其有赤有黑有靑者 寒熱氣也 其靑短者少氣也

經絡六

○ 形勝色 色勝形者 至其勝時年加 感則病行 失則憂矣

藏象三十一

○ 肺熱者色白而毛拔 心熱者色赤而絡脈溢 肝熱者色蒼而爪枯 脾熱者色黃而肉蠕動 腎熱者色黑而齒槁

疾病七十一

○ 太陽之脈 色榮顴骨 熱病也 榮未交 曰今且得汗 待時而已 與厥陰脈爭見者 死期不過三日 其熱病內連腎 少陽之脈 色榮頰前 熱病也 榮未交 曰今且得汗 待時而已 與少陰脈爭見者 死期不過三日 ○ 頰下近顴爲大瘕

下牙車爲腹滿 顴後爲脇痛 頰上者鬲上也

疾病類四十四

○ 少陰所謂面黑之色者 秋氣內奪 故變於色也

疾病十一

○ 道之至數 五色脈變 揆度奇恒 道在於一 ○ 容色見上下左右 各在其要 其色見淺者 湯液主治 十日已 其見深者 必齊主治 二十一日已 其見大深者 醪酒主治 百日已 色夭面脫不治 百日盡已 脈短氣絶死 病溫虛甚死 色見上下左右 各在其要 上爲逆 下爲從 女子右爲逆 左爲從 男子左爲逆 右爲從 ○ 搏脈痹躄 寒熱之交 脈孤爲消氣 虛泄爲奪血 孤爲逆 虛爲從

論治十四

經絡 五

○ 人皮應天 人肉應地 人脈應人 人筋應時 人聲應音 人陰陽合氣應律 人齒面目應星 人出入氣應風 人九竅三百六十五絡應野

見鍼刺類三

○ 天有宿度 地有經水 人有經脈 天地溫和則經水安靜 天寒地凍則經水凝泣 天暑地熱則經水沸溢 卒風暴起則經水波涌而隴起 夫邪之入於脈也 寒則血凝泣 暑則氣淖澤 虛邪因而入客 亦如經水之得風也

鍼刺十四

○ 人有四經十二從 四經應四時 十二從應十二月 十二月應十二脈

脈色二十六

○ 經脈十二者以應十二月 十二月者分爲四時

鍼刺二十七

○ 身半以上 其氣三矣 天之分也 天氣主之 身半以下 其氣三矣 地之分也 地氣主之 以名命氣 以氣命處而言其病半 所謂天樞也

運氣二十九

○ 天樞之上 天氣主之 天樞之下 地氣主之 氣交之分 人氣從之 萬物由之

此之謂也

運氣九

○ 六經爲川 腸胃爲海 九竅爲水注之氣

陰陽四

○ 計人亦有三百六十五節以爲天地

運氣一

○ 其氣九州九竅五藏十二節 皆通乎天氣

疾病類五

○ 天不足西北 故西北方陰也 而人右耳目不如左明也 地不滿東南 故東南方陽也 而人左手足不如右强也

陰陽三

○ 上部天 兩額之動脈 上部地 兩頰之動脈 上部人 耳前之動脈 中部天 手太陰也 中部地 手陽明也 中部人 手少陰也 下部天 足厥陰也 下部地 足少陰也 下部人 足太陰也 ○ 三部者 各有天 各有地 各有人 三而成天 三而成地 三而成人 三而三之 合則爲九 九分爲九野 九野爲九藏 故神藏五 形藏四 合爲九藏

脈色五

○ 三陽在頭 三陰在手

脈色二十六

○ 手之三陰 從藏走手 手之三陽 從手走頭 足之三陽 從頭走足 足之三陰 從足走腹

鍼刺二十

○ 陰氣從足上行至頭而下行循臂至指端 陽氣從手上行至頭而下行至足 故曰陽病者上行極而下 陰病者下行極而上

疾病十三

○ 陽氣起於足五指之表 陰脈者集於足下而聚於足心 故陽氣勝則足下熱也 ○ 陰氣起於五指之裏 集於膝下而聚於膝上 故陰氣勝則從五指至膝上

寒 其寒也 不從外 皆從內也

疾病三十四

○ 足三陽者下行 ○ 胃者六府之海 其氣亦下行

疾病八十二

○ 四支者諸陽之本也 陽盛則四支實 實則能登高也

疾病十二

○ 五藏者 所以藏精神血氣魂魄者也 六府者 所以化水穀而行津液者也 ○ 肺合大腸 大腸者 皮其應 心合小腸 小腸者 脈其應 肝合膽 膽者筋其應 脾合胃 胃者肉其應 腎合三焦膀胱 三焦膀胱者 腠理毫毛其應 ○ 肺應皮 心應脈 脾應肉 肝應爪 腎應骨

藏象二十八

○ 脈者血之府

脈色二十一

○ 心者五藏之專精也 目者其竅也 華色者其榮也 ○ 積水者至陰也 至陰者腎之精也 ○ 水之精爲志 火之精爲神 ○ 泣涕者腦也 腦者陰也 髓者骨之充也 故腦滲爲涕 志者骨之主也 是以水流而涕從之

疾病八十

○ 陽明者十二經脈之長也

疾病四十

○ 陽明者胃脈也 ○ 陽明主肉

疾病十二

○ 胃之大絡 名曰虛里 貫鬲絡肺 出於左乳下 其動應衣 脈宗氣也

脈色十一

○ 陽明者 五藏六府之海 主潤宗筋 宗筋主束骨而利機關也 衝脈者 經脈之海也 主滲灌谿谷 與陽明合於宗筋 陰陽總宗筋之會 會於氣街而陽明爲之長 皆屬於帶脈 而絡於督脈 故陽明虛則宗筋縱 帶脈不引 故足痿不用也

疾病七十一

○ 胃者水穀之海 六府之大源也 五味入口 藏於胃以養五藏氣 氣口亦太陰也 是以五藏六府之氣味 皆出於胃 變見於氣口

藏象十一

○ 脾與胃以膜相連耳 而能爲之行其津液 何也 岐伯曰 足太陰者三陰也 其脈貫胃屬脾絡嗌 故太陰爲之行氣於三陰 ○ 陽明者表也 五藏六府之海也 亦爲之行氣於三陽 藏府各因其經而受氣於陽明 故爲胃行其津液

疾病十三

○ 人之所受氣者穀也 穀之所注者胃也 胃者水穀氣血之海也 海之所行雲氣者天下也 胃之所出氣血者經隧也 經隧者五藏六府之大絡也 迎而奪之而已矣

鍼刺六十一

○ 五藏者皆稟氣於胃 胃者五藏之本也 藏氣者不能自致於手太陰 必因於胃氣 乃至於手太陰也

脈色二十七

○ 四支皆稟氣於胃而不得至經 必因於脾 乃得稟也

疾病十三

○ 肝開竅於目 心開竅於耳 脾開竅於口 肺開竅於鼻 腎開竅於二陰

藏象四

○ 人臥血歸於肝 肝受血而能視 足受血而能步 掌受血而能握 指受血而能攝

經絡二十一

○ 氣積於胃 以通營衛 各行其道 宗氣留於海 其下者注於氣街 其上者走於息道 ○ 厥在於足 宗氣不下

鍼刺三十五

○ 榮者水穀之精氣也 和調於五藏 灑陳於六府 乃能入於脈也 故循脈上下貫五藏絡六府也 ○ 衛者水穀之悍氣也 其脈慓疾滑利 不能入於脈也 故循皮膚之中 分肉之間 熏於肓膜 散於胸腹 逆其氣則病 從其氣則愈

疾病六十七

○ 其浮氣之不循經者爲衛氣 其精氣之行於經者爲營氣

經絡十二

○ 五穀入於胃也 其糟粕津液宗氣 分爲三隧 故宗氣積於胸中 出於喉嚨以貫心脈而行呼吸焉 ○ 營氣者泌其津液 注之於脈 化以爲血 以榮四末內注五藏六府 以應刻數焉 ○ 衛氣者出其悍氣之慓疾 而先行於四末分肉皮膚之間而不休者也 晝日行於陽 夜行於陰 常從足少陰之分間 行於五藏六府

疾病八十三

○ 衛氣者晝日行於陽 夜行於陰

疾病四十八

○ 風府無常 衛氣之所應 必開其腠理 氣之所舍節則其府也

疾病四十九 ○ 又義同四十八

○ 人之血氣精神者 所以奉生而周於性命者也 經脈者 所以行血氣而營陰陽濡筋骨利關節者也 衛氣者 所以溫分肉充皮膚肥腠理司關闔者也 志意者 所以御精神收魂魄適寒溫和喜怒者也 ○ 密理厚皮者三焦膀胱厚 麤理薄皮者三焦膀胱薄

藏象二十八

○ 四支八谿之朝夕也 ○ 人有大谷十二分 小谿三百五十四名 少十二兪此皆衛氣之所留止 邪氣之所客也 鍼石緣而去之

經絡二十一

○ 上焦開發 宣五穀味 熏膚充身澤毛 若霧露之漑 是謂氣 ○ 中焦受氣取汁 變化而赤 是謂血

藏象二十五

○ 陽受氣於上焦 以溫皮膚分肉之間

疾病二十

○ 腸胃受穀 上焦出氣以溫分肉而養骨節通腠理 中焦出氣如露 上注谿谷

而滲孫脈 津液和調 變化而赤爲血 血和則孫脈先滿溢 乃注於絡脈 皆盈乃注於經脈

疾病八十六

○ 水穀皆入於口 津液各走其道 故三焦出氣以溫肌肉充皮膚爲其津 其流而不行者爲液 ○ 五穀之津液 和合而爲膏者 內滲入於骨空 補益腦髓而下流於陰股

疾病五十八

○ 衝脈起於關元 隨腹直上

疾病六十六

○ 衝脈任脈 皆起於胞中 上循背裏爲經絡之海 其浮而外者 循腹右上行會於咽喉 別而絡脣口

藏象十七

○ 入脊內注於伏衝之脈

疾病類四十九 ○ 瘧論作伏膂之脈詳四十八

○ 傳舍於伏衝之脈

疾病二

○ 帝曰 少陰之脈濁下行 何也 岐伯曰 不然 夫衝脈者五藏六府之海也 五藏六府皆稟焉 其上者出於頏顙 滲諸陽 灌諸精 其下者 注少陰之大絡 出於氣街 循陰股內廉 入膕中 伏行骭骨內 下至內踝之後屬而別 其下者並於少陰之經 滲三陰 其前者伏行出跗屬 下循跗入大指間 滲諸絡而溫肌肉 故別絡結則跗上不動 不動則厥 厥則寒矣

鍼刺二十

○ 少陽屬腎 腎上連肺 故將兩藏

藏象三

○ 帝曰 手少陰之脈獨無腧 何也 岐伯曰 少陰心脈也 心者五藏六府之大主也 精神之所舍也 其藏堅固 邪弗能容也 容之則心傷 心傷則神去 神去則死矣 故諸邪之在於心者 皆在於心之包絡 包絡者心主之脈也 故獨無腧

焉 帝曰 少陰獨無腧者不病乎 岐伯曰 其外經病而藏不病 故獨取其經於掌後銳骨之端 其餘脈出入屈折 其行之徐疾 皆與手少陰心主之脈行也

鍼刺二十三

○ 陽明者常動 巨陽少陽不動 不動而動大疾 此其候也

疾病類六十四

○ 巨陽者諸陽之屬也 故爲諸陽主氣也

疾病類三十九

○ 夫胸腹臟腑之郭也 壇中者心主之宮域也 胃者大倉也 咽喉小腸者傳送也 胃之五竅者閭里門戶也 廉泉玉英者津液之道也

疾病五十六

○ 身形支節者藏府之蓋也

藏象二十九

○ 頭者精明之府 背者胸中之府 腰者腎之府 膝者筋之府 骨者髓之府

疾病九十一

○ 腦髓骨脈膽女子胞 此六者 地氣之所生也 皆藏於陰而象於地 故藏而不寫 名曰奇恒之府 夫胃大腸小腸三焦膀胱 此五者 天氣之所生也 其氣象天 故寫而不藏 此受五臟濁氣 名曰傳化之腑

藏象二十三

○ 首面耐寒 因於氣聚

藏象二十

○ 明堂者鼻也 闕者眉間也 庭者顔也 蕃者頰側也 蔽者耳門也

脈色三十二

○ 目者宗脈之所聚也 上液之道也 口鼻者氣之門戶也 ○ 耳者宗脈之所聚也

疾病七十九

○ 五藏六府之津液 盡上滲於目

疾病五十八

○ 精明者 所以視萬物別黑白審長短 以長爲短 以白爲黑 如是則精衰矣

脈色三十

○ 命門者目也

經絡十二

○ 鼻者肺之官也 目者肝之官也 口脣者脾之官也 舌者心之官也 耳者腎之官也 以官何候 以候五藏

脈色三十一

○ 切脈動靜而視精明

脈色一

○ 所以察其目者 五藏使五色循明 循明則聲章 聲章者則言聲與平生異也

鍼刺十六

○ 目下亦陰也 腹者至陰之所居

疾病三十一

○ 目眥外決於面者爲銳眥 在內近鼻者爲內眥 上爲外眥 下爲內眥

鍼刺三十七

○ 眉本 ○ 液者所以灌精 濡空竅者也 故上液之道開則泣

疾病七十九

○ 臂陽明有入頄徧齒者 名曰大迎 ○ 足太陽有入頄徧齒者 名曰角孫 ○ 足陽明有挾鼻入面者 名曰懸顱 ○ 足太陽有痛項入於腦正屬目本 名曰眼系 頭目苦痛取之 在項中兩筋間 入腦乃別 陰蹻陽蹻 陰陽相交 陽入陰陰出陽 交於目銳眥 陽氣盛則瞋目 陰氣盛則瞑目

鍼刺四十四

○ 喉主天氣 咽主地氣

疾病十三

○ 咽喉者水穀之道也 喉嚨者氣之所以上下者也 會厭者音聲之戶也 口脣者音聲之扇也 舌者音聲之機也 懸雍垂者音聲之關也 頏顙者分氣之所泄

也 橫骨者神氣所使主發舌者也

鍼刺四十五

○ 漸者上俠頤也

鍼刺四十四

○ 上紀者胃脘也 下紀者關元也

鍼刺四十七

○ 鬲肓之上 中有父母 七節之傍 中有小心

鍼刺六十四

○ 肓之原在齊下

疾病七十三

○ 陷於肉肓而中氣穴

疾病五十六

○ 肉之大會爲谷 肉之小會爲谿

經絡八

○ 經脈十二 絡脈三百六十五

論治十九

○ 夫十二經脈者 皆絡三百六十五節 節有病必被經脈 經脈之病 皆有虛實 何以合之

疾病二十

○ 視其經脈之在於身也 其見浮而堅 其見明而大者多血 細而沈者 多氣也

經絡十八

○ 陽絡傷則血外溢 陰絡傷則血內溢

疾病二

○ 內溢於經 外注於絡

鍼刺二十一

○ 經有常色而絡無常變也 ○ 陰絡之色應其經 陽絡之色變無常 隨四時而

行也

脈色三十五

○ 凡五十七穴者 皆藏之陰絡 水之所客也

鍼刺三十八

○ 節之交三百六十五會者 絡脈之滲灌諸節者也

鍼刺十六

○ 節之交三百六十五會 ○ 所謂節者 神氣之所遊行出入也

經絡十四

○ 麤理而皮不緻者 腠理疎 ○ 薄皮膚而目堅固以深者 長衝直揚(論勇篇衝作衡) 其心剛 剛則多怒 怒則氣上逆 ○ 䯏骨者骨之本也 䯏大則骨大 䯏小則骨小 ○ 臂薄者 其髓不滿

疾病類七十六

○ 所謂玄府者 汗空也

鍼刺三十八

○ 原獨不應五時 以經合之 以應其數 故六六三十六輸

鍼刺十七

○ 氣門乃閉

疾病五○ 運氣十七

○ 人有八虛 皆機關之室 眞氣之所過 血絡之所遊

疾病十五

○ 腰脊者身之大關節也 肢脛者人之管以趨翔也 莖垂者身中之機 陰精之候 津液之道也

鍼刺三十三

○ 三結交者 陽明太陰也 臍下三寸關元也

鍼刺五十三

○ 膀胱之胞薄以懦

氣味三

○ 胞痹者 少腹膀胱 按之內痛

疾病六十七

○ 石瘕生於胞中 寒氣客於子門

疾病五十七

○ 胞移熱於膀胱

疾病四十六

○ 人有重身 九月而瘖 胞之絡脈絶也 胞絡者 繫於腎 少陰之脈 貫腎繫舌本 故不能言

疾病六十二

○ 胞脈者 屬心而絡於胞中

疾病三十一

○ 前陰者 宗筋之所聚 太陰陽明之所合也

疾病三十四

○ 成骨在膝外廉之骨獨起者 ○ 解脈 ○ 同陰之脈 ○ 陽維之脈 ○ 衡絡之脈 ○ 會陰之脈 ○ 直陽之脈 ○ 飛揚之脈 ○ 昌陽之脈 ○ 散脈 ○ 肉里之脈

鍼刺四十九

○ 寒府在附膝外解營 取膝上外者使之拜 取足心者使之跪

鍼刺五十四

○ 胃合於三里 大腸合入於巨虛上廉 小腸合入於巨虛下廉 三焦合入於委陽 膀胱合入於委中央 膽合入於陽陵泉

鍼刺二十四 ○ 此義與本輸篇大同詳經絡十六

○ 下三里三寸爲巨虛上廉 下上廉三寸爲巨虛下廉 大腸屬上 小腸屬下 足陽明胃脈也 大腸小腸 皆屬於胃 是足陽明也 ○ 三焦下腧 出於委陽 並太陽之正 入絡膀胱約下焦

經絡十六

○ 所謂三里者 下膝三寸也 所謂跗上者, 與膝分易見也 巨虛者 蹻足胻獨陷者 下廉者 陷下者也

鍼刺七

○ 膜原

疾病六十六

○ 筋膜

疾病七十一

○ 纓脈

鍼刺五十五 ○ 寒熱病篇作嬰筋 鍼刺四十四

○ 皮者道也

鍼刺四十四

○ 四街

經絡十二 ○ 十三

○ 四關

經絡十五

○ 兩衛

針刺七

○ 五藏之道 皆出於經隧 以行血氣 血氣不和 百病乃變化而生 是故守經隧焉

疾病十八

標本 六

○ 子午之歲 上見少陰 丑未之歲 上見太陰 寅申之歲 上見少陽 卯酉之歲 上見陽明 辰戌之歲 上見太陽 巳亥之歲 上見厥陰 少陰所謂標也 厥陰所謂終也 厥陰之上 風氣主之 少陰之上 熱氣主之 太陰之上 濕氣主之 少陽之上 相火主之 陽明之上 燥氣主之 太陽之上 寒氣主之 所謂本也

見運氣類三

○ 少陽之上 火氣治之 中見厥陰 陽明之上 燥氣治之 中見太陰 太陽之上 寒氣治之 中見少陰 厥陰之上 風氣治之 中見少陽 少陰之上 熱氣治之 中見太陽 太陰之上 濕氣治之 中見陽明 所謂本也 本之下 中之見也 見之下 氣之標也 本標不同 氣應異象

運氣六

○ 風行於地 所謂本也 餘氣同法 本乎天者 天之氣也 本乎地者 地之氣也

運氣二十四

○ 春夏先治其標 後治其本 秋冬先治其本 後治其標

論治二

○ 病爲本 工爲標 標本不得 邪氣不服

論治十五

類經三十卷

張介賓類註

會通類

氣味 七

○ 氣者有眞氣有正氣有邪氣 眞氣者 所受於天 與穀氣幷而充身也 正氣者 正風也 從一方來 非實風 又非虛風也 邪氣者 虛風之賊傷人也

見疾病類四

○ 肺者氣之本

藏象二

○ 氣因於中

疾病三十四

○ 氣內爲寶

論治十八

○ 天之在我者德也 地之在我者氣也 德流氣薄而生者也

藏象九

○ 故神者 水穀之精氣也

藏象二十七

○ 人受氣於穀 穀入於胃 以傳於肺 五藏六府 皆以受氣 ○ 營衛者 精氣也 血者神氣也 故血之與氣 異名同類焉

經絡二十三

○ 穀入於胃 胃氣上注於肺

疾病七十九

○ 營氣之道 內穀爲寶 穀入於胃 乃傳之肺 流溢於中 布散於外 精傳者行於經隧

經絡二十四

○ 食氣入胃 散精於肝 淫氣於筋 食氣入胃 濁氣歸心 淫精於脈 ○ 飮入於胃 遊溢精氣 上輸於脾 脾氣散精 上歸於肺 通調水道 下輸膀光 水精四布 五經並行

藏象十二

○ 食入於陰 長氣於陽

疾病六十四

○ 受穀者濁 受氣者清 淸者主陰 濁者主陽

藏象十九

○ 酒者 水穀之精 熟穀之液也 其氣慓悍 其入於胃中則胃脹氣上逆滿於胸中 肝浮膽橫 當是之時 固比於勇士 氣衰則悔 名曰酒悖

藏象二十一

○ 邪氣來也緊而疾 穀氣來也徐而和

鍼刺八

○ 穀入多而氣少 此謂反也 穀不入而氣多 此謂反也

疾病二十一

○ 治氣王氣 是以反也

論治七

○ 天寒則腠理閉 氣濕不行 水下留於膀胱則爲溺與氣

疾病五十八

○ 形不足者 溫之以氣 精不足者 補之以味

論治類八

○ 陽爲氣 陰爲味 味歸形 形歸氣 氣歸精 精歸化 精食氣 形食味 化生精氣生形 味傷形 氣傷精 精化爲氣 氣傷於味 陰味出下竅 陽氣出上竅 味厚

者爲陰薄爲陰之陽 氣厚者爲陽 薄爲陽之陰 味厚則泄 薄則通 氣薄則發泄 厚則發熱 ○ 氣味辛甘發散爲陽 酸苦涌泄爲陰

陰陽一

○ 五味入口 藏於胃以養五藏氣 氣口亦太陰也 是以五藏六府之氣味 皆出於胃 變見於氣口 故五氣入鼻藏於心肺 心肺有病而鼻爲之不利也

藏象十一

○ 夫五味入胃 各歸所喜攻 酸先入肝 苦先入心 甘先入脾 辛先入肺 鹹先入腎 久而增氣 物化之常也 氣增而久 夭之由也

論治七

○ 補上治上制以緩 補下治下制以急 急則氣味厚 緩則氣味薄 適其至所此之謂也

論治三

○ 欲令脾實 氣無滯 飽無久坐 食無太酸

運氣類四十一

○ 帝曰 五味陰陽之用何如 岐伯曰 辛甘發散爲陽 酸苦涌泄爲陰 鹹味涌泄爲陰 淡味滲泄爲陽 六者或收或散 或緩或急 或燥或潤 或耎或堅 以所利而行之 調其氣 使其平也

論治四

○ 東方青色 入通於肝 其味酸 其臭臊 南方赤色 入通於心 其味苦 其臭焦 中央黃色 入通於脾 其味甘 其臭香 西方白色 入通於肺 其味辛 其臭腥 北方黑色 入通於腎 其味鹹 其臭腐

藏象四

○ 肝苦急 急食甘以緩之 心苦緩 急食酸以收之 脾苦濕 急食苦以燥之 肺苦氣上逆 急食苦以泄之 腎苦燥 急食辛以潤之 開腠理 致津液 通氣也 ○ 肝欲散 急食辛以散之 用辛補之 酸瀉之 心欲耎 急食鹹而耎之 用鹹補之 甘瀉之 脾欲緩 急食甘以緩之 用苦瀉之 甘補之 肺欲收 急食酸以收之 用酸補之 辛瀉之 腎欲堅 急食苦以堅之 用苦補之 鹹瀉之 ○ 肝色青 宜食

甘 粳米牛肉棗葵皆甘 心色赤 宜食酸 小豆犬肉李韭皆酸 肺色白 宜食苦 麥羊肉杏薤皆苦 脾色黃 宜食鹹 大豆豕肉栗藿皆鹹 腎色黑 宜食辛 黃黍雞肉桃葱皆辛 ○ 辛散 酸收 甘緩 苦堅 鹹耎 毒藥攻邪 五穀爲養 五果爲助 五畜爲益 五菜爲充 氣味合而服之 以補精益氣 此五者 有辛酸甘苦鹹 各有所利 或散 或收 或緩 或急 或堅 或耎 四時五藏 病隨五味所宜也

疾病二十四

○ 酸入肝 辛入肺 苦入心 鹹入腎 甘入脾 是謂五入 ○ 辛走氣 氣病無多食辛 鹹走血 血病無多食鹹 苦走骨 骨病無多食苦 甘走肉 肉病無多食甘 酸走筋 筋病無多食酸 是謂五禁 無令多食 ○ 九鍼論曰 病在筋無食酸 病在氣無食辛 病在骨無食鹹 病在血無食苦 病在肉無食甘口嗜而欲食之 不可多也 必自裁也 命曰五裁

疾病二十五

○ 厥陰在泉爲酸化 ○ 少陰在泉爲苦化 ○ 太陰在泉爲甘化 ○ 少陽在泉爲苦化 ○ 陽明在泉爲辛化 ○ 太陽在泉爲鹹化

運氣二十四

○ 帝曰 其於正味何如 岐伯曰 木位之主 其寫以酸 其補以辛 ○ 火位之主 其寫以甘 其補以鹹 ○ 土位之主 其寫以苦 其補以甘 ○ 金位之主 其寫以辛 其補以酸 ○ 水位之主 其寫以鹹 其補以苦 ○ 厥陰之客 以辛補之 以酸寫之 以甘緩之 ○ 少陰之客 以鹹補之 以甘寫之 以酸收之 ○ 太陰之客 以甘補之 以苦寫之 以甘緩之 ○ 少陽之客 以鹹補之 以甘寫之 以鹹耎之 ○ 陽明之客 以酸補之 以辛寫之 以苦泄之 ○ 太陽之客 以苦補之 以鹹寫之 以苦堅之 以辛潤之

運氣三十

○ 陰之所生 本在五味 陰之五宮 傷在五味 是故味過於酸 肝氣以津 脾氣乃絶 味過於鹹 大骨氣勞 短肌心氣抑 味過於甘 心氣喘滿色黑 腎氣不衡 味過於苦 脾氣不濡 胃氣乃厚 味過於辛 筋脈沮弛 精神乃央

疾病五

○ 多食鹹則脈凝泣而變色 多食苦則皮槁而毛拔 多食辛則筋急而爪枯 多食酸則肉胝䐢而脣揭 多食甘則骨痛而髮落 此五味之所傷也 ○ 故心欲苦 肺欲辛 肝欲酸 脾欲甘 腎欲鹹 此五味之所合 五藏之氣也

藏象八

○ 甚則以苦泄之

運氣十七

○ 酸傷筋 辛勝酸 苦傷氣 鹹勝苦 甘傷脾 酸勝甘 辛傷皮毛 苦勝辛 鹹傷血 甘勝鹹

藏象五 ○ 六

○ 肥者令人內熱 甘者令人中滿

疾病六十一

○ 食魚者使人熱中 鹽者勝血

論治九

○ 有病口甘者 名曰脾癉 ○ 有病口苦 病名曰膽癉

疾病六十一

○ 膽液泄則口苦 胃氣逆則嘔苦 故曰嘔膽

鍼刺四十七

論治 八

○ 不治已病 治未病

見攝生類七

○ 凡治病 察其形氣色澤脈之盛衰 病之新故 乃治之 無後其時 形氣相得 謂之可治 色澤以浮 謂之易已 脈從四時 謂之可治 脈弱以滑 是有胃氣 命曰易治 取之以時 形氣相失 謂之難治 色夭不澤 謂之難治 脈實以堅 謂之益甚 脈逆四時 爲不可治 必察四難而明告之

脈色十二

○ 故治不法天之紀 不用地之理則災害至矣

陰陽四

○ 故治病者 必明六化分治 五味五色所生 五藏所宜 乃可以言盈虛病生之緖也

運氣二十四

○ 凡治病必察其下 適其脈 觀其志意 與其病也 拘於鬼神者 不可與言至德 惡於鍼石者 不可與言至巧 病不許治 病不必治 治之無功矣

藏象十一

○ 能別陰陽十二經者知病之所生 候虛實之所在者能得病之高下 知六府之氣街者能知解結契紹於門戶 能知虛石之堅軟者知補瀉之所在 能知六經標本者可以無惑於天下

經絡十二

○ 一曰治神 二曰知養身 三曰知毒藥爲眞 四曰制砭石小大 五曰知府藏血氣之診

鍼刺九

○ 必審問其所始病 與今之所方病而後 各切循其脈 視其經絡浮沈 以上下逆從循之

脈色二十五

○ 上工救其萌芽 下工救其已成

鍼刺十三

○ 上工十全九 中工十全七 下工十全六

脈色十七

○ 麤工兇兇 以爲可攻 故病未已 新病復起

論治十七

○ 麤工嘻嘻 以爲可知 言熱未已 寒病復始 同氣異形 迷診亂經 此之謂也

標本二

○ 毒藥攻邪 五穀爲養 五果爲助 五畜爲益 五菜爲充 氣味合而服之 以補精益氣

疾病二十四

○ 標本逆從 治有先後

標本五

○ 病反其本 得標之病 治反其本 得標之方

標本類三

○ 有逆取而得者 有從取而得者 逆正順也 若順逆也 故曰 知標與本 用之不殆 明知逆順 正行無問 此之謂也

標本二

○ 病生於內者 先治其陰 後治其陽 反者益甚 病生於陽者 先治其外 後治其內 反者益甚

脈色三十二

○ 陰盛而陽虛 先補其陽 後寫其陰而和之 陰虛而陽盛 先補其陰 後寫其陽而和之 ○ 虛而寫之 是謂重虛 重虛 病益甚

鍼刺八

○ 病生於頭者頭重 生於手者臂重 生於足者足重 治病者先刺其病所從生者也 ○ 病先起陰者 先治其陰而後治其陽 病先起陽者 先治其陽而後治其陰

鍼刺五十三

○ 無形而痛者 其陽完而陰傷之也 急治其陰 無攻其陽 有形而不痛者 其陰完而陽傷之也 急治其陽 無攻其陰

鍼刺三十一

○ 必先度其形之肥瘦 以調其氣之虛實 實則寫之 虛則補之 必先去其血脈而後調之 無問其病 以平爲期

脈色五

○ 其少長大小肥瘦 以心撩之 命曰法天之常

經絡三十三

○ 有者求之 無者求之 虛者責之 實者責之

疾病類一

○ 補上下者從之 治上下者逆之 以所在寒熱盛衰而調之 故曰上取下取 內取外取 以求其過 能毒者以厚藥 不勝毒者以薄藥 此之謂也 氣反者 病在上取之下 病在下取之上 病在中傍取之 治熱以寒 溫而行之治寒以熱 涼而行之 治溫以淸 冷而行之 治淸以溫 熱而行之 故消之削之 吐之下之 補之寫之 久新同法

運氣十四

○ 誅伐無過 命曰大惑 反亂大經 眞不可復 ○ 絶人長命 予人夭殃

鍼刺十五

○ 帝曰 或有導引行氣 喬摩灸熨 刺焫飮藥之一者 可獨守耶 將盡行之乎 岐伯曰 諸方者 衆人之方也 非一人之所盡行也 此乃所謂守一勿失 萬物畢者也

疾病九十四

○ 帝曰 其祝而已者 其故何也 岐伯曰 先巫者 因知百病之勝 先知其病之所從生者 可祝而已也

疾病三十三

○ 肝苦急 急食甘以緩之

疾病二十四

○ 奪血者無汗 奪汗者無血

經絡二十三

○ 所謂經治者飮藥 亦曰灸刺

鍼刺二十九

○ 起所有餘 知所不足

脈色七

○ 盛者寫之 虛者飮藥以補之

經絡六

○ 少氣者 脈口人迎俱少而不稱尺寸也 如是者則陰陽俱不足 補陽則陰竭 寫陰則陽脫 如是者 可將以甘藥 不可飮以至劑 如此者 弗灸 不已者 因而寫之則五藏氣壞矣

鍼刺二十八

○ 諸小者 陰陽形氣俱不足 勿取以鍼而調以甘藥也

脈色十九

○ 形苦志苦 病生於咽嗌 治之以甘藥

論治十

○ 寫虛補實 神去其室 致邪失正 眞不可定 麤之所敗 謂之夭命

疾病五十六

○ 無實無虛 損不足而益有餘 ○ 奪陰者死 奪陽者狂

鍼刺五十九

○ 五虛勿近 五實勿遠

鍼刺九

○ 形氣不足 病氣有餘 是邪勝也 急寫之 形氣有餘 病氣不足 急補之 形氣不足 病氣不足 此陰陽氣俱不足也 不可刺之 ○ 故曰有餘寫之 不足補之

鍼刺五十六

○ 夫氣之勝也 微者隨之 甚者制之 氣之復也 和者平之 暴者奪之 皆隨勝氣 安其屈伏 無問其數 以平爲期

運氣二十九

○ 木鬱達之 火鬱發之 土鬱奪之 金鬱泄之 水鬱折之 然調其氣過者折之 以其畏也 所謂寫之 帝曰 假者何如 岐伯曰 有假其氣則無禁也 所謂主氣不足 客氣勝也

運氣二十三

○ 司歲備物則無遺主矣 ○ 上淫於下 所勝平之 外淫於內 所勝治之 謹察

陰陽所在而調之 以平爲期 正者正治 反者反治

運氣二十四

○ 治諸勝復寒者熱之 熱者寒之 溫者淸之 淸者溫之 散者收之 抑者散之 燥者潤之 急者緩之 堅者耎之 脆者堅之 衰者補之 强者寫之 各安其氣 必淸必靜 則病氣衰去 歸其所宗 此治之大體也

運氣二十八

○ 帝曰 客主之勝復 治之奈何 岐伯曰 高者抑之 下者擧之 有餘者折之 不足者補之 佐以所利 和以所宜 必安其主客 適其寒溫 同者逆之 異者從之 帝曰 治寒以熱 治熱以寒 氣相得者逆之 不相得者從之 余已知之矣 其於正味何如 岐伯曰 木位之主 其寫以酸 其補以辛 火位之主 其寫以甘 其補以鹹 土位之主 其寫以苦 其補以甘 金位之主 其寫以辛 其補以酸 水位之主 其寫以鹹 其補以苦 ○ 厥陰之客 以辛補之 以酸寫之 以甘緩之 少陰之客 以鹹補之 以甘寫之 以鹹收之 太陰之客 以甘補之 以苦寫之 以甘緩之 少陽之客 以鹹補之 以甘寫之 以鹹耎之陽明之客 以酸補之 以辛寫之 以苦泄之 太陽之客 以苦補之 以鹹寫之 以苦堅之 以辛潤之 開發腠理 致津液通氣也

運氣三十

○ 上下所主 隨其攸利 正其味 則其要也 左右同法 少陽之主 先甘後鹹 陽明之主 先辛後酸 太陽之主 先鹹後苦 厥陰之主 先酸後辛 少陰之主 先甘後鹹 太陰之主 先苦後甘 佐以所利 資以所生 是謂得氣

運氣三十四

○ 故歲宜苦以燥之溫之 必折其鬱氣 先資其化源 抑其運氣 扶其不勝 無使暴過而生其疾 食歲穀以全其眞 避虛邪以安其正 適氣同異 多少制之 同寒濕者燥熱化 異寒濕者燥濕化 故同者多之 異者少之 用寒遠寒 用凉遠凉 用溫遠溫 用熱遠熱 食宜同法 有假者反常 反是者病 所謂時也

運氣十七 ○ 此在太陽司天條下하니 餘俱當考라

○ 適寒凉者脹 之溫熱者瘡 下之則脹已 汗之則瘡已 ○ 西北之氣 散而寒之 東南之氣 收而溫之 所謂同病異治也 故曰氣寒氣凉 治以寒凉 行水漬

之 氣溫氣熱 治以溫熱 强其內守 必同其氣 可使平也 假者反之 ○ 故治病者 必明天道地理 陰陽更勝 氣之先後 人之壽天生化之期 乃可以知人之形氣矣

運氣十六

○ 冬則閉塞 閉塞者 用藥而少鍼石也

鍼刺五十五

○ 不治 法三月 若六月 若三日 若六日傳五藏而當死

藏象二十四

○ 熱中消中 不可服高梁芳草石藥

疾病六十

○ 用寒遠寒 用熱遠熱 ○ 熱無犯熱 寒無犯寒 ○ 發表不遠熱 攻裏不遠寒

運氣二十

○ 大熱徧身 狂而妄見妄聞妄言 視足陽明及大絡取之 因其偃臥 居其頭前 以兩手四指挾按頸動脈久持之 卷而切推 下至缺盆中而復止如前 熱去乃止 此所謂推而散之者也

鍼刺三十五

○ 治厥者 必先熨調和其經 掌與腋 肘與脚 項與脊 以調之 火氣已通 血脈乃行 然後視其病脈淖澤者 刺而平之 堅緊者 破而散之 氣下乃止

鍼刺三十五

○ 厥逆之治 灸石有忌

疾病三十八

○ 夫瘧之未發也 陰未幷陽 陽未幷陰 因而調之 眞氣得安 邪氣乃亡 故工不能治其已發 爲其氣逆也

疾病四十八

○ 人有此三者 是謂壞府 毒藥無治 短鍼無取 此皆絶皮傷肉 血氣爭黑

鍼刺九

○ 天地淫勝病治

運氣二十五

○ 邪氣反勝之治

運氣二十六

○ 六氣相勝病治

運氣二十七

○ 六氣之復病治

運氣二十八

○ 本經十二方 小金丹治五疫 論治二十 ○ 雞矢醴治鼓脹 疾病五十五 ○ 治之以蘭 除陳氣也 治脾癉 疾病六十一 ○ 以千里水煮秫米半夏湯 治目不瞑 疾病八十三 ○ 以四烏鰂骨 一藘茹 二物幷合 丸以雀卵 飮以鮑魚汁 治血枯 疾病六十三 ○ 以生鐵洛爲飮 治陽厥 疾病六十四 ○ 治之以馬膏 膏其急者 以白酒和桂 以塗其緩者 以桑鉤鉤之 治季春痹 疾病六十九 ○ 以澤瀉 朮 各十分 麋御五分 合以三指撮 爲後飯 治酒風 疾病三十二 ○ 用醇酒二十斤 蜀椒一升 乾薑一斤 桂心一斤 漬酒中 浸以綿絮布巾 用生桑炭炙巾 以熨寒痹所刺之處 鍼刺三十二 ○ 鬄其左角之髮方一寸 燔治 飮以美酒 治尸厥 鍼刺三十 ○ 合豕膏冷食 治猛疽 ○ 剉菱翹草根各一升煮飮 治敗疵 俱疾病八十六

鍼灸 九

○ 故善用鍼者 從陰引陽 從陽引陰 以右治左 以左治右 以我知彼 以表知裏 以觀過與不及之理 見微得過 用之不殆

見論治類八

○ 是故刺法有全神養眞之旨 亦法有修眞之道 非治疾也 ○ 至眞之要 在乎天玄 神守天息 復入本元 命曰歸宗

運氣四十三

○ 黃帝曰 刺其諸陰陽奈何 岐伯曰 按其寸口人迎 以調陰陽 ○ 凝澁者致氣以溫之 血和乃止 其結絡者 脈結血不行 決之乃行 故曰氣有餘於上者

導而下之 氣不足於上者 推而休之 其稽留不至者 因而迎之 必明於經隧乃能持之 寒熱爭者 導而行之 其宛陳血不結者 則而予之 必先明知二十五人則血氣之所在 左右上下 刺約畢也

藏象三十一

○ 隨日之長短 各以爲紀而刺之 謹候其時 病可與期 失時反候者 百病不治 故曰刺實者 刺其來也 刺虛者 刺其去也 此言氣存亡之時 以候虛實而刺之 是謂逢時 在於三陽 必候其氣 在於陽而刺之 病在於三陰 必候其氣在陰分而刺之

經絡二十五

○ 清者其氣滑 濁者其氣濇 故刺陰者 深而留之 刺陽者 淺而疾之 清濁相干者 以數調之

藏象十九

○ 病有標本 刺有逆從 凡刺之方 必別陰陽 故知逆與從 正行無問 知標本者 萬擧萬當 不知標本 是謂妄行

標本四

○ 刺急者 深內而久留之 刺緩者 淺內而疾發鍼 以去其熱 刺大者 微寫其氣 無出其血 刺滑者 疾發鍼而淺內之 以寫其陽氣而去其熱 刺濇者 必中其脈 隨其逆順而久留之 必先按而循之 已發鍼 疾按其痏 無令其血出 以和其脈 諸小者 陰陽形氣俱不足 勿取以鍼而調以甘藥也

脈色十九

○ 凡刺之法 先必本於神 是故用鍼者 察觀病人之態 以知精神魂魄之存亡得失之意 五者以傷 鍼不可以治之也

藏象九

○ 病之始起也 可刺而已

論治八

○ 經病者 治其經 孫絡病者 治其孫絡血 血病身有痛者 治其經絡 其病者在奇邪 奇邪之脈則繆刺之 留瘦不移 節而刺之 上實下虛 切而從之 索其

結絡脈 刺出其血以見通之

脈色二十五

○ 五藏者 故得六府與爲表裡 經絡支節各生虛實 其病所居 隨而調之 病在脈 調之血 病在血 調之絡 病在氣 調之衛 病在肉 調之分肉 病在筋 調之筋 病在骨 調之骨 燔鍼劫刺 其下及與急者 病在骨 焠鍼藥熨 病不知所痛 兩蹻爲上 身形有痛 九候莫病則繆刺之 痛在於左而右脈病者 巨刺之 必謹察其九候 鍼道備矣

疾病二十

○ 夫實者 氣入也 虛者 氣出也 氣實者 熱也 氣虛者 寒也 入實者 左手開鍼空也 入虛者 左手閉鍼空也

疾病二十一

○ 寫實者 氣盛乃內鍼 鍼與氣俱內 以開其門 如利其戶 鍼與氣俱出 精氣不傷 邪氣乃下 外門不閉 以出其疾 搖大其道 如利其路 是謂大寫 必切而出 大氣乃屈 帝曰 補虛奈何 岐伯曰 持鍼勿置 以定其意 候呼內鍼 氣出鍼入 鍼空四塞 精無從去 方實而疾出鍼 氣入鍼出 熱不得還 閉塞其門 邪氣布散 精氣乃得存 動氣候時 近氣不失 遠氣乃來 是謂追之

疾病二十

○ 十二經病刺 ○ 盛則寫之 虛則補之 熱則疾之 寒則留之 陷下則灸之 不盛不虛 以經取之 ○ 足少陰經病 灸則强食生肉 緩帶被髮 大杖重履而步

疾病十

○ 有餘有五 不足有五 有餘寫之 不足補之

疾病十八

○ 無損不足者 身羸瘦 無用鑱石也 無益其有餘者 腹中有形而泄之 泄之則精出而病獨擅中 故曰疹成也

疾病六十二

○ 血氣有餘 肌肉堅緻 故可苦以鍼

脈色三十一

○ 有病腎風者 虛不當刺 不當刺而刺 後五日 其氣必至

疾病三十一

○ 其小而短者少氣 甚者寫之則悶 悶甚則仆不得言 悶則急坐之也

經絡六

○ 六經之闕 盛則寫之 虛則補之 不盛不虛 以經取之

疾病三十五

○ 氣滑卽出疾 氣濇則出遲 氣悍則鍼小而入淺 氣濇則鍼大而入深 深則欲留 淺則欲疾

鍼刺五十六

○ 平治於權衡 去宛陳莝 是以微動四極 溫衣 繆刺其處 以復其形 開鬼門 潔淨府 精以時服 五陽已布 踈滌五藏 故精自生 形自盛 骨肉相保 巨氣乃平

論治十五

○ 太陽藏獨至 厥喘虛氣逆 是陰不足 陽有餘也 表裏俱當寫 取之下兪 陽明藏獨至 是陽氣重幷也 當寫陽補陰 取之下兪 少陽藏獨至 是厥氣也 蹻前卒大 取之下兪 少陽獨至者 一陽之過也 ○ 太陰藏搏者 用心省眞 五脈氣少 胃氣不平 三陰也 宜治其下兪 補陽寫陰 一陽獨嘯 少陽厥也 陽幷於上 四脈爭張 氣歸於腎 宜治其經絡 寫陽補陰 一陰至 厥陰之治也 眞虛痟心 厥氣留薄 發爲白汗 調食和藥 治在下兪

脈色十五

○ 足陽明 五藏六府之海也 其脈大血多 氣盛熱壯 刺此者 不深弗散 不留不寫也 ○ 足陽明 刺深六分 留十呼 ○ 足太陽深五分 留七呼 ○ 足少陽深四分 留五呼 ○ 足太陰深三分 留四呼 ○ 足少陰深二分 留三呼 ○ 足厥陰深一分 留二呼 ○ 手之陰陽 其受氣之道近 其氣之來疾 其刺深者 皆無過二分 其留皆無過一呼 ○ 其少長大小肥瘦 以心撩之 命曰法天之常 灸之亦然 灸而過此者 得惡火則骨枯脈濇 刺而過此者則脫氣

經絡三十三

○ 刺陽明出血氣 刺太陽出血惡氣 刺少陽出氣惡血 刺太陰出氣惡血 刺少陰出氣惡血 刺厥陰出血惡氣也

經絡二十

○ 諸刺絡脈者 必刺其結上 甚血者 雖無結 急取之 以寫其邪而出其血 留之發爲痹也

經絡類六

○ 孫絡三百六十五穴會 亦以應一歲 以溢奇邪 以通榮衛 榮衛稽留 衛散榮溢 氣竭血著 外爲發熱 內爲少氣 疾寫無怠 以通榮衛 見而寫之 無問所會 ○ 谿谷三百六十五穴會 亦應一歲 其小痹淫溢 循脈往來 微鍼所及 與法相同

經絡八

○ 十五別絡病刺

經絡五

○ 十二原者 主治五藏六府之有疾者也

經絡十五

○ 病始手臂者 先取手陽明太陰而汗出 病始頭首者 先取項太陽而汗出 病始足脛者 先取足陽明而汗出 臂太陰可汗出 足陽明可汗出 故取陰而汗出甚者 止之於陽 取陽而汗出甚者 止之於陰

鍼刺五十四

○ 刺上關者 呿不能欠 刺下關者 欠不能呿 刺犢鼻者 屈不能伸 刺兩關者 伸不能屈

經絡十

○ 刺胸腹者 必以布憿著之 乃從單布上刺

鍼刺十九

○ 五藏熱病死生刺法

疾病四十四

○ 五藏之欬 治之奈何 岐伯曰 治藏者 治其兪 治府者 治其合 浮腫者 治

其經

疾病五十二

○ 夫癰氣之息者 宜以鍼開除去之 夫氣盛血聚者 宜石而寫之

疾病八十八

○ 諸經瘧刺

疾病五十

○ 五藏背腧 灸之則可 刺之則不可 氣盛則寫之 虛則補之 以火補者 毋吹其火 須自滅也

經絡十一

○ 絡滿經虛 灸陰刺陽 經滿絡虛 刺陰灸陽

疾病十六

○ 緊則先刺而後灸之 ○ 陷下則徒灸之 陷下者 脈血結於中 中有著血 血寒 故宜灸之

鍼刺二十九

○ 鍼所不爲 灸之所宜 ○ 陰陽皆虛 火自當之 ○ 經陷下者 火則當之 結絡堅緊 火所治之 ○ 不知所苦 兩蹻之下 男陰女陽 良工所禁

鍼刺十

○ 正月二月三月 人氣在左 無刺左足之陽 四月五月六月 人氣在右 無刺右足之陽 七月八月九月 人氣在右 無刺右足之陰 十月十一月十二月 人氣在左 無刺左足之陰

經絡類三十四

○ 大禁二十五 在天府下五寸

經絡七

○ 無刺熇熇之熱 無刺渾渾之脈 無刺漉漉之汗 故其病逆 未可治也 ○ 先其時 堅束其處 令邪氣不得入 陰氣不得出 審候見之 在孫絡盛堅而血者皆取之

疾病四十八

○ 五逆 ○ 工不察此者而刺之 是謂逆治

疾病類九十二

○ 諸病以次相傳 如是者 皆有死期 不可刺也 間一藏及二三四藏者 乃可刺也

疾病十四

○ 諸經根結病刺

經絡三十

○ 十二經筋痹刺

疾病六十九

○ 口問十二邪之刺

疾病七十九

○ 陰陽二十五之人刺

藏象三十一

○ 藏府諸脹鍼治

疾病五十六

○ 周痹衆痹之刺

疾病六十八

○ 升降不前 氣交有變 卽成暴鬱 須窮刺法

運氣三十

○ 司天不遷 正不退位之刺

運氣三十九

○ 剛柔失守 三年化疫之刺

運氣四十一

○ 神失守位 邪鬼外干之刺

運氣四十三

○ 形氣不足 病氣不足 此陰陽氣俱不足也 不可刺之

鍼刺五十六

運氣 十

○ 帝曰 寒暑燥濕風火 在人合之 奈何 其於萬物 何以生化 岐伯曰 東方生風 風生木 其在天爲玄 在人爲道 在地爲化 化生五味 道生智 玄生神化生氣 神在天爲風 在地爲木 其性爲暄 其德爲和 其用爲動 其色爲蒼 其化爲榮 其蟲毛 其政爲散 其令宣發 其變摧拉 其眚爲隕 ○ 南方生熱 熱生火 ○ 中央生濕 濕生土 ○ 西方生燥 燥生金 ○ 北方生寒 寒生水 ○ 五氣更立 各有所先 非其位則邪 當其位則正 帝曰 病之生變 何如 岐伯曰 氣相得則微 不相得則甚 帝曰 主歲何如 岐伯曰 氣有餘則制己所勝而侮所不勝 其不及則己所不勝 侮而乘之 己所勝 輕而侮之 侮反受邪 侮而受邪 寡於畏也 帝曰善

見藏象類六

○ 天運當以日光明

疾病五

○ 天溫日明則人血淖溢而衛氣浮 故血易寫 氣易行 天寒日陰則人血凝泣而衛氣沈 月始生則血氣始精 衛氣始行 月郭滿則血氣實 肌肉堅 月郭空則肌肉減 經絡虛 衛氣去 形獨居 是以因天時而調血氣也 ○ 星辰者 所以制日月之行也 八正者 所以候八風之虛邪 以時至者也 四時者 所以分春秋冬夏之氣所在 以時調之也 八正之虛邪而避之勿犯也 以身之虛而逢天之虛 兩虛相感 其氣至骨 入則傷五藏 工候救之 弗能傷也 故曰 天忌不可不知也

鍼刺十三

○ 必先歲氣 無伐天和

論治十一

○ 化不可代 時不可違

論治十二

○ 百病之氣 一日分爲四時

疾病二十三

○ 陽氣者 一日而主外 平旦人氣生 日中而陽氣隆 日西而陽氣虛 氣門乃閉

疾病五

○ 人與天地相參也 與日月相應也 故月滿則海水西盛 人血氣積 肌肉充皮膚緻 毛髮堅 腠理郄 烟垢著 當是之時 雖遇賊風 其入淺不深 至其月郭空則海水東盛 人氣血虛 其衛氣去 形獨居 肌肉減 皮膚縱 腠理開 毛髮殘膲理薄 烟垢落 當是之時 遇賊風則其入深 其病人也卒暴

運氣三十六

○ 陰中有陰 陽中有陽 平旦至日中 天之陽 陽中之陽也 日中至黃昏 天之陽 陽中之陰也 合夜至雞鳴 天之陰 陰中之陰也 雞鳴至平旦 天之陰 陰中之陽也 故人亦應之

陰陽五

○ 日中而陽隴爲重陽 夜半而陰隴爲重陰 夜半爲陰隴 夜半後而爲陰衰 平旦陰盡而陽受氣矣 日中爲陽隴 日西爲陽衰 日入陽盡而陰受氣矣 夜半而大會 萬民皆臥 命曰合陰

經絡二十三

○ 天周二十八宿 宿三十六分

經絡二十六

○ 歲有十二月 日有十二辰 子午爲經 卯酉爲緯 天周二十八宿而一面七星四七二十八星 房昴爲緯 虛張爲經 房至畢爲陽 昴至尾爲陰 陽主晝 陰主夜 ○ 日行一舍 人氣行一周與十分身之八

經絡二十五

○ 春三月 此謂發陳 天地俱生 萬物以榮 此春氣之應 養生之道也 逆之則傷肝 夏爲寒變 奉長者少 夏三月 此謂蕃秀 天地氣交 萬物華實 此夏氣之應 養長之道也 逆之則傷心 秋爲痎瘧 奉收者少 冬至重病 秋三月 此謂容平 天氣以急 地氣以明 此秋氣之應 養收之道也 逆之則傷肺 冬爲飧泄 奉藏者少 冬三月 此謂閉藏 水冰地坼 無擾乎陽 此冬氣之應 養藏之道也 逆

之則傷腎 春爲痿厥 奉生者少

攝生四

○ 彼春之暖 爲夏之暑 彼秋之忿 爲冬之怒 ○ 春應中規 夏應中矩 秋應中衡 冬應中權 是故冬至四十五日 陽氣微上 陰氣微下 夏至四十五日 陰氣微上 陽氣微下 陰陽有時 與脈爲期

脈色九

○ 大小月三百六十日成一歲 人亦應之 ○ 生因春 長因夏 收因秋 藏因冬 失常則天地四塞

經絡二十九

○ 所謂得四時之勝者 春勝長夏 長夏勝冬 冬勝夏 夏勝秋 秋勝春 所謂四時之勝也

疾病類二十七

○ 春夏則陽氣多而陰氣少 秋冬則陰氣盛而陽氣衰

疾病三十四

○ 藏主冬 色主春 時主夏 音主長夏 味主秋

鍼刺十七

○ 春氣在經脈 夏氣在孫絡 長夏氣在肌肉 秋氣在皮膚 冬氣在骨髓中 帝曰 余願聞其故 岐伯曰 春者 天氣始開地氣始泄 凍解冰釋 水行經通 故人氣在脈 夏者經滿氣溢 入孫絡受血 皮膚充實 長夏者經絡皆盛 內溢肌中 秋者天氣始收 腠理閉塞 皮膚引急 冬者蓋藏 血氣在中 內著骨髓 通於五藏 是故邪氣者 常隨四時之氣血而入客也 至其變化 不可爲度

鍼刺十九

○ 春氣在毛 夏氣在皮膚 秋氣在分肉 冬氣在筋骨

鍼刺十八

○ 正月二月 天氣始方 地氣始發 人氣在肝 三月四月 天氣正方 地氣定發 人氣在脾 五月六月 天氣盛 地氣高 人氣在頭 七月八月 陰氣始殺 人氣在肺 九月十月 陰氣始冰 地氣始閉 人氣在心 十一月十二月 冰復 地氣合

人氣在腎

鍼刺十九

○ 東方之域 天地之所始生也 西方者金玉之域 砂石之處 天地之所收引也 北方者 天地所閉藏之域也 南方者 天地所長養 陽之所盛處也 其地下 水土弱 霧露之所聚也 中央者 其地平以濕 天地所以生萬物也衆

論治九

○ 身形應九野 ○ 天忌

經絡三十五

○ 逆春氣則少陽不生 肝氣內變 逆夏氣則太陽不長 心氣內洞 逆秋氣則太陰不收 肺氣焦滿 逆冬氣則少陰不藏 腎氣獨沈 夫四時陰陽者 萬物之根本也 所以聖人春夏養陽 秋冬養陰 以從其根

攝生六

○ 脾不主時

藏象七

○ 德化政令災變 不能相加也 勝復盛衰 不能相多也 往來小大 不能相過也 用之升降 不能相無也 各從其動而復之耳

運氣十二

○ 有勝則復 無勝則否 ○ 勝至則復 無常數也 衰迺止耳 復已而勝 不復則害 此傷生也

運氣二十九

○ 乘危而行 不速而至 暴虐無德 災反及之 微者復微 甚者復甚

運氣十三

○ 陰陽者寒暑也 熱則滋雨而在上根荄少汁 人氣在外 皮膚緩 腠理開 血氣減 汗大泄 皮淖澤 寒則地凍水冰 人氣在中 皮膚緻 腠理閉 汗不出 血氣強 肉堅濇

鍼刺三十五

○ 治其王氣 是以反也

論治七

○ 故用鍼者 不知年之所加 氣之盛衰 虛實之所起 不可以爲工也

鍼刺六

奇恒 十一

○ 黃帝問曰 余聞揆度奇恒所指不同 用之奈何 岐伯對曰 揆度者 度病之淺深也 奇恒者 言奇病也 請言道之至數 五色脈變 揆度奇恒 道在於一 神轉不回 回則不轉 乃失其機 至數之要 迫近以微 ○ 行奇恒之法 以太陰始

見論治類十四 ○ 至數脈變以下數句는 又見脈色十이라

○ 上經下經 揆度陰陽 奇恒五中 決以明堂 審於終始 可以橫行

論治十八

○ 奇恒之勢 乃六十首 診合微之事 追陰陽之變 章五中之情 其中之論 取虛實之要 定五度之事 知此乃足以診

脈色七

○ 黃帝曰 嗚呼遠哉 天之道也 如迎浮雲 若視深淵 視深淵尙可測 迎浮雲莫知其極

運氣六 ○ 論治十八

○ 天氣 淸靜光明者也 藏德不止 故不下也 天明則日月不明 邪害空竅

攝生五

○ 夫自古通天者 生之本 本於陰陽 天地之間 六合之內 其氣九州九竅 五藏十二節 皆通於天氣 其生五 其氣三 三而成天 三而成地 三而成人 三而三之 合則爲九 九分爲九野 九野爲九藏 故形藏四 神藏五

運氣一 ○ 脈色五疾病五 俱略同이라

○ 天之在我者德也 地之在我者氣也 德流氣薄而生者也

藏象九

○ 此人與天地相應者也

藏象十六

○ 岐伯曰 人生於地 懸命於天 天地合氣 命之曰人 人能應四時者 天地爲之父母 知萬物者 謂之天子 天有陰陽 人有十二節 天有寒暑 人有虛實 能經天地陰陽之化者 不失四時 知十二節之理者 聖智不能欺也

鍼刺九

○ 天不足西北 左寒而右凉 地不滿東南 右熱而左溫 其故何也 岐伯曰 陰陽之氣 高下之理 太少之異也 東南方陽也 陽者其精降於下 故右熱而左溫 西北方陰也 陰者其精奉於上 故左寒而右凉 是以地有高下 氣有溫凉 高者氣寒 下者氣熱

運氣十六

○ 天不足西北 故西北方陰也 而人右耳目不如左明也 地不滿東南 故東南方陽也 而人左手足不如右强也

陰陽三

○ 嗚呼 窈窈冥冥 孰知其道 道之大者 擬於天地 配於四海

論治十九

○ 帝曰 地之爲下否乎 岐伯曰 地爲人之下 太虛之中者也 帝曰馮乎 岐伯曰 大氣擧之也 燥以乾之 暑以蒸之 風以動之 濕以潤之 寒以堅之 火以溫之 ○ 故燥勝則地乾 暑勝則地熱 風勝則地動 濕勝則地泥 寒勝則地裂 火勝則地固矣

運氣四

○ 地氣制己勝 天氣制勝己 天制色 地制形 五類衰盛 各隨其氣之所宜也 ○ 根於中者 命曰神機 神去則機息 根於外者 命曰氣立 氣止則化絶

運氣十五

○ 聖人之爲道者 上合於天 下合於地 中合於人事 故匠人不能釋尺寸而意短長 廢繩墨而起平水 工人不能置規而爲員 去矩而爲方 臨深決水 不用功力而水可竭也 循掘決衝而經可通也 此言氣之滑澁 血之淸濁 行之逆順也

鍼刺二十

○ 行有逆順 至有遲速 故太過者化先天 不及者化後天

運氣十八

○ 天樞之上 天氣主之 天樞之下 地氣主之 氣交之分 人氣從之 萬物由之 ○ 升已而降 降者謂天 降已而升 升者謂地 天氣下降 氣流於地 地氣上升 氣騰於天 故高下相召 升降相因而變作矣

運氣九

○ 陽之汗 以天地之雨名之 陽之氣 以天地之疾風名之 暴氣象雷 逆氣象陽

陰陽四

○ 善言天者 必應於人 善言古者 必驗於今 善言氣者 必彰於物 善言應者 同天地之化 善言化言變者 通神明之理

運氣十二

○ 善言人者 必有厭於己

疾病六十六

○ 善言始者 必會於終 善言近者 必知其遠

運氣類三

○ 帝曰 余聞得其人不教 是謂失道 傳非其人 慢泄天寶 ○ 夫道者上知天文 下知地理 中知人事 可以長久 此之謂也 帝曰 何謂也 岐伯曰 本氣位也 位天者 天文也 位地者 地理也 通於人氣之變化者 人事也 故太過者先天 不及者後天 所謂治化而人應之也

運氣十

○ 得其人弗教 是謂重失 得而洩之 天將厭之

藏象三十一

○ 物生謂之化 物極謂之變 陰陽不測謂之神 神用無方謂之聖 ○ 在天爲氣 在地成形 形氣相感而化生萬物矣

運氣三

○ 物之生從乎化 物之極由乎變 變化之相薄 成敗之所由也 ○ 出入廢則神機化滅 升降息則氣立孤危 故非出入則無以生長壯老已 非升降則無以生長化收藏 ○ 無形無患

運氣九

○ 道無鬼神 獨來獨往

鍼刺九

○ 有道以來 有道以去 審知其道 是爲身寶

鍼刺二十七

○ 無道行私 必得天殃

鍼刺二十八 ○ 運氣三同

○ 治之極於一 ○ 一者因得之

論治十七

○ 補寫勿失 與天地如一 得一之精 以知死生

脈色九

○ 知其要者 一言而終 不知其要 流散無窮

經絡十四 ○ 運氣五 ○ 十七

○ 凡此十二官者 不得相失也 故主明則下安 以此養生則壽 歿世不殆 以爲天下則大昌 主不明則十二官危 使道閉塞而不通 形乃大傷 以此養生則殃 以爲天下 其宗大危 至道在微 變化無窮 孰知其原 窘乎哉 消者瞿瞿 孰知其要 閔閔之當 孰者爲良 恍惚之數 生於毫氂 毫氂之數 起於度量 千之萬之 可以益大 推之大之 其形乃制

藏象一 ○ 肖者瞿瞿四句 又見運氣十一

○ 聖人易語 良馬易御也

經絡七

○ 春氣西行 夏氣北行 秋氣東行 冬氣南行 故春氣始於下 秋氣始於上 夏氣始於中 冬氣始於標 春氣始於左 秋氣始於右 冬氣始於後 夏氣始於前 此四時正化之常 故至高之地 冬氣常在 至下之地 春氣常在

運氣十八

○ 彼春之煖 爲夏之暑 彼秋之忿 爲冬之怒

運氣三十二

○ 初氣終三氣 天氣主之 勝之常也 四氣盡終氣 地氣主之 復之常也 有勝則復 無勝則否

運氣二十九

○ 太過者暴 不及者徐 暴者爲病甚 徐者爲病持

運氣二十三

○ 乘危而行 不速而至 暴虐無德 災反及之 微者復微 甚者復甚 ○ 不恒其德則所勝來復 政恒其理則所勝同化

運氣十三

○ 命其位而方月可知也

運氣二十一

○ 先至爲主 後至爲客

疾病七

○ 帝曰 夫子數言形與神 何謂形 何謂神 願卒聞之 岐伯曰 請言形 形乎形 目冥冥 問其所病 索之於經 慧然在前 按之不得 不知其情 故曰形 帝曰 何謂神 岐伯曰 請言神 神乎神 耳不聞 目明心開而志先 慧然獨悟 口弗能言 俱視獨見 適若昏 昭然獨明 若風吹雲 故曰神

鍼刺十三

○ 下有漸洳 上生蒲葦 此所以知形氣之多少也

鍼刺三十五

○ 夫一木之中 堅脆不同 堅者則剛 脆者易傷 況其材木之不同 皮之厚薄 汁之多少而各異耶 夫木之蚤花 先生葉者 遇春霜烈風則花落而葉萎 ○ 凡此五者 各有所傷 況於人乎

疾病七十六

○ 入國問俗 入家問諱 上堂問禮 臨病人 問所便

論治二

○ 明目者 可使視色 聰耳者 可使聽音 捷疾辭語者 可使傳論語 徐而安靜 手巧而心審諦者 可使行鍼艾 理氣血而調諸逆順 察陰陽而兼諸方 緩節柔

筋而心和調者 可使導引行氣 疾毒言語輕人者 可使唾癰呪病 爪苦手毒 爲事善傷者 可使按積抑痹 手毒者 可使試按龜 置龜於器下而按其上 五十日而死矣 手甘者 復生如故也

鍼刺十一

○ 約方者 猶約囊也 ○ 未滿而知約之以爲工 不可以爲天下師

鍼刺二十九

○ 猶拔刺也 猶雪汚也 猶解結也 猶決閉也

鍼刺五十二 ○ 疾病一

○ 夫鹽之味鹹者 其氣令器津泄 弦絶者 其音嘶敗 木敷者 其葉發 病深者 其聲噦 人有此三者 是謂壞府 毒藥無治 短鍼無取 此皆絶皮傷肉 血氣爭黑

鍼刺九

○ 八尺之士

經絡三十三

○ 人長七尺五寸者

經絡十八

○ 人年老而無子者 材力盡耶 將天數然也 岐伯曰 女子七歲 腎氣盛 齒更髮長 二七而天癸至 任脈通 太衝脈盛 月事以時下 故有子 丈夫八歲 腎氣實 二八 腎氣盛 天癸至 精氣溢寫 陰陽和 故能有子

藏象十三

○ 不失人情

脈色八

○ 人以水穀爲本 故人絶水穀則死

脈色十二

○ 人飮酒 酒亦入胃 穀未熟而小便獨先下也

經絡二十三

○ 飮酒者 衛氣先行皮膚 先充絡脈

經絡六

○ 酒入於胃則絡脈滿而經脈虛

疾病三十四

○ 怯士之得酒 怒不避勇士者 名曰酒悖

藏象類二十一

○ 血脈和則精神乃居 故神者 水穀之精氣也

藏象二十七

○ 營衛者 精氣也 血者 神氣也 故血之與氣 異名同類焉

經絡二十三

○ 腦髓骨脈膽女子胞 此六者 地氣之所生也 皆藏於陰而象於地 故藏而不寫 名曰奇恒之府

藏象二十三

○ 比類從容 此皆工之所時亂也 然從容得之 ○ 夫聖人之治病 循法守度 援物比類 化之冥冥 循上及下 何必守經 ○ 不引比類 是知不明也

俱疾病九

○ 比類形名 虛引其經 ○ 善爲脈者 必以比類奇恒 從容知之

俱論治十八

○ 頌得從容之道 以合從容

疾病七

○ 不知比類 足以自亂 ○ 從容之葆

俱論治十九

○ 從容不出 人事不殷

疾病八

○ 至數 天地之至數 始於一 終於九焉

脈色五

○ 天地之精氣 其大數常出三入一

氣味二

○ 循經守數 按循醫事

論治十八

○ 診無人事治數之道

論治十九

○ 至數之機 迫迮以微 其來可見 其往可追 敬之者昌 慢之者亡 無道行私必得天殃

運氣三

○ 氣數者 所以紀化生之用也

運氣一

○ 數之可數者 請遂言之

運氣十七

○ 今良工皆得其法 守其數

論治十五

○ 刺之而氣不至 無問其數

鍼刺十六

○ 勝至則復 無常數也 ○ 無問其數 以平爲期

俱運氣二十九

○ 太過者其數成 不及者其數生 土常以生也

運氣二十三

○ 先至爲主 後至爲客

疾病七

○ 權衡 觀權衡規矩而知病所主

論治八

○ 氣歸於權衡 權衡以平 氣口成寸 以決死生

藏象十二

○ 平治於權衡

論治十五

○ 陰陽反作 治在權衡相奪

論治十四

○ 夫五運之政 猶權衡也 高者抑之 下者擧之 化者應之 變者復之

運氣十

○ 參伍 參伍不調者病

脈色二十五

○ 以此參伍 決死生之分

脈色一

○ 善調尺者 不待於寸 善調脈者 不待於色 能參合而行之者 可以爲上工

脈色十七

○ 以日之寒溫 月之虛盛 四時氣之浮沈 參伍相合而調之

鍼刺十三

○ 伍以參禁 以除其內

鍼刺四十八

○ 門戶 倉廩不藏者 是門戶不要也

疾病九十一

○ 閉戶塞牖 繫之病者 數問其情 以從其意

論治十七

○ 關門不利 故聚水而從其類也

鍼刺三十八

○ 口鼻者 氣之門戶也

疾病七十九

○ 故與萬物沈浮於生長之門

攝生六

○ 能知解結契紹於門戶

經絡十二

○ 知氣之所在而守其門戶

鍼刺十

○ 知其所在者 知診三部九候之病脈處而治之 故日守其門戶焉

鍼刺十三

○ 推闔其門 令神氣存

鍼刺十四

○ 少陽司天五之氣 陽迺去 寒迺來 雨迺降 氣門迺閉

運氣十七

○ 平旦人氣生 日中而陽氣隆 日西而陽氣已虛 氣門乃閉

疾病五

○ 風中五藏六府之兪 亦爲藏府之風 各入其門戶

疾病二十八

○ 凡刺熱邪越而蒼 出遊不歸乃無病 爲開通辟門戶 使邪得出病乃已 凡刺寒邪日以溫 徐往徐來致其神 門戶已閉氣不分 虛實得調其氣存也

鍼刺三十四

○ 寫實者 氣盛乃內鍼 鍼與氣俱內以開其門 補虛者 候呼內鍼 氣出鍼入 鍼空四塞 精無從去 方實而疾出鍼 氣入鍼出 熱不得還 閉塞其門

疾病二十

○ 所謂戊己分者 奎壁角軫則天地之門戶也

運氣四

○ 魄門

藏象二十三

○ 隱曲 二陽之病 發心脾 有不得隱曲

疾病六

○ 不得隱曲

脈色二十九

○ 隱曲不利 互引陰股

運氣二十七

○ 腎風之狀 隱曲不利

疾病二十八

○ 隱曲之疾

運氣三十

○ 爲故 適其至所爲故也

論治三

○ 適事爲故

論治四

○ 以汗爲故而止

運氣二十五

○ 左右前後 鍼之中脈爲故

鍼刺六

○ 吸則轉鍼 以得氣爲故

鍼刺十四

○ 刺筋上爲故 ○ 以熱爲故 ○ 刺無傷脈肉爲故

俱鍼刺五十

○ 刺肌肉爲故

鍼刺三十六

○ 必端內鍼爲故止

鍼刺五十四

○ 所謂深之細者 其中手如鍼也 摩之切之 聚者堅也 博者大也 上經者言氣之通天也 下經者言病之變化也 金匱者決死生也 揆度者切度之也 奇恒者言奇病也 所謂奇者 使奇病不得以四時死也 恒者得以四時死也 所謂揆者 方切求之也 言切求其脈理也 度者得其病處 以四時度之也

此節은 乃病能論尾니 觀其辭意하면 皆釋經文未明之義로되 而與本論無涉이라 且其有見於經者하며 有不見於經者하니 王氏謂古經斷裂하야 繆續於此者라하니 是也라 故로 不載正條하고 收類於此라

○ 附 王太僕法言 大寒而甚 熱之不熱 是無火也 當助其心 大熱而甚 寒之不寒 是無水也 熱動復止 倏忽往來 時動時止 是無水也 當助其腎 內格

嘔逆 食不得入 是有火也 病嘔而吐 食入反出 是無火也 暴速注下 食不及化 是無水也 溏泄而久 止發無恒 是無水也 故心盛則生熱 腎盛則生寒 腎虛則寒動於中 心虛則熱收於內 又熱不得寒 是無水也 寒不得熱 是無火也 夫寒之不寒 責其無水 熱之不熱 責其無火 熱之不久 責心之虛 寒之不久 責腎之少 有者瀉之 無者補之 虛者補之 盛者瀉之 ○ 是以方有治熱以寒 寒之而火食不入 攻寒以熱 熱之而昏躁以生 此則氣不踈通 壅而爲是也 紀於水火 餘氣可知

疾病一註

○ 益火之源 以消陰翳 壯水之主 以制陽光 ○ 藏府之原 有寒熱溫涼之主 取心者不必齊以熱 取腎者不必齊以寒 但益心之陽 寒亦通行 强腎之陰 熱之猶可

論治七註

○ 塞因塞用者 如下氣虛乏 中焦氣壅 欲散滿則更虛其下 欲補下則滿甚於中 治不知本而先攻其滿 藥入或減 藥過依然 氣必更虛 病必漸甚 乃不知少服則資壅 多服則宣通 峻補其下 以踈啓其中則下虛自實 中滿自除 此塞因塞用之法也

論治四註

類經三十一卷

張介賓類註

會通類

疾病 十二上

會通十二類에 惟疾病一類는 浩繁難悉하여 令所採者는 或摘其要하고 或總其題하니 觀者仍當於各類細求之라

陰陽病 一

○ 陽者天氣也 主外 陰者地氣也 主內 故陽道實 陰道虛 故犯賊風虛邪者陽受之 食飮不節起居不時者陰受之 陽受之則入六府 陰受之則入五藏 ○ 陽受風氣 陰受濕氣 ○ 陽病者上行極而下 陰病者下行極而上

見疾病類十三

○ 天不足西北 故西北方陰也 而人右耳目不如左明也 地不滿東南 故東南方陽也 而人左手足不如右强也 ○ 故俱感於邪 其在上則右甚 在下則左甚 此天地陰陽所不能全也 故邪居之

陰陽三

○ 帝曰 法陰陽奈何 岐伯曰 陽勝則身熱腠理閉 喘麤爲之俛仰 汗不出而熱 齒乾 以煩寃腹滿死 能冬不能夏 陰勝則身寒汗出 身常淸 數慄而寒 寒則厥 厥則腹滿死 能夏不能冬 此陰陽更勝之變 病之形能也 ○ 帝曰 調此二者奈何 岐伯曰 能知七損八益則二者可調 不知用此則蚤衰之節也 年四十而陰氣自半也 起居衰矣 五十體重 耳目不聰明矣 年六十 陰痿氣大衰 九竅不利 下虛上實 涕泣俱出矣

陰陽二

○ 病在陽者命曰風 病在陰者命曰痺 陰陽俱病命曰風痺 病有形而不痛者 陽之類也 無形而痛者 陰之類也 無形而痛者 其陽完而陰傷之也 急治其陰 無攻其陽 有形而不痛者 其陰完而陽傷之也 急治其陽 無攻其陰 陰陽俱動 乍有形 乍無形 加以煩心 命曰陰勝其陽 此爲不表不裏 其形不久

鍼刺三十一

○ 陰病發於骨 陽病發於血 陰病發於肉 陽病發於冬 陰病發於夏 是謂五發 ○ 邪入於陽則狂 邪入於陰則痺 搏陽則爲巓疾 搏陰則爲瘖 陽入之陰則靜 陰出之陽則怒 是謂五亂

疾病二十五

○ 陽虛則外寒 陰虛則內熱 陽盛則外熱 陰盛則內寒

疾病二十

○ 陽幷於陰則陰實而陽虛 ○ 陽盛則外熱 陰虛則內熱

疾病四十八

○ 淸陽出上竅 濁陰出下竅 淸陽發腠理 濁陰走五藏 淸陽實四肢 濁陰歸六府

陰陽一

○ 邪之生於陽者 得之風雨寒暑 生於陰者 得之飮食居處 陰陽喜怒

疾病十九

○ 陽氣者 煩勞則張 ○ 陽氣者 精則養神 柔則養筋 開闔不得 寒氣從之 乃生大僂

疾病五

○ 陰氣者 靜則神藏 躁則消亡 飮食自倍 腸胃乃傷

疾病六十七

○ 陰勝則陽病 陽勝則陰病 陽勝則熱 陰勝則寒

陰陽一

○ 重陰必陽 重陽必陰

陰陽一 ○ 脈色三十三

○ 別於陽者 知病從來 別於陰者 知死生之期

藏象二十四 ○ 脈色二十六

○ 陰氣太盛則陽氣不能榮也 故曰關 陽氣太盛則陰氣弗能榮也 故曰格 陰陽俱盛 不得相榮 故曰關格

經絡二十二

○ 陰陽不相應 病名曰關格

脈色二十二

○ 麤大者 陰不足 陽有餘爲熱中也 ○ 諸浮不躁者 皆在陽則爲熱 其有躁者在手 諸細而沈者 皆在陰則爲骨痛 其有靜者在足 ○ 陽氣有餘爲身熱無汗 陰氣有餘爲多汗身寒 陰陽有餘則無汗而寒

脈色二十一

○ 陰氣少而陽氣勝 故熱而煩滿也 ○ 陽氣少陰氣多 故身寒如從水中出 ○ 四支者陽也 兩陽相得而陰氣虛少 少水不能滅盛火而陽獨治 獨治者 不能生長也

疾病四十五

○ 陰陽如一者病難治

鍼刺二十三

○ 陰氣在下 陽氣在上 諸陽氣浮 無所依從 故嘔欬上氣喘也

疾病十一

○ 陰虛者 陽必湊之 故少氣時熱而汗出也

疾病三十一

○ 陰陽虛腸辟死 陽加於陰 謂之汗 陰虛陽搏 謂之崩

脈色二十九

○ 陽急則反折 陰急則俛不伸

疾病六十九

○ 病痛者陰也 痛而以手按之不得者陰也 深刺之病在上者陽也 病在下者陰也 癢者陽也淺刺之

鍼刺五十三

○ 剛與剛 陽氣破散 陰氣乃消亡 ○ 死陰之屬 不過三日而死 生陽之屬不過四日而已 ○ 結陽者腫四支 結陰者便血一升

疾病六

○ 陰虛則無氣 無氣則死矣

藏象九

○ 陽重脫者易狂 陰陽皆脫者 暴死不知人也

藏象三十

○ 陽氣有餘 陰氣不足則熱中善饑 陽氣不足陰氣有餘則寒中腸鳴腹痛

鍼刺二十五

經絡藏府病 二

○ 天之邪氣感則害人五藏 水穀之寒熱感則害六府 地之濕氣感則害人皮肉筋脈

見論治類八

○ 百病之始生也 必先於皮毛 邪中之則腠理開 開則入客於絡脈 留而不去傳入於經留而不去 傳入於府 廩於腸胃 邪之始入於皮也 泝然起毫毛 開腠理 其入於絡也 則絡脈盛 色變 其入客於經也 則感虛乃陷下 其留於筋骨之間 寒多則筋攣骨痛 熱多則筋弛骨消 肉爍䐃破 毛直而敗 ○ 邪客於皮則腠理開 開則邪入客於絡脈 絡脈滿則注於經脈 經脈滿則入舍於府藏也

經絡三十一

○ 邪之客於形也 必先舍於皮毛 留而不去 入舍於孫脈 留而不去 入舍於絡脈 留而不去 入舍於經脈 內連五藏 散於腸胃 陰陽俱感 五藏乃傷 此邪之從皮毛而入 極於五藏之次也

鍼刺三十

○ 風雨之傷人也 先客於皮膚 傳入於孫脈 孫脈滿則傳入於絡脈 絡脈滿則輸於大經脈 ○ 寒濕之中人也 皮膚不收 肌肉堅緊

疾病十九

○ 天地溫和則經水安靜 天寒地凍則經水凝泣 天暑地熱則經水沸溢 卒風暴起則經水波涌而隴起 夫邪之入於脈也 寒則血凝泣 暑則氣淖澤 虛邪因而入客 亦如經水之得風也 經之動脈 其至也 亦時隴起

鍼刺十四

○ 邪客於足少陰之絡 令人卒心痛 暴脹胸脇支滿 ○ 邪客於手少陽之絡 令人喉痹舌卷 口乾心煩 臂外廉手痛不及頭 ○ 邪客於足厥陰之絡 令人卒疝暴痛 ○ 邪客於足太陽之絡 令人頭項肩痛 ○ 邪客於手陽明之絡 令人氣滿胸中 喘息而支胠胸中熱 ○ 邪客於掌臂之間 不可得屈 ○ 邪客於足陽蹻之脈 令人目痛 從內眥始 ○ 邪客於手陽明之絡 令人耳聾 時不聞音 ○ 邪客於足陽明之經 令人鼽衄 上齒寒 ○ 邪客於足少陽之絡 令人脇痛不得息 欬而汗出 ○ 邪客於足少陰之絡 令人嗌痛不可內食 無故善怒 氣上走賁上 ○ 邪客於足太陰之絡 令人腰痛引少腹 控䏚不可以仰息 ○ 邪客於足太陽之絡 令人拘攣背急 引脇而痛 ○ 邪客於足少陽之絡 令人留於樞中痛 髀不可擧 ○ 邪客於五藏之間 其病也脈引而痛 時來時止 ○ 邪客於手足少陰太陰足陽明之絡 此五絡 皆會於耳中 上絡左角 五絡俱竭 令人身脈皆動而形無知也 其狀若尸 或曰尸厥

鍼刺三十

○ 邪在肺則病 皮膚痛 寒熱上氣 喘汗出 欬動肩背 ○ 邪在肝則兩脇中痛 寒中 惡血在內 行善掣節 時脚腫 ○ 邪在脾胃則病 肌肉痛 陽氣有餘 陰氣不足則熱中善饑 陽氣不足 陰氣有餘則寒中 腸鳴 腹痛 陰陽俱有餘 若俱不足則有寒有熱 ○ 邪在腎則病 骨痛陰痹 陰痹者 按之而不得 腹脹腰痛 大便難 肩背頸項痛 時眩 ○ 邪在心則病 心痛善悲 時眩仆

鍼刺二十五

○ 六府之病 面熱者足陽明病 魚絡血者手陽明病 兩跗之上脈堅陷者足陽

明病 此胃脈也 ○ 大腸病者 腸中切痛而鳴濯濯 冬月重感於寒卽泄 當臍而痛 不能久立 與胃同候 ○ 胃病者 腹䐜脹 胃脘當心而痛 上支兩脇 膈咽不通 食飮不下 ○ 小腸病者 小腹痛 腰脊控睾而痛 時窘之後 當耳前熱 若寒甚 若獨肩上熱甚 及手小指次指之間熱 ○ 三焦病者 腹氣滿 小腹尤堅 不得小便 窘急 溢則水留卽爲脹 ○ 膀胱病者 小便偏腫而痛 以手按之 卽欲小便而不得 肩上熱 若脈陷及足小指外廉及脛踝後皆熱 ○ 膽病者 善太息 口苦 嘔宿汁 心下澹澹 恐人將捕之 嗌中吤吤然數唾

鍼刺二十四

○ 喜樂不節則傷藏 藏傷則病起於陰也 清濕襲虛則病起於下 風雨襲虛則病起於上 ○ 憂思傷心 重寒傷肺 忿怒傷肝 醉以入房 汗出當風 傷脾 用力過度 若入房汗出 浴則傷腎

疾病二

○ 五藏受氣於其所生 傳之於其所勝 氣舍於其所生 死於其所不勝 ○ 五藏有病則各傳其所勝 不治 法三月 若六月 若三日 若六日 傳五藏而當死 是順傳所勝之次 故曰別於陽者 知病從來 別於陰者 知死生之期

藏象二十四

○ 風寒傷形 憂恐忿怒傷氣 氣傷藏乃病藏 寒傷形乃應形 風傷筋脈 筋脈乃應

鍼刺三十一

○ 風傷肝 燥勝風 ○ 熱傷氣 寒勝熱 ○ 濕傷肉 風勝濕 ○ 熱傷皮毛 寒勝熱 ○ 寒傷血 燥勝寒

藏象六

○ 心爲噫 肺爲欬 肝爲語 脾爲呑 腎爲欠爲嚏 胃爲氣逆爲噦爲恐 大腸小腸爲泄 下焦溢爲水 膀胱不利爲癃 不約爲遺溺 膽爲怒

疾病二十五

○ 憂愁思慮 卽傷心 ○ 飮食勞倦 卽傷脾 ○ 又遇飮食飽甚 汗出於胃 醉飽行房 汗出於脾 ○ 久坐濕地 强力入水 卽傷腎 ○ 恚怒氣逆 上而不下

卽傷肝 ○ 又遇疾走恐懼 汗出於肝

運氣四十四 ○ 又疾病三略同

○ 情傷五藏者 病死有時 ○ 五藏主藏精者也 不可傷 傷則失守而陰虛 陰虛則無氣 無氣則死矣

藏象九

○ 五藏六府之津液 盡上滲於目 心悲氣幷則心系急 心系急則肺擧 肺擧則液上溢 故欬而泣出矣

疾病五十八

○ 肺病者喘息鼻張 肝病者眥青 脾病者唇黃 心病者舌卷短顴赤 腎病者顴與顏黑

脈色類三十一

○ 腹中常鳴 氣上衝胸 喘不能久立 邪在大腸也 ○ 小腹控睾 引腰脊 上衝心 邪在小腸者 連睾系屬於脊 貫肝肺 絡心系 氣盛則厥逆 上衝腸胃 燻肝散於肓 結於臍 ○ 善嘔 嘔有苦 長太息 心中憺憺 恐人將捕之 邪在膽逆在胃 ○ 飮食不下 膈塞不通 邪在胃脘 ○ 小腹痛腫 不得小便 邪在三焦約

鍼刺 四十七

○ 色起兩眉薄澤者 病在皮 唇色青黃赤白黑者 病在肌肉 營氣濡然者 病在血氣 目色青黃赤白黑者 病在筋 耳焦枯受塵垢 病在骨

鍼刺二十六

○ 脈口浮滑者 病日進 人迎沈而滑者 病日損 其脈口滑以沈者 病日進在內 其人迎脈滑盛以浮者 其病日進在外 ○ 脈之浮沈及人迎與寸口氣小大等者 病難已 病之在藏 沈而大者 易已 小爲逆 病在府 浮而大者 其病易已 ○ 人迎盛堅者 傷於寒 氣口盛堅者 傷於食

脈色三十二

○ 數則煩心 ○ 濇則心痛

脈色二十一

○ 營之生病也 寒熱少氣 血上下行 衛之生病也 氣痛 時來時去 怫愾賁響 風寒客於腸胃之中 寒痹之爲病也 留而不去 時痛而皮不仁

鍼刺三十二

○ 衛氣之留於腹中 搐積不行 苑蘊不得常所 使人肢脇胃中滿 喘呼逆息

鍼刺二十六

○ 審察衛氣爲百病母

鍼刺二十九

○ 任脈爲病 男子內結七疝 女子帶下瘕聚 ○ 衝脈爲病 逆氣裏急 ○ 督脈爲病 脊强反折 此生病 從少腹上衝心而痛 不得前後爲衝疝 其女子不孕 癃痔遺溺嗌乾

經絡二十七

○ 足陽明 五藏六府之海也 其脈大 血多氣盛熱壯

經絡三十三

○ 五藏不和則七竅不通 六府不和則留結爲癰

經絡二十二

○ 心肺有病而鼻爲之不利也

藏象十一

○ 皮膚薄而不澤 肉不堅而淖澤則腸胃惡 邪氣留止 大聚乃起

疾病七十六

○ 穀入少而氣多者 邪在胃及與肺也

疾病二十一

○ 經筋之病 寒則反折筋急 熱則筋弛縱不收 陰痿不用 陽急則反折 陰急則俛不伸

疾病類六十九

○ 氣上走賁上

鍼刺三十

○ 五藏所惡 ○ 五藏化液 ○ 五藏所藏 ○ 五藏所走

疾病二十五

○ 肺布葉擧

疾病二十六

○ 女子右爲逆 左爲從 男子左爲逆 右爲從

論治十四

○ 男子發左 女子發右

脈色二十四

○ 四時藏脈 病有太過不及

脈色十

○ 診尺論疾

脈色十八

○ 五味之走 各有所病

氣味三

○ 諸經根結病刺

經絡三十

○ 本藏二十五變之病

藏象二十八

○ 五藏異藏 虛實異病

藏象十

○ 藏脈六變 病刺不同

脈色十九

○ 十五別絡 虛實病刺

經絡五

時氣病 三

○ 春傷於風 邪氣留連 乃爲洞泄 夏傷於暑 秋爲痎瘧 秋傷於濕 上逆而欬 發爲痿厥 冬傷於寒 春必溫病 四時之氣 更傷五藏

見疾病類五

○ 冬傷於寒 春必溫病 春傷於風 夏生飧泄 夏傷於暑 秋必痎瘧 秋傷於濕 冬生欬嗽

陰陽一八 ○ 脈色三十三略同

○ 春氣者病在頭 夏氣者病在藏 秋氣者病在肩背 冬氣者病在四支 故春善病鼽衄 仲夏善病胸脇 長夏善病洞泄寒中 秋善病風瘧 冬善病痹厥 故冬不按蹻 春不鼽衄 春不病頸項 仲夏不病胸脅 長夏不病洞泄寒中 秋不病風瘧 冬不病痹厥飧泄而汗出也 夫精者身之本也 故藏於精者 春不病溫 夏暑汗不出者 秋成風瘧 此平人脈法也

疾病二十七

○ 春青風 夏陽風 秋凉風 冬寒風 黃色薄皮弱肉者 不勝春之虛風 白色薄皮弱肉者 不勝夏之虛風 青色薄皮弱肉者 不勝秋之虛風 赤色薄皮弱肉者 不勝冬之虛風 黑色皮薄而肉不堅色不一者 長夏至而有虛風者病矣

藏象二十一

○ 淸氣大來 燥之勝也 風木受邪 肝病生焉 熱氣大來 火之勝也 金燥受邪 肺病生焉 寒氣大來 水之勝也 火熱受邪 心病生焉 濕氣大來 土之勝也 寒水受邪 腎病生焉 風氣大來 木之勝也 土濕受邪 脾病生焉 所謂感邪而生病也 乘年之虛則邪甚也 失時之和 亦邪甚也 遇月之空 亦邪甚也 重感於邪則病危矣 有勝之氣 其必來復也

運氣三十一

○ 是故邪氣者 常隨四時之氣血而入客也 至其變化 不可爲度

鍼刺十九

○ 五藏各以其時受病 非其時 各傳以與之 人與天地相參 故五藏各以治時感於寒則受病 微則爲欬 甚則爲泄爲痛 乘秋則肺先受邪 乘春則肝先受之 乘夏則心先受之 乘至陰則脾先受之 乘冬則腎先受之

疾病五十二

○ 逆春氣則傷肝 夏爲寒變 奉長者少 逆夏氣則傷心 秋爲痎瘧 奉收者少 逆秋氣則傷肺 冬爲飧泄 奉藏者少 逆冬氣則傷腎 春爲痿厥 奉生者少

攝生四

○ 逆春氣則少陽不生 肝氣內變 逆夏氣則太陽不長 心氣內洞 逆秋氣則太陰不收 肺氣焦滿 逆冬氣則少陰不藏 腎氣獨沈

攝生六

○ 東方色青 入通於肝 其病發驚駭 南方色赤 入通於心 故病在五藏 中央黃色 入通於脾 故病在舌本 西方白色 入通於肺 故病在背 北方黑色 入通於腎 故病在谿

藏象四

○ 厥陰所至 爲裏急 爲支痛 爲緛戾 爲脇痛嘔泄 ○ 少陰所至 爲瘍疹身熱 爲驚惑惡寒戰慄譫妄 爲悲妄衄衊 爲語笑 ○ 太陰所至 爲積飮否隔 爲稸滿 爲中滿霍亂吐下 爲重胕腫 ○ 少陽所至 爲嚏嘔 爲瘡瘍 爲驚躁瞀昧暴病 爲喉痹耳鳴嘔涌 爲暴注瞤瘈暴死 ○ 陽明所至 爲浮虛 爲尻陰股膝髀腨胻足病 爲脇痛皴揭 爲鼽嚏 ○ 太陽所至 爲屈伸不利 爲腰痛 爲寢汗痙 爲流泄禁止 ○ 故風勝則動 熱勝則腫 燥勝則乾 寒勝則浮 濕勝則濡泄甚則水閉胕腫 隨氣所在以言其變耳

運氣二十一

○ 氣之不襲 是謂非常 非常則變矣 變至則病 所勝則微 所不勝則甚 因而重感於邪則死矣

運氣二

○ 氣相得則和 不相得則病 帝曰 氣相得而病者何也 岐伯曰 以下臨上 不當位也

運氣四

○ 中執法者 其病速而危 中行令者 其病徐而持 中貴人者 其病暴而死 君位臣則順 臣位君則逆 逆則其病近 其害速 順則其病遠 其害微 所謂二火也 ○ 太過不及 皆曰天符而變行有多少 病形有微甚 生死有蚤晏耳

運氣類七

○ 太過者暴 不及者徐 暴者爲病甚 徐者爲病持

運氣二十三

○ 月滿則海水西盛 人血氣積 雖遇賊風 其入淺不深 至其月郭空則海水東盛 人氣血虛 遇賊風則其入深 ○ 三虛者 乘年之衰 逢月之空 失時之和 因爲賊風所傷 是謂三虛 三實者 逢年之盛 遇月之滿 得時之和 雖有賊風邪氣 不能危之也

運氣三十六

虛實病 四

○ 邪之所湊 其氣必虛 陰虛者 陽必湊之

見疾病類三十一

○ 氣之所幷爲血虛 血之所幷爲氣虛 ○ 故氣幷則無血 血幷則無氣

疾病十九

○ 肝氣虛則恐 實則怒 脾氣虛則四支不用 五藏不安實則腹脹經溲不利 心氣虛則悲 實則笑不休 肺氣虛則鼻塞不利少氣 實則喘喝胸盈仰息 腎氣虛則厥 實則脹

藏象十

○ 手少陰實則手銳掌熱 虛則欠故 小便遺數 ○ 手少陰實則支膈 虛則不能言 ○ 手心主實則心痛 虛則爲頭強 ○ 手太陽實則節弛肘廢 虛則生肬小者如指痂疥 ○ 手陽明實則齲聾 虛則齒寒痺隔 ○ 手少陽實則肘攣虛則不收 ○ 足太陽實則鼽窒頭背痛 虛則鼽衄 ○ 足少陽實則闕 虛則痿躄 坐不能起 ○ 足陽明實則狂顚 虛則足不收 脛枯 ○ 足太陰實則腸中切痛 虛則鼓脹 ○ 足少陰實則閉癃 虛則腰痛 ○ 足厥陰實則挺長 虛則暴癢 ○ 任脈實則腹皮痛虛則癢搔 ○ 督脈實則脊強 虛則頭重高搖之 ○ 脾之大絡實則身盡痛 虛則百節盡皆縱

經絡五

○ 五藏主藏精者也 不可傷 傷則失守而陰虛 陰虛則無氣 無氣則死矣

藏象九

○ 勇者氣行則已 怯者則著而爲病也

疾病五十三

○ 實者氣入也 虛者氣出也

疾病二十一

○ 邪之所在 皆爲不足 故上氣不足 腦爲之不滿 耳爲之苦鳴 頭爲之苦傾 目爲之苦眩 中氣不足 溲便爲之變 腸爲之苦鳴 下氣不足則乃爲痿厥心悗

疾病七十九

○ 營氣虛則不仁 衛氣虛則不用 營衛俱虛則不仁且不用 肉如故也 人身與志不相有曰死

疾病四十五

○ 氣海有餘者 氣滿胸中 悗息面赤 氣海不足則氣少不足以言 ○ 血海有餘則常想其身大 怫然不知其所病 血海不足 亦常想其身小 狹然不知其所病 ○ 水穀之海有餘則腹滿 水穀之海不足則饑不受穀食 ○ 髓海有餘則輕勁多力 自過其度 髓海不足則腦轉耳鳴 脛痠眩冒 目無所見 懈怠安臥

經絡三十二

○ 下虛則厥 下盛則熱 上虛則眩 上盛則熱痛

經絡十二

○ 三焦者 太陽之別也 並太陽之正 入絡膀胱約下焦 實則閉癃 虛則遺溺

經絡十六

○ 寒則眞氣去 去則虛 虛則寒 搏於皮膚之間

疾病四

○ 陰氣盛 陽氣虛 故爲振寒 ○ 胃不實則諸脈虛 諸脈虛則筋脈懈惰 則行陰用力 氣不能復 故爲les

疾病七十九

○ 肝虛腎虛脾虛 皆令人體重煩寃 ○ 怯然少氣者 是水道不行 形氣消索也

疾病九

○ 髓液皆減而下 下過度則虛 虛故腰背痛而脛痠

疾病五十八

○ 內奪而厥則爲瘖俳 此腎虛也

疾病十一

○ 八正之虛邪而避之勿犯也 以身之虛而逢天之虛 兩虛相感 其氣至骨 入則傷五藏 工候救之 弗能傷也 故曰天忌不可不知也 ○ 虛邪者 八正之虛邪氣也 正邪者 身形若用力 汗出腠理開 逢虛風 其中人也微

鍼刺十三

○ 三虛者 其死暴疾也 得三實者 邪不能傷人也 ○ 乘年之衰 逢月之空 失時之和 因爲賊風所傷 是謂三虛 ○ 帝曰 願聞三實 少師曰 逢年之盛 遇月之滿 得時之和 雖有賊風邪氣 不能危之也

運氣三十六

○ 精氣津液血脈脫者之病

藏象二十五

○ 五有餘 二不足者 死不治

疾病三十六

○ 人神失守 邪鬼外干

運氣四十三

○ 形肉已奪 是一奪也 大奪血之後 是二奪也 大汗出之後 是三奪也 大泄之後 是四奪也 新產及大血之後 是五奪也 此皆不可寫

鍼刺五十八

氣血津液病 五

○ 清氣在陰 濁氣在陽 營氣順脈 衛氣逆行 清濁相干 亂於胸中 是爲大悗 故氣亂於心則煩心密嘿 俛首靜伏 亂於肺則俛仰喘喝 接手以呼 亂於腸胃則爲霍亂 亂於臂脛則爲四厥 亂於頭則爲厥逆 頭重眩仆

見鍼刺類二十七

○ 寒氣生濁 熱氣生清 清氣在下則生飱泄 濁氣在上則生䐜脹 ○ 壯火之氣衰 少火之氣壯 壯火食氣 氣食少火 壯火散氣 少火生氣

陰陽一

○ 足陽明其病氣逆則喉痺瘁瘖 ○ 足太陰厥氣上逆則霍亂 ○ 足少陰其病氣逆則煩悶 ○ 足厥陰其病氣逆則睾腫卒疝

經絡五

○ 長則氣治 短則氣病 上盛則氣高 下盛則氣脹 代則氣衰 細則氣少 ○ 數動一代者 病在陽之脈也 洩及便膿血

脈色二十一

○ 大驚卒恐則血氣分離

疾病七十九

○ 五氣入鼻 藏於心肺 心肺有病而鼻爲之不利也

藏象十一

○ 乳之下 其動應衣 宗氣泄也

脈色十一

○ 一呼脈一動 一吸脈一動 曰少氣

脈色三

○ 脈小者尺之皮膚 亦減而少氣

脈色十七

○ 因於氣 爲腫四維相代 陽氣乃竭

疾病五

○ 一陽發病少氣

疾病六

○ 言而微 終日乃復言者 此奪氣也

疾病九十一

○ 精脫者耳聾 氣脫者目不明 津脫者腠理開 汗大泄 液脫者骨屬屈伸不利 色夭腦髓消 脛痠耳數鳴 血脫者色白 夭然不澤

藏象二十五

○ 衝脈爲病 逆氣裏急

經絡二十七

○ 怒則氣逆 甚則嘔血

疾病二十六

○ 穀入多而氣少者 得之有所脫血 ○ 脈小血多者 飮中熱也 脈大血少者 脈有風氣 水漿不入也

疾病二十一

○ 少陰所謂欬則有血者 陽脈傷也 陽氣未盛於上而脈滿 滿則欬 故血見於鼻也

疾病十一

○ 脾移熱於肝則爲驚衄

疾病四十六

○ 肺脈搏堅而長 當病唾血 ○ 肝脈若搏因血在脇下 令人喘逆 ○ 腎脈耎而散者 當病少血

脈色二十

○ 臂多靑脈 曰脫血 ○ 安臥脈盛 謂之脫血

脈色十六

○ 結陰者便血一升 再結二升 三結三升

疾病六

○ 悲哀太甚則胞絡絶 胞絡絶則陽氣內動 發則心下崩數溲血也

疾病七十一

○ 陽絡傷則血外溢 血外溢則衄血 陰絡傷則血內溢 血內溢則後血

疾病二

○ 血泄者脈急 血無所行也

疾病九

○ 孫絡外溢則經有留血

疾病十八

○ 心脈微濇爲血溢 ○ 肺脈微急爲肺寒熱 怠惰 欬唾血 ○ 肺脈微滑爲上下出血 濇甚爲嘔血 ○ 腎脈微濇爲不月

脈色十九

○ 血氣者喜溫而惡寒 寒則泣不能流 溫則消而去之

疾病十九

○ 陰虛陽搏謂之崩

脈色二十九

○ 白血出者死

運氣三十陽明司天下

○ 月事不來者 胞脈閉也 胞脈者屬心而絡於胞中 今氣上迫肺 心氣不得下通 故月事不來也

疾病三十一

○ 婦人之生 有餘於氣 不足於血 以其數脫血也

藏象十七

情志病 六

○ 志意者 所以御精神 收魂魄 適寒溫 和喜怒者也 ○ 志意和則精神專直 魂魄不散 悔怒不起 五藏不受邪矣

見藏象類二十八

○ 天有四時五行 以生長收藏 以生寒暑燥濕風 人有五藏 化五氣 以生喜怒悲憂恐 故喜怒傷氣 寒暑傷形 暴怒傷陰 暴喜傷陽 厥氣上行 脈滿去形 喜怒不節 寒暑過度 生乃不固

陰陽一 ○ 天元紀大論엔 作喜怒思憂恐하니 見運氣三이라 ○ 暴怒傷陰以下四句는 又見論治十八이라

○ 東方生風 在聲爲呼 在變動爲握 在志爲怒 怒傷肝 悲勝怒 ○ 南方生熱 在聲爲笑 在變動爲憂 在志爲喜 喜傷心 恐勝喜 ○ 中央生濕 在聲爲歌 在變動爲噦 在志爲思 思傷脾 怒勝思 ○ 西方生燥 在聲爲哭 在變動

爲欬 在志爲憂 憂傷肺 喜勝憂 ○ 北方生寒 在聲爲呻 在變動爲慄 在志爲恐 恐傷腎 思勝恐

藏象五

○ 東方色青 入通於肝 其病發驚駭

藏象四

○ 夫百病之始生也 皆生於風雨寒暑 陰陽喜怒 飮食居處 大驚卒恐則血氣分離 陰陽破散 經絡厥絶 脈道不通 陰陽相逆 衛氣稽留 經脈虛空 血氣不次 乃失其常

疾病七十九

○ 憂恐悲喜怒 令不得以其次 故令人有大病矣 因而喜大虛則腎氣乘矣 怒則肝氣乘矣 悲則肺氣乘矣 恐則脾氣乘矣 憂則心氣乘矣

疾病二十九

○ 怵惕思慮者則傷神 神傷則恐懼流淫而不止 ○ 悲哀動中者 竭絶而失生 ○ 喜樂者 神憚散而不藏 ○ 愁憂者 氣閉塞而不行 ○ 盛怒者 迷惑而不治 ○ 恐懼者 神蕩憚而不收 ○ 心怵惕思慮則傷神 神傷則恐懼自失 破䐃脫肉 ○ 脾憂愁而不解則傷意 意傷則悗亂 四肢不擧 ○ 肝悲哀動中則傷魂 魂傷則狂忘不精 當人陰縮而攣筋 兩脇骨不擧 ○ 肺喜樂無極則傷魄 魄傷則狂 皮革焦 ○ 腎盛怒而不止則傷志 志傷則喜忘其前言 腰脊不可以俛仰屈伸 恐懼而不解則傷精 精傷則骨痠痿厥 精時自下

藏象九

○ 血幷於上 氣幷於下 心煩惋善怒 ○ 血幷於下 氣幷於上 亂而喜忘 ○ 喜怒不節則陰氣上逆 上逆則下虛 下虛則陽氣走之 故曰實矣 ○ 喜則氣下 悲則氣消 消則脈虛空 因寒飮食 寒氣熏滿則血泣氣去 故曰虛矣

疾病十九

○ 胃爲氣逆 爲噦 爲恐 ○ 膽爲怒 ○ 精氣幷於心則喜 幷於肺則悲 幷於肝則憂 幷於脾則畏 幷於腎則恐 ○ 陽入之陰則靜 陰出之陽則怒

疾病二十五

○ 悲哀太甚則胞絡絶 胞絡絶則陽氣內動 發則心下崩 數溲血也 ○ 思想無窮 所願不得 意淫於外 入房太甚 宗筋弛縱 發爲筋痿 及爲白淫

疾病七十一

○ 憂愁思慮卽傷心 ○ 恚怒氣逆 上而不下卽傷肝

運氣四十四

○ 神有餘則笑不休 神不足則悲 ○ 血有餘則怒 不足則恐

疾病十八

○ 多陽者多喜 多陰者多怒

鍼刺二十二

○ 水之精爲志 火之精爲神 水火相感 神志俱悲 是以目之水生也 故諺言曰 心悲 名曰志悲

疾病八十

○ 肝藏血 血舍魂 肝氣虛則恐 實則怒 ○ 脾藏營 營舍意 ○ 心藏脈 脈舍神 心氣虛則悲 實則笑不休 ○ 肺藏氣 氣舍魄 ○ 腎藏精 精舍志

藏象十

○ 愁憂恐懼則傷心 形寒寒飮則傷肺

疾病三

○ 悲哀愁憂則心動 心動則五藏六府皆搖

疾病七十九

○ 憂恐忿怒傷氣 氣傷藏 乃病藏

鍼刺三十一

○ 春脈太過則令人善怒

脈色十

○ 陽明所謂甚則厥 惡人與火 聞木音則惕然而驚者 陽氣與陰氣相薄 水火相惡 故惕然而驚也 ○ 所謂欲獨閉戶而處者 陰陽相薄也 陽盡而陰盛 故欲獨閉戶牖而居 ○ 所謂病至則欲乘高而歌 棄衣而走者 陰陽復爭而外幷於陽 故使之棄衣而走也 ○ 少陰所謂恐如人將捕之者 秋氣萬物未有畢去

陰氣少陽氣入 陰陽相薄 故恐也 ○ 肝氣當治而未得 故善怒 善怒者 名曰煎厥 ○ 所謂惡聞食臭者 胃無氣 故惡聞食臭也

疾病十一

○ 厥陰爲闔 闔折則氣絶而喜悲

經絡二十

○ 邪客於足少陰之絡 令人無故善怒 氣上走賁上

鍼刺三十

○ 形樂志苦 病生於脈 形樂志樂 病生於肉 形苦志樂 病生於筋 形苦志苦 病生於咽嗌 形數驚恐 經絡不通 病生於不仁

論治十

○ 嘗貴後賤 雖不中邪 病從內生 名曰脫營 嘗富後貧 名曰失精 五氣留連 病有所幷 ○ 暴樂暴苦 始樂後苦 皆傷精氣 精氣竭絶 形體毁沮 暴怒傷陰 暴喜傷陽 厥逆上行 滿脈去形 愚醫治之 不知補寫 不知病情 精華日脫 邪氣乃幷 ○ 故貴脫勢 雖不中邪 精神內傷 身必敗亡 始富後貧 雖不傷邪 皮焦筋屈 痿躄爲攣

論治十八

○ 陽氣者 大怒則形氣絶 而血菀於上 使人薄厥 ○ 愈氣化薄 傳爲善畏 及爲驚駭

疾病五

○ 目堅固以深者 長衝直揚 其心剛 剛則多怒 怒則氣上逆

疾病七十六

○ 心痹者脈不通 厥氣上則恐

疾病六十七

○ 隔則閉絶 上下不通則暴憂之病也

疾病七十八

○ 飮食不節 喜怒不時 津液內溢 乃下留於睾

鍼刺三十三

頭項病 七

○ 頭痛巓疾 下虛上實 過在足少陰巨陽

見疾病類十四

○ 來疾去徐 上實下虛 爲厥巓疾 ○ 推而下之 下而不上 頭項痛也

脈色二十一

○ 上氣不足 腦爲之不滿 頭爲之苦傾

疾病七十九

○ 陽明幷於上 上者則其孫絡太陰也 故頭痛鼻鼽腹腫也

疾病十一

○ 寸口之脈中手短者 曰頭痛

脈色十六

○ 厥成爲巓疾

疾病七十七

○ 春脈太過則令人善怒 忽忽眩冒而巓疾

脈色類十

○ 浮而散者爲眴仆

脈色二十一

○ 厥頭痛 ○ 眞頭痛

鍼刺四十三

七竅病 八

○ 五藏不和則七竅不通

見經絡類二十二

○ 陽不勝其陰則五藏氣爭 九竅不通

疾病五

○ 失之則內閉九竅 外壅肌肉

疾病五

○ 脾不及則令人九竅不通名曰重强

脈色十

○ 二陽一陰 陽明主病 不勝一陰 脈耎而動 九竅皆沈

疾病七

○ 蹻脈氣不榮則目不合

經絡二十八

○ 太陽之脈 其終也戴眼

疾病九十七

○ 診目痛 赤脈從上下者 太陽病 從下上者 陽明病 從外走內者 少陽病

脈色三十三

○ 泣不止則液竭 液竭則精不灌 精不灌則目無所見矣 故命曰奪精 ○ 上氣不足 耳爲之苦鳴 目爲之眩

疾病七十九

○ 精脫者耳聾 ○ 液脫者耳數鳴 ○ 氣脫者目不明

藏象二十五

○ 膀胱移熱於小腸 上爲口糜 ○ 膽移熱於腦則辛頞鼻淵 鼻淵者 濁涕下不止也 傳爲衄衊瞑目

疾病四十六

○ 太陽所謂耳鳴者 陽氣萬物盛上而躍 故耳鳴也 ○ 所謂浮爲聾者 皆在氣也 ○ 所謂入中爲瘖者 陽盛已衰 故爲瘖也 內奪而厥則爲瘖俳 此腎虛也 ○ 少陰所謂不能久立久坐 起則目䀮䀮 無所見也 ○ 厥陰所謂甚則嗌乾熱中者 陰陽相薄而熱 故嗌乾也

疾病十一

○ 歲太陰在泉 民病耳聾 渾渾焞焞

運氣二十五

○ 足陽明之筋 引缺盆及頰 卒口僻 急者目不合 熱則筋縱目不開 頰筋有寒則急 引頰移口 有熱則筋弛縱緩不勝收 故僻

疾病六十九

○ 督脈爲病 嗌乾

經絡二十七

○ 一陰一陽結 謂之喉痹

疾病六

○ 手陽明少陽厥逆 發喉痹嗌腫

疾病三十五

○ 手少陰虛則不能言 ○ 手陽明實則齲聾 ○ 足太陽實則鼽窒 虛則鼽衄 ○ 足陽明氣逆則喉痹瘁瘖

經絡五

○ 人有重身 九月而瘖 此爲何也 岐伯曰 胞之絡脈絶也 胞絡者 繫於腎少陰之脈 貫腎繫舌本 故不能言

疾病六十一

○ 男子發左 女子發右 不瘖舌轉可治 三十日起 其從者瘖 三歲起 年不滿二十者 三歲死

脈色二十四

○ 人之鼻洞涕出不收者 頏顙不開 分氣失也 ○ 人卒然無音者 寒氣客於厭則厭不能發 發不能下 至其開闔不致 故無音

鍼刺四十五

○ 不得臥而息有音者 是陽明之逆也

疾病八十二

○ 心脈搏堅而長 當病舌卷不能言

脈色二十

○ 肝脈騖暴 有所驚駭 脈不至若瘖 不治自已

脈色二十四

○ 徇蒙招尤 目冥耳聾 下實上虛 過在足少陽厥陰

疾病十四

○ 搏陰則爲瘖

疾病二十五

○ 灸之則陽氣入陰入則瘖

疾病三十八

○ 五氣入鼻 藏於心肺 心肺有病而鼻爲之不利也

藏象十一

胸脇腰背病 九

○ 太陽所謂腫腰脽痛者 正月 陽氣出在上而陰氣盛 陽未得自次也 故腫腰脽痛也 ○ 所謂强上引背者 陽氣大上而爭 故强上也 ○ 少陽所謂心脇痛者 言少陽盛也 九月 陽氣盡而陰氣盛 故心脇痛也 ○ 陽明所謂胸痛少氣者 水氣在藏府也 水者陰氣也 陰氣在中 故胸痛少氣也 ○ 少陰所謂腰痛者 少陰者腎也 十月 萬物陽氣皆傷 故腰痛也 ○ 厥陰所謂腰脊痛不可以俛仰者 三月 一振榮華萬物 一俛而不仰也

疾病十一

○ 督脈爲病 脊强反折

經絡二十七

○ 春脈不及則令人胸痛引背 下則兩脇胠滿 ○ 秋脈太過則令人逆氣而背痛 ○ 冬脈不及則令人眇中清 脊脈痛

脈色十

○ 腎脈搏堅而長 其色黃而赤者 當病折腰

脈色二十

○ 髓液皆減而下 下過度則虛 虛故腰背痛而脛痠

疾病五十八

○ 腹滿䐜脹 支鬲胠脇下厥上冒 過在足太陰陽明 ○ 心煩頭痛 病在鬲中 過在手巨陽少陰

疾病十四

○ 腎志傷則腰脊不可俛仰屈伸

藏象九

○ 腎脈緩甚爲折脊

脈色十九

○ 寸口脈中手促 上擊者 曰肩背痛

脈色十六

○ 顴後爲脇痛

疾病四十四

皮毛筋骨病 十

○ 虛邪之中人也 洒淅動形 起毫毛而發腠理 其入深 內搏於骨則爲骨痹 搏於筋則爲筋攣 ○ 虛邪之入於身也深 寒勝其熱則骨疼肉枯 熱勝其寒則爛肉腐肌爲膿 內傷骨爲骨蝕 ○ 有所疾前筋 發爲筋溜 ○ 以手按之堅 骨與氣幷 日以益大則爲骨疽 ○ 有所結中於肉 無熱則爲肉疽

見疾病類四

○ 心脈急甚爲瘈瘲 ○ 肝脈微濇爲瘈攣筋痹 ○ 脾脈急甚爲瘈瘲

脈色十九

○ 手屈而不伸者 其病在筋 伸而不屈者 其病在骨

鍼刺五十一

○ 少陽司天 客勝內爲瘈瘲 ○ 厥陰在泉 客勝則大關節不利 內爲痓强拘瘈 主勝則筋骨繇併

運氣三十

○ 液脫者 骨屬屈伸不利 色夭 腦髓消 脛痠

藏象二十五

○ 少陽爲樞 樞折卽骨繇而不安於地 骨繇者 節緩而不收也

經絡三十

○ 腎傳之心 病筋脈相引而急 病名曰瘈

疾病類三十九

○ 三陽爲病 其傳爲索澤

疾病六

○ 因而强力 腎氣乃傷 高骨乃壞

疾病五

○ 皮痛肉苛

運氣十四

○ 嬰兒病 其頭毛 皆逆上者 必死

脈色三十三

○ 地之溫氣 感則害人 皮肉筋脈

論治八

四支病 十一

○ 三陽三陰發病 爲偏枯痿易 四支不擧 ○ 陰爭於內 陽擾於外 魄汗未藏 四逆而起 ○ 結陽者腫四支

見疾病類六

○ 虛邪偏客於身半 其入深 內居榮衛 榮衛稍衰則眞氣去 邪氣獨留 發爲偏枯 其邪氣淺者 脈偏痛

疾病四

○ 有傷於筋 縱其若不容 汗出偏沮 使人偏枯

疾病五

○ 胃脈沈鼓濇 胃外鼓大 心脈小堅急 皆鬲偏枯 男子發左 女子發右 不瘖舌轉可治 三十日起 其從者瘖 三歲起 年不滿二十者 三歲死

脈色二十四

○ 胃脈搏堅而長 其色赤 當病折髀 ○ 脾脈耎而散 色不澤者 當病足䯒腫若水狀也

脈色二十

○ 太陽所謂偏虛者 冬寒頗有不足者 故偏虛爲跛也 ○ 內奪而厥則爲瘖俳

此腎虛也 ○ 陽明所謂脛腫而股不收者 是五月盛陽之陰也 陽者衰於五月而一陰氣上 與陽始爭 故脛腫而股不收也

疾病十一

○ 脾脈太過則令人四支不擧

脈色十

○ 四支解墮 此脾精之不行也

疾病九

○ 意傷則悗亂 四支不擧

藏象九

○ 寸口脈中手長者 曰足脛痛

脈色十六

○ 推而上之 上而不下 腰足淸也

脈色二十一

○ 蹠跛 風寒濕之病也

疾病七十八

二陰病 十二

○ 倉廩不藏者 是門戶不要者也 水泉不止者 是膀胱不藏也 得守者生 失守者死

見疾病類九十一

○ 手太陰虛則小便遺數 ○ 足少陰實則閉癃 ○ 足厥陰結於莖 氣逆則睾腫卒疝 實則挺長 虛則暴癢

經絡五

○ 厥陰之闔 腹脹涇溲不利 陰縮腫 ○ 厥陰厥逆 虛滿前閉

疾病三十五

○ 脾傳之腎 病名曰疝瘕 少腹寃熱而痛 出白 一名曰蠱

疾病二十九

○ 肝悲哀動中則傷魂 當人陰縮而攣筋 兩脇骨不擧 ○ 恐懼而不解則傷精

精傷則骨痠痿厥 精時自下

藏象九

○ 思想無窮 所願不得 意淫於外 入房太甚 宗筋弛縱 發爲筋痿 及爲白淫 ○ 陽明虛則宗筋縱

疾病七十一

○ 中氣不足 溲便爲之變

疾病七十九

○ 陰陽不和則使液溢而下流於陰 髓液皆減而下 下過度則虛 虛故腰背痛而脛痠

疾病類五十八

○ 膀胱不利爲癃 不約爲遺溺

疾病二十五

○ 胞移熱於膀胱則癃 溺血 ○ 膀胱移熱於小腸 鬲腸不便

疾病四十六

○ 肺消者 飮一溲二 死不治

疾病四十六

○ 肝脈搏堅而長 色不靑 當病墜

脈色二十

○ 腎脈微急爲不得前後 ○ 腎脈大甚爲陰痿 微濇爲不月 沉痔

脈色十九

○ 有癃者 一日數十溲 此不足也

疾病三十六

○ 足太陰之筋病 陰器紐痛下引臍 ○ 足厥陰之筋病 陰器不用 傷於內則不起 傷於寒則縮入 傷於熱則縱挺不收

疾病十九

○ 任脈爲病 女子帶下 ○ 督脈爲病癃痔遺溺

經絡二十七

○ 肝所生病者 遺溺閉癃

疾病十

○ 小腸病者 小腹痛 腰脊控睾而痛 時窘之後

鍼刺二十四

○ 太陽之勝 陰中迺瘍 隱曲不利 互引陰股

運氣二十七

○ 小便黃者 少腹中有熱也

疾病三十一

○ 冬脈不及則令人少腹滿 小便變

脈色十

○ 淫氣遺溺 痹聚在腎

疾病六十七

類經三十二卷

張介賓類註

會通類

疾病 十二下

風證 十三

風者百病之始也

見脈色類三十二

○ 風者百病之始也 風從外入 令人振寒汗出 頭痛身重惡寒 ○ 從風憎風 ○ 病大風 骨節重 鬚眉墮 名曰大風 ○ 癘風 ○ 偏枯 ○ 痱之爲病 ○ 智亂不甚 其言微知可治 甚則不能言 不可治也 ○ 風痓身反折

鍼刺三十六

○ 賊風邪氣 乘虛傷人

運氣三十六

○ 陽受風氣 陰受濕氣 ○ 傷於風者 上先受之 傷於濕者 下先受之

疾病十三

○ 邪風之至 疾如風雨

論治八

○ 風成爲寒熱 久風爲飧泄 脈風成爲癘

疾病類七十七

○ 病在陽者 命曰風 病在陰者 命曰痹 陰陽俱病 命曰風痹 ○ 風寒傷形

鍼刺三十一

○ 人一呼脈三動 一吸脈三動而躁 尺不熱脈滑 曰病風

脈色三

○ 脈大血少者 脈有風氣

疾病二十一

○ 脈滑曰風

脈色十六

○ 來徐去疾 上虛下實 爲惡風也 故中惡風者 陽受氣也

脈色二十一

○ 二陽之病發心脾 其傳爲風消

疾病六

○ 面腫曰風

疾病五十九

○ 正邪者 身形若用力 汗出腠理開 逢虛風 其中人也微 故莫知其情 莫見其形

鍼刺十三

○ 八風傷人爲病

運氣三十五

寒熱病 十四

○ 陰主寒 陽主熱 寒甚則熱 熱甚則寒 故曰寒生熱 熱生寒 此陰陽之變也

見脈色類三十三

○ 寒極生熱 熱極生寒 寒氣生濁 熱氣生清 清氣在下則生飧泄 濁氣在上則生䐜脹 ○ 重寒則熱 重熱則寒 寒傷形 熱傷氣

陰陽一

○ 故犯賊風虛邪者陽受之 陽受之則入六府 入六府則身熱不時臥 上爲喘呼

疾病十三

○ 陽勝者則爲熱 陰勝者則爲寒 寒則眞氣去 去則虛 虛則寒 搏於皮膚之間 ○ 寒勝其熱則骨疼肉枯 熱勝其寒則爛肉腐肌爲膿 內傷骨 內傷骨爲骨蝕

疾病四

○ 寒則腠理閉 氣不行 故氣收矣 炅則腠理開 營衛通 汗大泄 故氣泄矣

疾病二十六

○ 寒多則筋攣骨痛 熱多則筋弛骨消 肉爍䐃破 毛直而敗

經絡三十一

○ 寒多則凝泣 凝泣則靑黑 熱多則淖澤 淖澤則黃赤

脈色三十五

○ 寒則反折筋急 熱則筋弛縱不收 陰痿不用 陽急則反折 陰急則俛不伸

疾病六十九

○ 陰氣不足則內熱 陽氣有餘則外熱 內熱相搏 熱於懷炭 外畏綿帛近 不可近身 又不可近席

鍼刺類三十三

○ 三陽爲病發寒熱

疾病六

○ 陽明所謂洒洒振寒者 陽明者午也 五月盛陽之陰也 陽盛而陰氣加之 故洒洒振寒也

疾病十一

○ 肺脈微急爲肺寒熱 ○ 脾脈小甚爲寒熱

脈色十九

○ 寸口脈沈而弱 沈而喘 曰寒熱 ○ 緩而滑 曰熱中 ○ 脈尺麤常熱者 謂之熱中

脈色十六

○ 夏脈太過則令人身熱而膚痛 爲浸淫

脈色十

○ 沈細數散者 寒熱也 ○ 推而內之 外而不內 身有熱也

脈色二十一

○ 其寒飮食入胃 從肺脈上至於脈則肺寒 肺寒則外內合邪

疾病五十二

○ 榮衛稽留 衛散營溢 氣竭血著 外爲發熱 內爲少氣

經絡八

○ 血幷於陽 氣幷於陰 乃爲炅中

疾病十九

○ 喜怒不適 食飮不節 寒溫不時則寒汁流於腸中 流於腸中則蟲寒 蟲寒則積聚 守於下管則腸胃充郭 衛氣不營 邪氣居之

鍼刺四十八

○ 形寒寒飮則傷肺

疾病三

○ 中熱則胃中消穀 消穀則蟲上下作 腸胃充郭 故胃緩 胃緩則氣逆 故唾出

疾病五十八

○ 氣虛身熱 此謂反也 ○ 氣實者熱也 氣虛者寒也

疾病二十一

○ 皮寒熱者不可附席 毛髮焦 鼻槁腊 ○ 肌寒熱者 肌痛 毛髮焦而脣槁腊 ○ 骨寒熱者 病無所安 汗注不休 齒未槁 取其少陰於陰股之絡 齒已槁 死不治 骨厥亦然

鍼刺四十一

○ 掌中熱者 腹中熱 掌中寒者 腹中寒 ○ 魚上白肉有靑血脈者 胃中有寒

脈色十八

○ 中熱消癉則便寒 寒中之屬則便熱 胃中熱則消穀 令人縣心善饑 臍以上皮熱 腸中熱則出黃如糜 臍以下皮寒 胃中寒則腹脹 腸中寒則腸鳴飱泄 胃中寒腸中熱則脹而且泄 胃中熱腸中寒則疾饑 小腹痛脹

論治二

○ 血氣者 喜溫而惡寒 寒則泣而不流 溫則消而去之

疾病十九

○ 小骨弱肉者 善病寒熱

疾病七十六

○ 不遠熱則熱至 不遠寒則寒至 寒至則堅否腹滿 痛急 下利之病生矣 熱至則身熱 吐下霍亂 癰疽瘡瘍 瞀鬱 注下 瞤瘛腫脹嘔鼽衄頭痛 骨節變肉痛 血溢血泄淋閟之病生矣

運氣二十

○ 診寒熱 赤脈上下至瞳子 見一脈 一歲死 見一脈半 一歲半死 見二脈 二歲死 見二脈半 二歲半死 見三脈 三歲死

脈色三十三

○ 人之病 同時而傷 其身多熱者易已 多寒者難已

藏象二十二

傷寒 十五

○ 人傷於寒而傳爲熱 何也 岐伯曰 夫寒盛則生熱也

見鍼刺類三十九

○ 氣盛身寒 得之傷寒 氣虛身熱 得之傷暑

疾病二十一

○ 人一呼脈三動 一吸脈三動而躁 尺熱曰病溫

脈色三

○ 尺膚熱甚 脈盛躁者 病溫也

脈色十八

○ 疫癘有五

論治二十 ○ 運氣四十一 ○ 四十二

○ 諸熱病 死生之刺

鍼刺四十

喘欬嘔噦 十六

○ 犯賊風虛邪者陽受之 陽受之則入六府 入六府則身熱不時臥 上爲喘呼

見疾病類十三

○ 太陽藏獨至 厥喘虛氣逆 是陰不足陽有餘也

脈色十五

○ 太陰所謂上走心爲噫者 陰盛而上走於陽明 陽明絡屬心 故曰上走心爲噫也 ○ 所謂食則嘔者 物盛滿而上溢 故嘔也 ○ 少陰所謂嘔欬上氣喘者 陰氣在下 陽氣在上 諸陽氣浮 無所依從 故嘔欬上氣喘也

疾病十一

○ 二陽之病發心脾 其傳爲息賁

疾病六

○ 一陽發病 少氣善欬 ○ 二陽一陰發病 主驚駭背痛善噫

疾病六

○ 足太陰病 舌本强 食則嘔 胃脘痛 腹脹善噫 足厥陰肝所生病者 胸滿嘔逆

疾病十

○ 足太陰厥氣上逆則霍亂

經絡五

○ 陽明厥則喘而惋 惋則惡人 帝曰 或喘而死者 或喘而生者 何也 岐伯曰 厥逆連藏則死 連經則生

疾病十二

○ 胃爲氣逆爲噦爲恐

疾病二十五

○ 今有故寒氣 與新穀氣 俱還入於胃 新故相亂 眞邪相攻 氣幷相逆 復出於胃 故爲噦 ○ 寒氣客於胃 厥逆從下上散 復出於胃 故爲噫 ○ 肺主爲噦

疾病七十九

○ 寒氣客於腸胃 厥逆上出 故痛而嘔也

疾病類六十六

○ 心脈小甚爲善噦 ○ 肺脈滑甚爲息賁上氣 ○ 肝脈緩甚爲善嘔 ○ 腎脈微緩爲洞 洞者食不化 下嗌還出

脈色十九

○ 肝脈若搏 因血在脇下 令人喘逆

脈色二十

○ 腎者水藏 主津液 主臥與喘也

疾病八十二

○ 欬嗽煩寃者 是腎氣之逆也 ○ 喘欬者 是水氣幷陽明也

疾病九

○ 心痺者脈不通 煩則心下鼓暴 上氣而喘 嗌乾善噫

疾病六十七

○ 膽液泄則口苦 胃氣逆則嘔苦 故曰嘔膽

鍼刺四十七

○ 欬嗽上氣 厥在胸中 過在手陽明太陰

疾病十四

○ 秋脈不及則令人喘 呼吸少氣而欬 上氣見血 下聞病音

脈色十

○ 勞則喘息汗出 外內皆越 故氣耗矣

疾病二十六

○ 噦 以草刺鼻嚏 嚏而已 無息而疾迎引之 立已 大驚之 亦可已

鍼刺五十三

○ 病深者其聲噦

鍼刺九

○ 刺中心 一日死 其動爲噫 ○ 刺中肺 三日死 其動爲欬 ○ 刺中膽 一日半死 其動爲嘔 ○ 刺缺盆中 內陷氣泄 令人喘欬逆

鍼刺六十四

○ 若有七診之病 其脈候亦敗者死矣 必發噦噫

脈色二十五

○ 太陰終者 善噫善嘔

疾病九十七

腫脹 十七

○ 黄帝曰 少陰何以主腎 腎何以主水 岐伯曰 腎者至陰也 至陰者盛水也 肺者太陰也 少陰者冬脈也 故其本在腎 其末在肺 皆聚水也 ○ 腎者胃之關也 關門不利 故聚水而從其類也 ○ 腎者牝藏也 地氣上者屬於腎而生水液也 故曰至陰 ○ 故水病下爲胕腫大腹 上爲喘呼不得臥者 標本俱病

見鍼刺類三十八

○ 諸有水氣者 微腫先見於目下也 水者陰也 目下亦陰也 腹者至陰之所居 故水在腹者 必使目下腫也 ○ 諸水病者 故不得臥 臥則驚 驚則欬甚也

疾病三十一

○ 天寒則腠理閉 氣濕不行 水下留於膀胱則爲溺與氣 ○ 陰陽氣道不通 四海閉塞 三焦不寫 津液不化 留於下焦 不得滲膀胱則下焦脹 水溢則爲水脹

疾病五十八

○ 陽明所謂上喘而爲水者 陰氣下而復上 上則邪客於藏府間 故爲水也 所謂胸痛少氣者 水氣在藏府也 水者陰氣也 陰氣在中 故胸痛少氣也 ○ 太陰所謂病脹者 太陰子也 十一月萬物氣皆藏於中 故曰病脹

疾病十一

○ 目窠上微癰 如新臥起狀 其頸脈動 時欬 按其手足上 窅而不起者 風水膚脹也

脈色十八 ○ 疾病五十七略同

○ 本之於腎 名曰風水

鍼刺三十八

○ 腎肝幷沈爲石水 幷浮爲風水

脈色二十四

○ 肺移寒於腎爲涌水 涌水者按腹不堅 水氣客於大腸 疾行則鳴濯濯 如囊裹漿水之病也

疾病四十六

○ 肝滿腎滿肺滿 皆實卽爲腫 肺之雍 喘而兩胠滿 肝雍 兩胠滿 臥則驚

不得小便 腎雍 胠下至少腹滿 脛有大小 髀胻大跛 易偏枯

脈色二十四

○ 腎氣實則脹

藏象十

○ 志有餘則腹脹

疾病十八

○ 足太陰虛則鼓脹

經絡五

○ 胃病則大腹水腫 膝臏腫痛 ○ 胃中寒則脹滿

疾病十

○ 肝脈耎而散 色澤者 當病溢飲 溢飲者 渴暴多飮而易入肌皮腸胃之外也

○ 胃脈實則脹

脈色二十

○ 中滿者寫之於內

論治八

○ 水兪五十七穴

鍼刺三十八

○ 三焦病者腹氣滿 小腹尤堅 不得小便 窘急 溢則水流卽爲脹 候在足太陽之外大絡

鍼刺二十四

○ 下焦溢爲水

疾病二十五

○ 濁氣在上則生䐜脹

陰陽一

○ 不得臥 臥則喘者 是水氣之客也 夫水者 循津液而流也 腎者水藏 主津液 主臥與喘也

疾病八十二

○ 陰陽結斜 多陰少陽 曰石水 少腹腫 ○ 三陰結 謂之水

疾病六

○ 腎脈微大爲石水 起臍已下 至小腹腄腄然 上至胃脘 死不治

脈色十九

○ 因於氣爲腫 四維相代 陽氣乃竭

疾病五

○ 食飮不節 起居不時者 陰受之 陰受之則入五藏 入五藏則䐜滿閉塞

疾病十三

○ 其有不從毫毛生而五藏陽已竭也 津液充郭 其魄獨居 孤精於內 氣耗於外 形不可與衣相保 此四極急而動中 是氣拒於內而形施於外

論治十五

○ 盛而緊 曰脹

脈色十六

○ 北方者 其民樂野處而乳食 藏寒生滿病

論治類九

○ 適寒涼者脹

運氣十六

○ 下牙車爲腹滿

疾病四十四

○ 男子如蠱 女子如怚

鍼刺五十三

諸痛 十八

○ 病痛者陰也 痛而以手按之不得者陰也 ○ 癢者陽也

見鍼刺類五十三

○ 痛者寒氣多也 有寒故痛也

疾病六十七

○ 實者外堅充滿 不可按之 按之則痛 ○ 虛者聶辟氣不足 按之則氣足以溫之 故快然而不痛

疾病十九

○ 病熱而有所痛者 何也

疾病四十五

○ 氣傷痛 形傷腫 故先痛而後腫者 氣傷形也 先腫而後痛者 形傷氣也

陰陽一

○ 天暑衣厚則腠理開 故汗出 寒留於分肉之間 聚沫則爲痛

疾病五十八

○ 寸口脈中手短者 曰頭痛 ○ 中手長者 曰足脛痛 ○ 中手促上擊者 曰肩背痛 ○ 寸口脈沈而弱 曰寒熱及疝瘕少腹痛 ○ 沈而橫 曰腹中有積痛 ○ 脈急者 曰疝瘕少腹痛

脈色十六

○ 心脈微急爲心痛引背食不下

脈色十九

○ 諸細而沈者 皆在陰則爲骨痛 ○ 按之至骨 脈氣少者 腰脊痛而身有痺也

脈色二十一

○ 新積痛可移者 易已也 積不痛 難已也

經絡十二

○ 腎心痛 胃心痛 脾心痛 肝心痛 肺心痛 眞心痛

鍼刺四十六

○ 諸經腰痛

鍼刺四十九

○ 諸痛痒瘡 皆屬於心

疾病一

○ 木鬱之發 民病胃脘當心而痛 ○ 土鬱之發則心痛 ○ 金鬱之發 心脇滿引小腹暴痛不可反側 ○ 水鬱之發 民病寒客心痛 ○ 火鬱發 民病骨痛 腹

中暴痛

運氣二十三

積聚癥瘕 十九

○ 積之始生 得寒乃生 厥乃成積也 ○ 寒氣上入於腸胃則䐜脹 䐜脹則腸外之汁沫迫聚不得散 日以成積

見疾病類二

○ 推而外之 內而不外 有心腹積也

脈色二十一

○ 心脈微緩爲伏梁 在心下 ○ 肝脈微急爲肥氣 在脇下若覆杯 ○ 腎脈微急爲奔豚

脈色十九

○ 赤脈之至也 喘而堅 診曰有積氣在中 時害於食 名曰心痺 ○ 白脈之至也 喘而浮 上虛下實 驚有積氣在胸中 喘而虛 名曰肺痺 ○ 青脈之至也 長而左右彈 有積氣在心下支胠 名曰肝痺 得之寒濕 與疝同法 ○ 黃脈之至也 大而虛 有積氣在腹中 有厥氣 名曰厥疝 ○ 黑脈之至也 上堅而大 有積氣在小腹與陰 名曰腎痺

脈色三十四

○ 腎脈微急爲沈厥奔豚

脈色十九

○ 寸口脈沈而橫 曰脇下有積 腹中有橫積痛

脈色十六

○ 腎脈小急 肝脈小急 心脈小急 不鼓皆爲瘕 ○ 三陽急爲瘕

脈色二十四

○ 盛喘數絶者則病在中 結而橫 有積矣

脈色十一

○ 手少陰之筋病內急 心承伏梁

疾病六十九

○ 頰下逆顴爲大瘕

疾病四十四

○ 小腸移熱於大腸爲虙瘕

疾病四十六

○ 任脈爲病 女子帶下瘕聚

經絡二十七

○ 積痛可移者 易已也 積不痛 難已也

經絡十二

○ 有故無殞 亦無殞也 ○ 大積大聚 其可犯也 衰其大半而止 過者死

論治十三

癲狂驚癎 二十

○ 邪入於陽則狂

見疾病類二十五

○ 陽重脫者易狂

藏象三十

○ 陰不勝其陽則脈流薄疾 幷乃狂

疾病五

○ 血幷於陰 氣幷於陽 故爲驚狂

疾病十九

○ 心脈滿大 肝脈小急 癎瘈筋攣 ○ 肝脈驚暴 有所驚駭 ○ 腎肝幷小弦欲驚 ○ 二陰急爲癎厥 二陽急爲驚 ○ 脈至如數 使人暴驚

脈色二十四

○ 心脈緩甚爲狂笑 ○ 肺脈急甚爲癲疾 ○ 腎脈急甚爲骨癲疾

脈色十九

○ 肝悲哀動中則傷魂 魂傷則狂忘不精 ○ 肺喜樂無極則傷魄 魄傷則狂 狂者意不存人

藏象九

○ 太陽所謂甚則狂癲疾者 陽盡在上而陰氣從下 下虛上實 故狂巔疾也 ○ 病至則欲乘高而歌 棄衣而走者 陰陽復爭而外幷於陽 故使之棄衣而走也

疾病十一

○ 刺灸癲狂 ○ 癲疾者 疾發如狂者 死不治 ○ 病在諸陽脈 且寒且熱 諸分且寒且熱 名曰狂 ○ 病初發 歲一發不治 月一發不治 月四五發 名曰癲病

鍼刺三十七

○ 石藥發瘨 芳草發狂

疾病六十

○ 石之則陽氣虛 虛則狂

疾病三十八

消隔 二十一

○ 二陽之病發心脾 其傳爲風消 ○ 一陽發病 其傳爲隔 ○ 二陽結 謂之消 ○ 三陽結 謂之隔

見疾病類六

○ 心移寒於肺 肺消 肺消者 飮一溲二死不治 ○ 心移熱於肺 傳爲鬲消 ○ 大腸移熱於胃 善食而瘦 又謂之食亦 ○ 胃移熱於膽 亦曰食亦

疾病四十六

○ 心脈微小爲消癉 ○ 肺脈微小爲消癉 ○ 肝脈微小爲消癉 ○ 脾脈微急爲膈中 食飮入而還出 ○ 脾脈微小爲消癉 ○ 腎脈微小爲消癉

脈色十九

○ 五藏皆柔弱者 善病消癉

疾病七十六

○ 五藏脆者 皆善病消癉易傷

藏象二十八

○ 中熱消癉則便寒 ○ 胃中熱則消穀 令人懸心善饑

論治二

○ 癉成爲消中

疾病七十七

○ 肝傳之脾 病名曰脾風發癉 腹中熱煩心 出黃

疾病二十九

○ 身痛而色微黃 齒垢黃 爪甲上黃 黃疸也 安臥小便黃赤 脈小而濇者不嗜食 ○ 冬傷於寒 春生癉熱

脈色三十三

○ 腎所生病爲黃疸

疾病十

○ 凡治消癉 肥貴人則高粱之疾也 ○ 隔則閉絶 上下不通則暴憂之病也

疾病七十八

○ 胃脈沈鼓濇 胃外鼓大 心脈小堅急皆鬲

脈色二十四

○ 胃風之狀 頸多汗惡風 食飮不下 鬲塞不通

疾病二十八

○ 氣爲上膈者 食飮入而還出 ○ 蟲爲下膈 下膈者 食晬時乃出

鍼刺四十八

胎孕 二十二

○ 陰搏陽別 謂之有子

見脈色類二十三

○ 婦人手少陰脈動甚者 任子也

脈色一十二

○ 有子無子 男盡七七 女盡八八

藏象十三

○ 督脈生病 女子不孕

經絡二十七

○ 帝曰 婦人重身 毒之何如 岐伯曰 有故無殞 亦無殞也

論治十三

厥痹痿證 二十三

○ 厥逆者 寒濕之起也

見脈色類三十二

○ 厥則目無所見 夫人厥則陽氣幷於上 陰氣幷於下 陽幷於上則火獨光也 陰幷於下則足寒 足寒則脹也

疾病八十

○ 血之與氣 幷走於上則爲大厥 厥則暴死 氣復反則生 不反則死

疾病十九

○ 脈至如喘 名曰暴厥 暴厥者 不知與人言

脈色二十四

○ 內奪而厥則爲瘖俳 此腎虛也 少陰不至者厥也 ○ 肝氣當治而未得 故善怒 善怒者 名曰煎厥

疾病十一

○ 陽氣者 煩勞則張 精絶 辟積於夏 使人煎厥 ○ 陽氣者 大怒則形氣絶而血菀於上 使人薄厥

疾病五

○ 三陽爲病發寒熱 及爲痿厥腨痟 ○ 二陽一陰發病 主驚駭背痛 善噫善欠 名曰風厥

疾病類六

○ 脈俱沈細數者 少陰厥也

脈色二十一

○ 腎氣虛則厥

藏象十

○ 志不足則厥

疾病十八

○ 衝脈並少陰之經 故別絡結則跗上不動 不動則厥 厥則寒矣

鍼刺二十

○ 氣逆者 足寒也

疾病十六

○ 下氣不足則乃爲痿厥心悗

疾病七十九

○ 五絡俱竭 令人身脈皆動而形無知也 其狀若尸 或曰尸厥

鍼刺三十

○ 風逆 暴四肢腫 身漯漯 唏然時寒 饑則煩 飽則善變 ○ 厥逆爲病也 足暴清 胸若將裂 腸若將以刀切之 煩而不能食 脈大小皆濇 ○ 厥逆 腹脹滿腸鳴 胸滿不得息 ○ 諸闕之刺

鍼刺五十

○ 一上不下 寒厥到膝 少者秋冬死 老者秋冬生

疾病八十四

○ 厥在於足 宗氣不下 脈中之血 凝而留止 弗之火調 弗能取之

鍼刺三十五

○ 陽明在泉 主勝則腰重腹痛 少腹生寒 下爲鶩溏則寒厥於腸

運氣三十

○ 陽明厥則喘而惋 惋則惡人 ○ 厥逆連藏則死 連經則生

疾病十二

○ 臥出而風吹之 血凝於膚者爲痹 凝於脈者爲泣 凝於足者爲厥 此三者血行而不得反其空 故爲痹厥也

經絡二十一

○ 邪入於陰則痹

疾病二十五

○ 八風傷人 內舍於骨解腰脊節腠理之間 爲深痹

鍼刺二

○ 病在陽者 命曰風 病在陰者 命曰痺 陰陽俱病 命曰風痺

鍼刺三十一

○ 陰痺者 按之不得 腰脊頭項痛 時眩 大便難 陰氣不用 饑不欲食 欬唾則有血 心如懸 病本於腎

運氣二十五太陰司天 ○ 又鍼刺二十五略同

○ 麤理而肉不堅者 善病痺

疾病七十六

○ 寒痺之爲病也 留而不去 時痛而皮不仁

鍼刺三十二

○ 是人多痺氣也 陽氣少 陰氣多 故身寒如從水中出

疾病四十五

○ 積寒留舍 榮衛不居 卷肉縮筋 肋肘不得伸 內爲骨痺 外爲不仁

經絡八

○ 一呼脈三動 一吸脈三動 脈濇曰痺

脈色三

○ 病在筋 筋攣節痛 不可以行 名曰筋痺 ○ 病在肌膚 肌膚盡痛 名曰肌痺 傷於寒濕 ○ 病在骨 骨重不可擧 骨髓酸痛 寒氣至 名曰骨痺

鍼刺五十

○ 風寒入舍於肺 名曰肺痺 發欬上氣 ○ 肺卽傳而行之肝 病名曰肝痺 一名曰厥 脇痛出食

疾病二十九

○ 按之至骨 脈氣少者 腰脊痛而身有痺也

脈色二十一

○ 厥陰之復 甚則入脾 食痺而吐

運氣二十八

○ 胃脈耎而散者 當病食痺

脈色二十

○ 心痺 肺痺 肝痺 腎痺 脾曰厥疝

脈色三十四

○ 南方者 其民嗜酸而食胕 其病攣痺 ○ 中央者 其民食雜而不勞 故其病多痿厥寒熱

論治類九

○ 心脈微大爲心痺引背 ○ 肺脈微緩爲痿瘻偏風 ○ 肺脈微大爲肺痺 引胸背 ○ 肝脈微大爲肝痺 陰縮 欬引小腹 ○ 脾脈緩甚爲痿厥 微緩爲風痿 四肢不用 心慧然若無病 ○ 腎脈微急爲沈厥 微滑爲骨痿 坐不能起 起則目無所見

脈色十九

○ 精傷則骨痠痿厥 精時自下

藏象九

○ 濕熱不攘 大筋緛短 小筋弛長 緛短爲拘 弛長爲痿

疾病五

○ 陽明爲闔 闔折則氣無所止息而痿疾起矣

經絡三十

汗證 二十四

○ 陽之汗 以天地之雨名之

見陰陽類四

○ 陽氣有餘爲身熱無汗 陰氣有餘爲多汗身寒 陰陽有餘則無汗而寒

脈色二十一

○ 陽加於陰 謂之汗

脈色二十九

○ 陽勝則身熱腠理閉 喘麤汗不出 陰勝則身寒汗出

陰陽二

○ 陰虛者 陽必凑之 故少氣時熱而汗出也

疾病三十一

○ 津脫者腠理開 汗大泄

藏象二十五

○ 血之與氣 異名同類焉 故奪血者無汗 奪汗者無血 故人生有兩死而無兩生

經絡二十三

○ 風從外入 令人振寒汗出

鍼刺三十六

○ 暑當與汗 皆出勿止

疾病四十一

○ 夏暑汗不出者 秋成風瘧

疾病二十七

○ 因於暑汗 煩則喘滿 靜則多言 體若燔炭 汗出而散 ○ 汗出偏沮 使人偏枯 ○ 汗出見濕 乃生痤疿 ○ 勞汗當風 寒薄爲皶鬱乃痤 ○ 魄汗未盡 形弱而氣爍 穴俞以閉 發爲風瘧

疾病五

○ 魄汗未藏

疾病六

○ 驚而奪精 汗出於心 持重遠行 汗出於腎 疾走恐懼 汗出於肝 搖體勞苦 汗出於脾 ○ 飮食飽甚 汗出於胃 醉飽行房 汗出於脾

運氣四十四 ○ 疾病五十三

○ 勇而勞甚則腎汗出 ○ 所謂玄府者 汗空也

鍼刺三十八

○ 肉不堅 腠理疎則善病風厥漉汗

疾病七十六

○ 炅則腠理開 榮衛通 汗大泄 故氣泄矣 ○ 勞則喘息汗出 外內皆越 故氣耗矣

疾病二十六

○ 人所以汗出者 皆生於穀 穀生於精 今邪氣交爭於骨肉而得汗者 是邪却

而精勝也 ○ 復熱者邪氣也 汗者精氣也 今汗出而輒復熱者 是邪勝也 ○ 汗出而脈尚躁盛者死

疾病四十三

○ 其多汗而濡者 此其逢濕甚也 陽氣少 陰氣盛 兩氣相感 故汗出而濡也

疾病六十七

○ 肺脈耎而散者 當病灌汗

脈色二十

○ 尺濇脈滑 謂之多汗

脈色十六

○ 肺脈緩甚爲多汗

脈色十九

○ 熱病而汗且出 及脈順可汗者 取之魚際太淵大都太白 寫之則熱去 補之則汗出 汗出太甚 取內踝上横脈以止之

鍼刺四十

○ 臂太陰可汗出 足陽明可汗出 故取陰而汗出甚者 止之於陽 取陽而汗出甚者 止之於陰

鍼刺五十四

○ 肺病者背痛汗出 ○ 腎病者汗出憎風

疾病十七

臥證 二十五

○ 平旦陰盡 陽氣出於目 目張則氣上行於頭 夜行於陰而復合於目

見經絡類二十五

○ 陽氣盡 陰氣盛則目瞑 陰氣盡而陽氣盛則寤矣

疾病七十九

○ 陰蹻陽蹻 陰陽相交 交於目銳眥 陽氣盛則瞋目 陰氣盛則瞑目

鍼刺四十四

○ 老人之不夜瞑 少壯之人 不晝瞑

經絡二十三

○ 不能正偃者 胃中不和也 ○ 諸水病者 故不得臥 臥則驚 驚則欬甚也

疾病三十一

○ 水病下爲胕腫大腹 上爲喘呼不得臥者 標本俱病

鍼刺三十八

疝證 二十六

○ 任脈爲病 男子內結七疝 ○ 督脈生病 從少腹上衝心而痛 不得前後 爲衝疝

見經絡類二十七

○ 邪客於足厥陰之絡 令人卒暴痛

鍼刺三十

○ 肝所生病爲狐疝

疾病十

○ 足厥陰病 丈夫㿉疝 婦人少腹腫

疾病十

○ 厥陰所謂癩疝 婦人少腹腫也 ○ 陰亦盛而脈脹不通 故曰癩癃疝也

疾病十一

○ 足厥陰氣逆則睾腫卒疝

經絡五

○ 三陽爲病發熱 其傳爲頹疝

疾病六

○ 足陽明之筋病 㿉疝腹筋急

疾病六十九

○ 脾傳之腎 病名曰疝瘕 少腹冤熱而痛 出白 一名曰蠱

疾病二十九

○ 腎下則腰尻痛 不可以俛仰 爲狐疝

藏象二十八

○ 病在少腹 腹痛不得大小便 病名曰疝 得之寒

鍼刺四十七

○ 寸口脈沈而弱 疝瘕少腹痛 ○ 脈急者 疝瘕少腹痛

脈色十六

○ 診得心脈而急 病名心疝 少腹當有形也

脈色二十

○ 心脈微滑爲心疝 引臍少腹鳴 ○ 肝脈滑甚爲㿗疝 ○ 脾脈微大爲疝氣 滑甚爲㿗癃 濇甚爲腸㿗 微濇爲內㿗 多下膿血 ○ 腎脈滑甚爲癃㿗

脈色十九

○ 靑脈之至也 長而左右彈 有積氣在心下支胠 名曰肝痺 得之寒濕 與疝同法 ○ 黃脈之至也 大而虛 有積氣在腹中 有厥氣 名曰厥疝 女子同法

脈色三十四

○ 腎脈大急沈 肝脈大急沈 皆爲疝 心脈搏滑急爲心疝 肺脈沈搏爲肺疝 三陰急爲疝

脈色二十四

○ 陽明司天 丈夫㿗疝 婦人少腹痛

運氣二十五

○ 陽明之勝 外發㿗疝

運氣二十七

○ 太陰在泉 主勝甚則爲疝

運氣三十

○ 歲太陽在泉 民病少腹控睾引腰脊 上衝心痛

運氣二十五

○ 太陽之復 少腹控睾引腰脊 上衝心

運氣二十八

○ 少腹控睾引腰脊上衝心 邪在小腸者 連睾系屬於脊

鍼刺四十七

○ 小腸病者 小腹痛 腰脊控睾而痛 時窘之後

鍼刺二十四

腸澼泄瀉 二十七

○ 飮食不節 起居不時者 陰受之 陰受之則入五藏 入五藏則䐜滿閉塞 下爲飱泄久爲腸澼

見疾病類十三

○ 腎所生病爲腸澼

疾病十

○ 風客淫氣精乃亡 邪傷肝也 因而胞食 筋脈橫解 腸澼爲痔

疾病五

○ 脾脈外鼓沈爲腸澼 久自已 ○ 肝脈小緩爲腸澼 易治 ○ 腎脈小搏沈爲腸澼下血 血溫身熱者死 ○ 心肝澼亦下血 二藏同病者可治 其脈小沈濇爲腸澼 其身熱者死 熱見七日死

脈色二十四

○ 大便赤辨 飱泄 脈小者手足寒 難已 飱泄脈小 手足溫 泄易已 ○ 春傷於風 夏生後泄腸澼

脈色三十三

○ 腎移熱於脾 傳爲虛 腸澼死

疾病四十六

○ 陰陽虛 腸辟死

脈色二十九

○ 虛邪之中人也 留而不去 傳舍於腸胃 在腸胃之時 賁響腹脹 多寒則腸鳴飱泄食不化 多熱則溏出麋

疾病二

○ 脾虛則腹滿腸鳴 飱泄食不化

疾病十七

○ 清氣在下則生飱泄 ○ 春傷於風 夏生飱泄

陰陽一

○ 數動一代者 病在陽之脈也 洩及便膿血

脈色二十一

○ 肺脈小甚爲泄 ○ 腎脈小甚爲洞泄

脈色十九

○ 尺寒脈細 謂之後泄

脈色十六

○ 胃脈虛則泄

脈色二十

○ 志有餘則腹脹飱泄

疾病十八

○ 怒則氣逆 甚則嘔血及飱泄

疾病二十六

○ 肝所生病者 胸滿嘔逆飱泄

疾病十

○ 久風爲飱泄

疾病七十七

○ 飱泄取三陰

鍼刺四十七

○ 寒入下焦 傳爲濡泄

運氣二十七太陽之勝

○ 腸澼

疾病四

○ 泄而脈大 脫血而脈實 皆難治

脈色十二

○ 濕勝則濡泄

運氣二十一

○ 諸病水液 澄澈淸冷 皆屬於寒 ○ 暴注下迫 皆屬於熱

疾病一

○ 幷於陰則上下無常 薄爲腸澼

疾病八

○ 寒至則堅否腹滿 痛急下利之病生矣

運氣二十

癰腫 二十八

○ 汗出見濕 乃生痤疿 ○ 高梁之變 足生大丁 ○ 勞汗當風 寒薄爲皶鬱乃痤 ○ 營氣不從 逆於肉理 乃生癰腫

見疾病類五

○ 陰與陽別 寒與熱爭 兩氣相搏 合爲癰膿

鍼刺類二

○ 三陽爲病 發寒熱 下爲癰腫

疾病六

○ 虛邪之中人也 搏於脈中則爲血閉不通 則爲癰 ○ 熱勝其寒則爛肉腐肌爲膿 內傷骨 內傷骨爲骨蝕 ○ 邪氣中之 凝結日以易甚 連以聚居爲昔瘤 ○ 骨與氣幷 日以益大則爲骨疽 ○ 有熱則化爲膿 無熱則爲肉疽

疾病類四

○ 六府不和則留結爲癰

經絡二十二

○ 五藏身有五部 伏兎一 腓二 背三 五藏之腧四 項五 此五部有癰疽者死 ○ 凡刺之害 不中而去則致氣 致氣則生爲癰疽也

鍼刺五十四

○ 東方之域 其民食 魚而嗜鹹 其病皆爲癰瘍

論治九

○ 肺脈微濇爲鼠瘻 在頸支腋之間 ○ 肝脈大甚爲內癰 善嘔衄 ○ 腎脈濇

甚爲大癰

脈色十九

○ 少陽厥逆 發腸癰 不可治 驚者死

疾病三十五

○ 歲水不及 民病寒瘍流水

運氣十

○ 邪溢氣壅 脈熱肉敗 榮衛不行 必將爲膿 內銷骨髓 外破大膕 留於節湊 必將爲敗

經絡八

○ 之溫熱者瘡

運氣十六

○ 所謂少鍼石者 非癰疽之謂也 癰疽不得頃時回 ○ 癰不知所 ○ 掖癰 ○ 暴癰

鍼刺五十五

雜病 二十九

○ 風勝則動 熱勝則腫 燥勝則乾 寒勝則浮 濕勝則濡寫

見陰陽類一 ○ 運氣類二十一

○ 搏脈痹躄 寒熱之交 脈孤爲消氣 虛泄爲奪血 孤爲逆 虛爲從

論治十四

○ 大則病進

脈色二十一

○ 中外病 春脈如弦 其氣來 實而弦 此謂太過 病在外 其氣來 不實而微 此謂不及 病在中 ○ 夏脈如鉤 其氣來盛去亦盛 此謂太過 病在外 其氣來不盛去反盛 此謂不及 病在中 ○ 秋脈如浮 其氣來 毛而中央堅 兩傍虛 此謂太過 病在外 其氣來 毛而微 此謂不及 病在中 ○ 冬脈如營 其氣來如彈石者 此謂太過 病在外 其去如數者 此謂不及 病在中 ○ 四時脾脈 其來如水之流者 此謂太過 病在外 如鳥之喙者 此謂不及 病在中

俱脈色十

○ 寸口脈沈而堅者 曰病在中 寸口脈浮而盛者 曰病在外 ○ 脈盛滑堅者 曰病在外 脈小實而堅者 病在內

俱脈色十六

○ 病在中 脈虛 病在外 脈濇堅者 皆難治 ○ 病在中 脈實堅 病在外 脈不實堅者 皆難治

俱脈色十二

○ 盛喘數絶者則病在中

脈色十一

○ 病在中而不實不堅 且聚且散

論治六

○ 新久病 脈小弱以濇 謂之久病 脈滑浮而疾者 謂之新病

脈色十六

○ 新病久病 毁傷脈色

脈色三十六

○ 其久病者 病去而瘠 必養必和 待其來復

論治十二

○ 暴病 太陽爲開 開折則肉節瀆而暴病起矣

經絡三十

○ 解㑊 冬脈太過則令人解㑊 脊脈痛而少氣不欲言

脈色十

○ 尺脈緩濇 謂之解㑊

脈色十六

○ 足少陽之瘧 令人身體解㑊 寒不甚 熱不甚 惡見人 見人心惕惕然 熱多汗出甚

疾病五十

○ 刺骨無傷髓 髓傷則銷鑠胻酸 體解㑊然 不去矣

鍼刺六十三

○ 食亦 大腸移熱於胃 善食而瘦 又謂之食亦 胃移熱於膽 亦曰食亦

疾病四十六

○ 毁傷 肝與腎脈並至 其色蒼赤 當病毁傷 不見血 已見血 濕若中水也

脈色三十六

○ 人有所墮墜 惡血留內 腹中滿脹 不得前後 先飮利藥 此上傷厥陰之脈 下傷少陰之絡

鍼刺三十

○ 痱之爲病也 身無痛者 四肢不收 智亂不甚 其言微知 可治 甚則不能言 不可治也

鍼刺三十六

○ 大僂 陽氣者 精則養神 柔則養筋 開闔不得 寒氣從之 乃生大僂 陷脈爲瘻

疾病五

○ 體重 肝虛腎虛脾虛 皆令人體重煩冤

疾病九

○ 少陽所謂不可反側者 陰氣藏物也 物藏則不動 故不可反側也

疾病十一

○ 柔痓 肺移熱於腎 傳爲柔痓

疾病四十六

○ 譫妄 厥陰厥逆 前閉譫言

疾病三十五

○ 陽盛則使人妄言 罵詈不避親疎

疾病十二

○ 膈洞 太陰爲開 開折則倉廩無所輸膈洞 故開折者 氣不足而生病也

經絡三十

○ 腎脈微緩爲洞 洞者食不化 下嗌還出

脈色十九

○ 重强 脾脈不及則令人九竅不通 名曰重强

脈色十

○ 蛟蛕 心腸痛憹作痛 腫聚往來上下行 痛有休止 腹熱喜渴涎出者 是蛟蛕也

鍼刺四十六

○ 脾脈微滑爲蟲毒蛕蝎腹熱

脈色十九

○ 齲齒 診齲齒痛 按其陽之來 有過者獨熱 在左左熱 在右右熱 在上上熱 在下下熱

脈色三十三

○ 手陽明 實則齲聾

經絡五

○ 五運太過不及 下應民病

運氣十

○ 五運三氣之病

運氣十三

○ 天氣地氣制有所從之病

運氣十四

○ 六十年運氣政令之病

運氣十七

○ 五鬱之發爲病

運氣二十三

○ 天地淫勝病治

運氣二十五

○ 六氣相勝病治

運氣二十七

○ 六氣之復病治

運氣二十八

○ 客主勝而無復病治

運氣三十

○ 升降不前 氣變民病之異

運氣三十八

○ 不遷正退位 氣變民病之異

運氣四十

○ 刺治諸病

鍼刺五十三

死證 三十

○ 得神者昌 失神者亡

見論治類十七 ○ 運氣四十四

○ 人以水穀爲本 故人絶水穀則死 脈無胃氣亦死

脈色十二

○ 人無胃氣曰逆 逆者死

脈色十一

○ 所謂陰者眞藏也 見則爲敗 敗必死也 ○ 別於陽者 知病處也 別於陰者 知死生之期

脈色二十六

○ 五藏主藏精者也 不可傷 傷則失守而陰虛 陰虛則無氣 無氣則死矣

藏象九

○ 心傷則神去 神去則死矣

鍼刺二十三

○ 五藏已敗 其色必夭 夭必死矣

脈色五

○ 平人而氣勝形者壽 病而形肉脫 氣勝形者死 形勝氣者危矣

藏象十五

○ 大骨枯槀 大肉陷下 胸中氣滿 喘息不便 其氣動形 期六月死 眞藏脈見 乃予之期日

脈色二十七 通章宜察

○ 形弱氣虛死 形氣有餘 脈氣不足死 脈氣有餘 形氣不足生

脈色七

○ 形盛脈細少氣不足以息者危 ○ 形瘦脈大 胸中多氣者死 ○ 目內陷者死 ○ 脫肉身不去者死 ○ 足太陽氣絶者 其足不可屈伸 死必戴眼 ○ 寒熱病者以平旦死 ○ 熱中及熱病者 以日中死 ○ 病風者以日夕死 ○ 病水者以夜半死 ○ 形肉已脫 九候雖調猶死 ○ 皮膚著者死 ○ 瞳子高者太陽不足 戴眼者太陽已絶 此決死生之要 不可不察也

脈色類二十五

○ 陰陽皆脫者 暴死

藏象三十

○ 陰陽如一者病 難治

鍼刺二十三

○ 人生有兩死而無兩生

經絡二十三

○ 心怵惕思慮則傷神 毛悴色夭 死於冬 ○ 脾愁憂不解則傷意 毛悴色夭 死於春 ○ 肝悲哀動中則傷魂 毛悴色夭 死於秋 ○ 肺喜樂無極則傷魄 毛悴色夭 死於夏 ○ 腎盛怒不止則傷志 毛悴色夭 死於季夏

藏象九

○ 陰陽俱動 乍有形 乍無形 加以煩心 命曰陰勝其陽 此謂不表不裏 其形不久

鍼刺三十一

○ 熱病七日八日 脈微小病者 溲血口中乾 一日半而死 脈代者一日死 ○

熱病已得汗出而脈尚躁喘且復熱 勿刺膚 喘甚者死 ○ 熱病七日八日脈不躁 躁不散數 後三日中有汗 三日不汗 四日死 ○ 熱病不知所痛 耳聾不能自收 口乾陽熱甚 陰頗有寒者 熱在髓 死不可治 ○ 熱病已得汗而脈尚躁盛 此陰脈之極也死 其得汗而脈靜者生 ○ 熱病者 脈尚盛躁而不得汗者此陽脈之極也死 脈盛躁得汗靜者生 ○ 熱病不可刺者有九 一曰汗不出 大顴發赤 噦者死 ○ 二曰泄而服滿甚者死 ○ 三曰目不明 熱不已者死 ○ 四曰老人嬰兒 熱而腹滿者死 ○ 五曰汗不出 嘔 下血者死 ○ 六曰舌本爛熱不已者死 ○ 七曰欬而衄 汗不出 出不至足者死 ○ 八曰髓熱者死 ○ 九曰熱而痓者死 腰折瘛瘲 齒噤齘也

鍼刺四十

○ 熱病脈靜 汗已出 脈盛躁 是一逆也 病泄脈洪大 是二逆也 著痹不移䐃肉破 身熱脈偏絶 是三逆也 淫而奪形 身熱 色夭然白 及後下血衃 血衃篤重 是謂四逆也 寒熱奪形 脈堅搏 是謂五逆也

鍼刺五十八

○ 風熱而脈靜 泄而脫血脈實 病在中脈虛 病在外脈濇堅者 皆難治 ○ 形氣相失 謂之難治 脈逆四時 爲不可治 ○ 病在中脈實堅 病在外脈不實堅者 皆難治

脈色十二

○ 色夭面脫不治 百日盡已 ○ 脈短氣絶死 病溫虛甚死 ○ 易 重陰死 重陽死

論治十四

○ 死陰之屬 不過三日而死 生陽之屬 不過四日而已 所謂生陽死陰者 肝之心 謂之生陽 心之肺 謂之死陰 肺之腎 謂之重陰 腎之脾 謂之辟陰 死不治

疾病六

○ 不治 法三月若六月 若三日若六日 傳五藏而當死 是順傳所勝之次 故曰別於陽者 知病從來 別於陰者 知死生之期

藏象二十四

○ 中執法者 其病速而危 中行令者 其病徐而持 中貴人者 其病暴而死

運氣七

○ 眞頭痛 頭痛甚 腦盡痛 手足寒至節 死不治

鍼刺四十三

○ 嬰兒病 其頭毛皆逆上者必死

脈色三十三

○ 壞府無治

鍼刺九

○ 諸經脈證死期

脈色二十四

○ 眞藏脈死期

脈色一十八

○ 陰陽虛搏病候死期

脈色二十九

○ 骨寒熱者齒已槁死不治

鍼刺四十一

索 引

ㄱ

ㄴ

ㄷ

ㅈ